Harper 儿童皮肤病学

Harper's Textbook of Pediatric Dermatology

第 4 版

Fourth Edition

下　卷

主　　编　Peter Hoeger　Veronica Kinsler　Albert Yan

顾　　问　John Harper　Arnold Oranje

副 主 编　Christine Bodemer　Margarita Larralde　David Luk
　　　　　Vibhu Mendiratta　Diana Purvis

主　　译　马　琳　王　华　姚志荣　徐子刚

副 主 译　刘晓雁　汤建萍　王榴慧　罗晓燕　李　萍
　　　　　梁　源　徐　哲　郭一峰　David Luk

主译助理　田　晶

人民卫生出版社

·北　京·

图书在版编目（CIP）数据

Harper 儿童皮肤病学：全 2 册/（德）彼特·赫格尔（Peter Hoeger），（英）韦罗妮卡·金斯勒（Veronica Kinsler），（美）艾伯特·扬（Albert Yan）主编；马琳等主译. —北京：人民卫生出版社，2023. 8

ISBN 978-7-117-34835-5

Ⅰ. ①H… Ⅱ. ①彼…②韦…③艾…④马… Ⅲ. ①小儿疾病-皮肤病-诊疗 Ⅳ. ①R751

中国国家版本馆 CIP 数据核字(2023)第 110450 号

人卫智网	www.ipmph.com	医学教育、学术、考试、健康，购书智慧智能综合服务平台
人卫官网	www.pmph.com	人卫官方资讯发布平台

图字：01-2020-2221 号

Harper 儿童皮肤病学　第 4 版
Harper Ertong Pifubingxue Di-4ban
（上、下卷）

主　　译： 马　琳　王　华　姚志荣　徐子刚
出版发行： 人民卫生出版社（中继线 010-59780011）
地　　址： 北京市朝阳区潘家园南里 19 号
邮　　编： 100021
E - mail： pmph @ pmph. com
购书热线： 010-59787592　010-59787584　010-65264830
印　　刷： 三河市宏达印刷有限公司
经　　销： 新华书店
开　　本： 889×1194　1/16　　**总印张：** 127
总 字 数： 4300 千字
版　　次： 2023 年 8 月第 1 版
印　　次： 2023 年 8 月第 1 次印刷
标准书号： ISBN 978-7-117-34835-5
定价（上、下卷）： 1397. 00 元
打击盗版举报电话：010-59787491　E-mail：WQ @ pmph. com
质量问题联系电话：010-59787234　E-mail：zhiliang @ pmph. com
数字融合服务电话：4001118166　E-mail：zengzhi @ pmph. com

译者名单（以姓氏笔画为序）

国家儿童医学中心　首都医科大学附属北京儿童医院

于　鲁　马　琳　王　忱　王　珊　王　雪　王召阳
王利娟　王林娜　申春平　田　晶　邢　嬛　朱　腾
向　欣　刘　盈　刘元香　孙　娟　孙　婧　孙玉娟
李　丽　杨　舟　肖媛媛　吴　琼　邱　磊　何　瑞
谷　盈　汪　洋　张　斌　张振华　陈云刘　苗朝阳
周亚彬　赵牧童　赵欣荣　修冰玉　徐　哲　徐子刚
徐教生　翁　丽　梁　源　尉　莉　韩晓锋　焦　磊

重庆医科大学附属儿童医院

万　毅　王　华　方　晓　甘立强　包婷婷　任发亮
刘　励　余时娟　张　建　陈光华　陈安薇　陈静思
罗晓燕　贺景颐　夏耘秋　倪思利　唐　萍　阎　诗
蒋金秋　谭春花

上海交通大学医学院附属新华医院

邓　丹　冯晓博　庄　寅　闫　明　孙沛昳　李　明
李化国　杨伟琴　余　红　余　霞　沈瑾文　张　卉
张　佳　张　珍　张　雪　张文青　陈付英　陈嘉雯
姚志荣　顾　艳　倪　成　徐倩玥　郭一峰　黄林婷
梁键莹　程茹虹　鲁智勇

首都儿科研究所附属儿童医院

王建才　王誉涵　邓　维　朱　芸　刘晓雁　苏　伟
李　倩　李泓馨　杨　明　张　升　张高磊　陈见友
顾　菲　徐　婧　高　莹　蒋丽潇

湖南省儿童医院

汤建萍　孙　磊　李珂瑶　罗勇奇　罗鸯鸯　岳淑珍
唐金玲　谈　鑫　常　静

复旦大学附属儿科医院

王榴慧　卢文敏　赵漂萍

深圳市儿童医院

王森分　石　航　冯思航　朱思虹　刘建中　李　萍
李建红　肖　星　何　娅　罗　珍　孟　圆　唐鹏跃
喻　泸

United Christian Hospital, Hong Kong; Hong Kong Children's Hospital

David Luk

Avera Medical Group Dermatology Aberdeen. Aberdeen, South Dakota. USA.

王　博

上海交通大学医学院附属上海儿童医学中心

李梅云　陈　琢　陈　戟

上海市儿童医院　上海交通大学附属儿童医院

王　臻　王艺蓉　华圣元　杨　芸　宋萌萌　陈茜岚
林　晓　郑冰洁　钱秋芳　黄　迎　崔祥祥

上海交通大学医学院

史晏绮

大连市妇女儿童医疗中心（集团）

于　鹏　卫风蕾　赵　珲

广州市妇女儿童医疗中心

陈谨萍　高歆婧　黎晓丽

广西壮族自治区妇幼保健院

何洛芸

中国医科大学附属盛京医院

王　娈　王　颖　刘鹏月　李　琳　李佳蔚　韩秀萍
慕珍珍

中南大学湘雅医院

尹菁华

内蒙古自治区妇幼保健院

曹玉婷　韩丽清

长春市儿童医院

王永平　徐雅秋

无锡市儿童医院

杨　挺　凌雨婷

天津市儿童医院

卞亚伟　李钦峰　张晚星

北京市中关村医院

刘　汀　姜　莉

北京和睦家医院

张　霞

宁波市妇女儿童医院
陈 明 潘红梅

安徽医科大学第一附属医院
肖风丽 程 璐 蔡新颖

西安市儿童医院
阮 哲 孙晓虹 李 静 陈 曦

安徽省儿童医院
吴健平 张 成 张 莉 郑 璐 曹婷婷 葛宏松
董 瑛

成都市妇女儿童中心医院
路 遥

汕头大学医学院第二附属医院
王 倩 曾跃斌

苏州大学附属儿童医院
顾 洋 钱 华

郑州大学附属儿童医院
宋 俐 张嫦娥

昆明市儿童医院
邢 璐 李丹晨 吴盼倩 周 念 舒 虹

武汉儿童医院
卢静静 付桂莉

武汉中西医结合医院
王向东 张 平

杭州市儿童医院
万明顺 崔文娟

绍兴文理学院附属医院
张宝军

济南市儿童医院
周爱妍

哈尔滨医科大学附属第六医院
徐 锐 郭艳萍

南京医科大学附属儿童医院
杨 潇

贵阳市妇幼保健院 贵阳市儿童医院
吴 波

柳州市妇幼保健院
朱 珠

浙江大学医学院附属儿童医院
李 寅 李 薇 李云玲 郑惠文

徐州市儿童医院
陈 萍

唐山市妇幼保健院
邢小光 杨丽君

温岭市第一人民医院
吴福根

临海市第二人民医院
李美芳

临海市妇幼保健院
蒋正强

深圳市妇幼保健院
吴 波 熊 瑛

聊城市人民医院
石秀艳

湖北省妇幼保健院 湖北省妇女儿童医院
邹晓燕 陈 明 周金洁

温州医科大学附属第二医院
金宛宛 高 宇

新疆医科大学附属中医医院
李 斌

解放军总医院第七医学中心
祝 贺

编者名单

Maria Eugenia Abad, MD
Dermatology Department
Hospital Alemán
Pediatric Dermatology Department
Hospital Ramos Mejía
Buenos Aires, Argentina

Susanne Abraham, MD
Department of Dermatology
Medical Faculty Carl-Gustav-Carus
Technical University of Dresden
Dresden, Germany

Mohannad Abu-Hilal, MD
Assistant Professor
Division of Dermatology
Department of Medicine
McMaster University
Hamilton, ON, Canada

Soumya Agarwal, MD
Senior Resident
Department of Dermatology
Lady Hardinge Medical College and Associated Hospitals
New Delhi, India

Karen Agnew, MBChB, FRACP, FNZDS
Consultant Dermatologist
Starship Children's and Auckland City Hospitals
Auckland, New Zealand

Jusleen Ahluwalia, MD
Resident Physician
Department of Pediatric and Adolescent Dermatology
Rady Children's Hospital
San Diego, CA, USA

Fatma Al Jasmi, MBBS, FRCPC, FCCMG
Associate Professor
College of Medicine and Health Science
United Arab Emirates University
Al Ain, United Arab Emirates

Ali Alikhan
University of Cincinnati
Department of Dermatology
Cincinnati, OH, USA

Nawaf Almutairi, MD
Professor
Department of Medicine
Faculty of Medicine
Kuwait University
Kuwait

Jasem M. Alshaiji, MD
Head of Dermatology Department
Head of Pediatric Dermatology Unit
Amiri Hospital
Kuwait

Christian Apfelbacher, PhD
Medical Sociology
Institute of Epidemiology and Preventive Medicine
University of Regensburg
Regensburg, Germany

Lisa M. Arkin, MD
Department of Dermatology
University of Wisconsin School of Medicine and Public Health
Madison, WI, USA

Yuka Asai, MSc, PhD, MD
Assistant Professor
Division of Dermatology
Queen's University
Kingston, ON, Canada

Matthias Augustin, MD
Professor
Institute for Health Services Research in Dermatology and Nursing (IVDP)
University Medical Center Hamburg-Eppendorf (UKE)
Hamburg, Germany

Rosalia A. Ballona
Division of Dermatology
Instituto del Salud del Niño
Lima, Peru

Jonathan Barker, MD, FRCP, FRCPath
Professor of Dermatology
St John's Institute of Dermatology (King's College)
Guy's Hospital
London, UK

Eulalia T. Baselga, MD
Pediatric Dermatology Unit
Hospital de la Santa Creu I Sant Pau
Universitat Autònoma de Barcelona
Spain

M.W. Bekkenk, MD, PhD
Dermatologist
Netherlands Institute for Pigment Disorders
Amsterdam University Medical Centers
Amsterdam, The Netherlands

Jane S. Bellet, MD
Associate Professor of Dermatology and Pediatrics
Duke University Medical Center
Durham, NC, USA

Lionel Bercovitch, MD
Professor of Dermatology
Warren Alpert Medical School of Brown University
Director of Pediatric Dermatology
Hasbro Children's Hospital
Providence, RI, USA
Medical Director
PXE International, Inc.
Washington, DC, USA

Robert A.C. Bilo
Department of Forensic Medicine
Section on Forensic Pediatrics
Netherlands Forensic Institute
The Hague, The Netherlands

Carol M. Black, DBE, MD, FRCP, MACP, FMedSci
Principal of Newnham College Cambridge, Expert Adviser on Health and Work to NHS England and Public Health England, Chair of Think Ahead, Chair of the British Library
Centre for Rheumatology
Royal Free Hospital and UCL Division of Medicine
London, UK

Christine Bodemer, MD, PhD
Professor of Dermatology
Department of Dermatology
Imagine Institute
Necker-Enfants Malades Hospital
Paris, France

Marcela Bocian, MD
Assistant Physician
Dermatology Department
Hospital de Pediatría 'Prof. Dr. Juan P. Garrahan'
Buenos Aires, Argentina

Ernesto Bonifazi, MD
Professor of Dermatology
Dermatologia Pediatrica Association
Bari, Italy

Laurence M. Boon, MD, PhD
Coordinator of the Center for Vascular Anomalies
Division of Plastic Surgery
Cliniques Universitaires Saint Luc and Human Molecular Genetics
de Duve Institute
University of Louvain
Brussels, Belgium

Franck Boralevi, MD, PhD
Pediatric Dermatology Unit
Hôpital Pellegrin-Enfants
Bordeaux, France

Bret L. Bostwick, MD
Assistant Professor
Department of Molecular and Human Genetics
Baylor College of Medicine and Texas Children's Hospital
Houston, TX, USA

E. Bourrat, MD
Reference Center for Inherited Skin Disease
Dermatology Department
CHU Saint Louis
Paris, France

Kevin P. Boyd, MD
Clinical Assistant Professor
University of Alabama at Birmingham
Birmingham, AL, USA

Ralph P. Braun, MD
Dermatology Clinic
University Hospital Zürich
Zürich, Switzerland

Judith Breuer, MBBS, MD, FRCPath
Professor of Virology
UCL
Honorary Consultant Virologist
Great Ormond Street Hospital
UCL Division of Infection and Immunity
London, UK

Paul A. Brogan, MBChB, FRCPCH, PhD
Professor of Vasculitis and Honorary Consultant Paediatric Rheumatologist
Section Head: Infection and Inflammation and Rheumatology
Co-Director of Education (Clinical Academics)
UCL Institute of Child Health
Great Ormond Street Hospital NHS Foundation Trust
London, UK

Margaret Brown, MD
Division of Dermatology
The University of Texas Health Science Center at San Antonio
San Antonio, TX, USA

John C. Browning, MD, FAAD, FAAP
Assistant Professor
Baylor College of Medicine
Chief of Dermatology
Children's Hospital of San Antonio
San Antonio, TX, USA

Anna L. Bruckner, MD, MSCS
Associate Professor of Dermatology and Pediatrics
University of Colorado School of Medicine
Section Head
Division of Dermatology
Children's Hospital Colorado
Aurora, CO, USA

Joachim J. Bugert, MD, PhD
Lab Group Leader
Institut für Mikrobiologie der Bundeswehr
München, Germany

María Marta Bujan, MD
Assistant Physician
Dermatology Department
Hospital de Pediatría 'Prof. Dr. Juan P. Garrahan'
Buenos Aires, Argentina

Caleb P. Bupp, MD
Medical Geneticist
Spectrum Health Medical Group
Grand Rapids, MI, USA

Jane C. Burns, MD
Professor of Pediatrics
Director, Kawasaki Disease Research Center
University of California, San Diego
Rady Children's Hospital
La Jolla, CA, USA

Nigel P. Burrows, MBBS, MD, FRCP
Consultant Dermatologist and Associated Lecturer
Department of Dermatology
Addenbrooke's Hospital
Cambridge University Hospitals NHS Foundation Trust
Cambridge, UK

Héctor Cáceres-Ríos, MD
Consultant in Pediatric Dermatology
Department of Pediatric Dermatology
Instituto de Salud del Niño
Lima, Peru

Julie L. Cantatore-Francis, MD
Dermatology Physicians of Connecticut
Shelton, CT, USA

Genevieve Casey
Specialist Registrar
Department of Dermatology
Women's & Children's Hospital
Adelaide, SA, Australia

Leslie Castelo-Soccio, MD, PhD
Professor of Pediatrics and Dermatology
Department of Pediatrics
Section of Pediatric Dermatology
University of Pennsylvania Perelman School of Medicine and Children's Hospital of Philadelphia
Philadelphia, PA, USA

Andrea Bettina Cervini, MD
Dermatologist, Pediatric Dermatologist
Head of Dermatology Department
Hospital de Pediatría 'Prof. Dr. Juan P. Garrahan'
Buenos Aires, Argentina

Sarah L. Chamlin, MD
Professor of Pediatrics and Dermatology
The Ann and Robert H. Lurie Children's Hospital of Chicago and Northwestern University
Feinberg School of Medicine
Chicago, IL, USA

Yuin-Chew Chan
Dermatologist
Dermatology Associates
Gleneagles Medical Centre
Singapore

Joyce C. Chang, MD
Instructor
Division of Rheumatology
The Children's Hospital of Philadelphia
Philadelphia, PA, USA

Susheera Chatproedprai, MD
Associate Professor of Paediatrics
Head of Division of Paediatric Dermatology
Department of Paediatrics
Faculty of Medicine
Chulalongkorn University,
Bangkok, Thailand

Derek H. Chu, MD
Clinical Assistant Professor of Dermatology and Pediatrics
Stanford University School of Medicine
Palo Alto, CA, USA

Antonio A.T. Chuh, MD
Department of Family Medicine and Primary Care
The University of Hong Kong and Queen Mary Hospital
Pokfulam, Hong Kong
JC School of Public Health and Primary Care
The Chinese University of Hong Kong and the Prince of Wales Hospital
Shatin, Hong Kong ,China

Peter T. Clayton, BA, MBBS, MSc, MRCP
Professor
Institute of Child Health
University College London with Great Ormond Street Hospital for Children NHS Trust
London, UK

Kelly M. Cordoro, MD
Associate Professor of Dermatology and Pediatrics
University of California San Francisco
San Francisco, CA, USA

Carrie C. Coughlin, MD
Assistant Professor
Division of Dermatology
Department of Medicine and Department of Pediatrics
Washington University School of Medicine
St Louis, MO, USA

Coleen K. Cunningham
Department of Pediatrics and Dermatology
Duke University Medical Center
Durham, NC, USA

Benjamin S. Daniel
Department of Dermatology
St George Hospital and University of New South Wales
Sydney, NSW, Australia

Robert Dawe, MBCh, MD, FRCPE
Photodermatology Unit
Department of Dermatology
Ninewells Hospital and Medical School
Dundee, UK

Jennifer L. DeFazio, MD
Department of Dermatology
Memorial Sloan-Kettering Cancer Center
New York, NY, USA

Blanca Rosa Del Pozzo-Magana
London Health Sciences Center and Western University
London, ON, Canada

Christopher P. Denton, PhD, FRCP
Professor of Experimental Rheumatology
Centre for Rheumatology
Royal Free Hospital and UCL Division of Medicine
London, UK

Jackie Denyer
Clinical Nurse Specialist in Paediatric Dermatology
Great Ormond Street Hospital
London, UK

Clio Dessinioti
Department of Dermatology
Andreas Syggros Hospital
University of Athens
Greece

Tanvi Dev, MD
Senior Resident (Fellow)
Department of Dermatology
All India Institute of Medical Sciences
New Delhi, India

Flora B. de Waard-van der Spek, MD, PhD
Paediatric Dermatologist
Department of Dermatology
Franciscus Gasthuis and Vlietland
Rotterdam/Schiedam, The Netherlands

Sandipan Dhar, MBBS, MD, DNB, FRCP(Edin)
Professor and Head
Department of Pediatric Dermatology
Institute of Child Health
Kolkata, West Bengal, India

Wei-Li Di, MBBS, PhD
Associate Professor in Skin Biology
Infection, Immunity and Inflammatio Programme
Immunobiology Section
Institute of Child Health
University College London
London, UK

Francis J. DiMario Jr, MD
Professor of Pediatrics and Neurology
University of Connecticut School of Medicine
Farmington, CT, USA
Associate Chair for Academic Affairs,
Department of Pediatrics,
Director, Neurogenetic-Tuberous Sclerosis Clinic
Division of Pediatric Neurology
Connecticut Children's Medical Center
Hartford, CT, USA

Ncoza C. Dlova
Department of Dermatology
University of Kwazulu-Natal
Durban, South Africa

Jean Donadieu, MD, PhD
Service d'Hémato-Oncologie Pédiatrique
Registre des Histiocytoses
Centre de Référence des Histiocytoses
Hopital Trousseau
Paris, France

Dian Donnai, CBE, FMedSci, FRCP, FRCOG
Professor of Medical Genetics
Manchester Centre for Genomic Medicine
St Mary's Hospital
Manchester University NHS Foundation Trust
Manchester, UK
Division of Evolution and Genomic Sciences
Faculty of Biology Medicine and Health
University of Manchester
Manchester, UK

Carola Durán McKinster, MD
Paediatric Dermatologist and Professor of Pediatric Dermatology
Universidad Nacional Autonoma de México
Head of the Department of Pediatric Dermatology
National Institute of Paediatrics of Mexico
Mexico City, Mexico

Jonathan A. Dyer, MD
Associate Professor of Dermatology and Child Health
Departments of Dermatology and Child Health
University of Missouri
Columbia, MO, USA

Lawrence F. Eichenfield, MD
Professor of Clinical Dermatology
Pediatric and Adolescent Dermatology
Rady Children's Hospital
San Diego University of California
San Diego School of Medicine
San Diego, CA, USA

Despina Eleftheriou, MBBS, PhD, MRCPCH
Associate Professor in Paediatric Rheumatology
Infection, Inflammation and Rheumatology Section
UCL Institute of Child Health
Paediatric Rheumatology Department, Great Ormond Street Hospital for Children NHS Foundation Trust
Arthritis Research UK Centre for Adolescent Rheumatology
London, UK

Brian Eley, BSc (Hons) (Med Biochem), MBChB (Cape Town), FCP (SA)
Professor of Paediatric Infectious Diseases
University of Cape Town
South Africa

Steffen Emmert, MD
Professor of Dermatology
Director
Clinic for Dermatology and Venereology
University Medical Center Rostock
Rostock, Germany

Herman Jan H. Engelkens, MD, PhD
Department of Dermatology and Venereology
Ikazia Hospital
Rotterdam, The Netherlands

Sibel Ersoy-Evans, MD
Professor of Dermatology
Hacettepe University School of Medicine
Department of Dermatology
Ankara, Turkey

Peter A. Farndon, MSc, MD, FRCP
Professor of Clinical Genetics (Retired)
University of Birmingham
Birmingham, UK

Saul N. Faust, FRCPCH, PhD
Professor of Paediatric Immunology and Infectious Diseases and Director of the NIHR Southampton Clinical Research Facility
University of Southampton and University Hospital Southampton NHS Foundation Trust
Southampton, UK

Andrew Y. Finlay, CBE, FRCP (Lond. and Glasg.)
Professor of Dermatology
Division of Infection and Immunity
Cardiff University School of Medicine
Cardiff, UK

Gayle O. Fischer, MBBS, FACD, MD
Associate Professor in Dermatology
The Northern Clinical School
The University of Sydney
Sydney, NSW, Australia

Carsten Flohr, MD, PhD
Professor of Dermatology
Unit for Population-Based Dermatology Research
St John's Institute of Dermatology
Guy's and St Thomas' NHS Foundation Trust and King's College
London, UK

Kerstin Foitzik-Lau, MD
Physician
Skin and Vein Clinic Winterhude
Hamburg, Germany

Emma J. Footitt, MB, BS, BSc, PhD
Institute of Child Health
University College London with Great Ormond Street Hospital for Children NHS Trust
London, UK

Sylvie Fraitag, MD
Dermatopathologie Pédiatrique
Service d'Anatomo-Pathologie
Hôpital Necker-Enfants Malades
Paris, France

Jorge Frank, MD
Professor of Dermatology
Department of Dermatology, Venereology and Allergology
University Medical Center Göttingen
Göttingen, Germany

Ilona J. Frieden, MD
Professor of Dermatology and Pediatrics
Division of Pediatric Dermatology
San Francisco School of Medicine
University of California
San Francisco, CA, USA

Sheila Fallon Friedlander, MD
Professor of Dermatology and Pediatrics
Department of Pediatric and Adolescent Dermatology
Rady Children's Hospital
San Diego, CA, USA

Hassan Galadari, MD
Associate Professor
College of Medicine and Health Science
United Arab Emirates University
Al Ain, United Arab Emirates

Pamela Gangar, MD
Resident Physician
University of Arizona Department of Pediatrics
Tucson, AZ, USA

María Teresa García-Romero, MD, MPH
Attending Physician
Department of Dermatology
National Institute for Pediatrics
Member of the National System of Researchers
Mexico City, Mexico

Maria C. Garzon, MD
Columbia University Medical Center
New York, NY, USA

Diane Gbesemete, BM, MRCPCH, PGDipID
Clinical Research Fellow
NIHR Southampton Clinical Research Facility
University of Southampton and University Hospital Southampton NHS Foundation Trust
Southampton, UK

Carlo M. Gelmetti
Professor of Dermatology and Venereology
Department of Pathophysiology and Transplantation
Università degli Studi di Milano
Head
Unit of Pediatric Dermatology
Fondazione IRCCS Ca' Granda 'Ospedale Maggiore Policlinico'
Milan, Italy

Karolina Gholam, MBSS, MSc, FRCPCH, SCEderm
Consultant Paediatric Dermatologist
Great Ormond Street Hospital
London, UK

Mary Glover, MA, FRCP, FRCPCH
Consultant Paediatric Dermatologist
Great Ormond Street Hospital for Children NHS Foundation Trust
London, UK

Maria Gnarra, MD, PhD
Research Fellow
Paediatric Dermatology
Great Ormond Street Hospital for Children NHS Trust
London, UK

Alina Goldenberg, MD
Resident in-training
Department of Dermatology
University of California
San Diego, CA, USA

Bernardo Gontijo, MD, PhD
Professor of Dermatology
Federal University of Minas Gerais
Medical School
Belo Horizonte, MG, Brazil

Helen M. Goodyear, MB, ChB, FRCP, FRCPCH, MD, MMEd, MA
Health Education England (West Midlands)
Associate Postgraduate Dean
Heart of England NHS Foundation Trust
Birmingham, UK

Jeremy A. Goss, MD
Research Fellow
Department of Plastic and Oral Surgery
Vascular Anomalies Center
Boston Children's Hospital
Harvard Medical School
Boston, MA, USA

Yvonne Gräser, PhD
Professor of Molecular Mycology
The National Reference Laboratory for Dermatophytes
Universitätsmedizin – Charité
Institute of Microbiology and Hygiene
Berlin, Germany

Arin K. Greene, MD, MMSc
Professor of Surgery
Department of Plastic and Oral Surgery
Vascular Anomalies Center
Boston Children's Hospital
Harvard Medical School
Boston, MA, USA

Leopold M. Groesser, Dr med.
Department of Dermatology
University of Regensburg
Regensburg, Germany

Robert Gruber, MD
Department of Dermatology and Division of Human Genetics
Medical University of Innsbruck
Innsbruck, Austria

Christian Hafner, Dr med.
Professor of Dermatology
Department of Dermatology
University of Regensburg
Regensburg, Germany

Henning Hamm, MD
Professor of Dermatology
Department of Dermatology, Venereology and Allergology
University Hospital Würzburg
Würzburg, Germany

John Harper, MBBS, MD, FRCP, FRCPCH
Honorary Professor of Paediatric Dermatology
Great Ormond Street Hospital for Children NHS Trust
London, UK

Stephen Hart, PhD
Professor in Molecular Genetics
Experimental and Personalised Medicine
UCL Great Ormond Street Institute of Child Health
London, UK

Nico G. Hartwig, MD, PhD
Department of Paediatrics
Franciscus Gasthuis & Vlietland
Rotterdam, The Netherlands

Christina Has, MD
Consultant Dermatologist and Professor
Molecular Dermatology
Medical Center
University of Freiburg
Freiburg, Germany

Elena B. Hawryluk, MD, PhD
Department of Dermatology
Massachusetts General Hospital
Harvard Medical School;
Dermatology Program
Division of Allergy and Immunology
Department of Medicine
Boston Children's Hospital
Harvard Medical School
Boston, MA, USA

R.M. Ross Hearn
Department of Dermatology and Photobiology
Ninewells Hospital and Medical School
Dundee, UK

Daniel Heinl, MD
Medical Sociology
Institute of Epidemiology and Preventive Medicine
University of Regensburg
Regensburg, Germany

Angela Hernández, MD
Department of Dermatology
Hospital Infantil del Niño Jesús
Madrid, Spain

Sergio Hernández-Ostiz, MD
Department of Dermatology
Hospital Infantil del Niño Jesús
Madrid, Spain

Bernhard Herrmann, MD
Consultant
Child Protection Center
Pediatric and Adolescent Gynecology
Department of Pediatrics
Klinikum Kassel
Kassel, Germany

Robert S. Heyderman, PhD, FRCP, DTM & H
Professor of Infectious Diseases
University College London
London, UK

Warren R. Heymann, MD
Head, Division of Dermatology,
Clinical Professor of Dermatology
University of Pennsylvania School of Medicine
Professor of Medicine and Paediatrics
University of Medicine and Dentistry of New Jersey
Robert Wood Johnson Medical School
Camden, NJ, USA

Hannah Hill, MD
Resident in-training
Department of Dermatology
Mayo Clinic
Scottsdale, AZ, USA

Sarah Hill, MBChB, FRACP
Paediatric and General Dermatologist
Department of Dermatology
Waikato Hospital
Hamilton, New Zealand

Sharleen F. Hill, BM BSc MRCP
Dermatology Clinical Research Fellow
St George Hospital
Conjoint Associate Lecturer
University of New South Wales
Sydney, NSW, Australia

Peter H. Hoeger, MD
Professor of Paediatrics and Dermatology (University of Hamburg)
Head, Departments of Paediatrics and Dermatology
Catholic Children's Hospital, Wilhelmstift
Hamburg, Germany

Karen A. Holbrook, MD
(Retired)
Department of Physiology and Cell Biology
Ohio State University
Columbus, OH, USA

Gregor Holzer, MD
Department of Dermatology
Donauspital SMZ Ost
Vienna, Austria

Erhard Hölzle, MD
Professor of Dermatology
Director
Department of Dermatology and Allergology
University Hospital
Oldenburg, Germany

Kam Lun Ellis Hon, MBBS, MD, FAAP, FCCM, FHKCPaed, FHKAM(Paed)
Honorary Professor
Department of Paediatrics, The Chinese University of Hong Kong
Consultant
The Hong Kong Children's Hospital
Hong Kong ,China

Paul J. Honig, MD
Division of Dermatology
Denver Children's Hospital
Denver, CO, USA
Department of Pediatrics
Perelman School of Medicine at the University of Pennsylvania
Philadelphia, PA, USA

Kimberly A. Horii, MD
Associate Professor of Pediatrics
Division of Dermatology
University of Missouri-Kansas City School of Medicine
Children's Mercy-Kansas City
Kansas City, MO, USA

Jennifer Huang, MD
Assistant Professor of Dermatology
Dermatology Program
Boston Children's Hospital
Boston, MA, USA

Devika Icecreamwala, MD
Pediatric Dermatology Fellow
Department of Dermatology
Henry Ford Health System
Detroit, MI, USA

Ying Liu, MD, PhD
Associate Chief Physician
Department of Dermatology
Beijing Children's Hospital
Capital Medical University
National Center for Children's Health
Beijing, China

Arun C. Inamadar, MD, FRCP
Professor and Head
Department of Dermatology, Venereology & Leprosy
Sri B.M.Patil Medical College
Hospital & Research Centre
BLDE University
Vijayapur, Karnataka, India

Matilde Iorizzo, MD
Private Dermatology Practice
Bellinzona and Lugano
Switzerland

Alan D. Irvine, MD, FRCPI, FRCP
Professor
Paediatric Dermatology
Trinity College Dublin and Our Lady's Children's Hospital
Dublin, Ireland

Sharon E. Jacob, MD
Professor
Department of Dermatology
Loma Linda University
Loma Linda, CA, USA

Scott H. James, MD
Department of Paediatrics
Division of Infectious Diseases
University of Alabama
Birmingham, AL, USA

Gregor B.E. Jemec, MD, DMSc
Department of Dermatology
Roskilde Hospital
Roskilde, Denmark

Elizabeth A. Jones, MA MB, BChir, FRCP, PhD
Consultant Clinical Geneticist
Manchester Centre for Genomic Medicine
St Mary's Hospital
Manchester University NHS Foundation Trust
Manchester, UK
Division of Evolution and Genomic Sciences
Faculty of Biology Medicine and Health
University of Manchester
Manchester, UK

Teri A. Kahn, MD, MPH
Associate Professor
Department of Dermatology
University of Maryland
Baltimore, MD, USA

Sonia Kamath, MD
Resident Physician
Department of Dermatology
Keck School of Medicine of University of Southern California
Los Angeles, CA, USA

Ayşen Karaduman, MD
Professor of Dermatology
Hacettepe University School of Medicine
Department of Dermatology
Ankara, Turkey

Andreas Katsambas
Professor of Dermatology
Department of Dermatology
Andreas Syggros Hospital
University of Athens
Greece

Roselyn Kellen, MD
Resident Physician
Icahn School of Medicine at Mount Sinai
New York, NY, USA

Hilary Kennedy
Clinical Nurse Specialist in Paediatric Dermatology
Great Ormond Street Hospital
London, UK

David W. Kimberlin, MD
Department of Pediatrics
Division of Infectious Diseases
University of Alabama
Birmingham, AL, USA

Veronica A. Kinsler, MA, MB, BChir, FRCPCH, PhD
Professor of Paediatric Dermatology and Dermatogenetics
Paediatric Dermatology Department
Great Ormond Street Hospital for Children NHS Foundation Trust
Genetics and Genomic Medicine
UCL Great Ormond Street Institute of Child Health
London, UK

Bruce R. Korf, MD, PhD
Professor and Chairman of Department of Genetics
University of Alabama at Birmingham
Birmingham, AL, USA

Andrew C. Krakowski, MD
Chief
Department of Dermatology
St Luke's University Health Network
Easton, PA, USA

Ann M. Kulungowski, MD
Assistant Professor of Surgery and Pediatrics
University of Colorado School of Medicine
Surgical Director
Vascular Anomalies Center
Children's Hospital Colorado
Aurora, CO, USA

Marc Lacour, MD
Paediatrician
Pediatric Dermatology Clinic
Carouge, Switzerland

Bisola Laguda
Consultant
Paediatric Dermatology
Chelsea and Westminster Hospital
London, UK

Sinéad M. Langan, MD, PhD
Associate Professor of Epidemiology
Faculty of Epidemiology and Population Health
London School of Hygiene and Tropical Medicine
London, UK

Sean Lanigan, MD, FRCP, DCH
Regional Medical Director
sk:n Limited
Birmingham, UK

Irene Lara-Corrales, MD
Associate Professor of Pediatrics
Pediatric Dermatology Fellow
Section of Dermatology
Division of Paediatric Medicine
Hospital for Sick Children
University of Toronto
Toronto, ON, Canada

Margarita Larralde, PhD, MD
Head
Dermatology Department
Hospital Alemán
Head
Pediatric Dermatology Department
Hospital Ramos Mejía
Buenos Aires, Argentina

Christine T. Lauren, MD
Assistant Professor of Dermatology and Pediatrics
Columbia University Medical Center
New York, NY, USA

S. Leclerc-Mercier, MD
Reference Center for Rare and Inherited Skin Diseases (MAGEC)
Departments of Dermatology and Pathology
CHU Necker-Enfants Malades
Paris, France

Theresa Ngan Ho Leung, MBBS, FRCPCH, FHKCPaed, FHKAM(Paed)
Clinical Associate Professor
Department of Paediatrics and Adolescent Medicine
The University of Hong Kong
Hong Kong ,China

Ting Fan Leung, MBChB(CUHK), MD(CUHK), MRCP(UK), FRCPCH, FAAAAI, FHKCPaed, FHKAM(Paediatrics)
Chairman and Professor
Department of Paediatrics
The Chinese University of Hong Kong
Hong Kong ,China

Michael Levin, FRCPCH, PhD
Professor of Paediatrics and International Child Health
Imperial College London
London, UK

Moise L. Levy, MD
Professor
Department of Pediatrics
Texas Children's Hospital
Baylor College of Medicine
Houston, TX, USA
Department of Pediatrics
Dell Medical School/University of Texas and Dell Children's Medical Center
Austin, TX, USA

Rebecca Levy, MD, FRCPC
Clinical Fellow
Pediatric Dermatology
University of Toronto
The Hospital for Sick Children
Toronto, ON, Canada

Susan Lewis-Jones, FRCP, FRCPCH
Honorary Consultant Dermatologist
Ninewells Hospital & Medical School
Dundee, UK

Carmen Liy Wong
Pediatric Dermatology Fellow
Section of Dermatology
Division of Paediatric Medicine
Hospital for Sick Children
Toronto, ON, Canada

Wilson Lopez, MBBS, MD, MRCP, FRCPCH, DCH, MSc
Consultant Neonatologist
Neonatal Unit
Barking, Havering and Redbridge University Hospitals NHS Trust
UK

Christopher Lovell
Consultant Dermatologist
Kinghorn Dermatology Unit
Royal United Hospital
Bath, UK

Anne W. Lucky, MD
Adjunct Professor of Pediatrics and Dermatology
Divisions of General and Community Pediatrics and Pediatric Dermatology
Cincinnati Children's Hospital
Cincinnati, OH, USA

David Luk, FHKAM(Paed), FHKCPaed, FRCPCH
Consultant Paediatrician
United Christian Hospital, Hong Kong
Hong Kong Children's Hospital
Honorary Clinical Assistant Professor
The Chinese University of Hong Kong
The University of Hong Kong
President
Hong Kong Paediatric and Adolescent Dermatology Society

Jane Luker, BDS, PhD, FDSRCS Eng @ Edin DDR, RCR
Consultant Dental Surgeon
Bristol Dental Hospital
University Hospitals Bristol NHS Foundation Trust
Bristol, UK

Paula Carolina Luna, MD
Dermatology Department
Hospital Alemán
Buenos Aires, Argentina

Minnelly Luu, MD
Assistant Professor of Clinical Dermatology
Department of Dermatology
Keck School of Medicine of University of Southern California
Los Angeles, CA, USA
Division of Pediatric Dermatology
Children's Hospital Los Angeles
Los Angeles, CA, USA

Lin Ma, MD, PhD
Professor, Director
Department of Dermatology
Beijing Children's Hospital
Capital Medical University
National Center for Children's Health
Beijing, China

Elia F. Maalouf, MBChB, MRCP, FRCPCH, MD
Consultant in General Paediatrics and Neonatal Medicine
Neonatal Unit
Homerton University Hospital NHS Foundation Trust
London, UK

Caroline Mahon, MD
Consultant Paediatric Dermatologist
Department of Dermatology
Bristol Royal Infirmary
University Hospitals Bristol NHS Foundation Trust
Bristol, UK

Melanie Makhija, MD, MSc
Assistant Professor of Pediatrics
Department of Pediatrics
Northwestern University
Feinberg School of Medicine,
Chicago, IL, USA

Steven M. Manders, MD
Professor of Medicine and Paediatrics
Division of Dermatology
University of Medicine and Dentistry of New Jersey
Robert Wood Johnson Medical School
Camden, NJ, USA

Julianne A. Mann, MD
Assistant Professor of Dermatology
Dartmouth-Hitchcock Medical Center
Lebanon, NH, USA

Ashfaq A. Marghoob, MD
Department of Dermatology
Memorial Sloan-Kettering Cancer Center
New York, NY, USA

Maria L. Marino, MD
Department of Dermatology
Memorial Sloan-Kettering Cancer Center
New York, NY, USA

Anna E. Martinez, FRCPCH
Consultant Paediatric Dermatologist
Paediatric Dermatology Department
Great Ormond Street Hospital for Children
NHS Trust
London, UK

Peter Mayser, MD
Professor of Dermatology
Clinic of Dermatology, Allergology and Venereology
Justus Liebig University (UKGM)
Giessen, Germany

Juliette Mazereeuw-Hautier, MD, PhD
Professor of Dermatology
Reference Center for Rare Skin Diseases
Department of Dermatology
CHU Larrey
Toulouse, France

William H. McCoy IV, MD, PhD
Resident Physician
Division of Dermatology
Department of Medicine
Washington University School of Medicine
St Louis, MO, USA

Jemima E. Mellerio, MD, FRDP
Consultant Dermatologist and Honorary Professor
Paediatric Dermatology Department
Great Ormond Street Hospital for Children
NHS Trust
and St John's Institute of Dermatology
Guy's and St Thomas' NHS Foundation Trust
London, UK

Bodo C. Melnik, MD
Adjunct Professor of Dermatology
Department of Dermatology, Environmental Medicine and Health Theory
University of Osnabrück
Osnabrück, Germany

Vibhu Mendiratta, MD
Director and Professor
Department of Dermatology
Lady Hardinge Medical College and associated hospitals
New Delhi, India

Eirini E. Merika, MBBS, iBSc, MRCP Derm
Consultant Paediatric Dermatologist
Chelsea and Westminster Hospital
London, UK

Christian R. Millett, MD
Forefront Dermatology
Vienna, VA, USA

Adnan Mir, MD, PhD
Assistant Professor of Dermatology
University of Texas Southwestern Medical Center and Children's Medical Center Dallas
Dallas, TX, USA

Amanda T. Moon, MD
Departments of Pediatrics and Dermatology
Perelman School of Medicine at the University of Pennsylvania
Philadelphia, PA, USA
Section of Dermatology
Children's Hospital of Philadelphia
Philadelphia, PA, USA

Elena Moraitis, MBBS, PhD
Consultant in Paediatric Rheumatology
Infection, Inflammation and Rheumatology Section
UCL Institute of Child Health
London, UK
Paediatric Rheumatology Department
Great Ormond Street Hospital for Children
NHS Foundation Trust
London, UK

Fanny Morice-Picard, MD, PhD
Department of Dermatology and Paediatric Dermatology
Reference Center for Rare Skin Diseases
Hôpital Saint André
Bordeaux, France

Keith Morley, MD
Paediatric Dermatology Fellow
Dermatology Program
Boston Children's Hospital
Boston, MA, USA

Dédée F. Murrell, MA(Cambridge), BMBCh (Oxford), FAAD(USA), MD (UNSW), FACD, FRCP(Edin)
Head
Department of Dermatology
St George Hospital
Professor of Dermatology
University of New South Wales
Sydney, NSW, Australia

Taizo A. Nakano, MD
Assistant Professor of Pediatrics
University of Colorado School of Medicine
Medical Director
Vascular Anomalies Center
Children's Hospital Colorado
Aurora, CO, USA

Iria Neri
Professor of Dermatology
Department of Specialized, Diagnostic and Experimental Medicine
Division of Dermatology
University of Bologna
Bologna, Italy

Tuyet A. Nguyen, MD
Kaiser Permanente Dermatology
Los Angeles, CA, USA

Jeroen Novak
GGZ Momentum
Breda, The Netherlands

Susan O'Connell, MD
Formerly Lyme Borreliosis Unit
Health Protection Agency Microbiology Laboratory
Southampton University Hospitals NHS Trust
Southampton, UK

Cathal O'Connor, MD
Paediatric Dermatology
Trinity College Dublin and Our Lady's Children's Hospital
Dublin, Ireland

Vinzenz Oji, MD
Department of Dermatology
University Hospital Münster
Münster, Germany

Elise A. Olsen, MD
Professor of Dermatology and Medicine
Director, Cutaneous Lymphoma Research and Treatment Center
Director, Hair Disorders Research and Treatment Center
Director, Dermatopharmacology Study Center
Departments of Dermatology and Medicine
Duke University Medical Center
Durham, NC, USA

Kai Ren Ong, MD, MRCP
Consultant Clinical Geneticist
West Midlands Regional Clinical Genetics Service
Birmingham Women's Hospital
Birmingham, UK

Arnold P. Oranje, MD, PhD
(Deceased)
Professor of Pediatric Dermatology
Kinderhuid.nl, Rotterdam, The Netherlands
Hair Clinic, Breda, The Netherlands
Dermicis Skin Clinic, Alkmaar, The Netherlands

Luz Orozco-Covarrubias, MD
Paediatric Dermatologist and Associated Professor of Pediatric Dermatology
Universidad Nacional Autonoma de México
Attending Physician
Department of Pediatric Dermatology
National Institute of Paediatrics of Mexico
Mexico City, Mexico

Edel A. O'Toole, MB, PhD, FRCP, FRCPI
Professor of Molecular Dermatology and Honorary Consultant Dermatologist
Department of Dermatology
Royal London Hospital
Barts Health NHS Trust and Centre for Cell Biology and Cutaneous Research
Barts and the London School of Medicine and Dentistry
London, UK

Hagen Ott, MD
Head of the Division of Pediatric Dermatology and Allergology
Epidermolysis Bullosa Centre Hannover
Children's Hospital AUF DER BULT
Hannover, Germany

Seza Özen, MD
Professor of Pediatrics
Hacettepe University School of Medicine
Department of Pediatric Rheumatology
Ankara, Turkey

David G. Paige, MBBS, MA, FRCP
Consultant Dermatologist
Department of Dermatology,
Bart's and The London NHS Trust
London, UK

Aparna Palit, MD
Professor
Department of Dermatology
Venereology and Leprosy
Sri B.M.Patil Medical College
Hospital & Research Centre
BLDE University
Vijayapur, Karnataka, India

Amy S. Paller, MD, MSc
Walter J. Hamlin Professor and Chair of Dermatology, Professor of Pediatrics
Departments of Pediatrics and Dermatology
Northwestern University
Feinberg School of Medicine
Chicago, IL, USA

Nirav Patel, MD
Departments of Dermatology and Pediatrics
Mayo Clinic
Rochester, MN, USA

Annalisa Patrizi, MD
Professor
Head of Dermatology
Department of Specialized, Diagnostic and Experimental Medicine,
Division of Dermatology
University of Bologna
Bologna, Italy

Marissa J. Perman, MD
Assistant Professor of Pediatrics and Dermatology
Children's Hospital of Philadelphia and The University of Pennsylvania
Philadelphia, PA, USA

Karen Pett
Clinical Nurse Specialist in Paediatric Dermatology
West Hertfordshire Hospitals NHS Trust
St Albans, UK

Roderic J. Phillips, BSc(Hons), MBBS, PhD, FRACP, AMAM, CIRF
Associate Professor
Paediatric Dermatologist
Royal Children's Hospital
Honorary Research Fellow
Murdoch Children's Research Institute
Adjunct Professor
Paediatrics
Monash University
Melbourne, VIC, Australia

Bianca Maria Piraccini, MD, PhD
Dermatology
Department of Experimental, Diagnostic and Specialty Medicine
University of Bologna
Bologna, Italy

Laura Polivka, MD, PhD
Department of Dermatology
Imagine Institute
Necker-Enfants Malades Hospital
Paris, France

Elena Pope, MSc, FRCPC
Professor of Paediatrics
University of Toronto
Fellowship Director and Section Head
Paediatric Dermatology
The Hospital for Sick Children
Toronto, ON, Canada

Julie Powell, MD, FRCPC
Director
Pediatric Dermatology
Professor of Dermatology (Pediatrics)
Division of Dermatology
Department of Pediatrics
CHU Sainte-Justine
University of Montreal
Montreal, QC, Canada

Julie S. Prendiville, MBBCH, DCH, BAO, FRCPC
Chief
Pediatric Dermatology
Sidra Medicine
Doha, Qatar

Cecilia A.C. (Sanna) Prinsen, PhD
VU University Medical Center
Department of Epidemiology and Biostatistics
Amsterdam Public Health Research Institute
Amsterdam, The Netherlands

Lori Prok, MD
Associate Professor of Dermatology and Pathology
University of Colorado Denver and Children's Hospital Colorado
Denver, CO, USA

Neil S. Prose, MD
Professor
Department of Pediatrics and Dermatology
Duke University Medical Center
Research Professor of Global Health, Duke Global Health Institute
Co-Director, Duke Health Humanities Lab
Durham, NC, USA

Diana Purvis, MB ChB, MRCPCH, FRACP
Paediatric Dermatologist
Starship Children's Hospital
Honorary Senior Lecturer
Department of Paediatrics
University of Auckland
Auckland, New Zealand

Marius Rademaker, BM, FRCP(Edin), FRACP, DM
Clinical Director
Dermatology Department
Waikato District Health Board
Hon Associate Professor
Waikato Clinical Campus
Faculty of Medical and Health Sciences
The University of Auckland
Hamilton, New Zealand

Marc Alexander Radtke, MD
Professor
Institute for Health Services Research in Dermatology and Nursing (IVDP)
University Medical Center Hamburg-Eppendorf (UKE)
Hamburg, Germany

V. Ramesh, MD
Professor of Dermatology
Department of Dermatology
Vardhman Mahavir Medical College & Safdarjung Hospital
New Delhi, India

Gudrun Ratzinger, MD
Professor of Dermatology
Department of Dermatology, Venereology and Allergology
Medical University Innsbruck
Austria

Wingfield E. Rehmus, MD
Clinical Assistant Professor
Department of Pediatrics
University of British Columbia and British Columbia's Children's Hospital
Vancouver, BC, Canada

Sean D. Reynolds, MB BCh, BAO
Department of Dermatology
Warren Alpert Medical School of Brown University
Providence, RI, USA

Nerys Roberts, MD, FRCP, MRCPCH, BSc
Consultant Paediatric Dermatologist
Chelsea & Westminster Hospital
London, UK

Jean Robinson
Clinical Nurse Specialist in Paediatric Dermatology
Royal London Hospital
London, UK

Elke Rodriguez, PhD
Senior Researcher
Department of Dermatology, Allergology and Venereology
University Hospital Schleswig-Holstein Campus Kiel
Kiel, Germany

Marcelo Ruvertoni, MD
Paediatric Dermatologist and Paediatrician
British Hospital
Montevideo, Uruguay

Liat Samuelov, MD
Vice Chair
Department of Dermatology
Tel Aviv Sourasky Medical Center
Tel Aviv, Israel

Sarita Sanke, MD Dermatology and STD
Lady Hardinge Medical College and associated hospitals
New Delhi, India

Julie V. Schaffer, MD
Associate Professor of Pediatrics
Division of Pediatric and Adolescent Dermatology
Hackensack University Medical Center
Hackensack, NJ, USA

Birgitta Schmidt, MD
Department of Pathology
Boston Children's Hospital
Harvard Medical School
Boston, MA, USA

Enno Schmidt, MD, PhD
Professor of Dermatology
Lübeck Institute of Experimental Dermatology (LIED)
Lübeck, Germany

Steffen Schubert
Department of Dermatology, Venereology and Allergology
University Medical Center Göttingen
Göttingen, Germany

Crispian Scully, CBE, DSc, DChD, DMed (HC), Dhc (multi), MD, PhD, PhD (HC), FMedSci, MDS, MRCS, BSc, FDSRCS, FDSRCPS, FFDRCSI, FDSRCSEd, FRCPath, FHEA
(Deceased)
Emeritus Professor of Oral Medicine at UCL
Bristol Dental Hospital
University Hospitals Bristol NHS Foundation Trust
Bristol, UK
University College London
London, UK

Robert K. Semple, PhD, FRCP
Professor of Translational Molecular Medicine
Centre for Cardiovascular Sciences, Queens Medical Research Institute
University of Edinburgh
Edinburgh, UK

Julien Seneschal, MD, PhD
Professor
Department of Dermatology and Paediatric Dermatology
Reference Center for Rare Skin Diseases
Hôpital Saint André
Bordeaux, France

G. Sethuraman, MD
Professor of Dermatology
Department of Dermatology
All India Institute of Medical Sciences
New Delhi, India

Marieke M.B. Seyger, MD, PhD
Associate Professor of Dermatology
Department of Dermatology
Radboud University Medical Center
Nijmegen, The Netherlands

Lindsay Shaw, MBBS, MRCPCH
Consultant in Paediatric Rheumatology
Paediatric Dermatology
Great Ormond Street Hospital for Children NHS Foundation Trust
London and Bristol Children's Hospital
Bristol UK

Neil Shear, MD, FRCPC, FACP
Professor of Medicine and Pharmacology
Division of Dermatology
Sunnybrook Health Sciences Center and University of Toronto
Toronto, ON, Canada

Tor A. Shwayder, MD
Director
Pediatric Dermatology
Department of Dermatology
Henry Ford Hospital
Detroit, MI, USA

Brenda M. Simpson
Dermatologist
El Paso Dermatology Center
El Paso, TX, USA

Robert Sidbury, MD, MPH
Professor
Department of Pediatrics
Chief
Division of Dermatology
Seattle Children's Hospital
University of Washington School of Medicine
Seattle, WA, USA

Jonathan I. Silverberg, MD, PhD
Associate Professor of Dermatology
Northwestern University Feinberg School of Medicine
Chicago, IL, USA

Nanette Silverberg, MD
Clinical Professor of Dermatology
Icahn School of Medicine at Mount Sinai
Chief
Pediatric Dermatology
Mount Sinai Health System
Director
Pediatric and Adolescent Dermatology
Department of Dermatology
New York, NY, USA

Eric L. Simpson, MD
Professor of Dermatology
School of Medicine
Department of Dermatology
Oregon Health and Science University
Portland, OR, USA

Manuraj Singh, MBBS, MRCP, PhD, DipRCPath (Dermpath)
Consultant Dermatologist and Dermatopathologist
St George's University Hospitals
London, UK

Nedaa Skeik, MD, FACP, FSVM, RPVI
Associate Professor of Medicine
Section Head, Vascular Medicine Department
Medical Director, Thrombophilia & Anticoagulation Clinic
Medical Director, Hyperbaric Medicine
Medical Director, Vascular Laboratories
Minneapolis Heart Institute at Abbott Northwestern Hospital – part of Allina Health
Minneapolis, MN, USA

Lea Solman, MD, FRCPCH
Consultant Paediatric Dermatologist
Department of Paediatric Dermatology
Great Ormond Street Hospital for Children NHS Trust
London, UK

Eli Sprecher, MD, PhD
Professor and Chair
Department of Dermatology and Deputy Director General for Patient Safety
Tel Aviv Sourasky Medical Center
Frederick Reiss Chair of Dermatology
Sackler Faculty of Medicine
Tel Aviv University
Tel Aviv, Israel

Sahana M. Srinivas, DNB, DVD, FRGUHS (Paediatric Dermatology)
Consultant Paediatric Dermatologist
Department of Pediatric Dermatology
Indira Gandhi Institute of Child Health
Bangalore, Karnataka, India

Paola Stefano, MD
Assistant Physician
Dermatology Department
Hospital de Pediatría 'Prof. Dr. Juan P. Garrahan'
Buenos Aires, Argentina

Peter M. Steijlen, MD, PhD
Professor of Dermatology and Chair
Department of Dermatology
Maastricht University Medical Center
Maastricht, The Netherlands

Jane C. Sterling, MB, BChir, MA, FRCP, PhD
Consultant Dermatologist
Department of Dermatology
Cambridge University Hospitals NHS Foundation Trust
Addenbrooke's Hospital
Cambridge, UK

Jenna L. Streicher, MD
Clinical Assistant Professor
Department of Pediatrics, Dermatology Section
Children's Hospital of Philadelphia
Departments of Pediatrics and Dermatology
Perelman School of Medicine at the University of Pennsylvania
Philadelphia, PA, USA

V. Reid Sutton, MD
Professor
Department of Molecular and Human Genetics
Baylor College of Medicine and Texas Children's Hospital
Houston, TX, USA

Samira Batul Syed, MBBS, DCH, DCCH, RCPEd, RCGP, FCM, BTEC Adv LASER, DPD
Associate Specialist in Paediatrics Dermatology
Great Ormond Street Hospital for Children NHS Trust
London, UK

Zsuzsanna Z. Szalai, MD
Professor and Head
Department of Pediatric Dermatology
Heim Pál Children's Hospital
Budapest, Hungary

Alain Taïeb, MD, PhD
Professor of Dermatology
Department of Dermatology and Paediatric Dermatology, Reference Center for Rare Skin Diseases
Hôpital Saint André
Bordeaux, France

Carolina Talhari, MD, PhD
Adjunct Professor of Dermatology
Amazon State University
Manaus, AM, Brazil

Martin Theiler, MD
Paediatric Dermatology Department
University Children's Hospital Zurich
Switzerland

Amy Theos, MD
Associate Professor of Department of Dermatology
University of Alabama at Birmingham
Birmingham, AL, USA

Peter Theut Riis, MD
Department of Dermatology
Roskilde Hospital
Roskilde, Denmark

Anna C. Thomas, BSc, PhD
Post-doctoral Research Associate
Genetics and Genomic Medicine
UCL Great Ormond Street Institute of Child Health
London, UK

Megha Tollefson, MD
Departments of Dermatology and Pediatrics
Mayo Clinic
Rochester, MN, USA

Wynnis L. Tom, MD
Associate Clinical Professor of Dermatology and Pediatrics
University of California, San Diego
Rady Children's Hospital
San Diego, CA, USA

Yun Tong, MD
Clinical Research Fellow
Department of Dermatology, University of California San Diego
San Diego, CA, USA

Helga V. Toriello, PhD
Professor
Department of Pediatrics/Human Development
Michigan State University College of Human Medicine
Grand Rapids, MI, USA

Antonio Torrelo, MD
Head
Department of Dermatology
Hospital Infantil del Niño Jesús
Madrid, Spain

Antonella Tosti, MD
Department of Dermatology and Cutaneous Surgery
Miller Medical School University of Miami
Miami, FL, USA

James R. Treat, MD
Associate Professor of Clinical Pediatrics and Dermatology
Fellowship Director, Pediatric Dermatology
Education Director, Pediatric Dermatology
Children's Hospital of Philadelphia
Dermatology Section
Perelman School of Medicine at the University of Pennsylvania
Philadelphia, PA, USA

Stephen K. Tyring, MD, PhD
Clinical Professor
Department of Dermatology
University of Texas Health Science Center
at Houston
Houston, TX, USA

Nina van Beek, MD
Department of Dermatology
University of Lübeck
Lübeck, Germany

Ignatia B. Van den Veyver, MD
Professor
Departments of Obstetrics and Gynecology
and Molecular and Human Genetics
Director of Clinical Prenatal Genetics
BCM and Texas Children's Hospital Pavilion
for Women
Investigator
Jan and Dan Duncan Neurological Research
Institute at Texas Children's Hospital
Baylor College of Medicine
Houston, TX, USA

Maurice A.M. van Steensel, MD, PhD
Professor of Dermatology and Skin Biology
Lee Kong Chian School of Medicine
Singapore
Research Director
Skin Research Institute of Singapore
Singapore

Felipe Velasquez, MD
Consultant in Pediatric Dermatology
Department of Pediatric Dermatology
Instituto de Salud del Niño
Lima, Peru

Paul Veys
Director
Bone Marrow Transplantation Unit
Great Ormond Street Hospital for Children
NHS Trust
London, UK

Miikka Vikkula, MD, PhD
Head of Laboratory of Human Molecular
Genetics
de Duve Institute
University of Louvain
Brussels, Belgium

Beatrix Volc-Platzer, MD
Professor of Dermatology
Department of Dermatology
Donauspital SMZ Ost
Vienna, Austria

Peter von den Driesch, MD
Professor of Dermatology
Head
Center for Dermatology
Klinikum Stuttgart
Stuttgart, Germany

Amy Walker, MRes, BSc
Experimental and Personalised Medicine
UCL Great Ormond Street Institute of
Child Health
London, UK

Lachlan Warren
Consultant Dermatologist
Department of Dermatology
Women's & Children's Hospital
Adelaide, SA, Australia

Joy Wan, MD, MSCE
Postdoctoral Fellow of Dermatology
Department of Biostatistics and Epidemiology
University of Pennsylvania Perelman School
of Medicine
Philadelphia, PA, USA

Siriwan Wananukul, MD
Professor of Paediatrics
Head of Department of Paediatrics
Faculty of Medicine
Chulalongkorn University
Bangkok, Thailand

Andrew Wang, MD
Brookline Dermatology Associates
West Roxbury
MA, USA

Lisa L. Wang, MD
Associate Professor
Department of Pediatrics
Texas Children's Hospital
Baylor College of Medicine
Houston, TX, USA

Bettina Wedi, MD, PhD
Professor of Dermatology
Department of Dermatology and Allergology
Hannover Medical School
Hannover, Germany

Lisa Weibel, MD
Paediatric Dermatology Department
University Children's Hospital Zurich
Switzerland

Stephan Weidinger, MD
Professor of Dermatology
Deputy Head
Department of Dermatology, Allergology and
Venereology
University Hospital Schleswig-Holstein
Campus Kiel
Kiel, Germany

Miriam Weinstein, BSc, BScN, MD, FRCPC (Paediatrics) FRCPC (Dermatology)
Department of Paediatrics
Hospital for Sick Children
Toronto, ON, Canada

Pamela F. Weiss, MD, MSCE
Associate Professor of Pediatrics and
Epidemiology
Divison of Rheumatology
Children's Hospital of Philadelphia
Center for Clinical Epidemiology and
Biostatistics
University of Pennsylvania
Philadelphia, PA, USA

Alexis Weymann Perlmutter, MD
Resident
Department of Dermatology
Geisinger Medical Center
PA, USA

Lizbeth Ruth Wheeler
Department of Dermatology
St George Hospital and University of New
South Wales
Sydney, NSW, Australia

Hywel C. Williams, MD, PhD
Director of the NIHR Health Technology
Assessment Programme
Co-Director of the Centre of Evidence Based
Dermatology
University of Nottingham
Nottingham, UK

Lara Wine Lee, MD, PhD
Departments of Dermatology and Pediatrics
Medical University of South Carolina
Charleston, SC, USA

Marion Wobser, MD
Department of Dermatology, Venereology and
Allergology
University Hospital Würzburg
Würzburg, Germany

Johannes Wohlrab, MD
Professor of Dermatology
Department of Dermatology and Venereology
and Institute of Applied Dermatopharmacy
Martin-Luther-University Halle-Wittenberg
Halle (Saale), Germany

A. Wolkerstorfer, MD, PhD
Netherlands Institute for Pigment Disorders
Amsterdam University Medical Centers
Amsterdam, The Netherlands

Heulwen Wyatt
Clinical Nurse Specialist in Paediatric Dermatology
Dermatology Unit
St Woolos Hospital,
Newport, UK

Yuanyuan Xiao, MD
Associate Chief Physician
Department of Dermatology
Beijing Children's Hospital
Capital Medical University
National Center for Children's Health
Beijing, China

Zhe Xu, MD, PhD
Chief Physician
Department of Dermatology
Beijing Children's Hospital
Capital Medical University
National Center for Children's Health
Beijing, China

Albert C. Yan, MD, FAAP, FAAD
Section of Dermatology
Children's Hospital of Philadelphia
Philadelphia, PA, USA
Departments of Pediatrics and Dermatology
Perelman School of Medicine at the University of Pennsylvania
Philadelphia, PA, USA

Kevin B. Yarbrough, MD
Staff Physician
Department of Pediatric Dermatology
Phoenix Children's Hospital
Phoenix, AZ, USA

Vijay Zawar, MD
Skin Diseases Centre
Nashik, India
Professor
Department of Dermatology
MVP's Dr Vasantrao Pawar Medical College and Research Centre
Nashik, Maharashtra, India

Bernhard W.H. Zelger, MD, MSc
Professor of Dermatology
Department of Dermatology, Venereology and Allergology
Medical University Innsbruck
Austria

序

Harper's Textbook of Pediatric Dermatology（*fourth edition*）由世界各地的儿童皮肤科专家撰写，是一部享誉欧美的经典儿童皮肤病学教材，被誉为儿童皮肤病学的"权威专著"。作为一部备受推崇的教程，它坚持自己的特色并不断更新新型病症研究，为儿童皮肤病学家提供循证诊断和治疗建议。新颖的教程编排更加通俗易懂，也令人耳目一新。然而，由于阅读门槛和语言体系的不同，国内只有一部分医院的医生把本书作为教学指导和参考书目。而今，这部经典教材的中译本即将付梓，我深感欣慰，此实乃广大基层儿童皮肤病医生和患者的福音。

这是我国众多儿童皮肤病学工作者的智慧结晶。现今学术分科非常繁杂，细分的专业教材不能交由普通翻译人员翻译，只能由本专业的从业人员承担。不同于文学作品的翻译，专业教材的翻译力求实现对原本释义的贴切还原，又要易于国内读者的准确理解。立足国内专业学组，集各家之所长，翻译这样一部鸿篇巨制，既需要一套完整严密的组织体系和工作机制，也离不开校译者严谨求真的学术精神。可喜的是，在马琳教授的组织下，北京、重庆、上海、广州、深圳等地区200多位儿童皮肤病学工作者，用两年时间共同完成了350余万字的翻译和审校。覆盖面之广、效率之高，令人赞叹。我了解到，每个参与其中的校译者，都很享受这一过程，因为关于每一个病种内容的翻译都是一个再学习、再培训，也是自身知识的再提升过程。

《Harper儿童皮肤病学》也是组织翻译的发起者和主要完成者的心血之作。本书的翻译看似水到渠成，实则饱含着组织者多年的苦心和汗水。读过英文原著的人会发现，本书的第4版中收录了北京儿童医院马琳教授团队参与编写的章节。或许从编写时起，马琳教授就有了把这部经典巨著引入国内的想法。我想马琳教授最清楚，组织翻译这样一部专著会有多么不容易，联系原作者授权、组织翻译及审校、确定出版方式等一系列耗时费力的工作，都需要亲力亲为。甚至有的人说，翻译一本教材，不如花同样的时间做科研，成果产出会更大。然而，凭着对中国儿童皮肤病学的忠诚与激情，凭着国家儿童医学中心的使命担当，马琳教授带领着全国拥有同样情怀的儿童皮肤病学工作者，一步一步走到了今天。由此，我看到了北京儿童医院"公、慈、勤、和"的院训精神在新一代"儿医人"的传承，我看到了全国一代代儿科医学工作者的责任意识。今年恰逢北京儿童医院80周岁的生日，这部经典教材的中译本是马琳教授团队送给北京儿童医院最别致的生日礼物。

新时期的儿童皮肤病学科，风华正茂。与国际接轨，与世界同步，正是新一代儿童皮肤病学工作者孜孜以求的目标。在现今经济全球化背景下，医学知识和科学研究已跨越国界，医学教育和医疗服务国际化已成为现代医学的一大趋势。我相信本书将为我国从事皮肤病学科，特别是儿童皮肤病学科诊疗事业的同仁，打开一个从专业层面沟通世界的窗口。我期待未来中国儿童皮肤病学科继续秉承创新、融合、发展的成长模式，向世界一流学科进军，为建设健康中国作出新的贡献。

陈洪铎

中国工程院院士

中国医科大学附属第一医院皮肤科教授

2022年10月

译者前言

Harper's Textbook of Pediatric Dermatology 是由世界各地儿童皮肤病学工作者撰写的一本经典教科书，书中全面系统深入地介绍了各种儿童皮肤病，对儿童皮肤病学工作者，无论是初学者、年长者、临床工作者还是科研工作者，都是一本有价值的案头书。翻译这本巨著的想法，开始于原著第 1 版出版的时候。但那时中国儿童皮肤病学科专业尚处于起步阶段，仅有的儿童皮肤病学工作者的主要精力只放在繁重的临床工作上。时至今日，中国儿童皮肤病学科专业已初具规模，临床工作及科研成果在国际上都得到了认可，我们已经具备翻译该书的能力。然时光飞逝，该书已更新至第 4 版，值得一提的是，这版中开始有中国儿童皮肤病学工作者撰写的章节了。

这本书有以下特点：第一，本书是儿童皮肤科医生的实用宝典。本书开篇将皮肤发育、结构及生理做了详细的阐述，进而将新生儿疾病进行了归纳整理，一共分 40 篇，177 个章节将儿童常见及罕见皮肤疾病做了详细介绍，并概述了儿童皮肤病的诊断流程、护理及治疗原则。第二，图文并茂，表格翔实。全书有许多彩色模式图及临床图片，配合详细的图注，阅读起来赏心悦目、直观了然；书中有关疾病诊断的流程图，将复杂问题简单化、规范化；书中有关鉴别诊断的表格更是令人印象深刻，比如“外胚层发育不良”一章，用一个超大表格将各种疾病进行了总结归纳。第三，本书将基础理论与临床实践紧密结合，使临床工作者读起来不枯燥，并激发临床工作者的科研思维；科研工作者获得临床实践的启发，能更好地服务于临床。第四，本书内容全面，重点突出。书中对常见皮肤疾病的介绍可以说是“不能再详细了”，如将特应性皮炎章节，分为流行病学、遗传学和病因学、临床特征及诊断标准、严重程度评估和生活质量评估、特殊表现类型、并发症、治疗 7 个方面，进行详细的阐述，使致力于特应性皮炎临床及科研工作的医生都有很大收获。总之，这部高水平的专著，值得每一位儿童皮肤病学工作者以及对儿童皮肤病学感兴趣的同道细细品味。

我们于 2020 年 4 月起组织了以国家儿童医学中心（首都医科大学附属北京儿童医院）、重庆医科大学附属儿童医院、上海交通大学医学院附属新华医院等医学院校附属医院为主的 40 多家医院的儿童皮肤科同仁联手翻译本书。布置翻译工作之初，我写了一封简短的小文给各位参与此项翻译工作的同仁，简单地表达了我的初衷；经过长达 2 年的时间，终于完成了这项艰巨的工作，我收集了我们科参与翻译工作的各位医生的感触，很欣慰，无论是学生、年轻医生还是高年资医生，都有自己的收获和启发。

虽然任务重，但是我们仍严把质量关：初译完成后，由本单位组织 4 轮自校及互校，然后送至主译及副主译审校，发现质量不合格时，返回原单位返修或组织重新翻译。审校合格后，送出版社。出版社组织英语水平很高的编辑团队进行认真的校阅与加工，这过程中又有很多章节被不断订正。尽管做了这些努力，但仍然难以避免疏漏，希望读者能不吝批评指正。

深深感谢参与此项翻译工作的各位儿童皮肤科同仁，感谢众多参加校审的资深教授，感谢大家在繁忙的工作之余，利用宝贵的业余时间出色地完成了这项繁重的工作。感谢人民卫生出版社组织的精干团队，一丝不苟、兢兢业业。总之，众志成城，呈现在大家面前的中译本是集体劳动的结晶！

马　琳

首都医科大学附属北京儿童医院

2023 年 4 月

第 4 版前言

我们怀着非常高兴和自豪的心情推出了这本教科书的第 4 版。新版继续保持全方位涵盖儿童皮肤病学最新进展的特点。现有内容已经全面更新，以反映新兴思维，并纳入最新的研究和临床数据，尤其是在基因层面。来自世界各地的三位主编、两位顾问和五位副主编为这部著作带来了真正的全球视角。来自不同国家的 313 位撰稿人，其中 192 位是新的撰稿人，对 177 章进行了全面更新甚至完全改写。这本书为皮肤科医生、儿科医生、临床医生、科研人员和所有其他参与儿童皮肤病诊疗的护理人员提供了权威的参考。

第 4 版问世之际，正值数字化即时信息查询检索随时可行、随处可见的常态化时代。尽管如此，拥有一本有价值的、可供阅读和学习的纸质教科书仍然是临床实践和研究中不可或缺的一部分。在我们看来，这本书的优点在于它的全面性和由国际专家所撰写的每一篇内容的深入性。

我们希望第 4 版能像前 3 版一样受到热烈欢迎，并为提高儿童皮肤病的诊疗护理水平作出贡献。

PH

VK

AY

JIH

第 4 版献词

献给 Arnold P. Oranje 教授(1948—2016)

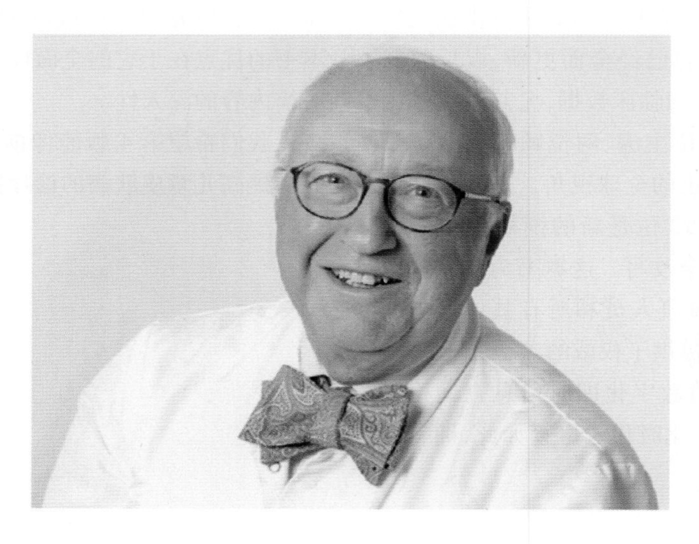

谨以此第 4 版教科书献给我亲爱的朋友兼同事 Arnold P. Oranje。Arnold 的离世震惊了我们所有人,这是儿童皮肤科学界的巨大损失。Arnold P. Oranje,Neil Prose 和我是这本书的原三位主编,在他去世时我们正在编写这本书。

就我个人而言,我与 Arnold 的合作是独一无二的:他对这个学科及专业知识的热情、激情和本人充满活力的笑声,让我很高兴与他共事。我希望 Arnold 能对这一新版专著感到无比自豪。

John Harper

译者献词

纪念 John Harper 教授

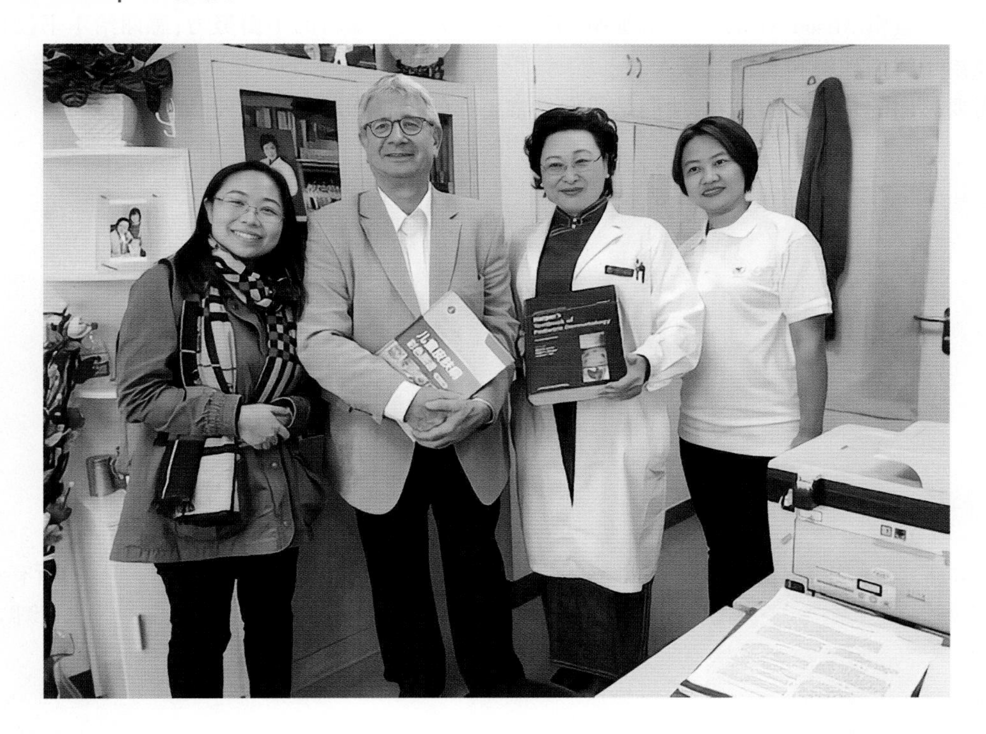

我们曾有幸邀请 John Harper 教授到中国交流，他谦和而饱含热情，严谨而有无上情怀，思德知行，至今历历在目。由他作为第一主编的这本巨著，是儿童皮肤科学界的珍宝，我们从字里行间能感受到他对医学事业、对孩子们的热爱与奉献。在我们翻译这本巨著的过程中，John Harper 教授不幸逝世，我们怀着无比感恩的心，完成了这项翻译工作，借以慰藉逝者，鞭策后人。

马　琳

原著致谢

我们要感谢以下人士:感谢为本书作出宝贵贡献的每位副主编和章节作者;感谢 Wiley-Blackwell 的编辑和生产人员,自由项目编辑 Alison Nick,项目经理 Nik Prowse,以及文案编辑的不懈努力;感谢给本书授权照片的患者及其家属,以及给予我们理解和支持的家人。

然而,最需要感谢的是我们的患者,他们是我们日常工作的灵感和动力。

PH
VK
AY
JIH

目录

上　　卷

第八篇 真菌感染性皮肤病

第九篇 病毒感染性皮肤病和机会性感染

第十篇 寄生虫所致皮肤病/寄生虫侵袭和叮咬反应

第十一篇 荨麻疹、红斑类和药物反应

第十二篇 痤疮和痤疮样疾病

第十三篇 营养障碍性疾病

第十四篇 水疱性疾病

第十五篇 光线性皮肤病、光防护和环境因素所致皮肤病

第十六篇 肉芽肿性疾病

第十七篇 嗜中性皮病

第十八篇 淋巴细胞浸润性疾病

第十九篇 组织细胞性疾病

第二十篇 肥大细胞增多症

第二十一篇 结缔组织病

下 卷

第二十二篇 脂肪组织疾病

第二十三篇 镶嵌性疾病、痣和错构瘤

第二十四篇 非血管性皮肤肿瘤

第二十五篇 血管肿瘤和脉管畸形

第二十六篇 色素性疾病

第二十七篇 角蛋白和角化性疾病

第二十八篇 局灶性或泛发性发育不全和早老症

第二十九篇 容易诱发恶性肿瘤的遗传性疾病

第三十篇 神经纤维瘤病、RAS 通路疾病和错构瘤-过度增殖综合征

第三十一篇 血管炎和风湿综合征

第三十二篇 系统疾病的皮肤表现

第三十三篇 口腔

第三十四篇 毛发、头皮和甲病

第三十五篇 儿童肛门-生殖器疾病

第三十六篇 儿童虐待和性虐待的皮肤症状

第三十七篇 皮肤病对儿童心理的影响

第三十八篇 儿童皮肤病的治疗原则

第三十九篇 皮肤病的诊断流程

第四十篇 儿童皮肤病的护理

第二十二篇　脂肪组织疾病

第101章　脂肪瘤和脂肪瘤病

Siriwan Wananukul, Susheera Chatproedprai

摘要

良性软组织肿瘤在儿童中相对少见，主要表现为无痛性、生长缓慢、可移动、触之质软或韧的皮下肿块。该类型中最常见的是脂肪瘤，由成熟的脂肪细胞组成。脂肪母细胞瘤是罕见的良性肿瘤，由成熟脂肪细胞和未成熟脂肪细胞组成，主要见于幼儿。在脂肪母细胞瘤中，肿瘤更加弥漫并向邻近组织结构浸润，由于压迫邻近结构而出现症状。脂肪肉瘤是儿童罕见的恶性软组织肿瘤，其恶性程度取决于病变的细胞类型和损伤程度。脂肪增多症由浸润现有组织结构的多个肿块或弥散性病变构成。通常被认为是发育异常或间质细胞畸形，同时伴有其他相关表现。脂肪瘤综合征罕见，可能在出生时或成年后出现。组织病理学检查是区分这些软组织肿瘤的重要手段。

脂肪瘤

要点

- 脂肪瘤是由成熟脂肪细胞构成的良性软组织肿瘤。
- 相较于成年人，这些病变在儿童中少见。
- 脂肪瘤表现为皮下无痛性质软结节。
- 典型的组织学表现为一个由成熟脂肪细胞小叶构成的局限性肿块。

引言　脂肪瘤是由成熟脂肪细胞组成的良性软组织肿瘤，在成年人中更为常见，通常表现为皮下柔软、可移动的无痛性肿块。腰椎区域的皮下脂肪瘤应检查是否有脊柱裂和脊髓脂肪瘤[1]。

流行病学和发病机制　脂肪瘤是成人中最常见的良性软组织肿瘤，可以发生于任何年龄，但最常见的年龄段是40～60岁[1]。该病在儿童比较少见[2]，根据Coffin团队的研究[1]，15%的儿童脂肪肿瘤为普通的脂肪瘤。关于脂肪瘤的发病机制研究较少，细胞遗传学特征是染色体12q13-15和6p21的结构重排，与高迁移率族亚家族A1(*HMGA1*)基因和*HMGA2*基因相关[3-7]。

临床特征　脂肪瘤通常表现为无痛性、生长缓慢、可活动的质软或韧的皮下肿块。肿块大小不一，大多数直径<5cm。脂肪瘤可以单发或多发，躯干是最常见的部位，也可发生在颈部、肩部、背部或腹部[1-2]。若儿童在腰骶部中线区域出现皮下脂肪瘤应进行隐匿性脊柱裂和脊髓(腰骶部)脂肪瘤的检查。有研究表明，47%的儿童脊髓(腰骶部)脂肪瘤发生于皮下[8]。其他与脊髓脂肪瘤相关的皮肤异常包括皮赘、酒窝征、皮肤窦道、血管瘤和毛状斑片[8-9]。脊髓脂肪瘤是造成脊髓栓系的常见原因，即使在无症状的患者中也是如此[9]。有研究表明，儿童脂肪瘤多见于更深层结构中，包括肌肉内[5,10-11]和口腔内脂肪瘤[12-13]。皮下脂肪瘤的鉴别诊断包括其他皮下软组织肿块和脂肪细胞肿瘤(表101.1)以及其他皮下肿瘤，包括深层或皮下环形肉芽肿、婴儿深部血管瘤、神经纤维瘤和平滑肌瘤。

表101.1　儿童脂肪细胞肿瘤的特征和组织学特点

	发病	异常基因	常见表现	关键性组织学特点
脂肪瘤	所有年龄	染色体12q13-15(*HMGA1*和*HMGA2*)	无痛、质软或橡胶密度的、缓慢生长的皮下肿块	由成熟脂肪细胞组成的多小叶的局限性肿块
脂肪母细胞瘤	婴儿至5岁	染色体8q11-13(*PLAG1*)，8号染色体多体性	无痛、孤立的、快速生长的皮下肿块	边界清晰的小叶状肿瘤，有纤维间隔，由成熟和不成熟脂肪细胞组成

续表

	发病	异常基因	常见表现	关键性组织学特点
棕色脂肪瘤	所有年龄，儿童少见	染色体 11q13（*MEN1* 和 *AIP*）	生长缓慢	多空泡的脂肪细胞，核位于中心，胞质有嗜酸性颗粒
血管脂肪瘤	青年	报道有少量家族聚集性病例	疼痛性皮下结节，常见于前臂	由成熟脂肪细胞和小静脉构成的边界清晰的良性肿瘤
梭形细胞脂肪瘤	中年	染色体 13q	后颈、上背部和肩部无症状的皮下结节	成熟脂肪细胞、梭形细胞和致密胶原蛋白构成的边界清晰的良性肿瘤
黏液样脂肪肉瘤（OMIM#613488）	多见于成年人	染色体 12q13.3（*CHOP/DDIT3*）及转位伴侣 16p11（*FUS-TLS*）或 22p11（*EWS*）	较大的深层皮下肿块，常见于远端，尤其是大腿和腹膜后，进而侵犯皮肤和肌肉	高度多形性脂肪母细胞构成的不完整小叶结构，核深染可见分裂象
脂肪瘤病	所有年龄	见表 101.2	多发性或弥漫性脂肪瘤	多发肿块或为弥漫性，可浸润周围结构，例如骨骼肌和骨

注：*AIP*，aryl hydrocarbon receptor interaction protein，芳烃受体相互作用蛋白；*CHOP*，CCAAT/enhancer-binding protein-homologous protein，增强子结合蛋白-同源蛋白；*DDIT3*，DNA damage-inducible transcript 3，DNA 损伤诱导转录引子 3；*FUS-TLS*，fused in sarcoma-translocated in liposarcoma，肉瘤融合-脂肪肉瘤易位蛋白；*EWS*，Ewing's sarcoma gene，Ewing 肉瘤基因；*HMGA1*，high mobility group subfamily A1，高迁移率亚家族 A1；*HMGA2*，high mobility group subfamily A2，高迁移率亚家族 A2；*MEN1*，multiple endocrine neoplasia gene 1，多发性内分泌肿瘤基因 1；OMIM，Online Mendelian Inheritance in Man，在线人类孟德尔遗传数据库；*PLAG1*，pleomorphic adenoma gene 1，多形性腺瘤基因 1。

实验室检查和组织学表现 脂肪瘤的组织病理学表现为一个有包囊的结节，由成熟脂肪细胞小叶、纤维间隔和薄壁毛细血管大小的血管组成（图 101.1）。

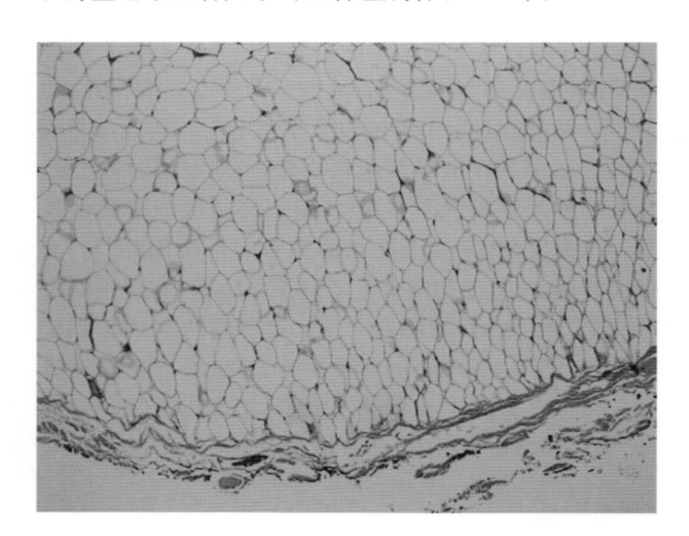

图 101.1 脂肪瘤：肿瘤外有薄纤维包膜，内包裹成熟的脂肪细胞。细胞具有离心样核和空泡细胞质。资料来源：Assoc. Prof. Voranuch Thanakit.

在疾病诊断不明的情况下，例如多发或尺寸较大时，磁共振成像（MRI）显示为散在、有包裹的均质脂肪肿块。MRI 能够有效地区分单纯的脂肪瘤和分化良好的脂肪肉瘤，以规划进一步治疗[14]。

治疗和预防 脂肪瘤为良性且生长缓慢。治疗方案包括持续观察，或者在诊断不明确及存在改善外观需求的情况下，可以进行切除。通常情况下，预后良好。

脂肪母细胞瘤

要点

- 脂肪母细胞瘤是一种罕见的良性肿瘤，由成熟和不成熟的脂肪细胞组成。
- 大多数脂肪母细胞瘤发生在幼儿期。
- 脂肪母细胞增多症容易扩散浸润到周围组织。

引言 脂肪母细胞瘤是罕见的婴幼儿良性肿瘤，由成熟和不成熟的脂肪细胞组成。脂肪母细胞增生症扩散更广，可浸润到邻近的深层肌肉。大多数脂肪母细胞瘤见于幼儿。

流行病学和发病机制 脂肪母细胞瘤主要发生在 5 岁以下的幼儿中[1,15-18]，但有 30% 的儿童和青少年脂肪肿瘤患者也可发生脂肪母细胞瘤[1]。

脂肪母细胞瘤的发病机制尚不清楚。分子细胞遗传学研究显示，主要在 8q11-13 区发生染色体改变，导致多形腺瘤基因 1(*PLAG1*)的转录因子发生重排[7,19]。有研究称该肿瘤伴有 8 号染色体多形性,伴或不伴有 *PLAG1* 重排[20-21]。少数患者(13%)没有 8 号染色体异常[21]。

临床特征 脂肪母细胞瘤表现为无痛、边界清晰且生长迅速的软组织肿块,通常位于四肢[22]。脂肪母细胞瘤的临床特征与脂肪瘤相同,但是脂肪母细胞瘤发病年龄较小。颈部脂肪母细胞瘤通常表现为快速增长的无痛性肿块,可引发儿童呼吸系统疾病[23-25];同时也有脂肪母细胞瘤累及胸、纵隔和肠系膜的相关报道[18,26-27]。在脂肪母细胞瘤病中,肿瘤更容易扩散并浸润到更深层的相邻结构中,引起压迫症状。

脂肪母细胞瘤的鉴别诊断包括脂肪瘤、脂肪肉瘤和纤维瘤。颈部脂肪母细胞瘤的鉴别诊断包括淋巴水囊瘤、血管畸形、婴儿深部血管瘤和甲状腺舌管囊肿等。

实验室检查和组织学表现 脂肪母细胞瘤的组织学表现为被纤维中隔隔开的、由成熟和不成熟脂肪细胞构成的小叶,还包括许多毛细血管和小静脉,且无异常的有丝分裂[1](图 101.2)。MRI 可用于确定肿物范围及手术切除方式。

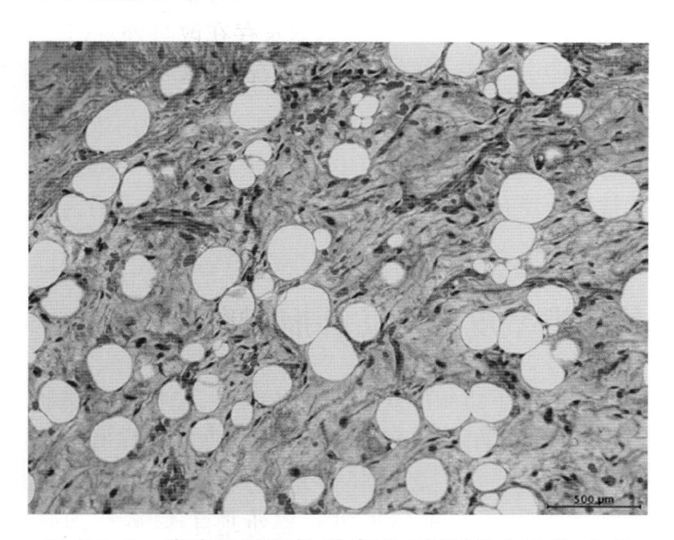

图 101.2 脂肪母细胞瘤:肿瘤呈不规则的小叶状,由未成熟的脂肪细胞构成,中间为结缔组织间隔和黏液。这些脂肪母细胞处于不同的发育阶段。在此图片中,细胞由星状和纺锤形细胞(所谓的前脂肪细胞)以及单一/多个空泡脂肪细胞组成。资料来源:Assoc. Prof. Voranuch Thanakit.

治疗 将肿物完整切除可治愈脂肪母细胞瘤,预后良好,且尚未有恶变的报道[7]。在脂肪母细胞瘤病中,由于切除不完全导致的复发很常见,建议长期随访。

棕色脂肪瘤

要点

- 儿童棕色脂肪瘤是一种罕见的由褐色脂肪组织构成的良性软组织肿瘤。
- 表现为无症状、缓慢生长的皮下软组织肿瘤。

引言 棕色脂肪瘤是一种罕见的良性棕色脂肪软组织肿瘤,常见于年轻人。

流行病学和发病机制 棕色脂肪瘤在儿童中罕见,主要见于青壮年[1]。Furlong 等人的研究表明[28],只有 5% 的棕色脂肪瘤发生于儿童。该病的发病机制尚不明确,其细胞遗传学改变与 11 号染色体 q13 区域相关,并导致多发性内分泌肿瘤(*MEN*)1 型肿瘤抑制基因和芳烃受体相互作用蛋白(*AIP*)的重排[7,29]。

临床特征 棕色脂肪瘤表现为无症状、生长缓慢、逐渐增大的、质软的皮下肿瘤。其临床特征与脂肪瘤没有区别[26,30]。最好发于大腿,其次是肩膀、肩胛区、颈部、胸部、上肢和腹部[28,30],同时也有肌内棕色脂肪瘤的病例报道[31]。

鉴别诊断包括皮下软组织肿块,如脂肪瘤、脂肪母细胞瘤和神经纤维瘤。

实验室检查和组织学表现 棕色脂肪瘤的组织病理

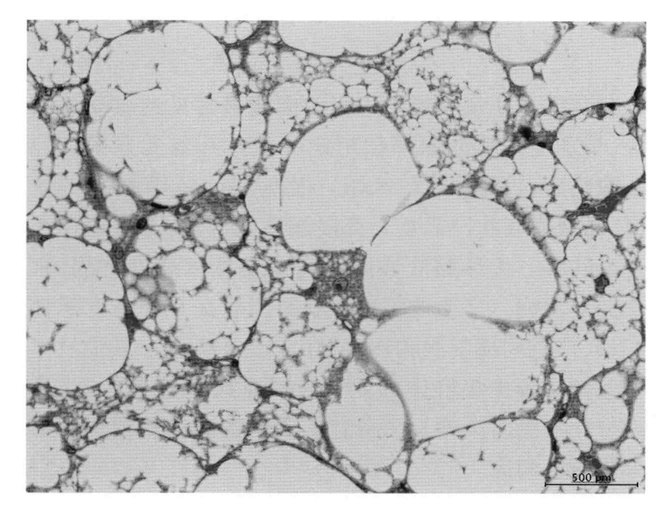

图 101.3 棕色脂肪瘤:肿瘤呈小叶状排列,由分化程度不同的细胞组成。该图像可见胞质中具有粒状嗜酸性颗粒的细胞,环绕周围的细胞是细胞核位于中心且胞质中有多个小脂质滴的大细胞,通常可以看到血管。资料来源:Assoc. Prof. Voranuch Thanakit.

学表现是一种分界清晰的多叶状肿块，包含多个胞质空泡的脂肪细胞。其核小而居中，核呈棕色，脂肪胞质有嗜酸性颗粒；这些脂肪细胞与成熟脂肪组织混合（图 101.3）。MRI 表现为分界清晰的非均质肿块，伴周围皮下脂肪弥散性低密度影，可与脂肪肉瘤类似[14,32]。

治疗　完全手术切除可治愈，复发很少[33]，预后极好。

脂肪肉瘤

要点

- 儿童脂肪肉瘤是一种罕见的、恶性软组织肿瘤。
- 严重程度取决于细胞类型和病变程度。

引言　儿童脂肪肉瘤是一种罕见的、恶性软组织肿瘤。它类型多样，根据细胞类型的不同，可能存在局部侵袭转移。儿童和青少年中最常见的类型是黏液样脂肪肉瘤[1]。

流行病学和发病机制　脂肪肉瘤在儿童中非常少见，仅占儿童脂肪瘤的 5%。大多数患者的年龄范围为 10~22 岁[1,28,34-36]。黏液样脂肪肉瘤是儿童中最常见的脂肪肉瘤，其次是多形性黏液样和梭形黏液样脂肪肉瘤[36]。其他细胞遗传学改变与 12 号染色体 q13（*CHOP/DDIT3*）、16 号染色体 p11（*FUS-TLS*）或 22 号染色体 p11（*EWS*）易位相关[7,37-41]。

临床特征　儿童和青少年脂肪肉瘤最常见的表现为四肢，特别是大腿的深部软组织肿块。其他受累部位包括腹膜后、骨盆和腹腔区域。根据 Alaggio 等人[36]的研究，黏液样脂肪肉瘤是局部浸润性的，但尚未报道存在远处转移。梭形黏液样脂肪肉瘤是低度恶性肿瘤，常伴局部浸润。多形性黏液样脂肪肉瘤是一种高度恶性亚型，伴有局部浸润和转移，好发于纵隔[36]。其他发生于儿童和青少年群体的亚型包括非典型性脂肪瘤（高度分化的脂肪肉瘤）、去分化的脂肪肉瘤和黏液样圆形细胞脂肪肉瘤[1,36,38]。

脂肪肉瘤的鉴别诊断包括脂肪瘤和脂肪母细胞瘤。

实验室检查和组织学表现　黏液样脂肪肉瘤的组织病理学表现为周围部分包裹的成熟脂肪细胞，黏液样的细胞基质中散在小叶中央的异型细胞核和核分裂象（图 101.4）。梭形黏液样肉瘤在黏液样脂肪肉瘤基础上存在有大量梭形细胞。多形性黏液样脂肪肉瘤混合有大量多形性脂肪母细胞和核深染的肿瘤细胞，并存在非典型有丝分裂的细胞。

MRI 有利于鉴别和确定脂肪肉瘤的病变程度[14]。

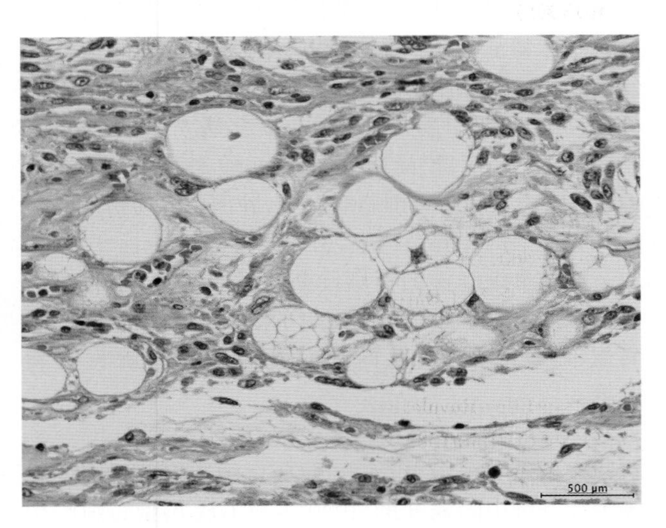

图 101.4　脂肪肉瘤：肿瘤可见增殖的脂肪细胞散布于脂肪母细胞之间。基质细胞呈中度多形性，细胞核深染，可见核仁。脂肪母细胞是不成熟的脂肪细胞，胞质多泡，细胞核呈锯齿状。资料来源：Assoc. Prof. Voranuch Thanakit.

治疗　完整手术切除即可治愈，预后取决于细胞类型和病变程度。黏液样脂肪肉瘤的预后良好，局部复发较常见。伴有远处转移的多形性脂肪肉瘤的预后需密切观察。

其他类型皮下脂肪肿瘤

许多皮下组织肿块富含脂肪细胞，包括血管脂肪瘤、软骨样脂肪瘤、脂肪纤维瘤、纤维性脂肪瘤和梭形细胞脂肪瘤[1,28]。这些肿瘤大多数发生于成人，根据临床表现通常难以区分。但临床上通常认为伴有疼痛的脂肪瘤可能为血管性脂肪瘤，其具有典型的疼痛特征。影像学检查不可靠，确诊需依赖组织病理学。

脂肪瘤病

脂肪瘤病是指脂肪细胞在人体上形成浸润性肿块或多灶性肿块的疾病，被认为是发育异常或存在间质畸形[1]（表 101.2）。

表 101.2 脂肪瘤病的特点和临床特征

脂肪瘤病	发病时间	遗传类型	表现	其他
先天性面部浸润性脂肪瘤病	出生	AD	出生时面部不对称，半侧面软组织和骨骼过度生长	乳牙恒牙早萌，巨牙畸形，患侧偏瘫，眼睑下垂，黏膜神经瘤
脑颅皮肤脂肪瘤病（OMIM #613001）	出生	散发	皮肤表现为头皮的单侧脂肪性错构瘤（皮脂腺痣）；眼部表现为同侧上睑迷芽瘤，眼睑周围小皮肤结节。神经系统表现为脑/脊髓内脂肪瘤	精神运动和智力低下，癫痫，先天性心脏异常，溶骨性病变，尿道下裂，隐睾症
PTEN 错构瘤肿瘤综合征（OMIM#601728）	出生/幼年	染色体 10q23.31	表型多样	
Cowden 综合征（OMIM #158350）		AD，染色体 10q23.31	面部外毛根鞘瘤，肢端角化病和黏膜乳头状瘤	大头畸形、皮肤纤维瘤、阴囊舌、智力低下；恶性肿瘤、胃肠息肉
Bannayan-Riley-Ruvulcaba 综合征（OMIM#158350）		AD，染色体 10q23.31	阴茎色素斑、皮肤脂肪瘤、血管淋巴管异常	大头畸形；胃肠息肉；桥本甲状腺炎
变形综合征		散发，染色体 14q32.33	脂肪瘤、不对称、扭曲过度生长，脑回状 CNT	表皮痣；血管畸形；骨骼畸形
偏侧过度增生-多发性脂肪瘤病综合征		散发	不对称、不进展、不扭曲的过度生长、脂肪瘤	偶有浅表血管畸形；轻度巨指，足底皮肤增厚；明显皮褶
鼻眼睑脂肪瘤缺损综合征（OMIM#167730）	幼年	AD，散发（部分病例）	鼻眼睑脂质生长，眼睑部分缺损，内眦过宽，上颌骨发育不全	前额宽阔；V 形发尖；内侧眉毛外撇；泪点异常
Gardner 综合征（OMIM #175100）		AD，染色体 5q22.2	先天性视网膜色素上皮肥大、脂肪瘤、纤维瘤、表皮样囊肿	骨瘤、牙齿异常（牙瘤），胶质瘤，平滑肌瘤
多发性对称性脂肪瘤病；良性对称性脂肪瘤病；Madelung 病；Launois-Bensaude 综合征（OMIM #151800）	成年（30～50 岁）	散发（主要）	两种类型： 局限型-扩散，对称，无包膜的颈部脂肪沉积；弥散型：肥胖样	多发性神经病；大细胞性贫血；构音障碍；吞咽困难；阻塞性睡眠呼吸暂停；味觉性多汗；多汗症
家族性多发性脂肪瘤病，遗传性多发性脂肪瘤（OMIM#151900）	成年（30～50 岁）	AD，染色体 12q14;3	多个独立的包膜脂肪瘤	可能有家族史

注：AD，autosomal dominant，体细胞显性遗传；CNT，connective tissue naevi，结缔组织痣；PTEN，Phosphatase and TENsin homologue，磷酸酶和 *TENsin* 基因同源物。

先天性面部浸润性脂肪瘤病

要点

- 表现为半侧面部软组织和骨骼过度生长、牙齿发育早熟、巨牙畸形、舌偏侧肥大和黏膜神经瘤。
- 组织学检查为无包膜肿瘤。

引言 先天性面部浸润性脂肪瘤病（congenital infiltrating lipomatosis of the face，CIL-F），也称为面部浸润性脂肪瘤病，是一种罕见的常染色体显性遗传病[42]，其特征是面部软组织弥漫性脂肪浸润，通常在出生时或出生后不久发病[43]。

流行病学和发病机制 CIL-F 的发病机制仍不明确，可能的假说包括磷脂酰肌醇 3 激酶(*PIK3CA*)基因的体细胞突变[44-45]、12 号染色体的改变[44,46]和体细胞嵌合等[47]。据报道,一名患有该病以及垂体功能不足的 6 岁女孩存在 1 号染色体 q24.3q31.1 缺失[48]。但 CIL-F 没有性别偏倚[43]。

临床特征 CIL-F 表现为半侧面部软组织和骨骼过度生长、牙齿发育早熟、巨牙畸形、舌偏侧肥大和黏膜神经瘤[45]。该病可表现为迅速进展型(在一年之内迅速发展,尤其是出生后第一年);也可表现为惰性型(发展数十年)。常表现为出生时面部不对称[44]。脂肪瘤性肿块多为单侧,并伴有同侧面部增大[49]。其他相关表现包括患侧面部毛发密度增加、眼睑下垂和同侧皮肤毛细血管深染[44,46]。

鉴别诊断 脂肪瘤通常边界清晰并有包膜,而 CIL-F 通常无包膜并存在浸润[43]。

实验室检查和组织学表现 组织病理学表现为含成熟脂肪细胞的无包膜肿瘤,存在纤维成分以及骨连接处肥大[50]。

治疗和预防 手术和姑息治疗(例如抗血管生成剂和抗感染治疗)是主要的治疗手段。但由于本病弥漫性浸润,存在复发可能[42]。

脑颅皮肤脂肪瘤病

要点

- 特征为单侧无毛脂肪痣、同侧眼病(迷芽瘤、皮赘)和脑畸形。
- 组织学可见边界清晰的成熟脂肪细胞。
- 在某些患者中,KRAS 突变与之相关。

引言 脑颅皮肤脂肪瘤病(encephalocraniocutaneous lipomatosis,ECCL),也称为 Haberland 综合征或 Fishman 综合征[51],是一种罕见的先天性错构瘤和神经皮肤疾病。其特征为单侧的无毛脂肪痣、同侧眼病(眼睑和眼球外侧)和脑畸形[52]。Haberland 和 Perou 于 1970 年首次报道该病[53]。

流行病学和发病机制 该病罕见且散发,尚无相关地域、性别或种族偏倚的报道[52]。该综合征是由 RAS-MAPK 信号通路内基因的体细胞嵌合激活突变引起的。有报道确定,数例患者的发病原因为 *FGFR1* 和 *KRAS* 的突变[54-55]。且另有一名患者的病因可能与神经纤维瘤病-1(*NF1*)基因的突变相关[56],但尚不确定 *NF1* 的突变是否确实为该病病因,因为此后没有其他 ECCL 的患者被报道具有该位点突变,并且该患者当时未接受 *FGFR1* 或 *KRAS* 突变的筛查。

临床特征 临床特征通常在出生时就存在:皮肤表现从明显的皮肤病变到不太明显的皮肤受累均可发生[57]。最重要的表皮异常是颅脑皮肤无瘢痕性脱发,伴有皮下脂肪肿物[58]。另一典型的皮肤病变是无毛脂肪痣[51,59],具体表现为位于头皮的脂肪组织痣,边界不规则,表面光滑,没有毛囊[58-59],常被扩张的毛细血管覆盖[60]。然而,有报道表明即使未患该综合征的人也可有类似痣体[58,61]。

迷离瘤是一种良性眼部肿瘤,包括上睑或角膜缘皮样瘤(皮肤脂肪瘤)或脂肪皮样瘤。常见的眼部症状是小结节性皮赘,可表现为眼睑上的纤维瘤、脂肪瘤、纤维脂瘤或迷离瘤,也可沿着外眦蔓延至耳屏[58]。

异常中枢神经系统的表现非常多样,可表现为精神活动和智力低下以及与癫痫发作相关[52,58]。颅内畸形包括脑脂肪瘤、脑膜囊肿、皮质萎缩和颅骨不对称[62-65]。或为椎管内脂肪瘤和低度星形细胞瘤引起的压迫性颈髓放射性疾病[51,66]。

其他部位异常包括先天性心脏畸形,尤其是主动脉缩窄[58];溶骨性病变、尿道下裂和隐睾症[58,62-64]。

疾病诊断基于皮肤、眼睛、中枢神经系统等多系统的评估。Moog 于 2009 年修订了本病的诊断标准[58]。

鉴别诊断 皮脂腺综合征[64]是一系列先天性神经皮肤疾病,其特征在于侵犯脑、眼、骨骼多处的皮脂腺痣,有时还伴有心脏和肾脏异常。无毛脂肪痣和皮脂腺痣共同的特点是局部无毛发,但是无毛脂肪痣表面光滑,而不像皮脂腺痣表面呈橘皮样或鹅卵石样。

与 ECCL 一样,眼-脑-皮肤综合征(OCCS)[58]的特征是先天性脑、眼和皮肤异常三联征。两种综合征均可伴有局灶性皮肤异常或发育不良和小眼畸形。然而,与 OCCS 中耳廓杏仁状皮肤缺损相反,ECCL 中最典型的皮肤症状是无毛脂肪痣。另外,ECCL 的眼部标志是眼球上的迷离瘤,而 OCCS 则是囊性小眼畸形。ECCL 的脑部异常主要影响大脑和血管周围的组织,与 OCCS 中出现的原发性脑畸形的特征性表现有很大不同。OCCS 的脑异常包括额叶为主的多小脑回、胼胝体发育不全、侧脑室不对称增大或脑积水以及后脑中部的独特畸形。

实验室检查和组织学表现 皮下脂肪肿瘤和颅内肿瘤

都是典型的脂肪瘤。

治疗和预防 治疗着重于症状和畸形的纠正。ECCL 存在发展成某些肿瘤的风险，例如牙龈血管纤维瘤、乳头状胶质神经元肿瘤和低度胶质瘤/星形细胞瘤。建议在随访期间筛查这些疾病的可能[52]。

预后似乎与颅内畸形或治疗神经症状的药物和手术疗法相关[52]。

PTEN 错构瘤肿瘤综合征

要点

- 由 10 号染色体 q23.31 上的胚系 *PTEN* 基因突变引起的多表型疾病。

引言 PTEN 错构瘤肿瘤综合征（PTEN 为磷酸酶和 *TENsin* 基因同源物）是表型多样的疾病的集合，这些疾病具有部分相同的临床特征，包括 Cowden 综合征和 Bannayan-Riley-Ruvalcaba 综合征。传统上将变形综合征归类为 PTEN 相关疾病，但随后的研究发现 *AKT1* 突变是变形综合征的病因。

流行病学和发病机制 这类疾病是由 10 号染色体 q23.31 上的胚系 *PTEN* 基因突变引起的。*PTEN* 通过其磷酸酶蛋白产物的作用而成为抑癌基因。这种磷酸酶参与细胞周期的调节，阻止细胞生长和过度分裂[67]。导致该疾病的点突变而使关键蛋白质失活或缺失，有缺陷的蛋白质导致细胞不受控的分裂，并阻止受损的细胞凋亡，从而导致肿瘤生长[68]。PTEN 血管瘤、Cowden 综合征和 Bannayan-Ruvalcalba 综合征的详细解释，请参见第 141 章。

Cowden 综合征

要点

- 以脂肪瘤、面部外毛根鞘瘤、肢端角化病和黏膜乳头状瘤为典型特征。
- 恶性和良性肿瘤的风险增加。

临床特征 Cowden 综合征是一种罕见的多系统疾病，为常染色体显性遗传病。可增加恶性肿瘤（甲状腺、乳腺、胃肠道、女性生殖系统）和良性错构瘤过度生长（包括但不限于皮肤、结肠、甲状腺）的风险[69]。黏膜皮肤的症状包括多发面部外毛根鞘瘤（至少 3 个），特别是在面中部[69]；肢端掌跖或背侧的角化症、口腔乳头状瘤和黏膜皮肤神经瘤，脂肪瘤影响大约 30% ~ 40% 的病例[70-71]。其他重要体征包括大头畸形（40% ~ 80%）、皮肤纤维瘤（24%）、皱襞舌（20%）和多发皮赘（16%）[72]。

鉴别诊断 外毛根鞘瘤在临床上与毛发上皮瘤、纤维滤泡瘤、毛盘瘤或其他涉及皮脂腺的良性病变难以区别[69]。

Bannayan-Riley-Ruvalcaba 综合征

要点

- 以阴茎或外阴上的色素斑、大头畸形、脂肪瘤、血管和淋巴管异常为特征。

临床特征 Bannayan-Riley-Ruvalcaba 综合征是 Cowden 综合征的等位基因异常遗传疾病，为常染色体显性遗传。它的特征是大头畸形、多发性皮肤脂肪瘤、血管和淋巴管异常，如血管瘤、淋巴管瘤、局限在回肠末端和结肠的多发性肠错构性息肉以及生殖器部位的色素斑[69]。

鉴别诊断 Peutz-Jeghers 综合征在胃肠道表现为良性错构瘤性息肉，通常为空肠和回肠，在嘴唇和口腔黏膜上有色素沉着斑。但是它很少与大头畸形和脂肪瘤相关。

变形综合征

要点

- 以进行性、扭转性、节段性过度生长的多组织、多发错构瘤和血管畸形为特征。
- 与 *AKT1* 的激活突变相关。

临床特征 变形综合征（proteus syndrome）偶发，其表型高度可变[73]。其特点是多发性组织的节段性过度生长、畸形、多发错构瘤和血管畸形[73-74]。脑回状结缔组织痣是高度特异性的，在变形综合征患者中很常见[75-76]。患者偶尔会出现表皮痣、局灶脂肪减少和斑块状的皮肤发育不良[75]（图 101.5）。病因是 *AKT1* 的镶嵌激活突变[73,77]。

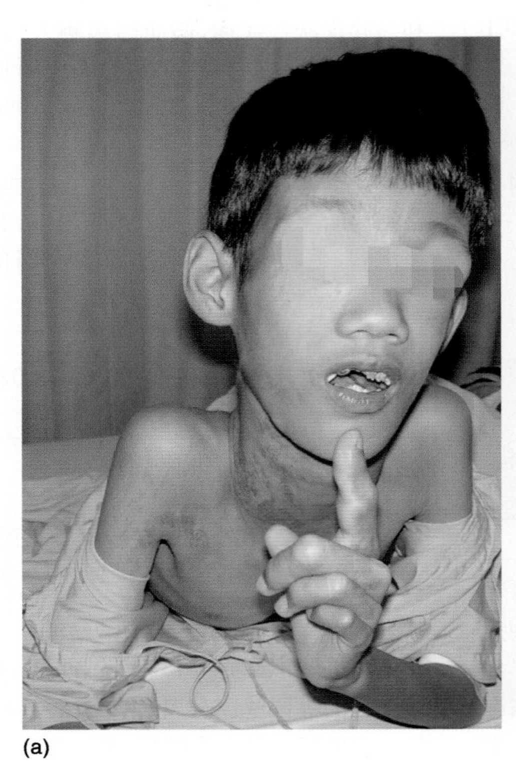

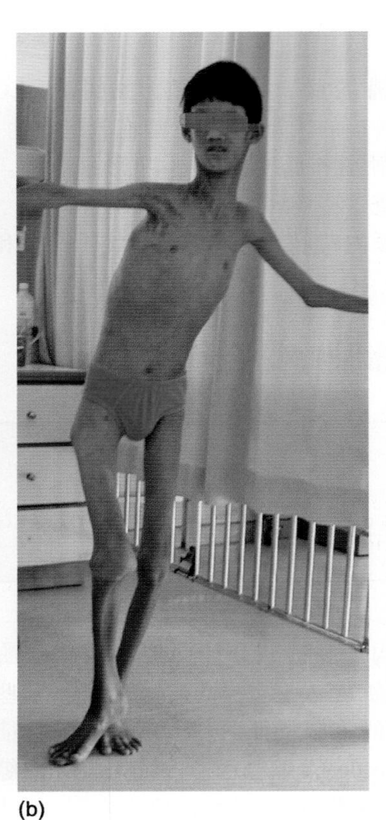

(a) (b)

图 101.5 (a)在变形综合征中,可见左上眼睑、左示指的脂肪瘤和右颈部和右肩的线性表皮痣。(b)变形综合征患者身体右侧可见偏侧过度增生(相对)

鉴别诊断 变形综合征的进行性、扭转性过度生长与偏侧过度增生-多发性脂肪瘤病综合征[78]不同。

治疗和预防 治疗着重于相关症状和异常的纠正,更多详细信息请参见第 108 章。

偏侧过度增生-多发性脂肪瘤病综合征

要点

- 以多发脂肪瘤和不对称、非进行性且非扭曲的过度增生为特征。
- 腹腔内胚胎性恶性肿瘤的风险较高。

引言 Biesecker 于 1998 年首次记载了偏侧过度增生-多发性脂肪瘤病综合征(hemihyperplasia-multiple lipomatosis syndrome,HHML)[79]。它的特征是皮下脂肪瘤病和不对称、非进行性的过度增生[78]。

流行病学和发病机制 HHML 是一种散发性疾病,Biesecker 将该病与变形综合征加以区分[79]。病因与 *PIK3CA* 的突变有关[74]。

临床特征 HHML 表现为中度不对称、非进行性、非扭曲的过度增生,并伴有多个皮下脂肪瘤和偶发的浅表血管畸形[74]。另外,在某些病例中存在轻度的巨指畸形、足底皮肤增厚和明显的皱纹。HHML 发生腹腔内胚胎性恶性肿瘤的风险较高,包括 Wilms 瘤、肾上腺细胞癌和肝母细胞癌。这些肿瘤的发生通常开始于青春期之前,因此建议通过腹部超声检查进行常规监测[80]。

鉴别诊断 在临床上,HHML 和许多与 *PIK3CA* 相关的过度生长综合征[例如 CLOVES 综合征(congenital lipomatous overgrowth, vascular malformations and epidermal naevi,CLOVES,先天性脂肪瘤过度生长、血管畸形和表皮痣)]具有相似的特征。且须与其他过度生长综合征:例如变形综合征和 SOLAMEN 综合征(segmental overgrowth,lipomatosis,arteriovenous malformation and epidermal naevi,SOLAMEN,节段性过度生长、脂肪瘤病、动静脉畸形和表皮痣)相鉴别。

治疗和预防 除了通过腹部超声进行筛查外,相关的脂肪瘤治疗方式存在争议,因为其复发风险高,术后瘢痕形成的发生率也很高。

多发性对称性脂肪瘤病

要点

- 以在颈部区域出现多发性、弥漫性及对称性的脂肪沉积、多发性神经病和相关的代谢性疾病为特征。
- 组织学检查无包膜且存在浸润。

引言 多发性对称性脂肪瘤病(multiple symmetric lipomatosis,MSL),也称为 Madelung 病、良性对称性脂肪瘤病或 Launois-Bensaude 综合征,其特征是颈部有多发性、弥漫性及对称性的脂肪沉积。MSL 由 Brodie 于 1846 年首次报道[81],并由 Madelung 在 1888 年描述了 35 例颈部脂肪瘤病患者,并以他的名字命名了这种疾病[82]。

流行病学和发病机制 MSL 在 20 岁以后开始发病,最常见于 30~60 岁[81]。但曾报道一名患 MSL 的 9 岁女孩有严重肥胖、发育迟缓、轻度智力低下、周围神经病变和潜在甲状腺功能减退;一名 13 岁男孩患 MSL 伴有严重肥胖、轻度智力低下和胰岛素依赖型糖尿病[83]。MSL 主要发生于男性,男女比例为 15∶1~30∶1[84]。MSL 与饮酒史显著相关,据报道饮酒率为 88%[42]。

大多数 MSL 患者的病因尚不明确。一些假说表明这是由线粒体 DNA 基因突变或棕色脂肪细胞中的信号功能障碍引起的,但还有理论认为这是由局部的儿茶酚胺诱导下脂肪分解作用缺陷引起的[42,81]。也有文献报道一些 MSL 患者也有部分脂肪代谢障碍和肌病,其中一些病例与 19 号染色体激素敏感性脂肪酶(*LIPE*)基因突变相关[85]。

临床特征 据报道,本病具有两种类型:一种为“局限性”,表现为躯体上部对称分布的脂肪沉积,四肢远端不受累(图 101.6);另一种为“弥漫性”,表现为广义的单纯性肥胖[81]。皮肤特征是浸润性、多发性、广泛性、对称性、无包囊的脂肪沉积,以及不可逆的肿瘤生长[82]。在皮下和骨骼肌中,脂肪细胞蓄积的好发部位是面部、颈部、肩部和上肢近端。

常见的相关表现是多发性神经病,包括感觉、运动和自主功能的影响。感觉功能障碍的范围从振动感觉丧失到严重的营养性溃疡都有涉及。在自主神经功能异常的情况下,可能出现味觉性出汗、多汗症和静息性心动过速等[81]。此外,可能会累及纵隔,出现气管和腔静脉受压[81],因此患者可能会因咽部过度生长而引起吞咽困难、发音障碍和阻塞性睡眠呼吸暂停[81-82]。其他相关疾病包括糖尿病、高脂血症(Ⅰ型及Ⅳ型)、甲状腺功能亢进、高尿酸血症[81]和大细胞性贫血等[81]。但向恶性转化极为罕见[42]。

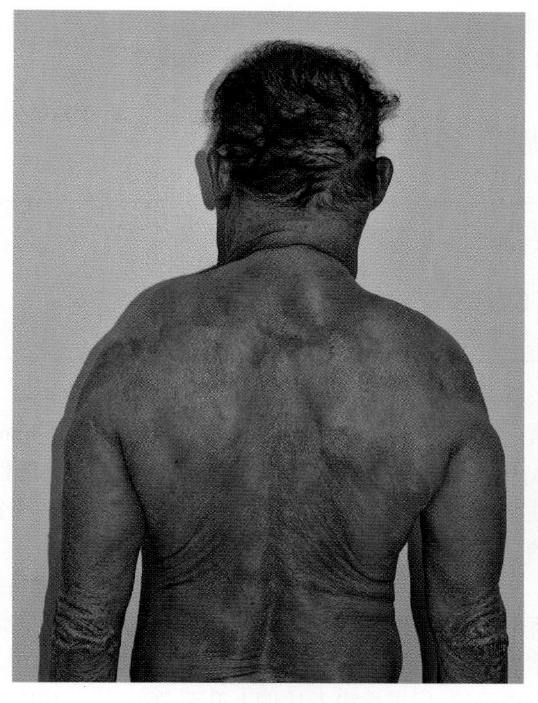

图 101.6 Madelung 病患者在颈部和肩部对称性分布的脂肪沉积。资料来源:Dr. Panlop Chakkavittumrong.

MSL 的诊断需综合体格检查、肿瘤位置、脂肪组织分布、年龄、性别以及酗酒史[42]。

本病病程多变。据 Palmar 和 Blackburn 报道[81],本病的典型病程表现为最初几年迅速增长,之后在相当长的时间内缓慢增长。

鉴别诊断 MSL 和家族性多发性脂肪瘤在成年期都可能发生,但是家族性多发性脂肪瘤病中脂肪瘤通常位于前臂和大腿,而颈部和肩部脂肪瘤则是 MSL 中常见的部位[42,81,86]。如果是弥漫型 MSL,需要与单纯性肥胖、库欣综合征加以区分。

实验室检查和组织学表现 从组织学上讲,MSL 的肿瘤是无包膜和浸润性的。

治疗和预防 由于该病具有侵入深层结构(包括主要神经和血管)的特点,故其治疗较困难。术前计算机断层扫描(CT)对于评估病变的程度及其与周围结构的紧密程度至关重要[87]。治疗选择包括药物治疗(口服 β_2-受体激动剂、贝特类药物[87])和外科手术干预(抽脂[87]、脂肪瘤切除术[87]、美塑疗法[88]和外科减瘤手术[42])。但是，术后通常会出现诸如血肿和皮下积液等并发症[42]。此外，脂肪瘤在手术治疗后有复发的风险[82]。

家族性多发性脂肪瘤病

要点

- 以散在的无痛脂肪瘤为特征，可能伴有家族史。
- 组织学特点为境界清晰、有包膜的肿瘤。

引言 家族性多发性脂肪瘤病(familial multiple lipomatosis，FML)，也称为多发性家族性脂肪瘤病、遗传性多发性脂肪瘤或多发性局限性脂肪瘤，其特征是多个散发的、有包膜的无痛性脂肪瘤，可伴有家族史。

流行病学和发病机制 FML是一种遗传性主导的常染色体显性综合征，据报道其发病率为2∶100 000[42]。尚无地理偏倚，但男性患者比例上升至76%[42]。病因尚不清楚，据报道，该病可能是由于12q14及其伴侣基因在3号染色体上的易位引起的[89]，曾有1个病例报道家族性多发性皮下脂肪瘤病患者有其他组织恶变趋势(乳腺癌、子宫、胰腺、卵巢)，该变化与*PALB2*基因突变相关[90]。

临床特征 FML通常在30~50岁成年期间发病，但无明显临床症状。脂肪瘤可表现为孤立的病灶，也可为超过100个的病灶簇[91]，大小从直径几毫米到25cm不等[89]。肿瘤为良性[42]，主要位于躯体中部(上肢下方、前臂、下胸部、腹部和腰部区域，颈部和肩部通常不受累)(图101.7)。家族史并不一定存在[42]。

鉴别诊断 FML与Madelung氏病在临床和组织学表现上均不同[86]。

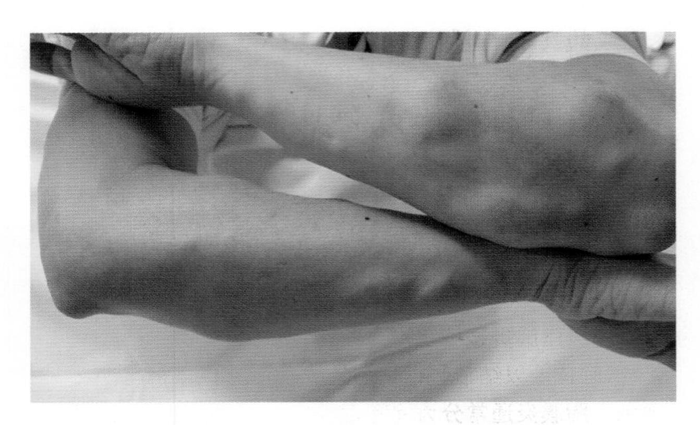

图101.7 家族性多发性脂肪瘤病患者在双侧前臂上可见多个脂肪瘤

实验室检查和组织学表现 病理活检是最准确的检查，表现为良性的、界限分明并有包膜的梭形细胞脂肪瘤[91]、多形性或血管性脂肪瘤[42]。影像学诊断可有助于评估肿瘤的范围和大小，其中CT是最常用的方式[42]。

治疗和预防 标准治疗是手术切除。由于临床表现迟发，可能难以完全切除，并且经常复发[42]。FML发生恶变尚未见报道。但是，有1个病例报告记录了该病与某些恶性肿瘤的关系，包括乳腺癌、子宫癌、胰腺癌和卵巢癌。

(张建 译，陈光华 罗晓燕 王华 校)

参考文献

见章末二维码

第 102 章　儿童脂膜炎

Christine Bodemer

摘要

儿童脂膜炎是一组罕见的疾病，其特征是皮下脂肪层炎症，临床上以结节和硬化性斑块为特征，被覆皮肤常出现褪色。脂膜炎通常分为间隔性与小叶性，伴或不伴血管炎，并伴有多种炎症细胞浸润。可根据分类指导病原学研究。但是，同一样本可能同时表现小叶性和间隔性混合浸润和多种组织学特征。脂膜炎可以是原发疾病，但最常见的是与多种潜在疾病相关的继发改变。一些亚型在儿童中有特发性，例如新生儿的皮下脂肪坏死；或在特定情况下发生，例如类固醇性脂膜炎和寒冷性脂膜炎。其他公认的成人相关疾病包括感染、结缔组织病、皮下淋巴瘤样脂膜炎、代谢疾病和创伤。但在许多儿童患者中无法确定具体的病因。

要点

- 以皮下脂肪层炎症为特征的脂膜炎可以是原发疾病，但通常是继发过程。
- 通过组织学分类区分主要为小叶性或间隔性脂膜炎，伴或不伴脉管炎，可指导病因学研究。但是，同一标本可能同时表现小叶性和间隔性混合浸润的特征，并且伴多种组织学特征。
- 在 2 岁以下，必须考虑某些特定的病因，例如：新生儿的皮下脂肪坏死、新生儿硬肿症、寒冷性脂膜炎、类固醇性脂膜炎，单基因自身炎症性疾病和原发性免疫缺陷。
- 在儿童群体中仍可以出现成人中出现的所有病因，但在儿童中仍然很少见。

引言和历史　儿童脂膜炎是一组以皮下脂肪炎症为特征的罕见疾病。因为病变可能表现不同，如红斑结节或大浸润斑块，因此需要进行组织病理学检查以确诊。根据皮下炎性浸润的分布，伴或不伴血管炎，总结出一种组织学分类法，以区分大部分小叶性、间隔性或混合性脂膜炎[1-3]，根据此分类方法进而指导病因调查（表 102.1）。但是，同一标本可出现小叶性和间隔性混合浸润的形态，并具有多种组织学特征。

表 102.1　脂膜炎的分类

间隔性脂膜炎为主不合并血管炎	脂肪营养不良和脂肪萎缩[a]
结节性红斑	胰腺性脂膜炎
间隔性脂膜炎为主合并血管炎	α_1-抗胰蛋白酶缺乏性脂膜炎
结节性皮肤多发性动脉炎	钙化反应
浅表性血栓性静脉炎	感染性脂膜炎
小叶性脂膜炎为主不合并血管炎	人为性、医源性或创伤性脂膜炎
寒冷性脂膜炎	硬化性脂膜炎（皮肤脂肪硬化症）[b]
类固醇性脂膜炎	组织细胞吞噬性脂膜炎
新生儿皮下脂肪坏死	皮下脂膜炎样 T 细胞淋巴瘤
新生儿硬肿症	**小叶性脂膜炎合并血管炎**
与结缔组织病相关的脂膜炎	硬红斑（结节性血管炎）
狼疮性脂膜炎（深在性红斑狼疮）	结节性麻风病[c]
皮肌炎中的脂膜炎	

注：[a]脂肪营养不良和脂肪萎缩在第 103 章讨论。

[b]硬化性脂膜炎主要发生在具有慢性下肢静脉功能不全的老年患者中[3]。

[c]结节性麻风病是免疫复合物介导的皮肤小血管炎，是正在接受治疗的麻风病患者出现的Ⅱ型反应。尽管少见，但结节性麻风病确实可在儿童中发生，并且可能早于麻风病诊断而出现[8]。资料来源：Modified from Requena and Yus(2001)[1].

流行病学和发病机制 脂膜炎可以是一种原发性疾病,但是经常是某些潜在疾病相关的继发改变。某些类型的脂膜炎是儿童特有的,这包括仅见于新生儿的脂膜炎,如新生儿皮下脂肪坏死(图 102.1、图 102.2)。或发生在特定情况下,例如类固醇脂膜炎和寒冷性脂膜炎。其他成人患者的病因也可能在儿童人群中发生,但较少见或罕见,例如感染、结缔组织病、皮下淋巴瘤样脂膜炎、代谢以及药物和创伤引起的脂膜炎等[4]。

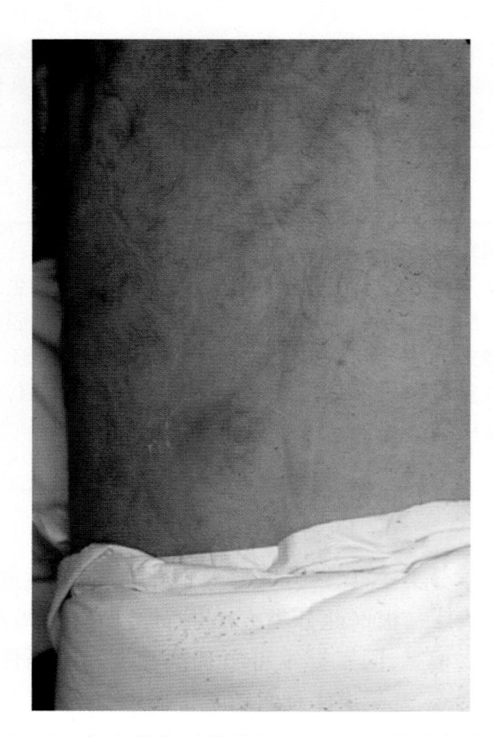

图 102.1 新生儿皮下脂肪坏死(SCFN)导致新生儿背部出现炎性结节。资料来源:Photo courtesy of Dermatology Department Hôpital Necker-Enfants Malades.

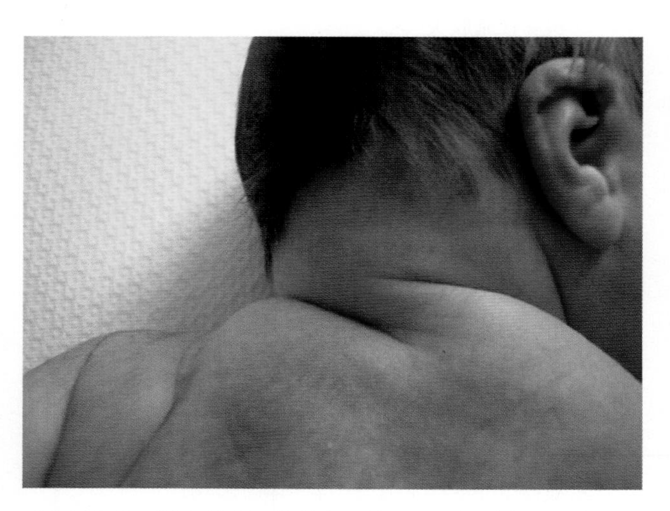

图 102.2 新生儿皮下脂肪坏死(SCFN)导致新生儿的后颈部和背部大面积炎症反应。资料来源:Photo courtesy of Dermatology Department Hôpital Necker-Enfants Malades.

在许多儿童患者中,无法确定具体病因,因此使用了"特发性脂膜炎"的替代术语。但随着近些年大量自发性炎症性疾病和原发性免疫缺陷疾病的特征描述逐步完善,儿童脂膜炎被认为是其中某些疾病的首发症状之一,然而这些情况仍是特例。但由于此类单基因疾病通常发病于早期,同时伴随相应临床表现,因此当我们面对病因无法解释的儿童脂膜炎时,有必要考虑此类疾病的可能性。

表 102.2 总结了根据皮损发病年龄区分的小儿脂膜炎的主要病因。

表 102.2 根据发病年龄总结小儿脂膜炎的主要病因

新生儿
皮下脂肪坏死
新生儿硬肿症
婴幼儿
寒冷性脂膜炎
类固醇性脂膜炎
自身炎症性疾病
原发性免疫缺陷
儿童和青少年
结节性红斑
结缔组织病性脂膜炎
狼疮性脂膜炎,皮肌炎
组织细胞吞噬性脂膜炎
皮下脂膜炎样 T 细胞淋巴瘤
脂肪营养不良和脂肪萎缩[a]
胰腺性脂膜炎
α_1-抗胰蛋白酶缺乏性脂膜炎
钙化反应
感染性脂膜炎
人为性、医源性或创伤性脂膜炎
硬化性脂膜炎

注:[a] 脂肪营养不良和脂肪萎缩在第 103 章讨论。

临床特征和鉴别诊断 儿童脂膜炎的临床诊断较困难,因为可能出现的症状类型范围很大。结节是最常见的典型临床表现,还可出现肥厚性斑块,通常但并非总是伴随表面的皮肤变色。病变可伴疼痛,主要发生在腿部、大腿、臀部和面颊等脂肪组织丰富区域。大小从 1cm 到 5cm 不等,病变可以自行消退,但可能复发。疾病进展过程中可能出现坏死,愈合后常出现脂肪萎缩。若想进行准确的病因诊断,需要进行足够深度的皮肤活检(见表 102.1)。尽管大多数脂膜炎具有相同的临床和组织学表现,但在某些情况下,其临床特征、疾病进展和伴随的体征取决于病因。例如,无系统性表现的脂膜炎可能是外伤或寒冷引发的结果,而具有系统性表现的脂膜炎通常与潜在的全身性疾病相关,主要是婴幼儿的自发性炎症以及儿童和青少年的结缔组织炎或淋巴组织增生。

在本章中,我们将详细介绍在儿童人群中出现的特异的或非常见的病因,但不包括其他章节中介绍的某些病因,例如脂肪营养不良和脂肪萎缩。当脂膜炎作为继发病程出现时,在其他相应的章节(例如皮肌炎和系统性红斑狼疮)中也讨论了其潜在的病理特征。

参考文献 102.1

见章末二维码

新生儿皮下脂肪坏死

流行病学和发病机制　新生儿皮下脂肪坏死(subcutaneous fat necrosis,SCFN)是一种罕见的疾病,其特征是在新生儿的背部、臀部和四肢出现红斑、肤色结节(图102.1)或斑块,或融合性的较大的硬化区域(图102.2)[1-3]。本病通常发生在足月产或过期产婴儿中,与围产期危险因素有关,包括低氧血症、妊娠期糖尿病、母源性毒血症和药物暴露(例如钙通道阻滞剂或可卡因)[2-4]。发病机制尚未完全明确,一种假说认为,该病可能与棕色脂肪缺乏或与应激事件相关的潜在脂肪成分缺陷相关。另外,体温过低会使新生儿的皮下脂肪结晶化,并伴有脂肪细胞损伤进而导致肉芽肿反应。

临床特征和鉴别诊断　表现为多处质硬、非凹陷性、伴疼痛的皮下斑块或结节,易发生于身体脂肪组织较多的区域。表面皮肤颜色可以是正常的,或者有色素沉着的红斑(图102.3)。其他的相关体征取决于发病区域周围的情况[5]。通常情况下,皮疹会在数周内自行消退,但也可持续长达6个月,且常遗留出现残留的皮下组织萎缩[2]。病变在发展过程中可能会因脂肪液化而出现钙化或波动,如果出现大面积斑块或扩散性皮肤受累,则可能出现中度发热。如若出现代谢并发症,应积极诊断处理。高钙血症是最常见的代谢并发症,即使在皮疹消退后也可持续存在[6-7]。该并发症会导致营养不良性钙化,但很少引起癫痫、肾衰竭或心搏骤停;但在部分患儿中也可能是无症状的,因此所有新生儿皮下脂肪坏死患儿均需筛查高钙血症,通常在出生后的前6周内可出现严重的高钙血症。

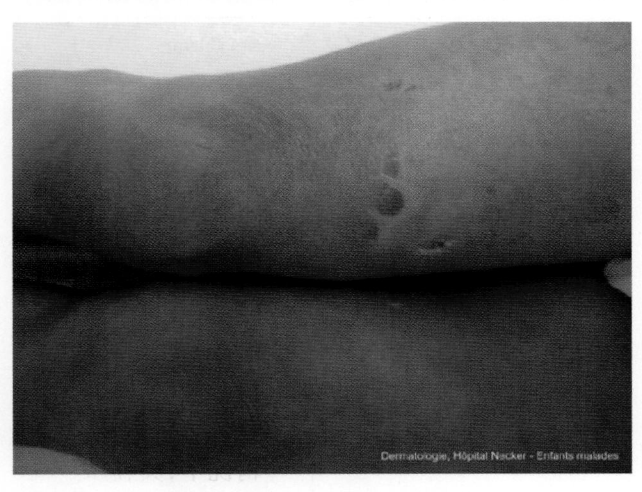

图102.3　腿部皮肤增厚,皮肤变色,可见斑块、浅表坏死和部分脂肪萎缩。资料来源:Photo courtesy of Dermatology Department,HôpitalNecker-Enfants Malades.

目前认为,高钙血症是由巨噬细胞增加肾脏产生1,25-$(OH)_2D_3$,由皮下病变消退导致钙释放或升高的甲状旁腺激素和前列腺素E_2刺激骨重吸收引起的钙释放入血所致[7-8]。其他罕见但可出现的代谢相关症状是低血糖和血小板减少症,它们发生在皮疹出现之前,可能与潜在病因相关。高甘油三酯血症罕见,可能与坏死的脂肪细胞释放脂肪酸有关[8]。疾病诊断基于临床表现,如果存在疑虑,则需要进行皮肤活检。

组织病理学　早期病变的活检具有特征性,表现为由淋巴细胞、组织细胞和可能存在的嗜酸性粒细胞以及多核巨细胞组成的致密性小叶炎性浸润,并伴有脂肪坏死。脂肪细胞和巨细胞内可见放射状排列的针状裂口,为病变过程中溶解的结晶脂肪酸[9]。也可选择细针穿刺术,可见典型病变细胞[10]。

治疗和预防　皮损会自行消退,治疗中最重要的部分是观察和治疗潜在的代谢并发症。由于高钙血症可能是晚期并发症,应指导父母发现高钙血症的临床体征,并应定期检查血清钙水平。预防高钙血症包括适当的水合作用以及限制钙和维生素D_3摄入量。同时应谨慎使用利尿剂,如呋塞米,以免引起脱水,而脱水反而会加剧高钙血症。糖皮质激素、双膦酸盐、降钙素或柠檬酸盐可用于治疗与SCFN相关的耐药性高钙血症[11]。

参考文献 102.2

见章末二维码

新生儿硬肿症

新生儿硬肿症(sclerema neonatorum)是一种罕见且危及生命的疾病:皮肤弥漫性硬化,通常发生于早产儿出生后的前几天。

流行病学和病因学　在患有多种严重疾病的低体重早

产儿中可出现这种情况[1-3]。该病发病机制仍不清楚，新生儿脂肪中高浓度的饱和脂肪酸被认为是发病的关键因素；后有人提出了另一种假说，即由于从脂肪组织中转移脂肪酸能力降低或因水肿影响结缔组织间隔而增厚。

临床表现 皮肤受累发生于早产或低胎龄婴儿出生后的第1周，此类婴儿常患有严重潜在疾病，特别是严重感染、先天性心脏病和其他发育缺陷等。其临床表现为臀部、大腿或小腿皮肤的类木质硬结，且快速并对称地蔓延，几乎覆盖了除掌跖和生殖器外的整个体表[1-2,4]。该病预后较差，死亡率高达75%。呼吸功能因皮肤变硬而受到严重限制，并造成致命后果。由于和新生儿皮下脂肪坏死的临床和组织病理学表现有重叠，一些书籍作者认为它们是相同的疾病，但存在严重程度的不同，新生儿硬肿症是最严重的[5]。而其他人则认为它们是具有不同临床特征和预后的独立疾病。曾有报道称一名患儿同时发生了新生儿硬肿症和SCFN的表现[5]。

组织病理学 新生儿硬肿症的组织病理学表现为稀疏的炎性浸润（如有），而无脂肪坏死。其特征是脂肪细胞内放射状排列的针状裂口。在尸体解剖研究中，在内脏脂肪中发现了相同的针状裂口[4]。

治疗 尽管新生儿确诊后预后很差，但任何潜在或相关疾病的治疗对于新生儿硬肿症都是至关重要的[6]。交换输血可以降低死亡率[7-8]。在少数情况下，IVIG治疗可有明显但短暂的临床改善[9]。

参考文献 102.3

见章末二维码

类固醇性脂膜炎

类固醇性脂膜炎（poststeroid panniculitis）是全身性糖皮质激素治疗后的一种并发症，在药物迅速减量或停药后的数日或数周内会发生。文献中仅有少数病例报道，多数为儿童。

流行病学和发病机制 类固醇性脂膜炎是一种罕见病，主要发生于儿童。一种假说是全身性糖皮质激素药物的撤退导致脂质代谢异常，导致饱和脂肪酸与不饱和脂肪酸比例升高，从而形成晶体。

临床特征 病变由大剂量全身性糖皮质激素停药1～10天后出现的红色皮下结节和斑块组成[1-3]。主要发生于糖皮质激素诱导下最明显脂肪堆积的区域：面颊、后颈和躯干上部，但在上臂、前臂、大腿和小腿上也可出现结节[2-4]。病变通常不伴疼痛，有时伴中度瘙痒。病变会在数周至数月内缓慢消退，而不遗留瘢痕，除非极少数情况下出现溃疡。诊断基于临床病史，但可能需要进行皮肤活检以排除其他导致皮下结节的原因，尤其是在使用糖皮质激素治疗全身性疾病的背景下。

组织病理学 类固醇性脂膜炎表现为小叶性脂膜炎，伴有无血管炎的炎性浸润。脂肪细胞内存在针状晶体，裂隙周围可有异物巨细胞围绕[4-5]。该表现与在新生儿SCFN和新生儿硬肿症的皮肤活检中观察到的情况相似。

治疗 尽管有些书籍作者建议用逐渐减少的梯度剂量恢复全身性使用糖皮质激素来治疗本病，但亦有人建议本病不需要治疗。

参考文献 102.4

见章末二维码

寒冷性脂膜炎

流行病学和发病机制 寒冷性脂膜炎（cold panniculitis）是一种急性、结节性、红斑性急症，通常局限于受冷的区域[1-2]。婴儿和儿童比成人更常见。它与皮下脂肪结晶有关，并伴随着寒冷损伤而引起炎症。目前认为好发于婴儿是由于婴儿饱和脂肪酸的浓度高于成人。

临床特征和鉴别诊断 婴儿或幼儿长期受到寒冷损伤后约48h，面颊、四肢和胸部出现炎性结节或斑块。典型的发病条件是长时间的寒冷环境，冷却治疗的应用（例如在心脏外科手术期间）或其他受寒因素（例如冰棍状态）[1,3-5]。青春期前的男童在冷水中游泳（可引发阴囊寒冷性脂膜炎）[6]或骑马的妇女的大腿外侧（“马术性脂膜炎”）[7]也有类似的病变。其他情况良好的儿童，详细询问临床病史是病因追查的最佳证明。

组织病理学 诊断通常不需要皮肤活检，活检后可见淋巴细胞和组织细胞弥漫的小叶浸润[8]。可有真皮浅层水肿，浅表和类似冻疮的深层血管周围淋巴细胞浸润。

治疗和预防 病变可在数日到数周内自行消退，不留瘢痕，但可能留下炎症后色素沉着。最好的治疗方法是预防进一步发作。

参考文献 102.5

见章末二维码

脂膜炎和单基因自身炎症性疾病与原发性免疫缺陷

脂肪组织是免疫和炎症过程的重要参与成分，而巨噬细胞和脂肪细胞是脂肪组织的两种基本细胞。迄今为止，有五种疾病出现一系列由单基因变化引起的自身炎症性疾病可见脂膜炎表现[1-5]。最近还报道了无菌性脂膜炎与原发性遗传性免疫缺陷有关[6-7]。目前，正在对自身炎症性疾病和免疫缺陷疾病临床表现存在重叠的疾病范围进行扩展研究。这些单基因疾病的最初临床表现通常发生在生命早期，即 2~3 岁之前。因此，重要的是要系统地考虑这类原因不明的、通常呈反复发作的无菌性脂膜炎的病因，潜在的自身炎症性疾病、潜在的原发性免疫缺陷或潜在的复杂的自身炎症性疾病和原发性免疫缺陷综合征的可能性（表 102.3）。

表 102.3 对病因不明的脂膜炎患儿（2 岁以下）的后续工作参考

临床评估	家族史 病史（发病年龄、伴随体征、感染背景、发热及其特征） 疫苗接种（家谱） 体格检查（增长曲线）
实验室检查（最低要求）	血细胞计数 炎症标志物（C 反应蛋白质浓度，红细胞沉淀率）、自身抗体（ANA）、血清免疫球蛋白（Ig）水平、B 和 T 淋巴细胞的表型
其他症状指导下的特殊检查/测试	
高度专业化的跨学科方法	

脂膜炎和单基因自身炎症性疾病

流行病学和发病机制 自身炎症性疾病本身很少见。在过去的 15 年中，研究重点一直放在白介素（IL）-1 在引发自身炎症表型中的核心作用。最近的发现强调了其他关键的炎症介质和途径，特别是干扰素（IFN）失调导致自身炎症表型的发现。这些发现中许多都强调了自身炎症、自身免疫病、免疫缺陷和淋巴组织增生之间的复杂联系。脂膜炎被认为是存在于五种疾病中一系列单基因变化引发的自身炎性疾病的表现形式：①肿瘤坏死因子受体相关的周期性综合征（TRAPS）[1]；②伴有脂肪营养不良和高热的慢性非典型嗜中性皮肤病（CANDLE）[2]；③家族性地中海热（FMF）[3]（中性粒细胞性脂膜炎）；④耳性肺炎（中性粒细胞性鼻炎或以中、小血管炎为主的室间隔性脂膜炎）[4]；⑤婴幼儿发作性肉芽肿性脂膜炎（尚无明确潜在的分子缺陷）[5]。

临床特征 在这些疾病中，需要考虑整体临床状况，因为脂膜炎以外的体征在疾病之间是不同的。当皮肤病变与以下任一情况相关时，可怀疑是炎性疾病的诊断：周期性或慢性全身性炎症；或频繁的不明原因的发热，而没有高滴度自身抗体或自身抗原特异性 T 细胞的证据。疾病发作时即可出现皮肤病变，伴有高热发作和复发性结节（图 102.4）。脂膜炎病变没有症状学特异

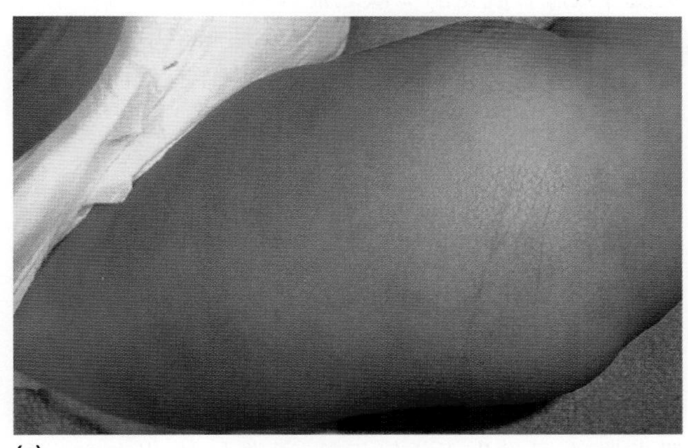
(a)

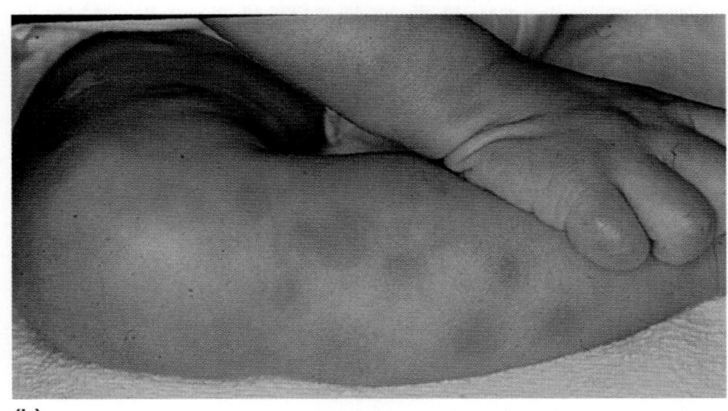
(b)

图 102.4 自身炎症性疾病患儿腿上有几处炎性表现（a）隐匿的或（b）明显的结节。资料来源：Photo courtesy of Dermatology Department HôpitalNecker-Enfants Malades.

性。病因诊断基于全球临床情况和分子研究综合分析，另一章（第 155 章）介绍了自身炎性疾病的特征。诊断还需根据婴儿的临床病史，在专门的儿科免疫缺陷实验室进行调查，以考虑潜在的原发性免疫缺陷的可能性。

组织病理学 组织学检查结果与病因无相关性。脂膜炎多数为小叶性，但并非总是如此，浸润细胞主要由中性粒细胞（FMF，CANDLE 综合征）、淋巴细胞（TRAPS）或组织细胞（小儿发作性肉芽肿性脂膜炎）组成。必须根据每个患者的临床特征解释组织学结果。

治疗 治疗主要针对潜在的根本病因，主要使用抗 IL-1 和抗肿瘤坏死因子（tumor necrosis factor，TNF）的药物。

脂膜炎和原发性免疫缺陷

据报道，无菌性脂膜炎与遗传性免疫缺陷有关，后者与造血转录因子 GATA2 和 CECR1（最近更名为 ADA2）的突变有关。GATA2 是单核细胞减少症、分枝杆菌感染和其他一系列多种表现的基础[6]。*CECR1* 的突变导致腺苷脱氨酶-2 缺乏症（DADA2），并与一系列血管和炎症表型相关：从早期复发性脑卒中到全身性血管病或血管炎，同时，在某些患者中伴有低丙种球蛋白血症的表现[7]。

参考文献 102.6

见章末二维码

结节性红斑

结节性红斑（erythema nodosum，EN）是最常见的脂膜炎类型，可发生于任何年龄，通常在 30 岁左右。在组织病理学上，EN 是典型的间隔性脂膜炎，不伴血管炎。

流行病学和发病机制 总体而言，EN 发生率为（1~5）/10 万人。在成年人中，女性更好发，男女比例为 1∶6。在儿童中，性别比为 1∶1[1-9]。EN 表现为对多种抗原的非特异性皮肤反应，大多数直接和间接的证据支持多抗原引起的Ⅳ型迟发型超敏反应的参与。尽管已有多种 EN 病因被证实（表 102.4），但 1/3 的儿童 EN 中未发现具体病因[4-23]。链球菌感染是最常见的病因，尤其在儿童[4-8]。结节病、炎症性肠病和药物等非感染性病因在儿童中很少见，但仍需要考虑。在儿童和成人中，很少与恶性肿瘤相关。

表 102.4 儿童期结节性红斑的可能原因[4-23]

特发性	
感染性	β-溶血性链球菌，通常为咽炎 非链球菌呼吸道感染 耶尔森氏菌、沙门氏菌或弯曲杆菌肠胃炎 肺炎（支原体或衣原体） 猫抓病 结核病或其他分枝杆菌[a] 兔热病 钩端螺旋体病 EB 病毒 细小病毒 皮肤癣菌病（例如脓癣） 组织胞浆菌病，球孢子菌病或芽生菌病
炎症性疾病	克罗恩病 溃疡性结肠炎 结节病 白塞病[b] 强直性脊柱炎 暴发性痤疮
药物/免疫反应	口服避孕药[c] 抗生素（例如青霉素、磺胺类药物）[c] 安非拉酮（食欲抑制） 卡介苗接种
恶性病	白血病 霍奇金淋巴瘤 朗格汉斯细胞组织细胞增生症

注：[a]与结节性麻风病是不同的疾病，结节性麻风病是皮肤小血管炎的一种形式，是正在接受治疗的麻风病患者中出现的Ⅱ型反应。
[b]与 Behçet 病相关的结节性红斑样病变的组织病理学可能不同于经典结节性红斑[25]。
[c]主要见于成人[2,11,21-22]。

临床特征和鉴别诊断 EN 的主要临床特征是突然发作的疼痛性红斑结节，直径为 1~10cm，对称分布。前臂、大腿和躯干的伸肌表面均可受累，胫前受累最常见。结节最初很坚硬，在进展过程中变得可波动，但不会导致溃疡。单个结节在 2~6 周内自行消退，呈瘀斑样外观。新的病变可能持续出现长达 6 周，并且通常可以在 2 个月内完全愈合而没有萎缩或瘢痕。本病可能复发，但通常与潜在的慢性病（例如结节病或克罗恩病）有关，因此在儿童中发病率较低。有时在皮下结节出现之前，可能伴有发热、全身不适、关节痛、头痛、上呼吸道症状、腹痛、呕吐或腹泻等症状。这些症状多变，在儿童中很少见，并取决于潜在的病理性变化。通常没有必要进行皮肤活检，但应该对表现异常或病程异常的患者进行活检（表 102.5）。

表 102.5　对病因不明的结节性红斑患儿的后续工作参考

首要评估	病史和体格检查 需要时皮肤活检以确诊 全血细胞计数 红细胞沉降率 C 反应蛋白 肝功能检查 咽喉样本培养+/-快速链球菌抗原检测 抗链球菌溶血素 O 滴度 结核菌素皮肤测试[a] 胸部 X 线
有提示意义时的额外检查	流行性或地方性细菌、病毒、真菌或原生动物感染 大便耶尔氏森菌、沙门氏菌或弯曲杆菌培养 炎症性肠病组(ASCA IgA,ASCA IgG,抗-OmpC,抗-CBlr1,IBD 特异性 pANCA) 血清免疫球蛋白

注:[a] 结节性红斑患者的结核菌素皮肤试验阳性并不总意味着有活动性结核感染[23]。

Behçet 病可伴有 EN 样病变,但应根据符合 Behçet 疾病诊断标准的相关症状,进行区别。小腿上的丹毒样病变可能被误认为是 EN,但其发作规律、家族性地中海热等家族病史和组织病理学特征等相关症状可助区别。

实验室检查和组织学表现　实验室检查结果取决于病因。EN 的标志性组织病理学特征是无血管炎的间隔性脂膜炎。皮下脂肪的纤维间隔有炎症并增厚,炎性浸润随病变的进展而变化,范围从早期病变的中性粒细胞到晚期病变的淋巴细胞、巨细胞和肉芽组织。Miescher 放射状肉芽肿是由组织细胞组成的,呈玫瑰花状分布在中央裂隙周围,被认为是 EN 的典型特征,但在其他疾病情况下也能见到,例如硬红斑或脂质渐进性坏死。晚期病变可出现纤维化间隔[24]。

Behçet 病患儿可能会出现 EN 样病变,通常表现为小叶或混合性脂膜炎伴白细胞碎裂性或淋巴细胞性血管炎,这与典型 EN 的表现不同[25-26]。

儿童掌跖 EN 需要与好发于儿童人群中的掌跖分泌性汗腺炎(PEH)相鉴别。后者表现为,原本健康的儿童在掌跖突发单侧或双侧疼痛性红斑或结节[27-29]。偶尔伴有低热,病程短,但经常复发。该病的组织学标志是真皮深层混合浸润,同时分泌性汗腺周围有大量中性粒细胞。为明确诊断很少需要进行活检,因为一般在健康状况良好的儿童中,PEH 是最常见的诊断。

治疗　当已确定相关或潜在疾病时,应针对该病进行治疗。在病情轻微时,卧床休息可以使皮疹自发消退。非甾体抗炎药通常用于减轻炎症和疼痛。全身性糖皮质激素只应在排除潜在的感染后使用。碘化钾用于治疗成人 EN 和其他炎症性皮肤病,但在儿童中,因其潜在的副作用,而被限制使用[30]。

参考文献 102.7

见章末二维码

与结缔组织病和血管炎相关的脂膜炎

脂膜炎与各种结缔组织病有关[1]。脂膜炎可能是结缔组织病的唯一表现,也可能伴随其他潜在结缔组织病过程中出现。研究最明确的类型是狼疮性脂膜炎、深在性红斑狼疮、与皮肌炎相关的脂膜炎以及皮肤硬化过程中的脂肪组织病变(例如硬斑病和全身性硬皮病)。尽管少见,但仍可见于儿童,主要(并非唯一)为儿童狼疮性脂膜炎和青少年皮肌炎[2]。

狼疮性脂膜炎(深在性红斑狼疮)

狼疮性脂膜炎(lupus panniculitis,LP),也称为深在性红斑狼疮,是皮肤性红斑狼疮的罕见临床类型。与系统性红斑狼疮相关的 LP 患病率为 2%~5%,这种皮肤表现可能在疾病发作之前或之后发生,在女性中更为常见[3-5]。LP 在儿童中少有报道[6-7],在女童中更常见。

临床表现　LP 在临床上通常表现为较轻的皮下结节或斑块,可累及肩膀、上臂、臀部和躯干,而远端末梢受累较少。据统计,儿童更好发于面部[3,7],后又有报道新生儿红斑狼疮的病例[6]。皮下结节或斑块可因特征性脂肪萎缩而消退,被覆表皮可能是正常的,也可有盘状红斑狼疮的特征,包括红斑、皮肤异色、萎缩、鳞屑、毛囊角栓甚至溃疡。在患儿中曾报道存在沿着 Blaschko 线产生的线状病变[8-10],另外可存在与 LP 相关的其他临床表现,例如心包炎和发热[7]。

实验室检查和组织学表现　组织病理学检查表明,皮下脂肪主要为小叶性淋巴细胞浸润,有时伴有淋巴滤泡,真皮或表皮中伴或不伴有盘状红斑狼疮的变化[4-5]。直接免疫荧光检查可见真表皮连接处存在 IgM 和 C3 的线状沉积。实验室检查结果多变,无特定血清学检查结果。尚不清楚有多少比例 LP 患儿存在某些实验室检查结果异常或系统性红斑狼疮的其他特征。尽管在 LP 中没有特定的血清学表现,但是一些研究表明 LP 患者全身性受累的可能性很高，并且抗核抗体的滴度为阳性[11]。广义狼疮在没有补体缺乏症的儿童中表现为脂膜炎和抗磷脂综合征[12]。由于可能会系统累及，因此建议密切随访。

治疗 LP 的治疗包括抗疟药、糖皮质激素（局部、病灶内或系统）、氨苯砜或其他免疫抑制剂以及防晒，外用糖皮质激素通常无效。难治性病例可尝试性使用沙利度胺和免疫抑制药物，例如甲氨蝶呤、霉酚酸酯、环孢素和静脉内环磷酰胺[7,13]。在少数患者中，在沙利度胺和免疫抑制药物（包括霉酚酸酯、环孢素和静脉内环磷酰胺）之后，利妥昔单抗是诱导患者皮肤改善的唯一疗法[7]。

皮肌炎中的脂膜炎

典型的脂膜炎表现在成人和青少年皮肌炎中均很少见，更多可能是潜在的亚临床状态或在偶然情况下的组织病理学发现。

临床特征 脂膜炎可在皮肌炎诊断的同时或之后出现，但发病时间范围从皮肌炎诊断之前的 14 个月到诊断后的 5 年内均可出现。脂膜炎可能是皮肌炎患者唯一的皮肤表现[13-16]，大多数的病例报道发生在女性。这种情况下，脂膜炎通常与肌肉或皮下组织钙化有关。疼痛性的红斑常发生在臀部、大腿、上肢和腹部，多数因潜在疾病的发作及大量免疫抑制治疗而诱发。在青少年皮肌炎患者中有多例伴有全身性、部分性或局灶性脂肪营养不良的报道[17]。像其他结缔组织脂膜炎一样，该病病因尚不明确。脂膜炎可与肌炎同时进展和缓解证明两者可能为同一疾病过程[18]。有儿童病例报道继发于金黄色葡萄球菌感染的脂膜炎。青少年皮肌炎和脂膜炎患者应在免疫抑制方案之前进行更广泛的病因学检查[19]。目前尚无伴随无肌病性皮肌炎的脂膜炎患者的病例报道。

实验室检查和组织学表现 组织病理学检查发现小叶性脂膜炎多为淋巴细胞和浆细胞浸润，皮下血管内皮细胞增生，伴血管炎和钙化。有时可见皮肌炎的主要特征：例如真皮表皮交界处的液化变性。一些病例存在抗核抗体阳性、血细胞减少、黏蛋白沉积增加和脉管中直接免疫荧光阳性，这些表现与 LP 特征重叠[5,15]。

治疗 皮肌炎的脂膜炎不能自行消退，主要的治疗方法是在进行广泛排除感染原因的检测后，对潜在疾病进行治疗，如系统使用糖皮质激素和免疫抑制剂。

其他自身免疫性疾病

脂膜炎还与其他自身免疫性疾病，如硬皮病（深部硬皮病）和脉管炎（结节性多动脉炎）有关。在第 149 章中具体讨论“结缔组织脂膜炎”。儿童患者中还存在与幼年特发性关节炎和自身免疫性甲状腺炎相关的脂膜炎[20-21]。

参考文献 102.8

见章末二维码

组织细胞吞噬性脂膜炎

组织细胞吞噬性脂膜炎（cytophagic histiocytic panniculitis，CHP）是一种罕见的疾病，由 Winkelmann 和 Bowie 于 1980 年首次提出，其特征是良性 T 淋巴细胞和吞噬性组织细胞浸润皮下脂肪组织[1]。CHP 可能是一种独立的皮肤病，也可能与非恶性疾病（如感染）有关，亦可能与恶性肿瘤有关，包括皮下脂膜炎样 T 细胞淋巴瘤，这是一种罕见的浸润到皮下脂肪组织中的淋巴瘤亚型（图 102.5）[2]。少数患有噬血细胞淋巴组织细胞增生症（haemophagocytic lymphohistiocytosis，HLH）的患者也有出现皮下脂膜炎的报道，该病可危及生命，其特征是 T 细胞不受控制的活化和增殖，导致组织细胞增殖和噬血细胞现象[3-4]。家族性 HLH（FHL）是一种遗传异质性疾病，由一种与颗粒依赖性胞吐作用途径相关的基因突变引起。自 1999 年首次报道穿孔蛋白缺陷以来，涉及 FHL 的突变谱扩大，发现在 *UNC13D*（FHL3）、*STX11*（FHL4）和 *STXBP2*（FHL5）基因[5]中有

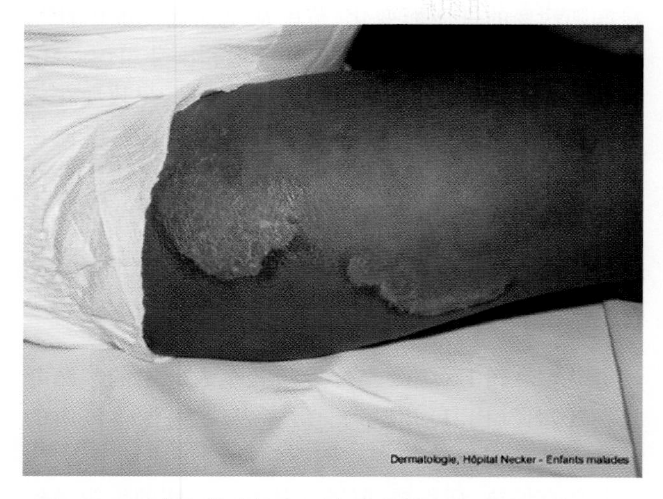

图 102.5 患有特殊的皮下脂膜炎样 T 细胞淋巴瘤的儿童的浸润性溃疡性斑块。资料来源：Photo courtesy of Dermatology Department，Hôpital Necker-Enfants Malades，Paris，France.

突变。FHL 患者无法抵抗常见病原体的侵犯。

流行病学和发病机制 CHP 是一种罕见的脂膜炎。在超过 50% 的病例中，疾病发生于免疫功能低下的患者（免疫缺陷、自身免疫性疾病或血液系统疾病），并由感染（主要是疱疹病毒家族的病毒）触发的。T 淋巴细胞释放的细胞因子在发病机制中起到重要作用。在 HLH 中，不断增殖的细胞毒性淋巴细胞产生大量的细胞因子，例如 IFN-γ，它们维持了巨噬细胞的活化。此外，TNF-α 和 IL-6 是炎性细胞因子，可诱导类似于 HLH 的临床和实验室变化。一项对来自不同类型噬血细胞综合征患者的肝活检的研究表明：无论什么原因导致的噬血综合征，产生 IFN-γ 的细胞毒性 T 淋巴细胞以及产生 TNF-α 和 IL-6 的巨噬细胞源于原位基因的参与[6]。

临床特征 皮下红斑结节主要位于躯干和四肢，通常伴有发热。该病呈慢性病程，反复发作。CHP 患者一般出现三种临床类型的其中一种，这主要取决于发病过程是独立的还是与 HLH 相关。在对儿童 CHP 的首次回顾性研究中发现，大多数病例表现为发热、全身淋巴结病、肝脾大、全血细胞减少、肝酶升高和细胞吞噬性组织细胞性脂膜炎。HLH 综合征可见于多种不同的疾病，包括感染，尤其是 EB 病毒（EBV）、结缔组织病和淋巴瘤（尤其是皮下脂膜炎样 T 细胞淋巴瘤）[7-15]。这些疾病通常伴随着长期的、可致命的终末期噬血细胞综合征。在第三种类型里，CHP 反复发作，但患者可存活数年。其他患者对治疗反应良好，可具有正常的预期寿命。

组织病理学 组织病理学的特征是良性组织细胞和成熟的 T 淋巴细胞在皮下脂肪小叶中浸润。吞噬性组织细胞吞噬红细胞、淋巴细胞、血小板和核碎片，使其呈现出特征性的“豆袋细胞”外观，这也是一贯性特征。即使是致命的类型，CHP 也通常表现为多克隆性[15-18]。

治疗 治疗包括系统糖皮质激素、环孢素和/或其他免疫抑制剂。选择取决于临床情况，必须针对每位患者进行认真讨论。化学疗法和外周干细胞移植已用于更具侵袭性的病例中[19-20]。

参考文献 102.9

见章末二维码

皮下脂膜炎样 T 细胞淋巴瘤

在 1992 年，皮下脂膜炎样 T 细胞淋巴瘤（subcutaneous panniculitis-like T-cell lymphoma，SPTCL）首次被认为是一种新型的类脂膜炎的皮肤 T 细胞淋巴瘤。在 WHO/欧洲癌症研究与治疗组织（European Research and Treatment of Cancer，EORTC）对原发性皮肤淋巴瘤的分型中，只有表达了 α/β 表型的 SPTCLs 被称为 SPTCL[1-2]。具有 γ/δ 表型的，称为皮肤 γ/δT 细胞淋巴瘤[3]。SPTCLs 与其他皮肤淋巴瘤的自身免疫表现有所不同，若有自身抗体的存在，应先考虑具有 T 细胞淋巴增生特征的自身免疫性疾病，而不是直接诊断 SPTCL。

流行病学和发病机制 SPTCL 主要发生于成人，其中 70% 的患者年龄在 18～60 岁，在儿童中极为罕见[4]。SPTCL 的病因和发病机制尚不清楚，曾有 3 例儿童患者在先驱感染后确诊为 SPTCL[5]。一种假说是 SPTCL 可能是自体或传染性抗原免疫识别后 T 细胞反应失调的结果。SPTCL 可以与 CHP 关联，但这两种情况之间的区别是治疗选择的难题，因为良性 CHP 经常在不用化学疗法的情况下，仅用环孢素 A 和泼尼松就可缓解。一些学者还推测，EBV 可能在与 SPTCL 相关的噬血细胞综合征的发病机制中起到作用。

临床特征 儿童病例的报道很少[5-9]。患者表现为多发性红斑、皮下结节或斑块，直径范围从 <1cm 至 >10cm 不等，可出现溃疡。面部病变和全身症状（例如发热和不适）在儿童中更常见，同时可以观察到巨噬细胞激活综合征的全身症状：发热、肝脾大、淋巴结病、全血细胞减少、肝功能异常、弥散性血管内凝血、低纤维蛋白原血症、高铁蛋白血症和高甘油三酯血症。

组织病理学 活检显示皮下脂肪中有多形的、非典型 T 细胞的小叶或弥漫性浸润。单个脂肪细胞与肿瘤性淋巴细胞形成环状边缘被认为是典型的组织病理学特征，但在其他淋巴瘤中也可能见到。还可观察到反应性组织细胞吞噬核碎片或血细胞（吞噬作用）。

大量小淋巴细胞和巨噬细胞浸润。免疫组织化学染色显示大多数细胞毒性 T 淋巴细胞（$CD8^+$T 细胞）具有活化的表型（人白细胞抗原 DR^+），IFN-γ、细胞毒性蛋白粒酶 B 和 TIA-1 的表达。但 NK-T 细胞的天然标志物 CD56 呈阴性。活检标本中 T 细胞受体基因的克隆重排通常通过聚合酶链反应可检测到，但也应该谨慎对待检测结果：因为良性病变也可显示出克隆性，并且淋巴瘤的诊断不需要克隆性的判断，即便是广泛的坏死也可能导致阴性结果。最初诊断为 LP 的某些病例确实可能包括了 SPTCL（α/β）病例，需要鉴别。通常依靠于无表皮和真皮受累，淋巴滤泡、B 细胞或浆细胞、细胞异型性或T细胞受体的单克隆重排来区分狼疮性脂膜炎和SPTCL。但是这些标准都不是特指一种疾病,已有报道多种疾病表现的重叠性。

治疗 在最近的一项研究报告中对27例SPTCL患者(24名成人和3名儿童)治疗进行了分析,认为即使SPTCL患者仍可以从常规化疗中获益,如果无效,也应考虑将免疫抑制药物作为SPTCL患者的一线治疗药物[5]。在儿童中,免疫抑制药物的有效性、自身免疫状况的异常和发病前发生感染的频率同时表明,SPTCL可能是反应性T细胞淋巴增生综合征而不是真正的T细胞淋巴瘤;该结论即使在成年人中也同样适用。

参考文献 102.10

见章末二维码

α_1-抗胰蛋白酶缺乏症

本病为脂膜炎的罕见原因,在儿童中很少见。

流行病学和发病机制 α_1-抗胰蛋白酶缺乏症是一种典型的成人疾病(30岁多发),在儿童中罕见[1-3]。α_1-抗胰蛋白酶是主要的丝氨酸蛋白酶抑制剂,可使胰蛋白酶、胰凝乳蛋白酶、嗜中性弹性蛋白酶、胰弹性蛋白酶、胶原酶、Ⅷ因子、纤溶酶、凝血酶、激肽释放酶、尿激酶和组织蛋白酶C失活[4]。脂膜炎和α_1-抗胰蛋白酶缺乏症的关联最常发生在带有α_1-抗胰蛋白酶基因*SERPINA1*的Z等位基因的纯合子中。该病发病机制尚不清楚,因为这是一种罕见的酶缺乏症,有时被认为是独立的疾病[1],诸如创伤之类的有可能是触发因素。

临床特征 临床表现包括肺气肿、肝炎、肝硬化、血管炎、荨麻疹、血管性水肿,在某些情况下还包括脂膜炎。儿童皮肤病变的发病年龄为7~16岁[4],普遍有创伤史,在受创伤的区域出现脂膜炎。病变好发于下肢和臀部,但可能广泛分布于上肢、躯干或面部。最初表现为红斑,常似蜂窝织炎。皮损发展成疼痛的溃疡性皮下结节,由于脂肪细胞坏死而在病变表面渗出油质。通常会自行愈合,并伴有萎缩性瘢痕,该病呈慢性反复发作。

组织病理学 早期病变可出现中性粒细胞通过网状真皮胶原向外伸展。中性粒细胞浸润提示已进展至皮下脂肪的纤维间隔,然后是脂肪小叶[5]。所导致的严重脂肪细胞坏死可能是局灶性的,并散布于大面积的正常脂肪组织中。血管炎通常仅见于中性粒细胞密集的炎症或坏死区域。

治疗 避免外伤可能有助于预防新的皮疹发生,但这对于儿童患者仍然很困难。氨苯砜[1~2mg/(kg·d)]是一线治疗药物。据报道,四环素类药物(多西环素和米诺环素)、秋水仙碱、糖皮质激素和环磷酰胺对部分患者有效,但并非所有患者有效[6-7]。严重的α_1-抗胰蛋白酶缺乏症可以通过静脉输注α_1-抗胰蛋白酶、血浆置换或肝移植来治疗。基因治疗的作用正在研究中。

参考文献 102.11

见章末二维码

胰腺性脂膜炎

胰腺性脂膜炎是一种罕见的胰腺炎形式,很少见于儿童[1-2]。

流行病学和发病机制 这种形式与急性或慢性胰腺疾病有关。皮肤病变的发展可能与胰蛋白酶改变组织血管的通透性有关,脂肪酶水解脂肪细胞中的脂质,并使组织的脂肪细胞变性。

临床特征 在四肢、躯干和臀部出现紫红色的质软结节或斑块,在出现波动感后产生自发性溃疡,并从脂肪细胞的液化坏死中排出油性物质。该脂膜炎可能与关节炎、胸腔积液、心包积液、胃肠道出血、腹水和肠系膜血栓形成有关[3-4]。

组织病理学 组织病理学特征鲜明,表现为小叶性脂膜炎:脂肪细胞凝固坏死,产生无核、深阴影的厚壁"鬼影细胞"[4-5]。胰酶使脂肪皂化,导致营养不良钙化。

治疗 胰腺性脂膜炎的治疗通常需要诊断和治疗潜在的胰腺疾病。支持治疗包括休息、抬高下肢和穿着弹力袜,非甾体抗炎药可能会有所帮助。一名患有脂膜炎、胰腺炎和再生障碍性贫血的儿童对环孢素治疗有积极反应[2]。

参考文献 102.12

见章末二维码

钙化反应

钙化反应是一种少见的、高致病的综合征,表现为血管钙化和皮肤坏死,在终末期肾脏疾病中可见。钙化反应的发病机制仍然不清楚，可能是多种共病因素和事件的综合结果。与钙化反应发病机制最常相关的疾病包括慢性肾衰竭、肥胖、糖尿病、高钙血症、高磷酸盐血症、磷酸钙产物增加、继发性甲状旁腺功能亢进以及可能存在的多种高凝状态。四肢远端是最常见的部位，尤其是下肢。病初为鲜红色斑，逐渐发展为青斑，可见孤立的或多个硬结斑块和/或结节。患者随后可能会出现焦痂，然后发展为溃疡、坏疽或败血症。如果钙沉积仅限于皮下组织时，就是“钙化性脂膜炎”[1]。该过程与磷酸钙产物增加和甲状旁腺功能亢进有关。儿童“钙化性脂膜炎”的报道很少[2]，但在与伴有皮下结节的慢性肾衰竭的鉴别诊断中应考虑到这一点。

系统性糖皮质激素无效，甚至可能加剧小动脉钙化。此外，糖皮质激素可能会由于对骨的动态改变引起钙和磷异常[3]。依替磷酸二钠的双膦酸盐疗法已被证明可有效治疗钙化反应患者，可能的作用机制是去动脉钙化过程：使用 200mg/d 的剂量持续 14 天，有效降低了钙磷水平[4]。

硫代硫酸钠（STS）常用于治疗氰化物和顺铂中毒[5]，肾功能正常的患者 STS 的半衰期为 15min。STS 可用于预防钙化的确切机制尚不清楚，但它可能螯合组织沉积物中的钙。据报道，STS 成功治疗了 3 名 12~21 岁的患者[6]。

参考文献 102.13

见章末二维码

感染性脂膜炎

多种微生物感染可引起脂膜炎，包括细菌、真菌和寄生虫，甚至病毒。这种类型的脂膜炎可通过直接将感染微生物接种到皮下组织而发生原发性感染，或通过微生物血行播散至皮下组织而发生继发感染[1]。感染性脂膜炎主要是小叶性，也可见小叶性和间隔性混合，偶尔可见以间隔为主[2]。浸润主要是中性粒细胞，常可见化脓性肉芽肿、坏死和出血，但少见血管炎。有时在组织病理学中会鉴定出微生物，特别是在免疫抑制的患者中，或者在活检标本的组织培养中生长出病原微生物。在任何脂膜炎病例中都应考虑感染，尤其是免疫功能低下的患者，和正常免疫力的儿童人群[3-4]。

参考文献 102.14

见章末二维码

人为性、医源性或创伤性脂膜炎

人为性脂膜炎是由外在因素或行为（包括注射、钝性损伤和温度变化）引起的皮下组织损伤[1-3]。在大多数情况下，人为性脂膜炎是由多种物质的自我注射引起的。人为性脂膜炎的临床特征是多种多样的，取决于诱因。人为性脂膜炎的组织病理学通常表现为伴有脂肪坏死的急性小叶性脂膜炎和大量以中性粒细胞为主的炎性浸润[4]。创伤性脂膜炎可见典型的膜性脂肪坏死和出血。对于提示中性粒细胞性脂膜炎的病例，建议在常规和偏振光下搜寻异物，当存在异物巨细胞或肉芽肿时，这绝对是必不可少的。治疗范围包括支持治疗到外科清创，需要绝对避免已知的病原，并且在怀疑存在刻意的人为性脂膜炎时应进行社会和心理干预[5-6]。

（张建　译，陈光华　罗晓燕　王华　校）

参考文献 102.15

见章末二维码

第二十二篇

第 103 章　脂肪代谢障碍性疾病

Robert K,Semple

摘要

脂肪代谢障碍性疾病(又称脂肪营养不良)是一组先天遗传性和后天获得性的,以局部或全身脂肪组织缺失为特征的异质性疾病。泛发性脂肪代谢障碍和肢体脂肪代谢障碍通常与重度胰岛素抵抗、糖尿病、脂肪肝、血脂异常相关。上述疾病的临床与生化检测以及早期治疗,对于预防该疾病的早期发作和控制死亡率至关重要。目前已发现有多种常染色体显性及隐性遗传的致病分子亚型,其中一些可以通过相关的临床表现来识别。在一些遗传性疾病中,脂肪代谢障碍性疾病仅仅为基因多效性综合征的表现之一。获得性脂肪代谢障碍通常都是由免疫介导的,并且与其他自身免疫性疾病相关,因此可检测到免疫球蛋白水平或者补体水平的表达异常。除了全身性脂肪代谢障碍外,也存在多种局部脂肪代谢障碍。了解这些复杂的综合征以及脂肪代谢障碍对代谢的影响,对于早期诊断和制订最佳治疗方案都很重要。

要点

- 脂肪组织对于维护机体正常的新陈代谢及建立身体轮廓结构具有重要意义。
- 脂肪代谢障碍是指脂肪组织局限性、部分性及全身性缺失。
- 脂肪代谢障碍性疾病不仅影响外观,还常伴有一系列严重的代谢异常疾病,包括重度胰岛素抵抗、糖尿病、脂肪肝和有急性胰腺炎风险的重度高甘油三酯血症。
- 脂肪代谢障碍性疾病可以是先天性或后天获得性的。
- 先天性全身性脂肪营养不良是一种常染色体隐性遗传疾病,比较少见,绝大多数病例是由 *BSCL2* 或者 *AGPAT2* 双等位基因突变所致。
- 家族性部分脂肪营养不良通常是常染色体显性遗传疾病,其最为人熟知的致病性基因为 *LMNA* 和 *PPARG* 基因。
- 脂肪营养不良也是许多复杂的孟德尔综合征的一个组成部分,包括一些在 DNA 复制和修复上的特征性缺陷。
- 获得性脂肪营养不良表现为多种形式,有些与局部组织损伤相关,有些与全身系统受损相关,如辐射、HIV 感染、高效抗反转录病毒治疗。
- 获得性脂肪营养不良也可以是自身免疫性的,表现为渐进性多灶性脂膜炎,或者全身性脂肪广泛缺失伴高丙种球蛋白血症、补体激活,且常合并自身抗体介导的疾病。
- 脂肪代谢障碍性疾病的治疗主要是以准确诊断和筛查已知的相关全身疾病和并发症为核心,对于伴有严重代谢疾病的患者,则主要以行为或药物治疗的方式减少正能量平衡,以减轻脂肪负担。

引言　脂肪或脂肪组织对于人体健康是非常重要的。脂肪组织不仅具有身体塑型的作用,还有缓冲外力、保护重要内脏器官和保温的作用。无论是皮下脂肪还是内脏脂肪都富含初始免疫细胞类型,并表达编码参与先天免疫补体成分的基因[1]。通过脂肪组织的解剖分布发现,在外伤或消化道穿孔时,脂肪组织在机体的早期反应中起到一定作用。并且,脂肪组织对维护机体正常新陈代谢至关重要,在人体摄入充足的时候储存多余能量,在摄入不足时释放能量供给机体所需,以维持营养吸收消耗平衡。

不同解剖部位的脂肪组织在生长发育、解剖、基因表达和功能上都具有特异性,它们和那些参与新陈代谢的重要脏器(如:肌肉、肝脏、心脏)相互作用并进行复杂的代谢调节。脂肪代谢障碍一般可定义为全身或部分脂肪组织可见的、病理性的缺陷。由于脂肪组织本身的复杂性,脂肪营养不良也具有高度可变性,目前已知多种先天性和获得性脂肪营养不良(表 103.1)。一些获得性脂肪营养不良是局部和不对称的,与机体受到损伤相关,例如放疗、皮下药物注射、外伤,或是局限的炎症反应(常为自身免疫性)。其他一些由系统损伤所引起获得性脂肪营养不良是对称性的,包括 HIV 感染、反转录病毒治疗、全身辐射及系统性自身免疫性疾病,通常伴有体液免疫紊乱和补体激活。关于局部脂肪营养不良的炎症形式会在其他章节阐述,本章节主要讨论的是非炎症性原发性脂肪营养不良。

脂肪营养不良的诊断很重要,不仅是因为精确诊断能向患者及其家属说明其外观改变的原因,还因为这也可能是系统性疾病的重要表现之一。超重和肥胖相对于脂肪营养不良来说,也并非一种健康状态,会给身体带来很多影响。事实上,患有多种形式的脂肪代谢

表 103.1 脂肪代谢障碍性疾病的分类

	先天性	获得性
局限性		继发性脂肪萎缩
		远心性脂肪萎缩
		足踝萎缩
		半环状脂肪萎缩
		环状脂肪萎缩
		痣样脂肪萎缩
部分性	家族性部分性脂肪营养不良	获得性部分脂肪萎缩
	复杂的综合征，如下颌骨发育不良、MDP 综合征、Werner 综合征	HIV 感染/高效抗反转录病毒治疗相关
全身性	先天性全身脂肪营养不良	获得性全身脂肪营养不良

障碍的人，会表现出各种代谢并发症，并且在年轻时病情就达到很严重的程度[2]。因此，向皮肤科医生客观表述自己外观的变化，这能提示医生进行更详细的系统调查。

临床表现和鉴别诊断　脂肪营养不良是通过观察人体全身或部分脂肪组织分布缺陷来诊断的。临床诊断的主要难点在于全身脂肪储备的正常变异性。脂肪组织具有高度流动性，在整个生命周期中波动而达到能量平衡，而这种平衡又由环境状况、心理因素、全身疾病和激素水平决定。一般来说，脂肪组织病理性的缺失还是非常容易被发现的，因为在身体受到影响的部位、区域和未受影响的充满脂肪组织的部位在外观上有显著的不同。比较难以鉴别的是，当正常的脂肪组织因为负能量平衡而脱脂时，难以区分受影响和未受影响的脂肪组织。即使是全身性的脂肪营养不良也很难与全身消瘦相鉴别，特别是体脂率低的青春期前儿童。

在鉴别脂肪营养不良和继发性消瘦病例时，脂肪营养不良并发症的临床和生化特征可能是重要的线索。全身性的脂肪营养不良及部分脂肪营养不良（尤其是影响到股臀部脂肪组织），脂肪能量缓冲能力的丧失会导致脂质“溢出”到肝脏、肌肉、胰岛 B 细胞及其他部位，从而导致胰岛素抵抗、血脂异常和糖尿病的发生。严重胰岛素抵抗的主要表现包括排卵功能障碍、卵巢雄激素过多症，通常可导致青春期后女孩多毛症及黑棘皮病，有时还可表现为假性肢端肥大软组织过度生长[3]。当胰岛 B 细胞分泌胰岛素不足时，就会出现胰岛素抵抗型糖尿病。在脂肪代谢障碍疾病中发现的其他并发症包括严重的高甘油三酯血症，这类患者对于脂肪的摄入极其敏感，一旦不加以控制，通常会引起急性胰腺炎和/或泛发性黄瘤病。脂肪肝也是脂肪代谢障碍综合征的主要病症之一，常常在儿童时期就已经很严重了，晚期肝脏疾病成为后期死亡的主要原因（框图 103.1）。然而，在脂肪营养不良的患者中，能量负平衡导致“脂肪萎缩”的旁证可能不成立，因为其可导致脂肪组织缺失，从而掩盖脂肪营养不良。

框图 103.1　先天性脂肪营养不良综合征临床特点

- 脂肪萎缩（必要条件）
- 黑棘皮病（常见）
- 多毛/高雄激素血症（常见）
- 脂肪肝（常见）
- 发疹性黄瘤（通常只在饮食控制不当的情况下）
- 肌肥大（常见）
- 假性肢端肥大症或软组织过度生长（常见）
- 综合征-特异性表现（如肌病、早衰）

从以上这些来看，脂肪营养不良的主要鉴别诊断是导致能量负平衡的各种疾病，包括神经性厌食症、全身性疾病、吸收不良或喂养疏忽引起的营养不良。具体来说，当儿童出现全身性脂肪组织发育不良或缺失，但又不支持单纯的脂肪代谢障碍时，应考虑 Donohue 综合征这种非常罕见的疾病，这是胰岛素受体等位基因突变导致的严重的婴幼儿胰岛素抵抗，还有可能是间脑综合征。在先天性全身脂肪营养不良（congenital generalized lipodystrophy，CGL）中，四肢、躯干和面部几乎完全没有脂肪组织，同时伴有腹部隆起，这可能会被误认为是 Donohue 综合征中所出现的皱褶外观和腹胀。鉴别诊断的依据[4]是有无肌肉体积缩小、脂肪肝或血脂异常，以及 Donohue 综合征的其他畸形特征。间脑综合征是由下丘脑区域肿瘤所引起的综合征，也会引起全身性脂肪组织缺失，但是没有胰岛素抵抗、脂肪肝及肌肥大等临床特征表现，全身性的脂肪组织缺失有可能是该病的前驱症状，可能会先于神经系统症状数年[5]。

流行病学及发病机制　先天性和获得性的脂肪营养不良将会依次列举。

常染色体隐性遗传性脂肪营养不良

最严重的脂肪营养不良是先天性全身性脂肪营养不良（CGL），又称 Berardinelli-Seip 先天性脂肪营养不良（berardinelli-seip congenital lipodystrophy，BSCL），最初在巴西和挪威于 1950 年报告[6-7]。CGL 是非常罕见的常染色体隐性遗传性疾病。患病的婴儿无法成长发

第二十二篇

育为一个正常"丰满"的外观,在婴儿时期就很容易被识别。患病的婴儿经常被描述成"皱缩的"或"老年的"(图 103.1)。

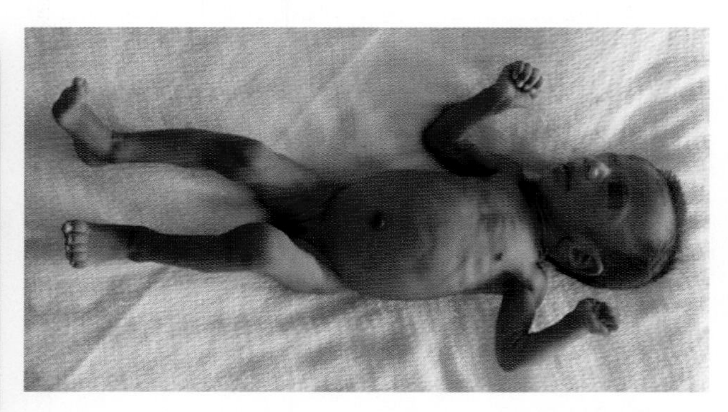

图 103.1 婴儿先天性全身性脂肪萎缩的特征性表现。缺乏皮下脂肪,呈现出"皱纹"状外观,腹部膨大(由高甘油三酯引起的肝脏充血),一些软组织过度生长(黑棘皮病),肌肉发达是主要表现

大多数病例可以明确遗传病因。2001 年发现了第一个致病基因 *BSCL2* 基因[8]。*BSCL2* 编码的 seipin 内质网蛋白与甘油三酯代谢、脂滴功能和脂肪细胞分化有关[9]。不久之后,第二个基因在 CGL 被报道,即 *AGPAT2* 双等位基因[10]。*AGPAT2* 编码了 1-酰基甘油-3-磷酸基 O 酰基转移酶 2,其在甘油三酯合成中催化了关键步骤。

临床上虽然很难区分由 *AGPAT2* 和 *BSCL2* 突变引起的 CGL,但两者还是存在差异的,如 *AGPAT2* 突变患者中保留了机械性脂肪库(如关节周围区域、掌跖部位)以及增加了溶骨性病变发生率。*BSCL2* 相关的 CGL 患者则更多会出现智力低下和心肌病的特征。然而临床 CGL 患者基因筛查建议同时检测 *AGPAT2* 和 *BSCL2* 基因。

BSCL2 和 *AGPAT2* 突变约占 CGL 的 95%,然而一些罕见基因的突变也有报道。*CAV1*[11] 和 *PTRF*[12] 就是其中的两个,这两个基因是形成质膜微囊所必需的,而在脂肪细胞中存在大量特异性质膜内陷,参与关键信号通路的转导。*PTRF* 突变的 CGL 患者可能因同时伴有肌病而被临床识别。

部分性脂肪营养不良通常为常染色体显性遗传,但也存在一些罕见的隐性遗传病例。有文献报道一例由脂滴蛋白 *CIDEC* 基因早期截断纯合突变引起的脂肪营养不良[13]。然而,部分脂肪营养不良最近也被归因于罕见的 *PCYT1A* 双等位基因突变。*PCYT1A* 编码的磷酸胞嘧啶转移酶 1α 在必需磷脂胆碱的合成中起关键作用[14]。

常染色体显性遗传性脂肪营养不良

部分性脂肪营养不良定义为部分区域仍保留有脂肪组织,特别是内脏和头颈部脂肪组织。这些剩余的脂肪库可能显示出代偿性的多余脂肪沉积。家族性部分性脂肪营养不良(familial partial lipodystrophies, FPLD)比 CGL 更为常见,通常表现为常染色体显性遗传,尽管约 40% 的患者仍然没有进行遗传诊断。股臀皮下脂肪组织的受累是常见的,不同的亚型在其他部位表现出不同程度的脂肪缺失。通常在青春期前后出现临床症状,因为有脂肪组织病理缺失的儿童与消瘦的青春期前的儿童难以鉴别。女孩的正常脂肪组织产生障碍经常能被发现,通常伴有严重的胰岛素抵抗,包括月经减少和多毛。体型消瘦的男孩通常难以被诊断出来,大部分只有在步入中年期后因发生糖尿病才会被诊断出来。一些基因已被证实含有导致常染色体显性遗传 FPLD 的突变。

LMNA

LMNA 中编码层粘连蛋白 A 和层粘连蛋白 C(细胞核膜下的层粘连蛋白结构成分)的杂合突变是 FPLD 最常见的病因,称为 FPLD2 或 Dunnigan 型家族性部分性脂肪营养不良[15]。层粘连蛋白 A/C 相关脂肪营养不良患者的颈部、下颌、面部、内脏和大阴唇中的脂肪保留下来。残留在头颈部和腹腔内的脂肪体积通常会增大,形成"库欣样"的脂肪外貌,当患者穿上衣服,会留下脂肪组织正常或增加的错误印象。

LMNA 突变与其他临床综合征相关,包括 Emery-Dreyfuss 肌病、Charcot-Marie-牙神经病、各种类早衰综合征以及心肌病和心脏传导障碍[16]。90% 的孤立型的 Dunnigan 型脂肪营养不良是由精氨酸 482 的突变引起的。然而,综合征之间存在一些症状上的重叠,尤其是 FPLD 的轻微突变。因此,对于 FPLD2 患者应进一步检查了解是否有心肌病或骨骼肌病。

PPARG

PPARG 基因编码噻唑烷二酮类胰岛素增敏药物受体。1999 年发现该基因杂合突变会导致严重的胰岛素抵抗[17],后经研究证明这与 FPLD 有关[18-19]。这一亚群有时被称为 FPLD3。*PPARG* 突变的患者通常保留内脏脂肪及一些腹部皮下脂肪组织。事实上,FPLD3 患者常见到一定程度的向心性肥胖,尽管也有肢体相对不同程度的脂肪营养不良。与其他类型的 FPLD 一样,FPLD3 通常在青春期开始时就被发现。这种表现在外观上可能比 FPLD2 更隐匿。然而,异常的严重的血脂异常、脂肪肝、胰岛素抵抗或早发性高血压均提示应进

行 *PPARG* 检测。

致病基因明确的 FPLD 中大多数由 *LMNA* 或 *PPARG* 突变所致。然而，脂滴蛋白 Perilipin 1（由 *PLIN1* 基因编码）的突变最近在一小群患者中被发现[20]。皮下脂肪的丢失比迄今所述的 FPLD2 患者更为均匀，并伴有成人早发糖尿病、黑棘皮病和高雄激素血症。*PLIN1* 在脂滴的外膜上具有重要的作用，能抑制三酰基甘油的脂解[21]。

胰岛素信号基因

胰岛素信号通路近端成分的突变也会导致脂肪营养不良。其中之一 *PIK3R1* 基因，编码了磷脂酰肌醇 3 激酶的催化亚基。*PIK3R1* 的突变导致了 SHORT 综合征（身材矮小、眼压降低、Rieger 异常、牙齿脱落延迟）[22-24]。该综合征也常表现为股臀部脂肪营养不良，但不出现脂肪肝或血脂异常[25]。有资料阐述的一个四代家族中，下游信号基因 *AKT2* 的突变也导致了脂肪营养不良型胰岛素抵抗。然而，这种与其他类型的 FPLD 代谢障碍相似，都合并有严重的血脂异常和脂肪肝[26]。

复杂综合征中的脂肪营养不良

脂肪营养不良和严重的胰岛素抵抗都属于一些罕见的复杂综合征的一部分。第一组是由 *LMNA* 功能或进程的变化所引起的。下颌骨发育不良（mandibuloacral dysplasia，MAD）包括小的下颌骨和锁骨、全骨溶解、颅缝延迟闭合、关节挛缩、早期老化和斑驳样色素沉着[27]。这可能是由 *LMNA* 中双等位基因突变引起的。该突变不同于其他 FPLD2 相关基因。另一种罕见的核纤层蛋白病是 Hutchinson Gilford 综合征。在该综合征中，*LMNA* 中的一个特殊位点的新生突变导致伴脂肪营养不良的 MAD，以及过早衰和早期死亡[28]。脂肪营养不良表现为在儿童时期就发生全身脂肪丢失，包括面部和颈部。另一种 MAD 由 *ZMPSTE24* 的突变引起的。*ZMPSTE24* 编码的锌金属蛋白酶，可在成熟过程中裂解前层蛋白 A。这些患者的脂肪丢失包括面部，出现衰老样外观[29]。

其他以血脂异常、严重的胰岛素抵抗和脂肪营养不良为特征的综合征是由 DNA 复制或损伤修复缺陷引起。脂肪营养不良在 Werner 综合征的表现中最明显。Werner 综合征是一种由 DNA 解旋酶的双等位基因突变引起的早衰综合征，涉及 DNA 修复的许多途径[30-31]。在 MDP（mandibular hypoplasia，deafness and progeria，MDP）（下颌骨发育不全、耳聋和早衰）综合征中也有同样的表现[32]。MDP 综合征患者出生时体重和外观正常，但儿童早期逐渐出现脂肪减少，伴有内脏脂肪组织增加和明显的胰岛素抵抗。其他常见表现包括肢体肌肉萎缩、感音神经性聋、下颌骨发育不全、性腺功能减退、硬皮病和关节挛缩。MDP 综合征是由 DNA 聚合酶 δ 的聚合酶活性位点杂合突变引起的[33]。目前正在研究 DNA 复制和修复中的这些重要缺陷是如何形成组织选择性功能障碍的。其他几个基因的双等位基因突变也被证实会导致罕见的综合征形式的脂肪营养不良，包括 *PSMB8*（与进行性的和显著的自身炎症性脂肪营养不良有关）及 *FBN1*（与新生儿早衰型脂肪营养不良有关）。然而这些不在本章讨论。

获得性脂肪营养不良

许多形式的脂肪代谢障碍是获得性的，任何年龄都可能发生。大多数局限性脂肪营养不良可归因于局部损伤，通常是炎症性的。这类炎症性疾病在其他章节涉及。

自身免疫性脂肪营养不良

获得性全身性脂肪营养不良（acquired generalized lipoatrophy，AGL）是获得性脂肪营养不良最严重的形式，其特征是在早期正常发育后出现脂肪组织的广泛缺失[34]。通常开始于青春期或成年早期。在 25% 的病例中，多灶性脂膜炎预示着脂肪萎缩的开始，而在另一个亚组中，患者表现出自身免疫性疾病，如肝炎、溶血性贫血[34]以及伴有补体因子 C4 抑制的多克隆性高丙种球蛋白血症，常与循环免疫复合物出现一致[1]。青少年皮肌炎与获得性皮下脂肪营养不良有非常强的相关性[35]。AGL 可能导致 CGL 的所有代谢并发症。然而，相关的自身免疫性疾病还可能是主要的临床表现。

获得性部分性脂肪萎缩（acquired partial lipoatrophy，APL）通常发生在 10~20 岁，尽管本病的早期很容易被识别。APL 以女性为主，常突然发病，以面部脂肪对称消失为首发症状，面容憔悴。常会以发热为前驱症状[36]。脂肪缺失逐步向下进展，但通常不会延伸到脐下。臀部脂肪组织可代偿性增加。90% 的患者由于存在 C3 致肾炎因子（一种能稳定 C3 转化酶的抗体）导致 C3 水平偏低，约 50% 的患者出现膜增生性肾小球肾炎。筛查是临床管理的一个重要方面。代谢并发症和糖尿病的发病率远低于影响股臀部脂肪组织的部分性脂肪营养不良。

HIV 感染患者的脂肪营养不良

脂肪营养不良在艾滋病患者中是一种公认的并发

第二十二篇

症,包括蛋白酶抑制剂在内的高效抗反转录病毒治疗(highly active antiretroviral therapy,HAART)是最主要的病因。其患病率报道不一,但在使用蛋白酶抑制剂治疗超过1年的患者中可能达到50%,儿童也可能受到影响。与HIV相关的脂肪营养不良通常表现为面部和四肢的脂肪选择性丢失,但也可能出现脂肪重塑,即颈背区、腹部和躯干的脂肪积聚。像许多其他形式的脂肪营养不良一样,本病也与血脂异常及胰岛素抵抗有关[37]。

全身放疗

在儿童癌症早期治疗过程中,全身放疗的患者有时也会出现脂肪营养不良,其原因很可能是放疗破坏了脂肪前体细胞的增殖潜能[38]。全身放疗可在青春期前期进行。然而,当脂肪组织在青春期性激素的影响下逐渐增加时,先前的缺失可能会显露出来,一种高度血脂异常的胰岛素抵抗可能随之而来,有时伴有绝对的脂肪营养不良,有时伴有在股臀部脂肪组织蓄积能力的相对下降,导致了向心性脂肪重塑。认识到这一现象对评估接受癌症治疗的儿童很重要。

局限性脂肪营养不良

局限性脂肪营养不良是一组异质性疾病,一般与全身代谢紊乱无关,通常可以自愈。在儿童时期,局限性脂肪营养不良大致可分为退化性脂肪萎缩(与反复创伤、压力或药物注射相关),结缔组织病有关的脂膜萎缩,远心性脂肪营养不良或婴儿腹部远心性脂肪营养不良(框图103.2)。脂膜炎在第102章进行了讨论,所以这里只讨论药物诱导的脂肪萎缩(即局部注射胰岛素)和远心性脂肪营养不良。

框图 103.2 局限性脂肪营养不良病因

- 注射(如胰岛素、糖皮质激素、疫苗)
- 新生儿皮下坏死
- 皮下钙化/骨化
- 脂肪萎缩性脂膜炎
- 创伤
- 辐射
- 感染(细菌、真菌或寄生虫感染)
- 结缔组织病(红斑狼疮、皮肌炎、硬皮病)
- 脂肪性皮肤硬化症
- 环状肉芽肿、脂肪变性坏死、风湿性结节
- 淋巴瘤、白血病、肿瘤

随着牛胰岛素制剂的广泛应用,皮下注射胰岛素成为局限性脂肪萎缩的常见原因。随着高纯度的猪胰岛素[39]和人胰岛素的出现,局限性脂肪萎缩的发病率大大降低。这种脂肪萎缩是对胰岛素制剂中的杂质或非人类胰岛素的一种免疫反应[40]。然而,在现阶段这种萎缩仍存在于人胰岛素和胰岛素类似物的使用中。这是一种影响外观的并发症,可在胰岛素注射部位形成无痛的小凹陷(图103.2)。大多数病例与高剂量胰岛素有关,因为胰岛素的吸收可能因缺血、纤维性瘢痕组织的形成而变化。远离注射的部位也可能发生脂肪代谢障碍,常同时存在脂肪萎缩和脂肪增生。皮肤活检显示脂肪组织减少,有时在病灶边缘发现胰岛素结合能力增加。尽管组织学研究相对较少,胰岛素诱导的脂肪萎缩有时可能与高循环的抗胰岛素抗体滴度有关。

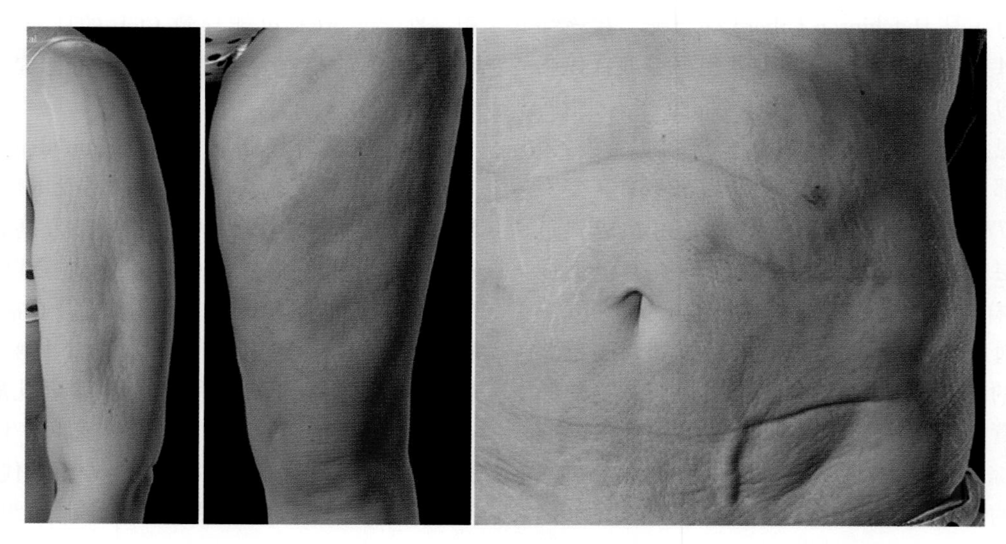

图 103.2 胰岛素诱导的脂肪萎缩的典型表现。邻近注射部位的斑片状脂肪萎缩伴部分脂肪增生和局部炎症;可在抗胰岛素自身抗体水平高的患者的上臂、腹部和大腿上看到这种表现

远心性脂肪营养不良的特征是腹部皮下脂肪的局部丢失,通常发生在8岁之前,随着受累区域的离心性扩大,脂肪萎缩的中心部分显露出来,皮下静脉清晰可见[41]。多数病例为日本患者,以女性居多。大约1/2的病例发病时可见红斑、浅蓝色斑点或瘀斑及淋巴结肿大。组织学显示周围有炎症细胞累及真皮或皮下组织,但未见血管炎。50%的患者在3年内受累面积停止扩大,90%的患者在8年内受累面积停止扩大,大多数患者随后出现自发性消退。全身炎症反应通常不存在,糖皮质激素并不能控制远心性脂肪营养不良的进行性扩大。其发病机制仍然不清楚。

实验室及影像学结果

内分泌和代谢

脂肪营养不良是一种临床诊断,没有可靠的实验室确诊依据。但是生化检测证据可为临床诊断提供支持。血浆瘦素在CGL中严重减少或缺失,但在FPLD中变化更大,这取决于全身脂肪库的总体大小。在消瘦的健康人中,特别是青春期前的男孩中,血浆瘦素也很低。因此血浆瘦素不能作为脂肪营养不良的可靠标志。胰岛素抵抗和血脂异常的生化证据在CGL和FPLD中很常见,因此空腹血糖、胰岛素和甘油三酯的测定是评估的重要部分。胰岛素抵抗的附属标志物包括低血清性激素结合球蛋白(sex hormone-binding globulin,SHBG)和胰岛素样生长因子结合蛋白1(insulin-like growth factor binding protein 1,IGFBP1)以及脂联素浓度[42]。

血液学和自身免疫标记

包括血细胞计数、免疫球蛋白、补体C3和C4(如果C3低,则为C3致肾炎因子)。由于相关器官特异性自身免疫疾病的患病率高,因某些临床表现需考虑到自身免疫性脂肪营养不良时需进行特异性自身抗体检查,可帮助诊断。

影像学

多种方法已被应用于脂肪营养不良的标准化成像或量化,包括磁共振成像或计算机断层扫描、双能X射线吸收测量或皮肤层厚度的标准化评估。以上这些主要用于临床研究。影像可用于评估自身免疫性疾病器官受累情况,或评估与脂肪营养不良相关的长期血脂异常性胰岛素抵抗患者是否患有脂肪性肝炎或肝纤维化。

治疗和预防

内分泌和代谢

脂肪代谢障碍疾病的高发病率和早期死亡率来自控制不佳的糖尿病和血脂异常,以及与非酒精性脂肪性肝炎相关的急性胰腺炎和晚期肝病。这些代谢紊乱被认为是由于缺乏对过剩的食物热量的缓冲能力而造成的,在一些脂肪营养不良的患者中,由于瘦素的缺乏导致这种紊乱加重,这将向大脑传递能量储存非常低的错误信息,从而导致了暴食症。低脂肪、低热量的饮食和多运动是非常重要的,对于瘦素缺乏的患者,给予皮下瘦素治疗可能是降低食欲和保持能量平衡的一个有效的方法[43]。当这些措施无效时,使用“肥胖疗法”的治疗方法是合理的,尽管目前仅有临床经验和病例报告作为指导参考。

代谢控制常常不能仅靠这些措施来实现。在这种情况下,二甲双胍等胰岛素增敏剂是有效的。严重的高甘油三酯血症如需治疗可以采用常规治疗,包括贝特类药物和饮食中添加n-3多不饱和脂肪酸。对于一些对外源性胰岛素要求很高的患者,血糖控制可能很难实现。使用高浓度胰岛素(U500)既可以预防注射部位的反应,也可以加强血糖的控制[43]。

(常静 译,万毅 罗晓燕 王华 校)

参考文献

见章末二维码

第二十二篇

第二十三篇　镶嵌性疾病、痣和错构瘤

第104章　镶嵌现象

Veronica A,Kinsler

摘要

皮肤镶嵌现象(cutaneous mosaicism)已成为儿童皮肤病学中一个日益重要的研究领域。这是由二代测序技术(一种分子遗传学新技术)的出现所引发的。该技术能够检测出皮肤中较低水平的突变,而这些突变在以前是无法检测或未被怀疑的。这些发现最吸引人的结果是证实了我们所认识的皮肤镶嵌表型,超过了最初对Blaschko线的描述,涵盖许多其他表型模式。本章以通俗易懂的术语解释了皮肤镶嵌现象的概念,并采用与儿童皮肤科医生临床实践相关的方式阐述这些遗传性基因缺陷的临床重要概念。使用清晰的图表探索了导致镶嵌现象的遗传机制,并在文中列举了不同遗传机制的儿童皮肤病。

皮肤镶嵌异常的定义

广义上镶嵌现象是指"在个体中存在来源于单个受精卵的两个或多个细胞核型或基因型不同的细胞系"[1]。迄今为止,儿童皮肤病学中的镶嵌现象一直是形容由该遗传现象引起的疾病的代名词,或用于对疾病状态的自发遗传拯救(逆转镶嵌现象)。然而,突变的频率在产前和产后都是非常高的,按照传统的定义,所有个体都是镶嵌的[2-7]。因此,尽管传统的定义是对遗传状态的准确描述,但它已经不适合用于定义皮肤镶嵌异常。

皮肤镶嵌现象可以更好地定义为由一个受精卵衍生而来的个体中,至少有两种基因型的细胞共存,其中至少有一种基因型在出生时是病态的,从而导致了疾病表型。重要的是,这些疾病表型直到出生后几年才完全表现出来,但明显是胚胎期的模式和大小,如炎性线状疣状表皮痣或迟发性先天性黑素细胞痣。同样重要的是,一些非常常见的现象,如单个小的先天性黑素细胞痣,或单个非线性皮脂腺痣,通常被认为是正常人群的常见现象,而不是疾病表型。因此,这些不会被认为是镶嵌异常。

逆转镶嵌现象是指机体对已有疾病表型的一种部分自我纠正现象。可发生于产前或产后,理论上可能发生在种系或嵌合体遗传疾病中,尽管迄今为止只观察到在种系情况下发生。虽然到目前为止,逆转镶嵌现象的统一原理是发生一种新的遗传事件,可以纠正或补偿突变基因型,但确切的机制取决于条件。这通常很复杂,甚至在个体中也可能是可变的。

根据遗传潜能对镶嵌异常进行分类

镶嵌现象传统上是按受突变影响的组织类型分类的,分为体细胞(仅限非配子组织)、性腺(仅限配子)或体细胞和性腺(两者均影响)。这是一个重要的概念,因为它提醒医生,父母的镶嵌现象可能会遗传给种系后代(图104.1a)。然而实际上通常不可能确定一个患有皮肤镶嵌现象疾病的先证者是否也有配子受累及传递突变的风险。故遗传咨询通常是基于文献和临床实践中已知的个体疾病可能的遗传性以及个体突变不断增加而进行的。

因此更为实用的分类是基于遗传性,介于散发的镶嵌性疾病和孟德尔疾病镶嵌模式之间,前者不能在种系中遗传给后代,而后者可以。儿童皮肤病通过这种方式遗传的孟德尔镶嵌模式疾病正在增多。经典疾病包括镶嵌型1型神经纤维瘤病(NF1),可作为NF1种系遗传[8-10],或由*KRT1*或*KRT10*突变引起的表皮松解性痣,以种系遗传模式传递为表皮松解性鱼鳞病[11-12]。最近新增加了镶嵌型营养不良性大疱性表皮松解症[13]和汗孔角化样小汗腺孔和真皮导管痣(porokeratotic eccrine and ostial dermal duct naevus,PEODDN),后者可能遗传为角膜炎-鱼鳞病-耳聋(KID)综合征[14],对新生突变的病例的父母进行筛查尤为重要[15]。随着更好的突变检测方法的出现,该种疾病范畴肯定会随着时间的推移而增加。

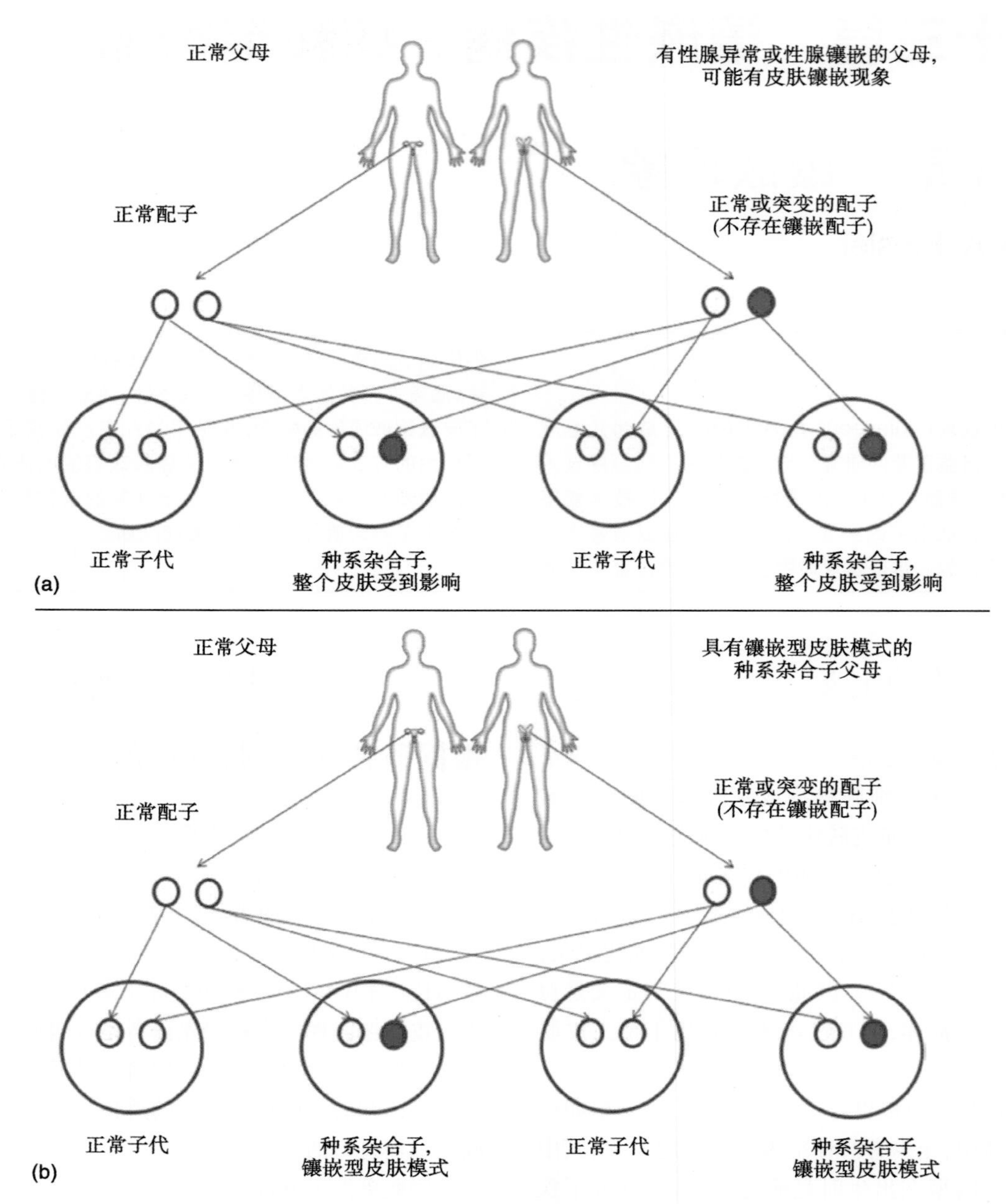

图 104.1 皮肤镶嵌现象疾病的遗传原理。(a)有性腺或染色体镶嵌现象的父母可将疾病遗传给后代(如果该疾病对胚胎非致死性)，但以种系杂合子形式遗传给后代。种系杂合子后代的比例取决于突变配子的比例。然而，从皮肤镶嵌现象的程度来看，这个比例是不可预测的。例如镶嵌型1型神经纤维瘤病(NF1)导致子代种系NF1，或父母一方表皮松解性表皮痣导致子代种系遗传的表皮松解性鱼鳞病。(b)皮肤镶嵌现象模式的遗传意味着该疾病实际上必须是种系异常疾病，但具有镶嵌模式的表达，迄今为止仅在X连锁显性疾病中发现，如CHILD综合征(congenital hemidyslasia with ichthhyosiform erythroderma and limb defects syndrome，先天性偏侧发育不良伴鱼鳞病样红皮病和肢体缺陷综合征)，或Goltz综合征

目前散发性镶嵌性疾病占已知的皮肤镶嵌性疾病的大多数，目前认为仅累及体细胞。这可能是因为突变确实没有出现在配子中。但是也有可能是突变的配子在携带突变体时不能存活或竞争能力太弱，或者该突变在种系传递时具有胚胎致死性。Happle 于 1987 年提出了镶嵌现象的镶嵌突变“存活”概念[16]；许多皮肤镶嵌突变缺乏种系杂合子强有力证明了这一观点，这已在分子水平上验证[17-22]。

值得重申的是，镶嵌异常不能以镶嵌模式传递(图104.1)。在父母和孩子之间或两个兄弟姐妹中出现镶嵌型皮肤模式，很可能是具有镶嵌模式的种系突变(图104.1b，请参见镶嵌现象遗传示意图)或偶然发生，或

理论上该家族中可能存在未知的遗传性体细胞突变易感性。

皮肤镶嵌现象的遗传机制

为了完成遗传潜能的分类，机制分类有助于了解皮肤镶嵌现象的遗传机制[15]。这种机制分类最初是由 Rudolf Happle 用 1 型和 2 型（节段性）镶嵌性疾病区分[23]，它是更大的皮肤模式分类的一部分。

散发的镶嵌性疾病

在胚胎发育过程中，单个显性突变在表面上有健康遗传基因组背景的单个细胞中发生，并导致镶嵌模式皮肤表型的出现（图 104. 2a）。这是导致许多儿童皮肤病的镶嵌异常机制。例如先天性黑素细胞痣综合征、Schimmelpenning 综合征、Proteus 综合征、色素性血管性斑痣性错构瘤病和 Sturge-Weber 综合征。

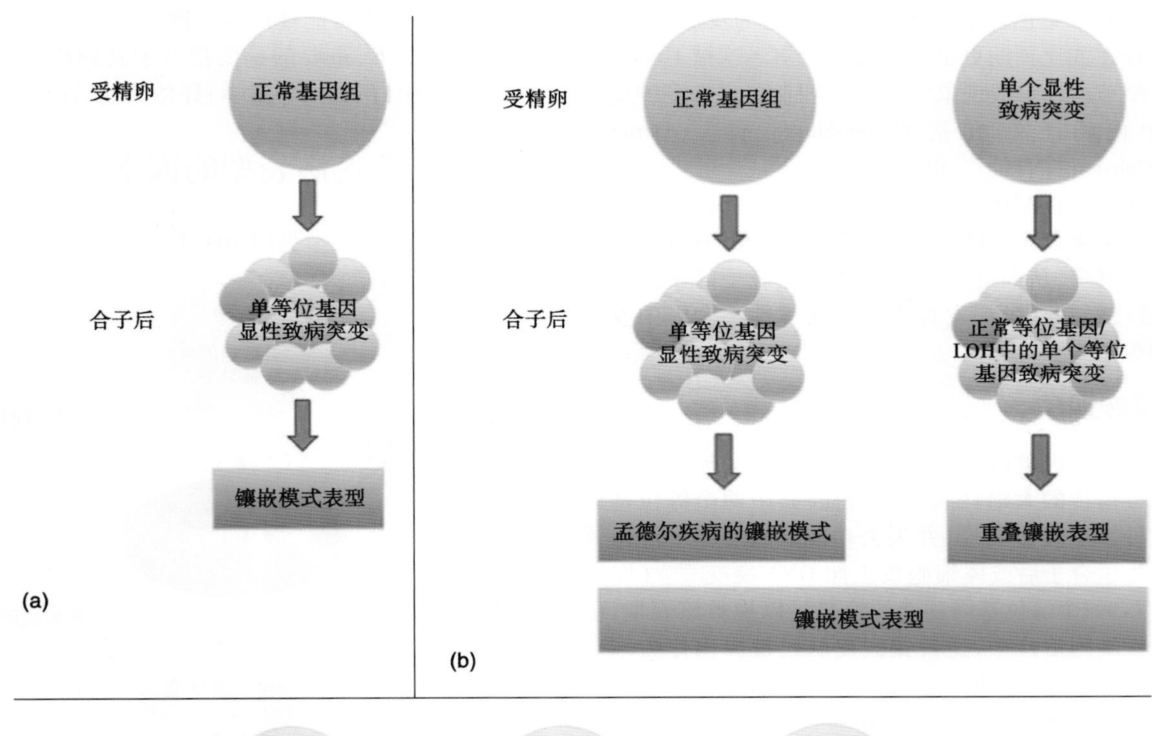

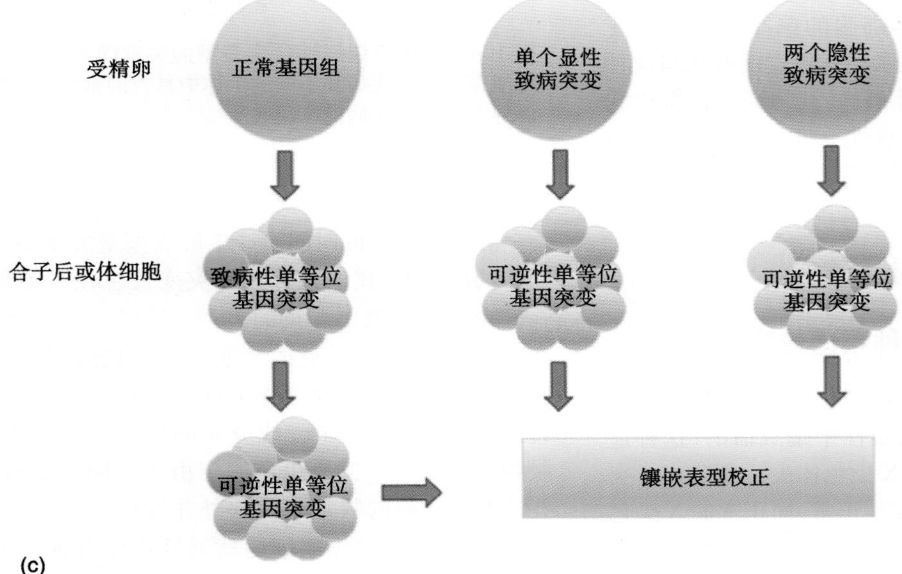

图 104. 2 不同形式皮肤镶嵌现象的遗传机制。（a）散发镶嵌性疾病。（b）孟德尔疾病背景下的镶嵌现象。（c）逆转镶嵌

孟德尔疾病背景下的镶嵌现象

孟德尔疾病背景下的镶嵌现象有两种表达方式。第一种是在健康遗传基因组的背景下，单个细胞发生的单个显性突变导致孟德尔疾病的镶嵌表现。这种镶嵌性疾病被 Happle 称为 1 型镶嵌现象[24]。第二种是在遗传性杂合突变的情况下，可能会存在影响另一个（正常）等位基因的合子后突变（图 104. 2b）。通常，这与导致正常等位基因功能丧失或完全缺失的遗传/种系常染色体显性突变和合子后突变有关。这在临床上表现为具有常染色体显性表型的镶嵌型的皮肤区域，可先天存在或比预期更早出现或更严重。这被 Happle 称为 2 型节段性镶嵌现象[24]。这一机制已经在多种皮肤病中得到证实，包括 Hailey-Hailey 病[25]、Darier 病[26]、Cowden 综合征[27]和 Gorlin 综合征[28]。

在正常等位基因中也可能发生合子后突变，其个体在具有常染色体隐性表达模式的基因中具有种系杂合致病性突变，从而导致常染色体隐性表型的镶嵌现象，最近已经在外胚层发育不良皮肤脆性综合征中发现这种现象[29]。

逆转镶嵌现象

逆转镶嵌现象（revertant mosaicism）最初见于常染色体隐性遗传的大疱性表皮松解症，其中两个等位基因都在种系中发生突变，并失去功能。然后一个等位基因发生了合子后或体细胞校正性 DNA 突变[30-33]（图 104. 2c）。一个等位基因功能的恢复足以挽救该表型。在自主性细胞治疗中，逆转镶嵌皮肤已被提出作为细胞来源进行培养并移植给患者，正在试验中[34-36]。

逆转镶嵌现象也可发生于种系中有常染色体显性等位基因突变的合子后或体细胞的单等位基因突变（图 104. 2c）。先天性网状鱼鳞病样红皮病发病与这种机制有关，这是常染色体显性疾病，其特征是正常皮肤逐渐出现散在皮岛。此种镶嵌性突变（在这个病例为重组事件）使等位基因丢失可导致表型校正[37-38]。

类似镶嵌现象的疾病

带有镶嵌型皮肤模式的种系遗传病

目前已知的具有镶嵌型皮肤模式的种系疾病都是 X 连锁显性，在 XY 染色体的雄性中是致命的，这种遗传模式在雌性中是由正常的 X 染色体失活所造成。突变的 X 染色体失活，则皮肤表型正常，而正常的 X 染色体失活，则皮肤会受影响。到目前为止，这一模式仅在累及 Blaschko 线区域中发现，但也可能是因为其他模式不像镶嵌现象那么容易识别。典型的有色素失禁症、Goltz 综合征、CHILD（先天性偏侧发育不良伴鱼鳞病样红皮病和肢体缺陷）综合征和 Conradi-Hünermann-Happle 综合征。

嵌合现象

嵌合是指在来自一个以上受精卵的单个个体中至少有两种基因型细胞同时存在。嵌合个体的皮肤外观可能与镶嵌现象相同[39-40]，由于个别罕见的镶嵌性疾病的遗传学未在常规临床中进行研究，因此很可能诊断不足。即使在研究中，儿童皮肤病学中最有可能是在女性和男性受精卵融合的情况下作出嵌合体的诊断，其他融合不太可能被认为是嵌合体。在女性/男性嵌合体的情况下，重要的是要把孩子转到临床遗传学相关的儿科中（例如内分泌学）评估其他后遗症。

决定镶嵌性疾病表型的因素

有关图解说明，参见图 104. 3。

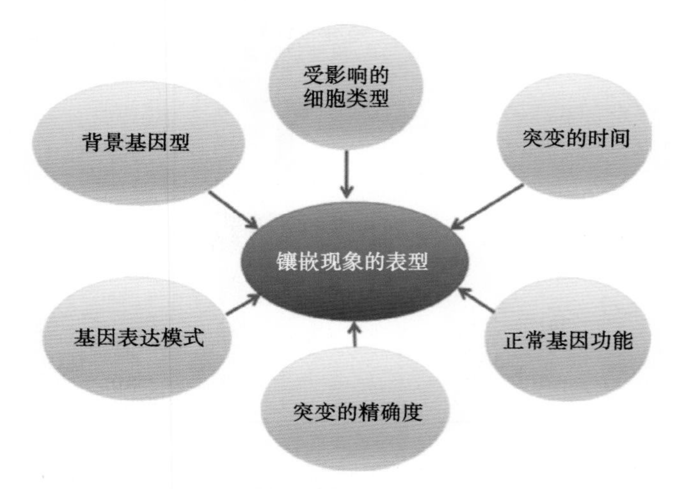

图 104. 3 决定镶嵌性疾病表型的关键因素。这些因素可能在不同的疾病和不同的个体中具有的重要性不同，从而导致镶嵌性疾病的广泛表型

突变的时间

合子后突变的时间对产生的表型至关重要。在最简单的层面上，我们预计相同突变发生在胚胎早期比在妊娠后期导致更严重的表型。这已经被证实，例如在皮脂腺痣中，最常见的突变既有常见的圆形单个皮脂腺痣，也有完全发育的 Schimmelpenning 综合征，该综合征表现为沿 Blaschko 线分布的皮脂腺痣伴随神经、眼和骨异常[18]。几乎可以确定由于相同的原因，在某些情况下皮损的数量与皮肤外并发症的发生率有关。例如，单个先天性黑素细胞痣通常不伴有神经系统异常，而两个或多个可能伴有神经系统异常[41]，这表明可引起两处皮损的突变发生在前体细胞中，并可分化或迁移到其他器官。

受突变影响的细胞类型

受突变影响的细胞类型在表型的发展中至关重要。在不同的镶嵌性疾病中发现相同的突变已证明这一点，例如导致 Schimmelpenning 综合征的一种突变-*KRAS* p. G12D-也可引起血管畸形[42]。在这些病例中，虽然可能处于相似的发育阶段，但突变可能发生在两种不同的细胞类型中。

受影响个体的种系基因型

已知种系突变或变异会影响遗传分离的种系疾病的临床表型，例如，种系中的 *MC1R* 变异会影响眼皮肤白化病的表型[43]。这种现象被认为是由子宫内两种变化相互影响相互作用引起的。在先天性黑素细胞痣中，种系基因型和镶嵌基因型之间也呈现出这种相互作用，其中某些 *MC1R* 变异修饰了合子后突变产生的表型[44]。此外，有证据表明种族修饰改变了 *GNA11/GNAQ* 镶嵌表型[45]。这种相互作用很可能在镶嵌性疾病中极为常见，并且可能导致患者之间出现某些表型变异。

基因表达的空间和时间模式

所涉及基因的正常表达模式在该病的表型特征中很重要。例如，如果根本不表达基因的器官内存在嵌合突变，那么该器官就不会出现表型。同样地，如果突变发生在胚胎发育过程中，但该基因未在产前表达，则不会有先天性表型，但重要的是如果在出生后器官组织中出现基因表达，就会有出生后表型。这种现象可以在过度生长的情况下被识别出来，例如 *PIK3CA* 相关的过度生长综合征在出生时表现为过度生长，而 *AKT1* 相关的过度生长（如 Proteus 综合征）一般在出生后才出现[46-47]。这表明 *PIK3CA* 在产前参与生长组织中的表达比 *AKT1* 多，或者在当时起着更重要的作用。

突变基因型的特异性

在某些镶嵌性疾病中，存在高度特异性的基因型-表型相互作用。例如与非斑痣亚型相比，多个先天性黑素细胞痣的斑痣亚型是由 *NRAS* 基因的同一密码子的不同错义突变引起的[48]。然而，在其他情况下，如 Schimmelpenning 综合征，目前无法区分的表型可能是由不同基因的突变引起的[18]。

镶嵌性疾病的模式

有关图解说明，见图 104. 4。

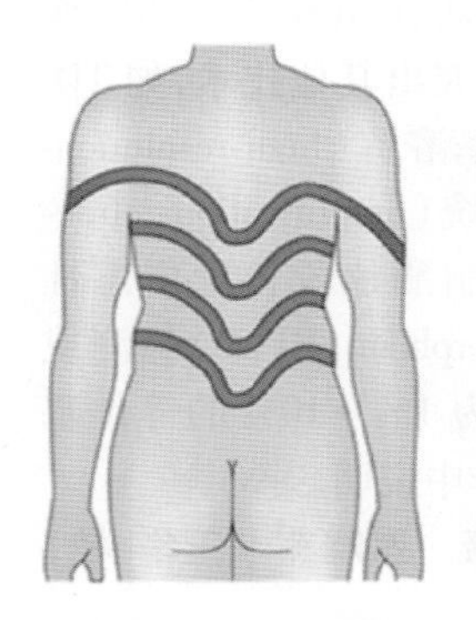
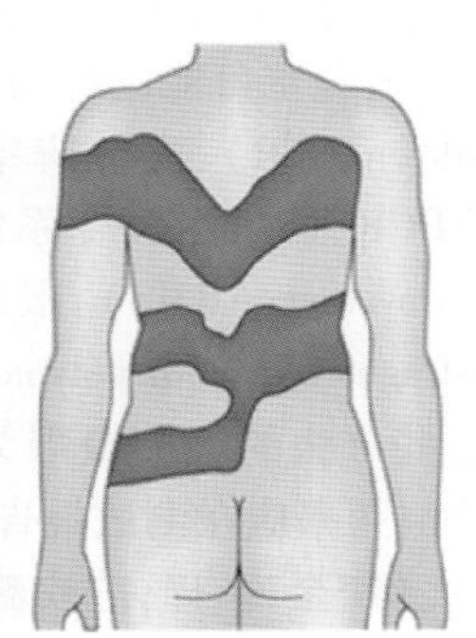
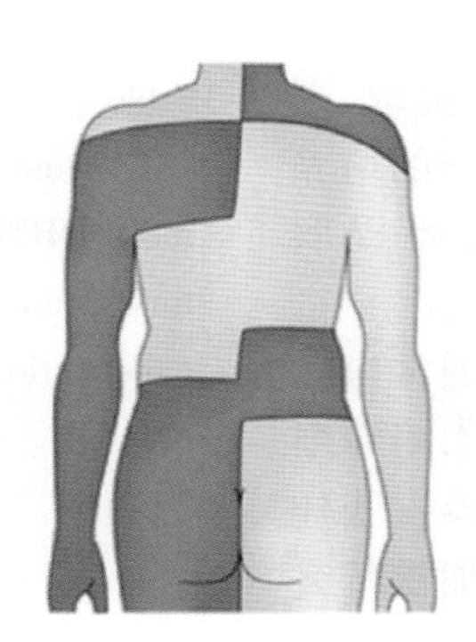
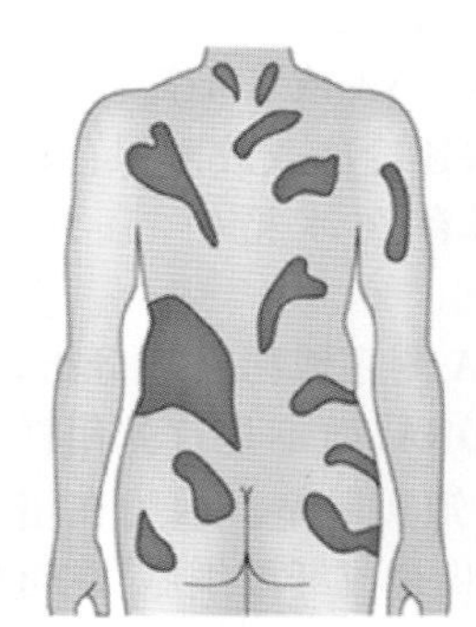
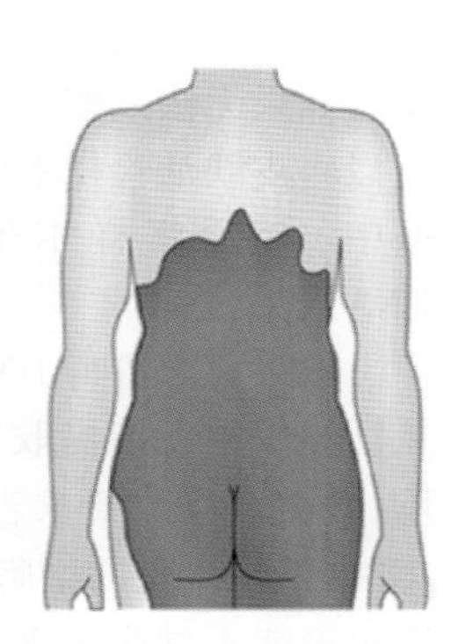

图 104. 4　已知的皮肤镶嵌性疾病模式。最初的五种描述皮肤镶嵌现象的模式，从左到右，沿 Blaschko 线分布的细带或窄带线、沿 Blaschko 线分布的宽带线、棋盘状、叶状、无中线分离的斑片状模式。资料来源：Adapted from Biesecker and Spinner[57]. Reprinted by permission from Macmillan Publishers Ltd.

最著名的皮肤镶嵌模式是 Blaschko 线，最初由 Blaschko 在 1901 年描述[49]，并在 1976 年被 Jackson 认为是镶嵌现象的标志[50]。1984 年 Happle 在头皮上详细描述了这些线的图案[51]，并被认为是正常胚胎发育的表现[52]。实际上 Blaschko 的原始论文也描述了一些节段性的镶嵌模式，而不仅仅是著名的细线。Happle 描述了 5~7 个他认为是由镶嵌现象引起的模式，沿 Blaschko 线分布的细线，沿 Blaschko 线分布的宽线，棋盘状、叶状和无中线分离的斑片状模式[52]，单侧分布[53]和腰带状[54-55]，到目前为止有 6 种已被证实是由遗传性镶嵌现象所导致（腰带状是第七种）。典型模式如图 104. 4 所示。还存在其他模式，如多发小圆形病灶，如某些先天性黑素细胞痣。

镶嵌性疾病的遗传研究

近年来，随着二代测序和全基因组技术的出现，镶嵌性疾病的遗传学研究已经发生革命性的变化，全基因组技术可检测低于传统核型分辨率的拷贝数变化。镶嵌性疾病研究的关键是对受影响细胞的取样和测试，以及使用足够敏感的技术来检测低突变等位基因频率。

取样和测定合适的组织

对于具有镶嵌模式或成分的种系遗传疾病,只需要留取血液样本进行检测。对于其他所有的镶嵌异常,将需要进行皮肤活检,最好同时抽取血液并提取DNA,因为一些镶嵌突变也会出现在血液中。如果患者的表现与已知诊断不符,那么对血液和受影响皮肤同时进行采样是必要的。如果可能的话,还应采集父母的血液,因为在识别孩子的新基因时,父母的血液可以作为阴性对照。

血液样本

从淋巴细胞中提取DNA的血液样本通常应放入装有乙二胺四乙酸(ethylenedi-aminetetraacetic acid,EDTA)的小瓶中。但具体的操作规程需和当地实验室进行核实。对于儿童而言,5mL血液提取的DNA足以进行所有标准测试。但需要的样本量又取决于实验室的方法,实际上许多实验室需要的远远少于此。如果只获得少量样本,则有必要检查该样本是否可用。以这种方式采集的血液样本室温下转移到相关实验室时是稳定的。

皮肤活组织检查

如果要进行皮肤活检以提取DNA,4mm的环钻就足够了。可以用盐水浸透的纱布将新鲜标本送至实验室。如果无法立即提取DNA或者不需要立即提取,则可以将皮肤活检样本快速冷冻或放入保存核酸的培养基中。然后将样本保存在冰箱中,直到需要提取DNA时。

如果要求进行DNA测序或拷贝数分析,通常应该从活组织中直接提取DNA,而不是首先用样本培养细胞,并需要将此要求告知实验室。因为在培养皮肤样本时,默认生长的细胞将是成纤维细胞,它可能携带突变也可能不携带突变。此外,培养过程可以改变基因型。然而,在某些情况下,受影响的细胞类型是已知的,并且该细胞类型的培养(不是默认的成纤维细胞培养)可能有助于突变检测。例如,一些实验室对McCune-Albright综合征或镶嵌性NF1中的咖啡色斑的黑素细胞进行培养。细胞培养需要当地专业的实验室进行。

如果需要检测处于细胞周期特定阶段的细胞,如染色体嵌合体的核型检测,则需要进行活检并培养完整细胞,而不是直接提取DNA。

甲醛固定及石蜡组织包埋

DNA可以从甲醛固定-石蜡包埋组织(formalin-fixed paraffin-embedded tissue,FFPE)中提取。然而,数量和质量普遍很低。包埋组织中DNA高度断裂,且已知固定过程会导致DNA测序假象[56]。在许多情况下可以使用FFPE提取的DNA来鉴定特定的基因型,例如用于单个热点区域的短片段聚合酶链反应(polymerase chain reactions,PCR),如果样品通过质量检测,它也可用于某些类型的二代测序。但需要说明的是,与新鲜组织样本相比,灵敏度降低了,特别是对于镶嵌性疾病。

选择正确的检测方法

这在很大程度上取决于当地实验室的条件,但最好先了解在特定条件下,哪种检测方法最适合,以便在测试范围内查看阴性结果。对于镶嵌模式的种系疾病,许多实验室仍然会选择标准的Sanger淋巴细胞DNA测序,特别是在与该疾病相关的突变“热点”(即不需要对整个基因进行测序)。对于镶嵌性疾病,Sanger测序通常灵敏度不够,可选择进行二代测序。在足够的深度下,其灵敏度可检测到低至1%突变等位基因频率。如果无法使用此方法,或再次出现已知的突变“热点”,某些实验室可能已经研究出其他技术,如TD-PCR(touchdown PCR)、高分辨率溶解(high-resolution-melt,HRM)PCR、扩增耐突变系统(amplification-refractory mutation system,ARMS)、限制酶片段长度多态性(restriction-fragment-length polymorphism,RFLP)检测或冷PCR。这些方法的检测极限为1%~10%的等位基因频率。检测频率应在测试报告中说明。

(唐金玲　译,陈安薇　罗晓燕　王华　校)

参考文献

见章末二维码

第 105 章 黑素细胞痣

Veronica A. Kinsler

摘要

儿童黑素细胞痣主要包括先天性黑素细胞痣和获得性黑素细胞痣，以及其他类型的色素细胞痣，如 Spitz 痣、蓝痣、斑痣和晕痣。儿童黑素细胞痣的临床表现和生物学行为通常与成人黑素细胞痣不同，医生需要具备丰富的儿童皮肤科知识来区分两者的固有差异，以缓解患者的焦虑。儿童皮肤科医生的关键任务是能识别出与皮外系统异常相关的黑素细胞痣，以及哪些患者需要进一步检查，何时检查，如何检查。在过去 10 年中，痣的发病机制，尤其对于可疑进展为黑色素瘤的痣，取得了重大进展，有助于制订治疗方案。

要点

- 小的单发性先天性黑素细胞痣(congenital melanocytic naevi，CMN)是很常见的胎记，一般不伴有皮肤外并发症，并且在儿童期发生黑色素瘤的风险极低。
- 多发性(即出生时有 2 个或以上)的先天性黑素细胞痣是罕见的胎记，可能与皮肤外并发症相关，某些表型中黑色素瘤发生风险增高。
- 目前预测多发性 CMN 患儿发生不良结局风险的最有效方法，是出生第一年进行中枢神经系统磁共振成像(MRI)筛查，而不仅仅是皮肤检查。
- 70% 的多发性 CMN 和 CMN 综合征(CMN 伴皮肤外并发症)由 *NRAS* 基因的合子后突变所致。
- 儿童期获得性黑素细胞痣不一定遵循成人黑素细胞痣的 ABCDE 规则，当痣出现改变，尤其是在青春期前后时，常采取“观察和等待”的方法。
- 非典型痣综合征可出现在儿童或青少年时期，处理方法同成人。

先天性黑素细胞痣

引言　先天性黑素细胞痣(congenital melanocytic naevus，CMN)是痣细胞在皮肤内异常聚集的先天性良性皮肤病[1]，临床易诊断，但是，该术语涵盖了广泛的临床表现，包括常见的小的单发性先天性黑素细胞痣，少见的多发性先天性黑素细胞痣，后者往往伴发皮肤外异常。对 CMN 的研究有助于理解 CMN 如何发生以及如何发展成黑色素瘤，尤其有助于深刻理解该过程的遗传因素，这是由于 CMN 的发生缺乏紫外线照射。近年来对 CMN 发病机制和临床特征的认识取得了重大进展，有助于 CMN 患儿的管理。

临床特征　不同类型 CMN 的临床表现如图 105.1 所示。

颜色和光泽

CMN 通常表现为棕色或黑色，通常出生时颜色最黑。然而在某些情况下，它们在新生儿期可能会表现为粉红色、紫色或红色，导致误诊为血管畸形或其他肿瘤。大的或泛发的 CMN 通常颜色呈高度异质性。CMN 在出生后往往颜色变淡，少数变化显著[2-3]。它们最终的颜色与患者潜在的色素表型有关[4]。换言之，肤色浅的患儿相较肤色深的患儿，CMN 颜色更浅。颜色变浅的过程发生在儿童期，而后趋于稳定。

CMN 的表面特征和良性增生

CMN 通常是可触及的，对于非常小而不能触及的皮损而言，一种有效的诊断方法就是 CMN 表面有皮纹加深的现象。而大的或泛发性 CMN 的表面通常是异质性的[5]，表现为结节或其他类型的良性增生并不罕见。另外，尽管局限性多毛症是 CMN 的常见伴发症状，可发生在大小不同的 CMN 上，但它更容易发生在较大的 CMN 上[5]。非头皮部位的 CMN 出生时往往没有毛发，后期才出现。头皮 CMN 表面的毛发往往出生时即有，较周围毛发更厚、更浓密、颜色更深，可以持续整个儿童期，但有时候 CMN 表面头发的颜色可恢复至与周边一致，偶尔比周边更浅。头皮 CMN 患者在儿童期开始出现白色头发，并且随年龄增长会越来越常见。为了美观，可以对白发单独染色。头皮 CMN 伴有斑片状脱发，有时候在出生时即有，或随年龄增长而逐渐出现。

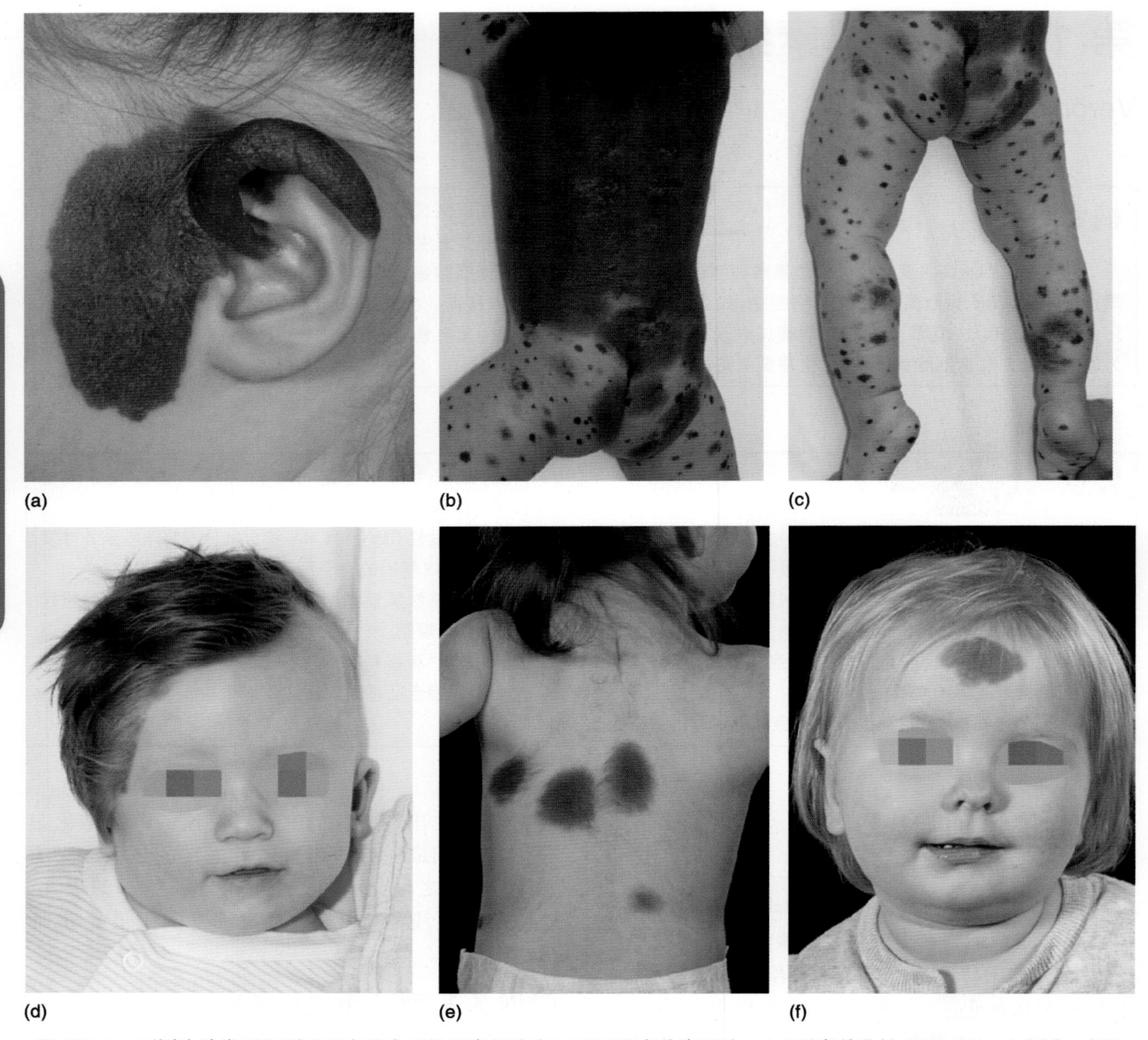

图105.1 不同皮肤类型和严重程度的先天性黑素细胞痣(CMN)患者临床照片。(a)耳廓单发性CMN。(b,c)为同一多发性CMN患者,其中最大的覆盖了整个背部。(d)多发性CMN,其中最大的覆盖了头皮和前额(如图所示)。(e)多发性中等大小CMN,不伴较大皮损。(f)前额单发性CMN

CMN可出现良性增生,它可在出生时即有,或生后出现[6-7]。这一特征在临床与组织学上容易与黑色素瘤相混淆[8],可引起忧虑。良性增生有多种临床变异形式,其中两种形式较常见,且在某种程度上可定义,即典型的增生性结节和弥漫性神经样增生(图105.2)。

典型增生性结节界限清楚,肉眼易见,对称分布,圆形或卵圆形,触之柔软至坚实,通常颜色均匀,常在出生时出现。结节颜色常比周围的CMN浅,呈粉红色或红色,但也可与周边的CMN颜色相同。直径大约0.5cm至数厘米,如果结节在生后出现,则增生几周后才趋于稳定。结节常易被抓破流血,增加家长的焦虑,但除非在出生时受到创伤,否则一般不会发生溃疡。如果结节呈息肉状或明显凸出皮面,需要切除,切除较易且不易复发,如果复发则令人担忧。后面将详细讨论CMN增生性病变的组织病理学和治疗。

弥漫性神经样增生的临床表现则完全不同,他们通常不会发生在出生时,但可发生在儿童期的任何时间。他们生长缓慢,在青春期前后可能增大。好发于躯干下部,比如腰部,也可在臀部或生殖器部位,可呈圆形,梭形更常见,边缘模糊,触之柔软或质韧,但不坚硬,和周边的CMN颜色一致,直径在几厘米至20cm之间,变大时就为悬垂形。因为边界不清,很难切除,并且切除后易复发,但本质上是良性病变。组织学显示

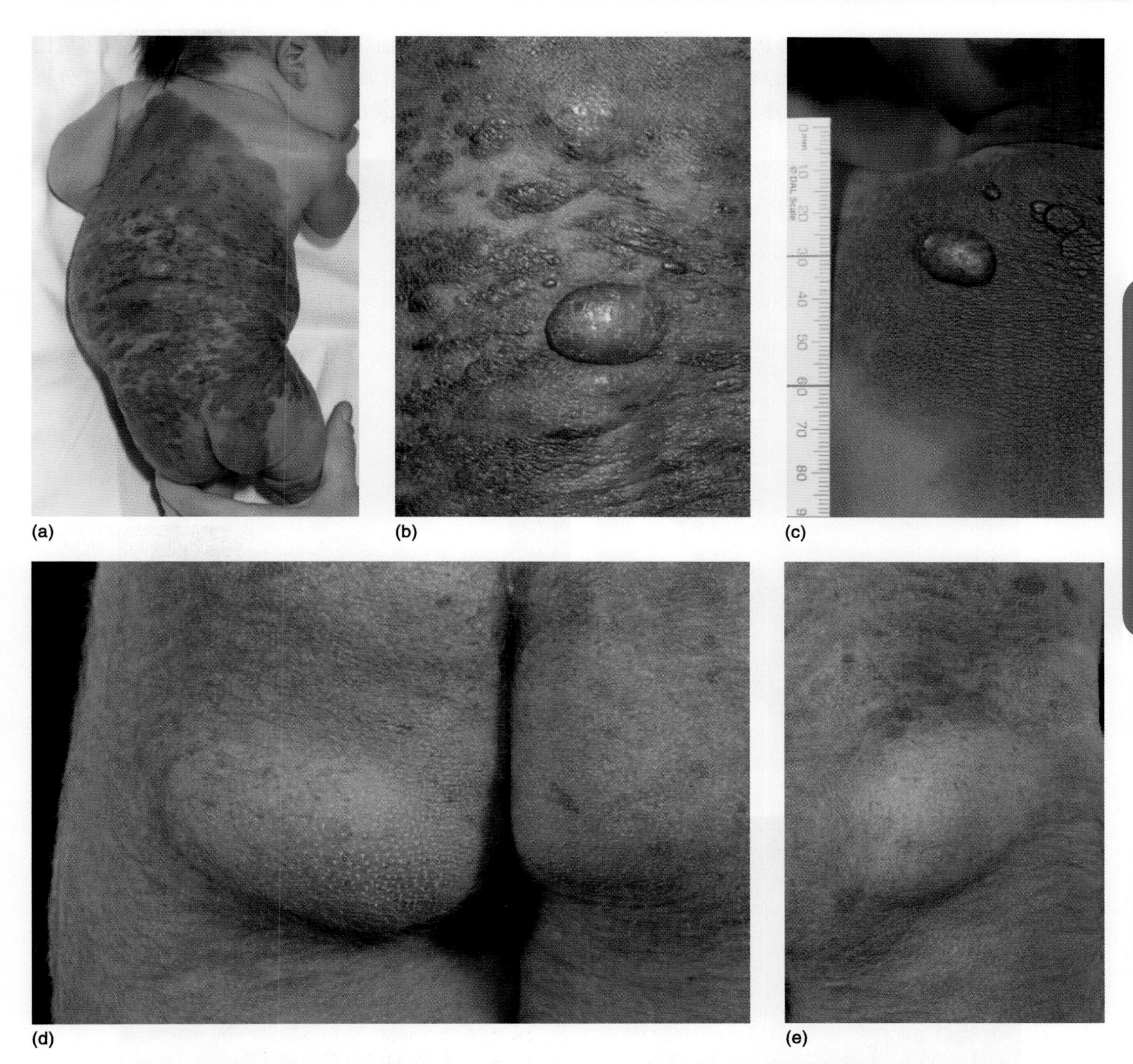

图 105.2　先天性黑素细胞痣(CMN)良性增生的病例。(a,b)同一 CMN 患者肢体典型增生性结节。(c)CMN 患者背部的典型增生性结节。(d,e)两个不同 CMN 患者在躯干下部和臀部发生的弥漫性神经样增生

神经源性分化。

CMN 罕有伴发血管畸形,且血管畸形都为低流量型[9-10]。

CMN 数量和卫星灶

CMN 可单发或多发,后者定义为出生时表现为 2 个或多个 CMN。多发性 CMN 患者其数目可达到数百个。与大型 CMN 相关的小的 CMN 常被称为卫星灶。这一术语可能是借用自黑色素瘤的用法,即恶性病变在其周围形成新的病灶。但在多发性 CMN 患者中,小的卫星灶通常不在大的色素痣的周边。因此,这一术语并不理想[11]。然而,从发育的角度来说,它们可能是起源自相同的母细胞。多发性 CMN 的患儿在出生后可继续出现新的痣,这一过程很大程度上是不可预测的。某些患儿这个过程可以持续整个儿童期[5]。应该提醒多发性 CMN 新生儿的家长注意患儿可能会出现新的小痣,而这本身并不需要担忧。少数多发性 CMN 患儿并没有大的色素细胞痣,它们可以表现为多个中型或小型 CMN,或两者的混合。

表型

迟发性 CMN

小部分 CMN 在出生时不可见或几乎不可见,出生后出现,并在出生后 1~5 年内发展,最终与典型的

CMN 难以区分。延迟出现的痣被称为迟发性 CMN。出生时出现的典型 CMN 中有时可以看到迟发性成分，即在 CMN 的周围苍白区域一年后逐渐出现 CMN 组织（图 105.3）。从而导致 CMN 在孩子出生后出现不成比例的增长。但是，通过出生时的临床照片回顾性分析通常可以发现迟发性成分的苍白区域。

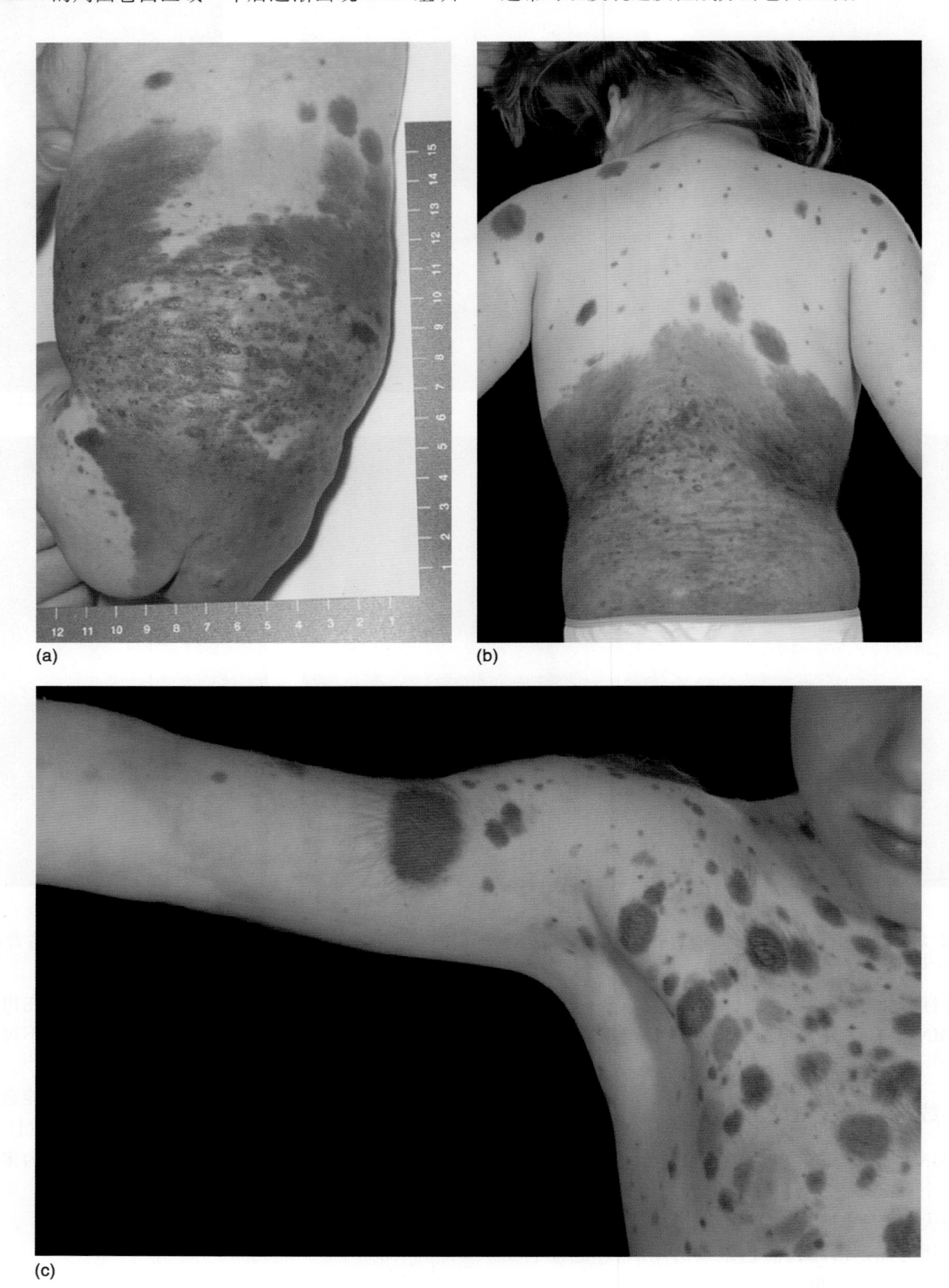

图 105.3 同一 CMN 儿童出生时(a)和 5 年后(b)的临床照片，显示该患儿最大 CMN 的上缘是迟发性区域，后来变为色素沉着。(c)上臂斑痣型 CMN 可见咖啡斑样基底

斑痣型 CMN

另外一种出生时并未完全成型的色素细胞痣亚型是斑痣型 CMN,这种亚型具有斑片状咖啡斑样基底,其上叠加更多典型的 CMN,伴或不伴其他的黑素细胞损害(图 105.3)。基底背景区域通常在出生时是完全不可见的,只能通过表面叠加的色素痣来推断。然而,它应该是可以预见的,并且通常会在几年之后出现。重要的是,如果 CMN 是斑痣型,则无法统计出生时 CMN 的总数。这是因为相关的小痣("卫星灶")本质上是咖啡斑,通常不会在表面叠加色素痣,至少最初不会。因此,它们在出生时是完全看不见的,并且只会出现在出生后头几年。更安全的做法是假设存在相关的不可见的更小的斑痣样病变,并把它当作多发性 CMN,而不是当作单发性色素细胞痣进行处理,除非它很小。

在中、大型 CMN 上叠加的痣细胞有可能同正常 CMN 一样具有相同的表型和可变性。然而,斑痣型 CMN 更加引人注目是因为它更易察觉。通常情况下叠加痣部分的大小、类型和颜色非常不同,但并非总是如此,人们采用术语"黑素细胞花园"来描述这个外观[12]。它们通常是不同大小(1~10cm)和颜色的痣细胞结合体。然而,在某些情况下,它们更加均匀一致,通常直径只有几毫米(非常相似甚至相同,描述为斑痣样丘疹)。这些不同表型斑痣的基因型可以是相同的[15],并且一定是因为患者其他特异性的因素才导致了这些色素痣的表型变异。

到目前为止,还没有发现斑痣型 CMN 与神经系统异常有相关性。可能与它是一个相对罕见的亚型,相关的病例报道过少有关。已发现斑痣型 CMN 可发展成黑色素瘤,可以危及生命[17]。因此这类色素细胞痣的处理应与典型的 CMN 相同。斑痣型 CMN 与更典型的 CMN 相比,有一个细微的基因型差别(详见发病机制)。

分类 对 CMN 进行分类基于两个原因。首先,以研究为目的的分类对于收集表型数据的标准化很重要。因为这样可以比较已发表的文献,并改善临床医生和研究人员之间的交流。其次,分类有助于临床实践管理和制订治疗指南。大多数情况下,基于第二种原因的分类是必需的,为日常研究中的精粹知识。

为临床研究、发表文章以及准确的数据共享而进行分类

适用于所有类型的先天性色素细胞痣[19],按皮肤特征、皮肤外特征和基因型进行分类。

皮肤特征

近几十年来,人们主要根据最大色素痣的大小和色素痣的数目提出了多种色素细胞痣皮肤表型分类[13-14]。基于先前分类系统的最新分类版本概述见表 105.1[16](详见参考文献),该版分类根据色素痣大小、部位、数量和表面特征进行分类。值得注意的是,该分类中的"巨痣"一词,尤其"巨大毛痣"等陈旧性术语并不受患者和家人的认可,在与患者沟通过程中,运用"巨"或"大"等词语时会更敏感。

表 105.1 最新发表的用于研究和发表文献的先天性黑素细胞痣(CMN)的皮肤分类方法

最大 CMN 成年后预测值	小型(<1.5cm)
	中型(M1)(1.5~10cm)
	中型(M2)(>10~20cm)
	大型(L1)(>20~30cm)
	大型(L2)(>30~40cm)
	巨大型(G1)(>40~60cm)
	巨大型(G2)(>60cm)
	多发性中型 CMN(3 个或以上的中型 CMN,没有明显较大的 CMN)
"卫星灶"数量(最大 CMN 以外的 CMN)	0(S0)
	1~20(S1)
	>20~50(S2)
	>50(S3)
最大 CMN 的部位	头
	躯干
	四肢
最大 CMN 颜色异质性	无(C0)
	中度(C1)
	明显(C2)
最大 CMN 的皮肤褶皱	无(R0)
	中度(R1)
	明显(R2)
最大 CMN 的结节	无(N0)
	中度(N1)
	明显(N2)
最大 CMN 的多毛	无(H0)
	中度(H1)
	明显(H2)

注:每行使用字母/数字代码进行评分,例如 G1/Head/S1/C0/R1/N0/H2。资料来源:Adapted from Krengel et al.[16]. Reproduced with permission of Elsevier.

有一个概念需要解释,那就是"预测的成年后尺寸(projected adult size)",即预测受累个体成年后,其最

大CMN的大小，这往往是一种不准确且主观性的估计。这种测量方法的局限性怎么强调也不为过。然而，许多研究已证明它与不良预后相关（见后文），甚至在观察者之间得出相当程度的一致性结果[18]。有两种主要的预测方法，第一种是CMN的最大直径乘其所处部位的生长系数，近来可以图的形式呈现[16]。这种方法的主要局限性在于，广泛的多发CMN常常会影响多个身体部位，而这些部位的生长速度各不相同。第二种方法是在标准成人人体图上绘制最大的CMN，并根据成人平均身高估算该CMN的最大纵向直径。这两种方法的主要局限性都是不准确。

皮肤外特征——CMN综合征

除了小型单发性CMN以外，皮肤外表现的分类是完整描述CMN表型的重要组成部分。与其他先天性色素痣的分类一致[19,21]，当有CMN皮肤外表现时，采用“CMN综合征”这一术语更为恰当[20]。已知的CMN综合征表现稍后将详细介绍，包括特征性的面部特征、神经系统的临床和影像学异常、内分泌和代谢异常（包括测量儿童的生长参数）、骨骼发育异常和恶性肿瘤的发生（皮肤和皮外黑色素瘤，偶见其他）。

基因型

若有条件，完整的CMN分类应有基因检测，如*BRAF*基因突变检测为阴性，需检测*NRAS*基因的突变状态（有关基因分型的详细信息，请参阅下文）。

临床实践管理分类系统

这种分类系统更加精简，所描述的表型基于已发表的文献，且证明与临床预后相关。换句话说，这是一种有助于评估预后和治疗的分类系统。CMN患儿的不良预后有：①神经系统或神经发育异常；②发展成黑色素瘤；③死亡。

皮肤分类与神经系统或神经发育异常相关的早期研究为回顾性统计分析，并没有研究临床变量之间复杂的相互关系。先前研究表明，巨大CMN位于头部或脊柱（背部中轴位）是神经系统异常的一个重要风险因素[22]。而最新研究表明，CMN的发生部位与不良预后无关。然而众所周知，最大的痣通常长在后背，较大的痣往往伴发较多的小痣。在统计模型的所有变量中，较位置而言，预测的成年后尺寸（projected adult size）[17]或色素痣的总数[23]更能提示出现神经系统异常的风险。即使最大的痣位于肢体，如果面积大或数目多，也容易发生神经系统异常[24]。当同时考虑色素痣的大小和数量时，痣预测的成年后尺寸（projected adult size）是更重要的变量[7,25]。然而，事实上色素痣的大小与数量的增加是相关的，因此两个变量互相影响。其他皮肤表型变量（如表面凹凸不平、多毛、结节）与不良预后无关。

此后，加入了神经影像学表现作为一个建模变量来衡量不良预后结果。磁共振成像（MRI）显示黑色素特征性信号[26]是20世纪90年代的一项创新性发现，对CMN儿童研究发现了先天性黑素细胞疾病的特征性表现[27]。一项大型前瞻性研究，将CMN患儿在1岁时中枢神经系统的单次MRI筛查的神经影像学结果与之前列出的临床表型变量相结合，结果表明，MRI异常与神经系统异常（癫痫）和神经发育异常以及任何部位发生黑色素瘤的相关性更强[28]。正如预期的一样，MRI结果也与死亡风险相关[25]。但是，该研究中死亡的患者数量太少，缺乏说服力。

综上所述，为确定CMN新生儿的临床预后，临床上的关键决定为是否进行MRI检查。迄今为止，尚无文献报告出生时有单个CMN且无其他合并诊断的新生儿（不论大小或部位）有神经系统的影像学异常或严重的神经发育异常。然而，罕有文献报告出生时有两个CMN的患儿经MRI扫描发现神经系统异常[17]。因此，出生时有两个CMN被视为进行MRI扫描的分界点，这是目前唯一有证据基础的分界点，可作为疾病管理的指南。此外，理论上可以解释出生时单个CMN和两个CMN的临床差异。单细胞突变产生两个不同的CMN（众所周知），这意味着该细胞仍存在胚胎迁移潜能，因此也可能成为神经前体。和所有的指南一样，临床医生可以根据他们认为合适的诊断标准来解释这一点。

参照临床实践分类，CMN可分为两组：①单发性CMN（任意大小或部位），通常不需要常规行中枢神经系统MRI检查；②多发性CMN（出生时为2个或2个以上，任意大小或部位），然后根据它们的神经影像学表现进行分类。该临床实践分类系统如图105.4所示。

流行病学 不同皮肤表型的CMN发生率各不相同。单发的小型CMN发生率为1%～2%[29-31]。在一项研究中，预测的成年后尺寸（projected adult size）>20cm的CMN其发生率为1/20 000（0.005%）[32]，但是该研究中只有1例阳性病例。多发性CMN和CMN综合征的发生率尚不明确，多发性CMN发病率可能介于两者之间。

大多数CMN的流行病学数据显示女性多于男性，比例1.2∶1[4,33-34]。然而在一项大型前瞻性研究中，并没有发现性别差异[32]。迄今为止，小的CMN的发生率无明显种族差异，CMN可累及所有种族。在一项大型前瞻性研究中发现非洲黑人血统的婴儿发病率略有增加[32]。

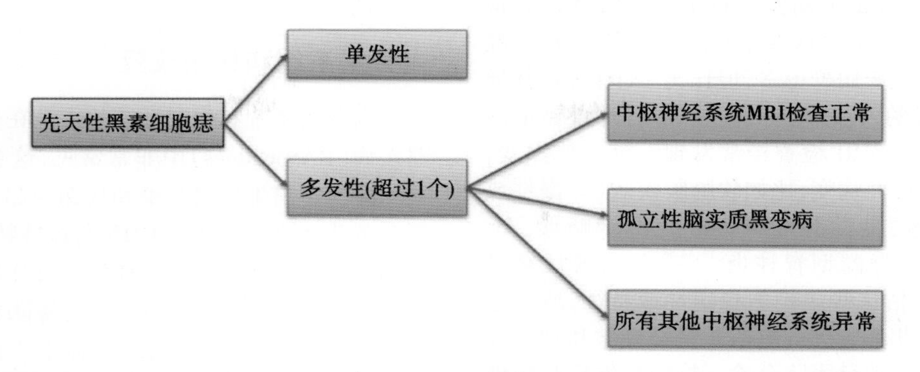

图 105.4 先天性黑素细胞痣临床实践分类系统。最终的临床管理方案参考该分类系统

并发症 CMN 的皮肤表现可能与多种皮肤外特征以及恶性肿瘤并发。

神经系统方面

在 1861 年,Rokitansky 在尸检中首次描述了与 CMN 相关的神经系统异常[35]。后来由 Kadonaga 和 Frieden[36]提出"神经皮肤黑变病(neurocutaneous melanosis)"一词,描述皮肤和中枢神经系统黑素细胞共存性疾病。然而,随着对无神经症状儿童进行 MRI 筛查的出现,CMN 患者的中枢神经系统疾病在临床和影像学的多种表现变得显而易见[22,26-27,37-38],需要大量的前瞻性队列和新的遗传技术来充分分析这种情况。

目前已知,该病的中枢神经系统疾病演变与皮肤疾病高度相似,出生时皮肤的良性先天性色素痣可能发展为皮肤黑色素瘤;在中枢神经系统,良性先天性中枢神经系统病变有可能发展为中枢神经系统黑色素瘤。重要的是区分两者,而不是将两者统一命名为"神经皮肤黑变病"。以前曾使用"无症状性"和"有症状性"神经皮肤黑变病来区分两者[36],并且大量论文认为有症状性神经皮肤黑变病与死亡有关。但这不够准确,因为很多患者的症状来自他们的良性先天性中枢神经系统疾病(癫痫发作或神经发育迟缓),并没有减少预期寿命。限制"神经皮肤黑变病"术语使用的另一个原因是有相当数量的先天性中枢神经系统病变不是黑变病。由于上述原因,以及后面描述的 CMN 相关并发症,最好使用"CMN 综合征"一词来描述与 CMN 相关的先天性良性神经系统疾病。"原发性中枢神经系统黑色素瘤(primary CNS melanoma)"一词用于描述恶性中枢神经系统疾病。

CMN 患者先天性中枢神经系统疾病是源自 CMN 本身的基因突变所致[39]。迄今为止尚未发现单发性 CMN 儿童患有先天性中枢神经系统疾病,因此,本文所描述的所有类型的先天性中枢神经系统疾病都发生在多发性 CMN。近期一项长期前瞻性队列研究对 MRI 结果进行分类,并将其与临床观察指标相关联[25],根据 MRI 结果提出了不同的管理策略。这进一步完善了以前发布的儿童 CMN 指南,即所有出生时有多发性 CMN(两个或更多,与大小和部位无关)的儿童均应接受一次对整个中枢神经系统进行的钆造影剂增强 MRI 检查,如有可能,应在 6 月龄内完成[17,25]。认为单发性 CMN 儿童(与大小和部位无关)神经系统状况良好,不建议进行常规 MRI 检查。

脑实质黑变病

在 CMN 综合征中,最常见的先天性中枢神经系统疾病是孤立性脑实质黑变病[26-27],据一项大型多发性 CMN 前瞻性队列研究报道,其发生率约为 20%[22]。脑实质黑变病是含黑色素的细胞在患者脑实质聚集,在 MRI 上可通过 T_1 加权的特征性高信号来识别[26]。迄今发现,含黑色素的细胞最常见的聚集部位是颞叶,特别是杏仁核[17,26-27],但亦可发生在脑干、小脑和大脑皮层。组织学检查显示病变细胞中不仅有黑色素,还有黑素小体,这些细胞是神经元细胞和星形胶质细胞,而非色素痣细胞。也可能与皮质发育不良有一些微妙的联系[40-41]。有趣的是,组织学可见的病灶在 MRI 上不一定能发现[42],可能是因为小病灶的细胞聚集程度低于目前的成像分辨率。但是脑实质黑变病是根据 MRI 的表现而诊断,并不需要活检。有这种 MRI 异常的患儿其神经发育异常和癫痫发作的风险会增高。然而,与 MRI 正常的儿童相比较,黑色素瘤(原发于皮肤或中枢神经系统)的患病风险并没有增高[25]。因此,MRI 异常的 CMN 新生儿应该转诊儿童神经科进行儿童神经发育评估,以解决可能出现的神经发育异常问题。不需重复进行 MRI 检查,因为这些病变通常较稳定,最近一项小样本研究对脑实质黑变病患者进行多次 MRI 复查,结果表明随时间推移,多数病例脑实质内黑色素会逐渐变少[43]。然而在儿童期早期,随着中枢神经系统髓鞘的增多,黑色素的信号会变得模糊。

其他中枢神经系统的异常

文献报道的诸多患者都有自己独特的中枢神经系

统异常表现,因此对每个病例进行个体化管理是非常重要的。一般来说,尽管这些中枢神经系统异常情况比孤立性脑实质黑变病少得多,但作为一个群体,其导致严重不良后果的发生率更高[25,28,44],因此需要重点鉴别。这组疾病的 MRI 检查经常发现有脑实质黑变,但也伴随其他特征性病变,比如软脑膜疾病(弥漫性或局灶性)、脑积水、良性肿瘤、Dandy-Walker 畸形、Arnold-Chiari 畸形或脊髓型脊柱炎[17,44-46]。需要反复进行 MRI 检查来评估这些病例的稳定性或特征,所有患有这组疾病的患儿都应进行包括儿童神经学和神经外科学专家在内的多学科团队会诊。特别是发现弥漫性软脑膜黑素细胞增多症总是令人担忧[25,36,44],这是因为大多数这种病例为软脑膜黑色素瘤,或易发展为软脑膜黑色素瘤[47]。弥漫性软脑膜黑素细胞增多症在影像学上表现为大脑、脊柱和周围的软脑膜的增厚/增强,婴儿期临床表现为脑积水,较大儿童表现为颅内压升高。值得注意的是,多发性 CMN 的儿童如果临床表现为脑积水,即使早期 MRI 正常,一般也认为是由弥漫性软脑膜黑素细胞增多症甚至黑色素瘤所导致的。钆增强扫描会提高软脑膜疾病的发现率,但如果扫描结果为阴性,则应在几周内复查。

不幸的是,到目前为止,尚无明确的出生时皮肤表型特征来鉴别这些复杂先天性神经系统疾病与出生时 MRI 正常或患有孤立性脑实质黑变病的儿童,因此目前建议多发性 CMN(2 个或 2 个以上)患儿在出生后 1 年内,最好在 0.5 岁内,进行 MRI 检查。由于多发性 CMN 病例在儿童期患有更严重的神经发育畸形和癫痫,患黑色素瘤的风险也更高,因此这部分患儿对神经外科手术的需求量很高。一般而言,原发性中枢神经系统黑色素瘤是儿童中最常见的类型,相较其他的 MRI 结果组而言,该病在本组的发生率更高[25,28]。

面部特征

CMN 患儿常有特征性面部特征[20]。由于不同种群之间面部形态学特征的标准不同,迄今为止只有一个关于白色高加索人种的相关研究,通过大型对照队列研究,使用标准化面部形态学术语定义,确定了面部的形态特征。在该队列 70% 的患者中发现了 3 个或更多的特征。最常见的面部特征是前额较宽或突出、眼距宽、眉毛异常、眼眶周围丰满、小/短鼻子、窄鼻梁、宽鼻尖、宽或圆脸、面颊饱满、前颌骨突出、人中隆起/长和下唇外翻[20]。面部特征与皮肤表型或神经系统表型无关。

面部特征可能是由于 *NRAS* 突变影响胚胎期面部骨骼和软骨发育所致。众所周知,*NRAS* 和其他 RAS 通路的基因遗传突变会影响面部发育[48]。此外,还有越来越多的嵌合体综合征具有典型的面部特征,包括 Cornelia de Lange 综合征[49]和 Pallister-Killian 综合征[50]。

内分泌系统和代谢改变

内分泌系统和代谢系统的紊乱在生殖系统 RAS 通路疾病(RASopathies)中非常常见,这意味着 RAS 信号通路参与了出生后内分泌和代谢通路。最近的一个大型儿童队列研究描述了 CMN 与这些特征的相关性[51]。毫无疑问,镶嵌性疾病个体之间内分泌和代谢异常的表现可能存在很大差异。然而,将队列的所有个体视作一个整体时,较明确的是整体上产前的生长发育是正常的,但在儿童期体重有增加的趋势,是脂肪增多而不是肌肉增多或骨肥大。体重增加的趋势明显高于同年龄阶段的普通儿童,并且与胰岛素抵抗指数相关[51]。体重增加或其与胰岛素抵抗相关的原因目前尚不明确,可能与环境和遗传因素有关。然而,临床上必须对所有 CMN 儿童监测生长参数,并对超重患儿进行适当的饮食和运动干预。这些干预措施似乎普遍有效。

可能出现的其他临床异常包括:女童乳房早熟、男童隐睾、巨大或泛发性 CMN 下方的脂肪和/或肌肉的局限性发育不良。垂体前叶激素的检查常常显示出 G 蛋白偶联受体激素的轻微异常,最典型的是黄体生成素(luteinizing hormones,LH)明显抑制[51]。这些异常结果可能与所见的临床特征相关,但似乎对青春期发育或生育能力没有长期影响。

FGF23 相关的高磷酸盐尿引起的代谢性骨病是一种更常见于表皮痣综合征的并发症[52-53],最近被命名为皮肤骨骼低磷综合征(cutaneous skeletal hypophosphataemia syndrome)[54-55]。迄今为止,在 CMN 综合征中仅报道过 2 例,均同时伴发表皮痣[56-57],尚未在这 2 例患者的骨骼中检查到 *NRAS* 突变。因为该异常在 CMN 中罕见,建议如果 CMN 患者伴发表皮痣,或者有骨病的临床表现,应该进行血液及尿液的骨代谢相关检查,后续的管理指南指出了这点[54]。

CMN 伴发黑色素瘤

原发性中枢神经系统黑色素瘤

黑色素瘤在儿童 CMN 皮肤或中枢神经系统中的总体发病率约为 1%~2%,其少见性阻碍了它的研究。皮肤黑色素瘤历来被认为比原发性中枢神经系统黑色素瘤更常见,但神经皮肤黑变病这一术语可能混淆了良性和恶性中枢神经系统疾病。实际上,中枢神经系统黑色素瘤在 MRI 发现伴有复杂先天性神经系统疾病的儿童发生率很高,但在不伴这些疾病的儿童中罕见[25]。原发性黑色素瘤可发生于多发性 CMN 患者的脑实质或软脑膜内,更常见于软脑膜内。MRI 异常是任何部位黑色素瘤最重要的预测因素[28]。然而,原发性中枢神经系统黑色素瘤数量仍然很小，但是随着时间的推移会分析更多的数据。目前尚不明确黑色素瘤与先天性神经系统疾病密切相关的原因，可能由于中枢神经系统的黑素细胞及其数量会导致恶性转化的风险增加，更可能由于先天性神经系统异常本身更易恶变。

重要的是，不管 MRI 筛查结果如何，任何患有 CMN 的儿童在任何年龄阶段出现神经系统症状都必须进行全面的病史询问和检查。临床医生应该降低对整个中枢神经系统重复进行钆增强 MRI 检查的标准。原发性中枢神经系统黑色素瘤的典型症状表现为颅内压增高和/或局灶性占位性病变（例如癫痫）。神经放射科医生应注意寻找以下几方面：①没有明显瘤体的交通性脑积水，这通常是弥漫性软脑膜病变，最初可能不可见；②软脑膜增强或增厚；③与早期筛查扫描的结果相比出现新的占位病变，如果早期未行筛查扫描，则可以通过典型的放射学特征将脑实质黑色素瘤与脑实质黑变病区分开来[58-59]。有时脑实质占位性病变也可以伴发软脑膜疾病，两者可能相通或彼此独立[25,44,60]。如怀疑有中枢神经系统黑色素瘤，应对中枢神经系统活检进行组织病理学和基因学检测。除了组织病理学外，全基因组阵列比较基因杂交（comparative genetic hybridization，CGH）、SNP 阵列、外显子测序或荧光原位杂交（fluorescent *in-situ* hybridization，FISH）对鉴别中枢神经系统的良恶性疾病也非常有用[28,61-62]。必要时，可应用核型分析或 RNAseq 检测致病基因位点。

CMN 伴发的其他肿瘤

横纹肌肉瘤（rhabdomyosarcoma，RMS）是已知的 CMN 伴发的最常见的非黑色素瘤类肿瘤[63-66]。尚无 CMN 伴发这些肿瘤的相关遗传学研究文献发表。因为有研究报告 RMS 中可见 RAS 突变（包括 *NRAS* 基因），而 CMN 中不可见[67]，所以认为 *NRAS* 热点突变是 RMS 的驱动突变。CMN 患儿还会伴发罕见的原发性中枢神经系统的非黑色素瘤肿瘤，如星形细胞瘤、脑膜瘤和室管膜瘤[17,25]。

组织病理学 因为 CMN 的组织学分析非常困难，尤其是怀疑恶变时，因此，让皮肤科专家参与解释 CMN 的病理结果非常重要。CMN 的病理表现随着病变大小和年龄的变化而变化。较小的痣通常是交界性的，然而较大的或泛发的 CMN 常是皮内痣，以 Grenz 带与真皮乳头或表-真皮交界处分隔。典型的 CMN 表现为淡染的黑素细胞巢。然而，在巨大的或泛发性色素痣的未分化区域，黑素细胞不成巢。典型的痣细胞通常围绕并侵入附属器和血管，也可进入下方的肌肉和脂肪。通常无细胞异型性，有丝分裂指数低（<1%）。黑素细胞的形态通常随深度改变而变化，有时称为“伴随深度的成熟”。然而，实际上越表浅的细胞向黑素细胞谱系分化越明显，在真皮深层，细胞多为梭形或卵圆形、无染色（图 105.5），因此该概念存在争议。

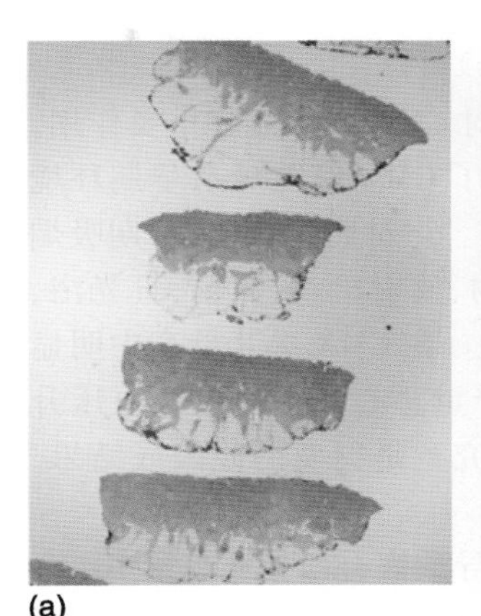
(a)

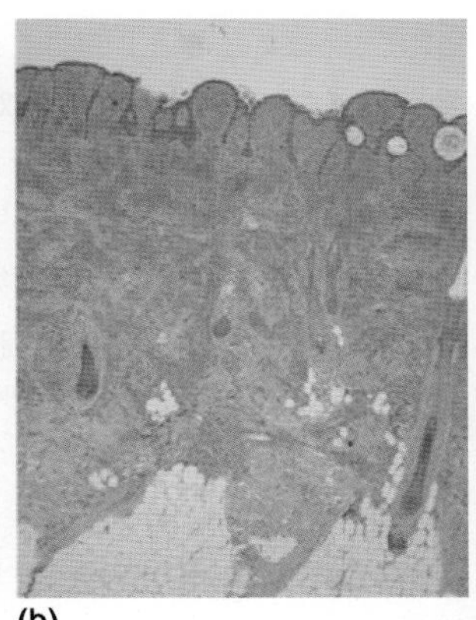
(b)

图 105.5 典型的先天性黑素细胞痣的显微照片，显示病变主要在真皮内，由淡染的痣细胞组成，延伸至附属器周围，细胞无异型性。原始放大倍数（a）×20 和（b）×40（HE 染色）。资料来源：Kinsler and Sebire 2016[19]. Reproduced with permission of John Wiley & Sons and courtesy of Professor N. J. Sebire.

少数情况下，一些良性增生性结节有丝分裂指数很高，因此，在组织学上与黑色素瘤很难区分。但是通常情况下，良性增生结节边界清楚，没有任何浸润迹象，很少或没有细胞异型性。另一方面，黑色素瘤的特征是边界不清、浸润性增生，有时伴有局灶性坏死、细胞有丝分裂指数高，有明显的异型性（图 105.6）。

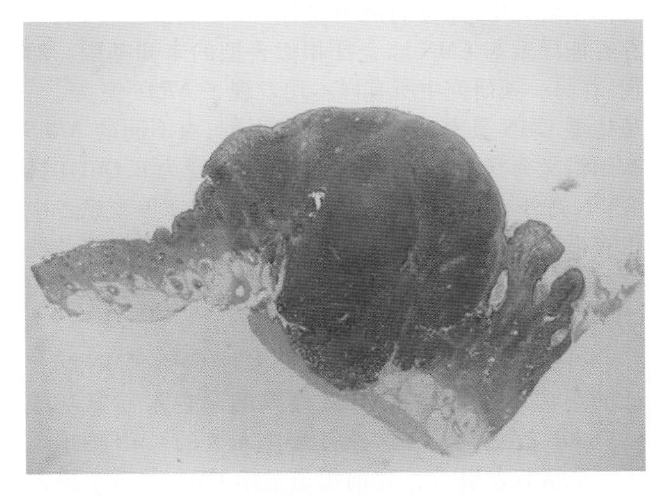

图 105.6 先天性黑素细胞痣内的黑色素瘤的显微照片，显示了一个增殖性亚群，广泛浸润并破坏周围结构，伴有细胞异型性。原始放大倍数×20（HE 染色）。资料来源：Kinsler and Sebire 2016[19]. Reproduced with permission of John Wiley & Sons and courtesy of Professor N. J. Sebire.

目前尚不清楚痣细胞的胚胎学来源,或者在发生突变之前它们原本是什么细胞[1,68-72]。许多真皮 CMN 在表-真皮交界处有正常的黑素细胞[73],表明它们有多种分化潜能。可能的细胞类型包括成熟黑素细胞、不成熟黑素细胞、神经嵴干细胞和真皮或黑素细胞干细胞[73-78]。

发病机制 环境因素并未对 CMN 的形成起重要作用。一项大型回顾性问卷分析了 CMN 患儿母亲孕期环境因素对 CMN 形成的影响[5]。与对照组相比,孕期吸烟是较小的风险因素,但药物、放射检查、酒精、日光浴、产妇感染、麻醉剂并无影响。在 CMN 患儿母亲中明显常见的症状有先兆流产、严重恶心或呕吐以及血压升高[5]。尚不明确这些因素究竟是突变的原因或结果,还是共同的独立因素。

CMN 是由合子后突变导致嵌合所致。与第 104 章描述的规律一致,单个 CMN 而非多发 CMN 表型的解释可能是突变发生在细胞发育后期,此时细胞已确定好了在皮肤的哪个部位发生。突变是导致身体出现多个明显的病变(皮肤或皮外)表型的原因。70%~80% 的多发性 CMN 和 CMN 综合征与 *NRAS* 基因合子后突变有关[39]。既往病例报道过 CMN 有 *NRAS* 基因突变[80-85],以及 *BRAF*[80-81,86-90]、*MC1R*[80,91]、*TP53*[80] 和 *GNAQ* 基因[84]突变。然而目前没有因果关系的证据,该病病因仍不明。已知合子后嵌合体发生的两种不同的错义突变,会导致氨基酸密码子 61 的改变(p. Q61K 是最常见的,p. Q61R 少见)。所有患者都是如此,在皮肤或中枢神经系统的病变组织中均发现了该突变,但在血液和正常的皮肤或中枢神经系统组织没有检测到该突变[39]。在两项研究中,部分病例中没有 *NRAS* 突变[39,90],表明存在能导致与 CMN 综合征相似表型的未知基因。然而,在另一项研究中所有样本均发现了 *NRAS* 突变[92]。斑痣型 CMN 具有轻度不同的基因型,由不同的 *NRAS* 基因错义突变引起。其中最常见的突变为 p. Q61H 突变[15],另外 p. G13R 和 p. Q61L[15,93]突变在单个患者中也有报道。15%~20% 非综合征性黑色素瘤的驱动性突变与密码子 61 这个热点有关[94],它能导致 *NRAS* 的 GTPase 和下游信号通路的组成性激活。

另外,*BRAF* 突变被认为是多发性 CMN/CMN 综合征的第二个罕见病因,导致经典的黑色素瘤氨基酸 p. V600E 改变[10]。在这种病例中,最大的 CMN 内出现了一个结节表型[10]。先前报道显示 CMN 的单个损害(包括多发 CMN 患者的单个皮损)也有 *BRAF* 突变[80-81,86-90],但其因果关系尚未得到证实。在一项大型基因型-表型队列研究中,大部分病例在临床和组织学上证实了有明显的多结节表型[79],7% 的病例中发现 *BRAF* 突变,这意味着它是一种罕见但重要的病因。重要的是,该研究显示 *NRAS* 突变、*BRAF* 突变和双野生类型患者之间临床表型并无显著差异,因此日常标准化管理并不要求常规基因分型。但在疑似恶性肿瘤的病例中应该进行 *NRAS* 和 *BRAF* 基因分型,从而指导治疗[95-96]。

有个例报道多发性 CMN 患者潜在的致病性融合基因:一个是 *ZEB2-ALK* 基因,一个是 *SOX5-RAF1* 基因[97]。尚不明确这是否为 CMN 复发的病因。近期从胚胎学角度分析 CMN,这可能有助于深入了解其发病机制[72]。

潜在的生殖细胞系易感性

尽管 CMN 的最终原因是合子后突变,但英国一个队列研究发现 25%~30% 的病例有一级或二级亲属的 CMN(任何大小)家族史[98-99]。这超出了统计学上的预期,因为小的单发性 CMN 的发生率大约为 1%。该队列研究发现,一种生殖细胞系遗传因子与 CMN 相关,并与阳性家族史相关。*MC1R* 是一个丰富的家族变异基因,会导致红发。与对照组相比,CMN 患儿的 *MC1R* 复合杂合度和纯合度增加[91]。这再次反映了非综合征性黑色素瘤的遗传学特征,并提示 CMN 可能是某些类型黑色素瘤的一个很好的遗传模型。很可能还受到其他易感基因的影响,不同种族中的易感基因可能不同。

基因检测

无恶性病变

在未发生恶性肿瘤的情况下,即使对 CMN 进行基因检测,也不会改变它的治疗方法,因此临床意义不大[4]。然而,患者和家属越来关注其色素痣的基因型。从临床研究角度而言,这种基因检测很有意义。非 *NRAS* 突变的 CMN,包括 *BRAF* 突变所致的表型和组织学特异性的 CMN[10,79,100],其结节发生率越来越高。环钻活检可以从单个的典型痣上取材,也可在因美观原因祛除的痣上取材。因为突变可能不在痣细胞外的其他组织中,因此 DNA 应该直接从皮肤提取,而不是从成纤维细胞培养中提取。应采取灵敏的、适用于镶嵌性疾病的实验室技术检测 *NRAS* 突变(请参阅第 109 章)。如果 *NRAS* 是野生型,*BRAF* p. V600E 突变也可以作为筛选选项[10]。

疑似恶性肿瘤

对疑似皮肤或神经系统的恶性肿瘤应尽可能进行基因检测。这是因为目前黑色素瘤的治疗原则基于驱动基因突变的框架下制订的,另外拷贝数分析与皮肤和中枢神经系统的病变生物学行为高度相关。临床上基因检测分为驱动基因突变分型和拷贝数测定。

驱动基因突变分型目前适合于 *NRAS* 和 *BRAF* 热点分析，这在其他癌症的诊断实验室里广泛应用，所需的技术也一样。优先选择新鲜组织，但也可用甲醛固定石蜡包埋的组织进行热点基因分型。

如果在疑似黑色素瘤中发现 *NRAS* 密码子 61 杂合突变，并不能判断病变为良性或恶性（因为大多数 CMN 都有突变），但其确实指导临床管理。特别注意的是，在 *NRAS* 突变的情况下，BRAF 抑制剂可出现反常激活效应导致黑色素瘤发生，因此，在 *NRAS* 突变导致的黑色素瘤中，BRAF 抑制剂是禁忌[101-102]，而 MEK 抑制剂是可能的治疗手段[28,103-106]。曾报道过一例伴发黑色素瘤的 CMN 中发生 *NRAS* 密码子 61 纯合突变，在 CMN 有杂合突变的情况下，可能提示恶性进展[39]。虽然还没有 *BRAF* 突变所致多发性 CMN 伴发黑色素瘤的病例报道，但最近的一项队列研究表明这并非不存在，可能是由于 *BRAF* 基因型的稀有性和相关黑色素瘤的报道较少所致[79]。

全基因组拷贝数变异分析是首个鉴别良性 CMN 和其内出现的黑色素瘤的检测方式[107]。这可以通过 CGH 分析或单核苷酸多态性（single nucleotide polymorphism，SNP）分析完成；如果无法进行全基因组分析，则可通过黑色素瘤特异性 FISH 检测。一般来说，与正常组织一样，良性 CMN 没有或很少有拷贝数变化，而典型的增生性结节通常表现为整个染色体单一的异常，而黑色素瘤表现为整个或部分染色体增多或减少[107]。某些情况下，*NRAS* 突变可发生扩增，可以通过上述这些方法或特定的实时定量聚合酶链反应（polymerase chain reaction，PCR）来检测[108]。已证明 CMN 伴发恶性肿瘤出现的拷贝数变异模式同样适用于中枢神经系统黑色素瘤，包括组织学检查不一定是恶性的进行性软脑膜疾病[61-62]。因此，本检测方法有助于临床鉴别罕见的、非恶性的、弥漫性软脑膜黑素细胞增多症（leptomeningeal melanocytosis）[61]。

治疗

CMN 的皮肤护理

CMN 的皮肤稍显脆弱，轻微创伤时即容易发生皲裂或撕裂等，其病因尚不明确。因此，巨大 CMN 患儿常出生时即表现为表面糜烂，尤其是在脊椎或骶骨等骨隆起处或出现增生性结节的皮肤很薄的部位。应用清洁剂及非黏性的敷料进行保守治疗后，这些新生儿的糜烂面应在满月左右愈合，发生糜烂不应视为恶性肿瘤的征兆。在幼儿时期，如果 CMN 发生在容易受伤的皮肤区域，例如膝盖、肘部或前额，皮肤脆弱可能给患儿带来麻烦。在学习走路或进行特定运动时，必须采取包裹衣物等简单防护措施。脆弱的皮肤不会影响正常活动。与其他皮肤区域相比，CMN 部位破损出血的情况没有想象中那么多，如果其表面发生渗出或裂伤，可用常规加压方法来处理。如果 CMN 的表皮缺失，通常可以二期愈合，随后该区域出现炎症后色素减退，并在一段时间内逐渐消退。如果伤口能一次愈合，几乎不留瘢痕。

CMN 皮肤容易干燥，其原因亦不明。从出生起应避免使用肥皂和沐浴露，必要时使用保湿霜。少数 CMN 儿童可出现严重瘙痒，可能与 CMN 表面湿疹活跃有关，或者与 CMN 区域内瘙痒加重有关。即使表面没有明显湿疹，通常局部外用糖皮质激素可在一定程度上改善瘙痒，但在极少数情况下，局部治疗无效。有证据表明，在 CMN 皮肤中有肥大细胞增多，这可能是临床上瘙痒的潜在原因[109]。瘙痒通常在 10 岁内随着年龄的增长而改善。硬化性和炎症性（增生性）CMN 罕见严重且顽固性的瘙痒，多发结节表型 CMN 有时会出现严重且顽固性的瘙痒[4,110]。此时可尝试予以口服药物治疗瘙痒，条件允许时可手术切除。

在罕见的情况下，CMN 表面可形成脑回状外观，通常发生于头皮，可引起回状头皮，也可发生于其他部位。由此产生的问题是局部难以清洗，以及回状头皮处头发易缺失。含有抗真菌药物和抗菌保湿成分的洗发水有助于治疗，但不应过度使用，因为会刺激 CMN。有时这些痣也是多结节性，可选择手术切除或部分切除。

单发性 CMN 和自然淡化

对单发性 CMN 患者的管理包括详细的病史和检查，特别是检查有无未检出的苍白性多发性 CMN 或咖啡斑，同时要检查神经系统和神经发育。如果查体正常，就不需要进行常规检查。必要时，基线照片可用于未来参考。从医学角度来讲，单发性 CMN 并不需要去除。一旦家属明白这一点，如果外科切除可行同时又出于美容的目的，患者可以于 3 岁以后去整形外科行手术，这也符合目前关于非紧急情况下避免全身麻醉的建议[111-112]。但是另一个越来越流行的选择是等到患儿长大到足以参与决策，再行手术。可行的方法有根据大小和部位进行分次切除和皮瓣扩张或植皮，这些方法均各有利弊，可以和外科医生团队进行讨论。无论从医学还是美容的角度，都不推荐表面切除技术，如刮除术、磨皮术和激光，尽管流行的观点认为这样的技术可以淡化 CMN。最近的研究通过系统测量未治疗的 CMN 颜色随时间的变化，并比较同一患者的治疗区和相邻未治疗区最终的颜色，解释了上述颜色变淡现象的原因[4]。这项队列研究能够揭示两个关键概念的相互作用，首先许多患儿的 CMN 在其自然病程中会随着时间推移而变淡；其次，表面切除后会发生色素沉着。CMN 的最终颜色与患者的基础肤色有关,也与遗传决定的正常色素表型有关,而与出生时 CMN 的颜色无关。换句话说,与肤色较深的人相比,肤色较浅的人(金发或红发)其 CMN 最终颜色会较浅。此外,CMN 的最终颜色与出生时的颜色(通常很深)完全无关,可能就像所有色素沉着在出生时的似乎都受到母亲和其他因素的影响一样。这些事实在进行了部分表面切除的患者(例如保留生殖器或臀部区域)中得到了显著的证明,治疗后 CMN 复色后的最终颜色与自然变淡的未治疗区域完全相同。因此 CMN 的最终颜色不受浅表切除的影响,而与个体的遗传色素表型有关[4]。

多发性 CMN

对多发性 CMN 患者的管理(出生时两个或多个 CMN)也应该包括充分的病史询问和检查。因为中枢神经系统 MRI 检查对不良预后的预测性比临床表型更强,因此建议所有多发性 CMN 孩子 0.5 岁内做一次 MRI 扫描。应对脑部和整个脊椎进行钆注射增强扫描,而不仅是脑部或脊柱,因为从皮肤表型无法预测中枢神经系统哪一部分会受到影响。因为造影剂能改善软脑膜病变的显像,因此是必需的。1 岁时无需全身麻醉即可 MRI 检查,对非常小的婴儿可使用“喂养-包裹”技术,或口服镇静剂。这已经在一项对 CMN 婴儿 MRI 扫描的队列研究中得到证实,并且最近发表了适合不同年龄患儿的镇静方案[113]。

对中枢神经系统进行一次 MRI 扫描可以达到实际分级管理,而不会导致家长焦虑。事实上,约 90% 的患者可通过一次 MRI 扫描令家属和医生都放心,仅 10% 的患者需要密切监控。根据扫描结果将患者分为三组[25]:正常组(大约 80%)、孤立性脑实质黑变病组(约 10%)和其他中枢神经系统异常组(约 10%)。MRI 结果正常组出现神经系统或发育问题的风险很低(最多 10%),并且不严重。此外,正常组儿童期患所有类型黑色素瘤的风险很低,因此不需要医疗随访。但如果出现瘙痒,正常组患儿应找儿童皮肤科医生提供皮肤护理建议,必要时可以为父母或孩子提供心理咨询服务。图 105.7 推荐了初始治疗方法,但必须根据个人情况酌情判断。孤立性脑实质黑变病组有较高的神经系统或神经发育异常的风险,儿科医生需要每年对其进行随访,发现并处理出现的各种问题。然而该组患儿在儿童期发生黑色素瘤的风险仍然很低,皮肤科随访同正常组。对于其他中枢神经系统异常组患儿,需要制订个体化方案,并且在弄清楚他们的疾病之前,应该多学科综合治疗。

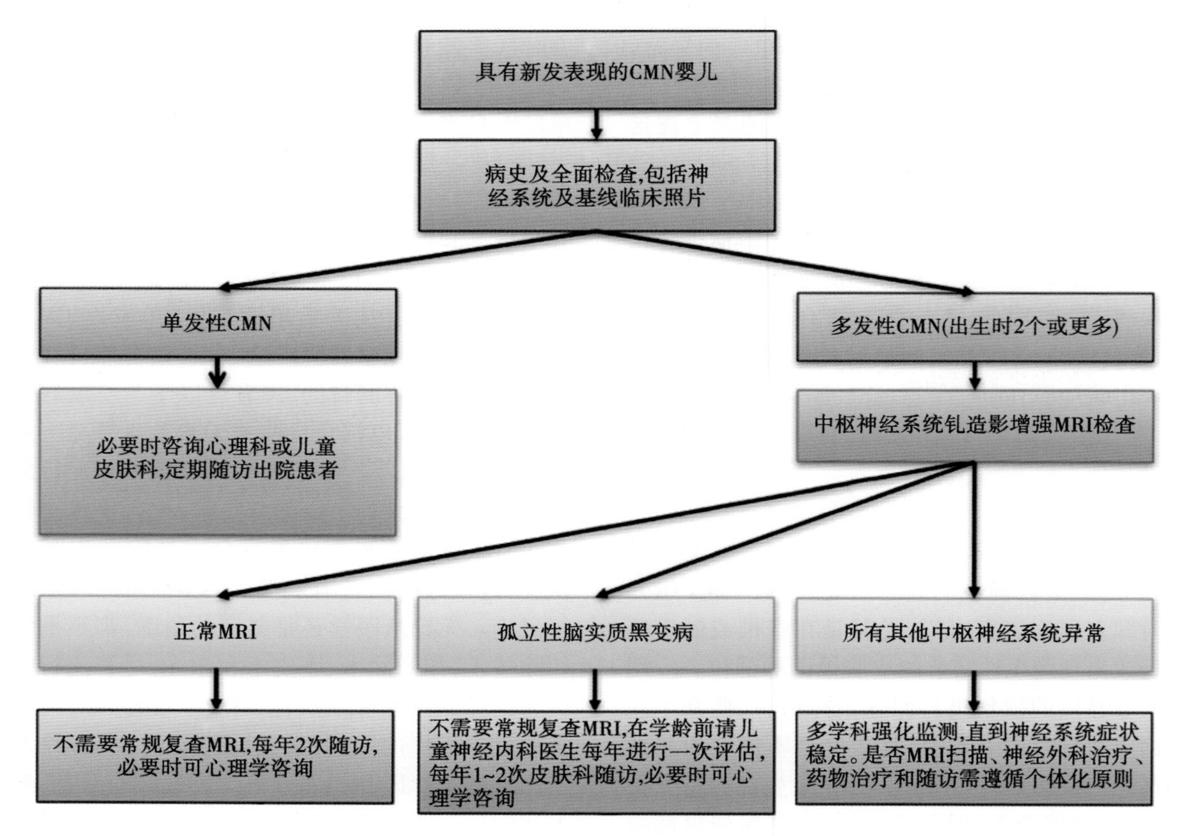

图 105.7　新生儿先天性黑素细胞痣的临床管理

目前的指南建议,对于初次就诊的多发性 CMN 的年长儿童,只要没有神经系统症状,2 岁或以上患儿不需要 MRI 筛查排除中枢神经系统疾病[17,25]。尽管所有部位的黑色素瘤风险都与 MRI 的结果有关,但事实上复杂的中枢神经系统异常在 2 岁时应该已经表现出相应症状,而且这些年长儿进行 MRI 需要全身麻醉,因此,上述建议似乎是合理的。然而,因为并没有明确的数据支持,故由临床医生决定是否检查。

CMN 内出现新的肿块或皮肤变化

巨大或泛发性 CMN 内出现新肿块较为常见,尤其是个别病例。因此去除所有肿块既不切实际也不一定对患者有益,尤其是肿块处于稳定期。图 105.8 的建议可作为指南,个别病例必须由临床医生谨慎处理。

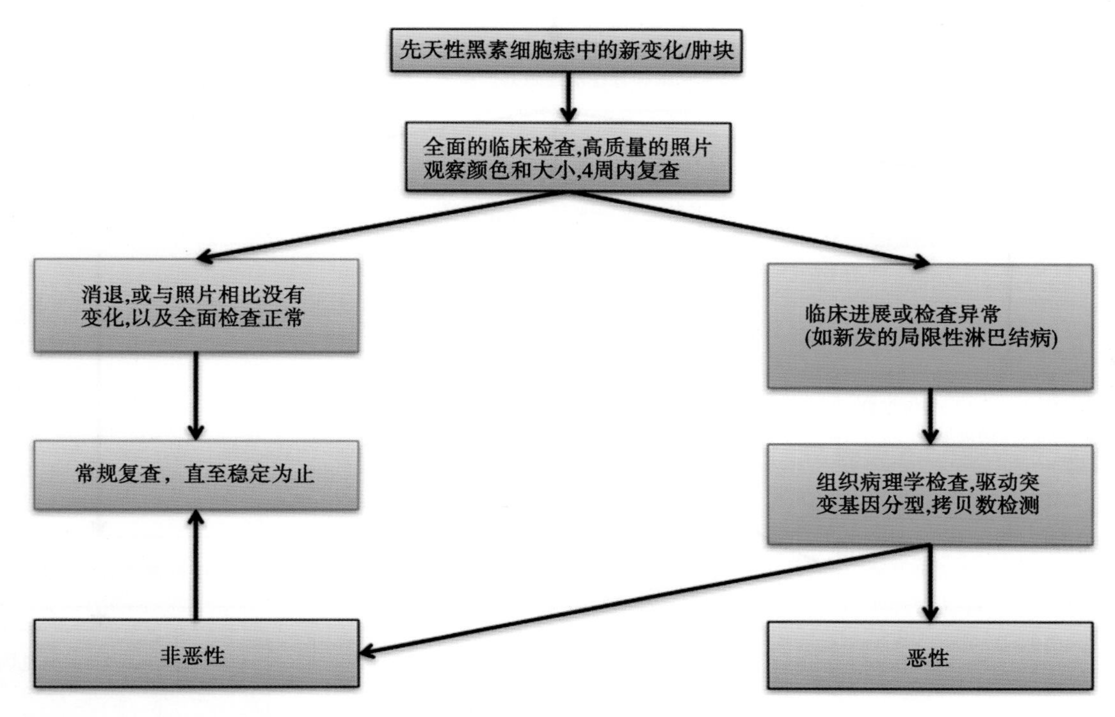

图 105.8 先天性黑素细胞痣(CMN)患者出现新肿物的处理。资料来源:Adapted from Kinsler et al. 2017[28]. Reproduced with permission of John Weley & Sons.

病史最重要的是明确肿块是否为先天性、有无变化、现在是否稳定、增生活跃了多长时间。先天性黑色素瘤罕见,而增生性结节很常见。此外,黑色素瘤在任何阶段都不会稳定生长,而经典的增生性结节则不然。基础评估需要采集所有新肿块或肿块改变的高质量照片,包括颜色和大小,彻底检查患者的神经系统、腹部和淋巴结。对小的皮损可以进行皮肤镜检查。如果认为肿块是恶性的,则应尽可能将其切除,而不是活检。如果认为是良性的,则患者可在 4 周内复查,并与以前照片对比,如无变化,患者应该再过一两个月复查。但是,如果 4 周内的复查有明显变化,应进行切除手术,如果要切除疑似恶性病变,样本不仅要进行组织学检查,而且还要将一些新鲜或快速冰冻处理的病变组织进行基因分析,两者同样重要。

CMN 患者新的神经系统表现

CMN 患儿出现新的神经症状或体征并持续数周时,应由儿科医生或神经科医生充分询问病史,并进行体格检查。无论最初的 MRI 筛查结果如何,为发现原发性中枢神经系统黑色素瘤或其他肿瘤,应对整个中枢神经系统进行增强 MRI 检查(图 105.9)。

皮肤黑色素瘤

关于 CMN 中黑色素瘤治疗的相关数据极少。以下是作者对本病经验的提炼,以及对现有文献的最新综述[28]。目前,CMN 伴发的黑色素瘤几乎普遍致命,这并非发表偏倚所致,前瞻性研究分析也得出了相同的结果[28]。然而,可能的情况下,争取准确的诊断和靶向治疗,从长期来看,可能有助于改善本病的预后。如果从临床表现、组织学和/或基因检测已经明确诊断皮肤黑色素瘤,应进行多学科综合治疗。基本治疗管理建议详见表 105.2。尤其推荐正电子发射断层扫描(positron emission tomography,PET-CT),因为良性 CMN 不会出现在 PET-CT 上,故可鉴别良恶性。这对淋巴结受累的评估也很重要,因为淋巴结组织学可以显示良性先天性疾病中的痣细胞。理论上,早期的恶性肿瘤可以完全切除，对于发生在成人的小 CMN 上的恶性病变，这可能是一个可行的选择。然而儿童皮肤黑色素瘤通常伴发多发性 CMN，并且发生在大的病灶中，暂未见文献报道完全切除直至痊愈的病例。但是，应该尽量尝试切除，如果有淋巴结受累的临床或影像学证据，还应同时尝试局部淋巴结清扫。没有证据支持本病进行前哨淋巴结活检，而且儿童黑色素瘤通常也不做。

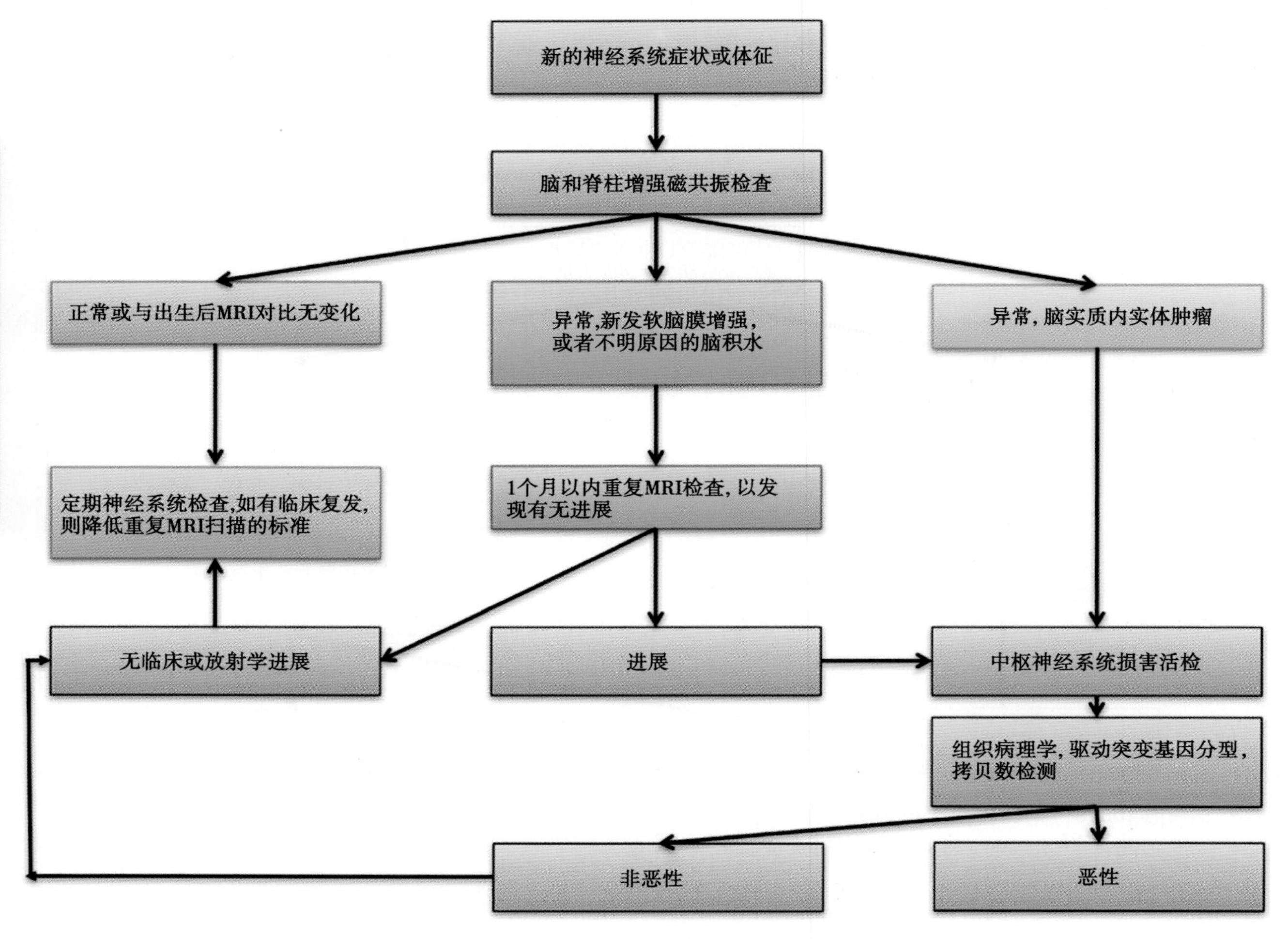

图 105.9 先天性黑素细胞痣患者出现新的神经系统表现的处理。资料来源：Adapted from Kinsler et al. 2017[28]. Reproduced with permission of John Weley & Sons.

表 105.2 黑色素瘤确诊后的化验检查建议。特殊治疗可能需要特殊的治疗前检查

血液	影像	组织学	其他
全血细胞计数	CNS 钆增强 MRI 检查	疑似原发性病灶活检	尿液分析
尿素和电解质	全身 PET-CT 扫描	组织病理学，最好至少有两个专家意见	眼科评估
肝功能	超声心动图	*NRAS/BRAF* 热点基因分型，拷贝数检测	
乳酸脱氢酶	腕骨、胫骨骨骺平片		
血脂			
维生素 D 水平与骨成分分析			
甲状腺功能			
肌酸激酶			
糖化血红蛋白			
总蛋白和葡萄糖			

注：CNS，中枢神经系统；MRI，磁共振成像；PET-CT，正电子发射断层扫描。

中枢神经系统黑色素瘤

如果原发性中枢神经系统黑色素瘤的诊断明确，应开始进行包括神经外科和神经肿瘤在内的多学科综合治疗。通常需要中心静脉置管来静脉给药，以减少反复静脉穿刺。如果存在软脑膜疾病，则需要脑室-腹腔分流术来改善颅内压升高的症状。口服糖皮质激素可缓解症状，局部放射治疗作为姑息措施。最近有针对 *NRAS* 基因突变黑色素瘤进行口服 MEK 抑制剂治疗的文献报道，小样本研究结果显示暂时取得良好疗效，症状缓解且无明显副作用[106]。Ipilimumab 治疗了 2 例原发性中枢神经系统黑色素瘤，但疗效不佳[28,114]。

CMN 的美容治疗

无论是站在患儿还是其父母的角度，都不应低估 CMN 的美观问题，在这方面，不同的家庭处理方式不同。这一问题应持续讨论并尽早解决。众所周知，有面容异常（至少）的儿童会受到来自他人异样的眼光[115-116]，而对这类儿童的良好帮助有助于改善其心理状况[117]。患者互助团体（patients support groups）是帮助 CMN 患儿的一个关键因素，因为来自同样经历的人的实际建议可能比临床医生的更有用。在许多国家都有优秀的患者互助团体，并且经常向国际患者提供建议。然而，咨询临床心理学家是帮助 CMN 患者及其家庭的一个重要方式，应尽早给父母和儿童（7～16 岁）提供此类帮助。在更换学校或搬家时，这些帮助措施可能特别有用。

改善容貌的简单措施包括剃须治疗多毛症。这是非常有效的，只需每周一次。建议使用剃须刀以避免毛发再生时的瘙痒；不建议使用脱毛膏，因为会刺激 CMN。

遗传咨询

CMN 家庭的遗传咨询与其他散发性疾病类似，其预期再次发生的概率低，且再次怀孕的发病风险同第一次怀孕时相同。对于受 CMN 影响严重的个人，建议也是同样的。如前文所述，一些家庭在一级或二级亲属中有一定规模的 CMN 家族史，但即便如此，再次发生的概率也是极低的。极少家族具有明显的孟德尔遗传模式，可能是患儿携带强大的易感突变基因引起皮肤体细胞突变[118]，或者 CMN 起源不同。这些罕见的病例，建议转诊给临床遗传学家。

儿童获得性黑素细胞痣

引言　儿童获得性黑素细胞痣（acquired melanocytic naevi，AMN），特别是在 10 岁以前和青春期，常常不遵循我们预期的成人黑素细胞痣的外观和发展规律。了解这一年龄组的这些差异在大多数情况下有助于我们避免焦虑、采取合理的方式监测或活检。像 Spitz 痣和蓝痣在儿童期也有特定的特征，了解这些特征有助于对其进行安全的保守治疗[119]。

流行病学和发病机制　新的 AMN 可以从出生开始发展，整个儿童和青少年时期均可发生[120]。不同种族的儿童中 AMN 的数量不同，白人最常见，尤其是金发和有雀斑的儿童[121]。对于 6～10 岁的欧洲裔白人儿童，AMN 的平均数为 20 个[120,122]。

AMN 是由遗传和环境共同作用所致[121]，后者在某种程度上与来自太阳的紫外线照射（ultraviolet radiation，UVR）有关[123]。然而，通过对双胞胎研究，发现遗传因素对痣数量上的影响大于日晒[124-127]。近年来，对 AMN 的多个易感基因位点的鉴定极大地促进了对这一遗传特征的理解[128-134]，并有助于解释痣数量与黑色素瘤终生易感性之间的关系。

AMN 的体细胞突变也可能支持遗传易感性，而不是紫外线触发痣细胞形成的机制。最常见的突变是 *BRAF*p. V600E 突变，这些突变不具有典型的 UVR 损伤特征。进一步的支持这一点的是着色性干皮病患者的痣和黑色素瘤的突变特征与正常人群不同[135]。

临床特征及自然病史　典型 AMN 为棕色至黑色，颜色均匀，凸出于皮肤表面。交界痣通常是不可触及的，而皮内痣及混合痣通常表面光滑、可触及。一般情况下，AMN 外观是对称的圆形或卵圆形。但早期获得性 AMN 并不总是遵循这些规律，表型稳定性在儿童黑素细胞痣的评估中有重要意义。此外，个别儿童通常以“特征性”痣为主[136-137]，因此，对患儿进行全面体检比对单个痣进行检查更让人放心（图 105. 10）。

在儿童期 AMN 通常直径为 1～5mm，一项研究提示在青少年早期只有 5% 的黑素细胞痣>5mm[138]（图 105. 10）。然而，痣在青春期不仅数量增加[138-139]，而且也随着儿童一同生长，甚至超过了儿童机体正常生长的速度[140]。这类变化是就诊于皮肤科的常见原因，但这不是儿童期痣恶变的可靠征兆[141]；痣的改变也不是儿童期手术切除的依据，尤其在 10 岁以内[140]。儿童期的痣自行消失的情况不罕见[139]。极少数情况下，AMN 可发生在黏膜和肢端，发生于肢端的 AMN 由于掌跖部皮肤较厚导致其扭曲外形，更难以评估（图 105. 10）。

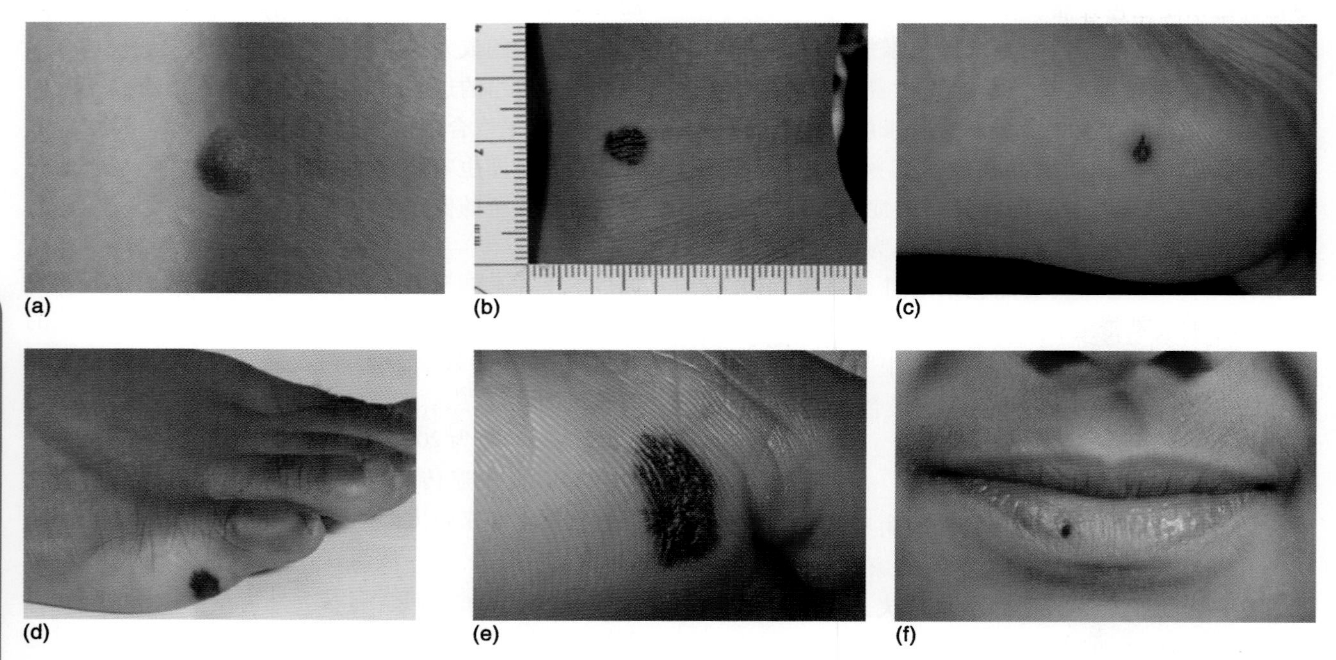

图 105.10 儿童获得性黑素细胞痣(AMN)的临床照片。(a)背中部典型的良性 AMN。(b)良性 AMN,外观不规则。(c)足底良性 AMN,表皮增厚使外形扭曲。(d,e)由于位置的原因足底 AMN 线性增厚。(f)下唇良性 AMN

相关综合征 非典型痣综合征(或家族性非典型性多发性痣样黑色素瘤综合征,familial atypical multiple mole melanoma syndrome,FAMMM)可出现在 10 岁内,更常见于 10~20 岁,因此就诊于儿童皮肤科。该综合征的特征是大量和/或非典型 AMN,有多发性非典型痣家族史,且黑色素瘤和胰腺癌的风险增加[142]。约 40% 的家族中携带 *CDKN2A* 基因的生殖细胞系突变[143-145],这是已知的家族性黑色素瘤最常见的突变基因。*CDK4* 基因突变更为罕见[146]。应定期监测患儿,如果发现变化,应及时到儿童皮肤科就诊。

非典型痣综合征的一个特殊变异型与 *BAP1* 基因的生殖细胞系突变有关,表现为多发性非典型黑素细胞痣和易患皮肤和葡萄膜黑色素瘤[147-148]。另外,体细胞 *BAP1* 基因缺失突变可导致非遗传性的不典型痣[147]。临床上,这些痣呈肤色,凸出于皮肤表面,其临床外观可能并不特别明显。然而,组织学上显示了从上皮样改变到与黑色素瘤重叠异型性的一系列变化,类似于非典型 Spitz 痣[147-149]。如果这些组织学变化出现在一个痣中,就要考虑患者是否有生殖细胞系突变,因为致病性功能丧失突变虽然很少见,但与黑色素瘤表型的高外显率相关[150]。

多发性 AMN 可能是一种 RAS 通路综合征(一种生殖细胞系的 RAS 通路基因突变类疾病)的皮肤表现(见第 144 章),特别是 Noonan 综合征或 Turner 综合征(单体 X)。通常这种情况下的痣并不是很典型,但其数量可能比同龄儿童预期的多,并且可能与 Noonan 综合征的其他临床特征有关。

接受过免疫抑制剂治疗的儿童,特别是化疗或骨髓移植后的儿童,可能会出现大量或迅速增长的 AMN。通常这些痣并不典型,也没有证据表明这些暴发性痣会带来额外的风险。

组织病理学 AMN 可分为交界痣、皮内痣和复合痣。交界痣位于表-真皮交界处,皮内痣位于真皮内,复合痣具有前两者的特点。痣细胞巢存在于真皮浅层,随着深度的增加,显示出与 CMN 相同的“成熟现象”[6]。发育不良的 AMN 的组织病理学特征已被阐明[151]。

治疗 在青春期出现生长或变化的 AMN,或在手掌和足底等不寻常部位出现的 AMN,应使用基线照片和皮肤镜进行监测,直到它们明显稳定为止。

儿童期 AMN 在正常儿童中恶变风险极低,一般不需要预防性切除。通常只有在怀疑有黑色素瘤的情况下才应切除。在这种情况下,最好切除整个病灶,而不是取一部分活检,并通过组织学检查整个病灶。如怀疑黑色素瘤,可如同之前的 CMN 一样检测 *BRAF* 驱动突变,若发生突变,在适当的情况下可使用 *BRAF* 靶向治疗。AMN 中也可发现 *NRAS* 突变,但不太常见。

多发性 AMN 可能是青少年暴晒或日光浴所致,应加强防晒教育。

儿童黑素细胞痣的其他亚型

蓝痣

蓝痣在儿童中很少见，分为先天性和获得性。获得性蓝痣与晚期的先天性蓝痣通常难以鉴别。先天性蓝痣分为普通型、细胞型和上皮样型。所有类型都有深部皮肤色素性病变的特征性深蓝色或暗灰色外观。与获得性普通型蓝痣相似，先天性普通型蓝痣通常表现为直径<0.5cm，圆形、对称性、表面光滑的半球形丘疹（图 105.11）。获得性普通型蓝痣与体细胞 *GNAQ* 基因突变[152]和 *GNA11* 基因突变有关。在症状典型的情况下，不需要切除。先天性细胞型蓝痣更大，最常累及头皮，常伴发潜在的头皮和神经缺陷[153-154]，可发生恶变[155]。多发性先天性蓝痣很少报道[156-157]，可能是家族性的[158]。

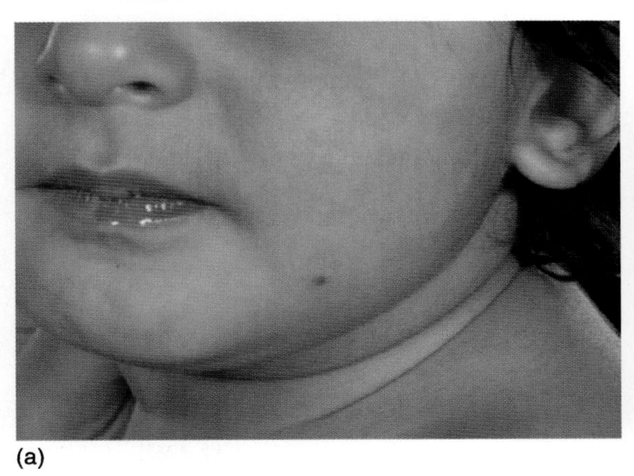
(a)

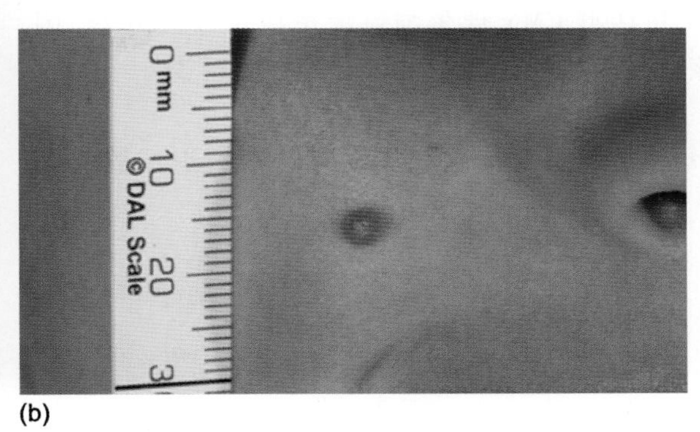

(b)

图 105.11　其他类型黑素细胞痣的临床照片。(a)面颊部先天性普通型蓝痣。(b)面颊部 Spitz 痣

Spitz 痣

Spitz 痣最早由 Sophie Spitz 于 20 世纪 40 年代报道[159]，当时认为是青少年黑色素瘤。随着对其自然病程的逐渐认识，它们被重新归类为一种良性黑素细胞痣。

与 AMN 相比，获得性 Spitz 痣相对少见，临床难以诊断，并在临床和组织学上可类似黑色素瘤，而导致焦虑。然而，绝大多数的儿童皮肤科医生能识别并判断它是良性的[160]，推荐对普通型 Spitz 痣进行非手术治疗[161]。Spitz 痣的自然病程是在最初 6 个月内快速增长，之后经历数年稳定期，最终自然消退。Spitz 痣典型的临床表现是粉红色、红色或棕色半球形丘疹，直径可达 1cm，常见于头、颈部或四肢（图 105.11）。皮肤镜检查在 Spitz 痣的诊断中特别重要[162-164]，最近的研究表明，共聚焦显微镜对诊断也有重要的帮助[165]。然而，鉴于儿童黑色素瘤通常是无色素的，并且会增大[166-167]，在皮损快速生长阶段，依靠临床和皮肤镜很难作出准确的诊断。因此，临床医生应根据患者的具体情况再决定治疗方案。

典型的组织学特征是较大的上皮样细胞和/或梭形细胞[8,159]。如果组织学是典型的 Spitz 痣，因其为良性，患者和临床医生都可放心。如果组织学诊断是非典型的 Spitz 痣，或是未知恶性潜能的 Spitz 痣样肿瘤，预后判断应该更加谨慎。基于最新文献的回顾分析，已得出儿童治疗建议（包括有争议的前哨淋巴结活检）[119,161,168]。

先天性 Spitz 痣罕见，与黑色素瘤[169-170]高度相似。其组织病理学特征符合典型的 Spitz 痣[171]，经常通过切除后活检诊断。但先天性黑素细胞痣也可以表现出 Spitz 痣样改变[171]。先天性 Spitz 痣恶变的概率尚不清楚。簇集性或发疹性 Spitz 痣罕见于出生时[172]，也可表现为发生于咖啡斑或斑痣背景上的儿童期获得性病变[173-175]。

Spitz 痣的遗传学是复杂的，包括拷贝数的变化、融合蛋白和点突变之间的相互作用。拷贝数变化主要见于 *HRAS* 中，*HRAS* 也经常携带错义突变[176]。已报道的融合基因包括 *ALK*、*MET*、*ROS1*、*NTRK1*、*BRAF*、*RET* 和 *NTRK3*[177-180]。遗传学和组织病理学之间存在一定的相关性[145,176,181]，通过对患者痣细胞的分子特征分层，可能加深对这些病变临床生物学行为变化的理解，例如，有文献报道无 *HRAS* 突变的 Spitz 痣有恶变的可能[182]。

斑痣

斑痣（或斑点性雀斑样痣）是一种有咖啡斑背景的色素性病变，其内有较深的小斑点（见第 109 章）。它们可以是先天性或后天性的，有人认为它们可以分为两种表型：斑疹型和丘疹型[181]。临床上的区别是前者中的斑点为斑疹形，在间距和大小上比较规则，而后者是丘疹形，在间距和大小上较不规则。但这种临床上的区别往往并不明显，尤其是临床诊断分成两类的提议还没有得到公认。斑痣单个皮损的大小通常从直径

1cm 到呈节段性或带状分布覆盖整个肢体不等。巨大斑痣可以是色素性血管性斑痣性错构瘤病或斑点性雀斑样痣综合征的一部分。后者包括多汗症、感觉障碍、神经异常和潜在的肌肉缺陷[184-185]。巨大斑痣也见于色素角化性斑痣性错构瘤病[183-186]。在巨大斑痣和较小的雀斑样痣中均发现了 *HRAS* 突变[187-188]。这可能部分解释了这些病变倾向于发展成簇集性 Spitz 痣[189-190],而后者也存在 *HRAS* 突变[191](图 105.11)。

斑痣与 CMN 鉴别的要点通常在于后者大小、颜色和纹理的叠加等变化更大[15]。然而,*NRAS* 突变引起的巨大斑痣型 CMN 偶尔与巨大斑痣难以区分[15],因此,该组存在基因型-表型关联的异质性。

晕痣

晕痣是指黑素细胞痣周围有色素减退或脱失区域。通常被认为是对痣的局部免疫反应,在成人中,这通常预示着中央色素痣的消退。在儿童晕痣中,中央色素痣并不一定消退,例如先天性黑素细胞痣。晕痣可能在 Turner 综合征中更常见[192-193],尽管这可能与 AMN 在 Turner 综合征中更常见有关。

(孙磊 译,汤建萍　倪思利 校)

参考文献

见章末二维码

第106章　表皮痣

Leopold M. Groesser, Christian Hafner

摘要

表皮痣(epidermal naevus)是由基因镶嵌现象导致的外胚层局限性发育异常而出现的各种临床症状的总称。表皮痣综合征(epidermal naevus syndrome,ENS)是指表皮痣伴皮肤外组织发育异常。根据皮肤受累情况,可分为非器官样表皮痣与器官样表皮痣,前者仅累及表皮,后者除了表皮病变外,还会有附属器结构异常。近年来,分子生物学的迅速发展促进了对各种表皮痣及其综合征遗传机制的认识。本章详细阐述了所有非器官样和器官样表皮痣的发病机制、临床表现和组织病理学特征及其治疗选择。

引言

近年来,分子生物学的迅速发展促进了对各种表皮痣(epidermal naevi,EN)遗传机制的认识,活产新生儿的发病率估计为1/1 000~3/1 000。表皮痣是由遗传嵌合体导致的临床表现不同的局限性外胚层发育异常的总称。有些表皮痣在出生时就出现,另一些则在出生后几年内出现。根据皮肤受累情况,分为非器官样表皮痣和器官样表皮痣,前者仅表现为表皮病变,后者还伴有附属器结构异常。

皮肤镶嵌现象

1987年,Happle提出假设,生殖细胞中某些活化突变所致的表型改变可能就是发育异常和影响生命的主要原因。正因为如此,这类突变仅可见于受嵌合体影响的有限的组织和细胞中[1]。事实上,表皮痣中某些已确认的突变尚未在生殖细胞中发现,而其他突变已在生殖细胞及嵌合状态中被报道[2]。在镶嵌状态下相应突变导致的表型不仅是相应生殖细胞突变的不完全表现,这一事实尚不完全清楚。然而,受突变影响的细胞类型、突变事件的时间及随后与组织微环境的交互作用可能是决定各自表型的关键因素。

基因嵌合体被定义为在一个特定的有机体中存在遗传异质性的细胞群。它可能是由DNA突变、染色体异常、DNA的表观遗传改变和遗传突变的自发逆转引起的[3]。单个小型或中型表皮痣可以表现为圆形或椭圆形、锯齿状斑片、泪滴或三角形等不同形状。然而,广泛的表皮痣则表现出沿Blaschko线呈线状、团块、旗状、叶状及外衣状,可簇集、弥漫性或单侧分布[4]。对1 188例病例的回顾分析发现,表皮痣多呈圆形、椭圆形或三角形,并沿Blaschko线分布[4]。

表皮痣综合征

表皮痣综合征(epidermal naevus syndrome,ENS)是由Solomon等人于1968年提出,表示表皮痣与皮外组织异常的关联性[5]。尽管曾有研究重点阐述了表皮痣和表皮痣综合征的关系,认为两者仅是彼此的变型[6],但近年来的分子学研究已多次有效地验证了表皮痣及表皮痣综合征多种亚型的临床表现的不同。表皮痣的皮损范围、临床表型以及皮外受累程度主要取决于胚胎发育过程中突变的时间、通路激活水平以及受影响的合子后(多能)细胞。

尽管对于目前统一应用的EN分类系统存在新的意见及错误的观点,但基于临床和分子学数据的全面的EN分类系统尚未建立。

器官样表皮痣

要点

- 皮脂腺痣、Schimmelpenning综合征和色素性角化斑痣性错构瘤病是同一系列临床病谱性疾病,由活化嵌合突变影响RAS-MAPK信号通路引起(镶嵌性RAS通路病)。
- 黑头粉刺样痣和痤疮样痣/Munro痣(acne naevus/Munro naevus)是临床和遗传上两种不同的疾病,前者是由*NEK9*体细胞突变引起的,后者是由*FGFR2*体细胞突变所致。
- 汗孔角化性小汗腺孔和真皮导管痣呈线性、尖刺、角化过度的丘疹和斑块,是由*GJB2*体细胞突变所致。
- Becker痣特征性表现为棕褐色斑块,界限清楚,边界清晰且不规则,上覆粗的深色毛发。
- 羊毛状发痣表现为部分头皮出现局限性紧密卷曲毛发,由活化镶嵌性突变影响RAS-MAPK信号通路(镶嵌性RAS通路病)引起。

器官样表皮痣包括皮脂腺痣、黑头粉刺痣、汗孔角化性小汗腺孔和真皮导管痣、Becker痣、羊毛状发痣、小汗腺痣、安哥拉毛痣(angora hair naevus)、外毛根鞘囊肿性痣和节段性分布的基底样毛囊错构瘤。

皮脂腺痣

引言和历史 皮脂腺痣(naevus sebaceous)是一种器官样表皮痣,由表皮、皮脂腺和顶泌汗腺组成,主要成分是皮脂腺。最早由皮肤科医生 Josef Jadassohn 于 1895 年描述[7]。

流行病学和发病机制 活产新生儿中皮脂腺痣的发病率为 1/1 000,因此约占所有表皮痣的 1/2[8]。2012 年,人们发现皮脂腺痣是由合子后 *HRAS* 和 *KRAS* 基因发生热点突变激活所致。大约 90% 的皮脂腺痣是 *HRAS* 突变,而约 5% 是 *KRAS* 突变。有趣的是一些皮脂腺痣表现出 *RAS* 基因的双重突变[9]。文献报道 *HRAS* *c.* 37G>C(p. Gly13Arg)突变为主要突变,约存在于 90% 的皮脂腺痣中[10-11]。最近发现一种罕见的皮脂腺痣亚型——乳头状瘤带蒂皮脂腺痣,本病由合子后 *FGFR2* 突变所致[12]。

一项对 4 900 例皮脂腺痣的荟萃分析确定了约 25% 的病变可在一生中伴发多种肿瘤,多数为良性肿瘤(乳头状汗管囊腺瘤、毛母细胞瘤和外毛根鞘瘤)。分子学分析表明继发的肿瘤直接来源于皮脂腺痣细胞,因为肿瘤细胞携带与皮脂腺痣相同的 *HRAS* 瘤基因突变[9]。有趣的是,在 2/18 例散发性毛母细胞瘤(trichoblastoma)和 7/23 例散发性乳头状汗管囊腺瘤(sporadic syringocystadenoma papillifera, SCAP)中检测到体细胞活化的 *HRAS/KRAS* 突变。此外,在 12/23 例 SCAP 中发现 *BRAF* p. V600E 突变,*BRAF* 和 *RAS* 突变是相互排斥的。值得注意的是,在皮脂腺痣继发的 SCAP 中未发现 *BRAF* 突变[13]。随后应用全外显子组测序证实为单个体细胞性突变而无杂合缺失引起该种 SCAP[14],并且可能是皮脂腺痣继发肿瘤形成的辅助刺激因素[15]。

临床特征和鉴别诊断 单个皮脂腺痣主要位于头颈部,表现为淡黄色油腻性的无毛性斑块,大小和形状各异,见于出生时或出生后不久[8](图 106.1)。病变在口腔内表现为乳头状斑块,可呈线状排列[16]。

Mehregan 和 Pinkus 定义了在皮脂腺痣自然发育过程中的三个重叠阶段。由于毛发和皮脂腺的发育不全,婴儿期和儿童期的病变是扁平的,通常在青春期继发于激素刺激而变厚。第三阶段的特征是皮脂腺痣并发肿瘤[17]。这些肿瘤包括良性肿瘤,如乳头状汗管囊腺瘤、毛母细胞瘤(图 106.2)和外毛根鞘瘤,以及很少见的恶性病变,如基底细胞癌、鳞状细胞癌和皮脂腺癌[18]。

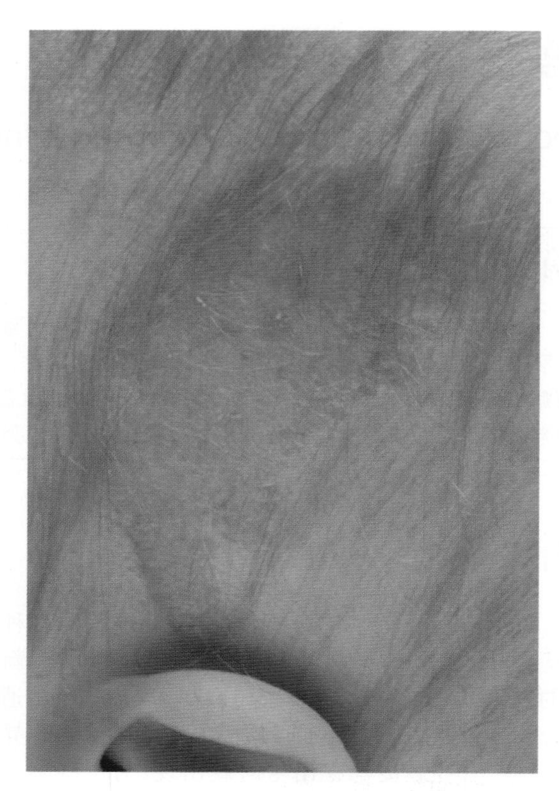

图 106.1 皮脂腺痣表现为无毛发的淡黄色斑块

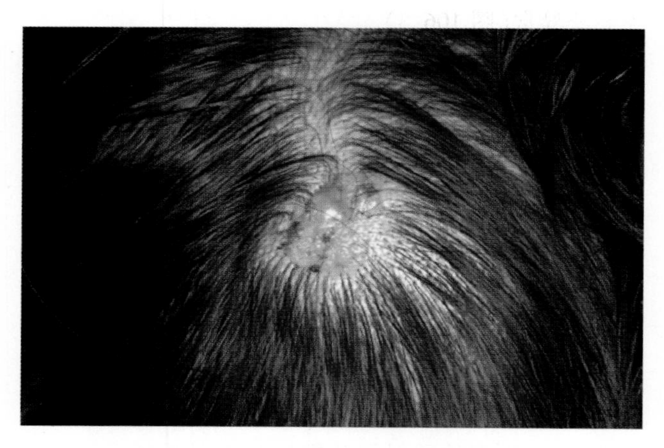

图 106.2 皮脂腺痣伴发毛母细胞瘤

皮脂腺痣有一种罕见的亚型,特征性表现为新生儿期和胎儿期较大的粉红色乳头状瘤和带蒂结节[12,19]。应与角质形成细胞表皮痣、黑头粉刺痣及 psiloliparus 痣(naevus psiloliparus)鉴别[20]。

组织病理学 皮脂腺痣的组织病理表现随年龄而变化。新生儿期由于雄激素的作用皮脂腺成分可能很丰富,但一般在儿童期退化为相对不发育状态,表现为类似于胚胎毛囊的未分化细胞索。随着青春期的开始,除了表皮增殖、角化过度以及乳头状瘤增生外,还经常出现腺体肥大。在组织切片中,真皮大的成熟皮脂腺异常增多,明显取代了毛囊,其中一些直接全浆分泌到皮肤表面。可能存在异位顶泌汗腺以及原始卵泡结构。

治疗 唯一明确的治疗方法是全层切除。表面消融治疗，如冷冻疗法、电解、CO_2激光和光动力疗法具有很高的复发风险及继发相关恶性肿瘤风险，因此不推荐使用。关于皮脂腺痣的外科治疗，文献中有不同的看法。有作者认为，应根据具体情况决定是否切除。预防性切除可能是出于美容原因或为了避免肿瘤的形成[21]。如果决定预防性切除皮脂腺痣，应该在青春期前切除，因为这样可以在病变扩大和继发性肿瘤发展之前祛除皮脂腺痣[17]。

最近对皮脂腺痣遗传学机制的认识可能会推进针对异常信号通路的新的药物治疗的研发。

相关综合征：Schimmelpenning 综合征、色素角化性斑痣性错构瘤病和皮肤骨骼低磷血症综合征

Schimmelpenning 综合征于 1957 年由 Gustav Schimmelpenning[22]首次描述，表现为沿 Blaschko 线分布的皮脂腺痣合并皮肤外异常，如神经系统、眼部或骨骼系统异常（图 106.3）。中枢神经系统异常可能表现为癫痫发作、智力缺陷、半侧巨脑畸形、无脑回、小脑回、巨脑回、脑血管发育不良、Dandy-Walker 畸形或脑异位[20]。在 196 例皮脂腺痣患者中，发现 7% 患者有神经系统缺陷，特别是大面积和位于面中部的皮脂腺痣[23]。眼部异常包括眼组织缺损、眼球脂质皮样囊肿、角膜混浊以及视神经缺损。骨骼损伤包括颅面缺损、前额突出、脊柱后凸畸形、四肢畸形以及低血磷性佝偻病[20]。然而，重要的是，尽管有许多关于表皮痣综合征神经系统、眼部和骨骼异常的报道，但这些报道并没有区分表皮痣亚型，也没有区分小的单发病变和沿 Blaschko 线分布的病变，尽管它们很可能在疾病早期阶段就表现出来了。鉴于皮脂腺痣约占所有表皮痣的 1/2，Schimmelpenning 综合征中可能 20%～50% 的患者有眼部和骨骼异常[24]。2012 年曾报道两名 Schimmelpenning 综合征患者发生了体细胞 *HRAS* 和 *KRAS* 激活突变[9]，此后在其他患者中得到了证实。

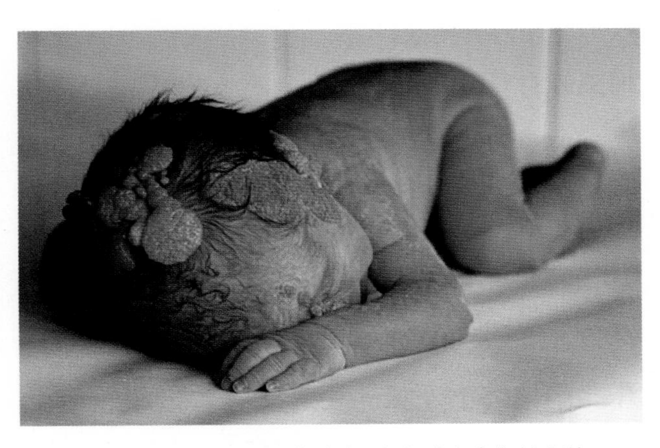

图 106.3 泛发性皮脂腺痣，出生时为隆起性斑块

色素角化性斑痣性错构瘤病

色素角化性斑痣性错构瘤病（phacomatosis pigmentokeratotica，PPK）于 1996 年由 Rudolf Happle 作为一种独特类型的表皮痣综合征被描述，其特征是同时存在皮脂腺痣或疣状（角质形成细胞性）表皮痣和斑点样雀斑样痣（图 106.4）[25]。文献报道有 30 多例 PPK 合并骨骼异常（低血磷性抗维生素 D 佝偻病及脊柱侧弯）、眼部异常（眼组织缺损及斜视）、血管异常（主动脉瓣狭窄），尤其是神经系统异常（癫痫发作、智力缺陷、感觉或运动神经病变）[26]。

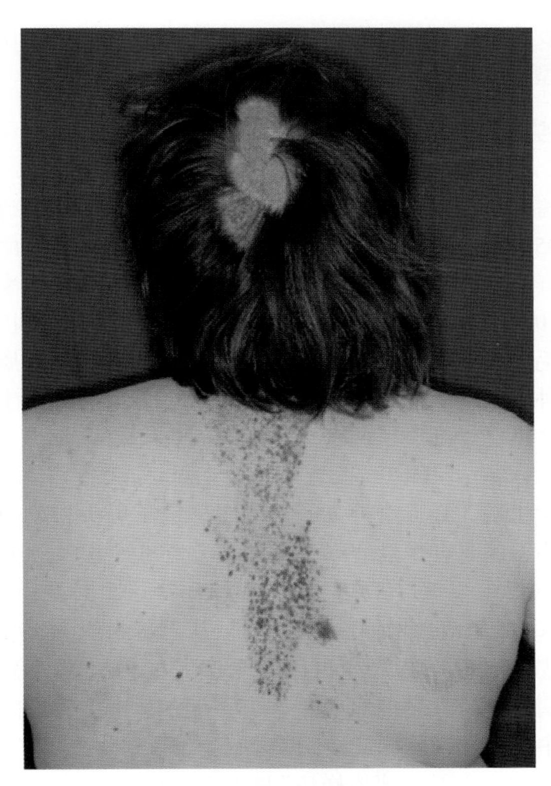

图 106.4 色素角化性斑痣性错构瘤病

在历史上，PPK 被认为是一种"双胎记（didymosis）"［或双斑点现象（twin-spotting phenomenon）］，早期的合子后重组是导致一个人产生两个不同胎记的原因。但是，最近在分子水平上反驳了这一概念，并提供了新的解释。2013 年，有报道称 PPK 中皮脂腺痣和斑痣的细胞存在 *HRAS* 基因第 1 和第 2 外显子的杂合性合子后突变，提示常见的干细胞发生了早期突变[27]。除了 *HRAS* 改变外，也有报道显示 15 号外显子 *BRAF* 体细胞活化突变是少数 PPK 病例的致病原因[28]，也有

单个病例报道存在 *NRAS* p. Q61R 突变[29]。

基于上述皮肤外的表现，对 Schimmelpenning 综合征和 PPK 患者应进行全面的体格检查和临床评估，包括评估神经系统、眼部、骨骼、内分泌和血管异常。有发育迟缓时应尽早干预。由于痣本身可能发展为肿瘤，因此建议密切临床监测，并对可疑或有变化的病变进行活检。

从遗传学的角度来看，Schimmelpenning 综合征和 PPK 可被视为一系列病谱性疾病中的两种类型，该组疾病是由影响 RAS-MAPK 通路的活化性镶嵌突变（镶嵌性 RAS 通路病）引起的。在这个谱系中唯一最近报道的疾病是皮肤骨骼低磷血症综合征，该病是由 *RAS* 体细胞性突变引起的，表现为表皮痣和/或极罕见的黑素细胞痣，伴有表皮痣、镶嵌性骨骼发育不良和 FGF23 介导的低磷血症综合征[30-32]。这些综合征的不同表型可能的解释为来源于一个祖细胞突变，随后导致有不同发育潜力的细胞群突变，从而产生不同的临床表型[27]。

黑头粉刺痣

引言和历史 黑头粉刺痣（naevus comedonicus，NC）于 1895 年由 Kofmann 首次描述[33]。这是一种罕见的器官样表皮痣，大多数发生在 10 岁之前。估计患病率为 1/10 万～1/4.5 万[34]。在历史上，关于由粉刺样扩张的毛囊开口组成的黑头粉刺痣和“痤疮样痣”是否属于两种不同的疾病存在一些争论[20,35]。最近的分子生物学数据已经证实了两者为不同的疾病。

发病机制 最近全外显子组测序确定了黑头粉刺痣的致病原因是合子后 *NEK9* 突变[36]。在 3 个黑头粉刺痣的患者中发现 *NEK9* 突变是功能获得性突变，可使 NEK9 激酶活性增加。有趣的是，从毛囊组织和毛囊间表皮分离的 DNA 中也可以发现 *NEK9* 突变。这一发现证明了 *NEK9* 突变具有毛囊特异性，因为在毛囊间表皮中没有发现临床或组织表型[36]。

相比之下，“痤疮样痣”是由合子后 *FGFR2* 突变引起的[37]。在一项研究中发现这种特殊形式的痤疮中存在 *FGFR2* 镶嵌性突变，扩大的漏斗周围角质形成细胞为 *FGFR2* 突变的携带者。皮损周围角质形成细胞、角蛋白栓、皮脂腺或真皮都没有发现 *FGFR2* 突变[38]。

临床特征 黑头粉刺痣的特点是群集的漏斗部扩张，中央有黑色的角化过度栓（图 106.5）。皮疹表现不一，可为单侧或双侧，以线性、间断、节段或 Blaschko 线样的方式出现[34]。一般说来，NC 是一种无症状的病变。然而，它可能会因发展为更深的结节囊肿性病变而变得复杂。需要与节段型基底细胞样毛囊错构瘤鉴别，其临床表现与 NC 相似[39]。与 NC 相关的肿瘤大多是良性的，包括毛发上皮瘤、毛鞘棘皮瘤、角化棘皮瘤、乳头状汗管囊腺瘤和乳头状汗腺腺瘤。只有极少数报道有基底细胞癌和鳞状细胞癌[34]。

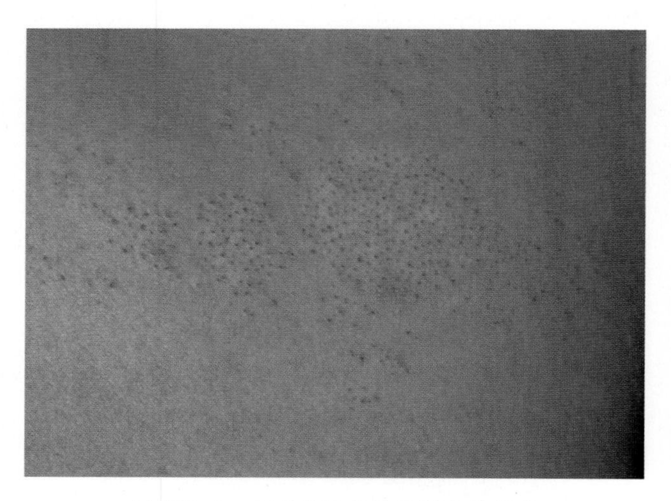

图 106.5 有多发性角栓的黑头粉刺痣

组织病理学 表现为来源于毛囊包含角蛋白的表皮凹陷，深且宽大。可以看到小的皮脂腺开口进入凹陷的下部。罕见毛干形成。粉刺之间的表皮可表现为角化过度、乳头状瘤增生和棘层肥厚等非器官样表皮痣的典型表现。一些病变类似于 Winer 扩张的毛孔集合[40]。

治疗 除了美观原因外，NC 不需要积极治疗。角质溶解剂，如水杨酸或 12% 乳酸铵，对某些患者可能有益。外用和口服视黄酸大多是无效的，可能只在治疗“痤疮样痣”方面有一些作用[34]。像铒激光、YAG 激光或 CO_2 激光这样的消融激光在个别患者中也有疗效[41]。全层手术切除仍是唯一的治疗选择。在切除之前，可能需要植入组织扩张器使缺损闭合[42]。皮肤移植也是一种选择。

相关综合征

1978 年 Engber[43] 描述了黑头粉刺痣综合征。与黑头粉刺痣相关的最具特征性的皮肤外异常是同侧白内障。其他皮肤外表现包括脑电图（electroencephalographic，EEG）异常和癫痫、小头畸形、胼胝体发育不全和认知功能障碍等神经功能缺陷，骨骼异常包括脊柱侧弯、多指或斜指、脊椎缺损和手骨缺损[20,34]。

汗孔角化性小汗腺孔和真皮导管痣

引言和历史 汗孔角化性小汗腺孔和真皮导管痣（porokeratotic eccrine ostial and dermal duct naevus,PEODDN),又称汗孔角化性外分泌腺痣(porokeratotic eccrine naevus,PEN)。这个术语 1980 年由 Abell 和 Read 提出,用来描述一种坚硬的疣状表皮痣。

发病机制　2012 年明确 *GJB2* 的体细胞突变是 PEODDN 的病因[44]。*GJB2* 基因编码允许细胞间离子和大分子通过的缝隙连接蛋白 26。随后,另一团队通过全外显子测序证实,仅体细胞 *GJB2* 突变就足以引起 PEODDN[45]。有趣的是,已知显性遗传(胚系)*GJB2* 突变可导致严重的多系统疾病——角膜炎-鱼鳞病-耳聋(keratitis-ichthyosis-deafness,KID)综合征。

临床特征　PEODDN 呈线状、刺状、过度角化的丘疹和斑块,可能类似疣状表皮痣(图 106.6 和图 106.7),可表现为掌跖部位粉刺样外观(中心凹陷性角质栓)[44]。角质栓不能用手拔出。虽然少数皮损有轻度瘙痒,但通常是无症状的[46]。虽然目前认为 PEODDN 可能是一种先天的来源于外分泌腺的错构瘤,但也有迟发的变异型[47]。PEODDN 的鉴别诊断包括黑头粉刺痣、(线性疣状)角质形成细胞性痣、炎性线状疣状表皮痣和先天性单侧点状汗孔角化症。

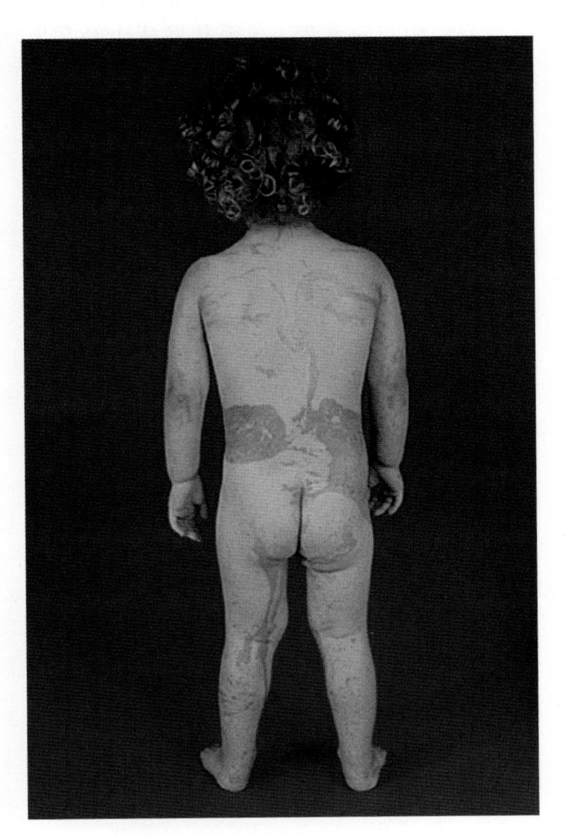

图 106.6　泛发性汗孔角化性外分泌腺痣

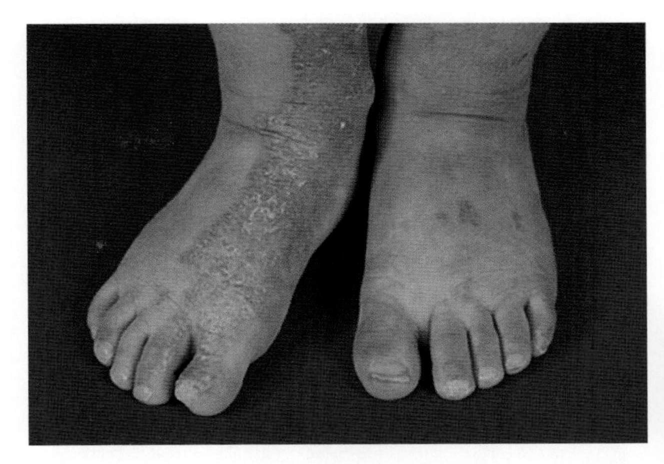

图 106.7　图 106.6 中患儿汗孔角化性外分泌腺痣的近照

组织病理学　PEODDN 的组织病理学特征是在扩张的增生性小汗腺突起中发现多个正角化或角化不全的角栓,类似于角质板层突起。此外,也可见角化过度或角化不全和波浪形银屑病样棘层肥厚[44]。

治疗　PEODDN 可能会对他扎罗汀凝胶、地蒽酚和局部光动力疗法有效。然而,CO_2 激光或 CO_2/铒激光治疗似乎是大多数(但不是所有)患者更有效的治疗方式。外用糖皮质激素和外用视黄酸无效[48]。由于 *GJB2* 突变发生在合子后导致 PEODDN,而生殖细胞 *GJB2* 突变可发生 KID 综合征,因此应告知所有 PEODDN 患者有生下 KID 综合征孩子的潜在风险。

相关综合征

有报道泛发的 PEN 相关的皮外表现包括癫痫发作、多发性神经病、偏瘫、耳聋和脊柱侧弯、单侧乳房发育不良和发育迟缓[48]。

Becker 痣

引言和历史　1949 年被 S. W. Becker 将 Becker 痣(becker naevus,BN)描述为“在单侧扁平痣中同时出现色素沉着和多毛”[49]。

发病机制　2017 年,全外显子组测序确定 *ACTB* 合子后突变是 BN 和 BN 综合征的病因。在 61% 的 BN 中检测到 *ACTB* p. R147C 和 p. R147S 热点突变,发现它们增强了 Hedgehog 通路的信号,从而可能破坏毛囊和竖毛肌的发育。激光捕获显微切割确定竖毛肌中含有 *ACTB* 突变的细胞系[50]。

临床特征　BN 在男女均有发病,其特征是边界清楚形状不规则的棕褐色斑片，表面有粗糙的深色毛发（图106.8）。BN有三个类型：黑色素型、多毛型和混合型[51]。值得注意的是，儿童期的BN通常是无毛的，而青春期后的男性会出现特征性多毛。当摩擦时，BN变得更加隆起或浸润（假Darier征）。与其他表皮痣不同的是，BN的特征呈节段状、旗形或棋盘状，不超过身体中线[20]。BN很少在出生时起病，但可能也在儿童期后期或青春期起病[52]。病变通常发生在躯干，特别是肩胛部和胸部。一项118例病例的系列报道显示该病与其他色素异常如先天性黑素细胞痣和咖啡牛奶斑明显相关[52]。

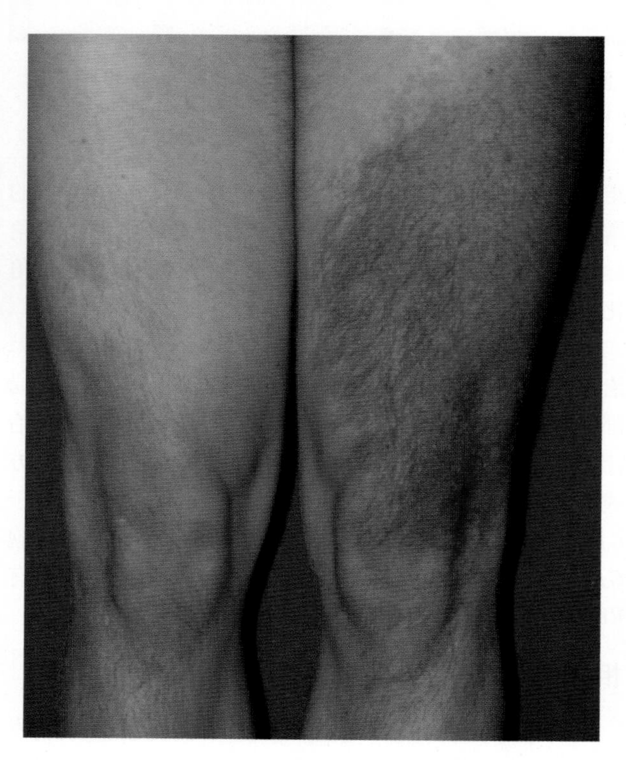

图 106.8 Becker痣表现为边缘不规则的棕褐色斑片，上覆粗糙的深色毛发

本病需要与先天性平滑肌错构瘤、先天性黑素细胞痣和巨大的孤立咖啡斑鉴别，尤其是儿童。先天性平滑肌错构瘤表现为肤色或轻度色素沉着且形状不规则的斑片或斑块，伴有突出的毳毛[53]。

组织病理学 BN皮损的一般组织病理学特征是棘层肥厚、乳头状瘤样改变、角化过度和表皮突不规则的延长，表现为2个或2个以上相邻表皮突的特征性融合。在真皮中，可观察到与毛囊无关的浅表血管周围轻度淋巴组织细胞浸润和平滑肌束增多[54]。

治疗 BN通常是无症状的，但可影响美观，令人痛苦。在一项对11名患者进行的前瞻性比较研究中，随访2年并进行组织学评估，一次Er：YAG激光治疗后6名患者获得完全消退（100%），而所有病例均有超过50%的消退率。由于表皮完全消融和真皮乳头层部分消融，复色不明显。在同一研究中，11例患者接受了Q开关Nd：YAG系统的治疗。然而，在2年后的色素去除方面，Er：YAG一次治疗优于Nd：YAG系统的三次治疗[55]。在一项前瞻性随机对照观察性单盲试验中，对11名患者进行部分CO_2激光治疗仅显示中等疗效[56]。脱毛可以使用长脉冲红宝石，Nd：YAG和翠绿宝石激光，或强脉冲光技术，但需要10~15次治疗[57]。

相关综合征

BN与同侧乳房发育不良、多乳头、下层肌肉发育不良、脊柱侧弯、椎体缺损、椎体融合或副颈肋、漏斗胸或隆突、短肢和节段性齿窝发育不全或发育不良有关[20]。

羊毛状发痣

羊毛状发痣（woolly hair naevus）特点是头皮毛发明显卷曲，可能是一个孤立的病变，也可能合并其他部位的角质形成细胞性表皮痣（图106.9）。目前认为*HRAS* c.34G>A镶嵌性突变和*BRAF* c.1803A>T镶嵌性突变是羊毛状发痣的遗传原因[28,58]。在这两篇论文中，可以在羊毛状发痣以及相关的角质形成细胞性表皮痣中检测到相同的突变。羊毛状发痣也经常出现在

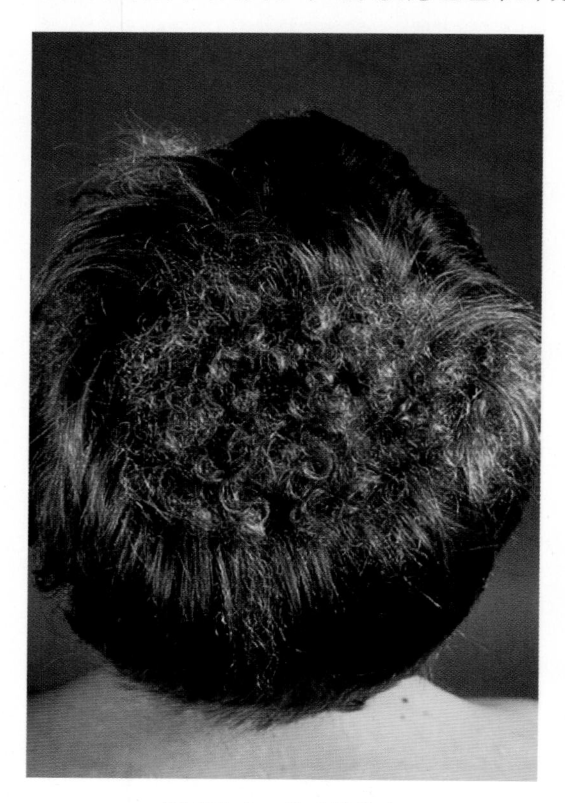

图 106.9 羊毛状发痣

Costello 综合征中，这是由生殖细胞 *HRAS* 杂合突变引起的。不同痣的严重程度和临床表型取决于胚胎发育过程中特定突变的时间、通路激活的水平以及受影响的合子后（多能）细胞，上述的病例也例证了这点。

重要的鉴别诊断包括由编码胎盘球蛋白的 *JUP* 基因突变引起的 Naxos 综合征，以及与桥粒蛋白突变相关的 Carvajal 综合征。临床上，这两种症状都以羊毛状发、掌跖角化病和心肌病为特征[59]。虽然目前还没有针对羊毛状发痣的确切治疗方法，但使用非烧灼激光治疗可能有助于促进正常毛发生长[60]。

小汗腺痣/黏液性小汗腺痣

小汗腺痣（eccrine naevus）的发病机制尚不清楚。小汗腺痣是一种罕见的先天性病变，多见于前臂，表现为无任何表皮改变的多汗区。然而，单发或多发的棕色斑片或斑块也可能是临床表现的一部分[61]。值得注意的是，已有小汗腺痣中无相关的多汗症状的病例报道，且其小汗腺痣在较大年龄时发生。组织学检查显示，真皮浅层内看起来正常的小汗腺腺体数量或体积增加。小汗腺痣常用的治疗方法为手术切除。瘤体内注射肉毒杆菌毒素是一种替代疗法[62]。

黏液性小汗腺痣是一种罕见的小汗腺痣亚型。最常见的临床表现是小腿上有一个单侧孤立的褐色结节，伴有局限性多汗。组织病理学特征包括小汗腺和小汗管周围有大量的黏蛋白沉积和小汗腺增生。主要的治疗选择是观察或手术切除[63]。

安哥拉毛痣

安哥拉毛痣（angora hair naevus）是由 Schauder 等在 2000 年首次报道的罕见疾病。遗传基础尚不清楚。这种器官样表皮痣的特点是沿 Blaschko 线分布的宽线状绒毛样脱色性多毛症。组织病理学显示毛囊孔扩张和棘层肥厚[64]。相关的皮肤外特征可能包括眼组织缺损（如虹膜缺损及虹膜角膜粘连）和颅脑异常（如脑室扩张、多孔性脑畸形及癫痫发作）[20]。

外毛根鞘囊肿性痣

外毛根鞘囊肿性痣（naevus trichilemnocysticus）这个罕见的器官样表皮痣是在 2007 年描述的。其特点是毛根鞘囊肿呈线状排列，并伴随覆盖有大量丝状过度角化的角化性斑块[65]。结节的组织病理表现是典型的毛根鞘囊肿，其特征是扁平的复层上皮，通常为角化过度，没有颗粒层。丝状角化过度表现为毛囊扩张，伴有角化不全堵塞。据报道骨骼异常如额部隆起和幼年特发性关节炎与这种痣相关。然而，在大多数报道的病例中，没有描述皮肤外异常[65-67]。

节段型基底细胞样毛囊错构瘤

节段型基底细胞样毛囊错构瘤（segmentally arranged basaloid follicular hamartomas）与骨、牙齿和脑异常相关，Happle 和 Tinschert 在 2008 年将其描述为一个独特的疾病[39]。该综合征的临床特征是节段性分布的、排列相当密集的肤色丘疹、结节、暗色粉刺和凹痕。此外，受影响的节段可能表现为色素减退或色素沉着、少毛症或多毛症以及皮肤萎缩。组织病理学显示从毛囊漏斗发出的鳞状细胞或基底细胞形成角囊肿和吻合。最近报道了 1 例同时有节段型基底细胞样毛囊错构瘤、基底细胞癌、凹痕和粉刺患者中存在编码 sonic hedgehog 受体的 smoothened（SMO）基因突变，与 Happle 和 Tinschert[68-69] 所描述的一致。这位患者同时发现基底细胞样毛囊错构瘤和基底细胞癌，在这之前曾引起了一些争论，最好的解释可能是同一通路激活的程度不同所致。

非器官样表皮痣

要点

- 角质形成细胞性表皮痣（keratinocytic epidermal naevi，KEN）表现为线状或螺旋状、肤色或褐色丘疹或斑块。*HRAS*、*KRAS*、*NRAS*、*FGFR3*、*FGFR2*、*PIK3CA* 基因体细胞突变和罕见的 *AKT1* 突变是该病的病因。
- 先天性脂肪瘤过度生长血管畸形表皮痣（congenital lipomatous overgrowth，vascular malformations and epidermal naevi，CLOVE）综合征和变形综合征（proteus syndrome，PS）与角质形成细胞性表皮痣相关，分别由 *PIK3CA* 和 *AKT1* 体细胞杂合突变引起。
- 表皮松解性角化过度性表皮痣仅在组织学上与其他角质形成细胞性表皮痣（KEN）有区别，它是由 *KRT1* 和 *KRT10* 体细胞杂合突变引起的。
- 角化不良和棘层松解性表皮痣表现为瘙痒性疣状毛囊性和非毛囊性棕色丘疹和斑块呈线性排列。已确定 *ATP2A2* 体细胞镶嵌性突变为此痣的遗传基础。
- 炎性线状疣状表皮痣表现为单侧、沿 Blaschko 线状分布、瘙痒剧烈的肉红色丘疹，可能由 *GJA1* 体细胞杂合突变引起。
- CHILD 痣（先天性偏侧发育不良伴鱼鳞病样红皮症和肢体缺陷，congenital hemidysplasia with ichthyosiform erythroderma and limb defects）由带状炎性斑块和突出的蜡状鳞屑组成。CHILD 痣及其相关综合征是由 *NSDHL* 基因的错义或无义突变引起的。
- 边缘痣（Naevus marginatus）结合了器官样皮脂腺痣和非器官性角质细胞性痣两者的特点，由 *HRAS* 突变引起。

第二十三篇

非器官样表皮痣包括角质形成细胞性表皮痣、变形综合征和 Cowden 综合征中的角质形成细胞性表皮痣、伴线性基底细胞层丘疹性表皮痣(papular epidermal naevus with skyline basal cell layer, PENS)、表皮松解性角化过度性表皮痣、炎性线状疣状表皮痣(inflammatory linear verrucous epidermal naevus, ILVEN)以及先天性偏侧发育不良伴鱼鳞病样红皮症和肢体缺陷(congenital hemidysplasia with ichthyosiform erythroderma and limb defects, CHILD)痣。

角质形成细胞性表皮痣

引言和历史 普通的角质形成细胞性表皮痣(keratinocytic epidermal naevus, KEN)仅向角质形成细胞分化,是最常见的非器官性表皮痣,发病率约为 1/1 000[70]。

发病机制 大约 40% 的 KEN 存在 *FGFR3* 和 *PIK3CA* 的合子后活化突变[71,72]。另外 40% 是由 *HRAS*、*KRAS* 镶嵌性激活突变和极少数的 *NRAS* 突变所致。值得注意的是,在 47 例随机选取的 KEN 系列研究中未发现 *AKT1* 缺失突变[73],但已有个案报道此突变[74]。仅最近发现的体细胞 *FGFR*2 胚系突变扩大了该病的基因突变谱,该突变导致了 5%～10% 的 KEN[75]。有趣的是,*HRAS* 或 *FGFR3* 突变可能与 *PIK3CA* 突变共存;然而,*HRAS* 和 *FGFR3* 突变是互斥的。在这个突变谱中,以 *FGFR3* p. R248C 和 *HRAS* p. G13R 突变为主,占 KEN 的 30%～40%[73]。尽管存在这些热点突变,KEN 的突变谱仍比器官样表皮痣如皮脂腺痣的突变谱要更多样化。

临床特征和鉴别诊断 KEN 通常出现在出生时或在婴儿早期,表现为线状或螺旋状的肤色或褐色丘疹或斑块,沿 Blaschko 线分布(图 106. 10、图 106. 11)。婴儿期和儿童期的病变通常是平的,但随着时间的推移会变厚和变暗[6]。有些皮损可以表现出明显的角化过度,导致疣状外观。KEN 主要分布于躯干或四肢,其范围和分布由小到大变化很大,单侧至双侧,中线分界严格。如果指甲基质受累,肢端病变往往有疣状外观和甲营养不良。身体褶皱处病变往往较柔软。

组织病理学 角质形成细胞性表皮痣的组织学特征是棘层肥厚、乳头状瘤样增生、角化过度以及基底色素沉着。这些表皮病变与周围未受影响的皮肤分界明显[76]。

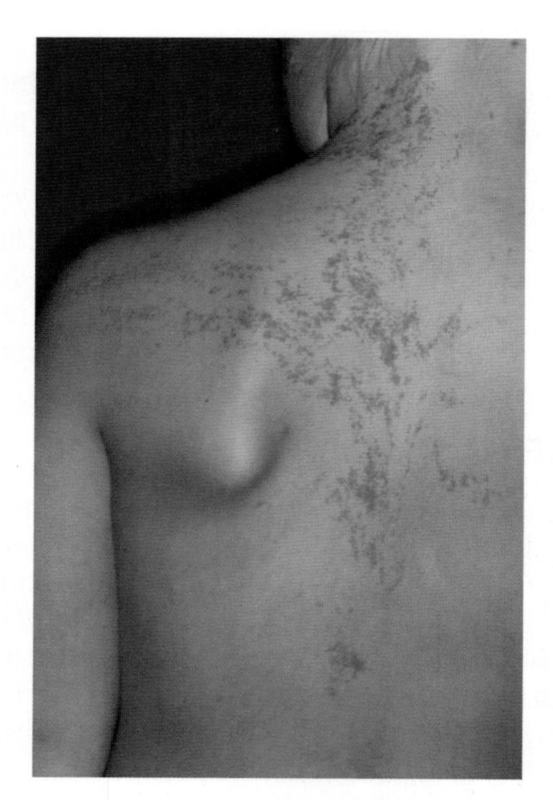

图 106. 10 躯干角质形成细胞性表皮痣有多条弧线及中线分界

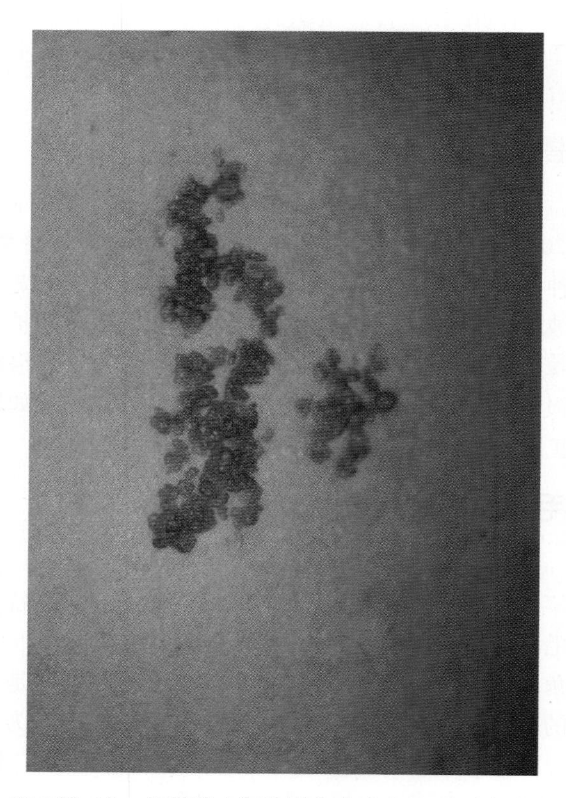

图 106. 11 角质形成细胞性表皮痣由一系列小乳头状瘤组成

治疗　手术切除是一种彻底的治疗方法。局部治疗方法有消融激光治疗、电离和冷冻治疗。在 71 例疣状(角质形成细胞)表皮痣中,冷冻治疗使约 90% 小局限性痣的清除率达到 75% ~ 100%。所有的皮损均采用喷雾冷冻操作进行两次冻融循环,根据皮损的面积和厚度持续 5 ~ 10s。除霜后进行第二个循环。小病灶需要 3 ~ 4 次,大病灶需要 7 ~ 8 次治疗,间隔 6 ~ 8 周。研究中有 6 名皮损广泛分布的患者,对冷冻治疗的反应很差。冷冻治疗后的主要不良事件是约 40% 的病例出现色素减退。对 9 名对冷冻治疗反应差的患者进行了 CO_2 激光治疗,其中 4 名患者的清除率为 75% ~ 100%[77]。采用 CO_2 激光治疗 15 例 KEN 患者,50% 患者病灶清除率为 50% ~ 70%,30% 患者病灶清除率超过 75%。复发主要发生在表皮痣范围超过 $100cm^2$ 的患者。副作用是 25% 患者出现色素减退和 20% 患者瘢痕形成[78]。

相关综合征

角质形成细胞性表皮痣综合征的特征是角质形成细胞性表皮痣潜在的镶嵌性突变已扩散到其他器官。KEN 综合征的皮肤外异常可包括神经系统异常(如癫痫、智力低下、半侧巨脑畸形、脑室异常、皮质萎缩和偏瘫)、骨骼异常(如骨形成不完全、骨肥大或发育不良、骨囊肿、脊柱后凸和抗维生素 D 性佝偻病)和眼缺陷(如眼组织缺损、角膜混浊、大眼球和小眼球)[2,79]。尤其要注意,KEN 综合征患者有发生尿路上皮癌的风险[80]。

"KEN 综合征"这一描述的一个普遍问题是,将与 KEN 相关的皮肤外异常与其他 EN 相关的皮肤外异常都归为一类。从遗传学角度看,尽管不同遗传背景的 KEN 患者临床表现相同,KEN 的遗传异质性使得对一种包罗万象的"KEN 综合征"的描述显得不合理。因此,今后有可能对 KEN 综合征进行细分,找出遗传缺陷与组织外特征的关系。这种合理细分的一个例子是先天性脂肪瘤过度生长血管畸形表皮痣(congenital lipomatous overgrowth, vascular malformations and epideamal naevi, CLOVE)综合征。

CLOVES 综合征

CLOVE(congenital lipomatous overgrowth, vascular malformations and epidermal naevus syndrome)是先天性脂肪瘤过度生长血管畸形和表皮痣的首字母缩写。另一个使用的首字母缩写是 CLOVES(congenital lipomatous overgrowth with vascular, epidermal and skeletal anomalies)综合征(先天性脂肪瘤性过度生长,伴有血管、表皮和骨骼异常)。这种疾病与变形综合征有一些共同特征。但在 2007 年,Sapp 根据非渐进比例过度生长的标准将其与之分开,与变形综合征形成对比的是 CLOVES 综合征并不是扭曲的[81]。2012 年,由于发现 *PIK3CA* 体细胞突变可能是 CLOVES 综合征的潜在遗传原因,该综合征也从遗传学上与变形综合征分开[82]。因此,CLOVES 成为了由于 PI3K-AKT 途径的体细胞基因突变而导致的过度生长综合征的新成员,被归入 PIK3CA 相关的过度生长谱系疾病(PIK3CA-related overgrowth spectrum disorders, PROS)中[83]。

正如 CLOVES 名称所包含的那样,这种综合征临床上包括角质形成细胞表皮痣、进行性复杂性和混合性躯干血管和淋巴管畸形、脂肪组织失调、不同程度的脊柱侧弯和骨肥大[82]。CLOVES 综合征患者对各种成人易感的癌症包括胃肠道、脑、乳腺、膀胱、肾、肺和甲状腺癌的易感性很低,但监测仍很重要[35]。

治疗上,需要对 CLOVES 综合征患者进行性过度生长的脂肪瘤和复杂的血管畸形进行持续的外科治疗。有必要对增加的癌症风险进行密切的跨学科监测。

变形综合征

变形综合征(proteus syndrome, PS)发病率不到 1/100 万,1979 年由 Cohen 和 Hayden 首次描述[84],1999 年由 Biesecker 及其同事明确描述[85]。2011 年发现至少 90% 的 PS 患者是由 *AKT1* p. E17K(编码 AKT1 激酶的癌基因)的体细胞活化突变导致的[86]。皮肤 PS 表型的特征是扁平、柔软和天鹅绒般的表皮痣、血管畸形(特别是毛细血管畸形)和手掌或足趾脑回状结缔组织痣[20]。角质形成细胞中的 *AKT1* 突变被认为是 KEN 形成的关键决定因素。此外,在分离自脑回状结缔组织痣(cerebriform connective tissue naevi, CCTN)的成纤维细胞中可检测到 *AKT1* 突变,而在 CCTN 的角质形成细胞中未检测到该突变等位基因。由于在 CCTN 和正常外观皮肤的真皮成纤维细胞中都发现了突变细胞,真皮中突变细胞的存在似乎是肯定的,但不足以驱动 CCTN 的形成[87]。如上所述,*AKT1* 突变是 KEN 的罕见原因[73]。皮肤过度生长最常与骨骼、结缔组织和脂肪的片状或节段性不成比例和进行性过度生长有关。然而,变形综合征的表现可能累及身体的任何组织。大多数 PS 患者出生时没有明显的不对称,从 6 ~ 18 个月开始快速不对称性过度生长。PS 患者似乎对肿瘤的发展有更高的易感性,与 PS 最具特异性的两种肿瘤是腮腺单形性腺瘤和双侧卵巢囊腺瘤[88]。PS 患者的治疗具有难度,需要通过多年来的多项矫形手术早期积极地治疗过度生长。由于深静脉血栓形成和肺栓塞是 PS 患者最常见的死亡原因之一,因此强烈建议围手术期进行抗凝预防。与此相反,不推荐慢性抗凝[88]。

线性 Cowden 痣

线性 Cowden 痣与 2 型节段性 Cowden 病有关，2007 年 Happle 提出了一个术语来描述一种多系统出生缺陷，其首字母缩写为 SOLAMEN 综合征（节段性过度生长 segmental overgrowth，脂肪增生 lipomatosis，动静脉畸形 arteriovenous malformation，表皮痣 epidermal naevus）[89-90]。线性 Cowden 痣是一种角质形成细胞性表皮痣，由杂合 *PTEN* 种系突变背景下发生杂合性缺失突变引起[89]。其临床特征为皮肤肥厚呈乳头状瘤样，类似寻常疣。2 型节段性 Cowden 病临床表现包括皮肤和皮肤外血管异常、皮肤和皮肤外脂肪瘤、空肠或结肠息肉、骨骼（如肢体不对称生长）和神经异常（癫痫、巨头畸形）[20]。与 CLOVES 综合征及变形综合征患者一样，2 型节段性 Cowden 病患者需要持续的外科治疗和密切的跨学科随访监测空肠和结肠息肉。

注意：CLOVES 综合征、变形综合征和 2 型节段性 Cowden 病的临床相似性在遗传学上得到了反映，因为 *PIK3CA*、*AKT* 和 *PTEN* 突变都影响相同的生长调节途径（IP3/AKT/MTOR）。

伴线性基底细胞层丘疹性表皮痣

发病机制 伴线性基底细胞层丘疹性表皮痣（papular epidermal naevus with skyline basal cell layer，PENS）在第一份该病描述为表皮痣亚型的报告中，两个痣样本进行了 *PIK3CA* 和 *FGFR*3 突变的基因检测，发现了一个野生型序列[91]。自这次报道以来，PENS 的发病机制仍有待阐明。

临床特征和鉴别诊断 PENS 在出生时可见，或出生后不久出现。皮损无症状且形状多变。表现为小的角化性丘疹和斑块，表面粗糙平坦，散在不对称分布[91]。然而，也有报道 PENS 沿 Blaschko 线分布[92]。

组织病理学 PENS 特征性表现为角化过度、棘层肥厚和轮廓清晰的基底细胞层，基底细胞核呈栅栏状排列。真皮层或附属器无明显变化[91]。

治疗 到目前为止，尚无 PENS 治疗方面的文献报道。原则上，常见治疗 KEN 时使用的所有方法都可以应用。

相关综合征

伴有神经系统异常的 PENS 罕见，如轻度发育迟缓、癫痫或自闭症。在单个病例报告中观察到特殊面容、双侧跟腱缩短、尿道下裂和阴茎弯曲[93]。

表皮松解性角化过度性表皮痣

表皮松解性角化过度性表皮痣（epidermolytic hyperkeratotic epidermal naevus）约占 KEN 的 5%～10%。

发病机制 1994 年，在 4 名患者中，确定 *KRT10* 基因体细胞突变为该痣的遗传学基础[94]。2007 年，有报道称 *KRT1* 基因体细胞突变导致一名患者出现表皮松解性角化过度性表皮痣[95]。

临床特征和鉴别诊断 临床上，表皮松解性角化过度性表皮痣与其他表皮痣几乎无法区分，表现为伴有薄软鳞屑的黄灰棕色斑块，可能沿 Blaschko 线分布。由于角蛋白 1 和角蛋白 10 仅在表皮中表达，这种表皮痣类型不会出现皮肤外表现。然而，在生殖细胞嵌合体病例中，表皮松解性角化过度性表皮痣患者的后代可能患有泛发性表皮松解性角化过度病。

组织病理学 表皮松解性角化过度，伴有不规则的透明角质颗粒和核周空泡化[76]。

治疗 有报道称局部应用钙泊三醇/倍他米松二氯丙酸复合软膏或局部应用维生素 D_3 衍生物治疗表皮松解性角化过度性表皮痣[96-97]。有趣的是，最近偶然观察到短期补充大剂量维生素 D 后，对于先天性鱼鳞病儿童顽固性鳞屑有很好的临床疗效。患者每天服用 60 000U 的维生素 D，连续 10 天，随后每天服用 400～600U 的维生素 D[98]。在 16 名来自 12 个家庭的广泛性或痣样表皮松解性角化症患者中，9 名患者接受了全身性视黄酸、阿维 A、异维 A 酸或阿利维 A 酸的治疗，但只有 3 名患者有可接受的治疗效果。两名患者在治疗期间病情恶化[99]。

棘层松解性角化不良表皮痣（dyskeratotic and acantholytic epidermal naevus）

引言和历史 回顾 32 例具有 Darier 病临床和组织学特征的线状或带状表皮皮损，Starink 和 Woerdeman 提出了针对这类皮损的术语“棘层松解性角化不良表皮痣”[100]。

发病机制 棘层松解性角化不良表皮痣约占 EN 的 1%[76]。2000 年，Sakuntabhai 等在两名患者中发现 *ATP2A2* 体细胞嵌合突变是棘层松解性角化不良表皮痣的遗传学基础。*ATP2A2* 基因编码肌浆/内质网钙 ATP 酶亚型 2（sarco/endoplasmic reticu-lum calcium ATPase isoform 2，SERCA2）。SERCA2 是一种钙泵，在钙信号转导中起重要作用。因为棘层松解性角化不良表皮痣可以由引起 Darier 病的同一基因的体细胞突变引起，因此提出了节段性 Darier 病这一说法。在一些表现为棘层松解性角化不良表皮痣的患者中，没有检测到 *ATP2A2* 突变或类似基因（如 *ATP2C1*）的突变[101]。

临床特征和鉴别诊断 棘层松解性角化不良表皮痣可表现为瘙痒性融合的疣状毛囊性和非毛囊性粉红色或棕色丘疹和斑块，呈线性排列，其特征与（全身性）Darier 病一致，常在 20 岁或以后发病。日光、炎热、出汗和摩擦可能会加重损伤[100]。

组织病理学 这种表皮痣的组织学特征是棘层松解性角化不良，即表皮上层角质形成细胞（棘层松解）及角化不良细胞（圆形小体和谷粒细胞）之间的黏附性丧失[102]。

治疗 轻度病例需要润肤剂和防晒霜。严重患者可以口服（阿维 A 和异维 A 酸）和外用视黄酸（视黄酸和阿达帕林），这种方法治疗局限性 Darier 病相当有效。消融激光治疗（CO_2 激光和 Er:YAG 激光）同样有效[103]。

炎性线状疣状表皮痣

引言和历史 炎性线状疣状表皮痣（inflammatory linear verrucous epidermal naevus，ILVEN）与非炎症性角质形成细胞表皮痣不同，ILVEN 更罕见，1971 年 Altman 和 Mehregan 首次描述了 ILVEN。

发病机制 在单个 ILVEN 病例中，全外显子组测序帮助确定了 *GJA1* 的体细胞杂合性突变。*GJA1* 编码缝隙连接蛋白，是进行性可变性红斑角化症的致病基因[104]。在未来的研究中表皮连接蛋白的突变筛查有助于识别 ILVEN 的其他致病突变。

临床特征和鉴别诊断 ILVEN 好发于臀部和腿部，最初表现为单侧、沿 Blaschko 线分布，伴有剧烈瘙痒的皮损，由密集的肉色丘疹组成，后来形成暗红色至棕色斑块，表面呈疣状（图 106.12）。大约 1/2 的病变是先天性的，其余的发生在生命早期。然而，也有成年期发病的报道[105]。尚无 ILVEN 的相关综合征报道。

鉴别诊断包括角质形成细胞性表皮痣、线状银屑病、CHILD 痣和线状苔藓。线状苔藓的瘙痒程度比 ILVEN 轻，而且是一过性的，通常持续 2~4 年，然后消退。CHILD 痣组织学表现为疣状黄瘤样改变。线状银屑病（图 106.13）通常发生在泛发的银屑病患者中[106]。

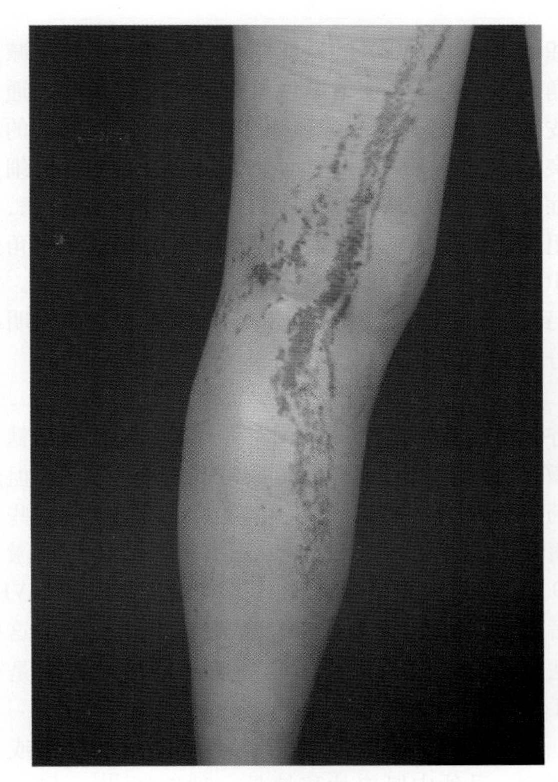

图 106.12 下肢炎性线状疣状表皮痣

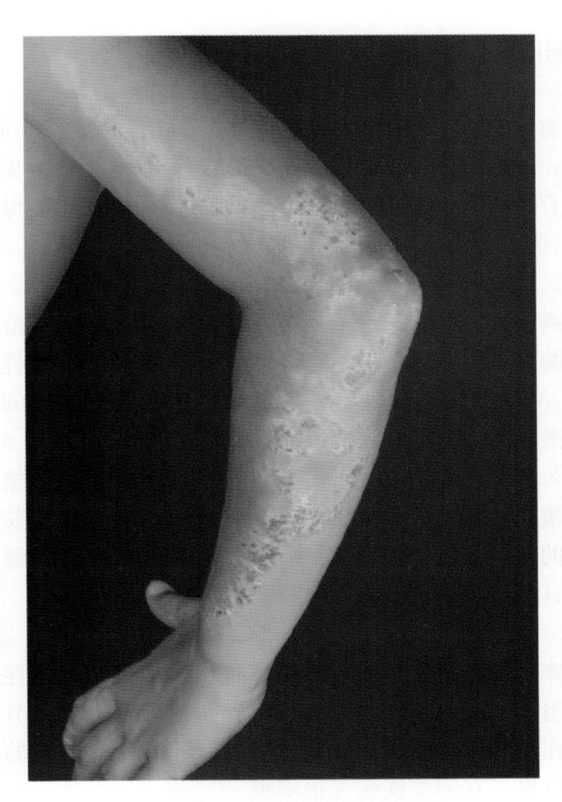

图 106.13 节段性银屑病

第二十三篇

组织病理学 ILVEN 的特征性改变表现为颗粒层减少伴角化不全与颗粒层增厚伴角化过度交替出现。通常表皮为棘层肥厚,伴有银屑病样改变,并显示粗大的表皮突。真皮血管周围及界面处 T 细胞为主的淋巴细胞炎症浸润。为了从组织学上区分 ILVEN 和银屑病,免疫组织化学分析显示与银屑病皮损相比 ILVEN 中角蛋白 10 阳性细胞数量增加,HLA-DR 表达增强[107]。然而,到目前为止,还没有免疫组织化学标志物可以明确区分 ILVEN 和银屑病。

治疗 虽然有报道称 ILVEN 对各种局部治疗包括糖皮质激素、他扎罗汀、蒽林和氟尿嘧啶都有耐药性,但外用药物治疗仍然被认为是一线治疗。据报道,一些患者每天 2 次外用 0.005% 钙泊三醇软膏或糖皮质激素加 0.1% 他克莫司显示有效[108-109]。对于顽固的 ILVEN 患者,可以尝试光动力或 CO_2 激光,在几个病例中这些方法有良好的效果[78,110]。唯一明确的治疗方法是全层手术切除。

为了达到一期愈合,可能需要辅助组织扩张或连续切除。另外中厚皮片移植是一种选择[111]。另一种具有良好美容效果的有效治疗方式是液氮冷冻。深层皮肤磨削术是有效的,但会产生增生性瘢痕[112]。

CHILD 综合征

引言和历史 CHILD(congenital hemidysplasia with ichthyosiform naevus and limb defects)综合征是先天性偏侧发育不良伴鱼鳞病样红皮症和肢体缺陷的首字母缩写,由 Happle 于 1980 年提出[113]。

发病机制 CHILD 综合征是由 *NSDHL* 基因(类固醇脱氢酶)的错义或无义突变引起的 X 连锁显性遗传性疾病,*NSDHL* 基因编码胆固醇远端生物合成途径中的一种酶[114]。在极少数情况下,发现 *NSDHL* 基因第 6、7 和 8 外显子的缺失,证实了 NAD(P)H 类固醇脱氢酶样蛋白功能丧失导致 CHILD 综合征[115]。引起皮肤表现的机制是影响角质层细胞膜正常形成的胆固醇缺乏,以及类固醇前体的毒性积累。

临床特征和鉴别诊断 CHILD 痣由边界清楚的炎性斑块组成,表面有突起的蜡状鳞屑,可沿 Blaschko 线分布或在较严重的情况下扩散至一侧身体,并有严格的中线分界。双侧皮肤病变很罕见[116]。

通常情况下,炎性斑块可以增加,也可消退,好发于身体皱褶部位(这被称为嗜湿性,ptychotropism),这种病变给治疗带来了挑战[117]。在大多数报告的病例中,皮疹累及右半身。CHILD 综合征的皮肤外特征可能涉及同侧大脑发育不良,所有骨骼结构发育不良,并伴有四肢短小或缺失,以及肺、心或肾发育不良。

鉴别诊断包括 ILVEN、鱼鳞病和银屑病。组织学上,疣状黄瘤和 CHILD 痣难以区分。然而,由于疣状黄瘤表现为孤立性、隆起性或息肉样病变,CHILD 痣在临床表现上可以和疣状黄瘤很准确地区分。

组织病理学 CHILD 痣的特征是表皮棘层肥厚,角化过度伴局灶性角化不全,真皮乳头内有表达 CD68 和嗜脂蛋白(adipophilin)的泡沫黄瘤细胞浸润[118]。在某些情况下,可能没有黄瘤细胞。

治疗 局部使用洛伐他汀和胆固醇可以在 3 个月内清除皮损[119]。这种基于发病机制的治疗方法由 Paller 和他的同事于 2011 年发表[11],其他研究小组也已证实该治疗方法有效。由于辛伐他汀具有比洛伐他汀更高的吸收能力,因此认为 2% 辛伐他汀和 2% 胆固醇软膏是改良配方[120]。即使在有针对性的药物治疗下,身体皱褶部位皮损的治疗仍然具有挑战性,先进行切除或皮肤磨削术,后从对侧未受影响的供皮区获得的皮肤进行移植为这些部位的皮损提供了治疗选择[121]。关于前面提到的皮肤外表现,CHILD 综合征患者应该接受合适的专家的全面体检和临床评估。

边缘痣

边缘痣(naevus marginatus)是一种特殊类型的痣,结合了器官样皮脂腺痣和非器官样角质形成细胞性表皮痣的特点(图 106.14)。由 Hafner 和 Happle 在 2008 年描述。虽然关于这种特殊类型的痣的报道只有两篇,但很多已发表的文献资料报道的表皮痣应归类为边缘痣[122]。遗传学分析显示,在 1 例边缘痣的器官部分和非器官部分均存在合子后 *HRAS*

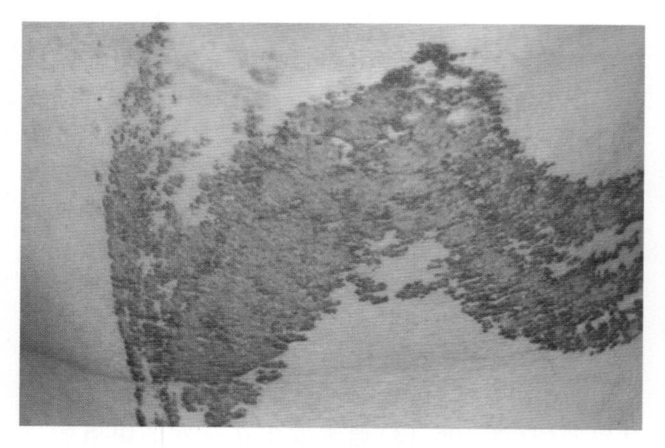

图 106.14 边缘痣

p. G13R 镶嵌性突变[123]。与角化色素性斑痣性错构瘤病相似，边缘痣突出了突变的多能干细胞的意义，导致突变的细胞群体具有不同的发育潜力，并产生不同的临床表型。在临床表现和组织学上，边缘痣表现为棕色边缘隆起，反映表皮棘层乳头状瘤样增生，但缺少皮脂腺，中央区域因皮脂腺丰富表现出红斑，治疗方法与皮脂腺痣相同。

（谈鑫 译，汤建萍　谭春花 校）

参考文献

见章末二维码

第 107 章　其他痣和错构瘤

Jonathan A. Dyer

摘要

目前已发现多种累及真皮组织的痣样病变。这些往往是先天性的良性病变，传统上以细胞类型或组织成分对其进行分类。通常病变是独立存在的，有些与潜在的遗传疾病有关。本章将回顾儿童中最常见的痣。

要点

- 目前已经描述了由多种不同细胞类型或成分组成的痣样病变，并相应命名。
- 虽然许多痣样病变是孤立的，但有些与潜在的疾病有关。
- 播散性豆状皮肤纤维瘤病可能由局部过量的弹性蛋白或胶原组成，常与常染色体显性遗传的 Buschke-Ollendorff 综合征相关，并且在这些患者中经常发现全身脆弱性骨硬化。
- 皮肤胶原瘤常孤立存在，可能是结节性硬化的一个突出特征，在Ⅰ型多发性内分泌肿瘤和变形综合征中也有发现。
- 成纤维细胞结缔组织痣可能类似于隆突性皮肤纤维肉瘤。
- β-肌动蛋白突变与 Becker 痣相关。

结缔组织痣

引言和历史　目前已发现多种累及真皮组织的痣样病变。结缔组织痣（connective tissue naevi，CTN）是其中最常见的类型。这些痣通常是先天的良性病变。它们因细胞类型或组成的成分不同而各具特征。有些疾病在临床表现上相似，表现为质硬、肤色或粉红色的缓慢生长的无痛性丘疹或斑块。

流行病学和发病机制　CTN 是典型的散发性、孤立性病变，但也可能出现多发性、节段性和对称性的病变。在最近的一项研究中，对 100 多个病例进行回顾性分析，85% 的病灶是单发的，15% 是多发的[1]。CTN 可在出生时就被发现，但仍然有许多细微的病变在儿童时期才被发现。

胶原瘤和弹性瘤是 CTN 最常见的形式，前者由大量真皮胶原纤维组成，后者是由大量弹性蛋白组成。胶原瘤可能是散发性的，也可能是以常染色体显性（autosomal dominant，AD）遗传的多发性胶原瘤（OMIM#115250）。尽管大多数 CTN 的病因尚不清楚，但在家族性和综合征病例中已发现了致病的突变基因。

胶原瘤也可以作为潜在遗传综合征的皮肤表现。结节性硬化症（OMIM#191100；见第 143 章）的典型鲨皮样斑块和前额纤维斑也是胶原瘤。此外，胶原瘤是Ⅰ型多发性内分泌肿瘤（multiple endocrine neoplasia type Ⅰ，MEN1；OMIM#131100）的皮肤表现之一。四肢巨大的进行性生长的脑回型胶原瘤是变形综合征（OMIM#176920；见第 108 章）的一个重要特征。一种与心脏病（心肌病）和睾丸功能衰竭相关的家族性胶原瘤已被报道[2]。Cowden 病患者表现为“席纹状”型胶原瘤（硬化性纤维瘤）[3]。

弹性瘤也可作为综合征的一部分出现，最典型的是 Buschke-Ollendorff 综合征（OMIM＃166700；见下文），一种以多发性皮肤弹性瘤（播散性豆状皮肤纤维瘤病）为特征的 AD 遗传性皮肤病，伴不透明的影像学表现，以长骨末端明显（称为全身脆弱性骨硬化）（见第 95 章）。

黏液痣罕见，目前已知的文献报道约 25 例。关于它们是皮肤黏蛋白沉积症的变异还是 CTN 存在争议。但是，根据最近的分类标准以及与其他类型 CTN 的临床相似性被划分为该类疾病[4]，它们被分成了家族遗传和后天形成两种类型。

临床特征和鉴别诊断　CTN 的不同亚型常表现出相似的临床特征。CTN 通常表现为质硬、肤色或粉红色的缓慢生长的无痛性丘疹或斑块。CTN 最常见于躯干或四肢。胶原瘤通常是肤色的（图 107.1）。弹性瘤呈淡黄色（图 107.2）。表面呈光滑或分叶状。单个病变通常是静态的。多发性病变的患者可能会随着时间的推移出现新病变。

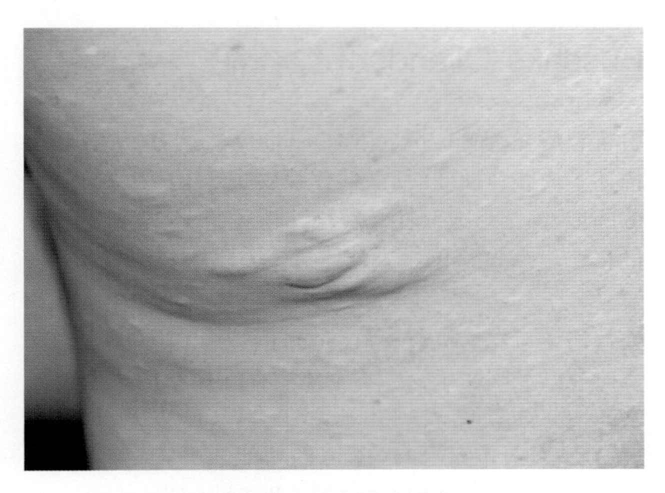

图 107.1　皮肤胶原瘤

图 107.2　皮肤弹性瘤:聚集的黄色丘疹

结节性硬化的鲨皮样斑块(图 107.3)通常位于下背部,其名称来源于皮损表面粗糙颗粒外观类似于鲨革皮。结节性硬化的鲨皮样斑块和前额纤维斑都属于皮肤胶原瘤。

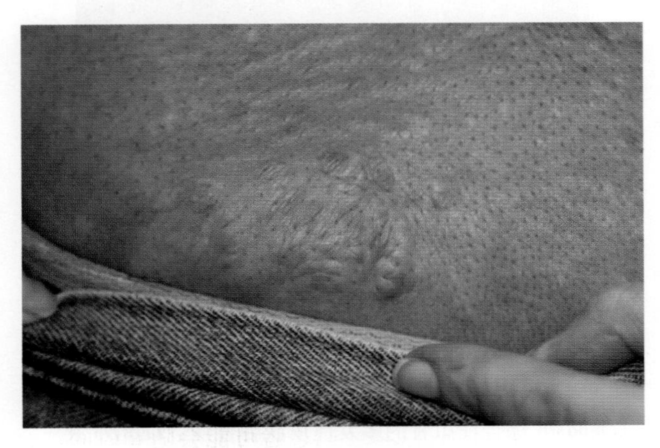

图 107.3　结节性硬化典型的鲨革斑

最近的一份研究提出了一种罕见的、进行性的、主要累及下肢的 CTN 亚型。这种具有侵袭性的亚型早期临床上类似于节段性硬斑病。典型的病变开始于臀部和腰部的丘疹,这些丘疹迅速融合,发展为节段性病变,并有深度浸润感。组织学表现为典型的混合型的 CTN。与典型的、相对静止的 CTN 不同,这些皮损可迅速进展并累及整个下肢,导致明显的功能障碍。其与典型的 CTN 的关系尚不清楚[5]。

纤维母细胞结缔组织痣(fibroblastic connective tissue nevi,FCTN)是一种罕见的新发现的 CTN 亚型。它们可能出现在儿童时期,但也有成人病例报告。有报道显示好发于女性。最常见的发病部位为儿童的躯干和头颈部。FCTN 通常表现为单个、生长缓慢的丘疹、结节或斑块。它们无痛、光滑、坚硬,颜色从浅棕色到棕白色不等[6]。

黏液痣通常类似于其他形式的 CTN。它们可以呈现为肤色到浅棕色的单个或者多个丘疹和斑块。最近一篇回顾性文献提示该病好发于男性。好发部位为背部(最常见是下背部),且多呈线性和单侧分布。黏液痣通常主要分为两种临床表现形式:蛋白聚糖型 CTN(CTN of the proteoglycan type,CTNP)以及复合型 CTN,前者表现为表皮正常,真皮中过量的蛋白聚糖,后者真皮改变伴表皮角化过度和棘层肥厚等典型的表皮痣样改变。已有报道描述了与浅表脂肪瘤样痣在临床方面的相似性[4,7]。

我们常通过组织病理学来区分这些临床上相似的皮损。

实验室检查和组织学表现　CTN 通常通过其组织学表现来诊断,即存在哪种类型的结缔组织过量。只有在需要明确进展性皮损或特定诊断时,活检才是必要的。组织学诊断可能很困难,因为 CTN 常常表现出正常结缔组织的轻度增生。将 CTN 皮损的组织学特征与同一患者表现正常的皮肤活检的结果相比较通常是有帮助的,可观察到结缔组织的细微差别。也可将活检范围扩大至病变边缘 5~6mm(包括临床正常皮肤)。

典型的胶原瘤表皮正常,真皮增厚,增厚的胶原束随意排列。胶原的增加可能导致出现弹性纤维密度降低的假象,尽管有些病变显示明显的胶原或弹性蛋白过量,但混合病变也会出现两者大致等量增加。

特殊染色通常用来突出和区分特定类型的结缔组织。HE 染色显示胶原束呈黄色和弹性纤维呈红色[1]。Masson 染色区分了平滑肌和胶原纤维。据报道,在偏光显微镜下,胶原瘤中的异常胶原与正常真皮胶原相比，在天狼星红染色时表现出不同的偏光特征[8]。

皮肤弹性瘤通常在标准组织染色如苏木精和伊红染色时无特异性。只有在特殊染色时，如伟郝夫范吉森染色（Verhoeff-Van Gieson）或地衣红-韦杰尔特染色（Orcein and Weigert），可凸显出主要在真皮中下部的加宽的、分支交织的弹性纤维[9]。

成纤维 CTN 在真皮深层和皮下组织浅层中显示出 CD34 阳性的梭形细胞的无序增殖。成纤维细胞/成肌纤维细胞无异型性，皮损常界限不清且无包膜。与其他 CTN 不同，表皮乳头状瘤样增生和脂肪组织经常出现在网状真皮中。FCTN 在临床和组织学上与隆突性皮肤纤维肉瘤（dermatofibrosarcoma protuberans，DFSP）相似，鉴于两者的临床后果不同，因此两者的鉴别非常重要。DFSP 典型地表现为均匀的、轻微不典型的成纤维细胞排列成轮辐状，而 FCTN 则表现为无序的束状生长模式。在鉴别困难的病例中，DFSP 的诊断要点包括：表皮乳头状瘤样增生缺乏；表皮下低细胞区；细胞核均匀但稍不典型；皮损处细胞 CD34 染色呈弥漫性强阳性。

黏液痣表现为真皮上层黏蛋白弥漫性沉积，可见稀疏梭形细胞[4]。在一项研究中发现这些细胞呈 CD34 阳性[10]。棘层肥厚和角化过度约占 50%。最近一个病例发现有浅层脂肪组织。

治疗和干预　大多数孤立的 CTN 不需要干预。对于病变较大或导致局部损伤的患者，治疗应视情况而定。CTN 患者的检查和评估需涉及完整的个人史和家族史，包括对皮肤病变以及骨骼问题的筛查。家族史应包括筛查患者或其家人是否有癫痫、智力低下或耳聋等，以及是否有内分泌疾病或性腺功能减退史。详细的体格检查能发现轻微的皮损，皮肤外表现提示潜在综合征疾病。必要时，进行皮肤活检（见上文）和影像学检查（见 Buschke-Ollendorff 综合征一节）。体格检查在适当情况下应包括对叶状白斑进行黑光检查，以发现结节性硬化的细微病变，以及 MEN1 或变形综合征的其他皮肤表现。

FCTN 被认为是局部痣样异常。手术切除后往往不会复发，尚无病灶转移的报告。尽管在临床和组织学上与 DFSP 有相似之处，但 DFSP 具有局部侵袭性，如果不完全切除，有复发的趋势，因此将 FCTN 与 DFSP 区别开来具有临床意义[6]。治疗是不必要的，除非其影响美观[11]。对于累及下肢的进展性的 CTN 患者，病变持续时间较长。唯一有效的干预措施是物理治疗[5]。

黏液痣通常不需要干预。与脂肪瘤样痣相似的较大病变可视情况行手术治疗。

Buschke-Ollendorff 综合征

引言和历史　Buschke 和 Ollendorff[12] 于 1928 年首次描述了皮肤弹性瘤（播散性豆状皮肤纤维瘤病）与多发的圆形、椭圆形或线性骨硬化性骨病变（全身脆弱性骨硬化；“斑点骨”）的常染色体显性关联。

流行病学与发病机制　目前发病率为 1∶20 000[1]。家系研究已经阐明了受影响个体中存在广泛的表型差异性，一些患者仅表现出轻微皮损。已发现 *LEMD3*（MAN1；OMIM#607844）基因的功能缺失突变，既存在于 Buschke-Ollendorff 综合征（Buschke-Ollendorff syndrome，BOS）家系，也存在于个别全身脆弱性骨硬化和肢骨纹状肥大的散发病例（OMIM#155950）。*LEMD3* 参与控制骨形态生成蛋白（bone morphogenetic protein，BMP）和转化生长因子-β（transforming growth factor-beta，TGF-β）途径中的信号转导。*LEMD3* 水平的降低导致 BMP 和 TGF-β 途径的信号转导增加，从而增加了骨组织的形成。目前 BOS 中 CTN 形成的机制尚不清楚。

临床特征　典型的 BOS 皮损常在儿童期、青春期前首次出现，并随着时间的推移而增多。它们表现为轻微的肤色至淡黄色的丘疹或斑块（图 107.4）。它们可以发生在任何部位，但是躯干部最常见。重要的是，在儿

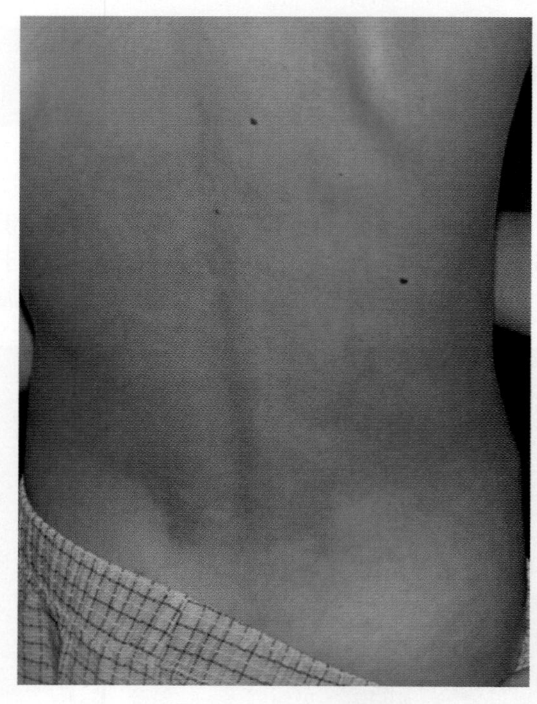

图 107.4　播散性豆状皮肤纤维瘤病。Buschke-Ollendorff 综合征患者的多发性皮肤弹性瘤。*LEMD3* 突变阳性

童期皮损首次被发现时，全身脆弱性骨硬化会被忽略，但疾病会逐渐进展。常见于腕骨、跗骨、指骨以及长骨和骨盆的骨骺干骺端。

鉴别诊断　该病皮损类似于皮肤的孤立弹性瘤或胶原瘤。当多个皮损出现需考虑 BOS。由于全身脆弱性骨硬化的病变可能类似于骨转移，早期的诊断可以帮助患者避免不必要的检查[1]。

值得注意的是，对 BOS 患者及其家属的密切研究表明，在某些病例中，全身脆弱性骨硬化与皮肤胶原瘤或混合 CTN 有关，而不是单纯的弹性瘤。这导致播散性豆状皮肤纤维瘤病一词重新出现，该词用于描述 BOS 的皮损，包括胶原和弹性组织皮损。

治疗　BOS 患者暂无特殊治疗。

平滑肌错构瘤

平滑肌错构瘤最早被报道于 1923 年。

流行病学与发病机制　平滑肌错构瘤罕见，虽是典型的先天性疾病，但多在婴儿期最先发现，是真皮平滑肌的局部增生所致[13]。

临床特征和鉴别诊断　平滑肌错构瘤可为肤色，或表面轻微色素沉着，可伴毛发增多，可能是终毛或毳毛（图 107.5）。局灶性病变最常见，但是，少数患者表现出弥漫性毛囊性丘疹或局限性毛囊性丘疹斑块。弥漫性的皮肤浸润在婴儿期可导致圆环状表型（米其林轮胎婴儿）[13]。这些患者也表现为弥漫性多毛症，偶尔伴轻微色素沉着。皮肤皱褶通常会随着时间的推移而改善[14]。

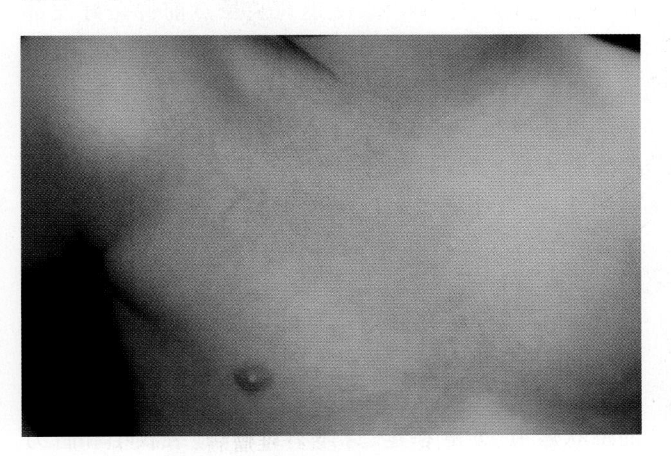

图 107.5　平滑肌错构瘤：轻度色素沉着，假 Darier 征阳性，毛囊隆起

平滑肌错构瘤是由过多的立毛肌组成，温度的变化或摩擦平滑肌错构瘤常常会引起肌肉收缩，导致硬度增加或出现“鹅肉样”的病变，称为“假 Darier 征”。自发性运动（肌酸血症）已有报道[15]，可能有助于诊断。

Becker 痣与平滑肌错构瘤在临床和组织学上有许多相似之处。Becker 痣通常表现为青春期起病，伴有色素沉着和多毛症。常见于男性的上胸部或背部，也可位于其他部位。最近，Becker 痣中检测到编码 β-肌动蛋白的 ACTB 的致死突变。致死突变似乎只发生在皮损处的毛发肌肉组织中[16]。目前尚不清楚这些突变是如何导致 Becker 痣的其他临床表现[17]。详情请见 106 章。

实验室和病理检查　平滑肌错构瘤的组织学特征是一致的。真皮中存在清晰且排列成不同方向的平滑肌束，大部分可附着在毛囊上。表皮嵴轻微延长，伴有轻度基底层黑色素沉着。Becker 痣表现为基本相同的平滑肌纤维增生，平滑肌纤维的 Masson 染色清晰[18-21]。

治疗和预防　暂无特殊治疗。

其他错构瘤

浅表性脂肪瘤样痣/浅表性皮肤脂肪瘤样痣

1921 年首次报道的浅表性脂肪瘤样痣（naevus lipomatosus superficialis，NLS）是一种罕见的皮肤病，通常是先天性的，但也有后天性的报道。主要表现为肤色至黄色丘疹，可融合成斑块（常为线性或节段性）。一些较大的皮损可表现为脑回样外观。主要分为两种类型：多发型（经典型，又称 Hoffman-Zurhelle 型）和孤立型[22]。NLS 经典型多发生在 10 岁以内的儿童，且常位于骨盆区域。孤立型常带蒂，可出现在任何年龄和任何部位。

NLS 的组织学检查表现为网状真皮中真皮胶原束之间的成熟脂肪组织，血管增多，偶可见纺锤体和/或单核细胞增多。也有报道 NLS 的表皮可增厚[23]，有报道，广泛的脂肪瘤样痣可导致婴儿期出现圆环状（米其林轮胎）表型[13]。

有报道称，与 NLS 相关的毛囊皮脂腺囊性错构瘤的皮损处有毛囊和皮脂腺的增生[24-26]。与 NLS 相关的其他肿瘤还包括圆柱瘤和纤维毛囊瘤[27]。局灶性真皮发育不全（focal dermal hypoplasia，FDH；Goltz 综合征；OMIM#305600）为 X 连锁显性遗传性皮肤病，局部皮肤脂肪组织与 NLS 有相似表现[28]。

尽管 NLS 多为独立存在的，但也可伴发色素异常（如咖啡斑、局灶性白斑）的病例报道[22]。NLS 的发病原因尚不清楚。在 1 例 NLS 中报告了 2p24 染色体缺失，在散发性脂肪瘤中报告了 2p 缺失[29]。

虽然浅表性皮肤脂肪瘤样痣（naevus lipomatosus cutaneous superficialis，NLCS）不需要治疗，但带蒂的或脑回样的有问题的皮损可手术切除[30]。二氧化碳激光治疗的效果不一[31-32]。有报道显示皮损内注射磷脂酰胆碱和脱氧胆酸钠可以使 NLS 变平，但皮损仍然存在[33-34]。

基底细胞样毛囊错构瘤

基底细胞样毛囊错构瘤的临床表现为肤色或褐色丘疹，中心伴有孔或角栓。在组织学上，它们类似于基底细胞癌，基底细胞/鳞状细胞从毛囊漏斗部逐渐上升形成网状。角囊肿周围可见少量基质。基底细胞样毛囊错构瘤中 bcl-2 染色极少（基底细胞癌中呈强阳性），有助于鉴别诊断。受累皮肤可能出现色素沉着或色素减退。皮肤萎缩及其他相关皮肤异常也有文献报道。基底细胞样毛囊错构瘤通常是先天性的，有多种临床表现：无明显相关性分布的单发或多发丘疹；单侧沿 Blaschko 线分布的皮损（见下文）；伴脱发的斑块样病变（头皮受累典型表现）；泛发型皮损（常染色体显性遗传）；泛发型皮损伴脱发。伴发重症肌无力（获得性）或囊性纤维化（先天性）等也有病例报道[35-36]。

Happle-Tinschert 综合征的特征是节段性分布的基底细胞样毛囊错构瘤，伴有线性皮肤萎缩、色素沉着或色素减退、牙釉质缺陷（牙齿发育不良）、同侧多毛症、骨质和大脑异常。以线性色素减退为特征的皮肤损害通常在婴儿早期就被发现。有这一系列表型表现的患者传统上被归类为基底细胞痣综合征。然而，其 *PTCH* 基因检测为阴性，皮损表现为基底细胞样毛囊错构瘤，而不是真正的基底细胞癌[37-38]。目前导致基因缺陷的根本原因仍不清楚。

混合型错构瘤

文献报道了由多种不同细胞类型组成的混合型错构瘤的偶发病例。在某些病例中，错构瘤组织的分布和目前熟知的发育异常相似，如副指、副耳屏或腰骶脊柱闭合不全。这些混合型错构瘤与这些发育异常的关系尚不清楚[39]。

脑颅皮肤脂肪瘤病

脑颅皮肤脂肪瘤病（encephalocraniocutaneous lipomatosis，ECCL；Haberland 综合征；OMIM#613001）是一种罕见的散发性疾病，表现为头皮、眼睑和眼球外缘的单侧脂肪瘤性错构瘤[40]，伴有同侧无毛和神经畸形，包括偏侧萎缩、脑室扩大、脂肪瘤、钙化，脑孔囊肿，大脑皮质发育不良，蛛网膜囊肿和软脑膜血管瘤病[41]。ECCL 与眼外胚层综合征（oculoectodermal syndrome，OES，OMIM#600268）之间存在显著的临床重叠。psiloliparus 痣被认为是 ECCL 特有的皮损，表现为单侧、无毛发、轻微隆起的斑块，边界相对清晰，颜色从淡黄色到肤色不等。这些皮损通常位于头皮的额叶或额顶区。psiloliparus 痣的组织学表现为丰富的成熟的无包膜脂肪组织，少量或缺如的毛囊以及数量正常但与毛囊无关的毛肌束[42]。尽管常出现神经异常，但症状较轻微，以癫痫和轻度智力障碍为主。其他异常包括血管脂肪瘤、纤维脂肪瘤、结缔组织痣、颅骨轮廓不清的突起，以及软骨、脂肪和结缔组织错构瘤[43]。最近，*FGFR1* 中的镶嵌激活突变被认为是 ECCL 的一个病因[44]。最近在明显符合 ECCL 和 OES 标准的患者中检测到特异性镶嵌 KRAS 突变[45]。

顶泌汗腺痣

顶泌汗腺痣也被称为大汗腺错构瘤。孤立的顶泌汗腺痣罕见。它们可能是先天性的，有些与皮脂腺痣有关。它们由成熟的大汗腺增生而成，比正常腋窝的皮肤更厚，且数量更多。它们通常是肤色，好发于腋窝，可有蒂。部分可发生在面部、头皮、胸部和腹股沟区。通常无自觉症状，部分患者可有压痛。男性常见。顶泌汗腺痣是良性的。然而，也有少许进展为大汗腺癌的报道[46]。

小汗腺痣

小汗腺痣是罕见的皮肤错构瘤，其特征是真皮内可见过多的小汗腺。文献中所描述的病例不到 30 例，且有显著的临床差异。小汗腺痣可表现为红色或褐色斑块、棕色的结节和色素减退斑。虽然前臂是好发部位，但手足以及四肢、躯干、颈部和前额等部位也有报道。部分患者可有多汗症[47]。

虽然该病常常孤立存在，但也可能是某种综合征的皮肤表现。近期有报道一个患者除了一系列的其他缺陷外，四肢还表现出广泛的沿 Blaschko 线分布的硬结、凹陷、轻度色素沉着的皮肤病变。这些皮肤损伤是由真皮深层的未成熟和形态良好的假腺样结构增生而成，这些假腺样结构嵌入丰富的由增厚的胶原构成的纤维间质中，相对平行于皮肤表面。基底层角质形成细胞内有色素沉着。患者还表现出面部和口腔内凹陷的痘状瘢痕、牙龈粘连、身体不对称、睑裂狭小和智力低下，是一个尚未被报道的遗传缺陷疾病[48]。

黏液性小汗腺痣是一种罕见的小汗腺痣的变异。

最常见于青春期前，通常表现为腿部的单发的棕色丘疹、结节、斑块。文献报道了沿 Blaschko 线分布的病例[49]。可出现多汗症。组织学显示分叶小汗腺在数量和大小上都增加，腺体周围沉积的黏蛋白呈阿尔辛蓝染色阳性[49-51]。腺体附近区域的血管通常比未受累区域的血管厚，与标准的小汗腺痣不同，小汗腺痣不伴血管结构的变化，阿尔辛蓝染色阴性。

小汗腺血管错构瘤表现为真皮内毛细血管样成分和小汗腺增生。病因不明。临床上常表现为四肢远端类似结节状或斑块状血管增生。有些类似于毛细血管畸形，沿 Blaschko 线分布。通常在儿童时期被发现，可能是先天性的。有些表现为局部多汗甚至疼痛。还有报道了发生在成年期或外伤或手术后病例。组织学显示真皮内有小汗腺和薄壁血管成分。一些病例报道在荷尔蒙激素刺激下可迅速生长或扩大[52]。

通常情况下，孤立性小汗腺痣是良性的且易被发现的。有症状的皮损可采用局部外用氯化铝、格隆溴铵[53]，系统性使用抗胆碱药物或皮损内注射肉毒杆菌毒素治疗[54-55]。

（李珂瑶 译，唐萍　罗晓燕　王华 校）

参考文献

见章末二维码

第二十三篇

第108章 变形综合征和其他局限性过度生长疾病

Veronica A. Kinsler

摘要

近年来，随着准确深入的临床表型分类和高灵敏度DNA测序技术应用，我们对局限或节段性过度生长疾病的认识已取得一定的研究进展，对这类未知疾病产生了新的认识和疾病分类。此外，随着临床试验成果相继被报道，这为局限性过度生长疾病的靶向治疗奠定了基础。本章主要介绍有皮肤表现的局限性过度生长疾病（变形综合征和PIK3CA相关过度生长综合征）的临床和基因研究进展。

要点

- 局限性过度生长综合征其皮肤表现为出生时或婴儿期一个或多个身体部位的过度生长。
- 皮肤特征表现为结缔组织痣、表皮痣、血管畸形或脂肪组织失调。
- 据报道，这类罕见疾病是由许多基因的嵌合突变所致，这种突变可发生在胚胎发育中的任何时期和任何细胞，因此临床上表现迥异，可表现为局限型或广泛型，病情轻重不一。
- 先天呈比例性过度生长还是后天出现的非比例性过度生长是区别极罕见AKT1相关变形综合征和较常见的PIK3CA相关过度生长综合征群的关键因素。
- 变形综合征有较严重的深静脉血栓形成和肺栓塞的风险，故在发病的前20年死亡率较高。
- 局限性过度生长综合征存在相关的癌症风险，但很低。
- 这类突变只能在受累组织而不是患者血液中检测到。
- 目前靶向治疗已进入临床试验，有望成为该类疾病的主要治疗方法，或成为外科治疗的辅助手段。

引言

局限性或节段性过度生长疾病（localized or segmental overgrowth disorders）是指出生前或出生后发生在一个或多个身体部位的不对称性生长。儿童皮肤科医生认为过度生长往往伴随着血管畸形、表皮痣、脂肪瘤样过度生长或结缔组织痣。局限性过度生长具有镶嵌特性，导致其定义和分类很困难。近年来，随着临床表型和遗传方面研究的深入，该类疾病的分类逐渐清晰。因而检索到的相关文献就不仅包括已知的变形综合征，而是涵盖了曾被认为是变形综合征，但却是其他过度生长的一些疾病。因此，需要依靠最近发表或最近更新的文献来了解和管理这类疾病。

本章内容主要描述与儿童皮肤病学相关的局限性过度生长疾病的临床特征和遗传特征，以及这类疾病对患者和家庭成员生活的巨大影响。尽管这些内容对从事这个领域的临床医生是非常基础的，但之前未被系统研究。最近关于血管畸形对生活质量影响的数据表明，因病产生疼痛和社会心理健康的改变对患者的生活质量有巨大的影响[1]。

近年来，随着内科疗法作为手术替代或辅助手段的引入，针对这些患者的治疗方法发生了重大转变。关于临床队列研究和病例报告的文献日益增多，多数情况下给患者带来了曙光。目前的情况下，为了最有效地预测和治疗此类患者，可能需要提供每个患者的临床和遗传信息。随着新疗法的出现，我们作为儿童皮肤科医生的角色主要是尽可能准确地诊断，并尽早指导适当的治疗。然而，在许多医疗系统中，这是一个很难在实践中实现的理想，正在进行的临床试验可能有助于制订临床管理指南。

表皮痣和血管畸形的诊断和治疗分别在第106章和第118章中详细介绍。

变形综合征和*AKT1*镶嵌现象

引言 变形综合征（proteus syndrome，PS）首先由Cohen于1979年描述为一种独立性疾病[2]，后于1993年被Wiedemann命名为变形综合征，因希腊神话中的先知神“Proteus”能变成各种形状而得名[3]。变形综合征是著名病例——Joseph Merrick的正确诊断名称，有时被称为

“大象人”,后者被认为患有神经纤维瘤病[4]。节段性或局限性过度生长是变形综合征的主要特征,临床表现为出生时症状不明显,但生后出现不对称性过度生长,最常影响骨骼、皮肤、脂肪组织和中枢神经系统(central nervous system,CNS)[5]。皮肤特征性表现包括脑回样结缔组织痣、表皮痣、血管畸形和脂肪组织失调。

流行病学　变形综合征是一种罕见疾病,在新生儿中发病率仅为 1/1 000 万~1/100 万[6]。本病可发生在任何人种中,性别比例尚不清楚,有文献报道男性多发[7],但最近一项队列研究发现本病在男女性别中无显著差异[8],这组数据更具可靠性。变形综合征在所有种族中均有描述。

发病机制　2011 年通过第二代测序证实 *AKT1* 的合子后激活突变引发 PS 发病,在 29 例患者中发现 26 例患者受累组织存在 *AKT1* c. 49G>A, p. (Glu17Lys)的错义突变[9]。氨基酸的变化导致 AKT 蛋白在质膜上的异常定位,从而导致其自主激活[10],并通过 mTOR 复合物产生下游效应,而 mTOR 复合物在细胞增殖和凋亡的调控中是一条重要途径。到目前为止,还没有发现其他突变与这种表型有关。

紧密的表型-基因型相关性验证了 PS 属于局限性过度生长综合征中一个独立疾病,并证实了典型的 PS 通常(可能总是)由这种特定的 *AKT1* 突变引起。然而,事实并非如此。与所有镶嵌综合征一样,存在与基因型相对应的表型,存在同一突变引起的 *AKT1* 镶嵌现象的有限病例不一定满足 PS 的诊断标准[11]。PS 患者过度生长的主要特征为出生后、进行性、不成比例增长。这表明 *AKT1* 在骨和软组织过度生长中的作用主要发生在出生后(与 *PIK3CA* 的产前相反)。这与结缔组织痣的病程相一致,后者在青春期生长,然后趋于静止[12]。相反,表皮痣和皮肤血管畸形可在出生时出现,并在整个儿童期内基本保持稳定[12-13],这表明角质形成细胞和皮肤血管中的 AKT1 无论在产前还是生后均参与了发病。

对一名患者死后不同受累组织和未受累组织的表型、组织学和基因型的深入研究表明,在临床和组织学上未受累组织可能仍然存在高水平的 *AKT1* 镶嵌突变[14]。这项研究还揭示了 PS 的过度生长可能是由细胞增殖或细胞外基质过度生长引起[14]。

临床特征

诊断标准

变形综合征的诊断标准定义明确,并以详细的临床表型为基础。第 1 版诊断标准出版于 1999 年[5],其细节可免费在线获得[6]。

诊断标准概要见框图 108.1。

框图 108.1　变形综合征诊断标准

- 必须满足的疾病的一般临床特征
  (A) 人群中散发
  (B) 病变呈嵌合性分布
  (C) 病程呈进展性

+

- 特殊临床特征(分为 A、B、C 3 组)
  (A) A 组特殊临床特征中的 1 个
  (B) 或者 B 组特殊临床特征中的 2 个
  (C) 或者 C 组特殊临床特征中的 3 个

A 组特殊临床特征
- 仅包括经典的脑回样结缔组织痣

B 组特殊临床特征
- Blaschko 分布的线状表皮痣(角化细胞的)
- 一个或多个身体部位的不对称、不成比例的过度生长(四肢或指趾末端、颅骨肥厚、外耳道骨肥厚、巨大的脊椎、脾或胸腺)
- 20 岁以前发生特异性肿瘤(如双侧卵巢腺瘤或腮腺单形性腺瘤)

C 组特殊临床特征
- 脂肪组织不规则分布:脂肪瘤或局部脂肪组织缺失
- 血管畸形
- 特殊面容(如长头畸形、长脸、眼睑下垂和/或轻微上睑下垂、鼻梁凹陷、鼻孔宽大或前倾、休息时嘴张开)

皮肤表现

结缔组织痣是 PS 的特异性皮肤损害,临床表现为肤色或粉红色、质地坚硬及真皮结缔组织的显著外生性过度生长,导致局部形成脑回状外观,表面有很深的“沟”,中间的“回”却很平滑。皮损常累及手掌或足掌,也可出现在鼻翼、耳廓和泪腺[6]或其他部位,但很少覆盖整个前胸壁[15]。此类病变一般出生时没有,多在儿童期发病,青春期显著,然后趋于稳定[12]。此类表现具有特异性,与 *PIK3CA* 突变镶嵌现象所见到的掌深纹和足底纹有显著差别,后者组织更软,且脑回状结构不清楚[16]。但也不绝对,还要结合其他临床症状进行鉴别,其中,结缔组织痣常伴有疼痛、出血、瘙痒或感染等症状,特别是出现在足底的时候还可引起功能损害[13]。

表皮痣在 PS 患者中很常见,见于 72% 符合临床诊断标准的患者,但在一项 31 例的队列研究中,其出现概率为 26%[13]。如图 108.1 所示,这类皮损均沿 Blaschko 线分布,且迄今为止所有描述均认为它是角质形成细胞来源,表现为明显的角化过度,从轻度到疣状损害不等,颜色从肤色到深色不等。与其他许多特征不同的是,表皮痣通常在出生时和出生后不久出现,且出生后不会进展[12,17]。不同于其他类型的表皮痣,它们主要是美观问题,而非症状问题[13]。

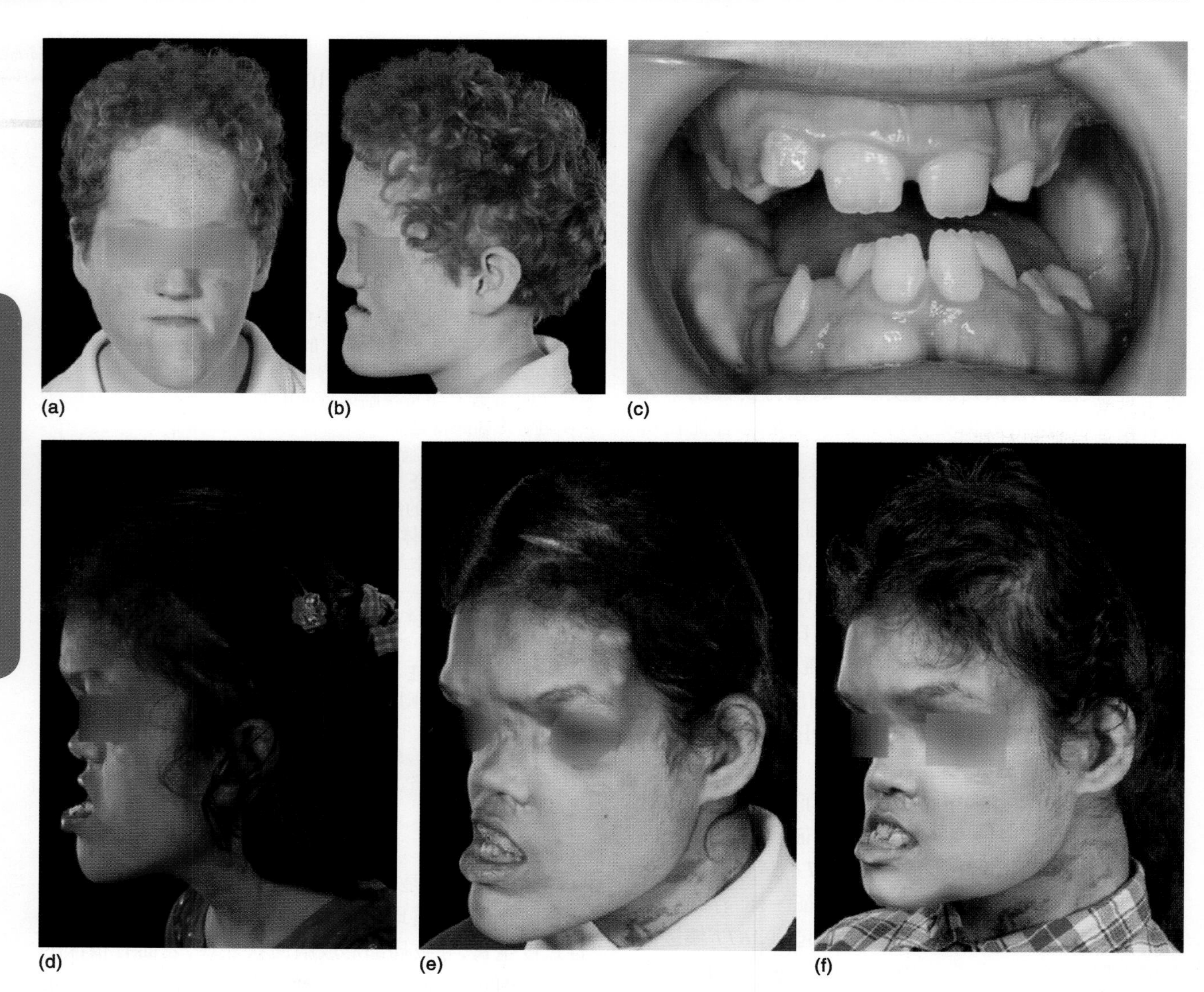

图 108.1　*AKT-1* 镶嵌患者临床图片。颅骨以特征性方式过度生长，导致三角头畸形和下颌骨突出（a、b），导致牙齿拥挤（c）。随着时间推移，同一名患者在 10 年后出现进行性骨过度生长（d~f），左颈可见沿 Blaschko 线分布的色素性角质形成性表皮痣（e、f）。

皮肤血管畸形在 PS 患者中较常见，表现为毛细血管畸形和静脉或淋巴管畸形。通常毛细血管和静脉畸形在出生时或生后前几个月内出现，且出生后趋于稳定[13]。而淋巴管畸形可出现在身体的任何部位，且易进展[6]。但目前为止，动静脉畸形在 PS 患者无报道病例。最新研究表明，在没有皮肤损害的 PS 患者中，未见血管畸形引起的肝源性损害[18]。

脂肪组织失调是 PS 患者的另一个特征性损害，包括脂肪瘤和脂肪发育不全。PS 患者中的脂肪瘤可以发生在皮下，也可发生在体内，实际上是脂肪组织的过度生长形成，而不是脂肪包裹的局限性肿瘤[19]。皮下脂肪瘤通常出生时没有，而在生后第一年内出现，以躯干多见，也可出现在头部和四肢[13]。这种脂肪过度生长可能很严重。脂肪发育不全包括脂肪减少或缺失，常出现在躯干或四肢[15]。脂肪组织失调可出现在任何有脂肪组织的部位，包括心肌脂肪组织的过度生长[20]。后者是心脏彩超上的一个常见表现，但一般对心功能没有影响[20]。

骨骼过度生长

除先天性巨脑畸形外，骨骼过度生长在出生时并不存在，通常在出生后 6~18 个月出现，少数病例亦可在儿童后期出现[6,21]。此类症状通常进展迅速，且持续不断，临床表现如图 108.1 所示。四肢骨过度生长常发生在双侧，且常不对称并较严重[6]。在患者 10 岁时腿长差异超过 10cm 的并不少见[21]。脊柱侧弯是由于巨大脊椎骨发育不良（个别椎骨过度生长）导致的脊柱生长畸形，在 PS 患者中较为多见[19,21]。颅骨受累常常不对称，影响额骨，导致特征性面部扭曲及额骨突出，经常出现头部三角畸形（见图 108.1a、b），且常伴有影响外耳道[7,21-22]和/或颅内肿瘤的过度骨质增生[23]。

骨骼过度生长的影像学表现虽少见，但确属 PS 的特征性表现，包括骨质过度增生，进而破坏骨骼结构，引起骶周围组织钙化致关节僵硬[19,21]。

肺部表现

肺部疾病在 PS 患者中较为常见[19]，主要由外部因素如骨骼畸形和活动造成胸腔压迫等引起，亦可由肺内疾病包括肺血管畸形或大疱性肺变性[7,19,24]。PS 患者出现肺部症状时要注意与肺动脉栓塞进行鉴别。

神经系统表现

中枢神经系统畸形是 PS 的又一特征性损害，文献报道存在于 40% 的 PS 患者中[7]，半侧巨脑畸形是其中较常见的畸形，出生时即可存在[7]，可能与神经元迁移缺陷、发育迟缓或癫痫有关[6]。

牙齿异常

牙齿异常相对常见，文献报道 18% 的患者存在牙齿异常[7]。主要因颌骨的骨肥大和不对称的过度生长(见图 108.1a、b、d、e)引起，进而引起咬合不正和过度拥挤(图 108.1c)；亦可能是牙釉质或牙齿发育不全或牙齿发育不良及个别牙齿生长过度引起[7]。

其他异常

眼、耳、鼻、喉、肾、生殖系统及其他任何系统均可受累，但超出了本章范围，未做详细阐述。

***AKT1* 镶嵌现象谱**

对存在局限性 *AKT1* 镶嵌现象但又不符合 PS 诊断标准的病例包括一例无过度生长迹象的双侧大脑胶质瘤伴静脉曲张[11]。相反，有些病例仅有非常轻微的 *AKT1* 镶嵌现象，但仍可以满足 PS 的诊断标准[17]，而且这些病例相比其他专业医生更可能出现在儿童皮肤科医生面前。

并发症

血栓栓塞性疾病

深静脉血栓(deep vein thrombosis，DVT)和肺栓塞(pulmonary embolism，PE)可发生在 PS 患者[25-26]，目前已知的发病风险很高，是该病的主要死因[8,27]。血栓形成似乎是多方面的。最近对一项 NIH 队列研究进行回顾性分析发现外科手术是一个重要的危险因素，遗传异常如凝血因子 V Leiden 和蛋白 C、蛋白 S 缺陷偶尔会出现，但不是主要原因[27]。作者进一步得出结论，这种风险似乎与单纯血管畸形的预期不成比例，因此，AKT/PI3K 途径激活可能存在血栓前效应[27]。尽管总体患者人数较少，但在 DVT 的发生率和 D-二聚体的绝对水平之间存在一种趋势，D-二聚体是一种纤维蛋白溶解的测量指标，在一般人群中与 DVT 有已知的关联。然而临床相关水平 D-二聚体可能与一般人群不同，在一般人群中，0.5μg/dL(用于标准 D-二聚体分析)被作为进一步研究 DVT 的阈值，而在 PS 患者中，该水平应该更适合为 1.0μg/dL[27]。

总体而言，关于 PS 与血栓栓塞性疾病从文献中可以得出以下结论：①风险高，结果可能致命；②风险可能不仅与血管畸形有关；③手术风险增加，抗凝的预防应涵盖手术过程；④应将 PS 患者转诊到儿科血液专科，以评估其因不活动(与本病相关)和个人凝血状况而导致的血栓栓塞风险；⑤应定期测量 D-二聚体以获得基线，如果怀疑有 DVT 或 PE，则应立即测量 D-二聚体，超过 0.5μg/dL(标准 D-二聚体分析)的水平应引起对 DVT 或 PE 的进一步评估。

肿瘤风险

与其他皮肤镶嵌综合征一样，*AKT1* 突变被描述为癌症背景下的体细胞突变[10,28]。尽管在 *AKT1* 镶嵌现象中存在良性和恶性肿瘤的发生风险，正如在其他镶嵌综合征中所看到的，但这不是一个绝对风险。PS 患者中最常见的癌症是脑膜瘤，常发生于具有颅骨增生特征的患者中(约 13%)[23]，已知在非症状性脑膜瘤的患者中存在 *AKT1* 突变[28]。脑膜瘤也可以发生于脊髓[29]。PS 中的其他癌症包括卵巢囊腺瘤和腮腺单形性腺瘤(包括在临床标准中)、乳腺癌和男性生殖肿瘤[7]。目前，鉴于患者之间临床表现的高度变异性，没有标准的肿瘤监测建议，建议对患者进行临床监测，通过病史和检查，而不是常规影像学检查[6]。

预期寿命

PS 患者普遍寿命较短，在最新一项 64 例的队列研究中，11 例死亡，其中 10 例在患者 22 岁前死亡，相当于这个年龄段有 25% 的死亡率，死亡时的平均年龄和中位年龄为 14～15 岁[8]。然而，队列中仍存活的病例 68% 年龄不到 22 岁，因此，预计未来早期死亡率可能会进一步增加。作者认为，这些数据提示这类疾病严重程度在青春期达到峰值，此后病情趋于稳定或有所减轻。11 例中有 7 例死亡原因是或可能是 PE，而非死于癌症[8]。

实验室检查

遗传

受累组织的活检是基因诊断的关键，因为在血液中检测不到突变。表皮痣或血管畸形的皮肤活检是最简单的方法，除非患儿正在做手术切除或去除生长过度的身体部位或组织包块。皮肤活检中单个细胞类型的原代培养表明，在表皮痣中，突变通常出现在角质形成细胞中，而不是真皮成纤维细胞中[30]。因此，应直接从组织中提取 DNA，无需进行原代培养，并对 *AKT1* 中的热点突变进行测序。为了正确解释结果，诊断实验室发挥重要作用，可以寻找一个低等位基因负载的嵌合突变。Sanger 测序一般足以检测到突变，但结果阴性而临床又高度怀疑存在 *AKT1* 镶嵌现象时，二代测序具有明显优势，应该重新检测样本。

组织病理学

表皮痣的病理检查显示角化过度和棘层肥厚。结缔组织痣由高度胶原化的纤维结缔组织组成[15,31]，皮下脂肪瘤在组织学上并不典型,但通常不含包膜[15]。

一般治疗 由于每个病例的个体性、疾病的严重性和手术并发症的风险,PS 的治疗非常具有挑战性。强烈建议该领域国际专家会诊,以获得针对个体患者的最佳治疗方案。

- 对 DVT 和 PE 的症状和体征应在确诊后立即提出建议,包括 D-二聚体在内的凝血参数和多普勒超声被认为是重要的测量指标。然而,如何解释这些结果还没有明确的指南,血管畸形患者可能有复杂的凝血参数,凝血和出血之间难以平衡。然而,血液科专家指导建议:对于任何外科手术都建议行抗凝治疗[19,21]。
- 对于累及四肢和/或脊柱的 PS 患者,早期转诊给儿科骨科医生很重要。在整个儿童和青少年时期,骨骼过度生长将持续加重,畸形将逐步恶化[19,21,32],建议对所有诊断为 PS 的患者进行骨骼基线检查[6]。一个专家研讨小组对本病进展监测进行了讨论,建议将年度临床评估和 X 线检查结合起来,并根据个人情况进行骨扫描和磁共振成像(magnetic resonance imaging,MRI)或计算机断层扫描(computed tomography,CT)[21]。骨性畸形导致的残疾程度最终可能非常严重,因此,骨科干预通常对维持生活质量或功能至关重要。然而,介入治疗的风险巨大,尤其是出现血栓栓塞并发症时。应与该领域的国际专家会诊仔细评估个体化手术时机[21]。减少腿长差异的外科手术已经被证明是有效的[32],因此推荐进行矫形手术很重要。
- 当累及颅面部时,建议早期转诊至颅面外科医生,以及眼科、牙科和耳鼻咽喉科。在有明显颅面部受累时,中枢神经系统的 MRI 对确诊很有意义。
- 对于累及躯干骨骼患者,肺功能检测和转诊给儿童呼吸科医生在基础检查时很重要。对于怀疑有肺大疱病的患者,建议采用高分辨率胸部 CT[6]。
- 一旦确诊,建议咨询临床遗传学小组和遗传顾问。PS 患者传给下一代的概率尚不明确。在先证者的兄弟姐妹中再次发生本病的情况未见报道,认为除非是偶然,否则预计不会发生。
- 对于出生时半侧巨脑综合征或任何阶段出现神经发育问题的患者,建议进行神经评估和神经发育的随访[19]。
- 表皮痣可以根据症状进行治疗,并提供基础的皮肤护理建议和保湿霜。
- 结缔组织痣常有症状,然而,手术切除并没有用,还会导致并发症。目前的推荐是非手术治疗,包括皮肤护理措施和尽可能地仔细清洁皮肤[13]。
- 转诊给具有专业知识的心理社会支持团队和患者支持小组,对患者和家庭都很重要。

靶向治疗 PS 中致病性突变基因的发现促进形成了 AKT 抑制剂治疗的方法[9],该抑制剂旨在通过 *AKT* 基因驱动突变来对抗癌症,重新作用于 PS 患者[33](图 108.2)。

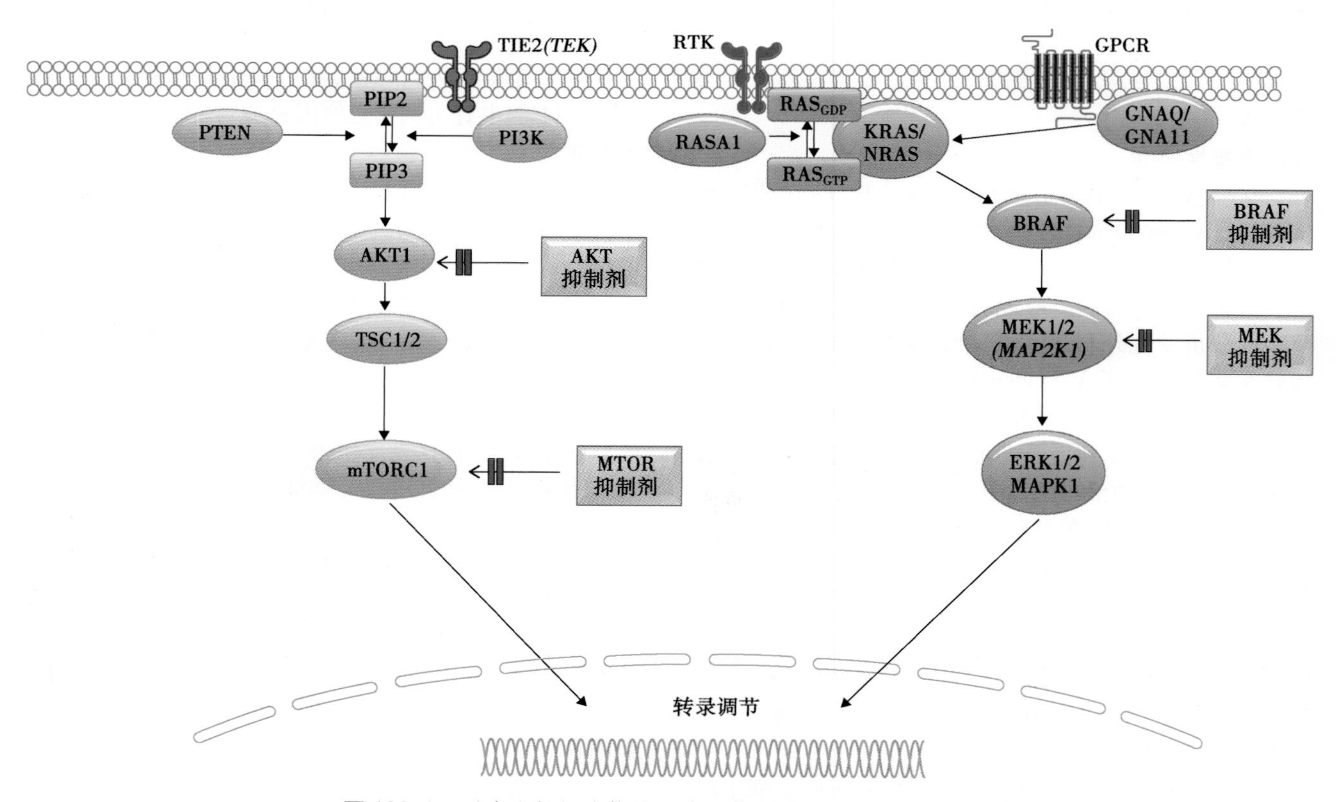

图 108.2 过度生长细胞信号通路和潜在靶向治疗位点示意图

体外研究表明，用 AKT 抑制剂 ARQ092 治疗的患者体内细胞 AKT-PI3K-mTOR 途径的激活减少[33]。这种药物在 PS 中的临床试验目前还尚在进行中。

PIK3CA 基因相关过度生长综合征群

引言　*PIK3CA* 突变最早在角质形成细胞性表皮痣和脂溢性角化病的皮肤中被描述[34]，没有过度生长的表型。这项研究揭示了 27% 的受试者存在 *PIK3CA* 突变，导致了 p.(E545G) 氨基酸的变化，这种变化在癌症中很少发现。另一方面，脂溢性角化病具有典型的致癌热点突变 p.(E542K)、p.(E545K) 和 p.(H1047R)[28,35]。最近在没有过度生长的孤立静脉和淋巴管畸形中也发现了 *PIK3CA* 突变[36-38]。尽管单发病灶很难证明突变基因型的因果关系，特别是因为它们经常携带多个体细胞突变，但是，PIK3CA 在表皮痣和血管畸形中的因果作用已经被后来描述的多灶镶嵌表型所证实。表皮痣和血管畸形在第 106 章和第 118 章有详细介绍。

PIK3CA 基因相关过度生长综合征群(PIK3CA-related overgrowth spectrum，PROS)一词是在 2014 年提出的，目的是统一多个临床诊断，这些疾病具有相同的遗传基础[39]，包括这些先前明确诊断为纤维脂肪性过度增生(fibroadipose hyperplasia or overgrowth，FAO)、偏侧过度增生性多发性脂肪瘤病(hemihyperplasia multiple lipomatosis，HHML)、纤维脂肪浸润性脂肪瘤病、CLOVE(S) 综合征(先天性脂肪瘤过度生长、血管畸形、表皮痣，伴或不伴脊柱侧弯/骨和脊柱异常)、孤立性巨指/趾畸形、巨脑畸形-毛细血管畸形综合征(megalencephaly-capillary malformation，MCAP 或 M-CM)和发育不良型巨脑畸形(dysplastic megalencephaly，DMEG)[39]。这些不同的临床表现受突变发生的时间、细胞类型和身体部位影响。例如，MCAP 患者可能在胚胎期发生累及头部发育的细胞突变，而 CLOVES 患者的突变更集中于躯干/身体。此外，有一些证据表明，诊断也可能与突变的激活强度有关[39-41]。虽然这些临床诊断的患者群体在 *PIK3CA* 相关镶嵌现象的范围内是可识别的，而且很明显，这些群体有助于指导 *PIK3CA* 突变检测的基因诊断，但在许多情况下，患者并不符合任何一种临床诊断，目前尚不清楚临床诊断是否能指导治疗。因此，一般而言，管理仍需个体化，并应尽可能基于临床评估和基因型。

流行病学和发病机制　PROS 是由一个共同的遗传因素(即 *PIK3CA* 基因中的一个在子宫内的合子后突变)整合而成的一个临床表现谱。该基因编码蛋白质 p110α，一种磷脂酰肌醇 3 激酶(phosphatidylinositol 3-kinases，PI3K)的催化亚单位，它是控制细胞生长、分化和凋亡的细胞内信号通路关键酶[42]。在 2012 年和 2013 年首次描述了 *PIK3CA* 在过度生长中的作用，不同临床研究小组的一系列论文成果揭示了不同临床表现具有相同的分子发病机制[43-48]。

尽管某些突变热点在 PROS 中更为常见，但 *PIK3CA* 的致病性突变可以发生在基因的任何位点，并且不断有新的突变被报道[40,41]。这就强调了在这些条件下对基因的整个编码序列进行排序的必要性。同样重要的是，*PIK3CA* 的种系突变在一小部分节段性生长过度的患者中可见[40-41,44]，很少作为没有典型节段性表型的巨头畸形和巨大儿的原因[49]。这显然对遗传咨询有一定的影响，因为遗传咨询方面认为很少有可能将 *PIK3CA* 相关疾病传给后代。

最近的队列研究试图解决基因型-表型相互作用的难题[39-41]。这是充满困难的，因为临床表型的分类并不简单，许多患者不符合一个明确的疾病类别以及和文献中报道的任何相关分类。此外，广泛的突变使基因型分类困难。然而，最近的一些数据已经表明了一部分基因变化的激活强度[50]，一些假设可以从体细胞癌谱中得出[28]。总的来说，明确证据表明较少激活的突变更常见于累及大脑的疾病和种系突变患者中，较多激活的突变更常见于躯干或肢体表型[39-41,45]。

目前还不清楚出生时 PROS 的一个整体的流行情况，部分原因是最近才对 PROS 谱进行描述。可以说，它比 PS 要普遍得多，大概是 PS 的 50 倍，最低估计约为 1/20 000，但具体的数值还需待定。这种类型的节段性过度生长在非神经性和神经性队列中的男女发病似乎大致相等[40,51]。然而，没有关于 *PIK3CA* 突变基因型的性别倾向的报道。一项研究中的数据公布男女比例为 4∶3[39]。PROS 在各个种族中均有报道。

临床特征　从本病的临床诊断范围可以看出，本病的临床特征差异很大[52]。皮肤特征包括表皮痣、血管畸形和脂肪组织失调(图 108.3a、b)。与 PS 有很大程度的重叠，这是因为本病经常满足散发性、嵌合性分布和进行性过度生长等基本 PS 诊断标准。然而，在 PROS 的一项队列回顾性研究中发现了一些关键性差异，最显著的是在绝大多数病例的先天性过度生长，下肢的过度生长多于上肢，左侧多于右侧，以及显著的脂肪失调，包括受累区域的脂肪增生和未受累区域的脂肪减少[39]。一个专家研讨会促成了 PROS 诊断标准建议的制订，目前如框图 108.2[52] 所示。

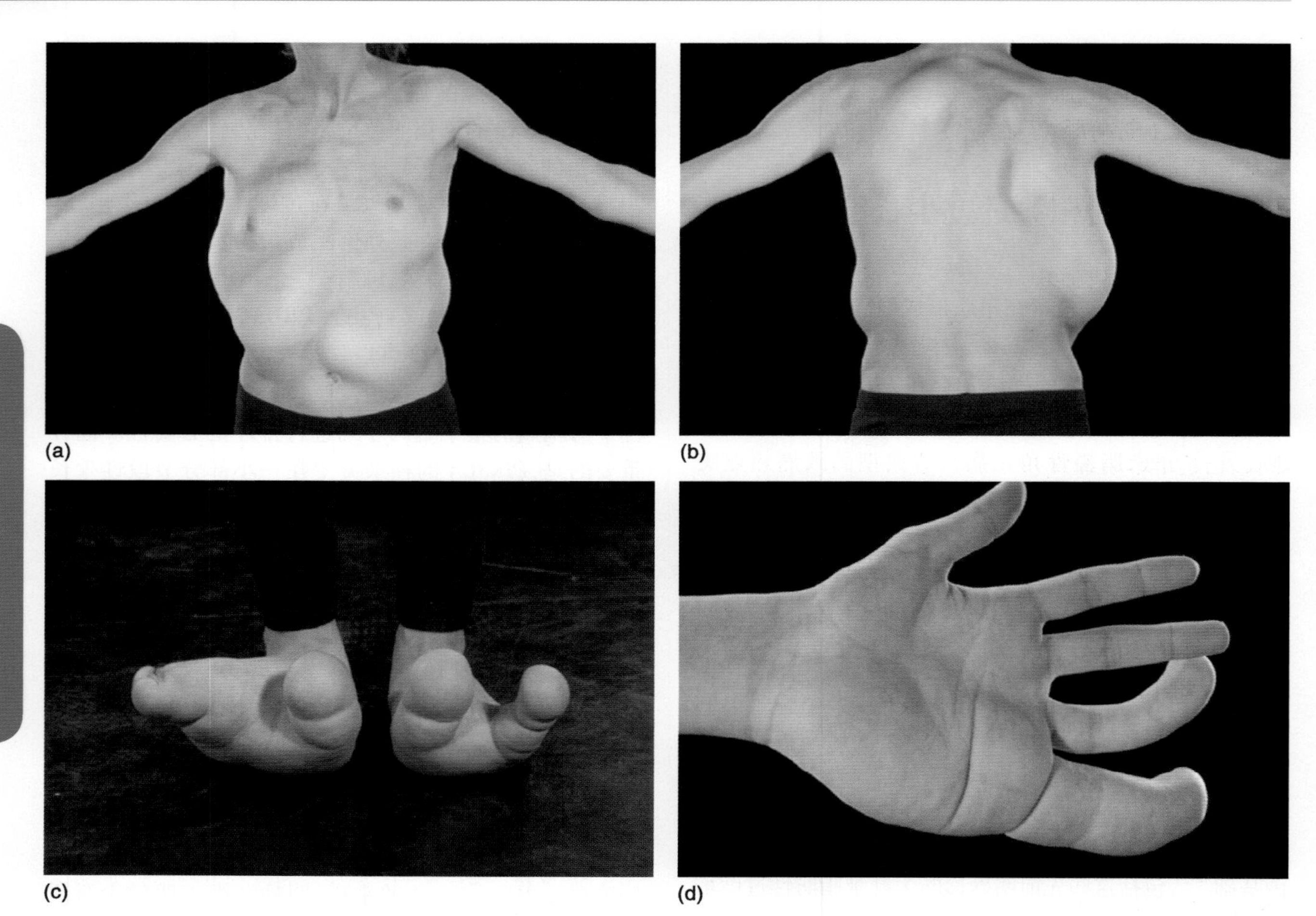

图 108.3 1 例 *PIK3CA* 镶嵌突变患者临床图片。前、后躯干广泛的脂肪瘤过度生长(a、b),巨指畸形和手足张开(c、d)导致部分脚趾截肢以发挥正常功能

框图 108.2 PROS 诊断标准

必要条件：
- 检测到体细胞中 *PIK3CA* 基因突变
- 先天或儿童早期发病
- 散发或镶嵌型生长过度

加：

以下 3 条临床症状中的任意 2 条及以上：
- 脂肪(图 108.3a、b),肌肉,神经或骨骼的过度生长
- 血管畸形:毛细血管、静脉、动静脉或淋巴管
- 表皮痣

或具有因 *PIK3CA* 突变形成的组织特异性独立症状：
- 巨大的孤立淋巴管畸形
- 孤立的巨指(趾)畸形或足(手)过度生长(图 108.3c、d)
- 躯干部位脂肪过度生长(图 108.3a、b)
- 半侧巨脑畸形或发育不良型巨脑畸形
- 表皮痣
- 脂溢性角化病(此条不适用于儿童)
- 良性苔藓样角化病(此条不适用于儿童)

自从这个文献发表[52]以来,其他可添加的独立特征是小静脉或淋巴管畸形[36-38]。

PROS 范围内诊断名称

CLOVES 综合征

先天性脂肪瘤过度生长、血管畸形和表皮痣综合征(congenital lipomatous overgrowth, vascular malformations and epidermal naevus syndrome, CLOVE 综合征)于 2007 年首次被描述为不同于 PS 的疾病,此后这个综合征还包括脊柱侧弯/骨骼和脊柱异常,因此得名 CLOVES。本病是一种以躯干为主的血管畸形和脂肪瘤样过度生长疾病(见图 108.1a、b)。随后,半侧巨脑综合征、神经元迁移缺陷和胼胝体发育不全以及伴随而来的神经发育问题和癫痫发作都与本病有关[53]。

MCAP 综合征

巨头毛细血管畸形综合征(megalencephaly capillary malformation syndrome, MCAP 综合征)是指巨头畸形(脑过度生长)伴血管异常和/或手指异常(多指或并指)以及结缔组织松弛和可变性身体过度生长[41,51]。巨头畸形几乎都是先天性的,常呈进行性加重,头围增长比正常增长快[51]。影像学检查常提示脑皮质畸形,其中以多小脑回最为常见[51]。神经学特征包括约 1/3

病例出现癫痫发作，以及大多数患者出现一定程度的神经发育迟缓[51]。血管疾病通常是发生在身体任何部位的毛细血管畸形，常累及面部中线，本质上常是毛细血管扩张[41,51]。更大的血管畸形偶尔被报道[51]。在一项 131 例 MCAP 患者的研究中，38% 的患者存在 *PIK3CA* 突变阳性[41]。重要的是，在这个队列中，其他被描述的特征还包括复杂的先天性心脏缺损、心律失常、低血糖、内分泌紊乱和四肢缩短[41]。

KT 综合征

KT 综合征（Klippel-Trenaunay syndrome，KTS）的经典定义是指肢体的毛细血管畸形、深静脉畸形和过度生长，而这个术语经常被用来描述肢体的过度生长或不伴有过度生长的血管畸形，在文献中引起了一定程度的混淆。KT 综合征不再是 PROS 疾病中的一个适用的分类亚型，几项研究表明 *PIK3CA* 突变亦可定义为 KT 综合征[44,54-55]。

CLAPO 综合征

CLAPO 综合征（capillary malformation of the lower lip，lymphatic malformation of the face and/or neck，asymmetry and partial/generalized overgrowth，CLAPO）是下唇毛细血管畸形、面颈部淋巴管畸形以及局部/广泛的过度生长的简称[56]。最近报道 9 例 CLAPO 综合征患者中有 6 例存在 *PIK3CA* 基因突变[57]，但也有报道存在 *PIK3CA* 基因嵌合突变的并没有出现过度生长[58]。

并发症　并发症情况因基因型或受累组织不同而异，但目前这一方面内容还不全面。这里概述了目前已知的一般并发症。

血栓栓塞性疾病

PROS 存在发生血栓栓塞性疾病的风险，然而其风险程度尚不清楚[39]。在一项 12 例 CLOVES 患者的研究中描述了 PE 发生的风险，其中 2 名患者术后出现严重的 PE，其中 1 例死亡[59]。在这项研究中，12 名患者中有 11 名患有中心和胸部静脉扩张症。PROS 患者中也描述了其他部位血栓形成如颈静脉[41]、新生儿脑梗死[39]和脊柱血栓，这种情况一般不伴有血管异常[39]。有人认为，本病发生血栓栓塞性疾病与 PS 类似，建议在行外科手术或其他高危手术时应考虑抗凝治疗[39,59]。

发生肿瘤风险

由于许多基因与皮肤镶嵌疾病有关，*PIK3CA* 最早是在癌症中发现的，并且这种突变在许多恶性肿瘤中也普遍存在[35]。尽管如此，在儿童皮肤科实践中发现，存在 *PIK3CA* 镶嵌突变的患者发生肿瘤的风险很低。首个被描述与 PROS 相关的恶性肿瘤是 Wilms 瘤[43]，目前文献中共有 4 例（包括本例）Wilms 瘤或肾母细胞瘤（癌前病变）。从基因型上看，其中 3 个患者存在 1047 号密码子的突变（最常见的突变位点），表型上 2 个有 CLOVES 综合征，一个有纤维脂肪增生，一个有偏侧发育过度[60]。与一名受试患者的其他受累组织一样，在肿瘤中也存在同样的突变，表明 *PIK3CA* 镶嵌突变与致癌过程之间存在直接联系[61]。最近又报道了两例临床诊断为 CLOVES 综合征患者伴有 Wilms 瘤，但没有进行基因诊断[62]。另有 1 例患者伴有非恶性卵巢囊腺瘤[52]。有研究者提出该类患者可参考 Beckwith-Wiedema 综合征建议，通过每 3~4 个月一次腹部彩超进行筛查，直到 8 岁[52,60]。然而，有明确的证据表明，*PIK3CA* 突变本身并不致癌，因为这个突变在角质形成细胞性表皮痣和脂溢性角化病中的发生率很高[34]，并且在 1047 号密码子发生 *PIK3CA* 突变的动物模型中没有发现 1 年后并发卵巢肿瘤[63]。此外，在一篇文献综述[60]中，PROS 患者并发 Wilms 瘤或肾母细胞瘤的发生率低于 1%，在一项队列研究中，3. 3% 的患者通过临床诊断 CLOVES 综合征，并没有进行基因分型，而这些患者与 *PIK3CA* 基因突变相关[62]，这与 Beckwith-Wiedemann 综合征中 7. 5% 的胚胎肿瘤发生率形成对比[64]。因此，常规临床实践中，在实施此类高强度筛选之前，需要更多的数据。最近的数据表明，在 CLOVES 综合征和肾母细胞瘤患者的尿液中检测到 *PIK3CA* 突变[61]，并且在前列腺癌患者的尿液中检测到游离的 DNA 与肾母细胞瘤病之间存在显著的关联[65]。因此，这些检测可能是将来筛查肾肿瘤的有用生物标志物。

其他并发症

在一项研究中，6 名 *PIK3CA* 基因突变患者中有 4 名曾接受过外科手术，研究发现 PROS 患者在接受外科手术后，更容易在受累组织中形成增生性瘢痕[66]。然而，这一观察结果是否与基因型有关，而非手术或临床症状，还需要在更大的样本研究中证实。

低胰岛素血症、伴随新生儿低血糖症的低酮低血糖症很少在 *PIK3CA* 镶嵌突变中被发现，但都与半侧巨脑症及不对称过度生长有关。这种表现被认为与肝脏内等位基因突变高负荷有关[67]。

预期寿命

PROS 的预期寿命目前不清楚，因其表型谱广泛，不易将其作为一个整体来研究，根据临床诊断分类来研究并发症和预期寿命更为合适。PROS 患者可并发血栓栓塞性疾病[59]和肿瘤[60]，两者均可引起死亡，因此预期寿命不同于正常人。不过，并不像 PS 患者那样严重地缩短。

实验室检查

遗传

受累组织活检是基因诊断的关键，因为通常在血液中检测不到突变，组织的获取方式应与 PS 相同（见前面）。然而，在 MCAP 的病例中，有时使用 DNA 颊拭子试剂盒对颊黏膜进行突变检测是可能的。因此，如果 MCAP 患者的组织很难获得，可选择颊拭子替代。此外，最近的数据表明，从一部分 CLOVES 综合征患者的尿液中检测到突变[61]。在任何情况下，DNA 都应该直接从组织或样本中提取，而不需要原代培养，并对 *PIK3CA* 基因的整个编码序列进行测序。在一些实验室会首先检测一些热点位点。然而，在这个疾病谱中，*PIK3CA* 基因的突变可发生在任何位点，如果热点位点是阴性，剩下基因就会被测序。因而诊断实验室必须意识到他们需找一个低等位基因负载的镶嵌突变来正确解释结果，在这种情况下，由于非热点突变的相对频率，Sanger 测序是不够的，应使用高深度的二代测序或其他高灵敏度方法进行测序[52]。

组织病理

携带 *PIK3CA* 突变的表皮痣组织病理表现为棘层肥厚、乳头状瘤样增生和角化过度，然而这些是所有角质形成细胞性表皮痣的共同表现，并非该基因型的特异性表现[34]。

一般治疗

- 影像学指导建议[52]：
  - ○ 躯干过度生长或受累（包括脊柱侧弯）应进行全身 MRI 扫描，如果有脊柱侧弯，还应加上脊柱 X 线，对于有躯干受累的新生儿，应进行脊髓栓系或脊髓脊膜腔的基线椎管超声检查。
  - ○ 面部或神经受累应进行头颅磁共振检查。
  - ○ 对任何受影响区域进行 X 线检查。
- 当四肢和/或脊柱受累时，建议转诊至儿科骨科医生，因其可能需要外科手术来减小腿长的差异。推荐矫形术和专业治疗很重要，特别是在数字化参与的情况下。
- 对于有巨头畸形或任何神经疾病症状的患者，建议进行神经评估和神经发育随访。
- 对存在 DVT 和 PE 的症状和体征患者建议完善包括 D-二聚体在内的凝血参数和多普勒超声，这类指标通常用于广泛血管畸形患者（见第 118 章）。然而，目前还没有明确的指南解释这些结果。应考虑在整个可能增加血栓栓塞风险的手术过程中，采用预防性抗凝措施，并请儿科血液专科医生会诊，评估此类患者抗凝前和抗凝后的平衡。
- 向心理社会支持小组和患者支持小组转诊，对先证者和家属都很重要，特别是在毁容方面存在重大问题的情况下。
- 表皮痣可以通过一般的皮肤护理建议和保湿进行对症治疗。
- 在 8 岁之前，应考虑每 3～4 个月进行腹部彩超来筛查 Wilms 肿瘤/肾母细胞瘤病（讨论见前面）。
- 一旦确诊，建议咨询临床遗传学小组和遗传顾问。PROS 患者传给下一代的概率还不明确。然而，也有报道极为罕见的家族 *PIK3CA* 基因突变病例，理论上在这些病例中，或者在这些特定突变的嵌合体病例中，突变可以在家族中遗传给后代。文献未见报道受累原发者的兄弟姐妹再次出现本病，即使出现应该也属于巧合。

靶向治疗 研究表明 *PIK3CA* 突变通过激活 PI3K-AKT-mTOR 通路致病，理论上靶向抑制该通路的药物可用于 PROS 患者治疗。这一点在细胞水平[67-68]和 PROS 动物模型[37-38,69]中已经证实。关于患者的先天性特征是否是畸形及是否不可逆，目前仍有争论，还尚不清楚。然而，有证据表明，在部分病例中进行性过度增长可减慢或逆转[67]。

成功治疗 *PIK3CA* 突变可能导致的临床表现的证据在一定程度上是有用的，但在缺乏基因型的情况下，很难就 PROS 本身的治疗得出结论。这些报告包括，在一年内用高剂量（平均水平 10～15ng/mL）治疗各种类型的血管畸形，具有较高疗效，57 名患者中有 47 名在 6 个月后表现出部分反应或稳定[70]。同一研究中的安全性分析显示，血液指标的异常水平相对较高（27%），但只有 2 名患者因不良反应而不得不退出治疗，并且没有与药物相关的死亡报道[70]。另一种方法也证明了良好的效果和安全性，在 5 年的较长时间内，小剂量西罗莫司治疗全身淋巴管畸形的临床相关反应（平均水平约为 5ng/mL）[71]。最近一项低剂量雷帕霉素在 *PIK3CA* 镶嵌突变患者中的前瞻性开放性Ⅱ期试验显示，6 个月后受累组织体积略有减少。然而，很大比例的患者出现了与药物相关的副作用[72]。直接针对 p110α（由 *PIK3CA* 编码的蛋白质）的应用研究显示出有希望的结果[73]。

其他累及皮肤的局限性过度生长原因

许多类型的血管畸形可合并过度生长，但一般认为与血管畸形存在直接联系。这可能正确或者不是，还需要进一步确定。然而，在一些皮肤嵌合突变综合征中，显然过度生长是一个特点，似乎是超过和高于预期的程度。在这些情况下，它通常不是特异性的表现，也不是最紧急的临床问题，但可能需要干预，可能有助于诊断。

Sturge-Weber 综合征和色素血管性斑痣性错构瘤

Sturge-Weber 综合征（Sturge-Weber syndrome，SWS）（第 118 章）或色素血管性斑痣性错构瘤病（phakomatosis pigmentovascularis，PPV）（第 109 章）的患者通常会出现一定程度的软组织和/或骨骼过度生长[74]。这通常在出生时并不明显或不是特别突出，但随着时间的推移进展缓慢。它可以导致明显的面部不对称，如果下肢受累可出现功能上显著的肢体不对称，以及相关的功能性脊柱侧弯。在一系列 SWS 中，23% 的病例进行了与组织过度生长相关的手术治疗[74]。SWS 和某些类型的 PPV 通常是由 *GNAQ*[75-76] 或 *GNA11*[76] 中的一个同源基因的镶嵌突变引起的。这种类型的过度生长被描述为 PPV-cesioflammea 型和 spilorosea 型。

RAS 基因相关嵌合突变

最近描述的血管畸形伴过度生长的罕见原因是由核心 RAS 家族基因突变引起的[77]。这些患者表现为毛细血管或深静脉畸形，患肢有轻度明显非进展性的过度生长。毛细血管畸形可能的鉴别诊断特征是棕-红变色，非常细微的轮廓和叠加的毛细血管扩张。此外，受累区域的疼痛比想象中更明显。不过，目前被报道的患者数非常少。所描述的突变存在于已知的 *KRAS* 和 *NRAS* 癌基因热点中，仅在受影响的组织中检测到[77]。

（罗鸯鸯 译，包婷婷 校）

参考文献

见章末二维码

第二十三篇

第109章 色素性镶嵌性疾病

Veronica A. Kinsler

摘要

从临床角度来说，色素性镶嵌性疾病一直是一个复杂的领域。部分原因是镶嵌性疾病表型的内在变异性变得越来越明显，部分原因是广泛的遗传缺陷能够直接或间接地影响皮肤的色素沉着。尽管某些表型定义明确，但一些类似伊藤色素减少症这样的疾病往往是描述性的术语，而不是诊断，这就导致了文献中这种表型的皮外表现发生率不一致。此外，许多临床表现仍无法分类。随着二代测序技术的出现，遗传基础被确定的疾病数量越来越多。令人着迷的是，这提高了人们对以前无法识别的不同疾病表型的认知，表明临床和分子检查都对患者有益。在本章中，我们将描述当前已知疾病的表型和遗传分类，并对该领域的进展进行综述。

要点

- 影响色素性镶嵌性疾病并不限于控制黑色素生成或黑色素细胞生物学的基因，还可简单地看作是镶嵌现象的标志。
- 临床诊断术语仍然有用，但这些术语可能包含大量的遗传原因，相关特征和预后高度可变。
- 完整的病史和系统检查对于评估患者的个体表型及制订个体诊疗方案非常重要。
- 遗传调查表明通常需要血液标本和患处新鲜皮肤活检，可以寻找染色体异常和单基因异常。

引言

可以说，任何镶嵌性皮肤病都会在一定程度影响皮肤的色素沉着。这已经被各种不同的病例所证明，比如大疱性表皮松解症皮损与其回复突变的镶嵌斑块相比有色素减少、1型镶嵌性神经纤维瘤病有背景肤色的加深、无数由染色体异常导致的从浅色到深色的 Blaschko 线状色素镶嵌性疾病。随着越来越多改变皮肤中色素水平的基因被发现，包括黑色素合成通路的核心基因以外的基因，“色素沉着基因”的概念在很大程度上已经过时了。这种现象可以用直接或间接影响色素沉着过程的复杂性来解释，并支持我们已知的兄弟姐妹之间正常的色素表型具有高度可变性。另外，它帮助理解为什么从临床角度来看这个领域一直很复杂。就本章而言，我们将专注于临床诊断为具有某种特征的色素异常的疾病，并且有文献证明为 DNA 水平的遗传镶嵌，或者基于散发病例和临床模式认为高度可能的情况。

线状和漩涡状 Blaschko 线状色素减少症和色素沉着症（合并伊藤色素减少症，线状和漩涡状痣样过度黑素沉着病）

将线状和漩涡状 Blaschko 线状色素减少症和色素沉着症在这里归为一类，是因为在既往没有色素失禁症病史（见第136章）的情况下，目前对儿童的这种色素沉着改变的临床治疗方法是一样的。此外，有时可能很难分辨皮肤颜色的异常是色素的增加还是减少，在其他情况下，这种模式可能会同时存在色素增加和色素减少的混合现象。

术语说明

在1901年[1]对 Blaschko 线的最初描述中并未包括这种色素减退的模式，也不清楚是否包括斑块状的色素沉着（与表皮痣无关）。首次清晰描述线状和漩涡状 Blaschko 线状色素减少症的是1951年伊藤报道的一个病例[2]，随后提出了伊藤色素减少症[3]（注意，现在不应该使用脱色性色素失禁症这一旧术语，因为这种疾病与 X 连锁性色素失禁症无关）。首次描述线状和漩涡状痣样过度黑素沉着病的是两个病例报道[4]，随后报道了更多相同诊断的病例[5]。

后来人们将伊藤色素减少症这一术语理解为一种描述，而不是一个独特的诊断。实际上，它涵盖了非常广泛的遗传诊断[6]。可以理解的是，许多早期文献都将不同遗传原因的伊藤色素减少症和线状和漩涡状痣样过度黑素沉着病合并为一个临床队列。此外，有证据表明，其中一些出版物将斑块状的色素异常患者而不是线状和漩涡状 Blaschko 线状色素减少症也归类进去了[7-8]。此外，来自神经病学中心的研究[9-10]经常比皮肤病学中心的研究[5]有更高的神经系统合并症发生率，尽管更多的临床表型混合的情况并不总是如此[8]。

结果导致在临床中,文献对个体患者的治疗相对无指导作用,特别是对神经系统和其他皮肤外的相关风险提供可靠或准确的建议非常困难。只有实现了对病因更好的遗传剖析并根据个体诊断进行很好的表型特征队列分类并随访,才能改善预后。

流行病学 线状和漩涡状 Blaschko 线状色素减少症和色素沉着症很少见,但尚无对一般人群发病率的系统评估。轻型的病例很可能未被识别或至少未被报道。根据作者在儿科色素疾病方面的临床经验估计,每 2 万名新生儿中大约有 1 例,没有明显的种族差异。根据医院的就诊情况估计,这是继 1 型神经纤维瘤病和结节性硬化症之后的第三大最常见的神经皮肤疾病,在约 8 000~10 000 个普通儿科门诊就诊的儿童中就有 1 例被确诊[8-9]。男女患者的发生比例差异很大,男性多见[9]和女性多见[8]的均有报道。另外,这也可能是由于将不同的遗传学诊断,甚至是不同的临床表型合并到单个临床队列中引起的。

临床特征 主要的皮肤表现是线状和漩涡状 Blaschko 线状分布的色素减少和色素沉着斑(图 109.1),该表现在婴儿出生时或出生后的前几年出现[8]。这种相当冗长的描述是为了将这种模式与其他加上了“Blaschko 线”或“广泛的 Blaschko 线状”称呼的线性模式区分开来。显然,许多皮肤疾病可以产生线性模式,尤其是在四肢,但这并不意味着它们呈 Blaschko 线状分布。在此处讨论的模式中,四肢应该有细线(在婴儿身上直径通常<1cm),和/或躯干上线状和漩涡状模式,表现为前后中线处向下倾斜、躯干周围呈波浪状、漩涡状或者锯齿状模式(图 109.1)。

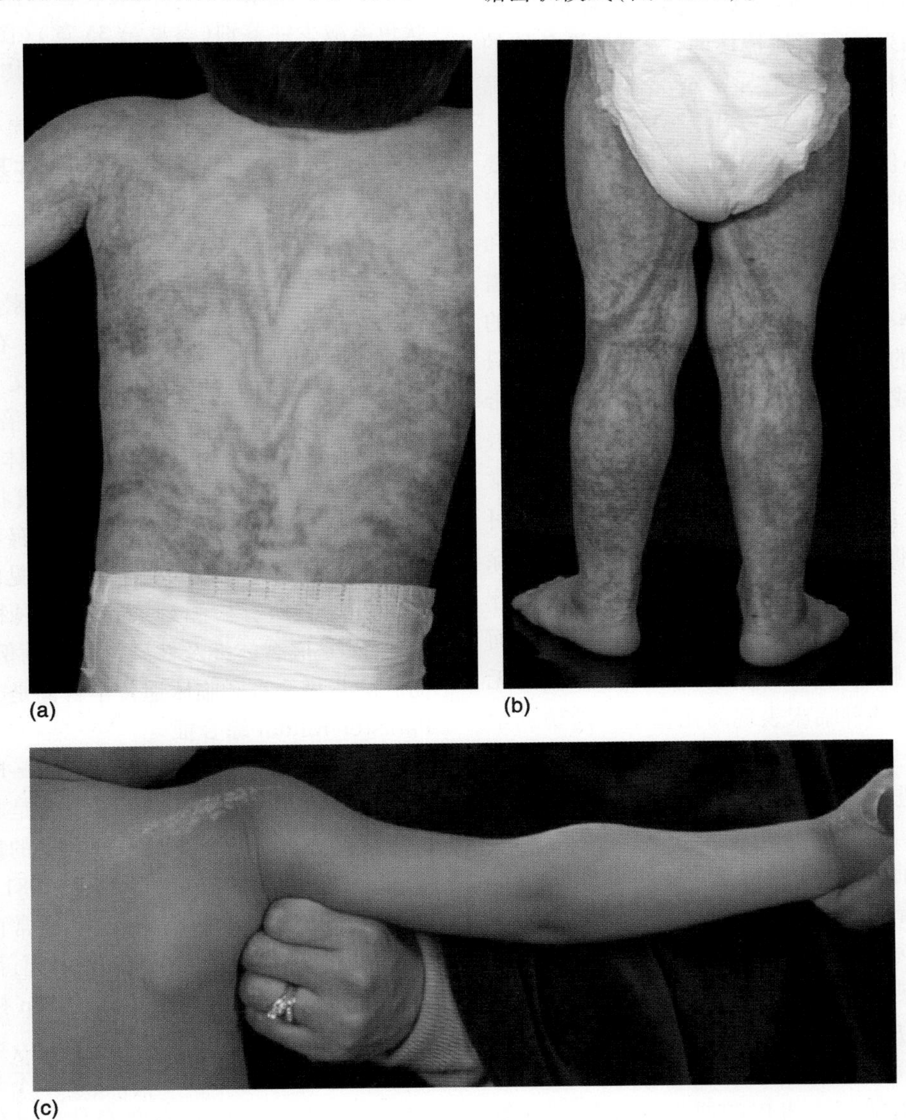

图 109.1 临床表现为泛发的线状和漩涡状 Blaschko 线状色素沉着(a,b)和上臂纹状苔藓(c),鉴别诊断部分线状和漩涡状 Blaschko 线状色素减退

作为已知基因型诊断部分的具体关联见下文。已被描述的与线状和漩涡状 Blaschko 线状色素减少和色素沉着症相关的皮外表现高度可变，影响许多不同的器官系统，并且可能是不同条件下的不同遗传基础引起的。描述得更精确的综合征在接下来的几年中会变得更明显。

管理 应在临床检查中寻找稍后列出的公认的基因型诊断，如果怀疑，可以使用灵敏度高的方法进行特异性检查（请参阅第 104 章“镶嵌性疾病概述”）。如果在全面的病史和体格检查后仍没有临床明确的已知诊断，则可以与临床遗传学团队合作进行推断。通常，在没有诊断的情况下，只有存在临床症状或体征时才进行检查，而不是进行全面检查。例如，如果有神经发育问题，则应进行颅脑 MRI 检查，但如果孩子发育正常，则不需要。但是，如果进行了遗传诊断，特别是染色体的或嵌合体的，则应根据特定的异常情况进行适当的筛选检查。

重要的是，不仅要考虑孩子自己的健康状况，还要考虑对孩子后代的潜在影响。在这方面，值得在血样上排除染色体镶嵌和嵌合症（通常采用细胞遗传学和分子遗传学相结合的方法是最好的），如果正常，则需在皮肤活检的 DNA 上进行排除。细胞遗传学部分的测试只能在培养的细胞上进行，目前大多数实验室只能从皮肤中培养成纤维细胞，而这种细胞可能不携带突变[11]。然而，当在血液中无法检测到染色体的镶嵌时，可以检测成纤维细胞，将角质形成细胞培养作为常规可用时，才是合理的第一步。如果已经尽最大的可能通过这些方式将染色体镶嵌性疾病和嵌合症排除了，则可以根据孩子的临床表现来决定进一步的治疗方法。特别是，如果有任何神经系统或神经发育方面的问题，建议对大脑进行 MRI 检查。建议对存在尚无已知遗传学诊断的这种临床表现的儿童至少随访到学龄前，并对其进行全面检查。如果皮肤病情况稳定，随访可由儿科医生进行。

组织学表现 目前，线状和漩涡状 Blaschko 线状色素减少症和色素沉着症的组织学和超微结构特征无法诊断出任何特定疾病。在一组较大规模病例中描述，但有高度可变的表型改变是表皮黑素细胞及其黑色素含量的减少，大的表皮透明细胞和朗格汉斯细胞的数量增加，黑素小体的减少[8]。两例伊藤黑素减少症的组织病理学证据也被解释为表皮的原发性异常[11]。然而，该研究中异常色素沉着的图片并没有清楚地显示线状和漩涡状 Blaschko 线状色素减少和色素沉着。

发病机制 如前所述，这种模式可能是由从嵌合体到单基因突变的各种各样的镶嵌引起的。然而，有人提出线状和漩涡状 Blaschko 线状色素沉着变化的统一原因是黑素细胞的非细胞自主效应，换句话说不是由影响黑素细胞的原发性异常引起的色素改变[12]。这是基于对已知可直接影响黑素细胞镶嵌状态的系统检查，在任何病例中都没有发现这种模式[12]。因此，该模式最有可能代表表皮结构（不包括黑素细胞）的发展模式。该说法支持有单基因突变导致线状和漩涡状痣样过度黑素沉着症，即 *TP63* 镶嵌[13]和 *KITLG* 镶嵌[14]，因为已知 *p63* 和 *KITLG* 均主要在外胚层/角质形成细胞而非黑素细胞中表达。

鉴别诊断 色素减退期的线状苔藓需要与 Blaschko 线状色素减少症鉴别（参见第 35 章）（图 109.1）。同样，色素减退期或色素沉着期的色素失禁症也可以作为一种鉴别诊断（见第 136 章）。

本组内或与本组重叠的特异性基因型诊断

染色体镶嵌和嵌合

线状和漩涡状 Blaschko 线状色素变化被认为与各种各样的染色体镶嵌相关[6,8,15-18]。在两个大型综述中，有这些皮肤表型的病例在文献中大约占了 50%[6,17]。最常见的变化是非整倍体和不平衡易位[6]。18-三体镶嵌[6,15,19-24]和 20-三体镶嵌[25-29]被反复描述为细线状和漩涡状 Blaschko 线状色素变化的原因，在某些情况下既有色素沉着又有色素减退。嵌合现象似乎是这种表型的一个更为罕见的原因，占 6%～7%[6,17]。在所有检测到染色体镶嵌和嵌合体的病例中，尤其是嵌合体涉及性染色体的病例中，对患儿进行彻底的儿科检查和临床遗传学咨询是非常重要的。

Pallister-Killian 综合征

Pallister-Killian 综合征（Pallister-Killian syndrome, PKS）需要单独处理，因为色素沉着是临床表型和诊断的重要组成部分。PKS 是一种罕见的散发性镶嵌性疾病，最早报道于 1977 年[30]，并于 1981 年被单独报道。它是一个定义明确的临床疾病，通常由 12p 四体镶嵌（12 号染色体短臂的 4 个拷贝）引起，而这又是由等臂染色体 12p（i12p，由两个相同的 12p 拷贝组成的额外染色体，没有长臂）的镶嵌引起的[31]，通常是由父母的性腺镶嵌引起的。较少见的综合征不是由 12p 四体性引起的，而是由涉及 12 号染色体的其他遗传机制引起的[32-33]。活产婴儿中的发生率约为 1/200 000[34]，并且对男女发生率相当[35]。

PKS 中的皮肤表现为线状和漩涡状 Blaschko 线状色素减退，但通常更无序，特别是中线部位[36-37]。一些文献将色素沉着作为其特征，但在最大样本的病例综述中，仅发现色素减退[35]。头发通常是稀疏的，特别是双侧颞部[38-39]，但随着年龄的增长会有所改善。无汗或者少汗可能也是特征之一[34]。

由于存在面部畸形和皮肤外异常，因此通常会在儿童皮肤科诊所作出临床诊断。由于镶嵌的本质，这些都是可变的。面部特征包括前额高耸、宽眼距、宽鼻梁、短鼻、薄上唇的宽嘴巴，舌大和耳廓异常，随着年龄的增长出现"变粗"的特征。儿童有神经系统异常，包括轻-重度智力障碍，婴儿肌张力低下和癫痫发作，并可能有出生高体重，先天性膈疝，腭裂或高弓状腭裂，癫痫发作，听力和/或视觉障碍或异常，心脏异常，肾脏异常，胃肠道异常，多指和/或宽趾，其他骨骼异常，多乳头以及泌尿生殖系统异常[35]。

遗传诊断通常是由受影响的皮肤成纤维细胞的培养和细胞遗传学染色体分析作出的。然而，现在有更灵敏的检测方法来检测镶嵌拷贝数的变化，通常可以在淋巴细胞或口腔拭子的 DNA 上进行[40]。如果强烈怀疑并且后一种方法不可靠时，仍可以对受累皮肤进行活检。

单基因镶嵌

TP63 突变镶嵌

已经有两例线状和漩涡状 Blaschko 线状色素沉着症与 *TP63* 突变有关。在第一个病例中，血液 DNA 在细胞水平上表现出镶嵌现象，这表明镶嵌程度相对较高并且具有早期突变。在第二个病例中，没有显示镶嵌现象，但从临床表型、最开始的临床表现以及与第一个病例的相似性来看，似乎很大可能与 *TP63* 突变相关。

MTOR 突变镶嵌

最近报道的一个基因 *MTOR*[c.5930C>T(p.Thr1977Ile)]中反复发生的镶嵌突变是导致线状和漩涡状 Blaschko 线状色素减退的原因，伴有不对称的巨脑和多小脑回[41]。在这三位表型非常相似的患者中，皮疹表现为三色的 Blaschko 线状皮疹。但是，所显示图像的主要特征似乎是色素减退。在受累皮肤中可检测到高水平的基因突变，在血液或唾液中可检测到低水平的该突变[41]。最近报道的一个类似的第四个病例，仅在培养的成纤维细胞中可检测到该突变[42]。

KITLG 突变镶嵌

迄今为止，这种突变仅在一个病例中发现，在皮肤上表现为线状和漩涡状的 Blaschko 线状色素沉着（线状和漩涡状痣样过度黑素沉着病），没有其他相关异常[14]。病例报道中，该患者的血液和皮肤中均检测到突变{*KITLG* c.329A>G[p.(Asp110Gly)]}。已知生殖细胞中的 *KITLG* 突变与家族性进行性色素沉着和色素减退有关[43]。尽管以前没有杂合子状态下特定突变的记录，但考虑到其可能遗传给后代的水平，理论上可能在下一代发生家族性进行性色素沉着和色素减退。

叶状黑素减退症和黑素增多症

Happle 首先将皮肤上的树叶状斑块描述为与 Blaschko 线不同的、定义为树叶状或者花卉状模式[44]，可表现为色素减退或色素沉着。最常见的叶状色素减退与 13 号染色体的镶嵌异常有关[45-52]，最常见的是 13-三体镶嵌。相关的临床特征是可变的，包括神经发育迟缓、传导性听力丧失、身材矮小、骨骼畸形和不对称生长、颅面畸形、脉络膜和视网膜缺损[45,53]。色素沉着的树叶状模式也涉及 13 号染色体的镶嵌异常[54]，但也有 5p 镶嵌异常（尽管这种模式没有明显累及中线）[55]或没有诊断出的染色体镶嵌异常[56]。相关特征包括颅面畸形、神经系统异常、结构和发育异常、骨骼异常、眼部异常、感音神经性听力损失、瘢痕性脱发和牙齿异常。

被诊断出患有这些疾病的儿童应对血液和皮肤活检行染色体核型和镶嵌分析。鉴于迄今为止，描述的病例数相对较少，应通过临床表现和体格检查来决定进一步的系统检查。

McCune-Albright 综合征

流行病学 据估计，McCune-Albright 综合征（McCune-Albright syndrome，MAS）的患病率在 1/100 万~1/10 万[57]。女性比男性更好发，但是没有证据表明种族之间的发病率存在差异[58]。

临床特征 MAS 最初被描述为一种散发性疾病，其特征是色素沉着的咖啡斑、多发性骨纤维异常增生和自主性内分泌功能亢进三联征[59]。可以通过发现三种临床特征中的两种或者其中一种临床特征，但同时具有确定的遗传学诊断来进行诊断[58]。有人认为纤维异常增生是最常见的表现，应当作为主要的诊断标准[57]。然而，有充分的证据表明该综合征可存在于任何单一的特征和遗传诊断中[58,60]。此外，皮肤病学文献中没有对仅有典型咖啡斑而没有其他临床特征的患者群组进行系统的遗传学研究，因此，尚不清楚该组中 MAS 的患病率。临床上，色素沉着的咖啡斑通常在出生时就出现，并以前后中线的一侧呈节段性或宽的 Blaschko 线状分布[57-61]。色素沉着的边缘据说与缅因州的海岸相似，换句话说，是不规则的而不是平滑的，这与神经纤维瘤病中咖啡斑的典型轮廓相反。在儿童期后期或成年期可在口腔黏膜上发现色素沉着[62]。如果存在纤维异常增生,牙齿会受到影响,龋齿和咬合不正的增加是常见的牙齿并发症[63]。有趣的是,MAS 患者皮肤中会出现显著的风团和潮红的反应[64]。

骨骼受累的症状表现为畸形,骨或关节疼痛,或病理性骨折[65]。内分泌疾病是由内分泌腺的自主功能亢进引起的,因此可发生多种内分泌病变。最常见的是不依赖促性腺激素的性早熟,女孩发病比男孩更早[66],但是甲亢、生长激素过量、库欣综合征、催乳激素过多[67]和甲状旁腺功能亢进[68]都可以发生。

管理　如果只有典型的咖啡斑,没有其他疾病的症状或体征,则没有足够的证据需要进行治疗。提醒父母注意内分泌和骨骼异常的可能性是明智的预防措施。是否行头骨、下颌骨、骨盆和长骨的 X 线检查以及基本的内分泌血液检查来筛查多发性骨纤维异常增生是有争议的。如果没有骨骼受累并且没有内分泌功能障碍的迹象,则患者可以出院。如果从影像学上怀疑骨骼受累,建议根据已出版的骨肉瘤监测指南转诊给儿童内分泌科医生[69]。同样,如果怀疑有内分泌疾病,或者已通过其他标准确诊了 MAS,则应转诊给儿童内分泌科医生。大约 50% 的 MAS 患者存在一定程度的肾脏受累[70],表现为 FGF23 诱导的肾磷酸盐消耗[70-72]。因此,当怀疑诊断时,要重点检查与肾脏功能和骨代谢有关的尿液和血液指标。可以说,对典型胎记突变热点的筛查比 X 线检查和血液检查的侵入性小。

值得记住的是,MAS 存在良性和恶性肿瘤的长期风险[57-58,73],因此即使患者的临床表现良好,儿童皮肤科医生也应慎重考虑诊断。

组织学表现　在 MAS 中,咖啡斑的组织学特征尚不清楚,到目前为止,尚未有文献证明神经纤维瘤病的大部分咖啡斑中存在大黑素小体。

病理　MAS 是第一个在分子水平确认的色素性镶嵌性疾病,是由于镶嵌激活了 *GNAS* 基因突变引起的[74]。这一发现是根据该病与 Albright 遗传性骨营养不良的表型有重叠进行了有见地的临床推断后作出的,后者是由同一基因突变引起的[75]。GNAS 编码异三聚体 G 蛋白的 G-α 亚基之一,而 MAS 中的激活突变导致 G 蛋白偶联受体信号转导途径的自主激活。遗传诊断对高灵敏度检测技术的要求与其他镶嵌性疾病相同(请参见第 104 章),但是在 MAS 中,白细胞 DNA 中可以检测到高频率的突变[58],并且随着临床表现的加重,检测到突变的机会也越来越多[58]。因此,有必要最大限度地对血液和皮肤进行检测。虽然传统上认为皮肤的突变检出率很低,但新一代的测序技术的检测灵敏度极限现在已达到了低于 1% 的等位基因负荷[76]。

色素血管性斑痣性错构瘤病

临床特征和流行病学　色素血管性斑痣性错构瘤病(phakomatosis pigmentovascularis,PPV)是特定不同类型的色素性疾病和血管性胎记同时存在的一种表型诊断。该病最初的表型亚类划分为 5 个类型,随后又重新划分为 3 个类型。但是,仍有新的表型出现。两个原始分类如表 109.1 所示[77-79]。Happle(第二种)分类的另一个补充是 PPV 伴黑斑[80],它是毛细血管畸形合并咖啡斑,而没有斑痣的成分。所有类型都与贫血痣相关,实际上这导致了Ⅰ～Ⅴ型中的每一种类型的亚类分为 a 和 b,分别为有和无贫血痣。少见的一些病例与皮肤或头发色素减退有关[80-82]。

表 109.1　色素血管性斑痣性错构瘤病的亚型

色素胎记	血管胎记	分类 1(太田[77])	分类 2(Happle[78])
线状表皮痣	毛细血管畸形(葡萄酒色斑/鲜红斑痣)	Ⅰ型	认为在此分类中不存在,但已有病例报道[77,84]
真皮黑素细胞增多症	毛细血管畸形(葡萄酒色斑/鲜红斑痣)	Ⅱ型	Cesioflammea 型
斑痣	分类 1 中为毛细血管畸形(葡萄酒色斑/鲜红斑痣),分类 2 中为贫血痣	Ⅲ型	Spilorosea 型
真皮黑素细胞增多症和斑痣	毛细血管畸形(葡萄酒色斑/鲜红斑痣)	Ⅳ型	极罕见,无法分类
真皮黑素细胞增多症	毛细血管畸形(先天性毛细血管扩张性大理石样皮肤)	Ⅴ型	Cesiomarmorata 型

PPV 一词最初指的是一种特定的表型,即 2 型或 cesioflammea 型[83],为蒙古斑合并鲜红斑痣(图 109.2)。由于该表型在该诊断框架下似乎比所有其他表型更为普遍,因此有人建议单独将其称为 PPV[84]。据估计,在墨西哥的一个大型医院中,该类型的患病率约为 6/10 万[85],而在 5 年内没有其他类型的文献记载。尽管这可能是墨西哥最常见的表型,但其他表型的亚群也被很好地报道并反复出现,并且最近有证据表明至少有一些病例可能是基因型的分离[85]。不同种族之间的发病率也可能存在差异,因为迄今为

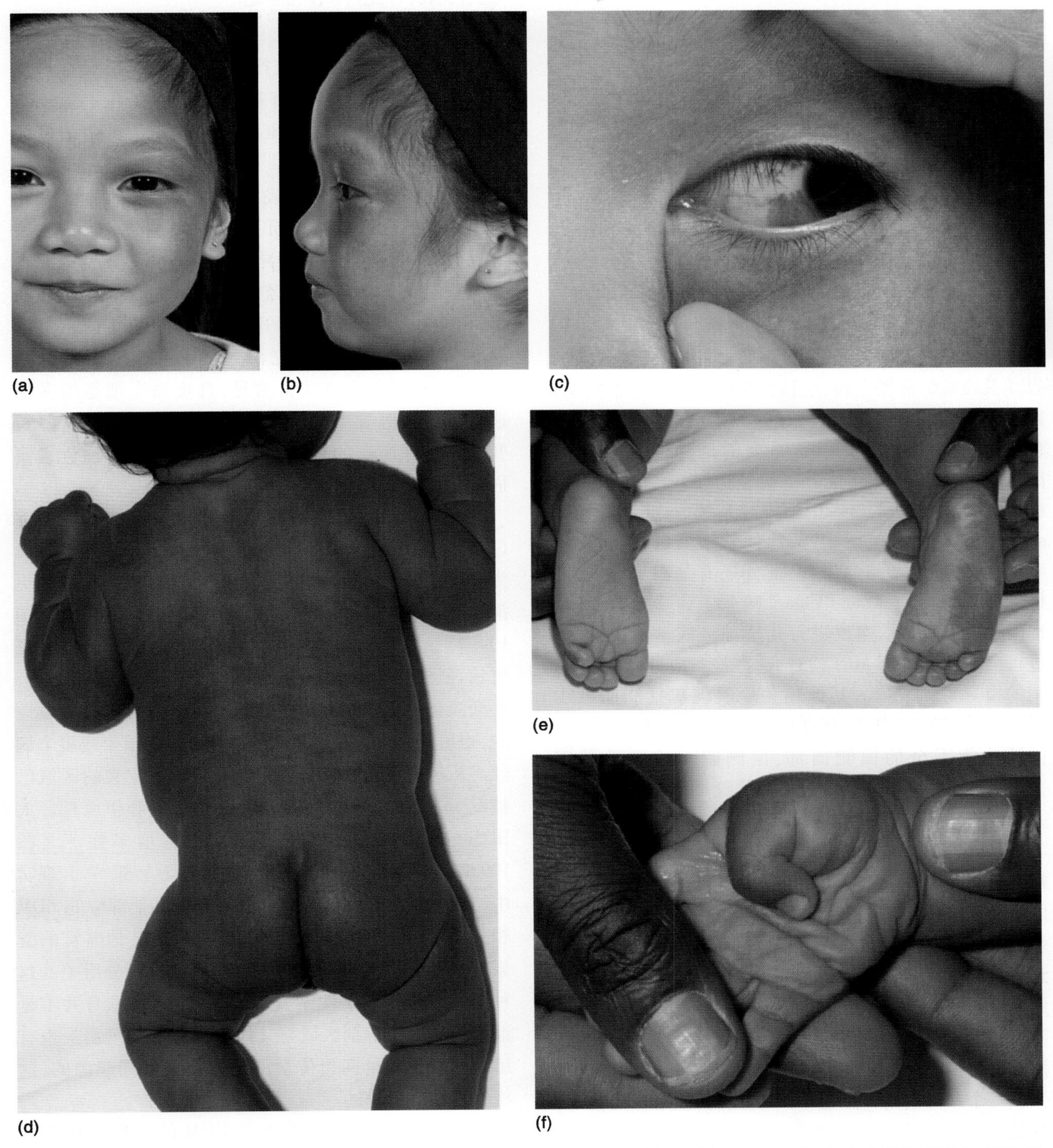

图 109.2 不同类型的皮肤黑素细胞增多症的临床表现:太田痣伴巩膜黑素细胞增多症(a~c);色素血管性斑痣性错构瘤Ⅱ型或 cesioflammea 型,受累部位的手和足有毛细血管畸形(d~f)。如果没有对这些血管病变仔细检查,这个小孩将被诊断为泛发型或不典型的真皮黑素细胞增多症

止，大多数 PPV 病例都在非洲加勒比海、西班牙裔或亚洲血统中报道的[77,85-88]。最近在一个三级医疗中心对不同类型胎记患者进行自我指定种族的分析支持了这一观点[89]。然而，这种模式可能不适用于所有 PPV 的亚型，这一领域需要更多的数据来支持进一步的研究。

相关异常和管理　除了贫血痣外，PPV 还有许多相关症状和并发症，但由于患者数量很少，没有明确的循证指南用于检查和治疗。以前，该诊断被认为是 Sturge-Weber（SWS）和 Klippel-Trenaunay 综合征“同时发生”[84,90-93]，但随着基因分辨率的提高，现在被认为是表型的重叠，而不是双重诊断。但是，它确实允许这些从其他综合征获得的教训在某种程度上用作 PPV 临床治疗的证据。

相关异常主要是眼部和神经系统的异常。眼部问题可能是血管性的、色素性的或恶性的。这些异常包括先天性或获得性青光眼、脉络膜血管瘤、先天性或获得性巩膜或眼部黑变病、虹膜乳头样突起或色素沉着，以及包括脉络膜黑色素瘤、视盘黑素细胞瘤和结膜黑色素瘤在内的肿瘤[84,90,94]。重要的是，如果不使用裂隙灯检查，眼睛受累可能并不明显，因此始终建议将这些患者转诊至眼科[94]。中枢神经系统（central nervous system，CNS）异常包括 SWS，比如软脑膜血管瘤、皮质萎缩、认知障碍和癫痫发作，此外还有脑积水、小脑扁桃体下疝畸形（Arnold-Chiari 畸形）和多小脑回畸形[85-86,92,95]。因此，建议进行儿童神经病学检查，同时进行脑电图和脑部 MRI 检查，这些检查应遵循 SWS 指南的指导原则[96-97]。其他相关症表现包括脂肪减少症[98]、尿道下裂[99]、伴有脊柱侧弯的偏侧肥大[100]、无静脉功能不全的偏侧面部、偏侧躯干或肢体的肥大[84]、拇指发育不全、肾积水、冠状缝早闭、三指至四指并指畸形[86]和三角形脱发[101]。

病理　迄今为止，在大多数研究病例中，PPV 的遗传原因已被证实。在有皮肤黑素细胞增多症的亚型中，大多数患者具有 *GNA11* 或 *GNAQ* 基因的镶嵌突变[85]。到目前为止，只有一名 cesiomarmorata 型（即先天性毛细血管扩张性大理石皮肤伴真皮色素斑）患者接受了测试，并呈阳性。在所有对血管和色素性胎记都做了活检的病例中，两者都存在相同的突变，表明该突变发生在一个共同的前体细胞中[85]。因此，在这种情况下，双色斑不是导致两个胎记同时出现的机制。到目前为止还没有血液中的这种突变的报道。

GNA11 与 *GNAQ* 高度同源，后者的镶嵌突变是 SWS 的最常见原因[102]。此外，已知在眼黑色素瘤中存在这两种基因的体细胞突变。一般而言（尽管并非总是如此），与癌症相关的突变会影响 209 位密码子，PPV 和 SWS（*GNAQ*）中的突变会影响 183 位密码子。

广泛或非典型的真皮黑素细胞增多症，包括太田痣和伊藤痣

临床特征、鉴别诊断和流行病学　蒙古斑，又称真皮黑素细胞增多症，在所有种族背景的婴儿中都很常见，但在加勒比黑人、西班牙裔和亚裔人种中的发病率比高加索人种高得多[103-108]，在同一人群中，棕色头发的儿童比金发的儿童发病率更高[109]。因此，临床表型似乎是因种族背景而不同，这可能与色素的表型有关，而不是遗传种族差异的另一方面。典型的蒙古斑是没有突起的均匀的蓝灰黑斑疹。通常出现在腰骶部，直径 1~20cm，边缘不规则，并在数年内自然消退[103-106,110-112]。一项研究清楚地表明，在 6 岁时消退[105]。由于蒙古斑非常常见，真皮黑素细胞增多症通常不会在医院中记录[103]，这导致很难确定这些短暂的胎记和广泛的真皮黑素细胞增多症这种色素镶嵌异常之间的区别。

先天性泛发型或不典型的真皮黑素细胞增多症（extensive or atypical dermal melanocytosis，EDM）可定义为累及除腰骶部以外的皮肤，和/或具有边缘规则的更深的色素沉着，和/或持续时间超过 6 岁[85,112]（图 109.2）。尽管 EDM 的持续时间通常比常见的蒙古斑更长，但根据作者的经验，随着时间的推移，EDM 也会逐渐淡化。黑素细胞增多症的临床类型可以是节段性的，也可以是非节段性的[12]，并且可以是单个或多个病灶。从历史上看，EDM 在一些解剖学上定义的区域已被赋予了单独的标签，即先天性太田痣和伊藤痣。太田痣是前额/颞/眼周皮肤黑素细胞增多症[113]（图 109.2），而伊藤痣影响颈部/肩部/躯干上部[114]。现实中，这些情况经常一起出现，并与身体其他部位的 EDM 相关[85,115-117]。不同部位的 EDM 可能对其他器官的受累有不同的含义（见下文），然而，皮肤诊断分组中的这种变化与其他色素性镶嵌疾病非常一致，本身并不是继续将这两个解剖区域与其他情况分开的理由。也有组织病理学和早期遗传学证据支持是共同起源的，这将在后面进行综述。

有证据表明，不同族裔的 EDM 的发病率存在差异，在一定程度上反映了蒙古斑和孤立性巩膜黑素细胞增多症的情况（见下文）。据文献记载，太田痣在亚洲人群中更为常见[110]，而在其他地区，非洲加

勒比和亚洲族群的 EDM 似乎比高加索人种更为常见[89,108]。

组织学表现 组织学上，EDM 的特征是真皮层黑素细胞，树突状和/或梭形，有或没有真皮噬黑素细胞[113-114,118-120]。太田痣的组织学分类表明，前额、颞部和上眼睑的黑素细胞位置更深，而面颊部位的黑素细胞则较浅[121]。

相关异常和管理 EDM 可能与 PPV 的毛细血管畸形有关(见前面)。EDM 可与其他器官的色素异常有关，最常见的是眼部黑素细胞增多症，可能会影响结膜、巩膜、角膜、虹膜、眼底、视盘，甚至眼外肌和视神经[122-125]。值得注意的是，孤立的巩膜黑素细胞增多症，至少在某些人群中非常常见，例如在一项对 2 000 多名不同年龄中国儿童的研究中，发现几乎 50% 的儿童在 6 岁之前就获得了巩膜黑素细胞增多症的证据，此后患病率逐渐下降[126]。这可能是蒙古斑的眼部相关症状，或者至少可以归类为一种生理现象。在同一研究中，仅发现一例眼部皮肤黑素细胞增多症，而未发现其他皮肤黑素细胞增多症。黑素细胞增多症也可见于口腔、腭、鼻咽和耳廓黏膜及鼓膜[124,127-130]。

与 PPV 和 SWS 一样，一个重要的眼部相关疾病是先天性或获得性青光眼[123,131]，应尽早以同样的方式转诊至眼科。目前尚不清楚是否仅在眶周皮肤黑素细胞增多症中见到。与 SWS 不同，恶性肿瘤在 EDM 和 PPV 中有所报道。报道的肿瘤包括起源于太田痣[132-133]、伊藤痣[134-135]的硬脑膜和中枢神经系统[125,136-137]和眼眶[124-125,138-140]的黑色素瘤。

EDM 逐渐恶化通常表现为代谢性贮积症引起的斑片或斑点，特别是 GM1 神经节苷脂增多症和 Hurler 综合征[141-146]，如果在非常小的儿童中出现了这种表现，即使没有其他提示性的特征，也应考虑这种可能性。如果怀疑的话，可以进行尿氨基多糖代谢筛查或转诊儿科。其他很少被描述的与 EDM 相关疾病有唇裂、皮肤异常[147]和先天性皮肤发育不全[148]。

发病机制 在某些病例中，EDM 可由 *GNAQ* 的镶嵌突变引起[85]，但其比例尚未通过更大规模的研究确定。密码子 183 和 209 的突变都有报道。这些突变都是通过新一代测序技术和其他高灵敏度的技术在受累的皮肤中检测到的，但在血液中没有检测到[85]。一例太田痣(是否与 EDM 相关尚不清楚)也被描述为携带 *GNAQ* 突变[149]，这是这些表型属于同一临床谱系的有力证据。虽然还没有在分子水平上得到证实，但具有这些突变的患者很可能是眼黑色素瘤的高风险患者。眼部受累是否与皮肤病变的类型有关尚不清楚。

色素角化性斑痣性错构瘤病

第 106 章详细介绍了色素角化性斑痣性错构瘤病(phakomatosis pigmentokeratotica, PPK)。简而言之，PPK 是先天性线状皮脂腺痣并发斑痣(图 109.3)，并伴有多种皮外表现。这种情况是由 *HRAS* 基因[150]的镶嵌突变引起的，或更罕见的是 *BRAF*[151] 基因突变，这种突变可以在皮肤中检测到。

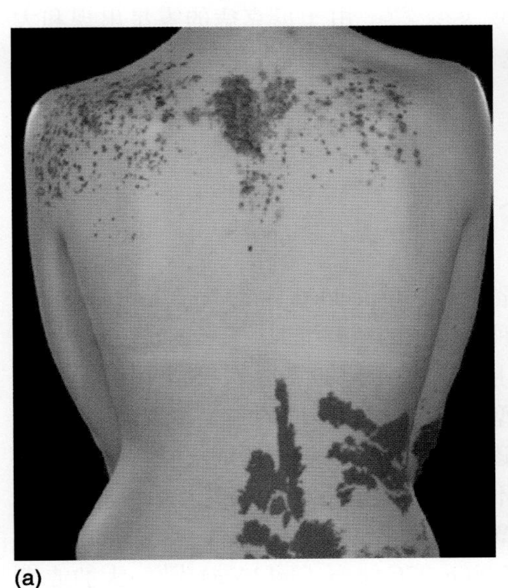
(a)

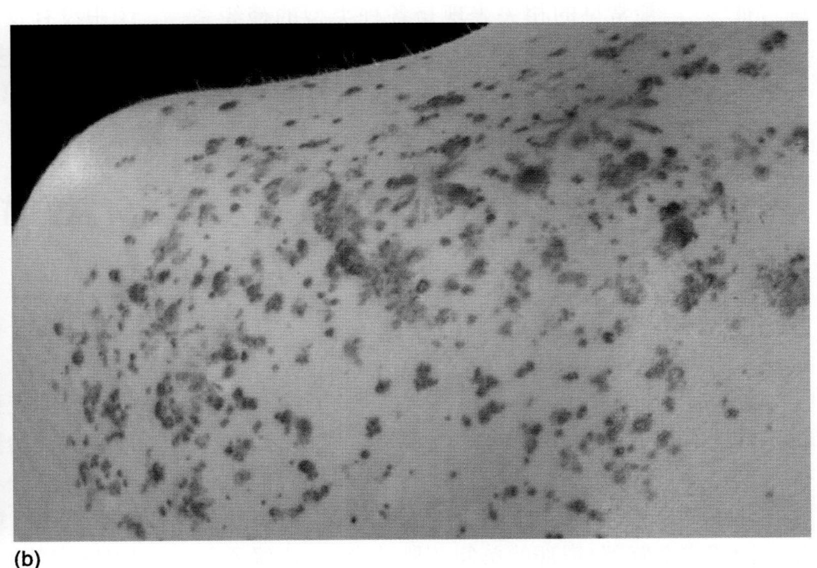
(b)

图 109.3 不同类型斑痣的临床表现：(a,b)上背部斑痣伴发色素角化性斑痣性错构瘤病(下背部可见色素性 Blaschko 线状皮脂腺痣)

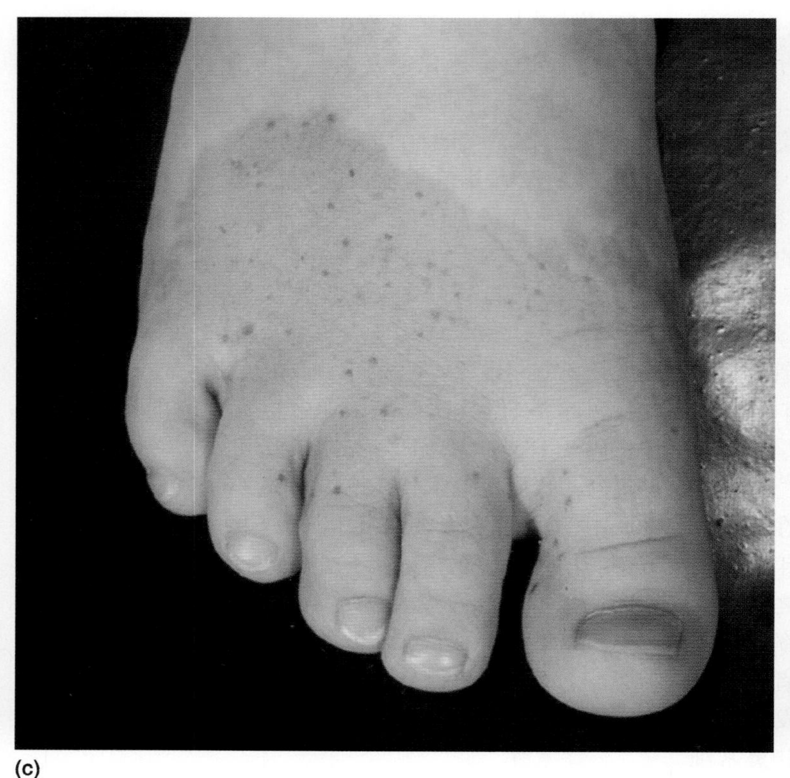

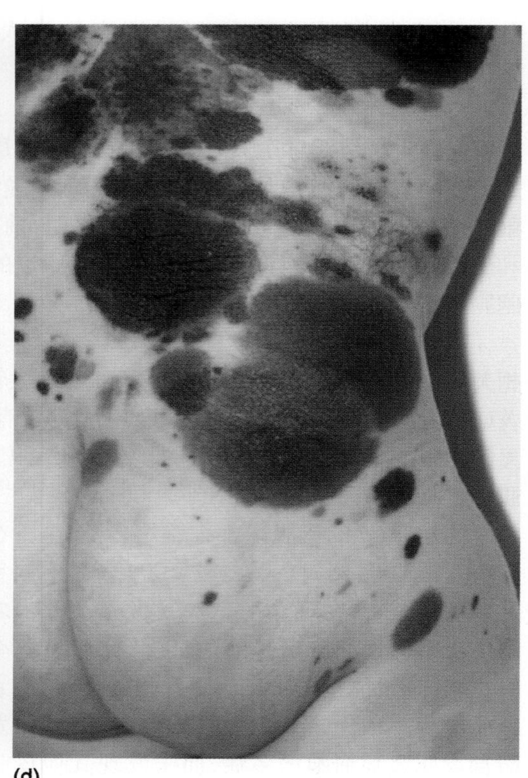

(c) (d)

图 109.3(续) (c)足部斑痣伴雀斑样痣综合征,及(d)斑痣型先天性黑素细胞痣

先天性黑素细胞痣(CMN)和CMN综合征

先天性黑素细胞痣(congenital melanocytic naevi,CMN)在第105章中有详细介绍。简单地说,CMN可以是单发或多发,如果与皮肤外表现相关,则称为CMN综合征[152]。最常见的相关表现是各种类型的神经系统异常。黑色素瘤的风险随着皮肤和神经影像学表现的增多而增加[153-156]。临床上通常可以根据累及区域内的色素沉着增加、皮肤可触及的成分增多和/或多毛进行诊断,多发的CMN中最典型的模式是一个较大的痣和多个较小的痣。80%的多发性CMN和CMN综合征的遗传基础是*NRAS*基因镶嵌突变[157]。

贝克痣和贝克痣综合征

贝克痣(Becker naevi)在第106章中进行了详细介绍。这些有轻微色素沉着的痣通常是多毛的痣,在个体最初的20年中发展,典型的时期是青春期,但也经常在儿童早期发生,但在出生时很少出现。最典型的是上胸部或上背部/肩部的单侧节段性分布,边缘不规则。它可以与各种皮肤外异常相关,最典型的同侧胸肌和/或乳腺组织发育不全,这时被称为贝克痣综合征(Becker naevus syndrome)。贝克痣通常可以通过非先天性病史、色素沉着增加、上覆多毛和躯干上部/上肢这些特征性的部位的可变组合进行临床诊断。最近的一个报道中60%的这种痣和相关综合征的遗传基础为*ACTB*的体细胞突变,该基因是编码细胞骨架蛋白β肌动蛋白或肌动蛋白的基因和细胞质1[158]。在肌细胞谱系中发现该突变,包括在立毛肌中,但在表皮或基质组织中没有发现突变[158]。由于贝克痣的零星出现和大节段分布,这表明一定在子宫内发生了镶嵌突变,但直到生命的第一个或更常见的是第二个10年才表现出来。

斑点性雀斑样痣

斑点性雀斑样痣(speckled lentiginous naevus,SLN)或斑痣是一种多个小的色素沉着(毫米级)逐渐出现在咖啡斑背景上的疾病(图109.3)。一般来说包括多种可区分的表型,外观可能以不同的方式出现,并且在遗传学上开始逐渐被区分。先天性咖啡斑的背景,在出生时可能看不到,而是在出生后的头几年中缓慢发展。

第105章介绍了小的孤立的SLN,并发现其携带*HRAS*基因突变(c.37G>c,p.Gly13Arg)[159]。大的或多个SLN是PPK的一个特征(见第106章及以后),已经证明这种情况下携带了*HRAS*基因的13和61密码子突变[150]。它们也可能是spilorosea型PPV(见下文)[77-78]和斑痣综合征的特征。后者极为罕见,构成广泛和/或多发性斑痣斑块与皮肤外表现,包括脊柱侧弯和骨骼肌无力。这些疾病的遗传基础尚未查明。尚不清楚这些疾病是否与临床上可识别的亚型和综合征有关。个体差异可能是导致大的 SLN 临床亚型差异的原因。

另一种斑痣的表型是斑痣型先天性黑素细胞痣(图 109.3)。尽管在每个病例中这些特征都很难区分,但一般来说,这种表型可以通过非节段性的模式、更大的尺寸(厘米级)和色素沉着叠加区清晰的 CMN 表型与大的 SLN 相区别[161]。因为这些表现的 CMN 通常是多毛的,这不是本文所描述的其他类型的大的 SLN 的典型特征。它们是由特定的 *NRAS* 突变引起的[162],在遗传上也不同。这些内容在第 105 章中有介绍。

继发性的黑素细胞增生可发生在 SLN 内。然而,由于这个领域的学术难度,究竟是哪种类型的 SLN 会引起哪种增殖还不清楚。一旦导致突变的基因被一致性地报道,它就可能会变得更加清晰了。Spitz 痣在大的 SLN 中相对常见[160,163-164],产生一个簇集性 Spitz 痣的表型;然而,文献中该亚型并不总是很清楚。有人认为,这些往往出现在斑痣斑片上而不是丘疹上[161],根据作者的经验,它们并不常见于 CMN 型斑痣上。有时,咖啡斑背景早期并不明显,但簇集性 Spitz 痣的发现应提醒临床医生注意潜在的雀斑样痣。在一项研究中,Spitz 痣的 *HRAS* 基因 13 号密码子携带了相同的突变,但其下的 SLN 没有进行检测[164]。SLN 中出现的黑色素瘤包括这里描述的所有表型[165-174],但还需要进一步的工作来确定某些类型的病变是否具有更高的风险。

脱色素痣

脱色素痣(naevus depigmentosus,ND)是一个独特临床表型相关的描述性术语,也被称为无色素痣。目前病因尚不清楚,在分子水平上尚不清楚这种情况是否为镶嵌所致。但是这一章也包括了它,因为其表型和散发性的特征表明它终将被发现与镶嵌相关。文献中关于什么构成了 ND 存在差异,一些研究将 Blaschko 线状色素减退作为 ND 的一种形式。然而,目前人们更普遍接受的定义是单一区域的先天性(或早发性)色素减退,一项研究中 90% 以上的病例在 3 岁之前出现[175]。这种痣可以是圆形/卵圆形的,或者经常呈节段性的,向前或向后都不越过中线,边缘相对清晰,一旦发育完就不会随着寿命的延长而发展。在色素减退的区域内常有正常肤色的皮岛。累及头皮时覆盖在上面的头发可能会出现色素减退[176]。其他皮肤相关的表现包括白癜风[177-178]、斑痣[179-180]、伊藤痣[181]、节段性雀斑样痣[182-184]、鲜红斑痣[185]、贝克痣[179,186]、泛发性粟丘疹[187]和炎性线状表皮痣[188]。皮肤外的畸形极为罕见,但有报道出现同侧乳房发育不全[183]、中枢神经系统异常[189]和偏侧肥大[190-191]。因此,除非有个别患者的临床问题,通常不需要常规检查。摄影、安抚、如果愿意的话推荐遮瑕化妆,以及对父母和儿童的心理和/或患者群体的支持是护理的主要内容。如果感觉到该区域的色素减退有可能发生危险,则可就该区域的额外防晒措施提出建议。一般不需要长期随访。

ND 的组织学和电子显微镜显示黑素细胞密度正常,黑素小体大小正常,提示色素沉着缺陷是由黑素小体的合成或转移异常引起的[175,192-193]。有一项研究中发现 cKIT 的表达很强[194]。

1 型镶嵌性神经纤维瘤病

分类和流行病学 1 型镶嵌性神经纤维瘤病(neurofibromatosis type 1,NF1)分为两类:泛发性镶嵌和局限性镶嵌[195]。泛发性镶嵌 NF1 的皮肤表现并不局限于一个身体部位,而局限性镶嵌 NF1 相当于过去所称的“节段性”。镶嵌性 NF1 的发病率尚不清楚,2001 年估计为 36 万~40 万活产婴儿中有 1 例[196]。考虑到新的突变率高和更高的生殖细胞突变率,NF1 很可能被漏诊。

发病机制 1996 年首次报道了血液中检测到 NF1 基因的功能丧失突变是泛发性镶嵌 NF1 的遗传基础[197],2000 年首次报道了一例局限性镶嵌 NF1,当时在受累皮肤成纤维细胞中检测到突变,但未受累的皮肤和白细胞中没有检测到突变[198]。这两种类型的区别在于胚胎发生突变的时间,泛发性镶嵌突变先于局限性镶嵌突变。了解这些类别非常重要,因为发表的文献中可能包括也可能不包括这两个类别的定义。

皮肤特征 局限性镶嵌 NF1 的经典表现是在身体的某个局限部位出现一个或多个 NF1 的表现,但没有其他疾病的证据。皮肤症状可能是咖啡斑、皮肤神经纤维瘤或两者兼而有之。在分子水平上对这些细胞的精细分析表明,这些不同的临床表现取决于突变的胚胎细胞类型,是黑素细胞或施万细胞,或者是共同的前体细胞。同一项研究证明皮肤表现出现的机制是这些细胞遭受了二次打击[199]。当咖啡斑出现时,受累区域背景有色素沉着斑,这归因于第一次打击。

相关特征和管理 最近发表了两项大型队列研究。在第一个队列中,40名来自儿童皮肤科服务机构的局限性镶嵌NF1患者出现多发性咖啡斑和雀斑,这些被证实为复发的皮肤表现,其中1例有相关的皮肤神经纤维瘤,没有幼年性黄色肉芽肿或贫血痣的报道[200]。然而,在4名患者(10%)中出现了皮外的相关症状,其中2名患有癫痫,2名患有恶性肿瘤。在第二个大型队列研究中,有60名局限性镶嵌NF1患者,尽管色素改变仍然是主要的表现特征[201],伴发神经纤维瘤和孤立神经纤维瘤分别占16%和15%。在这个队列中,没有恶性肿瘤的报道;但是,神经发育迟缓和骨骼异常分别占了12%和10%[201]。这两项研究都得出结论,对局限性镶嵌NF1患者进行定期随访是有必要的。最近的一个综述回顾了320例镶嵌NF1,其中76%的病例是局限性的,其皮肤外并发症发生率为29%[202]。毫无疑问,接受非皮肤科诊疗的队列中皮肤症状发生率较低,丛状神经纤维瘤和骨骼异常发生率较高[203]。

鉴别诊断 局限性镶嵌NF1的鉴别诊断可以是大的斑痣,也可以是孤立的大的节段性咖啡斑。前者通常只有雀斑(无瘤体仅单独的咖啡斑)或黑素细胞痣,而后者则不含有任何其他黑素细胞病变。

遗传调查与后代风险

镶嵌性NF1是一个重要的诊断,因为它不仅对受影响个体的健康有意义,而且对其后代也有意义,因为镶嵌突变可以通过生殖细胞传递。在一项对23个同父异母的兄弟姐妹的研究中,他们的父亲是一名镶嵌性NF1的捐精者,发现23个兄弟姐妹中有9个(39%)有生殖细胞的NF1,其临床表型的严重程度各不相同[204]。这名捐赠者的临床检查只在文献中进行了描述,没有照片。描述的是4个直径在1.5~6cm的“痣”,都在背部,但最大的一个被描述为灰褐色。目前尚不清楚其中是否有咖啡斑。然而,重要的是没有发现其他临床特征,尤其是皮肤外的表现。精子的镶嵌水平为20%,而血液中未检测到镶嵌。该文的结论是,39%的传播率与常染色体杂合子显性性状的传播率没有显著差异,并提供了其他参考来支持NF1中相对较低的镶嵌检出率和较高的传播率之间的差异。

局限性镶嵌疾病的遗传诊断最好是在患病部位进行皮肤活检,DNA测序之前进行黑素细胞或施万细胞培养。专门的NF1专科中心提供黑素细胞培养,偶尔也提供施万细胞的培养。如果强烈怀疑诊断并在淋巴细胞DNA测序中排除了诊断,则应该与专科中心联系。如果没有这种类型的遗传诊断可用,那么在临床遗传学家的遗传咨询下,对生殖细胞系的NF1患者进行管理是最合适的。

传播率与先前的两个报道一致,尽管生殖系镶嵌率分别为10%和10%~17%,但在6个兄弟姐妹中的3个和3个兄弟姐妹中的2个有NF1[22-23]。

镶嵌性雀斑综合征

由于雀斑综合征比NF1少见,特别是因为镶嵌性NF1只有皮肤表现,如果考虑镶嵌性雀斑综合征,镶嵌性NF1总是值得检测的。如果要诊断镶嵌性NF1,必须通过皮肤活检、黑素细胞培养(如果可能)和*SPRED1*基因的测序。患者的管理应包括确保表型极有可能只影响皮肤,并且根据目前的知识,不应导致较高的癌症风险。如果基因诊断成立,就不需要进一步的常规检查。

(罗勇奇 译,余时娟 罗晓燕 王华 校)

参考文献

见章末二维码

第二十四篇　非血管性皮肤肿瘤

第 110 章　皮肤结节和囊肿的鉴别诊断

Susanne Abraham, Peter H. Hoeger

摘要

出于对恶性肿瘤的恐惧，儿童结节和囊肿的发生通常引起父母高度关注。幸运的是，恶性肿瘤在儿童期罕见。尽管仅凭临床表现通常很难作出诊断，并且随着时间的推移，大多数无法自发消退的肿块最终都会被切除，但是根据临床特点有助于将疾病限制在可能诊断的范围内。本章讨论了非血管性结节的鉴别诊断，例如毛母质瘤、皮肤纤维瘤和颗粒细胞瘤；也阐述了表皮囊肿和毛根鞘囊肿、皮样囊肿和发疹性毳毛囊肿；最后，讨论化脓性肉芽肿和血管球瘤等血管性肿瘤的临床特点和治疗方法。

要点

- 由于恶性肿瘤的威胁，儿童结节和囊肿的发生通常引起父母高度关注。幸运的是，恶性肿瘤在儿童期罕见。
- 毛母质瘤是一种毛发基质细胞的良性肿瘤，不会自行消退。
- 皮肤纤维瘤也称为组织细胞瘤，创伤（昆虫叮咬、抓痕）后出现，表现为类似于组织细胞的卵圆形细胞和类似于真皮中的成纤维细胞的纺锤状细胞的良性增殖，通常无需治疗。
- 表皮囊肿是常见的皮内或皮下肿瘤，发生在面部、颈部、背部和阴囊，生长缓慢。临床上，毛根鞘囊肿与表皮囊肿没有区别，在儿童中较少见，主要发生在头皮。
- 皮样囊肿出生时即有，主要在头部，由于胚胎闭合线的分离而形成。如果皮样囊肿位于中线部位，应在手术治疗前行磁共振成像检查。
- 发疹性毳毛囊肿的特征是毛囊的闭塞和毛囊导管的扩张。发疹性毳毛囊肿是一种良性疾病，有些可能会自发消退，但大多数会持续多年。
- 颗粒细胞瘤，也称为 Abricosoff 肿瘤，包括多种罕见的具有神经鞘样特征的真皮肿瘤：颗粒神经细胞鞘瘤（granular nerve cell sheath tumour，GNCST），恶性颗粒细胞瘤和未成熟颗粒细胞瘤。而颗粒神经细胞鞘瘤是局部浸润性的；恶性颗粒细胞瘤很少见。
- 化脓性肉芽肿是常见的皮肤和黏膜良性增生性血管肿瘤，通常发生在轻度损伤或感染后。本病极易出血，很难自行消退。
- 血管球瘤是罕见的良性血管肿瘤，常见于手部、前臂或足部。本病有触痛，未治疗可持续生长。

鉴别诊断

结节是边界清楚的实质性肿块，其直径在婴儿中>5mm，在儿童中>10mm。囊肿是由上皮细胞层包绕的空心肿块，边界清楚，可能含或不含浆液。相比之下，水疱、脓疱和大疱没有完整的上皮层，因此边界不清。

由于对恶性肿瘤的担心，儿童结节和囊肿的发生通常引起父母高度关注。幸运的是，恶性肿瘤在儿童期罕见。表 110.1 中列出了一系列从儿童中切除的 775 个浅表肿块的组织学诊断[1]。

尽管仅凭临床症状很难作出诊断，并且随着时间的推移大多数无法自发消退的肿块最终被切除，但是根据临床特征有助于限制在可能诊断的范围内。可达到该目的的临床特征包括：①发病年龄；②病变的位置和分布；③病变的颜色（表 110.2）；④病变的表面外观（表 110.3）；⑤病变的质地（表 110.4）[2]。除此之外，触痛（框图 110.1）和瘙痒（框图 110.2）是与某些病变相关的重要特征。

有时，影像学是进一步诊断所必需的方法[3]。超声是广泛可用的、非侵入性的、非放射性的检查，无需镇静即可进行。因此，超声应用范围广泛，其他成像方式诸如 X 线检查、计算机断层扫描和磁共振成像等仅应用于少数情况下。儿童期最常见皮肤结节和囊肿鉴别诊断见表 110.5。

表 110.1 775 例儿童浅表肿块切除后的组织学诊断

组织学诊断	每个诊断的人数	每组的总人数	百分比
鳞状上皮瘤		459	59
创伤后上皮植入术后	38		
病因不明,最有可能先天性	421		
先天畸形		117	15
毛母质瘤	79		
淋巴管瘤/血管淋巴管瘤	22		
鳃裂/无窦道性囊肿	10		
幼年型血管内皮瘤	5		
其他错构瘤	1		
良性肿瘤		56	7
神经纤维瘤、神经鞘瘤	27		
脂肪瘤、血管脂肪瘤	25		
汗腺肿瘤	2		
其他良性肿瘤	2		
病因不明的病变		50	6
黄瘤、黄色肉芽肿	18		
侵袭性纤维瘤病、复发性纤维瘤	15		
纤维瘤	12		
组织细胞瘤	5		
可能自限性疾病		47	6
假性风湿性结节和环状肉芽肿	22		
色素性荨麻疹	17		
昆虫叮咬的持续反应	8		
恶性肿瘤		11	1.4
横纹肌肉瘤	5		
神经纤维肉瘤	1		
纤维肉瘤	2		
恶性纤维组织细胞瘤	1		
恶性多形性腺瘤	1		
基底细胞癌	1		
其他病变		35	4
假性肉瘤性病变(骨化性肌炎、退化性神经鞘瘤)	3		
颗粒细胞成肌细胞瘤	8		
创伤性神经瘤	1		
无上皮内层的其他类型囊肿			
无菌脓肿、机化的血肿等	23		

资料来源:Adapted from Knight and Reiner(1983)[1].

表 110.2 通过颜色区分皮肤肿块

颜色	疾病
蓝色	海绵状血管瘤
	色素性组织细胞瘤/皮肤纤维瘤
	血管角化瘤
	蓝色橡皮样大疱性痣
	血管球瘤
	毛母质瘤
	小汗腺/顶泌腺囊肿
红色	毛囊炎/疖/痈/脓肿
	化脓性肉芽肿
	血管瘤
	Spitz 痣
	结节性红斑
	瘢痕疙瘩
	聚合性痤疮
	朗格汉斯细胞组织细胞增生症
	皮肤白血病
	利什曼病
	默克尔细胞瘤
	非典型分枝杆菌病
黄色	睑黄瘤
	黄瘤
	幼年黄色肉芽肿
	黄瘤化组织细胞瘤
	朗格汉斯细胞组织细胞增生症
	脂肪瘤样痣
	表皮滤泡囊肿
	阴囊囊肿/钙化
	播散性脂肪肉芽肿(法伯)
	结节性淀粉样变性
棕色	黑素细胞痣
	表皮痣
	恶性黑色素瘤
	肥大细胞瘤
	隆凸性皮肤纤维肉瘤
	深部真菌病
黑色	黑素细胞痣
	色素性皮肤纤维瘤
	血栓性血管瘤
	恶性黑色素瘤
肤色	皮样囊肿
	环形肉芽肿
	皮肤黑素细胞痣
	神经纤维瘤
	纤维瘤
	脂肪瘤
	表皮滤泡囊肿
	皮脂腺囊肿
半透明结节	传染性软疣
	汗管瘤
	大汗腺/小汗腺囊瘤
	毛发上皮瘤

表 110.3　通过表面外观鉴别皮肤肿块

表面外观	疾病
内生的	传染性软疣
	巨大粉刺
	角化棘皮瘤
外生的	(丝状)寻常疣
	纤维瘤
	化脓性肉芽肿
侵蚀/溃疡	利什曼病
	化脓性肉芽肿
	传染性深脓疱疮(挤奶者结节)
	非典型分枝杆菌病
	恶性黑色素瘤
	疖/痈
	皮肤结核
	足分枝菌病
	着色性真菌病
	隐球菌病
	芽孢杆菌病
	孢子丝菌病
	渐进坏死性黄色肉芽肿

框图 110.1　伴有触痛的皮肤肿块

血管球瘤
颗粒细胞瘤
蓝色橡皮样大疱性痣
小汗腺螺旋腺瘤
神经纤维瘤
血管脂肪瘤、平滑肌瘤
异物肉芽肿
鸡眼
结节性红斑
血栓性浅静脉炎
血管瘤内血栓形成

框图 110.2　伴有瘙痒的皮肤肿块

痒疹
昆虫叮咬
疥疮结节
肥大细胞瘤

表 110.4　通过质地鉴别皮肤肿块

质地	疾病
坚硬	外生骨疣
	皮下骨瘤
	皮肤钙质沉着症
	软骨瘤
	毛母质瘤
坚固	皮肤纤维瘤
	瘢痕疙瘩
	结节性痒疹
	纤维瘤
	皮样囊肿
	纤维肉瘤
	毛发上皮瘤
	类风湿结节
	汗管瘤
	血管纤维瘤
	淋巴管瘤
	幼年黄色肉芽肿
	组织细胞增生症
	皮肤白血病
	神经母细胞瘤
	淋巴瘤
柔软	脂肪瘤
	神经纤维瘤
	血管脂肪瘤
	结缔组织痣
角化	寻常疣
	尖锐湿疣
	血管角化瘤
囊性	毛囊囊肿
	表皮囊肿
	皮样囊肿
	多发性皮脂腺囊肿
	粟丘疹

表 110.5 儿童期最常见的皮肤结节和囊肿的鉴别诊断

	肥大细胞瘤(见第 92 章)	毛母质瘤	幼年黄色肉芽肿(见第 91 章)	皮肤纤维瘤	表皮囊肿	化脓性肉芽肿	Spitz 痣(见第 105 章)
同义词	肥大细胞瘤	原名:钙化上皮瘤	痣黄内皮瘤、多发性黄色瘤、幼年黄色瘤	组织细胞瘤、良性纤维组织细胞瘤、硬化性血管瘤	表皮样或角质状囊肿	小叶毛细血管瘤	色素变种:Reed 痣
临床发现							
部位	全身	头部、颈部、上肢	面部、胸部	四肢	面部、颈部、背部及阴囊	皮肤和黏膜:最常位于头部及上肢	面部
年龄	婴儿期	儿童/青春期	婴儿期	青年,可发生在任何年龄段	青春期、可发生在任何年龄段	通常发生在<5 岁的儿童	儿童期
发病	常见	多种表现:可能与症状有关	多种表现:推荐进行眼科治疗	很常见	有时呈常染色体显性特征	常见	突发
病程	自行消退	不能自行消退	自行消退	多年保持不变	有破裂的可能	不能自行消退,治疗后易反复	能在数月内快速增长
治疗	无需治疗	手术切除	无需治疗	诊断不清时手术切除	出现增生、影响美容可手术切除	刮除或电凝	临床诊断不清时行手术切除

参考文献 110.1

见章末二维码

各种皮肤肿瘤

相关章节介绍了许多不同的皮肤结节和囊肿。本章将详细介绍以下内容。

非血管性结节和囊肿

毛母质瘤(钙化上皮瘤)

定义　毛母质瘤(pilomatricoma),又称钙化上皮瘤,以前称为 Malherbe 钙化上皮瘤,是一种毛发基质细胞的良性肿瘤,被认为是儿童第二大常见的浅表性肿瘤[1]。尽管它们表现出典型的特征,例如坚硬的外观,但是初级保健医生临床诊断毛母质瘤的准确性仍很低[1]。

发病机制　肿瘤源自未成熟的毛发基质细胞,伴有角质化,并且 75% 会出现钙化现象。组织病理学表现为真皮下层边界清楚的囊性肿物,其中,可见嗜碱性细胞和影细胞[2]。Chan 等[3]在大量的毛母质瘤中发现了β-连环蛋白的激活突变。毛母质瘤的细胞学特征看似典型,但也可被误诊[4]。

临床特征　肿物位于真皮或皮下,表现为质硬、孤立、无症状的丘疹或结节(图 110.1)。如果位于较浅的位置,可能表现为蓝红色。据报道有一种罕见以大疱为临床表现的变异型[5],色素性毛母质瘤也可发生[6],直径通常为 0.2~5.2cm,平均为 1.4cm[7],毛母质瘤主要分布在头颈部(50%~55%)、上肢(25%~30%),少见于躯干和腿部(15%~25%)。大多数病例(60%)发生在儿童期和青春期,其中 2/3 发生在 10 岁之前。男女比例 1∶2[1,8]。多发性和家族性病例罕见[9-10]。据报道,多发性病变与 Gardner 综合征[10]、强直性肌营养不良[10-11]、Turner 综合征[12]、Rubinstein-Taybi 综合征[13]、家族性 Sotos 综合征[14]和 MYH 阳性家族性疾病有关[15]。亦有报道说可能也与结节病、艾滋病及 9-三体综合征有关[16-17]。

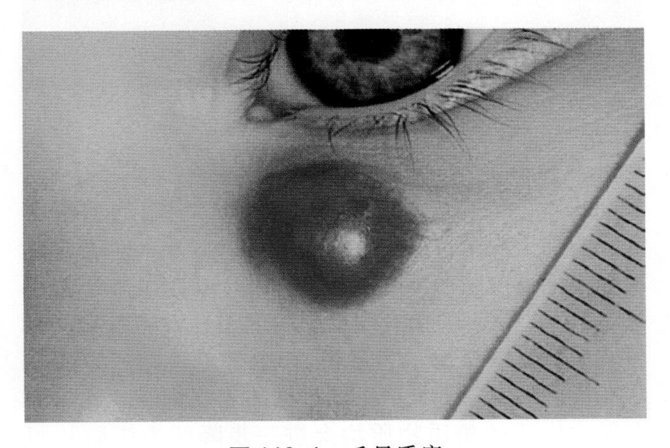

图 110.1　毛母质瘤

病程和预后　多数毛母质瘤的大小增加缓慢,有些以小尺寸增长,而另一些则会长至 15cm[8]。瘤体可自发破溃并排出白色粉渣样物质。毛母质瘤内出血可导致蓝红色肿瘤迅速增大。毛基质癌是毛母质瘤的恶性变体,极为罕见,平均年龄为 45 岁,男性更常见,但也有儿童报道[18-19]。据报道,毛基质癌主要发生在已经存在多年的大型毛母质瘤中,呈局部侵袭性生长,如果切除不完全,往往会复发,可能发生肺转移[18-19]。

治疗　本病不会自发消退,治疗方法主要为手术切除,而不完全切除可导致局部复发[1,20]。

参考文献 110.2

见章末二维码

皮肤纤维瘤

定义　皮肤纤维瘤(dermatofibroma),也称为组织细胞瘤、良性纤维组织细胞瘤或硬化性血管瘤,表现为类似于组织细胞的卵圆形细胞和类似于真皮中成纤维细胞的梭形细胞的良性增殖,可发生在任何年龄,是成年人最常见的皮肤肿瘤[1-2]。皮肤纤维瘤是克隆性增殖还是炎症反应过程目前还存在争议[3]。

发病机制　创伤(昆虫叮咬、抓痕)后,在真皮中观察到成纤维梭形细胞和组织细胞增生,伴随着胶原蛋白的过度沉积和表皮的明显增殖[1]。

临床特征　皮损表现为质硬、无痛、单个或多个真皮内结节(图 110.2)。全身均可发生,最常见于四肢、肩膀和骨盆带上,仅有 0.5% 的病例发生在手指上[4]。大小通常不超过 5mm,但有时直径可达 2~3cm(图 110.3),很少观察到“巨大”的病变(直径>5cm)。大多为红色或红棕色,但当含铁血黄素在肿瘤内沉积时,也可为蓝黑色。由于表皮与潜在病变相连,挤压表皮可以诱发特征性的“酒窝征”。皮肤纤维瘤最常见于年轻人,而在儿童中偶见。多发性皮肤纤维瘤并不少见[5]。家族性病例[6]和免疫功能低下的患者[人类免疫缺陷病毒(HIV)、系统性红斑狼疮和恶性肿瘤][7]都有发疹型皮

第二十四篇

损的描述。多发聚集性的皮肤纤维瘤是一种独特的实体,发生在健康男女中,可持续 10~30 年[8]。

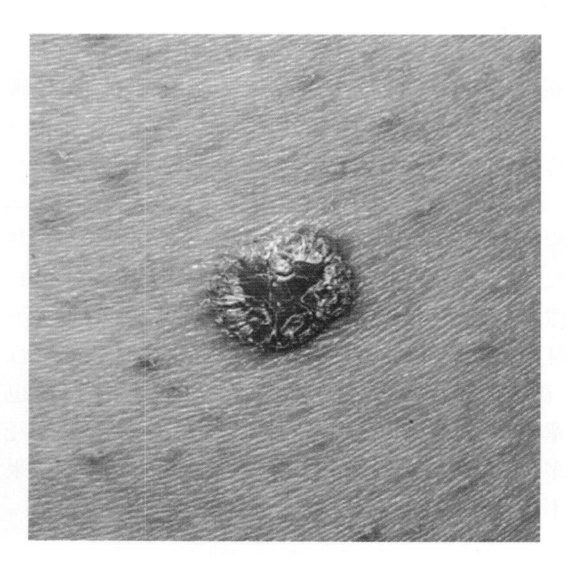

图 110.2　皮肤纤维瘤

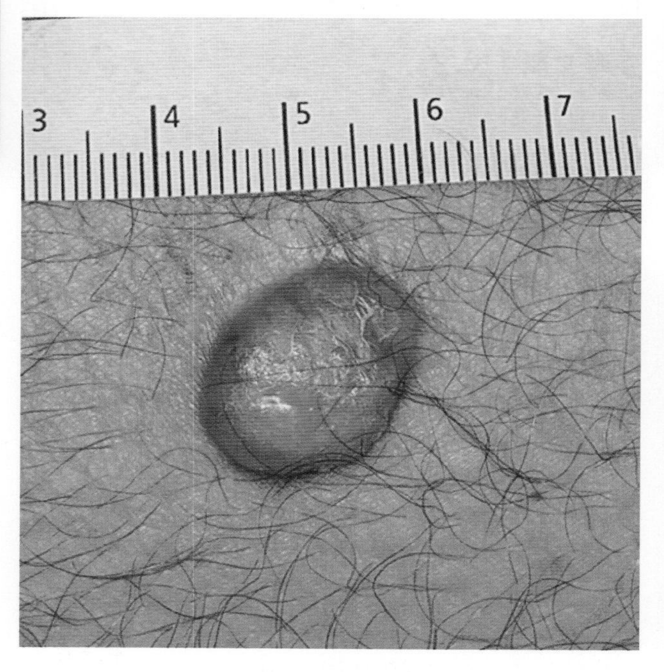

图 110.3　皮肤纤维瘤

病程和预后　瘤体经初期增大后趋于稳定,往往会保持多年不变。

治疗　通常不需治疗,但影响美容或因与其他结节性病变鉴别困难需要病理确诊时,则需要切除。

参考文献 110.3

见章末二维码

表皮囊肿和毛根鞘囊肿

定义　表皮囊肿(epidermal cysts),又称为表皮样囊肿或角质囊肿,是常见的真皮内或皮下肿瘤,生长缓慢,发生在面部、颈部、背部和阴囊(图 110.4)。毛根鞘囊肿(trichilemmal cysts),也被称为毛发囊肿,在临床上与表皮囊肿没有区别,但在儿童中较少见,可能以散发性病灶或常染色体显性遗传的家族遗传背景出现[1]。毛根鞘囊肿主要位于头皮上(>90%)(图 110.5),以前被称为皮脂腺囊肿,但是囊腔内容物为角质而非皮脂样物质。

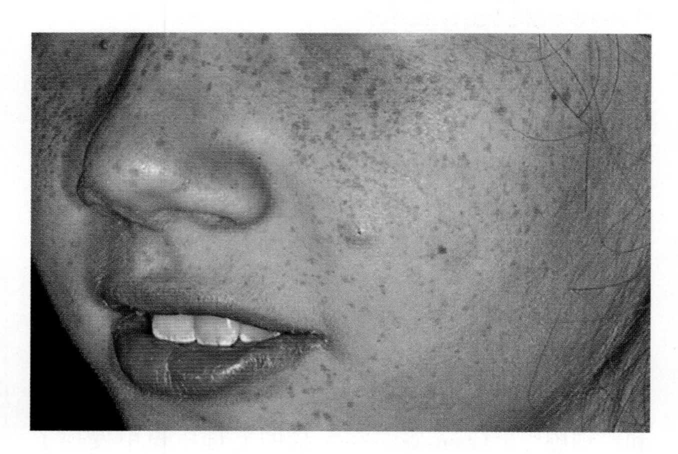

图 110.4　表皮囊肿

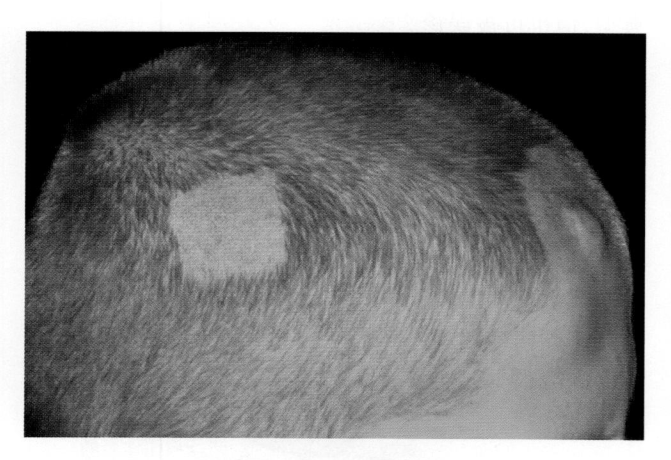

图 110.5　毛发囊肿

发病机制　表皮囊肿是由真皮内表皮细胞的增殖引起。囊壁上皮来自表皮组织或毛囊的漏斗部。表皮囊肿是由毛囊皮脂腺导管的堵塞引起,或者在非汗腺区域,如手掌和脚掌,由表皮细胞的创伤性吞噬引起。表皮囊肿的囊壁保留了表皮层,而由外毛根鞘产生的毛根鞘囊肿的囊壁则显示出栅栏样的表皮细胞。此两种囊肿中均质的角质物质均会进一步降解为脂肪和胆固醇。

临床特征 皮损为无痛的、圆形的、质硬的但易压缩的皮内或皮下结节,直径为 0.5~5cm。通常出现在青春期或青春期前后。表皮囊肿是单发的(或很少);有时可以看到中央的毛孔[2]。皮下结节中存在毛孔可诊断表皮囊肿[3]。在常染色体显性遗传的 Gardner 综合征中,发现许多表皮囊肿和胃肠道腺瘤性息肉病[4]。毛根鞘囊肿通常是多发的,且常为常染色体显性遗传[5]。已报道一例与丝状角化过度有关的多发 Blaschko 线毛发囊肿病例,并称其为毛发囊肿痣[6]。

病程和预后 囊肿破裂并将其内容物释放到表皮中会导致炎性异物反应(角蛋白肉芽肿)。在 25% 的毛发囊肿中可见局灶性钙化,但恶变(基底细胞上皮瘤、鳞状细胞癌、Bowen 病)罕见[7]。

治疗 囊肿增生或影响美容时建议切除。

参考文献 110.4

见章末二维码

皮样囊肿

定义 皮样囊肿(dermoid cysts)属于先天性皮下囊肿。

发病机制 皮样囊肿是由于沿胚胎融合线的皮肤残留而引起的。与表皮囊肿不同,皮样囊肿是错构瘤,通常包含各种附件结构(头发、皮脂腺、内分泌腺或顶泌汗腺),很少有其他组织,例如骨骼、牙齿和神经。

临床特征 出生时即可发现无痛的、质硬的、深在性皮下结节,主要发生在头部,尤其是眶周(图 110.6),最常见于颧额缝的前外侧[1]以及顶枕部和颈部,肛门生殖器区域很少见。中线额鼻皮样囊肿的发生率为 1/4 万~1/2 万[2]。进展缓慢,可长至 1~4cm。头皮上的皮样囊肿通常附着在骨膜上,或在前囟上形成隆起性肿块[3]。

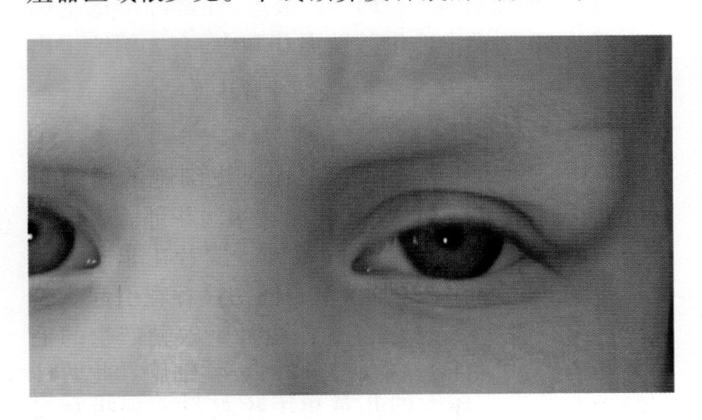

图 110.6 皮样囊肿

病程和预后 皮损可保持稳定数年,但由于肿块增大和破裂,甚至会扩展到周围组织,皮损可能会出现症状[4]。未经治疗的皮样囊肿持续存在,并可能随后生长。恶变极为罕见[5-6]。中线部位的皮样囊肿可能与下层结构相通,还可与脑室系统或脑组织(脑腔)相连[7],这种现象可以通过鼻额叶发育的解剖学和胚胎学来解释[2]。在背部,皮样囊肿可能与真皮窦和椎管相通,导致复发性脑膜炎[8-11]。

治疗 囊肿未破裂时需完全切除。对于位于中线部位的皮样囊肿,应在术前进行磁共振成像检查,以排除与颅内或脊柱连接的可能性[1,4,12]。

参考文献 110.5

见章末二维码

发疹性毳毛囊肿

定义 发疹性毳毛囊肿(eruptive vellus hair cysts)的特征是毳毛毛囊的闭塞及毛囊纤维化。

发病机制 本病被认为是毳毛毛囊的发育异常,进而导致毛发闭塞而发病[1]。组织学显示真皮中部囊肿,内含角质物质和绒毛,囊壁为鳞状上皮。发疹性毳毛囊肿、多发性皮脂腺囊肿和持续性粟丘疹被认为是多个毛囊皮脂腺囊肿的亚型,主要区别在于毛囊皮脂腺导管受到的影响程度不同[2-5]。

临床特征 本病表现为单发、直径较小(直径 1~2mm)、无症状的囊性丘疹,通常为肤色,但可能有淡红色或棕褐色(图 110.7)[5-6]。常突然出现,通常位于胸部,但也可发生在四肢。发疹性毳毛囊肿可发生在任何年龄,但主要见于 4~18 岁的儿童和青少年。发病平均年龄为 24 岁,其中 90% 在 35 岁以下[7]。已报道出生即有表现的家族性[5,8-10]和常染色体显性遗传的病例[11]。在先天性肺气肿的患者中发疹性毳毛囊肿更为常见[12]。

病理 发疹性毳毛囊肿含有毳毛和角蛋白,位于真皮中层,囊壁为鳞状上皮。根据角蛋白的表达,发疹性毳毛囊肿很可能是从毛囊漏斗部下段和皮脂腺管衍生而来[13]。

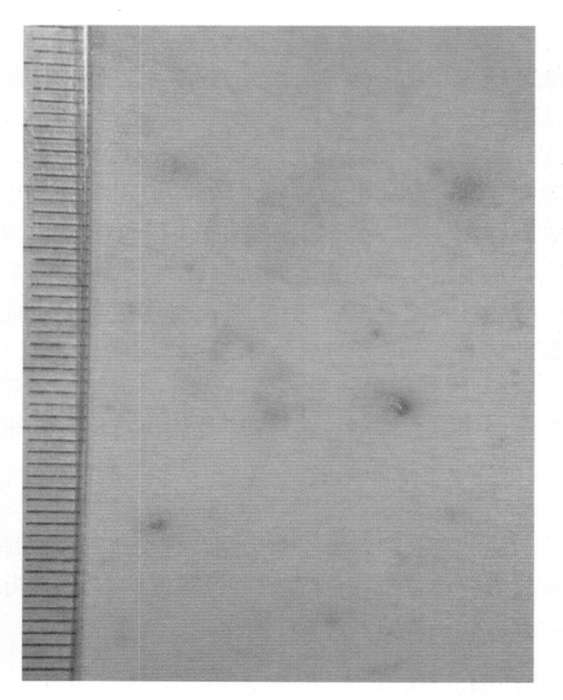

图 110.7 发疹性毳毛囊肿

病程和预后 发疹性毳毛囊肿是一种良性疾病。有些可能会自发消退，但大多数会持续多年。

治疗 如果出于美容原因需要治疗，可选择局部使用视黄酸或乳酸、切开并轻刮囊肿内容物、烧灼、Er:YAG激光或 CO_2 激光治疗[6-7]，这些治疗的选择和操作应格外谨慎，以免造成瘢痕。

参考文献 110.6

见章末二维码

颗粒细胞瘤

定义 颗粒细胞瘤(granular cell tumour)，也称为 Abricosoff 肿瘤或颗粒细胞肌母细胞瘤，包括多种具有神经鞘样特征的罕见真皮肿瘤：颗粒神经细胞鞘瘤(granular nerve cell sheath tumour GNCST)、恶性颗粒细胞瘤和未成熟颗粒细胞瘤。

发病机制 颗粒细胞瘤先前已被分类为颗粒细胞肌母细胞瘤和颗粒细胞神经鞘瘤[1]。肿瘤大多发生在硬膜外。肿瘤细胞大且呈多边形，含有胞质颗粒，并沿周围神经分布。和神经鞘瘤及神经纤维瘤一样，颗粒细胞瘤 S100 蛋白呈阳性。已报道非牙龈 GNCST 起源于 Schwann 细胞[2]。

临床特征 GNCST 的皮损为质硬、表面凸起的结节，有时呈疣状突起。直径为 0.5~3.0cm。GNCST 可以是先天性的[3,4]，亦可以是后天性的[5,6]。通常为单发[3]，仅有 10% 的情况下多发[4-7]。多位于口腔(牙龈和舌头占 40%)、皮肤和皮下组织，但也可能累及许多内脏器官[1,8-9]。皮肤镜检查显示淡黄色中心，周围是浅褐色的细微色素网状物和小圆圈[10]。患者有时会有压痛或瘙痒。多个皮下结节可模仿 I 型神经纤维瘤病。由于有共同的神经外胚层起源，认为此两种疾病之间存在关联[7]。恶性颗粒细胞瘤非常罕见，影响皮肤和皮下组织，但也可能像 GNCST 一样影响内脏器官。临床特征是快速增长的结节性肿块，可能会发生溃疡[11]。

病程和预后 GNCST 具有局部侵入性，可以侵入骨骼肌。若切除不完全常复发。恶性颗粒细胞瘤非常罕见(不到颗粒细胞瘤的 2%)，可转移至皮肤、淋巴结、肌肉和内脏器官[11-12]。

治疗 建议完全切除。

参考文献 110.7

见章末二维码

血管性肿瘤

化脓性肉芽肿(小叶性毛细血管瘤)

定义 化脓性肉芽肿(pyogenic granuloma)，也称为小叶性毛细血管瘤，是皮肤和黏膜常见的良性增生性血管肿瘤，通常在轻微损伤或感染后出现[1-2]。

发病机制 既往认为化脓性肉芽肿是由化脓性感染引起的，但早期病变的组织病理学发现其特征是类似于毛细血管瘤的血管组织，无炎症迹象[2]。因此，提出“小叶性毛细血管瘤”一词[2]。最近，在鲜红斑痣基础上出现的 10 例继发性化脓性肉芽肿中，有 8 例鉴定出 *BRAF* 基因突变[3]。

临床特征 约有 28% 化脓性肉芽肿在发生之前存在原发皮损[4]。表现为鲜红色的无痛性结节，在 1~3 周内迅速生长，最终直径为 0.5~2.0cm(图 110.8)，常带有蒂。陈旧性病灶易破裂或覆盖痂皮且容易出血。化脓性肉芽肿常为单发，最常见于头部，尤其是牙龈，其次是上肢、躯干和下肢[2,4-6]。最常见于 5 岁以下的儿童，但也可能发生于较大的儿童和年轻人[1-2,7-8]。男女之比为 1.5:1[4]。

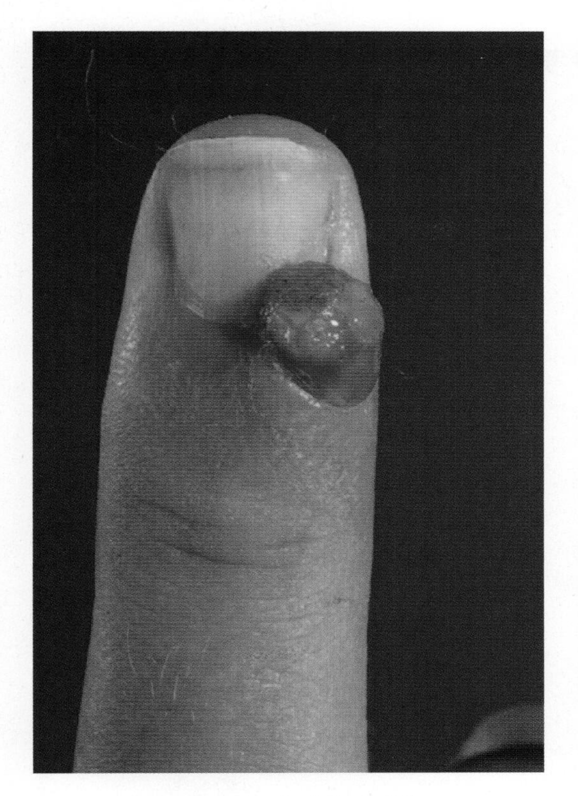

图 110.8 化脓性肉芽肿

化脓性肉芽肿有时发生在鲜红斑痣的皮损上[9]。某些药物，尤其视黄酸类易诱发本病[10]。

病程和预后 化脓性肉芽肿未经治疗会持续存在，自行消退非常罕见。因轻伤极易出血。治疗后复发并不罕见[1-3]。组织学检查是合理的，可以鉴别化脓性肉芽肿与其类似疾病[11]。

治疗 治疗包括刮除术，对肿瘤基底进行烧灼或热凝[2,7]。带蒂的化脓性肉芽肿可在根部进行结扎。然而，化脓性肉芽肿除非被切除，否则易复发，有时可见多颗卫星灶（卫星化）[4,12]。其治疗方法包括冷冻或激光治疗（Nd:YAG，脉冲染料激光，CO_2 激光）[4,7]。

参考文献 110.8

见章末二维码

血管球瘤（血管球静脉畸形）

定义 血管球瘤（glomus tumours），也称为球血管瘤或血管平滑肌瘤，是源自肌性动脉血管球的罕见良性血管肿瘤，以单发结节或遗传性血管瘤病的形式出现。

发病机制 血管球瘤源自血管球体，修饰后的血管周围平滑肌细胞的感温小体，参与了皮肤末端血管温度的调节，由血管球细胞、血管和平滑肌细胞组成，并根据主要细胞类型分为实性血管球瘤（25%）、血管球血管瘤（60%）（图 110.9）和血管球肌瘤（15%）[1]。最近的证据表明，不同形式可能代表相同肿瘤的过度变异[2]，这可归因于染色体 1p22-p21 上的球蛋白基因的突变[3-4]。

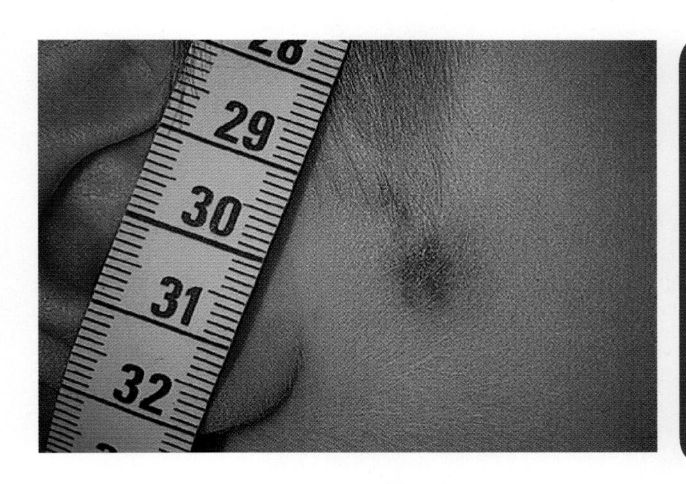

图 110.9 血管球瘤

临床特征 血管球瘤罕见，通常表现为单独的蓝红色皮肤斑块、丘疹和结节。单发的血管球瘤通常位于手部（甲下和掌侧）、前臂或足部，其他部位包括黏膜较少见[5-6]，大小在 1cm 到数厘米不等。瘤体十分柔软，低温常诱发疼痛发作，疼痛的原因与极小的体积不成比例[7]。多发性血管球瘤较少见，数目从几个到几百个不等，病灶大的无疼痛感，且不局限于四肢。孤立性血管球瘤在青少年和年轻人中最为普遍，多发性血管球瘤通常在年幼的儿童中出现[8-9]。多发性血管球瘤多为血管球血管瘤，可以散发、局限（例如仅影响一个肢体）或表现为先天性斑块样病变[8-10]。与成人的孤立性血管球瘤不同，血管球血管瘤触诊时不会感到疼痛[11]。常染色体显性遗传及与神经纤维瘤病的相关性已有报道[2,12-13]。多发性血管球瘤可能与蓝色橡皮疱样痣综合征混淆。

病程和预后 未经治疗的病灶将持续存在。目前已报道了罕见的由血管球瘤演变而来的血管肉瘤的病例[8]。

治疗 手术切除是一种可供选择的治疗方法，能完全消除疼痛，并让患者满意。手术切除后有可能会局部复发，但不如电凝常见。氩气、CO_2 和 Nd:YAG 等激光治疗亦可以缓解疼痛和改善浅表外观[8,14]。

（岳淑珍 译，方晓 罗晓燕 王华 校）

参考文献 110.9

见章末二维码

第 111 章　附属器疾病

Andrew Wang, Robert Sidbury

摘要

皮肤附属器是与体温调节、维持皮肤内稳态以及感觉功能有关的结构。皮肤附属器组织可发生各种各样的病变，包括炎症性皮肤病如化脓性汗腺炎(hidradenitis suppurativa, HS)，肿瘤类疾病如毛发上皮瘤(trichoepitheliomas)。本章着重描述了常见和不常见的儿童附属器疾病的临床表现、组织病理学特点、鉴别诊断、病因和治疗。

要点

- 对于手掌和足底新出现的疼痛性皮损，应考虑诊断掌跖汗腺炎(palmoplantar hidradenitis, PH)。冻疮可与此病表现相似，且两者都可能由寒冷引发。
- 化脓性汗腺炎可严重影响生活质量，需仔细询问病史并应将关注社会心理因素作为全面评估的一部分。临床医生必须注意相关的并发症，例如代谢综合征。
- 乳头状汗管囊腺瘤(syringocystadenoma papilliferum, SP)是皮脂腺痣最常出现的良性肿瘤。目前已在 SP 患者中发现了 *HRAS*、*KRAS*、*BRAF* 和 *PTCH* 等基因的突变。

引言

附属器疾病是涉及毛囊、皮脂腺、外泌汗腺及顶泌汗腺等皮肤附属器的病变。这些结构在体温调节、维持内稳态和感觉功能中起到了关键作用。总体来说，大多数附属器疾病罕见，在儿童中尤为罕见。它们表现各异，从良性的自限性疾病(如累及大多数健康新生儿的皮脂腺增生)到潜在毁损性的炎症性疾病(如化脓性汗腺炎)。本章回顾了常见和不常见的附属器疾病，重点描述临床表现、组织病理学特征、鉴别诊断、病因和疾病管理。

炎症性疾病

掌跖汗腺炎

掌跖汗腺炎(palmoplantar hidradenitis, PH)是外泌汗腺的良性和自限性炎症性疾病，于 1988 年由 Metzker 和 Brodsky 首次以“创伤性足底荨麻疹(traumatic plantar urticaria)”[1]命名。PH 主要累及儿童，表现为足底或手掌疼痛明显的红色丘疹和结节。掌跖汗腺炎也被称为特发性复发性掌跖汗腺炎(idiopathic recurrent palmoplantar hidradenitis)[2]、掌跖小汗腺炎(palmoplantar eccrine hidradenitis)、特发性小汗腺炎(idiopathic palmoplantar hidradenitis)、特发性足跖汗腺炎(idiopathic plantar hidradenitis)、复发性掌跖汗腺炎(recurrent palmoplantar hidradenitis)[3]和足底结节性红斑(plantar erythema nodosum)[4]。

流行病学　掌跖汗腺炎主要累及年龄较小的健康儿童。有研究报道了 22 例患儿，年龄范围为 1.5~15 岁，平均年龄为 6 岁[5]。还有报道称秋季和春季高发[2]。

病因　PH 的确切病因尚不清楚。组织学发现外泌汗腺周围中性粒细胞浸润，这种炎症反应类似于恶性肿瘤相关性的嗜中性外泌汗腺炎(neutrophilic eccrine hidradenitis)中观察到的直接毒性作用[4]。目前可能的机制包括剧烈活动引起的局部机械或热损伤[5]、穿潮湿的鞋[4]、多汗症[6]或近期感染。可能引起感染的病原体包括 A 组乙型溶血性链球菌、肺炎支原体(*Mycoplasma pneumoniae*)、结肠炎耶尔森菌(*Yersinia enterocolitica*)和假单胞杆菌[2]。有报道称手掌受累可与手外伤史(棒球营、曲棍球练习和滑冰[7])或热外伤史(使用热浴盆)[8]有关。根据临床表现和组织学特征，认为机械或热损伤可导致掌跖小汗腺的破坏，从而向周围组织释放的腺体分泌物促进了炎症反应，表现为掌跖部的丘疹和结节。

临床表现　掌跖汗腺炎通常表现为手掌及更常见的足底、足外侧缘(通常是双侧)迅速出现的疼痛性红色丘疹和结节，通常导致严重的行走困难[3]。有报道称一名患者出现脓疱，其可能的机制为大量中性粒细胞侵袭顶端汗管[2]。患者有可能出现低热[4]，但通常没有系统症状[2]。一般根据临床特征和病程足以确诊 PH。据报道,PH 患者的白细胞计数、红细胞沉降率、血清 C 反应蛋白水平和血生化检测均在正常范围[9]。

鉴别诊断 表现为掌跖疼痛性红斑皮损的鉴别诊断包括昆虫叮咬、冻疮、非典型脂膜炎或足跖结节性红斑、血栓性静脉炎、血管炎、栓塞现象、蜂窝织炎、游走性血管性水肿(migratory angioedema)[4]、外伤性足底荨麻疹、Sweet 综合征(Sweet syndrome)、白塞病(Behçet disease)、结节病、结节性动脉炎(periarteritis nodosa)、泳池掌(pool palms)[5]和嗜中性外泌汗腺炎[2]。

组织病理学 掌跖汗腺炎表现为外泌汗腺周围主要由中性粒细胞组成的局灶性、结节性炎症浸润[5]。汗管周围的炎症浸润最密集,分泌段未受累。外泌汗腺导管的嗜中性脓肿也很常见[2]。还可以观察到浅层和深层血管周围中性粒细胞、淋巴细胞和组织细胞浸润。间隔性脂膜炎的表现也有报道[3]。尽管有这些特征性的组织学表现,但对具有典型皮疹的患者进行诊断通常不需要皮肤活检。

管理 掌跖汗腺炎是一种良性的自限性疾病,多数患者卧床休息即可,目的是减少创伤和汗液分泌。其他疗法包括系统使用抗生素、局部和系统使用糖皮质激素、非甾体抗炎药和碘化钾溶液滴服和浸泡,但它们的作用尚未明确或并非始终有效。建议症状缓解后逐渐恢复正常活动。尽管多数病例能 1 个月内快速治愈,但仍有 50% 的患者复发[5]。

参考文献 111.1

见章末二维码

化脓性汗腺炎(反向性痤疮)

化脓性汗腺炎(hidradenitis suppurativa,HS)是一种毛囊的慢性炎症性疾病,间擦部位最常受累。最初认为 HS 是顶泌汗腺的原发性疾病,现认为最有可能是继发于毛囊闭锁的顶泌汗腺炎症。该疾病与聚合性痤疮、穿凿性蜂窝织炎及藏毛窦(pilonidal sinuses)统称为"毛囊闭锁四联征(follicular occlusion tetrad)"[1]。有时也用"反向性痤疮(acne inversa)"定义此病。大量文献证明 HS 对生活质量影响巨大[2]。

流行病学 长期以来,人们一直认为 HS 是一种罕见的疾病。但研究发现患病率估计为 0.33/1 000~4/1 000,提示 HS 比原先认为的更为常见[3]。HS 在育龄妇女中更为常见,提示激素分泌为发病相关因素。HS 在青春期之前很少见,且发病率在 50 岁后又降低[4]。

据报道,男性的平均发病年龄为 42 岁,女性为 39 岁。已发现化脓性汗腺炎与代谢综合征(metabolic syndrome)[5]、关节炎、克罗恩病(Crohn disease)、唐氏综合征(Down syndrome)、格雷夫斯病(Graves disease)、桥本甲状腺炎(Hashimoto thyroiditis)、单纯疱疹病毒、肠易激综合征和干燥综合征(Sjögren syndrome)有关[6]。虽然青春期前发生的 HS 很少见,但也有报道[7-8]。

病因 目前该病的命名有不同依据,其病因尚不清楚。虽然从解剖学角度认为顶泌汗腺为受累部位,但组织学表明其不是病理发生的最初来源。反而认为 HS 是毛囊过度角化伴有毛囊闭锁和扩张,加剧了炎症、脓肿和窦道的形成。顶泌汗腺继发受累,导致了更深的肉芽肿性炎症形成。

毛囊闭锁的病因尚不清楚。可能的机制包括皮脂分泌过多、固有免疫环境改变时痤疮丙酸杆菌的增殖以及炎症反应,这与寻常型痤疮的发病机制一致[9]。

HS 具有明确的遗传因素,因为有多个家族性病例报道,这亦提示 HS 为常染色体显性遗传模式[10]。一项最近的全基因组关联研究已发现一些家族性病例中有与 HS 相关的 γ-分泌酶突变[11]。法国一项两例病例对照研究的报告还确定了与 HS 密切相关的两个危险因素:吸烟和肥胖[3]。同时,一个比较热门的研究领域是关于 HS 的炎症与炎症性肠病、银屑病的炎症反应之间的相似性。因此有一些早期研究的证据提示与银屑病患者一样,HS 患者发生心血管并发症和全因死亡的风险可能会增加[12]。最近的一份报道表明,某些生物制剂反而可能会诱发 HS。生物制剂既可以治疗银屑病也可以引起炎症,应注意生物制剂对 HS 可能产生类似的情况[13]。

临床表现 化脓性汗腺炎表现为顶泌汗腺区域(最常见的是腋窝、腹股沟、肛门生殖器和乳腺区域等间擦部位)发生皮肤和皮下组织的疼痛性炎性结节、瘘管以及伴有恶臭的脓性分泌物(图 111.1)。该病的反复发作和慢性病程严重影响了患者的生活质量[3]。

鉴别诊断 在疾病早期,鉴别诊断应包括感染性病变,例如疖/痈、深部真菌感染、放线菌病(actinomycosis)和孢子丝菌病(sporotrichosis)。位于肛门生殖器部位的病变应注意鉴别性病性淋巴肉芽肿(lymphogranuloma venereum,LGV)和腹股沟肉芽肿(granuloma inguinale)。此外还应排除汗腺脓肿、增殖型脓皮病(vegetating pyoderma)、皮肤结核、克罗恩病(Crohn disease)中因局部刺激形成的皮脂腺潴留囊肿和皮肤瘘管[4,10]。

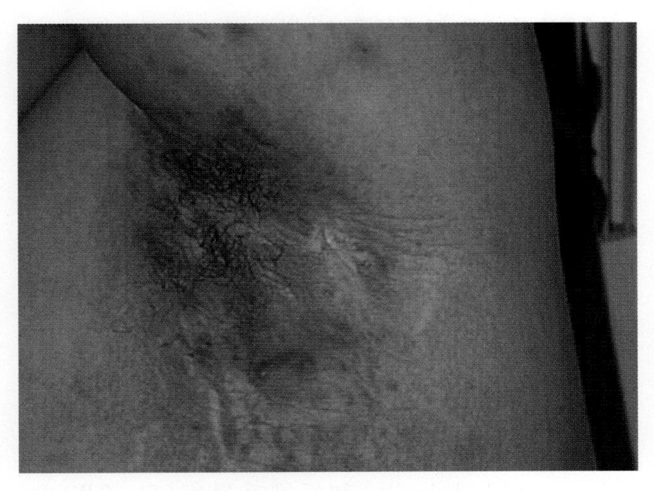

图 111.1 化脓性汗腺炎。患有黑棘皮病的肥胖青春期女性腋窝可见渗液性结节伴瘢痕形成

组织病理学 HS 的早期组织病理学改变为毛囊角化过度,表现为毛囊漏斗部扩张和堵塞。随后可观察到继发的细菌感染和毛囊破裂,导致结缔组织炎症。毛囊周围可见混合的淋巴组织细胞浸润,如浆细胞、单核细胞和中性粒细胞,并伴有相互交织的滤泡间上皮细胞[4,11]。

管理 目前已有 50 多种治疗手段,这在某种程度上表明了治疗方法的不确定性。Cochrane 近期的一份综述对现有证据进行了有效分级,也承认仍缺乏高质量的研究[14]。一线治疗方式包括改变生活方式,如注意卫生、穿宽松的衣服、戒烟和必要时减肥[15]。采用与皮纹平行的引流切口有助于缓解感染引发的急性炎症。并发蜂窝织炎的患者应短期使用抗生素。有局部外用克林霉素和系统应用四环素类抗生素治疗成功的报道。辅助治疗包括使用视黄酸、病灶内注射曲安奈德丙酮混悬液、抗雄激素药物、阿那白滞素(anakinra)[16]和英夫利西单抗(infliximab)[17]。筋膜切开术可有效治疗慢性或难治性病例[6]。

预后 瘢痕愈合的区域可能会导致挛缩从而活动严重受限。根治性手术切除术后复发率为 2.5%。90% 的 HS 患者在初次发病后,症状持续数年。长期肛周 HS 的患者中鳞状细胞癌患病率为 3%[6]。

参考文献 111.2

见章末二维码

Fox-Fordyce 病(福克斯-福代斯病)

Fox-Fordyce 病(Fox-Fordyce disease, FFD)或顶泌汗腺痒疹是一种罕见的慢性疾病,其特征是局限于顶泌汗腺分布区域的由顶泌汗腺炎症导致的瘙痒性毛囊丘疹。

流行病学 FFD 是一种极为罕见的疾病,最常见于 13~35 岁的女性[1]。也有发生在青春期前的女性病例报道[1-2],这表明性激素可能并非所有病例的影响因素。此外还发现怀孕是保护因素。

病因 FFD 由毛囊壁入口处的汗腺导管阻塞引起[3]。随后的大汗腺汗液滞留导致汗腺导管破裂,从而引起真皮内的继发性炎症反应。另一种假说认为炎症过程会诱发反应性角化过度。可能的影响因素包括情绪、激素分泌和汗液化学成分的变化。已有激光脱腋毛导致 FFD 的报道,应考虑到局部创伤和毛囊破坏的影响[4]。尽管尚未确定与遗传基础有关,但已有单卵双胞胎均发生 FFD 的报道[5]。

临床表现 FFD 的临床特征为红斑基底上皮色至浅黄色、小圆锥形(直径 1~3mm)毛囊性丘疹,伴瘙痒(图 111.2),发生于顶泌汗腺分布区域(腋窝、腹股沟、耻骨区、会阴区、大阴唇、乳晕/乳房和脐部)。腋窝和乳晕为最常受累区域[6]。可能由于摩擦和搔抓,受累区域的毛发通常较稀疏。病变通常治疗困难,很难自行消退。

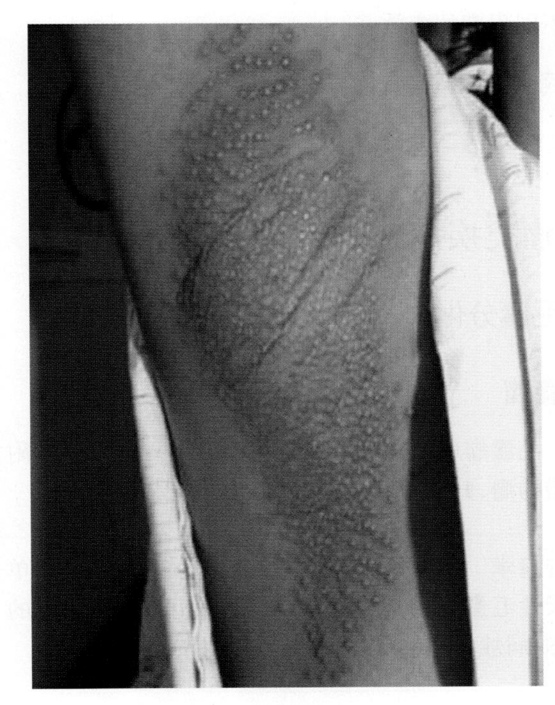

图 111.2 Fox-Fordyce 病

诊断 根据 FFD 的特征性临床表现可以诊断。尽管本病的组织病理学特征已被很好地描述出来,但并不是

所有病例都会存在特征性病理表现。

鉴别诊断 尽管 FFD 的临床表现独特且典型,但诊断时仍应考虑毛囊炎、光泽苔藓、红痱、单纯苔藓、扁平苔藓和汗管瘤的可能[3,7]。

组织病理学 FFD 的组织病理学传统上被描述为毛囊漏斗部堵塞、棘层增厚、角化不全和海绵水肿,并伴有非特异性炎症浸润[6]。Shelley 和 Levy 提出将"汗液潴留性水疱(sweat retention vesicle)"作为一种独特的诊断特征[8]。Boer 还报道了其他发现,如散在的漏斗部角化不全细胞、漏斗部上皮与其外膜交界处的空泡变性,以及堵塞漏斗部的角质层样角化不全等[9]。近来,有人提出将毛囊周围黄瘤样变(perifollicular xanthomatosi)作为 FFD 的代表性标志。毛囊周围黏蛋白、外膜纤维化和肥大细胞增多也可作为辅助诊断的线索[6]。

治疗 FFD 的治疗一直不尽如人意。治疗目的是改善瘙痒并减少病变的大小和数量。目前报道的治疗方法包括口服抗组胺药、口服避孕药、外用糖皮质激素、外用丙二醇、紫外线治疗、外用克林霉素[10]、外用视黄酸,以及异维 A 酸与局部 5% 过氧化苯甲酰联合氯雷他定[3]治疗。据报道,吡美莫司也有作用[11]。外科手术、电凝治疗、激光治疗、磨皮术和吸脂联合刮除术[12],均有不同程度的疗效。

参考文献 111.3

见章末二维码

肿瘤类疾病

向毛囊分化

毛囊瘤

毛囊瘤(trichofolliculoma)是一种罕见的良性附属器错构瘤,其起源于毛囊,向毛发分化[1-2]。

流行病学 通常认为毛囊瘤多发于成年人,也有单例先天性毛囊瘤的报道[3]。一篇回顾了 29 例患者的文献称,病灶切除的平均年龄为 44 岁[2]。

病因学 毛囊瘤被认为是介于毛囊痣、单纯毛囊增生和毛发上皮瘤的中间分化类型,通常缺乏成熟的毛囊[4]。毛囊瘤中角蛋白表达的研究表明,其可分化为毛球和毛囊峡部的外毛根鞘[5]。Hartschuh 和 Schulz 通过对多个病变组织进行研究,提出了毛囊瘤的概念,这种病变与正常毛囊形态有显著不同[2]。

临床表现 毛囊瘤通常为发生于头颈部的单个 2~5mm 大小的皮色结节,好发于鼻部、脸颊、头皮和眼睑缘[1]。有时,中央孔口会出现不成熟的羊毛样束状毳毛[1]。

诊断 诊断是基于组织病理学。

鉴别诊断 本病的鉴别诊断包括毛囊痣(hair follicle naevus)、毛发上皮瘤(trichoepithelioma)、纤维性丘疹(fibrous papule bolognia)和纤维毛囊瘤(fibrofolliculomas)。

组织病理学 组织学显示真皮(初级毛囊)中有一个或数个充满角蛋白的覆有鳞状上皮细胞的囊肿或窦道。许多细小、分化良好的毛囊(次级毛囊)从这些囊肿或窦道壁向外呈放射状排列。毛囊瘤通常分化为外毛根鞘[5]。梅克尔细胞(Merkel cell)增生可以作为辅助诊断,有助于区分晚期毛囊瘤和纤维性毛囊瘤以及纤维性丘疹。

治疗 手术切除是标准的治疗方法。

预后 毛囊瘤一般具有良性病程[4]。拔除皮损处毛发可能会促发炎症反应[1]。

参考文献 111.4

见章末二维码

结缔组织增生性毛发上皮瘤

毛发上皮瘤(trichoepithelioma)是一种罕见的向毛囊结构分化的良性附属器肿瘤。目前毛发上皮瘤分为三种不同亚型:单发性、多发性和结缔组织增生性[1]。单发性毛发上皮瘤通常仅见于成年人,表现为鼻周直径 5~8mm 的肤色丘疹。多发性毛发上皮瘤与单发性毛发上皮瘤形态学一致,可见于各种遗传性疾病(包括圆柱瘤病和 Rombo 综合征),通常在青春期出现。结缔组织增生性毛发上皮瘤(desmoplastic trichoepithelioma,DTE)作为第三种亚型由 Brownstein 和 Shapiro 于 1977 年首次提出[2],表现为直径 3~8mm 的无症状、坚硬的环状斑块。本节将单独介绍 DTE。

流行病学 在成人中,DTE 的活检检出率为 1/5 000,好发于中年妇女[3]。诊断时年龄为 8~70 岁,中位年龄为 46 岁，其中女性占 85%。家族性 DTE 罕见[4]。据报道，婴儿 DTE 患者的皮损表现随着年龄增大而逐渐改善[5-6]。

病因　DTE 的组织学检查为病因学的研究提供了线索。梅克尔细胞的存在表明病变起源于毛囊峡部。人们认为 DTE 皮损中的细胞与外根鞘中分化为毛囊皮脂单位的基底细胞密切相关[4]。家族性 DTE 的报道提示了可能存在未知的遗传因素。

临床表现　DTE 表现为坚硬的、对称的、椭圆形的、无症状的白色至黄色丘疹或斑块。病灶中心凹陷，无溃疡，边缘隆起或卷曲。主要累及面部（面颊、下巴和前额），也可见于头皮、颈部和躯干上部[3]。皮损在多年内缓慢增大但很少>2cm。DTE 并发皮内痣的发生率为 10%[4]。皮损周围也可能出现粟丘疹[5]（图 111.3）。

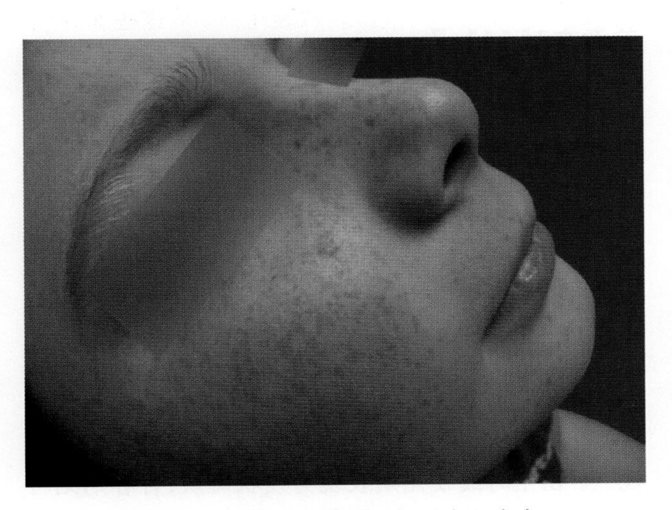

图 111.3　结缔组织增生性毛发上皮瘤

诊断　诊断基于临床表现和组织学特征。皮肤镜检查可能有助于诊断，可观察到皮损具有独特的珍珠白至象牙白色，以及明显的粗大的分支状血管，但与基底细胞癌（basal cell carcinoma，BCC）不同的是，DTE 无巢状或叶状结构[1]。

鉴别诊断　DTE 的临床表现和组织学特征与硬斑病型 BCC 最相似。此外还需与皮脂腺增生、普通毛发上皮瘤、环状肉芽肿、瘢痕组织、硬皮病和皮肤结节病相鉴别[3-4]。

组织病理学　从组织学上讲，DTE 与 BCC 有许多相似之处。DTE 具有以下三大特点：狭窄的毛母细胞肿瘤细胞束、角质囊肿和结缔组织基质[2]。其他特征包括角囊肿、表皮增生、异物角蛋白肉芽肿和钙化。表皮的改变在某些情况下可与鳞状细胞癌混淆[7]。毛囊分化来源常见，偶可见皮脂和顶泌汗腺的分化。聚集的瘤细胞边缘绕以胶原蛋白细束，形成裂隙与周围的真皮组织分开[8]。DTE 不表达雄激素受体，有助于与 BCC 进行区分[9]。

治疗　DTE 不需要治疗。但是，许多患者出于美观需求而治疗。手术切除是标准的治疗方法[4]。DTE 是良性病变，但皮损有增大倾向且好发于面部，使得观察等待的方法具有挑战性。有采用刮除术和电切治疗且尚无复发的报道[5]。激光磨皮术也已有成功的报道[3]。

参考文献 111.5

见章末二维码

毛囊痣

毛囊痣（hair follicle naevus）是一种罕见的向毛囊分化的先天性良性毛囊错构瘤，由多根毳毛组成。

流行病学　毛囊痣通常为先天性的，婴儿期最常见，为单个的、无特征的、直径 3~7mm 的肤色丘疹[1]。通常认为它是先天性病变，但也有获得性病变的报道[2,3]。

病因　毛囊痣的病因尚不清楚。沿 Blaschko 线分布的多发皮损病例报告提示，这种错构瘤可能是由于在妊娠早期发生的体细胞突变所致[4]。毛囊痣伴发软脑膜血管瘤时，发生神经-皮肤疾病的可能性增加[5]。

临床表现　毛囊痣最常表现为位于面部沿第一腮弓分布范围内的结节[2]。通常为单发，但也有多发病变[6]，包括沿 Blaschko 线分布的病例报道[4]。此外也有报道伴发软脑膜血管瘤[6]和其他表皮病变[4-6]。

诊断　根据临床表现和组织病理进行诊断。皮肤镜检查可能有助于诊断，检查可发现结节内有许多均一的毛囊和毛囊间假色素网[7]。

鉴别诊断　毛囊痣应与 Winer 扩张孔、副耳、毛鞘棘皮瘤（pilar sheath acanthoma）、皮脂腺痣（naevus sebaceus）、羊毛状发痣（woolly hair naevus）、纤维瘤（fibroma）和毛囊瘤（trichofolliculoma）相鉴别。与其他毛囊错构瘤相比，毛囊痣的组织病理学鉴别特征包括无中央角蛋白填充的毛孔和发育良好的毛囊。

组织病理学　组织学上，毛囊痣由过多的无序排列的正常毳毛或休止期细小毛发聚集形成，可发生在毛囊分化成熟的不同阶段，毛囊周围绕以厚鞘。偶可见一些小的皮脂腺、小汗腺和立毛肌[2-3]。

治疗 通常选择切除治疗[2]。

预后 毛囊痣呈良性病程。

参考文献 111.6

见章末二维码

向顶泌汗腺分化

顶泌汗腺汗囊瘤

顶泌汗腺汗囊瘤（apocrine hidrocystoma）是一种罕见的顶泌汗腺良性腺瘤样囊性增生。

流行病学 一项对167例病例的分析表明，该病无好发的性别或年龄，在从<10岁到>80岁的年龄都可发病。与外泌汗腺汗囊瘤相反，顶泌汗腺汗囊瘤的皮损大小或临床表现与气候无关[1]。

病因 顶泌汗腺汗囊瘤是良性皮肤肿瘤，来源于顶泌汗腺分泌部[2]。因此大多数病变局限于头部、胸部、腋窝、腹股沟和乳晕周围区域。与单纯性汗液潴留囊肿（simple retention cysts）相比，顶泌汗腺汗囊瘤被认为是顶泌汗腺簇的囊性增生。

临床表现 顶泌汗腺汗囊瘤生长缓慢，通常见于头颈部，尤其是眼周（61%[3]）。也可发生在其他部位[3]，如阴茎[4-5]和手指[6]。顶泌汗腺汗囊瘤的直径通常为1~2mm，报道最大的可达30~40mm[1,3]。可有触痛[6]。顶泌汗腺汗囊瘤常为单发，也有多发的报道[1,7]。颜色从肤色到淡红色、棕色、蓝色或紫色不等。穿刺较大的病灶可能有淡黄色液体渗出[3,8]。

诊断 诊断基于特殊染色的病理检查。

鉴别诊断 本病必须与顶泌汗腺囊腺瘤（apocrine cystadenoma）[2]、小汗腺汗囊瘤（eccrine hidrocystoma）、囊性基底细胞上皮瘤（cystic basal cell epithelioma）、粟丘疹和皮样或毛发囊肿[3]相鉴别。

组织病理学 组织学检查发现真皮中层有囊性间隙，并有一些乳头状突起伸入囊腔。囊壁内层由柱状上皮细胞组成，此"断头分泌（decapitation secretion）"现象提示顶浆分泌[3]，下方还可见肌上皮细胞。过碘酸雪夫（periodic acid-Schiff，PAS）染色显示细胞内PAS阳性颗粒。S100蛋白染色通常为阴性，顶泌汗腺上皮标志物——大囊肿病液体蛋白15（gross cystic disease fluid protein 15，GCDFP-15）[5]阳性。当腺瘤样囊肿的囊腔中有Ki-67蛋白染色阳性的乳头状突起时应诊断为顶泌汗腺囊腺瘤，并应采取更积极的治疗[2]。

治疗 对单发病变可采取单纯切除治疗[6]。有报道称电切术可有效治疗直径<1cm的病变，且对多发者可能更实用[1]。由于病变大多位于眶周，需考虑到手术切除可能导致眼睑功能受损和睑外翻。据报道，En bloc式下眼睑成形术是切除靠近眼睛的顶泌汗腺汗囊瘤的有效方法[8]。

预后 与顶泌汗腺囊腺瘤相比，顶泌汗腺汗囊瘤是良性病变，无恶变的潜在风险[2]。

参考文献 111.7

见章末二维码

乳头状汗管囊腺瘤

乳头状汗管囊腺瘤（syringocystadenoma papilliferum，SP）是一种罕见的由顶泌汗腺或顶-外泌汗腺分化而来的附属器肿瘤，尽管临床表现多样，但具有典型的组织病理学表现。

流行病学 通常认为SP是先天性的。45%~51%的皮损在生后即有，另有13%~15%在婴儿期或儿童期出现[1]。出生时或婴儿期表现为线状斑块，青春期则可出现不太常见的单发结节[2]。

病因 SP来源于顶泌汗腺，尽管偶尔也可来自外泌汗腺。目前的共识认为SP来源于多能干细胞或原始顶泌汗腺[3-4]。SP合并皮脂腺痣与*HRAS*和*KRAS*相关的体细胞突变有关[5]。然而，也发现在某些病例中有*PTCH*及v600E *BRAF*突变[6]。

临床表现 SP的典型表现为已经确认的两种不同的原发性皮损：直径<4cm的单发肤色至深棕色的无毛斑块，或直径<1cm的一个至多个肤色至粉红色的丘疹（图111.4）。皮损最常见于头颈部（75%），较少见于躯干（20%）或四肢（5%），其他罕见部位包括乳房、臀部、腹股沟和肛周区域以及阴囊[1,7]。皮损表面形态从平坦光滑到隆起及外生。原发表现为较小的丘疹不太常见，通常呈典型的线状模式排列[8]。单发型常见于

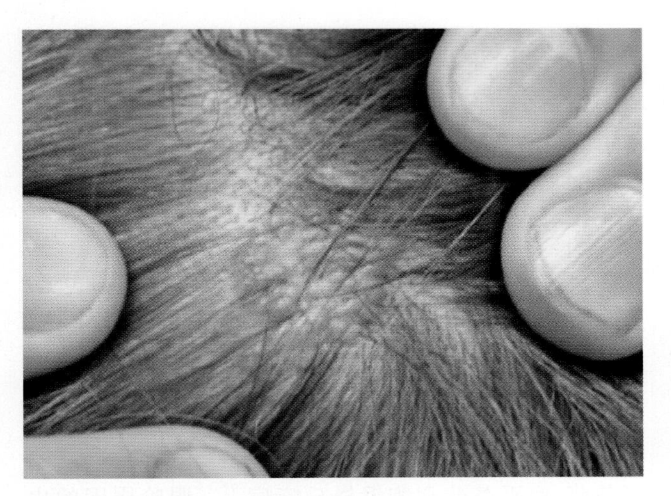

图 111.4 乳头状汗管囊腺瘤。头皮上一个肉色至粉红色的脱发性斑块

肩部,呈直径为 1cm 的圆顶状或带有脐凹的结节,表面易破或结痂[2]。SP 是皮脂腺痣最常合并的良性肿瘤。最近一项关于 450 例皮脂痣患者的回顾性分析发现,SP 的发生率为 2.7%[9]。30%~40% 的 SP 皮损发生在皮脂腺痣内。SP 可能伴发多种其他良性附属器肿瘤[1]。已经有合并顶泌汗腺痣[10]、BCC、巨大粉刺和尖锐湿疣[2]的报道。SP 较大的溃疡皮损可产生浆液性分泌物或角质碎屑。

诊断 由于形态学表现多样,因此 SP 通常是通过组织学诊断的。

鉴别诊断 丘疹型 SP 的鉴别诊断包括传染性软疣和 BCC。斑块型 SP 需要与皮脂腺痣、寻常疣、脂溢性角化病、乳腺外佩吉特(Paget)病和乳头状汗腺腺瘤鉴别。

组织病理学 尽管 SP 临床形态各异,但具有独特的组织病理学特征,即存在从表皮向皮损内延伸的管状凹陷和囊状腔。乳头状凹陷部分衬以双层上皮细胞:内腔层由具有卵圆形核、丰富嗜酸性胞质的柱状细胞组成,外层由具有卵圆形核、胞质稀少且显示“断头”分泌的小立方细胞组成[1]。间质可见大量密集的浆细胞和淋巴样细胞浸润,与慢性炎症的表现一致。从组织病理学上其与呈恶性表现的乳头状汗管囊腺癌(syringocystadenocarcinoma papilliferum)的鉴别点在于无细胞异型性、有丝分裂象或侵袭性生长模式。

治疗 SP 的标准治疗是采用深至皮下组织层的、一期缝合的外科手术切除。CO_2 激光对于表面修复也有一定作用[11]。因恶变风险很低,因此为了明确诊断对儿童患者采用预防性切除的获益是不确定的。外科手术切除的适应证包括为了美容及出现恶变倾向如大小或数量迅速增加、出现渗出性溃疡、瘙痒或疼痛[1,8]。

预后 尽管大多数病变是良性的,但乳头状汗管囊腺癌在成人中已有报道[7]。这种恶变在皮脂腺痣并发 SP 的病例中更常见。皮脂腺痣并发的 SP 中有 10% 可发展为继发性 BCC[2]。乳头状汗管囊腺瘤从发生到出现恶变的时间为 20~50 年[8]。

参考文献 111.8

见章末二维码

顶泌汗腺痣

顶泌汗腺痣(apocrine naevus)是一种极为罕见的顶泌汗腺的先天性良性肿瘤。

流行病学 虽然已经报道的皮损出现年龄为 19~68 岁[1-2],但仍认为顶泌汗腺痣是先天性的。

病因 免疫组化标记表明顶泌汗腺痣皮损是单纯由成熟的高分化的顶泌汗腺的过度增生引起[1]。

临床表现 顶泌汗腺痣的文献报道非常少。临床表现包括脱发、大的肉质的无痛性肿块、浸润性斑块、孤立的小丘疹、多发的丘疹或结节。常见于顶泌汗腺丰富的区域包括腋窝和头皮[1,3-4],但非顶泌汗腺丰富区域包括胸部、面颊和腹部皮肤也有病例报道[2]。更常见的是,顶泌汗腺痣多与皮脂腺痣或乳头状汗管囊腺瘤并发[5]。

诊断 尽管顶泌汗腺痣的临床表现各异,但组织病理学可明确诊断。

鉴别诊断 发生在腋窝部位的皮损需要与化脓性汗腺炎鉴别。

组织病理学 皮损的组织病理学显示特征性的多发成熟顶泌汗腺,其顶端口被细纤维分隔成小叶状。管腔层包含有丰富胞质和顶端帽的立方或柱状分泌细胞,分泌细胞深入管腔,外层包含肌上皮细胞[1],未见细胞异形或有丝分裂象。肿瘤与正常的上覆表皮、纤维囊、囊性间隙或乳头状突起没有联系,这与其他顶泌汗腺肿瘤生长有所不同。腺上皮的免疫组化研究显示低分子量细胞角蛋白、上皮膜抗原和 GCDFP-15 呈阳性反应,而高分子量细胞角蛋白和S100蛋白呈阴性反应。

导管上皮内可发现癌胚抗原反应[4]。细胞角蛋白19在管腔细胞中呈阳性,而在基底细胞中呈阴性,这点与成熟的顶泌汗腺一致[2]。

治疗 有效的治疗方法是手术切除[5]。

参考文献 111.9

见章末二维码

向小汗腺分化

汗管瘤

汗管瘤(syringoma)是一种相对比较常见的起源于小汗腺导管的良性附属器肿瘤。汗管瘤最常见于中年女性的眶周皮肤,但也可以因发病年龄、部位及临床表现不同而呈现出很多其他不同的临床类型。文献提出了四种主要的临床类型:局限型,包括透明细胞型;家族性;唐氏综合征相关型和泛发型(包含多发型和发疹型汗管瘤)。尽管临床表现多种多样,但其基本的组织学表现是相同的[1]。

流行病学 汗管瘤的发病率为0.6%,男女比例为1:6.6[2],青春期前后发病同样常见[3]。发疹型更常见于青少年患者[4-5]。家族性汗管瘤呈常染色体显性遗传[3,6]。唐氏综合征患者中汗管瘤的发生率较高[1]。透明细胞型汗管瘤与糖尿病有关[7]。

病因 免疫组化的表现模式提示汗管瘤起源于小汗腺导管[1,8]。组织发生与多能干细胞关系最密切。透明细胞汗管瘤被认为是普通汗管瘤的代谢变异[7]。

临床表现 汗管瘤表现为单发或多发、小而柔软、肤色至黄褐色的丘疹(图111.5)。皮损直径为1~3mm,质地坚实,表面光滑。最常见于眼睑和面颊上部,其他部位包括面部、颈部、腋窝、腹部、外阴和阴茎[9]。头皮的皮损可能表现为非瘢痕性脱发[3]。发疹型汗管瘤表现为躯干前部连续成批出现的肤色小丘疹[5]。

诊断 由于汗管瘤的临床表现多种多样,诊断主要依靠组织学检查。

鉴别诊断 需要和汗管瘤鉴别的疾病包括多发性BCC、色素痣、毛发上皮瘤、血管纤维瘤、圆柱瘤、扁平苔藓样皮损、毛囊角化症、皮肤结节病和皮脂腺增生[1,10]。阴茎部位的皮损临床表现类似尖锐湿疣、光泽苔藓、扁平苔藓和鲍温样丘疹病[9]。眼睑周围的皮损应与睑黄瘤和结节性黄瘤区分。腋窝、外阴或腹股沟的皮损应当与Fox-Fordyce病、表皮包涵体囊肿(epidermal inclusion cysts)、慢性单纯性苔藓(lichen simplex chronicus)和多发性脂囊瘤(steatocystoma multiplex)鉴别。发疹型汗管瘤在临床上可能被误认为寻常痤疮、皮脂腺增生、粟丘疹、扁平苔藓、发疹性黄瘤、色素性荨麻疹或汗腺囊瘤(hidrocystoma)[5]。

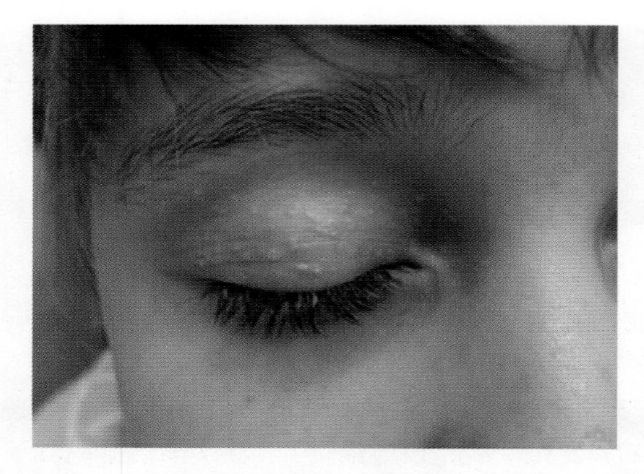

图111.5 汗管瘤

组织病理学 汗管瘤的组织学表现具有特征性和诊断意义。病理学检查显示纤维间质中小囊性增殖,内衬双层上皮细胞。囊肿常呈逗号状或蝌蚪状,56%的皮损有此表现[2]。免疫组织化学染色显示,导管内层细胞上表达CK6,导管中间层细胞上表达CK10。此外,CD34染色也可呈阳性,而平滑肌肌动蛋白和CD10呈阴性[8]。

治疗 汗管瘤的治疗主要基于美容需求。有效的方法包括手术切除、液氮冷冻、CO_2激光[11]、皮肤磨削术、文身和激光进行化学剥脱、低电压电凝术[12]以及局部或系统的视黄酸类药物治疗[12]。据报道,外用阿托品可以缓解发疹性汗管瘤的瘙痒症状[2]。

预后 汗管瘤是良性病变,增殖能力有限,无潜在恶变倾向[8]。治疗后常复发。极少情况下,成年后可以出现自发消退[5]。

参考文献 111.10

见章末二维码

小汗腺汗孔瘤

小汗腺汗孔瘤(eccrine poroma,EP)是起源于小汗腺导管的良性肿瘤。小汗腺肿瘤约占所有原发皮肤肿瘤的1%,其中仅10%是EP[1]。

流行病学 EP多发生于40岁以上的患者,其中60~70岁是发病高峰,但儿童[1-3]也有少数病例,目前只有一例先天性病例的文献报道[4]。本病无性别、种族差异或家族倾向[5-6]。

病因 EP与正常小汗腺的免疫组化对比观察显示,汗孔瘤细胞的染色模式与小汗腺真皮导管基底细胞相似[7]。此外,汗腺分泌部标志物CK7表达缺乏,提示来源于小汗腺导管的外层部分[8]。然而最近研究发现汗孔瘤在组织学中表现为细长的"裂隙"、毛囊和其他附属结构,提示汗孔瘤是小汗腺和大汗腺的混合来源。妊娠期的辐射、创伤和激素影响均被认为是EP的潜在致病因素[9]。个案报道,宫内创伤可能是先天性EP的致病因素[4]。

临床表现 EP形态表现多样,最常见为孤立的、界限清楚、无痛(尽管有时会疼痛)的肤色丘疹或结节、直径<3cm。EP也可表现呈隆起、无蒂或带蒂,常呈疣状或分叶状[10]。皮损可有色素沉着或红斑(图111.6)。有报道皮损表面可发生出血、糜烂和溃疡,可能因创伤继发。既往认为EP是仅限发生在无毛表皮(足底或手掌)表面腺体的肢端病变,现发现其也可出现在手指、躯干、头颈部[1-2]。EP极少多发,若多发则称为汗孔瘤病(poromatosis)[5]。

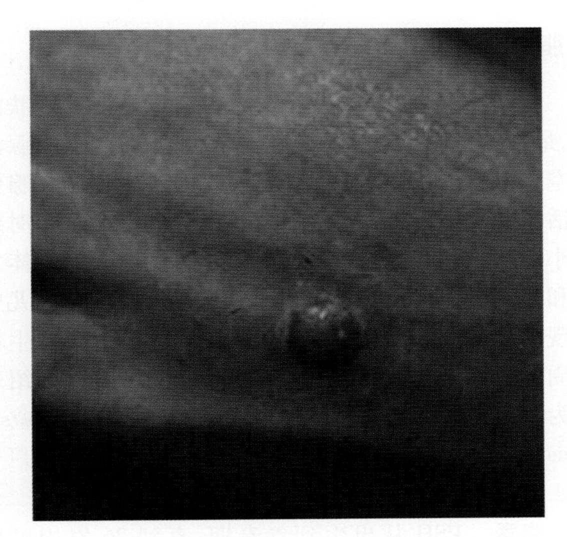

图111.6 小汗腺汗孔瘤。足部孤立的局限性红色丘疹。资料来源:Courtesy of Dr Marilyn Liang.

诊断 由于EP的临床表现多样,诊断主要依靠组织学检查。

鉴别诊断 EP临床表现各异,需仔细鉴别。寻常疣、化脓性肉芽肿、纤维瘤、皮内痣、乳头状瘤样痣、良性血管瘤、卡波西肉瘤、传染性软疣、脂溢性角化、鳞状细胞癌和BCC都是需要与之鉴别的疾病[1,3,6,10-11]。

组织病理学 EP的组织学表现有特征性,具有诊断意义。EP位于真皮浅层,由立方形、呈带状排列的、大小形态一致的基底细胞组成,具有不同数量的囊性或导管样结构,基质富含血管。这些细胞的细胞核小、深染,位于中央。表面的肿瘤细胞角化形成透明角质颗粒。细胞通过细胞间桥连接,糖原在细胞内分布不均,使得有些细胞显得比其他细胞颜色更浅[6,10-11]。

治疗 早期EP恶变罕见。治疗的适应证包括美观需求和出现恶变迹象:溃疡、出血、疼痛或瘙痒。虽然恶变通常仅限于长期存在的EP,但儿童发生恶变的单个病例说明这些皮损有潜在的侵袭生长过程[3]。EP的最佳治疗方法是完整的局部手术切除。

预后 EP有恶变可能,不完全切除后常见局部复发。

参考文献111.11

见章末二维码

小汗腺痣

小汗腺痣(eccrine naevus)是一种极为罕见的错构瘤,其组织学特征是结构正常的小汗腺数目增多和/或体积增大(不伴血管增生)[1]。黏液性小汗腺痣是小汗腺痣的一个亚型,含有小汗腺和黏液成分。

流行病学 小汗腺痣最常见于出生时或幼年时期,无性别倾向[1],尽管也有老年发病的报道,但大部分病例是在出生时或儿童期发病[2]。此外还有先天性黏液性小汗腺痣的报道[3],文献提及的发病年龄为2~47岁[4-6]。

病因 小汗腺痣的发病机制尚不清楚,创伤和胚胎形成过程中的缺陷都可能是潜在病因[4]。主要表现在前臂的皮损推测可能与狐猴(Lemur catta)由汗腺形成的前臂器官在系统发育上有关,故此为其好发区域[7]。

临床表现 小汗腺痣的临床表现包括局部多汗、非特异性皮肤表面改变或两者兼有。大多数患者表现为局部多汗症,皮肤表面没有异常。偶尔,多汗同时也会伴随皮肤改变,最常见的表现是多汗部位出现色素沉着斑,也可表现为单个排汗孔[3]。此外,已有报道一种不伴多汗的小汗腺痣,表现为肤色丘疹[2]、浅棕色丘疹、有凹陷的棕色斑疹[8]、骶尾部息肉样肿物或肛周皮赘[9-10]。50%的小汗腺痣出现在前臂[1]，其他部位包括背部或躯干，也可沿 Blaschko 线分布[5]。黏液性小汗腺痣的临床表现为棕色结节或斑块，受累部位包括下肢、臀部和足趾，同小汗腺痣一样，皮损处并不一定出现多汗[4-6]。

诊断 小汗腺痣的诊断基于组织学检查。

鉴别诊断 鉴别诊断应包括引起局部多汗的其他原因，包括小汗腺血管瘤样错构瘤（eccrine angiomatous hamartoma）、出汗性血管瘤（sudoriparous angioma）或特发性多汗症（组织病理学上无有鉴别意义的改变）[1]。

组织病理学 小汗腺痣的确诊是在组织学上表现为正常结构成熟小汗腺分泌导管的体积增大和/或数量增加，不伴血管增生。黏液性小汗腺痣的特征是正常结构的小汗腺增生，周边围绕大量的黏液样物质[4]。

预后 小汗腺痣呈良性病程。

治疗 局部多汗症的一线治疗包括外用氯化铝和抗胆碱能药物，其他包括肉毒素注射[7]和电离子导入法。系统抗胆碱药和有抗胆碱能特性的抗抑郁药也是有潜力的治疗方法。其他的治疗方式有手术切除受累皮肤或交感神经。据报道皮损内注射糖皮质激素治疗黏液性小汗腺痣有效[6]。

参考文献 111. 12

见章末二维码

汗孔角化样外泌汗腺孔和真皮导管痣（PEODDN）

汗孔角化样外泌汗腺孔和真皮导管痣（porokeratotic eccrine ostial and dermal duct naevus，PEODDN）是一种罕见的来源于外泌汗腺的错构瘤，典型表现发生在掌跖部，一般出生即有，偶可生后不久出现[1]。

流行病学 PEODDN 通常在出生时出现，也可能晚些时候发生，没有性别差异。偶有报道 PEODDN 与耳聋、癫痫、发育迟缓、乳腺发育不全和鳞状细胞癌有关[2]。

病因 合并 PEODDN 的角膜炎-鱼鳞病-耳聋（keratitis，ichthyosis and deafness，KID）综合征患者中[3]，提示连接蛋白突变可能与病因有关，最近的研究证实了 p. G45E-*GJB2* 突变在散发 PEODDN 和 KID 相关 PEODDN 病例中的作用[4]。

临床表现 PEODDN 表现为掌跖部呈线状排列的角化性凹点。可在晚些时候出现，并有不同程度的瘙痒。

诊断 PEODDN 的诊断基于典型的临床表现和与临床一致的组织学表现。

鉴别诊断 临床上，PEODDN 看起来像是发生在掌跖部的黑头粉刺痣。其他鉴别诊断包括线状汗孔角化病、线状扁平苔藓和线性 Darier 病。

组织病理学 组织病理学表现为角化过度和棘层增厚，板层状角化覆盖在扩张的角化过度的末端汗管上[1]。

预后 PEODDN 呈良性病程。

治疗 治疗具有挑战性但 CO_2 激光可取得良好效果。其他局部治疗方法有角质松解剂、视黄酸和糖皮质激素及局部破坏性治疗（如冷冻疗法或电灼术），但疗效通常不佳[5]。

参考文献 111. 13

见章末二维码

向皮脂腺分化

皮脂腺增生

皮脂腺增生（sebaceous hyperplasia）是良性皮肤病变，最常见于中年男性。皮脂腺是腺泡的聚集体，腺泡排空至毛囊周围导管网，在皮肤表面产生皮脂。腺体的活性和大小随患者年龄而变：在出生时大，童年时期变小，青春期伴随雄激素的增加而活性增强。腺体大小和活性在 20~30 岁达到峰值[1]。在大多数新生儿中出现的一过性的皮脂腺增生属正常亚型，主要发生在鼻周，是对母体雄激素的反应。本部分将着重介绍表现为皮损持续存在的早熟性皮脂腺增生（premature sebaceous hyperplasia，PSH）[2]。

流行病学 PSH 从出生到青春期，直到 26 岁均可出现，无性别差异[2-3]。

病因 有关于家族性 PSH 的病例报告，其中包括一个连续五代谱系的病例，表明 PSH 可能存在常染色体显性遗传伴不完全外显。一个症状较轻的女性家庭成员血清睾酮水平正常，表明疾病不是由于睾酮分泌过多引起，而是皮脂腺对睾酮的过度反应[4]。

临床表现　PSH 表现为散在或融合的、软的、脐凹状丘疹或斑块，选择性发生在面部、颈部和上胸部这些解剖学上皮脂腺最丰富的部位。也有发生在生殖器部位的报道[5]。皮损随年龄增长而加重[2-3]。呈慢性病程，不随季节变化[3]。

相比之下，传统的皮脂腺增生最常见于中年男性，推测是由于随着年龄增长，雄激素水平降低使细胞更新减少，继之皮脂腺小叶中未分化的皮脂细胞聚集所致[6]。系统使用糖皮质激素和血液透析可能和皮脂腺增生有关系。

除了家族型，也有报道皮脂腺增生发生在更小年龄的免疫低下的患者，是 Muir-Torre 综合征、厚皮性骨膜病的表现之一，并与 X 连锁的少汗性外胚层发育不良相关[6]。

诊断　根据本病典型的特征表现可以进行临床诊断。因为病理上有能够鉴别诊断的特点，可以行病理活检确诊。

鉴别诊断　鉴别诊断包括酒渣鼻、多发性皮脂腺腺瘤、毛发上皮瘤、结节性硬化症的血管纤维瘤[3]、皮脂腺上皮瘤和基底细胞癌[6]。

组织学上应与皮脂腺痣、皮脂腺腺瘤、向皮脂腺分化的基底细胞上皮瘤和皮脂腺癌鉴别[3]。

组织病理学　PSH 的组织学表现与老年皮脂腺增生相同。病理学检查显示含正常细胞和成熟腺体的皮脂腺增生，表面有正常表皮覆盖[3]。一些皮脂腺小叶中央可见扩张的囊性通道[2]。

治疗　已有口服异维 A 酸治疗成功的案例报道[3]。手术切除、局部用药、冷冻疗法和二氯乙酸、电干燥和刮除术、皮损内干燥和激光治疗都是可能有效的治疗方法。采用 5-氨基酮戊酸的光动力治疗也是一种安全有效的疗法[6]。

预后　皮脂腺增生是一种良性疾病，治疗通常是因为美容的需求。

（朱思虹　何娅 译，李萍　陈安薇　王华 校）

参考文献 111.14

见章末二维码

第112章　皮肤钙化和骨化

Amanda T. Moon, Albert C. Yan, Eulalia T. Baselga

摘要

钙调节紊乱可导致钙在皮肤的异常沉积，引起皮肤的钙化或骨化。这一章节重点讲解调节激素对钙的调节，以及由于基因突变影响了参与调节过程的酶而导致的异常。我们特别强调将皮肤钙化分类为传统上的特发性、营养不良性、转移性和医源性，然后讨论和皮肤骨化相关的具体疾病。皮肤骨化的主要形式——进行性骨发育异常、Albright遗传性骨营养不良、板样皮肤骨瘤，都是源于 *GNAS* 的失活突变，其特异性表型归因于基因组印记。

要点

- 血清和体液中的钙水平是通过一系列的调节激素严格调控的。这些激素对钙的调节紊乱可导致钙在皮肤中异常沉积，并引起钙化或骨化。
- 钙化是不可溶性钙盐的沉积；当发生在皮肤时，称为皮肤钙沉着症。
- 骨化作用是成骨细胞蛋白基质通过沉积作用形成真正的骨组织，钙盐随后沉积在这个蛋白基质中，与正常骨形成时一样。
- 皮肤钙化可以分为四大类：营养不良性、转移性、特发性和医源性。
- 皮肤骨化的主要形式：进行性骨发育异常、Albright遗传性骨营养不良、板样皮肤骨瘤——源于 *GNAS* 的失活突变，其特殊表型归因于基因组印记。

引言

钙是一种不可缺少的二价阳离子，参与多种细胞功能，包括角质形成细胞的增殖、分化以及细胞间黏附。由于钙在生理上的重要作用，血清和体液中的钙水平受到一系列调节激素的严格控制。血清和细胞外钙与磷酸盐的平衡接近其饱和点，因此两者的浓度偏差都会导致沉淀。尽管有严格的调节，但各种紊乱都可导致钙在皮肤中异常沉积为结晶性钙或骨。

钙调节和磷酸盐调节

钙的三个主要调节因子是甲状旁腺激素（parathyroid hormone，PTH）、维生素D和降钙素。PTH和维生素D的活性代谢产物[1,25-(OH)$_2$D$_3$]均可使血钙水平增高，而降钙素则可降低血钙水平。越来越多的证据表明其他因子如磷调素，也在调节磷酸盐和钙的稳态中发挥作用。

甲状旁腺激素

PTH是一种在甲状旁腺中合成的84个氨基酸多肽。血钙或1,25-(OH)$_2$D$_3$降低刺激PTH的合成和分泌。PTH直接增加肾小管对钙的吸收，促进骨的再吸收。PTH还刺激肾脏中的1α-羟化酶活性，导致1,25-(OH)$_2$D$_3$血浆浓度增加，这反过来增加了肠道对钙的吸收。一种与PTH相关的蛋白，即PTH相关多肽（PTH-related peptide，PTHrP），已经从恶性细胞尤其上皮来源的恶性细胞及正常角质形成细胞中分离出来，通过与PTH相同的受体起作用，尽管在正常生理过程中的作用还不清楚，但其被认为是恶性肿瘤高钙血症的原因。在多种角化性疾病中均发现了PTH水平的升高，如寻常型鱼鳞病（ichthyosis vulgaris）、毛囊角化病（Darier disease）、表皮松解角化过度（epidermolytic hyperkeratosis），常染色体隐性遗传的先天性鱼鳞病（autosomal recessive congenital ichthyoses）、毛发红糠疹（pityriasis rubra pilaris）和迂回线状鱼鳞病（ichthyosis linearis circumflexa）[1]。这一发现的意义尚不清楚。然而，在皮肤成纤维细胞中发现了PTH/PTHrP Ⅰ型受体[2]，在角质形成细胞中还发现了一种新的受体[3]，这表明PTH除了传统的靶点外，还可能对这些细胞产生激素样的作用。

维生素D

维生素D，或称胆骨化醇，是在皮肤暴露于紫外线B后，通过打开皮肤中7-脱氢胆固醇β环而形成的类固醇。化学光解产生一种热不稳定的维生素原D$_3$，它经过热异构化形成维生素D$_3$。维生素D$_3$的C-25在肝脏和C-1在肾脏被羟基化，从而成为具有生物活性的

1,25-(OH)$_2$D$_3$。C-1 羟基化受到钙、磷酸盐和 1,25-(OH)$_2$D$_3$ 的抑制，而 PTH 和降钙素则“激化”这种作用。1,25-(OH)$_2$D$_3$ 的主要作用是增加肠道对钙和磷酸盐的吸收。1,25-(OH)$_2$D$_3$ 也是 PTH 诱导的骨再吸收所必需的。除了这些作用，1,25-(OH)$_2$D$_3$ 在包括皮肤在内的组织生长和分化中起重要作用。1,25-(OH)$_2$D$_3$ 的受体存在于角质形成细胞、毛囊皮脂腺结构和真皮成纤维细胞中，1,25-(OH)$_2$D$_3$ 引起人角质形成细胞增殖减弱，分化增强，且呈剂量依赖性。1,25-(OH)$_2$D$_3$ 对角质形成细胞的影响是通过其对钙和钙结合蛋白的作用介导的，还是通过与维生素 D 受体的相互作用而产生的激素效应来介导的，目前尚不清楚。

降钙素

降钙素是由甲状腺腺泡旁细胞合成的一种由 32 个氨基酸组成的多肽，降钙素的药理作用是通过降低骨吸收和肾小管钙的重吸收来降低血钙水平。儿童的降钙素水平比成人高得多。但是，这种激素在正常生理中的作用目前只是推测，因为切除甲状腺的患者可维持正常的血钙水平。

磷调素

越来越多的证据表明，除了 PTH 和维生素 D 之外，还有其他因素在磷酸盐的稳态中起作用。磷调素这一术语的引入是用来描述这些不依赖于 PTH 的、引起肾脏磷酸盐消耗和高磷酸盐尿反应(phosphaturic)的内分泌因子[4]。磷调素包括成纤维细胞生长因子(fibroblast growth factor)FGF-23、分泌型卷曲相关蛋白(secreted frizzled related protein，sFRP-4)和基质细胞外磷酸糖蛋白(matrix extracellular phosphoglycoprotein，MEPE)。

参考文献 112.1

见章末二维码

皮肤异常钙化和骨化

钙化是不溶性钙盐的沉积，当发生在皮肤时，被称为皮肤钙沉着症。骨化是通过成骨细胞沉积 I 型胶原蛋白基质形成真正的骨组织；钙盐随后沉积在这些蛋白基质中，与正常骨形成一样[1-3]。

皮肤钙化可以分为四大类：营养不良性、转移性、特发性和医源性(框图 112.1)。营养不良性钙化是钙磷代谢正常的患者由于创伤和局部组织炎症后继发的钙沉积。营养不良性钙化是引起皮肤钙质沉着症最常见的原因。转移性钙化是钙或磷代谢紊乱所致，可以影响包括皮肤在内的任一器官。在特发性钙化中，既没有局部组织损伤，也没有钙和/或磷酸盐的代谢异常。还有，皮肤钙质沉着症可能是医源性的。

框图 112.1　皮肤钙化的原因(或分类)

特发性钙化
表皮下钙化结节
阴囊特发性钙沉着症
粟粒样特发性皮肤钙沉着症
肿瘤性钙沉着症
营养不良性钙化
结缔组织病
脂膜炎
弹性纤维假黄瘤
Ehlers-Danlos 综合征
Werner 综合征
Rothmund-Thomson 综合征
皮肤肿瘤
感染
外伤
转移性钙化
慢性肾功能不全
原发性甲状旁腺功能亢进
维生素 D 过多症
乳碱综合征
结节病
肿瘤
骨髓炎
医源性
静脉钙溶液/输液
皮下肝素
脑电图/肌电图/诱发电位
肝移植
肌内注射维生素 E

组织学上，钙沉积物用苏木精-伊红染色呈深蓝色，用硝酸银法染成黑色。真皮中的钙沉积物呈细小的颗粒状，而在皮下组织中通常要大得多。皮肤钙化通常发生在先前的钙化灶或局部组织损伤后的部位。皮肤的任何钙化疾病都可以继发骨化，伴随自发性新骨形成的原发性骨化在少数情况下被称为皮肤骨瘤(osteoma cutis，OC)。

参考文献 112.2

见章末二维码

特发性钙化

表皮下钙化结节

表皮下钙化结节[1]，又称为孤立性先天性结节性钙化或Winer结节性钙沉着症，是一种发生在婴儿期和儿童早期的局限性钙沉着症。皮损可能出生就存在。

流行病学和发病机制 男女比例为2∶1，发病机制尚不清楚。有人提出，先前存在的粟丘疹、小汗腺导管、汗腺错构瘤或痣细胞可发生钙化。肥大细胞脱颗粒继发钙化也被提出。由于通常位于耳部，因此创伤可能有一定的作用。

临床特征 皮损呈单发、质硬、白色、疣状的3~10mm的丘疹，常见于头颈部，尤其是耳部（图112.1）和眼睑，也可发生在四肢、手指和足底的侧面，也有报道发生在口腔黏膜[2]。皮损可出现溃疡并能排出白垩样物质，但通常是无症状的。

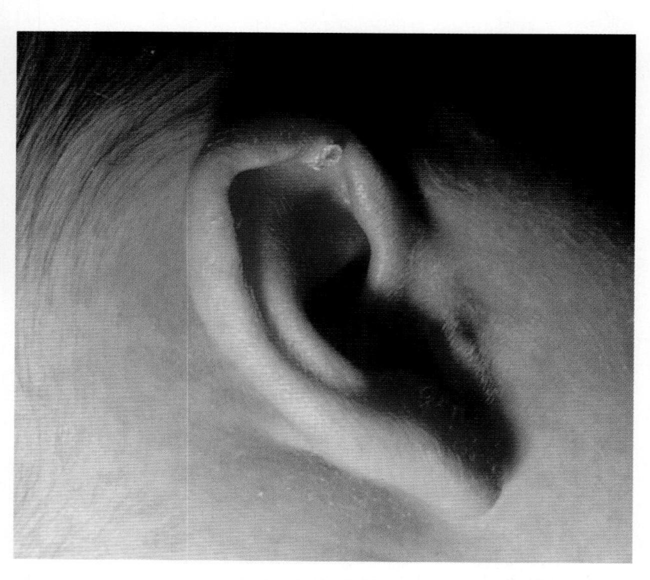

图112.1 儿童耳部的表皮下钙化结节
资料来源：Courtesy of Dr Nancy Esterly.

鉴别诊断 表皮下钙化结节容易与寻常疣（verruca vulgaris）和毛母质瘤（pilomatricomas）混淆。发生在老年人眼睑上时，有时需要与睑黄瘤（xathelasma）鉴别。

组织病理学 可见真皮中局灶性球状或大的无定形钙质沉积，可有不同程度的组织细胞浸润和异物肉芽肿形成[1]。可见表皮溃疡以及钙质经表皮排出的现象。

治疗 治疗选择手术切除。

特发性阴囊/外阴钙沉着症

阴囊钙沉着症是一种罕见的疾病，以阴囊壁钙化结节为特点。大多数患者年龄在20~40岁，但也有5岁患者的报道[3]。

流行病学和发病机制 其发病机制仍有争议。大多认为这种情况是真正特发性。也有人仍认为是由于原有的表皮囊肿[4]、异物、肉膜肌、小汗腺导管或继发于创伤[5]导致的营养不良性钙化。女性外阴特发性钙沉着症也是相似的情况[6]。

临床特征 表现为阴囊壁上质硬、无痛，黄色至白色的丘疹或结节，从针头到核桃大小，数量可从1~100个以上。相关症状包括瘙痒和阴囊沉重感，结节可破溃并排出奶酪样物质。

鉴别诊断 阴囊特发性钙沉着症常被误诊为表皮囊肿。

组织病理学 沉积的钙质表现为孤立的大结节或遍布真皮的多个小沉积物。沉积物周围通常有一条被挤压的胶原和纤维组织带，真正的上皮样囊肿壁是极其少见的，有不同程度的炎症浸润和异物反应。

治疗 全切或钻孔切除，选择治疗主要是为了美容需求[7]，复发罕见。

粟粒样特发性皮肤钙沉着症

粟粒样特发性皮肤钙沉着症的患者可在儿童期出现多发的1~2mm大小的白色丘疹。

流行病学和发病机制 男女比例大致相等，已报道病例的年龄范围从6个月到青春期，大部分在成年时期消退[8]。2/3的患者和唐氏综合征有关[9-10]。

临床特征 在儿童早期出现多发的1~2mm的白色丘疹。典型的表现发生在手背，但也可出现在面部、膝盖、肘部和足底。少数病例是原有的汗管瘤的钙化。有报道在健康儿童的耻骨表面皮肤和腹股沟出现了穿孔[11]。少数情况下，毛母质瘤的患者在临床上可表现为粟粒样皮肤钙沉着症。毛母质瘤可在成年之前自愈，可有或无瘢痕遗留。

瘤样钙质沉着

瘤样钙质沉着是一种罕见的疾病，其特征是关节周围出现多发的大的钙化灶[12-13]。瘤样钙质沉着可以原发（图112.2）也可以继发，继发的与潜在疾病如慢性肾衰竭、甲状旁腺功能亢进、维生素D过多症、结节病、乳碱综合征等相关。继发性瘤样钙质沉着是转移性钙化的一种形式。原发性瘤样钙质沉着可以是散发的,或表现为常染色体隐性遗传模式的家族性的。家族性瘤样钙质沉着(familial tumoral calcinosis,FTC)可进一步细分为正常磷酸血症(OMIM610456)和高磷酸血症(OMIM211900)两型[14]。尽管这两种疾病最初被认为是临床病谱的一部分,但它们代表完全不同的疾病。高磷酸血症 FTC 已被证明是由于三种基因中的一种突变导致的:成纤维细胞生长因子-23(*FGF23*),编码一种强效的磷酸盐蛋白;*KL* 编码 Klotho,是 *FGF23* 的共同受体;还有 *GALNT3*,编码一种启动 *FGF23* *O*-糖基化的糖基化转移酶[12-13,15-20]。三种蛋白中任何一种的功能缺陷都会导致高磷酸血症和异位钙化。正常磷酸血症 FTC 和 *SAMD9* 基因突变有关,该基因是编码一种肿瘤抑制因子和抗炎症蛋白并可被肿瘤坏死因子 α 上调。

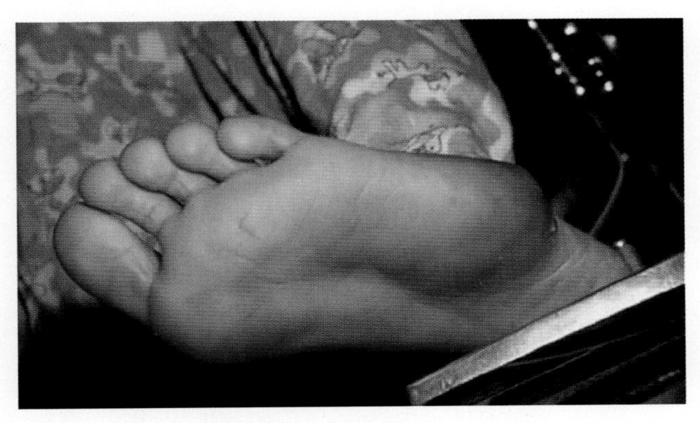

图 112.2 原发性瘤样钙质沉着,无明显钙或磷代谢异常

流行病学和发病机制 在瘤样钙质沉着中,钙是以焦磷酸钙结晶的形式沉积。本病的高血磷型是因不依赖于 PTH 的磷酸盐的肾脏重吸收增加而导致的,因此其可能代表了一种以创伤作为促发因素的转移性钙化,但是与其他转移性钙化疾病不同的是没有其他器官的受累。正常血磷型的发病机制则更不清楚。

临床特征 高血磷型 FTC 主要见于非洲和中东地区[13,22]。钙化结节通常在 0~10 岁或 10~20 岁出现[23],但也可发生在婴儿期[24]。钙化团块生长缓慢,主要见于关节周围,尤其好发于大关节上方区域的皮肤,臀部最常受累。皮损可单发但通常多发。这些钙化团块初期没有症状,经常是患者因不相关的原因行放射线检查时偶然发现被诊断的。结节逐渐增大至数厘米,可影响运动或引起神经压迫症状,表面的皮肤通常正常,但可以出现溃疡、引流性瘘管和真皮皮肤钙质沉着症。有些患者皮肤外的表现可能更明显,牙齿异常包括发育不全和牙髓钙化可能是某些家族的主要特征[20,25]。已经有发生血管样条纹、角膜钙化和睾丸微结石的报道[24,26]。高血磷型 FTC 还可能和弹性纤维假黄瘤(pseudoxanthoma elasticum,PXE)有关[27]。尽管患者经常需进行多次手术去除钙化性肿瘤,但本病预后良好[22]。

正常血磷型 FTC 比高血磷型 FTC 要少[21,28]。钙化性肿瘤通常在出生后第一年开始形成,病初是血管炎样皮疹并伴炎症表现,大多发生在黏膜组织[23]。这种皮疹常预示发生快速进展的、小的、位于肢端的钙化结节,易发生溃疡。

瘤样钙质沉着在放射学上表现为密集、多房的钙化灶,骨和关节无异常。

实验室检查和组织学表现 组织病理上可见病灶呈多房结构,含有固体钙化物质和白垩样糊状液,周围见纤维壁和异物肉芽肿反应。钙化团块主要由羟基磷酸灰石钙、无定形碳酸钙和磷酸钙组成。

正常血磷型患者的血清钙、磷酸盐的浓度是正常的,而高血磷型患者的血清钙浓度正常但磷酸盐浓度略高。血清 1,25-$(OH)_2D$ 可能升高或异常,PTH 水平低或在正常值低限,循环的 *FGF23* 水平升高。高磷酸血症 FTC 杂合子携带者可能有轻微的生化异常[29]。

治疗 尽管复发率高,但手术切除仍是主要的治疗方法。脱磷和口服氢氧化铝治疗已经取得了一些成功。乙酰唑胺和盐酸司维拉姆作为一种非钙磷酸盐黏合剂已在少数患者中应用[19]。

参考文献 112.3

见章末二维码

营养不良性钙化

营养不良性钙化可在许多疾病中发生(见框图 112.1)。

结缔组织病

皮肤钙化可发生在所有的结缔组织病中,结缔组织病中发生营养不良性钙化的机制尚不清楚[1]。

皮肌炎是儿童中最常见与钙化相关的疾病(图 112.3)。50%~70% 的儿童皮肌炎会出现钙质沉着症,而成人仅 20% 发生[2]。已有报道葡萄球菌感染发生率高的儿童皮肌炎患者后来更易出现钙质沉着症[3]。皮肤钙质沉着症一般出现在皮肌炎发生后 2~3 年,很少是主要体征。钙化灶可从小到不影响功能的无症状皮肤结节(局限性钙质沉着症),到肌肉内巨大的瘤样团块或肌间筋膜层的片状沉积物(泛发性钙质沉着症)。少数早期出现红皮病和弥漫性皮肤血管炎的儿童皮肌炎患者的钙化可能很严重,类似“外骨骼”。结节性钙沉积主要见于受累最严重的肌群(如肩部、骨盆带,其次是肘部和膝盖)。出现溃疡、钙排出和蜂窝织炎常伴随严重的系统症状。钙排出后,溃疡通常会快速愈合。钙沉积通常在几个月后增加,然后稳定几个月,再缓慢分解。钙质沉着的程度与肌肉受累的程度、较长的诊断及治疗时间(及较长的病程)有关[2,4]。一般来说,钙质沉着症发生在那些病情最为严重但最终存活的患者。由于这个原因,尽管可以严重影响功能,但仍被认为是一个预示存活率高的好的征象。抗 NXP2 和抗 MDA5 自身抗体阳性的皮肌炎患儿钙质沉着症的发生率较高[5-6],病情也会更重。有报道一个皮肌炎女孩子的钙化灶的部位发生了 B 细胞淋巴瘤[7]。

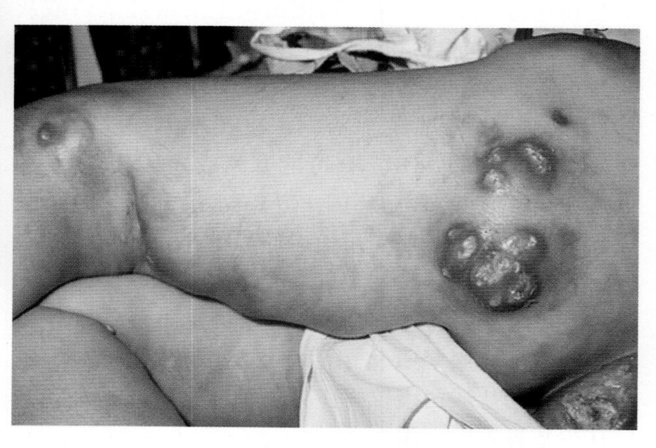

图 112.3 皮肌炎儿童的局限性钙质沉着症

钙质沉着症在硬皮病和 CREST 综合征(钙质沉着症、雷诺现象、食管受累、指端硬化和毛细血管扩张)中也很常见,也认为和 Thibierge-Weissenbach 综合征有关。27% 的肢端硬化症患者平均在发病 10 年后会发生钙化,这在儿童时期不常见,钙沉着相比皮肌炎更局限,且泛发性钙沉着症罕见。好发部位为手(手指指节垫)和上肢、原发的硬化区域和关节周围[8]。可见椎旁和脊椎管内钙化[9]。皮肤钙化也可发生在硬斑病和硬皮病中,但罕见[10]。

钙质沉着症在系统性亚急性皮肤红斑狼疮和慢性皮肤红斑狼疮中较少见,在儿童中罕见[11],可发生于狼疮皮损下方或其他部位。虽然钙化也可先于其他症状出现,但通常在疾病发生后平均 8 年内发生。

结缔组织病中的营养不良性钙质沉着与其他潜在疾病呈独立的发展进程。但有证据表明,积极治疗皮肌炎可降低钙质沉着症的发病率[4]。许多已经尝试过的治疗方法包括高磷低钙饮食,钙螯合剂如乙二胺四乙酸二钠(ethylenediamine tetra-acetic acid,EDTA)、二磷酸盐和口服磷酸盐的螯合剂氢氧化铝[1],这些治疗有显著的副作用,且总体效果不佳。丙磺舒和秋水仙碱对少数患者看似有效。华法林通过抑制维生素 K 依赖的 γ-羧化酶来降低组织中钙结合氨基酸、γ-羧基谷氨酸的水平[12],低剂量的华法林只能改善骨扫描的结果,并没有临床效果。地尔硫䓬在少数患者中有效[13],推测可能的机制是抑制钙离子向细胞内转运。而静脉注射免疫球蛋白治疗潜在疾病的结果各不相同[14-15]。皮损内注射糖皮质激素有助于改善局部钙质沉积。当钙沉积物较大、出现疼痛或反复出现溃疡时,建议手术清除钙沉积物。术后可能复发。也有钙质沉着症自发消退的报道。

脂膜炎

小叶性脂膜炎可导致明显的脂肪坏死和营养不良性钙化。新生儿皮下脂肪坏死就是个例子。钙化通常是散在的,在进行放射线检查时偶然被发现。在极少数情况下,可出现泛发的砂砾样斑块。通常几个月后自然消退。随着皮损的消退,症状性高钙血症随之发生,故建议常规进行血钙检查。

其他偶可出现钙化的是胰酶性脂膜炎和与系统性红斑狼疮相关的脂膜炎(深在性狼疮)(lupus profundus),但儿童罕见。

遗传性疾病

营养不良性钙化还可见于弹性纤维假黄瘤(pseudoxanthoma elasticum,PXE)[16]。皮肤的变化通常在 10 岁后开始出现。皮肤皱褶和屈侧皱襞处出现橙黄色分散或融合的丘疹和线状斑块。尽管钙化在临床上表现不明显,但总是在微观水平出现。钙沉积与真皮中下部营养不良和弹性纤维受损有关,PXE 是由 ABCC6 膜转运蛋白的基因突变所致,但弹性纤维钙化的机制尚不清楚。有些 PXE 患者发生瘤样钙沉着伴高磷血症,伴或不伴高钙血症及 1,25-$(OH)_2D$ 水平的升高,表明存在先天性的钙、磷和维生素 D 代谢异常[17]。此外,一篇文献强调了 *ABCC6* 突变通常与 PXE 有关,也与婴儿期全身动脉钙化的表现相一致。这些患者有 PXE 的临床特点,但特征表现是具有更严重的血管表型,即容易在婴儿早期因血管钙化引起动脉狭窄和心肌缺血[18]。

Ehlers-Danlos 综合征中的皮下结节即所谓的小球体或球状物可能会发生钙化。皮损呈豌豆大小、可自由移动的皮下结节,被认为是脂肪瘤。肉眼几乎看不见,但当发生钙化时,就可在放射学上显而易见了。钙化性血肿是 Ehlers-Danlos 综合征中皮肤钙质沉着症的另一个主要基础。

Werner 早老综合征中,皮肤表现为硬皮病样和皮下钙化[19]。Rothmund-Thomson 综合征相关的皮肤钙质沉着症表现为四肢多发的黄色小丘疹[20]。在一例肢端 COPS 综合征患者中,报道发生皮肤钙质沉着症继发骨化、皮肤异色症和骨骺端变化的表现[21]。

肿瘤

许多良性和恶性肿瘤可发生钙化,典型的例子是毛母质瘤(pilomatricoma)(又称 Malherbe 钙化上皮瘤)。此肿瘤大约 81% 可发生钙化,15% ~25% 可发生骨化。一些毛母质瘤会出现穿孔并排出钙化物质。组织学上,钙化可以是影细胞胞质内的颗粒,或者是取代影细胞的巨大无定形沉积物。钙化通常发生在肿瘤周围的结缔组织中。毛母质瘤钙化的机制还不清楚,但可能与骨桥蛋白有关,骨桥蛋白是一种和羟磷灰石有高亲和力的骨基质蛋白。Gardner 综合征中的表皮囊肿可表现为毛母质瘤样的钙化和骨化。毛发囊肿和表皮囊肿(较少出现)也可出现钙化。基底细胞癌,尤其是痣样基底细胞癌综合征是另一种可能发生钙化和骨化的肿瘤。在黑素细胞痣中发现有砂粒体、钙化和/或骨化灶。砂粒体是有不同程度钙化的板层状透明小体,可见于皮肤脑膜瘤、皮内痣、幼年黄色肉芽肿。软骨样汗管瘤中可发生钙化和骨化,然而不同于其他皮肤肿瘤,肿瘤内发生的骨化是通过软骨样细胞(软骨内成骨)形成的[22]。其他极少与钙化和/或骨化相关的肿瘤包括化脓性肉芽肿、血管瘤、神经鞘瘤、毛发上皮瘤、骨化性丛状肿瘤和脂溢性角化。

感染

寄生虫感染是导致营养不良性钙化的另一个原因。囊尾蚴病(猪肉绦虫)和包虫病(棘球绦虫属)感染可在皮下组织中找到钙化囊肿。在盘尾丝虫病中,留在皮下组织和皮肤内的盘丝尾虫的幼虫形成的结节可能钙化。在患有宫内单纯疱疹病毒感染的新生儿中发现了皮肤钙质沉着症的先天性环状斑块。

外伤

在很多导致局部组织损伤的情况下会发生营养不良性钙化。婴儿足跟部的皮肤钙质沉着症(也被称为足跟钙化)是一个典型的例子,在婴儿足跟处出现多处钙化性结节和斑块。在烧伤、中毒性表皮坏死松解症、手术瘢痕、瘢痕疙瘩和反复创伤的部位也可出现皮肤钙质沉着症。

参考文献 112.4

见章末二维码

转移性钙化

转移性钙化是比较少见的引起皮肤钙质沉着症的原因[1]。可发生在伴钙和/或磷酸盐代谢异常的各种系统性疾病(见框图 112.1)。钙化分布广泛,主要累及血管、肾脏、肺和胃黏膜。皮肤中的转移性钙化呈良性结节性钙化或钙化防御的形式。良性结节性钙化(又称继发性或尿毒症瘤样钙质沉着)表现为皮肤和皮下组织中巨大的钙化团块,与瘤样钙质沉着相似,通常位于关节周围。皮损常无症状,除非影响了关节活动。钙化防御特征表现为中小型动脉血管钙化伴血栓形成以及皮肤和皮下组织的缺血性坏死[2-3]。临床表现为质硬、疼痛明显、界限清楚、溃疡性的紫色斑块。皮损初期可呈网状青斑样。

慢性肾功能不全是转移性钙化最常见的原因,磷酸盐排泄减少和 1,25-(OH)$_2$D 合成障碍是异常钙化的两个主要因素。1,25-(OH)$_2$D 的生成障碍可导致肠道钙吸收减少,由此引起的低钙血症可导致继发性的甲状旁腺功能亢进。升高的 PTH 通过骨的再吸收使血钙水平正常,但会以更高的磷酸盐水平和更高的钙/磷酸盐的溶解产物为代价。60% 的尿毒症患儿会发生软组织钙化,但儿童钙化防御罕见[4]。越来越多的人认识到钙化防御可以发生在肾功能正常和钙/磷酸盐产物正常的患者中[5]。因此,钙化防御的发病机制仍不清楚,与钙/磷酸盐水平无关的因素可导致血栓形成和钙沉积[3]。

儿童原发性甲状旁腺功能亢进很少见,但瘤样钙质沉着、钙化防御和良性结节性钙化都可以出现。

长期摄入过量的维生素 D(50 000~100 000U/d)会导致维生素 D 过多症,并伴有高钙血症和高钙尿,从而导致慢性肾功能不全和转移性钙化。有报道口服阿仑膦酸钠成功治疗一例维生素 D 中毒的婴儿[6]。

乳碱综合征是由于过量摄入含钙抗酸剂或钙补充剂(碳酸钙)所致,儿童罕见,尤其随着不可吸收抗酸剂的出现。高钙血症的急性期表现最为常见,但可能发生转移性钙化,皮肤钙化例外[7]。

30% ~50% 的结节病患儿中会出现高钙血症,但皮肤钙化罕见。结节病中的高钙血症是继发于活化的巨噬细胞异位产生 1,25-(OH)$_2$D。血液病或转移性恶性肿瘤和骨髓炎引起的骨破坏是另一个不常见的原因。据报道转移性钙化和巨细胞病毒感染有关。

转移性钙化的治疗应该以纠正钙/磷酸盐产物为主。良性结节性钙化可能在钙和磷酸盐正常后被再吸收,但对于影响功能的皮损,可能需手术切除。钙化防御的治疗包括皮肤溃疡的外科清创和适当的伤口护理以防止感染和脓毒血症。如果可能,建议对继发性甲状旁腺功能亢进者进行甲状旁腺切除术[8]。钙螯合剂硫代硫酸钠、二磷酸盐类、可降低 PTH 的拟钙剂(calcimimetic)西那卡塞(cinacalcet)治疗均已获得部分成功[9]。尽管给予治疗,但钙化防御预后差,因坏疽和脓毒血症导致的死亡率很高。

参考文献 112.5

见章末二维码

医源性皮肤钙质沉着症

肠外给予含钙或含磷酸盐的溶液后,不论有无外渗都可能出现皮肤钙质沉着症(图 112.4)[1]。钙化的机制是多方面的。钙溶液是强刺激性物质,当钙溶液外渗时可引起大范围的局部组织坏死,继而发生钙化。局部钙浓度的升高也必定起了作用,因为轻微外渗后仍可发生钙化。皮损的发展可能很迅速,数小时内就会出现,但很多时候皮损可以延迟到 1~2 周才出现。最初的皮损类似脓肿或蜂窝织炎。钙沉积沿血管分布可以呈丘疹样、斑块样、结节样、环状或线状。X 线可显示沿肌筋膜层或血管分布的钙化。但是,由于临床使用的钙溶液是射线可透的,故不能用于诊断外渗。无论是否有钙排出,皮损随后逐渐消退。硫代硫酸钠已成功用于治疗由葡萄糖酸钙外渗引起的医源性钙质沉着症[2]。

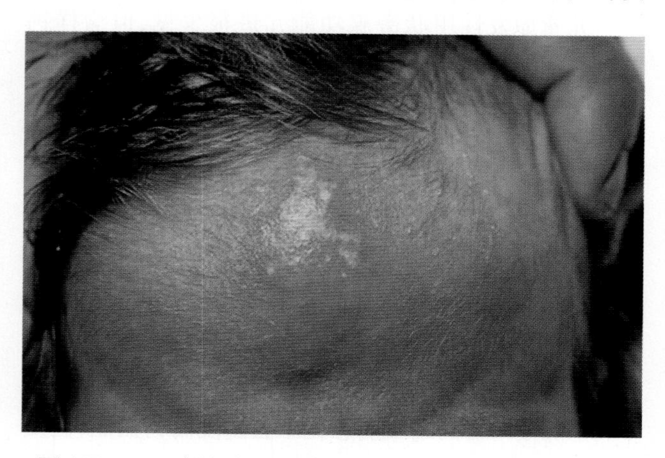

图 112.4 一例儿童因静脉输注含钙溶液外渗导致的医源性皮肤钙质沉着症

使用含氯化钙的电极导电糊进行脑电图、肌电图或脑干听觉诱发电位检查的患者,电极放置部位也可发生皮肤钙质沉着症[3]。病变一般发生在电极放置时间较长的部位,表明皮肤外伤和磨损可能是钙沉积的必要条件。

有报道肝移植术后出现一过性的皮肤钙化[4],常在术后 1~2 周内发生,数月内自行消退。其原因有多种推测,包括术中使用含钙溶液和围手术期的代谢异常。

已有报道给早产儿肌内注射维生素 E 后可出现大范围皮下钙化和骨化[5]。通常在慢性肾衰竭的情况下,皮下注射肝素钙或低分子肝素也可导致医源性钙化[6]。

参考文献 112.6

见章末二维码

皮肤骨化

皮肤骨化通常是局部组织改变或原有钙化的继发表现。因此,任何钙化障碍均可出现继发性骨化。皮肤和皮下组织的原发性骨化极为罕见[1]。主要的原发性皮肤或皮下骨化的遗传性疾病有四种:进行性骨发育异常(progressive osseous heteroplasia,POH)、Albright 遗传性骨营养不良(albright hereditary osteodystrophy,AHO)、进行性骨化性纤维发育不良(fibrodysplasia ossificans progressive,FOP)和板样皮肤骨瘤(osteoma cutis,OC)。此外,还有一种获得性皮肤原发性骨化——颜面部粟粒样骨瘤(miliary osteoma of the face),遗传背景不明。

FOP 很少会被皮肤科医生看到,因为骨化影响较深的组织,只有扩展到皮肤时才会受到影响。

POH、AHO 和 OC 可能代表了由编码腺苷酸环化酶刺激性 G 蛋白的 α 亚基的 *GNAS* 基因杂合失活突变导致的一系列疾病[2]。实际上,某些患者可能表现出这些疾病重叠的临床特征。尽管基因组亲源印记可能决定临床表型,但仍然没有已知的基因型与表型的相关性。POH 是由于 *GNAS* 基因的父系等位基因突变,而 AHO 是母系等位基因突变所致。

关于异位骨形成的机制有两种提法:

1. 持续存在的原始间充质细胞分化为成骨细胞(错构瘤)。

2. 骨骼外间充质细胞转化为成骨细胞(化生)。

皮肤骨化在临床上表现为坚硬、红色至浅蓝色的丘疹、结节和斑块，大小从几毫米到几厘米不等，呈沙砾感。可能出现溃疡，排出骨化物质。组织学上，真皮中可见针状或片状骨，有时皮下组织中可见骨细胞及成骨细胞的周边层。类似于多核异物细胞的破骨细胞很少见。针状骨之间可能见到成熟的脂肪细胞，偶尔可见造血细胞。POH 和 AHO 原发性骨化疾病的骨化是膜内的，看不到软骨，而 FOP 中的骨化是软骨内的[3]。

进行性骨发育异常

这种遗传病的特征是出现从皮肤和皮下组织到深层骨骼肌的进行性的异位骨化[4,5]。POH 常见散发，也有家族性发病的报道，主要累及女性。

流行病学和发病机制 多数 POH 病例是由编码 α-腺苷酸环化酶刺激性 G 蛋白 α 亚基的 *GNAS* 父系等位基因的杂合失活突变引起[2]。POH 是与 *GNAS* 突变相关的疾病之一，包括 AHO、假性甲状旁腺功能减退症（pseudo-hypoparathyroidism，PHP）和 OC。这些疾病可能代表了一类临床上呈病谱性的疾病，因为据报道有些 POH 患者同时具有 AHO 或板样 OC 的特征[4,6]。*GNAS* 突变的疾病没有基因型与表型的相关性，因此 POH、AHO、PHP 和 OC 只能通过临床标准加以区分。研究证实，*GNAS* 突变的表型表达受基因组印记调控，父系遗传突变与 POH 有关，而母系遗传突变则导致 PHP 和大多数的 AHO 病例[2,4]。

临床特征 皮损的特点是由谷粒样和小的硬丘疹组成的斑块（图 112.5）[4]，有沙砾感。皮损通常在出生时或生后不久就存在，也可以较晚发病[4]。婴儿期骨化仅限于真皮浅层，但可出现特征性的进行性进展，儿童期累及深部结缔组织和骨骼肌。骨瘤的分布是不对称的，尽管有单侧受累的报道[7-10]。深层结缔组织的大范围骨化导致受累关节出现强直和受累肢体的局部生长迟缓。病变可进展为广泛融合性骨化斑块，主要并发症是关节强直，可能导致严重的生长发育迟缓、肢体长短差异和运动受限。少数 POH 患者同时具有 AHO 或 PHP 的某些特征。

鉴别诊断 POH 必须与 AHO、PHP、OC 和 FOP 鉴别。AHO、PHP 和 OC 中的骨化是浅表的，仅限于皮肤，不会发展至更深的组织。此外，除了少数 POH 患者会出现临床特征的重叠外，不会出现 AHO 中的异常特征（身材矮小、脸圆、短指、智力低下）和 PHP 中的内分泌异常（表 112.1）。FOP 是一种骨化异常的疾病，其特征也是出现深部结缔组织和肌肉的进行性异位骨化，但皮肤不受累。此外，FOP 中的骨化类型是软骨内的。足趾畸形是 FOP 的另一个特征，但 POH 中没有。

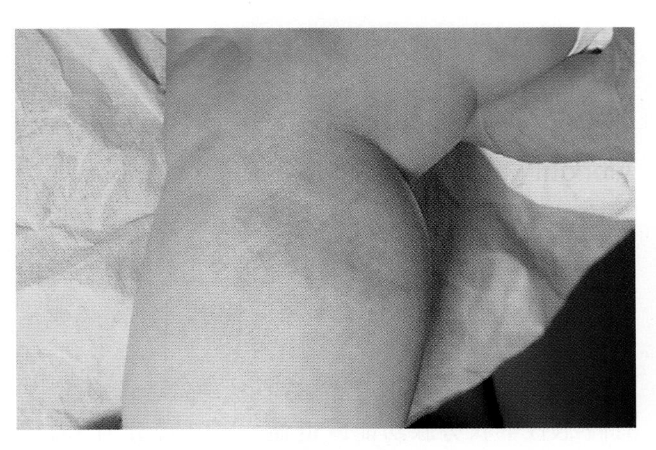

图 112.5 进行性骨发育异常的皮损表现。临床看皮损并不明显，但触诊时可有“谷粒样”感觉。资料来源：Courtesy of Dr Nancy Esterly.

表 112.1 异常骨化性疾病

疾病	骨化的深度	AHO 异常特征[a]	内分泌异常[b]
POH	浅表（仅真皮）及深部	无	无
POH-AHO 重叠	浅表（仅真皮）及深部	有	无
POH-PHP 重叠	浅表（仅真皮）及深部	有	有
皮肤骨瘤	浅表（仅真皮）	无	无
AHO	浅表（仅真皮）	有	无
PHP	浅表（仅真皮）	有	有

注：AHO，Albright 遗传性骨营养不良；PHP，假性甲状旁腺功能减退症；POH，进行性骨发育异常。

[a] AHO 的特征包括身材矮小、肥胖、圆脸、短指、神经行为问题的异常。

[b] 内分泌的评估包括血液中钙、磷、促甲状腺素（TSH）和甲状旁腺素（PTH）的水平。

实验室检查和组织学表现 骨化最初位于真皮，随着时间的延长逐渐累及皮下组织、肌腱和肌肉。浅层活检标本可能仅显示钙化。50% 的患者的骨化是膜内的、20% 是软骨内的、30% 是两种类型都有[4]。

血清碱性磷酸酶水平可能升高，反映骨化作用活跃，肌肉受累时肌酶也出现继发性升高[10]。小部分患者中可能存在内分泌异常，包括 PTH 抵抗或促甲状腺素（thyroid-stimulating hormone，TSH）抵抗（POH/PHP 重叠），因此建议行内分泌相关的评估包括钙、磷、血

TSH 和 PTH 水平(表 112.1)。

治疗　可尝试通过外科手术切除骨瘤,但会复发。

Albright 遗传性骨营养不良

AHO 是一种先天性遗传综合征,其特征是身材矮小、肥胖、圆脸、神经行为问题、短指和皮肤骨化。AHO 通常与终末器官对 PTH(1a 型假性甲状旁腺功能减退)或其他激素的抵抗有关。

表现出 AHO 特征又无激素抵抗的患者,被认为患有假-假性甲状旁腺功能减退症。PHP 可分为 1a、1b 和 1c 三型[11]。临床上,PHP 1a 和 1c 相同,并且可表现 AHO 的特征。PHP 1a 与 PHP 1c 的区别在于存在 *GNAS* 基因的失活突变或刺激性 G 蛋白(Gsα)α 亚基的活性降低。PHP 1b 中存在终末器官对 PTH 抵抗,但没有 AHO 的特征或 Gsα 亚基的活性降低。

流行病学和发病机制　已知 AHO 是由 20 号染色体上称为 *GNAS* 基因的腺苷酸环化酶刺激性 G 蛋白的 α 亚基基因失活所致。由腺苷酸环化酶的活化介导的刺激性 G 蛋白活性降低会导致对 PTH 和其他激素出现抵抗。AHO 只是与 *GNAS* 基因突变相关的疾病之一,这类疾病包括 POH(AHO)、PHP 和 OC[4]。AHO 与母系遗传突变更为相关,而父系遗传突变通常与假-假性甲状旁腺功能减退症(AHO 对 PTH 的靶器官反应正常)相关。骨瘤显然是这种综合征的表型特征,与钙和磷水平无关。

临床特征　AHO 的表型特征包括肥胖、身材矮小、圆脸、短颈、短指(特别是第四和第五指)、掌指关节表面凹陷(Albright 征)和牙列异常[12]。骨化局限于皮肤和皮下组织,是常见的早期临床表现和 AHO 的特征性表现,不会累及筋膜或肌肉。骨瘤通常多发且不对称,可出现在身体的任何部位,呈淡蓝色石头样硬度的丘疹、斑块或结节。除这些异常特征外,其他可能的体征和症状还有低钙血症或其他内分泌异常。

实验室检查　可出现低钙血症、高磷血症伴肾小管对磷重吸收增加及 PTH 水平正常或升高。出生时血钙可能正常,PHP 的其他体征可能在发生低钙血症前出现。对外源性 PTH 的反应会表现为尿液中的环状单磷酸腺苷水平缓慢升高和磷酸盐排泄增多。有 PHP(PHP 1a)的 AHO 中,终末器官可能对 TSH、促性腺激素和生长激素释放激素抵抗[13]。对刺激性 G 蛋白 α 亚基的遗传分析是有帮助的。

鉴别诊断　相关的异常特征将 AHO 和其他骨化性疾病区别开来(表 112.1)。

治疗　治疗目的是充分控制钙磷水平,并纠正各种激素抵抗问题(如果存在)。治疗方法包括使用维生素 D 活性代谢产物(阿法骨化醇和骨化三醇,每天 20~50mg/kg,分 2 次给药)和补钙。目标是保持血钙水平为 2.2~2.7mmol/L(8.8~10.8mg/dL),尿钙排泄量每天<4mg/kg,尿钙∶尿肌酐<0.2。手术切除是骨瘤唯一的治疗方式。

板样皮肤骨瘤和其他原发性骨瘤

板样皮肤骨瘤一词是 Worret 和 Burgdorf[14] 在 1978 年提出,用于描述满足以下标准的皮肤骨瘤:

1. 出生时即有或 1 岁以内出现。
2. 无钙/磷酸盐代谢异常的证据。
3. 无外伤或任何诱因,至少存在一块骨板伴有或不伴有其他皮肤骨瘤[15]。

在此之前的大多数文献中报道的局限性或孤立性原发性 OC 病例,也符合这些诊断标准。反之,尽管可能会出现广泛的板样 OC,但很多情况下,板样皮肤骨瘤可能代表了 POH 更加局限的一种类型[16]。事实上,同 POH 中一样的 *GNAS1* 基因失活突变也在某些板样 OC 病例中被检测到[4],并且至少有一个家族性发病的报道,其中两个患有板样 OC,一个患有 POH[17]。

板样 OC 在临床上表现为坚硬的、伴沙砾感的斑块,大小从 1 厘米到几厘米不等。可以多发或单发,多见于头皮、面部和四肢。已经骨化的斑块体积逐渐增大,逐渐出现一些新的皮损。也有家族性发病的报道。可经皮去除针状骨[18]。骨化是浅表的,不会进展影响更深的结缔组织、肌肉或筋膜,这一浅表的特征是与 POH 的主要区别。没有 AHO 或 PHP 的异常特征。手术切除是唯一的治疗方法。

仍有一部分患有单发或多发原发性 OC 的患者,皮损不是先天性的或板样,也不符合任何骨化综合征的诊断标准[19]。已发现原发性 OC 与多发性外生骨疣和单侧线性基底细胞痣伴单侧先天性无齿症有关[20]。

面部粟粒样骨瘤

面部粟粒样 OC 最常表现为在有寻常痤疮病史的年轻女性面部出现多发质硬的蓝红色小结节[21]。

少数患者之前没有痤疮病史[22]。有报道示面部粟粒样 OC 会因长期使用四环素治疗痤疮后出现色素沉着[23]。面部粟粒样 OC 治疗包括手术切除、刮除术和激光（连续 CO_2 激光、铒激光或 Nd：YAG 激光）[24-25]。对于小的和浅表皮损，局部外用视黄酸霜可能有效[26]。

（冯思航　罗珍 译，李萍　余时娟　罗晓燕 校）

参考文献 112.7

见章末二维码

第113章　嗜酸性粒细胞增多性血管淋巴样增生

Jasem M. Alshaiji

摘要

嗜酸性粒细胞增多性血管淋巴样增生(angiolymphoid hyperplasia with eosinophilia, ALHE)或上皮样血管瘤(epithelioid haemangioma, EH)是一种病因不明的罕见的良性血管增生性疾病。主要见于亚洲人、白人男性及20~50岁的女性。表现为持久性、复发性红褐色圆顶状丘疹或皮下结节,可伴瘙痒或疼痛,多位于耳廓周围、前额和头皮。组织学特点是饱满的组织细胞样内皮细胞的显著增殖,伴随嗜酸性粒细胞和淋巴细胞浸润,偶尔形成淋巴滤泡。尽管发病机制尚不清楚,但已经有许多包括反应性、肿瘤性和感染性机制的假设。尚无确切的治疗手段,手术切除、皮损内注射糖皮质激素和脉冲染料激光仍是主要的治疗方法。

要点

- 嗜酸性粒细胞增多性血管淋巴样增生(angiolymphoid hyperplasia with eosinophilia, ALHE)是一种罕见的血管源性的慢性良性疾病。
- 在亚洲人和白人中更常见。
- 年轻人、中年男性和女性好发。
- 发病机制不清,尚存争议。
- 耳廓周围、前额和头皮是好发部位。
- 皮损通常是瘙痒性的,但可能出现疼痛、出血、搏动,也可能无症状。
- 多表现为孤立的红色至棕色、圆顶状、坚硬可移动、表面光滑的皮内丘疹或皮下结节,大小0.2~10cm不等。
- 5%~10%的患者可出现局部淋巴结肿大。
- 主要需鉴别的疾病是木村病。
- 仅20%的患者有外周血嗜酸性粒细胞增多。
- 组织病理学具有特征性。
- 因复发率(30%~50%)高,因此治疗仍具挑战性。
- 手术切除、皮损内注射糖皮质激素和脉冲染料激光疗法是主流治疗方法。

定义　嗜酸性粒细胞增多性血管淋巴样增生(angiolymphoid hyperplasia with eosinophilia, ALHE)是一种罕见的血管源性的慢性良性皮肤疾病,组织学具有特征性。

历史　ALHE首先由Wells和Whimster在1969年[1]提出,他们报道了9例无症状的青年患者,其中7例出现外周血嗜酸性粒细胞增多,皮损呈孤立或多发,位于头颈部的皮下组织中。尽管有些患者切除后出现复发,但均为良性。Weiss和Enzinger在1982年引入了术语“上皮样血管瘤”,他们认为病变本质上是肿瘤性的,这样能清楚地与恶性血管肿瘤、上皮样血管内皮瘤区分[2-3]。

ALHE的其他名称有假性或非典型性化脓性肉芽肿、皮下血管母细胞性淋巴样增生伴嗜酸性粒细胞浸润(subcutaneous angioblastic lymphoid hyperplasia with eosinophilia)、炎性血管瘤样结节、淋巴滤泡病、血管内不典型性血管增生、组织细胞样血管瘤、炎性动静脉血管瘤和丘疹性血管增生[4-6]。

木村病首次在1937年由Kim和Szeto在中国文献中提出,后来又由木村等人在1948年提出[7-8]。

流行病学　ALHE是一种罕见的良性慢性获得性血管性皮肤病,多见于中青年(20~50岁)。亚洲人最常见,其次是白人,任何种族均可发生[9-10]。而另一方面,木村病则主要影响年轻男孩和亚裔男性,西方国家少见[10]。

儿童和老人罕有ALHE,仅有少数文献报道[11-21]。

发病机制　ALHE的确切病因不明。关于ALHE是反应性疾病还是真正的血管肿瘤,支持前者的证据更多[22]。

许多研究还表明ALHE可能继发于人类免疫缺陷病毒(HIV)、乙型肝炎病毒(HBV)、丙型肝炎病毒(HCV)、人类疱疹病毒8(HHV8)、

人类T细胞淋巴病毒(HTLV)及疥疮感染[3,18,22-24]。最近有关于ALHE或木村病患者的淋巴结被人乳头状瘤病毒6感染的报道[25]。

内皮细胞和嗜酸性粒细胞对伴随的炎症细胞(例

如肥大细胞)产生的血管内皮生长因子(VEGF)和白介素-5(IL-5)的增殖刺激及免疫过敏反应(例如免疫接种或蚊虫叮咬)所产生的应答可能促进血管增殖和疾病形成[4,16]。

可能的诱发因素包括:动静脉分流/畸形,局部创伤(手术、摩擦、注射、穿透性损伤和静脉穿刺),自身免疫性疾病和血清雌激素水平升高(因妊娠或长期口服避孕药)[26-29]。

一些有趣的病例报道 ALHE 发生于焊接烧伤、头皮钝伤、疥虫感染和外耳道炎[18,27]。

编码内皮细胞酪氨酸激酶受体 Tie-2 的 *TEK* 基因突变可能是另一个致病因素[3]。尽管 ALHE 是一种良性疾病,但目前已有报道有很多淋巴组织增生性疾病(如外周 T 细胞淋巴瘤)与 ALHE 有关,表明某些 ALHE 病例中可能存在 T 细胞单克隆过程[3,30]。而且有些 ALHE 病例中已经检测到 T 细胞受体基因(TCR)的重排和单克隆性[3]。

最近报道了一例发生在鲜红斑痣皮损部位的 ALHE,ALHE 皮损中的血管内皮细胞表达血管紧张素转换酶和血管紧张素Ⅱ受体 1 和 2,所以肾素-血管紧张素系统可能在 ALHE 的发病中发挥作用[31]。

临床特征　ALHE 临床上表现为孤立或多发、红色至棕色、圆顶状坚固可移动的皮内丘疹或皮下结节,表面光滑,直径从 0.2~10cm 不等,平均 0.5~3cm[11](图 113.1)。皮损通常瘙痒,也可出现疼痛、出血(自发性或轻微创伤后)、搏动或无症状。主要发生在头颈部,尤其是耳廓和耳廓周围。

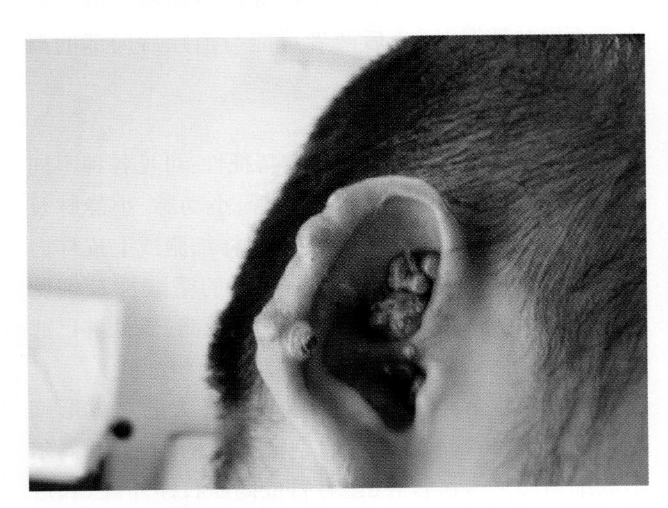

图 113.1　ALHE 年轻男孩患儿耳部的多发性血管性丘疹。资料来源:Courtesy of Dr Bernice Krafchik.

发生在面部的 ALHE 皮损多位于在前额和鼻部,发生在头皮的 ALHE 皮损往往位于颞顶叶、枕部、额部和后颈区[32-34]。

已经有发生在颏下区及下颌角区的 ALHE 病例报道[35,36]。

还有报道在一名 19 岁男性患者颈部的鲜红斑痣上发生了 ALHE[39]。

四肢是第二个最常发生的部位,躯干(包括耻骨和腋下区域)、背部和生殖器(阴茎/阴囊)部位罕有发生[15,17,30,37-41]。Kurihara 等人报道了一例临床表现罕见的 ALHE,其皮损位于下背部,呈带状分布,由组织结构异常的血管供血(动静脉分流)[42]。最近报道了一例患先天性 ALHE 的 2 岁女孩,皮损呈单侧沿 blaschkoid 线分布,位于肛门生殖器区域[12]。

ALHE 的皮损往往表现为孤立的丘疹、边界清楚、表面见薄痂或浅溃疡。然而发生在颞顶区域的皮损通常聚集并融合成大斑块,表面光滑呈不规则状[22]。

皮肤以外的部位包括口腔(口唇、舌头、颊黏膜、上颚)、生殖器或结肠黏膜、腮腺、泪腺、骨骼、乳房、肝脏、脾脏、心脏、结膜、眼眶、眼附属器和许多肌性动脉都有发生各种不同体征和症状的 ALHE 的报道。5%~10%的病例发现有局部淋巴结肿大[4,5,11,19,21,27,39,43-49]。

Tokoro 等人报道了一例罕见的发生于头部斜方肌腱膜内的 ALHE[50]。

如果 ALHE 侵犯了眼眶和眼附属器,患者常表现各种非特异性症状如视力模糊、眼球突出、上睑下垂(最常见)、复视和眼睑肿胀[19,45]。

目前已报道受累的肌性动脉包括颞动脉、桡动脉、面动脉、耳后动脉、腘动脉、肱动脉、枕动脉、尺动脉和腋动脉[4-5]。

鉴别诊断　本病主要需与木村病鉴别。过去,ALHE 和木村病被认为是同一种疾病过程的亚型(subsets)[51]。现在认为 ALHE 有其独特的临床和组织学表现,是与木村病完全不同的疾病(表 113.1)。两种疾病均属于嗜酸性粒细胞皮病[11]。

木村病表现为无痛的巨大的皮下结节,通常单侧分布,位于头颈部。也可出现唾液腺(腮腺或下颌下腺)肿大[10]。

木村病常可见局部淋巴结肿大。与木村病相关的肾病综合征的报道比 ALHE 多[51]。雷诺现象、哮喘、溃疡性结肠炎、冠状动脉痉挛/动脉瘤和颞动脉炎、特应性皮炎和淀粉样变苔藓是可能与木村病相关的其他表现[35,52-55]。已经有几例在同一患者中同时存在 ALHE 和木村病的病例报道[51,56-58]。

表 113.1 嗜酸性粒细胞增多性血管淋巴样增生(ALHE)与木村病的比较

	ALHE	木村病
年龄	20~50 岁	8~64 岁
性别	男=女	男>女
种族	主要是亚洲人和白种人	亚洲人
部位	头、颈	头、颈
临床表现	浅表的丘疹和结节	累及深部组织的肿瘤样肿块
大小	0.2~10cm	3~10cm
淋巴结肿大	颈部(占 5%~10%)	耳后、颈、腹股沟和滑车外(常见)
血液学改变	20%的患者出现外周血嗜酸性粒细胞升高 血清 IgE 正常,但可升高	≥75%的患者外周血嗜酸性粒细胞升高 血清 IgE 通常升高
病理改变	血管增生,伴大量的饱满上皮样内皮细胞增殖导致的内膜增生,嗜酸性粒细胞、淋巴细胞和浆细胞浸润,偶见淋巴滤泡 无或罕见纤维化 肥大细胞常增多	血管增生不明显 淋巴滤泡周围纤维化明显,伴有反应性生发中心、淋巴细胞、浆细胞、富含 IgE 的肥大细胞、嗜酸性粒细胞和嗜酸性微脓肿 肥大细胞罕有增多
免疫组织化学	CD34、CD31、Ⅷ因子	IgE 网状沉积
相关疾病	罕见	肾病综合征、雷诺现象、哮喘、溃疡性结肠炎、颞动脉炎、冠状动脉痉挛/动脉瘤、特应性皮炎、淀粉样变性苔藓
治疗	手术切除、糖皮质激素皮损内注射、脉冲染料激光	手术切除

其他鉴别诊断包括血管肉瘤(上皮样型)、上皮样血管内皮瘤、结节性卡波西肉瘤、皮肤上皮样血管瘤、皮肤转移癌、副耳、皮肤淋巴瘤、淋巴结外淋巴瘤、结节病、虫咬反应、Mikulicz 病(IgG4 相关疾病)、杆菌性血管瘤病、血栓机化、面部肉芽肿、圆柱瘤、表皮囊肿、毛发囊肿、海绵状血管瘤、嗜酸性肉芽肿性多血管炎(Churg-Strauss 综合征)和化脓性肉芽肿[4,6,11,22,27-29,42,59-60]。

皮肤镜特征

皮损处的皮肤镜检查显示类似于血管瘤中见到的特征性的腔隙性模式[37],或由点状、螺旋状和不规则的线性血管组成的多形性的血管模式,呈放射状排列,在弥漫的浅红色到浅粉红色的背景上规则分布[61]。

实验室检查

仅有 20%的病例出现外周血嗜酸性粒细胞增多(达 6%~34%),这并不是诊断 ALHE 所必需的。血清 IgE 水平通常不升高。而在木村病中则存在显著的外周血嗜酸性粒细胞增多及血清 IgE 水平升高。

影像学检查

ALHE 的超声检查常具有特征性,包括多普勒检查中可出现由高回声和低回声束交织组成的边界不清的真皮或皮下肿块,呈"羊毛球"样表现,周围被高回声晕包绕,并与增多的血管伴行[62]。

可能需要放射学检查如多普勒超声、MRI 或血管造影以确定皮损的范围和边界,并评估动静脉分流和血管内增殖情况,因为后两者可能与治疗后局部的高复发率有关[11]。

组织病理学

ALHE 的组织病理学非常有特征性:可见各种不同大小和类型的脉管增生(毛细血管、小动脉、小静脉及淋巴管),血管内壁衬以饱满的组织样细胞或上皮样内皮细胞。血管周围和间质可见大量的嗜酸性粒细胞(占浸润物的 5%~15%)和淋巴细胞浸润,偶见淋巴滤泡形成,也可见到浆细胞、肥大细胞和组织细胞。

内皮细胞常是不典型的,表现为肿大的立方形细胞,内含丰富的嗜酸性或包含空泡的透明细胞质,偶尔形成细胞质突入血管腔(呈鞋钉或鹅卵石样外观)和巨大的泡状核[3,19]。

血管以疏松的小叶状模式增生,周围有纤维黏液样基质[63]。早期皮损的血管增生较成熟皮损更为明显,表现为成熟皮损淋巴样组织更显著、血管内皮细胞更扁平。但罕有报道在同一活检标本中同时发生 ALHE 和毛囊黏蛋白病[64]。

免疫组织化学显示内皮细胞 CD31、CD34 和血管性血友病因子(von Willebrand factor,VWF)/Ⅷ因子(factor Ⅷ)染色阳性,主要是表达 CD3、CD4、CD43 和 CD45RO 的辅助性 T 细胞(Th)[11],还有少量表达 CD20、BCL-2 和 MT2 的 B 细胞[6,63]。直接免疫荧光检测显示病变中心小血管周围有颗粒状的 IgA、IgM 和 C3 沉积[65]。

木村病的组织病理学与 ALHE 有所不同:存在大量含有生发中心的淋巴滤泡,增生的血管多为毛细血管,其内皮细胞扁平且无异型性。可见大量的嗜酸性粒细胞浸润并可延伸至肌筋膜,还可出现嗜酸性微脓肿、嗜酸性毛囊炎、纤维变性和 IgE 沉积[3,10-11,19]。

治疗　ALHE 的治疗仍具挑战性,因复发率高(达 30%~50%),原因是病灶不能完整切除(确定切缘困难)和动静脉分流无法切除[26,42]。

较小的皮损通常不需要治疗,因其可自行消退,但较大的皮损会持续存在,需要治疗。

手术切除、皮损内注射糖皮质激素和脉冲染料激光(PDL)是主流的治疗方法[66]。手术切除是小的、少的且持续存在病变最有效和常用的治疗方法。激光疗法具有前景,更适合年老或虚弱的患者[33]。

还有人尝试使用许多其他治疗方式且取得了不同的成效[6,11,26,33,37,49,51,56,67-83](表 113.2)。

Singh 等人报道了一例前额结节性 ALHE 采用皮损内射频消融治疗的患者,美容效果好,未复发,且副作用极小[80]。

基于 IL-5 的治疗方法如咪喹莫特和美泊利珠单抗非常引人关注,据报道有效,因为可以分别抑制 IL-5 的产生或 IL-5 和其受体的相互作用,从而抑制嗜酸性粒细胞的产生或活化。咪喹莫特还可以减少肿瘤细胞的增殖,促进肿瘤细胞的凋亡,并上调组织金属蛋白酶Ⅰ抑制剂的表达,后者是血管生成和细胞趋化的抑制剂[11,81]。

普萘洛尔是另一种备受关注且新的治疗选择,也报道有效,可能是由于其抗血管生成的特性而起作用[82]。Rongioletti 等人报道了使用沙利度胺成功治疗一名 58 岁白人女性患者枕部难治性 ALHE 的病例,随访 3 个月未复发,沙利度胺具有抗血管生成、抗炎和抗肿瘤作用[69]。

Bito 等人报道了口服 Th2 细胞因子抑制剂甲磺司特(suplateast tolateate)成功治疗一位 63 岁男性患者的腿部 ALHE,该药可抑制 Th2 细胞产生 IL-4 和 IL-5,并可使 B 细胞产生的 IgE 减少[83]。

表 113.2　曾经尝试过的并取得了不同成效的其他治疗方式

其他手术方法	电切术(电干燥或电凝)、冷冻治疗、刮除、Mohs 显微外科手术、动脉内栓塞、射频消融和硬化治疗
其他皮损内注射疗法	α-2a/2b 干扰素、化疗药物(博来霉素、长春碱、氟尿嘧啶)、射频
其他激光疗法	二氧化碳、铜蒸汽、氩气、Nd:YAG
局部治疗	糖皮质激素、他克莫司、噻吗洛尔、抗生素、咪喹莫特
系统治疗	糖皮质激素、非甾体抗炎药(吲哚美辛法尼酯)、抗生素、氨苯砜、己酮可可碱、口服视黄酸类药物(异维 A 酸、阿维 A)、甲氨蝶呤、左旋咪唑、普萘洛尔、沙利度胺、甲磺司特
生物疗法	贝伐珠单抗、美泊利单抗
光疗	
光动力治疗	
放疗	

资料来源:Adapted from [6,11,26,33,37,49,51,56,67-83].

尽管有许多治疗可选,如表 113.2 所示,但由于缺乏研究证据,关于治疗的选择尚无共识[37]。由于安全问题,前面提到的 ALHE 的大多数治疗方法都不适用于儿童,除了少数几种:手术切除(如切除、刮除、冷冻疗法),激光(如 PDL),外用药(如皮质类固醇、他克莫司、噻吗洛尔、抗生素)和系统治疗(如糖皮质激素、非甾体抗炎药、系统抗生素、普萘洛尔)。

鉴于 ALHE 是一种良性疾病,呈慢性复发性过程并可能自行消退,因此对于大多数患者,尤其那些因皮损部位如行广泛切除可能造成毁容的患者,最好的方法是在手术切除或尝试其他治疗方法前 3~6 个月采用单纯的随访“观察等待”的方式[11,15,19-20,37]。

所有治疗方式的失败率(定义为皮损未彻底去除或治疗后复发)均很高,但手术切除和激光(PDL 和 CO_2 激光)的失败率最低,而系统和局部使用糖皮质激素的失败率最高[33]。

预后　ALHE 是一种罕见的良性慢性疾病,不会恶变和转移。患者的总体健康状况不受影响。尽管病变通常

第二十四篇

倾向于持续存在和复发，但与可持续长达25年的木村病相比，ALHE可以在1~4年自行缓解而无需任何干预[9,19]。切除后复发率较高与发病年龄早，疾病持续时间长，皮损多发，皮损呈双侧，合并瘙痒、疼痛和出血有关[33]。

（刘建中 肖星 译，李萍 任发亮 校）

参考文献

见章末二维码

第 114 章　纤维瘤病

Jenna L. Streicher, Moise L. Levy, Albert C. Yan

摘要

纤维瘤病(fibromatoses)是皮肤和软组织具有异质性的梭形细胞肿瘤的统称。这些病变被描述为各种不同的名称,但其共同的组织病理学特征是主要由梭形细胞组成。具体到不同的纤维瘤病,肿瘤可以表现为局限性、多中心或全身泛发;呈惰性或侵袭性进程;仅累及皮肤或侵犯内脏;可发生在婴儿期、儿童期或成人期。临床表现多变,使这类疾病描述困难。本章节主要讲述这类肿瘤的一个重要亚群——儿童纤维组织和肌成纤维细胞性肿瘤。

要点

- 根据病程,主要的纤维瘤病可以分为惰性和潜在局部侵袭性两种。
- 孤立或多中心的(无内脏受累)肌纤维瘤总体来说预后良好,多数皮损能自行消退。然而,内脏肌纤维瘤发病率和死亡率较高,预后判断需谨慎。
- 通常呈更惰性进程的纤维瘤病包括:肌纤维瘤、颈部纤维瘤病、婴儿纤维性错构瘤、钙化性假纤维瘤和结节性筋膜炎。
- 通常潜在侵袭风险较高的纤维瘤病包括:婴儿硬化性纤维瘤病、掌跖纤维瘤病、牙龈纤维瘤病、婴儿指(趾)纤维瘤病(又称包涵体纤维瘤病)、钙化性腱膜纤维瘤、巨细胞成纤维细胞瘤、隆突性皮肤纤维肉瘤和婴儿纤维肉瘤。
- 在必要时,外科手术完全切除肿瘤是有益的,但很多侵袭性较强的纤维瘤病的复发率很高。在这些病例中,Mohs 显微外科方法可以提供较高的清除率。某些情形下,针对潜在分子机制的系统靶向治疗可能有帮助。

引言

在 20 世纪上半叶,在只有"纤维瘤病"[1]的单一分类的情形下,医生们通常是总体描述多种反应性、错构性、良性非侵袭性和良性局部侵袭性病变。传统的方法是根据病变的解剖位置进行分类:即儿童指(趾)、掌跖和全身性纤维瘤病。然而,解剖学分类方法提供的预后信息有限,而且很多病变无法恰当分类。其他的分类方法分为婴儿、儿童特有的病变和与成人相似的病变[2]。最终,在明确其特定的潜在遗传基础之前,可能最好的方法是根据生物学行为来进行分类,分为相对惰性的病变和局部侵袭性的病变(框图 114.1)。

框图 114.1　儿童期纤维和肌成纤维细胞病变

惰性病变
- 肌纤维瘤/肌纤维瘤病
- 颈部纤维瘤病
- 婴儿纤维性错构瘤
- 钙化性假纤维瘤
- 结节性筋膜炎

潜在局部侵袭性病变
- 婴儿纤维瘤病(硬化性)
- 掌跖纤维瘤病
- 牙龈纤维瘤病
- 婴儿指(趾)纤维瘤病(包涵体纤维瘤病)
- 钙化性腱膜纤维瘤
- 巨细胞成纤维细胞瘤和隆突性皮肤纤维肉瘤
- 先天性和婴儿纤维肉瘤

参考文献 114.1

见章末二维码

惰性病变

肌纤维瘤/肌纤维瘤病

引言和历史　肌纤维瘤是一种良性间质性肿瘤,由具有成纤维细胞和肌成纤维细胞(平滑肌)分化特性的细胞组成。单一病变称为肌纤维瘤,多发性病变称为肌纤维瘤病[1]。是婴儿期最常见的良性纤维瘤之一[2]。

流行病学和发病机制　大多数情况下,孤立性病变是散发的,但有报道肌纤维瘤病患者存在常染色体显性遗传[3-6]和隐性遗传[7-8]两种模式。在常染色体显性遗传模式的家族中，发现血小板衍生生长因子受体β(platelet-derived growth factor receptor-β，PDGFRB)发生突变，PDGFRB在早期造血和血管形成中起重要作用，能促进包括血管和平滑肌在内的间充质细胞生长[9-10]。本病好发于男性[6]。

临床特征和鉴别诊断 通常认为肌纤维瘤是单发(或少见多发)的皮下或真皮结节，大小几毫米至2~3cm。结节可发生在出生时或出生后数月内，在随后的1~2年很少发展变化(尽管也有较大年龄儿童和成人患病的报道)[6,11]。位置较浅的皮损表面常呈蓝色并可见血管。位置在深部的皮损皮肤表面很少会有改变，这些皮损表现为无痛性肿块，质地硬如橡胶。

尽管个体的肌纤维瘤本身为非侵袭性，但区分这些患儿的病变是孤立性还是多发性非常重要。目前认为有三种临床类型：①孤立性病变(通常位于皮下)，呈自限性过程；②多中心病变，可累及皮肤、皮下组织、肌肉、骨骼，特征是呈良性病程和可自发消退；③泛发性病变，有内脏受累，预后差。

孤立性肌纤维瘤是最常见的类型，约占所有病例的1/2。好发于头颈部和躯干[6]。儿童的孤立性肌纤维瘤常自行消退(图114.1)。也有宫内消退的病例报道。

多中心病变的患者可在多部位出现皮损，约98%发生皮肤、皮下组织和肌肉受累，50%发生骨受累[6,12]。骨受累时，骨X线常见到特征性的骨溶解改变。这些多灶性病变可能相当多，可能从几十个到上百个或更多。多灶性病变患者也常常预后良好，多数在生后2年内自行消退[6]。如果出现并发症，通常是因为局部压迫导致的损伤。皮损自行消退后，结节病灶可能遗留萎缩性瘢痕。

泛发性肌纤维瘤病患者通常伴有严重的系统性疾病。内脏受累可累及胃肠道、肺、心脏及内分泌器官[2,13]。内脏受累的患儿可能发生死亡，尤其是肺或胃肠道受累患儿。大多数死亡发生在生后一周内，或最晚不超过4个月。矛盾的是，肌纤维瘤本身并不表现出不可控的生长或发生转移的恶性特征；准确地说，是因为发生在重要脏器中的这些皮损的绝对体积过大，从而影响器官功能，最终导致死亡。

临床上，鉴别诊断包括各种肿瘤，如神经纤维瘤、透明纤维瘤病、血管性疾病(如先天性血管瘤或婴儿血管瘤)或肉瘤。不能自行消退的泛发性肌纤维瘤病与婴儿系统性透明变性有重叠。如果活检组织充足，就可以将上述肿瘤和肌纤维瘤病相鉴别。

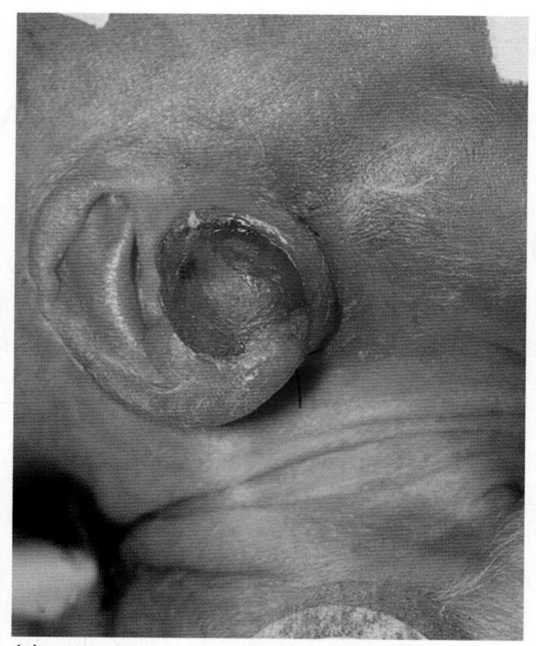
(a)

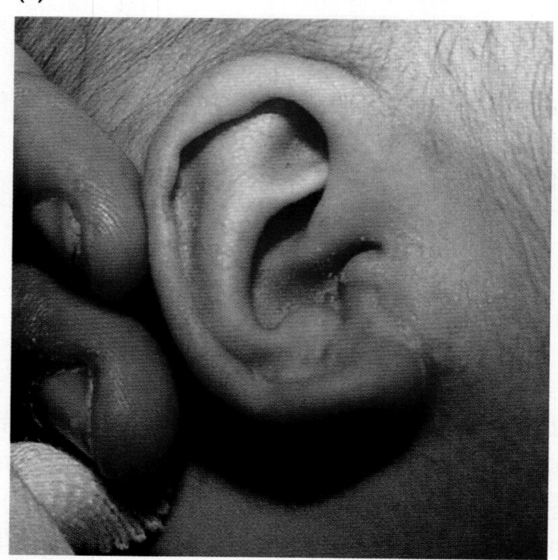
(b)

图114.1 (a)一个典型的发生在新生儿耳部的肌纤维瘤，呈红色坚实的肿物；(b)与(a)为同一个患儿，6个月时皮损几乎完全消退

病理 肌纤维瘤病最典型的特征之一是其光镜下的结构，可见明显的带状外观(图114.2)。肌纤维瘤周边可见呈肌样外观的短束状的梭形细胞增生，即细胞核钝圆，胞质丰富、淡染，带有胞质条纹，细胞常聚集成圆形团块。在病变的内部，梭形细胞呈现出更多的纤维样外观，即梭形细胞的细胞核更小、更纤细，细胞浆整体上呈现出更嗜酸性的外观(图114.3)。肿瘤的中心区域常表现为胞质很少的小的圆形、椭圆形细胞的增生。位于中央的圆形、椭圆形细胞通常围绕着突出的血管间隙排列，其形态与血管周细胞瘤相似。该中心

区域常发生缺血坏死[14]。病变中通常不难见到有丝分裂象,有丝分裂率大概为每个高倍镜视野有一个有丝分裂的细胞,皮损的中心尤其明显。然而,这些有丝分裂都不是非典型性的。有丝分裂活跃度通常与其他纤维组织/肌成纤维细胞病变没有关系(结节性筋膜炎除外)。在肌纤维瘤细胞内不会见到明显的细胞异型性(反映肿瘤的恶性程度)。

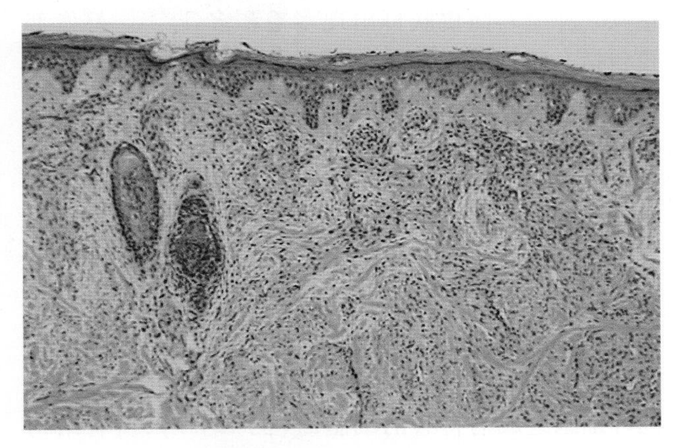

图 114.2　肌纤维瘤的主要特征是它的带状结构:病灶靠近表皮,周围可见由圆形至椭圆形细胞组成的结节,这些结节可包绕附属器的结构

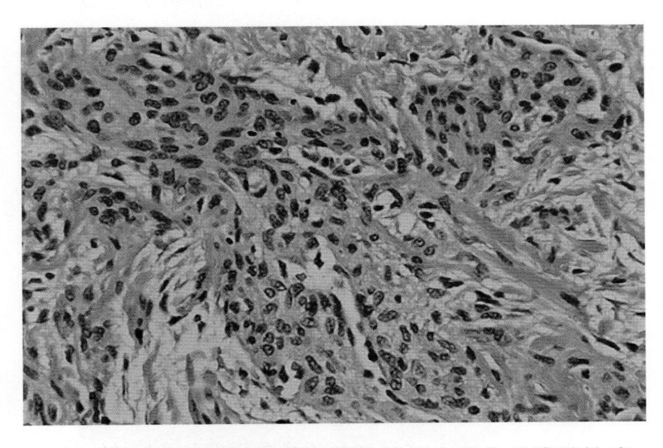

图 114.3　肌纤维瘤外周的细胞特征表现为呈嗜酸性胞质、圆形至椭圆形深染的细胞核,聚集成结节状的团块

这些特征在单发性和多发性病变中是相同的,因此仅光镜检查评估单个皮损不能区分这两种不同的临床诊断。肌纤维瘤的结节和接下来章节要讨论的侵袭性肌纤维瘤病的结节不同,主要根据皮损边界来区分;其他的纤维瘤病有浸润性边界,而肌纤维瘤无论肉眼还是显微镜下都可以见到相对清楚的边界(尽管实际上并没有包膜)。此外,真正的纤维瘤病会产生一些间质胶原,而肌纤维瘤却不可见。与肌样外观一致,肌纤维瘤细胞在免疫组化上呈局灶性肌动蛋白和波形蛋白阳性;肌间线蛋白(desmin)和 S100 蛋白阴性[15]。

治疗　重要的是,孤立性肌纤维瘤最好按照良性、自限性疾病来处理,因为大部分会随着时间推移自行消退,孤立性肌纤维瘤很少累及内脏。有多发性病变的患儿常需活检明确诊断,再进行全面的皮肤检查和影像学检查来评估疾病的范围。据报道,内脏受累患者的死亡率高达 75%[2],因此进行试验性的系统治疗非常有必要。已有报道低剂量甲氨蝶呤和长春碱联合治疗有助于病变的消退,可考虑用于皮损呈泛发性或危及生命的婴儿患者[16]。

参考文献 114.2

见章末二维码

颈部纤维瘤病

引言/历史　颈部纤维瘤病(又称胸锁乳突肌瘤、先天性肌纤维瘤病、婴儿期假瘤)是一种起源于胸锁乳突肌的良性软组织肿块,仅见于新生儿,常导致斜颈[1-2]。

流行病学和发病机制　颈部纤维瘤病是围产期最常见的颈部包块,据报道男性较女性多发[1],确切病因尚不清楚。分娩时的创伤可能与发病有关,然而,并不复杂的阴道自然分娩情况下也可出现本病,提示除了产伤,可能还有其他因素参与。另外一种假说认为由宫内或分娩过程中的静脉血流不畅导致的水肿和肌肉变性所致[3]。

临床特征和鉴别诊断　颈部纤维瘤病临床上通常表现为以下两种方式之一:胸锁乳突肌下半部分附近的可触及性包块(常在出生后的前几周内出现);斜颈或歪脖。包块不与表面的皮肤粘连,而是与附近的肌肉组织相连,经历仅几个月的生长期后,常趋于稳定甚至消退。

临床上需要和其他病因导致的斜颈(比如感染、出生后创伤和肌痉挛,这些因素都可导致患儿的头部向一侧或另一侧倾斜,临床表现与颈部纤维瘤病类似)进行鉴别,但这些病变都是后天获得性的,发病年龄比颈部纤维瘤病晚。

病理　颈部纤维瘤病在发病的最初阶段,胸锁乳突肌的骨骼肌可见大量的位于黏液样背景中的淡染的梭形细胞浸润;细胞的异型性和有丝分裂活性均不明显[2]。随着病变不断成熟,间质胶原化更加明显。

治疗　颈部纤维瘤病主要依据临床表现和自然病程来诊断,必要时可借助影像学检查观察病变的自然演变过程。超声有助于诊断本病[4]。如果需要组织学确诊,行细针穿刺活检可明确诊断[5]。

颈部纤维瘤病常在发病后数周内长到最大并趋于稳定，之后常自发消退。也有报道有些病变可呈进行性发展，从而牵拉面部肌肉而可能导致面部骨骼畸形[1]。多数情况下，建议采用理疗和按摩的保守方法治疗[6]。最终，对于少数存在持续畸形的患者，建议外科手术矫正[7-8]。

参考文献 114.3

见章末二维码

婴儿纤维性错构瘤

引言/历史 1956 年 Reye[1]首次将婴儿纤维性错构瘤描述为“婴儿真皮下纤维性肿瘤”，他描述了 6 名婴儿患者，其真皮下肿瘤均有类似的组织病理学表现。1965 年 Enzinger[2]将其重新命名为婴儿纤维性错构瘤。

流行病学和发病机制 婴儿纤维性错构瘤是一种良性间质性肿瘤，常在生后的 2 年内出现，高达 23% 的病例是先天性的[3-4]。病因尚存争议，关于本病是错构瘤或是良性肿瘤仍无明确的共识。目前未发现任何与婴儿纤维性错构瘤相关的综合征，也无家族遗传倾向[4]。和许多儿童纤维瘤一样，男性比女性更常见。

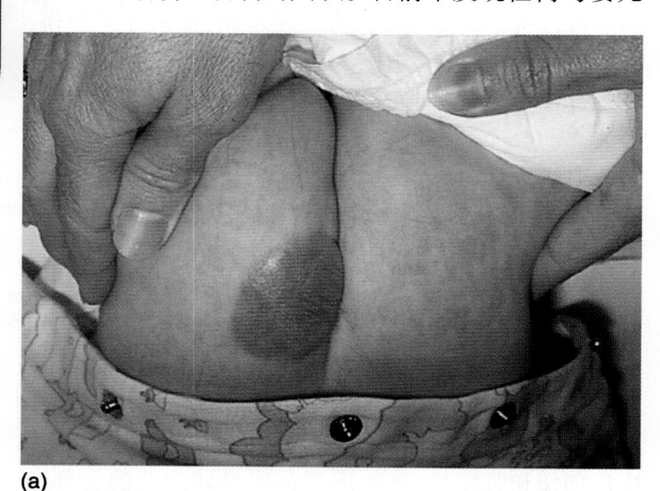

(a)

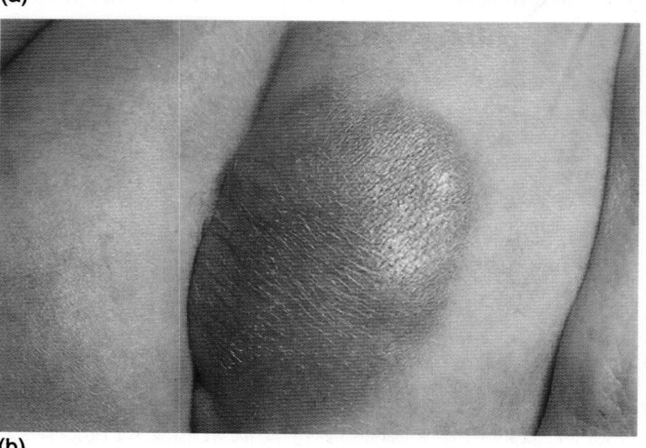

(b)

图 114.4 (a,b)一名 3 个月女婴臀部的纤维性错构瘤

临床特征和鉴别诊断 婴儿纤维性错构瘤常表现为孤立的、无痛性结节或斑块样肿物，看起来位于皮下组织或真皮深部（图 114.4）。病变既不固定在皮肤上，也不固定在下方的深部组织上。偶有多发性病变的报道[3]。肿瘤表面皮肤可出现多毛和多汗[5-8]。好发部位包括上肢、腋窝、颈部、下肢和腹股沟（20% 发生在生殖器部位），分布呈向心性，而非离心性[3-4]。

临床鉴别诊断包括婴儿肌纤维瘤病、软组织肉瘤、幼年性透明纤维瘤病、钙化性腱膜纤维瘤、脂肪母细胞瘤和纤维脂肪瘤。

病理 婴儿纤维性错构瘤具有典型的三种成分（有人称“器官样”模式），包含成熟的脂肪组织区、致密的胶原纤维组织条带和分布在黏液样基质中的由不成熟的间叶细胞组成的特有的细胞岛（图 114.5），所有结构紧密融合在一起（图 114.6）[4]。尽管偶尔可以发现有丝分裂象，但一般不明显。光镜下，肿瘤可能边界不清，由于肿瘤组织融入正常组织中，而脂肪组织与正常组织又很相似。

如果不成熟区域没被辨识出来（可能由于标本取

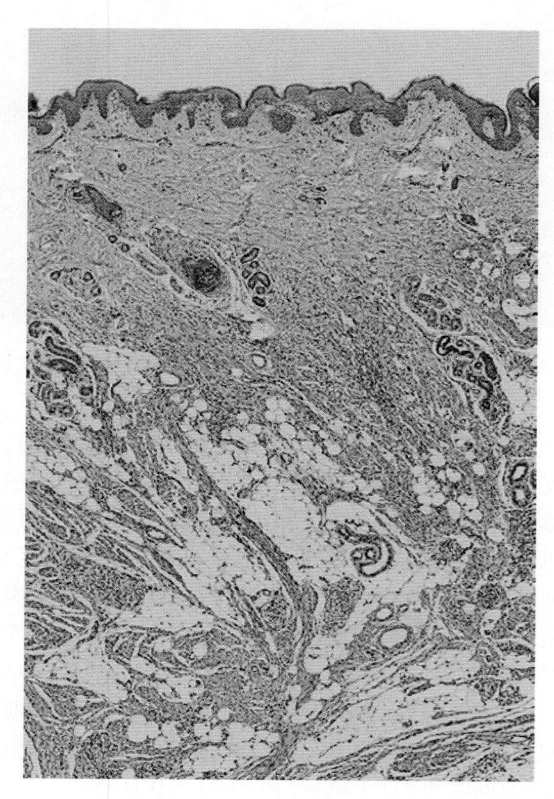

图 114.5 婴儿纤维性错构瘤包含三种成分：成熟的脂肪组织、原始细胞聚集和纤维组织条带

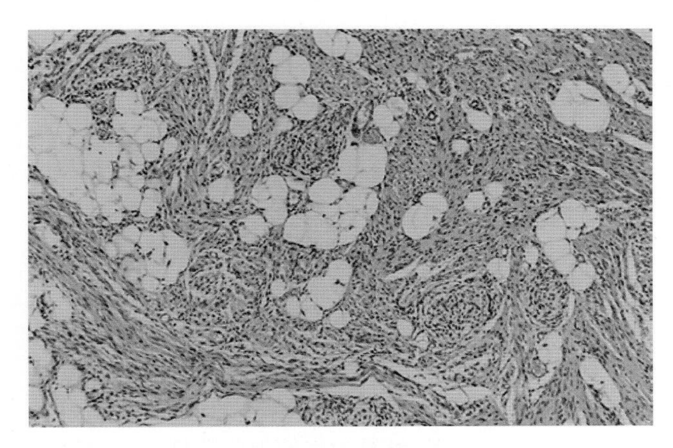

图 114.6　婴儿纤维性错构瘤三种成分紧密融合

样原因或者很容易被忽视了)，那么婴儿纤维性错构瘤可能被误认为是单纯的脂肪瘤。不成熟病灶本身可能需要考虑恶性病程，但是，它们并不会像恶性肿瘤那样具有高的有丝分裂活性。梭形细胞区可能类似肌样增生或神经增生，但可以通过免疫组化鉴别（婴儿纤维性错构瘤的纤维区缺乏平滑肌肿瘤阳性的肌间线蛋白，也缺乏神经病变阳性的 S100 蛋白）。最后，当关注病变的纤维成分时，可能与婴儿纤维瘤病混淆，然而，发现不成熟的间叶细胞组分就可以将两者区分开。

治疗　婴儿纤维性错构瘤通常不会自行消退，因此建议手术切除。大多数情况下，局部完全切除病灶可以治愈，复发少见，仅见于不到 17% 的病例[4,7]。如果试图手术全切的婴儿纤维性错构瘤在术后复发，则需回顾原始诊断资料，排除恶性肿瘤或其他更具侵袭性的肿瘤的可能。

参考文献 114.4

见章末二维码

钙化性假纤维瘤

引言和历史　钙化性假纤维瘤是一种罕见的良性肿瘤，最初被报道为“伴有砂粒体的儿童纤维瘤”[1]。

流行病学和发病机制　关于肿瘤的起源有一些争论。一些作者认为它是一种真正的肿瘤，而另一些则认为它是一种晚期的炎性肌成纤维细胞瘤[2-3]。患者典型的发病年龄在 10~30 岁，无性别差异[4]。

临床特征及鉴别诊断　钙化性假纤维瘤可累及皮下组织及更深的软组织。有许多内脏受累的报道，包括消化道（口咽、食管、胃、肝、脾、肠、大网膜）[5-10]、肺[11]、心脏[12]、纵隔[13-15]、腹膜后[16]、肾上腺[17]、肌肉[18]、阴囊[19]和乳房[20]。肿瘤绝大部分位于四肢，表现为深在的、缓慢生长的无痛结节，根据受累部位可能伴有相应的系统症状。

尽管临床上可能考虑多种纤维增生性疾病[包括硬化性纤维瘤病、指（趾）纤维瘤病和结节性筋膜炎]，但钙化是其独特的一个特征，同时有明显的低细胞成分和与邻近组织相对清晰的界限，提示诊断钙化性假纤维瘤。

病理　肿瘤界限相当清楚，比本章节中其他纤维瘤（如硬化性纤维瘤病）的界限更清楚。低倍镜下硬化的胶原基质是钙化性假纤维瘤的主要特征；进一步仔细观察，可见广泛散在的梭形细胞分布于胶原间质中。可见少量的慢性炎症细胞浸润散布在整个间质内。然而，肿瘤在显微镜下最具特征性的表现是在肿块内发现钙化小体（砂粒样钙化），可以在肿瘤中广泛分布或呈局灶性。

治疗　钙化性假纤维瘤预后良好。肿瘤是一种生长缓慢的肿物，通常手术切除可获成功。局部复发罕见，但可在首次术后数年出现复发[4]。

参考文献 114.5

见章末二维码

结节性筋膜炎

引言和历史　结节性筋膜炎是一种反应性的肌成纤维细胞增生性疾病。通常不包含在儿童纤维瘤病的标准分类表中，但其在光镜下的表现与纤维瘤病相重叠，所以在此讨论[1-3]。本病常被归类为假肉瘤，是一组良性的成纤维细胞-肌成纤维细胞肿瘤，其快速生长的特征、组织学表现和临床特点均与恶性肿瘤相似[3]。

流行病学和发病机制　本病 10~20 岁最常见，但也可发生在更小年龄（<4% 的病例发生在 10 岁以下儿童）[1]。男性更常见。肿瘤在光镜下提示反应性增生，因此怀疑其在某种程度上可能与炎症性或创伤性刺激有关。然而，只有不到 15% 的病例有已知的外伤史[3]。

临床特征和鉴别诊断　典型的皮损表现为皮下肿块，表面皮肤可活动。皮损大多数为无痛性的，但少数也可伴有疼痛。常受累部位包括头颈部、手臂或胸壁，但几乎任何部位都可能出现这种反应性过程。相矛盾的是，本病比其他可能更具侵袭性的病变的生长速度更快。其中有一种独特的儿童类型称为颅骨筋膜炎；大多只发生在 1 岁以内的婴儿，显著特点是表现为快速生长的头皮肿块，并可侵蚀颅骨外板。颅骨筋膜炎具有结节性筋膜炎的光镜特征，尽管有时生长迅速，但仍表现为完全良性的病变。一些学者认为颅骨筋膜炎可能与产伤有关，因此将其列在反应性过程的分类中[3]。

病理 基本的光镜下特征包括黏液样基质中松散的梭形细胞增生、散在分布的出血灶和淋巴细胞。有丝分裂象常易见到，但没有非典型性。可能见到散在的多核巨细胞甚至骨化灶，但罕见。陈旧病变可能失去一些黏液样的特征，而呈更胶原化的表现。波形蛋白和平滑肌肌动蛋白反应阳性。

本病的梭形细胞没有肌成纤维细胞瘤典型的嗜酸性胞质，也没有皮肤成纤维细胞瘤成熟的席纹样结构。尽管其最初的有丝分裂活性令人担忧，但需切记本病缺乏标志大多数真正肉瘤的细胞异型性。

治疗 本病是一种完全良性的病变，可能自行消退，手术切除后复发罕见。

和肌纤维瘤一样，诊断性活检是治疗前必须做的。当然，很多时候是患者或患者家长要求切除。

参考文献 114.6

见章末二维码

潜在局部侵袭性病变

婴儿(硬化性)纤维瘤病

引言和历史 局部复发性纤维瘤病通常分为两类：位置更加表浅的局部病变(考虑掌跖纤维瘤病，Palmar-plantar fibromatosis)和位置深在的病变(如婴儿纤维瘤病)。婴儿纤维瘤病(又称深部纤维瘤病)是一种局部复发性病变，尽管不是恶性的，但可能具有较强的局部侵袭性，可侵犯包括神经和关节在内的重要的局部结构[1]。

流行病学和发病机制 婴儿(硬化性)纤维瘤病在儿童纤维性肿瘤的占比高达60%[2-3]。其中约30%在生后一年内发病[2]。

本病病因尚不清。大多数患者的皮损是散发性肿瘤。然而，少数患者的肿瘤是常染色体显性遗传的Gardner综合征(家族性腺瘤性息肉病)的表现之一，如果有肠道肿瘤的阳性家族史，则需要进行*APC*基因的遗传咨询和DNA分析[4]。外伤或先前的手术如果发生在有*APC*基因突变的患者中，则可刺激肿瘤的生长[2]。

临床特征和鉴别诊断 肿瘤表现为坚硬的肿块，生后任何年龄均可发生，通常无痛。由于生长快速，患者往往就医较早。如果不治疗，可发展至很大的体积。然而，与真正的纤维肉瘤相比，本病缺乏转移能力[1,5]。尽管肿瘤可能在属于皮肤科医生治疗范围的浅表区域扩展，但其中心位置相当深，可累及肌肉或筋膜[5]。肩带、头、颈和下肢近端是好发部位。

最难与本病鉴别的疾病是真性(高分化)纤维肉瘤。尽管纤维瘤病(发生在较大年龄儿童)的细胞数量少于一般的(先天性)婴儿纤维肉瘤，但在新生儿中发生的婴儿(类胶质型)纤维瘤病的细胞数量可能比年龄较大的患者多，类似于先天性纤维肉瘤。因为用于诊断的资料非常有限，对两者进行区别可能非常困难。

婴儿(硬化性)纤维瘤还需与肌纤维瘤、神经肿瘤、结节性筋膜炎和隆突性皮肤纤维肉瘤进行鉴别。

病理 本病由胶原蛋白基质中均匀一致的束状梭形细胞的增殖组成。尽管可以见到广泛散在分布的有丝分裂象，但这并不是婴儿纤维瘤病的典型特征。由于缺乏细胞异型性，单个细胞核经常被描绘成“平淡无奇”。新生儿中发生的婴儿纤维瘤病的细胞数量比年长儿童或成人的多。

治疗 尽管本病不发生转移，但确实可以持续存在和局部复发。从这一点上考虑，婴儿纤维瘤病是本章讨论的良性纤维性和肌成纤维细胞性疾病中最具侵袭性的疾病。此外，肿瘤可能侵犯重要结构(包括血管、神经和关节)，从而影响患病儿童的生活质量和寿命。

彻底的手术切除是治愈的关键[5]。肿瘤的范围和对邻近重要结构的浸润这两方面常常都使外科医生有挫败感。1/2以上病变会在术后复发[2]。在难治性或复发性病变中，一些已经取得成功的药物治疗包括他莫昔芬和塞来昔布的联合治疗[6]，酪氨酸激酶抑制剂也可能有效[7]。

参考文献 114.7

见章末二维码

掌跖纤维瘤病

引言和历史 掌跖纤维瘤病(也称浅表纤维瘤病)是一种发生在手掌或足底的纤维瘤病，尽管这种病在老年人中更常见，但也可偶发于青少年和年轻人。在成年人中，跖纤维瘤病有时被称为Ledderhose病，而掌纤维瘤病被称为Dupuytren挛缩症。尽管这些名称通常不会用于儿童患者，但当儿童被诊断为这类疾病时，这些名称仍然适用。

流行病学和发病机制　本病最常见于大龄儿童,也有很少数发生在 5 岁之前的病例报道[1]。在跖部受累的儿童患者中,以女性为主。推测激素作为影响因素可能在发病中起作用。从成年早期开始,Dupuytren 挛缩症在男性更常见,直到 50 岁,女性发病率伴随更年期的到来而增加[1]。已经发现本病呈常染色体显性遗传模式。也有报道指节垫、癫痫、瘢痕疙瘩与其有关[1]。

临床特征和鉴别诊断　掌跖纤维瘤病最常见于成人。但足跖和手掌的纤维瘤病可偶发于儿童,且儿童中跖部比掌部皮损更常见。掌跖纤维瘤病表现为足底或手掌的结节状或斑块状增厚。病变常可累及相邻的肌腱结构,并可导致手指屈曲挛缩。这些继发性改变在儿童比成人少见。尽管皮损最初通常是无痛的,但随着时间的推移,足底病变随着行走的承重损伤常会导致疼痛[1-3]。

鉴别诊断包括钙化性腱膜纤维瘤、硬化性纤维瘤病、细胞性皮肤纤维瘤和纤维肉瘤。

病理　肿瘤皮损在早期表现为梭形细胞形成的束状带和细胞数显著增加的结节区相结合,无细胞异型。成熟病变与(深部的)婴儿纤维瘤病的表现非常相似,即可见淡染的梭形细胞呈束状分布于胶原基质中。

治疗　掌跖纤维瘤病比婴儿纤维瘤病预后更好。尽管常在局部复发,但不会出现婴儿纤维瘤病的隐匿性浸润生长模式。因此,掌跖纤维瘤病不会像婴儿纤维瘤病那样出现浸润和累及邻近重要结构的风险。

因其浸润性特点常导致手术全切困难,或者很难避免造成一定程度的功能损伤,所以非手术干预被列为一线治疗方法。曲安奈德注射[4]、经皮胶原酶注射[5]和放疗[6]是手术治疗的替代方法。对于那些有明显挛缩的患者,手术干预是必需的。手术切除后复发率高达 84%,42% 有多次复发的风险,这与手术难以完全切除有关[1]。复发通常发生在切除后的 12 个月内。

参考文献 114.8

见章末二维码

牙龈纤维瘤病

引言和历史　牙龈纤维瘤病(又称:先天性特发性牙龈纤维瘤病,遗传性牙龈增生,泛发性牙龈肥大,牙龈象皮病)是一种牙龈纤维性过度生长性疾病,某些患者与其他疾病(包括多毛症、智力发育迟缓和癫痫)相关[1-2]。

流行病学和发病机制　牙龈纤维瘤病患者可分为两类:散发性和遗传性(常染色体显性或隐性遗传)。有遗传性疾病的患者常表现出异质性。牙龈纤维瘤病与多种不同的遗传综合征相关,包括齐默尔曼-拉班德综合征(Zimmermann-Laband syndrome)、拉蒙综合征(Ramon syndrome)和克利珀尔-特雷纳奈-韦伯综合征(Klippel-Trenaunay-Weber syndrome)[1,3-5]。有人认为 *SOS1* 基因发生突变是非综合征型牙龈纤维瘤病的病因之一[6]。有人指出,许多牙龈纤维瘤病的出现(可在任何年龄发生)都与牙列发育相吻合,因此推测牙齿萌出与其牙龈纤维瘤病的发生有关。牙龈增大与成纤维细胞产生的细胞外基质沉积增加有关,由此推测这是由于转化生长因子 β1 的信号增加所致,而转化生长因子 β1 是伤口愈合和组织再生的介质[7]。

临床特征和鉴别诊断　牙龈肿块生长缓慢且无痛,但有症状(因为经常影响进食和说话)。在有遗传性疾病患者中,上述病程可以单独存在或伴随其他异常(包括多毛症、癫痫、智力发育迟缓或骨骼异常)。牙龈纤维瘤病的纤维过度生长可能仅限于局部牙龈,也可能广泛累及下颌和上颌区域,甚至延伸至邻近的腭。

牙龈纤维瘤通常需病理活检诊断。一般来讲,前述提及的婴儿纤维瘤的鉴别诊断也同样适用于牙龈纤维瘤病。幼年性透明蛋白变性(juvenile hyalinosis)也可能累及牙龈,但常有皮肤病变,可以在临床上对两者进行区分。用药(苯妥英、环孢素和钙通道阻滞剂)可引起牙龈肥大、慢性牙龈炎或其他反应性病变,且组织学表现与牙龈纤维瘤病相似。牙龈肥大也常见于溶酶体贮积病如黏脂贮积病和天冬氨酰葡糖胺尿症中。

病理　牙龈纤维瘤病的病理表现以致密的胶原基质为特点,因此某种程度上组织学类似于幼年性透明蛋白变性(juvenile hyalinosis):基质成分多于细胞成分。然而,在牙龈纤维瘤病中,基质是胶原基质Ⅰ[这与幼年性透明蛋白变性中显示均匀的高碘酸席夫(PAS)反应阳性的透明基质形成对比]。

治疗　牙龈纤维瘤病的预后与(浅表)掌跖纤维瘤病相似。本病是一种良性纤维增生性疾病,具有明显的局部复发能力。但是,它缺乏婴儿(类胶质)纤维瘤病的局部侵袭性,也没有真性纤维肉瘤的转移能力。

纤维性肿块可造成进食或说话障碍,因此患者会希望尝试手术切除。皮损复发使想通过手术治疗达到痊愈的想法失败。有意思的是,一些较小的病变可以通过拔除邻近萌牙的方法进行治疗，但这种刺激首先会引起纤维性的过度生长。

参考文献 114.9

见章末二维码

婴儿指(趾)纤维瘤病

引言和历史　婴儿指(趾)纤维瘤病[又称：婴儿皮下纤维瘤、婴儿皮肤纤维瘤病、复发性指(跖)纤维瘤病、包涵体纤维瘤病]是一种儿童期的纤维增生性疾病，特征是皮损部位(位于手指和脚趾)及其光镜下的表现。

流行病学和发病机制　婴儿指(趾)纤维瘤病通常在生后第一年内出现，也可能出生时即有；罕见有发生在大龄儿童中的报道。本病无性别差异，发病机制尚不清楚。但无遗传性。有些患者与既往的创伤史有关[1-2]。

临床特征和鉴别诊断　婴儿指(趾)纤维瘤病的皮损发生在手指和足趾上，仅报道少数病例可发生在其他部位。受累指(趾)可见隆起坚实的粉红色至肉色无痛性结节(图114.7)。表面皮肤与皮损黏连，通常位于受累指(趾)的伸侧。皮损初发时通常看起来很小，约1cm或更小；最大很少超过2cm。结节可以单发或多发，也可出现在手足的多个指(趾)上，一般无症状。

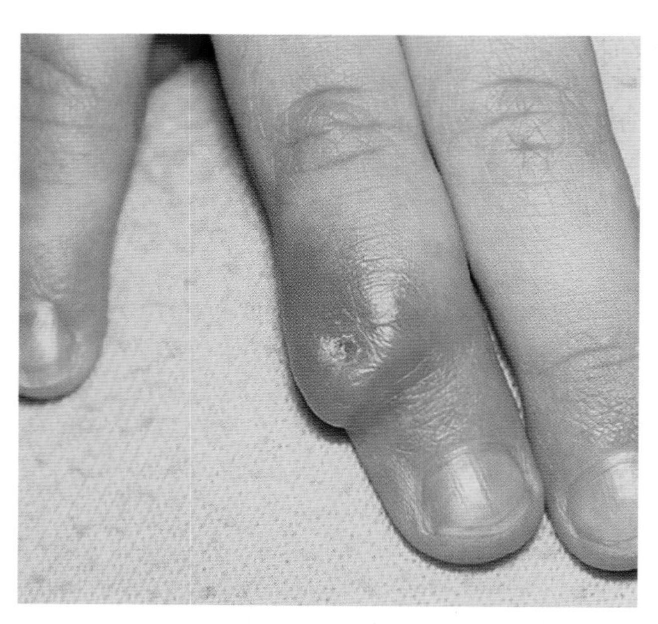

图114.7　3岁的指纤维瘤病患儿第四指侧缘的红色结节

和婴儿纤维瘤病中讨论的一样，鉴别诊断时需考虑到其他增生性疾病。尝试进行手术切除后，皮损的复发增加了其呈恶性进程的可能性，但指(趾)纤维瘤病缺少以下标志恶性进程的特点：细胞数增多、高有丝分裂活性和局灶性坏死。

病理　低倍镜下，可见呈束状的梭形细胞，这些梭形细胞束充满整个真皮并可达表-真皮交界处(图114.8)。细胞异型性不是皮损的特征表现。低倍镜下，指(趾)纤维瘤病表面看起来与婴儿纤维瘤病大致相似(图114.9)。然而，进一步观察发现，指(趾)纤维瘤病最具鉴别性的特征是在常规苏木精-伊红染色后，可见到散在分布的含嗜酸性包涵体的细胞，这些包涵体呈典型的似核状，并可挤压邻近的细胞核而出现凹痕，表现为磷钨酸苏木精染色阳性和Masson三色染色阳性，而PAS染色阴性。超微结构检查显示这些胞内的包涵体是纤维状和颗粒状电子致密物质混合体，可能是密集的肌动蛋白微丝[3]。

治疗　指(趾)纤维瘤病病程及预后差异较大。部分患儿皮损可自发消退，而其他患者(超过50%的病例)则观察到病变进展，尽管尝试进行手术祛除，但是也多次复发[4-6]。与其他一些更惰性的纤维瘤相比，指(趾)纤维瘤病局部复发的可能性更高。但是与婴儿纤维瘤病相比，指(趾)纤维瘤病发生广泛浸润的可能性更小。瘤体自发消退后，受累指(趾)的一些畸形可能发展为潜在的后遗症。

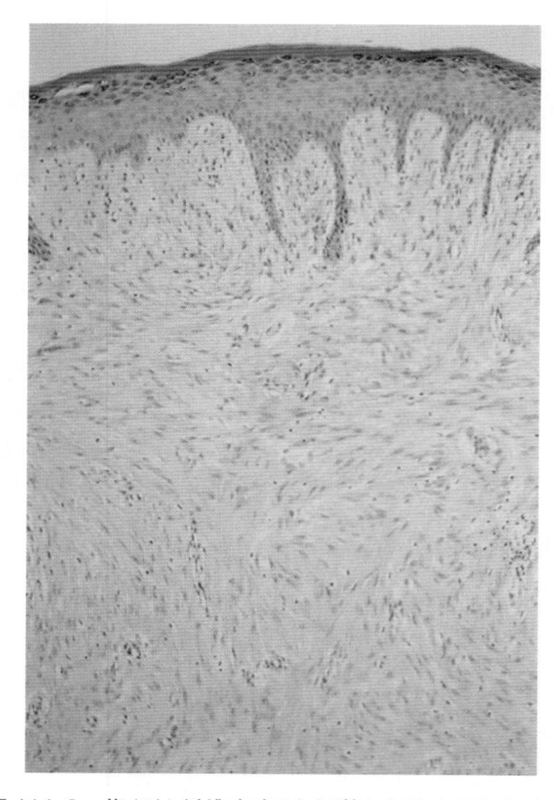

图114.8　指(趾)纤维瘤病(包涵体)充满皮下组织和真皮，接近表-真皮交界处

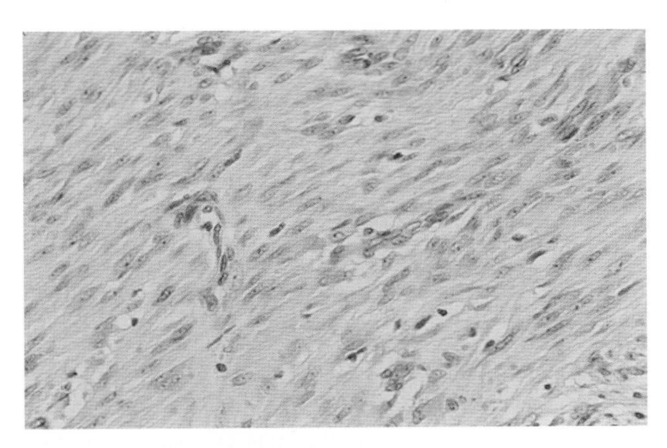

图 114.9 指(趾)纤维瘤病(包涵体)梭形细胞排列成束状,类似婴儿纤维瘤病,另外在大多数病变中发现了嗜酸性包涵体(这种包涵体不是婴儿或掌跖纤维瘤病的特征)

鉴于疾病过程的不可预测性,一些临床医生不愿对病变进行广泛且可能造成毁形性的切除。此外,另一个更复杂的原因是尝试进行外科手术切除后,会有1/2~3/4 的病变复发。由于某些病变会自发消退,所以对某些患者来说(活检明确诊断后)采用临床观察和随访监测皮损的变化可能更合理[7]。有些患者因皮损导致穿鞋困难,我们曾对 2 名患儿进行肿物削除是有效的,即使复发,也是缓慢出现,最终无需进一步干预,即可消退。

显然,我们需针对某个特定患者的特定病变进行个体化治疗。对于进展性病变,Mohs 显微手术是一种可选的手术方式[8]。

参考文献 114. 10

见章末二维码

钙化性腱膜纤维瘤

引言和历史 1953 年 Keasbey 首次描述钙化性腱膜纤维瘤(又称:青少年腱膜纤维瘤,钙化纤维瘤)是一种良性纤维增生性疾病,多发于儿童期或青春期,远端肢体好发[1]。

流行病学和发病机制 本病可发生在任何年龄,但最常见于 20 岁之前(10 岁左右为发病高峰),男性更为常见,男女发病比率为 2∶1[2]。目前不清楚是何种刺激导致钙化性腱膜纤维瘤的发生。由于尚未发现家族遗传模式,因此认为该病是散发的。在一些患者中发现了导致表皮生长因子表达的 *FN1-EGF* 融合基因[3]。

临床特征和鉴别诊断 钙化性腱膜纤维瘤皮损生长缓慢,最常见于手部(手掌或手指)。大约 15% 发生在踝部或足底[4],其他部位很少累及[2]。皮损与其表面的皮肤黏连,表现为坚硬的活动性结节,无触痛或仅轻度压痛。其发展速度没有婴儿纤维瘤那么快,相反,就诊前皮损可能已经存在了数月至数年。

鉴别诊断包括结节性筋膜炎、婴儿纤维性错构瘤、婴儿纤维瘤病或纤维肉瘤。

病理

组织学上,钙化性腱膜纤维瘤表现为成束状排列的梭形细胞增殖,这种结构与婴儿纤维瘤病和指(趾)纤维瘤病有相似之处。其典型特征是局部出现软骨和无定形钙质沉积物,皮损边缘可浸润至邻近的软组织。

鉴别诊断

鉴别诊断需考虑婴儿纤维瘤病、掌跖纤维瘤病或婴儿纤维性错构瘤;而这些病变缺乏钙化和软骨样病灶。纤维肉瘤也要考虑,但可以通过纤维肉瘤有更多的细胞数量和细胞异型性进行鉴别。

治疗 在大多数情况下,钙化性腱膜纤维瘤会随着时间的推移而稳定,甚至会消退。其特性类似指(趾)纤维瘤病或婴儿纤维瘤病。与婴儿纤维瘤病不同,临床上钙化性腱膜纤维瘤不具有局部大范围浸润和损害重要结构的倾向。

最初的治疗通常是尝试手术切除,但是,大约 1/2 的皮损术后会复发。出生后 5 年内的局部复发率高于年龄更大的儿童[5],表明随着时间的推移,增殖过程可能会经历某种形式的成熟。实际上,某些病变(甚至是复发性病变)可能会随时间变得稳定甚至消退。因此,针对术后的复发性病变,除非不可避免,否则许多外科医生会选择观察和放弃尝试再次切除。

参考文献 114. 11

见章末二维码

巨细胞成纤维细胞瘤和隆突性皮肤纤维肉瘤

引言和历史 巨细胞成纤维细胞瘤和隆突性皮肤纤维肉瘤(dermatofibrosarcoma protuberans, DFSP)均有 CD34 阳性的特征,认为属同一疾病谱:巨细胞成纤维细胞瘤在儿童中更常见,而 DFSP 青少年和成人更常见。有报道,在切除了原本存在的巨细胞成纤维细胞瘤后,出现复发的病变类似 DFSP,复发性 DFSP 类似巨细胞成纤维细胞瘤,以及有些病变同时表现两者的特征[1-3]。这类肿瘤由于其转移风险低而被分类为中度恶性的纤维组织细胞肿瘤。但如果未完全切除,都常出现复发。

流行病学和发病机制 巨细胞成纤维细胞瘤通常发生在 5 岁以下的儿童,中位发病年龄为 3 岁[4]。最常见于男孩。DFSP 在儿童中的年发病率约为 1/1 000 000[5-6]，最常见于成人，当发生于儿童时，最常见的年龄是 7~16 岁，中位年龄为 15 岁[5]。巨细胞成纤维细胞瘤和 DFSP 表现出相同的分子变化。分子研究表明，体细胞（瘤内）染色体异常（17;22 易位或环形染色体）导致 *COL1A1* 基因的外显子 29 与 *PDGFB* 基因的外显子 2 融合[7]。

临床特征和鉴别诊断 巨细胞成纤维细胞瘤表现为无痛性肿块，位于真皮和皮下区域。其生长速度不如婴儿纤维瘤病或先天性/婴儿纤维肉瘤那么快。与某些位于远端的纤维瘤相比，巨细胞成纤维细胞瘤最常见向心性分布，更易发生在背部、大腿和胸部。DFSP 的临床表现多样，最常见的是在早期将其误认为是良性血管畸形或错构瘤。肿瘤最常见于躯干和四肢近端，以缓慢的、进行性生长为特征。DFSP 很少转移，因此不需要进行分期评估。

临床鉴别诊断包括血管畸形、纤维性错构瘤和婴儿纤维瘤病。

病理 巨细胞成纤维细胞瘤与其他纤维瘤一样，表现为梭形细胞的增殖。此外，本病还有其他两个独有的特征：细胞异型性和假性血管间隙。细胞异型性可以是梭形细胞，或者更典型的是大的多核巨细胞。这些多核巨细胞（有时被描述为核排列成“花环状”）通常出现在裂隙状或间隙状血管的周围。但这些间隙并非内皮细胞组成，实际上只是假性血管裂隙。

钙化结构和假性血管间隙这两者同时存在是巨细胞成纤维细胞瘤唯一和特征性的特点，可将其与大多数其他良性纤维性病变区分开。光学显微镜下的鉴别诊断中，一个更重要的问题是肿瘤组成细胞的多形性，这一点自然会让人考虑到恶性过程。然而，“看起来相似”的肉瘤（例如恶性纤维组织细胞瘤或脂肪肉瘤）在儿童中极为罕见。此外，尽管存在组成细胞的多形性，但巨细胞成纤维细胞瘤没有表现出恶性肿瘤的有丝分裂活性或坏死灶。

治疗 由于肿瘤呈浸润性生长，所以进行常规外科手术切除后，1/2 以上的病变会复发，从这方面讲，其疾病过程与钙化性腱膜纤维瘤或婴儿纤维瘤病等其他纤维瘤类似。

巨细胞成纤维细胞瘤和 DFSP 最好通过外科手术切除，应进行彻底的局部扩大切除或最好采用 Mohs 显微手术。当确实有复发时，通常可以通过再次手术切除成功治疗。对于不能完全切除的大型 DFSP 肿瘤，据报道甲磺酸伊马替尼可能是一种治疗选择，它是一种酪氨酸激酶抑制剂，可以抑制血小板衍生生长因子（PDGF）的活性[8-10]。

参考文献 114.12

见章末二维码

先天性和婴儿纤维肉瘤

引言 先天性和婴儿纤维肉瘤是一种罕见的低、中度恶性肿瘤，其生长速度快，但很少发生转移[1]。尽管如此，肿瘤的预后良好，5 年生存率达 94%[2]。

流行病学和发病机制 本病有男性易患倾向。几乎所有病变都在生后的 4 年内发生，大多数在生后至 1 岁间出现。肿瘤被证实含有异常的染色体易位，t（12;15）（p13;q25），导致 *ETV6-NTRK3* 基因融合和大量的染色体多聚体形成[3]。这种融合蛋白导致不依赖配体的嵌合酪氨酸激酶激活，从而导致 Ras/MAPK 和 PI3K/ACT 通路的组成激活[4]。形态学、细胞遗传学和生物学证据均支持先天性（婴儿）纤维肉瘤与先天性中胚层肾瘤（congenital mesoblastic nephroma，CMN）相关。同样在 CMN 中，也一样发现了 *ETV6-NTRK3* 的融合转录和/或 *ETV6* 区域的重排。婴儿纤维肉瘤和 CMN 可能代表同一种肿瘤，既可发生在肾脏，也可出现在软组织[5]。

临床特征和鉴别诊断 本病有两种临床类型：出生时即存在（先天性纤维肉瘤）（图 114.10）和生后出现（婴儿纤维肉瘤）。考虑到两种类型病程相似，因此认为是一种疾病。不论是先天性的还是出生后出现的，肿块都是无痛的，通常在起初发现时就相当大并且生长迅速。皮损往往位于肢体远端，常见的受累部位包括四肢、头部、躯干和骨盆[6]。

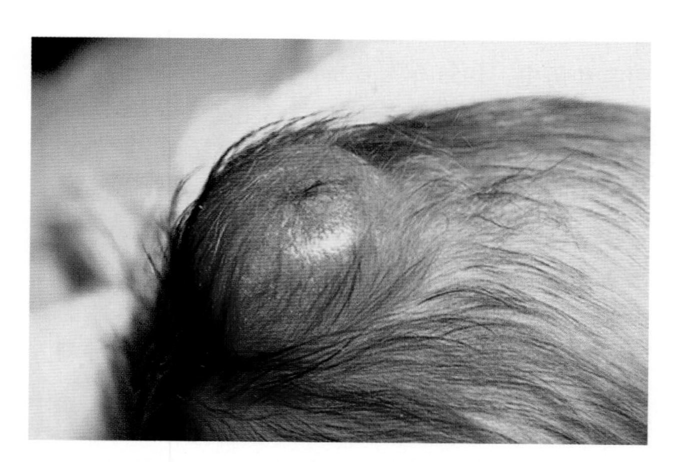

图 114.10 快速生长的先天性纤维肉瘤

临床鉴别包括血管畸形、先天性血管瘤、婴儿血管瘤、婴儿肌纤维瘤、DFSP、硬化性纤维瘤病和其他肉瘤。

病理　先天性/婴儿纤维肉瘤的低倍镜表现为深染的椭圆形、梭形细胞大量增殖(图 114.11)。可见大量的有丝分裂象(通常每高倍镜视野有一个以上);常见坏死灶,单个肿瘤细胞可见多形核(图 114.12)。脉管系统表现突出,实际上在某些区域可能模仿血管外皮细胞瘤的细胞分布。梭形细胞束通常与相邻的肿瘤细胞束排列成一个角度(有人称其为“人字形”)。可见散在分布的慢性炎症细胞。

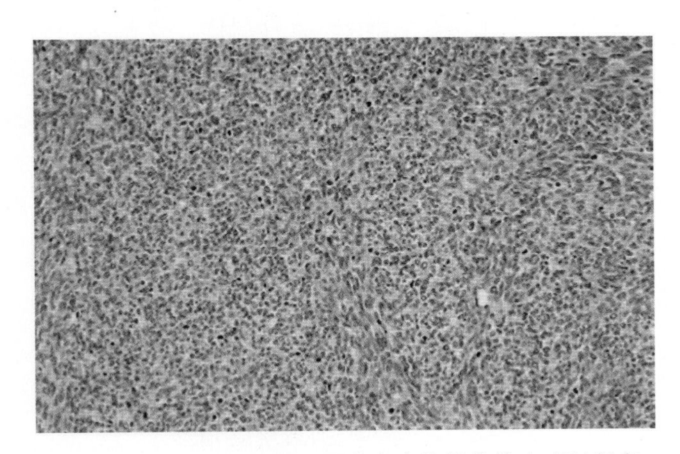

图 114.11　先天性/婴儿纤维肉瘤的低倍镜表现以紧密堆积的深染细胞为特征

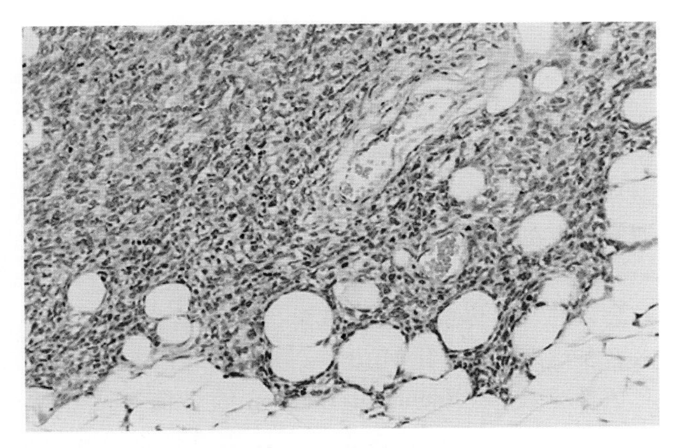

图 114.12　先天性/婴儿纤维肉瘤的边缘呈浸润性,肿瘤向前推进的部分侵犯和包裹邻近结构

组织活检发现纤维肉瘤可见大量细胞团块和有丝分裂活跃共存提示可能诊断为恶性疾病。尽管临床上容易与纤维瘤病混淆,但充足的活检材料可将纤维肉瘤与纤维瘤病区别开来。与其他肉瘤的鉴别点:因无横纹肌母细胞的分化(或者光镜下可见或免疫组织化学提示 desmin 阴性)即可排除横纹肌肉瘤;恶性的血管外皮细胞瘤在生后第一年极为罕见,并且以细胞周弥漫排列模式为特征,而不是先天性/婴儿纤维肉瘤中可见的局灶性改变。

治疗　尽管任何病灶被认定为肉瘤都有很强的负面意义,但在儿童患者中,先天性/婴儿纤维肉瘤比成人纤维肉瘤(光镜下表现与儿童相似的病变)呈更明显的惰性过程。当广泛的局部切除可成功达到无肿瘤切缘的目标时,这种手术是治愈性的。实际上,大多数情况下都可以获得这样好的结果,预计不到 10% 的患者会发生转移。

最好的治疗方法是外科手术。由于治疗的目标是对病变进行彻底的手术切除,因此 Mohs 显微手术是很有吸引力的手术方式。尽管确实有大约 1/2 的病变在手术切除后复发,但 5 年生存率仍高达 80%[7]。当单纯手术切除不可行时,除手术外,使用辅助化疗也可能有一些作用[7-8]。

(孟圆　喻泸 译,李萍　夏耘秋　王华 校)

参考文献 114.13

见章末二维码

第115章 皮肤癌

Karen Agnew

摘要

皮肤癌是表皮的恶性肿瘤。儿童罕见,但可能致命。基底细胞癌(基底细胞上皮瘤)从表皮或其附属器的基底细胞发展而来,而鳞状细胞癌(表皮样癌)起源于角质形成细胞。非黑色素瘤皮肤癌一词通常是指基底细胞癌和鳞状细胞癌。儿童非黑色素瘤皮肤癌通常发生在有慢性免疫抑制或相关的遗传病等易感危险因素的情况下。皮肤监测和防光措施在高危人群的管理中都很重要。其他的恶性皮肤肿瘤如梅克尔细胞癌、皮脂腺癌、毛母质癌在儿童中极为罕见。皮肤癌的诊断依靠组织病理学,手术切除是儿童恶性肿瘤的首选治疗方法。

要点

- 皮肤癌是表皮的恶性肿瘤,包括基底细胞癌(basal cell carcinoma,BCC)、鳞状细胞癌(squamous cell carcinoma,SCC)、毛母质癌、皮脂腺癌和梅克尔细胞癌。
- 基底细胞癌和鳞状细胞癌通常被称为非黑色素瘤皮肤癌。
- 儿童非黑色素瘤皮肤癌通常发生在有易患风险因素的个体如慢性免疫抑制或患相关的遗传病。
- 尽管少见,但儿童基底细胞癌的患病率要高于鳞状细胞癌。毛母质癌、皮脂腺癌和梅克尔细胞癌在儿童中极为罕见。
- 皮肤癌的诊断依靠组织病理学检查。
- 手术切除是儿童皮肤癌的治疗方法。

引言

基底细胞癌(basal cell carcinoma,BCC)、鳞状细胞癌(squamous cell carcinoma,SCC)、毛母质癌、皮脂腺癌和梅克尔细胞癌均为表皮恶性肿瘤。儿童罕见,但能导致严重症状并可能致命。

BCC,也称为基底细胞上皮瘤,是一种缓慢发展的低风险恶性肿瘤,通常引起局部组织破坏,罕见转移[1]。SCC,也称为表皮样癌,来源于角质形成细胞。这些肿瘤中有一小部分可发生转移,通常是局部或区域淋巴结转移。BCC和SCC通常被称为非黑色素瘤皮肤癌[2]。儿童非黑色素瘤皮肤癌通常发生在有易感风险的个体如慢性免疫抑制或相关的遗传病[3,5]。

毛母质癌是一种罕见的恶性附属器肿瘤,儿童只有几例报道[6-8]。皮脂腺癌和梅克尔细胞癌也是罕见皮肤恶性肿瘤[9-15],更常见于老年人,偶尔也有儿童患病的报道[9,12,15-16]。

基底细胞癌

基底细胞癌(basal cell carcinoma,BCC),亦称基底细胞上皮瘤,是一种起源于表皮基底细胞或其附属器的皮肤肿瘤。

流行病学 BCC是最常见的皮肤恶性肿瘤,主要累及白种人。世界范围内的发病率正在上升,并且随着年龄的增长而增高。BCC的患病率在澳大利亚这一类国家最高,主要是因为紫外线的高暴露以及Fitzpatrick Ⅰ型和Ⅱ型皮肤的人口老龄化[1-2]。这些肿瘤儿童罕见,通常发生在有易感危险因素的患者。

先天和环境危险因素与儿童BCC相关,这一点是公认的。遗传或先天性危险因素包括基底细胞痣综合征、眼皮肤白化病、Bazex-Dupre-Christol综合征、着色性干皮病、Rothmund-Thomson综合征和皮脂腺痣[1,3-5,17-18]。环境的或医源性危险因素包括放疗、化疗和器官移植导致的慢性免疫抑制,均已在早发BCC中有报道[3,5,17,19-20]。

一项针对182名非黑色素瘤皮肤癌中的28名儿童和年轻人的研究发现,其中80%是BCC,其余的6.5%和13.5%分别是浸润性鳞癌和原位鳞癌。BCC中43%的患者在10岁以前发病。84%的患者属于Fitzpatrick Ⅰ型或Ⅱ型皮肤,几乎所有患者均有相关的危险因素。50%的患者有诱发因素,超过46%的患者有环境或医源性危险因素。所有Fitzpatrick Ⅲ型或更高型皮肤的患者均有与BCC相关的易感因素包括基底细胞痣综合征、着色性干皮病和皮脂腺痣[3]。

无先天性或医源性危险因素的儿童也可发生

BCC，但罕见[17,21]。另一篇文献回顾了 107 例儿童特发性 BCC。在这项研究中，患者的年龄范围为 2~18 岁，平均年龄 11 岁。大多数儿童为白种人，但有两个西班牙裔儿童和一个黑人儿童[17]。

表 115.1 列出了已确定与儿童 BCC 相关的危险因素。

表 115.1　儿童期发生的非黑色素瘤皮肤癌的危险因素

	基底细胞癌(BCC)	鳞状细胞癌(SCC)
紫外线辐射	白种人的主要危险因素及次要危险因素	次要危险因素
放疗	危险因素	成人中有报道，但 BCC 更常见
慢性医源性免疫抑制	危险因素，但 SCC 更常见	危险因素
干细胞移植后使用伏立康唑	相关性未知	危险因素
基底细胞痣综合征	危险因素且往往是多发 BCC	不确定的危险因素
着色性干皮病	危险因素	危险因素
眼皮肤白化病	危险因素	危险因素
大疱性表皮松解症	少数病例报告，而 SCC 更常见	危险因素，尤其是严重泛发隐性遗传营养不良型
Rothmund-Thomson 综合征	危险因素	危险因素
Bazex-Dupre-Christol 综合征	危险因素	不确定的危险因素
范科尼(Fanconi)贫血	相关性未知	危险因素且干细胞移植后风险增加
皮脂腺痣	危险因素	少数病例报道，BCC 更常见

发病机制　和任何器官一样，皮肤中细胞的增殖与分化之间存在微妙的平衡。当导致细胞分裂增加和分化受损的干扰发生时，恶性肿瘤就会发生。BCC 起源于表皮基底细胞或其附属器。

癌症是 DNA 损伤累积的结果，通常是由于致癌物暴露和遗传易感性共同作用导致[22]。

有许多公认的与儿童 BCC 发病有关的因素。包括：

致癌物

紫外线(ultraviolet，UV)辐射或阳光照射是和非黑色素瘤皮肤癌发生相关的主要致癌物，不仅会导致 DNA 损伤，而且对皮肤有免疫抑制作用。当紫外线诱导的 DNA 突变发生在调节细胞生长的基因时就可能导致癌变[22]。但是，儿童累积的紫外线辐射的暴露是比较低的，因此在非黑色素瘤皮肤癌发病中往往起次要作用。

放疗或电离辐射是另一种可能引起 DNA 损伤而导致恶性肿瘤的致癌因素，是儿童与成人发生 BCC 的危险因素[3,19-20]。

易感性遗传性皮肤病

许多与非黑色素瘤皮肤癌相关的基因突变已经确定，包括：

痣样基底细胞癌综合征(Gorlin-Goltz 综合征，Gorlin 综合征)是常染色体显性遗传，主要与染色体 9q22-31 上的 patched1 基因(*PTCH1*)的突变有关[4-5,22-23](请参阅第 139 章)。高达 50% 的病例是自发突变。*PTCH1* 编码一种跨膜糖蛋白，patched1，在一种刺激肿瘤生长的促癌 Hedgehog 信号通路中有抑制肿瘤生长的作用。该综合征的临床特点是表现为 BCC、牙源性颌骨角化囊肿和脑钙化三联征。BCC 通常在青春期首发，但最早可在 1 岁发生[5,23]。

着色性干皮病(见第 138 章)是一组罕见的常染色体隐性遗传病。编码核苷酸切除修复通路蛋白的一个基因发生了突变[4-5,22]。这一通路的作用是清除皮肤中主要由紫外线诱发的受损的 DNA。当生长调节基因中的 DNA 损伤无法修复时，就会发生肿瘤。

眼皮肤白化病(见第 124 章)是一组以患者表现为皮肤、头发和眼的色素全部或部分脱失的遗传性疾病[4-5]。最常见的是由酪氨酸酶基因突变引起的眼皮肤白化病 1 型，该基因编码酪氨酸酶，其催化黑色素生物合成途径中的三个步骤，突变可导致黑素细胞内的黑色素减少[4-5]。黑色素具有光保护性，能够吸收可能对 DNA 或细胞膜造成损伤的紫外线。因此，缺乏黑色素使个体更易罹患皮肤恶性肿瘤[22]。

免疫抑制

长期的免疫抑制是儿童非黑色素瘤皮肤癌的公认危险因素。据推测，由于免疫监视功能受损使发育异常的角质形成细胞无法得到有效识别和清除，而导致恶性肿瘤生长不受控制[3,5]。在儿童非黑色素瘤皮肤癌中，有报道称在造血干细胞移植、器官移植和需要长期免疫抑制药物治疗的慢性移植物抗宿主病患者中存在医源性免疫抑制。相比于成人,医源性免疫抑制的儿童更容易发生 SCC 而不是 BCC[3,24-25]。

临床特征和鉴别诊断 临床评估包括收集完整的病史和查体对于皮肤恶性肿瘤患儿的早期诊断至关重要。有易感危险因素的患者需要高度怀疑。

儿童 BCC 的临床表现与成人相似:肿瘤生长缓慢,且多发于头部。儿童最常表现为经久不愈且可能合并出血的皮损。肿瘤表现为粉红色或色素性的,具有特征性的珍珠状卷曲边缘,可在皮肤拉伸时变明显。

BCC 的临床病理分型在儿童和成人患者中均得到认可。分型包括结节型(实性)、微结节型、浅表型、硬斑病型、浸润型、色素型、腺样囊性基底细胞癌和基底鳞癌[1,17]。结节或微结节型 BCC 通常表现为半透明的珍珠状丘疹或结节,边界清楚,病变扩大到一定程度后,中心有发生溃疡的趋势,在覆盖基底细胞癌的薄层皮肤中可见扩张的浅表毛细血管。浅表型 BCC 主要发生在躯干,常表现为薄而边界清楚的斑块,中央为可出现萎缩或脱屑,边缘呈线状凸起。色素型 BCC 表现为皮损内呈褐色、红色或黑色的色素沉着,是由于黑色素沉着或血液成分改变所致。这种色素沉着通常发生在结节型、微结节型或浅表型 BCC 中。腺样囊性通常发展为边缘卷曲的弥漫性斑块,而浸润型和硬斑病型的典型表现为硬化性瘢痕样斑块,边界不清。基底鳞状细胞癌同时具有 BCC 和 SCC 的组织学特征,但临床上皮损表现更像 SCC,此类皮损是 SCC 的变异型还是 BCC,尚存争议[22]。BCC 在极少数情况下有发生转移的报道。

BCC 是可发生在皮脂腺痣皮损内的肿瘤之一[3,18,22]。典型的表现为乳头状瘤样痣内的硬丘疹(图 115.1)。

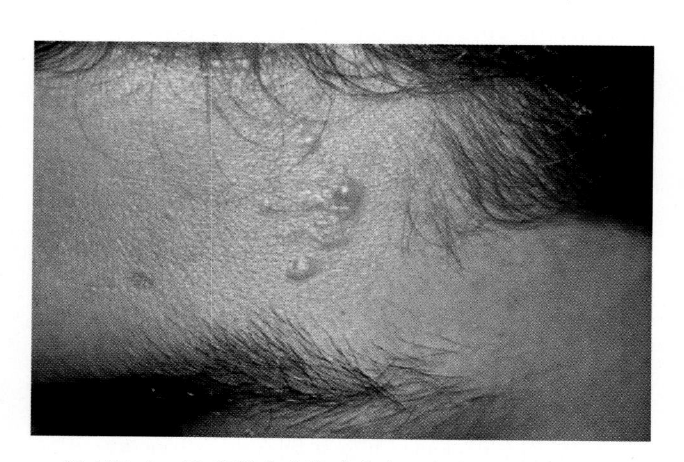

图 115.1 10 岁男孩皮脂腺痣内的色素型基底细胞癌

基底细胞癌可根据临床表现诊断,但确诊需依靠切开或者切除后行组织病理学检查。BCC 的鉴别诊断包括无色素性黑色素瘤和附属器疾病如基底细胞样毛囊错构瘤、毛母细胞瘤、毛囊瘤和毛发上皮瘤等[17,21,26]。

组织病理学 BCC 的组织学特征依不同亚型而不同,但共同点是真皮中见巢状或岛状的基底细胞样肿瘤细胞,边缘的细胞核呈栅栏状排列(图 115.2)。肿瘤细胞核深染,有多发核分裂,缺少胞质。在浅表型 BCC 中,肿瘤细胞紧连表皮并局限在真皮乳头层。硬斑病型 BCC 可见线状的肿瘤细胞嵌入致密的纤维间质[22]。

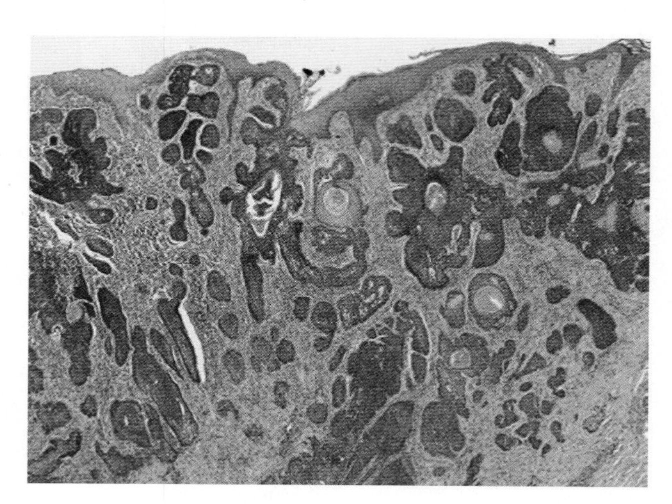

图 115.2 低倍镜下的基底细胞癌表现为真皮内的基底样细胞巢(苏木精-伊红染色)。资料来源:Courtesy of Dr Patrick Emanuel, Auckland District Healthboard, New Zealand.

治疗 对于有公认危险因素的非黑色素瘤皮肤癌患者的监控和检查是疾病管理的基本原则。高危个体及其家庭需要接受患者教育、学习自检方法和进行密切观察,以确保早期诊断。

手术切除是儿童 BCC 的治疗选择,Mohs 显微外科手术已经在一些病例中获得成功[17,21]。其他有效的治疗方式包括冷冻、刮除术和电干燥术、光动力疗法和局部外用咪喹莫特[1,3,22]。维莫德吉(Vismodegib)是一种口服的 Hedgehog 通路抑制剂,可作为痣样基底细胞癌综合征患者的一种治疗选择[23,27]。维莫德吉和咪喹莫特在儿童中的安全性和有效性尚未明确。

预防 由于紫外线是公认的 BCC 最强的危险因素,因此光保护是预防的基本措施。

光保护措施包括避免日晒、穿防晒衣和使用防晒霜。易感个体,尤其是儿童,应避免使用日光浴床,防止晒伤。紫外线辐射的强度在一天中变化很大,上午 10 点至下午 4 点之间有大约 2/3 的 UVB 和 1/2 的 UVA 辐射可到达地球表面[22,28]。

衣物具有良好的光保护性能,并且倾向于均匀吸收太阳辐射的光谱。衣物的紫外线防护指数(ultraviolet protection factor, UPF)类似于防晒霜的防晒指数

(sun protection factor,SPF),用于衡量某种衣物的光保护程度。编织紧密、深色和较重的衣物更具光保护性,且有较高的 UPF 值[22,28]。

防晒霜是外用在皮肤上可减弱紫外线辐射的制剂,通过反射和/或吸收紫外线辐射来实现这一目标。防晒霜需在皮肤上维持足够的量才能确保在阳光照射下有效。遗憾的是,防晒霜的用量常常不足,应在阳光暴露前 30min 足量使用,2h 后、游泳后或出汗后重复使用[28]。广谱防晒霜最好,因为可同时抵御 UVB 和 UVA。在皮肤癌发病率很高的新西兰和澳大利亚,建议使用 SPF 50+的广谱防晒霜。

鳞状细胞癌

SCC,也称为表皮样癌,是起源于表皮角质形成细胞或其附属器的恶性肿瘤。

流行病学 皮肤 SCC 约占非黑色素瘤皮肤癌的 20%,儿童 SCC 罕见,发生率低于儿童 BCC[3,24]。事实上,SCC 好发于有易患危险因素的儿童。与 BCC 一样,这些危险因素可能是先天性的或环境性的[3-5]。

先天性或遗传性危险因素包括着色性干皮病。患有这种常染色体隐性遗传病的儿童,在没有进行防晒保护的情况下,发生 SCC 或 BCC 的中位年龄为 8~9 岁[4]。遗传性皮肤病中的大疱性表皮松解症与皮肤黏膜 SCC 的发生有关,患病风险随着年龄的增长而增加[4,29-30]。肿瘤最常见于严重的广泛性隐性营养不良型大疱性表皮松解症,是患者死亡的主要原因。在其他营养不良亚型和交界型大疱表皮松解症的儿童中也有发生 SCC 的报道。此外,SCC 是眼白化病患者最常伴发的皮肤恶性肿瘤[4-5,29,31]。据报道,与儿童 SCC 相关的其他遗传病包括 Rothmund-Thomson 综合征、先天性角化不良、Clericuzio 型皮肤异色症伴中性粒细胞减少症、γ 干扰素受体 2 缺乏症和范科尼贫血造血干细胞移植术后,其发生 SCC 的风险增加[32-34]。

已得到公认的儿童 SCC 发生的医源性危险因素包括器官移植后的慢性免疫抑制、全身放疗以及造血干细胞移植或伏立康唑引起的医源性免疫抑制[3,24-25,35-36]。

表 115.1 列出了与儿童期发生的 SCC 相关的危险因素。

发病机制 SCC 中的恶性细胞来源于表皮角质形成细胞或其附属器。如 BCC 发病机制部分所述,致癌物、易感遗传性皮肤病和免疫抑制也与 SCC 的发病机制有关。尽管 BCC 是儿童期最常见的非黑色素瘤皮肤癌,但具有医源性免疫抑制危险因素的儿童更易患 SCC[3,24-25]。

大疱性表皮松解症(见第 76 章)是一种遗传性皮肤病,其中患有交界和营养不良亚型的个体发生皮肤黏膜 SCC 的风险增加[4,29-30]。肿瘤容易出现在反复起水疱和瘢痕部位。SCC 在这类表现为皮肤易脆的遗传性皮肤病中的发生机制尚不清楚[4,29]。

临床特征和鉴别诊断 SCC 主要发生在曝光部位和光损伤的皮肤,因此,面部、口唇、耳、头皮、手背和小腿是成年人常见的发病部位[22,37]。存在免疫抑制或遗传易感因素的儿童在紫外线辐射后容易发生癌变,这也是儿童 SCC 特征性的好发部位。但这不适用于大疱性表皮松解症相关的 SCC,这类 SCC 往往发生在慢性伤口和瘢痕形成的部位[29]。

侵袭性 SCC 的特征是最先表现为边界不清、质硬、常常呈红斑性的、疼痛性的皮损。此类 SCC 通常呈伴有鳞屑或结痂性的丘疹、斑块或结节,但也可能出现溃疡或疣状增生[22,37]。大约有 5% 的 SCC 发生转移,主要是区域淋巴结转移[24]。在非曝光部位及在慢性炎症或瘢痕区域(如大疱性表皮松解症)出现的肿瘤的转移风险更高。其他发生转移的危险因素包括免疫抑制、肿瘤直径超过 20mm、肿瘤深度超过 2mm、周围神经侵犯、低分化肿瘤以及肿瘤位于颞部、耳或口唇[24,37-38]。框图 115.1 列出了肿瘤转移的危险因素。

框图 115.1 已明确与癌症转移相关的危险因素

鳞状细胞癌
肿瘤直径>20mm
肿瘤深度>2mm
肿瘤侵袭深度超过皮下脂肪层
低分化肿瘤
侵犯周围神经
宿主免疫抑制
肿瘤位置:颞部、耳、口唇、非曝光部位
大疱性表皮松解症相关
肿瘤复发
毛母质癌
肿瘤复发

Bowen 病是原位 SCC 的最常见形式,表现为薄的、伴有鳞屑的、界限清楚的红色斑块[22,39]。

SCC 需通过切开或切除后的活体组织检查[22,37,39]来确诊。鉴别诊断包括角化棘皮瘤、BCC、角化过度性日光角化病和无色素性黑色素瘤。

组织病理学 组织病理学上,侵袭性鳞癌的特征表现是发生在真皮内的、由源于表皮的非典型鳞状上皮细胞组成的细胞巢。肿瘤细胞核大,具有丰富的嗜酸性胞质,伴不同程度的角化。角化程度越高,肿瘤分化程度越高[22]。原位SCC为表皮内癌变，因此异常的角质形成细胞局限在表皮。

组织学报告应包括SCC的组织病理学模式或亚型、分化程度，真皮侵犯水平、是否存在周围神经、血管或淋巴管及肿瘤切缘的侵犯[37]。

治疗 与BCC一样，对SCC高危人群进行监测对于确保早期发现恶性肿瘤非常重要。

手术切除是侵袭性SCC的标准治疗方法，无论有无控制皮损边缘[37]。治疗的目的是完全去除肿瘤，或破坏原发肿瘤及转移。应检查潜在的转移灶，如果确定，治疗通常采用广泛的局部切除术和针对淋巴结转移的局部淋巴结清扫术[37]。对于与原发性大疱性表皮松解症相关的SCC，最理想的治疗方法是广泛的局部切除，切口距肿瘤边缘2cm，因为这类肿瘤有侵袭性[29]。高风险的SCC和有转移性疾病的患者最好由多学科团队管理[37]。美国癌症联合委员会(American Joint Committee on Cancer)和美国布莱根妇女医院(Brigham and Women's Hospital)都提供了皮肤SCC的分期系统[24,40]。在皮肤SCC患者中进行前哨淋巴结活检的作用尚未明确[37,41]。

原位SCC可以采用多种治疗方式，但手术切除最常用于儿童，无论用或不用Mohs显微外科手术[3]。其他可能有效的治疗方法包括局部外用5-氟尿嘧啶、电外科刮除术和光动力疗法[39]。

预防 紫外线辐射是SCC发生的最大危险因素。与BCC一样，光保护是预防的基础，前述在BCC预防一节中已有介绍。药物预防如口服视黄酸类药物，对有发展为复发性非黑色素瘤皮肤癌高危风险的成年人有用，但在儿童中的作用尚未确定。

毛母质癌

毛母质癌起源于毛囊基底细胞，是恶性的毛母质瘤[6-8]。

流行病学 毛母质癌是一种极为罕见的肿瘤。据报道，发病年龄最小的病例是一个14个月大的孩子。然而，这种肿瘤的特征是在中老年白人中出现[7,42]。

发病机制 毛母质癌的发病机制尚不清楚。有报道称是良性毛母质瘤恶变为毛母质癌，但在大多数病例从一开始发生就是恶性肿瘤[43]。

临床特征和鉴别诊断 毛母质癌通常表现为坚固、无症状的真皮或皮下病变，头颈部好发，但也可发生在身体的大多数部位[6-7]。一项研究报道肿瘤直径范围为0.5~20cm，中位数为2.5cm[7]。毛母质癌容易出现局部复发，并可能发生转移。转移最有可能在局部复发的同时或之后发生(见框图115.1)，可出现局部淋巴结、肺、骨、其他内脏器官和脑转移[7]。诊断依靠组织病理，通常在手术切除后确诊。最主要需鉴别的疾病是毛母质瘤。

组织病理学 毛母质癌的组织学检查表现为起源于真皮的非对称的、边界不清的肿瘤。肿瘤的特点是常有非典型有丝分裂的不规则的基底样细胞和嗜酸性无核影细胞(图115.3)。常有坏死灶和间质结缔组织增生，淋巴血管也可被侵犯[6-7]。

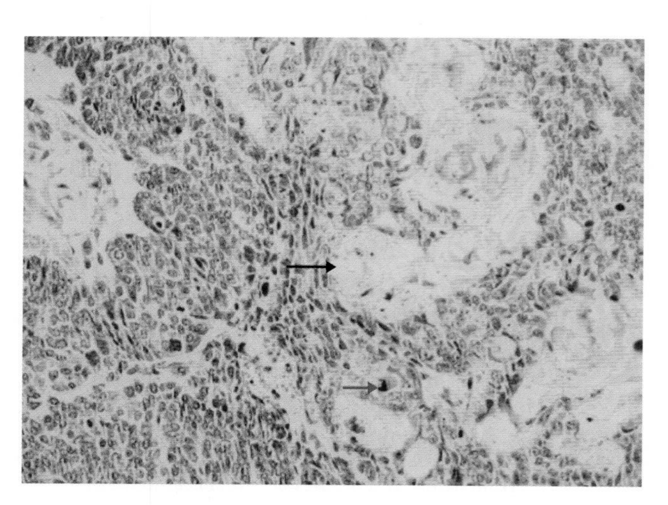

图115.3 毛母质癌的高倍光学显微镜检查。具有特征性的影细胞用黑色箭头指示。红色箭头指示具有较多有丝分裂的不规则的基底样细胞(苏木精-伊红染色)。资料来源：Courtesy of Dr Patrick Emanuel, Auckland District Healthboard, New Zealand.

治疗 由于毛母质癌极为罕见，因此除了完全手术切除，在治疗上并无其他共识。由于复发率高，临床医生一般选择广泛的局部切除术或Mohs显微外科手术。尚无足够的证据来确定原发肿瘤最恰当的手术切除边界或转移病灶的最佳治疗方法[7]。此外，由于对肿瘤仍知之甚少，因此尚无法提出任何预防性干预措施。

皮脂腺癌

皮脂腺癌是一种起源于皮脂腺上皮的侵袭性的附属器恶性肿瘤[9,16]。

流行病学 这是另一种罕见的肿瘤。发病率似在上升，老年人中的发病率最高[10-11]。儿童皮脂腺癌的报道很少[9,16]。

发病机制　皮脂腺癌的发病机制尚不清楚。有文献支持皮脂腺癌与遗传性皮肤病 Muir-Torre 综合征有关，但在儿童皮脂腺癌患者中并没有这个综合征的报道。有 2 例儿童放疗后发生上眼睑皮脂腺癌的报道[9,16]。

临床特征和鉴别诊断　皮脂腺癌主要发生在头颈部，眶周区域最常受累。大多数儿童患者表现在眶周皮肤[9,16]。这种恶性肿瘤常被称为眼内或眼外皮脂腺癌。临床表现为无痛的，逐渐增大的坚硬的丘疹、结节、肿胀性或囊肿样病变[9,16]。皮脂腺癌可能向局部组织或淋巴结转移，也可出现全身转移形成远处转移灶。

皮脂腺癌的诊断需组织学检查确定。鉴别诊断包括睑板腺囊肿、基底细胞癌、鳞状细胞癌、表皮囊肿、毛母质瘤和其他附属器肿瘤。

组织病理学　在组织学检查中，皮脂腺癌表现为不对称的真皮增生伴不同程度的分化。大多数皮脂腺癌是皮脂腺和基底样细胞共同构成的不规则小叶状结构。可能累及表皮，呈佩吉特病样扩散。脂质或高碘酸希夫反应（periodic acid-Schiff，PAS）染色有助于确定糖原、脂质和黏蛋白，这对于区分皮脂腺癌和其他恶性肿瘤是有价值的[9,16]。

治疗　皮脂腺癌一般是外科手术治疗，通常采用扩大切除。有报道一名有淋巴结转移的皮脂腺癌儿童在接受辅助放疗的同时也进行了淋巴结清扫术，未见疾病复发[9,16]。

梅克尔细胞癌

梅克尔细胞癌是一种起源于梅克尔细胞的侵袭性神经内分泌皮肤癌[12-14]。儿童极为罕见，文献仅报道了 5 例，因此本章不作详细讨论[12,14-15]。梅克尔细胞癌最常见于老年白人，公认的危险因素包括紫外线辐射、慢性免疫抑制和许多血液系统恶性肿瘤[12-16]。此外，新近研究明确了与梅克尔细胞癌有关的乳头多瘤病毒，后来被命名为梅克尔细胞乳头多瘤病毒[13]。典型的临床表现是迅速扩大的、无痛的、红色或紫色的肿块，临床上常被忽视。梅克尔细胞癌的死亡率很高，患者可出现局部复发、区域淋巴结转移和远处转移[12,14]。

（刘建中　肖星 译，李萍　陈安薇　王华 校）

参考文献

见章末二维码

第 116 章　儿童黑色素瘤

Birgitta Schmidt, Elena B. Hawryluk

摘要

儿童黑色素瘤罕见，与成人相比，因其罕见性和独特的临床特点，通过临床表现诊断常具有挑战性。皮损需通过组织病理学诊断，尽管有越来越多的辅助和遗传学检查可以更好地了解这些具有挑战性的皮损，但迄今为止，还没有任何一项检查被证实是诊断儿童黑色素瘤的金标准。儿童黑色素瘤的治疗主要是外科手术，关于前哨淋巴结活检在色素相关的交界性病变的作用，文献中仍存争议。儿童期黑色素瘤的总体预后要好于青少年和成人。

要点

- 儿童黑色素瘤极为罕见，最常见于青春期，可与先天性巨痣或遗传性疾病有关。
- 儿童黑色素瘤的临床表现与成人黑色素瘤明显不同，无色素性黑色素瘤的发生率更高，建议采用与成人黑色素瘤不同的检测标准。
- 尽管基因检测有望在未来为诊断和/或治疗提供信息，但组织病理学仍然是诊断的金标准。

引言和历史　儿童黑色素瘤极为罕见，与历史术语"幼年黑色素瘤"有区别。"幼年黑色素瘤"一词由 Sophie Spitz 在 1948 年[1]提出，用来描述病理特征表现为黑色素瘤但临床预后良好的儿童黑素细胞的肿瘤。呈良性表现的如今被称为 Spitz 痣；有较多非典型特征的被称为非典型 Spitz 痣，与 Spitz 黑色素瘤尤其难区分。尽管儿童黑色素瘤的临床预后通常比具有相似组织病理学特征的成人黑色素瘤要好，但重要的是仍需考虑其可能发生的侵袭性行为包括转移和死亡。

流行病学和发病机制　黑色素瘤在儿童中极为罕见。皮肤黑色素瘤的真正发病率尚不清楚，基于组织学为标准的诊断具有挑战性，即使专业的皮肤病理学家之间也存在争议。儿童黑色素瘤很难与非典型 Spitz 痣和其他交界性色素性肿瘤区别。据估计，黑色素瘤占儿童恶性肿瘤的 1% ~4%[2-3]。

现有数据表明，青春期后黑色素瘤的发病率开始上升[3]。在过去的几十年中，发病率似乎呈上升趋势，但 Campbell 在 2015 年报告美国儿童黑色素瘤发病率出现下降[4]，这与澳大利亚和瑞典最近报告的儿童黑色素瘤发病率下降的趋势相一致。来自美国流行病监测与最终治疗结果（Surveillance, Epidemiology, and End Results, SEER）数据库注册表中的数据表明，美国儿童黑色素瘤的 5 年生存率为 94%[2]。

儿童黑色素瘤可以在正常人群中发生，但有一些易感因素：先天性黑素细胞痣（见第 105 章）、非典型痣综合征（见第 105 章）以及家族性黑色素瘤和其他癌症家族综合征如双侧视网膜母细胞瘤和着色性干皮病（xeroderma pigmentosum, XP）。黑色素瘤的患病风险在有免疫抑制比如正在服用某种药物、有共患疾病或移植的儿童中也会增加[5]。儿童黑色素瘤通常发生在青春期后[6]。青春期前发病与青春期发病的患者相比，继发于先天性痣（包括神经皮肤黑素细胞增多症）的黑色素瘤与自发性黑色素瘤和无色素性黑色素瘤或在组织病理学上具有 spitz 痣特征的黑色素瘤相比，可能会有不同的临床表现、基因突变和临床病程。在青春期和成年黑色素瘤患者中发现了相似的危险因素，包括痣的表型异常、有黑色素瘤家族史、红发和雀斑[7]。

有文献系统回顾了先天性色素痣患者发生恶性黑色素瘤的风险，据报道，黑色素瘤的总体发生率为 0.7%（6 571 例先天性色素痣患者中有 46 例发展为黑色素瘤）[8]。发生黑色素瘤的风险随先天性色素痣的大小增加而增加，在巨大型先天性色素痣患者中风险最高；2 578 例巨大型先天性色素痣患者中，黑色素瘤的发生率为 2%[9]，远高于之前估计的发病率。巨大型先天性色素痣伴黑色素瘤患者中，14% 发生内脏病变，55% 是致命性的[9]。

一篇系统分析文献报告了与先天性色素痣相关的 178 例［112 例皮肤病变和 66 例中枢神经系统（central nervous system, CNS）病变］患者中发生致命性或转移性黑色素瘤的情况，诊断为皮肤黑色素瘤的平均年龄是 5.8 岁，诊断为中枢神经系统黑色素瘤相关先天性色素痣（congenital naevus-associated central nervous system melanoma)的平均年龄是 5.5 岁[10]。大多数致命性/转移性黑色素瘤发生在小型和巨型先天性色素痣中(相较于中型和大型),而 53.9% 的中枢神经系统黑色素瘤发生在多发性中型先天性色素痣中[10]。相反,在发生致命性黑色素瘤而无先天性色素痣($n=155$)的儿童患者中,诊断的平均年龄是 13.1 岁(中位年龄 14 岁)。0~10 岁儿童患者中的平均 Breslow 指数是 8.5mm,11~18 岁儿童是 3.7mm[10]。

儿童比青少年更容易出现 Spitz 痣样黑色素瘤[11]。Spitz 痣样黑色素瘤通常与非典型 Spitz 痣和 Spitz 痣一样存在激酶融合[12]。

非典型痣综合征,也称为家族性非典型性多发性痣样黑色素瘤综合征,与 *CDKN2A* 基因突变相关而增加了黑色素瘤发生的风险。然而,这些黑色素瘤很多是在儿童期后出现的。在一项系列研究中,一个昆士兰队列的 147 名青少年黑色素瘤患者中有 2 名发生了生殖系 *CDKN2A* 突变[7],这与成人黑色素瘤的发生率接近[13]。

着色性干皮病是一种罕见的常染色体隐性遗传病,是由核苷酸剪切修复基因的遗传突变所致(见第 138 章),并且该病具有许多亚型,严重程度也不同。严重的着色性干皮性病患者光敏性极高,伴皮肤雀斑,并在青少年时期出现多种皮肤癌包括黑色素瘤。这些患者的黑色素瘤易感性与 *XPC* 和 *XPD* 基因有关[14]。

在易患其他恶性肿瘤的儿童中,黑色素瘤可能是作为继发的恶性肿瘤出现,这是遗传易感性的结果或某种治疗的结局。肿瘤可能发生在接受放疗的区域,或在移植后发生,这也许与辐射及可能发生的慢性免疫抑制有关。化疗在诱导黑色素瘤成为继发的恶性肿瘤中的作用尚不清楚。一项对 151 575 名儿童癌症幸存者的研究提出 0.14% 的幸存者发生恶性黑色素瘤,危险因素包括放疗及使用抗有丝分裂和烷化剂的联合化疗药物[15]。在其他的一些大型研究中,继发黑色素瘤的平均年龄为 21 岁,范围为 5.6~35.4 岁,所以通常是在儿童期后出现[16]。

妊娠期间被诊断患有黑色素瘤的女性所生的婴儿的预后一般非常好,在患有Ⅳ期黑色素瘤的孕妇中也很少出现胎盘或胎儿的播散转移。所有报告发生胎儿转移的病例均有胎盘的显微镜检查证明存在伴有绒毛血管受累的转移灶[17]。在发生胎盘转移的病例中,估计有 25% 的婴儿发生了黑色素瘤转移[18]。

儿童黑色素瘤的其他临床表现包括肢端黑色素瘤、眼黑色素瘤和原发灶不明的黑色素瘤。目前,与成人这些类型的表现相比,这些亚型并没有明显的特征。

临床特征和鉴别诊断 儿童黑色素瘤的表现不遵循成人常规的“ABCDE”标准:不对称(asymmetry)、边缘不规则(border irregularity)、颜色多样(colour variegation)、直径≥6mm(diameter≥6mm)以及不断发展变化(evolution)。一项针对 70 名儿童黑色素瘤患者的研究明确表明 60% 的 11 岁以下儿童和 40% 的青少年无法满足这些标准[19]。儿童黑色素瘤的独特表现促成了儿童特定的改良的 ABCDE 检测标准,除了根据成人标准判定的可疑病变外,还包括具有以下特征的皮损:无色素(amelanotic)、出血(bleeding)、隆起(bump)、颜色均匀(colour uniformity)、新发(de novo)、任意直径(any diameter)[19](图 116.1)。其他针对儿童黑色素瘤的检测标准包括“CUP”标准:粉红色/红色、变化、溃疡、向上增厚、化脓性肉芽肿样皮损以及突发新的皮损[20]。尽管儿童时期的黑色素瘤相当罕见,但仍需高度警惕,完整切除活检对评估非典型病变是很重要的。某机构进行的一项关于儿童黑色素瘤的回顾性研究发现,最初诊断为良性黑素细胞病变的患者中有 66% 出现了皮损大小、形状和颜色的变化[21],强调了监测儿童患者的皮损发生出血和不断进展的重要性。

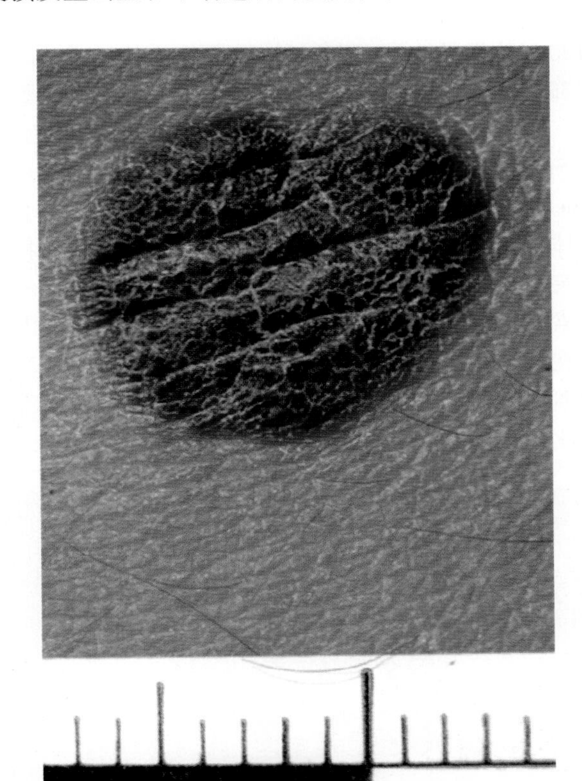

图 116.1 一名 3 岁儿童膝盖上的浅表扩散性黑色素瘤。资料来源:Courtesy of Dr Newton-Bishop.

根据儿童黑色素瘤的临床表现,其鉴别诊断涉及面很广。在色素性皮损中,鉴别诊断包括普通痣、发育不良痣综合征、Spitz 痣、非典型 Spitz 痣和蓝痣。在无色素的皮损中,鉴别诊断包括疣、化脓性肉芽肿、Spitz痣和非典型 Spitz 痣。出血性化脓性肉芽肿和疣在临床鉴别上极具挑战性,尽管两者活检后都有特征性的表现,而且组织病理学有确诊意义。

先天性痣患者皮损内的新生物也可表现为增生性结节或疣。增生性结节已被证明具有非典型的组织病理学特征,但与先天性痣中出现的黑色素瘤相比,更常见于真皮。而且,增生性结节的典型表现为多发病灶,与黑色素瘤不同的是很少发生破溃(一个小规模队列研究显示增生性结节发生破溃的比例是 14%,相比黑色素瘤是 100%)[22]。

实验室检查和组织学表现 儿童黑色素瘤的病理表现通常是浅表扩散性或结节性黑色素瘤[23](图 116.2、图 116.3)。区分所谓的非典型 Spitz 痣和黑色素瘤仍然是极具有挑战性的,将非典型 Spitz 痣纳入儿童黑色素瘤的研究中可能会使患者的预后比具有类似临床分级的传统黑色素瘤患者好得多。迄今为止的一些研究发现非典型 Spitz 痣发生局部淋巴结转移与侵袭性肿瘤的预后没有关联[24]。经典的良性 Spitz 痣(与黑色素瘤相对比)免疫组化显示 MelanA 和 S100 呈弥漫性表达,HMB-45 通常仅出现在皮损的浅表部分,Ki-67 与恶性黑色素瘤相比则显示增殖指数较低。P16 标记在良性 Spitz 痣中表现出特征性染色,而在 Spitz 痣样黑色素瘤中呈阴性。细胞基因技术(cytogenetic techniques)显示少数 Spitz 痣中可扩增出 11p 染色体,与普通痣和黑色素瘤相比,其中大多数存在特征性突变[25]。Crotty 等人报道了他们发现的最能提示黑色素瘤的组织学特征:在距皮损边缘 0.25mm 范围内存在有丝分裂、每 $1mm^2$ 皮损的有丝分裂率超过 2、出现溃疡、表面有渗出物、出现大的色素颗粒和透明细胞分化[23]。

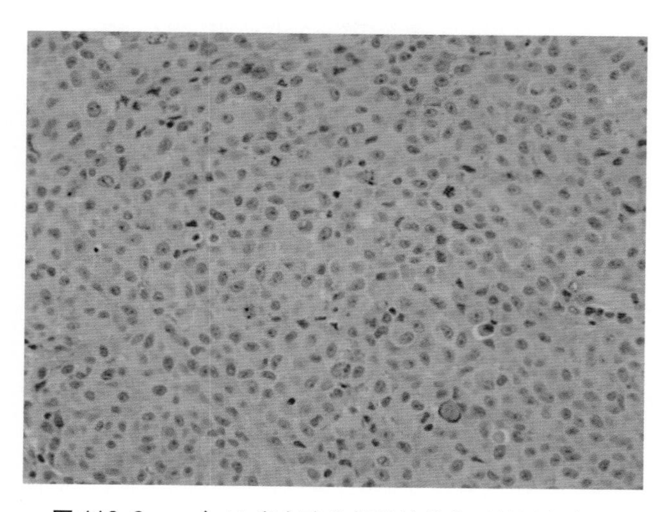

图 116.2 一个 11 岁女孩头部的结节状恶性黑色素瘤

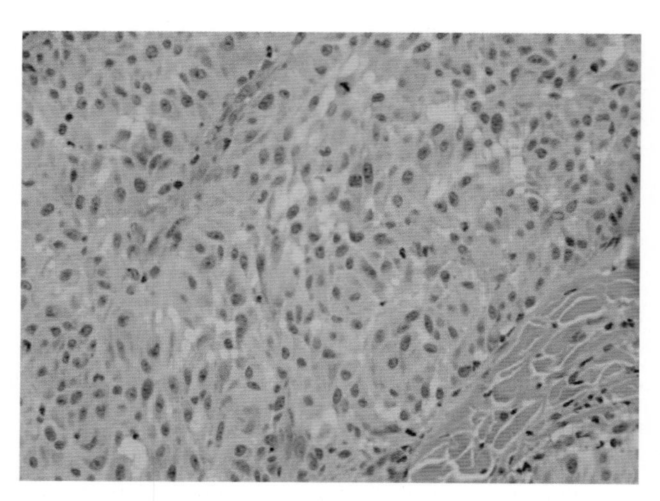

图 116.3 一个 11 岁女孩头部的结节状恶性黑色素瘤,更深部的组织切片

细胞基因技术包括比较基因组杂交(comparative genomic hybridization, CGH)和荧光原位杂交(fluorescence in situ hybridization, FISH)最初被认为可提供一些有前景的见解,以提高我们对儿童色素性病变的认识和诊断。对具有各种临床预后的非典型 Spitz 痣的研究表明,纯合子的 9p21 缺失与各个年龄段(包括成人)的临床侵袭性黑素细胞肿瘤有关[26],但后来的数据表明这并不是在儿童患者群中发生侵袭性和淋巴结外扩散的可靠标志物[27-28]。最近的一项研究报道,在超过 23 名患者中通过 CGH 和 FISH 检测到多个拷贝数变异,但在这些患者中只有一个发展为侵袭性肿瘤[29]。这项研究和其他新近研究发现了新的数据,即 *TERTp* 突变可能提示肿瘤具有侵袭性[29]。在良性 Spitz 痣、交界性肿瘤和 Spitz 痣样黑色素瘤中已发现激酶融合[12]。目前,细胞遗传学研究主要用于成人肿瘤,需要进一步的研究用以支持将这些技术应用于儿童色素性病变的临床诊断中。

治疗和预防 儿童黑色素瘤的主要治疗方法与成人相同:局部扩大切除至深筋膜的外科手术是一线治疗方法,切除边缘取决于肿瘤的厚度和解剖部位。

前哨淋巴结活检可以识别区域淋巴结群中的微小转移灶和黑色素瘤的分期。该技术广泛用于成人侵袭性黑色素瘤的管理,适用于侵袭深度超过 1mm 和/或表现出高风险组织病理学特征的肿瘤。尽管该技术已经在儿童中开展,但现有数据显示年轻患者的阳性率较高且与侵袭性的临床病程缺乏相关性,因此其在儿童黑色素瘤中的运用尚存争议[30]。对于未明确定义为黑色素瘤的非典型 Spitz 痣或其他皮损,不建议进行前哨淋巴结活检,因其结果与疾病预后无关。如果黑色素瘤患者的前哨淋巴结活检呈阳性,采取超声检查的方法观察还是进行淋巴结清扫术尚存争议，因为成人的数据表明立即进行淋巴结清扫术并不能增加黑色素瘤特异性生存率[31]。

对于转移风险较高的患者，辅助治疗可以提高无病生存和总生存率。一项对 14 个随机试验包括 8 000 多例患者的荟萃分析提到，α 干扰素与长期无病生存和总体生存率相关[32]。儿童患者可耐受大剂量 α 干扰素[33-34]。肿瘤的基因分析可能提示存在 *BRAF* 突变和适合针对 MEK 信号通路的治疗方法。正在儿童黑色素瘤患者中进行的临床试验有免疫疗法和靶向疗法。

预防黑色素瘤的基础是改变外部危险因素，主要是紫外线暴露。童年时期是养成防晒习惯以降低黑色素瘤风险的关键时期。例如，黑色素瘤风险升高 80% 与青少年时期持续的 5 次或更多次的水疱性晒伤相关[35]，而仅一次室内日光浴也与黑色素瘤风险增加相关[36]。相反，规律使用防晒霜（SPF15 或更高）可使黑色素瘤风险降低 50%。对于存在黑色素瘤内在风险（黑色素瘤的家族史，高危痣表型或红发和雀斑）的患者，防晒咨询是最重要的，应针对 Fitzpatrick 皮肤表型个体化指导以达到避免晒伤为目的。

（肖星 刘建中 译，李萍 任发亮 校）

参考文献

见章末二维码

第 117 章　其他皮肤恶性肿瘤

Andrea Bettina Cervini, Marcela Bocian, María Marta Bujan, Paola Stefano

摘要

恶性肿瘤可发生于任何皮肤及其附属器的正常结构上。此外，皮肤往往是内脏恶性肿瘤的转移部位，并为这些患者的早期诊断提供线索。儿童恶性软组织肿物包括软组织肉瘤（soft tissue sarcomas，STS）以及其他神经嵴、生殖细胞或血管源性肿瘤。

儿童和青少年的 STS 罕见，约占所有癌症病例的 8%。此外，它们的临床和影像学特征可能与常见的良性和反应性肿瘤重叠。横纹肌肉瘤是最常见的儿童 STS，占 50%以上；其余为非横纹肌肉瘤的软组织肉瘤（non-rhabdomyosarcoma soft tissue sarcomas，NRSTS）。这些肿瘤通常表现为无痛性逐渐增大的肿块，可出现因压迫和/或浸润邻近器官或组织而导致临床症状，其中很多有特定的染色体异常。

儿童 STS 和其他恶性肿瘤的治疗通常包括手术、化疗和放疗（根据需要），预后取决于是否能够进行边缘切净的扩大性手术切除。

要点

- 软组织肉瘤（STS）和其他恶性皮肤肿瘤在儿童中相对少见，表现为无痛性肿块。
- 由于 STS 的临床和影像学特征与良性肿瘤、反应性肿瘤和其他恶性肿瘤有重叠，因此需要更多的鉴别诊断。
- 横纹肌肉瘤（rhabdomyosarcoma，RMS）是 15 岁以下儿童最常见的 STS。
- 婴儿纤维肉瘤是 1 岁以下儿童中第二常见的 STS（仅次于 RMS）。
- 许多 STS 和其他软组织恶性肿瘤具有特定的染色体异常。
- 肉瘤的治疗有多种方式，包括手术、化疗和/或放疗。
- 婴儿绒毛膜癌是一种在出生后 6 个月前发生的罕见的肿瘤，是妊娠期绒毛膜癌的并发症。
- 神经母细胞瘤是发生在 4 岁以下儿童的最常见的颅外恶性肿瘤。
- 隆突性皮肤纤维肉瘤（dermatofibrosarcoma protuberans，DFSP）是一种罕见的纤维组织细胞来源的皮肤肿瘤，以中度恶性及局部侵袭性生长为特征，常发生局部复发，但很少出现远处转移。

引言

恶性肿瘤在婴儿期很少见，但因其明显的致残率和死亡率，仍值得临床关注。准确的早期诊断可帮助提高治疗效果，根据过去的经验显示，早期诊断并给予适当的早期治疗可改善不良的预后。

恶性肿瘤可起源于皮肤及其附属器的正常结构。此外，皮肤往往是内脏恶性肿瘤转移部位，可以为患者内脏肿瘤的早期诊断提供线索。皮肤科医生和儿科医生在进行鉴别诊断时必须要考虑到这些恶性皮肤肿瘤。本章提供了确定诊断的相关信息，并讨论了多学科协作的主要治疗方法。

横纹肌肉瘤

定义和流行病学　横纹肌肉瘤（rhabdomyosarcoma，RMS）是一种发生于儿童和青少年的原发性恶性肿瘤，起源于胚胎间充质横纹肌前体。它是儿童和青少年最常见的软组织肉瘤（STS），约占儿童所有恶性肿瘤的 7%～8%。约有 65%患儿发生在 6 岁以下。男女比例为 1.3∶1～1.5∶1。原发在皮肤上的 RMS 罕见。内脏 RMS 发生皮肤转移虽然少见，但可能是 RMS 的首发表现。患有 RMS 儿童大约有 15%发生转移。尽管过去 15 年里 RMS 的治疗方法已经发生改变，但其预后并没有显著改善[1-2]。

病因和发病机制　大多数 RMS 是散发性的，没有明确的诱发因素。对于胚胎型患者，高出生体重和大于胎龄儿与 RMS 的发生率增高相关。与 RMS 相关的遗传因素包括 Li-Fraumeni 综合征（生殖细胞系 *p53* 突变）、胸膜肺母细胞瘤（*DICER1* 突变）、神经纤维瘤病 Ⅰ 型、Costello 综合征（生殖细胞系 *HRAS* 突变）、Beckwith-Wiedemann 综合征（肾母细胞瘤和肝母细胞瘤更常见）和 Noonan 综合征。

儿童 RMS 患者的组织学亚型主要是腺泡型和胚胎型。

腺泡型 RMS 常因染色体易位，由 2 号染色体上的 *PAX3* 基因［t（2;13）（q35;q14）］或 1 号染色体上的 *PAX7* 基因［t（1;13）（p36;q14）］与 13 号染色体上的 *FOXO1* 基因融合所致。约 59% 与 *PAX3* 基因易位有关，约 19% 与 *PAX7* 基因易位有关，约 22% 没有检测到 *PAX* 基因易位。

PAX-FOXO1 基因的融合状态与临床预后相关。有基因融合的腺泡型 RMS 比没有基因融合的侵袭性更强，更容易发生转移，生存期更短。没有基因融合的腺泡型 RMS 可能与胚胎组织型 RMS 的临床过程相似。*PAX7-FOXO1* 融合基因的腺泡型 RMS，无论是否有转移，更常发生在年轻的患者中，与 *PAX3-FOXO1* 基因重排的患者相比，生存率更高。除 *FOXO1* 基因重排外，腺泡型 RMS 肿瘤的特点是突变风险低于融合阴性的肿瘤，重复突变的基因更少。*BCOR* 和 *PIK3CA* 突变以及 *MYCN*、*MIR17HG* 和 *CDK4* 的扩增也有报道[1-7]。

胚胎型 RMS 不携带 *PAX-FOXO1* 融合基因，但常在 11p15 位点丧失其杂合性，而在 8 号染色体上再次获得[6]。

已在儿童患有梭形细胞型 RMS 的病例中发现核受体共激活因子 2（*NCOA2*）基因重排，但在成人病例中未发现。在年龄较大的儿童和成人梭形细胞型/硬化型 RMS 患者中，相当比例的患者可出现一种特殊的 *MYOD1* 突变（p. L122R），*MYOD1* 突变与治疗失败的风险增加有关[7]。

临床特征　RMS 的临床表现将取决于原发肿瘤的位置、患者的年龄以及是否发生转移。大多数症状与局部组织压迫有关，偶有轻微疼痛。RMS 没有典型的副肿瘤综合征。儿童最常见的发病部位是头颈部和泌尿生殖道，仅 20% 累及肢端（图 117.1 和图 117.2）。

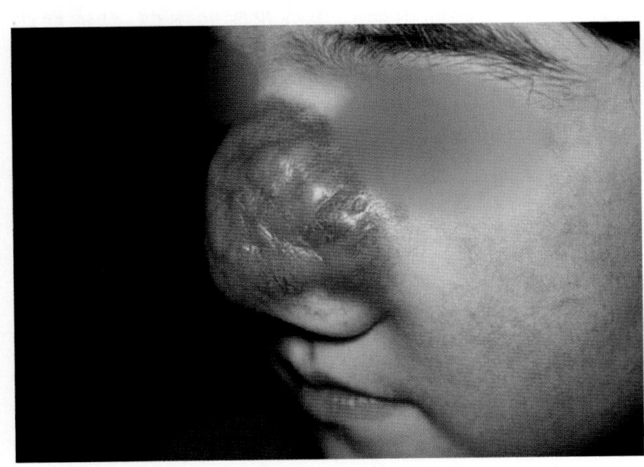

图 117.1　原发性皮肤横纹肌肉瘤：鲜红色实性肿瘤浸润鼻部皮肤组织

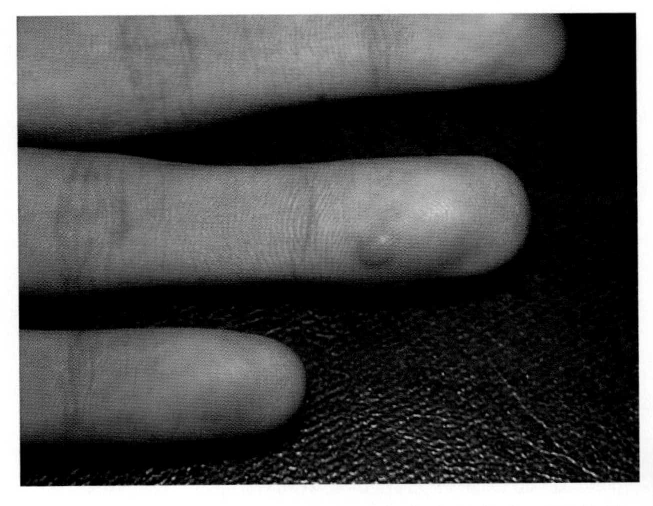

图 117.2　复发性转移性横纹肌肉瘤表现为小而硬的紫色结节

RMS 可发生于除骨骼以外的任何部位和组织。原发性皮肤 RMS 主要发生于面部，表现为皮下或突出皮面的外生性肿块。发生在眼眶部位的肿瘤可导致眼球突出，偶有眼肌麻痹。发生在脑膜旁部位的 RMS 常引起鼻、耳或鼻窦阻塞，伴或不伴有黏液脓性或血性分泌物。脑膜外的肿瘤也可向颅内延伸导致脑神经麻痹和脑膜刺激征。当 RMS 位于躯干或四肢时，通常首先被注意到的是类似创伤后的血肿表现，当肿胀持续存在或加剧，必须怀疑恶性肿瘤的可能。阴道肿瘤常发生于非常小的女孩，表现为肿物或阴道出血及黏液分泌物（图 117.3）。先天性腺泡型 RMS 是一种罕见的变型，表现为多发性的皮肤转移和侵袭性生长而导致早亡[1,5]。

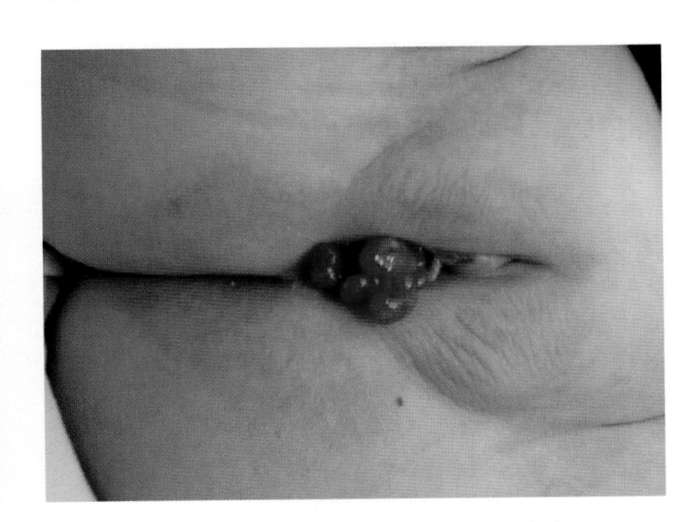

图 117.3　2 岁女童的葡萄状横纹肌肉瘤

病理　RMS 属于小圆细胞肿瘤。它的肌源性来源可通过肌肉阳性的免疫组织化学来确定，如：肌动蛋白（actin)、肌细胞生成素(myogenin)、肌间线蛋白(desmin)、波形蛋白(vimentin)、肌红蛋白D(Myo D)、肌红蛋白F4(Myo F4)阳性。

有四个主要的组织学亚型:

- 胚胎型:儿童最常见的形式。
    - 葡萄状:胚胎型的一种变异型,肿瘤细胞和水肿性基质突入体腔(如阴道、耳、鼻咽部)。
- 腺泡型:小细胞片之间为裂隙状空隙,类似腺泡。
- 梭形细胞/硬化型:由梭形、多角形或圆形肿瘤细胞组成,细胞质极少,嵌在致密的硬化间质内;肿瘤细胞间黏合力紊乱可能导致假泡样生长。
- 多形型:这种变异型通常见于成人期,很少在儿童期出现,也被称为间变型RMS[1-2,6-7]。

诊断　RMS的诊断通常是依靠活检,没有用于诊断的血清标志物。

患者在确定手术治疗前需要进行全面的检查:病史/体格检查(身高和体重)、测量肿物大小(大体的或影像学的)、全血细胞计数、骨髓穿刺活检、胸部X线、皮损部位的磁共振成像(MRI)或计算机断层扫描(CT)、胸部CT、骨扫描、脑脊液细胞学检查(有脑膜旁病变时)、心电图(ECG)或超声心动图(可选)[1]。

鉴别诊断　从临床表现上,RMS需与血管淋巴管瘤、血管瘤、神经母细胞瘤、其他软组织肉瘤和血肿鉴别[2]。

治疗　根据肿瘤的原发部位、病变范围和分子生物学进行的临床分期,治疗方法依据临床分期选择。

Ⅰ组肿瘤(病变局限)行完全手术切除后化疗。Ⅱ组肿瘤(全部切除伴明显的局部扩散)和Ⅲ组肿瘤(不完全切除伴大部分残留病变)手术后,进行局部放疗和多次化疗。Ⅳ组肿瘤(确诊时已经发现远处转移),行全身化疗和放疗是最佳治疗方法[1-2,8]。

预后　RMS的早期诊断和识别决定远期生存率。目前,局限性RMS的总体存活率为70%。相比之下,确诊时已经发生转移患者的总生存率低于30%。根据患者确诊时的年龄、组织学类型和原发部位,肿瘤可分为低度、中度、高度风险。预后不良的指标包括年龄(1岁以下或10岁以上)、腺泡型、肿物>5cm和原发部位位于四肢[1-2,9]。没有基因融合的腺泡型RMS比有基因融合的肿瘤预后更好。然而,在有基因融合腺泡型RMS中,初步数据表明染色体融合的类型可预测结局,*PAX7-FOX01*阳性的肿瘤比*PAX3-FOX01*阳性的肿瘤总体生存率更高[10]。

成人的梭形细胞型RMS的预后比儿童差,新近对其遗传学研究表明,儿童和成人患者之间可能存在潜在的遗传学上的差异。

参考文献117.1

见章末二维码

其他软组织肉瘤

非RMS软组织肉瘤包括不同来源的肿瘤,儿童中极为罕见。它们可以是原发在皮肤的肿瘤,也可以从其他部位转移而来。根据组织类型,可见到以下类型:

- 脂肪肉瘤
- 纤维肉瘤
- 上皮样肉瘤
- 血管肉瘤
- 皮肤尤因肉瘤
- 滑膜肉瘤
- 腺泡状软组织肉瘤
- 平滑肌肉瘤
- 皮肤纤维肉瘤
- 隆突性皮肤纤维肉瘤
- 血管外皮细胞瘤/孤立性纤维瘤

脂肪肉瘤

定义和流行病学　脂肪肉瘤是一种罕见的恶性软组织肿瘤,起源于向脂肪分化的原始间充质组织;最早在1890年由Virchow首先描述[1]。

脂肪肉瘤是一种主要发生在成年期的疾病,通常见于40~60岁。儿童少见,约占所有儿童软组织肉瘤的2%~5%,发病高峰年龄在10~20岁[2]。

2013年,世界卫生组织(WHO)描述了脂肪肉瘤的四种不同组织病理学亚型:非典型性脂肪瘤样肿瘤(以前称为高分化脂肪肉瘤)、去分化脂肪肉瘤、黏液样脂肪肉瘤和多形性脂肪肉瘤[3]。这四种亚型的特点是具有特征性的形态学和遗传学表现。黏液样脂肪肉瘤是儿童患者中最常见的亚型。

病因和发病机制　黏液样脂肪肉瘤的特征是两种主要的核型畸变:95%以上的病例具有特定染色体的易位t(12;16)(q13;p11),12q13上的*DDIT3*(*CHOP*)基因与16p11上的*FUS*(*TLS*)基因融合;后者在肿瘤发生中起重要作用。大约5%的黏液样脂肪肉瘤含一个易位t(12;22)(q13;q12),它在22q12上融合了*DDIT3*基因和*EWSR1*基因。

非典型性脂肪瘤样肿瘤(以前称为高分化脂肪肉瘤)有巨大的环状染色体,这些染色体来自12号染色体,可导致 12q13-15 区域的扩增[4]。

另一个常见到的是 *MDM2* 基因在高分化和去分化脂肪肉瘤中的扩增。然而,这些组织病理学亚型在年轻患者中极为罕见。

在大约 30% ~ 40% 的多形性脂肪肉瘤中发现有 *MDM2* 基因的扩增和 *TP53* 的变化[5]。

临床特征　皮肤脂肪肉瘤临床上表现为无痛的、缓慢生长的、圆顶状或息肉样的肿物,大小在 1 ~ 20cm。大多数(73%)患者的肿瘤在开始发现时>5cm[6]。局限在真皮或皮下的肿瘤可以复发,但不会发生转移或导致患者死亡。

预后取决于部位、分化程度和组织病理学亚型。黏液样脂肪肉瘤好发于四肢(71%),预后良好。多形性脂肪肉瘤发生在轴位(57%),但也可能发生在腹膜后和/或其他脏器[7]。

病理　显微镜下,高分化脂肪肉瘤由不同比例的成熟脂肪组织组成,不规则的纤维带贯穿其中,含有增大的、浓染的间质细胞和偶见的脂肪母细胞。

黏液样脂肪肉瘤类似于未成熟的脂肪组织,在组织学上与脂肪母细胞瘤难以区分。小而均匀淡染的梭形细胞处于有丛状血管分布的黏液样基质中。

多形性脂肪肉瘤是最不常见的亚型:表现为明显的核多形性,类似于恶性纤维组织细胞瘤。

去分化脂肪肉瘤是一种双相肿瘤,包括高分化脂肪肉瘤区/非典型性脂肪瘤样肿瘤区和非脂肪性肉瘤区[8-9]。

鉴别诊断　脂肪肉瘤需要和脂肪母细胞瘤鉴别,脂肪母细胞瘤在儿童中更常见(90% 发生在<3 岁的儿童)。组织学上,脂肪母细胞瘤由不同成熟程度的脂肪细胞组成,呈分叶状排列,由疏松的纤维结缔组织分隔,外周可见梭形肿瘤细胞。这些组织学特征与黏液样脂肪肉瘤非常相似[2,9]。

治疗　与其他软组织肉瘤一样,扩大切除仍然是控制原发肿瘤的首选方法。脂肪肉瘤可有多结节样的生长模式并延伸至肌肉及筋膜层,这一点并不少见。需要根据 MRI 和 X 线结果仔细制订手术切除方案,辅助放疗是控制手术切除后显微镜下的微小残留病变的有效方法。黏液样肿瘤对放疗敏感,在不能完全切除的情况下进行术前、术中和/或术后放疗是有效的。在儿童患者中采用化疗治疗脂肪肉瘤仍有争议[5]。

参考文献 117.2

见章末二维码

纤维肉瘤

定义和流行病学　婴儿纤维肉瘤是一种罕见的在出生时或婴儿期早期就出现的软组织肉瘤。在所有儿童肿瘤占比不到 1%,在所有肉瘤约占 10%。先天性婴儿纤维肉瘤是指出生后 3 个月内发生的肿瘤,是 1 岁以下儿童最常见的软组织肉瘤。

目前,WHO 将婴儿纤维肉瘤列为中间型恶性肿瘤(罕见转移)[1]。它是一种交界性恶性肿瘤,预后比成人好。婴儿纤维肉瘤多见局部复发,但预后较好,罕见发生转移,肺部是容易出现转移的部位[2-3]。

临床特征　70% 患者的肿瘤出现在肢端,表现为坚硬的不规则的肿块,表面覆盖正常的、红斑性的或呈紫色的皮肤。婴儿型主要影响远端肢体,尤其是踝部、足和手部,其次是头部和颈部,然后是躯干[4]。当肿瘤体积增大时,表面会出现溃疡和出血[3,5]。

病理　纤维肉瘤是一种在组织学上诊断困难的肿瘤。当梭形细胞倾向于成束或交错排列(鲱鱼骨型)时则高度提示这个诊断。常见有丝分裂象。免疫组织化学显示肿瘤由梭形细胞组成,波形蛋白和可变平滑肌肌动蛋白(SMA)及其他谱系标志物[细胞角蛋白、上皮膜抗原(EMA)、结蛋白、HHF35、肌原蛋白、MYOD1、CD34 和 S100 蛋白]呈阴性[6-7]。

细胞遗传学研究显示,婴儿纤维肉瘤的 8、11、17 和 20 号染色体有三体的特征。*ETV6*-神经营养性酪氨酸受体激酶 3(*NTRK3*)基因融合是先天性婴儿纤维肉瘤的特异表现,是由于染色体 t(12,15)(p13;q25)易位所致,可用于明确诊断[8]。尽管 *ETV6-NTRK3* 是一个特异的转录物,但并不是都能检测到,因此诊断有时很难[9]。这种染色体易位和融合蛋白是婴儿纤维肉瘤的特征表现,但也会出现在先天性中胚层肾瘤、某些白血病和乳腺癌患者中。而在成人纤维肉瘤中尚未发现[2-5,8-9]。

鉴别诊断　婴儿纤维肉瘤常被误诊为血管瘤和其他婴儿血管肿瘤。其鉴别诊断包括先天性纤维瘤病、肌纤维瘤病、硬纤维瘤、血管外皮细胞瘤和横纹肌肉瘤[3-4,10]。

治疗　婴儿纤维肉瘤的标准治疗方法主要是手术,并进行局部扩大切除。如果在组织学上达到了边缘切净的目标,就不需要额外的放疗和化疗。然而,许多因素会使完全切除原发肿瘤变得困难,比如肿瘤有包绕和侵犯神经血管束并取代肌群的倾向。此外,还可伴随出血和凝血障碍。

由于发生远处转移的可能性低且长期存活率高,因此所有病例均应考虑保留肢体的手术方式。

婴儿纤维肉瘤对化疗敏感,一些化疗方法已被用作手术前的辅助治疗以缩小肿瘤,也用于不能进行手术切除的病例[2-5,9]。但是,由于婴儿纤维肉瘤罕见,且受累婴儿年龄非常小,因此并没有明确的治疗指南[9-10]。

预后 婴儿纤维肉瘤预后良好,5年总生存率为80%~90%,而青少年/成人纤维肉瘤的预后较差[10]。术后局部复发率为17%~40%,远处转移力低[11-12]。

参考文献 117.3

见章末二维码

上皮样肉瘤

定义和流行病学 上皮样肉瘤(epithelioid sarcoma, ES)最早由Enzinger在1970年描述[1-4]。它是一种罕见的软组织肉瘤,在软组织肉瘤中占比不到1%。通常表现为皮下或真皮深部的肿物,最常累及青少年和年轻人的四肢远端,发病中位年龄26岁[1,2,5-7]。男性发病率大约是女性的2倍[2]。

病因和发病机制 ES的起源仍有争议。通过对上皮细胞和间质细胞标志物的免疫组化分析得出结论:ES是一种间叶肿瘤,能够部分转化为上皮细胞[4]。

ES的细胞遗传学研究显示主要是非特异性染色体的扩增或丢失。然而,有少数报道*SMARCB1*基因所在位置22q11缺失[2,6]。

临床特征 文献中描述了两种不同类型的上皮样肉瘤:"经典型或远端型"和"近端型"[3]。

经典型ES常表现为一个小的、硬化的、有时发生破溃的结节,好发于青少年和年轻人的四肢远端[2,4]。最常累及手和手指,其次是手腕、前臂、腿和膝盖,也可发生在任何位置,累及肌腱和腱膜常见。有时肿瘤在临床发现之前就已经存在了数周或更长时间。

近端型ES多见于老年人,多累及会阴、生殖器和骨盆的深层软组织。其典型的表现是比经典的ES大很多[2]。这种变异型不同于经典型ES,它常发生于老年人、位于近端/轴向深部、侵袭性更强[1,6]。

ES即使在进行广泛切除后仍有超过70%的病例会复发,50%会发生转移。肿瘤转移通过淋巴管和血管到达局部淋巴结、皮肤、肺、心脏、胸膜、肝脏、心包、骨骼和身体其他部位的软组织。肺是最常见的远处转移部位[2-6]。

病理 组织学上,经典型或远端型ES包括皮下或更深的结节性增生,富含嗜酸性胞质的圆形到胖大的细胞在坏死区域周围呈栅栏状分布,这种模式被称为"假性肉芽肿"(坏死区周围细胞的增殖)[1,5]。近端型的特点有横纹肌样特征的上皮样细胞增殖,而没有肉芽肿样模式[4,6]。

ES的两个类型对细胞角蛋白5/6(CK)、EMA和波形蛋白免疫组化反应均为阳性,S100和CD31为阴性,肌间线蛋白和CD34在有些病例中呈阳性[1-6]。

鉴别诊断 临床上,经典ES应考虑的鉴别诊断有慢性结节、结节性红斑、血肿、感染性结节等[5,8]。生殖器近端型ES易被误诊为感染性肉芽肿、巴氏囊肿、纤维瘤、脂肪瘤、皮样囊肿、纤维组织细胞瘤、病毒疣或鳞状细胞癌等良性病变[3]。

此外,组织病理学上的鉴别诊断还包括环状肉芽肿、类脂质坏死、纤维组织细胞瘤、结节性筋膜炎、黑色素瘤、肌腱筋膜透明细胞肉瘤、转移癌、血管肉瘤、滑膜肉瘤、上皮样血管内皮瘤、上皮样平滑肌肉瘤、软组织恶性肾外横纹肌样瘤等[1,4-5]。

治疗 手术是治疗的金标准[3-4],最适宜的治疗需要根治性切除和广泛的淋巴结清扫。放疗和/或化疗在预防复发或姑息性治疗方面的益处尚未得到证实,且存在争议[3-4]。

高龄、男性、肿瘤位于近端或中轴位置、深部、较大、肿瘤出现有丝分裂象、坏死、血管侵犯、出血、局部复发、淋巴结转移,以及手术切除的范围大均为预后不良的因素[2,4]。

参考文献 117.4

见章末二维码

血管肉瘤

定义和流行病学 血管肉瘤是一种罕见的恶性肿瘤,仅占所有软组织肉瘤的1%[1-3]。它是一种起源于血管或淋巴管内皮细胞的侵袭性恶性肿瘤[4-7]。

皮肤血管肉瘤最常见,1/3的血管肉瘤发生于皮肤。这是一种发生在老年人的具有特征性的肿瘤,中位年龄70~75岁,好发在头皮和面中部[2-3,8]。高加索人和男性中发病率较高[3-4,9]。

病因和发病机制 皮肤血管肉瘤的病因尚不清楚,也没有关于其分子水平变化的详细研究。

血管肉瘤可能与既往接触过化学物质(氯乙烯、二氧化钍、砷、镭和合成代谢类固醇)、电离辐射、血管功能不全、慢性淋巴水肿、日光照射和创伤有关[2-4,6-9]。然而大部分患者的病因无法明确[2]。

临床特征　虽然肿瘤可以发生在任何位置,但最常见的部位是头皮和面部[1-3,9-10]。最初的表现可能很轻微,通常类似于挫伤或隆起的紫红色丘疹。随着肿瘤的增大,会出现组织浸润、水肿、溃疡和出血。发生在较深的软组织和内脏的病变表现为逐渐增大的疼痛性肿物,病变可达 20cm 或更大[2-3,7-9]。肿瘤倾向于更加广泛地侵犯周围组织,呈离心性逐渐浸润扩大。血管肉瘤是一种进展迅速的肿瘤,不仅可以扩散到邻近淋巴结,还可以通过血液转移到肺、肝、骨和其他部位。由于血管肉瘤极具侵袭性,因此大多数患者在首诊时就已经出现局部皮损扩展、区域淋巴结受累或远处转移,这些都与预后不良有关[2-4,7-8]。局部皮损控制数年后可能发生局部的晚期和远处的复发,大多数患者最终死于继发性的播散性疾病[8]。

病理　血管肉瘤可以显示广泛的组织学分化谱,从表现为由具有低有丝分裂活性的、不典型内皮细胞覆盖的吻合血管组成的分化良好肿瘤,到由无明显血管形成活性的、实性的上皮样细胞或梭形细胞组成的低分化肿瘤[2-4,9]。

免疫组化标志物包括 von Willebrand 因子(血管性血友病因子)、CD34、CD31、Ulex europaeus 凝集素 1、血管内皮生长因子(VEGF)和Ⅷ因子抗原[2-4,7-8]。

鉴别诊断　临床鉴别诊断包括化脓性肉芽肿、血管瘤、血管内皮瘤、卡波西肉瘤、鳞状细胞癌和血肿[2-3]。

治疗　血管肉瘤具有侵袭性,预后极差,5 年生存率仅为 12%~33%[2-4,7,10]。

和预后相关的重要因素有:原发肿瘤的范围、肿瘤大小超过 5cm、有皮肤卫星病变、切除后的情况、组织学上肿瘤的分化程度和是否发生转移[1-5]。

采用何种治疗方案取决于临床情况,如是否发生转移和患者的状况。皮肤血管肉瘤的治疗为手术切除后行体外放疗[1-2,4-5,7-10]。尽管采取了积极的局部治疗,很多患者仍会发生进展和播散。如果无法手术切除,则没有标准的治疗方法,可以采用单独或联合姑息性化疗和放疗的方法,预后不一[9]。新近研究提示针对 VEGF 受体的靶向治疗有作用,包括贝伐珠单抗和广谱酪氨酸激酶抑制剂索拉非尼[7-8]。

参考文献 117.5

见章末二维码

皮肤尤因肉瘤

定义和流行病学　皮肤尤因肉瘤(cutaneous Ewing sarcoma)是一种罕见的肿瘤,属于尤因肉瘤家族(ESFT),它们具有相同的组织学和细胞遗传学特征。1975 年 Angervall 和 Enzinger 首次报道了 39 例软组织尤因肉瘤的大样本资料[1]。最近的关于皮肤尤因肉瘤的综述是 2015 年,文章中诊断的中位年龄是 21.5 岁(2~77 岁),多发在女性(女:男为1.9:1),肿瘤主要位于肢端(48.5%),其次是躯干(39%)[2]。

病因和发病机制　尤因肉瘤位于染色体 22q12 上的断裂点区 1 基因(*EWSR1*)广泛表达于人类细胞中,但其所编码的蛋白的功能尚未阐明。最初在尤因肉瘤/周围神经外胚层肿瘤(PNET)中发现有 *EWSR1* 的基因重排,现在在多种软组织肿瘤中都可以见到。大多数尤因肉瘤和 *FLI1* 基因融合有关,少数和 *ERG* 基因有关,极少数和 *ETV1*、*ETV4* 和 *FEV* 等基因有关。皮肤原发性尤因肉瘤罕见,多数表现为 t(11;22)(q24;q12) *EWSR1-FLI1* 的经典易位[3],这种特殊的基因异常可以通过常规的反转录聚合酶链反应(RT-PCR)或荧光原位杂交(FISH)来证实。

临床特征　皮肤尤因肉瘤是一种浅表的肿块,诊断时通常很小(肿瘤大小为 1~13cm,平均为 4cm),质软均匀,可移动,时有疼痛。皮肤尤因肉瘤较原发性骨尤因肉瘤的侵袭性弱,罕见转移[4]。

诊断　尤因肉瘤/PNET 的诊断是基于组织学、免疫组织化学(CD99 强阳性)和分子细胞遗传学检测(FISH 和/或 RT-PCR)[5]。

诊断时应进行皮损局部 MRI、胸部 CT、骨显像、骨髓穿刺检查明确是否发生转移,如果可能还应进行氟脱氧葡萄糖正电子发射断层扫描(FDG-PET)或全身 MRI 检查,以提高对骨和软组织转移瘤的检测率[6]。局部 MRI 表现为局限于皮下和皮肤区域的多发肿物,在 T_1 加权像中表现为低-中等强度的非特异性信号,在 T_2 加权像中表现为中-高强度信号。在增强图像上,肿瘤显示不均匀增强,出血或坏死区不显示增强。这些图像均无特异性[7]。

因皮肤尤因肉瘤患者区域淋巴结受累率较高,所以应常规进行前哨淋巴结活检[8]。

第二十四篇

病理 尤因肉瘤由小圆细胞组成，细胞核呈圆形、深染，单一核仁，胞质透明、界限不清、胞内糖原沉积形成规则的空泡。大多数细胞表达 CD99[4]。肿瘤位于真皮中部、深部或皮下组织浅层，也可累及真皮乳头。

现今尤因肉瘤的分子诊断非常重要。已经报道有新的命名出现，*EWS-ETS* 阴性的尤因肉瘤如 *BCOR-CCNB3*（类尤因）肉瘤和 *CIC-DUX4* 肉瘤，后一种亚型更常发生转移[2]。

鉴别诊断 皮肤尤因肉瘤因为位置表浅容易被发现，但可能与脂肪瘤或其他软组织肿瘤混淆。组织学上的鉴别诊断包括其他由小圆细胞组成的原发和转移性肿瘤。前者包括梅克尔细胞癌、小汗腺螺旋腺瘤、淋巴瘤、透明细胞肉瘤、横纹肌肉瘤、恶性横纹肌样瘤、恶性原始神经外胚层肿瘤、肌上皮癌、血管瘤样纤维组织细胞瘤、低分化附属器肿瘤和粒细胞性肉瘤。后者可能来源于骨尤因肉瘤、大细胞神经内分泌癌、小细胞肺癌和成神经细胞瘤[4]。

尤因肉瘤/PNET 的诊断是基于组织学和免疫组化（CD99 强阳性）以及分子细胞遗传学（FISH 和/或 RT-PCR）检测。

治疗 手术切除是主要的治疗方法，是否结合化疗和/或放疗取决于肿瘤的大小和位置。手术切除后边缘仍存在阳性时，可放疗。与预后较差的骨或软组织尤因肉瘤相比，皮肤尤因肉瘤的病程更缓慢，预后更好，10 年生存率为 91%[6,9]。

参考文献 117.6

见章末二维码

滑膜肉瘤

定义和流行病学 滑膜肉瘤（synovial sarcoma，SS）是一种具有部分上皮细胞分化的间质性肿瘤，约占所有软组织肉瘤的 5%～10%[1-3]。据报道，是发生在青少年和年轻人中的最常见的非横纹肌肉瘤的软组织肉瘤（占 15%～20%）[2-3]。虽然滑膜肉瘤的发病高峰在 30～40 岁，但 30% 发生在 20 岁以下[1,3-4]。

男性发病率略高，男女比例约为 1.2∶1；无种族差异[3,5]。

病因和发病机制 超过 90% 的滑膜肉瘤患者有特征的染色体易位 t（X；18）（p11.2；q11.2）[1,3,5]，是由 18 号染色体的 *SYT* 基因和 X 染色体的 *SSX1*（约占 2/3）、*SSX2*（约占 1/3）或 *SSX4*（极少数）基因发生融合[2-7]。

融合类型和肿瘤形态有很强的相关性，大多数 *SYT-SSX2* 基因融合肿瘤表现为单相型，而几乎所有的双相型肿瘤都有 *SYT-SSX1* 基因重排[4]。

临床特征 滑膜肉瘤可以发生在任何部位，最常见于四肢，并因此而得名。尽管好发于关节附近，但其来源与滑膜组织无关[7]。滑膜肉瘤最常见的原发部位是四肢，下肢最多，约占 70%[3,5]。除四肢外，头颈部是第二常见的部位，约占 5%。少见部位包括躯干、纵隔、腰椎、心脏、腹部和腹膜后[3,5]。

滑膜肉瘤通常表现为可触及的、生长缓慢、近关节部位的大肿物，半数以上的患者伴有局部疼痛和压痛。症状根据皮损的具体部位不同而不同；罕见系统症状。滑膜肉瘤的平均确诊时间为 2～4 年，但病变可能长达 20 年未被确诊，因病情发展缓慢常导致诊断延迟[1,3,5-6]。

50%～70% 的病例发生转移，主要发生在肺和胸膜（这也是已知原发性滑膜肉瘤的部位），其次是局部淋巴结和骨骼[3,5]。

组织病理学 滑膜肉瘤组织学上不像滑膜组织。然而，由于滑膜肉瘤肿瘤细胞与原始滑膜细胞之间的相似性，滑膜肉瘤一词被引入。事实上，滑膜肉瘤来源于多能干细胞，这些干细胞能够分化为间质和/或上皮结构[5]。组织学上，滑膜肉瘤分为三种亚型：双相型（20%～30%）、单相型（50%～60%）和低分化型（15%～25%）。双相型通常表现为梭形细胞和上皮样细胞共同存在，后者呈漩涡状或原始腺样结构排列。单相型滑膜肉瘤完全由梭形细胞组成。低分化的亚型通常由小的蓝色圆形细胞组成，具有高的有丝分裂活性[5-6]。虽然滑膜肉瘤可以根据有丝分裂指数、坏死和肿瘤分化的程度来分级，但应始终将其认为是高级别肉瘤[3-7]。大多数病例中角蛋白和 EMA 免疫染色呈阳性[6]。

鉴别诊断 临床上，滑膜肉瘤需要与表现为可触及的生长性肿物的非横纹肌肉瘤的其他软组织肉瘤相鉴别。组织学上需要鉴别诊断的范围很广，根据具体的形态模式而不同。癌肉瘤或肉瘤样癌与滑膜肉瘤尤其难以区分，单相上皮型滑膜肉瘤可能与分化良好的腺癌相混淆[3]。

治疗 与其他软组织肉瘤的治疗相似，肿瘤的局部控制主要通过彻底的手术切除完成。因为对局部控制和总体生存的影响仍不清楚，辅助放疗和化疗的作用仍有争议[1,5]。对于转移性患者，化疗可作为首选治疗方案[5]。

影响滑膜肉瘤预后的因素仍存争议。肿瘤分期、男性患者、肿瘤发生在躯干部位、肿瘤体积巨大（主要影响预后的因素）、诊断时已发生转移和组织学呈较高级别均与不良预后相关[1,3-4]。

滑膜肉瘤易出现局部复发和远处转移，通常被认为是一种高级别、侵袭性的肉瘤，5 年和 10 年的存活率分别为 56% ~ 76% 和 45% ~ 63%[1,3-5,7]。由于滑膜肉瘤患者的局部复发和远处转移出现得相当晚，甚至在 5~10 年后才发生，所以应随访数年[3,5]。

参考文献 117.7

见章末二维码

腺泡状软组织肉瘤

定义和流行病学　腺泡状软组织肉瘤（alveolar soft part sarcoma，ASPS）是一种罕见的软组织肿瘤，占所有软组织肉瘤的 1% 以下[1-4]。临床上，本病主要发生在年轻人，发病峰值年龄 15~35 岁。女性比男性更常见，比例为 2∶1[4-6]。

病因和发病机制　ASPS 的发病机制尚不清楚，目前仍存争议。肿瘤的特征是特异性的染色体异位，der（17）t（X；17）（p11；q25），导致 *TFE3* 转录因子基因（来自 Xp11）与位于 17q25 染色体的腺泡软组织肉瘤关键区 1（*ASPSCR1*）融合[1,6-9]。通过实时 PCR 检测融合转录（*ASPSCR1-TFE3*）和 FISH 检测 *TFE3* 基因重排被认为是诊断本病的准确方法[2-3,9]。

临床特征　成人患者中，ASPS 倾向于累及肢体的深层软组织，尤其是大腿或臀部。儿童和婴儿患者中，ASPS 好发头、颈部，舌和眼眶是最常见的部位。其他器官受累如生殖器区域、乳房、纵隔、膀胱和腹膜后等在所有年龄组均有报道[3-4,6-7,9-10]。

ASPS 的自然病程表现为在开始出现时就是一个缓慢增长的无痛性肿块。肿瘤通常是惰性的，在就医之前可能已经存在多年。患者可能出现大脑、骨骼和肺部的晚期转移，即使没有局部复发，也可以在原发肿瘤切除很长时间后及长时间无病间隔后发生转移[2-4,8-10]。

组织病理学　ASPS 以大的多面体或圆形间质细胞聚集为特征，含有丰富的嗜酸性到透明颗粒状的胞质，并被毛细血管大小的血管管腔和结缔组织分隔。肿瘤细胞间缺少连接，均黏附在纤维血管间隔上，导致"假腺泡"形成[2-3,7,9-10]。

免疫组化显示，肿瘤细胞的上皮细胞标记（如 EMA 和角蛋白）、嗜铬粒蛋白 A（chromogranin A）、突触素（synaptophysin）、S100、HMB45 和 Melan-A 均呈阴性，具有特征性。大约 50% 的患者肌间线蛋白阳性[2-3]。其他的非特异性标记如神经元特异性烯醇酶（enolase）和波形蛋白（vimentin）在 30% ~ 50% 的患者中呈阳性表达[2-3]。

鉴别诊断　ASPS 在临床上可能被误诊为良性或发育病变，如血管瘤、淋巴管瘤或动静脉畸形[3,10]。

ASPS 与其他组织学上相似的恶性肿瘤的区别在于其细胞学形态一致、缺乏核异型性和有丝分裂象。ASPS 的鉴别诊断包括颗粒细胞瘤、副神经节瘤、转移性肾细胞癌、黑色素瘤、腺泡状横纹肌肉瘤和异位舌甲状腺[3,4,7,10]。

治疗　ASPS 的传统治疗包括手术和放疗。辅助化疗在 ASPS 中的作用尚不明确，可作为晚期病例的一种选择[3,7,10]。

最近，越来越多的证据表明抗血管生成药物可以用于治疗这种肿瘤。鉴于 ASPS 富含血管的特征，在对原发和转移性 ASPS 的小样本研究和临床试验中，采用抗血管生成药物如贝伐珠单抗（bevacizumab）、舒尼替尼（sunitinib）和西地尼布（cediranib）治疗显示了良好的前景[2-3,10]。

尽管 ASPS 是一种生长缓慢且无症状的肿瘤，但即使在疾病的早期阶段，它也可表现出不成比例的远处转移。20% ~30% 的病例出现局部复发。预后在很大程度上取决于肿瘤最初的表现（局部还是转移）、肿瘤大小和发病年龄。肿瘤小于 5cm 和 20 岁以内发病的原发肿瘤表现为更加良好的临床病程。据报道，儿童、青少年和 25 岁以下成年人患 ASPS 的 5 年生存率为 83%。然而，由于有晚期转移的倾向，生存率节节下降[3-4,7]。

参考文献 117.8

见章末二维码

皮肤平滑肌肉瘤

定义和流行病学　皮肤平滑肌肉瘤（cutaneous leiomyosarcoma）是一种表现为单纯平滑肌分化的恶性肿瘤，非常少见，仅占软组织肉瘤的 4% ~6.5%[1]。

本病可发生于任何性别和年龄，但好发于 50~70 岁的男性。儿童少见，关于儿童平滑肌肉瘤是否有更好的预后仍存在相互矛盾的证据。

皮肤平滑肌肉瘤属于平滑肌肉瘤的一个亚群，起源于真皮的立毛肌，继而会侵袭至皮下组织，由于其位置浅表和有限的临床分期，因此预后良好。仅发生于皮下组织的平滑肌肉瘤通常来源于血管的平滑肌，与一般软组织平滑肌肉瘤在预后及转移风险上相似。

病因和发病机制 软组织平滑肌肉瘤的核型复杂，基因组不稳定，常伴有 *TP53* 基因缺陷或有时有 *FANCA*、*ATM* 基因缺陷[2]。最常见染色体改变是丢失而不是增加。

平滑肌肿瘤，具有不确定的恶性潜能，发生于免疫缺陷患者的概率高于一般人群。大多数 EB 病毒相关的平滑肌肿瘤发生在儿童，有趣的是，肿瘤往往不发生在传统上被认为是平滑肌肉瘤的好发部位（软组织、肝脏、肺、脾、硬脑膜）。诊断可以通过 EB 病毒早期 RNA（又称为 EBER）的原位杂交来确诊[3]。

临床特征 经典的皮肤和皮下平滑肌肉瘤表现为单个、坚实、颜色呈肤色至红棕色的结节或斑块[3]，通常<2cm，表面皮肤常出现变化，如脱色和溃疡，有时肿瘤会引起疼痛或溃疡[1]。

典型的平滑肌肉瘤位于头皮、毛发覆盖部位和下肢；出现多发病灶时，需考虑转移的可能，往往来源于先前已经切除的、腹膜后的或深部软组织来源的隐匿性平滑肌肉瘤。

皮肤平滑肌肉瘤的预后通常良好，大约 30%～40% 的病例可出现皮下组织的转移。

组织病理学 皮肤平滑肌肉瘤组织学上表现为密集的梭形细胞，呈束状交错排列，胞核细长、两端钝圆。相比之下，皮下组织亚型中，由于肿瘤压迫周围组织，形成假包膜，所以肿瘤更局限。大多数浅表平滑肌肉瘤类似于腹膜后组织平滑肌肉瘤。由于病变较小，所以很少发生出血、坏死、透明化和黏液样改变。与腹膜后肿瘤一样，巨细胞可能存在，但很少出现。在这些肿瘤中很容易见到有丝分裂象包括非典型形态。免疫表型提示 SMA、肌间线蛋白（desmin）和钙调蛋白（calponin）抗体的表达是诊断的标准。少数皮肤平滑肌肉瘤含有细胞角蛋白[3-4]。

平滑肌肉瘤的组织病理学特征跨越了一个形态学谱系：分化良好的平滑肌肉瘤与平滑肌瘤重叠，而分化较差的平滑肌肉瘤与非典型纤维黄瘤或恶性纤维组织细胞瘤相似[1]。

鉴别诊断 因为皮肤平滑肌肉瘤的临床特征无特异性，其鉴别诊断包括可表现为单个质硬的结节或斑块的许多肿瘤，如隆突性皮肤纤维肉瘤或其他软组织肉瘤，表皮样包涵体囊肿，少数还需要与脂膜炎鉴别[1]。

治疗 对原发肿瘤采用中位切缘 1cm 的外科扩大切除可获得较安全的完全切除率。局部复发意味着最终发生转移的风险增加，因为复发的病灶往往范围更大，并累及更深的组织结构。新近有采用 Mohs 外科手术治疗，复发率为 14%[5]。

参考文献 117.9

见章末二维码

隆突性皮肤纤维肉瘤

定义及流行病学 隆突性皮肤纤维肉瘤（dermatofibrosarcoma protuberans，DFSP）由 Darier、Ferrand 和 Hoffman 首次描述，是一种少见的纤维组织细胞来源的皮肤交界恶性肿瘤，以局部侵袭性生长为特征，治疗后局部易复发，但远处转移少见，估计发生率约为 3.4%～4.7%。肺是最常见的转移部位，很少累及淋巴结。DFSP 多见于年轻人和中年人；仅 6% 发生在儿童[1-2]。在 2010 年发表的一篇综述中，Gooskens 等人分析了 166 例儿童病例，其中 38 例是先天性的[3]。

病因和发病机制 DFSP 发生的机制尚不清楚。创伤被认为是一种可能的病因，尤其儿童患者。已在大多数 DFSP 病例中发现了特征性的细胞遗传学异常。成年患者中，大部分病例都可检测到包含来自 17 号和 22 号染色体序列的一条多余环状染色体的细胞遗传学改变。交互易位 t(17;22)(q22;q13) 是儿童患者中最常见（90%）的异常表现。结合了 *PDGFB*（22 号染色体）和 *COL1A1*（17 号染色体）的两种基因重排可能导致血小板衍生生长因子（PDGFB）的产量增加。自分泌 PDGF 受体的激活可能促进了这些细胞的肿瘤性生长。在 DFSP 的转移病灶中也检测到了 *COL1A1* 基因与 *PDGFB* 基因的融合[1,4]。

先天性病例中，染色体异常发生在子宫内，导致这种变化的机制尚不清楚。目前没有流行病学数据能够确定哪种诱发因素或环境危险因素与妊娠期间发生 DFSP 有关[3]。

临床特征 DFSP 在儿童时期最初表现为青斑或小而坚固的结节或斑块。早期斑块可表现出不同的变异型：坚硬的扁平斑块；硬斑病样萎缩性硬化斑块；皮肤松弛症样萎缩性柔软斑块。经过一段时间后，斑块上会出现一个或多个结节。颜色从棕色到蓝红色不等，周围皮肤呈蓝色或红色改变（图 117.4）。

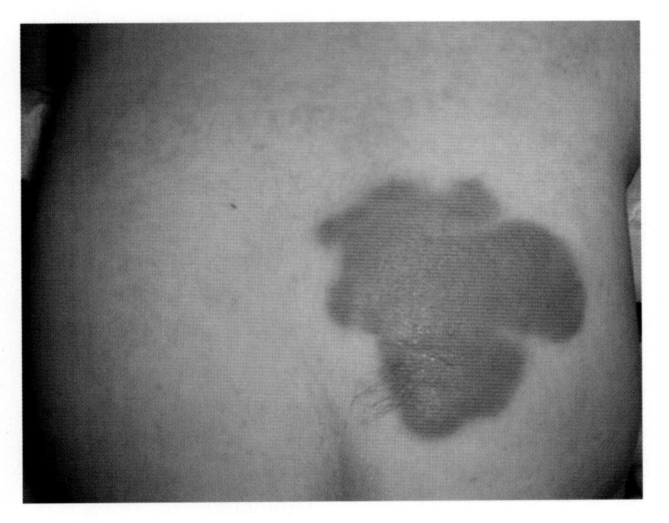

图117.4 隆突性皮肤纤维肉瘤：一个男孩大腿上的红斑

DFSP通常无症状、生长缓慢。病变大小一般为1~5cm，随着时间的推移会逐渐增大，如果不治疗会变得更大。

DFSP可以发生在身体的任何部位，最常见于躯干、四肢近端和头颈部。而在儿童患者中，肿瘤更多见于肢端（背部和腿部）[2,4]。先天性DFSP也多位于躯干和肢体近端[3]，其中常会见到一种萎缩性变异型皮损，表现为硬皮病样外观的萎缩性斑块，表面保持平坦。先天性DFSP中还有一种常见的表现是皮肤松弛型，为质地较软的凹陷性斑块。

组织病理学 组织学上，肿瘤主要由梭形纤维组织细胞组成，相互交织，呈短束状排列[1]。在大多数肿瘤中有丝分裂象罕见。DFSP与发生在皮肤上的低级别纤维肉瘤或细胞型纤维瘤在组织学上常难以区分。

纤维肉瘤变异型DFSP不常见，病变在组织学上显示邻近纤维肉瘤区典型的低级别DFSP区。

CD34、波形蛋白免疫染色阳性，S100、ⅩⅢa因子、肌间线蛋白、SMA免疫染色阴性可确诊为DFSP[1,5]。皮肤纤维瘤与DFSP不同，CD34染色阴性，而腱生蛋白（tenascin）和ⅩⅢa因子染色为阳性。新的标志物被用于鉴别皮肤纤维瘤和DFSP：载脂蛋白（apolipoprotein）D在DFSP中呈阳性，在皮肤纤维瘤中呈阴性，基质溶解素（stromelysin）342和CD163在皮肤纤维瘤中呈阳性，在DFSP中呈阴性。

确诊DFSP的另一种替代方法是PDGF受体β（PDGFRB）染色，从而证明这种分子在肿瘤细胞表面的高表达，不过其有效性还有待证明[3]。

鉴别诊断 不幸的是，儿童DFSP可能会被误诊，常被误诊为血管肿瘤或畸形、硬斑病、萎缩性皮肤病、萎缩性瘢痕和脂肪萎缩、瘢痕疙瘩和增生性瘢痕。然而，这些疾病的组织学和免疫组织化学特征不同。DFSP和皮肤纤维瘤有时很难区分，但免疫染色可以鉴别[4-6]。

治疗 治疗方式选择切缘1.5~3cm、包括筋膜的局部扩大切除。Mohs显微外科已经在临床应用，但不适合较大的病变，由于手术的时间比较长也不太适合儿童患者。DFSP对放疗敏感，可在手术切除后仍有切缘受累的情况下的补充治疗。

关于PDGFB及其受体在DFSP发病机制中作用的新近发现，促使研究者们将针对PDFG受体的靶向治疗作为DFSP的新策略。在最近发表的研究结果中，酪氨酸激酶抑制剂甲磺酸伊马替尼（imatinib mesylate）对含有t(17;22)异位基因的局限性和转移性DFSP显示临床有效。甲磺酸伊马替尼最近被FDA批准用于治疗成人DFSP中无法切除、复发的伴/或不伴远处转移的CD34阳性的患者。缺乏t(17;22)易位的肿瘤可能对伊马替尼无反应，因此在开始伊马替尼治疗前进行分子细胞遗传学分析可能是有用的[2,4,7-8]。

如果肿瘤复发，只要有可能，就应该手术切除。如果以前没有采用过放疗，可以考虑放疗；如果无法手术，或如果再次手术将导致不可接受的功能或美容问题，应该考虑甲磺酸伊马替尼治疗。

对于罕见的远处转移病灶，应考虑临床试验、甲磺酸伊马替尼、化疗、放疗或重复切除[2,4,7-8]。

参考文献117.10

见章末二维码

血管外皮细胞瘤/孤立性纤维瘤

定义 血管外皮细胞瘤（haemangiopericytoma，HPC）是一种罕见的血管软组织肿瘤。最近的世界卫生组织（WHO）软组织肉瘤的分类中，HPC作为血管外皮细胞来源肿瘤的观念被摒弃，取而代之的是成纤维细胞来源，从而将HPC与孤立性纤维瘤（solitary fibrous tumour，SFT）更紧密地联系在一起。此病在成年人中更为常见；只有5%~10%发生在儿童。发生在儿童时，HPC被认为是一个异质体，包括两种不同的临床类型：成人型HPC/SFT和婴儿型HPC。婴儿型HPC在1岁以内发病，呈更加良性的病程，对化疗的反应好，甚至有自发退化的趋势。与此相反，青春期HPC的表现与成人HPC似乎并无区别，约15%~20%的HPC/SFT表现出更强的侵袭性，尽管手术后仍可出现局部复发或远处转移[1-2]。

第二十四篇

病因和发病机制 尽管病因学还不清楚,但已经有研究表明基因改变在所有软组织肉瘤形成中可能起一定的作用。虽然已经有许多不同的染色体重排的报道,但与12号染色体相关的异常在大多数HPC样本中被发现。特别明确的是,易位似乎最为常见,在12q13-15位置出现断裂点在许多病例中被报道,也包括儿童。目前仅有两个染色体倒位的报道,分别是X染色体和12号染色体[inv(12)(q14q24)],两个标本均来自成年患者[2]。

临床特征 软组织HPC是一种坚实无痛的、缓慢扩张的肿块,常呈局限性结节状。由于周围细胞压迫使毛细血管内的血液被清空,肿块上的皮肤无变色或发红。成人型最常见于下肢,也可见于胸部、盆骨、腹膜后、眼眶和其他部位。儿童HPC通常只累及四肢[1,3]。

组织病理学 尽管婴儿型在组织学上与成人型相同,但临床病程较温和。造成HPC自然病程差异的原因尚不清楚。组织学上,婴儿型HPC的显著特征包括不成熟的细胞形态、多分叶生长模式、局灶性坏死和不同程度的有丝分裂活性。毛细血管呈束状排列,周围绕以椭圆形或梭形核的细胞,构成网状纤维网。此外,有些患者有局灶性的第二种肿瘤细胞成分,包含梭形肌成纤维细胞,形成簇状和微结节。经典的免疫组化显示,肿瘤表达肌细胞特异性的肌动蛋白、SMA、原肌球蛋白和CD34,而不表达结蛋白和h-钙调素结合蛋白。然而,这种经典的免疫组化标记只见于10%~20%的HPC患者,大多数患者表现为非特异性的模式[1,3]。Enzinger和Smith提出了一个用来将恶性肿瘤和良性肿瘤区分开的形态学标准,这个标准是:肿瘤体积巨大(>5cm)、有丝分裂率增加(每10个高倍视野中有4个或更多)、细胞数量多、可见未成熟和多形性肿瘤细胞、可见出血灶和坏死灶。

鉴别诊断 婴儿型HPC的鉴别诊断包括婴儿血管瘤、婴儿肌纤维瘤病、皮肤白血病、神经母细胞瘤、朗格汉斯细胞组织细胞增生症、卡波西型血管内皮瘤、丛状血管瘤、化脓性肉芽肿、纤维肉瘤、血管球瘤、横纹肌肉瘤、网状细胞肉瘤和血管肉瘤。

治疗 手术切除是HPC的最佳的治疗方法。化疗已被证明是有效的新辅助治疗方案,用于开始就不能切除和只能部分切除的病变,或已经发生远处转移时。一些医疗中心采用药物辅助治疗来降低局部复发的风险。由于这种肿瘤比较罕见,因此很难评估药物辅助治疗的价值。用于化疗方案药物包括长春新碱、放线菌素D、环磷酰胺、甲氨蝶呤、阿霉素、泼尼松和达卡巴嗪。单纯放疗的作用存在争议。人们很早就认识到HPC/SFT有富含血管的特性,α干扰素的抗血管生成特性众所周知,因此临床将α干扰素用于少数晚期患者的治疗。针对VEGF通路和其他参与血管生成通路的靶向治疗可能提供一种新的、振奋人心的治疗方法。替莫唑胺和贝伐珠单抗联合治疗的毒性较低,临床效果良好。其他抗血管生成药物的前瞻性研究是非常必需的,以探讨这些靶向药物的生物学机制和对晚期肿瘤的疗效。婴儿型HPC临床预后更好,已证实对化疗反应良好且有自发性消退的可能,因此需要更加保守的手术方法[1,3-5]。

参考文献 117.11

见章末二维码

神经嵴和生殖细胞来源的恶性肿瘤

神经母细胞瘤

定义和流行病学 神经母细胞瘤(neuroblastoma)起源于胚胎形成过程中迁移的原始神经嵴细胞,因而可以发生在交感神经节的任何位置。根据肿瘤的位置不同,其临床表现呈病谱性[1],是儿童最常见的颅外恶性肿瘤。在北美15岁以下儿童中的发病率是10.5例/(100万·年),每年新确诊病例超过650例。儿童发病高峰在4岁以下,平均年龄为19个月。

病因和发病机制 神经母细胞瘤在遗传学和生物学上呈异质性,报道有许多不同染色体结构异常和等位基因的改变。*MYCN*是最关键的致癌基因,在约20%的神经母细胞瘤中扩增,是一种致癌驱动因子和预后不良的最强有力的分子标记之一[2]。还发现有几种染色体的增加和缺失:1p36缺失(35%的神经母细胞瘤)、11q缺失,17q增加等[3]。

绝大多数神经母细胞瘤是散发的,但也有一小部分是家族性的。*ALK*突变出现在大多数家族性神经母细胞瘤中,呈不完全外显的常染色体显性遗传,6%的家族性神经母细胞瘤与生殖系杂合的*PHOX2B*突变有关。

临床特征 最常见的表现是硬的、平滑的、无触痛的腹部肿块。所有患者中的2.6%和新生儿患者中的32%有皮肤表现,有时可能是首发的临床表现。

皮损包括一些特征性的、坚硬的、无触痛、淡蓝色或蓝灰色的转移性结节。触诊、抚摸或摩擦后2~

3min，由于儿茶酚胺的释放，结节会变白并在周围形成红晕（图 117.5），变白持续约 1h，随后是不应期。其他表现包括“浣熊眼”（眶部转移引起眶周瘀斑）和虹膜异色症（累及支配虹膜的交感神经所致）[4-6]。

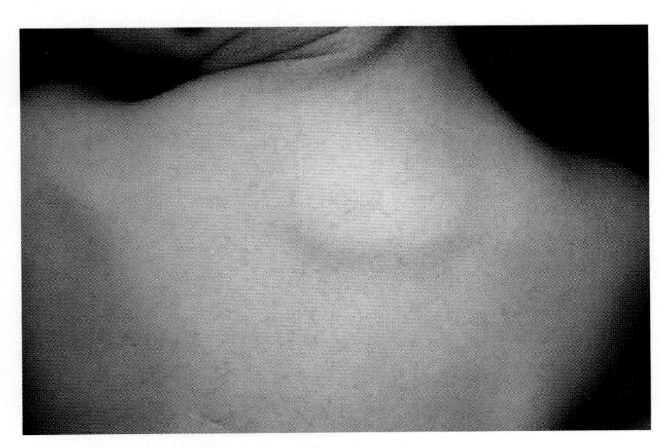

图 117.5　患有神经母细胞瘤女孩背部的质软肿瘤

神经母细胞瘤的分期正在从国际神经母细胞瘤手术病理分期系统（Surgical-Pathological International Neuroblastoma Staging System，INSS）向近期定义更清晰的国际神经母细胞瘤风险组分期系统（International Neuroblastoma Risk Group Staging System，INRGSS）过渡[5,7]。

INRGSS 采用影像学特征将不累及局部组织的局限性肿瘤（INRGSS L1）和影像学显示有图像界定危险因素的局部侵袭性肿瘤（INRGSS L2）区分开。M 期和 MS 期分别指的是出现广泛转移的肿瘤，或<18 个月的儿童患者存在皮肤、肝脏或骨髓转移。

实验室和影像学检查　大部分神经母细胞瘤患儿尿液中儿茶酚胺及其代谢物（香草扁桃酸和高香草酸）水平升高，这项检测有助于诊断和寻找手术治疗后的残余肿瘤。血清铁蛋白、乳酸脱氢酶和神经元特异性烯醇化酶水平对判断预后有重要意义[1,5-6]。

神经母细胞瘤的分期需要依据影像学检查、骨髓穿刺和活检来确定局部病灶的范围和远处扩散的程度。如果有皮损，皮损活检可以帮助诊断和确定预后因素。利用放射性核素如^{131}I-间碘苄胍（MIBG）进行核医学扫描，在检测骨病灶和骨外病灶方面可能更准确和敏感。

取得肿瘤组织后，应测定其 DNA 含量（肿瘤细胞染色体倍数）、*MYCN* 基因组扩增检测和细胞遗传学分析，并保留部分组织以进行附加的基因组评价[8]。

组织病理学　神经母细胞瘤的皮肤转移以真皮和皮下脂肪内界限清楚的结节为特征表现，结节由不同肿瘤细胞组成，据神经分化的程度不同而有所不同。

未分化的形态是蓝色的小圆细胞（神经母细胞），细胞核呈圆形、深染，胞质稀少，嵌入纤维间质中。然而，分化良好的神经节细胞和施万细胞是所谓的节细胞神经瘤中仅有的浸润细胞。

肿瘤的免疫组织化学取决于分化的程度。更多的未分化细胞被神经丝蛋白、突触素和神经元特异性烯醇化酶标志物识别，S100 蛋白仅标记分化良好的节细胞神经母细胞瘤细胞[4-6]。

鉴别诊断　神经母细胞瘤的皮损需与其他肉瘤样肿瘤如横纹肌肉瘤、组织细胞来源肿瘤如先天性自愈性网状组织细胞增生症等鉴别。在新生儿期，蓝莓松饼样病变、血管肿瘤、白血病皮疹和囊肿有时会与神经母细胞瘤的皮肤病变混淆。而触诊或摩擦后由于儿茶酚胺释放而引起的特有的苍白现象可强烈提示神经母细胞瘤的诊断。

治疗　从肿瘤基因异常到肿瘤生物学行为和临床结果的关系方面已经取得了巨大的进步；事实上，神经母细胞瘤是证明肿瘤基因异常研究具有临床重要性的一个范例。关于 *MYCN* 状态的知晓被越来越多地用于儿童患者的个体化治疗决策。

仅在产前超声检查或产后神经母细胞瘤筛查中才发现的肿瘤，具有自发退化或成熟的特征，几乎很少或不需要治疗。

根据肿瘤的分期、年龄和生物学因素，治疗可以从观察到单纯手术，再到更积极的治疗如化疗和/或免疫治疗等[9-10]。

参考文献 117.12

见章末二维码

绒毛膜癌

定义和流行病学　绒毛膜癌（choriocarcinomas）是一种侵袭性恶性肿瘤，可分为两组：①非妊娠绒毛膜癌，通常发生于性腺器官，但也可发生于性腺外的原发部位；②妊娠绒毛膜癌，来源于任何形式的正常或异常妊娠，如葡萄胎、自然流产或宫外孕。婴儿绒毛膜癌是一种罕见的肿瘤，是妊娠绒毛膜癌的并发症，可能发生在 0~6 个月，文献报道病例不足 30 例。NGCO（非妊娠绒毛膜癌）主要见于儿童和青少年，可发生于任何年龄、任何性别。两种类型的绒毛膜癌在遗传起源、免疫原性、对化疗的敏感性和预后方面存在相当大的差异[1-4]。

第二十四篇

历史 绒毛膜癌可发生在性腺部位，也可发生在性腺外部位。卵巢绒毛膜癌可在青春期前发生；睾丸和纵隔绒毛膜癌仅见于青春期的患者。有报道极少数病例的绒毛膜癌发生在胎盘，母亲孩子同时发病[3]。

病因和发病机制 绒毛膜癌和其他生殖细胞肿瘤一样，来源于胎儿卵黄囊的多能生殖干细胞。胚胎外分化的结果可能是卵黄囊癌（来自卵黄囊细胞）或绒毛膜癌（来自滋养细胞）[1-3]。

临床特征 早期的典型症状是贫血、发育不良、肝大、咯血或呼吸衰竭。大部分患者中，肿瘤累及一个以上的器官，包括肝、肺、脑或皮肤（10%）。绒毛膜癌的皮肤表现为转移性结节、皮下肿块或多发性血管瘤样肿瘤，通常位于中线部位，表面覆盖正常皮肤。由于肿瘤分泌大量的人绒毛膜促性腺激素（hCG），可能导致男性乳腺发育和性早熟。其他症状取决于原发肿瘤的位置，当器官受到明显压迫时，就会出现相应症状[3-6]。

实验室检查 血清 hCG 水平高是主要特征，监测其血清水平不仅对诊断有帮助，而且也有利于把控治疗。微卫星多态性分析可以区分这两种类型的绒毛膜癌，也可以用来确定导致妊娠绒毛膜癌的诱发妊娠因素[1]。

组织病理学 显微镜下肿瘤呈双相模式，中心为单核细胞滋养细胞层，周围围绕多核合体滋养细胞层。病变周围分布着大体上存活和保存较好肿瘤细胞，而病变中央部位多见广泛的出血和坏死。绒毛膜癌的细胞滋养层有显著的细胞异型性，免疫组织化学标志物如 hCG、抑制素 α 和人类胎盘催乳素（hPL）可以明确诊断[1-5]。

鉴别诊断 阴道异常出血和 hCG 水平升高的症状常常误诊为异位妊娠、先兆流产或不完全流产、宫颈息肉或其他类型恶性肿瘤。主要表现为外部肿物时，鉴别诊断包括脑脊膜膨出、横纹肌肉瘤、脂肪瘤和/或血管瘤[2-3]。

治疗 主要的治疗方法为保守性手术联合多种药物的化疗方案，包括 MAC（甲氨蝶呤、放线菌素 D、环磷酰胺）和 CHAMOCA（环磷酰胺、羟基脲、阿霉素、放线菌素 D、甲氨蝶呤、美法仑、长春新碱）。目前，上述多种药物化疗方案最常用的替代方案是 EMA-CO（依托泊苷、甲氨蝶呤、放线菌素 D、环磷酰胺和长春新碱）和基于氟尿嘧啶的化疗方案[6]。

预后 预后取决于疾病诊断时的范围和原发部位：性腺外和皮肤转移的肿瘤预后较差。因为母体绒毛膜癌之后的妊娠会有胎儿发生绒毛膜癌的风险，目前的指南建议有这样病史的女性在之后的每次妊娠的第 6 周、第 10 周都应该做 β-hCG 检查。

参考文献 117.13

见章末二维码

乳头状淋巴管内血管内皮瘤

定义 乳头状淋巴管内血管内皮瘤（papillary intralymphatic angioendothelioma，PILA），最初被称为血管内乳头状血管内皮瘤，或 Dabska 瘤，是一种以淋巴管样或血管样管腔和乳头状内皮增生为特征的局部侵袭性、很少转移的血管性病变。这种肿瘤极为罕见，通常累及成人和儿童的皮肤和皮下组织。男女发病一样，无种族差异[1-5]。

临床特征 PILA 可以出现在任何解剖部位，通常多累及头部和四肢（许多报道肿瘤位于头部、颈部和四肢的真皮和皮下组织）。仅有少数病例报道肿瘤发生在更深部组织如脾、舌、睾丸和骨骼。临床上，PILA 表现为缓慢生长的无症状的皮肤或软组织结节或肿瘤，呈紫色、粉红色或蓝黑色。通常因为体积明显增大来就医（据病例报道，大小在 1～40cm）。浅表 PILA 看起来像毛细血管畸形、红蓝或紫色的瘢痕[1-5]。

组织病理学 病变由多个纤细的相互连接的脉管管腔组成，内衬不典型的、饱满的内皮细胞，并形成乳头伸向管腔内，有些乳突含有透明样变的核。血管管腔内还排列着饱满的立方形内皮细胞，呈局灶鞋钉样或火柴头状外观。在某些区域，内皮细胞形成有脉管管腔的实性团块。在血管内和血管周围可见数量不等的淋巴细胞。有丝分裂象罕见。免疫组织化学上，血管内皮标志物如 von Willebrand 因子、CD34、CD31 和 Fli-1 通常为阳性，这有助于识别和诊断病变为一种脉管性肿瘤。此外，podoplanin（D2-40）和血管内皮生长因子受体 3（VEGFR3）阳性也被证实，这些都是特异性非常高的淋巴管内皮细胞的标志物，表明和淋巴管来源的肿瘤非常相似。但是之前也有报道一些病例的肿瘤细胞不表达 D2-40 和 CD34[1-5]。

鉴别诊断 由于这种肿瘤罕见，因此必须与其他更有侵袭性的脉管肿瘤亚型如血管肉瘤相鉴别。新生儿患者应该与卡波西型血管内皮瘤相鉴别。

治疗　治疗选择局部扩大切除。然而，PILA 有局部侵袭性和远处转移的可能，所以应进行长期随访以监测局部复发[5]。

（李建红　王森分 译，李萍　方晓　罗晓燕 校）

参考文献 117.14

见章末二维码

第二十五篇 血管肿瘤和脉管畸形

第118章 血管畸形

Laurence M. Boon, Miikka Vikkula

摘要

血管畸形是由于宫内发育错误导致。可以发生在身体的任何部位，局限或弥散分布，也可发生在内脏。有些血管畸形无太大影响，而有些畸形则会导致美容问题、功能残疾甚至威胁生命。在儿童患者中，约90%的浅表性血管畸形通过临床表现诊断。很少需要影像学检查；仅在需要确定畸形的种类、判断是否存在其他异常和确定治疗方式时进行。多学科协作不仅是诊断所必需的，而且也是治疗所必要的。基因突变已经在一些家族性发病的病例中发现，而且近期也在一些散发的血管畸形病例中发现。这为新的治疗方式带来了希望。

分类

1996年，国际血管瘤和脉管畸形研究学会批准并进一步完善建立了一种基于临床特征、影像学、组织病理学和血流动力学特征的分类系统：血管肿瘤和脉管畸形[1-5]。最常见的血管肿瘤是婴儿血管瘤，它是一种在婴儿期迅速增殖、儿童期逐渐消退，从不会在青少年或成人中发生的疾病[6]。相比之下，血管畸形是由畸形的血管形成，不会发生内皮细胞的增生，仅在受到外界因素影响的情况下可能出现例外，而且不会消退。根据血液流变学和血管形态（表118.1），可分为两组：高流速和低流速。还有复杂/混合的血管畸形；任何畸形的血管组合都可能发生，许多被命名为同名的综合征[7-8]。脉管畸形一般出生时即存在，也有些是后来才变得明显。有些保持稳定状态，而有些则会发展。

表118.1 2014年更新的国际血管瘤和脉管畸形研究学会关于血管畸形的分类

血管性肿瘤			血管畸形	
良性	局部侵袭性	恶性	单纯性	复合性
婴儿血管瘤	卡波西型血管内皮细胞瘤	血管肉瘤	毛细血管畸形（CM）	CVM，CLM
先天性血管瘤	网状血管内皮细胞瘤	上皮样血管内皮瘤	淋巴管畸形（LM）	LVM，CLVM
丛状血管瘤	乳头状淋巴管血管内皮瘤（PILA），Dabska瘤		静脉畸形（VM）	CAVM
梭形细胞血管瘤	复合型血管内皮瘤		动静脉畸形（AVM）	CLAVM
血管内皮瘤	卡波西肉瘤		动静脉瘘	
化脓性肉芽肿				

资料来源：ISSVA Classification for Vascular Anomalies© 2014 International Society for the Study of Vascular Anomalies. Available at issva. org/classification.

高流速血管畸形

要点

- 局部或广泛的动静脉畸形（arteriovenous malformations，AVM）或AVM相关综合征（Parkes Weber综合征、Bonnet-Dechaume综合征或Wyburn-Mason综合征、Cobb syndrome）或遗传性AVM（遗传性出血性毛细血管扩张症，CM-AVM）。
- 组织学特征表现为动脉和静脉之间直接交通。
- 会引起疼痛、畸形、出血和充血性心力衰竭。
- 需要多学科管理。

引言 高流速血管畸形罕见,但可能是破坏性最强的脉管畸形。大多数高流速皮肤血管畸形是动静脉畸形(AVM)。和脑部相比,皮肤中单一的、直接的动静脉瘘(arteriovenous fistula,AVF)几乎都在创伤后发生。构成AVM病灶中心的血管巢包含供血动脉、扩张的静脉、微瘘和大瘘。AVM在出生时即存在,可以在儿童期变得明显,从不消退。

流行病学 AVM是一种罕见的、通常散发的、高流速脉管畸形,无性别差异。确切的病因不明。遗传性出血性毛细血管扩张症(hereditary haemorrhagic telangiectasia,HHT)和毛细血管畸形-动静脉畸形(capillary malformation-arterio venous malformation,CM-AVM)均为常染色体遗传性疾病,患病率约为1/5 000[10-17]。

发病机制 散发性AVM可由体细胞激活*MAP2K1*(*MEK1*)突变(颅外AVM)[18]或体细胞激活*K-RAS*突变(脑部AVM)(S Nikolaev等人,ASHG 2016摘要*Pgm-Nr717/F*)所致。由此导致RAS-MAPK信号通路的活化,类似于引起CM-AVM的*RASA1*突变[17,19]。

HHT是由转化生长因子-β(TGF-β)信号通路改变所致,有五种类型,其中HHT1和HHT2最常见。最常累及的基因是内皮素(*ENG*;*HHT1*)和*ALK-1*(*ALK1*;*HHT2*);其他基因[*SMAD4*(*JPHT*)和*HGF9*(*HHT5*)]较少累及[20-23]。内皮素和*ALK-1*是Ⅲ型和Ⅰ型TGF-β受体,并在血管内皮细胞上高表达。该信号通路功能的丧失同时增加了PI3K-AKT信号通路的表达[24]。

CM-AVM1是由于*RASA1*中功能缺失突变导致,*RASA1*是一种调节RAS活性的GTP酶[14,19],它将活化的GTP-RAS形式转换为非活化形式[25]。高的家族内表型变异可以用体细胞发生必要的二次打击来解释[15,26]。CM-AVM2是由于一种静脉血管壁上的内皮细胞受体EPHB4功能缺失所致[17]。相比EPHB4,配体EPHRINB2表达在动脉内皮细胞。这种双向配体-受体系统对于动静脉畸形的不同类型和表现非常重要。EPHB4信号通过蛋白p120RASGAP表达,且任何一个基因功能的缺失均会导致RAS-MAPK信号增加[17,19,27-30]。

AVM还可能由于*PTEN*基因突变导致功能缺失引起,这是一种肿瘤抑制基因,见于患有PTEN错构瘤肿瘤综合征(PHTS)(OMIM#158350和153480)[31]的患者。*PTEN*调节PI3K-AKT的活化,此外至少还由HHT受体复合体(见前)调节,失去这个复合体任何一部分的功能或PTEN本身都会导致PI3K的激活[31-34]。

临床特征

局部的或广泛的AVM

AVM在儿童时期常被误诊血管瘤或葡萄酒色斑(图118.1和图118.2)。在一组200例连续病例中,40%(68例)AVM在出生时出现,24.7%(42例)在儿童期变得明显,10%(17例)在青春期发生,只有25.3%(43例)在成年发生[9]。

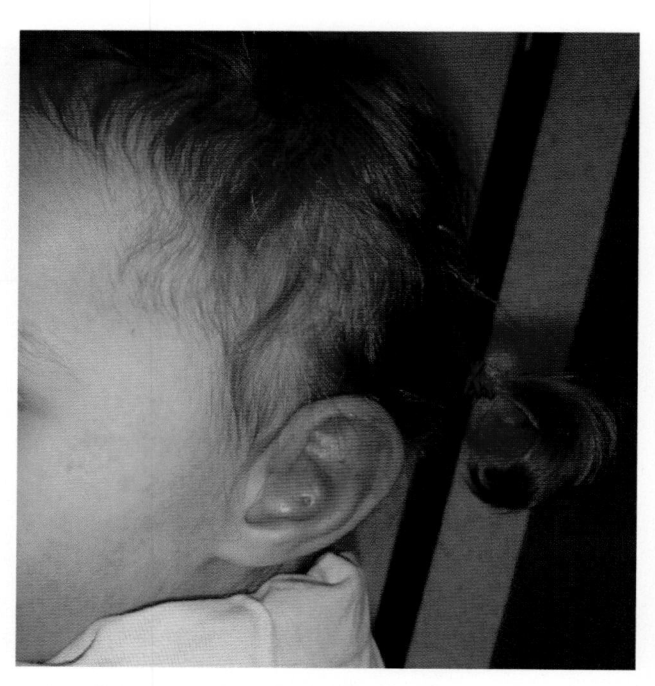

图118.1 婴儿耳动静脉畸形:耳部可见红色、有浸润感,触诊时皮温高、可触及搏动

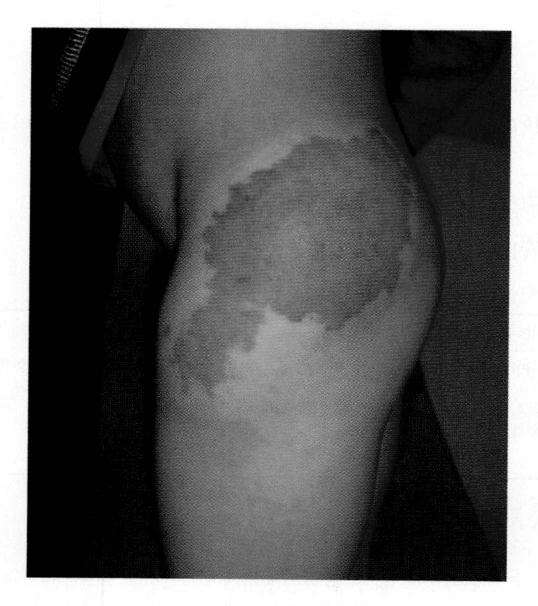

图118.2 6岁儿童侧腹部动静脉畸形,最初诊断为婴儿血管瘤

青春期和创伤会继发高流速脉管畸形的扩张而出现临床症状[35]。皮损表现为一个紫色的肿物,其他的局部表现包括皮温高、可触及震颤、有杂音和动脉搏动增强(Schobinger Ⅰ期)。最常见的部位是头颈部(70%)[9]。随着AVM的加重,引流静脉逐渐变明显、曲张和扩张(Schobinger Ⅱ期)(见图118.1)。无论发生AVM的部位在哪里,最终的结果将是皮肤颜色变黑、自发性和/或复发性溃疡、疼痛和间歇性出血(Schobinger Ⅲ期)[9,36-37]。这些变化可发生在儿童期,出血可危及生命。面部AVM局限于皮肤和/或骨骼(筛骨、上颌骨或下颌骨)会导致面部不对称肥大和牙龈出血[37]。鼻部AVM可引起鼻出血。发生在手指的AVM可引起缺血性皮肤改变以及指甲和末节指骨的缩短。发生在下肢的AVM可出现类似卡波西肉瘤的皮肤改变[38],但很少在青春期之前发生。心力衰竭可能是巨大AVM的最后结局(Schobinger Ⅳ期)。

Parkes Weber 综合征(OMIM 608354 和 618196)

Parkes Weber综合征指患肢毛细血管-动脉畸形(CAVM)合并患肢软组织和骨骼肥大。通常累及下肢,有时累及上肢[39]。可能是CM-AVM表型的一部分(见下文)。

皮温高和瘀斑是许多患肢的动静脉(AV)微瘘所致,尤其是关节附近。在婴儿期就要测量腿的长度,骨骼的过度生长可超过健侧5cm。其他在青春期或更大年龄常见的并发症有骨性病变、病理性骨折、疼痛皮肤溃疡、远端皮肤假性卡波西肉瘤,高心输出量和充血性心力衰竭,还可引起淋巴水肿而导致严重的功能障碍[39]。

Bonnet-Dechaume-Blanc 和 Wyburn-Mason 综合征

该综合征是指发生在面中部和/或单侧面部、眼和中脑的AVM[40-42]。如果有视网膜受累定义为Bonnet-Dechaume-Blanc综合征,也被称为Wyburn-Mason综合征,尽管并不常用。Brégeat综合征无视网膜或脉络膜AVM表现,但有结膜血管畸形,皮损呈红色、皮温高且增厚,很少沿三叉神经分布(就像在Sturge-Weber综合征中的表现),同侧视网膜、视神经、视交叉、视神经通路、基底神经节和大脑的AVM均可出现,下颏、鼻和口唇也可能受累。AVM在出生时即存在,并逐渐加重。可能发生鼻出血、眼球突出和偏盲。有些患者还可表现出多种神经系统症状包括颅内AVM出血以及智力改变。

Cobb 综合征

这种散发的综合征包括皮肤AVM(表现类似毛细血管畸形)和同一脊髓节段的AVM。脊髓节段的AVM:①髓内或髓周,由脊髓动脉供血;②硬脑膜,由放射状的脑膜动脉供血[43]。AVM可以发生在同一节段的脊椎和椎旁的肌肉。患者有发生局部并发症比如肢体肥大和溃疡的风险。神经系统的并发症常常儿童期开始出现,包括疼痛、感觉障碍和神经源性膀胱和肠道功能障碍;运动症状(单瘫、截瘫或四肢瘫痪)取决于病变的位置和范围。我们可以假设Cobb综合征是CM-AVM表型的一部分;然而,尚不清楚这些患者是否有远端的多发性CM[44]。

遗传性出血性毛细血管扩张症

HHT表现为临床三联征:多发性皮肤和黏膜毛细血管扩张、慢性鼻出血和家族史[45]。诊断是根据临床表现、符合Curaçao标准(表118.2和表118.3)。HHT患者的临床表现发生的比率为:自发性、复发性鼻出血(90%),皮肤毛细血管扩张(75%),肝或肺AVM(30%)和消化道出血(15%)[48]。

第二十五篇

表118.2 遗传性出血性毛细血管扩张症(HHT)的亚型

	HHT1	HHT2	JPHT
发生比例	49%	49%	2%
染色体	9q34	12q	18q
基因	内皮素	活化素受体样激酶1	SMAD4
毛细血管扩张	80%	80%	80%?

	HHT1	HHT2	JPHT
鼻出血	90%	90%	90%?
中枢神经系统AVM	9%~16%	0~6%	
肝脏AVM	44%~66%	58%~83%	
肺AVM	46%~76%	5%~48%	

注:AVM,动静脉畸形;HHT,遗传性出血性毛细血管扩张症;JPHT,幼年性息肉病合并遗传性出血性毛细血管扩张症。

资料来源:Adapted from Bayrak-Toydemir et al. (2006)[46] and Shovlin et al. (2010)[47].

表118.3 遗传性出血性毛细血管扩张症的Curaçao标准

Curaçao标准	%	诊断依据	潜在的并发症
1) **鼻出血** 自发性,复发性	90	临床表现	**贫血、广泛性急性出血**
2) **毛细血管扩张** 唇、口腔、指尖、鼻	80	临床表现	**美容性的,大出血**

续表

Curaçao 标准	%	诊断依据	潜在的并发症
3）内脏病变（皮损） **a）胃肠道毛细血管扩张** （合并或不合并出血）	15~30	内镜检查 （上消化道/下消化道）	**大出血**（慢性） **贫血**
b）肺 AVM	50	CT 平扫，超声心动图（胸部 X 线）	**大部分无症状** **右向左分流：** 低氧血症+/-呼吸困难； 脑卒中/TIA 脑脓肿 偏头痛 减压病 **出血** 咯血 血胸 个别情况除外
c）脑部血管畸形 动静脉瘘（AVF） 大（病灶类型）AVM 小（<1cm）AVM 毛细血管扩张 其他类型也可出现	10~20	MRI 血管造影	**出血**（依据类型）： AVF>大>小≥毛细血管 对于 AVM（每年减少 0.5%，低于一般人群） **头疼** **癫痫** **高输出性心力衰竭** （儿科病例）
d）肝血管畸形 肝动脉到肝静脉 肝动脉到门静脉 门静脉到肝静脉	30~70	多普勒超声 CT+/-侵入性	**大多数（>90%）无症状** **肝 AVM：** 高心排血量±心力衰竭 毛细血管后肺动脉高压 **肝门 VM：** 门静脉高压+后遗症 **门静脉 VM：**胆道缺血
e）脊髓 AVM	<1%	脊髓 MRI	**出血** 截瘫（急性、亚急性或进行性） **SOL+/-盗血** 疼痛，进行性不对称生长 成人脊髓病
4）家族史： 影响一级亲属			

注：AVF，动静脉瘘；AVM，动静脉畸形；CT，计算机断层扫描；MRI，磁共振成像；TIA，短暂性脑出血发作。
资料来源：Adapted from Shovlin et al.（2010）[47]. Reproduced with permission of Elsevier.

毛细血管扩张呈点状、线状、卫星状或结节状，可以发生在面颊、鼻、口唇、舌头和其他部位的口腔黏膜和手指（图 118.3）。复发性鼻出血是 HHT 最常见的症状，可以见于 90% 的患者，通常在青春后期发病。胃肠道出血可见于 10% ~ 40% 的患者，一般在成年期发病[49]，症状包括腹痛、黄疸、高输出性心力衰竭、食管静脉曲张导致的出血[50]。

AVM 可发生于肝脏、大脑或脊髓和/或肺，可见于 30% 的患者[48]。肺部 AVM 见于约 50% 的 HHT，尤其 HHT1，患者可表现为呼吸困难或咯血，也可死于大咯血或血胸，肺部 AVM 有 1/2 的患者处于由于感染性栓子引起的神经系统并发症脑脓肿的危险中。由于肺 AV 分流，肺循环中细菌过滤功能缺陷使细菌进入体循环。肺部 AVF 感染也可导致菌血症。

HHT 的中枢神经系统 AVM 可引起急性头痛、脊髓或脑内出血，有时会导致严重的认知和运动障碍[48]。

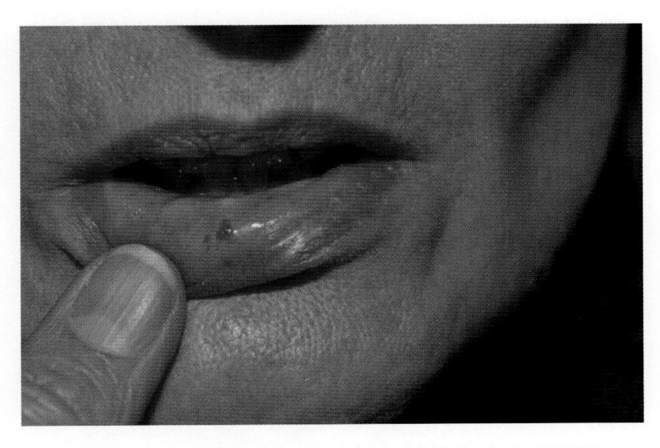

图118.3 遗传性出血性毛细血管扩张症患者唇黏膜的毛细血管扩张

鼻、胃或结肠内镜检查可定位出血部位[51]。

CM-AVM

CM-AVM的特征是多发的小的浅粉红色-红色、周边呈圆形至卵圆形的淡棕褐色CM和家族史[13-14,52]。毛细血管扩张在CM-AVM2中更常见。有些CM在出生时就存在，而有些则出现较晚，但终生无症状。皮损大小从几毫米到几厘米不等。通常有一个苍白晕和用手持式多普勒检查可见血管流量增加（图118.4）。家族间和家族内表型变异很大。AVM在CM-AVM1占23%，在CM-AVM2中占13%。在CM-AVM2中，盖伦动脉瘤畸形、脊柱和颅内AVF中80%是AVM[13,16-17,19,44]。常常在出生时或儿童早期出现症状。相比HHT，内脏AVM罕见；颅外病变主要累及皮肤、皮下组织，有时肌肉和骨骼，位于头颈部区域。Parkes Weber综合征与远端皮肤CM有关，也是表型的一部分[14-15]。

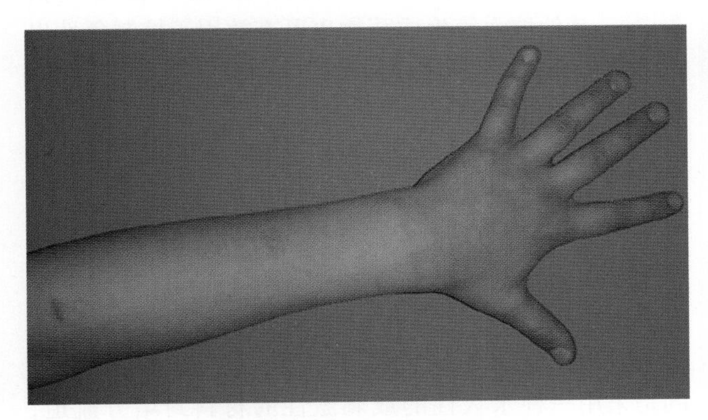

图118.4 毛细血管畸形——动静脉畸形中的毛细血管畸形：皮损呈浅粉色-浅灰白色，有苍白晕

PHTS

以前被称为Bannayan-Riley-Ruvalcaba综合征（BRRS）和Cowden综合征。患者有典型的三联征：巨头畸形、多发性脂肪瘤和AVM。其他症状包括阴茎雀斑、多发大脑发育性静脉畸形、恶性肿瘤的风险增高。血管畸形常为多灶性（57%）和肌肉骨骼受累，异位脂肪沉积和正常的组织结构被破坏。其他血管畸形，如毛细血管、静脉或淋巴管畸形也可能是表型的一部分[53-54]。

鉴别诊断 对于婴儿或儿童，AVM必须与CM和婴儿血管瘤鉴别（图118.1和图118.2）。超声和彩色多普勒可见血管瘤有中央供血动脉、周围静脉、变化的回声反射和快速流动的血流，但没有真正的动静脉（AV）分流。遗传性良性毛细血管扩张症（hereditary benign telangiectasia，HBT）与AVM无关，是需要和CM-AVM主要鉴别的疾病。

少数其他皮肤病变，儿童少见，类似AVM。上皮样血管内皮瘤通常发生在远端肢体，呈紫色、局部侵袭性病变[55]。发生在耳或鼻部的肿胀型红斑狼疮或结节病，还有口唇的Melkersson-Rosenthal综合征可以类似AVM，假的卡波西肉瘤样的改变在严重的腿部AVM中呈单侧发展，需要与真正的卡波西肉瘤鉴别。儿童时期发生的位于耳部Dabska肿瘤可以类似AVM（图118.5）。

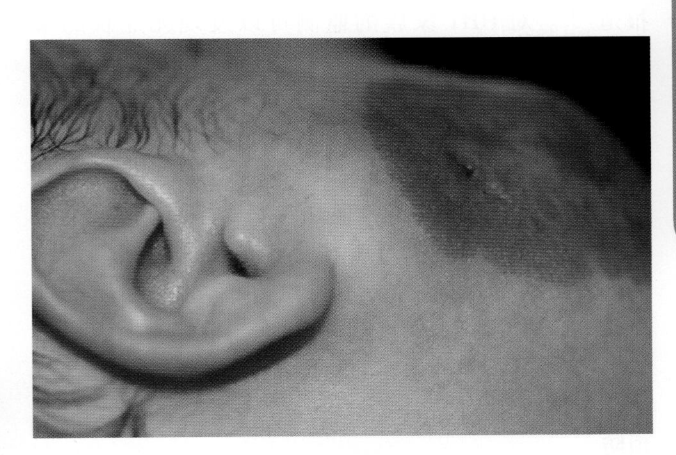

图118.5 5个月女孩，Dabska瘤类似AVM。皮损处皮温稍高，但无动脉搏动

实验室检查和组织学表现 当临床怀疑AVM时，建议进行影像学检查[36,56]。许多检查技术可以确定疾病的性质以及病变的范围。

- 结合灰度分阶和彩色多普勒超声检查：AVM可有不同程度的回声，显示低阻、高速的动脉血流和搏动性静脉血流[36]。血管曲张。与婴儿血管瘤相比，没有团块。脉冲多普勒测量动脉输出（颈动脉、腋动脉或股动脉），可与未受累侧对比，可以采用非侵入性的方式进行连续评估。
- CT的对比不能确切区分血管瘤、静脉畸形（VM）和AVM。三维的血管造影扫描可以用来分析供血和引流血管，从而描述 AVM 的血流情况，尤其是儿童。

- MRI 是能够确定 AVM 范围最佳的影像学检查方法。在所有使用钆的序列中（自旋回波 T_1 和 T_2 加权序列），除梯度回波外（其中序列增加的信号存在于血管内），流空效应对应的是快速流动的血管。
- 磁共振血管造影（MRA）可显示异常的血管网。它可以代替动脉造影来进行 AVM 的随访。
- 动脉造影术可以显影 AVM 的血管结构，尤其是在栓塞治疗前。在儿童早期的 Parkes Weber 综合征，动脉造影只能显示肢体弥漫性血管增生，动静脉瘘要在更大的年龄才会变得明显。
- 所有 Parkes Weber 综合征患者均应在 2 岁后进行扫描测量。如果有异常，需每年复查一次。

患有多发性 CM（CM-AVM1 和 2）或毛细血管扩张症（HHT1/2/5 或 JPHT）和 AVM，以及 AVM 及相关巨头畸形（PTEN）的患者应当进行遗传检测，以便于进行遗传咨询，并进一步监测到最终可能导致的畸形和/或癌症[57]。建议对新生儿进行此类分子诊断，因在未确诊的 AVM 家庭中有发生致死性脑出血的病例报道[48]。对 HHT 家族的监测可以发现无症状的未破裂的颅内 AVM[48,58-61]。治疗方案必须平衡终生出血的风险与手术引起的致残率和致死率。脑血管意外的发病率是 20%，包括小的 AVM 和脑部毛细血管扩张。

组织学上，AVM 的表现常常很难描述清楚，由扭曲的动脉和静脉组成，纤维肌壁不规则增厚，有不连续的弹力纤维网，动静脉分流可见直接交通，间质纤维化，并见各种毛细血管混合其中。

治疗和预防

预防

AVM 是所有血管畸形中最不可预测的。通常在儿童期保持稳定，但往往随时间会慢慢扩张，并造成局部的破坏。巨大 AVM 通常发生在肢体，可引起充血性心力衰竭，但很少在儿童期出现。一旦最初的诊断和检查完成后，患儿应定期进行临床评估和连续的多普勒和/或 MRI 和 MRA 检查。

如果没有认识到 AVM 的本质，可能会引起因管理不善而导致的危险和并发症。部分切除和供血动脉的结扎通常会激发 AVM 而导致扩张，尤其在青春期的时候。四肢 AVM 管理不当可导致坏疽，甚至截肢[13,62]。

治疗

对于儿童来讲，AVM 在临床上常表现的不明显，但每一种 AVM 都有潜在的危险。采用栓塞和/或外科手术的方法治疗处于稳定期的 AVM 是有争议的。AVM 在稳定期通常不需要治疗。然而新近的研究表明，外科手术切除 I 期 AVM 会降低复发率[35]。AVM 的管理应该是多科协作，客观预测可能的结局，不要过高估计各种治疗的可能性。唯一令人满意的手术方式是彻底切除[37,62-64]，部分切除仅可获得暂时的改善，AVM 会不可避免地随着时间的推移而再次扩张。近端结扎或栓塞动脉供血血管是禁忌的手术方式；经过一段时间的短暂缓解后，因病灶有邻近供血动脉，所以会导致血管再通。此外，当可以进行栓塞治疗的时候，采取动脉结扎术可以防止血流进入病灶[65-66]。

保守治疗常用于 Parkes Weber 综合征。管理基本是保守方式。弹力长袜可以缓解静脉曲张引起的疼痛。如果有下肢长度差异，一个合适的矫形鞋可以弥补骨盆的倾斜。关于生长区域的血管形成增加问题，膝盖软骨动脉栓塞治疗可能延缓过度生长。鉴于我们的经验，骨骺固定术反而刺激了 AVM 综合征的发展。相反，经皮骨骺固定术侵袭性较小。当预测孩子的最后身高不理想的时候，延长正常的腿是另一种选择；然而，延长正常肢体会有并发症，必须仔细考虑获益/风险比。

贫血患者需补铁，偶尔需输血。HHT 和肺部 AVM 患者，预防性使用抗生素建议在进行可能导致患者出现菌血症风险的牙科、呼吸、胃肠或泌尿生殖系统操作时使用。采用一种基质金属蛋白酶抑制剂马马司他（marimastat）的药物治疗方法已成功用于治疗一个年轻女孩手臂的广泛 AVM 患者，之前尽管使用了乙醇栓塞但仍然出现了快速进展性的骨质破坏。治疗用了 9 年时间，改善了 AV 分流和骨再生，无不良反应报告[67]。其他抗血管生成药物也可有效用于控制急性出血和鼻出血，如沙利度胺和贝伐珠单抗[68-69]。

超选择性动脉栓塞

最常见的栓塞材料是液体（乙醇、异氰基丙烯酸异丁酯）、颗粒（聚乙烯醇）或可植入的设备（线圈、微球）。当采用外科切除会导致毁容或致残的情况下，栓塞治疗作为姑息性疗法仅适用于复杂 AVM（如发生溃疡或出血）的治疗。用于 AVM 的栓塞治疗，与单一直接 AVF 的栓塞术不同，很少是“根治性”的。治疗的目的是采用一种永久性的或刺激性的材料封堵分流道，比如组织丙烯酸胶或电磁线圈，或乙醇；颗粒材料就不详述了。注射栓塞剂的部位必须尽可能靠近病灶。近端栓塞可引起病灶经侧支动脉的再次交通。对于上颌或下颌 AVM 患者，栓塞治疗应在拔牙前进行，以减少出血。微导管导丝系统用于神经放射学的介入治疗中，可以采用超选择的方法对病灶进行处理[70]。在动脉发生曲张或患者既往曾做过动脉结扎术的情况下，进行病灶部位的直接穿刺联合局部动脉和静脉压迫是非常必要的。

手术切除

动脉栓塞通常在手术切除前进行[70-72]，以堵塞病灶和在手术过程中最大程度地减少出血。这种方法不会影响切除的边界。通常，AVM 和上面覆盖的皮肤需广泛切除。需要采用显微外科游离皮瓣转移技术进行后期皮肤结构重建[71]。在栓塞和切除之前，采用皮肤扩张器也是外科手术的替代方法。尽量保留表面的正常的皮肤；如果局部残留包含异常血管的皮肤会导致复发。溶骨性病变，例如下颌骨，可导致危及生命的出血，需要进行血管内处理[73]，有时需要后续切除。发生在远端肢体的 AVM 即使在进行了成功的栓塞治疗和一段无症状期后，也常常出现复发[74-75]。因为 AVM 很难根除，应该告诉患者治疗是“控制”而不是“治愈”，且必须随访多年。

眼眶和/或脊髓内 AVM 的治疗更具挑战性，因为发生在这些部位的 AVM 具有在解剖学上的特殊性和容易出血的特点[42]。神经外科手术包括完全切除病灶，常常是不可行的。神经内血管治疗是手术切除的替代方法。

其他治疗方法

电解干燥和/或激光（Nd：YAG，二极管，二氧化碳或脉冲染料激光）可以有效地进行 HHT 患者皮肤和黏膜病变的止血。相比散在 CM，用脉冲染料激光治疗 CM-AVM 中的 CM 很少会有效果。

低流速血管畸形

静脉畸形

要点

- 大多数常需转诊到血管异常性疾病的多学科中心。
- 呈蓝色，可单发或多发，呈局限性或广泛性。
- 触诊时可压缩，静脉石是特征性表现。
- 50%存在局限性血管内凝血功能障碍，D-二聚体水平升高，纤维蛋白原水平正常-降低。
- 为常染色体显性遗传模式：皮肤黏膜静脉畸形<1%，球形细胞静脉畸形 5%。
- 可能是某种综合征的一部分，例如 Klippel-Trenaunay 综合征、蓝色橡皮疱样痣综合征或 Maffucci 综合征。

引言　静脉畸形累及血管网的汇集侧。93%是散发的和单灶性的，1%是多灶性的。可以是局限性的或广泛性的，可位于头颈部（最常见的位置）、四肢和/或躯干。静脉畸形可发生于皮肤、黏膜、各种软组织和内脏，甚至骨骼。病变可出生时就存在，或者在后来才变得明显[76-78]。静脉畸形主要是孤立的，但也可能是复杂血管性疾病的一部分，如 Klippel-Trenaunay 综合征、Maffucci 综合征和蓝色橡皮疱样痣（BRBN）综合征[2,79-80]。

流行病学　确切的发病率尚不清楚，但估计为 1∶10 000～1∶5，因为在转诊至专门研究血管异常性疾病的多学科中心的患者中，静脉畸形是最常见的脉管畸形[80]。主要以散发的家族性形式出现，包括皮肤黏膜静脉畸形（VMCM，<1%）和球形细胞静脉畸形（GVM，5%）[81-83]。其外显率都随年龄变化，20 岁时达到最大值（VMCM 为 87%，GVM 为 92.7%）[84]。大的 VMCM 和 GVM 在出生时就存在，然而，17%的患者会随着时间的推移出现新的小病变[85]。Maffucci 综合征偶发，无性别差异。脑海绵状畸形是另一种遗传性的混合畸形，包括毛细血管畸形和静脉血管畸形[77,86-87]。

发病机制　已经证实在 VMCM 家族中，编码血管生成素受体的 *TIE2/TEK* 基因（第 9p 号染色体）出现种系突变[25,83,88-89]。突变可导致 TIE2 的非配体依赖性的过度磷酸化，并改变该血管内皮特异性受体酪氨酸激酶下游信号转导的特异性[25,83,90]。在两个 VMCM 的组织里发现了一个体细胞的二次打击，一次是导致保护性野生型等位基因的局部丢失，而另一次是携带种系突变的等位基因的二次打击，表明了这是优势遗传[81,91-92]。这些突变激活了内皮细胞的 PI3K/AKT 信号通路[93-94]。

GVM 是由于 *glomulin* 基因（染色体 1p21-p22）的功能缺失突变所致，从而导致血管平滑肌细胞分化调节异常[84,95-96]。40%的患者存在常见的 5-核苷酸缺失[97]。此外，病变的形成需要体细胞的二次打击，从而导致 *glomulin* 基因功能的完全丧失。最常见的二次打击是获得性的单亲等位基因组，导致纯合性的遗传突变[98-99]。这就解释了在家族成员中的外显率、病变范围和病变数量的差异表达[97,100]。到目前为止，在几乎所有检测的 GVM 家族中都发现了 *glomulin* 的突变，证明了位点的同质性[97,101-102]。

散发性 VM 也由基因突变引起。其中 60%是由 *TIE2* 的体细胞激活突变引起[91]，最常见的是 L914F。体细胞突变不同于遗传性 VMCM 突变；L914F 从未发现种系变化，表明其在种系中的作用非常强，而且可能是致命的[88,91,93-94]。另外 20%的散发性 VM 是由体细胞的 *PIK3CA* 基因突变引起[103]，就像 *TIE2* 突变一样，它们也有激活作用。两者都激活了 PI3K/AKT 信号通路,强调了该信号通路在 VM 发病机制中的重要性[103-104]。

散发多灶性静脉畸形也是由 *TIE2* 突变引起的。这些患者通常有两个 *TIE2* 突变。最常见的是,*R915C* 突变表现为血液中的镶嵌变化,而 *Y897C* 体细胞突变则发生在同一等位基因的顶部[92]。

BRBN 也是由体细胞中的 *TIE2* 突变引起的[92]。最常见的是 *T1105N-T1106P* 的双突变。在同一 BRBN 患者的远端病变中,相同的双突变可以用相等的等位基因频率来识别。由此表明,不同独立的病变是由起源于一个共同部位的内皮细胞形成的[92]。

与 Ollier 病相反,Maffucci 综合征不是由 *PTHR1* 突变引起的[105],准确地说,是在体细胞中可见到异柠檬酸脱氢酶基因 1 或 2(*IDH1* 和 *IDH2*)的突变[106-107]。

脑"海绵状"畸形(CCM)已定位到了三个染色体位点:CCM1-7q、CCM2-7p 和 CCM3-3p(表 118.4)。CCM1 患者已证实存在 *KRIT1*(Krev1 interaction trapped 1)功能缺失突变[86,109-110],CCM2 为 *malcavernin* 突变,CCM3 为 *PDCD10* 突变。这三个分子在细胞内信号转导通路中相互作用[111-112]。

表 118.4 脑海绵状畸形(CCM)

	CCM1	CCM2	CCM3
相对频率	53%~65%	20%	10%~16%
染色体	7q	7p	3q
基因	*KRIT1*	*MGC4607*(*malcavernin*)	*PDCD10*

资料来源:Data from Akers et al.(2017)[108].

临床特征

局限性或广泛性静脉畸形

真皮内扩张的静脉管道使病变呈现其特有的蓝色。在用力后,相应区域的静脉畸形会出现肿胀。受累组织的畸形逐渐加重,皮温正常,无震颤或杂音。根据病变的大小和部位,患者会出现肿胀、疼痛或烧灼感。经常醒来时出现僵硬和疼痛,并越来越重,还有疼痛性的血栓和静脉石[80,113]。

头颈部 VM 通常为单侧,很少双侧受累。受肿物的影响,VM 可导致面部不对称、进行性面部变形(progressive distortion of features)、牙齿错位和错位咬合(图 118.6)。眶内 VM 的大小不一,取决于在头部的位置。患者站立时可出现眼球内陷,仰卧时可出现轻微眼球突出,但视力不受影响。视神经受压很少是由于眶上裂的 VM 引起的。口腔黏膜 VM 可累及舌、面颊或上腭,可延伸至腮腺、咽旁和喉部。口咽部 VM 很少引起语音障碍,但咽部和喉部 VM 可导致吞咽困难、气道狭窄和阻塞性睡眠呼吸暂停。

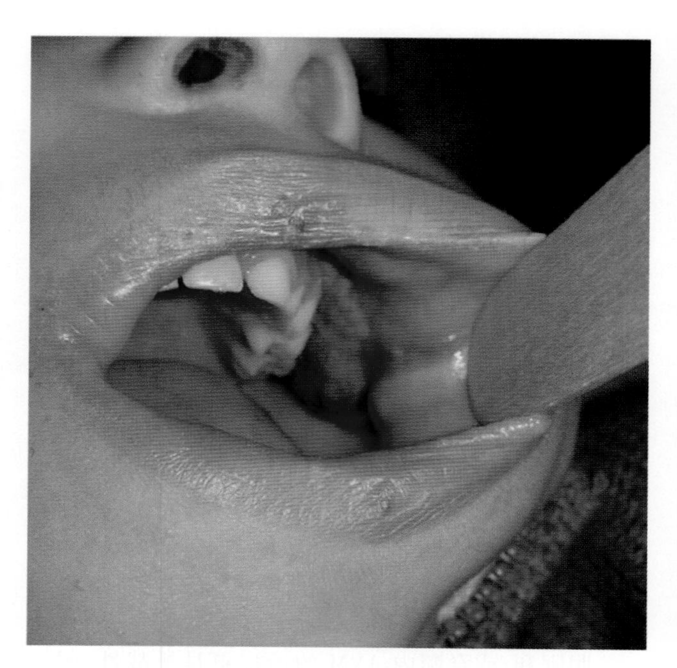

图 118.6 口腔内静脉畸形引起牙齿错位

四肢单纯性 VM 通常侵犯肌肉和关节(图 118.7)[85,114-115]。上肢或下肢远端的 VM 可导致手指或足趾呈蓝色肿大及皮肤松垂。累及整个上肢或下肢及邻近躯干的 VM 可增加肢体的周径,但罕有长度差异。

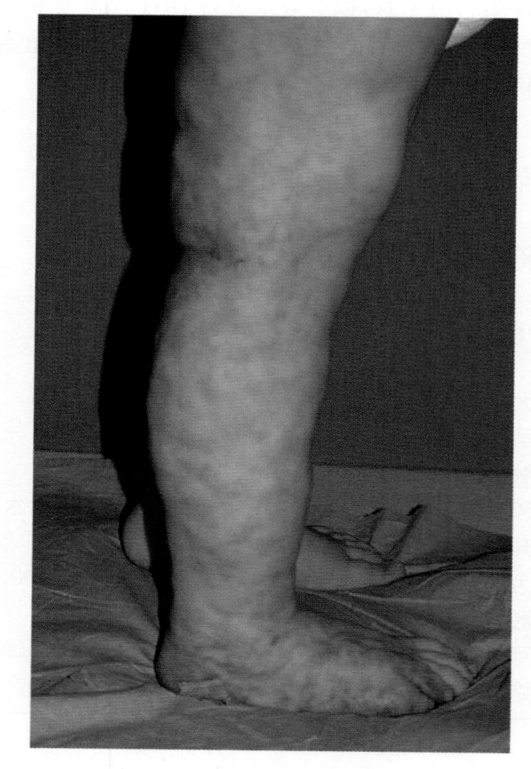

图 118.7 下肢广泛性静脉畸形,累及皮肤、皮下组织、肌肉和关节,并伴有严重的局部血管内凝血功能障碍

在 VM 相关的慢性局限性血管内凝血功能障碍(LIC)的儿童中,出现关节积血非常麻烦,就像血友病中的关节积血,会导致退行性关节病变和破坏性软骨/骨改变。症状随着卧床休息而减轻,但如果不治疗,最终会导致关节屈曲畸形和强直[114]。这些病变在文献中常被错误地标记为骨性、肌内或滑膜“血管瘤”或“海绵状血管瘤”[116]。

男性和女性存在下肢 VM 时,通常会累及生殖器。VM 在儿童期和青少年期缓慢恶化,并形成静脉石。患有肢体广泛性 VM 的儿童患者常见的早期表现是肌萎缩;常出现轻微的肢体发育不良,也可能发生轻微的过度生长,但决不会达到在 Klippel-Trenaunay 综合征所看到的程度。骨内 VM 可引起骨干脆化,会因轻微创伤导致病理性骨折[114]。

蓝色橡皮疱样痣综合征(Bean 综合征)(OMIM 112200)

Bean 将这种静脉畸形命名为蓝色橡皮疱样痣综合征。病变出现在皮肤和内脏。家族性病例(常染色体显性遗传)罕见或不存在(显然在文献中存在与家族性 VMCM 混淆的情况)。皮损由蓝色软结节组成,偶尔聚集成大肿块,可表现为小的、无色圆顶状、乳头样(“橡皮疱”),通常与一个大的,所谓的“优势 VM”有关(图 118.8)[92]。内脏血管异常主要影响胃肠道系统。内镜下可观察到皮损是无蒂的(位于黏膜下)或息肉样的,可遍及胃肠道(食管、胃、小肠和大肠)和肠系膜,可引起反复的肠出血。其他内脏部位包括口腔、鼻咽、肛门、生殖器、膀胱、大脑、脊髓、肝脏、脾脏、肺、骨骼和骨骼肌[117]。

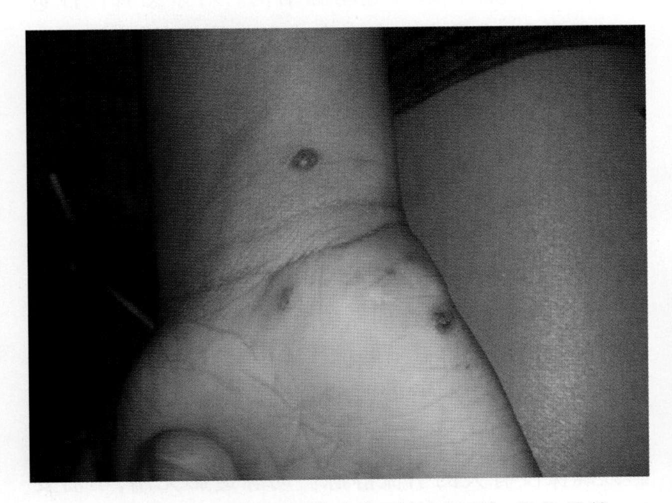

图 118.8 蓝色橡皮疱样痣典型的圆顶状、乳头状静脉畸形皮损

综合征性的静脉畸形 Maffucci 综合征(OMIM 166000)

Maffucci 综合征于 1881 年被描述。它结合了梭形细胞血管内皮瘤(临床上类似 VM)和内生软骨瘤的特点。病灶大小不一,呈弥漫性或局限性,部分呈节段性。先天性皮肤和骨性病变罕见(占 1/4)。更常见的是,皮损在整个儿童期和成人期都可以出现[118-121]。

干骺端和骨干内生软骨瘤与 Ollier 病相似,X 线片上表现为圆形或卵圆形、边界清楚的射线可透的肿块,是由于软骨发育成骨出现异常的结果。常见骨骼畸形和病理性骨折。皮肤和骨骼病变可引起手部畸形。继发性侏儒症可能是由于下肢长骨的缩短和畸形所致。89% 的患者手部受累,88% 手指受累,61% 足趾受累以及 30%~40% 四肢长骨受累。颅骨和骨盆很少受到影响。颅骨病变可出现各种神经缺陷和眼部并发症(眼球突出)。据报道,内生软骨瘤中恶变的发生率为 30%。

Maffucci 综合征的血管病变由蓝色的外生结节组成,可通过人为挤压将其排空,可出现静脉石。

多发性皮肤黏膜静脉畸形(venous malformation, multiple cutaneous and mucosal, VMCM)(OMIM # 600195)

这种常染色体显性遗传综合征的特征是多发的、小的、圆顶状的 VM,尽管也可以看到较大的静脉异常[25,83,85,88]。其皮肤病变与 Bean 综合征(见前)稍有相似,但没有橡胶样的硬度,很少累及胃肠道。

GVM(OMIM#138000)

该病属常染色体显性遗传病。皮损表现为多发的、蓝色或紫色、斑疹丘疹样和结节样的真皮血管病变,孤立存在或聚集成呈节段性分布的斑块状(图 118.9)[85,100]。可发生在皮肤的任何部位,包括面部。先天性局限性的类型很难诊断,因为皮损看起来更加粉红而非蓝色,而且有一定程度的萎缩[100]。在后来的生活中逐渐增厚,颜色变成深蓝色。病变在儿童期和青少年期可进展,并在寒冷或人为压迫时出现疼痛感。在一个特定的家族中,有些人皮损很少,而其他成员可能出现数百个皮损。

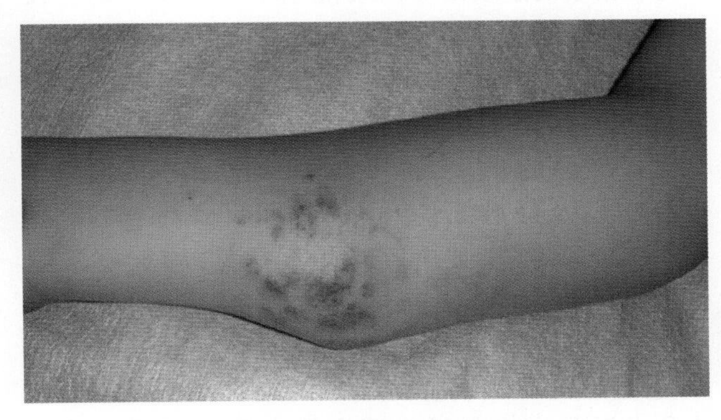

图 118.9 前臂球形细胞静脉畸形

家族性脑“海绵状”畸形(OMIM#116860)

这种疾病的特征是多发性脑静脉畸形和偶发性视网膜静脉畸形,可出现的症状包括头痛、癫痫和突发性颅内出血,有猝死的危险[110]。一些CCM1患者伴有一种特殊的皮肤血管畸形,称为“过度角化性皮肤毛细血管-静脉畸形”(HCCVM)。这一表型的特征是存在皮肤毛细血管静脉斑片,表现为真皮内蓝色浸润的斑块,上覆过度角化的紫色丘疹[77-78,86-87,110]。在罕见的情况下,皮肤蓝色或深紫色结节或丘疹(结节性VM)与CCM1相关,使人联想到BRBN综合征中的病变。

鉴别诊断 蓝色的VM皮损可与Ota或Ito痣(伊藤痣)相混淆。颅骨膜血窦,通过颅骨缺损从颅内或向颅内区域出现异常的脑静脉引流,类似于额头或头皮的静脉畸形。鼻底静脉扩张在新生儿中较为常见,但额鼻区突出的静脉偶尔是由于静脉的Galen动脉瘤畸形所导致的海绵窦、眼上静脉、内眦静脉和面静脉侧支脑静脉循环引起。深部头颅VM和肌内肢体VM的MRI表现不典型,需要活检以排除肉瘤或神经纤维瘤。颈深部VM应与各种类型的先天性囊肿(甲状舌管、支气管囊肿等)鉴别。区别肢体VM和复杂/混合肢体血管畸形是非常重要的(见下文)。

脑静脉发育异常(DVA)由扩张的髓内静脉汇聚成一个大的引流静脉。这条血管可进入浅层或深层系统。DVA是一种不常见的脑引流途径,占普通人群的0.05%~0.5%。相比之下,20%头颈部广泛性VM患者存在DVA[122],通常由膨胀和扩张的静脉组成,汇聚到大脑深部的引流系统中。与脑海绵状畸形相反,DVA在静脉期不透明,正常静脉也是如此。CT和MRI/MRA可显示出DVA。这些通常是无症状的。一些患者会出现头痛,但不会发生脑出血、癫痫发作和神经功能缺陷。

实验室检查和组织学表现 静脉畸形表现为血栓形成和血栓溶解的连续循环,形成静脉石(图118.10)。任何患有VM的儿童都应检测凝血功能,包括血小板计数、纤维蛋白原和D-二聚体水平[80,114,123-125],因为在无其他疾病的患者中,慢性LIC是VM的特征性表现[124]。严重的LIC常常与皮损下面组织的大面积深度浸润以及静脉石的存在有关,颈面部VM中少见[123-127]。深静脉血栓形成并不常见,肺栓塞极为罕见。

许多事件,如手术、硬化治疗、长期制动、月经和怀孕,都会触发LIC转化为弥散性血管内凝血(DIC),术中和术后的出血与纤维蛋白原和凝血因子的消耗有关。

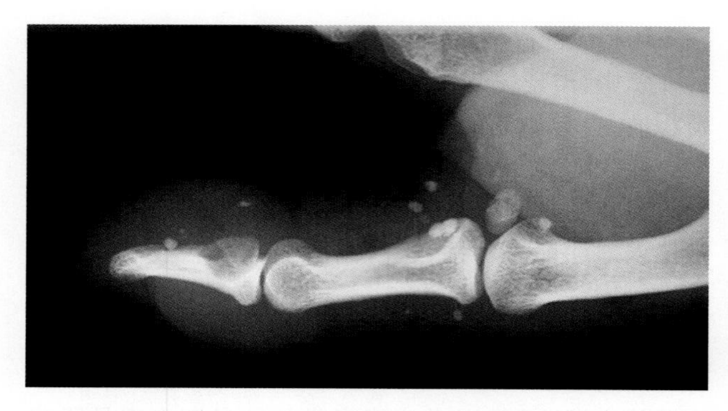

图118.10 手静脉畸形的X线上可见静脉石

这种消耗性凝血病(有非常高的D-二聚体浓度,正常至低的纤维蛋白原浓度)与Kasabach-Merritt现象(KMP)完全不同,后者是一种严重的血小板减少性凝血病,常与贫血、低纤维蛋白原和D-二聚体可变性升高有关,并与婴儿侵袭性血管肿瘤(卡波西型血管内皮瘤和丛状血管瘤)相关[128-129]。文献中仍然存在混淆:许多与VM相关的LIC患者被误认为“血管瘤”和“KMP”,导致管理不当。

影像学检查是必要的,因为VM的范围通常比临床预期的要广泛得多。X线显示早在2岁就可以有静脉石形成。这些圆形钙化是静脉缓慢流动的特征性表现,由病变内血栓形成引起(图118.10)。X线可显示面部VM呈骨性变形,肢体VM呈骨性变薄或骨膜反应,后者类似骨样骨瘤[117]。超声、灰阶与彩色多普勒可显示血管构筑,并可确定诊断。VM可以被探头压缩。最典型的是,可检测到异质性回声和不太清楚的低回声腔隙模式,未发现动脉结构。对于患有慢性贫血且手掌和/或足底上有多个小VM的患者,应进行内镜评估,以明确BRBN的诊断。

MRI具有自旋回波(SE)T_1和T_2加权序列,是描绘VM的最佳非侵入性影像学方法。在SE T_2加权序列中,VM是由轮廓清晰、常呈分叶状的静脉囊组成,并显示高信号。三维重建对显示受累的结构特别有帮助[130-131]。对于膝关节VM,MRI联合CT可提供有用的信息,并且免去了治疗前做关节造影的必要。

静脉造影术可显示肢体VM中蔓状复杂的异常静脉,但不能显示病变的解剖位置和大小。与多普勒和磁共振成像相比,作用有限。硬化治疗前应行静脉造影以确保没有大的引流静脉。动脉造影无用,不需要做。静脉造影通过直接注射造影剂可显示界限清楚的真皮血管异常,但看不到引流静脉。

多发性静脉异常患者应进行基因检测,这将优化诊断,并为精准的遗传咨询提供依据,将来还可为更有针对性的分子靶向治疗提供选择。

组织学表现 静脉畸形是由扩张的、不明确的管道组成,相互连接形成一个复杂的网络,渗透到正常组织中。有些病变仅含有扭曲、扩大的静脉管道(错误地标记为“海绵状血管瘤”)。其他病变包含扩张的静脉管道,混杂毛细血管组成的海绵状结构。静脉管道内覆的内皮细胞扁平、静止,壁薄而不规则,内衬一层不连续的平滑肌细胞,平滑肌 α-肌动蛋白呈阳性[25]。常见血栓形成和钙化(静脉石)。异常的静脉网引流至邻近静脉,很多静脉是曲张的和瓣膜缺乏。

GVM 与 VM 的不同之处在于,血管介质中存在或多或少成熟的、α-肌动蛋白阳性的“血管球”细胞的聚集,内衬于静脉样间隙内[132]。超微结构上,这些平滑肌细胞与无髓神经纤维接触。CCMS 由薄壁的、毛细血管样的血管组成,形成花边状结构[77-78]。

治疗和预防 静脉畸形会持续扩张,尽管过程缓慢。

医学治疗包括铁替代疗法和输血以控制贫血,特别是 BRBN 患者[133-134]。弹性袜可通过降低肢体的静脉压力来提供舒适感[80]。相反,却会增加球形细胞静脉畸形(GVM)患者的疼痛。低分子肝素[100 抗 Xa/(kg・d)]通常用于具有 LIC 生物学体征的患者,在术前 24h、外科手术后和/或在硬化治疗后再用 5~10 天,可将出血风险降至最低[123,125,135-136]。同样的治疗方法也适用于有局部血栓形成而有疼痛的患者,这种情况下的疗程通常为 2 周[80,123,137]。

靶向分子治疗正成为另一种可能。因 PI3K-AKT 信号通路在大多数 VM 中被激活,所以这个信号已成为测试小分子抑制剂的靶点。雷帕霉素在临床前的 VM 小鼠模型试验[138]和治疗难治性广泛 VM 的Ⅱ期临床试验中显示出很好的前景[138-139],患者的疼痛和症状几乎得到完全的缓解,减轻了凝血功能障碍,功能限制减少了,自我感知生活质量得到了提高,副作用有黏膜炎、轻度头痛、疲劳和腹泻。一项正在进行中的多中心的欧洲研究(VASE;NCT 02638389)目的是确定哪些 VM 亚型最适合使用雷帕霉素。雷帕霉素不应用于那些小的、局限的和无症状的对常规治疗有效的静脉畸形。雷帕霉素对 BRBN 的出血作用迅速,可在 24h 内止血[140]。

治疗 VM 的最佳方法是经皮病灶内硬化治疗[70,141-145]。手术在实时荧光镜下进行,并在全麻下仔细监测。有时使用局部压迫或病灶内线圈注射来防止硬化剂进入体循环。无水乙醇是最有效的硬化剂,但由于经常出现局部和系统的并发症而被其他硬化剂取代。局部并发症包括炎症、水肿、水疱、坏死、慢性渗液和遗留瘢痕、暂时或永久性神经损伤。系统的并发症如肾或肺毒性、心肌抑制甚至心搏骤停和死亡均已有报道[146-147]。局部麻醉或不麻醉的情况下注射十四烷基硫酸钠或聚桂醇 400 对小 VM 有效,局部副作用很少。术前有时会使用丙烯酸胶。泡沫硬化剂是采用微泡形式,使用气泡或二氧化碳来增加其体积和与内皮细胞表面的接触面积[148-149],但据报道有 2% 的患者会发生神经系统并发症[150]。新近,已研发出一种改良的不透射线的乙醇硬化剂,可将乙醇捕获在乙基纤维素网中以增加其黏度[151-153],从而减少了乙醇的用量和发生并发症的概率。

硬化治疗后常进行手术切除以降低复发风险[79]。如果大腿或小腿的 VM 引起功能受损或剧烈疼痛,可以切除受累的肌肉。滑膜膝关节 VM 可最早在 6 岁好动的儿童中出现反复发作的关节积血,可以切除滑膜内的 VM,再经过之后的理疗,患儿可恢复正常无痛的关节活动和正常功能[114,154-155]。积极手术切除所有 BRBN 患者胃肠道的 VM 病变,可以防止患者慢性出血频发[156]。

淋巴管畸形

要点

- 发病率低于 VM。
- 可表现为微囊、巨囊或微-巨囊混合型淋巴管畸形。
- 感染是最常见的并发症。
- 最早可在妊娠期 3 个月末在子宫内被诊断。
- 通常是散发的,除了常染色体显性遗传的原发性淋巴水肿。

引言 淋巴管畸形由充满淋巴液的囊泡或囊袋组成。微囊型 LM 广泛地累及软组织甚至骨骼。巨囊型 LM 在正常皮肤下形成巨大的半透明肿物。微-巨囊混合型 LM 常见。局部有炎症或发生病灶内出血的情况下 LM 会扩张。大多数 LM 出现在婴儿期或儿童期。超声检查最早可在妊娠头 3 个月末探测到子宫内巨囊型 LM(“囊性水囊瘤”)[157-158]。

流行病学和发病机制 LM 的确切发病率尚不清楚。20% 原发性淋巴水肿以常染色体模式遗传,可以单独存在,也可以是某种综合征的一部分如 Turner 综合征和 Noonan 综合征[159]。

LM 是由 PIK3CA 的镶嵌性/体细胞性突变引起,基因的突变激活了 PI3K/AKT/mTor 信号通路[160-162]。

原发性淋巴水肿是另一种淋巴病理学机制。在各种类型的原发性淋巴水肿中已确定有 20 多种基因发生突变[163]。Milroy 病是由血管内皮生长因子受体 3

(VEGFR3)的遗传性功能缺失突变引起[164-167],而淋巴水肿-双睫症是由 FOXC2 转录因子的功能缺失突变引起[168]。与小头畸形相关的淋巴水肿,伴有或不伴有脉络膜视网膜病变或发育迟缓(MCLMR)是由 *KIF11* 的显性遗传突变导致[169-170]。稀毛症-淋巴水肿-毛细血管扩张症(HLT)是一种常染色体显性或隐性遗传,由 *SOX18* 基因突变引起[166]。Hennekam 综合征是一种常染色体隐性遗传性泛发性淋巴管发育不良,其特征是肠淋巴管扩张,伴有严重的进行性的四肢、生殖器和面部淋巴水肿和严重的智力低下(OMIM#235510)[171],是由 *CCBE1*(胶原和钙结合 EGF 区域 1)突变引起[172-173]。在由 *GATA2* 突变引起的 Emberger 综合征中,淋巴水肿与血液恶性肿瘤相关[174]。种系突变可发生在大约 35%~40% 的家族性原发性淋巴水肿患者中[163,175]。

在 Gorham-Stout 综合征患者中,随着破骨细胞活性和骨吸收的增加,破骨细胞的形成增加,这与破骨细胞前体对体液中的破骨细胞形成因子如巨噬细胞集落刺激因子(M-CSF)、白细胞介素 1(IL-1)、IL-6 与肿瘤坏死因子 α(TNF-α)的敏感性增加有关[176]。

临床特征

巨囊型和/或微囊型 LM

LM 很少是局限性病变;通常累及大面积的皮肤、黏膜、皮下软组织和骨骼[177-182]。微囊型 LM(局限性淋巴管瘤)是一种累及皮肤或黏膜的斑块状病变,在弥漫性肿胀的区域上面可见透明无色或充血性暗红色的水疱(图 118.11)。其他病变表现为间歇性红棕色真皮浸润、平顶丘疹或轻度多毛症。复发性蜂窝织炎和瘀斑很常见,局部可出现发红、皮温高,还可变得疼痛。

巨囊型 LM(旧称"囊性水囊瘤")中有柔软的多叶状肿物,皮肤有轻微的变蓝。巨囊型 LM 会因鼻、喉或口腔感染或病灶内出血而突然增大(图 118.12)。

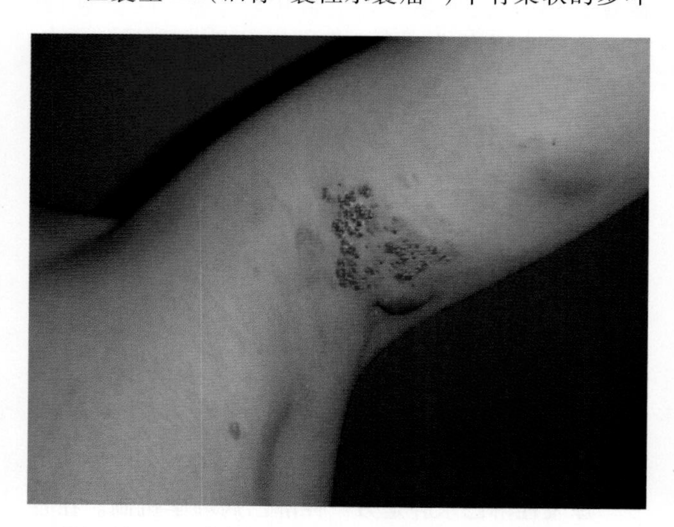

图 118.11 腋窝部位的微-巨囊型淋巴管畸形,合并皮损内出血

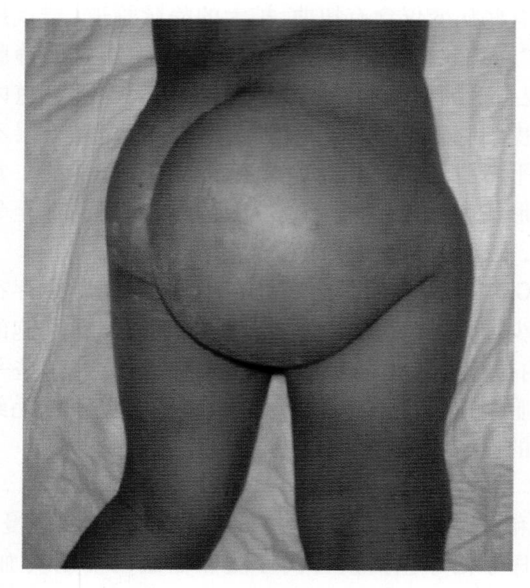

图 118.12 臀部的巨囊型淋巴管畸形,合并局部感染

面颊、前额和眼眶中的 LM 通常为微-巨囊型,会导致面部不对称和扭曲变形。骨过度生长通常发生在下颌骨,表现为Ⅲ类(class Ⅲ)错位咬合。眼睑和眼眶内 LM 可导致眼眶增大、眼球异位、眼球突出、视轴阻塞和弱视。囊肿内出血可导致突发性眼眶突出和可能的视力丧失。巨大的舌部 LM 会损害语音功能,患者可出现舌肿胀,伴有感染的出血性水疱,口臭,侵袭性龋齿和过早的牙齿脱落。颈面部弥漫性 LM 可导致气道阻塞,必要时需气管切开[183-184]。颈部和腋窝 LM 可以侵入胸腔,引起乳糜胸和心包积液,还可引起压迫症状[184]。这些并发症可能是致命的。

局限性血管角皮瘤

局限性血管角皮瘤是小的、红色至紫色的角化性丘疹。皮损可呈局限性、节段性或弥漫性,出生时就存在。通常位于四肢。可发生出血和刺激增生。

局限性躯体血管角皮瘤或 Fabry Ⅱ 病这些名称既往被用于描述有局限性角化过度性皮损的患者。Hutchinson 的匐行性血管瘤是指患者有轻微角化过度的多发的小皮损,呈弥漫性分布;随着时间的推移,还会出现更多的皮损。在弥漫性躯体血管角皮瘤中,可在大面积皮肤上出现数百个小皮损。Fordyce 型中,是在阴囊上出现血管角皮瘤。Mibelli 型始于儿童期,其特征是手指上出现血管角皮瘤[5]。

淋巴水肿

淋巴水肿的特征是受累身体部位出现肿胀,通常在下肢,是由于内在的淋巴功能障碍,淋巴积聚在细胞外间隙引起。根据发病年龄、部位和相关异常表现而有不同的表型[163,173]。Milroy 病可能有与先天性淋巴水肿家族史相关的足背肿胀[185]。其他特征可能与先天性淋巴水肿有关，如鞘膜积液（37% 的男性）、突出的静脉（23%）、趾甲歪斜（14%）、乳头状瘤样增生（10%）或男性尿道畸形（4%）。最常见的并发症是蜂窝织炎。更罕见的是，胸腔积液，甚至宫内见到胎儿水肿和乳糜性腹水[163,186-187]。

泛发性淋巴管畸形

在这种罕见的综合征中，LM 呈泛发性，可侵犯任何器官如骨骼、纵隔、心包、胸膜，甚至胃肠道[188]。

Gorham-Stout 病

Gorham-Stout 病（"骨消失病"）是另一种罕见的淋巴管畸形，比泛发性淋巴管畸形更具侵袭性。特点是骨进行性脱矿质化和破坏，取而代之的是淋巴管和毛细血管[189-190]。根据病变部位不同，该综合征表现为骨痛、肌肉萎缩、骨折、胸腔积液、腹水和脑脊液鼻漏。致死率是 16%。

鉴别诊断 一个婴儿正常皮肤下的任何肿块都可能是 LM。鉴别诊断包括深部血管瘤、畸胎瘤、VM 和血管外皮细胞瘤。正常皮肤下有巨大肿物的婴儿必须排除婴儿纤维肉瘤和肌内肺泡横纹肌肉瘤，类似 LM，这些肿瘤在 CT 或 MRI 上有时表现为柔软一致性的囊性外观，1/3 在出生时即存在，可生长到相当大的体积并发生转移[191]。婴儿横纹肌肉瘤可表现为浸润性的粉红色斑块，并有坚实的假性水泡。由于高容量的血管和淋巴裂隙，病变体积变化大，因此浸润表面皮肤正常下方的腮腺和上颌下腺的 Kimura 病（木村病）可能被误认为是巨囊型 LM。

微囊型 LM，可累及大面积皮肤，伴病灶内出血，类似 Gardner-Diamond 综合征的挫伤。外阴获得性淋巴管扩张可在生殖器癌切除后和放疗后出现，Crohn 病相关的淋巴管扩张与外阴微囊型 LM 是难以区分的[192]。良性淋巴管内皮瘤表现为褐色、生长缓慢的皮肤斑块，四肢、躯干或面部有间歇性挫伤，由位于真皮浅层与深层的扩张流空的血管管道吻合而成，可能适合加入 LM 的病谱中[193-194]。有血疱的肢端微囊型 LM 必须与 APACHE 综合征（儿童肢端假性淋巴血管角化瘤）相鉴别，其特征是足或手远端获得性、持续无痛性、单侧血管性丘疹[195]。窦样"血管瘤"是儿童期真皮毛细血管畸形的误称[196]，表现为类似于 LM 的质硬的结节或斑块，在明显的小叶结构里可见有假乳头状结构、相互联通、薄壁充血的巨大的管道。

实验室检查 当临床诊断不明确时，需要进行影像学检查。有助诊断的技术有超声（囊肿为均匀的无回声或低回声区）、CT（囊肿为低密度）、MRI（囊腔 T_1 序列为低信号、T_2 为高信号，如果有囊内出血则显示液-液平）、直接穿刺（分析液体）和造影剂注射。

受累骨骼从影像学上呈"舔过的棒棒糖"状。

遗传咨询在先天性淋巴水肿中是必不可少的，不管是否是综合征性的。

组织学表现 微囊型 LM 的真皮内充满扩张的内皮细胞层、薄壁不含血细胞的毛细血淋巴管和腔隙。在周围结缔组织基质中常见到结节状淋巴细胞聚集。扩张的淋巴管会扩大真皮乳头，形成囊泡[132]。异常间隙内的血细胞提示近期出血或是一种淋巴管-毛细血管混合畸形。可出现附壁血栓。巨囊型 LM 的大池不直接与一般的淋巴系统相连。血管壁厚度不一，有横纹肌和平滑肌成分。在微-巨囊混合型 LM 中，异常的淋巴管通过复杂迂曲的网络将深部引流池与真皮浅层连接起来。在电子显微镜下，基底膜要么破碎要么完整[197]。内皮细胞表达淋巴管标志物如 VEGFR3、podoplanin 和 M2A 癌胚抗原[198]。

血管角皮瘤由充满真皮乳头层的扩张的毛细血管组成。可见明显的棘层肥厚和角化过度。覆盖异常毛细血管内层的内皮细胞，可被Ⅷ因子相关抗原染色。

治疗和预防

预防

弥漫性 LM 患儿可发生败血症，对抗生素治疗无反应。盆腔 LM 甚至在青春期之前就可表现为外阴淋巴管扩张和阴道乳糜样排液。腹部 LM 累及胃肠道会引起蛋白质丢失性肠病和低白蛋白血症[199]。非甾体抗炎药或糖皮质激素和抗生素通常可改善一过性炎症性肿胀。注意口腔卫生、去除牙垢和控制龋齿对于口腔内 LMs 的管理非常重要。LM 内的细菌感染有时需要静脉注射抗生素；切开引流很少有帮助。

治疗

巨囊型采用抽吸液体治疗，然后经皮图像引导下病灶内注射硬化剂。许多硬化剂是通过产生炎症反应后导致囊肿缩小，这些药物包括 Ethibloc®、纯乙醇、右旋葡萄糖、鱼肝油酸钠、十四烷基钠、OK-432（化脓性链球菌 A 组的灭活菌株，也被称为 Picibanil®）、四环素或多西环素和博来霉素[200-204]。副作用有发热、红斑和水肿，可能还有瘘管渗漏。部分退行性变，留下残留的 LM，可能需要切除。

像硬化治疗一样，LM 的手术切除为治愈提供可能，但解剖上的限制和难以清楚地将正常组织与受累组织区分开，可能导致手术效果不理想、切除不完全和损伤正常组织结构。首选的手术策略是用一次手术就去除单个区域的 LM。对于较大的病灶,分期切除或皮肤扩张是必要的。并发症包括形成瘘管、感染、瘢痕和复发。部分切除可促使沿着瘢痕和瘢痕周围出现多个皮肤或黏膜的淋巴囊泡,引起间歇性淋巴渗漏、出血和感染。儿童后期经常需要正畸治疗。

有或没有表面连续冰块冷却的 Nd:YAG 激光凝固法,或导入组织间隙的 Nd:YAG 激光和半导体激光凝固法,已用于治疗皮肤和黏膜的 LM 囊泡[205]。

对于泛发性 LM 的四肢淋巴水肿的管理,包括气动压缩装置、加压包扎和弹力袜。多灶性泛发的内脏 LM 常被称为"淋巴管扩张",预后和结局不良[206]。使用各种药物治疗,包括 IFN-α、糖皮质激素、长春新碱和一些生物制剂试验,大部分都失败了。当同时存在凝血功能障碍时,必须长期使用低分子肝素治疗。有一篇报道称氨甲环酸可改善 LM 患者的胃肠道症状[207]。雷帕霉素已被有效地用于治疗泛发性淋巴异常。其疗效是基于针对共同的致病原因:由于 *PIK3CA* 的激活突变而导致 PI3K-AKT-mTOR 信号通路被激活[208-211],所有治疗患者的淋巴漏、感染几乎完全控制,MRI 提示畸形体积缩小。然而,与 VM 一样,雷帕霉素不应用于对常规治疗有效、小的、局限的和无症状的 LM。

毛细血管畸形

> **要点**
>
> - 发病率为 0.3%。
> - 颜色可从粉红色到紫红色,随时间可加深、增厚。
> - 可能是某些综合征的部分表现,如 Sturge-Weber 或 Klippel-Trenaunay 综合征。
> - 可为遗传性 CM-AVM 或 PHTS 的部分表现。

引言

葡萄酒色斑是一种毛细血管畸形(capillary malformation,CM),生后即出现,并终生存在。对大部分患者来讲,CM 只是影响美观,但也可能是更复杂血管畸形的表现如 Sturge-Weber 综合征(SWS)(见血管畸形相关综合征部分)或 CM-AVM(见 AVM 部分)[13-16,19,212-214]。

流行病学和发病机制

CM 的发病率为 0.3%[215],无性别差异。

散发的 CM 和 SWS 可能由体细胞 *GNAQ* 基因激活或突变导致[216],其中最常见的是 Arg183Gln。这些突变最终可能对 RAS-MAPK 和 PI3K-AKT 通路具有较弱的激活作用[18,216],突变最可能在血管内皮细胞内发挥作用。

临床特征

局限或泛发的毛细血管畸形("葡萄酒色斑")

毛细血管畸形的特征是粉红色、红色至深紫色均质斑片,可累及皮肤、皮下组织,有时黏膜亦可受累。皮损可呈局限或泛发性分布,可发生于面部、躯干或四肢。面部 CM 常出现在一个或多个三叉神经分布区(V1、V2、V3),呈单侧或双侧。位于四肢的 CM 可终生保持不变,也可能是复杂/混合血管畸形的最初表现。CM 若散布全身,常与一侧躯体肥大有关,称为弥漫性毛细血管畸形伴过度生长(diffuse capillary malformation with overgrowth,DCMO),其特征是呈网状界限不清的 CM[217](Dompmartin 等人),不沿 Blaschko 线分布。"贫血痣"是由对肾上腺素敏感性增高的血管组成,可能和 CM 混杂存在(图 118.13)。获得性 CM 并不像想象中的那么常见,创伤是主要的诱发因素[218]。

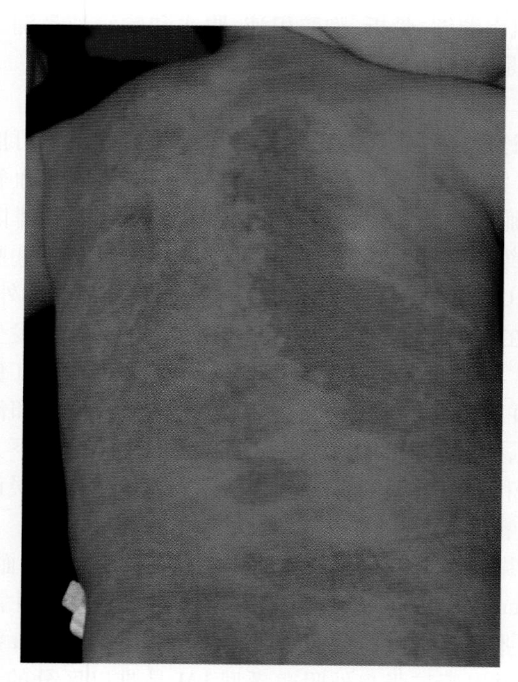

图 118.13 弥漫性毛细血管畸形伴过度生长:可见泛发性毛细血管畸形合并过度增长

CM-AVM 中的 CM(请参阅 AVM 部分)

这些遗传性的 CM 通常多发,直径比较小,大多出生即有,但也可生后出现。常表现为圆形至椭圆形,周围有苍白晕[19,219],有时似啤酒渍斑[17]。

隐匿性椎管闭合不全和中线毛细血管畸形

隐匿性椎管闭合不全(occult spinal dysraphism,OSD)的皮肤表现常见于腰部,也见于背部、颈部[220]。皮肤表现包括脂肪瘤、多毛、皮肤凹陷或窦道、人类尾巴和血管胎记(血管瘤和 CM)。仅有 CM 很少是 OSD 的线索。大多数符合 OSD 诊断的患儿都有两种或多种皮肤表现[221]。

枕中线 CM 可能与颅脑异常(脑膜膨出、脑膨出)有关,有时很难区分这种 CM 与颈枕部常见的红色"单纯血管痣"("鹳咬痕")。已有报道头皮膜状发育不良与神经管闭合不全或颅内血管畸形有关[222]。

鉴别诊断　发生在婴儿的 CM 需与鲑鱼斑(又称新生儿火焰痣——位于颈枕部时称"鹳咬痕",额部称"天使之吻")鉴别。约见于 50% 的新生儿,常累及颈部、眉间、眼睑、鼻和上唇。面部皮损有消退趋势,但在颈枕部可能持续存在[223]。

早期面部血管瘤,包括发生在"胡须区"和 PHACES 综合征相关的血管瘤(后颅窝畸形、血管瘤、动脉异常、主动脉缩窄和心脏缺损、眼部异常、胸骨裂隙;见第 119 章),可能与 CM 相似。但快速增厚的皮损表明实际上是血管瘤。

儿童期的 AVM 常类似 CM,两者均可出现多发化脓性肉芽肿。如果考虑 AVM 可能,则需进行多普勒评估。

丛状血管瘤(也称为 Nakagawa 成血管细胞瘤)是一种良性血管性肿瘤,最常见于儿童期。其不常伴发卡-梅现象,因此被认为是卡波西型血管内皮瘤的轻型。丛状血管瘤生长缓慢,通常稳定,可表现为疼痛性的淡粉红色或棕褐色斑块,有时为散发红色丘疹,见于颈部、上胸部、肩部或四肢[224-227]。组织病理上,可见紧密聚集的毛细血管、积聚成团的周细胞和内皮细胞,以"炮弹"模式分散在真皮中,周围分布着薄壁新月形血管腔,与 CM 完全不同。小汗腺血管瘤样错构瘤也可表现为不规则的皮肤红斑,但还有局部多毛和间歇性多汗表现。

实验室检查和组织学表现　通常 CM 患者不需进行辅助检查。但以下情况例外,发生在额睑区的 CM 需排除 SWS(见综合征部分中的 SWS),中线部位 CM 和下肢的 CM 需排除 OSD。对年龄<6 个月的患儿,发生在中线和其他轴向的 CM 可行超声筛查,但必须行 MRI 以排除脊柱发育不良[220]。所有发生在下肢的 CM 患儿都需在 6 岁左右进行扫描测量,以排除过度生长导致的不对称。此外,每年骨科随访时,均需评估对腿长进行医学或外科手术矫正的必要性和时机。

应对患多发 CM 的患者进行基因检测。

组织学上,毛细血管畸形表现为位于真皮乳头层及网状层上部,呈规则、扩张的管径为毛细血管至静脉大小的薄壁腔隙。成年患者会出现血管周围纤维化和进行性血管扩张[132]。

治疗和预防

预后

CM 通常随身体等比例扩大。皮损在出生时呈鲜红色,生后前几周随着新生儿血红蛋白水平的降低会稍变淡,之后颜色稳定。面部 CM 容易发生增生性改变。到青春期时会出现皮损均匀增厚、紫色结节和化脓性肉芽肿[227-229]。这与 AVM 类似。

躯干或四肢 CM 很少发生增生性改变。面部 CM 也可能与皮损下方的软/硬组织的进行性增生有关。异常血管区域的嘴唇、牙龈以及牙槽骨可以增生,常引起牙周疾病、出血和牙齿卫生问题(图 118.14)。上颌骨或下颌骨过度生长会导致骨骼不对称、咬合面倾斜和咬合畸形。

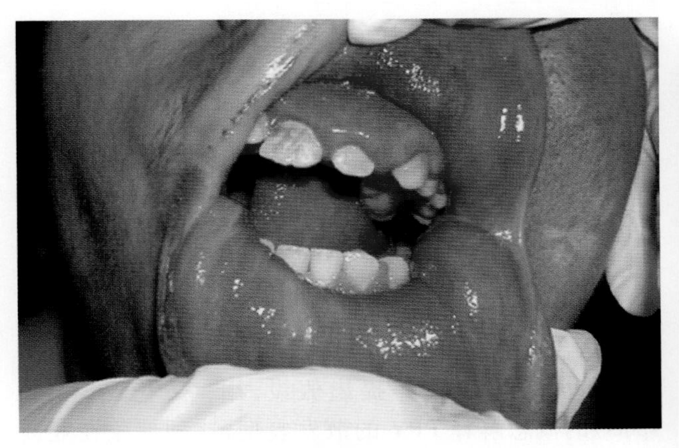

图 118.14　面部毛细血管畸形,唇、牙龈和牙槽骨肥大

累及整个肢体的 CM 患儿,出生即可出现肢体周长增加;与 Klippel-Trenaunay 综合征不同,这种不对称是稳定的,会一直持续而不进展,直到患儿完全长大。当患儿同时合并特应性皮炎、银屑病或痤疮时,CM 区域的皮损会更严重,这一表现被称为梅耶森现象(Meyerson phenomenon)[230]。

治疗

脉冲染料激光可用来治疗 CM[231-236]。面部、躯干皮损的治疗效果比四肢更好。临床治愈定义为 CM 颜色消退,几乎无或没有皮肤质地改变。在一项对比研究中,使用 Hexascan 自动扫描手具的脉冲染料激光治疗的患者 45% 有效(伴少数色素沉着或减退),而连续脉冲染料激光治疗的患者 15% 有效[232],前者效果更好,其余 40% 的患者无明显差异。与儿童期进行脉冲染料激光治疗相比,晚期(成人阶段)的治疗效果没有差异[233]。然而,考虑到对心理的影响,大多数作者建议尽早治疗[234]。通常,皮损清除是从周围开始[235]。停止激光治疗后有复发可能[236]。软组织增生对激光无反应,需手术矫正。植皮很少能做到与周围皮肤颜色和纹理相同,并且边界明显。唇肥大可能需要局部整形,咬合畸形和牙颌面畸形需进行正畸或正颌治疗。若有牙龈受累,细致的牙齿护理、保持口腔卫生非常重要。如果出现牙龈瘤,可行电干燥法治疗。

血管畸形相关综合征

> **要点**
>
> - 发病率未知。
> - 主要由体细胞突变引起,常为散发。
> - 包括血管畸形(常为CM)和其他异常。

引言 这些综合征包括CM和其他异常,如色素血管性斑痣性错构瘤病(phacomatosis pigmentovascularis, PPV)还合并黑素细胞痣。过度生长是一个常见特征。通常使用诸如Klippel-Trenaunay综合征(KTS)之类的别名,或使用首字母缩写来命名如CLOVES、CLAPO和PROS[237-238]。

流行病学和发病机制 除SWS发病率为1/50 000外,其他综合征的发病率不详。通常不会遗传。

Happle于1947年提出假设,用"双生斑"(twin spots)的概念解释PPV的散发表型,这种现象在亚裔和非裔中更为常见[239],但尚未得到证明。像某些散发的CM一样,SWS是由体细胞的*GNAQ*或*GNA11*基因突变激活所致[216](请参阅CM部分)。

KTS、CLOVES和M-CAP是由于*PIK3CA*基因的镶嵌性/体细胞性突变引起的,均有PI3K/AKT/mTor信号通路的激活[160-162,240]。相似的基因型表明,这些疾病属于一个单一表型疾病谱的一部分,最近被命名为PROS。

临床特征

PPV

PPV将CM和黑素细胞痣结合在一起,分为五型(框图118.1)。每个类别又分为皮肤型(A型)或皮肤综合征型(B型)。B型相关综合征包括SWS、KTS和/或太田痣[242-243]。

据Fernandez-Guarino等报道,从1947年至2007年已发表222例PPV病例,大多数为在日本、墨西哥或阿根廷观察到的散发性病例[244]。最常见的PPV是ⅡB型(45%),其次是ⅡA型(30%),其余类型少见。2005年,Happle重新修改并分为四型:cesioflammea型,为鲜红斑痣合并太田痣/蒙古斑;spilorosea型为淡红斑痣合并斑痣;cesiomarmorata型,为先天性毛细血管扩张性大理石样皮肤伴太田痣/蒙古斑。第四型由未能分类的PPV组成[245]。

> **框图118.1 色素血管性斑痣性错构瘤病的分型A和B**
>
> **皮肤型(A)**
>
> ⅠA型=CM(鲜红斑痣)+表皮痣
>
> ⅡA型=CM+异位蒙古斑+贫血痣
>
> ⅢA型=CM+斑痣(或巨大斑点状雀斑样痣)+贫血痣
>
> ⅣA型=CM+异位蒙古斑+斑痣+贫血痣
>
> ⅤA型=CMTC+异位蒙古斑
>
> **综合征型(B)**
>
> ⅠB、ⅡB、ⅢB、ⅣB型=上述症状,加SWS或KTS,太田痣等。
>
> CM,毛细血管畸形;CMTC,先天性毛细血管扩张性大理石样皮肤;KTS,Klippel-Trenaunay综合征;SWS,Sturge-Weber综合征

Sturge-Weber综合征

儿童SWS可能表现为多灶性CM,但多伴有三叉神经V1区皮肤受累[246],而且比非综合征性CM更常出现软组织过度生长[227,247]。SWS中若无面部CM,则软脑膜毛细血管-静脉血管畸形很少发生。累及脑膜微血管系统会影响大脑正常发育[248]。生后不久就可在MRI上看到大脑半球受累[249]。软脑膜受累时,患者通常出现对侧癫痫发作、神经功能障碍和轻偏瘫或偏瘫。大多数患者神经系统的并发症常在2岁前出现。值得注意的是,约10%有三叉神经V1区CM的婴儿仅表现出SWS的神经系统症状和体征。此外,SWS患儿的发育进程可能会延迟。眼部异常包括同侧脉络膜血管瘤、青光眼、视网膜剥离和失明。

KTS(OMIM 149000)

KTS见于复杂/混合低流速血管畸形的CM中,包括毛细血管静脉畸形(CVM)和毛细淋巴管静脉畸形(CLVM)伴有渐进性肢体过度生长[225,250]。毛细血管畸形、静脉扩张、偶发的淋巴管扩张以及肢体变长、周径增大,是肢体这种复杂/混合血管畸形的特征。上、下肢均可累及,躯干受累亦常出现。

KTS的毛细血管畸形通常位于大腿前外侧,呈地图样分布,多与外侧缘胚胎静脉有关。CM的部位有时可见透明的或出血性的淋巴囊泡。不合并动静脉瘘;因此没有搏动感和血管杂音。超声检查表明受累血管静脉回流不足。有些患者还可出现深静脉异常(发育不全、未发育或重复畸形)。肢体肥大在出生时即可发现,可导致严重残疾。血管病变可累及四肢和邻近躯体,可表浅或深在。位于下肢的KTS还可能出现泌尿生殖器和肠道病变,其导致的出血或蛋白质丢失性肠病可能难以控制。有时可能会出现间歇性疼痛,是由于异常静脉网或深静脉中的血栓形成引起的。

CLOVES综合征(OMIM 612918)

这种新近命名的疾病包括先天性脂肪瘤性增生、

血管畸形、表皮痣和脊柱侧弯(congenital lipomatous overgrowth, vascular malformations, epidermal naevi and scoliosis, CLOVES),以及半侧巨脑畸形,胼胝体发育不良,神经元迁移缺陷和随之而来的癫痫发作[237,251]。肢体过度生长在出生时不明显,但在婴儿期加重。

CLAPO 综合征(OMIM#613089)

这种罕见的、散发的综合征的特征是下唇毛细血管畸形,颈面部 LM 和不对称,以及局限性/全身性过度生长[238]。

鉴别诊断 与其他伴有复杂血管畸形的过度生长综合征(OSCVA)的鉴别诊断困难[252-253]。这些综合征不同于单纯的肢体 VM、先天性肢体肥大伴 CM、局限性球形细胞静脉畸形、BRBN 和 Maffucci 综合征。CLVM 可合并 SWS,也可合并 PPV。

实验室检查 额面部 CM 患者在出生后不久必须进行脑 MRI 或 CT 以及眼科检查(视觉评估,眼底镜检查和眼压测量),后者应每年检查 2 次,直到青春期[254-257]。SWS 患者的 MRI T_1 加权序列和含钆造影剂注射增强扫描可以发现与 CM 同侧的软脑膜血管异常,常位于枕部大脑,但也并非绝对。其他的早期特征是同侧脉络丛不对称增大,6 月龄以下婴儿异常大脑半球的髓鞘加速形成。在 SWS 后期,CT 扫描显示形成曲线形致密钙化灶(dense calcifications moulding the convolutions)。CT 和 MRI 均显示出脑萎缩、蛛网膜下腔增大和巨脑回改变(pachygyric cortical changes)。有时合并脑发育性静脉畸形(DVA)。单光子发射计算机断层扫描(single photon emission computed tomography, SPECT)可显示局部脑血流,正电子发射计算机断层扫描(positron emission tomography, PET)可显示局部脑葡萄糖代谢,是监测中枢神经系统疾病活动的有效方法。如 CT 或 MRI 所示,局部脑血流量减少和脑葡萄糖代谢降低均与解剖部位受累相关。在早期的 SWS 中,癫痫首次发作前,SPECT 和 PET 可分别检测出血流灌注增多和代谢活跃。此后,伴随着癫痫性退化、缺氧、脑皮质静脉淤滞、静脉血栓形成和钙化,会发生灌注不足和出生后脑萎缩。新的动态对比增强磁共振灌注成像比 PET 或 SPECT 扫描更易操作,对 SWS 的早期血管情况评估提供了新思路,显示出神经功能正常的患儿经常在大脑和/或小脑半球出现明显的灌注缺陷。MR 灌注不足与对应于软脑膜疾病的钆造影剂增强区域相符合[258]。新生儿 CT 和 MRI 的神经影像学检查可能显示不出软脑膜血管异常,高危患儿应在 6~12 个月后复查。

除 SWS 或 PPV 患者外,所有合并综合征的畸形都必须进行凝血检查,因为可能患有慢性 LIC[124,259]。这种现象与高 D-二聚体和低纤维蛋白原有关,而血小板计数通常仅适度降低。LIC 可导致血栓迁移,甚至发生威胁生命的肺栓塞[259]。

每年对患有过度生长综合征的儿童进行评估。婴儿期对腿长进行临床评估,2 岁后,通过放射学测量腿长,如果有异常则每年复查 1 次。当孩子 3 岁或 4 岁时,应进行超声检查以及肢体动静脉血管的灰阶和彩色多普勒评估。普通射线照相术/DR 可以检测骨骼变化。静脉造影很少使用,但有时在手术切除静脉曲张之前进行,这种方法被微创的快速三维 MRI 静脉造影术(3D-MRV)取代。极少需要进行淋巴造影。对比单纯肢体 VM、PPV 或 KTS 很少累及肌肉和关节。MRI 和 MRA 有时可用于检测供血动脉或穿透肌肉和骨骼的引流静脉。

组织学表现 组织学上看,KTS 中见到的异常静脉发生变形、瓣膜功能不全或缺失。静脉平滑肌异常是血管壁的最常见的表现。一些静脉(例如大腿的边缘静脉)可能代表持续存在的胚胎静脉[132]。

治疗和预防

预后

这些综合征的预后取决于复杂血管畸形的范围和严重程度,以及相关过度生长的体积。四肢和躯干有广泛 CVM 和 CLVM 并伴腹部或胸部血管畸形的 KTS 患儿可出现血尿、肠道、阴道出血、蛋白丢失性肠病或血胸。患者常常患有严重的 LIC,并有罹患慢性血栓栓塞性肺动脉高压甚至危及生命的肺栓塞的风险,但这种现象发生率尚不清楚[123,259]。

治疗

SWS

SWS 患者癫痫发作可能会导致永久性神经功能损伤,或出现突发性角膜混浊(提示急性青光眼),此时需要紧急处理。及时抗癫痫药物治疗可预防脑缺氧、神经元凋亡和精神运动功能衰退[260]。癫痫发作控制后,可以对 CM 行脉冲染料激光治疗。严重的青光眼可能需要手术治疗。大脑半球切除术、局部脑叶切除术或胼胝体切开术通常可有效控制癫痫,明显改善生活质量。这些治疗可阻止对药物治疗无反应的儿童患者的运动和认知功能的恶化[261]。另外可能还需处理唇、牙龈过度增生和咬合异常问题。

PROS

最新的证据表明,口服 *PIK3CA* 基因活性抑制剂(alpelisib)治疗可减少过度生长[262]。对过度生长综合征群中凝血障碍的管理,可预防反复发生的血栓形成,并降低可导致慢性肺动脉高压的肺栓塞的发生风险。治疗需用低分子量肝素（多是依诺肝素），这也是用在外科手术之前为避免每次术中和/或术后过多出血的预防性治疗。如果是下肢受累，弹力袜可以缓解因静脉瘀血导致的疼痛，但建议在用灰阶和彩色多普勒评估确认深静脉功能后再建议使用。加压绷带或长袜和经常按摩可最大程度地减少淋巴水肿。静脉曲张在儿童期很少需要手术治疗。为获得满意和持久效果，需要由经验丰富的外科医生进行多次外科手术。一些关于手术切除后长期获益的报道似乎过于乐观[263]。在仔细评估 KTS 患肢的静脉解剖结构后，特别是验证深静脉系统的存在，手术切除有症状的曲张静脉可以使一些患者从中获益。最近对 KTS 中的 KT 静脉或大隐静脉常用血管内射频消融术，也是一种安全的治疗方法，比剥离或静脉内激光的破坏性更小[264-265]。

对于肢体肥大，可以考虑进行分阶段整形手术。广泛的切除手术尽管在短期内很成功，但通常会导致严重的纤维化和足板区淋巴水肿（pedal lymphoedema）。在极少数情况下，需要截肢（手指、前脚掌或远端肢体）才能穿鞋和行走。

如果肢体不等长，应给予合适的矫形器以防止骨盆补偿性倾斜。如果不等长明显，则应进行骺骨干固定术（用融合术阻止骨骺生长），手术大约 11～13 岁时根据生长曲线的情况进行。

大腿上的血淋巴囊泡发生出血是一个常见问题，建议进行热凝固、Nd：YAG 激光凝固、硬化疗法、局部切除或植皮重新修复表面。有时可能会将邻近的正常皮肤组织扩张，切除整个皮损后进行一期缝合。发生内脏受累伴发出血、消化道出血、泌尿道出血或阴道流血时可能需要手术治疗。当伴发腿部溃疡、感染、蜂窝织炎和血栓性静脉炎时需要特殊的治疗手段。

毛细血管扩张

要点

- 可以单独存在，也可以是综合征的部分表现。
- 发病率未知。
- 呈散发性或遗传性。

引言 毛细血管扩张呈细的不规则红色或紫色的线、斑点、微小的丘疹或星状，可以单独存在，也可以是综合征的部分表现。尽管通常散发，但也可呈常染色体显性遗传如 HBT 或 HHT（参见 AVM 部分）[46,266]。

流行病学和发病机制 除共济失调毛细血管扩张症（ataxia telangiectasia，AT）外，发病率未知。AT 是常染色体隐性遗传的复杂神经血管性疾病，发病率约 1/40 000 活产儿。相比于先天性毛细血管扩张性大理石样皮肤（contrast to cutis marmorata telangiectatica congenita，CMTC）、单侧痣样毛细血管扩张（unilateral naevoid telangiectasia，UNT），AT 好发于女性，青春期前很少出现，可因怀孕而加重。Divry-van Bogaert 综合征是一种罕见的散发性或家族性疾病，主要见于男性。

发病机制 UNT 与受累皮肤中雌激素和孕激素受体水平升高有关[267]。罕有家族性 CMTC 的病例报道[268-272]。已在巨脑-毛细血管畸形患者中发现了 *PIK3CA* 基因的镶嵌突变[273]。

Adams Oliver 综合征为常染色体显性或隐性遗传。当由 *ARHGAP31*、*DLL4*、*NOTCH1* 或 *RBPJ* 基因突变引起时，为常染色体显性遗传。当由 *DOCK6* 或 *EOGT* 基因突变引起时，为常染色体隐性遗传。

AT 是 *ATM* 基因突变所致，已将该基因定位于 11q22-23 号染色体[274]，突变导致紫外线对皮肤成纤维细胞 DNA 损伤的修复受损[275]。

临床特征

局限性毛细血管扩张性血管畸形（localized telangiectatic vascular malformation）

UNT 通常呈单侧分布，部分患者的毛细血管扩张周围有时可见白色或“贫血”晕环。HBT 的特征是皮肤和唇部的毛细血管扩张[266]。泛发性特发性毛细血管扩张症是偶发于成年女性中另一种血管性综合征。与 Rendu-Osler-Weber 病不同，UNT、HBT 和泛发性特发性毛细血管扩张症不会发生内脏出血（请参见上文）。

综合征性血管角皮瘤（弥漫性躯体血管角皮瘤和溶酶体贮积症）

血管角皮瘤可能是一个提示弥漫性躯体血管角化瘤（又称 Farby/法布里病）或溶酶体贮积症的指标，这部分内容将在第 152 章讨论。

CMTC（van Lohuizen 综合征）

CMTC 表现为呈青斑样的紫色网状条带混杂毛细血管扩张。关节上方的紫色条纹中可见线状皮肤萎缩，婴儿期可发生溃疡并导致瘢痕形成。CMTC 的皮损会在几年内消退，但很少完全消失[272]，持续到成年会出现轻微或明显的略带紫色的网状表现。手部关节和手背上常可观察到类似静脉的结构，在弥漫性网格状皮损中很少见。可能会发生慢性溃疡。弥漫性 CMTC 罕见：一个队列研究报道 22 例 CMTC 中有 1 例[276]。局限型最常见，一项研究报道 85 例患者中的 65% 为局限型[271]。受累肢体的萎缩(主要是周径)常见,这种变化在出生时即存在,成长过程中多不发展。关于 CMTC 相关的其他异常发现也有报道。文献综述[268,277]提示,可能是由于报道的偏差而高估了 CMTC 与其他脉管畸形之间的相关性。来自单一机构的报告表明 CMTC 的相关异常包括其他类型的脉管畸形、青光眼、大脑畸形、癫痫、智力低下、心脏缺陷、泌尿或生殖器异常的数量很少[269-271,276]。

Adams Oliver 综合征

这些病变包括大理石样皮肤或 CMTC、先天性头皮发育不全伴有或没有下方的骨缺损和远端横向肢体缺陷[278]。

Louis-Ba 综合征(OMIM#208900)

在 3 岁左右开始出现各种毛细血管扩张,最常见于靠近眼角的球结膜上,其他部位可见于面部、颈部及手足背侧。会出现紫外线过敏和过早的光老化如雀斑和皮下脂肪减少,头发也会早白。小脑共济失调通常在生后第 2 年开始出现。儿童时期还会出现构音障碍、舞蹈手足徐动症、肌阵挛性抽搐和智力障碍。

继发于联合免疫缺陷,约 80% 的患者发生反复的中支气管肺部感染。溃疡和萎缩部位可出现肉芽肿性皮损[279]。内分泌功能障碍包括胰岛素抵抗性糖尿病、性腺功能低下和生长迟缓。AT 中的体液和细胞免疫都存在缺陷。

肿瘤的发病率增加。到青春期,淋巴瘤和白血病是主要的死亡原因(10%~15%)。AT 患者会伴发多种癌症,尤其是乳腺癌。AT 杂合子估计占人口的 0.5%~1.5%,罹患癌症的风险也会增加。

Divry-Van Bogaert 综合征

大多数患者会在儿童期出现网状青斑或大理石样皮肤。神经系统表现是由非钙化性软脑膜“血管瘤病”引起的,这些症状在青春期开始出现;脑缺血发作和癫痫发作会导致进行性痴呆、假性延髓和锥体束外症状。

目前,尚不清楚最初于 1946 年描述的非家族性的 Divry-van Bogaert 综合征是否与 Sneddon 综合征相同。后者是一种脑血管病,可引起癫痫、痴呆和其他神经功能障碍,并且约 1/2 有抗磷脂抗体。在这两种情况下,脑部 MRI 和动脉造影都显示出相似的异常征象(狭窄、侧支循环以及少见的烟雾状)。

鉴别诊断　在婴儿中,新生儿红斑狼疮的后遗毛细血管扩张主要位于曝光部位,母亲和婴儿的血清中可检测到抗 Ro/SSA、抗 La/SSB 和/或抗 U1/RNP 抗体。母亲可有结缔组织疾病症状,亦可无症状。持久发疹性斑状毛细血管扩张症,属于肥大细胞增多症,在儿童期并不常见。术语“获得性痣样毛细血管扩张”用于描述在结缔组织疾病如红斑狼疮和硬皮病中,出现的呈节段性分布的毛细血管扩张[280]。POEMS 综合征(多发性神经病、脏器肿大、内分泌障碍、M 蛋白、皮肤病变)中的血管性丘疹被称作“肾小球样血管瘤”,在组织学上的表现不同。

CMTC 必须与新生儿生理性的网状青斑或大理石样皮肤区分。持续性的网状青斑见于原发性抗磷脂综合征和 Sneddon 综合征中。“泛发性静脉扩张症”是 CMTC 的误称:该名称适用于罕见的 Bockenheimer 综合征,这种综合征可能特征性表现为“大理石样皮肤和巨头畸形”,患儿有泛发性呈网状的 CM,均匀分布在头部和身体上,缺少经典 CMTC 的萎缩表现,并且发生产后生长受限的风险较高,还有相关血管性、神经性和眼部异常,也包括心律失常和婴儿猝死[272,281-282]。

实验室检查和组织学表现　MRI 有助于判断 AT 患者的小脑萎缩,该表现常见(尽管不特异)。患者的血清免疫球蛋白 A(IgA)降低或缺失、血清 IgG2 降低、淋巴细胞减少、CD4 淋巴细胞计数降低、甲胎蛋白和癌胚抗原水平升高。

治疗　毛细血管扩张可选择脉冲染料激光治疗,但 CMTC 患者有发生瘢痕的风险[283]。

AT 纯合子和携带者对电离辐射和类放射性药物(radiomimetic drugs)高度敏感,会对这些治疗方案发生超乎想象的严重反应。ATM 突变使同时合并有乳腺癌的女性患者面临放疗后期引起的严重副作用的风险;有人建议减少其治疗方案中的辐射剂量[284]。ATM 为 AT 的单一致病基因,使发现携带者成为可能。抗生素治疗和物理治疗可预防支气管扩张。进行性小脑共济失调尚无可靠的治疗方法。

(石航　唐鹏跃 译,李萍　刘励　甘立强　王华 校)

参考文献

见章末二维码

第 119 章 婴儿血管瘤

Anna L. Bruckner, Ilona J. Frieden, Julie Powell

摘要

婴儿血管瘤(infantile haemangiomas, IH)是婴幼儿时期最常见的血管性肿瘤,在 1 岁以内婴儿中的发病率为 5%。本病特点是有早期增殖期、随后的稳定期及自发渐进性消退期。血管瘤的发病机制仍不明确,可能与母亲和/或胎儿期缺氧有关。尽管大多数血管瘤可以最终消退,但仍有少数会因发生溃疡、瘢痕和永久性的容貌毁损而影响生命和功能。节段型血管瘤比局限型血管瘤发生并发症的概率更高,预后更差。PHACE 综合征和 LUMBAR 综合征都与节段型血管瘤有关。早期认识到各种可能的并发症并及时干预,结局会更好。口服 β 受体阻滞剂因其极好的有效性和良好的安全性,已经使复杂难治性血管瘤的治疗发生了革命性的变化,并取代糖皮质激素成为一线治疗方法。

要点

- 婴儿血管瘤(infantile haemangiomas, IH)是婴幼儿时期最常见的血管肿瘤。
- 婴儿血管瘤的发病机制仍不清楚,但缺氧可能是关键因素。
- 婴儿血管瘤具有特征性的发展模式,即早期增殖和随后的逐渐消退。
- 婴儿血管瘤通常临床即可诊断,但多普勒超声是一个很好的筛查工具。
- 早期识别可能的并发症,对给予及时治疗和获得最佳预后非常重要。
- 节段型血管瘤应进一步检查相关的异常(PHACE 综合征、LUMBAR 综合征)。
- 节段型血管瘤比局限型血管瘤更加复杂,需要尽早处理。
- β 受体阻滞剂因其极好的有效性和良好的安全性,是复杂难治性血管瘤的一线治疗方法。

引言 婴儿血管瘤(infantile haemangiomas, IH)是婴儿期最常见的良性肿瘤,由于缺乏标准化的命名方式,所以长期以来不能精准诊断,并与其他类型的血管性病变混淆。Mulliken 和 Glowacki[1] 明确了我们对血管性胎记的认识,提出了一个基于生物学特征的分类系统,1996 年国际脉管疾病研究学会(International Society for the Study of Vascular Anomalies, ISSVA)修订并接受了此分类系统,2014 年对该分类系统进行了更新[2]。脉管性疾病可分为脉管性肿瘤(增殖性病变)与脉管畸形(结构异常,指发育中的血管和淋巴管的形态错误)(表 119.1)。这种二分类的方法并非绝对对立,已有同时存在脉管肿瘤和脉管畸形的罕见病例报道[3],但这种分类方法简便,绝大多数病例都可以更加准确地诊断,而有利于评估预后和选择合适的治疗方式。

婴儿血管瘤是一种独具特征的肿瘤,即在婴儿期增殖而到儿童期最终自发消退,不会发生在年长儿童和成人。"婴儿血管瘤"或"婴儿期血管瘤"的术语通常限于在出生后几周内出现的血管肿瘤,绝大多数表现为一段时间的快速生长,随后一段时间的稳定状态和之后的退化期。婴儿血管瘤通常是临床诊断,但需要组织学证实时,可见对葡萄糖转运蛋白 GLUT1[4] 呈

表 119.1 脉管异常性疾病的分类

脉管肿瘤	脉管畸形
良性	单纯性低流量脉管畸形
婴儿血管瘤	静脉畸形(VM),淋巴管畸形(LM),毛细血管畸形(CM)
先天性血管瘤	单纯性高流量脉管畸形
快速消退型(RICH)	动脉畸形(AM),动静脉瘘(AVF),动静脉畸形(AVM)
部分消退型(PICH)	
不消退型(NICH)	
丛状血管瘤	
化脓性肉芽肿	
局部侵袭性	**复杂-混合脉管畸形**
卡波西型血管内皮瘤	低流量:毛细血管-静脉畸形(CVM)、毛细血管-淋巴管畸形(CLM)、毛细血管-淋巴管-静脉畸形(CLVM)、淋巴管-静脉畸形
	高流量:毛细血管-动静脉畸形(CAVM)、毛细血管-淋巴管-动静脉畸形(CLAVM)
其他	

阳性染色。为了简单起见，本章中的“血管瘤”一词将专指这种病变，除非另有说明。

流行病学和发病机制 婴儿血管瘤在新生儿中的发病率约 1%～2.5%[5-8]，尽管 1 岁以内的发病率为 10% 的数据经常被引用[8]，但更合适的估算是 4%～5%[9-10]。白种人非西班牙裔婴儿中更常见[11]，通常女性多于男性，性别比从 2∶1～3∶1。血管瘤好发于早产、多次妊娠及年龄>30 岁的母亲所生的婴儿[11]。低出生体重(<2 500g)是 IH 发生的独立因素[12]。早产儿比足月儿更易患多发性血管瘤，且以女婴更多见[13-14]。和之前的研究结果相反，新的前瞻性研究不支持羊水穿刺是引起血管瘤的主要危险因素的观点[12-13]。尽管大部分血管瘤是散发性的，但仍推测可能存在常染色体显性遗传，可伴或不伴脉管畸形，已在 6 个家族中记录到[15]。浅表性血管瘤是最常见的亚型，约占 50%～60%，而深在性血管瘤约占 15%，混合性约占 25%～35%。

血管瘤的发病机制尚不完全清楚；目前还没有一个统一的机制来解释所有的血管瘤表型，也没有一个已知的单一因素导致血管瘤的发生。然而，在节段型血管瘤中发现，至少一些血管瘤是因为最早在妊娠 4～6 周时的胚胎发育异常造成的[16]。血管瘤仅发生在人类，建立很好的动物或实验室模型非常困难。最近发表的几篇文章对血管瘤的发病机制进行了综述[17-20]。

以前研究表明血管瘤的发生与血管生成异常有关，但最近的研究表明血管瘤是血管发生和血管生成失调的结果[21-22]。据推测，缺氧是可能的触发因素，导致血管生成因子如通过 HIFα 通路表达的血管内皮生长因子(vascular endothelial growth factor，VEGF)增加。VEGF 过度表达导致 $CD133^+$ 的干细胞增殖分化为血管内皮干细胞[23]。

有研究从血管瘤中分离出 $CD133^+$ 细胞，然后将其注入免疫缺陷的小鼠体内，可产生 $GLUT1^+$ 的血管，随后这种血管缩小并被脂肪细胞所取代[24]。该动物模型虽然不能完全复制血管瘤的生长模式，但仍值得关注和进一步研究。

葡萄糖转运蛋白 1(glucose transporter protein，GLUT1)在血管瘤成熟的各个阶段均有表达这一发现，有助于对血管瘤发病机制的研究[4]。GLUT1 在正常皮肤血管中不表达，但可表达于胎盘血管和所谓的屏障组织(如血脑屏障)中。血管瘤与胎盘组织还可共同表达其他免疫指标(见后文组织病理学)，进一步推测血管瘤可能是胎盘来源的形成栓子的胎盘细胞，也可能是向胎盘表型分化的侵入性血管母细胞[25]。血管瘤不大可能起源于形成栓子的胎盘细胞，因为缺乏绒毛样结构，也不表达已知的胎盘滋养层的标志物[26]。此外，已经明确血管内皮细胞来源于胎儿而不是母体[27]。

组织病理学 浅表性和深在性血管瘤的病理表现均为相对一致的血管形态[28]。在增殖期，镜下表现为增生的饱满的内皮细胞和周皮细胞，形成团块状，部分形成空腔和条索状。随着进展至稳定期，内皮细胞变平，管腔扩大，形成大的薄壁血管，纤维脂肪组织逐渐填充，形成小叶样结构。退行期的 IH 在脂肪纤维组织、胶原蛋白和网状纤维间质中有扁平的内皮细胞，仅有很少的毛细血管样供血血管和引流静脉。GLUT1 在这些阶段都有表达。

除内皮细胞外，血管瘤还包括周皮细胞、成纤维细胞、间质细胞和肥大细胞。在增殖期和退行期，可见大量的肥大细胞，但其存在的意义仍不清楚[29]。

此外，免疫组化研究显示血管瘤表达许多与成熟内皮细胞相同的标志物，如碱性磷酸酶、Ⅷ因子抗原、CD31、von Willebrand 因子和尿激酶[29]。这些免疫指标可以区分血管瘤和脉管畸形以及血管瘤发展不同阶段的差异。在快速增长期，血管瘤内皮细胞表达大量增殖细胞核抗原、Ⅳ型胶原酶、VEGF 和 E 选择素[30-31]；而在退行期，TIMP-1 表达增加是特异性标志[30]。组织病理中这些免疫指标能为血管瘤分期提供依据。

GLUT1 染色阳性可以确诊血管瘤，并与其他血管性肿瘤如丛状血管瘤、化脓性肉芽肿、先天性血管瘤以及脉管畸形相鉴别[4]。除 GLUT1 外，血管瘤对其他一些胎盘相关的血管性抗原如 FcγRII、merosin、LeY 等也出现强的免疫反应[25]。

临床特征 婴儿血管瘤根据其大小、解剖部位、深度和发展阶段而表现出相当大的差异(图 119.1～图 119.3)。约 1/3～1/2 血管瘤出生时即有先兆表现，而其他的通常在第 1 个月时变得明显。先兆皮损常表现为色素减退斑、伴或不伴苍白晕的红斑或毛细血管扩张样斑片、簇集的亮红色丘疹或呈蓝色瘀斑样改变(图 119.4)[3-4]。先兆皮损有时容易与鲜红斑痣或是与因围产期或产后所造成的“划痕”或“瘀伤”的皮损相混淆。

血管瘤可分为浅表性、深在性和混合性，这三种类型的皮损均经历相同的自然病程。浅表性血管瘤(以前称为毛细血管瘤或草莓状血管瘤)表现为鲜红色或猩红色边界清晰斑块或结节；而深在性血管瘤(以前称为海绵状血管瘤)则表现肤色或蓝紫色包块，边界不清；混合性血管瘤则同时具有浅表性及深在性血管瘤

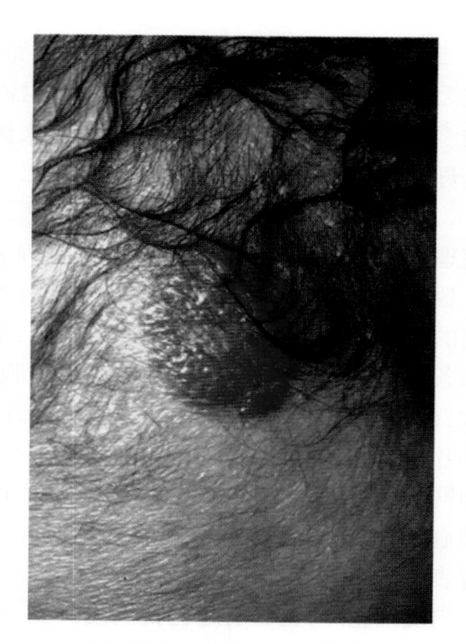

图 119.1 浅表性血管瘤

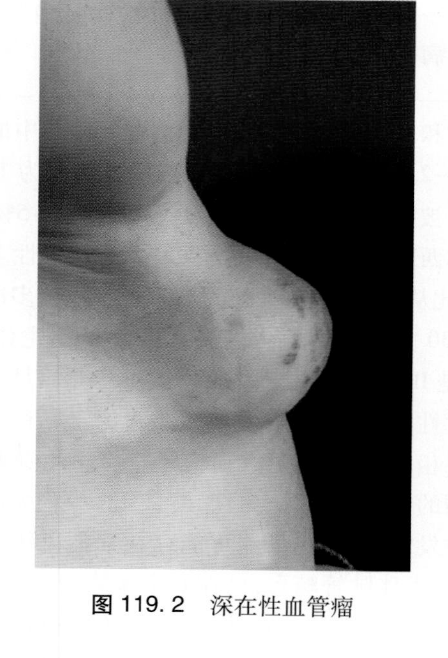

图 119.2 深在性血管瘤

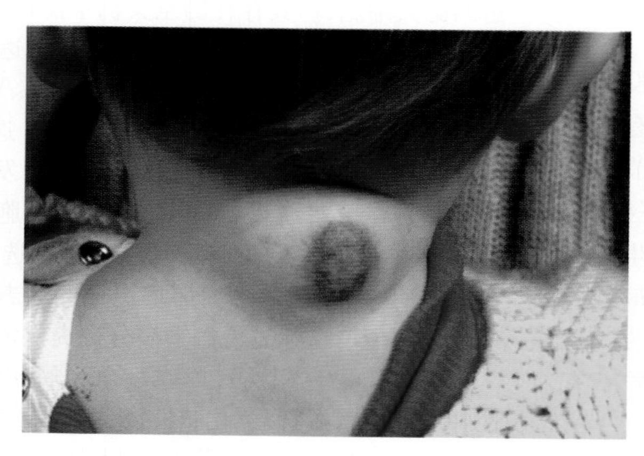

图 119.3 浅表和深在性(混合性)血管瘤

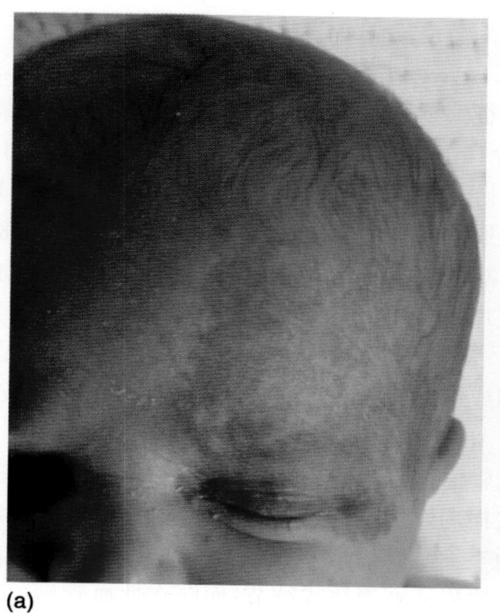

(a)

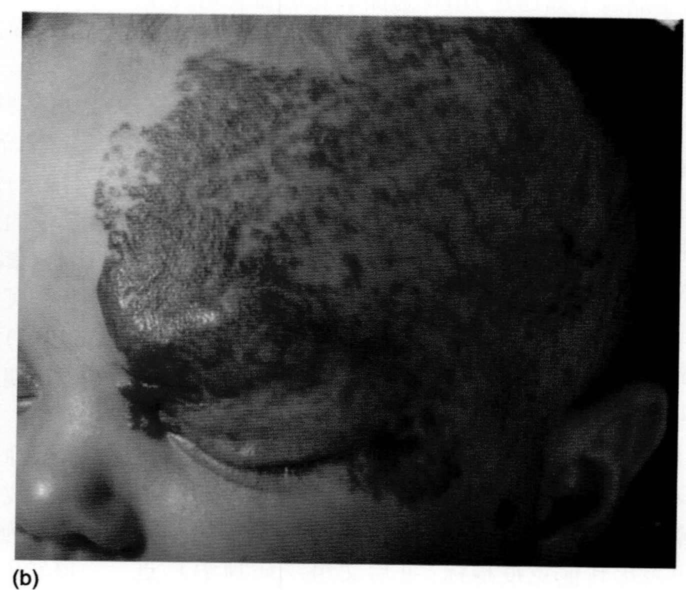

(b)

图 119.4 (a)面部血管瘤大片先兆皮损,类似鲜红斑痣。(b)1 月龄时同部位血管瘤表现

的特征。局限于身体相对较小区域的局灶性病变称为局灶型血管瘤(图 119.5),而分布在某个胚胎发育节段或部位的较大的斑块样皮损称为节段型血管瘤[32](图 119.6)。血管瘤也可以通过其成熟的阶段来定义,分为血管瘤初期、增殖期、退行期或消退期。

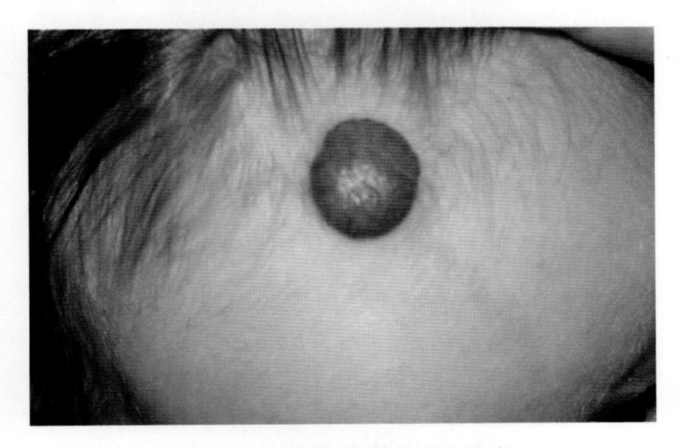

图 119.5　前额部局灶型血管瘤

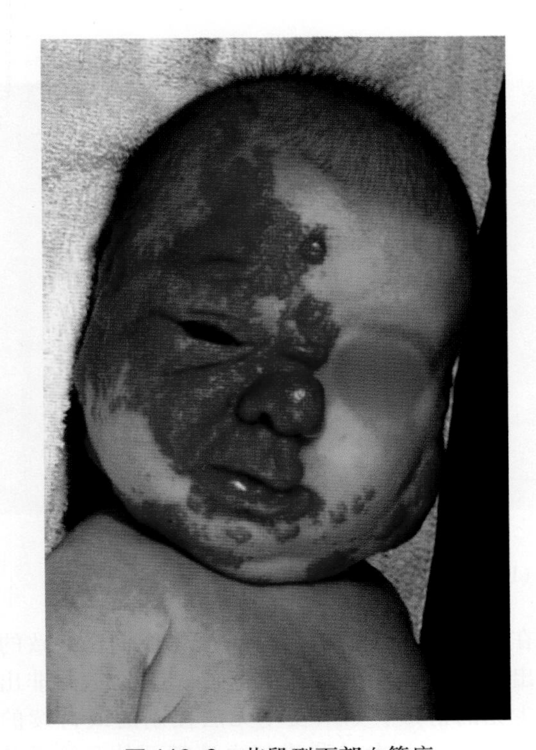

图 119.6　节段型面部血管瘤

婴儿血管瘤并非随机分布,头颈部好发,研究发现至少 50% 的病变发生在这些部位[33]。面部、中线和眼轴部位更易受累[34]。大部分面部血管瘤呈局灶型,少部分表现为节段型,累及范围更大[32]。与面部胚胎发育相对应的四个节段已经确定[16](图 119.7)。节段型血管瘤更容易出现并发症和/或结构异常(见后面相关章节)[32]。

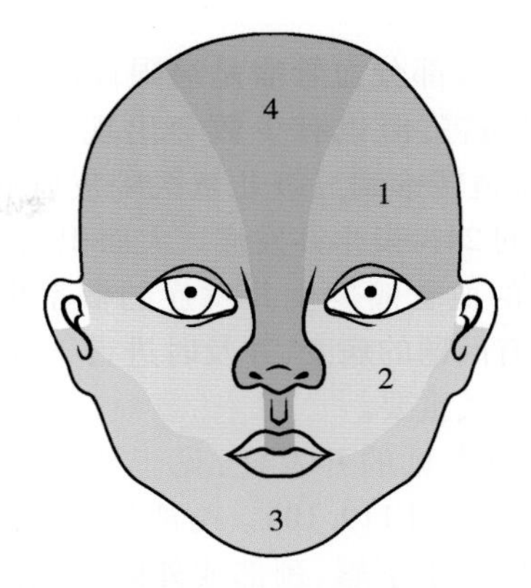

图 119.7　婴儿血管瘤的面部节段分布。资料来源: Haggstrom et al. (2006)[16]. Copyright © 2006 by the AAP. Reproduced with permission of the American Academy of Pediatrics.

几乎所有的血管瘤都会经历一个增殖期,随后是一段时间的稳定期,然后逐渐消退。婴儿血管瘤通常于早期就划定出其发生的区域,此后随着体积增大出现大小的变化,80% 的血管瘤在 5 个月内完成增殖[35-36]。少数节段型、有深部病变和发生在腮腺部位的血管瘤,可能会持续缓慢增大达数月甚至数年[37]。

大部分血管瘤在 1 岁左右表现出临床消退的征象[35]。浅表性血管瘤开始消退时首先表现为颜色由鲜红色转变为暗红色,继续消退会变为灰色或乳白色,一般从中心开始消退,然后是外周,瘤体逐渐变平变软,体积逐渐缩小。但是,对于某个特定血管瘤皮损的确切消退时间是无法预测的,通常消退期会比增殖期更漫长。血管瘤消退的时间和速度与性别、部位、发病年龄或血管瘤的类型无明显关系,但是小的皮损比大的会更早完全消退。

预后

虽然大部分血管瘤的预后良好,但由于血管瘤有极大的异质性,因此应基于部位、范围和相关的并发症进行个体化的评估。所有血管瘤都会消退,但通常比增长速度慢,大约 50% ~60% 的血管瘤会在 5 岁时完全消退,70% ~75% 在 7 岁时完全消退,90% 在 9 岁时完全消退。然而,消退并不意味着皮损的完全消失:目前尚缺乏因血管瘤而遗留的永久性皮肤改变的确切数据。这些改变可能是轻微的或微不足道的,但在某些患者是严重的和影响一生的。如果不予治疗,我们估计至少 20% 的儿童将遗留皮肤改变,如色素减退、皮肤松弛、皮肤纹理变化或表面毛细血管扩张。血管瘤也可能损伤毛囊,导致局部脱发,但大部分头皮血管瘤没有这类后遗症。更明显的变化是有多余的皮肤和纤维脂肪残留,发生在血管瘤明显突出皮面的部分,尤其是在和周围皮肤形成陡峭的边缘时[38]。如果发生溃疡,则愈合后会遗留不同程度的瘢痕。

第二十五篇

并发症　虽然大部分血管瘤是局限性的，不会造成直接或长期的损害，但也有少数会出现并发症。Haggstrom 等[39]报道转诊到三级儿童医院皮肤病中心的血管瘤患者中的 24% 发生并发症。大面积、节段型、面部和外阴部位的血管瘤发生并发症的概率更大[39]。早期识别潜在有问题的病变，并及时进行干预，对于未来减少并发症至关重要。

溃疡是最常见的并发症，见于约 15% 血管瘤患儿[40]（图 119.8～图 119.10）。与溃疡相关的特征是大面积、节段型、位于下唇、颈部或外阴区域的浅表性或混合性血管瘤[40-42]。溃疡通常发生在快速增殖期，中位年龄为 4 个月，患有溃疡性血管瘤的婴儿可能早期就会被转诊至专科医生处就诊[41]。溃疡可引起明显的疼痛，特别是发生在唇部、生殖器、肛周或皱褶部位时。溃疡最终会形成瘢痕，导致不同程度的毁形和某些部位的功能影响。干预治疗主要是缓解疼痛、促进表皮修复和预防感染。没有单一的治疗方式会对所有皮损有效，通常需要联合治疗[43]，所以很难评估每一种治疗方式的有效性。治疗方式包括局部伤口护理、护肤霜或封闭敷料、合并感染时进行局部或系统的抗生素治疗、脉冲染料激光治疗（pulsed dye laser，PDL）[44-45]和缓解疼痛治疗[46]。最近研究表明口服普萘洛尔治疗溃疡性血管瘤很有前景[47-48]。尽管有外用噻吗洛尔治疗有效的报道[49]，但因其有促进吸收和增加药物毒性的风险，所以仍建议慎用。少数难治性病例可考虑手术治疗。

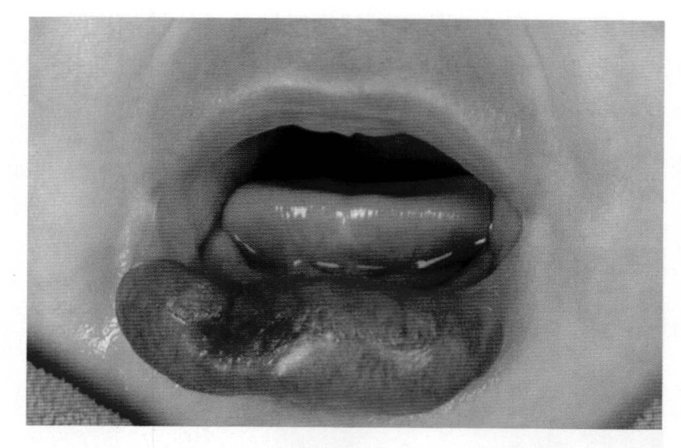

图 119.8　下唇溃疡性血管瘤，是一个常见部位

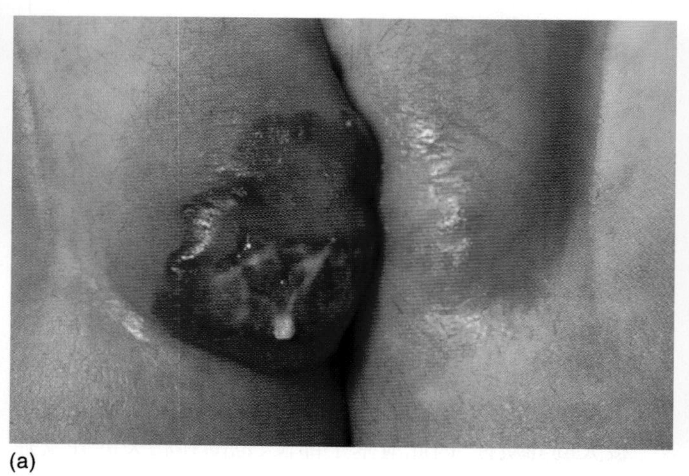

(a)

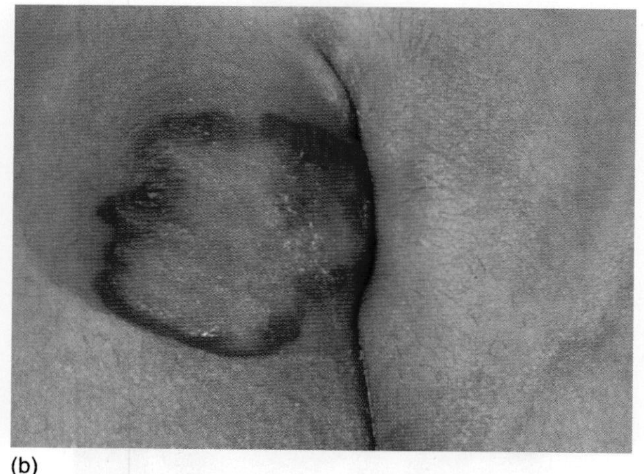

(b)

图 119.9　(a)臀部溃疡性血管瘤。(b)愈合后遗留瘢痕

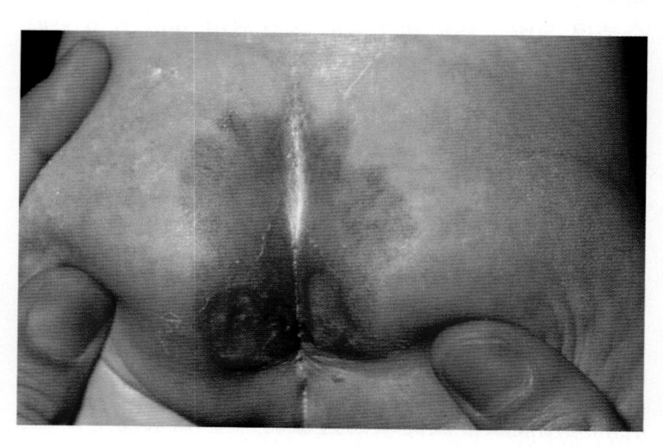

图 119.10　溃疡性节段型腰骶部血管瘤

在凝血功能正常的情况下，溃烂或创伤导致的血管瘤出血通常不多，并且压迫止血是有效的，除非出现极其少见的情形。如果发生无法控制的或持续的出血，应将婴儿送至急诊科进行血液学评估和给予其他治疗措施。

大约 80% 未经治疗的眼周血管瘤会发生眼科并发症（图 119.11）[50-52]。最常见的并发症是屈光不正，因为视轴受到影响（由于上睑下垂和肿块），眼球受压或移位导致屈光不对称，或者由于斜视。在视觉发育的关键时期，异常的视觉输入可能导致永久性弱视。<1cm 的眼周血管瘤很少引起并发症。肿瘤的部位也是弱视的一个重要预测因素，累及 1/3 眼睑的血

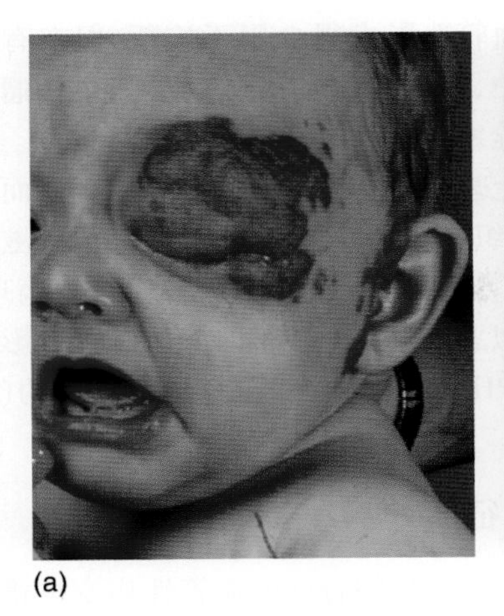

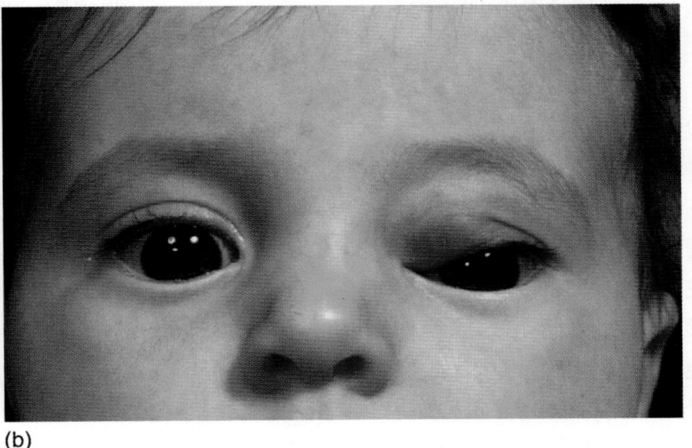

(a)　(b)

图 119.11　(a)眼周血管瘤,需立即眼科评估和治疗。(b)位于鼻侧的深在性眼周血管瘤,虽不是梗阻性,但若不治疗仍可导致永久性弱视

管瘤导致弱视的风险最高。眼周血管瘤导致的其他少见并发症有突眼或由于较深的眼眶受累导致的突眼症。在眼眶受累的病例中发生视神经压迫罕见。眼周血管瘤患者必须在疾病早期及之后定期进行眼科检查,以便尽早发现视力受损并给予治疗。

气道血管瘤的并发症是所有潜在并发症中最凶险的。累及部位包括声门上及声门下黏膜,其中声门下部位受累与气道受损关系最大。在 6~12 周龄时,患声门下血管瘤的婴幼儿典型临床表现是呼吸音粗、声音嘶哑、吸气或呼气时喘鸣,严重的可出现发绀[53-54]。这类患者中大约 50% 有身体其他部位的血管瘤,下颌和颈部的节段性("胡须部位")区域与发生气道症状密切相关(图 119.12)[53]。气道血管瘤通常是节段型的,但也可能是局灶型的[54]。直接的喉镜检查可以确诊。

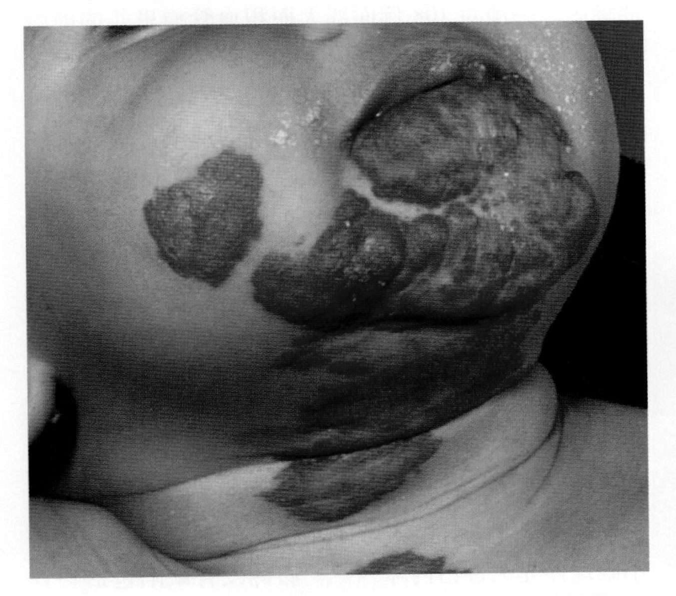

图 119.12　"胡须部位"节段型血管瘤,气道受累的高风险区

治疗方式包括糖皮质激素治疗(局部皮损内注射或系统使用)、激光消融治疗和外科手术治疗[55],但口服普萘洛尔治疗极大地改善了这类患者的结局[56-58]。现在这些患儿几乎不需要做气管切开术。体积巨大的面颈部血管瘤引起的外部压迫很少会导致进食困难或睡眠呼吸暂停。

心力衰竭是一种罕见的并发症,最常与肝血管瘤有关(见后文肝血管瘤),偶尔与发生在其他部位的巨大的血管瘤有关[59]。

头颈部广泛和快速生长的血管瘤可导致毁容,这是一个严重的并发症,也是需要治疗的重要原因。某些部位特别容易留下永久性的皮肤改变,这可能都会成为问题,尤其是从社会心理学的角度来看[60-61]。面中线部位受累比侧面部受累问题更大。鼻尖血管瘤(Cyrano 鼻,图 119.13)就是一个典型的例子,因为它可以显著地扭曲鼻轮廓,造成永久性的鼻畸形,并给患儿和家庭带来极大的痛苦和难堪。嘴唇是面部的另一个中心部位,即使是相对较小的血管瘤也会遗留永久性的瘢痕。女孩乳房部位的巨大血管瘤也值得关注。早期系统药物干预、皮损内注射糖皮质激素或手术治疗

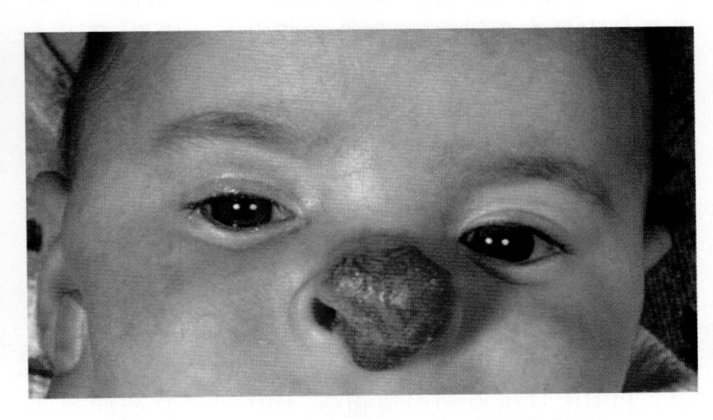

图 119.13　典型的 Cyrano 鼻,鼻尖血管瘤

可有助于减少毁容和社会心理压力[62]。

鉴别诊断 虽然许多疾病与血管瘤有相似性[63-65]，但血管瘤一般依据病史和临床表现可诊断。然而，在少数病例中，皮损性质不明确且在出现并发症或考虑手术的情况下，作出正确的诊断至关重要。

在血管瘤生长的不同阶段，有可能被误诊为其他类型胎记或肿瘤。早期皮损易与贫血或无色素痣、毛细血管畸形或创伤（如刮擦伤或瘀伤）相混淆。浅表性血管瘤可能类似其他血管肿瘤，如化脓性肉芽肿、先天性血管瘤、丛状血管瘤、卡波西型血管内皮瘤或血管周细胞瘤。较深部位血管瘤可能类似皮样囊肿、鼻胶质瘤、婴儿肌纤维瘤病、脂肪瘤、丛状神经纤维瘤、神经母细胞瘤或其他软组织肉瘤。但也许最大的困难在于与脉管（静脉或淋巴管）畸形相鉴别。

血管瘤的正确诊断依据该病典型的自然病程，尤其是出生时没有或有先兆性的标记，接着在生后的第1个月内出现快速增殖。血管瘤很少在出生时即表现为完全成熟的软组织肿块，典型表现是在1岁的时候增殖完成，但有少数例外。有血管的表现，特别是毛细血管扩张，不应该被确诊为血管瘤，因为许多快速生长的肿瘤如横纹肌肉瘤也可能表面有毛细血管扩张。同样，发现高血流量的影像学表现也不能作为血管瘤诊断的依据，关于血管瘤的具体影像学特征在影像学文献中有具体描述（见后文）。多发性血管瘤常被认为是血管瘤的表现，已应用“弥漫性新生儿血管瘤病”一词描述这种临床情况，尤其是累及内脏时。然而，有许多其他情况如多发性淋巴管内皮瘤病和化脓性肉芽肿样增生可能和多发性血管瘤表现类似，这时可能需要进行皮损活检，分析 GLUT1 染色情况，有助于与多发性血管瘤鉴别[63]。

影像学检查

影像学检查评估有助于血管瘤的确诊，还可描述累及范围或相关的结构异常（如 PHACE 综合征）。多普勒超声具有便利性、微创性和低成本的优点，是一个用于鉴别血管瘤和脉管畸形，以及其他肿瘤的很好的筛查方法。高血管密度和动脉多普勒频移高峰是增殖期血管瘤的一个特征表现[66]，但遗憾的是，这种检查的价值取决于放射科医生的经验，而且肿瘤的范围并不能很好地界定。超声检查还可筛查肝血管瘤。计算机断层扫描或磁共振成像能更好地界定病变范围，增强 MRI 检查被认为是评价血管畸形最佳的单一技术[67-69]。CT 和 MRI 显示血管瘤呈边界清楚、分叶状，中心和周围见供血和引流血管，MRI 显示自旋回波图像中可以观察到血流流空，钆对比剂可显示弥漫性增强[67-68]。血管造影术很少用于诊断，但在有症状的高流量病变中，可以鉴别动静脉畸形和血管瘤或者对做是否需要栓塞治疗的决策是非常有帮助的。血管瘤在血管造影上表现为边界清楚的肿块、有强而持续性组织染色、组织有序的小叶形态和可识别的滋养血管和引流静脉[69]。影像学检查不能替代组织病理学诊断，尤其是疑似恶性肿瘤的病例。MR 血管造影在评估患者是否有 PHACE 综合征的风险时是必需的（见后面的讨论）。

相关综合征

一些血管畸形综合征的血管性病变被错误地归类为血管瘤[70]，虽然血管畸形很可能合并结构异常，但真性血管瘤很少以遗传综合征为主要特征，以下情形除外。

PHACE 综合征

1996 年，Frieden 等[71]回顾了已发表的 41 例面部血管瘤合并相关异常，如主动脉缩窄、腹侧中线异常、中枢神经系统异常等，并提议以首字母缩写 PHACE［后颅窝畸形（posterior fossa malformations）、血管瘤（haemangioma）、动脉异常（arterial anomalies）、主动脉缩窄和心脏畸形（coarctation of the aorta and cardiac defects）、眼部异常（eye abnormalities）、胸骨缺陷（sternal defects）］（OMIM #606519）来统一这种综合征的不同症状（图 119.14）。几乎 90% 是女婴，相比普通血管瘤已经报道的 2∶1～5∶1的性别比要高得多[71-72]。已经提出了诊断的共识标准[73]且最近有更新[74]（表 119.2）。

位于面部大面积的节段型血管瘤通常是该综合征的标志。一项对 108 例面部大面积血管瘤患儿的前瞻性研究发现，31% 有 PHACE 综合征[75]。脑血管异常是皮肤以外最常见的症状，主要累及头颈主要大动脉，包括发育异常、缩窄、胎儿血管系统的形成过程异常和持续存在[76]。动脉病变通常与血管瘤同侧。脑结构异常包括单侧小脑发育不全、Dandy-Walker 畸形或变异以及较少见的皮层发育异常。神经系统缺陷，如癫痫和发育迟缓（尤其是语言和肌肉运动）可能与这些中枢神经系统异常有关[77-79]。急性缺血性脑卒中可发生在大脑主动脉发育不全或闭塞的情况下，尤其是当一条以上的血管受累或存在主动脉缩窄时[79]。最常见的心脏异常是主动脉缩窄和锁骨下动脉异常[80]。眼部异常包括视盘“牵牛花”综合征、持续性胎儿血管异常、视乳头周围葡萄肿、小眼球伴视神经发育不全、血管增生、小眼球伴先天性白内障[74,81]。腹侧发育缺陷包括胸骨裂和脐上裂。新近也有听力损失[82]和牙齿异常[83]的报道。

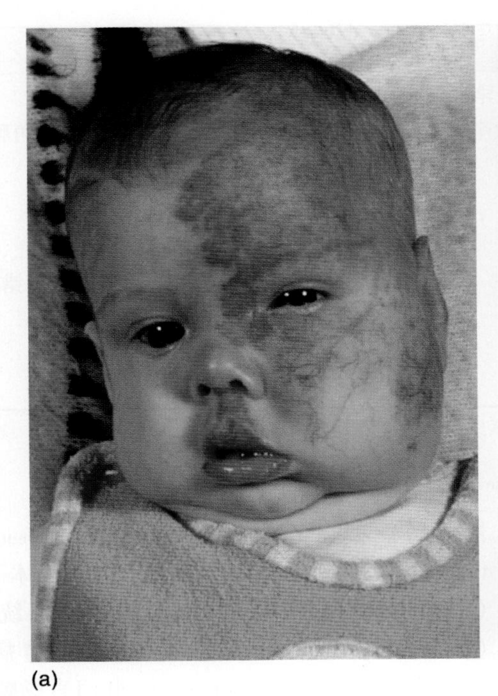

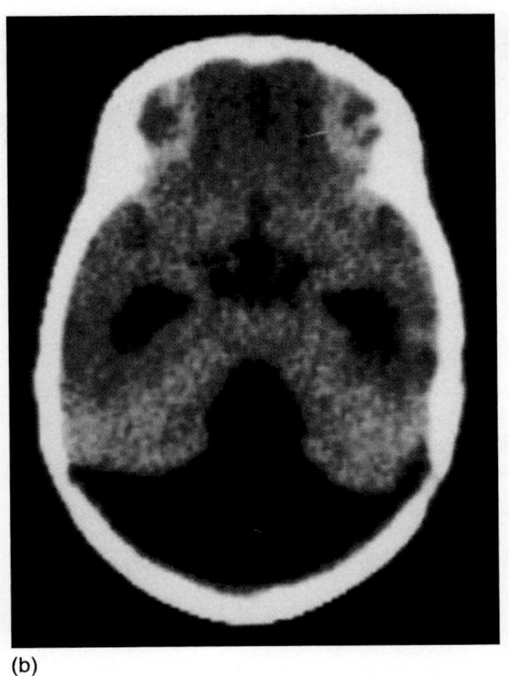

(a) (b)

图 119.14 (a)PHACE 综合征。(b)该婴儿面部有大面积的节段型网状血管瘤伴 Dandy-Walker 畸形

表 119.2 诊断标准(修订版):PHACE 综合征

确诊 PHACE 综合征		
头面部血管瘤直径>5cm +1 个主要标准或 2 个次要标准	颈部、躯干上部或躯干及近端上肢的血管瘤 +2 个主要标准	
可疑 PHACE 综合征		
头面部血管瘤直径>5cm +1 个次要标准	颈部、躯干上部或躯干及上肢近端的血管瘤 +1 个主要标准或 2 个次要标准	没有血管瘤 +2 个主要标准
受累组织器官	**主要标准**	**次要标准**
动脉异常	主要的大脑动脉或颈动脉异常[a]、大脑动脉发育不良[b] 动脉狭窄或闭塞,可伴或不伴烟雾病(moyamoya collaterals) 大脑动脉和颈动脉缺失或中重度发育不良 大脑或颈动脉的异常起源,除外常见的主动脉弓变异,如牛弓形 持续性的颈动脉-椎基底动脉吻合(寰前节段、舌下动脉、耳动脉和/或三叉动脉)	脑血管动脉瘤
大脑结构	颅后窝脑畸形 Dandy-Walker 复合征(畸形)或单/双侧 其他中/后脑发育不全/发育不良	大脑中线结构异常 大脑皮质畸形
心血管	主动脉弓异常 主动脉缩窄 发育不良[a] 动脉瘤 锁骨下动脉的起源异常,有或没有血管环	室间隔缺损 右主动脉弓/双主动脉弓 静脉系统异常

续表

受累组织器官	主要标准	次要标准
眼	眼后段畸形,永存胎儿血管异常,永存原始玻璃体增生症,视网膜血管异常,视盘牵牛花综合征,视神经发育不全,视乳头周围葡萄肿	眼前段畸形 小眼球巩膜化角膜 虹膜缺损 白内障
腹侧或中线	胸部和腹侧中线异常 胸骨缺陷 胸骨凹陷 胸骨裂 脐上裂	垂体功能减退症、异位甲状腺 中线胸骨丘疹/错构瘤

注:[a] 颈内动脉、大脑中动脉、大脑前动脉、大脑后动脉或椎基底动脉系统。
[b]包括扭结、循环、扭曲和/或脑卒中。
资料来源:Garzon et al. (2016)[75]. Reproduced with permission of Elsevier.

PHACE 综合征虽不常见,但并不罕见,它至少与 Sturge-Weber 综合征一样常见,并需要与之鉴别。多达 1/3 的面部大面积血管瘤患者经全面检查后发现有 PHACE 综合征。那些累及额颞或下颌区域或面部多个节段受累的血管瘤最有可能合并 PHACE 综合征。有风险的患者都应进行 PHACE 综合征的症状和体征的全面检查,只要有可能,就需进行包括超声心动图、脑颈主动脉弓 MRI/MRA、眼科、甲状腺功能、详细的定期发育检查、神经系统评估以及听力筛查和早期牙科检查[74]。PHACE 综合征也可能合并脑血管瘤,但一般很少出现症状,有限的数据表明,它们与皮肤表现一样,可以自发消退[84]。气道血管瘤也有一定的发生率,尤其合并下颌和颈部血管瘤("胡须部"血管瘤)时。内分泌异常如甲状腺功能减退和垂体功能异常导致生长激素缺乏偶可发生[84-85]。

PHACE 综合征的起源尚不清楚,但有证据表明妊娠早期(可能在 4~8 周)神经外胚层或动脉血管的发育异常可能是主要的原因,从而导致接下来对大脑发育和其他器官发育的影响[86]。

身体下部的血管瘤及结构畸形(PELVIS/SACRAL/LUMBAR 综合征)

第二组结构畸形是与位于腰骶椎上方或下肢的节段型血管瘤相关,可以认为是身体下部类似的 PHACE 综合征(图 119.15 和图 119.16)。按首字母缩写提出:PELVIS 综合征[会阴血管瘤(perineal haemangioma)、外生殖器畸形(external genitalia malformations)、脂肪性脊髓脊膜膨出(lipomyelomeningocoele)、膀胱肾脏畸形(vesicorenal abnormalities)、肛门闭锁(imperforate anus)和皮赘(skin tag)][87];SACRAL 综合征[脊髓闭合不全(spinal dysraphism)、肛门生殖器官异常(anogenital anomalies)、皮肤异常(cutaneous anomalies)、肾脏和泌尿系统异常(renal and urological anomalies)、腰骶部局灶型血管瘤(angioma of Lumbosacral localization)][88]:最终为 LUMBAR 综合征[身体下部血管瘤(lower body haemangioma)、泌尿生殖系统异常/溃疡(urogenital anomalies/Ulceration)、脊髓病(myelopathy)、骨畸形(bony deformities)、肛门直肠畸形/动脉畸形(anorectal malformations/arterial anomalies)和肾异常 renal anomalies][89]。这些异常中最常见的是脊髓栓系,常伴隐匿性脂脊膜膨出。但如前所述,也可发生泌尿生殖系统和其他异常,包括肛门闭锁、外生殖器异常和肾异常。高危患者通常有巨大的斑块状血管瘤,但这些血管瘤几乎是平的、有容易发生溃疡和呈网状的特征,这也是最明显的表现(图 119.15)[39]。如果婴儿

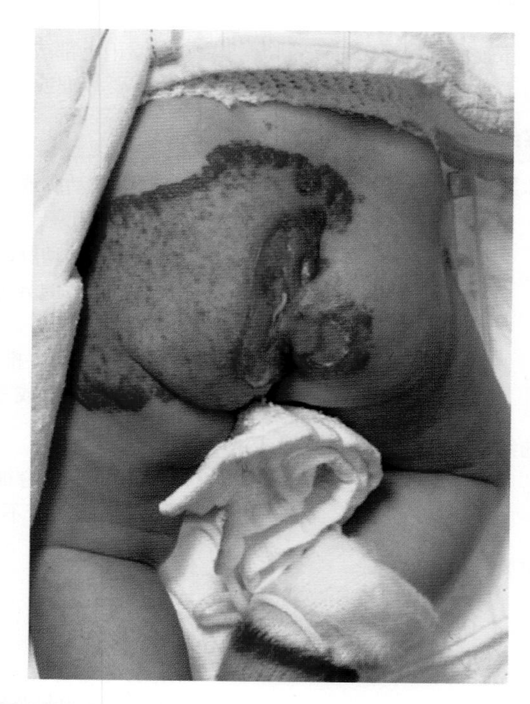

图 119.15　LUMBAR 综合征。婴儿腰骶部节段型血管瘤,合并肛门闭锁和严重的皮肤溃疡

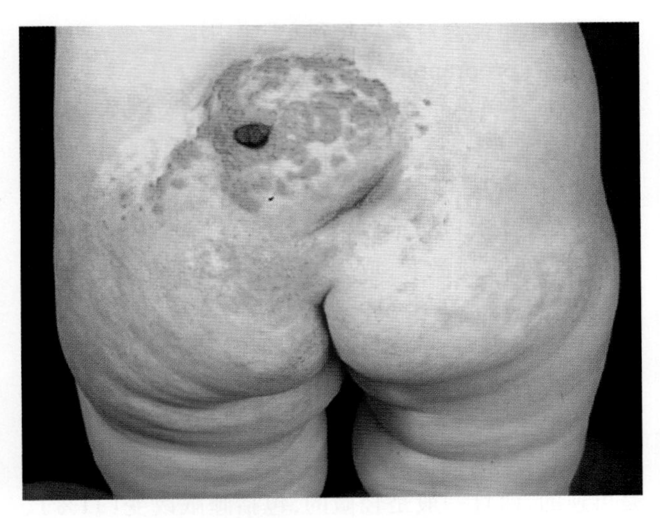

图 119.16 LUMBAR 综合征。腰骶部混合性血管瘤伴皮赘,扩展到椎管合并脊髓栓系

位于在腰骶部区域或肛门周围的血管瘤延伸到臀裂,都应进行 MRI 检查,以评估是否存在脊髓栓系和隐匿性脊柱闭合不全,其他评估应根据临床表现进一步考虑[87-89]。

多发性婴儿血管瘤

多发性婴儿血管瘤可以在出生时或出生后不久发生[90],数量从几个到几百个不等。它们大小不一,从几毫米到几厘米不等,但一般较小、呈局限性、通常表浅、呈圆顶状、红色丘疹或结节(图 119.17)。其组织学特征与单发的血管瘤相同,可在 1 岁时就自然消退,通常在 2 岁时完全消退。多发性的婴儿血管瘤(有 5 个或更多)常常是肝脏受累的标志[90],因此需要行腹部超声检查。高达 16% 的婴儿可发生 5 个以上的血管瘤,其合并的肝脏血管瘤通常是无症状的,但可导致严重的并发症如心力衰竭。最近的一项研究表明,对于超过 5 个皮肤血管瘤的患儿进行常规肝脏筛查可改善临床预后,与未筛查组相比,诊断年龄越小,发生心力衰竭、甲状腺功能减退和死亡的概率均较低[91]。如果临床病史和全面的体格检查正常,通常不需要进行其他的检查。如果存在肝脏受累,可以表现为完全无症状(最常见),也可以危及生命[91]。那些有症状的婴儿通常在出生后的头几周到几个月内出现症状。肝血管瘤病的典型三联征包括肝大、多发性皮肤血管瘤和高输出量性心力衰竭。肝血管瘤分为局灶型(27%)、多灶型(57%)和弥漫型(16%)[92-93]。单发的局灶型肝血管瘤通常见于快速消退型先天性血管瘤(rapidly involuting congenital haemangioma, RICH),多灶型或弥漫型血管瘤见于 GLUT1 阳性的婴儿血管瘤。甲状腺功能减退症是一种主要由弥漫型或多灶型肝血管瘤引起的并发症,常由碘甲状腺原氨酸脱酰酶升高引起[94]。普萘洛尔是目前最常用的治疗复杂性肝血管瘤的药物[95-96]。

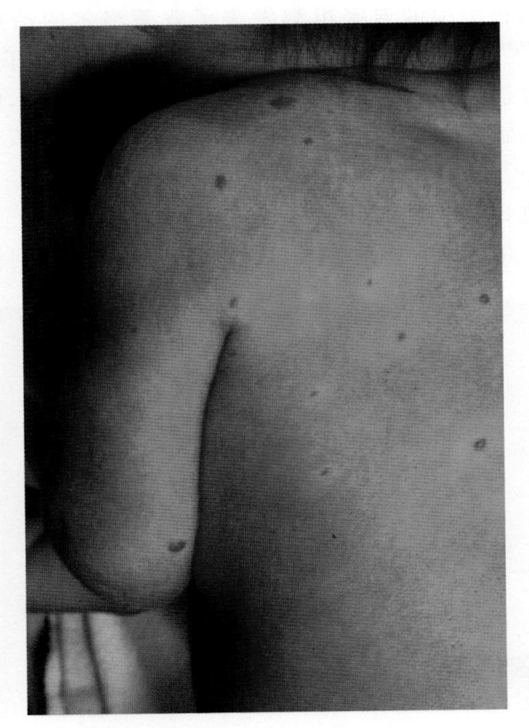

图 119.17 多发性婴儿血管瘤。该患儿有肝脏受累和高输出量性心力衰竭,需要积极系统治疗和栓塞治疗(在普萘洛尔使用前的年代)

治疗 因为婴儿血管瘤的严重程度变化很大,因此需个体化治疗,很难采取“一刀切”的治疗方法。近年来,对婴儿血管瘤的生长特征及后遗症的预测有了更深入的认识[97-98],一些更有效和安全的治疗选择在一定程度上改变了我们的处理方式。

大多数婴儿血管瘤很小,不需要干预就能自行消退。据估计,大约 10% 的 IH 会导致并发症需要治疗[97,99]。治疗的主要目标是:①防止或改善威胁生命或功能的并发症;②防止永久性毁容;③使患者和家庭的社会心理压力最小化;④避免激进的和可能导致瘢痕的操作;⑤预防或积极治疗溃疡,以尽量减少瘢痕、感染和疼痛[100]。

可能需要治疗的婴儿血管瘤见表 119.3。显然,那些威胁生命或功能的血管瘤(见前文并发症)需要治疗,恰如其分地命名为“令人担心的血管瘤”,转诊中心约 10%~20% 的血管瘤属于这种类型[101],常在出生后前几周至婴儿期数月内迅速生长,这个时候就需要治疗以达到抑制生长、促进消退和预防或尽量减少并发症的目标。在增殖期及时早期干预对获得最佳结局至关重要。对于威胁性较小的婴儿血管瘤的治疗决定可能更困难。通常需要考虑肿瘤的位置、大小和瘤体的生长阶段等因素。例如,面部大面积血管瘤比躯干部类似的皮损更容易导致毁容。还需要考虑儿童的认知和发育状况,特别是与社会压力有关的情况。由于有相当一部分学龄期儿童可能存在瘤体残留,因此应在入学前对瘤体进行重新评估,并与家长和孩子讨论治疗方案。

表 119.3 可能需要治疗的血管瘤及其潜在的并发症

血管瘤类型	潜在并发症
声门下(气道)血管瘤伴或不伴皮肤受累	气道阻塞
眼或眼周血管瘤	弱视
大的或多发性肝脏血管瘤	高输出量性心力衰竭
弥漫性肝血管瘤	腹腔室间隔综合征、甲状腺功能减退、心力衰竭
大的面部、口周、会阴血管瘤	溃疡、瘢痕形成
鼻、耳、唇、面中部血管瘤	正常解剖结构的破坏、毁容

主动不干预(active non-intervention)

由于许多婴儿血管瘤是良性和自限性的,不治疗可能是最好的方法。在这种情况下,应该采取"主动不干预"(也称为"观察等待")的方式而不是"良性忽视"[97]。接受血管瘤、面对烦扰的公众及得到整体诊断的看法可能会带来极大的焦虑[61],因此家长们必须确信:这样的选择符合孩子的最大利益,最终会得到满意的结果。医生也可以采取积极主动的方法缓解家长的焦虑情绪。首诊时,应告知家长血管瘤的自然进程和总体预后。皮损照片有助于体现婴儿血管瘤的自然病程,也可以反映出皮损有问题的患者。关于各种治疗方法的利弊也需要和家长讨论,建议定期随诊以监测瘤体大小并拍照记录。通常情况下瘤体消退缓慢,如果没有照片的对比,在一段固定时间内是不容易观察到进展情况的。简单地询问父母是如何处理孩子血管瘤的,也可能会对家长起到安慰作用。

普萘洛尔(propranolol)

2008 年,Léauté-Labrèze 等报道了偶然发现普萘洛尔可以使血管瘤停止增长并使之消退[102],最初有 11 名婴儿,随后是 32 名患儿,给予 2~3mg/(kg · d)的剂量,分 2 或 3 次口服治疗[103]。此后,普萘洛尔迅速取代了口服糖皮质激素,成为复杂婴儿血管瘤的一线治疗药物(图 119.18)。一些随机对照试验[104-106]已经证实了普萘洛尔 2~3mg/(kg · d),连续 6 个月的治疗后,60%的患者皮损完全或接近完全消退。最近对 1 264 例患者的荟萃分析表明[107],普萘洛尔在平均剂量为 2.1mg/(kg · d)时的有效率为 98%。观察到的副作用是可逆的,而且一般是轻微的,包括睡眠改变(11%)、手足发绀(5%)、胃肠道症状(3%)、无症状的一过性低血压、支气管痉挛或细支气管炎。更严重但罕见的副作用如低血糖、心动过缓和有症状的低血压也有报道[107-108]。告知父母如果发现孩子几乎不吃奶或出现支气管炎时应暂停服药,这一点很重要。由于普萘洛尔具有亲脂性,能够通过血脑屏障,已经在理论上提出其潜在的对神经发育或认知,特别是记忆功能方面的副作用[109]。近期一些有关这方面的研究似乎让人安心[110-112],但另一些研究则提出对于口服普萘洛尔后出现(短暂)大动作延迟表示担忧[113]。在停止治疗后,多达 15% ~ 25% 的病例可出现瘤体反弹性生长[114-115]。欧洲和美国的专家组都发表了普萘洛尔的治疗指南[99,116],但随着经验的不断积累,可能会再修订。口服普萘洛尔并不是 PHACE 综合征的绝对禁忌证,但存在明显的脑动脉异常和主动脉缩窄的情况下应该非常小心[117]。

其他 β 受体阻滞剂

在一些小型研究中,口服纳多洛尔[118-119]和阿替洛

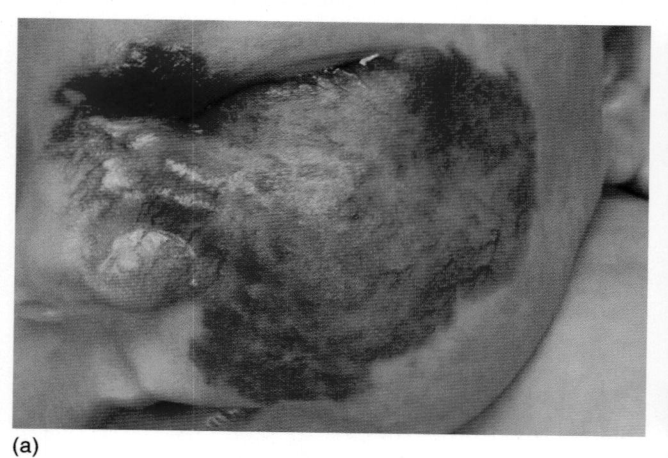
(a)

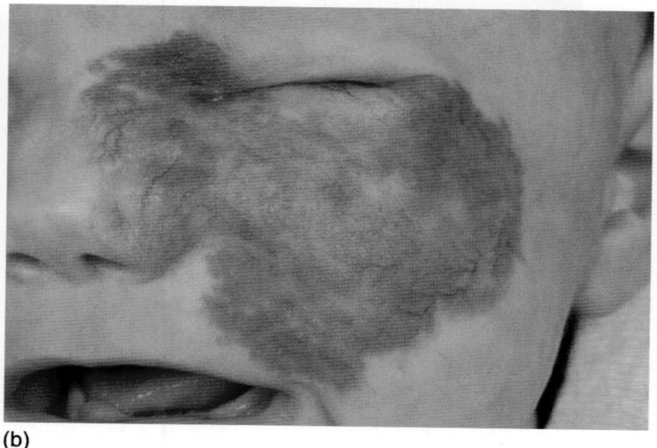
(b)

图 119.18 普萘洛尔治疗效果。(a)3 周龄婴儿伴有上颌区节段型增殖期血管瘤。(b)服用普萘洛尔 1 个月后,皮损变平

尔[120]也被证明对婴儿血管瘤有效，由于它们是亲水性的，不透过血脑屏障，因此理论上来说出现中枢神经系统副作用如睡眠障碍和失忆的风险较低。阿替洛尔是一种选择性的 β_1 受体阻滞剂，如果担心呼吸系统副作用，它是一个很好的选择。

糖皮质激素

系统糖皮质激素作为治疗难治性婴儿血管瘤的金标准治疗已经有 40 多年了[121]，但已被口服普萘洛尔取代。在普萘洛尔耐受不好或无效的情况下，仍可考虑使用。通常使用泼尼松或泼尼松龙，2～3mg/(kg・d)，早上一次顿服，副作用包括易怒、失眠、高血压、胃肠反流、短暂性生长发育迟缓、库欣样面容和肾上腺抑制。几项与普萘洛尔的对比研究表明，泼尼松的治疗效果较差、起效较慢、副作用发生率较高[122-124]。

为了避免系统糖皮质激素相关的副作用，皮损内注射被用于治疗局限型血管瘤[125]。通常使用 10mg/mL 的曲安奈德，每次使用不超过 3mg/kg，如有需要，可间隔 4～8 周重复使用。对生长期的唇部和鼻尖的局灶型血管瘤非常有效。眼周部位应慎用，因为有发生视网膜动脉栓塞而导致失明的风险[126]。

其他系统治疗

在普萘洛尔应用之前，α 干扰素和长春新碱有时会用于治疗严重的、糖皮质激素抵抗的血管瘤。但由于其严重的副作用(痉挛性双瘫、周围神经病变)和普萘洛尔的高疗效，目前这些药物已不再用于治疗婴儿血管瘤。

外用药物治疗

由于普萘洛尔对婴儿血管瘤的成功治疗，局部 β 受体阻滞剂已开始用于临床。最近的几项研究[127-128]表明，0.5%的噻吗洛尔每日 2 次局部外用，对于小的、表浅的、增殖期的婴儿血管瘤是有效的，可以避免系统治疗。适应证包括面部、眼睑和生殖器的小的皮损。因缺乏药物通过皮肤吸收量的数据，因此在治疗溃疡皮损、黏膜部位或大面积皮损时应注意其可能存在的潜在毒性[129]。由于缺乏随机对照研究，目前关于马来酸噻吗洛尔治疗婴儿血管瘤的安全性和疗效对比方面的信息还远远不够[130]。

咪喹莫特因具有抗血管生成的作用，已外用治疗浅表性婴儿血管瘤[131]。尽管最近有报道称其疗效与噻吗洛尔凝胶相当[132]，但由于会发生皮肤刺激和潜在溃疡的风险，而限制了其使用。

超强效的外用糖皮质激素-丙酸氯倍他索是位于令人担忧部位的、相对平坦的、浅表血管瘤的另一种合理的选择[133]，风险包括糖皮质激素导致的皮肤萎缩、玫瑰痤疮和系统吸收。

激光治疗

使用激光治疗血管瘤最好分为 3 个单独的适应证：增殖期的治疗、溃疡的治疗和消退后残留的毛细血管扩张的治疗。

PDL 是一种公认的治疗血管瘤溃疡的方法[134-135]，作为治疗瘤体消退后残留红斑或毛细血管扩张的方法也被广泛接受。其在治疗增殖性血管瘤中的作用更具争议性[136-137]。激光治疗可能对一小部分薄的、表浅的皮损有效果，但由于 PDL 的穿透深度只有 1.2mm，较厚的瘤体不能得到有效治疗，因为深部皮损可能治疗无效和会继续生长。再者，激光治疗血管瘤比鲜红斑痣遗留瘢痕的风险更大。此外，尽管不常见，PDL 治疗可导致持久性萎缩性瘢痕或明显的溃疡最终愈合形成瘢痕[138]。一些人主张早期将 PDL 与口服普萘洛尔联合使用[139]，以取得更快的消退。联合局部外用噻吗洛尔和 PDL 的效果尚缺乏说服力[140]。点阵 CO_2 激光治疗对于残留皮肤纹理变化有帮助[137]。

手术

在婴儿早期，对于局限性的或带蒂的、几乎肯定会在消退后遗留永久性皮肤改变的皮损，可以考虑手术切除。持续性出血和溃疡是手术的另一个指征。药物治疗无效的眼睑血管瘤，为尽量减少对正在发育的眼睛的潜在并发症，也可以考虑手术切除。在儿童早期考虑切除的原则是：手术切除不可避免；不论在婴儿期切除还是以后切除，所遗留的瘢痕是一样的；仅会遗留容易隐藏的瘢痕。

当患儿接近上学年龄，如果仍有明显可见的皮损可能会导致患儿被他人戏弄和难堪，而导致其自尊心下降。对于这个年龄的血管瘤残留或由此引起的皮肤变化，最好重新考虑手术或激光治疗，以达到尽可能正常的外观。而且还必须考虑到手术的风险和可能出现的瘢痕、瘤体会进一步退化，以及孩子对血管瘤的关注程度。

栓塞

栓塞治疗很少需要使用，一般只用于威胁生命的、对药物治疗无效的血管瘤。大多数需要这种治疗选择的血管瘤是导致严重的充血性心力衰竭的肝肿瘤[141]和罕见的大出血病例。在这种情况下，与熟悉血管瘤的外科医生和放射介入科医生协商是非常必要的。

(陈明　周金洁　邹晓燕 译，
李萍　倪思利　王华 校)

参考文献

见章末二维码

第 120 章 其他血管性肿瘤

Ann M. Kulungowski, Taizo A. Nakano, Anna L. Bruckner

摘要

本章介绍发生在儿童中的、除婴儿血管瘤外的、其他重要的血管性肿瘤。除了化脓性肉芽肿，这些肿瘤不常见甚至罕见。先天性血管瘤在出生时即完全发育成熟，此后可能呈迅速消退、持续不变或表现为一种中间表型。化脓性肉芽肿是常见的良性肿瘤，由于有出血倾向，通常需要治疗。丛状血管瘤和卡波西型血管内皮瘤表现为内皮细胞和淋巴细胞的局部侵袭性增殖，可伴有严重的凝血障碍，即Kasabach-Merritt 现象。恶性血管肿瘤如血管肉瘤极为罕见，伴随潜在的血管异常或过度生长、淋巴水肿或放射治疗史。多发性淋巴管内皮瘤病合并血小板减少和卡波西样淋巴管瘤病来源于淋巴管，伴随血液学异常。

引言

国际脉管疾病研究学会（International Society for the Study of Vascular Anomalies，ISSVA）根据其潜在恶性对血管肿瘤进行分类（表 120.1）[1]。除了婴儿血管瘤和化脓性肉芽肿外，这些肿瘤大多是罕见的。本章的重点是讲述除婴儿血管瘤外的、可以在婴儿期和儿童期出现的或与儿童人群有特殊相关性的血管肿瘤。此外，多发性淋巴管内皮瘤病合并血小板减少和卡波西样淋巴管瘤病两种血管病变，因为与淋巴来源的肿瘤有共同的特征，也包括在内，目前被认为是“暂未归类”的血管性病变。

表 120.1 国际脉管疾病研究学会对血管性肿瘤的分类

良性	婴儿血管瘤（见第 119 章）
	先天性血管瘤
	快速消退型先天性血管瘤（RICH）
	非消退型先天性血管瘤（NICH）
	部分消退型先天性血管瘤（PICH）
	丛状血管瘤[a]
	梭形细胞血管瘤
	上皮样血管瘤
	化脓性肉芽肿（小叶性毛细血管瘤）
局部侵袭性或交界性	**卡波西型血管内皮瘤**[a]
	网状血管内皮瘤
	乳头状淋巴管内血管内皮瘤（PILA），Dabska 瘤
	复合性血管内皮瘤
	卡波西肉瘤
恶性	**血管肉瘤**
	上皮样血管内皮瘤

注：本章提到的疾病在表中均用粗体字标注。

[a]许多专家认为丛状血管瘤和卡波西型血管内皮瘤是同一谱系的疾病。

资料来源：ISSVA 血管异常分类© 2018 年国际脉管疾病研究学会 Available at issva. org/classification. Licensed under a Creative Commons Attribution 4.0 International Licence.

良性血管肿瘤

要点

- 先天性血管瘤（congenital haemangiomas，CH）是一种在子宫内增殖的罕见的血管肿瘤。
- 出生后表现为三种生长模式：快速消退型、部分消退型和非消退型。
- 出生后一过性血液学改变可能与 CH 有关。
- 在大多数情况下，婴儿期的 CH 不需要治疗。持续存在或残留的肿瘤或皮肤萎缩可在儿童期手术切除。
- 化脓性肉芽肿（pyogenic granulomas，PG，又称小叶性毛细血管瘤），是一种常见的获得性血管增生，容易出血。
- 在大多数情况下，PG 可以用削除术和电灼治疗，复发风险低，美容效果好。

先天性血管瘤

先天性血管瘤（congenital haemangiomas，CH）与婴儿血管瘤相比并不常见，是可在子宫内发现的良性血管肿瘤[2-3]，在出生时已发育成熟，不会有出生后增殖的表现，这种自然病程与婴儿血管瘤不同（见第 119 章），婴儿血管瘤在出生时不存在或仅有先兆表现，出生后数月内快速增长，数年后缓慢消退。先天性血管瘤男女发生率相近，确切发病率尚不清楚。

根据出生后的病程，先天性血管瘤分为三种主要亚型。快速消退型先天性血管瘤（rapidly involuting

congenital haemangioma,RICH)在出生后第 1 年迅速消退,通常在 14 月龄时消退(图 120.1)[4]。非消退型先天性血管瘤(noninvoluting congenital haemangioma,NICH)不会自动消退,随身体等比例生长[5]。部分消退型先天性血管瘤(partially involuting congenital haemangioma,PICH)在出生后的 1~3 年消退,但不能完全消退,并表现为 NICH 样而持续存在(图 120.2)[6]。

Ayturk 等[7]最近鉴定出在 RICH 和 NICH 标本中存在体细胞 *GNAQ* 和 *GNA11* 的谷氨酰胺 209 位点突变。这一发现得到了 Funk 等人[8]的证实,他们发现在一少见表型的播散型先天性血管瘤的婴儿中 *GNA11* 也有同样的突变。*GNAQ* 和 *GNA11* 编码参与跨膜细胞信号转导的鸟嘌呤核苷酸结合蛋白的 α 亚单位,*GNAQ* 和 *GNA11* 的激活突变导致 MAPK 通路的上调,诱导细胞形态和生长的变化[9]。但其他可能影响先天性血管瘤后天进程的因素目前尚不清楚。

CH 通常是单发肿瘤,多发少见[10]。最近报道了一例新生儿,同时存在一个大的和多发小的 CH,呈"血管瘤病"模式[8]。CH 与婴儿血管瘤可同时发生[10-11]。RICH 和 NICH 均表现为触诊时皮温高[12]。RICH 通常好发于头部、颈部或四肢,大小从很小(几厘米)到巨大(>10cm)不等。尽管大多数病变是局灶性,但也可能出现节段性皮损[13]。RICH 也可以发生在肝脏,表现为单发性肝血管瘤[14-15]。RICH 的形态表现从表面有粗大的毛细血管扩张的斑块到真皮或皮下组织的紫色结节或肿瘤,伴有扩张的引流静脉。在肿瘤周围的皮肤可看到苍白晕,肿瘤中央可见凹陷、溃疡或瘢痕。溃疡会导致危及生命的出血。一些患有 RICH 的婴儿可

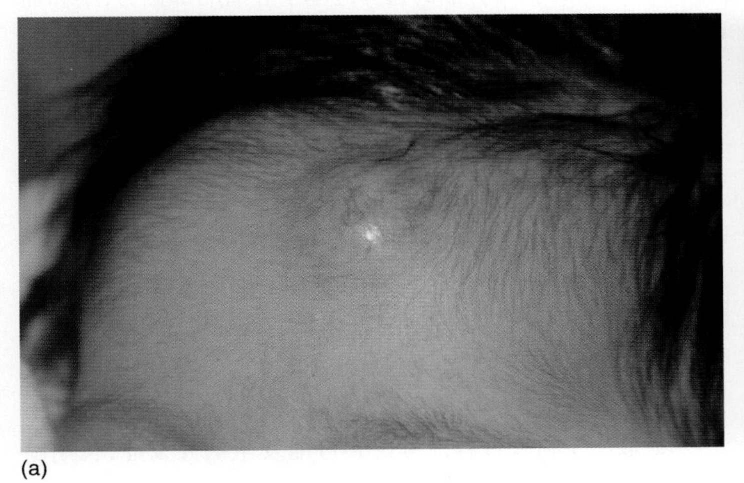
(a)

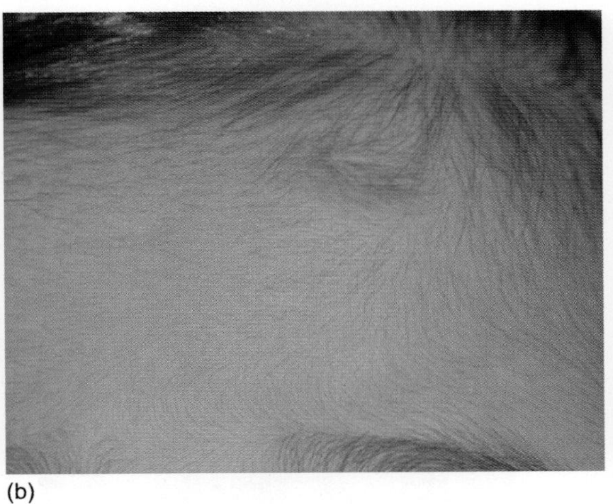
(b)

图 120.1 前额一个小的快速消退型先天性血管瘤(RICH)。(a)2 月龄时的皮损表现。(b)11 月龄时仅见轻微的皮肤萎缩

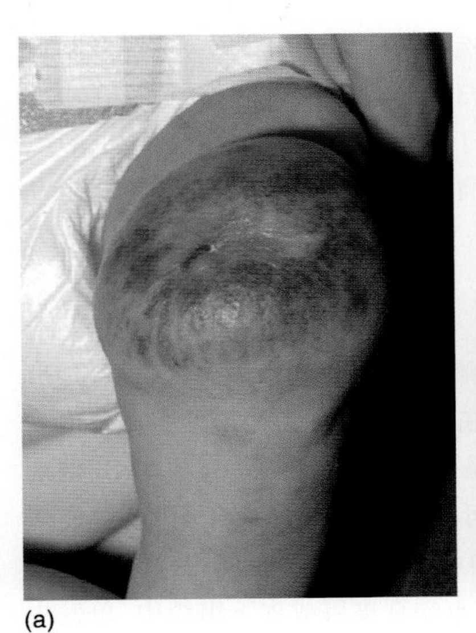
(a)

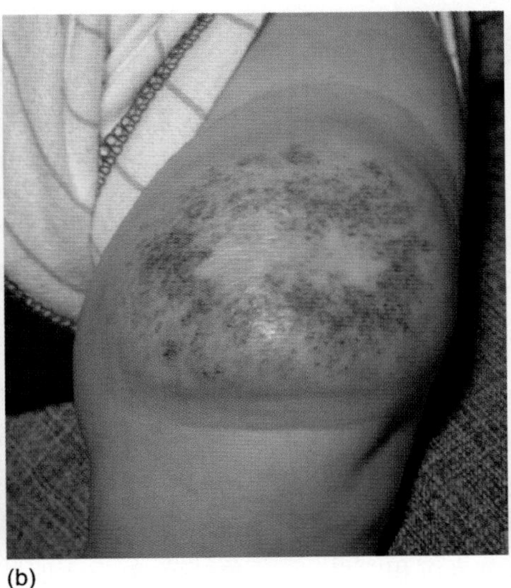
(b)

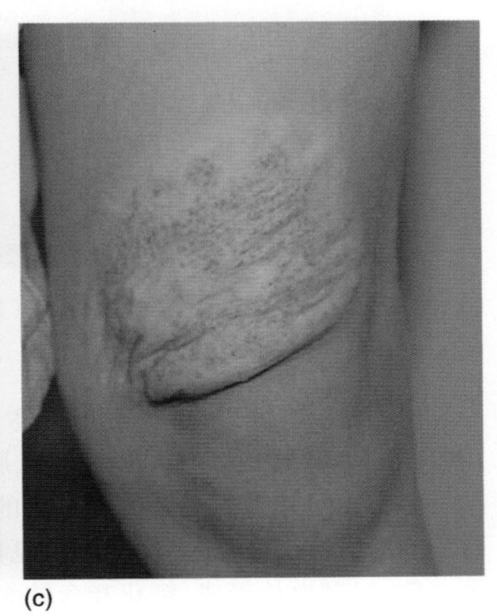
(c)

图 120.2 部分消退型先天性血管瘤(PICH)随时间的消退过程。(a)一名新生儿表现为隆起的红色-紫罗兰色肿物,周围呈苍白晕环。(b)3 月龄时皮损较前变平。(c)4 岁时可见残留血管、皮肤萎缩和多余皮肤

发生一过性的血小板减少(范围 5 000~62 000/μL)和凝血异常,常见于出生后的几周内[16-17]。血小板减少和凝血异常不会像 Kasabach-Merritt 现象中那样持续时间长和危急。大多数 RICH 在出生后几天至几周内开始消退,并在 6~14 个月完全消退,留下多余的皮肤、萎缩和色素减退[3,12,18]。部分 RICH 在胎儿期内就会消退,而在出生时即呈现这些后遗表现[19]。

NICH 和 RICH 有许多共同点,但也有一些细微的区别。NICH 与 RICH 发生在相同的解剖部位。NICH 通常较小,平均直径为 5cm,呈圆形至卵圆形斑块或结节。相比 RICH,NICH 较少外生性生长。NICH 表现为表面毛细血管扩张,中央或周边常呈白色晕环(图 120.3),且不会自行消退[5]。仅基于形态学表现对新生儿 RICH 和 NICH 进行鉴别极具挑战性,观察其随时间出现快速消退是最可靠的鉴别特征。诊断 RICH、NICH 或 PICH 是依靠临床病史和随时间消退的特点。

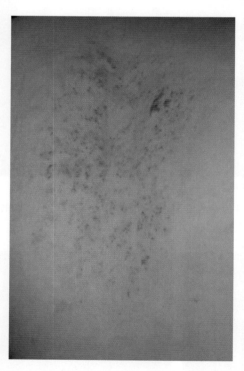

图 120.3 非消退型先天性血管瘤(NICH),表面见毛细血管扩张,边缘见白色晕环

CH 在组织病理学特征上与婴儿血管瘤不同,RICH 和 NICH 有相似的组织学特征,肿瘤为细胞病变,包含多个界限分明的毛细血管分化的小叶,小叶间被致密的纤维组织分隔,小叶周围可见巨大的发育不良的血管,局部血栓形成、钙化和含铁血黄素沉积[4-5,11]。先天性血管瘤不表达葡萄糖转运蛋白-1(glucose transporter-1 protein,GLUT1)[4]。小叶区 Wilms 瘤蛋白-1 染色阳性[20]。

CH 仅通过病史和体格检查就可诊断,超声和磁共振成像作为辅助手段有助于确定诊断,以明确肿瘤的范围和累及周围组织的情况。RICH 和 NICH 的超声表现包括孤立的、不均匀的高密度血管团,偶有钙化和不同程度的分流。RICH 和 NICH 的 MRI/血管造影在 T_2 加权序列上表现出流空现象、非均匀性增强和信号强度增高[21]。如果 CH 在宫内发展,即可在产前采用超声和胎儿 MRI 检查出来[2-3,22]。

CH 的鉴别诊断包括婴儿纤维肉瘤、血管畸形和其他血管肿瘤[12,23]。在诊断不明确情况下可行活检术,但由于活检有出血风险,所以应在可以控制的情况下进行。活检应包括含有小叶结构的肿瘤边缘。

CH 治疗方法的选择应基于肿瘤的部位、大小和症状。对肿瘤的预期管理和指导是主要的。对较大的、有溃疡或出血的肿瘤,特别是 RICH,尤其合并血小板减少时,可能需要手术干预来缓解疼痛和防止出血。目前尚未证实可以治疗 CH 的系统性药物,尽管已经有应用普萘洛尔和糖皮质激素治疗,但这些方法是否加速了 RICH 的正常消退进程尚不清楚。脉冲染料激光对消退期和消退完成期的残留毛细血管扩张有效,消退后多余的或萎缩的皮肤如影响外观可予以切除。大多数 NICH 不需要治疗,若引起持续疼痛、组织畸形或毁容性损害,可选择手术切除。先天性血管瘤的随访取决于临床过程。考虑到可能发生的并发症,长期随访是有必要的。

丛状血管瘤

虽然国际脉管疾病研究学会(ISSVA)将丛状血管瘤(tufted angioma)归类为良性血管肿瘤,但许多专家认为这种肿瘤存在于卡波西型血管内皮瘤的病谱中,是一种交界性的肿瘤。我们将在下一节中详细讨论丛状血管瘤。

梭形细胞血管瘤

梭形细胞血管瘤(spindle cell haemangioma,SCH)最开始认为具有潜在恶性而被称为梭形细胞血管内皮瘤[24],但现在认为是良性肿瘤。随后,一项对 78 例病例的研究表明,此病并非恶性[25]。SCH 罕见,可发生在任何年龄,男女均可受累。临床表现为棕红色至蓝色结节,好发于四肢末端真皮层或皮下组织中,单发皮损可在病灶区域内增殖。SCH 可伴发其他肿瘤和血管畸形,常见于以静脉畸形和内生性软骨瘤为特征的

Maffucci 综合征中。

关于 SCH 发病机制的一个假说是由于血栓形成和异常血管重塑导致的血管畸形。这一观点得到了 SCH 组织学的支持,并显示了两个关键特征:伴有机化血栓的薄壁血管和梭形细胞的增殖。梭形细胞表达 CD31、Prox-1 和 D2-40 呈局灶阳性,提示 SCH 的增殖成分可能是淋巴来源[26]。Kurek 等[27]在新近研究中鉴定出,28 例与 Mafucci 综合征无关的 SCH 患者,其中 20 例存在体细胞 R132C 的 *IDH1* 基因突变,与 Mafucci 综合征有相同的突变。

SCH 的治疗方法主要是在可能的情况下手术切除,但复发率很高。

化脓性肉芽肿(小叶性毛细血管瘤)

化脓性肉芽肿(pyogenic granulomas,PG)也叫小叶性毛细血管瘤(lobular capillary haemangioma),是常见的、获得性的、良性血管肿瘤。化脓性肉芽肿一词源于假设,认为这些肿瘤是对病原体的肉芽肿性反应,显然是错误命名。小叶性毛细血管瘤准确地描述了皮损的组织学表现,但化脓性肉芽肿一词在临床上和医学文献中仍然保留。PG 可发生在任何年龄,儿童常见。

PG 的发病机制尚不清楚,可能与创伤和伤口愈合异常有关。Lim 等[28]在 PG 中发现了 *RAS* 基因的体细胞激活突变。Groesser 等[29]发现,伴发鲜红斑痣的 10 个 PG 患者中有 8 例、25 个散发性 PG 患者中有 3 例均存在 *BRAF* c.1799T>A 突变;此外还发现了 *BRAF*、*NRAS* 和 *KRAS* 基因突变。应用 *BRAF* 抑制剂后可出现 PG 皮肤并发症也支持这一通路在 PG 发病机制中的作用[30-31]。Blackwell 等[32]在 11 例 PG 患者中发现胚胎干细胞标志物,推测 PG 可能来自原始内皮细胞和间质细胞。

PG 发生于皮肤和上皮黏膜,最常见的部位是头部、颈部和四肢,包括甲周。典型的皮损特征是一个鲜红的、易破损的丘疹,生长迅速,容易出血(图 120.4a)。可看到松散黏着的血痂,血栓呈棕色至黑色,皮损可以带蒂或者不带蒂,被上皮细胞包绕。皮损大多数是孤立的,大小一般不超过 1cm,巨大、多发或聚集性表现的皮损也有报道。其他血管异常,尤其是毛细血管畸形、烧伤和一些药物(异维 A 酸等)也与 PG 的发生有关。

PG 根据病史和临床表现即可诊断。在与以下疾病鉴别时,应考虑患者的年龄和潜在健康影响,包括婴儿血管瘤、孤立性血管角皮瘤、Spitz 痣(特别是粉红色至红色无出血的丘疹)、黑色素瘤、小汗腺汗孔瘤、卡波西肉瘤和杆菌性血管瘤病。

PG 的组织学表现为界限清楚的毛细血管内皮细胞增殖,由纤维间隔带分隔成小叶状(图 120.4b)。可见领圈样上皮、溃疡和炎症浸润。

PG 虽然是良性的,但若不及时治疗,持续存在和出血的可能性非常大,因此医生见到此类皮损时会建议去除。治疗方法包括削除(使用刀片或刮除器)和电灼,复发风险低、美容效果好[33]。其他治疗方法包括手术切除和脉冲染料激光,尽管用单一激光治愈 PG 的可能性不大。有报道咪喹莫特和噻吗洛尔治疗 PG 也有效,尽管缺乏对照研究。

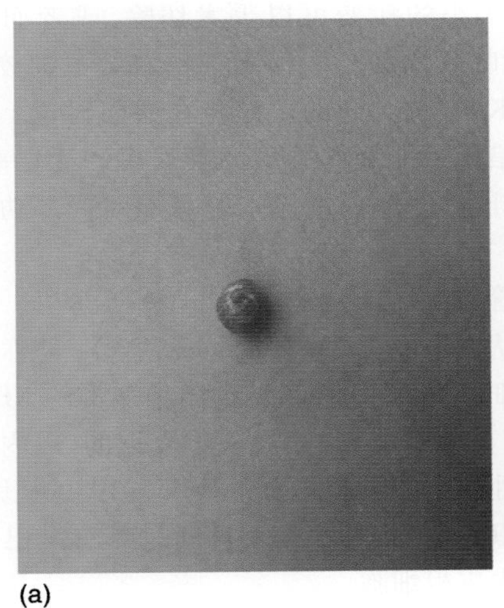
(a)

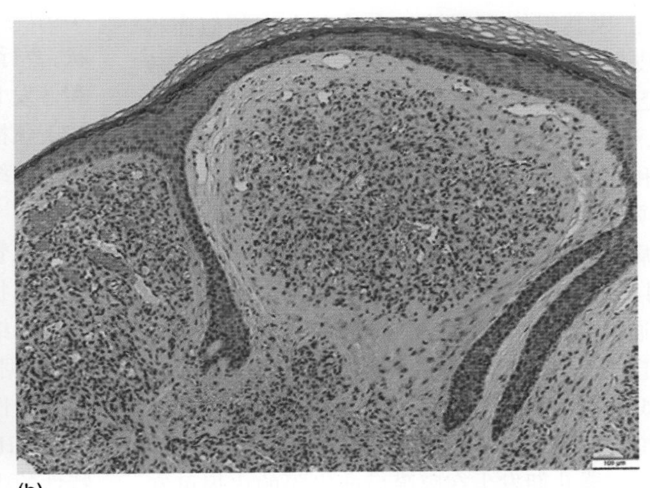
(b)

图 120.4 化脓性肉芽肿(小叶性毛细血管瘤)。(a)局部鲜红带蒂的丘疹;(b)化脓性肉芽肿的组织学表现。真皮浅层毛细血管呈小叶状增殖(×10)。资料来源:Photomicrograph courtesy of Dr Lori Prok.

局部侵袭性或交界性肿瘤

要点

- 卡波西型血管内皮瘤(Kaposiform haemangioendothelioma,KHE)和丛状血管瘤(tufted angioma,TA)被认为是同一少见的血管增殖性疾病的不同临床表现。
- KHE 往往累及皮肤的更深层、更具侵袭性,而 TA 仅局限于真皮。
- KHE 与 TA 都可伴有 Kasabach-Merritt 现象(Kasabach-Merritt phenomenon,KMP),这是一种危及生命的疾病,其特征是严重的血小板减少、低纤维蛋白血症、微血管性溶血性贫血和消耗性凝血障碍。
- 糖皮质激素和长春新碱被认为是 KHE 或 TA 合并 KMP 的一线治疗,而目前越来越多的证据表明西罗莫司的治疗也有效。

卡波西型血管内皮瘤和丛状血管瘤

卡波西型血管内皮瘤(Kaposiform haemangioendothelioma,KHE)和丛状血管瘤(tufted angioma,TA)是两种交界性血管肿瘤,好发于婴儿和儿童。KHE 和 TA 具有相同的组织病理学特征,包括内皮细胞和淋巴细胞的异常增生,现在被认为是同一血管异常疾病不同的临床表现。对这类疾病的及时诊断至关重要,因为可能出现危及生命的出血性疾病即 Kasabach-Merritt 现象(Kasabach-Merritt phenomenon,KMP)。这些具有侵袭性和浸润性的病灶需多学科联合及时诊断,并协同制订出一个多模式的管理计划。

卡波西型血管内皮瘤

KHE 是一种罕见的局部侵袭性血管肿瘤,具有中等恶性潜能,因其组织病理学与卡波西肉瘤相似而得名。这些皮损通过组织平面局部浸润,同时可能扩散到局部淋巴结,但不认为是真正的转移[34]。KHE 不会自行消退,还可出现快速生长并伴血小板减少、纤维蛋白原消耗和红细胞破坏的现象,称为 KMP。

在一项 KHE 的回顾性研究中,Croteau 等估计每年儿童的发病率为 0.7/100 000[35],男女发病率大致相等,没有明显的种族差异。

KHE 通常发生在婴儿早期,但是先天性和成人发病也有报道。肿瘤表现为表面呈红棕色的、位于皮内或皮下组织的肿物,或紫色的斑块或结节[36-37]。常见的好发部位为四肢和躯干,其次是腹膜后、面颈部、内脏和骨[35,38]。婴儿期发生在腹膜后或纵隔的皮损可有血胸和腹腔积液的症状[39]。皮损可伴有多毛和多汗[37]。

KHE 可在感染、炎症和创伤刺激等因素下出现快速生长[40]。随着病变的扩大,皮损侵及局部组织、肌肉,偶尔也累及骨骼,进而影响这些部位的结构和功能。这些急性生长通常与血小板和纤维蛋白原的迅速消耗以及大量红细胞的破坏有关,进而导致系统性出血,这种现象称为 KMP,后面会作详细介绍。大约 50%~70%的病例因伴有 KMP 而变得复杂[34,41]。KMP 是危及生命的,因此快速明确诊断和立即实施治疗方案至关重要。

KHE 组织病理学表现为密集包裹的肿瘤小叶,由异型性极小和罕见有丝分裂象的梭形内皮细胞组成。这种浸润模式形成新月形的血管间隙,管腔内含红细胞,类似于卡波西肉瘤的组织学特征[42,43]。在梭形内皮细胞融合的结节中可见纤维蛋白、微血栓、红细胞碎片和含铁血黄素颗粒沉积[34,36]。KHE 免疫表型为 GLUT1 和人类疱疹病毒 8 型(human herpes virus 8,HHV8)阴性,借此可分别与婴儿血管瘤和卡波西肉瘤鉴别[34]。梭形内皮细胞表达内皮标志物 CD31、CD34 和 Friend 白血病整合素 1 转录因子(Friend Leukemia Integration 1 transcription factor,FLI1)。肿瘤的周围或深部可见淋巴管,而 KHE 对淋巴管标记的血管内皮生长因子受体-3(vascular endothelial growth factor receptor-3,VEGFR-3)和 D2-40 的染色呈阳性,提示 KHE 可能来源于淋巴管内皮细胞,但确切的病因尚不清楚[44-45]。

KHE 的鉴别诊断包括其他血管畸形和肿瘤,如婴儿血管瘤、CH、TA(见后文)、卡波西样淋巴管瘤病(见后文)、婴儿纤维肉瘤、横纹肌肉瘤、静脉畸形、血管球静脉畸形和新生儿皮下脂肪坏死[17,46-49]。

KHE 的预后差异很大,当肿瘤压迫重要组织或合并 KMP 和发生难以控制的出血时则预后较差。治疗取决于肿瘤的大小、范围和是否存在凝血异常。对于小-中等大小的病变可以手术切除,或者如果没有症状,暂行临床观察。对于浸润性较深、范围较广的肿瘤和伴发 KMP 的肿瘤的治疗将在后面讨论。虽然积极的干预措施可能降低肿瘤的发病率和死亡率,但残余组织的纤维化和/或淋巴水肿可能对局部功能造成慢性损害[38]。

丛状血管瘤

丛状血管瘤(tufted angioma,TA),又称 Nakagawa 血管母细胞瘤,是一种罕见的生长缓慢的 KHE 的变异型,根据其具有典型的、局限于真皮的、以内皮细胞簇为特征性的组织学模式而命名[50]。TA 的病因不清楚,但与 KHE 相似,TA 可能来自同时具有淋巴管和血管特性的内皮祖细胞。

TA 可能在出生时就存在,但大部分发生于婴儿期或儿童期,尽管也有报道成人发病,但罕见[46,51-54]。大多在 1 岁前发病,男女的发病率大致相等,无种族差异。肿瘤可发生在任何部位,最常见于躯干或四肢近端,大小从几厘米到 20cm 不等。部分肢端皮损表现为环状损害。皮损通常单发,但也有罕见的多发病例[55]。肿瘤形态不一,从伴有轻微硬结或结节的血管性斑块(图 120.5)到散在的软组织肿块,前者较常见。肿块可能是粉红色、红色、紫罗兰色或蓝色,多伴有局部多毛和多汗。即使不伴 KMP,间歇性触痛也非常常见[54]。

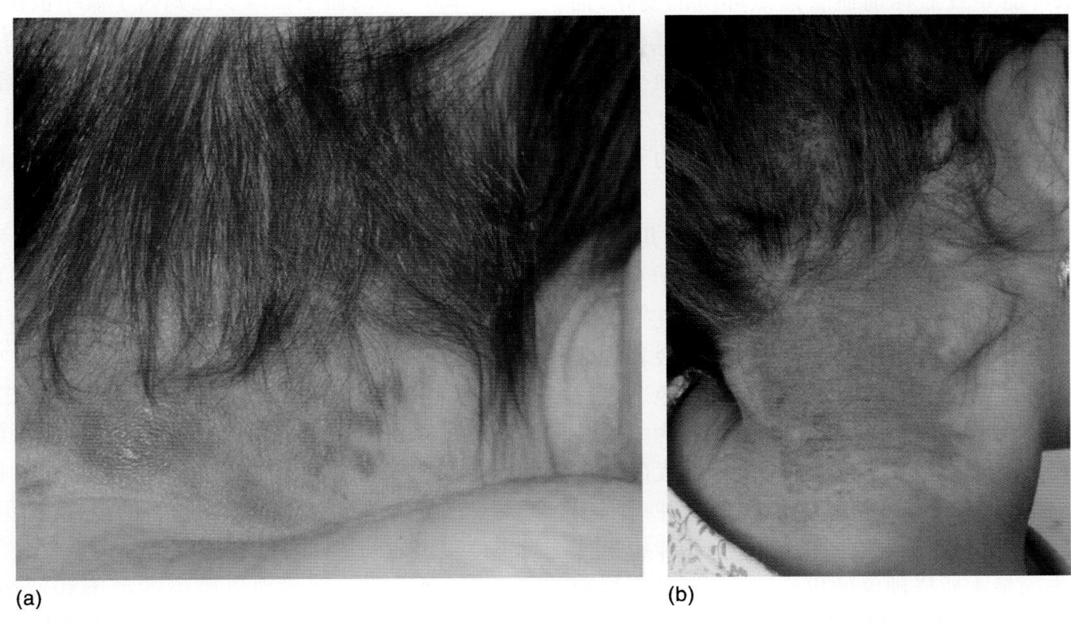

图 120.5　丛状血管瘤。(a)可见一婴儿患者呈界限不清的、无其他不适的红蓝色斑块。(b)数年后,患者主诉病变持续存在并伴疼痛

婴儿质硬血管性斑块伴触痛的临床表现对 TA 或 KHE 是相对特异的,但也偶可见于混合型血管畸形。尽管临床上疑似本病,但仍需皮肤活检进行确诊。TA 的预后尚不清楚,可能会自发消退[46,53]。很多肿瘤生长缓慢,幼儿期达到最大。与 KHE 相似,某些患者发生皮肤硬化和明显的纤维化会影响肢体或关节功能,但恶性转移尚无报道[56]。

TA 的组织病理学特征表现为由致密的内皮细胞组成的结节,部分呈管腔状,散在真皮中呈"加农炮弹样(cannonball)"模式。结节在真皮中部和深部更大更明显(图 120.6)。周边的血管呈裂隙样,这与卡波西肉瘤的病理学表现相似。与 KHE 相似的是,在 TA 中的簇状血管周围常可见扩张的淋巴管[51]。此外,TA 和 KHE 具有类似的免疫表型,包括 GLUT1 和 HHV8 呈阴性,CD31、CD34 和淋巴管标志物 D2-40 和 VEGFR-3 阳性[50]。

TA 的治疗取决于皮损大小、症状和是否存在凝血异常。有些患者采取不干预暂时观察可能是一种合理的选择。较小病变可以手术切除。目前还没有公认的治疗 TA 的药物,但也有应用 α 干扰素、脉冲染料激光和西罗莫司治疗成功的报道。下一节将讨论 KMP 的治疗。

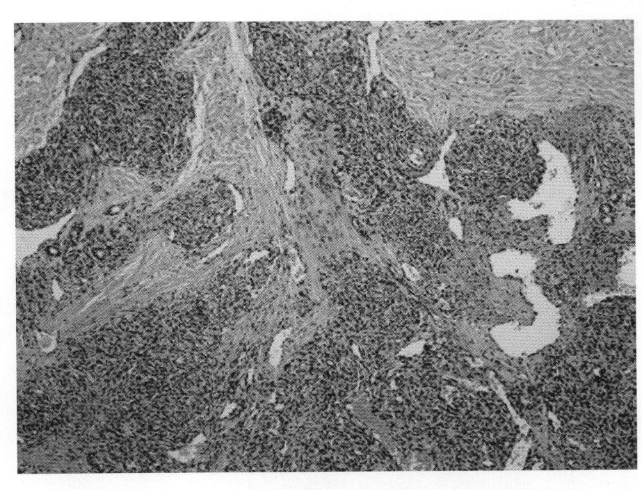

图 120.6　丛状血管瘤组织学表现为真皮中部至深部梭形内皮细胞结节(×10)。资料来源:Photomicrograph courtesy of Dr Lori Prok

Kasabach-Merritt 现象

Kasabach-Merritt 现象(Kasabach-Merrit phenomenon,KMP)最初由 Kasabach 和 Merritt 于 1940 年描述,是一种危及生命、有出血倾向的疾病,与迅速增大的卡波西型血管内皮瘤或丛状血管瘤相关。KMP 包括严重的血小板减少(血小板通常<20 000/μL)、纤维蛋白原

血症(通常<1g/L)、微血管性溶血性贫血和消耗性凝血障碍[57]。虽然几十年来 KMP 被广泛认为是婴儿血管瘤的并发症,但目前认为 KMP 主要与卡波西型血管内皮瘤或丛状血管瘤相关[40,58]。异常淋巴上皮细胞的特异性扩张可能导致血栓前血管内微环境的变化,而表现为 KMP。已有报道在血管内皮细胞瘤和其他淋巴上皮肿瘤如卡波西肉瘤中发生这种类似的出血表现的少见病例[59-61]。暴发性 KMP 的致死风险为 10%~30%,通常与难以控制的出血、高输出量性心力衰竭和休克有关[62]。

KMP 可能发生在出生时,但更多出现在婴儿早期,男性和女性发病率大致相等,好发于四肢、躯干和腹膜后,通常表现为一个体积相当大的孤立的肿瘤[63]。如前所述的一些相关肿瘤,KHE 和 TA,几乎不会表现为"草莓样"外观,但通常皮损表面表现为粉红色、红色、紫色或红棕色的血管性斑块。临床特征表现为一个位于真皮深部和皮下的紫色、疼痛性的、快速增大的结节或斑块,则提示 KMP 的可能,其他可表现为肿瘤周围的瘀点和瘀斑(图 120.7a)。在许多情况下,肿瘤迅速增大,皮肤表面呈木质样硬度的出血样变色,易联想到蜂窝织炎。出血病变最初局限于肿瘤区域,随着机体血小板和纤维蛋白原的逐渐耗竭,出血范围变得更加广泛。

当临床上怀疑 KHE 或 TA 时,应立即进行 KMP 相关血液学评估。检测凝血异常相关最敏感的指标是血小板计数和纤维蛋白原水平,血小板计数最初可能只是轻度减少,随着肿瘤的增大,血小板可下降至 3 000~5 000/μL。通常伴发微血管性溶血性贫血,有证据表明外周血涂片上有破碎的红细胞[64-65]。D-二聚体通常升高,凝血酶原时间(prothrombin time,PT)和活化部分凝血活酶时间(partial thromboplastin time,PTT)可能升高,与血小板计数和纤维蛋白原水平相比,变化相对较小。

KMP 中的血小板减少已归因于血小板在肿瘤扩张血管网内被捕获和破坏[66],血流更紊乱,在病变中更容易淤积。淋巴上皮结构可能导致持续的纤溶亢进;然而相关的发病机制目前尚不清楚。KMP 必须与可能发生在先天性血管瘤、大静脉或混合静脉-淋巴畸形和其他血管异常中发生的凝血障碍区分开来[67]。与 KMP 相比,与静脉畸形相关的凝血障碍的特点是畸形病灶内发生局部血管内凝血(而不是血小板捕获),导致凝血因子消耗、D-二聚体升高、PT 和 PTT 延长,血小板正常或轻度减少[68]。

KMP 的诊断通常建立在临床表现和相关实验室和影像学异常基础上。当诊断不明确时,建议活检行组织病理学和免疫组化检查进一步评估。虽然肿瘤活检是诊断原发病变和排除恶性肿瘤的金标准,但 KMP 发生严重出血的风险可能会排除这种选择。

MRI 有助于明确血管肿瘤的范围和侵袭性,也有助于 KMP 的诊断。伴 KMP 的 KHE 和 TA 通常经历快速生长期,可侵及多种组织,表现为皮肤和皮下组织增厚和水肿。KHE 和 TA 典型的 MRI 表现为 T_1 加权的钆信号增强,T_2 呈高信号[69-70]。与婴儿血管瘤相比,KMP 病变范围界限不清,周围出血较明显,肌肉和骨骼受累更常见,浅表供血和引流静脉较少见[71]。

大多数患有 KMP 的婴儿可以存活下来,但在一些已发表的报道中死亡率高达 10%~30%[63-66]。少数有症状的患者在暂时的血小板捕获和凝血障碍及时治疗

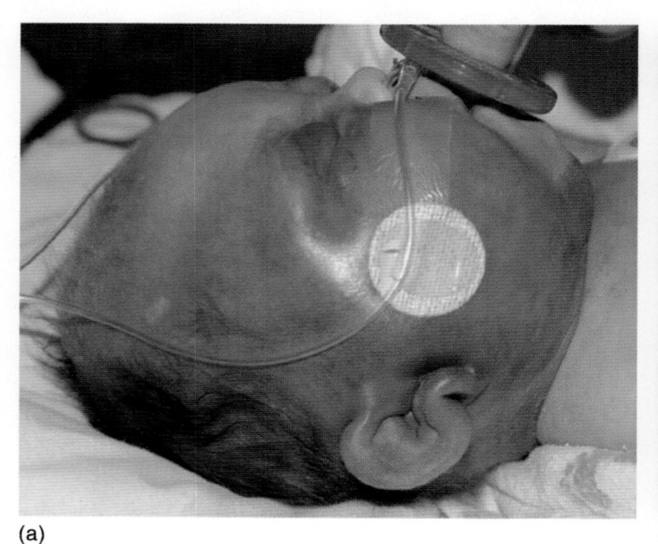
(a)

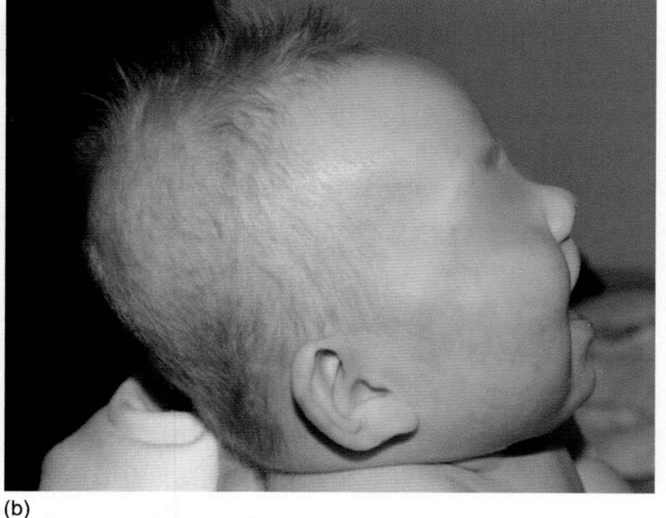
(b)

图 120.7 Kasabach-Merritt 现象。(a)可见该婴儿头颈部一个巨大的、界限不清的肿瘤,伴有血小板减少(症)和凝血异常。(b)治疗包括护理支持、糖皮质激素和西罗莫司,效果显著,图为 5 月龄时的表现

第二十五篇

后，皮损可基本消退或仅有轻微的皮肤残留表现。然而，很大一部分患者仍然有长期或永久的后遗症，如残留肿瘤的持续存在、残留的纤维组织和/或淋巴水肿，这些都会影响肌肉和关节的功能[38,60]。

治疗方案选择

治疗取决于凝血障碍和功能受损的严重程度。目前尚没有一种对所有病例均有效的单一治疗方法，但支持和预防性的护理以维持血流动力学的稳定对患者的生存至关重要。尚未学会走路的婴儿通常对轻-中度血小板减少有较好的耐受性，处理时给予密切监测其血液学状况就可以。然而，伴有肿瘤迅速增大和严重血小板减少的患者发生系统出血并发症的风险非常大，需要积极干预以迅速纠正凝血障碍。

虽然血小板水平可能急剧下降，但输注血小板实际上会使病情恶化，仅在有活动性出血或手术前才用[72]。冷沉淀和新鲜冻血浆可用于改善纤维蛋白原水平。手术前有活动性出血的患者可考虑输注血浆冷沉淀，并预防性地保持纤维蛋白原水平>1g/dL。如有心动过速、嗜睡和喂养困难等贫血症状的患者可以考虑输注浓缩红细胞。肝素对 KMP 无效，反而会使病情恶化。

既往伴有 KMP 的 KHE 或 TA 患者通常采用彻底手术切除治疗，已证实这种方法对迅速解决血液学异常有一些疗效[73]。然而，一些大的浸润性病变可能因手术创伤而加重，导致更广泛的出血并发症。因此，KMP 的一线干预方法应当是采用各种药物诱导肿瘤消退。

尽管采用口服糖皮质激素（泼尼松或泼尼松龙）每天 2~5mg/kg，或静脉注射糖皮质激素（地塞米松）每天 1.6mg/kg，就能够暂时有效地维持足够的血小板计数和控制肿瘤的生长，但作为单一疗法通常效果欠佳[64,74]。在开始糖皮质激素治疗的前 2 周内，应注意血小板计数和纤维蛋白原水平的反应性增加[65]。虽然糖皮质激素易于得到和使用，但应尽量减少药物在婴儿和儿童中的累积量。有报道在难治性病例中采用大剂量甲泼尼龙（每天每次 30mg/kg，连续 3 天）冲击治疗，但疗效不一[64,75]。

长春新碱是治疗迅速增大伴有 KMP 的 KHE 或 TA 的有效药物，通常剂量为每周 0.05mg/kg，这种抗肿瘤化疗药物可抑制内皮细胞的生长和血管生成，从而可以更快地纠正血液学异常[76-79]。对药物的反应个体差别很大，在一项 15 例患病婴儿的报告中，每周治疗一次，大多数在 4 周内对治疗有反应，平均需要 12 周。皮损可能复发，则需要加用其他药物或长春新碱的重复治疗[77]。最新的指南建议对 KHE 伴发 KMP 患者采用长春新碱联合糖皮质激素作为一线药物治疗[73]。值得注意的是，长春新碱外渗会引起局部组织坏死，需通过中心静脉导管给药，但也要根据患者凝血障碍的程度和临床状况评估中心置管的安全性。

越来越多的文献已经证明了西罗莫司（也称雷帕霉素）在治疗 KHE 或 TA 伴发 KMP 中的有效性。西罗莫司是哺乳动物雷帕霉素靶分子（mammalian target of rapamycin，mTOR）的抑制剂，能够抑制淋巴上皮细胞增殖和血管生成，对于快速恢复血小板计数和诱导肿瘤消退有很好的疗效[80-81]。西罗莫司更常作为轻度免疫抑制剂应用于实体器官移植后的患者，安全性已得到证实，其副作用（中性粒细胞减少症、黏膜炎、伤口愈合不良和高甘油三酯血症）都是可控的。目前认为，对于 KHE 或 TA 伴发 KMP 患者的治疗，西罗莫司现是一种标准的辅助二线药物，最新取得的令人鼓舞的结果已支持其用作一线治疗方法（见图 120.7b）[82]。

KHE 或 TA 中发生的血小板封闭可激发一种不可控的血栓形成和纤溶亢进的循环。辅助使用抗血小板药物如阿司匹林和噻氯匹定，可减少 KMP 中血小板的黏附和聚集。有病例报告表明，使用小剂量阿司匹林可减少皮损体积、改善皮损颜色和病灶周围组织的功能[83]。然而，目前尚不清楚抗血小板治疗是否真的会加重 KMP 患者的出血风险，并且预先开始抗血小板治疗已不符合标准实践。抗血小板治疗还可用于长期维持治疗，也可用于不伴 KMP 的 KHE 或 TA 的患者。

几种传统的辅助药物已获得不同的治疗效果，包括阿司匹林和双嘧达莫、己酮可可碱、环磷酰胺、抗纤溶剂氨甲环酸和 ε-氨基己酸[84-87]。关于这些药物作为单种或多种药物治疗的效果，目前公开发表的数据仍然很少，这可能归因于研究方案的较大差异和每个方案内样本数少。采取肿瘤大血管栓塞术以控制瘤体可用于危及生命的病变，也可作为术前治疗以减少术中出血[88]。放疗也可作为一种治疗选择，但因其可导致的远期后遗症包括继发性恶性肿瘤和神经内分泌功能障碍，使得这种方法的接受度较低，而仅用于其他治疗无效且危及生命的情形[89-90]。对于有明显的肿瘤残留或纤维化的患者，物理治疗是必不可少的。对于有残留淋巴水肿的患者，局部束缚会有帮助。

恶性血管肿瘤

血管肉瘤

血管肉瘤（angiosarcoma）是一种罕见的、侵袭性的恶性血管肿瘤，通常成人好发。皮肤血管肉瘤在儿童中极为罕见，已报道的病例通常与患有的基础疾病如先天性肥大、淋巴水肿或既往接受过放射治疗有关[91]。

肝血管肉瘤也相当罕见，但需引起重视，因其与婴儿肝血管瘤密切相关。在最近报道的 8 例患儿中，发现肝血管肉瘤的平均年龄为 3 岁，其中 7 例有肝血管瘤的病史[92]。患多发性皮肤血管瘤合并肝脏受累，随后转化为肝血管肉瘤的病例也有报道[93-94]。治疗成功后的肝血管瘤如出现明显复发（基于临床症状或影像学表现判断）应及时评估肝血管肉瘤可能。整体预后较差，肝移植是唯一可获长期生存的治疗方法。

暂未归类的血管性病变

要点

- 多发性淋巴管内皮瘤病（multifocal lymphangioendotheliomatosis）是一种影响皮肤和胃肠道的血管疾病，可伴不同程度的血小板减少症。
- 卡波西样淋巴管瘤病（Kaposiform lymphangiomatosis）的特点是同时具有淋巴管瘤和畸形的表现，合并弥漫性淋巴受累、骨溶解或血性积液疑似 KHE 的患者应考虑本病。

伴血小板减少的多发性淋巴管内皮瘤病（皮肤内脏血管瘤病）

伴血小板减少的多发性淋巴管内皮瘤病（又称皮肤内脏血管瘤病）[multifocal lymphangioendotheliomatosis (cutaneovisceral angiomatosis) with thrombocytopenia, MLT/CAT]是一种影响多种器官的血管性疾病，伴有不同程度的血小板减少。通常累及皮肤和胃肠道[95-96]。尽管大多数 MLT/CAT 患者具有皮肤表现，但仍有小部分患者无皮肤受累[97]。

皮肤损害在出生时即有，表现为多发、散在、红棕色至葡萄酒色的丘疹、斑块和结节，大小从几毫米到几厘米不等（图 120.8a）[95-96]，部分患者表现为大的斑块。皮损数量从数个到数百个不等，躯干和四肢最常受累。通常在婴儿期就可出现胃肠道受累如呕血和/或黑便，内镜检查显示胃肠道黏膜有数个到多个小的血管性病变[95]，皮损略微隆起，大小约 0.1～1cm，边界欠清，并可出现无诱因性渗血[95]。其他可累及的部位包括肺、骨、肝、脑、滑膜和肌肉。累及肺部出现肺结节常伴咳嗽或咯血。累及胸膜时，胸腔镜下表现为红色和紫色结节。周身皮损可以呈进展性和数量逐渐增多，也可以呈静止状态或随时间出现消退[95-96]。

血小板减少常发生于生后的第 1 个月，血小板计数通常维持在 50 000～100 000/μL。在疾病恶化、感染或手术过程中，血小板计数可能<10 000/μL。纤维蛋白原水平正常，D-二聚体水平检测不到[95]。

MLT/CAT 组织病理学表现为扩张的薄壁血管，管腔内充满血液和不同程度的内皮细胞增生。大部分皮损可在腔内形成乳头状突起（图 120.8b）[95-96]。微血管出现扩张，内皮细胞核呈细长、圆形、新月形或钉头状。免疫染色显示 CD34 和淋巴管内皮细胞透明质酸受体-1（lymphatic vessel endothelial hyaluronan receptor-1, LYVE-1）呈强阳性，GLUT1 呈阴性。

MRI 和计算机断层扫描用于记录 MLT/CAT 患者的病变范围。较大皮损在 MRI 下显示 T_1 序列增强和高强度的 T_2 序列[95]。肺结节也表现出增强信号。X 线下可见溶骨性病变。

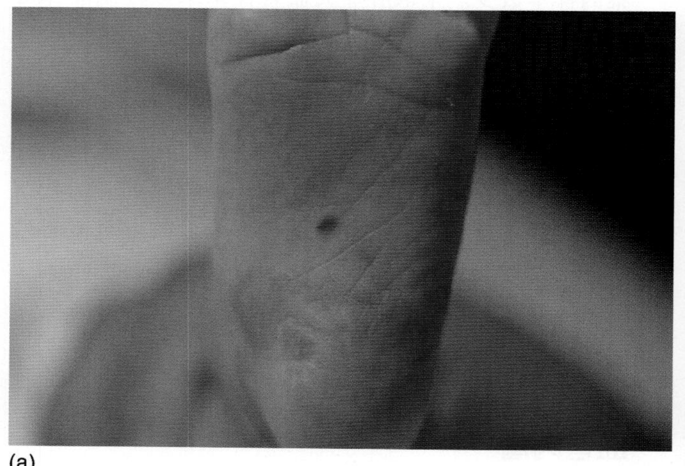
(a)

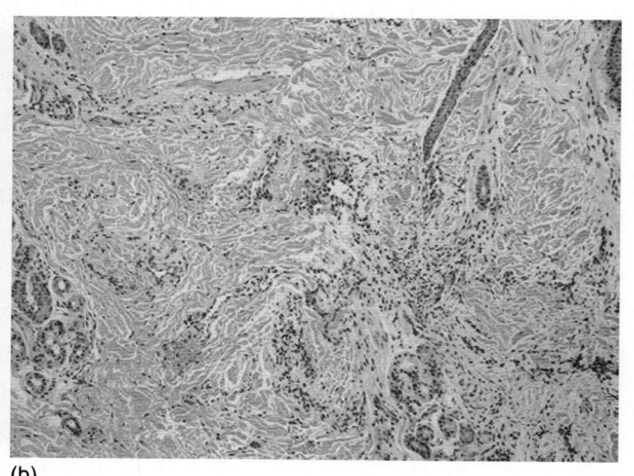
(b)

图 120.8 淋巴管内皮瘤病。（a）患儿表现为皮肤上数量有限的小的、红棕色丘疹和反复的消化道出血及贫血。（b）组织病理学显示：真皮网状层可见杂乱分布的小的、扩张的薄壁血管，血管内衬有大头钉状的内皮细胞，局部腔内见乳头状突起。内皮细胞的淋巴管内皮透明质酸受体-1 和 CD31 阳性，D2-40 阴性（图片未显示）。资料来源：Photomicrograph courtesy of Dr Soheil Sam Dadras.

MLT/CAT 的治疗是支持疗法。对于贫血、出血和血小板减少患者可输血和输血小板。由于疾病表型变异且本病罕见，目前治疗方案尚未完全确立，也没有明确的药物选择。有报道采用糖皮质激素、长春新碱和 α 干扰素进行治疗[95-96]。西罗莫司改善了部分 CAT 患者的贫血和血小板计数降低的状况。此外，西罗莫司可治愈一些血管病变或部分治疗有效，使得一小部分患者的病情得到了改善[98]。有 1 例贝伐珠单抗（bevacizumab）改善患者消化道出血的病例报道[99]。

MLT/CAT 必须与其他累及皮肤和内脏的多发性血管疾病鉴别，其中包括多发性婴儿血管瘤、CH 和多发性静脉畸形（蓝色橡皮疱样痣综合征），组织病理学和免疫组织化学分析有助于鉴别这些疾病。

MLT/CAT 的临床病谱和病程较广，其每个阶段的病史和预后不一。MLT/CAT 对有些患者来讲，当出现出血并发症或颅内出血时可能是致命的[100]，而其他情况下，其呈惰性或进展缓慢[95]。

卡波西样淋巴管瘤病

卡波西样淋巴管瘤病（Kaposiform lymphangiomatosis，KLA）近来被定义为一种血管异常性疾病，同时表现出淋巴管瘤和畸形的特征。尽管原发皮损可通过局部组织浸润累及皮肤或皮下组织，类似 KHE 或 TA，但 KLA 与广义的淋巴管异常有很多相似之处，包括异常淋巴管在多个部位的广泛增生，常伴有消耗性凝血障碍[49,101]。在迄今为止病例数最多的报道中，最常见的临床表现是呼吸道症状、出血和皮下肿块，胸腔、骨骼和脾脏也可受累[49]。累及胸腔的 KLA 常表现为血性胸膜和/或心包积液，其发病率和死亡率极高。确切的诊断需要结合体格检查、影像学检查和实验室评估，必要时行组织病理活检。任何怀疑 KHE 的患者如伴有弥漫性淋巴异常性疾病、溶骨性病变或出血性渗积液，均应考虑 KLA 的诊断。虽然对 KLA 的研究和治疗尚处于初步阶段，但目前的治疗方法借鉴了侵袭性 KHE 急性期的药物治疗方法，包括糖皮质激素、长春新碱和西罗莫司[82]。

（万明顺　崔文娟 译，李萍　谭春花　罗晓燕 校）

参考文献

见章末二维码

第121章 淋巴管畸形

Arin K. Greene, Jeremy A. Goss

摘要

淋巴管畸形是一组影响淋巴系统的先天性畸形。病变包括:巨囊型/微囊型淋巴管畸形、原发性淋巴水肿、泛发性淋巴管异常、Gorham-Stout 病以及与淋巴管畸形相关的过度生长综合征(CLOVES,KTS)。许多病变是由 *PIK3CA* 突变引起的。应根据症状和淋巴管畸形的类型进行个性化治疗,患者最好在专注血管异常性疾病的跨学科诊疗中心进行管理。

要点

- 硬化治疗是巨囊型淋巴管畸形的一线治疗方法。
- 微囊型淋巴管畸形可采用切除、博来霉素、CO_2 激光或西罗莫司治疗。
- 确诊淋巴水肿需要进行淋巴显像。
- 西罗莫司可用于治疗微囊型淋巴管畸形以及泛发性淋巴管异常和 Gorham-Stout 病。
- 淋巴管畸形的患者最好在血管异常性疾病的跨学科诊疗中心进行管理。

引言 淋巴管畸形(lymphatic malformations, LM)是由遗传缺陷导致的淋巴管先天性发育异常。LM 有多种表型,大多数有已知的突变位点(表 121.1)。虽说 LM 是良性的先天性疾病,但一般在童年或青春期发病,并在青春期加重。LM 常引起临床症状,因为可能发生出血、感染、淋巴渗漏、阻塞重要器官和/或导致毁容和心理创伤。表型包括巨囊型 LM、微囊型 LM、混合型(巨囊型/微囊型)LM、原发性淋巴水肿、Gorham-Stout 病(GSD)、泛发性淋巴管异常(generalized lymphatic anomaly, GLA)和 LM 相关的过度生长综合征{如 CLOVES 综合征[先天性脂肪瘤过度生长(congenital lipomatosis overgrowth)、血管畸形(vascular malformations)、表皮痣(epidermal nevi)和脊柱侧弯(scoliosis)],Klippel-Trenaunay 综合征(KTS)}。每种类型的病变过程和治疗方法不同,因此准确诊断 LM 的类型非常重要。淋巴管畸形的患者最好在专注于血管异常性疾病的跨学科诊疗中心进行管理。

发病机制 关于 LM 的起源存在许多理论学说:①胚胎发育第 6 周出现的淋巴囊被破坏;②主要淋巴系统中的毛细淋巴管被阻断(pinching off),导致淋巴在组织间隙中积聚;③淋巴系统发育异常,不能与主干淋巴管相通;④淋巴组织在异常部位发育。LM 进展的原因也不明确,可能的机制包括血管生成紊乱、淋巴管生成、血管生成或血管间隙的扩张。由于在青春期时病变有明显扩张的风险,因此认为青春期激素可以刺激病变

表 121.1 淋巴管畸形的类型

皮损	突变	治疗方案
巨囊型淋巴管畸形	*PIK3CA*	硬化疗法 外科手术
微囊型淋巴管畸形	*PIK3CA*	外科手术 博来霉素注射 二氧化碳激光 射频消融 皮肤烧灼/硬化疗法 西罗莫司
混合型淋巴管畸形(巨囊型和微囊型)	*PIK3CA*	硬化疗法 外科手术 博来霉素注射 二氧化碳激光 射频消融 皮肤烧灼/硬化疗法 西罗莫司
原发性淋巴水肿	*VEGFR3*, *FOXC2*, *SOX18*, *CCBE1*	加压 吸脂术
Gorham-Stout 病/泛发性淋巴管异常		干扰素和二磷酸酯 西罗莫司
CLOVES	*PIK3CA*	Wilms 肿瘤监测 脂肪瘤病变切除 治疗血管畸形 整形外科手术
Klippel-Trenaunay 综合征	*PIK3CA*	监测腿长 胚胎静脉去除矫形术 整形外科手术 硬化疗法 皮肤/皮下切除

注:CLOVES,先天性脂肪瘤过度生长,血管畸形,表皮痣和脊柱侧弯。

的生长[1-2]。散发的 LM(如巨囊型、微囊型)以及 LM 相关的综合征(CLOVES,KTS)是由 *PIK3CA* 基因中的体细胞镶嵌突变所致[3]。原发性(特发性)淋巴水肿与多个种系基因突变有关(如 *VEGFR3*、*FOXC2*、*SOX18*、*CCBE1*、*PTPN11/SOS1*)[4-9]。

临床特征

巨囊型 LM

根据畸形淋巴管腔的大小,LM 分为:微囊型、巨囊型或混合型(巨囊型/微囊型)。尽管皮损在出生时就存在,但小的或深的 LM 在儿童期或青春期才会扩张而变得明显。LM 质地柔软、可压缩。皮损表面皮肤颜色一般正常,但也可能呈蓝色或淡粉红色,并可有皮肤小囊泡。面部皮损可导致巨舌、口腔卫生不良和龋齿。眼眶周围的 LM 可导致视力下降(40%),7% 会出现受累眼睛的失明[10]。巨囊型 LM 的特点是囊泡比较大,可以用针头穿刺,并能用硬化剂治疗(≥5mm)(图 121.1)。皮损最常见于颈部或腋窝。

微囊型 LM

微囊型 LM 是指囊泡<5mm 的病变,因囊泡太小,不能用针头穿刺,因此不能用硬化剂治疗(图 121.2)。由于不能用传统的硬化治疗,因此微囊型 LM 的预后比巨囊型差。病变表面的皮肤一般呈粉红色,可见表面布满小囊泡,囊泡可有淋巴漏出(淋巴漏)和出血。

混合型(巨囊型和微囊型)LM

许多情况下,孤立的 LM 不单单只是巨囊型或微囊型,相反,这两种病变可能都存在。如果微囊占的比例大,则预后较差。

原发性淋巴水肿

原发性(特发性)淋巴水肿的发病率为 1/100 000[11],是淋巴管未发育或发育不全所致(图 121.3)[12]。常影响下肢,50% 的患者双侧受累[13]。极少数情况下,可发生孤立的生殖器或上肢的淋巴水肿。男孩通常在婴儿期出现双下肢淋巴水肿,女孩常在青春期时表现为单侧

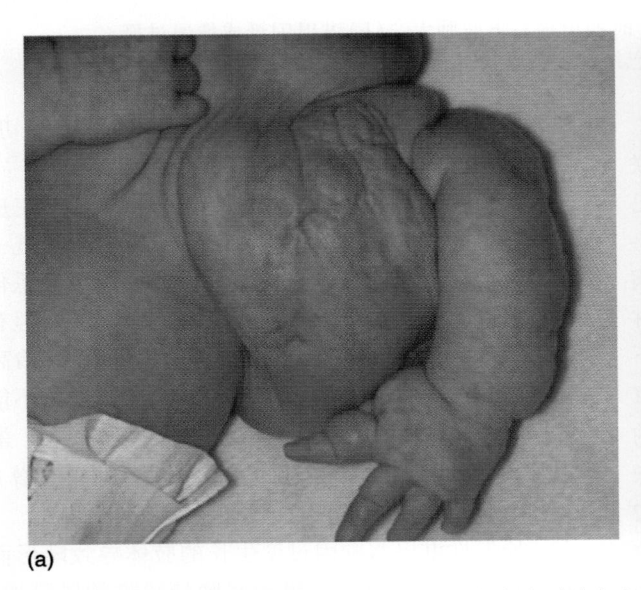
(a)

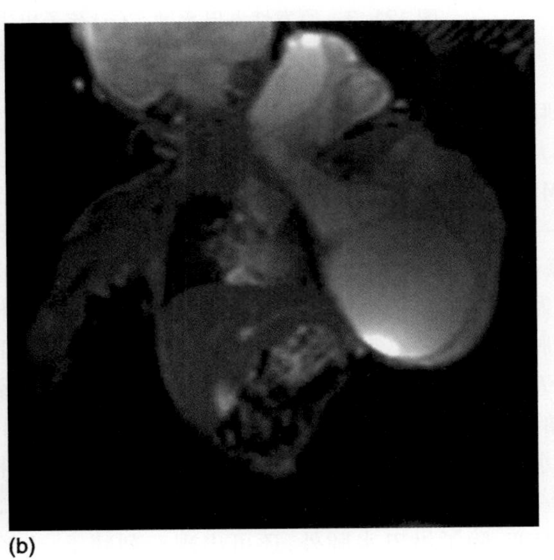
(b)

图 121.1 巨囊型淋巴管畸形。(a)婴儿出生时腋窝和胸部可见一个巨大的皮损。(b)MRI 见巨大囊泡

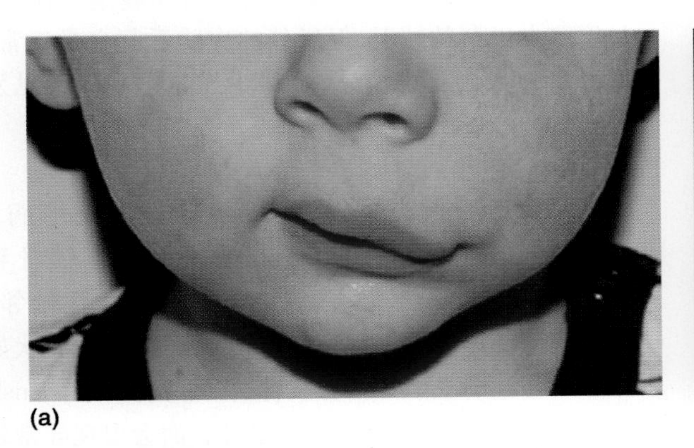
(a)

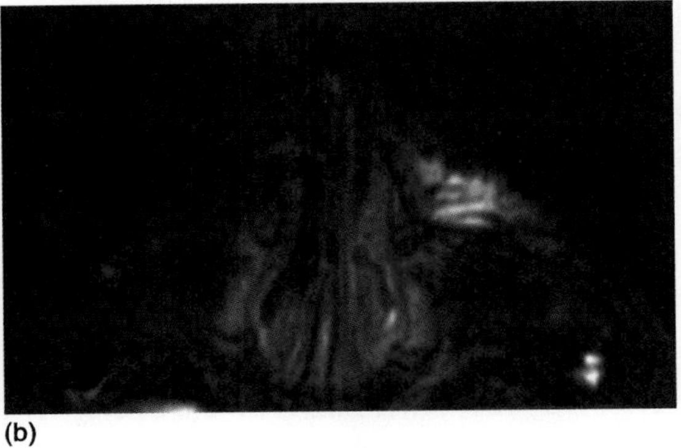
(b)

图 121.2 微囊型淋巴管畸形。(a)一名幼儿出生时可见肿大的唇和脸颊。(b)MRI 显示一个涉及软组织的微囊型淋巴管畸形

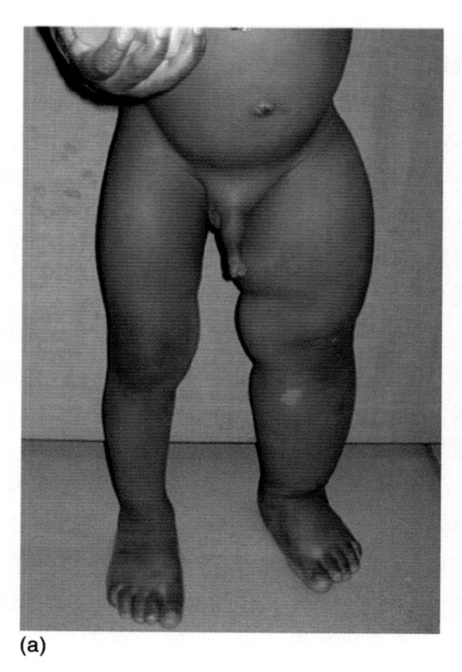
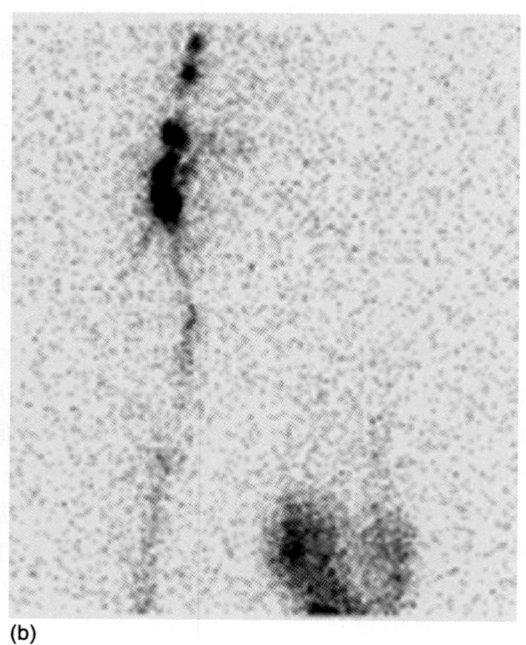

图 121.3 原发性淋巴水肿。(a)孩子出生时即出现左下肢肿大。(b)淋巴闪烁成像通过显示放射性标记示踪剂延迟转运至腹股沟淋巴结和患肢皮肤回流延迟，证实了淋巴水肿的诊断

下肢肿胀[13]。成人才发生的原发性淋巴水肿罕见。

大部分原发性淋巴水肿与家族史/综合征相关联(如 Milroy 病、Meige 病、淋巴水肿-双睫症、稀毛症-淋巴水肿-毛细血管扩张综合征、Aagenaes 综合征、Hennekam 综合征、Noonan 综合征、Turner 综合征)。Milroy 病定义为出现下肢(双侧或单侧)淋巴水肿的患者伴有淋巴水肿的家族史。或在没有该病家族史的情况下 *VEGFR3* 发生突变[14-15]。Meige 病是指青春期出现的家族性的下肢淋巴水肿，没有家族史的青少年期出现的淋巴水肿不应被诊断为 Meige 病，因其突变基因尚未确定[16-17]。淋巴水肿-双睫症患者存在遗传性 *FOXC2* 基因突变，除了淋巴水肿外，还可出现双列睫毛、上睑下垂和/或黄甲[18]。稀毛症-淋巴水肿-毛细血管扩张综合征是由 *SOX18* 的显性或隐性遗传突变引起，导致淋巴水肿、毛发稀疏和皮肤毛细血管扩张[19]。Aagenaes 综合征亦称胆汁淤积性淋巴水肿综合征是引起家族性淋巴水肿的罕见原因，可表现为肝内胆汁淤积和下肢淋巴水肿[20]。Hennekam 综合征是 *CCBE1* 突变引起的，其特征是全身淋巴水肿，合并内脏受累、发育迟缓、面部平坦、眼距宽和鼻梁扁平[21]。Noonan 综合征是由 *PTPN11/SOS1* 突变引起的显性遗传性疾病，有 3% 的可能发展为淋巴水肿合并肠道淋巴管扩张和/或胎儿水肿[8-9,22]。Turner 综合征患者出现淋巴水肿的风险为 57%，多达 76% 的患者在婴儿期出现肿胀[23]。

继发性淋巴水肿不是因为血管异常，而是因淋巴管或腋窝/腹股沟淋巴结损伤所致。继发性淋巴水肿最常见的原因有：①癌症患者放疗和/或淋巴结切除；②寄生虫感染；③肥胖[24-25]。

随着病情的进展，因为间质淋巴液的刺激使皮下组织纤维化和产生大量的脂肪组织，病变面积进一步扩大[26-27]。淋巴水肿是一种不会自愈只能缓慢恶化的慢性疾病。其进展分为四期：0 期，肢体无异常，但有淋巴回流异常(淋巴显像提示)；1 期，早期水肿，抬高肢体症状可缓解；2 期，出现凹陷性水肿，抬高肢体不能缓解；3 期，出现纤维脂肪组织沉积和皮肤改变[28]。淋巴水肿的严重程度分为轻度(受累肢体体积增加<20%)、中度(20%~40%)或重度(>40%)[28]。

原发性淋巴水肿因过度生长的肢体导致畸形而主要影响患者的自尊心。患者水肿处感染的风险增加，肢体运动障碍少见。尽管可出现诸如囊泡出血、角化过度和淋巴漏的情况，但患处的皮肤看起来是正常的。淋巴水肿不会有疼痛感，也很少发生溃疡。罕见发生淋巴管肉瘤。

Gorham-Stout 病(GSD)

GSD 是一种进行性、多灶溶骨性淋巴结病(图 121.4)。最常受影响的骨骼为肋骨、颅骨、锁骨和颈椎。平均有 7 块骨受累，多块受累骨常常是毗邻的。随着病情的进展，发生骨吸收，可导致严重的症状如疼痛和病理性骨折，因此也被称为“骨消失病(vanishing bone disease)”。约 95% 的受累骨表面会出现异常软组织的浸润[15]。42% 的患者出现胸腔积液，21% 的患者有脾和/或肝损伤[29]。

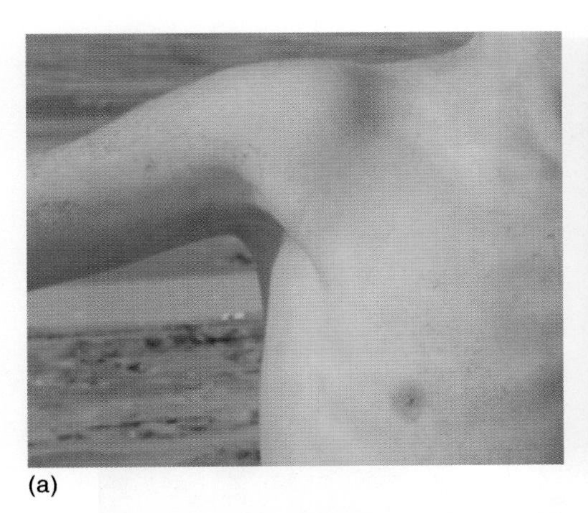

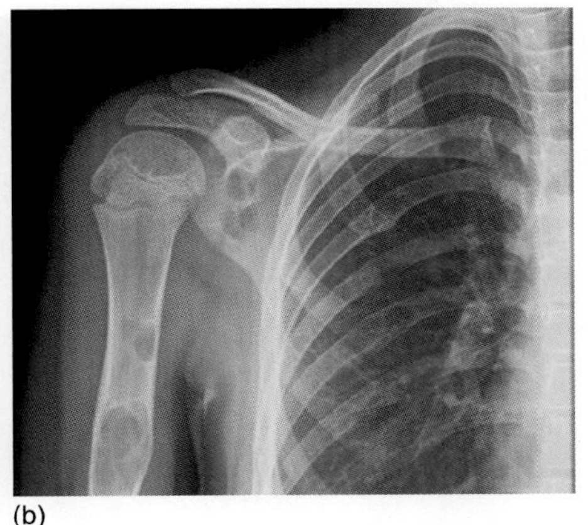

(a)　(b)

图 121.4　(a)泛发性淋巴管畸形。(b)普通 X 线显示肱骨和肩胛骨的溶骨性病变

泛发性淋巴管异常(generalized lymphatic anomaly，GLA)

GLA 是一种累及非连续部位的多系统疾病，85%的患者有骨受累，平均受累骨的数量为 30 块。与 GSD 相比，GLA 更常累及四肢的骨骼(肩部、骨盆、上肢/下肢)。最常影响的骨骼有肋骨、胸椎、肱骨和股骨。56%的患者在与骨性病变相邻的部位有异常软组织浸润[29]。50%伴有巨囊型 LM，63%有内脏(脾或肝)病变，50%有胸腔积液[29]。

LM 相关的过度生长综合征

CLOVES 综合征：CLOVES 综合征是由 *PIK3CA* 基因突变引起的一种非家族性过度生长综合征(图 121.5)[3]。患者表现为躯干部脂肪瘤、低流速血管畸形(最常见脂肪瘤上的毛细血管畸形)和手/足畸形(宽度增加、巨指症、第一趾间隙增宽)[30]。也可有动静脉畸形(28%)、神经功能障碍(50%)或脊柱侧弯(33%)[30]。脂肪瘤常伴疼痛，可浸润腹膜后、纵隔、椎管旁肌肉和硬膜外腔。

Klippel-Trenaunay 综合征(KTS)：KTS 是一种合并软组织和/或骨骼过度生长的肢端毛细血管-淋巴管-静脉畸形(图 121.6)。该病由 *PIK3CA* 突变引起[3]。KTS 的临床表现差异很大，有些患者肢体仅有轻微肿胀和毛细血管畸形，而有些患者的肢体则会出现明显的扩张和指(趾)的畸形。KTS 常影响下肢，但上肢和躯干也可受累。上肢或躯干的病变可影响后纵隔和胸膜后间隙。肢体、臀部或胸部的外侧可有毛细血管畸形，在

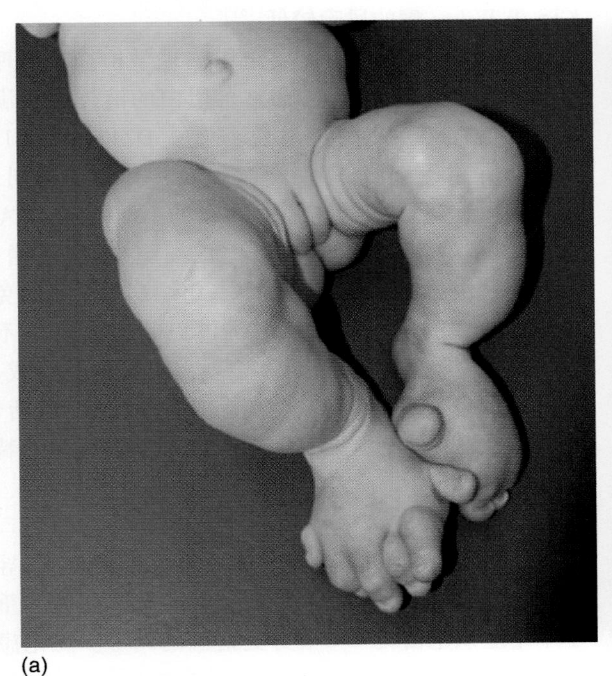

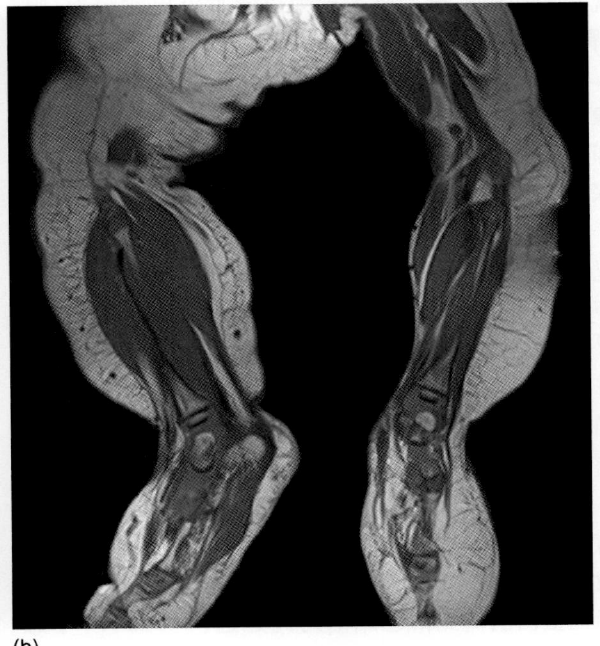

(a)　(b)

图 121.5　CLOVES 综合征(先天性脂肪瘤过度生长、血管畸形、表皮痣和脊柱侧弯)。(a)患有 CLOVES 综合征的患儿。(b)MRI 显示下肢脂肪过度生长

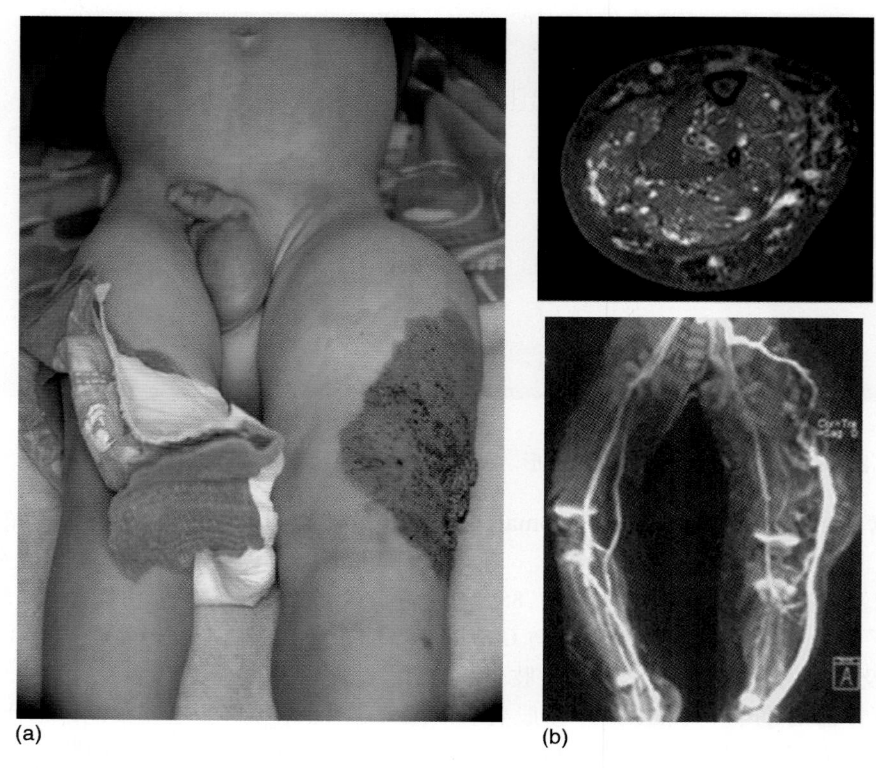

图 121.6　Klippel-Trenaunay 综合征。(a)患者左下肢过度生长，可见表面有淋巴囊泡的暗红色血管斑块。(b)影像学显示肢体所有层面均有静脉和淋巴管畸形，可见一支粗大的胚胎外侧静脉

新生儿期表现为斑片，但随年龄增长，其表面会布满淋巴囊泡。下肢的 KTS 可累及盆腔，尽管通常不出现临床症状，但也会出现血尿、膀胱梗阻、膀胱炎和便血等表现。骨盆和大腿主要表现为巨囊型淋巴管畸形，腹壁、臀部和远端肢体表现为微囊型淋巴管畸形。

影像学和组织病理学　大多数 LM 通过病史和体格检查即可诊断。小而表浅的皮损不需要过多的检查。大而深在的 LM 采用超声或 MRI 评估。虽然超声不如 MRI 精准，但超声可以确认诊断和评估皮损内出血的情况，而且检查时患儿不需要镇静麻醉。巨囊型 LM 在超声下可表现为无回声囊肿分隔、碎片和/或囊肿液平面[31]。微囊型 LM 表现为界限不清的有回声的团块，合并邻近组织的弥漫性受累[31]。MRI 协助明确诊断，可确定疾病范围和治疗方案。病灶在 T_2 加权像上呈高信号，不会出现弥漫性增强[31]。

确诊淋巴水肿需采用淋巴显影术。检查可提供定性信息(如淋巴功能正常与异常)，对淋巴水肿诊断的灵敏度为 96%，特异度为 100%[32]。异常表现有放射性标记蛋白引流到淋巴结的时间延迟(>45min)、可见造影剂在皮肤淋巴管积聚(皮肤回流)、非对称性淋巴结摄取和/或侧支淋巴通道形成[33-34]。

MRI 有助于评估 CLOVES 和 KTS 患者的静脉扩张或下肢胚胎外侧静脉的扩张情况，以预防患者发生血栓栓塞。CLOVES 患者有发生 Wilms 瘤的风险，因此 7 岁前每 3 个月就需要进行 1 次常规的超声检查[35]。KTS 患 Wilms 瘤的风险较低[36]。

LM 的诊断一般不需要组织病理学检查。病理表现为异常的血管样腔隙，在富含蛋白的液体中充满大量的嗜酸性粒细胞和淋巴细胞。D240、LYVE1 和 PROX1 是淋巴细胞的特异性标志物，有助于鉴别 LM 和其他血管畸形[37]。与孤立存在的 LM 相比，GLA 表现为：①小通道；②大的淋巴内皮细胞；③内皮增生；④增殖较快。在 GSD 和 GLA 中，组织病理学显示免疫标记为阳性的髓质和皮质中的淋巴管道大小是不同的。然而，与 GSD 相比，GLA 表现出更大的骨形成、更多的骨髓纤维化和更高的破骨细胞/成骨细胞活性。在 LM 相关的过度生长综合征中，组织病理学呈非特异性表现。

治疗　LM 的治疗并非必需。当出现自尊心受损，导致疼痛、出血或组织阻塞/破坏时则需干预。切除和重建手术不应该遗留比 LM 本身更糟糕的畸形。无论患者年龄大小，出现明显症状的 LM 都需要干预治疗。如果情况允许，治疗应推迟至出生后 6 个月，因为 6 个月前麻醉的风险明显大于成人，此外，婴儿对手术的耐受能

力差。

如果患者需要改善畸形，最好在 3~4 岁进行。因为永久性记忆和自尊心的建立大约在 4 岁时开始形成，在引起心理障碍之前改善 LM，患者就不会记得这个治疗过程了。另一个干预的时期是在儿童晚期/青少年早期，此时可以和患儿沟通他/她是否愿意接受这个治疗。如果患者的畸形轻微或皮损较大，最好等到孩子口头表达愿意治疗时再进行手术。如果皮损很小，可以等到患者年龄大一点使用局部麻醉后去除。对于比较严重的 LM，如果孩子心甘情愿进行治疗，这对家属和外科医生都比较有利。

巨囊型/混合型 LM

巨囊型和混合型 LM 采用硬化疗法，因为硬化治疗比切除更安全有效（图 121.7）。硬化治疗是指将刺激性物质注射到皮损中，导致 LM 的纤维化和收缩。该疗法是在全麻下运用超声或透视引导进行。我们中心常用多西环素注射治疗 LM，其他类型的硬化剂包括乙醇（ethanol）、十四烷硫酸钠（sodium tetradecyl sulfate）和博来霉素（bleomycin）。无症状的巨囊型皮损有发生出血和感染的风险，因此也应该治疗。如果巨囊型 LM 发生皮损内出血，那么 LM 可以转变为微囊型，此时不再适合硬化治疗了。大的、无症状的巨囊型 LM 可以在 6 个月尚未出现出血或感染时即进行预防性干预，这样可以避免未来的硬化治疗。硬化治疗一般每 6 周 1 次，直到治疗后超声下见不到囊泡，否则可能需更进一步的注射。

尽管硬化治疗不能去除 LM，但能有效地缩小病变、改善症状。如果患者症状得到充分缓解，手术切除就没有必要了。如果经硬化治疗后仍未好转，可考虑行手术切除。巨大的皮损采用硬化治疗后遗留的多余皮肤可以手术切除。LM 还可能在硬化治疗后残留微囊病变，如有症状，就有必要切除。

巨囊型 LM 手术切除的适应证：①小的皮损，能完全切除达到治愈目的；②有症状的、不能再用硬化治疗的 LM（所有大囊泡都已治疗过）。总体来讲，巨囊型/混合型 LM 在切除前都应进行硬化治疗，因为：①可使病变变小；②使囊泡变成纤维化的组织，更便于切除；③硬化剂可以渗透皮损周围的血管，理论上可降低复发率。小的病变可以直接切除治愈的就不需要术前硬化治疗。

微囊型 LM

与巨囊型相比，微囊型 LM 更难治疗。微囊型 LM 常累及到面部和四肢。如果累及外壁，患者可出现淋巴小囊泡并可能发生出血、感染和引起淋巴漏。无症状的微囊型 LM 可以观察，有问题时才需干预。一般来说，一线治疗是手术切除（图 121.8 和图 121.9）。局限型 LM 如果只计划做切除，术前可不作影像学检查。切除巨大的皮损前应作 MRI 检查，以确定手术范围和病变累及的解剖结构。通常是部分切除，因为微囊型 LM 病变较弥散，可累及多个组织结构。

位于特殊解剖部位的病变（如面部），切除范围需尽量小。LM 不是恶性肿瘤，没有证据表明大范围切除可以降低复发率。LM 累及的范围通常比临床和影像学观察到的范围要大。手术中，位于 LM 边缘的病变可采取烧灼的方法去除而不是切除皮肤。烧灼和纤维化可以破坏残留的 LM，减少复发。如果病变位于非特殊部位（如腹部），切除范围可以大一些，因为手术不会很复杂，也不需要进行重建术。由于大多数 LM 是弥漫性的，累及多个组织，很难做到完全切除。反之，切除的目的是缓解症状和控制皮损发展。尽管进行了部分和貌似“完全”的切除手术，大部分 LM 还是会出现再扩大。尽管局部受累的皮肤全部切除了，但仍可沿着切口瘢痕复发。采用连续切除的方法可以去除较大面积的皮肤。可以通过组织填充或皮肤移植，使伤口通过二期愈合进行重建，不需要通过组织扩张、局部肌瓣或自由皮瓣来修复。术前应告知患者和家属 LM 切除后很容易复发，未来仍可能需要治疗。

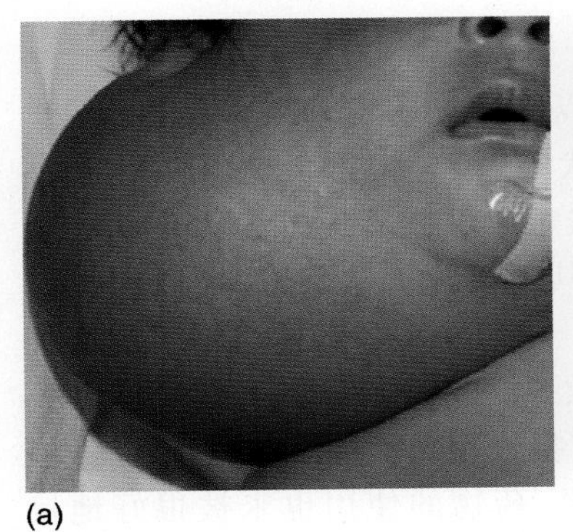
(a)

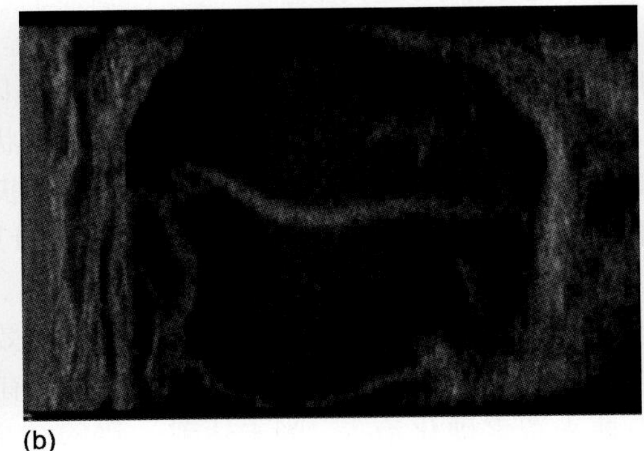
(b)

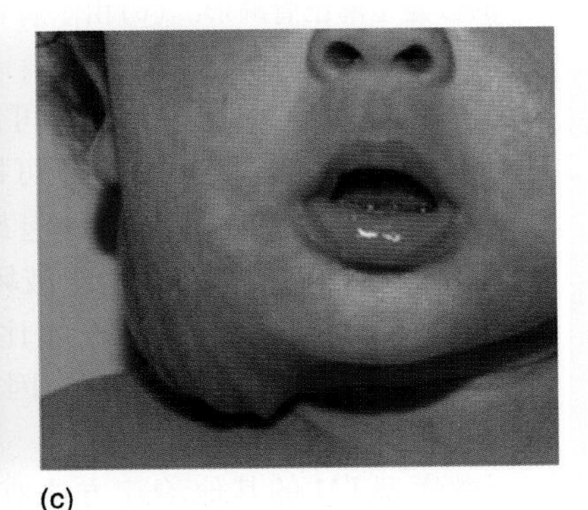
(c)

图 121.7　巨囊型淋巴管畸形的处理。(a)一名婴儿出生时颈部有一个巨大的肿物。(b)超声显示巨大的囊泡。(c)采用硬化治疗后囊泡缩小，多余的皮肤可以切除，硬化治疗比切除更安全、有效

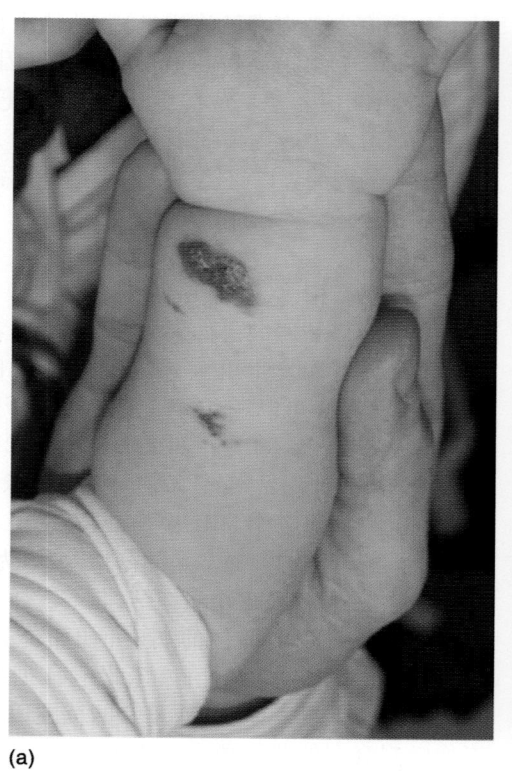
(a)

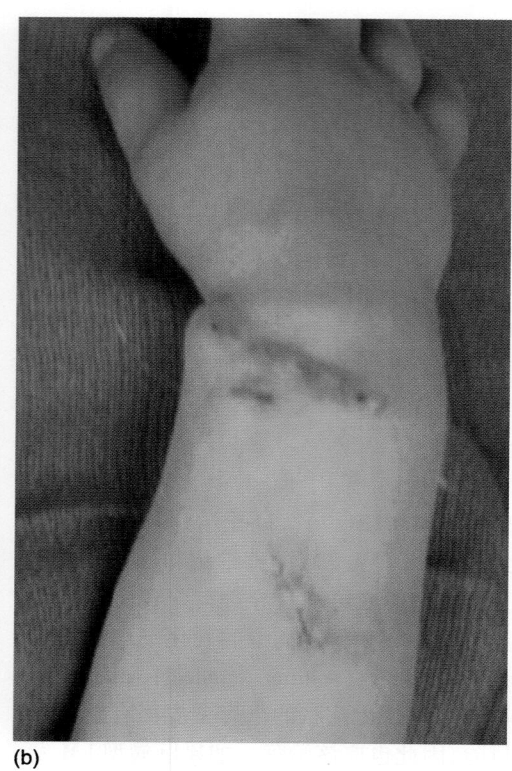
(b)

图 121.8 手术切除治疗皮肤微囊型淋巴管畸形。(a)一名患儿发生了出血性的皮肤淋巴囊泡,同时出现畸形。(b)由于病变局限,采取了手术切除以使其痊愈

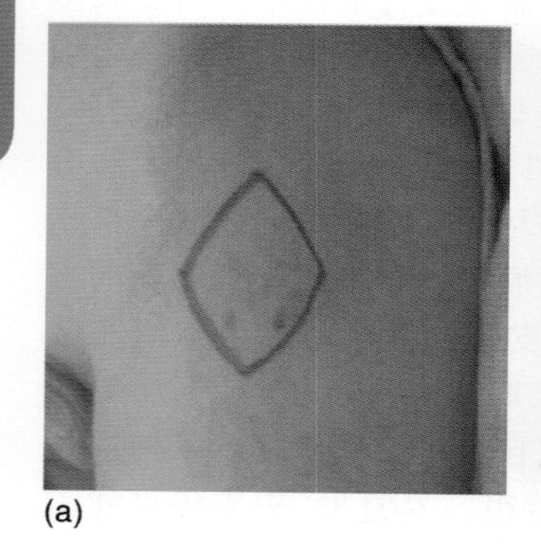
(a)

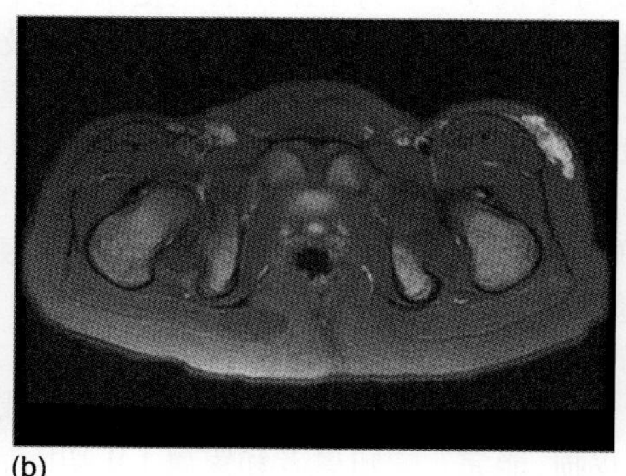
(b)

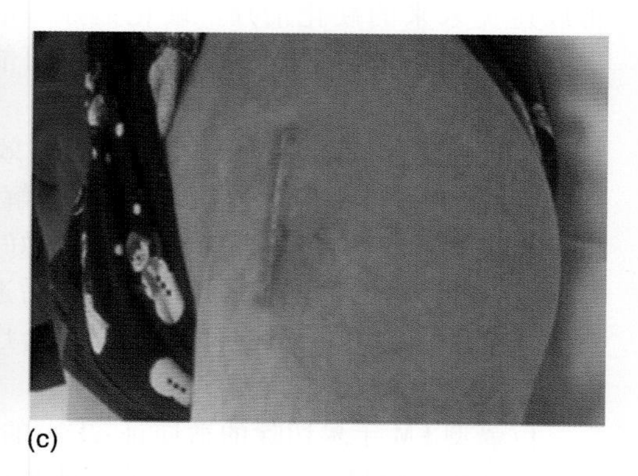
(c)

图 121.9 皮下微囊型淋巴管畸形的治疗。(a)一名孩子左腿扩大的病变出现了疼痛。(b)MRI 图像显示是一个原发的微囊型淋巴管畸形。(c)由于病变局限,进行切除以达到痊愈

弥漫性淋巴囊泡很难切除,可用二氧化碳激光处理(图 121.10)。皮肤小囊泡也可以用浅表硬化治疗或烧灼治疗。口腔内的淋巴囊泡最好用射频消融治疗,这项技术是利用低温使组织破坏,可减少对周边组织的破坏[38],与二氧化碳激光相比,术后较少出现水肿,对口腔皮损的治疗特别有利,因为可以最大程度地减少气道阻塞的风险。

微囊型 LM 的其他治疗方法有:博来霉素硬化治疗和口服西罗莫司。博来霉素可以在有 LM 浸润的组织中广泛注射,可使大多数患者的皮损范围减少 10%~50%,症状得以改善[39]。博来霉素常用于不适合手术切除但有症状的患者。这种治疗可以免于手术切除和产生的皮肤瘢痕。患有弥漫性、有症状的微囊型 LM 的患者,如其他治疗方法失败,可以选择口服西罗莫司治疗[40]。我们中心和其他机构使用这种药物取得了很好的效果;皮损范围缩小,减少了出血和淋巴漏的发生。有报道用西地那非治疗 LM[41],但尚未达到一致的结果,药物的使用也未被很好地接受。我们中心没有发现西地那非的疗效,也没有用来治疗 LM。

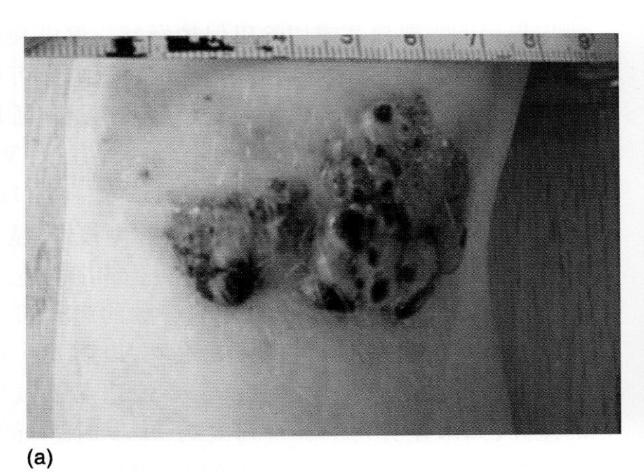
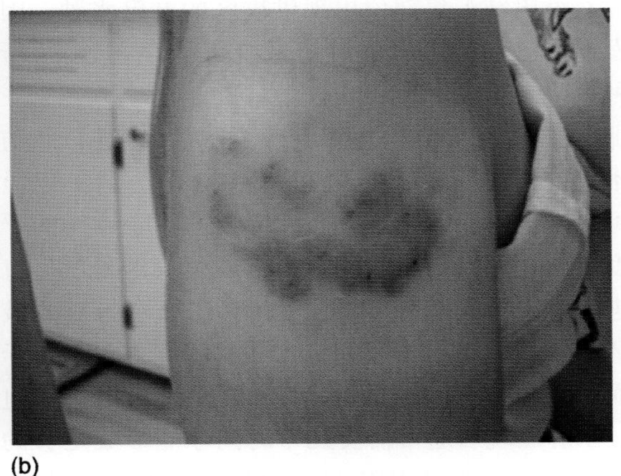

(a)　(b)

图 121.10　二氧化碳激光治疗皮肤微囊型淋巴管畸形。(a)一名青春期女性患者膝盖出现淋巴囊泡并加重出血。由于病变区域不便切除,故选择了二氧化碳激光治疗使局部纤维化。(b)治疗后,囊泡出血问题得到解决

原发性淋巴水肿

大多数原发性淋巴水肿的患者没有明显的症状,但应告知患者避免患处受到意外的创伤,因为创伤可以增加感染的风险。建议患者锻炼肢体,保持正常体重指数,因为肥胖可以明显地加重淋巴水肿[42]。压迫患处是一线治疗方法,要求患者穿定制的紧身衣;幼儿穿商业用的弹力紧身长袜,年龄较大的儿童和成人可使用充气式压缩泵[43]。另一种压迫方案是综合消肿治疗,但在儿童患者中可能很难做到。治疗淋巴水肿有两类手术方法:①去除皮下纤维脂肪组织的缩减性手术方法,两种最常用的方式是抽吸脂肪组织(吸脂)和分期皮肤/皮下切除;②以生理性手术来改善淋巴回流,最常用的方法有淋巴管-静脉吻合术或血管化淋巴结移植。治疗淋巴水肿我们最首选的手术是吸脂手术,因为该技术的不断改良,可达到最小的致残率(图 121.11)[44]。此外,吸脂手术还可以改善患者潜在的淋巴功能[45]。

生理性手术并不能如所预期的那样使淋巴液回流得以恢复,也不能清除多余的皮下脂肪组织。淋巴-静脉吻合术和血管化淋巴结移植可能对由于腋窝或腹股沟淋巴结切除术/放疗所导致的早期继发性淋巴水肿的患者有帮助(在出现纤维组织增生之前)。生理性手术的禁忌证是有原发性疾病的患者,因为他们的淋巴管有缺失或发育不良。接受血管化淋巴结移植的患者

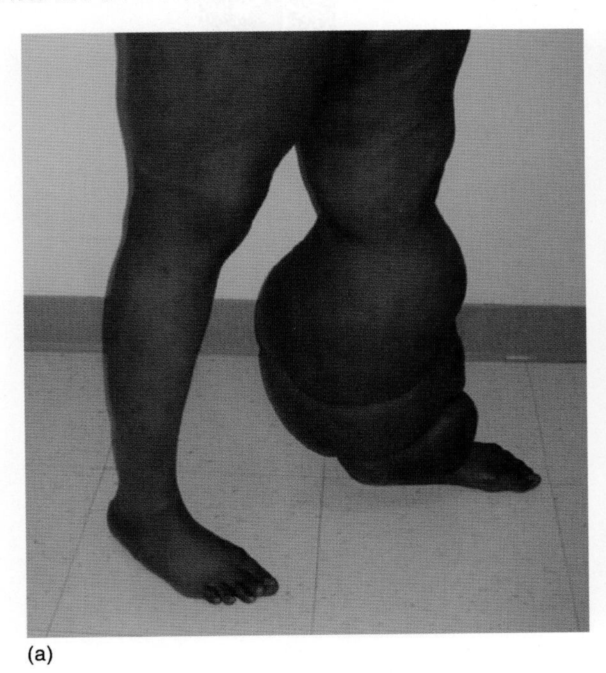
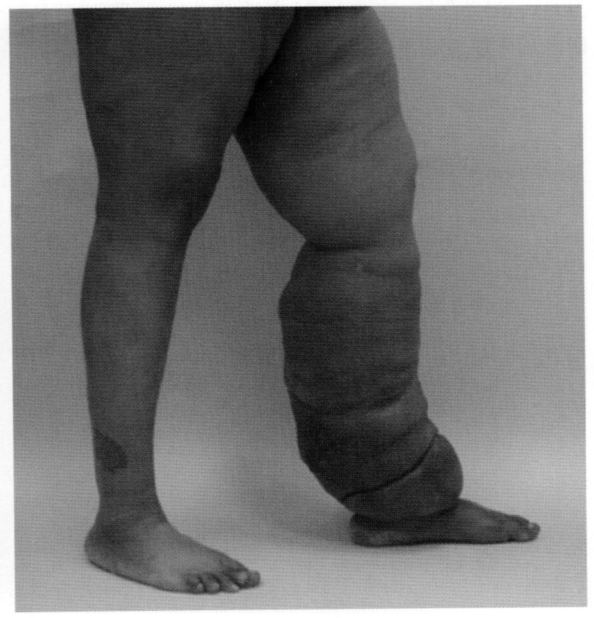

(a)　(b)

图 121.11　淋巴水肿的手术治疗。(a)一名成年女性,患有青春期原发性淋巴水肿,左下肢持续增大。(b)接受了吸脂治疗后术后腿部轮廓改善

有可能在淋巴结汇集部位出现供皮区的淋巴水肿。因为原发性淋巴水肿患者的淋巴系统可能存在异常，所以这种风险会更高。

那些有症状的患者，保守治疗失败后，在进行脂肪抽吸术之前需进行淋巴显影和 MRI 检查[44]。淋巴显影术可以确诊淋巴水肿，并能判断淋巴功能障碍的严重程度。MRI 可以判断脂肪组织过度生长的程度。有必要进行双下肢的影像学检查，以对比患肢与对侧肢体的情况。如果 MRI 显示患者的手臂或腿主要是由于积液而扩大，则不宜进行手术治疗，而更适合选择压迫方案。水肿出现后通常需要几年时间才能形成足够的皮下脂肪组织。如果 MRI 显示有明显的皮下脂肪组织，则可以通过吸脂术改善，应该告知患者，吸脂不能治愈淋巴水肿，必须继续进行压迫治疗，以减缓复发。阴茎/阴囊淋巴水肿不适合吸脂，需要分期皮肤/皮下切除。

GSD/GLA

这两种疾病的治疗：每周皮下注射 α-2b 干扰素［聚乙二醇 α-2b 干扰素（佩乐能）1.5μg/kg，皮下注射，每周 1 次］和每月静脉注射双膦酸盐［唑来膦酸（Zometa）0.05mg/kg，静脉注射，每隔 1 个月 1 次］。这种治疗方法有助于阻止进行性的骨丢失，改善骨密度。口服西罗莫司［0.8mg/（m^2·次），每日 2 次，药代动力学显示 12h 血浆浓度水平为 7～13ng/mL］也是有效的[46]。有症状的骨丢失区域可能需要骨折稳定器和/或骨移植。

LM 相关的过度生长综合征

CLOVES 综合征：患者以对症治疗为主。脂肪肿块可以切除，但复发率很高。椎管旁动静脉畸形或脂肪瘤皮损可能需要栓塞或切除以保护脊髓。淋巴和静脉畸形可能需要硬化治疗或切除。毛细血管畸形可用脉冲染料激光治疗。患者腿长的差异可采用骨科矫形或截肢/软组织减容，以方便穿鞋和行动。再有，对 Wilms 瘤患者应进行连续性超声监测。最近，有一个口服西地那非治疗 *PIK3CA* 相关过度生长的病例报告，显示疗效有限[46]。CLOVES 在第 108 章进行了详细描述。

KTS：有下肢扩大的胚胎外侧静脉的患者可通过硬化治疗、剥脱术或血管内激光去除，以防发生危及生命的血栓栓塞。每个患者都需要追踪双下肢长度的差异，如果差异>1.5cm，到大约 11 岁时进行股骨远端骺骨干固定术，在这之前较短的肢体可以用增高鞋垫来防止跛行和脊柱侧弯。若可能需要进行 Ray、足中段 midfoot 或 Syme 等截肢手术，以使患者可以穿鞋。患者没有患 Wilms 瘤的风险，因此不需要筛查。有症状的静脉扩张和巨囊型 LM，可采用硬化治疗。出血性皮肤微囊型 LM 可采用二氧化碳激光或切除治疗。大面积切除后可能需要皮肤移植重建。过度生长的患肢可以采用分期皮肤和皮下组织切除来改善症状。

（蒋正强 李美芳 译，李萍 万毅 甘立强 校）

参考文献

见章末二维码

第二十六篇 色素性疾病

第 122 章 先天性和获得性色素沉着

Leslie Castelo-Soccio, Alexis Weymann Perlmutter

摘要

皮肤色素沉着(cutaneous hyperpigmentation)可以是先天性或后天获得性的。先天性色素沉着通常与基因变异有关,获得性色素沉着往往是皮肤炎症、系统性疾病、环境因素或药物导致。绝大多数色素沉着的疾病与黑色素的改变有关。本文将重点讨论获得性色素沉着疾病和遗传性/先天性色素沉着,并突出强调诊断和治疗。

要点

- 获得性色素沉着可由感染、炎症和炎症性疾病、自身免疫性疾病、药物、重金属中毒、激素和内分泌系统疾病以及营养异常引起。
- 遗传性色素沉着是由于黑色素生成和运输、角蛋白和其他炎症性通路的紊乱所致,可表现为弥漫性、局灶性或节段性。

引言

色素性疾病病因复杂,临床表现相似。由于治疗方法差异较大,且依赖于准确的诊断,我们对获得性和遗传性色素沉着的常见疾病进行综述,以帮助作出诊断。

获得性色素沉着

局限性色素沉着

感染所致的局限性色素沉着

皮肤细菌感染(如脓疱疮)比较常见,可能会导致边界清楚的色素沉着。花斑糠疹(花斑癣)是另一种常见的引起色素沉着或减退的疾病,表现为躯干、颈部和上肢的簇集性斑疹和斑片,是由人体正常皮肤菌群马拉色菌属(*Malassezia*)过度繁殖引起,其中最常见的是球形马拉色菌(*M. globosa*),其次的是糠秕马拉色菌(*M. furfur*)。这种双相型真菌很难培养,但容易在氢氧化钾溶液涂片中看到,菌丝和孢子簇呈所谓的"意大利面和肉丸"模式。色素沉着可能是由于黑素小体的活性增加或黑素小体的运输受阻以及炎症引起的[1-2]。肤色较深的花斑癣患者更易出现色素减退性皮损,较少出现色素沉着。患者在炎症后色素沉着发生率增加,尽管给予了足够的抗真菌治疗,但色素沉着仍可能持续数月,还可能与未充分治疗的花斑癣混淆[2]。有几种密螺旋体感染也可导致色素改变,斑点密螺旋体(*treponema carateum*)会引起一种中美洲和南美洲的疾病——品他病。二期蓝灰色丘疹和斑疹逐渐发展为后期的色素脱失。苍白密螺旋体(*terponema pallidum*)、梅毒(syphilis)可在躯干上部和颈部出现色素沉着性斑片(维纳斯项链,necklace of Venus),但由于这些区域常与点滴状色素减退重叠,也可视为获得性异色症。

炎症后色素沉着

色素沉着是皮肤炎症损伤后常出现的结果,可发生于任何年龄。色素沉着发生在炎症部位,在深色皮肤或易晒黑的皮肤上更明显。炎症后产生的色素沉着通常需要数月到数年的时间消退。表 122.1 列出了可能发生在儿童期并导致色素沉着的常见和不常见的原因。

此外,摩擦或烧伤等创伤也可导致色素沉着。

治疗 首先是阻止炎症的进展,这取决于潜在的病程。根据作者的经验,防晒有助于色素的恢复。色素沉着本身的治疗效果不好,可以尝试局部外用视黄酸类药物或氢醌,但必须注意保护周围的正常皮肤,避免过度治疗导致色素减退。激光治疗如调 Q 开关红宝石激光或调 Q 开关 Nd:YAG 激光的疗效不一,治疗本身也有导致色素沉着的风险[3-5]。

表 122.1　炎症性疾病相关的色素沉着

炎症性疾病	临床线索(除原发皮损外)
常见	
寻常痤疮	头部/颈部,躯干上部;<1cm;毛囊周围
特应性皮炎	特应性体质;婴儿面部和前臂及大一些儿童的屈侧部位;表皮剥脱;特应性褶皱;鼻部色素沉着性的横褶;皮肤干燥;掌纹增多
慢性单纯性苔藓	常见部位:颈部、踝关节、肘前/腘窝
新生儿的一过性脓疱病	新生儿
脓疱疮	好发于面部
蚊虫叮咬	好发于暴露区域;通常<1cm
少见	
刺激性、变态反应性接触性皮炎和光接触性皮炎	由发病原因和暴露形式决定初发部位;植物日光性皮炎在"线性色素沉着"的章节讨论
玫瑰糠疹	好发于躯干和四肢近端;沿皮纹分布;皮损呈椭圆形
银屑病	头皮/指甲受累;最常见的部位为膝部和肘部
多形性日光疹	面部、上肢伸侧和前胸中上部;常有季节性
盘状红斑狼疮	面部和甲皱襞;后期毛囊角栓;口腔皮损;瘢痕皮损处,中央色素减退而边缘色素沉着
扁平苔藓	手腕,骶前(图 122.1);指甲/口腔受累
持久性色素异常性红斑	同义词:灰皮病;灰色皮病;面部、颈部、上肢、躯干(图 122.2);圆形或椭圆形;长轴沿着皮纹分布,类似玫瑰糠疹;可能与人类免疫缺陷病毒或鞭虫病有关;浅肤色个体少见
特发性斑状色素沉着症	可能是与持久性色素异常性红斑不同的疾病
固定性药疹	圆形;口周/生殖器为常见部位
麻疹型药疹	泛发;皮疹通常散在分布
病毒疹	泛发;皮疹通常散在分布
硬皮病	躯干或四肢;除点滴型外,皮疹范围较大;可能呈节段分布
Parini-Pasini 萎缩性皮病	躯干背部;皮损范围较大;悬崖征(见第 96 章)

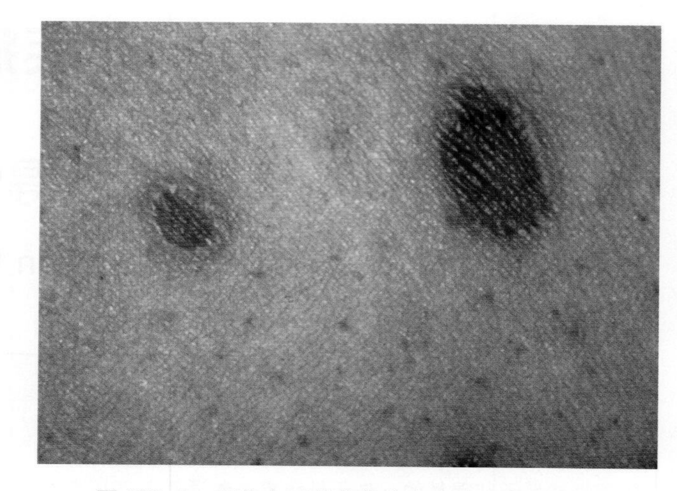

图 122.1　环状扁平苔藓伴中央炎症后色素沉着

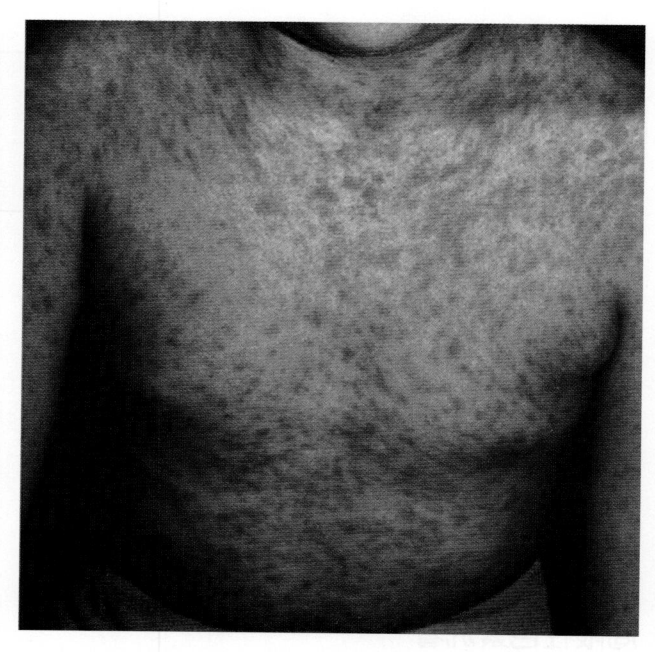

图 122.2　持久性色素异常性红斑患儿躯干部大量椭圆形、灰棕色斑疹。资料来源:Courtesy of the University Southern California residents' slide collection.

药物诱导的局限性色素沉着

药物可能通过改变黑色素合成、药物相关物质的沉积或炎症后的变化而影响皮肤颜色,涉及的药物种类较多且药物种类还在不断增加,最常见的药物是米诺环素、抗疟药、口服避孕药、细胞毒性药物和重金属。

四环素类药物(多西环素除外)都有可能引起色素沉着[6],四环素很少伴有蓝色骨瘤[7];然而,大多数报道显示色素沉着继发于米诺环素,而米诺环素的色素沉着被认为是继发于降解产物与铁螯合的沉积物[8]。由于米诺环素是一种高亲脂性药物,具有良好的组织穿透力，因此可沉积在各种组织中。表122.2总结了与米诺环素相关的皮肤色素沉着类型[9-14]。除皮肤外，许多部位都有色素沉着的报道，如心脏瓣膜、巩膜、牙齿、指甲、黏膜、甲状腺和母乳[6,11,13-14]。根据作者的经验，皮肤的色素沉着通常在数月或数年后消失，但也可能持续存在。

表122.2　与米诺环素相关的皮肤色素沉着类型

类型	主要临床特征
Ⅰ型	出现在瘢痕或炎症部位的蓝黑色斑疹，主要是痤疮瘢痕
Ⅱ型	健康皮肤有蓝黑色、棕色或瓦灰色色素沉着，主要位于足踝、胫部和上肢
Ⅲ型	健康皮肤呈污褐色，泛发、对称性分布，曝光部位更加明显

用于治疗疟疾或结缔组织病的氯喹和羟氯喹可使皮肤颜色变成蓝黑色或褐色，最常出现在面部、胫部或硬腭，也会弥漫分布于躯干和四肢。可能会在开始用药一年内出现，类似于挫伤[15]，停药后可以消退[16]。

博来霉素是一种用于治疗恶性肿瘤（如霍奇金淋巴瘤）的抗生素，可引起弥漫性或斑片状色素沉着，通常在伸侧更重[17-18]，还可导致特征性的“鞭挞皮炎”，呈线性色素沉着[19-20]。据推测，化疗药物可以通过汗液分泌到皮肤上，这可以解释胶带和心电图贴片部位发生的色素沉着[21]。其他许多化疗药物包括卡莫司汀、5-氟尿嘧啶、达克霉素（更生霉素）、放线菌素D、阿霉素和硫代替巴（噻替哌）也与局部皮肤色素沉着有关[22]。

重金属可通过全身吸收或局部接触而影响色素沉着。银质沉着病可使皮肤呈蓝灰色，呈局部或弥漫分布，由银沉积在皮肤中所致，可能由于含银药物或外用磺胺嘧啶银引起[23]。金质沉着病由金盐引起，可使皮肤呈永久性的蓝灰色，例如用于风湿性疾病的肌内注射金，但色素沉着仅限于曝光部位[24]。砷是一种致癌物，也是世界许多地区饮用水中的主要污染物，可能导致斑片状青铜色色素沉着或色素减退，颜色变化可能在暴露数年后发生[25]。

肥大细胞增多症引起的色素沉着

儿童皮肤肥大细胞增多症通常表现为色素性荨麻疹、孤立性皮肤肥大细胞瘤或较少见的弥漫性皮肤肥大细胞增多症。儿童肥大细胞增多症的预后通常比成人好[26]。本病发生色素沉着的原因尚不完全清楚。在成人患者中已分离出*c-KIT*基因的突变，被认为是肥大细胞增殖的原因[27-28]。但在儿童患者中，*c-KIT*突变的证据还不清楚。最近的证据表明，*c-KIT*基因突变可能通过镶嵌现象在儿童肥大细胞增多症中起重要作用[29]。*c-KIT*基因在黑素细胞的发育和生理过程中发挥着重要作用，功能缺失突变会导致类似斑驳病的色素脱失（见第125章），因此，激活突变可能会导致色素沉着，这一点在肥大细胞增多症中仍有待证实。肥大细胞增多症在第92章进行综述。

持久性色素异常性红斑

持久性色素异常性红斑（erythema dyschromicum perstans，EDP）或灰皮病是一种病因不明的后天性疾病。男女、各个年龄阶段和种族都可累及，但在儿童中罕见[30]。临床特征为无症状的灰色（蓝/棕灰）斑疹，呈缓慢扩展并留下持久的色素改变，早期可能有淡红色边缘。最常见于躯干和四肢，但也可能发生在面部，一般不累及黏膜。皮损可能是永久的，但儿童可能自行消退[31]。尽管临床上尝试采用氯法齐明和氨苯砜治疗该病，但目前还没有明确有效的方法。有些病例局部外用0.1%他克莫司软膏有效[32]，窄波UVB在一个病例中报道有效，而在另一些报道中则不明确[33]。

眶周色素沉着

眶周色素沉着是一个描述性术语，是指累及上眼睑和/或下眼睑及邻近皮肤的色素沉着，包括不同的临床疾病，很少是遗传性的[34]。太田痣[30]、持久性色素异常性红斑[35-36]和甲状腺功能亢进（Jellinek征）[37]均有眼眶周围色素沉着的报道。下眼睑色素沉着通常见于特应性体质患者（“过敏性黑眼圈”），这可能由于慢性过敏性鼻炎导致鼻部和副鼻窦静脉网淤血造成的[38]，在这些特应性皮炎患者中，也可能是由抓挠导致炎症后色素沉着[39]。接触性皮炎也可导致炎症后色素沉着[40]。

黄褐斑

黄褐斑（melasma）是一种获得性的疾病，表现为面部褐色至黑色的斑片。女性比男性更多见[41-42]。在大多数地区儿童期和青春期早期并不常见，但在印度、巴基斯坦和中东的部分地区，青春期前也可能出现。在Ⅴ～Ⅵ型皮肤[41]和西班牙裔[43]中更常见。多数情况下，黄褐斑开始于妊娠期，也被称为“孕妇面具”，激素水平可能是重要原因，但在男性患者中并非如此，而紫外线照射可能是更为重要的原因[44]。紫外线在女性患者发病中也可能发挥重要作用[44-45]。激素药物（如避孕药）[46]、抗癫痫药物（如苯妥英）[47]都可能诱发黄褐斑的发生。遗传易感性是另一个重要的致病因素[48]。术语chloasma（源于希腊语，意思是绿色）大多情况下和 melasma 可交换使用,但是 melasma 是一个对临床症状更为准确的描述,源于希腊语的黑色这个词[44]。

病理 黄褐斑在组织学上通常分为三种类型:真皮型、表皮型和混合型[49]。表皮型中,在基底层及基底层上可见黑色素增加,甚至可能遍及整个表皮。真皮型中真皮浅深层可见吞噬了黑色素的巨噬细胞[49]。与黑色素形成相关的各种信号通路的上调参与了黄褐斑的发病机制,包括 Wnt、KIT 和促黑素(melanocyte-stimulating hormone,MSH)[44]。

临床特征 皮损表现为不规则、斑疹状、褐色至黑色斑片。主要有三种分布模式,分别是面中部、颧部和下颌部[41]。约 2/3 的病例表现为面中型,包括前额、鼻子、面颊、上唇和下颏受累。约 15% 病例表现为下颌型,近 20% 表现为颧部型[41]。其他曝光部位的皮肤如前臂也可能受累,但和面部模式无关。黑光灯检查可能显示:表皮型(颜色更暗)、真皮型(颜色无变化)及混合/不确定型(黑光灯下看不到皮损)[41]。

预后 一旦确诊,黄褐斑可能持续很长时间。停用口服避孕药后,仍可能持续 4 年以上[45-46]。妊娠黄褐斑通常在分娩数月后消退[47],但可能在之后的妊娠中复发。累及真皮的黄褐斑是最难处理的类型,而表皮类型往往治疗反应更好[47,50]。

鉴别诊断 皮肤红斑狼疮、特应性皮炎、接触性皮炎、光接触或光变态反应引起的炎症后色素沉着可能出现和黄褐斑类似的表现,但都有炎症期的病史。儿童期发生的光化扁平苔藓可出现类似的面部皮损;组织学检查可以鉴别[51-52]。如果患者有用过氢醌的病史,尤其是黄褐斑出现加重时,应考虑外源性褐黄病的可能[53-54]。

治疗 避免日晒并规律使用广谱防晒霜是黄褐斑管理的关键部分[55-56],这可能很难做到或接受程度不高。应停用相关药物,如口服避孕药或苯妥英钠。氢醌是最常用的治疗药物,可单独使用,也可与视黄酸霜和/或激素联合运用,即所谓的三联霜(triple-combination cream,TCC)[57]。TCC 比单独用氢醌在淡化黄褐斑方面更有效。20% 的壬二酸也被证明有效[57],单独使用 20% 的壬二酸比 2% 氢醌更有效[58]。单用羟基乙酸剥脱治疗或与氢醌联合使用已显示有应用前景。调 Q 开关 Nd:YAG 是治疗黄褐斑最常用的激光,其他种类激光包括非剥脱点阵激光也可用于治疗黄褐斑,但疗效不一。激光治疗会使皮损有暂时的改善,但用任何激光治疗皮肤色素沉着都有复发和出现炎症后色素沉着的风险[50],因此任何激光治疗前都应该采取局部测试的方法。在调 Q 开关 Nd:YAG 激光治疗前先使用 8 周 TCC,可以降低炎症后色素沉着和黄褐斑复发的风险[59]。

原发性皮肤局限性淀粉样变

淀粉样变(将在第 155 章进一步讨论)通常成年期发病,其中有两种类型和色素沉着有关:斑状淀粉样变和苔藓样淀粉样变。斑状淀粉样变通常出现在上背部,表现为界限不清的褐色斑块或灰褐色斑点紧密聚集呈线性波纹状皮肤改变[60]。苔藓样淀粉样变表现为肤色或褐色丘疹,可融合成斑块,多见于下肢或其他部位的伸侧[61]。这两种类型的淀粉样蛋白都沉积在真皮乳头层中[62],都可能与瘙痒和表皮剥脱有关,而且关于搔抓在导致苔藓样淀粉样变中的作用目前尚存争论[63-64]。摩擦在斑状淀粉样变发病中的作用越发明显[60],一些学者更喜欢用"摩擦性淀粉样变"来代替斑状淀粉样变[65-66]。

感觉异常性背痛[67]、摩擦性淀粉样变[65]和摩擦黑变病[68]与斑状淀粉样变有类似的临床表现。斑状淀粉样变和苔藓样淀粉样变与系统性淀粉样沉积无关。据报道苔藓样淀粉样变与 2A 型多发性内分泌腺瘤(Sipple 综合征)有关[69]。

弥漫性色素沉着

内分泌和代谢性疾病

色素增加可能是一些内分泌疾病的特征,并有助于诊断。Addison 病是最经典的例子,表现为弥漫性褐色色素沉着,在屈侧、创伤部位、颊黏膜、唇、生殖器、乳晕和手掌皮肤皱褶处加重,深肤色人种可能很难辨别。色素沉着是由于负反馈失效导致垂体分泌促肾上腺皮质激素(adrenocorticotropic hormone,ACTH)过多。ACTH 的结构与 MSH 密切相关,两者都能刺激黑素细胞的活性[70]。在发达国家,Addison 病的病因主要是自身免疫性疾病,可以单独发生,也可以是儿童的自身免疫性多腺体综合征(Ⅰ型)的一部分[70-71]。Cushing 病和 Nelson 综合征也可能出现类似的色素改变[72]。

异位性 ACTH 的产生可能导致色素沉着,并与成人小细胞肺癌有关。异位 ACTH 在儿童中罕见,但在胸腺类癌中有报道[73]。甲状腺功能亢进症的色素沉着常与 Addison 病相鉴别,但前者色素变异更多,不累及黏膜表面,往往发生于胫部、足踝、足背和甲床[74]。

罕见的 Siemerling-Creutzfeldt 型肾上腺脑白质营养不良伴随肾上腺功能不全,导致循环中 ACTH 水平升高，进而导致色素沉着[75]。家族性 ACTH 无反应综合征是一种罕见的原发性肾上腺衰竭，表现为儿童期色素沉着过度，可能合并无泪征和失弛缓症[76]。先天性肾上腺发育不全罕见，色素沉着通常从数月开始且缓慢发展，但也有罕见病例在婴儿早期或出生时发病并且色素沉着可能非常深[77]。

在慢性肾衰竭患者中常见弥漫性褐色色素沉着[78]，认为这是肾脏排泄 MSH 障碍的结果[79]。许多慢性肝病患者有一定程度的色素沉着，通常是弥漫分布。血红蛋白沉着症是一种遗传性铁贮积病，通常在成年发病；而 2 型血红蛋白沉着症（常染色体隐性遗传）是在儿童发病[80]。铁沉积导致黑色素增加[81]。继发性血红蛋白沉着症如由于多次输血引起，也可发生于儿童。

Ⅰ型 Gaucher 病的成人患者中有半数存在弥漫性褐色或黄褐色色素沉着而且容易晒黑，而Ⅱ型（婴儿）或Ⅲ型（青少年）Gaucher 病中没有特定的色素沉着模式[82]。迟发性皮肤卟啉症可出现色素沉着，特别是曝光部位；但通常发生在成人，儿童罕见。

药物引起的弥漫性色素沉着

引起局限性色素沉着的药物也可引起弥漫性色素沉着。米诺环素主要导致局部色素改变，但也会产生弥漫性泥褐色沉着，尤其曝光部位[83]。多西环素产生的光毒性反应可能先于泛发性炎症后色素沉着出现。

儿科使用的化疗药物如环磷酰胺、柔红霉素和羟基脲也可能导致泛发性色素沉着[84]。

长期的 HIV 感染可导致弥漫性色素沉着，尤其在治疗 HIV 感染过程中多种药物联合使用的情况下，因此很难判断是药物的作用还是感染本身产生的色素沉着。据报道叠氮胸苷（齐多夫定）和恩曲他滨可引起这类反应[85]。

二噁英可导致色素沉着和迟发性皮肤卟啉症[86]，重金属银、铋、砷可引起蓝灰色色素沉着[87-88]。

营养障碍导致的色素沉着

几种维生素缺乏可导致皮肤色素沉着增加。如叶酸缺乏会导致曝光部位出现灰褐色色素沉着[89]。维生素 B_{12} 缺乏会出现皱褶、掌跖和腔口部位色素沉着增加[89]，产生色素沉着的原因是维生素 B_{12} 水平低导致酪氨酸酶活性增加[89]。维生素 B_3（烟酸）缺乏会导致陪拉格病（糙皮病），本病有多种皮肤表现，包括发生在曝光部位和颈周（Casal 项链）的红斑性皮炎后的色素沉着[90]，皮肤特有光泽的外观是其特征性表现。糙皮病的典型表现是三（或四）联征——皮炎（dermatitis）、腹泻（diarrhoea）和痴呆（dementia），以及如不治疗则会死亡（death），多达 1/3 的患者可以只出现皮肤症状[90]。以恶性营养不良为表现的 *kwashiorkor* 可导致色素减退或色素沉着，特别是在创伤或压力部位[91]。胡萝卜素血症由过量摄入含胡萝卜素的食物引起，表现为皮肤呈黄色/橙色改变，尤其是掌跖、前额、下巴、鼻唇沟、腋窝前皮肤褶皱和受压部位，巩膜和黏膜不受累。此病通常发生于婴儿，由于过量食入胡萝卜、南瓜、花椰菜、杏或蛋黄等食物引起，是良性疾病，减少胡萝卜素摄入后就会消退[92-94]。其他营养缺乏的皮肤和临床表现在第 71 章讨论。

自身免疫性疾病

自身免疫性疾病可导致肾上腺衰竭，并可表现为色素沉着（见前面提到的内分泌和代谢紊乱）。系统性硬皮病可出现多种皮肤表现包括泛发性色素沉着、局限性色素沉着或减退和异色表现[95]。POEMS 综合征（多发性神经病、脏器肿大症、内分泌系统病变、M 蛋白、皮肤变化），也被称为 Crow-Fukase 综合征，皮肤改变包括泛发性色素沉着、多毛症和皮肤增厚[96-97]，主要发生在 40~60 岁，但也有在青春期发病的不完全变异型的病例报告[98]。据报道，毒性油综合征（toxic oil syndrome）的晚期反应可出现和硬皮病皮肤变化相近的深色和浅色斑，由受污染的菜籽油引起，在 20 世纪 80 年代西班牙曾有大量人群被累及[99]。

其他疾病相关的色素沉着

新生儿期，因胆汁淤积和光疗可导致罕见并发症——青铜婴儿综合征，后者会出现皮肤灰褐色色素沉着，本病病因不明，通常会在停止光疗和胆汁淤积缓解后消退[100]。先天性肾上腺发育不全可能表现为新生儿皮肤色素沉着。泛发性获得性黑变病（碳婴综合征）罕见，表现为出生不久出现广泛的深色色素沉着过度，组织学显示角质形成细胞内的单一黑色素模式，仅见于在深色皮肤中[101-102]。

肢端色素沉着症（肢端黑变病或 Spitzen 色素）表现为局限在甲床周围的褐色色素沉着，且不会进展[103]。进展性肢端黑变病是另一种罕见的疾病，病初的表现与肢端色素沉着症类似，但色素沉着在成年后不会消退反而扩散到其他部位如躯干和四肢[102]。有在之前未发生任何炎症改变的幼儿中出现获得性面部色素沉着的报道[104]。

目前认为弥漫性色素沉着与多灶性血管硬化有关[103]，并表现为一种称为 Patterson 综合征的假矮妖精貌[105]，这种患者的其他临床表现包括皮肤松弛、多毛症、严重骨骼发育不良和智力迟钝。

通常认为家族性进行性色素沉着(后续讨论)和家族性弥漫性(或泛发性)黑变病是弥漫性色素沉着的原因。然而,在 Wende 和 Baukus[106] 以及 Pegum[107] 的病例描述中,患者存在不同强度的"条带样"的多发性色素减退斑。

线性色素沉着过度

色素分界线

同义词

Voigt 线,utcher 线,伊藤线

色素分界线可发生在所有种族,但深肤色人种更常见。可以分为五种类型:

1. 上臂外侧的垂直线,可延伸到胸部(位置有很多变异型)。
2. 位于大腿后中部,可能会延伸至足踝。
3. 一条位于胸骨前或胸骨旁部位的垂直线或曲线。
4. 位于脊柱前或脊柱旁的垂直线。
5. 位于胸部从锁骨中 1/3 处至乳晕周围皮肤的双侧标记。

此外还有影响面部皮肤的更多其他亚型[108-109],A 组前侧色素分界线曾被称为 Voigt 线[110],源于用来描述特定的周围神经支配皮节结合处的 Voigt 边界线[111]。大部分色素分界线的研究是在日本或非裔美国患者中进行的[112-114]。James 等观察了一组混合型皮肤的患者人群,发现 70% 的黑人患者和 6% ~ 14% 的白人患者存在某种类型的色素分界线[114]。

线性色素沉着的其他原因

曝光部位的线状皮损提示植物日光性皮炎的可能,这种光毒反应可能是由于接触大豕草、欧芹、防风草、青柠和无花果等此类植物后,再暴露于日光下导致的。初期反应表现为红斑和水疱,随后是黑色素沉积引起的色素沉着[115]。有报道许多情况下服用博来霉素会出现鞭打状色素沉着[116]。也有报道注射 5-氟尿嘧啶和许多其他抗肿瘤药物后,注射静脉的皮肤上出现迂回状色素沉着[117]。

网状色素沉着

有几种表现为网状色素沉着的获得性疾病。其中包括火激红斑,后者是由于长时间暴露于高温下导致的呈网状分布的炎症后色素沉着,据报道引起这种皮损的现代热源包括加热垫、热水瓶、笔记本电脑、手机和笔记本电脑电池[118]。特应性"脏颈"表现为罹患特应性皮炎的患者颈前外侧的网状色素沉着,并随季节变化,在 5 岁儿童和成人中都有报道[119-120]。Gougerot 和 Carteaud 融合性网状乳头状瘤病表现为无症状的角化过度的色素性丘疹,聚合成周边呈网状的斑块,通常分布在躯干上部。各个年龄段都可发病,米诺环素和多种其他抗生素治疗都有效[121]。Becker(贝克尔)痣偶尔表现为筛状分布的色素沉着。色素性痒疹(pruritus pigmentosa,也称为长岛病,Nagashima disease)是一种原因不明的获得性疾病,表现为突然发作的瘙痒性丘疹,消退后遗留网状色素沉着,多见于日本女性,用米诺环素治疗有效[122]。

在一些遗传性疾病中也可以见到网状色素沉着。单纯大疱性表皮松解征伴斑点状色素沉着,表现为肢端起轻微水疱,许多部位呈斑点状、网状色素沉着,可能合并掌跖角化病[123-124],与角蛋白 5 的基因突变有关[124]。也有一些以网状色素沉着为主要特征的罕见遗传疾病包括先天性角化不良、范科尼贫血(Fanconi anaemia)、Naegeli-Franceschetti-Jadassohn 综合征、网状色素性皮病、Dowling-Degos 病、X 连锁网状色素性疾病和 Kitamura 网状肢端色素沉着症[125],将在下面讨论。

遗传性色素疾病

皮肤颜色差异是人类最独特和最具有社会意义的特征之一[126]。尽管有一些因素包括黑色素以外的其他色素和皮肤厚度也会导致皮肤的颜色差异,皮肤和毛发颜色的差异主要是皮肤中黑色素含量不同造成的[127]。

黑素细胞负责合成黑色素,黑色素是一种复杂的醌/吲哚-醌衍生的复合多聚体[128]。在妊娠的前 3 个月,黑素细胞从神经嵴迁移至表皮,在被称为黑素小体的专门囊泡中生产黑色素。色素的差异是由黑素小体的数量、大小、成分和分布的差异引起的[129]。黑色素的主要前体是酪氨酸,酪氨酸酶催化酪氨酸羟化生成多巴(DOPA,3,4-二羟基-苯丙氨酸)。黑素小体一旦在黑素细胞内完全形成,就会沿着树突运输至邻近的角质形成细胞中[130]。这一过程至少是三种蛋白协同作用的结果:马达蛋白肌球蛋白 Va、Rab GTP 酶家族蛋白之一的 Rab27a 和黑素亲和素[131]。下一步是黑素小体的挤出和转移到邻近的角质形成细胞,很可能是通过角质形成细胞吞噬释放的黑素小体[132]。PAR-2 的激活导致培养的角质形成细胞吞噬游离黑素小体的活性增加[133]。

转移完成后,黑素小体被转运到角质形成细胞的顶部,此处最适合吸收紫外线和保护细胞核免受致突变损伤。研究表明,转运过程需要微管相关的马达蛋白如动力蛋白[134]和细胞骨架成分如角蛋白和角蛋白

相关蛋白[135]。角质形成细胞的终末分化伴随着黑素体的降解,因此表皮的最上面通常看不到黑素小体。

根据皮肤色素沉着生化过程中的复杂性,在小鼠中已经发现了 120 多个影响皮毛色素的基因[135],在人类中已经描述了 100 多种遗传性色素沉着异常性疾病,其中许多尚未在分子水平上阐明,但越来越多的基因变异已经被确认(表 122.3)。

图案状皮肤色素沉着呈特定的花纹状,可呈单独出现,也可以是潜在系统性疾病的信号。Happle 描述了五种类型的图案状色素沉着:1a 型和 1b 型,分别沿着 Blaschko 的窄带或宽带型;2 型,棋盘状;3 型,叶型或叶状;4 型,呈无中线分离的斑片状[136]。

节段性色素障碍(segmental pigmentary disorder, SegPD)是由 Hoegling 和 Frieden 描述的一个术语,是指一组呈单侧块状色素减少或色素沉着并极少合并其他异常的疾病[137]。单侧分布的大片状色素沉着可能与 McCune-Albright 综合征(多发性纤维发育不良伴内分泌疾病,包括性早熟)有关,由 *GNAS* 基因的激活突变引起。GNAS 复合体位点编码刺激型 G 蛋白的 α 亚基(Gsα),它是一种泛素化的信号蛋白,可通过产生第二信使 cAMP,调节多种激素、神经递质和旁分泌/自分泌因子的作用[138]。

表 122.3　遗传性色素沉着疾病

疾病	遗传方式	基因	位置	OMIM	临床表现
家族性进行性色素沉着症	AD	*KITL*	12q	145250	先天性界限清晰、不规则的色素沉着性斑片,大小和数量随年龄增加
原发性皮肤淀粉样变	AD	*OSMR*	5p13. 1	105250	慢性皮肤瘙痒和多灶色素沉着
色素失禁症	XLD	*IKBKG/NEMO*	Xq28	308300	位于躯干的漩涡状和条纹样色素异常
线状和涡状痣样黑色素沉着症	SO	不明		614323	心血管、神经和肌肉骨骼异常
先天性角化不良	XLR	*DKC1*	Xq28	305000	网状色素沉着,骨髓发育不良,血液和上皮细胞的恶性肿瘤
	AD	*TERC*	5q21-3q28	127550	
	AD,AR	*TERT*	5p15. 33	127550	
	AD,S	*TINF2*	14q12	127550	
	AR	*NOP10*	15q14	224230	
	AR	*NHP2*	22q13. 2		
	AR	*TCAB1*	17p13. 1		
Naegeli-Franceschetti-Jadassohn 综合征和网状色素性皮肤病	AD	*KRT14*	17q12-q21	161000/125595	皮纹完全缺如,网状皮肤色素沉着,掌跖角化病,出汗异常,牙齿异常和甲营养不良
Dowling-Degos 病	AD	*KRT5*	12q12-q13	179850	青春期后屈侧网状色素沉着
有系统并发症的网状色素疾病	XLD	*POLA1*	Xp22-p21	301220	网状褐色色素沉着,女性中沿 Blashko 线分布,男性泛发。男性患者还有新生儿肠炎、神经缺陷、少汗症、牙齿异常、肌肉骨骼缺陷和肺部并发症
Kitamura 网状肢端色素沉着症	AD	*ADAM10*	15q21. 3	615537	手背有色素沉着性萎缩性斑疹,掌跖有凹点,皮纹异常

注:AD, autosomal dominant,常染色体显性遗传;AR, autosomal recessive,常染色体隐性遗传;SO, somatic,体细胞遗传;XLD, X-linked dominant,X 连锁显性遗传;XLR, X-linked recessive,X 连锁隐性遗传。

色素沉着疾病

根据色素沉着的模式，遗传性色素沉着疾病分为弥漫性、线状、网状和点状。所有遗传性色素沉着疾病的完整讨论超出了本章的范围。Peutz-Jeghers 病（第141章）及 Carney 综合征中可见点状色素沉着，将在其他地方讨论（见第154章）。

弥漫性色素沉着

与弥漫性色素沉着相关的一些重要的代谢性疾病包括先天性肾上腺发育不全、肾上腺脑白质营养不良、Wilson 病、迟发性皮肤卟啉症和血红蛋白沉着症将在第154章中讨论。溶酶体贮积障碍也可伴有弥漫性色素沉着（如 Niemann-Pick 病，尤其发生在曝光部位和Ⅰ型 Gaucher 病）。下面讨论两种疾病：家族性进行性色素沉着症和家族性原发性皮肤淀粉样变。

家族性进行性色素沉着症

同义词

遗传性泛发性黑变病

这是一种罕见的常染色体显性遗传病，其特征是在出生后不久出现界限分明、不规则的皮肤和黏膜色素沉着斑，随着时间的推移，斑片的大小和数量都会增加，不合并其他系统异常，这可能是一种异质性遗传性疾病[139-140]。组织病理学显示表皮黑色素增加，尤其累及角质层[141]。最近对一个患该遗传病的中国家系进行的连锁分析表明，12号染色体上的一个错义突变导致了一个 KIT 配体（KIT ligand，KITL）突变，从而使患者的黑色素合成功能增强，KITL 是已知的黑素细胞增殖和黑色素合成调节因子[142]。

家族性原发性局限性皮肤淀粉样变

这是皮肤淀粉样变的一种罕见的常染色体显性遗传型，表现为皮肤瘙痒，呈色素沉着性斑疹或丘疹性损害，常呈多灶性分布。通常10~20岁起病[143]。已经发现家族性原发性局限性皮肤淀粉样变是由于 oncostatin（抑癌蛋白）M 特异性受体 β 功能受损所致，而其为 oncostatin M Ⅱ型受体和 IL-31 受体的一部分[144]。新近的研究证据表明 IL-31 在瘙痒的病理生理中发挥作用，这有助于阐明非家族性皮肤淀粉样变的病理生理机制[143]。

线性色素沉着

色素失禁症

关于色素失禁症的详细讨论见第136章。这种 X 连锁显性遗传性疾病在婴儿出生后的第1个月内发病，经历四个不同的皮肤形态学阶段：水疱期、疣状期、色素沉着期和色素减退期，这是 *IKBKG* 基因突变所致[145]。色素沉着期由明显的螺旋状和“大理石蛋糕”条纹组成，沿躯干和四肢的 Blaschko 线分布，色素沉着在腋窝或腹股沟最为明显[146]。这个阶段从婴儿的疣状期之后开始，一直持续到青春期，是本病的典型特征。活检可见色素失禁现象[146]。这些皮损在成年时趋于消退，通常演变为色素减退性皮损。

线状和涡状痣样黑色素沉着症（linear and whorled naevoid hypermelanosis，LWNH）

本病现在经常与其他色素障碍归为色素镶嵌现象。一旦明确了致病基因，很可能按基因变化进一步细分。这一类由基因镶嵌引起的散发性色素沉着性疾病中，患儿表现为漩涡状分布的斑状色素沉着，类似于上文色素失禁症的色素沉着期，但无早期水疱期和疣状期，故区别于色素失禁症而作为一个独立疾病。此外，LWNH 的皮肤活检显示表皮色素增多，但无色素失禁症中的色素失禁现象[147]。可有心血管、神经系统、眼部和肌肉骨骼的系统异常表现[148]，但一个最近的综述提示由于最初估计的转诊偏倚，严重的皮肤外异常比先前描述的更为罕见[149]。关于这疾病更详细的讨论见第109章。

网状色素沉着

先天性角化不良和范科尼（Fanconi）贫血

先天性角化不良和范科尼（Fanconi）贫血在第140章进行充分讨论。先天性角化不良是一种多系统疾病，其特征表现为主要发生在颈部的网状色素沉着、角皮病、大疱、四肢的皱纹皮肤、甲营养不良和癌前病变口腔黏膜白斑（图122.3a~c）[150]。骨髓发育不良、血液和上皮恶性肿瘤是常见的并发症，高达90%的患者出现骨髓衰竭，其中大多数患者在30岁时表现出衰竭的迹象[151]。本病无有效治疗方法。异常的皮肤色素沉着和指甲变化通常在发病的前10年出现，因此，可以是疾病的早期标志。先天性角化不良可以常染色体隐性、常染色体显性或 X 连锁隐性遗传。这种疾病是由于维持正常端粒功能和稳定的重要基因发生突变导致[152]，到目前为止，已经鉴定出10种致病基因突变[151]。

一种相关的疾病是呈常染色体隐性遗传的范科尼（Fanconi）贫血，也可表现为网状色素沉着、咖啡斑、全血细胞减少和患肿瘤的风险增加[153]。色素改变往往有助于诊断，尤其是对那些不合并先天性畸形的患者[154]。

Naegeli-Franceschetti-Jadassohn（奈格利-弗朗切斯切蒂-扎达松）综合征和网状色素性皮肤病

这是两个密切相关的常染色体显性基因导致的外

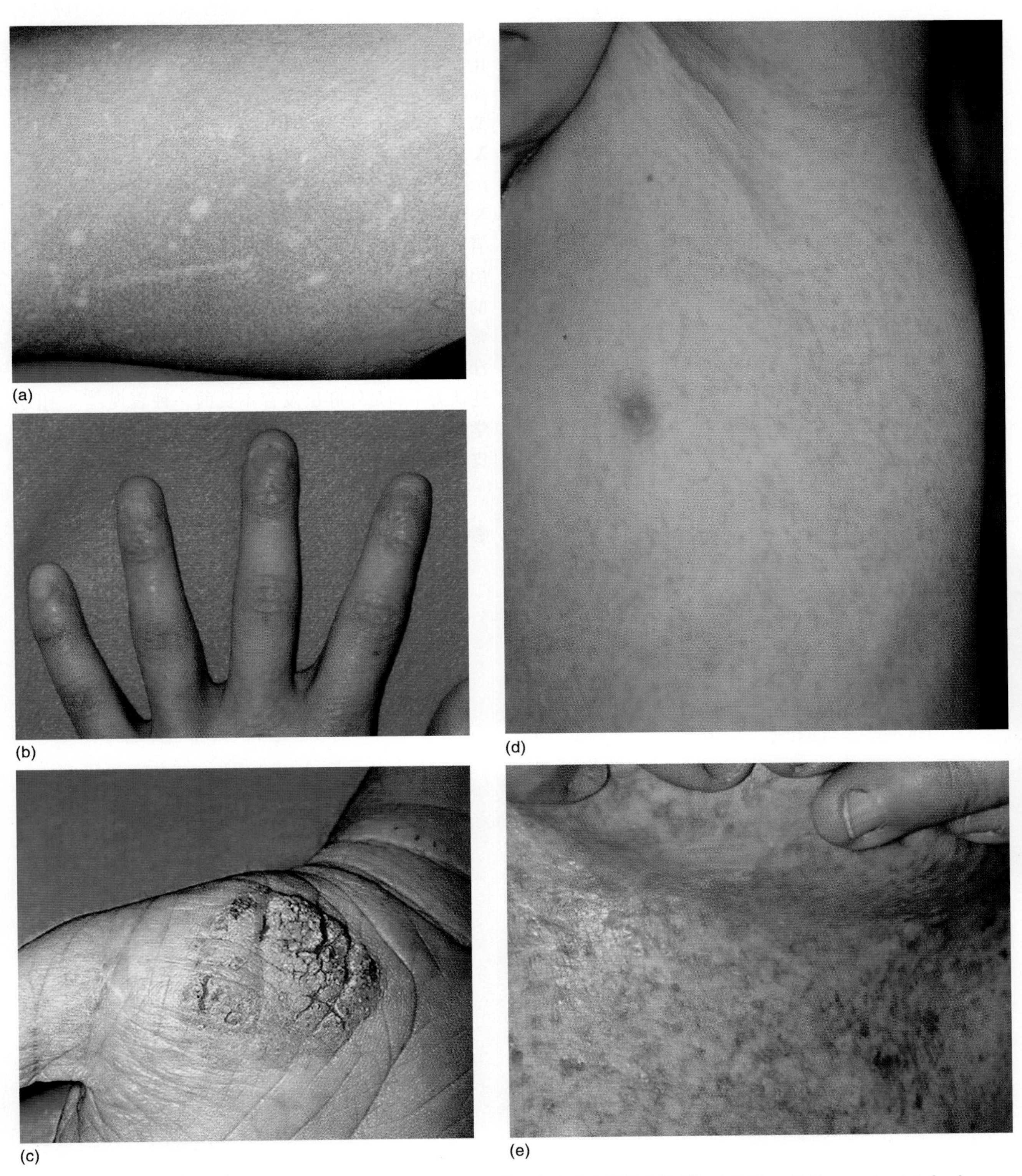

图 122.3 色素沉着疾病。(a)网状色素沉着,(b)甲营养不良和(c)鳞状细胞癌。(d)Naegeli-Franceschetti-Jadasshon 综合征网状色素沉着。资料来源:Courtesy of Professor Gabriele Richard。(e)Dowling-Degos 病的屈侧色素沉着

胚层发育不良综合征,临床上表现为皮纹的完全缺失,主要累及躯干和面部的网状皮肤色素沉着(图 122.3d)、掌跖角化过度、出汗异常和其他少见的发育异常(包括儿童早期出现足底大疱、脱发、牙齿异常和甲营养不良)。这两种综合征已被证明是由于编码角蛋白 14 非螺旋头区的 *KRT14* 基因区发生突变所致[155]。这些突变会导致单倍体不足,且与角质形成细胞对促凋亡刺激的敏感性增加有关[156]。有趣的是,影

响其他角蛋白 14 结构域的突变导致了另一种完全不同的临床表型——单纯大疱性表皮松解症[157]（见第 76 章），其中的某些病例也合并斑状色素沉着[158]。

Dowling-Degos 病、Galli-Galli 病和 Kitamura 网状肢端色素沉着症

Dowling-Degos 病（Dowling-Degos disease，DDD）是一种常染色体显性遗传病，其特征表现为主要发生于皱褶部位的网状色素沉着，躯干、面部和四肢相对少见（图 122.3e），颈部粉刺样皮损和口周痤疮样凹点状瘢痕[159]通常在青春期后发病，头发和指甲未见异常。*KRT5* 基因区域的多种突变已证实可诱发本病[159-161]。*KRT5* 基因的突变可引起伴有斑状色素沉着的单纯大疱性表皮松解症，表明角蛋白 5 在黑素小体的运输中发挥重要作用[162]。Galli-Galli 病，临床上类似 DDD，组织学上表现为棘层松解，是由在 DDD 中所见的 *KRT5* 等位基因突变引起的[163]。最近发现 *POGLUT1* 和 *POFUT1* 突变也是 Dowling-Degos 病的发病基础，与这些基因变异型中更广泛分布的色素异常的表型相关[164-165]，这些基因分别编码蛋白 O-葡糖基转移酶 1 和蛋白 O-岩藻糖转移酶 1，两者都是 Notch 信号通路的一部分。Kitamura 网状肢端色素沉着症（reticulate acropigmentation of Kitamura，RAK）的特征是手背和足背的色素沉着、萎缩性斑疹、掌跖凹陷和皮纹异常[166]。青春期前发病，成年后色素沉着斑有扩展至躯干和四肢近端的趋势。由于 RAK 和 DDD 的临床症状存在重叠，人们一直在争论它们是否为重叠性疾病。最近的研究表明，RAK 是由 *ADAM10* 的功能缺失突变导致的，阐明了 RAK 独特的遗传学病因[167]。有趣的是，ADAM10 也是 Notch 信号通路的关键部分，进一步强调了该通路在色素稳态中的作用[168]。

X 连锁网状色素性疾病

本病是一种表现为网状、褐色色素沉着的罕见性 X 连锁遗传病，女性携带者沿 Blaschko 线分布，男性患者表现为泛发。从婴幼儿期开始发病，男性患者还可出现系统受累包括新生儿结肠炎、神经系统缺陷、严重的畏光和可导致早期死亡的肺部并发症[169]。患者通常具有特征性的畸形面容，向上弯曲的前额发际线、少汗症、牙齿发育异常和甲营养不良，因此最新的一篇综述认为本病是外胚层发育不良的一种表现[170]。组织学显示表皮黑色素含量增加、色素失禁、角化不良和真皮乳头层淀粉样蛋白沉积[170]。

（曾跃斌　王倩　译，陈光华　罗晓燕　王华　校）

参考文献

见章末二维码

第二十六篇

第 123 章　白癜风

Julien Seneschal, Juliette Mazereeuw-Hautier, Alain Taïeb

摘要

白癜风是一种常见的炎症性皮肤疾病，以进展性色素脱失斑为特征，在世界范围内约有 0.5%～1%发病。目前认为本病可能在很小年龄就出现，但在儿童中确切的发病率尚不清楚。本病与一系列复杂的病因相互作用有关，包括遗传易感性、免疫因素和环境诱因，这些都可能引起黑素细胞破坏。本病严重影响美观，也会对患儿及家庭带来巨大的精神压力。对于本病的管理要考虑如下因素：精神压力的影响、是否伴随其他自身免疫性疾病，以及最小的副作用。

要点

- 约有 25%的白癜风在 10 岁前发病。
- 虽然白癜风不危及生命，但它是一种可能改变生活的疾病。
- 最常报道与白癜风相关的自身免疫性疾病是甲状腺炎；但“特应性”体质在儿童患者中也较常见。
- 白癜风是一种较轻的炎症性疾病，炎症的临床证据很少。建议早期积极治疗防止疾病快速进展，同时后期需要维持治疗使病情稳定。
- 对于皮损局限的患者，首选局部外用糖皮质激素或他克莫司（尤其是面颈部）治疗。联合紫外线光疗的局部疗效更好。

引言　白癜风是一种获得性疾病，其特点是皮肤出现色素减退或脱失斑，与表皮和/或毛囊中功能性黑素细胞的大量缺失有关。白癜风一般可分为散发型（白癜风/非节段型白癜风 nonsegmental vitiligo, NSV）（图 123.1）或节段型（segmental vitiligo, SV）（图 123.2）、局灶型、混合型（图 123.3），或按照修订后的国际命名法未定类型[1]。儿童白癜风与成年发病的白癜风在有些方面不同，包括节段型的比例更高、晕痣更常见、有自身免疫性疾病和特应性体质家族史的比例更高。

病因和发病机制　白癜风患者来自表皮和毛囊储备库中黑素细胞的缺失有多种模式；这通常是慢性、进行性的，伴有自发缓解期。白癜风是一种多因素疾病，其组织学特征是伴有黑素细胞缺失的轻微炎症期。

遗传易感性

大部分病例为散发，但约有 15%～20%的患者有一个或一个以上一级亲属受累。非节段型白癜风的家族性聚集遵循非孟德尔遗传模式，提示其为复杂的多基因多因子遗传。全基因组相关研究已经确定了一些散发型白癜风的易感位点，包括编码酪氨酸酶（tyrosinase, TYR）的 *TYR* 基因。酪氨酸酶是一种黑素细胞酶，能催化黑色素生物合成。然而研究表明，几乎所有已知的易感基因都编码与免疫系统相关的蛋白质，这也支持了白癜风与先天性、适应性免疫系统失调有关的假说。某些基因位点（如 *HLA Ⅰ* 和 *HLA Ⅱ*、*PTPN22*、*IL2Rα*、*GZMB*、*FOXP3*、*BACH2*、*CD80* 和 *CCR6*）参与适应性免疫。而另一些位点［如 *NLRP1*、*IFIH1*

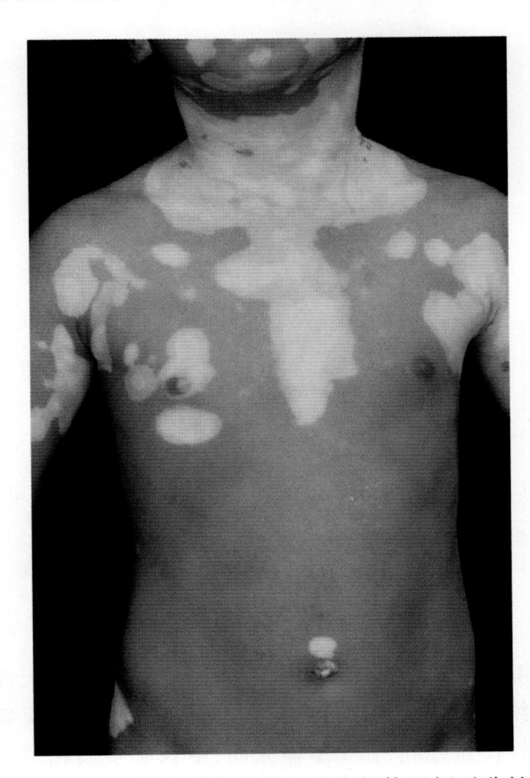

图 123.1　散发型白癜风表现为躯体两侧对称性的斑片

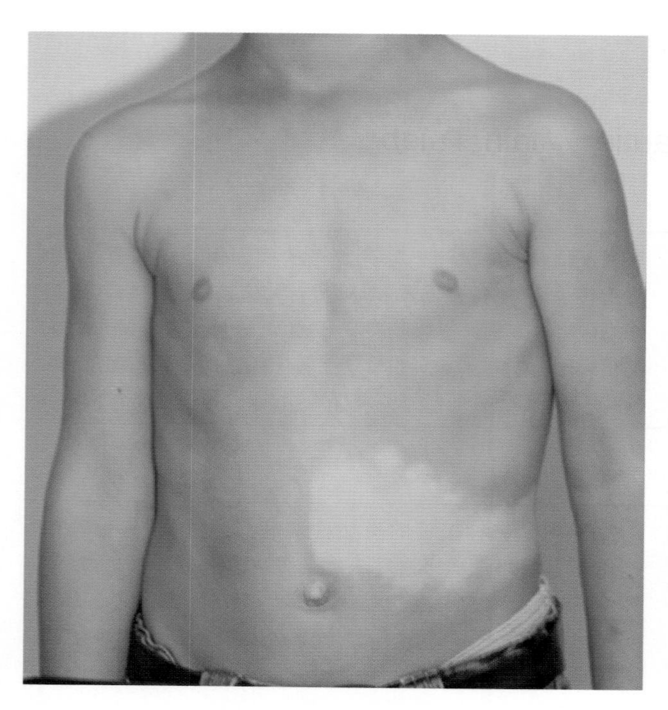

图 123.2　躯干节段型白癜风

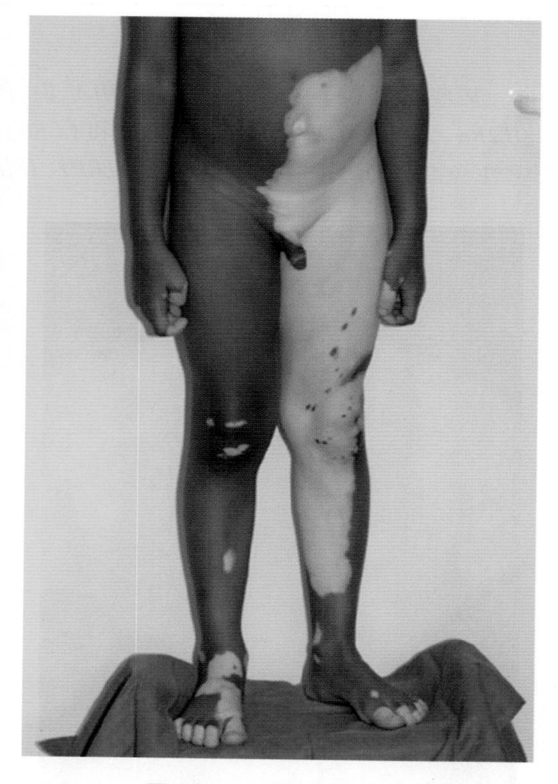

图 123.3　混合型白癜风

（*MDA5*）、*TRIF*、*CASP7*、*XBP1* 和 *C1QTNF6*］是先天性免疫系统的组分。其中一些位点与其他自身免疫疾病的易感性位点相同，如 1 型糖尿病、甲状腺疾病和类风湿性关节炎[2-6]。

与其他常见的慢性疾病相似，白癜风可能是遗传因素和环境因素共同作用的结果[7]。

黑素细胞缺失

白癜风的典型特征是黑素细胞缺失，多种机制参与其中。然而，导致黑素细胞缺失的启动事件和病理机制尚不清楚。多个研究表明，白癜风患者固有的黑素细胞异常、活性氧簇（reactive oxygen species，ROS）水平升高，导致受损的黑素细胞退化和/或增殖，并激活固有和适应性免疫反应（细胞免疫或体液免疫）。因此，黑素细胞的缺失可能是免疫应答、细胞凋亡或细胞基底膜带稳定性下降的结果[8-9]。

免疫系统

升高的活性氧簇可产生促炎症环境，引起促炎症细胞因子释放，并激活免疫反应。已知会诱发白癜风的化学物质［如 4-叔丁基吡啶（4-tert-butylpyridine，4-TBP）和氢醌单苯醚（monobenzyl ether of hydioquinone，MBEH）］，引起内质网折叠器的破坏，导致未成熟蛋白堆积和未折叠蛋白（XBP1）反应激活，以及白介素-6 和白介素-8 的生成。ROS 还可通过激活病原识别受体（pathogen recognition receptors，PRRs）来调节固有免疫系统。例如，炎症形成有关的胞质受体就与白癜风有关。皮损周围皮肤 NLRP1 和白介素-1β（IL-1β）的高表达与疾病进展有关。核酸受体也被证明与白癜风有关，比如识别 dsRNA 的胞质识别受体 IFIH1（MDA-5）可诱导 Ⅰ 型干扰素生成。除了这些受体产生的作用以外，小分子物质［如热休克蛋白（heat shock proteins）］在白癜风中水平升高，也参与激活病原识别受体。通过多种机制对 PRRs 产生刺激，诱导 T 固有免疫细胞的激活和募集，促进适应性免疫应答。在白癜风皮损周围或皮损处可见到多种固有免疫细胞，如自然杀伤细胞、树突状细胞和最近发现的浆细胞样树突状细胞。所有这些固有免疫细胞对促进适应性免疫应答十分重要，尤其是 $CD8^+$T 细胞介导的免疫应答[10]。

其他相关细胞

角质形成细胞也参与白癜风发病。首先，这些细胞在环境因素的影响下，通过激活白介素-1β、白介素-6 和白介素-8 等病原识别受体（PRRs），产生大量可溶性因子；其次，新近研究强调了角质形成细胞在白癜风发病中的新作用，它是两种趋化因子配体（CXCL9 和 CXCL10）的主要产生者，对白癜风皮损周围 T 细胞的募集起重要作用[11-12]；另外，氧化应激会诱导角质形成细胞表达趋化因子配体 CXCL16，从而募集表达 CXCR6 的 $CD8^+$T 细胞[13]。

节段型白癜风

既往认为节段型白癜风的病理生理变化与其他类型不同，同时免疫影响较为有限。值得注意的是，至少在一部分节段型白癜风患者中，皮损分布提示了一种与皮肤镶嵌现象有关的发展模式。然而，通过近期发病病例的活检结果也表明了存在免疫浸润，就像普通白癜风一样[14]。

节段型白癜风可能伴发非节段型白癜风，这表明两者之间存在连续统一，具有共同的遗传易感因素和自身免疫过程，包括一些皮肤特定的基因。这也表明，在单基因嵌合性疾病中，一种控制部分皮肤表型的杂合显性基因的丢失机制[14]。

病理　白癜风可以临床诊断，通常不需要皮肤活检。组织学上，已经确诊的白癜风皮损中黑素细胞是完全缺失的[15-16]。免疫组化染色使用针对神经嵴来源的细胞抗原的抗体，或特定的黑素细胞抗体如抗酪氨酸酶或黑色素瘤抗原（melan-A，A103）的抗体，也可证实黑素细胞的缺失[17]。

相反，黑素细胞在早期病变切片中并未缺失，而是呈现多种细胞异常包括空泡化、内质网扩张和颗粒沉积[18]。在活动性白癜风皮损的进展性边缘，可见单一核细胞浸润，并有Ⅰ型干扰素产生的指征[11]。

在复色过程中，尤其是紫外线（ultraviolet，UV）诱导的复色，可见大量黑素细胞从毛囊贮存器中涌出[19-20]。对治疗的反应证实了这一点：复色效应首先见于毛囊孔周围，而无毛囊的脱色斑片（无毛发皮肤）对治疗反应欠佳[21]。然而，无毛发区域的复色模式提示可能存在其他黑素细胞储备库[19,22]。

临床特征

发病率和发病年龄

白癜风在儿童中的确切发病率尚不清楚，但丹麦有一项研究表明，大约有 25% 的患者在 10 岁前起病[20]。据报道，儿童患者的平均发病年龄为 4～8 岁[21]，但公认最早的发病年龄是 3 月龄。然而，先天性白癜风通常是斑驳病的表现，容易误诊为白癜风，因此“先天性白癜风”是否存在仍有争议。对于皮肤白皙的个体，白癜风皮损通常在皮肤首次暴露于阳光后，也就是人生的第一个夏季被发现。

性别

在大多数报道的儿童病例中，多数为女性；但这一发现与基于人群的研究结果有所不同，即并未证实女性发病居多。

种族

所有种族都可发病。患病率可能因地理位置差异而不同，印度的患病率可能高于其他国家。

形态学

顾名思义，脱色皮损完全没有色素，表现为乳白色斑片（图 123.4）。在周围皮肤晒黑后或原本为深肤色的情况下，白斑更明显。对皮肤白皙的患儿，使用黑光灯有助于发现皮肤受累区域。

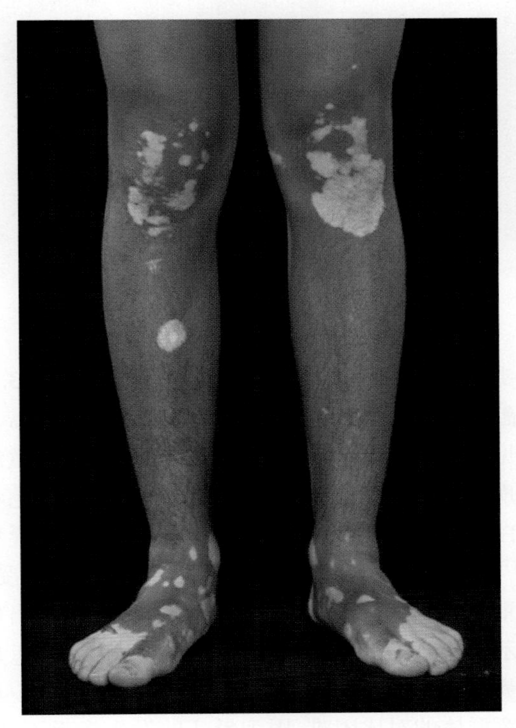

图 123.4　下肢和足部白癜风：膝部、踝部和足部对称性的乳白色斑片

白癜风的心理影响

儿童时期白癜风的消极感受可能会影响成年期的生活[23]。虽然白癜风不会危及生命，但它会改变生活。儿童受到的影响不同，这取决于病变的位置、范围、病程、年龄、自身性格和社会环境。重要的是，尽早评估儿童对自身疾病的应对能力，以便制订合适的治疗方案。

分类和分布　色素脱失斑可发生于身体任何部位，最常累及头部。在白癜风/非节段型白癜风中，皮损对称分布于身体两侧。面部最常受累，尤其是眼周和颈部，其次是下肢、躯干、上肢。会阴部皮肤，尤其是接触尿布的肛周和臀部皮肤受累也很常见，提示同形反应（Koebner's phenomenon，图 123.5）。最近提出的白癜风同形反应评分（Koebner's Phenomenon in Vitiligo Score，K-VSCOR）证实了病变快速进展和同形反应（koebnerization）之间的相关性[24]，但目前很少有研究记录儿童白癜风患者存在同形反应。Handa 和 Dogra 发现在 11.3% 的儿童患者中有同形反应的现象[25]，通过对手足皮肤的黑光灯检查证实这些部位的皮肤常易受累，包括手掌，即使是具有Ⅰ型或Ⅱ型皮肤的患者。

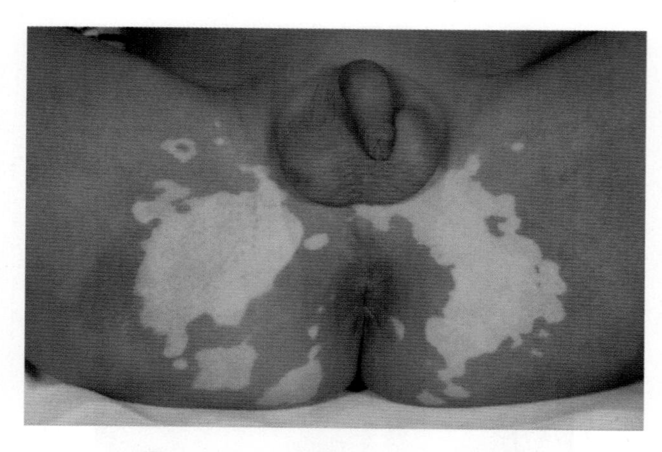

图 123.5 位于婴儿尿布区的白癜风

头皮和毛囊也会受累，导致白发症（图 123.6）。据文献报道白发症的患病率约为 12.3%～19.3%。有时会见到头发早白；Jaisankar 等发现 4.4%的儿童患者会出现这种情况[26]。有些患者可出现头发、眉毛和睫毛全白。近期发现一种早期更易累及毛发的毛囊型白癜风[27]。口腔受累罕见。唇部、颊黏膜和牙龈可受累，但儿童的发病率低于成人。节段型白癜风患者出现晕痣提示发生混合型白癜风的风险[28]。单发晕痣是否可作为临床发生白癜风的风险标志，常存争议。与普通儿童群体的对比困难，因为晕痣的发生率尚不清楚，可能 1%左右。Prcic 等[29]发现，白癜风患儿相对正常儿童更容易出现晕痣（34% vs. 3.3%）。在不同的系列研究中白癜风患儿晕痣的发生率也有较大差异，从 2.5%到 34%不等，同时基于个人经验，如果不做黑光灯检查，某些病例很难被发现。目前也不清楚儿童白癜风晕痣的发生率是否与成人不同，但通常来讲，在没有皮肤老化的背景下，儿童晕痣更容易被发现。白癜风可能发生在先天性色素痣的内部或周围，但通常不会出现在贝克痣（Becker's naevus）上。伴有非节段型白癜风的晕痣通常在 18 岁前发生[30]。

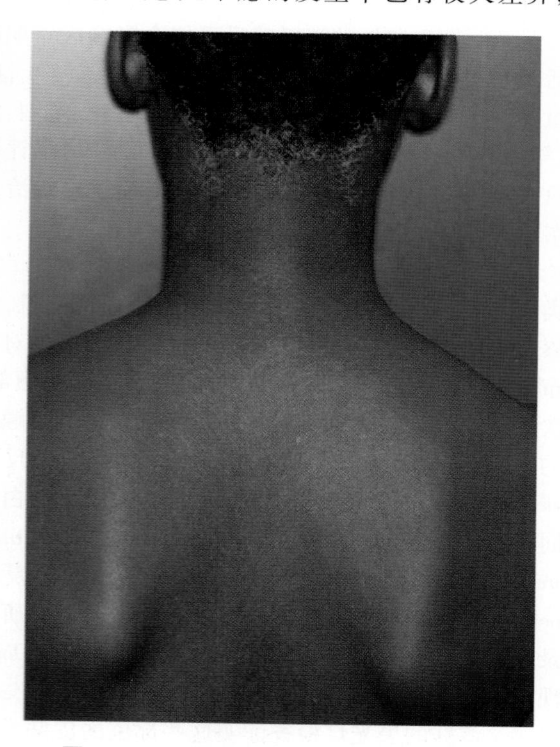

图 123.6 头皮毛囊受累（毛囊型白癜风）

受累程度

患者的受累程度有很大区别。Handa 和 Dogra 的研究表明，96.4%的儿童患者受累体表面积<20%，而 89.7%的患者受累体表面积不到 5%[25]。白癜风极少累及超过 90%的体表面积（泛发型白癜风，图 123.7）。

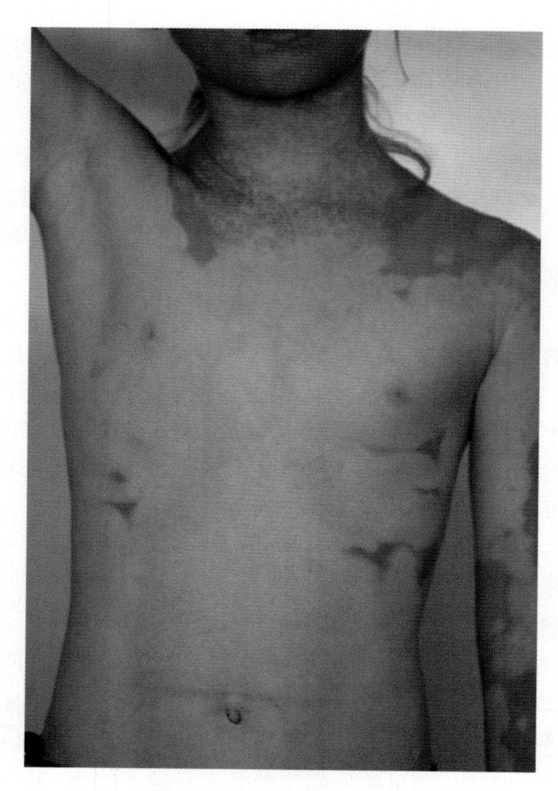

图 123.7 泛发型白癜风

进展

确定疾病进展的阶段十分重要，以便制订最佳的治疗方案。早期或进展期的白癜风皮损可能出现部分脱色，和雀斑样表现或多色外观，在深肤色患者中被称为三色白癜风（trichrome vitiligo）。少数患者可见炎性边界（水肿、瘙痒和红斑）。而对于白癜风患者来说，碎纸样皮损（confetti-like lesions）可能提示预后不良，代表疾病快速进展，需要更加积极的治疗，以防止迅速发生的、潜在永久性的色素脱失[31]（图 123.8 和图 123.9）。近期出现的同形反应也被认为是疾病进展的证据[25]。

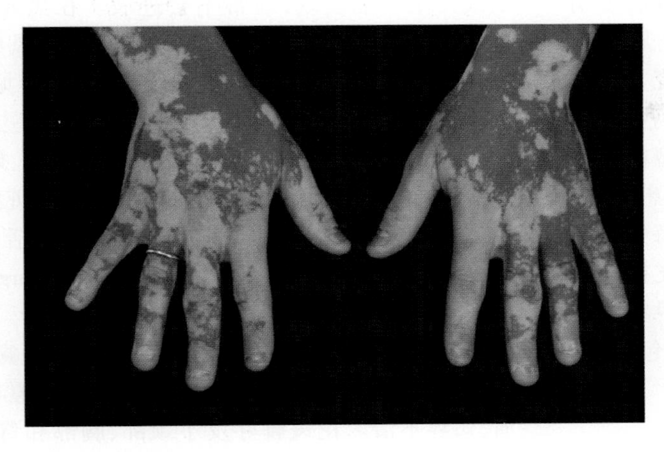

图 123.8　一名青春期女性手部的快速进展型白癜风的典型模式

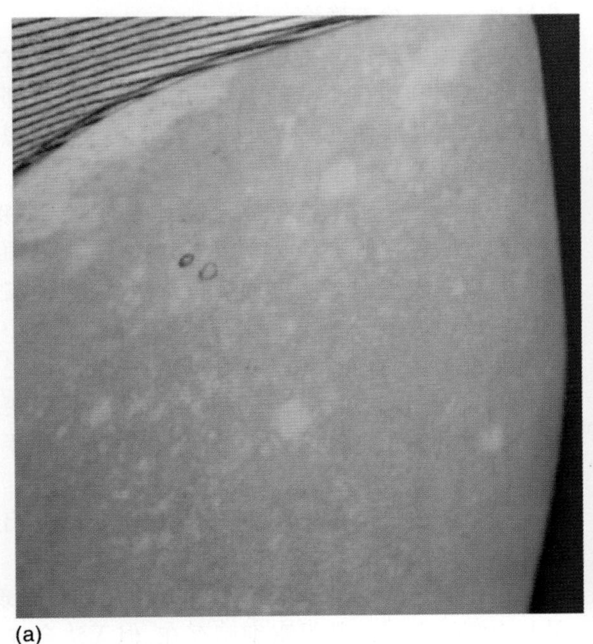

(a)　(b)

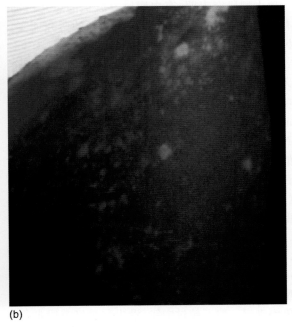

图 123.9　快速进展型白癜风患者的碎屑样皮损。(a)自然光下的表现。(b)黑光灯下的表现

复色

已知的有五种复色模式:毛囊周围型、边缘型、弥漫型、混合型和新近提出的中间斑点复色模式,一般出现在毛囊较少或缺如的部位如手掌和足底。Gan 等证实,在一项包含了 109 名儿童患者的队列研究中混合型复色模式最为多见[22]。

相关的皮肤情况

白癜风可发生在有特应性皮炎病史的儿童。对一项前瞻性研究的多变量分析发现特应性皮炎和特应性体质(atopic diathesis)常见于白癜风儿童中[32]。白癜风的位置可能对应湿疹的部位,但并非绝对。通常,即使在同一患者身上,这两种疾病有着相对独立的发展进程[32]。另一项对成人的研究证实,白癜风伴随特应性皮炎的患病率较高,并且有特应性皮炎病史者,病情更易进展[33]。在这种情况下,需要区分白癜风的色素脱失与继发于湿疹的炎症后色素减退及色素脱失。

相关疾病

白癜风患儿通常是健康的,但有时也会合并其他自身免疫性疾病和过敏性疾病,其中最常见的是甲状腺炎。在不同研究中,儿童白癜风患者伴有甲状腺功能异常的患病率从 0 到 14% 不等[29,34-37]。一些学者认为甲状腺功能异常的程度随年龄增长而加重,但另一方面,Kakourou 等发现甲状腺功能异常与以下因素并无关联:实际年龄、发病年龄、平均病程、临床分型、自身免疫疾病/甲状腺疾病的家族史或性别[38]。Ezzedine 等发现,青春期前、后发病的白癜风与甲状腺疾病的关联并无差异[32]。

与白癜风有关的其他自身免疫性疾病包括:斑秃、糖尿病、艾迪生病(Addison disease)及自身免疫性多腺体综合征。这些疾病的患病率极低(总共 1.3%~7.6%)。

在白癜风患儿中可检测到抗核抗体,这可能表明儿童白癜风的自身免疫状态。一项研究[23]显示有4.8%的患儿抗核抗体阳性,然而另外两项研究显示阳性率为0[24,26]。在临床实践中,对是否需要进行相关的自身免疫筛查尚未达成共识;但对于非节段型白癜风患者,尤其是有明确自身免疫性疾病家族史的患儿,应进行常规的甲状腺功能筛查。有些学者建议每年对甲状腺功能进行评估[35],但目前尚无充足依据支持此观点。对甲状腺功能正常的患者,如检测到抗甲状腺抗体,应进行内分泌方面的随访。其他基础检查包括:全血细胞计数、空腹血糖和抗核抗体检测。

家族背景

一项大型研究表明,有白癜风家族史的患儿可能比没有家族史的更早发病[39]。几项不同的研究证实,白癜风患者中自身免疫性疾病的家族发病率从3.3%到27.3%不等[26,40-41]。相对于成年白癜风患者,儿童白癜风患者中免疫异常的家族史更为常见[42]。法国的一项多中心研究发现,在儿童节段型白癜风(segmental vitiligo,SV)和非节段型白癜风(nonsegmental vitiligo,NSV)患者中,发生家族性自身免疫性疾病的比例是相似的[36]。

目前白癜风和家族特应性体质的相关性常被忽略,这在儿童白癜风门诊中较为常见。这一相关性已在大型研究[32,43]中得到证实,全基因组相关性研究也表明,所谓"特应性"和白癜风之间可能有相同的易感基因,如胸腺基质淋巴细胞生成素(thymic stromal lymphopoietin,TSLP)[44]。

节段型白癜风

单侧皮损一般不越过中线,沿皮肤神经节段走行,归类为节段型白癜风。相对成人,节段型白癜风在儿童更为常见[29,40]。而在不同的病例报道中,儿童节段型白癜风的患病率有较大差异,从4.6%到32.5%不等。头部最常受累。Mazereeuw-Hautier等对节段型和非节段型白癜风的特征进行了比较[36]:仅在非节段型患者中发现了甲状腺功能异常和皮损周围的色素沉着边界。此外,儿童患者中非节段型比节段型更易出现晕痣(20% vs. 12%)。

鉴别诊断 如果白癜风不典型,在儿童患者中则需排除其他相关的色素减退性疾病。白癜风是一种后天获得性疾病,而非先天性疾病,因此确定色素脱失斑的发病年龄很重要。此外,白癜风一般表现为色素完全脱失,三色白癜风或疾病早期除外。

本病主要与炎症后色素减退和无色素痣鉴别。无色素痣是单发的大片状色素减退或色素脱失斑,其间有正常皮肤的色素岛,一般生后即有,也可于婴儿期或儿童早期发现;通常不会进展。在黑光灯下,无色素痣不会出现增强表现,这一点与白癜风典型的亮白色荧光不同。活检时,无色素痣中可见到黑素细胞。

本病还需与花斑癣、白色糠疹、斑驳病、硬化萎缩性苔藓、结节性硬化症、硬皮病和系统性红斑狼疮相鉴别。其他会引起遗传性色素减少的原因包括Waardenburg综合征、Menkes综合征、Ziprkowski-Margolis综合征、Griscelli综合征和各种形式的白化病。

花斑癣以色素减退斑为特征,与早期白癜风相似,鉴别要点是色素减退,而非色素脱失,表面覆有细小鳞屑,边界不清。花斑癣好发于颈部、胸部和背部,可做皮肤刮屑真菌检查确诊。

白色糠疹是另一种色素减退性疾病,也有皮损表面细小鳞屑和边界不清的表现,主要位于面颊部和上臂、股部,有特应性皮炎病史的患者好发。儿童患者中常见白色糠疹与白癜风并发。

斑驳病是一种常染色体显性遗传的遗传性疾病,以局部皮肤色素脱失伴色素沉着为特征,常见额部白发。其皮肤表现在某些方面与白癜风类似;但皮损在出生时或生后不久即可见到。斑驳病白斑的大小和部位基本稳定,尽管随年龄增长白斑边缘会出现轻微变化,即出现中心和边缘区域的复色现象。其病变几乎总是位于身体正面,并有典型的分布模式。常伴有家族史。

与结节性硬化有关的叶状白斑(ash leaf)是出生时或新生儿期出现的色素减退斑。

白化病是一种遗传性疾病,通常生后即可发现,不易与白癜风混淆。其黑素细胞存在,但无法合成黑色素。白斑可累及全身,包括头发和眼睛。患者会出现明显的眼部异常如眼球震颤、斜视和视力低下。

有两种罕见综合征的临床表现中会出现白癜风样皮损,即Vogt-Koyanagi-Harada综合征(葡萄膜炎、脑脊髓炎、听觉障碍、脱发、白发和白癜风)和Alezzandrini综合征(节段型白癜风伴同侧葡萄膜炎和部分视力丧失)。硬皮病与白癜风较易区分,但需注意的一点是其可能出现炎症后色素减退,其白斑常有碎纸样改变。各种类型的红斑狼疮也可引起色素脱失。白斑最常见于盘状红斑狼疮,皮损处表现为表皮全层萎缩。蕈样肉芽肿、结节病、麻风和梅毒在儿童中很少发生,但可出现类似白癜风的表现,需做皮肤活检和相关的特殊检测。对于来自全球特定流行区域的患者,麻风应列入白癜风的鉴别诊断。

预后 监测疾病活动度,即进行临床观察并记录原有脱色区域的发展和有无新发皮损出现。无常规的血液

检测指标。目前对儿童期白癜风的自然病史和演变缺乏相应研究。Mazereeuw-Hautier 等对 114 名白癜风婴幼儿进行了约 1 年的随访，其中只有 5.5% 缓解[36]。一项对 208 名儿童患者进行的回顾性病例研究显示，早发性(<3 岁)白癜风患者比晚发性(3~18 岁)患者更易出现 10% 以上的体表面积受累和新发皮损。然而，早发组和晚发组的复色率没有明显差异，这说明其对治疗的反应是类似的[45]。在白癜风发生或进展之前，通常有诱发因素如精神或身体上的压力。

治疗 目前对白癜风的治疗较为困难，尚无确切有效的疗法[46-47]。对儿童患者的管理与成人区别不大，主要考虑治疗的可行性和美观需求。而其主要区别在于父母的行为和应对疾病的方法，尤其是有白癜风家族史的家庭。一个尚未解决的重要问题是：早期积极治疗对儿童严重快速进展型白癜风的转归是否有影响。避免白癜风患者治疗不足至关重要，因为早期干预有助于防止皮肤黑素细胞的不可逆损伤。

治疗效果因方法不同和个体差异有很大区别，很少能达到完全复色。因此，白癜风的治疗目的是稳定皮损的脱色进程，并达到一定程度的复色。在疾病进展期反复皮肤摩擦或压力会促进黑素细胞的丢失。所有的治疗方法都需要充足的时间让黑素细胞增殖并迁移至脱色区，一般至少 3 个月，并且要跟进后续治疗。目前已明确，必须早期治疗以延缓疾病进展，局部或系统使用抗炎药物联合光疗是同时实现稳定病情和复色的最佳选择[10]。

无毛皮肤(没有毛囊的皮肤)和覆有白色毛发的皮肤缺乏毛囊的黑素细胞储备，因此治疗后复色效果较差。因此明确脱色区域的毛发颜色，即保持原色还是变白十分重要。某些部位如唇部、乳头、外生殖器、眼睑和肢体远端对治疗的反应欠佳。而曝光部位皮肤如面部，尤其眼周治疗反应较好。

白癜风有多种治疗方法，包括局部和系统药物治疗、光疗和手术治疗。儿童患者通常到 6 岁左右上小学时才有治疗需求，但早期对自我形象的危害可能未被发现。如前所述，无论何种类型的白癜风都应进行早期干预，以限制疾病进展。然而，应仔细考虑治疗的获益风险比，如局部治疗所需的时间，或更重要的是，是否可使用光疗。

局部外用糖皮质激素

局部外用强效糖皮质激素是治疗面部以外的局限型白癜风最常用的方法。约有 15%~30% 的患者会出现药物副作用[48]，但可通过间断使用来避免其发生(例如每月使用 2 周)。

免疫调节药物

他克莫司是一种免疫抑制/免疫调节药物；这种局部制剂已获批准用于治疗特应性皮炎，但目前尚未获批准用于治疗白癜风。在治疗儿童白癜风的研究中表明，超过 60% 的病例出现了不同程度的复色[49-50]。在一项对局部他克莫司治疗 22 名成人和 20 名儿童白癜风疗效的评估研究中，儿童疗效较成人更佳。病程少于 5 年者，治疗反应相对较好[51]。这种治疗方法适用于面颈部，尤其是眼周，因为相对于外用强效激素，他克莫司不会有皮肤萎缩或影响眼压的风险。Ho 等在一项双盲、随机、安慰剂对照试验中，显示他克莫司(0.1%)和丙酸氯倍他索(0.05%)两种方法在儿童白癜风治疗中具有相似疗效，面部皮损比非面部皮损见效更快[52]。

吡美莫司也被研究用于儿童非节段型白癜风的治疗，单用或联合窄谱紫外线 B(narrow-band ultraviolet, NB-UVB)使用均有效[53-54]。

实际上，一些研究和综述表明，局部使用钙调神经磷酸酶抑制剂可以增强紫外线光疗的效果。根据近期系统性回顾研究和荟萃分析显示，外用他克莫司联合准分子光治疗局部白癜风比单独使用准分子光更加有效[55]。另一项研究评估了 20 名儿童患者(4~14 岁)中局部外用他克莫司联合 NB-UVB 治疗的效果，结果显示联合治疗比单用 UV 光疗的复色效果更好[56]。

光疗

局部使用糖皮质激素和钙调神经磷酸酶抑制剂联合 NB-UVB 或准分子光疗效果最佳[56]。下面讨论常用的光疗方案。

- **光化学疗法(PUVA；补骨脂素+长波紫外线 UVA)和局部补骨脂素加 UVA(局部 PUVA)** 由于安全性、来院就诊的烦琐性和严格避光的原则，此类方法已不再建议使用[56]。
- **NB-UVB 光疗 TL-01(311nm)** 目前是许多国家的标准治疗，通常每周治疗 2 次。根据已发表的研究，半数以上的儿童患者治疗 6~12 个月后，超过 75% 的受累皮肤出现复色[49,57-58]。治疗反应与病变位置有关：面颈部效果最好，而躯干和四肢近端出现中等程度的复色。四肢末端、骨隆突部位和毛囊密度较低的部位很难复色。这种治疗对改善儿童患者的生活质量有积极作用，不良反应是有限和短暂的。相比 PUVA 疗法，长期 NB-UVB 治疗诱发皮肤癌的风险更低，尽管这种风险是一些临床医生决定避免采用这种方法治疗的原因之一。在临床实践中，问题是在患者居住地附近使用 UVB 治疗的可行性，这也鼓励指导家庭光疗的使用[59]。对儿童患者来说，如治疗 6 个月仍未见反应，则不建议进一步治疗，或限于特定区域治疗。
- **准分子激光** 308nm 氯化氙准分子激光是单波长激

光的靶向光疗。与 NB-UVB 相比，相对少的治疗次数和较短的治疗时间即可获得令人满意的复色程度。Cho 等发现，在 30 名儿童患者的 40 处白癜风皮损中，56.7% 出现了可接受的复色效果(>50%)，面颈部效果更佳。平均疗程在头颈部是 7.7 个月，下肢是 9.7 个月[60]。在成年患者中使用准分子灯治疗也有类似效果。另一项研究表明钙泊三醇联合自然光治疗也有益处[61]。

系统糖皮质激素治疗

系统糖皮质激素治疗可诱导儿童白癜风复色。在一项研究中，81 名白癜风患者(包括成人和婴幼儿)接受了为期 5 个月的治疗，治疗初期，患者首先口服泼尼松龙(0.3mg/kg)，每日 1 次；随后减量。其中抑制病情进展和出现复色的比例分别是 88% 和 70%。治疗的副作用很小，且不影响治疗进程[62]。小剂量激素口服系统治疗在大多数情况下可有效阻止疾病进展，例如，像成人患者那样，每周末口服甲泼尼龙 8mg(<30kg)或 16mg(>30kg)，持续 3~6 个月；并且从安全角度讲，这种方案优于连续治疗方案。

移植疗法

目前已有几种自体黑素细胞移植的方法，用于治疗稳定的(至少 1~2 年)和治疗抵抗的(至少 6~12 个月)小面积皮损[63]。对于节段型白癜风或口唇-肢端型(累及唇、手、足、指)患者，移植方法疗效较好，远期预后良好。此类方法不适用于 12 岁以下的儿童，或在青春期后考虑。手术过程会有痛苦，并会在移植愈合时短期影响日常活动。

避光

日晒是有益的，可刺激黑素细胞生长和迁移，但必须建议患者家庭小心日晒，确保患儿不被晒伤，因为这会引起同形反应，也会增加皮肤癌的风险。笔者建议，在强烈日光暴露时使用高防晒系数(sun protection factor，SPF)的防晒霜(SPF≥50)；在轻-中度日光暴露时使用指数较低的防晒霜(SPF 15~25)。虽然白癜风皮肤已经丧失了色素，但并不像想象那样有容易晒伤和发生皮肤癌的高风险。近期研究数据表明，白癜风患者具有更好的免疫监视[64-65]。

美容遮盖

对于较年幼的白癜风患儿，使用化妆品遮盖的效果并不理想，因为玩耍时很容易被蹭掉。但对于年长的儿童来说，此类方法在心理方面有一定帮助，尤其面部受累时。

选择治疗方法

对于所有儿童白癜风患者，均应评估其对美容毁损的看法，以及疾病对于儿童社交的影响。也需询问父母对于疾病对儿童个人发展影响的担心。尤其对于肤色较深的患者，白癜风可能会引起更明显的外形损害，而严重影响生活质量。需告知患者和父母所有可行的治疗方案、预期反应和副作用。同时需告知家长皮肤可能出现自发复色，任何治疗都要至少 2~3 个月才会看到明显改善。开始治疗前也应仔细评估患儿的风险与受益比。

对于局限型患者，首选外用糖皮质激素治疗，外用他克莫司是另一种选择，尤其面颈部皮损。这两种方法联合紫外线光疗效果更佳(日光疗法或家庭光疗都是很好的选择)。当患者出现较广泛的皮损时，可考虑光疗，TL-01(NB-UVB)是首选的光疗方式，尤其是 12 岁以下的儿童患者。

(杨潇 译，李萍 包婷婷 罗晓燕 校)

参考文献

见章末二维码

第124章 白化病

Fanny Morice-Picard, Alain Taïeb

摘要

正常皮肤的色素沉着取决于黑素细胞内有效的黑色素合成及黑素小体的成熟，黑素小体转移到邻近的角质形成细胞并伴随角质形成细胞的终末分化而降解。在黑素细胞发育过程中或发育成熟后，已知有数百个基因直接或间接地作用于色素细胞谱系，调控哺乳动物的皮肤、毛发和眼睛色素沉着的类型或模式。其中，眼皮肤白化病是一种罕见的遗传性疾病，表现为皮肤、毛发和眼睛的色素减少或脱失，以及合并由于缺乏黑色素生物合成引起的眼科疾病。眼皮肤白化病是一种临床和遗传异质性疾病，迄今为止共发现7个致病基因或位点。此外，白化病还存在可以影响其他脏器正常功能的多种综合征形式，可分为赫曼斯基-普德拉克(Hermansky-Pudlak)综合征、白细胞异常色素减退综合征和Griscelli-Pruniéras综合征。根据临床的严重程度分级管理，正确的诊断对制订随访计划非常重要。

要点

- 眼皮肤白化病是一种伴有眼发育异常的色素沉着障碍疾病。
- 色素减少程度不一，从完全缺乏色素到正常色素沉着。
- 热带国家有日光暴露的患者中皮肤癌的发病率高。
- 白化病综合征形式的准确诊断有利于其后续随访。

第二十六篇

引言

正常皮肤的色素沉着取决于黑素细胞内有效的黑色素合成及黑素小体的成熟，黑素小体转移到邻近的角质形成细胞并伴随角质形成细胞的终末分化而降解。在黑素细胞发育过程中或发育成熟之后，已知有数百个基因直接或间接地作用于色素细胞谱系，调控哺乳动物皮肤、毛发和眼睛的色素沉着的类型或模式。其中，眼皮肤白化病(oculocutaneous albinism, OCA)是一种罕见的遗传性疾病，包括皮肤、毛发和眼睛的色素减少或脱失以及由于缺乏黑色素生物合成而引起的眼科疾病等症状[1]。OCA定义起初是基于临床，逐步转变为基于已识别的致病基因的分子分类(OCA1~7型，表124.1)。OCA是一种遗传异质性疾病，最初已知四种OCA类型，而最近另外三种新的类型已被报道：*TYR*基因与OCA1型有关，*OCA2*基因与OCA2型有关，*TYRP1*基因与OCA3型有关，*SLC45A2*基因与OCA4型有关，*SLC24A5*基因与OCA6型有关，*C10orf11*基因与OCA7型有关[2-9]。OCA5型与4q24位点有关，但致病基因仍有待确认。

表124.1 不同类型白化病及相关基因的概述

白化病：黑色素合成缺陷			
OCA1A	AR	*TYR*	皮肤和毛发的色素缺失，不会晒黑(OCA1A)。部分白化病，毛发随着年龄增长变黑(OCA1B)
OCA2	AR	*OCA2*	在黑人中很普遍，随着年龄的增长，头发从金色变化到红棕色，雀斑
OCA3	AR	*TYRP1*	黑人红褐色白化病
OCA4	AR	*SLC45A2*	类似OCA1型，在日本更常见
OCA5	AR	Unknown	巴基斯坦的一个家系
OCA6	AR	*SLC24A5/NCKX5*	中国的一个家系和欧洲的五个家系
OCA7	AR	C10orf11	法罗白化病
OA1	XLR	*GPR143*	孤立性眼白化病

续表

溶酶体生物合成和转运缺陷，包括黑素小体			
Hermansky-Pudlak 综合征			
HPS1	AR	*HPS1*	眼睛、毛发和皮肤色素减少，容易瘀伤和出血倾向，肺间质纤维化，肉芽肿性结肠炎
HPS2	AR	*AP3B1*	
HPS3	AR	*HPS3*	
HPS4	AR	*HPS4*	
HPS5	AR	*HPS5*	
HPS6	AR	*HPS6*	
HPS7	AR	*DTNBP1*	
HPS8	AR	*BLOC1S3*	
HPS9	AR	*BLOC1S6*（圣骑士）	
HPS10	AR	*AP3D1*	
Chédiak-Higashi 综合征	AR	*CHS1/LYST*	部分白化病（金发，白皙的皮肤）伴有免疫缺陷（化脓性感染、噬血细胞综合征）和小脑综合征
Griscelli 综合征			
GS1	AR	*MYO5A*	银灰色头发，白皙皮肤，神经系统缺陷
GS2	AR	*RAB27A*	银灰色头发，白皙皮肤，免疫系统缺陷
GS3	AR	*MLPH*	银灰色头发，白皙皮肤

此外，白化病还有可以影响其他脏器正常功能的多种综合征形式，具体可分为 Hermansky-Pudlak 综合征（HPS1-9）、Chédiak-Higashi 综合征（CHS1）、Griscelli-Prunieras 综合征（GPS）[10-12]。

眼皮肤白化病（OMIM #606952）

流行病学和发病机制 OCA 是世界范围内最常见的一种弥漫性色素减退性疾病，其患病率约为 1/20 000，各大洲之间患病率差异很大。OCA1 是在全世界发病率最高的一种类型，OCA2 在非洲患者中发病率最高且在西非的一些人群中发病率高达 1/1 100。

OCA 是由黑色素生物合成不足引起的，但黑色素细胞的分布正常。黑色素生成减少导致皮肤对紫外线敏感性增加，是患者更易患皮肤癌的原因。与白化病相关的眼部异常不仅是由于缺乏黑色素，还是缺乏左旋多巴（一种黑色素合成的中间早期代谢物）的结果，左旋多巴已被证明是使视网膜和视觉发育正常进行的必要物质条件[13]。

OCA1 是由编码酪氨酸酶的 *TYR* 基因突变所致[14]。酪氨酸酶活性完全缺乏导致 OCA1A 型，而部分活性缺乏导致 1B 型[15]。一些 1B 型 OCA 患者在毛发和皮肤色素沉着方面表现出差异，在身体较凉的区域可有深色毛发，这种现象与这些病例中存在潜在的对温度敏感的基因突变有关。已经证明，小鼠 *Tyr* 基因突变导致 Tyr 蛋白保留在内质网中，随后发生早期降解。

OCA2 是由编码 P 蛋白的 *OCA2* 基因突变引起的，P 蛋白是一种对黑色素生物合成和酪氨酸酶等其他黑色素体蛋白的加工和转运具有重要意义的跨膜蛋白。OCA2 还可能在维持黑素小体酸性 pH 值中发挥了部分作用。

TYRP1 的突变是 OCA3 的病因。该基因编码的蛋白质催化 DHICA 单体氧化成真黑素，同时也起到稳定酪氨酸酶的作用。它不是生成褐黑素所必需的，这解释了后者在 OCA3 型患者皮肤和毛发中的蓄积[4]。

OCA4 是由 *SLC45A2* 突变所致，该突变编码膜相关转运蛋白（membrane-associated transporter protein，MATP），是黑素小体中的一种膜转运蛋白[5]。OCA6 是由 *SLC24A5* 的突变引起，编码一种膜相关转运蛋白（NCKX5）。这种蛋白质参与了黑素小体的正常成熟[8]。

OCA7 是由 *C10orf11*[6] 的突变引起的，动物研究认为该突变与黑素细胞的分化有关。

临床特征 皮肤、毛发和眼睛的色素弥漫性减少，但程度因白化病的类型而异。所有类型的 OCA 和眼白化病都有相似的眼部表现，包括不同程度的先天性眼球震颤、虹膜色素减退导致虹膜半透明、视网膜色素上皮色素沉着减少、中心凹发育不全、视力下降（通常在 20/60～20/400）和屈光不正，有时还会出现不同程度的色觉障碍[16]。

畏光可能会很突出。裂隙灯检查可见虹膜半透明。一个特征性的发现是视神经错位，包括视交叉中的纤维过度交叉，导致斜视和立体视觉下降[17]。单眼视觉诱发电位可显示纤维的异常交叉[18]。无神经错位则可排除白化病的诊断。

临床变异　在严重的 OCA1A 类型中，色素完全脱失，表现为白色毛发和粉红色皮肤（图 124.1）[19]。不易晒黑。痣是无色素的。视力损害严重，伴有眼球震颤、畏光和屈光不正。

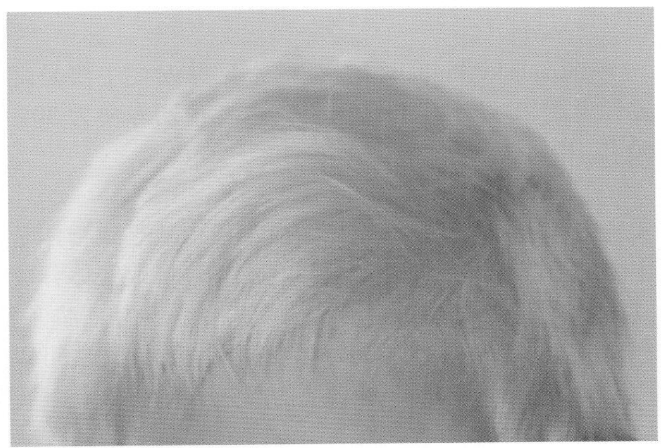

(a)

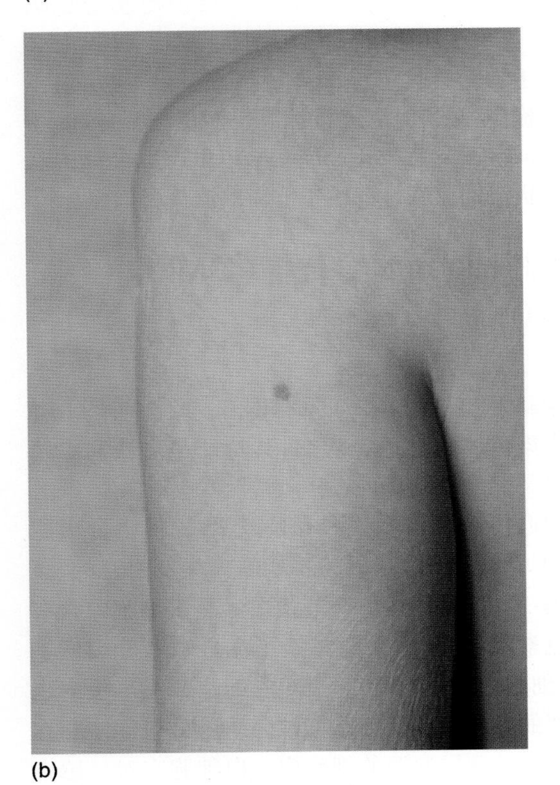

(b)

图 124.1　眼皮肤白化病 1 型患者：白色毛发（a）及无色素的色素痣（b）

在最初被描述为酪氨酸酶阳性的其他类型中，色素脱失程度不一，并且受患者的光照类型影响。随着年龄的增长，色素可增加（图 124.2）。随着年龄的增长，患者会出现深棕色雀斑，尤其是在光暴露区域。视力可随着年龄增长有所改善，眼球震颤也可能会减轻。

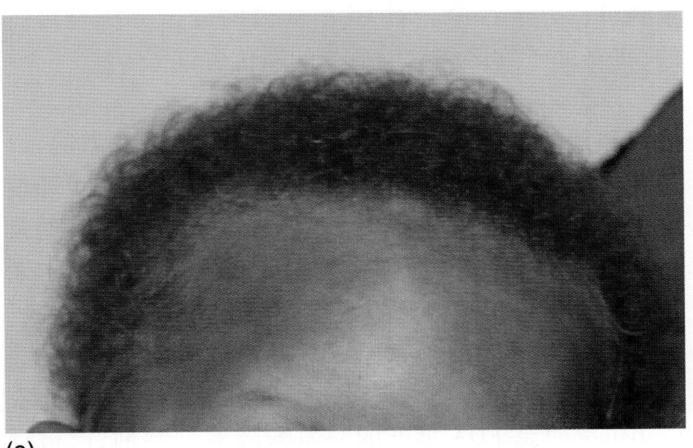

(a)

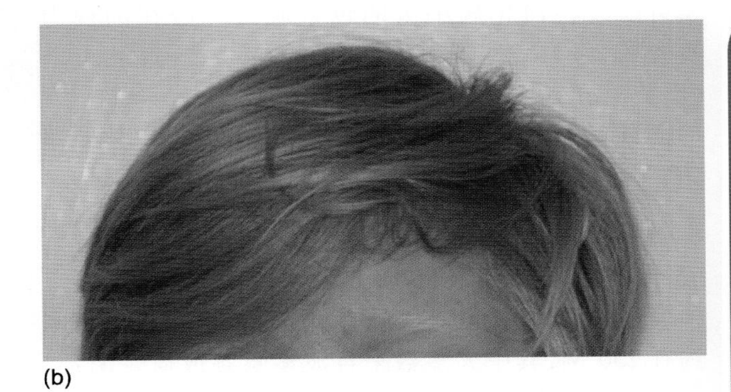

(b)

图 124.2　眼皮肤白化病 2 型患者：非洲人的黄发（a）和白人的黄发（b）

红褐色白化病（OCA3）最初是在 *TYRP1* 突变的非洲患者中发现的，但最近的分子诊断表明它并不局限于非洲人群[4,20-21]。

与普通人群相比，OCA 患者的寿命不受限制，医学问题通常也不会增加。皮肤癌可能会发生，应该定期进行常规皮肤检查。发育和智力均正常，同时生育能力也正常。OCA 患者的皮肤癌发病率增加，尤其是棘细胞癌（spinous cell carcinoma），它是非洲眼皮肤白化病 2 型（OCA2）患者的死亡原因之一[22]。黑色素瘤较少见[23]。

鉴别诊断　眼白化病的存在排除了大量色素减少相关的疾病。具有眼部和皮肤色素减退的情况，应考虑的诊断包括组氨酸血症、高胱氨酸尿症、苯丙酮尿症以及 Cross 综合征和 Tietz 综合征。OCA 必须与 OCA 综合征相鉴别。

实验室检查 OCA的诊断是基于皮肤和毛发色素减退的临床表现。眼科检查应包括视网膜光学相干断层扫描检查,显示中心凹发育不全[24-25]。电生理检查可显示视神经错位,导致斜视和立体视觉受损[26]。

皮肤电镜检查可见毛球黑素细胞黑素小体发育异常,其进展不超过Ⅱ期,提示黑色素缺乏[27]。为了确定基因缺陷和OCA亚型,有必要对OCA亚型之间的临床重叠进行分子诊断。对OCA基因的分子分析是可行的,将有助于确诊和给予适当的遗传咨询[21]。

治疗和预防 无有效的治疗方法。防晒是必需的,以避免皮肤晒伤和皮肤癌,特别是生活在强紫外线环境中的患者。必须尽早转诊给眼科医生。视力下降通常用矫正镜片来治疗,而斜视则需要佩戴眼罩或手术矫正。墨镜对保护眼睛和防止畏光很重要[16]。左旋多巴(*L*-DOPA)是黑色素生物合成的中间产物,已在白化病患者身上试验,但未发现视力得到改善[28]。尼替西农(nitisinone)是FDA批准的酪氨酸降解抑制剂,已被证实可以改善白化病小鼠的色素脱失和潜在的视力丧失[29]。

Hermansky-Pudlak 综合征(OMIM # 203300)

流行病学和发病机制 Hermansky-Pudlak综合征是一种罕见的OCA,与出血体质有关[30-31]。已报告的病例约有250例,其中大多数来自波多黎各或荷兰南部。分子分类法目前被普遍认可,可以识别该疾病的9种临床遗传亚型(见表124.1)。除了在波多黎各,这种疾病罕见。该病是由于溶酶体相关细胞器的生物起源异常,包括黑素小体成熟受损,血小板中无致密体[31]。Hermansky-Pudlak综合征与10个不同基因的突变有关:*HPS1*(1型)和*HPS4*(4型)编码BLOC3溶酶体复合物的组成成分,这对溶酶体相关细胞器的正确形成至关重要;*AP3B1*(2型)编码AP3复合物的一个亚基,负责介导蛋白质结合到溶酶体;*HPS3*(3型)、*HSP5*(5型)和*HSP6*(6型)都是编码BLOC2的组件;而*DTNBP1*(7型)、*BLOC1S3*(8型)、*BLOC1S6*(9型)和*AP3D1*(10型)编码的BLOC1组件都是正常黑素小体成熟所必需的[32-40]。

临床特征 该综合征的所有亚型都有共同的临床表现,包括眼睛、毛发和皮肤的色素减少,容易瘀伤和出血倾向,以及间质性肺纤维化和肉芽肿性结肠炎(图124.3)[31]。

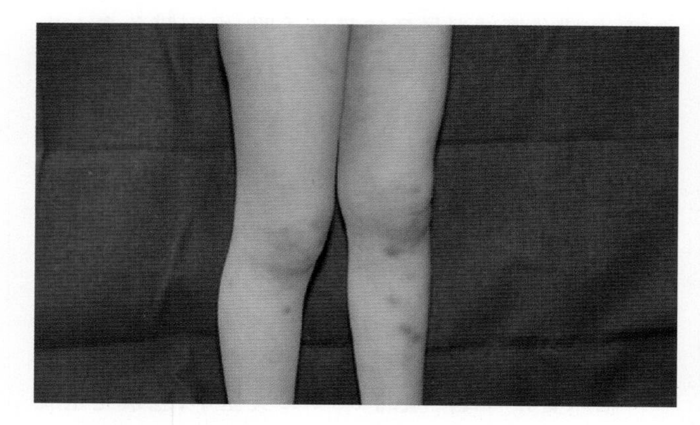

图124.3 一例2岁的Hermansky-Pudlak综合征4型患者的挫伤表现

Hermansky-Pudlak综合征的常见并发症主要是继发性出血、肺纤维化和结肠炎。患者预期寿命为30~50年。

实验室检查 电子显微镜显示血小板中缺乏致密体是主要的诊断标准。此外,在刺激血小板后,致密体释放其内容物,包括二磷酸腺苷、三磷酸腺苷、5-羟色胺、钙和磷酸盐,可以进一步吸引其他的血小板,此方法可以用于Hermansky-Pudlak综合征的筛查[10]。

治疗和预防 无有效的治疗方法。保护皮肤避免晒伤,矫正屈光不正和使用低视力辅助工具是OCA所必需的。对于肺纤维化的检测和评估,成年后应定期进行肺功能检测,必要时应进行计算机断层扫描(computed tomography,CT)。对Hermansky-Pudlak综合征的基因分子分析有助于确诊并给予适当的遗传咨询[10]。

Chédiak-Higashi 综合征(OMIM # 214500)

流行病学和发病机制 Chédiak-Higashi综合征是一种罕见的常染色体隐性遗传疾病,其特征是皮肤和眼睛色素减退及免疫缺陷,可能还伴有神经症状[10]。

这种遗传缺陷涉及多种细胞类型的膜结合细胞器,是由*CHS1*(LYST)基因的功能缺失突变引起的,该基因编码一种溶酶体运输调节蛋白。黑素细胞内含有巨大的色素颗粒,是由大的黑素小体自噬和分裂产生的,提示细胞内的退行性变[41]。白细胞和血小板中也存在类似的颗粒和其他细胞器缺陷。胞质包涵体存在于多种神经外胚层起源的细胞中。白细胞在对抗感染方面有缺陷,如果患有这种疾病的儿童在婴儿期存活下来,之后他们通常会死于恶性淋巴瘤。

临床特征 患者皮肤白皙，具有苍白的视网膜及半透明的巩膜。符合 OCA 的临床诊断标准并且有化脓性感染病史的患者应高度怀疑 Chédiak-Higashi 综合征。感染后中性粒细胞减少更倾向该诊断[42]。神经系统症状（如进行性智力下降、脑神经麻痹、深部肌腱反射减弱、震颤和步态异常、癫痫发作）可在儿童期至成年早期的任何时候出现[43]。轻症者已被报道与基因型表型相关。基因的功能丧失突变与严重的儿童期早发形式有关[44]。对应于噬血细胞性淋巴细胞组织细胞增生的加速期，在任何年龄的人中都有 85% 的发生率，一旦出现，往往是致死性的[42-43]。

实验室检查 一线诊断性检测是白细胞中有过氧化物酶阳性巨大内含物[44]。光学显微镜观察毛发内含有色素团。

治疗和预防 对 Chédiak-Higashi 综合征唯一根治方法是骨髓移植[45]。也有 1 例经利妥昔单抗和环孢素联合治疗后完全缓解的报告[46]。

Griscelli-Pruniéra 综合征 Ⅰ 型（OMIM # 214450），Ⅱ 型（OMIM # 607624）和 Ⅲ 型（OMIM # 609227）

流行病学和发病机制 Griscelli-Pruniéras 综合征是一种罕见的常染色体隐性遗传疾病，与色素减退和毛干中存在的大团块色素有关，并伴有原发性神经功能障碍或严重的免疫功能紊乱[47]。所有与 Griscelli-Pruniéras 综合征相关的基因改变都会导致黑素小体转运障碍，从而导致黑素小体在黑素细胞中的异常积聚。Griscelli-Pruniéras 综合征 Ⅰ 型是由编码 myosin 5a 的 *MYO5A* 基因突变导致的[48]。Ⅱ 型是由 *RAB27A* 突变所致，Ⅲ 型则是由编码黑素亲和素的 *MLPH* 基因突变或 *MYO5A* 基因中的特定缺陷引起的[12,49]。

临床特征 1978 年，Griscelli 和 Pruniéras 描述了两名毛发和皮肤部分白化的患者，经常发生化脓性感染和急性发热、肝脾大、中性粒细胞减少和血小板减少[47]。皮肤表现包括毛发的色素异常，可分为银灰色、银色、灰金色或灰白色[9]。神经系统受累是一个显著特征。除色素减退外，还有免疫缺陷，患儿易发生反复化脓感染。存在低丙种球蛋白血症和细胞介导的免疫缺陷，伴有淋巴组织细胞增生和血液吞噬。Griscelli-Pruniéras 综合征患者易出现类似于 Chédiak-Higashi 综合征的“加速期”的表现[9]。

临床变异 Griscelli-Pruniéras 综合征 Ⅰ 型患者有原发性中枢神经系统功能障碍，Ⅱ 型患者通常发生噬血细胞性淋巴组织细胞增生症，Ⅲ 型患者只有部分白化病[12,48-50]。

银发患者的鉴别诊断主要包括 Griscelli-Pruniéras、Chédiak-Higashi 和 Elejalde 综合征。Elejalde 综合征以常染色体隐性遗传方式遗传，其特征是色素减退、银灰色毛发和神经缺陷[51]。一些学者认为，这种疾病实际上可能与 Griscelli-Pruniéras 综合征 Ⅰ 型相同。

实验室检查 Griscelli-Pruniéras 综合征的特征是发干中存在大量的色素团[52]。

治疗和预防 没有具体的治疗方法。Griscelli-Pruniéras 综合征已经通过骨髓移植成功治疗[53]。

Cross 综合征（OMIM # 257800）

Cross 综合征是“银发”综合征之一，其特征是泛发性色素减退，伴有眼部异常、精神和躯体发育迟缓、共济失调和痉挛[54]。在阿米什、吉普赛家族和南非人群中报道了约有 10 例 Cross 综合征病例。它是一个常染色体隐性遗传病[54-55]。缺陷的基因仍有待鉴定。出生即有明显色素缺失和眼部缺陷。色素减退类似于白化病；血液中酪氨酸水平正常，浅色头发在酪氨酸溶液中显色不佳。眼部缺陷包括小眼、小而不透明的角膜和不自主的眼球震颤。痉挛发作迅速，精神和躯体发育迟缓[55]。

（葛宏松 张成 曹婷婷 董瑛 吴健平 张莉 郑璐瑶 译，李萍 陈静思 罗晓燕 校）

参考文献

见章末二维码

第二十六篇

第125章　其他色素减退性疾病

M. W. Bekkenk，A. Wolkerstorfer

摘要

皮肤色素减退常发生在儿童期，可表现为先天性或获得性，可泛发或局限。因色素减少可能是某些严重疾病（先天性）的早期征象，所以病史和全面的临床检查（包括黑光灯检查）非常重要。本章将讨论不同类型的先天性及获得性色素减退性皮肤病的临床诊断、病因学及治疗。

要点

- 先天性皮肤色素减退可能是多器官受累的表现，应特别注意视觉、听觉及神经系统症状。
- 孤立性节段性局部色素减少很罕见，且一般为无系统症状的无色素痣。
- 获得性皮肤色素减退的病因较多，且通常为潜在皮肤病的一个症状。
- 获得性皮肤色素减退的治疗主要针对潜在的皮肤问题。

引言

色素减退性皮肤病在儿童患者中常见。临床表现多样，从斑驳病的先天性泛发性色素脱失，到白色糠疹的获得性轻微且局限的色素减退。此外，色素减退的临床意义可以仅提示良性、单一的皮肤病，也可以是诊断复杂多系统疾病的关键线索。区别色素脱失（色素全部脱失）与色素减退（与正常皮肤比较，肤色变浅，但有色素存留）很重要也很简单。使用黑光灯观察则更容易区分，尤其是对肤色较浅的皮肤。对于皮肤广泛受累的病例，很难确定正常的皮肤颜色是更浅还是更深的皮肤。色素减退可为获得性或先天性，但不是所有的色素减退一出生就能显而易见被发现。呈节段性或沿 Blaschko 线分布的皮损通常提示先天性疾病，但也有例外，比如节段型白癜风。全面的病史与体格检查对诊断十分重要[1]。病史的要点包括发病年龄（先天性或获得性）、皮损的临床进程（稳定、缓慢进展或急性加重伴缓解）、家族史、主观症状（瘙痒、疼痛、麻木）、皮肤附属器（毛发、牙齿、甲的异常）及其他器官（视觉、听觉、骨骼、神经）。儿童色素减退性疾病概述见表 125.1，获得性局部性色素减退性疾病流程表如图 125.1 所示。

表 125.1　儿童色素减退性疾病概览

早发弥漫性	早发局限性	获得性弥漫性	获得性局限性
白化病[a]	斑驳病 Waardenburg 综合征 Tietz 综合征	营养不良 铜 硒	白癜风 非节段型 节段型 Vogt-Koyanagi-Harada 综合征[e]
先天性代谢异常 苯丙酮尿症 同型胱氨酸尿症[b] 组氨酸血症[b]	无色素痣/ 色素减退性镶嵌征 贫血痣 结节性硬化症（“叶状”损害）	色素失禁症晚期（色素减退期）	炎症后 湿疹/白色糠疹 慢性苔藓样糠疹 线状苔藓 蕈样肉芽肿 其他皮炎 感染后（麻风） 创伤后（氮） 硬化性苔藓/硬斑病 比尔贫血痣
遗传性皮肤病 Griscelli 综合征[c] Menkes 综合征[c] EEC 综合征[d]			

注：[a] 详见 124 章。
[b] 初发体征也会出现在大龄儿童。
[c] 伴有神经系统缺陷。
[d] 伴有骨骼缺陷。
[e] 伴随眼/耳/脑受累。

第二十六篇

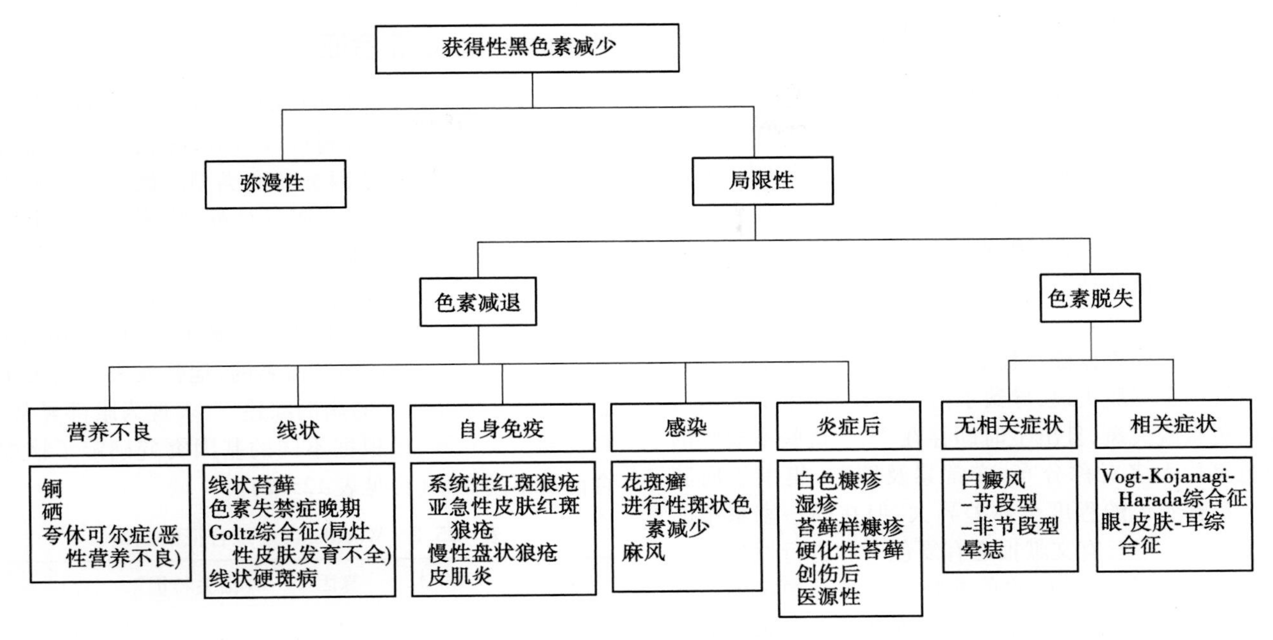

图 125.1　获得性局限性色素减退性疾病

参考文献 125.1

见章末二维码

先天性色素减退

引言

有几种遗传性疾病表现为皮肤色素减退：白化病（包括相关的 Hermansky-Pudlak、Chédiak-Higashi 和 Griscelli-Pruniéras 综合征，详见第 124 章）、Waardenburg 综合征、Tietz 白化病-耳聋综合征和斑驳病，均在出生时即表现为广泛的色素减退至脱失（白化病为泛发性）。伊藤色素减少症（hypomelanosis of Ito，HI）和色素失禁症（incontentia pigmenti，IP）色素减退区域广泛，但沿 Blaschko 线分布。HI 的色素减退出现早，通常生后即有，而 IP 的色素减退出现较晚（4 期），继水疱期、疣状期和色素沉着期后出现。结节性硬化症（tuberous sclerosis，TS）的色素减退，即所谓的“叶状白斑”，是这种遗传性疾病的早期特征。无色素痣与贫血痣大多为孤立、节段性的色素减退。

斑驳病

斑驳病是一种由 *KIT* 基因突变引起的罕见性常染色体显性遗传性疾病。临床特征为皮肤出现明显的对称性色素脱失斑，其中常伴色素沉着和特征性的额叶中部白发（图 125.2），这种皮损出生即存在，终生稳定，不同于白癜风。

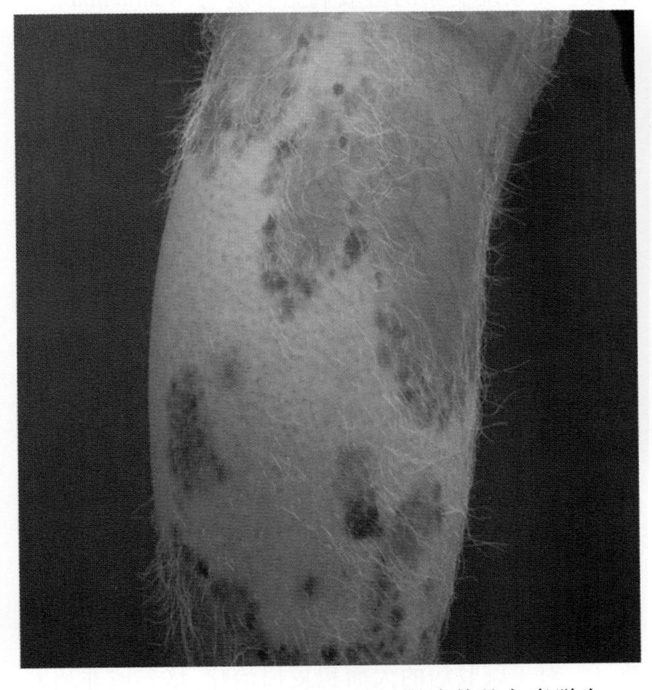

图 125.2　斑驳病。腿部可见界限清楚的色素脱失斑，边缘见不同程度的色素沉着斑。注意皮损内的白发

引言和历史　在远古时代，埃及、希腊和罗马等国家的作者曾观察到斑驳病，并描述了具有这种显著的皮肤和毛发表型的患者。因为该病是显性遗传，这种特征曾被作为一个家族的标志，导致了诸如 Whitlock 的姓氏产生。这个词可能源于中世纪的英语单词“Pied”，意指纹章中使用的对比色，也出现在弄臣及吟游诗人

的服饰上,如著名的哈梅林派吹笛手。

流行病学和发病机制 斑驳病患病率低于1/20 000,男女患病率一致[1]。斑驳病通常由于原癌基因*KIT*的酪氨酸激酶的结构域突变所致,最初由Giebel与Spritz报道[2]。目前已发现几种不同的突变位点,且会导致不同的表型。*KIT*基因编码一种与色素细胞发育有关的酪氨酸激酶受体。

临床特征和鉴别诊断 斑驳病的主要特征为前额或腹部中线的色素脱失斑,导致了白色额发、面中部及前腹部的色素脱失斑,且出生时即存在[3-4]。这些不规则的白色斑片大多对称分布,亦常累及四肢,集中于肘膝处。色素脱失的程度个体差异大,但在同一家系中的程度相似。尽管有文献报道有复色[5]和进行性色素脱失的病例[6],但斑驳病的色素脱失大多是稳定的。此外,色素脱失区域内常有正常皮岛或比正常肤色更深的区域,正常皮肤上可见表现为色素沉着斑的咖啡牛奶斑。无系统受累的斑驳病患者应与Waardenburg综合征鉴别,后者与斑驳病患者的皮肤及毛发特征非常相似,但根据突变的类型也会出现其他症状,最常见的是感觉性听力丧失[3-4,7]。白癜风患者的皮肤及毛发也有类似斑驳病的色素脱失,但通过完整的病史采集很容易鉴别,与斑驳病患者对比,白癜风患者的白斑及白发是获得性的,且可以进展,而不是终生稳定的。

实验室检查和组织学表现 皮损处组织学显示,色素减少区域黑素细胞缺乏或非常稀少,而色素沉着区域黑素细胞正常[1]。除皮肤病变外,没有其他症状,但需关注是否存在特殊的眼部异常、感觉性听力丧失、肠道疾病、上肢异常及面部畸形,这些特征均可发生在Waardenburg综合征中(见下文)。

治疗和预防 色素脱失区可采用外科移植技术治疗。微孔移植是一种便宜且相对简单、安全及行之有效的方法[8]。皮片移植一般不可行,因为需要大面积的供皮区。对于斑驳病的大面积皮损治疗,培养或非培养的自体细胞悬液技术可以作为选择。一些自体细胞悬液技术应用于经激光剥脱预处理的皮损表面后,取得了可喜的效果[9-10]。

斑驳病患者晒伤风险会增加,因而建议进行紫外线防护。在色素减少区域发生皮肤癌的风险可能增高,尽管还没有明确的报道发现皮肤癌与斑驳病的色素减少区相关。

参考文献 125.2

见章末二维码

Waardenburg 综合征

Waardenburg综合征(Waardenburg syndrome, WS)的皮肤表现通常与斑驳病难以区分,除色素沉着障碍外,其他特征取决于基因突变的类型。最常见的临床表现是感音神经性聋和虹膜异色症,临床还可见上肢畸形、肠道疾病和面部畸形。

引言和历史 该综合征是以荷兰眼科医生Petrus Johannus Waardenburg的名字命名的,他曾发表一篇关于联合皮肤和系统损害的病例综述[1],表现为眼部异常、耳聋和色素异常,还根据不同的基因突变确定了该综合征的不同亚型(详见表125.2)。

表125.2 Waardenburg综合征的亚型

类型	OMIM	基因	相关特征[a]
WS1	193500	*PAX3*	眼距过宽,鼻根突出 内眦外移 先天性耳聋
WS2A	193510	*MITF*	先天性耳聋
WS2B	600193	*WS2B*	虹膜异色
WS2C	606662	*WS2C*	
WS2D	608890	*SNAI2*	
WS3	148820	*PAX3*	上肢畸形 内眦外移 进行性听力下降
WS4A	277580	*EDNRB*	先天性巨结肠
WS4B	613265	*EDN3*	先天性耳聋
WS4C	613266	*SOX10*	

注:[a] 所有Waardenburg综合征的亚型是以毛发、虹膜和皮肤色素异常为特征进行分类的。

Ⅲ型也被称为Klein-Waardenburg综合征;Ⅳ型也被称为Waardenburg-Shah综合征。

OMIM, Online Mendelian Inheritance of Man,在线人类孟德尔遗传。

流行病学和发病机制 WS罕见,发病率约为1/42 000[1],据估计,感音神经性聋患者中有2%~5%是WS患者,WS是显性遗传性先天性耳聋最常见的病因[2-3]。

WS可由多种不同的基因突变导致,通常为常染色体显性遗传,但也有一些呈常染色体隐性遗传的罕见病例报道。WS是由*PAX3*、*MITF*、*WS2B*、*WS2C*、*SNAI2*、*EDNRB*、*EDN3*或*SOX10*基因突变引起的,不同的基因突变可导致不同的表型(表125.2)[4-5]。

临床特征和鉴别诊断 所有WS患者都有皮肤和毛发的色素异常(与斑驳病难以区别)、斑片状色素脱失及白色额发。虹膜常出现色素异常如虹膜异色症（虹膜出现不同颜色）或亮蓝色眼睛；有先天性感音神经性聋，鼻根突出、眼间距增大（内眦外移）可能提示眼距过宽。不同亚型 WS 的区别主要通过基因检测，但是在特定的亚型有特殊的临床特征。简而言之，WS1 型主要表现为内眦外移，而 WS2 型则无此特征；上肢异常仅见于 WS3 型，先天性巨结肠则见于 WS4 型，也被称为 Waardenburg-Shah 综合征[6-7]。

Tietz 白化病-耳聋综合征与 WS2A 密切相关，但是皮肤完全脱色（也称为白化病），同时 WS2A 中 *MITF* 基因发生突变[8]。

实验室检查和组织学表现　听力检测是 WS 综合征的一项重要检查。如果怀疑是 WS4 型就需要进行肠通过时间评估和结肠活检。基因检测可以帮助确诊。

预防和治疗　这种综合征没有特效治疗方法；特殊症状（如先天性巨结肠）可根据需要治疗。皮肤白斑可按照斑驳病治疗（详见斑驳病部分）。

参考文献 125.3

见章末二维码

局限性先天性色素减退

伊藤色素减少症（HI）中可见沿 Blaschko 线分布的广泛性色素减退；通常，除皮肤外，还有器官受累（通常是大脑）[1-2]。HI 可能不是一个独立的疾病[3-4]，而是不同镶嵌状态的皮肤表现[3]。该病发病率尚不清楚，据估计在儿科神经系统疾病服务机构中，每 1 000 个新患者中即有 1 个被诊断为 HI，在儿童医院中每 10 000 个患者中便有 1 个 HI[5]。HI 通常为自发性，很少有报道亲子遗传，若有，则通常为常染色体显性遗传[6]。HI 致病基因被定位在 Xp11 上。HI 和色素失禁症可能代表等位基因形式或相邻基因综合征，Xp11 区域不同的基因改变可表现为 HI 或 IP（或边缘型）表型[7]。线性痣样色素减退或节段性色素减退通常仅限于皮肤受累的患者，（多灶性和节段性）无色素痣与 HI 的诊断界限存在争议。当一个有沿 Blaschko 线分布的皮肤色素减退的儿童转诊给儿科医生时，建议排查系统受累情况。

IP 的早期症状一般不表现色素减退（详见第 136 章），然而晚期 IP 的临床特征可表现为沿 Blaschko 线分布的萎缩性的色素减退斑，并可能被误诊为 HI[3]。

TS 的首发症状通常是“叶状白斑”，可在绝大多数 TS 患者中出现[8-9]。除了这些表现，TS 患者通常还有很多皮肤和其他器官的症状，尤其是中枢神经系统症状。

无色素痣，常为局灶性、节段性的色素减退斑[10]，常在出生时或婴儿期出现，这可能是一种镶嵌现象，导致受累皮肤中数量正常的黑素细胞产生较少或异常的色素（黑素小体）[11]。该病罕见系统受累。由于两者都表现为色素减退的斑疹，贫血痣（naevus anaemicus，NA）和无色素痣很难一眼就区分开，但是 NA 血管异常而色素正常，可通过摩擦皮损或玻片压诊法使 NA 中异常肤色消失来进行鉴别。

参考文献 125.4

见章末二维码

获得性色素减退

引言

获得性色素减退与多种疾病有关，包括炎症、感染和肿瘤性疾病，还有药物反应、营养不良和白癜风。肤色较深的个体在皮肤发生炎症、感染或创伤后尤其容易出现色素减少，表现为局限性斑片状色素减退，称为炎症后色素减退。

炎症后色素减退一般多见于肤色较深的患者和特应性皮炎的患者[1]。临床表现多样，这取决于原发的炎症性疾病。皮损边界模糊，色素减少的程度随皮损的病程及原发疾病的炎症程度而变化，当然也可见到边界清楚和混合色素减少及色素沉着的皮损。这些皮损往往被患者关注并求助于医生。此外，对美观的影响也很重要[2]。因为患者可能在已经没有任何炎症的晚期阶段才就诊，因此对潜在的疾病识别可能困难。尽管患者或其父母不能记起任何与炎症相关的体征，也要采集病史设法确认最初的炎症情况。此外，炎症后色素减退能在没有任何炎症的迹象下发生，尤其是肤色较深的患者，因为红斑很容易被遗漏。在这些病例中，临床照片常有助于诊断，但皮肤活检有助于排除存在的炎症性疾病。

白色糠疹

流行病学　白色糠疹（pityriasis alba，PA）是一种常见的色素减退性疾病，世界任何种族均可发生。发病率在 1.9%～5.2%，但在深肤色人群中的发病率偏高[3]。尽管所有的年龄均可受累，但主要见于 3～16 岁的儿童。

临床特征　PA 特点为边缘模糊的色素减退斑，可自行缓解和复发（图 125.3），斑片常覆有细小的鳞屑。一般累及面部，其次为四肢。全身播散性病变的病例很

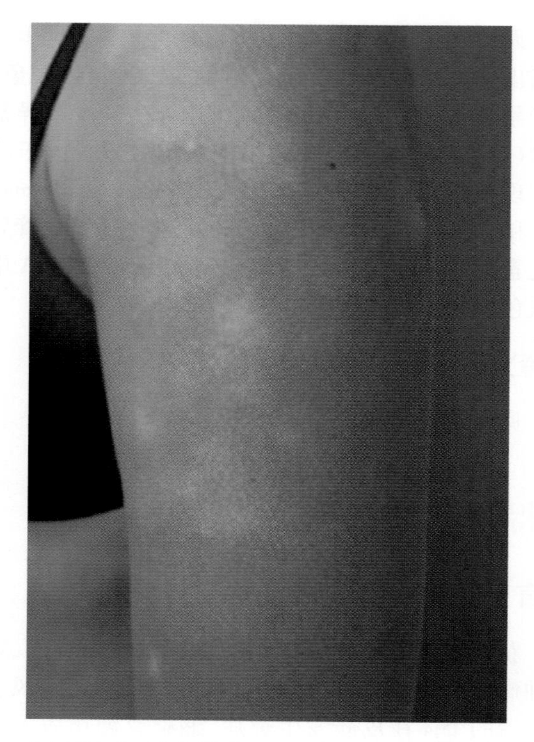

图 125.3 白色糠疹,左上肢及肩部境界模糊的色素减退斑

少见。尽管一些病例的色素减退斑可持续数年,但仍会自发消退。组织病理学很少用于 PA 的诊断,但可见到毛囊角栓、皮脂腺萎缩、基底层不规则色素沉着、表皮及毛囊海绵水肿。黑素细胞数量通常正常。

发病机制 尽管确切的病因尚不清楚,但目前认为白色糠疹是特应性皮炎发生炎症后色素减退的一种特殊变异型。PA 曾是特应性皮炎 Hanifin-Raijka 综合征诊断标准中的次要标准之一,提示其与特应性皮炎密切相关[3]。另一方面,PA 也可发生在没有任何特应性表现的儿童中。

治疗 与特应性皮炎类似,PA 的治疗包括皮肤护理如使用润肤剂、避免潜在的刺激因素,有些患者需局部抗炎治疗。使用润肤乳是有帮助的,尤其适用于有鳞屑的皮损。应尽可能减少触发因素如日晒、频繁洗浴或使用去角质的美容品[4]。紫外线暴露是否会引发皮损或使其加重尚不清楚。外用糖皮质激素是常用方法,但因部位的原因限制了长期使用,外用他克莫司及吡美莫司是安全有效的长期治疗的选择[5]。

硬化性苔藓

当色素减退发生在肛门生殖器部位时,应当考虑硬化性苔藓,尽管白癜风和湿疹也经常出现在这个部位。当就诊时皮损无明显炎症,则很难与白癜风鉴别,可能需要进行病理活检。尽管硬化性苔藓在年轻人少见,但需牢记在心,因为早期诊断对于防止瘢痕形成和功能受损是非常重要的[6]。尽管患者有瘙痒、排尿困难、出血、便秘等症状,但在儿童患者中常被怀疑为性虐待,因此可能长时间延误诊断。治疗同成人,包括长期使用局部抗炎药物。

皮肤红斑狼疮、皮肌炎、硬皮病等自身免疫性疾病也可引发皮肤色素减少及色素沉着(图 125.4)。由于深肤色儿童因炎症不易观察,所以色素减退可能为其主要的症状。

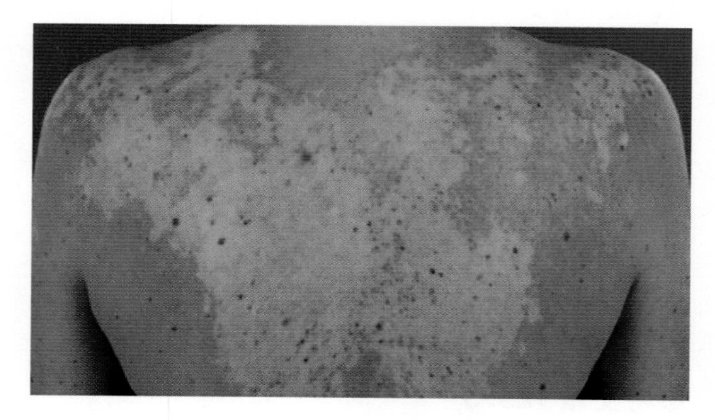

图 125.4 皮肤红斑狼疮的色素减退。可见多发的色素减退和色素沉着斑,部分界限清楚,部分模糊。注意持续存在的黑素细胞痣可区别于白癜风

同样,慢性苔藓样糠疹的炎症期过后,就可能出现主要累及面部的弥漫性色素减退斑[7-8]。色素减退也可见于浅表的鳞屑性皮炎及小斑块型副银屑病。

蕈样肉芽肿

流行病学 在色素减退性斑疹的鉴别诊断时,必须要考虑蕈样肉芽肿(mycosis fungoides,MF)。MF 是儿童最常见的原发性皮肤淋巴瘤。

临床特征 色素减退型 MF 是深肤色儿童中 MF 的主要临床表现[9],由于缺乏特异的临床特征,这种类型的 MF 的诊断常被延误[10]。起初常被诊断为炎症后色素减退或色素减退性湿疹。当白斑持续存在且常规治疗无改善时应怀疑 MF 的可能。甚至仅有一些丘疹或斑块时也应行额外的组织病理学检查。MF 的治疗见第 88 章。

与获得性色素减退相关的其他疾病

贫血痣可被误认为是黑色素减少的病变,其颜色改变为局部血流灌注减少的结果,而黑色素是正常的。临床上通过压迫皮损边缘使皮损消退来进行区别。相类似的,比尔贫血痣也是由于局部皮肤血流灌注减少

而导致四肢皮肤出现斑驳大理石样表现。

节段型和非节段型白癜风都是引起儿童色素脱失的原因，典型的病例可以根据好发部位出现界限清晰的色素脱失斑片直接诊断。然而，当进展期出现边界模糊、针尖样皮损、色素减退而非色素脱失时，可能出现误诊。众所周知，白癜风合并眼、耳受累相关的综合征（Vogt-Koyanagi-Harada 综合征与眼-皮肤-耳综合征）罕见[11-12]。

2015 年首次描述了低色素性白癜风[13]，这个名称与典型的白癜风没有任何相似之处，其皮损表现为色素减少而不是色素脱失，境界不明显，常发于头部及躯干上部，并对白癜风的任何治疗方法都无反应。

任何创伤包括医源性诱导如冷冻治疗、皮损内注射糖皮质激素、激光治疗、接种疫苗都能引起局部色素减退，通常这种色素减退在 6~12 个月内可自行消退。

皮肤感染也能导致色素减退。花斑糠疹是一种常见疾病，特征性分布于躯干上部，刮擦皮损出现细小的鳞屑，但该病常因陈旧皮损鳞屑少且 KOH（氢氧化钾）直接镜检多阴性而更难于诊断。它是由马拉色菌（以前称之为卵圆形糠秕孢子菌）引起的浅表皮肤感染，也能导致色素减少及色素沉着。成人患者局部使用抗真菌药物一般有效。进行性斑状色素减退症的临床特点和花斑糠疹会有些类似，但该病色素减退斑通常位于躯干中央，没有鳞屑，也不会自行复色，在黑光灯下检查，因存在丙酸杆菌，所以可看到毛囊橙红色荧光，推测这种细菌是色素减退的（间接）原因，且是治疗的靶点[14]。因此，局部抗痤疮治疗已被证实有效（治疗 3 个月）。窄谱紫外线 B 也是一种治疗选择。麻风分枝杆菌感染也能导致色素减退，结核样型麻风的皮损有麻木感。二期梅毒（白斑病样梅毒）也可能是儿童色素减退的原因。病毒感染也能导致色素减退；发疹性色素减少症被认为是一种以播散性色素减退为表现的特殊类型的病毒疹，无明显红斑期，可发生于深肤色的儿童[15]。

Kwashiorkor，是一种发生在幼儿与蛋白质能量有关的营养缺乏症，可导致色素减退，尤其是口周及大腿；受压部位可出现色素沉着，可见皮肤脱屑、头发脱落及头发颜色改变[16]。硒缺乏症是一种长期营养支持的并发症，也能导致假性白化病、生长迟缓及脱发，当给予足量的亚硒酸盐治疗后，症状是可逆的。

（张宝军 译，李萍　唐萍　罗晓燕 校）

参考文献 125.5

见章末二维码

第 126 章　色素异常症

Liat Samuelov, Eli Sprecher

摘要

色素异常症是一组以同时具有皮肤色素减退和色素沉着为特征的色素异常性疾病。原因包括遗传性皮肤病、炎症性皮肤病、感染、药物和环境暴露或营养失调。儿童色素异常症多数是因遗传性皮肤病引起，而成人常为后天获得。部分色素异常症仅有皮肤受累，而部分还可合并皮肤外表现。多数遗传性色素异常目前没有满意的治疗方法，但获得性色素异常则是可以预防和治疗的。本章总结了遗传性和获得性色素异常症的诊断、鉴别诊断和治疗方法。

要点

- 遗传性对称性色素异常症的特征是对称分布在手、足背的色素减退和色素沉着斑，由 *ADAR1* 基因突变引起。色素减退处黑色素减少，多巴阳性黑素细胞的数量和密度明显降低。相比之下，遗传性泛发性色素异常症由 *ABCB6* 基因突变所致，特征是分布在整个皮肤表面的色素减退和色素沉着斑，与黑素小体的合成或分布缺陷(非黑素细胞的数量异常)有关。
- 家族性进行性色素沉着和色素减退症是一种常染色体显性遗传病，由编码 KIT 配体的 *KITLG* 基因的杂合突变导致，通常在出生时或婴儿早期发病，特征是弥漫性色素沉着，混杂着五彩纸屑样和桉树叶状色素减退斑、咖啡斑和雀斑样痣。家族性进行性色素沉着症无色素减退，与家族性进行性色素沉着和色素减退症有相同的等位基因突变。
- 皮肤三色征是指在正常皮肤背景下同时存在分布相近的先天性色素减退和色素沉着斑。大多数病例为散发，病因尚不明确。
- Westerhof 综合征的特征是多发性遗传性先天性色素减退和色素沉着斑，可合并发育迟缓和智力缺陷。
- 皮肤异色性淀粉样变是一种罕见的原发性皮肤淀粉样变，其特征是弥漫性色素沉着和色素减退斑混杂分布，通常于青春期前发病。不同于获得性淀粉样变病，很少或不伴瘙痒。淀粉样蛋白沉积于真皮乳头层。发病机制涉及基因和环境两个方面。
- 皱褶部位色素异常症在婴儿期发病，特征是呈网状或斑状色素减退和色素沉着斑，好发于身体皱褶部位，可合并神经系统异常。

引言

色素异常症是一组以色素减退和色素沉着斑为特征的疾病，使皮肤呈斑驳样外观。遗传性皮肤病是儿童色素异常症的主要原因，以遗传性对称性色素异常症和遗传性泛发性色素异常症为例，分别由 *ADAR1* 和 *ABCB6* 基因突变引起。两种疾病在日本和中国最常见，典型表现仅累及皮肤。遗传性对称性色素异常症的特征是表现为对称分布于手、足背的色素减退和色素沉着斑，而遗传性泛发性色素异常症则分布于全身的皮肤。其他遗传病有由 *KITLG* 基因突变导致的家族性进行性色素沉着和色素减退症、皮肤三色征、Westerhof 综合征、皮肤异色性淀粉样变和皱褶部位色素异常症。另有部分遗传性皮肤病可出现皮肤变色，如角蛋白疾病、外胚层发育不良和色素稀释病。与儿童不同，成人色素异常症大多数是在炎症性皮肤病、感染、药物和化学制品暴露等情况下获得的[1-4]。以下列出了遗传性和获得性色素异常症的鉴别诊断(表 126.1)。

表 126.1　遗传性和获得性色素异常症的鉴别诊断

遗传性疾病
遗传性对称性色素异常症
遗传性泛发性色素异常症
家族性进行性色素沉着和色素减退症
皮肤三色征
Westerhof 综合征(先天性遗传性色素沉着和色素减退)
皮肤异色性淀粉样变
皱褶部位色素异常症
着色性干皮病
先天性角化不良
色素沉着-息肉综合征
伴斑状色素沉着的单纯型大疱性表皮松解症
褶皱部网状色素异常(Dowling-Degos disease)和 Galli-Galli 病
尼格利-弗朗西斯切蒂-杰达索恩综合征(Naegeli-Franceschetti-Jadassohn syndrome)

第二十六篇

续表

网状色素皮病综合征
谢迪埃克-赫加希综合征(Chédiak-Higashi syndrome)
格雷塞尔综合征(Griscelli syndrome)
色素异常性外胚层发育不良
Wende-Bauckus 综合征
齐-马综合征(Ziprkowski-Margolis syndrome)
色素失禁症
错配修复病
获得性疾病
炎症性皮肤病
皮肤型红斑狼疮
系统性硬化症
皮肌炎
感染
二期梅毒(梅毒性白斑)
品他病(三期)
盘尾丝虫病
药物、化学性和物理性因素
慢性砷中毒
接触性色素性皮病(二苯基环丙烯酮/氢醌单苄醚)
药物诱发的光色素异常性皮病(氟喹酮、噻嗪类或四环素类)
补骨脂素长波紫外线电化学疗法
槟榔叶
营养障碍
蛋白质营养不良综合征
其他
皮肤异色性淀粉样变
获得性上臂皮肤色素异常
流浪汉白斑
慢性放射性皮炎
皮肤异色症

遗传性对称性色素异常症

历史 遗传性对称性色素异常症(dyschromatosis symmetrica hereditaria,DSH,OMIM#127400),又名 Dohi 网状肢端色素沉着,Toyama 于 1910 年首次描述了本病,即发生在肢体远端伸侧的特殊型色素沉着病。后由 Matsumoto 命名为点状和网状白斑病。Toyama 于 1929 年重新命名为 DSH[1,5-7]。

流行病学 本病的报道主要来自日本和中国,但韩国、泰国、印度、欧洲和南美也有报道[1,8-25]。因为许多病例未被报告,所以准确的患病率尚不明确。估计日本的患病率为 1.5/100 000[26]。推测可能因白种人患此病后皮肤症状不明显,难以识别导致漏诊,故东亚 DSH 的发病率较高[27]。

发病机制 本病具有高外显率的显性遗传模式,由 *ADAR1* 基因突变引起,*ADAR1* 基因编码作用于 RNA1 的腺苷脱氨酶,也称为双链 RNA 特异性腺苷脱氨酶(DSRAD)[25-26,28]。迄今为止,已经报道了超过 100 种突变,其中大部分位于蛋白质的脱氨酶区。由于相同的突变可导致不同的临床表现和严重程度,所以 DSH 没有明显的基因型-表型相关关系[24]。*ADAR1* 基因广泛表达于人类组织,最大可达 40kb,由 15 个外显子组成,编码一种 139kDa 的蛋白质[29-30]。ADAR1 通过一种名为 RNA 编辑的方式介导了信使 RNA 的转录后修饰,即在 RNA 转录后,腺苷在双链 DNA 上转化成肌苷[31-32]。*ADAR1* 基因产生了干扰素诱导型(p150),以及通过选择性剪切产生的组成性表达型(p110)亚型[33]。p150 蛋白的氨基端有 2 个 Z-DNA 结合区,羧基端有 3 个 dsRNA 结合区和 1 个脱氨酶区。p110 亚型缺乏 1 个 Z-DNA 结合区,而 Z-DNA 结合区在抗病毒反应中发挥重要作用[34-35]。*ADAR1* 已被证实参与了多种生理过程,包括病毒灭活、神经递质受体激活、抑制细胞凋亡、调节细胞 RNA 干扰效能和调节先天抗病毒反应[36-41]。干扰素诱导型 p150 可能引发先天性抗病毒反应。在 *ADAR1* 表达正常的个体中,升高的干扰素水平诱导 p150 上调。因此,*ADAR1* 中 p150 功能缺失突变被认为是 DSH 患者并发病毒性脑炎的原因,该突变可能是严重病毒性感染的一种危险因素[42-43]。

一个表皮特异性 *Adar1* 基因敲除的老鼠模型结果显示出表皮坏死和角质层增厚,然而 *Adar1* 基因缺失的老鼠显示出广泛的细胞凋亡和胚胎致死。

有学者推测,在黑素母细胞从神经嵴迁移至皮肤的过程中,RNA 编辑的受损导致了黑素母细胞向高活性和低活性的黑素细胞分化。因此,那些迁移距离最远的黑素细胞,比如手、足部位的黑素细胞受到的影响最大[26]。此外,色素减退处组织学显示黑素细胞数量减少和空泡变性,提示细胞凋亡,因此推测发生 *ADAR1* 突变的黑素细胞通过应激(如病毒感染)诱导的凋亡形成色素减退斑,而毛囊隆突部残存的黑素细胞迁移到表皮形成了色素沉着斑,从而呈现出 DSH 经典的皮肤表现[5,40,44]。

大多数 DSH 病例呈家族性、显性发病,但也有罕见的散发病例和 1 例常染色体隐性遗传病例的报道[24,45-46]。此外,DSH 与 Aicardi-Goutières 综合征有相同的等位基因突变,后者是一种影响神经系统的遗传性炎症性疾病,由 *ADAR1* 基因的纯合或复合杂合突变引起(尽管仅报道过 2 例杂合突变)。近年来,报道过 1 例 DSH 合并神经系统症状和脑钙化的患者有 *ADAR1* 基因的复合杂合子突变,而另外 1 例 DSH 合并神经症状的患者有 *ADAR1* 基因的杂合子突变,提示了杂合子或纯合子突变导致的编辑效率差异决定了是否出现神经系统异常[27]。

除了*ADAR1*基因突变外，在三个有DSH临床特征或类似家族性黑子病的家系中发现了肿瘤抑制基因*SASH1*的杂合子突变，该基因编码SAM和包括Ⅰ结构域的SH3[47-49]。在一个有血缘关系的摩洛哥家系发现了同样基因的纯合子突变，该突变与躯干、面部和四肢色素异常、脱发、掌跖角化病、牙齿异常、甲营养不良和复发性鳞状细胞癌相关[50]。*SASH1*已被证实可以减少E-钙黏着蛋白（一种已知的黑素细胞-角质形成细胞黏附介质）的表达，从而增强细胞运动，并可能改变黑色素的转运[48,51]。此外，*SASH1*还参与了其他的细胞机制包括肿瘤形成、与肌动蛋白细胞骨架的相互作用、细胞迁移和内皮细胞Toll样受体4（toll-like-receptor4，TLR4）信号转导。另外，*SASH1*被认为是一种TNF受体相关因子6（TNF receptor associated factor 6，TRAF6）泛素化的调节因子，进而调节核因子kappa B（nuclear factor kappa B，NF-κB）的活性，而TRAF6也与少汗性外胚层发育不良的发病有关[52-56]。

临床特征 DSH常在婴儿期或儿童早期（约70%在6岁前）发病，尽管有1例26岁成人期和1例青少年期DSH的报道[1,12,57]。特征是对称散布于手足背的色素减退和色素沉着斑，大小不一（大部分呈针尖至豌豆大小），无自觉症状（图126.1），病变的大小和数量随着年龄而增加，到青春期稳定，颜色或分布不再改变，持续终生。色素减退斑出现之后可在无任何诱发因素的前提下在白斑皮损内出现色素沉着斑[58-60]。日晒后偶尔出现皮损颜色变暗的情况[1,61]。面部可见小而散在的类似雀斑样的斑点[61-62]。阴茎、足跟、腹部和胸部皮肤也可受累[23,59,63-64]。掌跖、黏膜通常不受累。

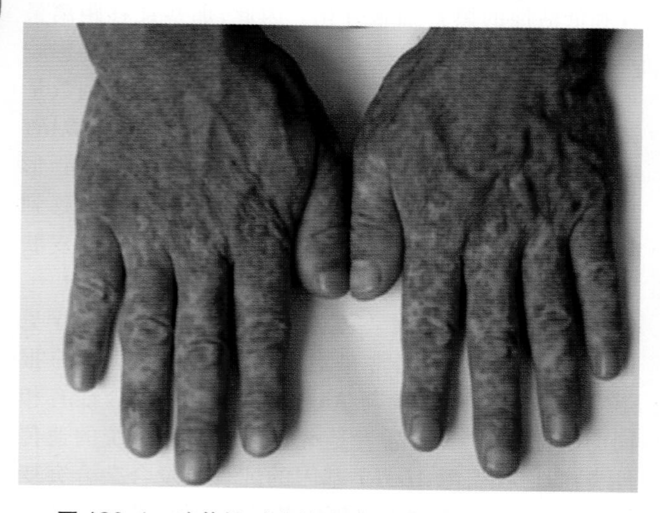

图126.1 遗传性对称性色素异常症患者手背部可见大小不一的色素减退和色素沉着斑，排列成网状。资料来源：Sun et al.（2005）[28]. Reproduced with permission of John Wiley & Sons.

现有报道的DSH的皮肤镜特征包括0.5～1.5mm的圆形色素斑点，显示出多种色素外观（网状色素沉着斑、弥漫性色素沉着点、网状色素沉着点、单调性色素沉着点、网状色素减退点和单调性色素减退点）彼此相连，形成椭圆形的色素沉着斑。相反，色素减退处显示出稀疏分布和不相连的圆形色素斑[65]。

大多数病例仅累及皮肤，无系统受累。然而，也有报道可能出现多种合并症包括神经系统异常（智力退化、发育落后、肌张力障碍性脑钙化）、肢体肥大、牙根发育不全、主动脉瓣硬化、银屑病和抑郁症[39,58-59,66-69]。此外，也有DSH合并1型神经纤维瘤病的报道[70]。此外，据报道一个家系中发现的*ADAR1*剪接位点的突变，与牙齿异常、在色素加深和色素减退的皮肤上分别出现较长较厚的浅色和深色的毛发均有关[23]。在一项研究中，一个具有单一的生殖细胞系*ADAR1*突变的三代家系，表现出表型变异，提示严重的冻疮可能加重DSH的临床表型[24]。

鉴别诊断 因DSH主要表现为皮肤受累，因此其主要的鉴别诊断是Kitamura网状肢端色素沉着症（RAK；OMIM#615537）。RAK是一种罕见的常染色体显性遗传病，外显率高，由编码锌金属蛋白酶的*ADAM10*基因突变引起[71-72]。通常于10岁或20岁前发病，特征是在手背、足背出现轻微凹陷且边界清晰的色素沉着斑，并通过掌跖凹面向近端肢体扩展。无色素减退，面部常不受累。皮损处表皮萎缩，基底黑素细胞增多[72]。皮肤镜的典型特征是色素沉着斑形成细小的色素网和散在的棕色色素斑点，与掌跖部位的凹陷一致[73]。白癜风是另一个需要鉴别的疾病。尽管白癜风缺少色素沉着斑，但早期累及四肢末端的局限型白癜风或治疗后复色的白癜风可能与DSH有相似的特征。表126.1列出了需要鉴别的其他疾病。

组织病理学 皮损组织病理学显示色素沉着皮损处基底层角质形成细胞内黑色素显著增加，而色素减退皮损处基底层色素减少。此外，与对照组相比，色素减退处多巴阳性的黑素细胞数量和密度均明显减少[58,74-75]。电镜下显示皮损处有细胞质空泡和退化的线粒体，提示有细胞凋亡。此外，有学者认为，与黑素小体的产生相比，黑素小体从黑素细胞转移到邻近角质形成细胞的过程更为活跃，因此导致了色素沉着处的黑素细胞中有小的或不成熟的、分散稀疏的黑素小体，而许多小的黑素小体聚集在邻近的角质形成细胞内[58]。

遗传性泛发性色素异常症

历史 遗传性泛发性色素异常症(dyschromatosis universalis hereditaria, DUH)是一种罕见的遗传性疾病,1933年由日本学者Ichikawa和Hiraga首次报道[76]。

流行病学 虽然大多数报道来自日本,但中国、韩国、欧洲、南美、印度和非洲也有报道,男女患病概率均等[8,77-90],确切的患病率尚不明确。

发病机制 大多数DUH是常染色体显性遗传,具有可变的外显率(DUH1/DUH3;OMIM 127500/#615402),尽管也有常染色体隐性遗传(DUH2;OMIM 612715)和少许散发病例的报道[78,80,83,86-87,91-92]。

研究发现,部分常染色体显性遗传的DUH是由*ABCB6*基因突变所致,*ABCB6*基因编码ATP结合盒亚家族B成员6[93-94]。*ABCB6*基因的突变可引起多种疾病表型,包括DUH、眼组织缺损(一种因视神经不完全闭合引起的发育缺陷)、Lan阴性血型和显性家族性假性高钾血症[95-97]。*ABCB6*基因敲除小鼠未显示出色素异常[98],反之,在*ABCB6*基因敲除的斑马鱼模型中,头部区域黑素细胞的数量显著低于对照组,而将完整长度的hABCB6 mRNA共注射入突变的胚胎中,可部分改善色素异常的情况,证实*ABCB6*参与了色素代谢的过程[93]。

*ABCB6*广泛表达在心脏、骨骼肌、胎儿肝脏、黑素细胞、黑色素瘤细胞等组织中,但基底细胞层的角质形成细胞中不表达[93]。

ABCB6可能以两种不同的方式参与色素稳态的维持。首先,它是一种位于线粒体、内质网、高尔基复合体、溶酶体、质膜的转运蛋白[99-101]。它作为一种卟啉转运体,在血红蛋白的合成和多重耐药中发挥重要作用。此外,对金属的内平衡(主要是铜)也很重要[100,102-105],*ABCB6*参与了黑素细胞正常生成黑色素所需酶的转运。铜作为酪氨酸酶的辅助因子,在脊椎动物的黑色素生成中发挥重要作用[106-107]。因此,推测*ABCB6*突变引起的DUH可能是铜稳态被破坏,影响了酪氨酸酶的活性,因此导致了黑色素的合成异常。与色素减退皮损对比,DUH的色素沉着皮损显示了*TYR*和*DCT*的RNA表达增加,*TYR*和*DCT*分别编码酪氨酸酶和多巴色素互变异构酶[91],此结果符合上述推测。因此,DUS发病与黑素小体的合成或分布缺陷有关,与黑素细胞数量异常无关[108]。

其次,ABCB6存在于外泌体中,外泌体是多泡体与细胞表面质膜融合后分泌的囊泡。这个过程是黑素小体转运的一部分,许多黑素原蛋白在外泌体中被分类[例如Pmel17/gp100、TYRP1(酪氨酸酶相关蛋白1)、MART-1(T细胞识别的黑色素瘤抗原)和Rab27][109-112]。此外,野生型*ABCB6*在小鼠黑色素瘤B16细胞株的树突的亚细胞定位中表现出胞内体样分布,同时,这些树突细胞中的高尔基复合体中也可见突变型*ABCB6*基因[94],提示*ABCB6*在黑素小体转运中起重要作用,突变*ABCB6*可能通过结合突变型和野生型ABCB6转运蛋白,而对黑色素生成产生一种明显的负向作用[100]。

临床特征 DUH常于婴儿期或儿童早期发病(80%在6岁前),约20%在出生时即有色素异常,尽管也有成人发病的报道[2,79,91,113]。特征是泛发性、对称性的色素减退和色素沉着斑,边缘不规则,大小不一,从数毫米到数厘米不等(图126.2),无自觉症状。皮损通常首先出现在四肢或躯干,并在数年内缓慢进展和变大,直到覆盖身体的大部分区域,主要在四肢、躯干和腹部。皮疹在青春期前发展稳定,持续终生,无季节变化或自发消退[79]。据报道,有1例14岁女孩的前颈部有局限性色素减退和色素沉着斑[114]。虽然在大多数情况下,病变随着时间而缓慢进展,但也报道一些突然发病的病例[115]。50%的患者面部有类似雀斑的色沉斑点。黏膜、手掌、足跖、头发、甲(合并营养不良和翼状胬肉)很少受累[2-3,83,94,116]。据报道1例DUH同时有远端皱褶部位皮纹缺失[87]。DUH合并的其他皮肤异常还包括瘙痒、皮肤干燥、脱屑、光敏感、日光性弹性组织变性、结节性硬化症(TS)、Dowling-Degos病[87,117-119]。DUH在大多数情况下仅皮肤受累,尽管也有报道合并其他系统异常包括身材矮小、学习障碍、精神发育迟滞、胰岛素依赖型糖尿病、血液异常、色氨酸代谢异常、肾衰竭、高音性耳聋、感觉神经性听力损伤、眼部异常、癫痫等[79,80,82,93,118,120-121]。

鉴别诊断 DUH需要与几种遗传性疾病鉴别,如先天性角化不良(dyskeratosis congenita, DKC)、Dowling-Degos病(Dowling-Degos disease, DDD)、Naegeli-Franceschetti-Jadassohn综合征(Naegeli-Franceschetti-Jadassohn syndrome, NFJ)、网状色素性皮病(dermatopathia pigmentosa reticularis, DPR)、伴斑状色素的单纯型大疱性表皮松解症(epidermolysis bullosa simplex with mottled pigmentation, EBS-MP)、着色性干皮病(xeroderma pigmentosum, XP)。

先天性角化不良是一种遗传性多系统疾病,由端粒功能缺陷引起,具有多种遗传模式(X连锁隐性遗传、常染色体显性或隐性遗传),特征是经典的三联征——曝光部位的网状色素减退和色素沉着斑、甲营养不良和口腔黏膜白斑,以及其他皮肤表现(皮肤萎缩、毛细血管扩张、掌跖角化病、多汗和脱发)和系统表现(全血细胞减少,易患恶性肿瘤和肺纤维化)[122]。

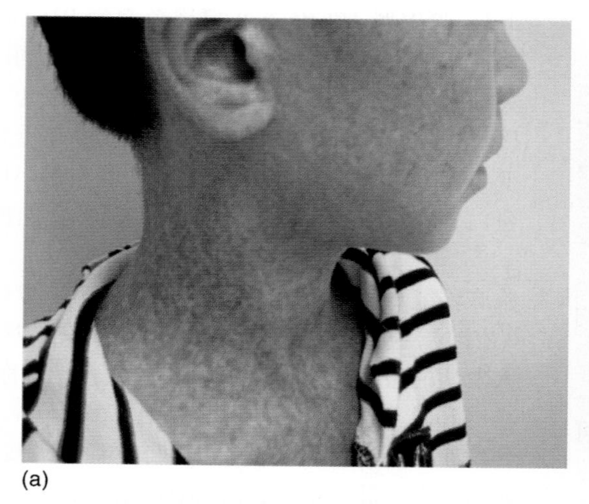
(a)

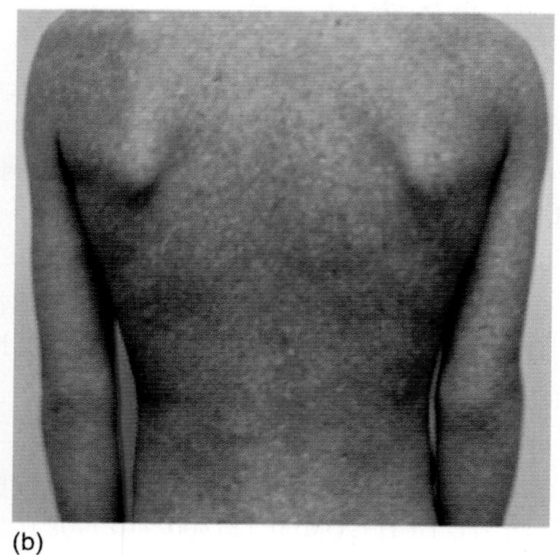
(b)

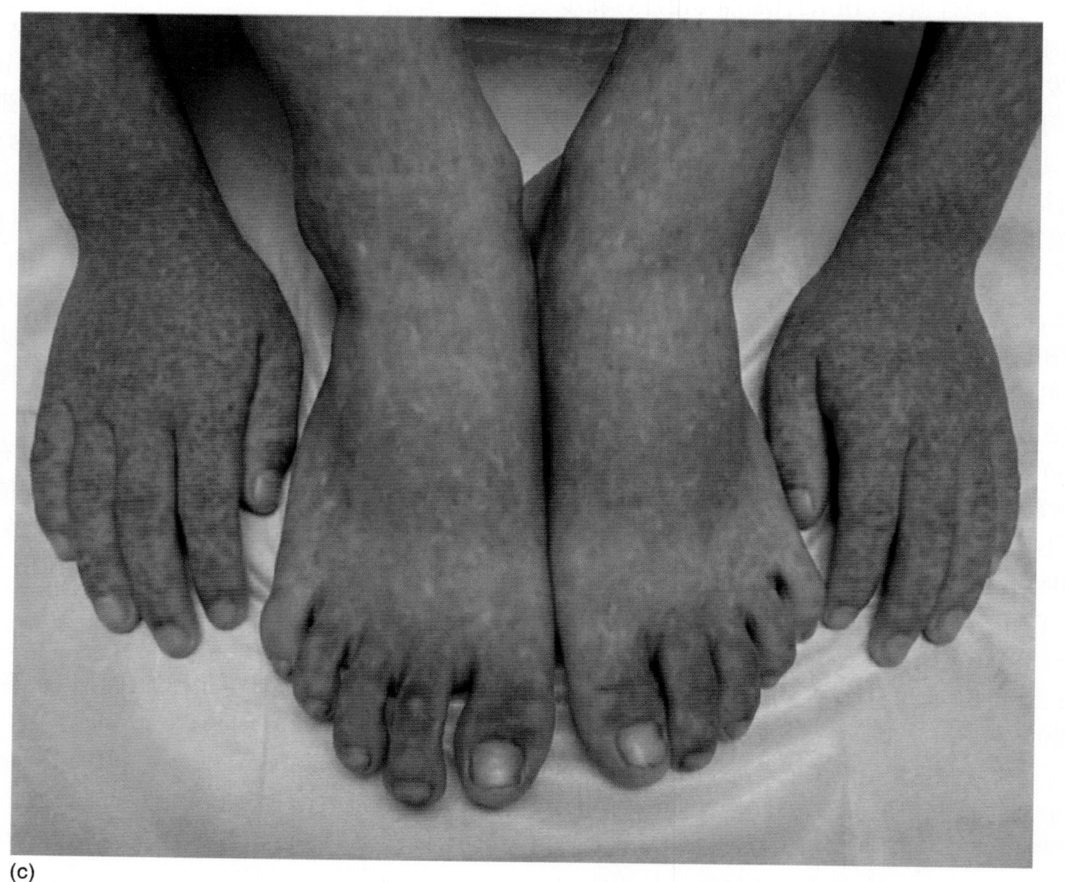
(c)

图 126.2 遗传性泛发性色素异常症患者位于面(a)、颈部、躯干(b)和手足背(c)的弥漫性、对称分布的大小不一、呈斑驳样的色素减退和色素沉着斑。资料来源:Zhang et al. (2013)[94]. Reproduced with permission of Elsevier.

Dowling-Degos 病及其棘层松解类型,即 Galli-Galli 病,是一种罕见的常染色体显性遗传病,特征是主要在皮肤皱褶部位的斑点状、网状色素沉着斑和褐色角化小丘疹,以及口周的凹陷性小瘢痕。皮损通常在青春期后出现,可伴剧烈瘙痒。紫外线、机械压力和出汗可能诱发皮损。DDD 已被证实是由编码角蛋白 5 的 *KRT5* 基因和(大部分是泛发型患者)分别编码参与糖蛋白合成的岩藻糖转移酶 1 和葡糖基转移酶的 *POFUT1* 或 *POGLUT1* 基因突变导致[123-126]。

Naegeli-Franceschetti-Jadassohn 综合征和网状色素性皮病是等位基因疾病,由编码角蛋白 14 的 *KRT14* 基因的杂合无义或移码突变引起,它的突变使角质形成细胞的凋亡增加[127-128]。而 NFJ 综合征的特点是 2 岁左右出现在腹部、口周和眼周的网状色素沉着斑,青春期后可能消退,可合并皮纹缺失、甲营养不良、脱发、掌跖角化过度、少汗和牙齿异常。DPR 的特征是躯干部位的网状色素沉着、非瘢痕性脱发和甲营养不良三联征,也可合并其他异常包括出汗异常、毛发角化病、大疱性角化病、鱼鳞病和黏膜、角膜色素沉着[88,129-130]。

伴斑状色素沉着的单纯型大疱性表皮松解症(EBS-MP)是一种常染色体显性遗传病,由编码角蛋白5的 *KRT5* 基因突变引起。大多数发病与蛋白 V1 区错义突变有关,该突变对黑素小体的转运非常重要。EBS-MP 的特征是出生后不久即出现创伤性的表皮内水疱、掌跖角化过度、甲营养不良、躯干和四肢出现斑驳状色素沉着,并有网状色素沉着和色素减退,但这些均与先前形成水疱的部位无关[131-132]。

着色性干皮病(XP)是一种罕见的常染色体隐性遗传病,具有遗传异质性,涉及的基因编码元件对参与核苷酸的剪切修复或翻译合成系统(XP 变体)非常重要。XP 是一种涉及皮肤、眼和神经的多系统疾病,特征是光敏感和发生在曝光部位的逐渐进展的红斑、干燥、萎缩和雀斑样色素沉着,由此引起的色素异常改变和皮肤异色症持续终生并逐渐恶化,并且患者在10岁前发生非黑色素瘤和黑色素瘤皮肤癌的风险增加[133]。

组织病理学 特征性的组织病理表现是在色素沉着处基底层黑色素含量增加和色素失禁,而色素减退处的基底层黑色素减少[83]。据报道表皮包括角质层可见弥漫分布的巨型黑素小体,真皮乳头可见苔藓样反应和胶样小体[115,134-135]。

尽管电镜下显示色素减退和色素沉着处的黑素细胞数量相当,但色素沉着处的黑素细胞和角质形成细胞包含了由大量全黑素化的黑素小体形成的黑素小体复合体,而色素减退处可见明显减少的黑素小体和空的、不成熟的黑素小体[79,91,108]。因此,推测 DUH 的主要致病过程是黑素小体的合成和成熟障碍。

家族性进行性色素沉着和色素减退症

历史 家族性进行性色素沉着和色素减退症(familial progressive hyperpigmentation and hypopigmentation, FPHH;OMIM#145250)是一种罕见的遗传性疾病,由 Zanardo 等于2004年首次在来自德国东南部的三个家系中发现了这种疾病[136]。

流行病学 FPHH 只在少数几个家系中被描述过,而且由于几个具有相同突变的家系被证实起源于德国东南部的一个小区域,所以出现了奠基者效应[136-137]。德国、丹麦和美国也有报道[136-137]。中国报道了一种 FPHH 变异型[138]。

发病机制 FPHH 是常染色体显性遗传,具有可变外显率。该病由基因 *KITLG* 的杂合突变导致,*KITLG* 基因编码 KIT 配体(又名青灰因子或肥大细胞生长因子/干细胞因子)。在某些患有 FPHH 的家系中,未检测出 *KITLG* 基因突变[137],提示可能存在遗传异质性。

位于 KITLG 的第三 β 链的保守短氨基酸序列(VTNN)中已鉴定出多个突变,这些突变很可能导致获得功能突变,增加了 KITLG 对其受体 c-Kit 的亲和力[137]。KITLG 与 c-Kit 受体结合后,通过 RAS/MAPK 通路启动信号转导,引发寡聚反应,从而上调黑素细胞的增殖[139-140]。编码参与此途径的基因发生突变后,还可能导致色素沉着类的疾病,包括Ⅰ型神经纤维瘤病、Legius 综合征和斑驳病。Ⅰ型神经纤维瘤病由编码 RasGTPase 神经纤维蛋白的 *NF1* 基因的功能缺失突变导致,Legius 综合征由编码 RAS 信号途径抑制剂的 *SPRED1* 基因功能获得性突变导致,斑驳病由编码 c-Kit 序列中的显性突变所致[141-143]。c.107A>G,是已鉴定的 FPHH 基因突变位点之一,属于功能获得性突变,早先在一个中国家族性进行性色素沉着(familial progressive hyperpigmentation, FPH;OMIM#145250)家系中也发现了该突变,FPH 是一种常染色体显性遗传性疾病,临床表现与 FPHH 一样,为进行性色素沉着,但是无色素减退皮损[144]。此外,在苏格兰人种中发现基因 *KITLG* 中的单核苷酸多态性与头发的颜色有关[145]。FPHH 和 FPH 中出现的局限型损害可能是 *KITLG* 基因或其他涉及黑色素生成的基因存在一个额外的体细胞二次打击突变[137]。

临床表现 FPHH 在出生或婴儿早期发病。FPHH 的特征是进行性、弥漫性色素沉着与散在分布的五彩纸屑状色素减退小斑点或桉树叶样色素减退大斑片、咖啡斑、雀斑样斑点混杂在一起(图126.3)。常出现在面部、颈部、躯干和四肢。手掌可能出现掌纹处色素沉着和雀斑样斑点。在阳光暴晒后,色素沉着可能会加重。病变的大小和数量往往随着年龄的增长而增加。

有报道1例 FPHH 同时发生典型的白癜风损害[136-137]。中国报道了一种 FPHH 变异型,患者伴有多条纵向黑甲症和黏膜棕色色素沉着,无证据提示与智力低下、癫痫和反复感染相关[138]。

鉴别诊断 需要与包括 Westerhof 综合征、FPH、DUH、TS、Ⅰ型神经纤维瘤病和 Legius 综合征等疾病相鉴别。Westerhof 综合征的特征是广泛分布的先天性色素减退和色素沉着,常伴发育迟缓和智力低下[146]。FPH 中没有色素减退表现[144]。如皮肤同时出现色素减退和色

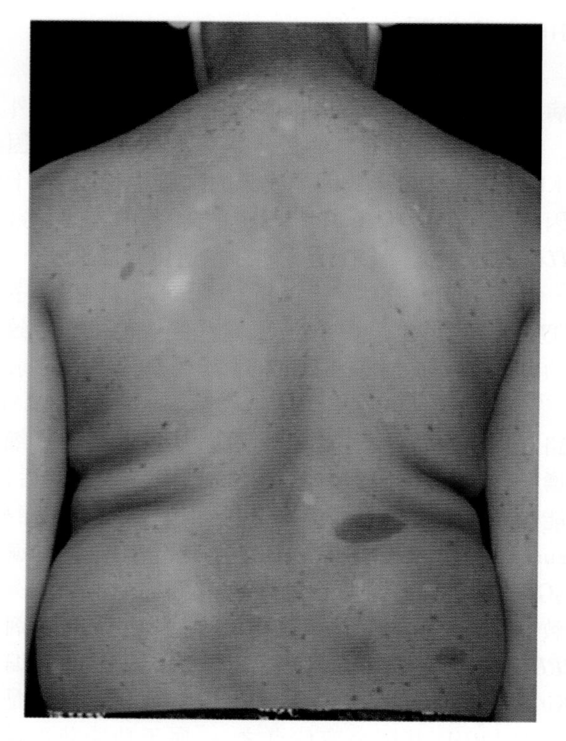

图 126.3 家族性进行性色素沉着和色素减退症患者的颈部融合性色素沉着加重，散在咖啡斑、雀斑以及点状色素减退斑。资料来源：Amyere et al. (2011)[137]. Reproduced with permission of Elsevier.

素沉着，还需与 DUH、TS 和 Ⅰ 型神经纤维瘤病鉴别。FPHH 还应与 Legius 综合征鉴别，Legius 综合征是由 *SPRED1* 基因突变引起的，表现为家族性咖啡斑和皮肤褶皱处雀斑[147]。

组织病理学 FPHH 色素沉着处组织病理显示表皮基底层有不同程度的色素沉着和色素失禁，而色素减退斑表现为轻微的基底色素沉着，真皮未见噬黑素细胞。超微结构分析显示角质形成细胞中黑素小体和黑素小体复合物含量有不同程度的变化[136]。

皮肤三色征

历史 Happle 等在 1997 年命名了“皮肤三色征”一词，以描述在正常皮肤上出现分布相近的先天性色素沉着和色素减退斑。尚不清楚这是一个独特的疾病表型，还是一个涵盖了多种疾病异色表现的描述性诊断。

流行病学 迄今为止，欧洲已有数例皮肤三色征的报道，男女均可发病[148-152]。大多数病例为散发，尽管有两个姐妹同时患病的家族性发病的报道[152]。

发病机制 皮肤三色征中色素减退和色素沉着同时出现，最初由 Rudolf Happle 等用“双点位”现象理论来解释[149]。“双点位”现象是一种非等位基因遗传形式的理论，但目前在各种先前被认为是由于“双点定位”所致的镶嵌现象的研究中均未被证实[153-154]，故该理论后被 Happle 正式撤回[155]。尽管等位双点定位还没有被科学证据证明是错误的，现在的举证是为了证明它。在家族性病例中提示近显性遗传[152]，但迄今为止还没有证据支持这一点，因此简单的“合子后的镶嵌”是一种同样可行的理论。

临床表现 皮肤三色征的皮肤表现在出生时即有，表现为各种模式，因此，“皮肤三色征”可能是一种描述性诊断，涵盖了多种不同的疾病。最初的描述是在正常皮肤上可见分布接近的色素减退和色素沉着斑片，通常累及躯干、四肢和颈部。不同类型的色素减退和色素沉着斑，表现为多个境界清楚的小斑疹，类似咖啡斑或雀斑样痣，沿 Blaschko 线呈弥漫性、螺旋形或条纹状分布或节段性分布[148-151]，或在小斑片皮肤三色征中呈多发、散在分布的和较小的咖啡斑和色素减退斑点（图 126.4）[151,156]。有报道 1 例患者同时伴有先天性黑素细胞痣、多发皮赘、甲周纤维瘤和牙齿异常（小牙症、牙釉质点蚀、锥形齿）[151]。

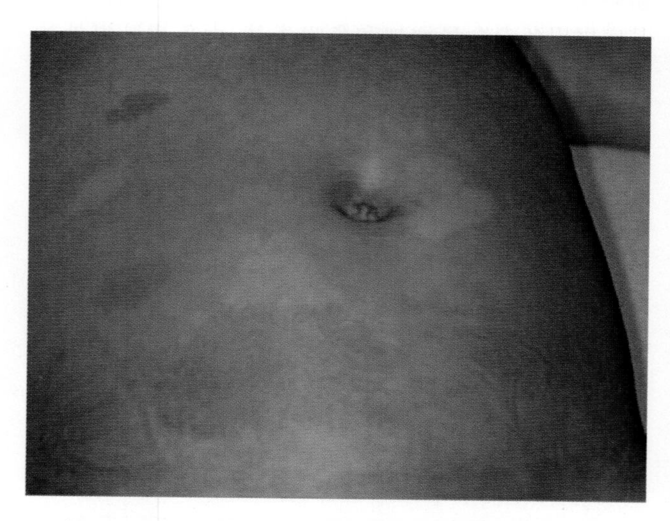

图 126.4 皮肤三色征患者的腹部可见分布接近的多个色素沉着和色素减退斑。资料来源：del Carmen Boente et al. (2011)[156]. Reproduced with permission of John Wiley & Sons.

皮肤三色征也可能伴发其他系统的疾病，包括面部畸形（如深层旋转耳、鼻头膨大或鼻孔宽大、下颌前突）、骨骼（如脊柱后凸畸形、漏斗胸、长短腿、胫骨弯曲、指弯曲）、眼（如斜视、远视和散光）、心脏（室间隔缺损）和神经系统（如智力低下、运动发育迟缓、抽搐、白质病变、小脑胼胝体发育不全，少突胶质细胞瘤）、行为异常和同侧乳房发育不良[148-152]。

鉴别诊断 皮肤三色征中的色素改变模式也可出现在其他疾病中，需要进行鉴别。沿 Blaschko 线分布的狭长的、螺纹状、“V”或“S”形或线性排列的色素减退皮损，需要与伊藤色素减退、色素失禁症或染色体镶嵌症相鉴别。位于骶骨、臀部和上段脊柱部位的不对称的、不规则的色素性大斑片需要与 McCune-Albright 综合征鉴别，但后者没有色素减退的表现[157-162]。还需排除呈线状分布的炎症性皮肤病包括线状银屑病、线状扁平苔藓和线状苔藓，而这些疾病都有特征性的临床表现和组织病理学特征[163]。其他需要鉴别的疾病包括节段性神经纤维瘤病、无色素痣、线状和漩涡状痣样黑色素沉着病[159,164-165]。一种常染色体显性遗传的综合征——Westerhof 综合征，可有色素减退和色素沉着同时伴有神经系统异常，而皮肤三色征大部分是散发病例，可与之鉴别[146]。若患者呈小斑片皮肤三色征表现为多发小的色素减退和色素沉着斑，伴有甲周纤维瘤和牙釉质点状凹陷，要想到结节性硬化症(TS)的发生[151]。inv dup(15)综合征的患者可出现轮状、斑点状或线性的色素减退和色素沉着，同时伴面部畸形和严重的神经系统和行为异常，该疾病与异常核型有关[166-167]。最后值得一提的是，错配修复障碍导致的疾病需要与没有明确色素标记的色素异常症相鉴别(图 126.5)[168]。

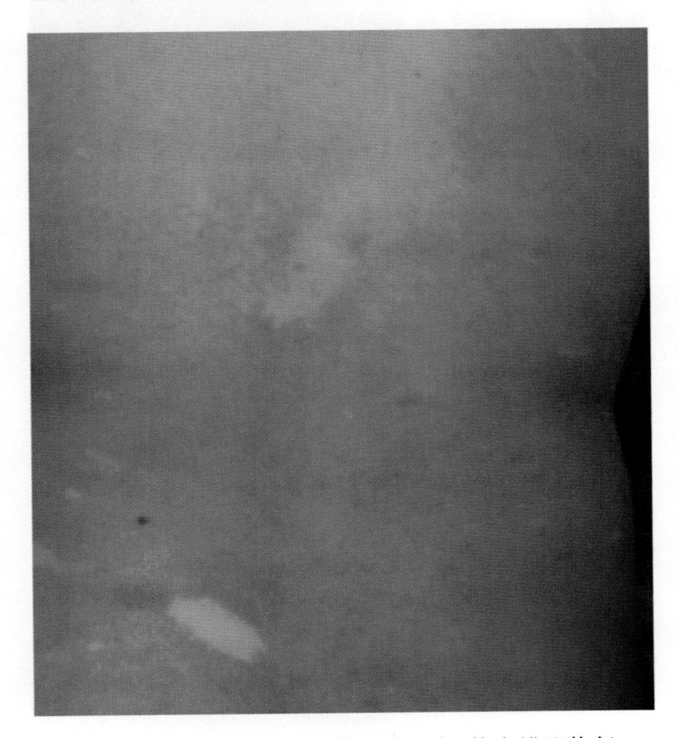

图 126.5 T 淋巴母细胞淋巴瘤患者，伴有错配修复基因 *MSH2* 纯合突变，可见广泛分布的色素沉着和色素减退斑。资料来源：Scott et al. (2007)[168]. Reproduced with permission from BMJ Publishing Group Ltd.

组织病理学 色素减退皮损显示基底黑色素含量降低，表皮黑素细胞数量减少，而色素沉着的皮损显示基底层黑色素含量增加和/或色素失禁。血液中的淋巴细胞和真皮成纤维细胞的细胞遗传学分析显示正常的核型，不存在镶嵌现象[150,152]。

Westerhof 综合征

历史 Westerhof 综合征(也称为遗传性先天性色素减退和色素沉着斑)，最早于 1978 年由 Westerhof 等命名，其特征是多发性、遗传性、先天性的色素减退和色素沉着斑，可伴随发育迟缓和智力低下。

流行病学和发病机制 迄今为止，仅在两个家系中描述了 Westerhof 综合征，提示呈常染色体显性或半显性模式遗传[146,169]。理论上在胚胎发育时期体细胞重组后，躯干区域性运动导致 Westerhof 综合征中的皮损缺乏严格的空间邻近性[169]。随着皮肤三色征概念的扩展，有学者提出应把 Westerhof 综合征归类为皮肤三色征。随着这些重叠表型的遗传基础研究的更加明确，将来这些皮肤疾病或许会被重新归类。

临床表现 典型的皮损特征为直径 1~15cm 的多发或单发的、界限清楚的、不对称的色素减退和色素沉着斑，出生时即有，可出现在身体的任何部位。男性患者皮损的数目比女性多。黏膜不受累。在一个家系中，皮损同时伴有发育迟缓和智力低下；而在另一个家系的两个兄弟姐妹中，一人明显发育迟缓，而另一人健康。但总体来说，发育迟缓和智力低下目前仅见于男性患者[146,169]。

鉴别诊断 主要与结节性硬化症和神经纤维瘤病相鉴别。Westerhof 综合征患者没有 *TSC1*、*TSC2* 和 *NF1* 基因突变[169]。再者，尽管先天性色素减退斑在结节性硬化症中很常见，但多发性先天性咖啡斑并不常见[170]。

组织病理学 组织病理学检查显示色素减退区域的表皮黑素细胞数量减少，而色素沉着区域的黑素细胞数量增加[169]。在电镜下，色素减少皮损的角质形成细胞中黑素小体复合物的黑素小体较小，而色素增多皮损的角质形成细胞中可见单个分布的大的黑素小体[146]。

皮肤异色性淀粉样变

引言 皮肤异色性淀粉样变(amyloidosis cutis dyschromica，ACD)是一种罕见的原发性皮肤淀粉样变，需要与其他儿童期发生的色素异常性的疾病相鉴别。其特征是点状、网状或弥漫性色素减退和色素沉着斑混杂分布，通常在青春期前出现。这种疾病少见瘙痒，组织病理学检查显示淀粉样蛋白沉积在真皮乳头层中[171]。

历史 1970 年，Morishima 首次描述了 1 例年轻女性 ACD 患者，其皮损类似于遗传性泛发性色素异常症（DUH）并伴有四肢的苔藓样皮损，两种皮损在组织学上均显示为淀粉样蛋白沉积[171]。1976 年，Eng 等报告了家族性 ACD 病例[172]。

流行病学 迄今为止已报道了约 50 例 ACD 病例，大多数患者是东亚和南亚人种，少数患者为白色人种。此外，大多数病例显示有家族史[171-190]。在家族性病例中，诊断时的平均年龄为 30 岁，男性和女性患病概率均等。皮疹通常在青春期之前（约 6~10 岁）出现，但也有报道出生后不久出现皮疹[174,177-179]，而青春期后才出现的较罕见[178]。散发 ACD 不常见，多见于女性，诊断时的平均年龄为 40 岁，平均发病年龄约为 20 岁[174]。家族性和偶发性病例的延迟诊断可能是由于该病无自觉症状，色素沉着呈渐进性，主要影响人群为原本肤色较深且健康的患者，且疾病早期阶段组织学上的淀粉样蛋白沉积很容易被遗漏。

发病机制 ACD 的病因尚不明确，可能是多因素的，包括遗传和环境因素。家族性患病为常染色体不完全显性遗传，男女患病概率均等，家族中并非每一代都患病[174]。然而，因有报道近亲结婚后发生 ACD 病例[175-178,182]，故不能排除常染色体隐性遗传。

UVB 和 UVC 导致的对 UVB 敏感的角质形成细胞的损伤和 DNA 修复缺陷被认为是造成本病的原因[171,178,185,187-188,191]。被破坏的角质形成细胞由于异常的 DNA 修复机制而发生凋亡，释放的细胞角蛋白被组织细胞和成纤维细胞吞噬，导致淀粉样蛋白在皮肤中形成和沉积[182,192]。免疫组化研究显示淀粉样蛋白对 CK34βE12 和 CK5/6 强阳性，进一步证实了淀粉样蛋白来源于表皮[178]。然而皮肤异色并非在曝光部位更严重，有的病例在曝光部位症状甚至更轻，故光敏感并非主要病因[174,178]。

有学者提出，ACD 中的异色现象是表皮色素滞留和真皮色素沉积之间的平衡结果。此外，淀粉样蛋白在真皮乳头层中的沉积可使基底层黑素细胞密度降低，从而导致色素减退[175]。

临床表现 ACD 的特征表现是分布广泛的、对称性、弥漫性、斑疹样或网状色素沉着，散在大小不等的斑驳或斑点状色素减退，其大小从数毫米到数厘米不等（图 126.6）。皮肤异色通常始于躯干，逐渐发展至四肢，并广泛累及整个皮肤表面。也有报道这种皮肤异色仅局限在身体的特定部位[185]。部分病例可见皮肤异色的基础上散在色素沉着或减退的角化性丘疹[178,180,182,185]。20% 的家族病例和 27% 的散发病例可有面部受累。头发、指甲、牙齿和黏膜通常不受累。大部分患者的掌跖不受累。ACD 皮损中出现雀斑、毛细血管扩张、萎缩和水疱的报道极少[178,181,186,188]。据报道，有一名原发性淀粉样变的患者同时出现苔藓样皮肤异色症样和大疱性疾病的报道[189]。约 20% 的患者伴有瘙痒。大多数患者的皮损位于非曝光部位，因此没有光敏感的证据[174,177,181]。无自行缓解和自愈的报道。

没有与 ACD 相关的系统性淀粉样变的报道。尽管大多数患者仅皮肤受累且其他方面都健康，但也有

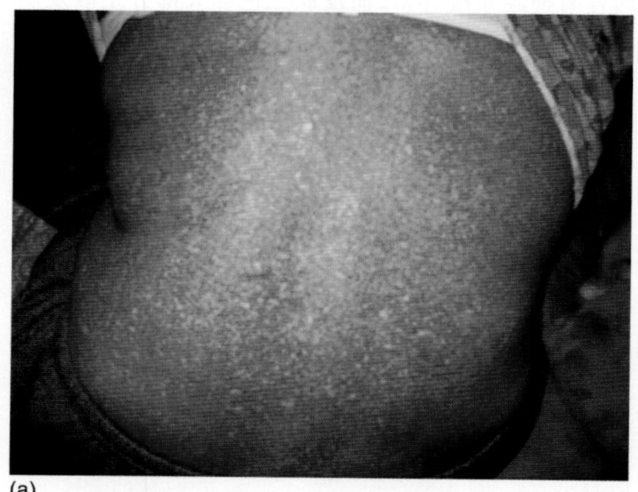

(a)

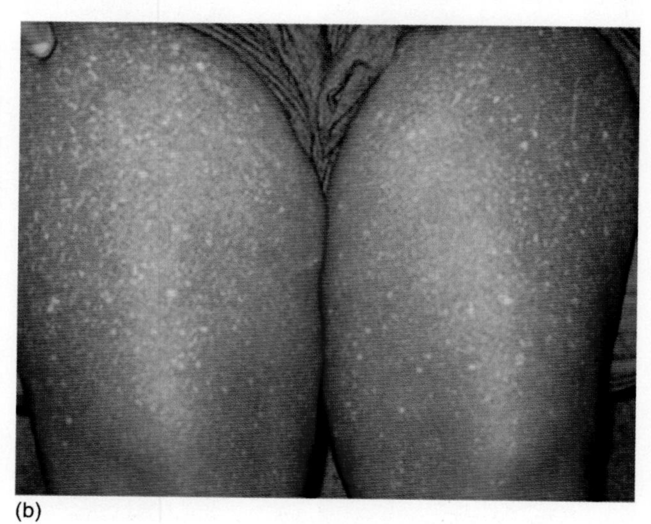

(b)

图 126.6 皮肤异色性淀粉样变患者躯干（a）和大腿（b）的弥漫性色素沉着的基础上，可见对称分布的色素减退斑。资料来源：Fernandes et al.（2011）[179]. Reproduced with permission of John Wiley & Sons.

报道 ACD(非系统性淀粉样变)并发泛发性硬斑病、结肠癌、非典型帕金森氏症、运动无力和痉挛[178-179,186]。据报道有 1 例 ACD 有明显的白癜风家族史[175]和 1 例 ACD 伴发继发性肺淀粉样变[172]。

鉴别诊断 在临床上,ACD 可能被误诊为 DUH、弥漫性 DDD、XP、DKC 和皮肤异色症。真皮乳头层中可见淀粉样蛋白沉积以及缺乏其他疾病的组织学特征有助于 ACD 的诊断。此外,ACD 缺乏 XP 所具有的明显的光敏性,早期即出现光化性损伤和易罹患皮肤恶性肿瘤的表现,可与之鉴别[174,182]。

在鉴别诊断中还应考虑其他类型的皮肤淀粉样变和其他具有皮肤淀粉样蛋白沉积的系统性疾病[193]。尽管苔藓样型和斑状淀粉样变都表现为真皮乳头层中淀粉样蛋白沉积,并类似于 ACD 的抗细胞角蛋白抗体染色呈阳性,但苔藓样型淀粉样变表现为四肢深色的角化过度性丘疹,斑状淀粉样变则表现为局限于上背部的网状色素沉着[194-195]。皮肤异色症样淀粉样变是临床上类似于 ACD 的一种罕见类型的皮肤淀粉样变,其特征是网状色素沉着和色素减退、毛细血管扩张、萎缩、苔藓样丘疹和水疱,通常在成年期出现,主要累及四肢,可能伴有光敏感、身材矮小和掌跖角化病。部分学者认为 ACD 是皮肤异色症样淀粉样变的亚型[179,181,185,196-199]。在系统性淀粉样变中,淀粉样蛋白的沉积更为广泛,累及真皮深层、附属器和血管周围,且淀粉样蛋白对细胞角蛋白的免疫组化显示为阴性。另外,在各种结缔组织病(如红斑狼疮、皮肌炎、硬斑病)中亦可见皮肤淀粉样蛋白沉积[194,200-203]。

组织病理学 色素减退和色素沉着皮损处的组织病理学均显示真皮乳头层内的无定形嗜酸性物质,基底层黑色素增加和真皮乳头层色素失禁。真皮乳头层中可见无定形嗜酸性物质,刚果红染色呈阳性,在偏振光下呈"苹果绿"双折射光[174],有一例报道淀粉样蛋白沉积超出真皮乳头层,并向网状层延伸[179]。可见真皮乳头层稍增宽,网状层不规则伸长,乳头层中淋巴细胞稀疏浸润,表皮基底层可见空泡变性和凋亡小体[176,180]。免疫组化显示真皮乳头层中抗高分子细胞角蛋白抗体染色呈弥漫阳性的球状体。电子显微镜显示淀粉样蛋白丝表现为随机走向的、直的、无分支的细纤维[179,182]。

皱褶部位色素异常症

皱褶部位色素异常症(dyschromatosis ptychotropica,DP)是最近新命名的一种疾病,特征是不规则的、小的(直径 2~4mm)色素减退和色素沉着斑,呈网状或斑驳样外观,最初发现累及颈部(图 126.7)、腋窝和腹股沟区域而得名。婴儿期起病,病变逐渐扩展至躯干和四肢,但好发于褶皱部位。若皮疹同时并发神经系统异常包括眼球震颤、发育迟缓、小头畸形、癫痫性脑病、多发性神经病、小脑/幕上/视神经萎缩,则提示 PEHO 样综合征[进行性脑病伴水肿(progressive encephalopathy with edema)、心律失常(hypsarrythmia)和视神经萎缩(optic atrophy),OMIM#260565][204-205]。

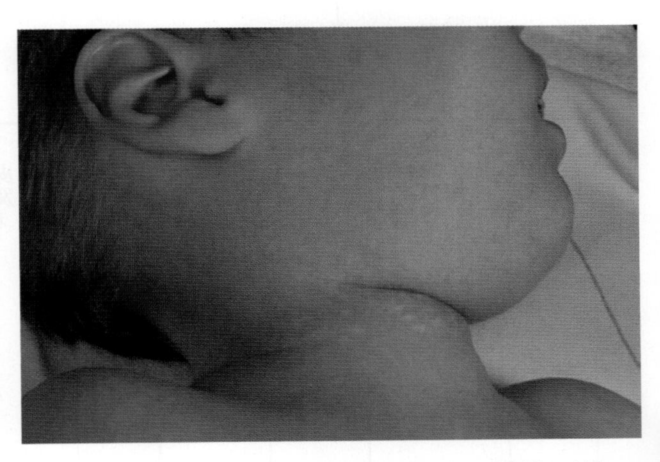

图 126.7 皱褶部位色素异常症患儿,可见颈部不规则的、小的色素减退和色素沉着斑点,呈网状分布。资料来源:Courtesy of Professor Rudolf Happle.

鉴别诊断包括其他伴有色素和神经系统异常的神经皮肤综合征包括色素失禁症,尽管这些疾病具有典型的皮肤表现。此外,在鉴别诊断中还应考虑 X 连锁隐性遗传性斑状大疱性营养不良(OMIM #302000),伴有斑驳样色素沉着、水疱、小头畸形和智力障碍[206-207]。伊藤色素减少症是另一个以色素异常和神经功能障碍为特征的疾病,但因其色素减退沿节段分布,因此很容易被排除[208]。据报道,大的结构基因组畸变还可表现为斑驳样色素沉着、智力障碍和癫痫[166]。

在组织学上,色素沉着皮损处显示基底层色素明显增加,活动性黑素细胞数量正常,但通过超微结构分析黑素细胞中包含大量完全黑化的黑素小体[204]。

与色素异常相关的其他疾病

许多遗传性和获得性疾病都以色素异常为主要特征或是众多表现中的一部分(表 126.1)。儿童期色素异常应考虑遗传性疾病包括色素稀释疾病(Chediak-Higashi 综合征和 Griscelli 综合征)、角蛋白疾病(EBS-MP,DDD,NFJ 和 DPR 综合征)、外胚层发育不良中的色素异常、DNA 修复受损(如 XP)、遗传性异色性皮肤病(如 DKC、Rothmund-Thomson 综合征)和色素失禁症[122-126,129-132,209-216]。另外与色素异常相关的获得性疾

第二十六篇

病包括炎症性皮肤病（皮肤红斑狼疮、系统性硬皮病、皮肌炎）、某些感染性疾病（二期梅毒、三期品他病、盘尾丝虫病）、营养障碍性疾病（蛋白质缺乏综合征、Kwashiorkor）、药物、化学性和环境暴露（砷、接触性白细胞增多症、药物引起的光色素异常性皮肤病、光化学治疗、槟榔叶）诱导的疾病、慢性放射性皮炎和皮肤异色症[3-4]。图 126.8 显示了遗传性色素异常症的鉴别方法。

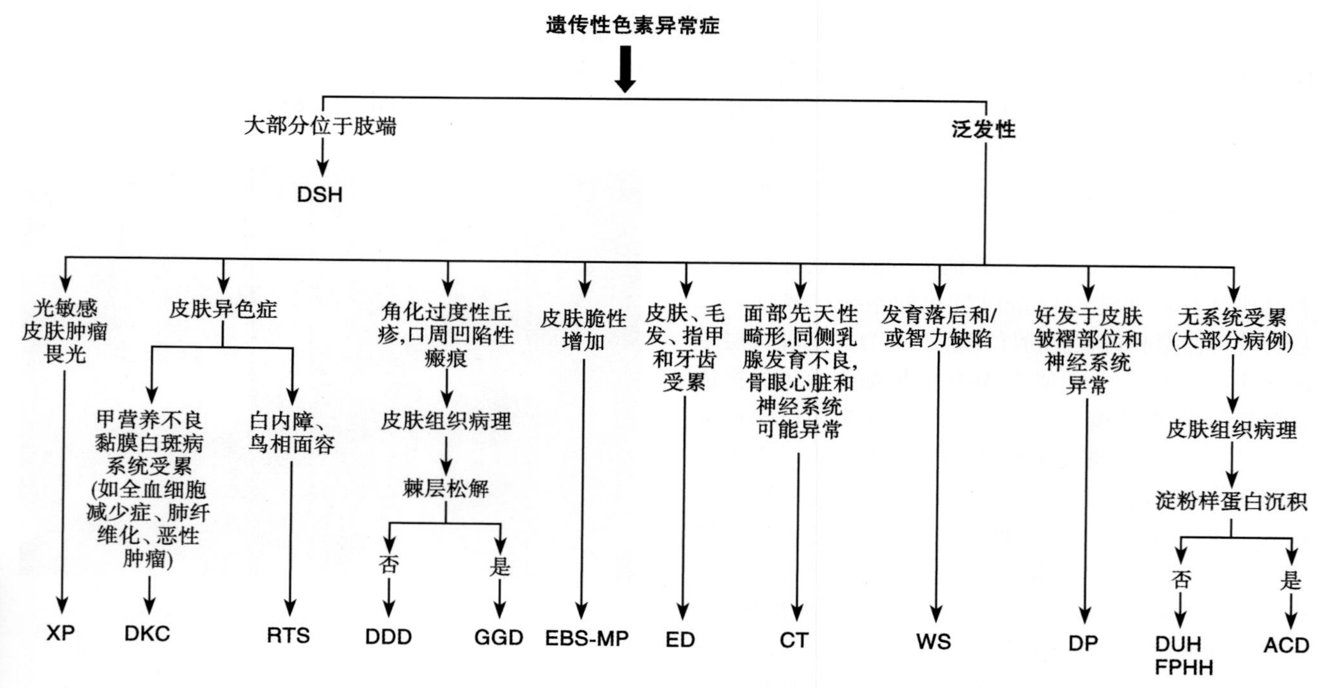

图 126.8　遗传性色素异常症患者的治疗方法。ACD，皮肤异色性淀粉样变；CT，皮肤三色征；DDD，褶皱部网状色素异常；DKC，先天性角化不良；DP，皱褶部位色素异常症；DSH，遗传性对称性色素异常症；DUH，遗传性泛发性色素异常症；EBS-MP，伴斑状色素沉着的单纯型大疱性表皮松解症；ED，外胚层发育不良；FPHH，家族性进行性色素沉着和色素减退症；GGD，Galli-Galli 病；RTS，Rothmund-Thomson 综合征；WS，Westerhof 综合征；XP，着色性干皮病

治疗

一般来说，大部分色素异常症的治疗方法有限，并且尚未报道令人满意或通用的治疗方法。在 DSH 中，已证明刃厚皮片自体移植可改善某些患者的外观[217]。此外，据报道一名 50 岁男性患者，在色素减退区域照射 308nm 准分子光后进行了 1mm 微型钻孔移植治疗获得成功[218]。

据报道，一例 51 岁的 DUH 女性患者用调 Q 翠绿宝石激光治疗后，面部和唇部的雀斑显著改善[219]。

在 ACD 中，已尝试多种外用药物（如角质松解剂、他扎罗汀）治疗[177-178,180-183]，疗效不一。抗氧化剂疗法（维生素 C、β-胡萝卜素、维生素 E、硒、铜、锰、锌）治疗效果甚微或几乎没有改善。口服阿维 A 可减少基底细胞凋亡（凋亡会转化为淀粉样蛋白）[220]，且已有一些病例表明口服阿维 A 可以改善症状[173-174,178,180,182,184,187]。避光，包括避免日晒和使用广谱防晒霜，可减弱色素减退和色素沉着部位之间的对比度，防止激发皮损（如 ACD），因此建议所有患者都需避光。这种情况下，化妆遮盖是唯一有效的治疗选择。

（黎晓丽　高歆婧　陈谨萍　译，
李萍　贺景颐　王华　校）

参考文献

见章末二维码

第二十七篇　角蛋白和角化性疾病

第127章　角蛋白相关性疾病综述

Maurice A. M. van Steensel, Peter M. Steijlen

摘要

本章讨论的是由编码上皮角蛋白基因突变引起的疾病，上皮角蛋白是中间丝蛋白家族的一员，是构成单层和复层上皮细胞中细胞骨架的主要部分。角蛋白以特异性异二聚体存在，二聚体依次聚集成纤维丝，最终形成中间丝纤维网。因此，角蛋白不仅在维持细胞和组织的结构完整性方面起着重要作用，同时也具有信号转导功能。上皮角蛋白的突变会导致多种疾病，这些疾病主要表现为皮肤、毛发和指甲异常。本类疾病的临床表型非常多样，对患者的影响从轻度影响日常生活到完全使生活转变。对患者的适当护理和心理辅导依赖于明确的诊断，而诊断的准确性越来越基于分子遗传学，而不再依据并不明显的临床表现。迄今为止，尚无针对任何角蛋白疾病的特效治疗方法，但随着对基础生物学的深入研究，这种情况可能很快就会改变。

要点

- 角蛋白是细胞骨架的组成部分，有助于维持复层和单层上皮细胞的完整性。
- 角蛋白基因的突变可导致多种遗传性疾病，其中大部分表现为皮肤角化异常。
- 角蛋白具有信号转导功能，可能导致疾病相应临床症状，因此有望成为潜在的治疗靶点。

引言

近年来，我们对许多遗传性皮肤病的分子基础有了更深刻的了解。其中有一些让患者苦恼甚至危及生命的疾病，其角质化过程出现紊乱。角化，定义为角质层形成的过程，是一个复杂且有许多分子参与的过程。本章讨论的是上皮角蛋白及其突变导致的疾病。我们的知识还有许多空白，但现代遗传学和细胞生物学正在增加我们对角蛋白本身的功能以及角质基因突变影响的了解。

为了更准确了解角蛋白基因突变的影响，我们必须掌握一些基本的角蛋白生物学知识。

角蛋白生物学

人类基因组编码至少54种不同的角蛋白，它们属于中间丝（intermediate filament，IF）蛋白家族[1]。这些进化上保守的分子是许多器官中细胞骨架的主要部分，因此除了信号转导和代谢控制的功能外，还在维持细胞及其周围组织结构的完整性方面发挥重要作用[2]。本综述涉及在复层和单层上皮中发现的所谓软角蛋白以及形成大部分附属结构（例如毛发和指甲）的硬角蛋白。硬角蛋白与软角蛋白的区别在于它们含有的半胱氨酸残基的数量[3]。更多半胱氨酸残基，可以使单个角蛋白和纤维丝之间形成更广泛的交联。这促使更硬的角蛋白中间丝（keratin intermediate filament，KIF）网络的产生。人体内有15种硬角蛋白。

如所有其他IF分子一样，角蛋白具有中央α-螺旋杆结构域，两侧是所讨论角蛋白类型特有的末端结构域（图127.1）[4]。这种基本结构在所有IF蛋白的整个进化过程中都是高度保守的，这表明它对于正常的IF功能至关重要。

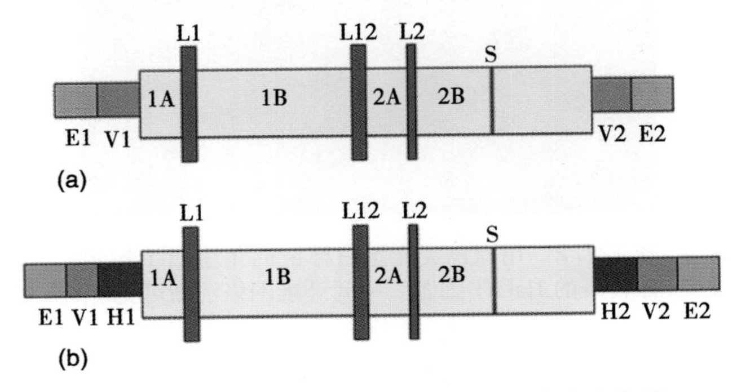

图127.1　中央α-螺旋杆域。（a）Ⅰ型。（b）Ⅱ型

第二十七篇

皮肤和毛发、指甲角蛋白根据它们的末端结构域及其电荷细分为：Ⅰ型酸性（软角蛋白 10~21 和硬角蛋白 31~38）或Ⅱ型碱性/中性（软角蛋白 1~9 和硬角蛋白 81~86）。酸性角蛋白由 17 号染色体上的基因簇编码，碱性角蛋白由 12 号染色体上的基因编码。这两种形式的基本结构也略有不同：Ⅰ型角蛋白缺乏 H1 和 H2 结构域[4]。

角蛋白作为Ⅰ型和Ⅱ型链的特异性异二聚体存在[5]。链之间的聚合被认为是通过杆结构域发生的，杆结构域显示了 7 个氨基酸的序列（"7 肽序列"），被认为介导了螺旋的聚合。杆结构域其起始端是短而高度保守的序列，末端是杆状结构，分别是螺旋起始和螺旋终止序列，这一结构对于二聚化过程的起始和正确终止至关重要。该序列的改变会扰乱角蛋白的功能，常常与一些严重的皮肤疾病有关。蛋白细丝通过桥斑蛋白（plakins）和角质形成细胞中的黏附结构（桥粒及半桥粒）聚合成为纤维网（图 127.2）[6-7]。因此，每个细胞的细胞骨架都与它的胞膜相连，并且通过胞膜和其他细胞相连。越来越多的证据表明，角蛋白介导与细胞中各种信号通路的相互作用，这意味着信号转导中的中间丝网络发挥着重要作用。最近研究发现，角蛋白内部的核纤层和细胞骨架通过一种 LINC 复合物而相连，就是一个很好的例子[8]。人们越来越多地认识到，角蛋白的这种重要的非结构功能可能对角蛋白疾病临床症状的出现有明显促进作用[9]。

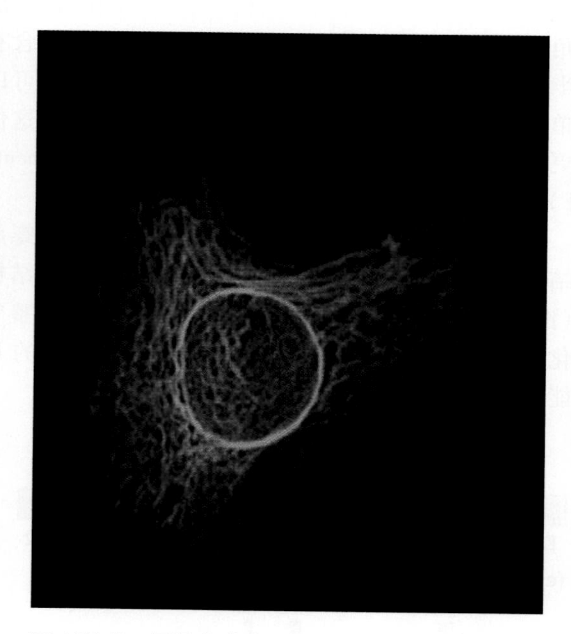

图 127.2　用绿色荧光蛋白标记的角蛋白 1 构建体转染的 HaCaT 细胞。中间纤维网络清晰可见

在表皮细胞分化过程中，随着细胞向上移动，角质形成细胞中角蛋白的表达发生变化（表 127.1）。基底层角质形成细胞表达 K5 和 K14，在它们成熟为棘层细胞后，K5 和 K14 表达下调，开始表达 K1、K2e 和 K10[10]。指甲和毛发祖细胞主要表达 K6、K16 和 K17。为了应对角质形成细胞的应激或损伤，这些角蛋白也在其他区域表达，因此手掌和脚掌中也可以找到。K6a 和 K16 也在黏膜上皮中表达，K9 仅在手掌和脚掌中表达[11]。非表皮角蛋白在黏膜中有两种表达，K4 和 K13，与黏膜疾病有关（见后文）。

表 127.1　角蛋白分化的特异性表达

表皮层	角蛋白的表达
棘细胞层	
上层	K2e
下层	K1/K10，K6/K16，K4/K13，K9[a]
基底细胞层	K5/K14，K6b，K17

注：[a] 仅在掌跖皮肤中表达。

当角质形成细胞到达颗粒层时，角蛋白的表达停止。在上层细胞产生的许多蛋白质中有兜甲蛋白和丝聚蛋白[12]，这两者是角质化包膜的主要部分，是角质层中角质形成细胞质膜内表面上的不溶性疏水层，是通过兜甲蛋白和丝聚蛋白之间及与 KIF 网络的交联而成。这一过程涉及多种酶的参与，主要是转谷氨酰胺酶[12]。

角蛋白和 IF 家族的其他成员参与维持表皮的结构完整性。如果表皮对机械应力的抵抗力降低引起 IF 网络的破坏可能导致临床症状的发生。然而，有证据表明角蛋白（和其他 IF 蛋白）不只在细胞骨架中有结构作用，在细胞功能方面也具有复杂的作用。例如，已经证实 K17 的缺失与 Akt/mTOR 信号转导活性降低相关。再者，K17 中需要两个氨基酸才能将衔接蛋白 14-3-3-σ 从细胞核重新定位到细胞质[2]。这些发现揭示了细胞骨架在调节细胞生长和代谢中的新作用。最近，发现先天性厚甲症中的 *K16* 突变可导致氧化应激，可通过转录因子 NRF2 的激动剂（如异硫氰酸盐）纠正氧化应激。有趣的是，这种小分子（存在于西蓝花中）的局部应用改善了该病小鼠模型的表型[9]。

角蛋白基因突变导致的症状也可能与发生错误折叠（突变）角蛋白疾病的细胞应答有关。与此同时，由角蛋白突变导致的疾病数量正在增加，包括肝脏和眼部病变，角蛋白也参与维持单层上皮细胞的稳定（见参考文献[13]）。

角蛋白突变引起的疾病

表 127.2 列出了由角蛋白突变引起的疾病。本节

将讨论这些疾病。请注意，有几种角蛋白疾病被归类于其他疾病标题中，在那里将有详细的介绍。因此，本章节主要概述这些疾病，关于详细内容请参阅相应章节。角蛋白基因突变在人类中间丝纤维数据库的目录为：www.interfil.org[14]。术语说明：角蛋白基因用“*KRT*”表示，蛋白质用“K”表示。

表 127.2　角蛋白疾病（另见第 128 章）

疾病（和亚型）	相关角蛋白
单纯型大疱性表皮松解症，Naegeli-Franceschetti-Jadassohn 综合征，网状色素性皮病	K5/K14
Dowling-Degos 病[a]	K5
表皮松解型鱼鳞病（Brocq 大疱性先天性鱼鳞样红皮病）	K1/10
表皮松解型表皮痣	K1/10（镶嵌性）
表皮松解型掌跖角化病（Vöner）	K1/9
浅表性表皮松解型鱼鳞病（Siemens 大疱性鱼鳞病）	K2e
先天性厚甲症	K6a/6b/16/17
局限性非表皮松解型掌跖角化病（NEP-PK）	K6c，16
白色海绵状痣	K4/13
不明原因肝硬化	K8/18
Meesmann 角膜营养不良	K3/12
念珠状发	K83，81，86
外胚层发育不良，单纯毛发-指甲型[a]	K74，85
胡须假毛囊炎	K75

注：NEPPK，非表皮松解型掌跖角化病。

[a]这些疾病的表型与非角蛋白基因相关（见本章相应章节）。

单纯型大疱性表皮松解症（OMIM#131760，#131800，#131900，#615028，*KRT5/14*，*EXPH5*）

大疱性表皮松解症（epidermolysis bullosa，EB）的遗传形式最近被重新分类，单纯型 EB（EBS）不再被细分为三类（Weber-Cockayne、Dowling-Meara 和 Koebner）[15]。目前，EBS 被认为是一种由 *KRT5/14* 突变引起的具有多种表现的单一疾病。术语中的“单纯”是指起水疱的严重程度。有斑驳色素沉着的 EB 可能是 *KRT5/14* 突变引起的[16-17]，也同样被归类于 EBS 中。最近发现，隐性遗传 EBS 可能是 *EXPH5* 基因突变引起的，它参与编码水疱运输的蛋白质[18]。请注意，该疾病有一些非经典形式的相关症状，请参见第 75 章。因为他们具有不同的分子背景，必须进行区分。

K5 和 K14 均可在表皮的基底细胞中表达。不同的突变可导致不同严重程度的表型；周围环境如环境温度和湿度也有很大的影响。异常中间丝网络的形成被认为是 EBS 发生必不可少的组成部分[19]。有趣的是，一些之前认为有特征性的异常，现在认定是 EBS 的等位基因。从疾病分类学的观点来看，认为不应该再把他们认为是不同的疾病类型。但是，其临床表现又充分地证明了它们的独特性，因此仍保留他们作为单独的疾病类别，这些将在下面讨论。

Naegeli-Franceschetti-Jadassohn 综合征和网状色素性皮病（OMIM#161000，#125595，*KRT14*）

这两种疾病在同一标题下讨论，因为它们的临床症状非常相似，且具有相同的等位基因[20]。作者认为，它们可能具有 EBS 的临床表现，但在它们的典型类型中，有明确的表型来加以区分。

Naegeli-Franceschetti-Jadassohn 综合征（Naegeli-Franceschetti-Jadassohn syndrome，NFJS）的显著症状是皮肤皮纹缺如（指纹）、皮肤色素沉着过度、掌跖角化病、排汗减少、甲营养不良和早期牙齿变黄和缺失[21]。色素沉着过度如图 127.3 所示。网状色素性皮病（dermatopathia pigmentosa reticularis，DPR）的特点是非瘢痕性脱发、甲营养不良和网状色素沉着三联征。据报道，在网状色素性皮病中，后一种症状网状色素沉着是持续存在的[22]。网状色素性皮病中也可能出现水疱[23]，但没有牙齿异常的表现。然而，这些差异都是坊间传闻。NFJS 和 DPR 表型非常相似，以至于无法区分。

与 *KRT14* 突变导致对 K14 的中央 α-螺旋杆状结构的影响相反，存在于编码非螺旋起始端（E1/V1）区的基因区域中的突变是已知引起 EBS、NFJS/DPR 的原

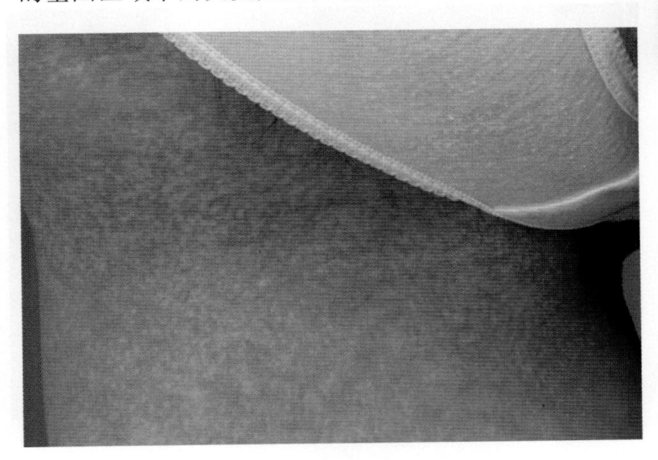

图 127.3　Naegeli-Franceschetti-Jadassohn 综合征：腹股沟部位的网状色素沉着

第二十七篇

因，该突变可能会导致翻译的提前终止[20]。这似乎是合理的假设，由此可知，NFJS/DPR 是由 K14 单倍体不足引起的。显然，K14 在皮纹和汗腺的发生中发挥重要作用。除其他功能外，角蛋白分子的 N 端部分已被证明可以抗凋亡信号从而起到保护细胞作用[24]。有证据表明，角质形成细胞中的 KRT14 单倍体不足可以导致对 TNF-α 诱导的细胞凋亡的敏感性增加，表明细胞凋亡是 NFJS/DPR 发病机制中的重要机制[25]。色素沉着的发病机制尚不清楚，但最近对 Dowling-Degos 病的研究提示皮肤的 NOTCH 信号转导可能与其有关（请参阅下一部分）。

Dowling-Degos 病（OMIM#179850，*KRT5*）

Dowling-Degos 病（Dowling-Degos disease，DDD）是一种罕见的常染色体显性遗传病，表现为青春期后出现的皮肤皱褶部位和屈侧的进行性网状色素沉着。这种色素沉着会进行性加重，并且具有损容性。DDD 临床表现与 Galli-Galli 病[26]相同，致病基因和斑驳色素沉着型单纯型大疱性表皮松解症（epidermolysis bullosa simplex with mottled pigmentation，EBS-MP，OMIM #131960）是等位基因。与 EBS-MP 不同，DDD 无明显起疱表现。本病需与 Kitamura 和 Dohi 网状肢端色素沉着鉴别（另见第 122 章）。

DDD 多数是由于 *KRT5* 基因杂合缺失突变引起，导致了单倍体不足[27]。而 NFJS/DPR 的色素沉着的机制尚不清楚。但最近发现 DDD 表型可能与 *POFUT1* 或 *POGLUT1* 基因的功能缺失性突变有关，这个基因编码增强 NOTCH 信号的蛋白[28-29]。NOTCH 是介导相邻细胞间相互作用的受体家族，其活性是维持皮肤黑素细胞前体所必需的[30]。由此可以推测，DDD 和相关疾病的色素沉着可能是由黑素细胞功能维持缺陷引起的，从而导致 NOTCH 信号缺陷。这一观点得到了已发表的研究结果的支持，即在 DDD 中的基底角质形成细胞表达经典的 NOTCH 配体 JAGGED2[31]。值得注意的是，该观点也解释了 EBS-MP 和 NFJS/DPR 中的色素异常机制。

表皮松解型鱼鳞病（原：Brocq 型大疱性先天性鱼鳞病样红皮病和 Siemens 大疱性鱼鳞病，OMIM #113800 和#146800，*KRT1/10* 和 KRT*2e*）

2010 年，在法国索雷兹举行的鱼鳞病共识会议上，对鱼鳞病进行了重新分类[15]。以前的 Brocq 型大疱性先天性鱼鳞病样红皮病（bullous congenital ichthyosiform erythroderma of Brocq，BCIE，OMIM #113800）和 Siemens 大疱性鱼鳞病（ichthyosis bullosa Siemens，IBS，OMIM #146800）现被统一归类为表皮松解型鱼鳞病（epidermolytic ichthyosis）。此病罕见，为方便临床应用及记忆，区分这两种表型仍然是有意义的。

BCIE 的特点是出生时即有广泛的水疱，伴有不同程度的红皮病，随后出现局部或全身的角化过度（图 127.4）。

该病是常染色体显性遗传，角蛋白 1（K1）和角蛋白 10（K10）的多种突变已被证实。这些角蛋白主要在表皮的基底层上部表达，并在此发现表皮松解型角化过度的超微结构异常有中间丝聚集、空泡化和角化过度。K1 突变可引起不同严重程度的掌跖角化病。在 K10 突变的患者中也观察到了这种症状[32]（见第 128 章）。

与严重 BCIE 相关的 K1 和 K10 突变位于 1A 杆状结构域的起始端或末端，如 EBS[33]。较轻的类型通常在 H1、L1 或 L12 区域有突变。然而，有报道 L12 结构域突变会发生明显的表型变异，这表明表型与基因型

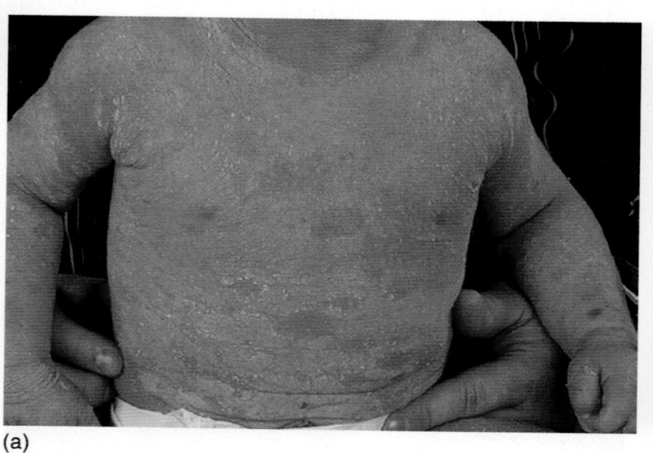

(a)

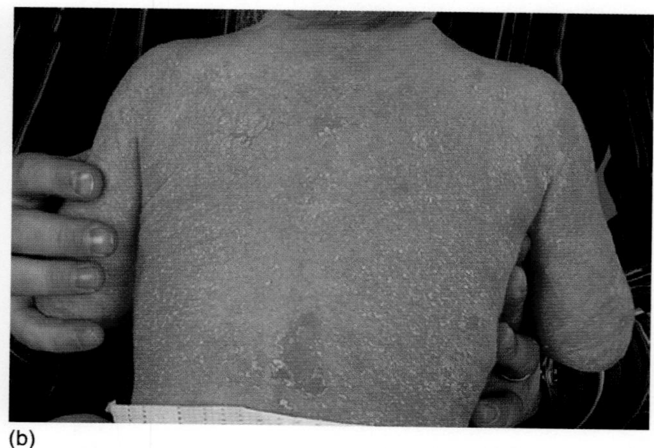

(b)

图 127.4　由 KRT10 突变引起的表皮松解型鱼鳞病（BCIE Brocq）。（a）出生时广泛的水疱，发展为（b）红皮病、角化过度、浅表糜烂

的相关性可能不像之前认为的那样明确[34]。该病症状可以很轻,以至于没有引起注意。有趣的是,在 3 种不同的角蛋白疾病(BCIE、EBS 和表皮松解型掌跖角化病,见下文)中,3 种不同的角蛋白中有相同的氨基酸残基发生突变(天冬酰胺 160、精氨酸 162、蛋氨酸 156)[35]。这表明了保守七肽基序功能的重要性。

在某些个体中,K10 突变也可以镶嵌模式出现[36]。镶嵌现象意味着细胞携带突变基因,并且掺杂了这个个体的正常细胞。嵌合体中的 K10 突变导致表皮松解型表皮痣(epidermolytic epidermal naevus,OMIM113800),如果所有细胞中存在突变就会引起表皮松解型鱼鳞病。有趣的是,K5/K14 的突变嵌合体至今还未被报道过。具体原因尚不清楚,在 K5/K14 的突变嵌合体假说中,产生的水疱可以通过表达 K5/K14 的正常干细胞的迁移而痊愈。在 K10 突变的情况下,干细胞中没有表达;因此嵌合体就保留下来了。同时,已经发现了 K1 的突变嵌合体[37]。最近,K10 的突变嵌合体已被证实。彩斑鱼鳞病是一种罕见疾病,可见患者在红皮病样的背景下出现正常皮肤的圆形白斑,在出现的正常皮肤部位有成千上万个由回复突变形成的正常角质形成细胞。这种回复现象是由有丝分裂重组导致的杂合性缺失所致(位于染色体 17q)[38]。同时,*KRT1* 也有类似的现象[39]。BCIE 及其症状通常对视黄酸类药物的治疗反应不佳(另见第 129 章)。

Siemens 大疱型鱼鳞病(ichthyosis bullosa Siemens,IBS,OMIM#146800)是一种轻度的、表浅的表皮松解型鱼鳞病,无红皮病表现(图 127.5)。本病的角化过度是轻度的,通常位于屈侧皮肤、脐部和小腿,糜烂多由轻微创伤引起。典型的表现是屈侧皮肤呈灰色鳞屑、大多呈片状角化过度,在德语中称为"moulting"或"Mauserung"(图 127.5b)。本病的超微结构特征也表明存在角蛋白突变:棘层上部 KIF 聚集和空泡化,棘层上部表达的角蛋白 K2e 被发现存在突变情况[40]。同样,突变聚集在保守序列内。IBS 对小剂量阿维 A(<0.5mg/kg)治疗反应良好。

掌跖角化病

这是一组异质性疾病,均表现为手掌和足跖皮肤的异常角化。其分类依然主要是基于形态学及相关特征。近年来,许多掌跖角化病(palmoplantar keratoder-

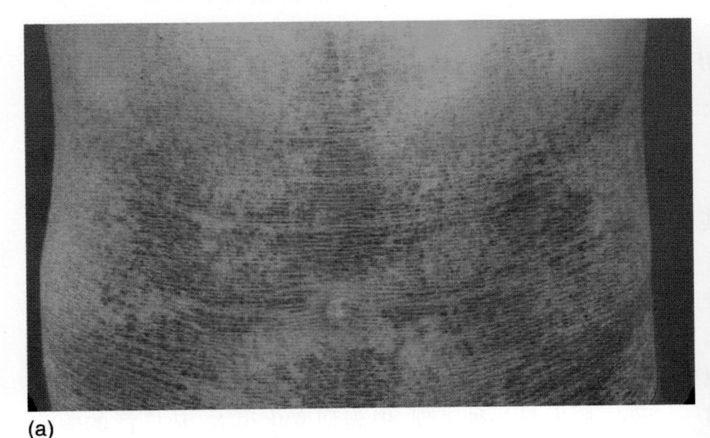
(a)

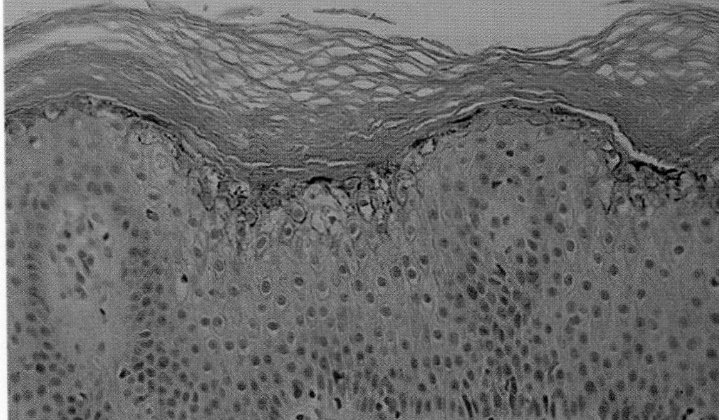
(c)

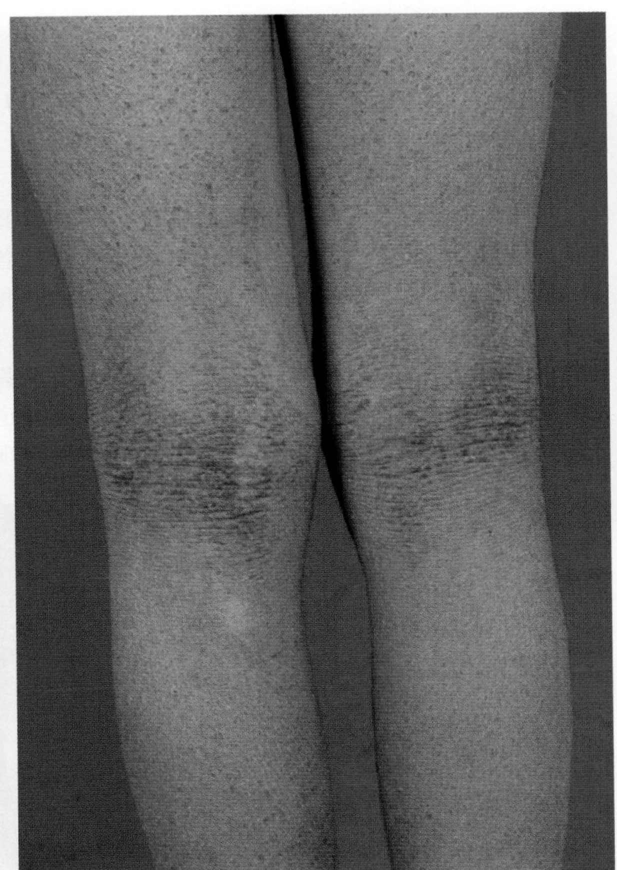
(b)

图 127.5　Siemens 大疱型鱼鳞病。(a)男孩的典型鳞屑。(b)膝关节屈侧角化过度。(c)局限于棘层上部的表皮松解性角化过度

mas,PPK)的突变位点已被发现。PPK以及相关的角蛋白基因突变将在第128章中进行更深入的讨论。可以说 *KRT1* 和 *KRT9* 基因的突变都可以引起弥漫性PPK,称为 Vörner 或 Unna-Thost 型,而 *KRT6a/b/c*、*KRT16* 和 *KRT17* 的突变会导致先天性厚甲症。

Cannon 白色海绵状痣(OMIM #193900,*KRT4*,*KRT13*)

这是一种罕见的常染色体显性遗传病,特征是口腔出现肥厚性白色斑块,有时候也出现在食管、鼻、生殖器和直肠黏膜。本病应与白斑病、硬化性苔藓、扁平苔藓和遗传性良性上皮内角化不良(OMIM 127600[41-42])进行鉴别。遗传性良性上皮内角化不良在结膜处有类似翼状胬肉的病变,可与之鉴别。本病斑块皮损的组织病理学改变类似表皮松解性角化过度症的基底层上部细胞的空泡化。编码碱性角蛋白K4的 *KRT4* 基因和编码酸性角蛋白K13的 *KRT13* 基因的杂合突变导致了该病的发生[43-44]。突变通常发生在1A结构域的起始端。值得注意的是,该病并不是真正的痣。痣是先天或后天基因嵌合体的结果[45],而白色海绵状痣不是。

单纯毛发-甲型外胚层发育不良(OMIM #602032,*KRT85*;OMIM #614929,*KRT74*;OMIM #614931,*HOXC13*)

一些研究报道了单纯毛发-甲型发育不良,不伴其他的外胚层异常[46-48]。其中,毛发受累的严重程度各不相同,并且具有常染色体显性遗传与隐性遗传两种遗传方式。单纯毛发-甲型外胚层发育不良根据基因背景的不同,至少可分为5种不同的亚型,目前我们只对其中3种的病因有所了解。2006年,Naeem 等报道了一个巴基斯坦近亲家系,有4男4女在出生时表现为普秃和甲营养不良,此后也未曾长过腋毛或阴毛,并且所有指/趾甲都存在甲营养不良。但是,这些患者并未表现出其他外胚层异常的情况。后续研究表明,该疾病的遗传方式是常染色体隐性遗传,与第12号染色体上的Ⅱ型毛发角蛋白簇的Ⅱ型 *KRT85* 基因纯合错义突变有关[49]。此后,Shimomura 等报道了一种罕见疾病——常染色体显性遗传性羊毛状发(autosomal-dominant woolly hair,ADWH),其特点是卷发紧密且生长不良,可由内毛根鞘特异性 *KRT74* 基因螺旋起始序列中 p. Asn148Lys 杂合突变引起[50]。体外细胞培养表明,突变的K74蛋白可能以显性-负性方式破坏细胞中的角蛋白中间丝形成。有趣的是,Shimomura 等对具有ADWH类似特征的小鼠(Caracul-like 4)的 *Krt71-74* 基因进行了测序,发现并非 *Krt74* 基因,而是其邻近的基因 *Krt71* 存在 p. Glu440Lys 杂合突变。*Krt71* 突变能够导致 Caracul 和被毛稀疏表型,表现为波浪状被毛[51]。具有卷曲被毛的狗和猫的 *Krt71* 基因带有编码的SNP[52-53]。由此推断,*Krt71* 与 *Krt74* 可能影响人的正常毛发质地。

如上所述,毛发与甲中的角蛋白表达必须通过严密的调控才能维持其正常的形态与功能。然而,细胞如何进行相应调控目前仍不清楚。研究表明,同源转录因子 HOXC13 可能参与其中[54],它在控制硬角蛋白表达中起到关键作用,HOXC13 的缺失能够导致毛发-甲发育不良(OMIM #614931)[55]。

念珠状发(OMIM #158000,*KRT81*,*KRT83*,*KRT85*)

念珠状发(monilethrix)是一种常染色体显性遗传性疾病,特征是头发呈串珠样并容易断裂,最常见于枕部。脱发是一种表现,但表型变化很大,从广泛的瘢痕性脱发到毛发轻微磨损而无明显的脱发(图127.6a)。

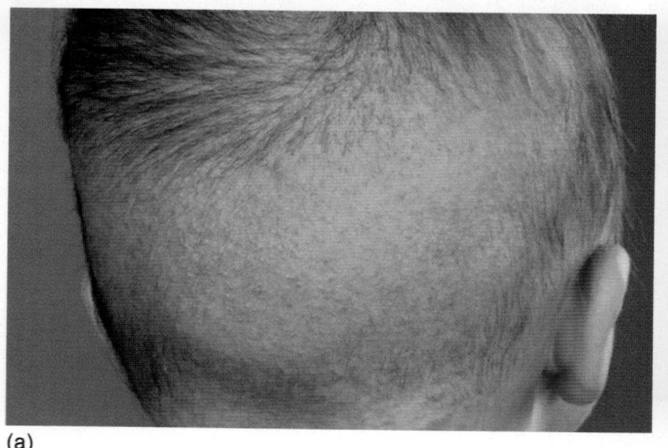
(a)

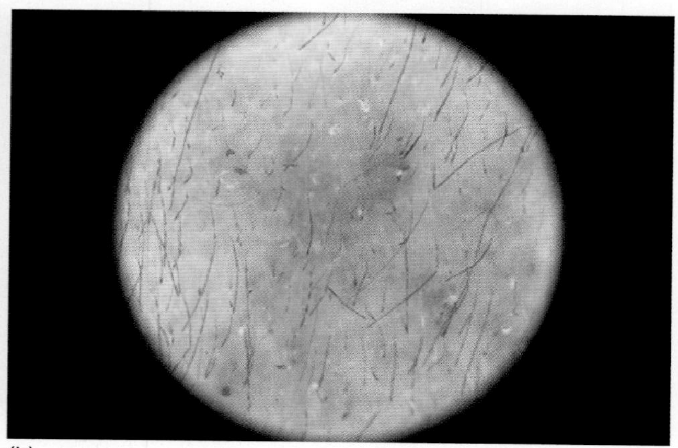
(b)

图127.6 念珠状发。(a)枕部脱发伴毛囊角化病。(b)皮肤镜下显示经典串珠状改变

毛囊角化病是常伴随的表现。串珠状结节有着明显规律,每个结节长约 0.7mm,结节间发干萎缩变细。然而,结节发生的机制并不清楚。当怀疑念珠状发时,需要找到毛发的串珠状结节,串珠状结节是一个重要的诊断标志。偏振光显微镜对于可视化的辅助检查是有用的,皮肤镜检查通常足以诊断该病[56](图 127.6b)。

经典的念珠状发由Ⅱ型毛发角蛋白基因 *KRT81*、*KRT83* 以及 *KRT86* 的突变引起[33-35]。这 3 个基因位于染色体 12q13.13 上 40kb 区域内,形成一个基因簇。它们呈非常有趣的排列,*KRT86* 位于 *KRT81* 与 *KRT83* 之间,且与两者方向相反,这种独特的排列方式表明它们可能源于单一原始的硬角蛋白基因的复制而产生,它有可能是 *KRT86*。迄今报道的大多数念珠状发患者存在 *KRT81* 或者 *KRT86* 的突变。由于角蛋白以异二聚体形式存在,因此酸性硬角蛋白的突变可能是引起念珠状发的原因,这些尚未报道。值得注意的是,常染色体隐性遗传的少毛症样念珠状发与编码桥粒钙黏着蛋白 DSG4 的 *DSG4* 基因的纯合性缺失突变有关[57-59]。

胡须假毛囊炎(OMIM 612318,*KRT75*)

胡须假毛囊炎(pseudo-folliculitis barbae),又称为内嵌毛发或者"剃刀肿块",是一种常见疾病,尤其好发于毛发卷曲的人群。为了达到干净效果而逆着须发纹理剃刮是常见的诱发因素,剃刀产生的短而锋利的发桩可通过毛囊外或经毛囊的方式穿透皮肤,并向内生长,向内生长的须发可引发异物反应并进一步导致炎症。由 *KRT75* 基因编码的层特定角蛋白 K6hf 存在多态性(A15T,丙氨酸→苏氨酸)所致,携带这种异常的人群中发生假性毛囊炎的风险大约增加了 4 倍[60]。

角蛋白突变引发的其他疾病

角蛋白在多种上皮细胞中表达,包括非角质形成细胞。这些角蛋白突变也与其他疾病相关,例如,不明原因性肝炎以及某些自身免疫性肝硬化可能与 *KRT8* 或 *KRT18* 基因突变有关[61-62]。此外,*KRT8* 基因突变与某些患者的炎症性肠病有关,可能是由于 *KRT8* 突变会抑制 KRT8/18 纤维丝的组装有关[63]。遗传性青少年性角膜上皮营养不良是一种常染色体显性遗传病,其特征是前角膜上皮细胞脆性增加,主要由Ⅱ型角蛋白 K3 或其伴侣蛋白 K12 突变导致[64]。

在过去几年里,角蛋白与疾病关系的研究步伐有所变缓,在目前已知的 54 种角蛋白中,仅发现 23 种与疾病相关。从理论上推测,某些剩余的功能未阐明的角蛋白极有可能与上皮疾病有关。它们可能遵循孟德尔遗传规律,但是对于肝硬化,发现这些相关性可能是危险因素。几项全基因组关联研究(GWAS)已发现角蛋白基因座中的遗传标志(SNP)与各种疾病或临床表现之间的关联。然而,这些基因的功能意义尚待进一步确定。

总结

鉴于目前我们对角蛋白相关疾病的基本生物学了解的加深,可以预期在不久的将来我们会有更多的发现。目前疾病分类越来越基于分子数据,以人名命名的综合征正在消失。我们可以合理地预测,目前被认为是不同的疾病未来可能被证实具有相同的分子发病基础,反之亦然(例如,参见 EBS 变异型数量的不断增加)。我们对疾病的潜在机制的了解加深,可以使患者的受益越来越多。许多疾病可以进行产前诊断,准确的诊断对于患者的生殖咨询至关重要,基因突变的发现可以确定临床诊断。

目前基于分子的治疗性干预措施仍遥遥无期,但正在取得进展。对于先天性厚甲症的患者,可通过将 siRNA 直接注射到皮损中来沉默致病基因,达到治疗的目的[65]。尽管这种方法不适合临床使用,但证明了治疗性基因调节从理论上来讲是可行的。最近开发的 CRISPR/Cas9 技术有望实现治疗性基因编辑,在未来用于所有遗传缺陷性疾病的治疗。然而,这种干预方式在目前看来仍然不够实际。通过皮肤渗透仍然是大分子药物治疗的主要障碍,此外系统性编辑缺陷基因在实践和伦理上仍然困难重重。因此,针对因突变角蛋白导致的紊乱的细胞过程的小分子干预手段更加具有临床前景,并有可能很快出现。

(付桂莉 卢静静 译,李萍 蒋金秋 罗晓燕 校)

参考文献

见章末二维码

第 128 章 孟德尔遗传性角化性疾病：皮肤角化病

Edel A. O'Toole

摘要

本章节讲述遗传性掌跖角化病(palmoplantar keratodermas,PPK),这是一组以手掌和足跖皮肤过度角化为特征的遗传性皮肤病。PPK 根据临床角化模式分为 3 个类型:弥漫性、局限性(包括条纹状)和点状。患者可以是无相关疾病的单纯型 PPK,也可以是伴相关疾病如耳聋、心肌病、头发牙齿或甲改变的综合征型 PPK。近些年,发现了很多 PPK 的致病基因,使传统的临床分类得到确认和/或变更。

要点

- PPK 分为 3 种临床类型:弥漫性、局限性、点状。
- 最常见 PPK 是由 *KRT9* 基因突变所致的弥漫性表皮松解性 PPK。
- 羊毛状发和 PPK 提示和心肌病相关的桥粒基因突变。耳聋提示连接蛋白基因突变。
- 对于引起疼痛的局灶性掌跖角化皮损,目前的治疗方法包括修剪局部增厚的胼胝和穿舒适的鞋子。
- 口服视黄酸对部分 PPK 有效,但可能导致皮肤脆性增加而引起疼痛。
- 浅表真菌感染常见,抗真菌治疗有效。

引言

掌跖角化病(palmoplantar keratodermas,PPK)是一大类以掌跖部表皮过度增厚为特点的异质性疾病,分为遗传性和获得性。获得性掌跖角化病包括银屑病和毛发红糠疹。

遗传性 PPK 可以是一些更常见的皮肤病如表皮松解型鱼鳞病、常染色体隐性遗传性先天性鱼鳞病、红斑角化病及 Darier 病。本章节主要介绍伴有或不伴有相关特征的单基因遗传性 PPK,掌跖角化是前一种类型的一个主要特点,有时为某种先天性综合征的标志。因家系间和家系内家庭成员的表现不同、命名方法不同和大量的个案报道,因此单基因遗传性 PPK 的分类比较困难。

很多学者曾致力于对遗传性 PPK 进行分类[1-7]。以往因临床表现不同而被认为是不同的疾病,近些年被认为是同一种疾病的不同表现。随着候选目的基因的突变分析和外显子测序等分子生物学技术的应用,以往基于形态学差异而无生物学基础进行分类的疾病,正逐渐被重新分类。分子分类比临床形态学分类简单,但仍需临床表型指导诊断过程,临床诊断是基因突变分析的基础。Greither 分类对初步分型仍有帮助[3]。

病史和临床检查

PPK 临床分类主要依据的特点包括特征性的形态学表现和角化过度或角皮病的分布(弥漫性、局限性、点状/丘疹状)、伴有或不伴有相关疾病(仔细检查黏膜、甲、头发和其余部位的皮肤非常重要)以及遗传的模式。需要注意的是这些临床特征在儿童早期常常不会全部表现出来。附加分类标准还包括角化病的发病年龄、疾病进展的严重程度、真菌感染的伴发情况、掌跖皮肤对水的反应、多汗症的伴发情况以及组织病理学表现。笔者基本不会对 PPK 患儿进行皮肤活检。但 PPK 的皮肤活检有助于显示是否存在表皮松解和细胞间连接消失,以提示桥粒相关性疾病或除外炎症性皮肤病。

基因诊断

诊断明确的情况下,对角蛋白或连接蛋白这类小基因进行单基因检测是非常经济的,如弥漫性表皮松解性 PPK 中的 KRT9 序列。此外,目前有可以针对皮肤疾病目的基因的二代测序包,如当地可以检测,这是很好的选择。厚甲项目(Pachyonychia Project)目前提供了和局限性角化病相关的 9 种基因测序包。

综合管理

穿舒适的鞋和定制的鞋垫常常有帮助。若患儿有感觉疼痛的胼胝,可以削薄胼胝以减轻疼痛。穿吸汗的运动袜或银离子袜可减轻多汗。润肤剂可以润滑皮肤、尿素霜(最高浓度 40%)对软化胼胝也有帮助。部分 PPK 如 Papillon-Lefevre 型对口服视黄酸效果明显,但视黄酸会增加皮肤脆性,不宜用于角蛋白基因突变的患儿。对易合并真菌感染的 PPK,每隔 6 个月~1 年进行 1 个月的抗真菌治疗通常是有效的。

一套综合分类方法对于正确诊断非常必要。本章节的分类是暂时性的,必然会根据新的信息持续进行修改。和前一版比较,某些条目已经更新,某些已被删除,增加了部分近期报道的新的综合征。由桥粒蛋白缺陷导致的疾病如 Naxos 病和 Carvajal-Huerta 综合征(心脏皮肤综合征)也归类在掌跖角化病里,因为这两种疾病在另外的章节(第 134 章)有详细介绍,不在此做进一步阐述。

疾病的 OMIM 编号参考 McKusick 的人类孟德尔遗传在线数据库[8]。如果编号前带有“#”,表示致病基因已经明确。

参考文献 128.1

见章末二维码

无相关特征的弥漫性遗传性掌跖角化病

弥漫性表皮松解性掌跖角化病(OMIM # 144200, *KRT9*, *KRT1*)

同义词

- Vörner 颗粒变性型 PPK
- Thost 型 PPK
- Unna 型 PPK
- Norbotten 型 PPK

简介和历史 1909 年,Vörner[1] 描述了一种组织学特点表现为表皮松解性角化过度(颗粒层变性或表皮松解)的弥漫性 PPK。Küster 和 Becker[2] 从临床和组织病理方面回顾了 Thost 描述的家系,发现其和 Vörner 描述的 PPK 一致。实际上,Vörner 描述了 Thost 型和 Unna 型 PPK。1994 年,Reis 等[3] 阐明了角蛋白 9 基因突变是致病原因。

流行病学和发病机制 弥漫性表皮松解性 PPK 是最常见的 PPK。北爱尔兰的发病率为 4.4/10 万[4]。本病为一种常染色体显性遗传病,大多数是由位于染色体 17q12-21 的角蛋白 9 基因点突变所致[3]。角蛋白 1(*KRT1*)突变也有报道[4]。*KRT9* 和 *KRT1* 均表达在表皮的基底上层细胞。*KRT9* 更多表达于掌跖部皮肤[5]。

角蛋白显性致病突变干扰中间丝的聚集,降低细胞骨架弹性,从而导致表皮松解和角化过度[6]。细胞内信号转导通路的中断和内质网应激可能导致角化过度。角蛋白 9 缺陷小鼠表现为角化过度和诱导应激相关角蛋白分化受损,如角蛋白 6 和 16[7]。

临床特征 如图 128.1 所示,典型的 Vörner 型 PPK 表现为弥漫性、非越界性的皮肤角化,呈棕黄色,有时呈浅灰色。可能有明显的皲裂,在跟腱等受力部位症状更重。通常有明显的边界和红斑边缘。有时皮损会出现窝状角质松解,尤其是足跟部位,提示可能合并小棒状杆菌(*Corynebacterium minutissimum*)感染。亦有指节垫的报道[8]。通常婴儿期发病,成年期发病罕见。

鉴别诊断 Vörner 型 PPK 和其他类型弥漫性 PPK 可通过组织学特征进行鉴别,表现为表皮松解性角化过度。通常依据患儿和其父母的相关特点和表型足以诊断 Vörner 型 PPK。对于伴有掌跖角化的表皮松解型鱼鳞病,*KRT1* 突变可导致摩擦区域出现轻微水疱或无水疱,与 Vörner 型 PPK 很难鉴别。*KRT1* 和 *KRT9* 在掌跖部皮肤是特定的配对表达。基因检测可以鉴别。

实验室检查和组织学表现 笔者不建议对临床特征明显的表皮松解性 PPK 患儿做皮肤活检,当临床诊断有疑问时,可以进行 *KRT9* 基因检测。有时可能需要活检,可明确发现组织标本中有表皮松解的病理改变,特点为核周空泡化、大的角质透明颗粒、张力微丝聚集、棘层和颗粒层细胞变性及表皮内水疱[9]。

治疗 角质松解剂如水杨酸(婴幼儿禁用)、尿素、乳酸和以白色柔软石蜡为基质的丙二醇的凝胶或软膏对患者的角化过度有帮助。聚乙烯(保鲜膜)封包通常效果更好。局部外用视黄酸有一定效果但会产生刺激。口服视黄酸类药物如阿维 A 效果明显,但会增加皮肤脆性[10],由于可能的副作用和致畸性,需慎用。及时治疗继发的真菌和细菌感染,必要时系统用药。大多数患者因逐渐依赖角化过度的皮肤形成的物理屏障而最终停止治疗。未来,可能会出现小分子 RNA 抑制剂进行治疗[11]。

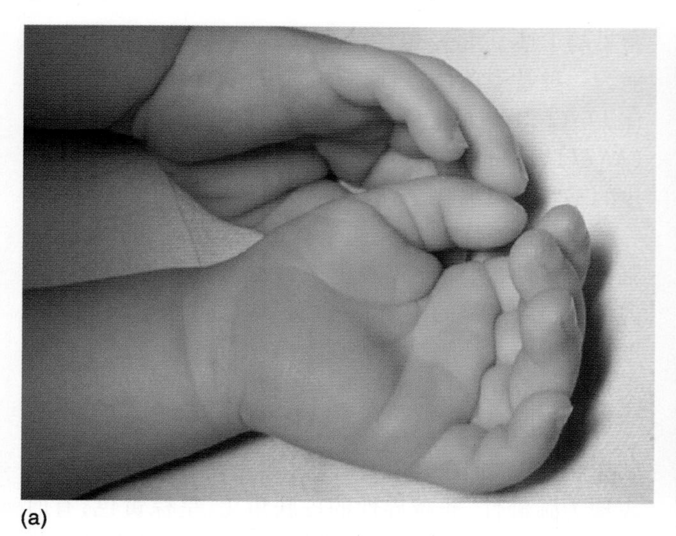
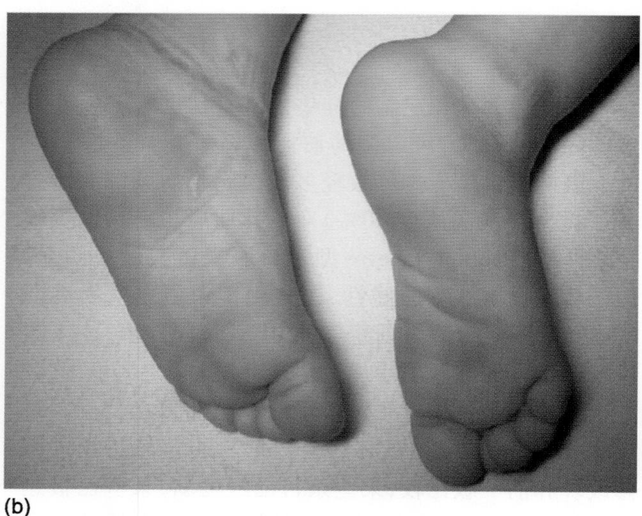

图 128.1 一例 *KRT9* 突变所致弥漫性表皮松解性掌跖角化病患儿。(a)手掌。(b)足底

参考文献 128.2

见章末二维码

弥漫性非表皮松解性掌跖角化病

引言

非表皮松解性 PPK 通常指非综合征性弥漫性掌跖角化病,组织学特点为棘层上部和颗粒层无表皮松解。至少有 3 种亚型:Bothnia 型非表皮松解性 PPK、Nagashima 型非表皮松解性 PPK 以及 Mal de Meleda 型。

Bothnia 型非表皮松解性 PPK(OMIM #600231,*AQP5*)

同义词

- 非表皮松解性掌跖部胼胝

引言和历史 最初报道的家系来自瑞典北部波的尼亚湾,其发病率为 0.3%~0.5%[1]。

流行病学和发病机制 通过对来自瑞典和英国的家系做连锁分析和外显子测序发现这种类型的非表皮松解性 PPK(nonepidermolytic PPK,NEPPK)是由编码水通道蛋白 5 的 *AQP5* 基因的错义突变导致[2],水通道蛋白允许水分子通过细胞膜的渗透转运。皮肤的水通道蛋白 5 位于表皮颗粒层角质形成细胞的胞膜上。*AQP5* 突变导致角质形成细胞摄水量增加,当患者将手浸入水中时,手掌呈现白色海绵状外观。和对照组比较,NEPPK 患者手掌部皮肤乙酰化 α-微管蛋白表达增加,表明 NEPPK 患者手掌表皮的微管稳定性增高[2]。

临床特征 婴儿期开始出现掌跖部角化过度,表面光滑,呈蜡黄色,可见红斑边界,有时边缘出现丘疹。多汗症常见,并易继发真菌感染,这会引起表现为手指远端的越界性鳞屑性红斑(图 128.2)。甲增厚和凹陷。

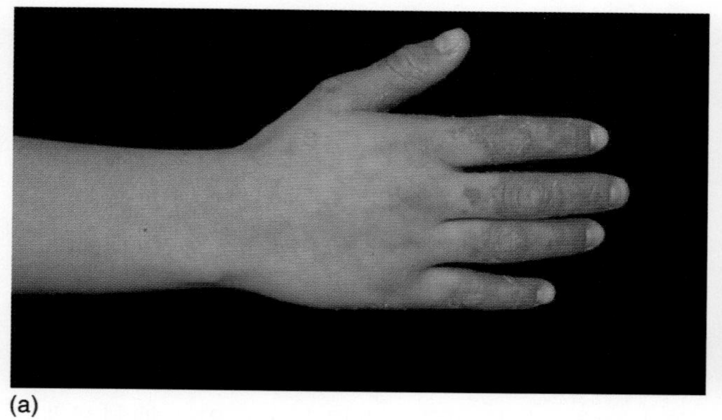
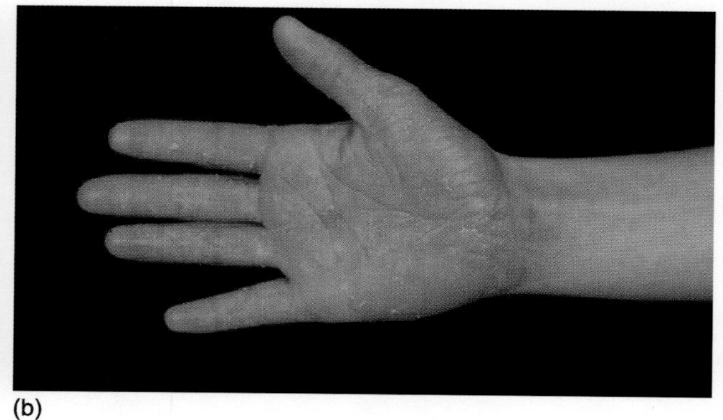

图 128.2 女,14 岁,*AQP5* 突变所致的 Bothnia 型非表皮松解性 PPK 患者,手部出现真菌感染。(a)手背。(b)手掌

鉴别诊断 鉴别诊断包括轻度的 Mal de Meleda 角化病、弥漫性表皮松解性 PPK 和水源性 PPK。通过手掌浸水后出现持续性海绵状外观和真菌感染这两个特点可以和其他角化病鉴别,但儿童早期很难区分弥漫性非表皮松解性 PPK(diffuse nonepidermolytic PPK,DNEPPK)和弥漫性表皮松解性 PPK(diffuse epidermolytic PPK,DEPPK)。对有同样症状的患儿父母进行检查,有助于诊断。

实验室检查和组织学表现 皮肤活检表现为棘层肥厚和角化过度,无表皮松解。

治疗 角质剥脱治疗会有帮助。真菌感染需系统治疗。有些患者每年维持 4 周的抗真菌治疗就有效。外用大环内酯类药物对窝状角质松解可能有效。口服小剂量视黄酸类药物也有效果,但儿童患者通常没有必要口服该类药物。

参考文献 128.3

见章末二维码

Nagashima 型非表皮松解性 PPK(OMIM # 603357,*SERPINB7*)

引言和历史 Nagashima 型 PPK(长岛型掌跖角化病,PPKN)是一种常染色体隐性遗传 PPK,最初由学者 Nagashima 于 1977 年首次发表在日文文献中,随后英文文献中也有报道[1]。目前,只在日本和中国有家系报道[2-4]。

流行病学和发病机制 在日本人群中 PPKN 的发病率约为 1.2/10 000[2]。通过全外显子测序并经过一代测序验证后,发现 3 例无相关性的日本 PPKN 患者均有 *SERPINB7* 基因纯合或复合杂合突变[2],另外还发现 10 例无相关性的日本 PPKN 患者出现和之前 3 例患者相同的 *SERPINB7* 基因突变。所有患者至少携带 1 个等位基因上的 *R266X* 无义突变,这是引起亚洲人群的 PPKN 的始祖突变[2-4]。

临床特征 如图 128.3 所示,皮损表现为轻度的角化过度,伴有明显红斑,延伸至手背、手腕屈侧和足背。耳垂、肘部和膝部也可出现角化过度。遇水后手掌和足底皮肤发白,出现海绵状外观。此外还可伴有多汗症和真菌感染。

鉴别诊断 需和其他类型非表皮松解性 PPK 鉴别,尤其是 *AQP5* 基因突变所致的 PPK 和红斑角化病。

实验室检查和组织学表现 掌跖部皮肤组织学表现为表皮棘层肥厚、正角化过度和颗粒层增厚。

治疗 角质剥脱和抗真菌治疗(局部外用和/或系统)均有帮助。如果青少年或年轻患者多汗较明显,可以使用抗胆碱能药物。

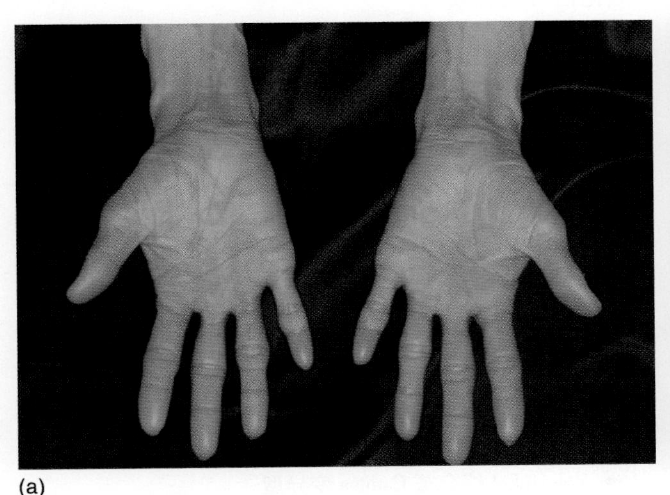
(a)

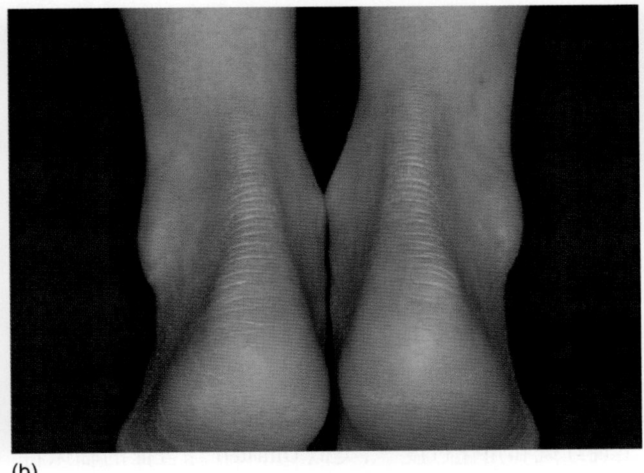
(b)

图 128.3 Nagashima 型弥漫性掌跖角化症。(a)手掌轻度角化伴明显红斑。(b)足底部角化延伸至跟腱。资料来源:Courtesy of Dr Akiharu Kubo, Keio University Hospital, Japan.

参考文献 128.4

见章末二维码

梅勒达病(Mal de Meleda)(OMIM #248300, *ARS*)

同义词

- Meleda 病
- Mal de Mljet
- 遗传性进行性越界性角化病
- 越界性掌跖角化病

引言和历史 这种罕见的 PPK 由 Hovarka 和 Ehlers 在 1897 年首次报道,随后,Brunner 和 Fuhrman 在 1950 年及 Franceschetti 等在 1972 年进行了进一步描述[1-3]。其病名来源于克罗地亚的姆列特岛(克罗地亚语称为 Mljet,意大利语称为 Meleda,由于该地近亲婚配,使这种少见 PPK 的发生频繁。

流行病学和发病机制 梅勒达病(Mal de Meleda)是一种常染色体隐性遗传病。Fischer 等[4]发现 Mal de Meleda 和染色体 8q24.3 上编码 SLURP-1(分泌型白细胞抗原 6/尿激酶型纤溶酶原激活物相关蛋白 1)蛋白的 *ARS* 基因突变相关,SLURP-1 是 Ly-6/uPAR 蛋白家族的一员,和蛇毒、青蛙神经毒素同源。SLURP-1 的结构表明它可能在皮肤中作为神经调质发挥作用,调节表达在角质形成细胞表面的乙酰胆碱受体的活化[5-6],它还有促凋亡活性[6],在调节皮肤巨噬细胞释放肿瘤坏死因子 TNF-α 中可能也有作用[5]。乙酰胆碱信号转导可能与多汗症有关。该突变在突变相对较少的地中海盆地有始祖效应,是在共同祖先中发生的,后来进行迁移并通过近亲婚配得以维持[4]。

临床特征 Mal de Meleda 表现为弥漫性、增厚的、黄白色浸渍样角化过度(图 128.4),伴有明显的越界性红斑边缘。皮肤角化过度可导致关节屈曲挛缩。角化过度发生于婴儿期早期,随后逐渐进展延伸至背面。指(趾)周围可见典型的收缩带,罕见自发指(趾)断症[7]。其他部位尤其肘膝部也会出现皮损[4],口周可出现红斑和角化过度[8],类似 Olmsted 综合征的临床特征。受累部位易发生多汗、浸渍、继发细菌或真菌感染和随之出现的异味。建议做黑光灯检查。可见甲改变(反甲、增厚及甲下角化过度)。

鉴别诊断 Mal de Meleda PPK 很难和 Vörner 型或 Olmsted PPK 鉴别,尤其在婴儿期。主要在斯堪的纳维亚半岛发现的 Gamborg-Nielsen 型 PPK 也是由于 *ARS* 基因突变所致,目前认为是 Mal de Meleda PPK 的轻度变异型[9]。

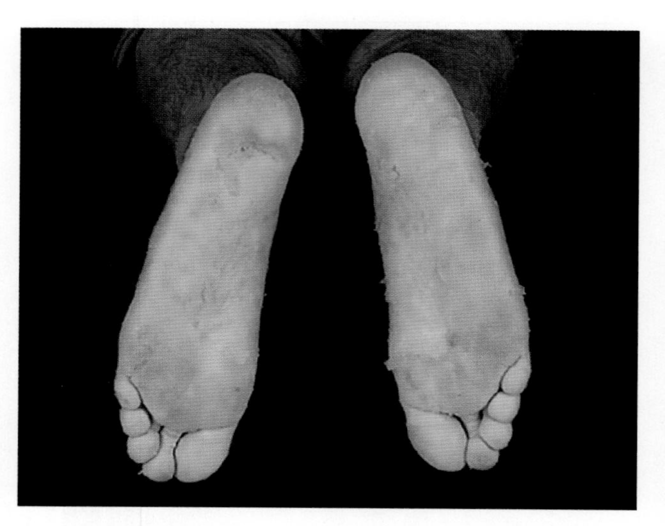

图 128.4 Mal de Meleda 的弥漫性浸渍样外观

实验室检查和组织学表现 组织学表现为角化过度伴角化不全、突出的透明层和棘层肥厚。血管周围可见明显的单核细胞浸润。

治疗 已报道视黄酸类药物如阿利维 A 酸(alitretinoin)治疗效果明显[10-11],可明显减轻角化过度,但可能加重红斑。需及时治疗继发的细菌或真菌感染,必要时外用药物。抗细菌或真菌治疗后,异味会明显改善。多汗症可能是乙酰胆碱信号转导改变所致,局部外用氯化铝可能有效。

参考文献 128.5

见章末二维码

伴相关特征的弥漫性遗传性掌跖角化病

兜甲蛋白角化病(OMIM #604117, *LOR*)

同义词

- 进行性对称性红斑角化病
- Vohwinkel 综合征 Camisa 变异型

引言和历史 这种罕见疾病最初是由 Camisa 和 Rosana 等以 Vohwinkel 综合征的变异型报道[1],他们描述本病的特点为弥漫性蜂窝状角化和指(趾)环状收缩带,伴轻度鱼鳞病,但真正的 Vohwinkel 综合征有耳聋,但没有鱼鳞病。1996 年 Maestrini 等报道将 *LOR* 突变导致的疾病定义为一个单独病种,也称为 Vohwinkel 综合征[2]。有一篇文献指出在进行性对称性红斑角化病中也发现了兜甲蛋白基因突变[3],而进一步引起混淆,这也是红斑角化病的一个表现,因此认为兜甲蛋白基因突变和本章节即将提到的"兜甲蛋白角化病"有关。

流行病学和发病机制　兜甲蛋白角化病是一种罕见的常染色体显性遗传病,文献已报道约 20 个家系,是由 *LOR* 基因插入或缺失突变引起[2,4]。最常见的插入突变导致兜甲蛋白肽链延长了 22 个氨基酸,LOR 基因位于染色体 1q21 上的表皮分化复合物中。兜甲蛋白是角质胞膜的主要成分,包含 3 个富含甘氨酸的结构域,其间由两个富含谷氨酰胺基序区间隔。因此兜甲蛋白被认为是角质包膜中转谷氨酰胺酶形成交联的主要成分[5]。突变的兜甲蛋白被转运到细胞核,干扰调节角质包膜的形成[6]。表达兜甲蛋白突变的小鼠会出现泛发性鳞屑、足趾增厚和收缩带导致的尾巴自断[7]。

临床特征　兜甲蛋白角化病很少在出生时表现为火棉胶婴儿,典型表现为儿童早期大关节伸侧的皮肤增厚,上覆越界性、界限清楚的红色斑块(图 128.5)。本病

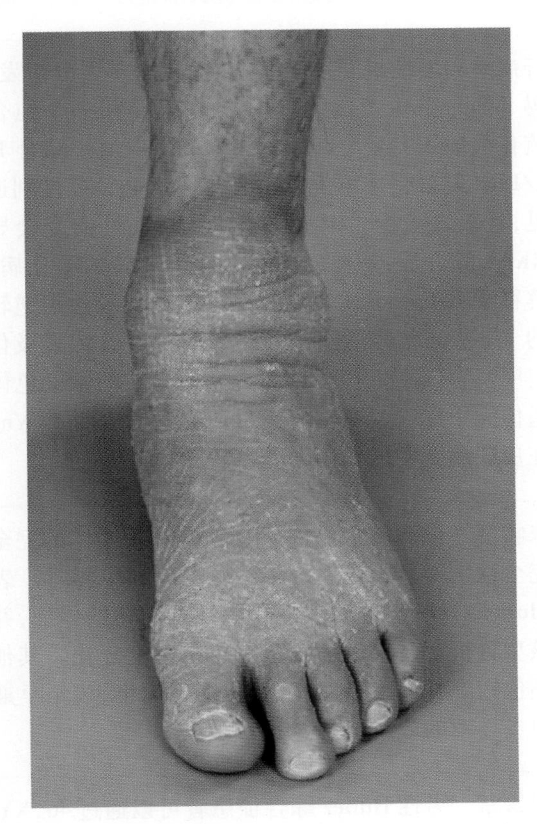

图 128.5　兜甲蛋白角化病典型的屈侧皮肤增厚、红斑、鳞屑表现

相关的 PPK 通常表现为弥漫性,经典的"蜂窝状"、越界性角化,并伴明显红斑,可见假阿洪病,皮损可扩展至手腕及踝部。指节垫也有报道[8]。某些患者躯干见明显的鱼鳞病,但重要的是不伴耳聋。

鉴别诊断　本病需和 Vohwinkel 综合征鉴别,后者的角化局限于手足,呈光滑的掌跖角化过度,主要的鉴别点是伴有耳聋。还需和可变性红斑角化病鉴别,其游走性的角化性斑块的特点可以区分两者。此外,一种称为 KLICK 综合征(见下文)的罕见病也容易与兜甲蛋白角化病混淆。

实验室检查和组织学表现　组织病理学特点包括颗粒层增厚、角化不全(角质层残留细胞核)、表皮银屑病样增生和血管周围淋巴细胞浸润。电镜显示颗粒细胞层上部具有核内颗粒和出现一个明显的过渡细胞层。角质包膜同样存在异常,变得含有脂滴,且细胞膜厚度降低[9]。

治疗　外用角质松解剂的作用有限,润肤剂有效。可尝试外用维生素 D_3 或视黄酸类药物,但根据我们的经验,它们的疗效有限。也可尝试系统使用视黄酸类药物。

参考文献 128.6

见章末二维码

线状角化-先天性鱼鳞病-硬化性角化(KLICK)综合征(OMIM #601952,613386,*POMP*)

引言和历史　1989 年 Pujol 等描述了 4 个西班牙兄弟姐妹患这种罕见的疾病[1]。随后,Vahlquist 等界定其为一种单独的疾病[2],用首字母缩写"KLICK"命名。Holland 进一步报道了此病[3]。

流行病学和发病机制　KLICK 综合征是一种常染色体隐性遗传病。已报道的所有病例均携带相同的位于染色体 13q 的蛋白酶体成熟蛋白(proteasome maturation protein,*POMP*)基因 5' 端非翻译区的致病性突变[4]。*POMP* 编码蛋白酶体的一个组件,蛋白酶体在细胞内的功能是分解已降解、错误折叠或无功能的蛋白质。KLICK 综合征中,表皮上部的蛋白酶体分布发生改变,从而干扰蛋白分解,引起内质网应激和角化过度。

临床特征　儿童早期呈典型的泛发性红斑和细小鳞屑,可有糜烂。随后出现伴有环状收缩带的弥漫性掌

跖角化，还可见大关节屈伸侧呈线状和海星状角化（图128.6）。不合并其他畸形。

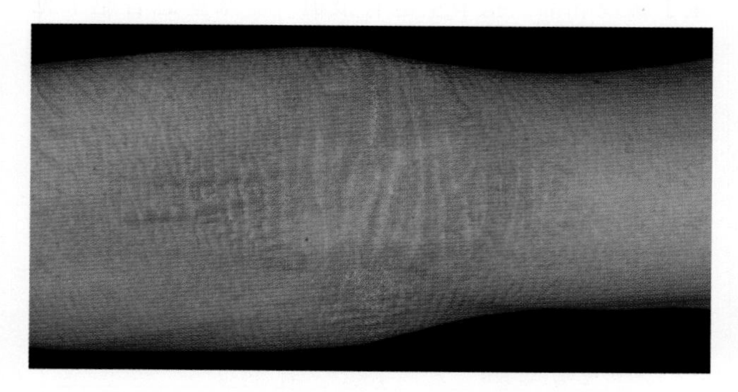

图 128.6　KLICK 综合征的屈侧垂直、线状角化

鉴别诊断　首先需与兜甲蛋白角化病鉴别，鉴别的线索包括 PPK，KLICK 综合征是光滑的而非“蜂窝”状的角化，以及特殊形状的屈侧角化也是 KLICK 综合征的典型表现。

实验室检查和组织学表现　掌跖角化的组织病理学无特异性，表现为正角化过度、表皮增生和颗粒层增厚。电镜显示浅表角质形成细胞中存在大量大的角质透明颗粒。

治疗　局部外用润肤剂和角质松解剂疗效不明显。口服阿维 A 可明显改善鱼鳞病和角化过度[3]。

参考文献 128.7

见章末二维码

掌跖角化病伴硬化萎缩（Huriez 综合征）（OMIM 181600）

引言和历史　Huriez 等首先描述了法国北部的 2 个家庭患这种肿瘤相关的综合征[1-2]。

流行病学和发病机制　Huriez 综合征呈常染色显性遗传。有报道与染色体 4q23 有关[3]，此区域有几个候选基因，但迄今为止没有发现致病性突变。值得注意的是有报道一例 Huriez 综合征患者伴有 46，XX 性别逆转[4]，是由编码 R-Spondin1 蛋白的 *RSPO1* 基因突变引起，此蛋白属于 Wnt 信号家族，和肿瘤、表皮和甲发育紊乱有关[5]。

临床特征　新生儿期即出现掌跖角化，表现为散在的角化过度合并萎缩，呈广泛分布，尤其在手掌部，足底皮肤受累较轻。手掌和手指背侧可见萎缩性斑块，受累皮肤常见红斑，可见假性硬皮病样指端硬化。甲改变包括甲营养不良、纵嵴、杵状甲。约半数患者合并少汗。该综合征的特征是受累皮肤有发生鳞状细胞癌的风险，最早可能在三四十岁就出现。

实验室检查和组织学表现　受累皮肤中朗格汉斯细胞几乎完全缺失[6]。真皮中胶原致密及血管扩张。

治疗　可考虑口服视黄酸类药物[7]。

参考文献 128.8

见章末二维码

掌跖角化病伴有皮肤鳞状细胞癌和性逆转（OMIM #610644，*RSPO1*）

同义词

- 掌跖角化和真两性畸形

引言和历史　该病最初是以 Huriez 综合征伴有 46，XX 性别逆转来报道的[1-2]。2005 年，Guerriero 等[2]发现包括患者在内近亲家庭的 4 个兄弟表现为 46，XX 的核型，合并掌跖角化和易患皮肤鳞状细胞癌[3]。

流行病学和发病机制　2005 年，患者的基因分析发现，编码 R-Spondin1 蛋白的 *RSPO1* 基因存在一个纯合的单核苷酸插入突变[4]。R-Spondin1 蛋白通过结合 Frizzled/LRP 复合受体增强 Wnt 信号[5]。46，XX 性别逆转罕见，且知之甚少。但 *WNT4* 功能缺失性突变会导致 SERKAL 综合征，一种包括女性性别逆转的罕见病，这也解释了 R-Spondin1 蛋白缺失是如何导致性别逆转现象的[6]。Wnt 信号通路进一步参与神经管背腹极化和决定甲发育（例如，PSPO4 蛋白缺失导致的常染色体隐性遗传无甲症[7]）。此外，近期研究明确表明了 Wnt 信号在皮肤癌变中的作用[8]。

临床特征　该病的主要特征包括 46，XX 个体的完全或不完全性别逆转，合并 Huriez 样 PPK 和甲异常。表现为 Huriez 样 PPK 的患者需检查性别逆转的体征，并进行核型分析。已报道的皮肤鳞癌为中度分化。其他异常还包括高甘油三酯血症、间质细胞增生、成年早期由牙周炎导致的牙齿缺失。

鉴别诊断　男性 Huriez 综合征患者可以通过 46，XY 核型检测和该病鉴别。该病和 Huriez 综合征掌跖角化病状相似，但没有 Huriez 综合征显著的硬化性短指。牙-

甲-皮肤发育不良通过牙齿发育异常和较轻微的 PPK 与该病鉴别。

实验室检查和组织学表现　组织病理学表现没有特异性,可表现为角化过度、棘层上部角质形成细胞液化变性、颗粒层增厚[1]。

治疗　性别逆转后遗症和皮肤鳞状细胞癌需外科手术治疗。外用润肤剂可能有帮助。

参考文献 128.9

见章末二维码

牙-甲-皮肤发育不良(odonto-onycho-dermal dysplasia spectrum,OODD,OMIM #257980, *WNT10A*)

简介和历史　首先报道的患有这种罕见的外胚层发育不良的 3 个家系来自黎巴嫩什叶派穆斯林[1],随后报道了一些散发病例和 1 个来自黎巴嫩的家系[2-3]。最近的研究表明 OODD 是一组病谱的表现,Schöpf-Schulz-Passarge 综合征(SSPS)也包括在其中[4-5]。

流行病学和发病机制　Adaimy 等对 3 个黎巴嫩什叶派家系进行基因分析,将该病的基因定位于 2q35,他们发现 3 个家系在 *WNT10A* 基因上具有相同的纯合无义突变(E233X)[6]。杂合子携带者的临床特点是牙齿畸形或轻度甲营养不良[7]。甲形成、表皮分化和牙齿发育都需要 WNT 信号传递[8]。

临床特征　本病主要的临床表型包括牙发育不全、甲发育不良、伴多汗的轻度弥漫性掌跖红斑角化病(图 128.7)。某些患者有舌面光滑。毛发稀疏也会出现,但不是常见特征。已报道和 SSPS 综合征相关的良性附属器肿瘤包括小汗腺汗孔瘤、眼睑汗腺囊肿和弥漫性掌跖部小汗腺汗管纤维腺瘤[9]。

鉴别诊断　需和 Huriez 综合征鉴别,Huriez 综合征的特点是硬化性短指和无牙齿异常。这两个鉴别点同样适用于 PPK 46,XX 性别逆转综合征。其他类型的外胚层发育不良缺乏 PPK 和其他特征性表型,很容易鉴别。

实验室检查和组织学表现　SSPS 综合征患者的掌跖部皮肤组织病理可见基底样棘突细胞呈索网状增生、导管分化和黏液性血管纤维间质。

治疗　含角质松解剂和/或尿素成分的保湿剂可明显改善皮肤症状。必要时手术切除良性肿瘤。剥脱性激光(CO_2 或 Er:YAG)可祛除眼睑囊肿。

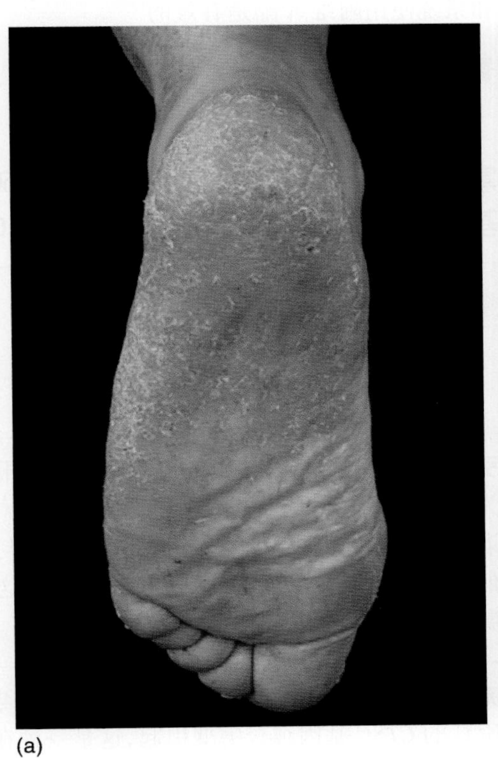
(a)

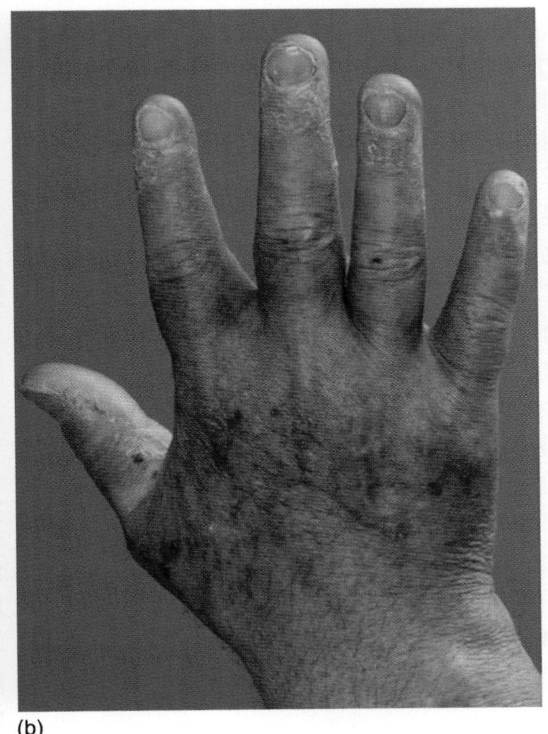
(b)

图 128.7　牙-甲-皮肤发育不良的掌跖角化(a)和甲营养不良(b)

参考文献 128.10

见章末二维码

残毁性 PPK 伴腔口周围角化斑（Olmsted 综合征）（OMIM #614594，300918，*TRPV3*，*MTBSP2*）

引言和历史 1927 年，Olmsted[1]描述了一种指（趾）弯曲畸形和两个手指自截断的先天性 PPK。此后，陆续报道了超过 74 例 Olmsted 综合征（综述见文献[2]）。

流行病学和发病机制 这是一种罕见的掌跖角化病，大部分报道是散发病例。已报道病例的遗传模式包括常染色体隐性、常染色体显性、半显性和 X 连锁隐性遗传[3-6]。2012 年，Lin 等在 5 例中国常染色体显性遗传 Olmsted 综合征患者的 *TRPV3* 基因上发现了杂合错义突变[3]，也有报道相同基因的常染色体隐性遗传病例[4]。*TRPV3* 编码的蛋白属于 TRP 阳离子选择性离子通道的成员，该蛋白对于调节表皮分化、皮肤屏障形成、瘙痒和疼痛、皮肤炎症和毛发生长都很重要。表现为严重脱发和甲营养不良的 X 连锁隐性遗传 Olmsted 综合征患者存在锌金属蛋白酶基因 *MTBSP2* 的突变，这种基因突变也和 IFAP 综合征、棘状毛囊角化病相关[6]。

临床特征 Olmsted 综合征症状通常在生后 6 个月内出现，表现为弥漫性边界清楚的 PPK，指（趾）弯曲畸形，可导致收缩带或自截断，口周角化和甲营养不良。常见腔口周围的斑块，表现为肛周或口周的疣状角化和红斑。耳部、鼻部和脐部也可出现角化过度。疾病进行性进展，导致指（趾）消失而形成 Olmsted 综合征典型的角化过度性团块。最近的数据显示 Olmsted 综合征受累皮肤易患肿瘤，因许多患者已经在受累皮肤上出现鳞癌[7]。一项研究提供证据支持了这一观点，受累皮肤的基底层细胞过度增殖[8]。已经报道了一些相关的异常表现，尤其是毛发稀疏和脱发、口腔白斑角化病、牙齿异常、甲营养不良和红斑肢痛症[2,9]。*TRPV3* 基因突变也能导致疼痛性、炎症性、局限性皮肤角化同时伴有甲营养不良（图 128.8）[10]。

鉴别诊断 主要需要鉴别的遗传性综合征包括先天性厚甲症、Mal de Meleda 和 Vohwinkel 型 PPK。口周角化过度可类似肠病性肢端皮炎，检测血清锌水平可以鉴别。

实验室检查和组织学表现 腔口周围角化性斑块的组织病理学特点表现为银屑病样增生，角化过度合并角化不全，血管周围炎症浸润，可见一些肥大细胞。

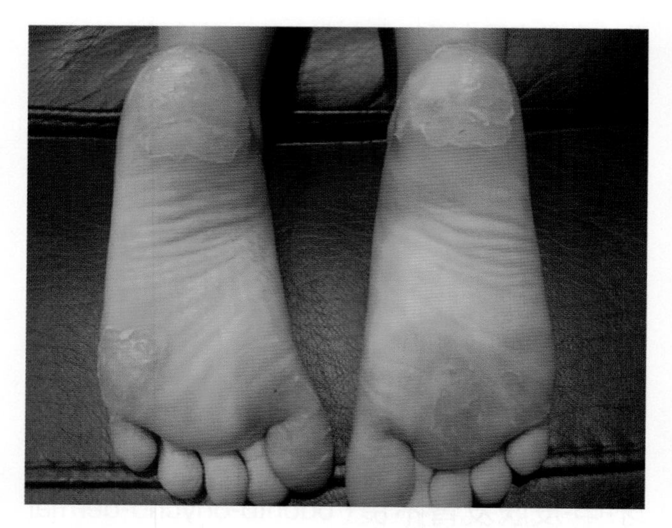

图 128.8 一例 *TRPV3* 基因突变导致的炎症性局限性皮肤角化

治疗 治疗较困难。视黄酸类药物如阿维 A 可不同程度地改善症状。外用糖皮质激素和他克莫司可减轻瘙痒。一个女性患者使用表皮生长因子（epidermal growth factor，EGF）受体抑制剂厄洛替尼（erlotinib）后，角化性皮肤可暂时性变薄，口周斑块减轻[11]。有一些个案报道机械性去除和全层切除受累皮肤，再进行皮肤移植和系统使用阿维 A 酯是有效的[12]。

参考文献 128.11

见章末二维码

掌跖角化牙周病综合征（OMIM # 245000，等位基因病：Haim-Munk 综合征 #245010，*CTSC*）

同义词

- Papillon-Lefèvre 综合征（PLS）
- Haim-Munk 综合征（HMS）

引言和历史 1924 年，Papillon 和 Lefèvre 报道了表现为掌跖角化和严重的牙齿异常的一对兄妹[1]。随后报道了一个来自印度南部 Cochin Jews 家族，与其表现相似的称为 HMS 的疾病[2]。分子分析表明这两种疾病属于等位基因疾病[3]。

流行病学和发病机制 这两种疾病是由编码组织蛋白酶 C 的 *CTSC* 基因纯合突变引起，这是一种在白细胞和巨噬细胞中呈高表达的溶酶体蛋白酶[4]。中性粒细胞中，组织蛋白酶 C 对颗粒诱导性丝氨酸蛋白酶的活化有关键作用,参与杀灭细菌及细胞因子的活化。这可能是导致侵袭性牙周炎、银屑病样皮损和易患全身细菌感染[5]。破骨细胞中缺乏 *CTSC*[6] 可能是 HMS 肢端骨质溶解的原因,但其潜在的病理生理学机制尚不清楚。

临床特征　PLS 表现为弥漫性越界性 PPK、可能引起乳牙(4~5 岁)和恒牙早失的牙周炎(图 128.9)。除了已知的掌跖角化的症状,很多 PLS 患者的膝部、肘部、指(趾)间关节和足背也出现红斑块,而易误诊为银屑病[7-8]。手掌和足跖的红斑和增厚通常出现在头几年,同时伴有乳牙脱落。恒牙脱落后牙龈炎症消退,相对应的临床症状也自发性缓解[9]。合并多汗会产生异味。约 20% 的 PLS 患者发生皮肤感染的可能性增加[10],化脓性肝脓肿是一种逐渐被认可的并发症[11]。HMS 患者除具有和典型 PLS 患者相同的临床特征,还有蜘蛛样指、甲弯曲和肢端骨质溶解。

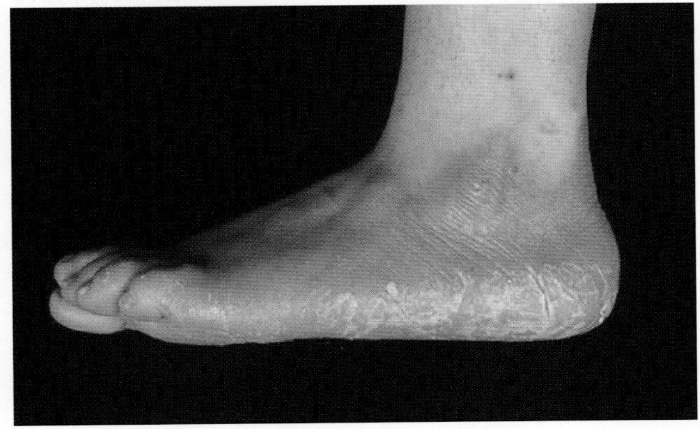

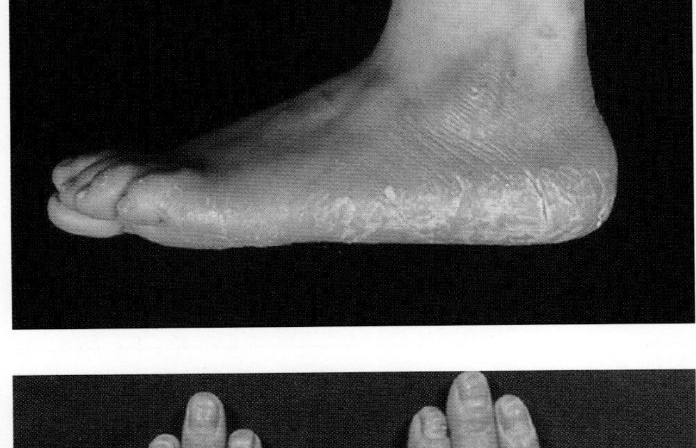

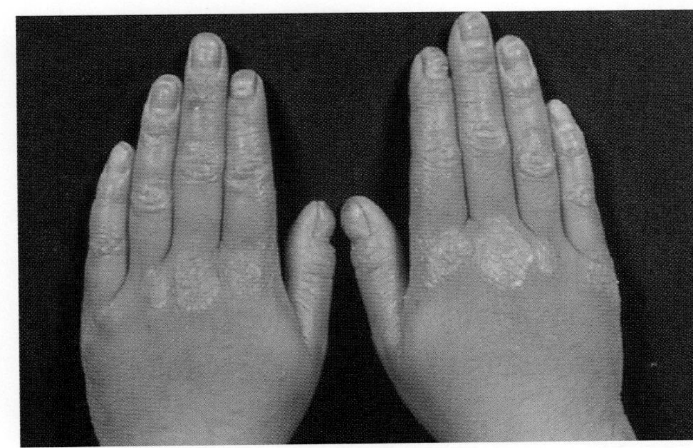

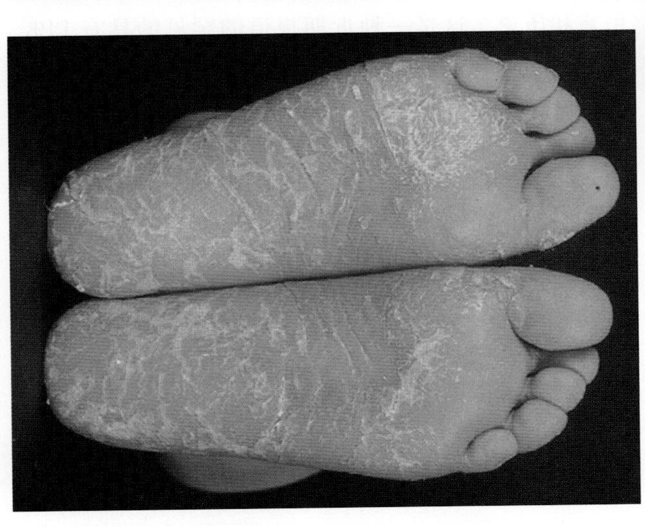

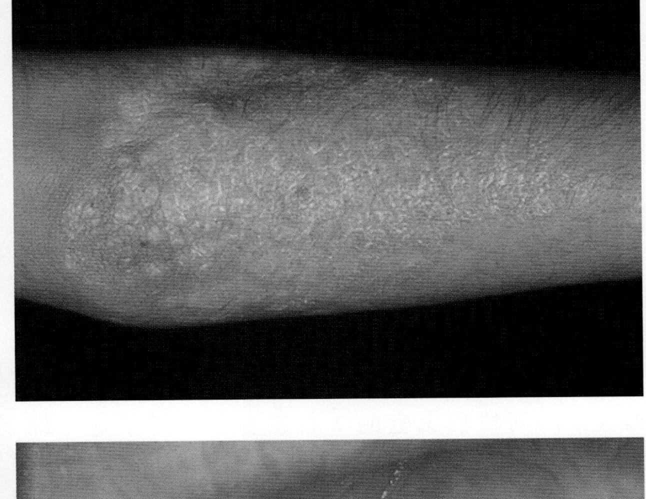

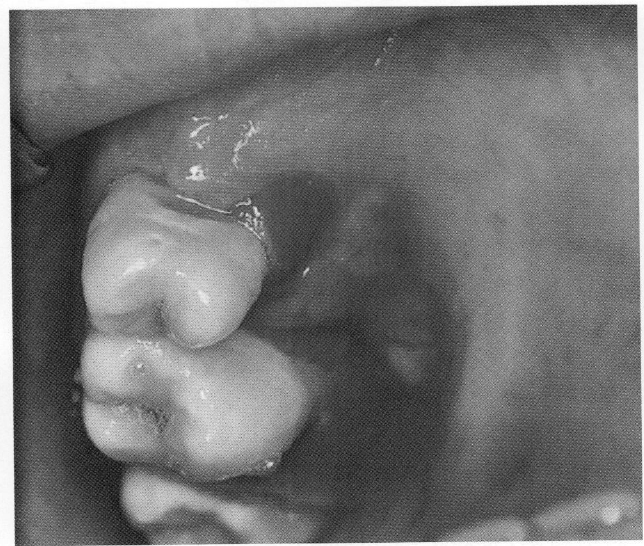

图 128.9　掌跖角化牙周病综合征(PLS)

鉴别诊断 稀毛症-骨溶解-牙周炎-掌跖角化综合征(HOPP)也有牙周炎,但以其独特的PPK模式和其他特征如少毛、甲弯曲及皱襞舌和PLS区别。

实验室检查和组织学表现 组织病理学改变无特异性。电镜下特点包括角化细胞和粒细胞中出现脂质样空泡、张力微丝减少和不规则角质透明颗粒。

治疗 系统使用视黄酸类药物对角化过度有效,可能对牙周炎有改善趋势[10]。建议早年即开始进行专业的口腔清洁和植牙[12]。对成年和>12岁的儿童采用低剂量甚至亚治疗剂量的四环素治疗对牙周炎可能也有帮助。

参考文献 128.12

见章末二维码

脑发育不良、神经病变、鱼鳞病和掌跖角化综合征(cerebral dysgenesis, neuropathy, ichthyosis and palmoplantar keratoderma syndrome, CEDNIK, OMIM #609528, *SNAP29*)

引言和历史 Sprecher等在来自以色列北部两个无血缘关系的阿拉伯家庭的7名患者中报道了这个综合征[1]。

流行病学和发病机制 这种罕见的疾病是由染色体22q12上的*SNAP29*基因发生纯合突变(目前已报道缺失或插入一个碱基对)引起[1]。SNAP29蛋白属于SNARE(可溶性N-乙基马来酰亚胺敏感因子附着蛋白受体)家族,该蛋白是细胞膜融合的必需蛋白质。位于膜相对位置的SNARE组装成跨膜SNARE复合体,此复合体介导细胞内运输囊泡的融合,这对角质形成细胞和神经元突触内脂质和蛋白质的转运很重要。*SNAP29*也参与自噬,自噬是一种细胞程序性死亡,涉及细胞内细胞器的自我消化[2-3]。因此,*SNAP29*突变有可能干扰表皮上部脂质和蛋白质运输,导致屏障功能缺陷和掌跖角化。与之相似的称为MEDNIK综合征[智力缺陷(mental retardation),肠病(enteropathy),耳聋(deafness),周围神经病(peripheral neuropathy),鱼鳞病(ichthyosis),皮肤角化(keratoderma)]的疾病,其特点是具有可变性红斑角化样皮肤改变,是由编码衔接蛋白AP1S1的基因突变引起,该蛋白是调节囊泡组装和运输的AP-1蛋白复合体的亚单位[4],现在认为MEDNIK综合征是一种铜代谢和囊泡运输异常性疾病。

临床特征 正常分娩后,患者生后4个月内出现发育迟缓、眼运动异常、头部及身体控制不佳,其他特征包括进行性小头畸形、长脸、睑裂下斜、轻度眼距增宽和扁平的宽鼻梁。1岁前出现弥漫性掌跖角化和鱼鳞病。患儿大运动发育明显迟缓。其他特征包括视盘发育不良和感音神经性聋。磁共振成像显示胼胝体缺陷、脑皮质发育不良伴有多小脑回或巨脑回。

鉴别诊断 需和其密切相关的MEDNIK综合征鉴别[4],区别是MEDNIK综合征表现为红斑角化和相关的先天性腹泻。也需和近期报道的常染色体隐性遗传掌跖角化、鱼鳞病和耳聋(autosomal recessive keratoderma, ichthyosis and deafness, ARKID)鉴别,该综合征也是由细胞转运缺陷引起(见下文)。

实验室检查和组织学表现 CEDNIK的皮肤组织病理表现为棘层、颗粒层、角质层的透明囊泡,残留葡糖糖基神经酰胺,这可能提示异常的板层颗粒成熟。MEDNIK患者天冬氨酸转氨酶/丙氨酸转氨酶升高、高胆红素、血清铜及铜蓝蛋白降低和血清中极长链脂肪酸升高。

治疗 润肤剂或角质松解剂等一般治疗用于鱼鳞病和掌跖角化。一例*AP1S1*纯合突变的MEDNIK患者口服醋酸锌后临床症状和铜生化异常得到改善[5]。

参考文献 128.13

见章末二维码

常染色体隐性遗传掌跖角化、鱼鳞病和耳聋(autosomal recessive keratoderma, ichthyosis and deafness, ARKID, 无OMIM编码, *VPS33B*)

引言和历史 这是一种近期报道的罕见的具有PPK、鱼鳞病和感音神经性聋的综合征[1]。

流行病学和发病机制 已报道的3个患者表现为严重的PPK、鱼鳞病和感音神经性聋。编码VPS33B蛋白的*VPS33B*发生双等位基因突变,它属于Sec1/Munc18蛋白家族,此蛋白家族和Rab蛋白相互作用,参与胶原蛋白修饰酶赖氨酰羟化酶3的转运[1]。患者表皮超微结构和*VPS33B*缺陷小鼠相似,伴有异常的板层小体分泌。*VPS33B*突变和VPS33B相互作用蛋白即顶端基底外侧极性调节器(*VIPAR*)的突变导致关节挛缩-肾功能不全-胆汁淤积(arthrogryposis-renal dysfunction-cholestasis, ARC)综合征,这在儿童早期是致命的[2]。

临床特征 已报道的病例表现为弥漫性掌跖角化、关节挛缩和自截断、四肢皮损较重的轻度鱼鳞病、感音神经性聋和精神运动发育迟缓。新生儿听力测试通常是正常的,因此听力受损是渐进性的。

鉴别诊断 本病需与轻度的 ARC 综合征(见前文)和与耳聋相关的其他 PPK 鉴别。

实验室检查和组织学表现 ARKID 受累皮肤的组织病理表现为广泛的正角化过度、棘层增厚、颗粒层增厚和表皮突延长。电镜下显示板层小体包埋和角质化细胞内含有脂质双分子层。

参考文献 128.14

见章末二维码

掌跖角化、白甲和头发浓密(无 OMIM 编码, *FAM83G*)

引言和历史 两个表现为 PPK、白甲和头发浓密的巴基斯坦兄弟的外显子测序显示 *FAM83G* 基因纯合突变[1]。此基因突变虽从未在人类中报道,但在克罗姆弗兰德犬和爱尔兰梗犬品种中出现了该突变,导致毛爪角化过度,一种和人类表型相似的疾病,表现为足跖角化过度和多毛[2]。

临床特征 两个兄弟表现为足跖弥漫性疣状角化过度,但手掌受累较轻,远端趾甲白甲和甲营养不良,每 3 周就需要修剪快速生长的卷发(图 128.10)。

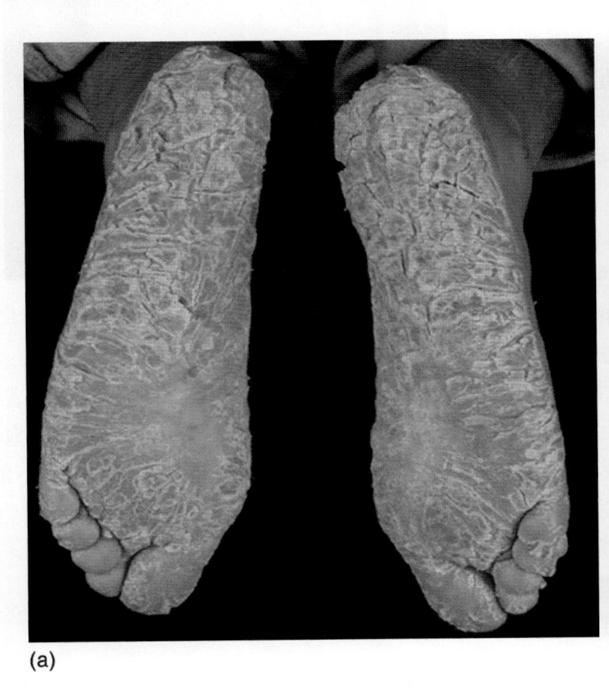
(a)

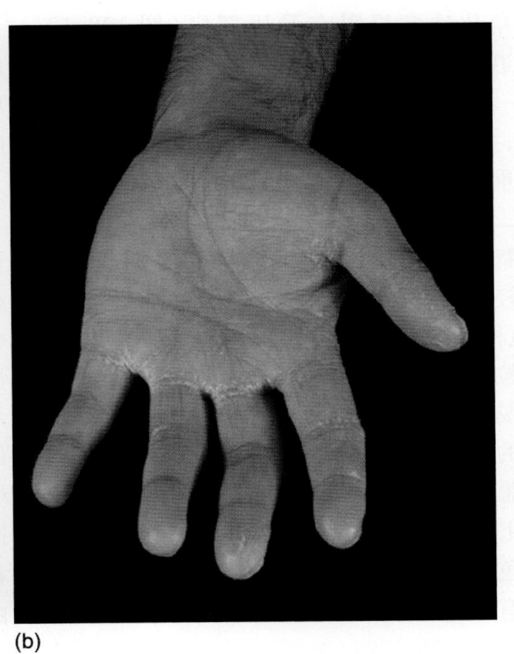
(b)

图 128.10 携带 *FAM83G* 基因突变的患者,表现为(a)足跖疣状角化和(b)手掌轻度角化过度

参考文献 128.15

见章末二维码

无相关特征的局限性遗传性掌跖角化病

线状掌跖角化病(OMIM 148700, 125647, 607654)

同义词

- Siemens-Wachters 变异型掌跖角化病
- 斑纹状掌跖角化病

引言和历史 最初,Fuchs[1]、Brünauer[2]、Siemens[3] 分别于 1924 年、1925 年、1929 年将掌跖角化病分为线型和斑片型。Wachters 在 1963 年发现斑片状与线状的角化病同时出现在一个家系中,他推测这两种实为同一种疾病的不同表现并建议称之为"变异型掌跖角化"[4],然而在一个家系中可能只具有一种亚型。

流行病学及发病机制 分子分析表明这种疾病具有遗传异质性,但没有明确的基因型-表型相关性。编码桥粒黏蛋白 1(desmoglein 1, *DSG1*)基因的杂合突变与 I 型线状掌跖角化病(OMIM#148700)有关[5]。编码桥粒斑蛋白-1(desmoplakin-1, *DSP1*, 一种桥粒成分)的基因

第二十七篇

中的杂合突变也可引起线状掌跖角化病，称为本病的Ⅱ型[6]。*DSP1* 中的杂合子和纯合子突变会引起线状角化伴羊毛状发和心肌病（在第 134 章中讨论）[7]；桥粒末端纯合子的完全缺失可导致致死性大疱性表皮松解症[8]。由角蛋白 1 基因突变（*KRT1*；OMIM#607654）导致的 PPK 称为Ⅲ型[9]，有意思的是，该种突变也与表皮松解型鱼鳞病的一种严重类型相关，该病以前称为 Curth-Macklin 鱼鳞病[10]。

临床特征 不同家系甚至同一家系不同成员之间症状存在很大差异。线状角化症患者的典型症状为手指掌侧的线性增生（图 128.11），但手掌部也可出现局灶性、点状或线性角化性皮损，局灶性皮损可能发生在向大鱼际隆起延伸的第一个网格空间。发生在足底的角化通常局限在受压部位（图 128.12）[11]。也有报道足底角化病呈弥漫性和条纹状表现[12]，足底皮损一般在生后第一或第二年出现。掌部受累出现较晚，尤其从事手工制造业的工人，手掌角化程度更加严重。

鉴别诊断 儿童患者孤立的线状 PPK 应与伴局灶性角化和轻度指甲改变的特殊型先天性厚甲症（PC）相鉴别，这种特殊型 PC 通常由 *KRT16* 或 *KRT6C* 突变引起。桥粒组分基因突变引起的局灶性非表皮松解性 PPK 容易形成皲裂，而不像 PC 那样呈光滑和黄色，足底角化的疼痛也稍轻[12]。伴有羊毛状发/卷发和牙齿异常的患者应考虑 Carvajal/Naxos 综合征（心脏皮肤综合征）相关的心肌病（参见第 134 章）。已报道两个携带常染色体隐性遗传性线状掌跖角化病的家系，患者同时伴有第五趾假阿洪病、羊毛头发/毛发稀疏和由 *KANK2*（OMIM#616099）突变引起的白甲病，该基因负责编码类固醇受体共激活剂的隔离蛋白[13]。

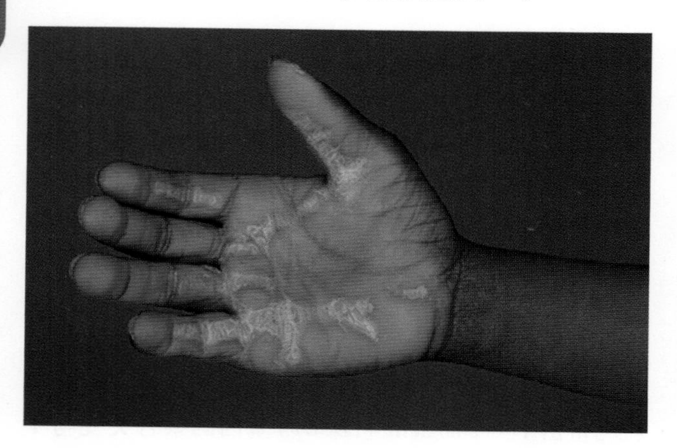

图 128.11 12 岁女孩 *KRT1* 突变引起的线状掌跖角化病

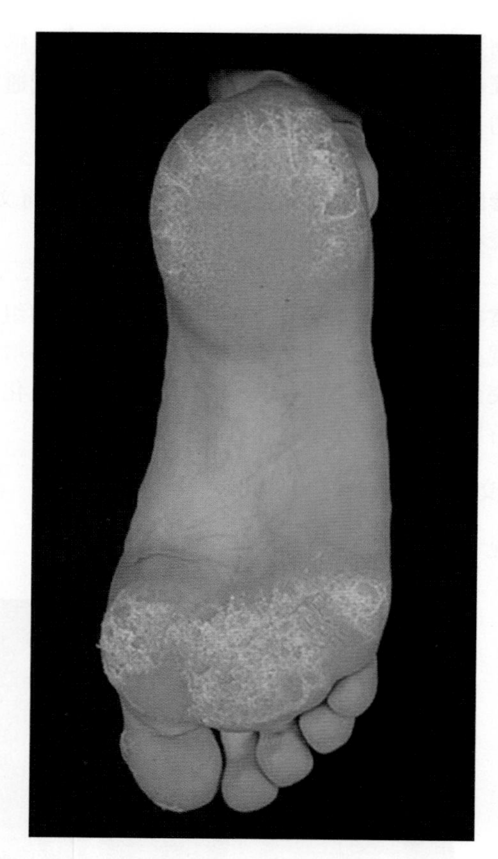

图 128.12 *DSG1* 突变引起的局灶性掌跖角化病

实验室检查和组织学表现 伴有桥粒突变患者的皮肤活检显示，由于桥粒缺陷，表皮角质细胞-细胞间黏附丧失或发生表皮棘层松解。电镜可观察到小的和/或受损的桥粒，或角蛋白丝束。

参考文献 128.16

见章末二维码

伴相关特征的局限性遗传性掌跖角化病

胼胝症伴食管癌（tylosis with oesophageal cancer，TOC，OMIM#148500，*RHBDF2*）

同义词

- 胼胝症
- Howell-Evans 综合征
- 掌跖角化病伴食管癌
- Clarke-Howell-Evans-McConnell 综合征

引言和历史 Clarke 和 McConnell 于 1954 年报道了一个家系，在这个家系中两代人有六名成员都患上了食管癌[1],后来发现都伴有掌跖角化病[2]。1958 年,Howell-Evans 等再次描述了来自利物浦的两个家系中出现了这种表型[3]。

流行病学和发病机制 这种疾病罕见,发病率不到 1/100 万[4]。该病是常染色体显性遗传,完全外显。连锁图谱和二代靶向下一代测序显示,位于 17q25.1 染色体上的 *RHBDF2* 基因发生了错义突变,它编码的非活性的菱形蛋白 2(inactive rhomboid-like protein 2,iRhom2)在表皮生长因子受体(EGFR)脱落中起作用[5-6]。iRhom2 可调节 ADAM17 的运输和激活,ADAM17 是一种膜结合的卸离酶,对肿瘤坏死因子 α(TNF-α)和表皮生长因子受体(EGFR)配体的切割和释放很重要[7]。由于 ADAM17 活性增加的结果,胼胝症患者的角质形成细胞在体外表现出"持续结构性伤口愈合"的特征,而 ADAM17 依赖的底物如表皮生长因子(EGF)和肿瘤坏死因子 α(TNF-α)的上调,这可能是导致食管癌的潜在因素。

临床特征 胼胝症患者常表现出局灶性角化病,特征为黄色增厚的斑块,仅限于掌心、足底的负重和/或摩擦部位[8](图 128.13)。皮肤特征一般在 7~8 岁时明显,也可以到青春期才出现[4]。常见毛囊角化过度。食管病变表现为整个食管上分布有小的、白色皮损,数量和大小因人而异,但不会随着年龄的增长或在癌变之前发生恶化。此外,已报道可出现口腔黏膜白斑病。尽管大部分病变是良性的,但有两例是口咽部鳞癌[4]。利物浦家族的 89 名成员中,共有 21 人死于食管癌,11 人死于其他原因[9]。据统计,利物浦家族 65 岁时患食管癌的风险为 95%。

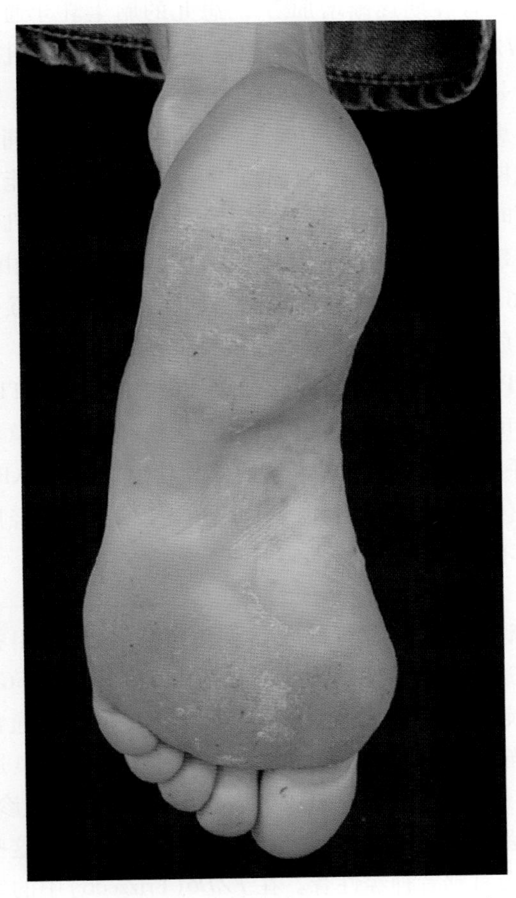

图 128.13 胼胝症伴食管癌的局灶性角化病

鉴别诊断 主要鉴别诊断为先天性厚甲症(pachyonychia congenital,PC),尤其是 *KRT16* 或 *KRT6C* 突变引起的指甲轻度改变。TOC 患者通常有食管癌家族史,但 TOC 和 PC 都有局灶性角化病、毛囊角化过度和口腔黏膜白斑病。最近发现的 iRhom2 与 *KRT16* 结合为临床表型的建立提供了科学依据[10]。

实验室检查和组织学表现 皮损的组织学特征包括棘层增厚、角化过度和非表皮松解性角化过度。*RHBDF2* 突变的基因检测对确诊起到重要作用。

治疗 治疗方法与其他角化病相似。TOC 患者的主要关注点是从 20 岁前开始对食管异常进行早期监测和治疗。应当鼓励健康饮食、戒烟和限制饮酒(已知为食管癌的危险因素)。

参考文献 128.17

见章末二维码

Ⅱ型酪氨酸血症(OMIM#276600,*TAT*)

同义词

- Richner-Hanhart 综合征
- 酪氨酸转氨酶缺乏

引言和历史 Ⅱ型酪氨酸血症(tyrosinaemia type Ⅱ)最早由 Richner 于 1938 年[1]描述,后来在 1947 年由 Hanhart 进一步补充[2]。

流行病学和发病机制 Ⅱ型酪氨酸血症是一种罕见的酪氨酸代谢紊乱。由于酪氨酸转氨酶(tyrosine aminotransferase,TAT)缺乏导致血清酪氨酸和酪氨酸酚酸代谢物水平升高,这是Ⅱ型酪氨酸血症的生化基础[3-5]。*TAT* 基因被定位在 16 号染色体的长臂上(16q22.1-q22.3)[6]。

临床特征 在出生后的几个月内,眼部可出现畏光、疼痛、流泪和结膜红斑的早期表现。随后可出现角膜上皮混浊、浅部或深部树突状溃疡、角膜新生血管、角膜瘢痕和青光眼。沿皮纹的角化过度可能是角化病的早期症状[7]。掌跖角化通常发生在着力部位,常伴有多汗症[8]。皮损开始为大疱和糜烂,渐进展为疼痛、角化过度的丘疹和斑块。神经系统受累不等,约见于60%的患者,症状包括智力缺陷(轻-重)、行为问题、眼球震颤、震颤、共济失调和抽搐。

实验室检查和组织学表现 患者血液和尿液中酪氨酸水平升高。

治疗 治疗包括不含酪氨酸和苯丙氨酸低蛋白饮食,有眼部和皮肤症状时对治疗反应好[8]。

参考文献 128.18

见章末二维码

先天性厚甲症(multiple OMIM#)

同义词

- Jadassonhn-Lewandowsky 综合征
- Jakeson-Lawler 综合征
- PC1 和 PC2
- 局灶性 NEPPK

引言和历史 先天性厚甲症(pachyonychia congenita, PC)是一组以疼痛性局灶性角化病和甲营养不良为特征的异质性疾病。它最早是由 Muller 在1904年[1]和 Wilson 在1905年[2]报道。Jadassohn 和 Lewandowsky 在1906报道了 PC 与 PPK 及其他外胚层缺陷疾病的关系[3]。过去,PC 被细分成了Ⅰ型(Jakeson-Lawler 型)和Ⅱ型(Jadassonhn-Lewandowsky 型)。

流行病学和发病机制 PC 以常染色体显性遗传模式遗传。最近的重新分类确定了五种亚型,PC-KRT6A、PC-KRT6B、PC-KRT6C、PC-KRT16 和 PC-KRT17[4]。角蛋白6和16存在于甲母细胞周围的甲床中,它们在掌跖部位的基底细胞上层、黏膜上皮,特别是口腔和毛囊部位十分丰富。角蛋白17在毛囊皮脂腺单位中高表达,而在掌跖皮肤中的表达就少得多,目前尚未发现角蛋白17在口腔上皮中表达。角蛋白细胞骨架受损造成的外伤性损伤,导致了明显的临床特征[4]。

临床特征 通常在生后的前几年当孩子开始负重和行走的时候,局灶性足底角化就会出现[5](图128.14)。在角化皮损的下面会出现水疱而引起剧烈疼痛。当孩子10岁以后,这种疼痛通常会成为一种困扰,尤其夏季,水疱和足底疼痛会更明显。50%的患儿还有掌跖多汗的问题。除了 PC-KRT16 型有时可以出现线状角化外,相比足底角化,手掌角化的症状不是那么明显[6-7]。

肥厚性甲营养不良是 PC 的主要临床特征,在孩子出生的前几个月内就能被注意到(图128.14),尽管也能晚些才出现。典型的甲营养不良可分为两种表型:①甲生长到完整的长度,并向上倾斜,这是由远端甲下角化过度引起的;②过早终止角化的指甲,会出现一个微微倾斜的远端角化过度区[7]。受累的指甲可并发甲沟炎和甲下积脓。口腔黏膜白斑病(增厚的白斑块)可能累及舌头和颊黏膜(图128.15)。婴儿患者可能被误诊为鹅口疮,导致吸吮困难[5]。

当患儿大约10岁时,通常在摩擦部位如肘部、膝盖、臀部和躯干可见到毛囊过度角化(图128.15)。各种各样囊肿可能发生于PC的所有亚型中,包括泛发的皮脂腺囊肿、表皮样囊肿、粟粒疹和毳毛囊肿,并且其数量在青春期逐渐增加[6-7]。患儿的胎生乳牙通常与 *KRT17* 和 *KRT6A*(较少)的致病性变异有关[5],乳牙和恒牙是正常的。

患有 PC-KRT6A 的婴儿和幼儿可能会有耳痛。在婴儿期表现为喂养困难,幼儿能独立进食并且能清楚定位时,他们会说耳前剧痛。这种疼痛的发病机制尚不清楚,但推测与唾液腺有关。幼儿声音嘶哑可由 PC-KRT6A 型中的喉黏膜白斑病引起,极少发生因喉受累导致危及生命的呼吸窘迫而需要干预[8]。

PC 的表现可能不是很严重,PC 中的 PC-KRT16 变异型可能表现为疼痛的局灶性角化病和少数甲营养不良,手指指甲经常出现可见的碎片状出血。PC-KRT6C 变异体表现为局灶性足底角化(图128.16)和轻度甲营养不良[9]。

鉴别诊断 PC 需与口腔黏膜白斑病如 TOC 相关的 PPK 进行鉴别。鉴别诊断还包括由 *TRPV3* 或 *DSG1* 突变引起的局灶性角化。具有 *DSG1* 突变的患者通常疼痛较轻。Clouston 综合征的角化病和甲营养不良通常与稀毛症或脱发有关,这些表现有助于本病的诊断。连接蛋白26突变也可能与局灶性 PPK 有关,但这些患者也会有感音神经性聋。在 *FZD6*(Frizzed6)中的突变也可能导致隐性甲发育不良(图128.16)[10]。

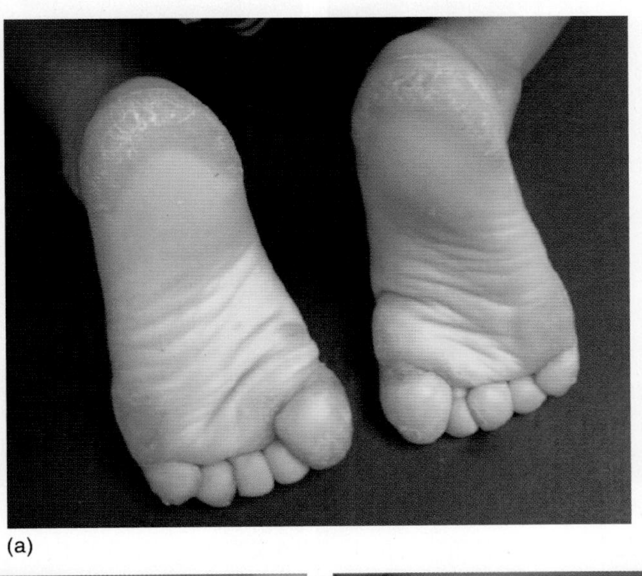

(a)

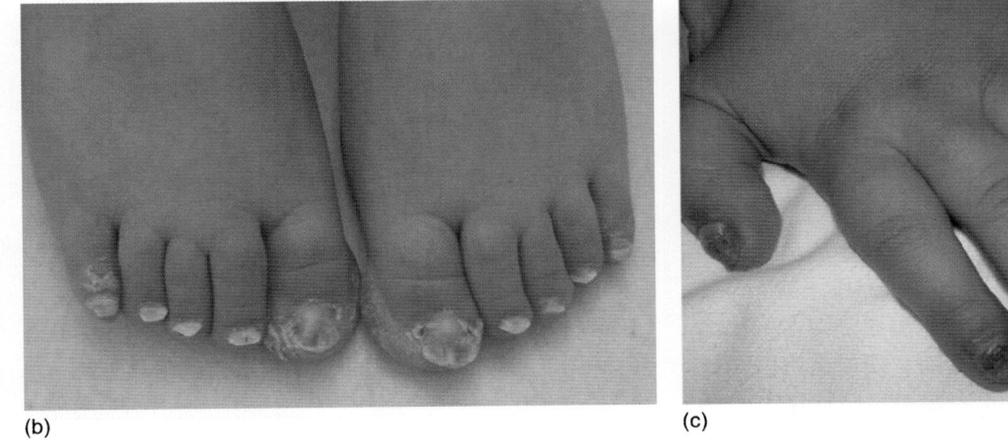

(b)

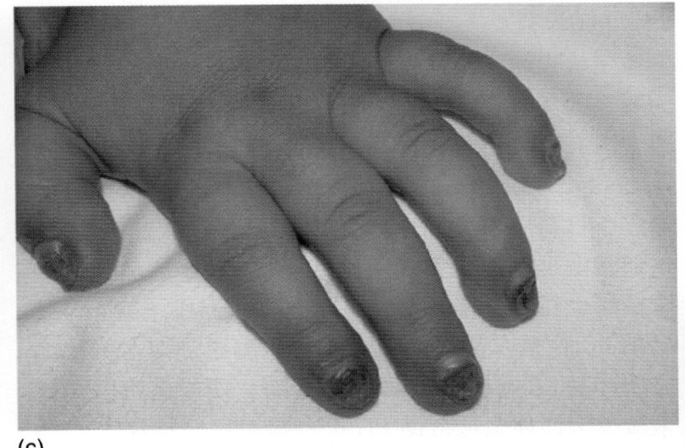

(c)

图 128. 14　(a)局灶性角化病和(b)PC-KRT16 儿童的趾甲营养不良和(c)PC-KRT17 儿童的指甲营养不良

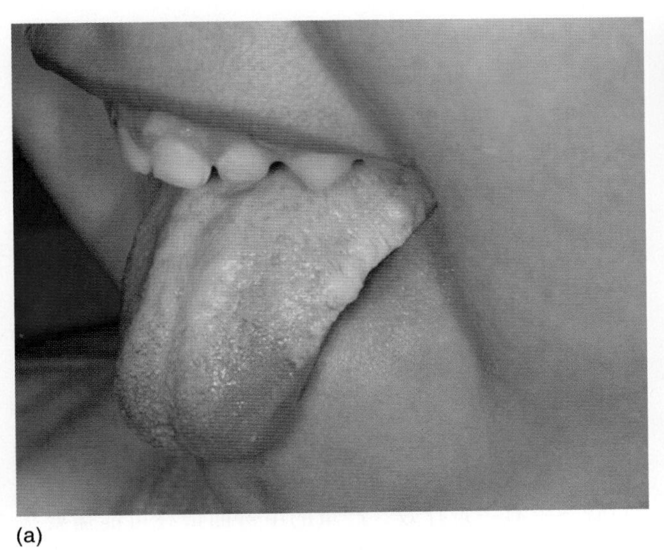

(a)

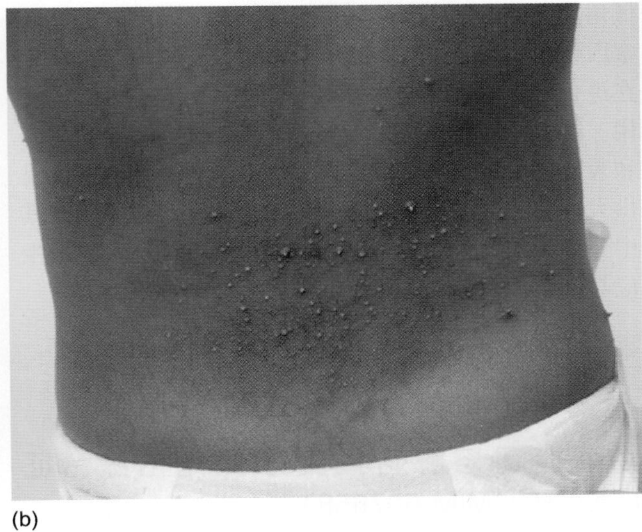

(b)

图 128. 15　(a)PC-KRT6A 儿童口腔黏膜白斑病和(b)毛囊角化过度

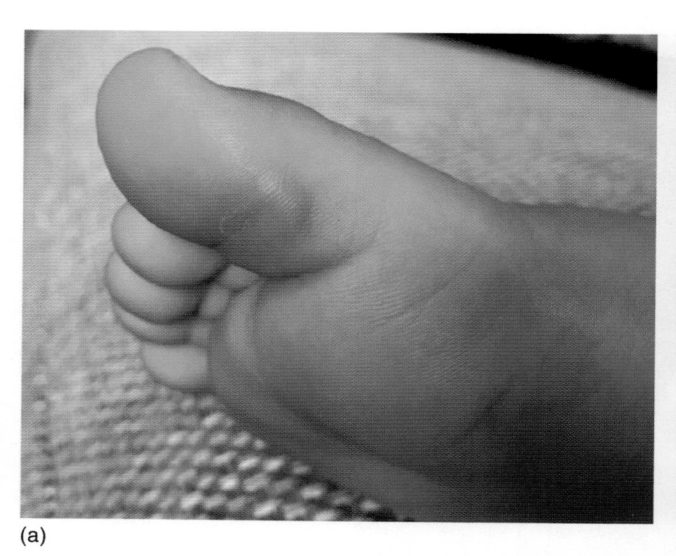
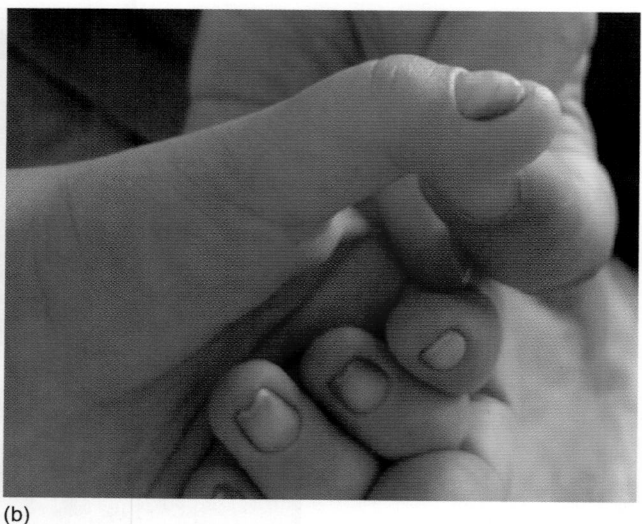

图 128.16 (a)PC-KRT6C 儿童轻度局灶性角化病和(b)*FZD6* 突变儿童指甲营养不良(常染色体隐性指甲发育不良)

实验室检查和组织学表现 掌跖部皮肤的组织学表现为明显的角化过度、棘层肥厚和斑片状颗粒层增厚。通常没有表皮松解症。

治疗 目前用来治疗 PC 的主要方法是削或锉去胼胝。这通常由足疗师或父母帮助儿童完成,年龄较大的儿童最终也能学会自己完成。舒适的鞋子和订制的鞋垫对于 PC 也是有帮助的。局部角质剥脱剂对少数患者有用,但如果剥脱过度会增加疼痛。使用肉毒杆菌毒素减少多汗症也可帮助 PC 患者缓解足底疼痛[11]。一些患者口服小剂量视黄酸可获得疗效[12]。国际先天性甲肥厚协会(International Pachyonychia Congenita Consortium,IPCC)通过雷帕霉素和 siRNA 治疗可以降低角蛋白的表达[13-14]。口服雷帕霉素部分患者有效,常因副作用而停用。局部使用雷帕霉素的临床试验正在进行中。siRNA 技术需要进一步发展以供临床使用。厚甲项目旨在提供免费基因突变分析,维护突变和表型数据库,提供患者论坛,并为受到影响的家庭提供大量建议。它还设有一个网上论坛,患者可以在其中分享治疗疾病的技巧和窍门。照顾 PC 患者的医生应与 PC 项目联系,并将他们的患者介绍给该组织。

参考文献 128.19

见章末二维码

稀毛症-骨溶解-牙周炎-掌跖角化综合征(HOPP,OMIM 607658)

简介和历史 这种罕见的综合征于 2002 年首次被报道,并以其最明显的异常特征被命名[1]。后来,Brun 和 van Steensel 报道了第三个病例,并将它命名为稀毛症-骨溶解-牙周炎-掌跖角化综合征(hypotrichosis-osteolysis-periodontitis-palmoplantar keratoderma syndrome,HOPP)[2]。

流行病学和发病机制 目前尚不明确。其表型提示这个综合征与 PLS(Papillon-Lefèvre syndrome)和 HMS(Haim-Munk syndrome)有关,但通过 Sanger 测序并未在组织蛋白酶 C、K 和 L 中发现突变[1]。已有母女传播的病例,故其遗传方式很可能是常染色体显性遗传。

临床特征 本病的异常表现与 PLS 和 HMS 中的表现相似,牙周炎、肢端骨质溶解、甲弯曲和银屑病样皮损是突出症状。

HOPP 的特征在于其特有的凹点性角化,在手上形成网状图案,而在非常细小的“网眼”之间的皮肤则不受影响。从大约 6 岁以后开始出现进行性毛发稀少也是 HOPP 的一大特征。在 2/3 的患者中观察到了环状发。皱襞舌似乎也是表型的一部分,且在年纪很小的时候就可以出现。

鉴别诊断 HOPP 必须与 PLS 和 HMS 相鉴别,通过毛发稀少和皱襞舌鉴别,和其他特殊角化病的区分也是如此。

治疗 视黄酸用于治疗 PPK 效果良好。甲氨蝶呤可能对骨溶解有一定疗效。严重的甲弯曲最终可能需要拔甲,这应由熟练的技师来操作。牙齿和牙龈需要专业的护理。口服低剂量四环素类药物对牙周炎有一定效果(英国≥12 岁;欧洲/美国≥8 岁)。

参考文献 128.20

见章末二维码

掌跖角化-耳聋综合征(palmoplantar keratoderma-deafness syndromes, multiple OMIM entries, *GJB2*, *GJB6*)

引言和历史　许多伴有听力丧失的局灶性 PPK 是由间隙连接蛋白基因 *GJB2* 和 *GJB6* 突变引起的[1]。这些疾病最初被报告为各种名称的特殊综合征，如 Bart-Pumphrey 综合征、Vohwinkel 综合征和 Clouston 综合征。这些疾病的临床表现有许多重叠，但又明显不同，近年来发现上述大多数疾病都与一个独特的基因突变有关[2]。

流行病学和发病机制　大多数掌跖角化-耳聋综合征是由编码连接蛋白 26 的 *GJB2* 基因突变引起。表 128.1 进行了总结。最近报道了一个由 *GJB6* 突变引起的 KID 综合征样表现的 PPK[3]。后一个基因通常与 Clouston 综合征相关(见下文)，连接蛋白 30 作为其产物，与连接蛋白 26 相互作用，因此出现重叠的表型或许并不奇怪。连接蛋白是间隙连接的一部分，细胞间通道在整个进化过程中是保守的，且普遍存在于机体内。连接蛋白 26(GJB2)在耳蜗中表达，在耳蜗中可以使阳离子再循环到内淋巴。在皮肤中，它表达在掌跖表皮和汗腺[4]。突变的连接蛋白损害表皮钙梯度，干扰其他连接蛋白，并与内质网应激相关[5-7]。尽管特定的表型往往与特定的蛋白质结构域有关，但基因型与表型的相关性尚不清楚(表 128.1)。

表 128.1　*GJB2* 基因的所有皮肤表型和基因型概述

综合征	OMIM	突变	突变区域
角膜炎-鱼鳞病-耳聋(KID)样	148210	p. Gly12Arg, p. Asn14Tyr, p. Ser17Phe, p. Gly45Glu, p. Asp50Ans, p. AspTyr	NT, E1
豪猪样鱼鳞病-耳聋(HID)	602540	p. Asp50Asn	E1
稀毛症-耳聋	未收录	p. Asn14Lys	NT
掌跖角化-耳聋	148350	p. Gly59Arg, p. Gly59Ala, p. Arg75Trp, p. Arg75Gln, p. ΔGlu42, p. Gly130Val, p. Ser183Phe	E1, E2, CL
Bart-Pumphrey	149200	p. Asn54His, p. Asn54Lys, p. Gly59Ser	E1
Vohwinkel 样掌跖角化-耳聋	未收录	p. His73Arg	E1
Vohwinkel	124500	p. Asp66His, p. Tyr65His	E1
黏膜炎-耳聋	未收录	p. Phe142Leu	TM3

注：NT, N-末端；E1, E2, 第一和第二细胞外环；CL, 胞质环；TM3, 第三跨膜区。

临床特征　主要特征是 PPK 的严重程度和性质各不相同，而感音性聋的严重程度也各不相同。在弥漫性角化病中，常可在手掌边缘观察到丘疹样外观(图 128.17)。在 Vohwinkel 综合征中，儿童时期出现有光泽、半透明的丘疹并逐渐融合。典型的"海星状角化"发生在指关节上，有时发生在伸肌部位。环状缩窄带可导致假阿洪病。在 Bart-Pumphrey 综合征中，指甲异常譬如白甲、指节垫可能与之相关。如表 128.1 所示相关异常合并 PPK 通常表明有突变。在任何以 PPK 为表现的患者中，都应该检查是否听力受损。

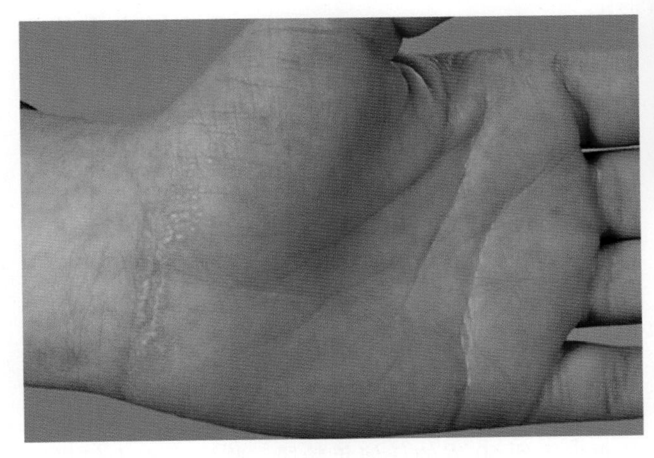

图 128.17　掌跖角化-耳聋的一种(*Cx26* 突变，第 183 位的丝氨酸被苯丙氨酸取代)。典型丘疹性角化，必须与肢端角化病鉴别

鉴别诊断　虽然 *GJB6* 突变通常不会导致听力损失，但有报道这类患者的表型可以类似 *GJB2* 相关疾病，且出现了感音性聋。因此，如果有 *GJB2* 突变症状的患者没有发现该基因的突变，就必须对 *GJB6* 进行测序。任何有甲(包括变薄和变厚[8])和头发异常的患者都应该怀疑 Clouston 综合征。PPK 不是诊断的必要条件，因为它的表现可能非常轻微。一种罕见的由 *GJA1* 突变引

起的疾病，眼-齿-指综合征，偶尔会表现为轻度的PPK[9]。眼-齿-指综合征可通过其相关特征加以鉴别。线粒体DNA突变也可导致伴有耳聋的掌跖角化病，而母系遗传也证明了这一点[10]。

治疗 视黄酸对Vohwinkel综合征有较好的疗效，可改善假阿洪病，但最终可能需要手术治疗。对于其他表型，视黄酸的作用尚不清楚。外用使用角质剥脱剂有效。

参考文献 128.21

见章末二维码

无相关特征的点状遗传性掌跖角化症

点状掌跖角化病(punctate palmoplantar keratoderma，OMIM#148600，614936，*AAGAB*)

同义词

- 点状掌跖角化病1型(PPKP1)
- Buschke-Fischer-Brauer型点状掌跖角化病

引言和历史 这种罕见的疾病最初由Buschke和Fischer在1910年描述[1]，1913年被Brauer证实为遗传性疾病[2]。后来有一些病例陆续被报道，Emmert等报道了来自14个家系的47个病例[3]。

流行病学和发病机制 点状掌跖角化病(punctate palmoplantar keratoderma，Punctate PPK)发生率大约为1/10万，为常染色体显性遗传。涉及突变的基因被定位到两个染色体位点，一个是包含*AAGAB*基因的15q22位点和8q24.13-8q24.21位点。*AAGAB*负责编码α和γ衔接蛋白结合蛋白(alpha-and gamma-adaptin-binding protein，AAGAB)p34，这个基因的突变导致EGF受体磷酸化增加，从而使得角质形成细胞发生增殖[4]。8q位点与在中国一家系中发现的*COL14A1*基因的一个突变有关[5]。

临床特征 皮损一般在10岁以后出现，但可以出现在从青少年到60岁的任何年龄段。临床表现为仅局限在手足掌侧的多发性微小的角化丘疹[4-8](图128.18)，皮损进展缓慢，逐渐形成疣状，可引起疼痛，尤其在一些患者的足部可融合成局灶性斑块。症状存在家系间和家系内的临床变异[8]。手工劳动者的皮损会更为明显。大多数患者无相关表现，但有报道一些家系中与胃肠道恶性肿瘤相关[9-10]。

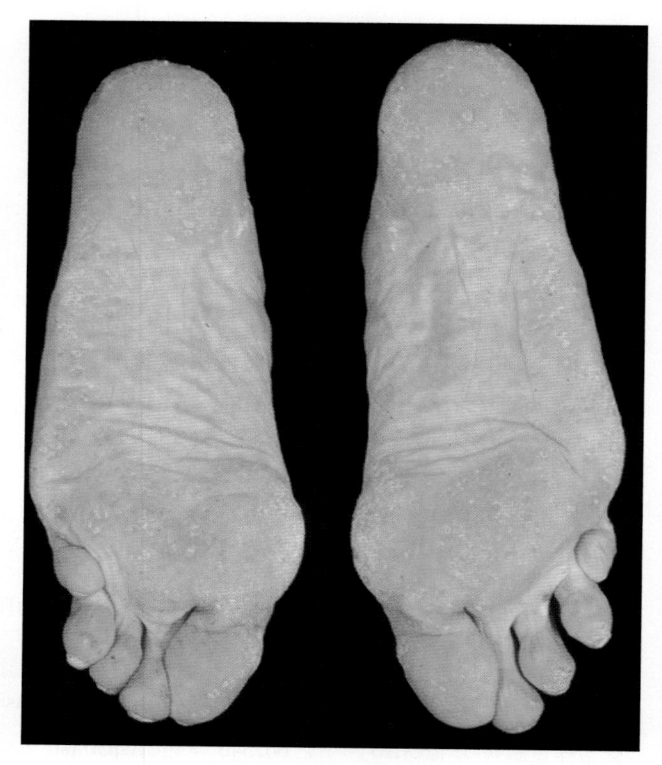

图128.18 足底点状角皮病

鉴别诊断 在棘状角化病(又称音乐盒角化病，PPKP2，点状汗孔样角化病)中，丘疹呈1~2mm小棘状突起。Darier病、Cowden综合征、疣状表皮发育不良和砷角化病都可能出现掌部丘疹。

实验室检查和组织学表现 点状角化皮损通常有致密棘层肥厚、颗粒层增厚、角化过度和局灶性角化不全。汗孔角化病有板层样角质栓。

治疗 穿舒适的鞋很重要。磨脚石或类似的工具可用来减少过度角化。口服视黄酸对某些患者有帮助。最近有报道采用口服阿维A成功治疗的报道。

参考文献 128.22

见章末二维码

边缘丘疹性角化病(OMIM 101850)

同义词

- 点状掌跖角化病Ⅰ型(PPKP3)
- 肢端弹力角化病
- 灶性肢端角化病

Costa在1953年和1954年，描述了一种称为肢端弹力角化病的疾病,皮肤病理上显示真皮弹性纤维断裂[1-2]。临床上,皮损特征是表现为小的、漏斗状丘疹,沿 Wallace 线延伸到脚掌内侧,在足底皮肤边缘或沿手掌的大鱼际或小鱼际的边缘分布。皮损通常在 10 岁前出现,但也发生在 10 岁以后。Dowd 描述了一种类似的没有组织学特征的疾病,称为局灶性肢端角化病,一些患者可伴指节垫和腕关节屈侧的胼胝,并可延伸至跟腱[3]。部分患者还可有足底胼胝。遗传模式为常染色体显性遗传。此类疾病主要发生在非洲或加勒比地区的种族中(图 128.19)。

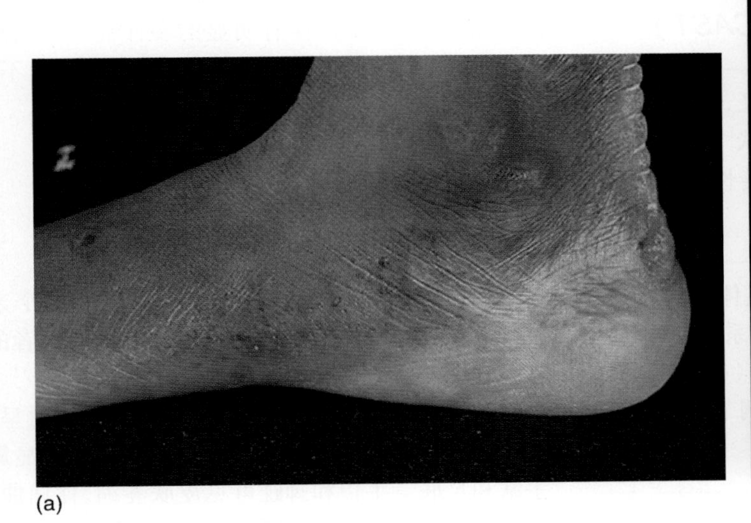
(a)

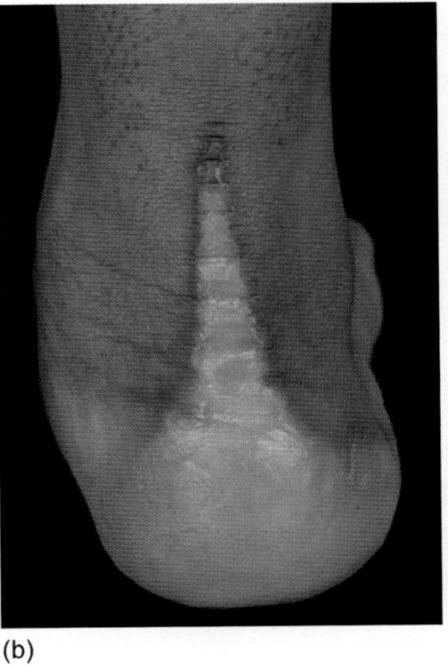
(b)

图 128.19　(a)足部侧缘的漏斗样皮损;(b)发生在不同患者的局灶性肢端角化病延伸至跟腱

参考文献 128.23

见章末二维码

暂时性水源性角化病

同义词

- 水源性反应性半透明状肢端角化病
- 水源性汗管肢端角化病
- 手掌水源性皱褶

引言和历史　这是一种轻微的因接触水或汗液引发的丘疹角化病。

流行病学和发病机制　据文献报道,典型的手掌水源性皱褶与囊性纤维化相关,大概 10% 患者携带有 *CFTR* 基因的突变[1-2]。皮损的出现也与使用环氧化酶-2 抑制剂有关[3]。

临床特征　本病好发于年轻女性,手掌暴露在水中后,会出现手掌轻微发痒、白色的丘疹,组织学上可见扩张的小汗腺口。皮损在手变干几分钟后会减轻。

治疗　局部外用氯化铝或注射肉毒毒素可能有效[4]。

参考文献 128.24

见章末二维码

伴相关特征的点状遗传性掌跖角化病

Cole 病(OMIM #615522, *ENPP1*)

引言和历史　1976 年,Cole 报道了一个家系,在这个家系中有三代共六名成员患有同一种疾病,表现为泛发性呈斑驳表现的色素减退伴掌跖点状角化病[1]。

流行病学及发病机制　本病罕见,呈常染色体显性和隐性遗传模式。皮肤的超微结构分析表明,黑素细胞将黑素小体转运至角质形成细胞的功能缺陷。显性遗传是由 *ENPP1* 基因(外核苷酸焦磷酸酯酶/磷酸二酯酶 1)的错义突变引起,*ENPP1* 基因可编码一种细胞表面蛋白,该蛋白催化三磷酸腺苷水解为一磷酸腺苷,生成抑制钙化的细胞外焦磷酸[2]。新近报道 *ENPP1* 基因的隐性突变与泛发性色素改变有关[3]。Cole 病的基因突变影响了 *ENPP1* 上调节胰岛素通路的生长激素结构域。这与 EGF 通路发生串扰,可能和孤立的点状 PPK 有关联。

临床特征 本病在婴儿期出现，表现为点状 PPK，逐渐发展为泛发的边界清楚的色素减退斑点，四肢尤其明显。据报道，有些患者可有皮肤钙质沉着或肌腱钙化。

参考文献 128.25

见章末二维码

PLACK 综合征（OMIM #616295，*CAST*）

引言和历史 这是一种新近报道的综合征，包括脱屑、白甲症、肢端角化症、唇炎和指节垫等症状[1]。其中有一个家系先前被报道为常染色体隐性遗传性先天性厚甲症（pachyonychia congenita，PC）[2]。

流行病学和发病机制 这是一种常染色体隐性遗传病，到目前为止，已报道有来自 4 个家系的 5 个患者[1,3]。本病是由编码钙蛋白酶抑制蛋白（calpastatin）的 *CAST* 基因突变引起的，而钙蛋白酶可调节角质形成细胞的细胞间黏附和细胞凋亡。

临床特征 最早描述的病例中有一名患者，在 2 岁时出现的手掌、足底及脚趾背部的点状角化病，还可见白甲病和下唇唇炎，指节垫上有角化过度的小丘疹和膝关节伸侧毛囊角化过度。4 岁时，四肢见明显脱屑。在年龄较大的患者中，全身脱屑更为突出。

参考文献 128.26

见章末二维码

未明确的掌跖角化病

有几类在本书出版时还无法分类的掌跖角化病患者的报告都列在本节中。

掌跖角化病伴手指、脚趾和骨骼畸形（Bureau-Barrière-Thomas）

1959 年，Bureau、Barrière 和 Thomas 描述了一个家系的 4 名患者，他们表现为弥漫性、对称性、非越界性的掌跖角化病，手指和脚趾出现杵状膨大，伴有骨骼改变包括骨肥大和长骨皮质变薄[1-2]。Hedstrand 等[3]报道了两个近亲父母的姐妹，她们从童年开始出现 PPK，手指和脚趾出现杵状膨大，末端指骨出现不寻常的骨骼变化。影像学检查显示末端指骨表现出特殊的畸形，远端似乎张开，显示边缘效应，提示萎缩[3]。在这两个家系中，PPK 都伴有明显的多汗症。一名患者表现为 PPK、杵状指、少毛症、少汗症和牙齿发育不良[4]。

参考文献 128.27

见章末二维码

掌跖乳头状瘤样角化病和疣状角化病

1975 年，Jakac 和 Wolf 在一个家系的四个亲属中发现了一种与临床上截然不同的角化病。患者的发病年龄在 2~6 岁，以疣状乳头状瘤外观为特征[1]。这种掌跖角化病伴有紫罗兰色的红色边缘，起病时呈圆形，并逐渐覆盖手掌和足底的整个表面。角化明显局限于手掌和足底。手指和脚趾可见皮肤萎缩，伴屈曲挛缩。异常角化皮损可能出现在膝、前臂和臀部。本病一个常有的伴随特征是多汗症，还伴有明显的乳头状瘤样增生，因此可能继发感染导致骨膜炎和骨髓炎。其中的一名患者出现牙龈炎和牙周炎，并引起早期牙齿脱落。这与梅勒达病（Mal de Meleda）和掌跖角化牙周病综合征（Papillon-Lefèvre syndrome，PLS）有相似之处，提示它们可能有共同的致病机制。

（顾洋 高宇 金宛宛 钱华 译，
李萍 蒋金秋 王华 校）

参考文献 128.28

见章末二维码

第 129 章　孟德尔遗传性角化性疾病：鱼鳞病

Angela Hernández, Robert Gruber, Vinzenz Oji

摘要

鱼鳞病是一大组种类繁多的异质性疾病，与新生儿科、儿童皮肤科和儿科相关。主要表现为泛发性角化过度和鳞屑。非综合征型鱼鳞病（如寻常型鱼鳞病、常染色体隐性遗传性鱼鳞病、角蛋白鱼鳞病）不同于综合征型鱼鳞病（如 Sjógren-Larsson 或 Chanarin-Dorfman 综合征）。本组疾病的管理需对症处理及多学科联合治疗。本章是遵循 2009 年的 Sorèze 鱼鳞病分类法，并讨论其临床表现、发病机制、遗传学以及诊断和治疗方案。

要点

- 鱼鳞病是一大组种类繁多的异质性疾病，与新生儿科、儿童皮肤科和儿科相关。
- 鱼鳞病的特征是泛发性角化过度和鳞屑。
- 非综合征型鱼鳞病，如寻常型鱼鳞病、常染色体隐性遗传性鱼鳞病或角蛋白病型鱼鳞病，不同于所谓的综合征型鱼鳞病，如神经鱼鳞病，包括 Sjógren-Larsson 综合征或 Chanarin-Dorfman 综合征。
- 先天性鱼鳞病患者，如先天性火棉胶婴儿，应密切监视疾病进程并检查潜在的皮肤外表现。
- 该组疾病的治疗需对症处理及多学科联合治疗。具体到少汗和容易发生高热等方面，须给予生活方式方面的建议。
- 患者机构的建立在疾病应对方面发挥重要作用。
- 本章遵循 Sorèze 2009 年的鱼鳞病分类，并讨论其临床表现、发病机制、遗传学以及诊断和治疗方案。需提示的是，Netherton 综合征、可变性红斑角化病和获得性鱼鳞病在本书的其他章节有讨论。

引言

历史　200 多年前，罗伯特·威兰（Robert Willan）首次在他的皮肤病教科书中引入“鱼鳞病”一词[1]。直译为“鳞鱼疾病”（源自希腊语 ΙΧθύς′ = 鱼）肯定会令人尴尬，应避免直译。但作为专业术语，它在医学文献中已经根深蒂固，时至今日该词指代孟德尔遗传性角化性疾病（mendelian disorders of cornification）（MeDOC），指具有明显的、泛发全身的鳞屑[2-3]。

分类　2009 年第一次鱼鳞病共识会议同意区分为综合征型（表 129.1a）和非综合征型（表 129.1b）鱼鳞病[4]。疾病的发病时间，如“先天发病”和“非先天发病”[2,5]不再用作区分的主要标准。确切地说，几乎所有鱼鳞病（Refsum 病除外）都在出生时或儿童早期出现。因此，鱼鳞病是一大组种类繁多的异质性疾病（超过 36 种具体疾病），与新生儿科、儿童皮肤科和儿科相关。从诊断的角度讲，区分常见类型和罕见类型非常有帮助，常见的鱼鳞病包括寻常型鱼鳞病（ichthyosis vulgaris，IV）和 X 连锁隐性遗传性鱼鳞病（recessive X-linked ichthyosis，RXLI），需注意，RXLI 的患病率为 1∶3 000～1∶2 000，根据欧盟标准曾被认为是一种罕见疾病[6]。需注意的是，有些疾病既可归为鱼鳞病也可归为掌跖角化病（palmoplantar keratoderma，PPK），其中一个例子是兜甲蛋白角化病（loricrin keratoderma）[7]或线状角化-先天性鱼鳞病-硬化性角化病（keratosis linearis-ichthyosis congenita-keratoderma，KLICK）[8]。尽管如此，对于临床医生来讲，鉴别鱼鳞病和 PPK 是有诊断价值且有帮助的[9]。

病理生理学表现　简而言之，鱼鳞病与异常分化和/或异常脱屑有关，如表现为角质细胞脱落异常（保留性角化过度）或角质形成细胞的产生加速（表皮增生/增生性角化过度）。然而在许多疾病中，角化过度可以理解为针对表皮屏障异常进行的补偿性稳态性修复反应[3-4]。从病理生理学的角度来看，应该提供一个以分子基础为依据的分类方法，比如从脂质转运或胆固醇的生物合成缺陷有关的疾病中阐明了与角蛋白基因突变有关的角化病。然而，同一类基因可能与相当多的不同表型有关，如从单纯性大疱性表皮松解症到表皮松解型鱼鳞病。因此，目前的分类方法是基于临床遗传学和形态学的特征，并且针对鱼鳞病的每一个诊断对其分子病理学分别进行讨论。

表 129.1a 遗传性鱼鳞病的临床分类:非综合征型

疾病	遗传模式	基因
常见鱼鳞病		
寻常型鱼鳞病(IV)[146700]	常染色体半显性	*FLG*
非综合征型 X 连锁隐性遗传鱼鳞病(RXLI)[308100]	XR	*STS*
常染色体隐性遗传性鱼鳞病(ARCI)[a] 丑胎样鱼鳞病		
ARCI4B[242500]	AR	*ABCA12*
板层鱼鳞病(LI)/先天性鱼鳞病样红皮病(CIE)		
ARCI1[242300]	AR	*TGM1*
ARCI2[242100]		*ALOX12B*
ARCI3[606545]		*ALOXE3*
ARCI4A[601277]		*ABCA12*
ARCI5[604777]		*CYP4F22*
ARCI6[612281]		*NIPAL4*
ARCI8[613943]		*LIPN*[1]
ARCI9[615023]		*CERS3*
ARCI10[615024]		*PNPLA1*
自我改善型先天性鱼鳞病(SICI)[b]		
ARCI1[242300]	AR	*TGM1*
ARCI2[242100]		*ALOX12B*
ARCI3[606545]		*ALOXE3*
泳衣鱼鳞病(BSI)		
ARCI1[242300]	AR	*TGM1*
角蛋白鱼鳞病(KPI)		
表皮松解型鱼鳞病(EI)[113800]	AD	*KRT1/KRT10*
浅表表皮松解型鱼鳞病(SEI)[146800]	AD	*KRT2*
角蛋白鱼鳞病变异型		
环状表皮松解型鱼鳞病(AEI)[607602]	AD	*KRT1/KRT10*
Curth-Macklin 鱼鳞病(ICM)[146590]	AD	*KRT1*
常染色体隐性遗传表皮松解型鱼鳞病(AREI)[113800]	AR	*KRT10*
环状表皮松解型鱼鳞病(CREI)[609165][c]	AD	*KRT10/KRT1*
表皮痣[113800][d]	体细胞突变	*KRT1/KRT10*
其他非综合征型鱼鳞病		
兜甲蛋白角化病(LK)[604117]	AD	*LOR*
可变性红斑角化症(EKV)[133200]	AD	*GJB3/GJB4*
炎性脱屑性皮肤病(PSD)[270300][e]	AR	*CDSN*
剥脱性鱼鳞病[607936][f]	AR	*CSTA*
线性角化-先天性鱼鳞病-硬化性角化病(KLICK)[601952]	AR	*POMP*

注:AD,常染色体显性遗传;AR,常染色体隐性遗传。
[a]迟发性 ARCI;
[b]自愈性火棉胶婴儿(SHBC);
[c]五彩纸屑样鱼鳞病(IWC);
[d]可能是一种性腺嵌合体,可使后代发生泛发性 EI;
[e]皮肤脱屑综合征(PSS)1;
[f]皮肤脱屑综合征(PSS)4。
OMIM in[ ],http://www.ncbi.nlm.nih.gov/omim.
资料来源:Adapted from Oji et al.(2010). Revised nomenclature and classification of inherited ichthyoses: results of the First Ichthyosis Consensus Conference in Sorèze 2009. J Am Acad Dermatol 2010;63:607-641.

表 129. 1b 遗传性鱼鳞病的临床分类:综合征型

疾病	遗传模式	基因
X 连锁鱼鳞病综合征		
X 连锁隐性遗传性鱼鳞病(RXLI)[a][308100]	XR	*STS*(和其他[a])
毛囊性鱼鳞病-脱发-畏光(IFAP)综合征[308205]	XL	*MBTPS2*
Conradi-Hünermann-Happle 综合征(CDPX2)[302960]	XL	*EBP*
常染色体鱼鳞病综合征,伴有:		
显著的头发异常		
Netherton 综合征(NS)[256500]	AR	*SPINK5*
鱼鳞病-少毛综合征(IHS)[b][602400]	AR	*ST14*
新生儿鱼鳞病-硬化性胆管炎(NISCH)[c][607626]	AR	*CLDN1*
显著的神经系统症状		
Refsum 综合征(HMSN4)[266500]	AR	*PHYH/PEX7*
多发性硫酸酯酶缺乏(MSD)[272200]	AR	*SUMF1*
Gaucher 综合征 2 型[230900]	AR	*GBA*
Sjögren-Larsson 综合征(SLS)[270200]	AR	*ALDH3A2*
角膜炎-鱼鳞病-耳聋(KID)综合征[148210]	AD	*GJB2*(*GJB6*)
Chanarin-Dorfman 综合征/伴发鱼鳞病的中性脂质沉积病(NLSD)[275630]	AR	*ABHD5*
毛发硫营养不良(TTD)		
TTD1[601675]	AR	*ERCC2/XPD*
TTD2[616390]		*ERCC3/XPB*
TTD3[616395]		*GTF2H5 TFIIH*
脑发育不全-神经病变-鱼鳞病-掌跖角化(CEDNIK)综合征[609528]	AR	*SNAP29*
智力低下-肠病-耳聋-神经病变-鱼鳞病-角化病(MEDNIK)综合征[609313]	AR	*AP1S1*
关节炎-肾功能不全-胆汁淤积(ARC)综合征[208085]	AR	*VPS33B*
鱼鳞病-痉挛性四肢瘫痪-智力低下(ISQMR)[614457]	AR	*ELOVL4*
其他皮肤外受累		
鱼鳞病早产综合征(IPS)[608649]	AR	*SLC27A4*(*FATP4*)
严重皮炎-多种过敏-代谢性消耗(SAM)综合征[615508]	AR	*DSG1*,*DSP*

注:AD,常染色体显性遗传;AR,常染色体隐性遗传;CDPX2,点状软骨发育不良 2 型;HMSN4,遗传性运动和感觉神经病变 4 型。
[a]一种相邻基因综合征的背景;
[b]临床变异:先天性鱼鳞病、毛囊性皮肤萎缩、少毛症和少汗综合征;
[c]也被称为鱼鳞病-少毛症-硬化性胆管炎(IHSC)综合征。
OMIM in[ ],http://www.ncbi.nlm.nih.gov/omim. 资料来源:Adapted from Oji et al. (2010). Revised nomenclature and classification of inherited ichthyoses: results of the First Ichthyosis Consensus Conference in Sorèze 2009. J Am Acad Dermatol 2010;63:607-641.

参考文献 129. 1

见章末二维码

非综合征型鱼鳞病

寻常型鱼鳞病

流行病学和发病机制 寻常型鱼鳞病(ichthyosis vulgaris,IV,OMIM#146700)是人类最常见的角化异常性疾病。据报道,发病率高达 1/250[1-2];然而,最近的研究表明,高达 4% 的北欧人和 3% 的亚洲人临床表现为 IV[3-6]。无性别差异。

IV 是由于编码丝聚蛋白前体基因(*FLG*)的 3 号外显子发生无义突变或者移码突变导致,该基因位于染色体 1q21 上的表皮分化复合体内,导致丝聚蛋白前体(profilaggrin)功能缺失,从而使表皮丝聚蛋白(filaggrin)的表达减少[3,5,7]。欧洲和亚洲发生 *FLG* 基因突变的中位患病率分别为 7.7% 和 3%[8]。尽管该病可发生在各种人群，但 *FLG* 基因突变具有群体特异性。在北欧和中欧有两种最常见的 *FLG* 基因突变：c.1501C > T（p.Arg501Ter）和 c.2282_2285delCAGT（p.Ser761CysfsTer36），约占这个群体基因突变的 80%[5]。IV 表型的严重程度呈剂量依赖性（半显性遗传模式），杂合子 *FLG* 基因突变携带者临床症状轻微，而纯合子或复合杂合突变个体表现出更严重的皮肤鳞屑，有早期发生严重特应性皮炎倾向的易感性[9]。大多仅有一个 *FLG* 等位基因突变的个体只表现出皮肤干燥，仅当暴露于干燥和寒冷的气候中时会加重，往往忽略了本病的诊断。

作为结构蛋白的丝聚蛋白是聚角蛋白微丝蛋白前体的产物，既是角质细胞膜的组成部分，又负责角蛋白丝的聚集，因此在维持表皮屏障功能方面起重要作用。丝聚蛋白分解产物如吡咯烷酮-5-羧酸作为天然保湿因子，有助于保持角质层正常的水合状态和维持皮肤的酸性 pH 值，而反过来这对参与脂质合成和脱屑的角质层蛋白酶的活性很重要[10]。因此，*FLG* 突变呈剂量依赖性地导致表皮屏障受损，经皮失水增加、干燥和皮肤表面 pH 值增高[11]。皮肤表面 pH 值升高会导致鳞屑不易脱落和 IV 中神经酰胺加工酶的失活。IV 中反式-尿酸水平的降低和 25-(OH)D 水平的升高相关，因反式-尿酸可以抵抗 UVB 辐射，而 UVB 辐射可诱导皮肤中维生素 D_3 的产生[12]。

临床特征　与许多其他类型的鱼鳞病相反，IV 在出生时不表现，但通常在 3 个月或生后第一年内表现出来[1,13]。尽管杂合子 *FLG* 突变携带者表现轻微，症状可以通过持续润肤保湿治疗或夏季湿度增高而被掩盖，但纯合子和复合杂合子个体常表现严重，症状往往更加稳定和呈慢性[6]。IV 的特征是表现为泛发的、白色至浅灰色的细薄鳞屑，四肢和躯干伸侧为著，腋下、腹股沟、肘窝和腘窝这些部位因为潮湿而无皮损（图 129.1）。小腿处的鳞屑最明显，常表现为粗糙和多角形。相反，面部通常仅表现为皮肤干燥而无鳞屑[1]。头皮的鳞屑通常轻微，表现为中央固着，周边翘起[14]。在黑色和深肤色儿童，鳞屑可表现为色素增加的。

IV 的主要特征是掌跖皮纹增多和明显的折痕（图 129.1），而且重要的是这种症状不会因环境因素而改变。掌跖皮纹增多与 *FLG* 突变的基因型密切相关；阳性和阴性预测值分别为 71% 和 90%[2]。*FLG* 双等位基因突变携带者表现出轻微角化过度，足跟皮沟加深和时有痛性皲裂。IV 的另一个更常见特征是毛周角化症，见于 100% 的纯合子和 66% 的杂合子 *FLG* 突变携带者中。因此，没有掌跖皮纹增多和毛周角化症的表现对于 *FLG* 突变阴性的预测值高达 92%[2]。主观症状包括瘙痒、干燥和皮肤紧绷感，特别是冬季。注意少数 IV 患者有少汗症和对热的不耐受[15]。

IV 通常与特应性三联征即变应性鼻炎、哮喘和特应性皮炎有关。*FLG* 突变是发生特应性皮炎最重要的遗传风险因素。高达 50% 的 IV 患者伴发特应性皮炎，

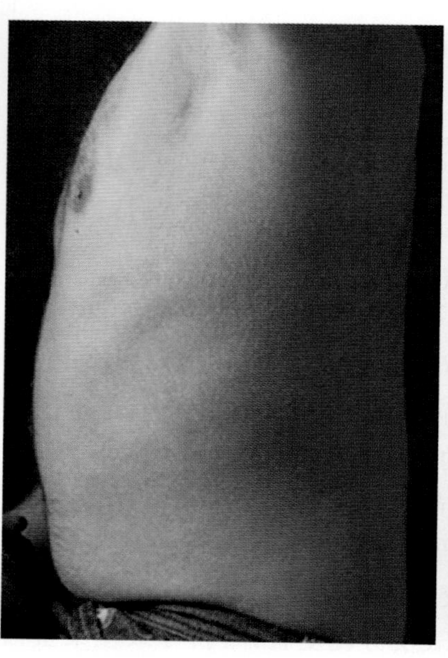
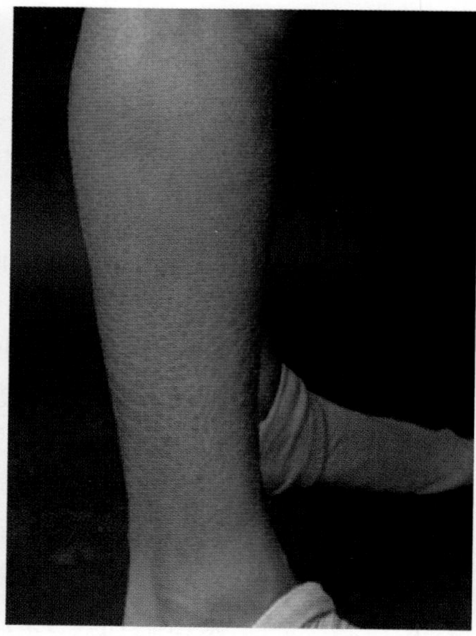
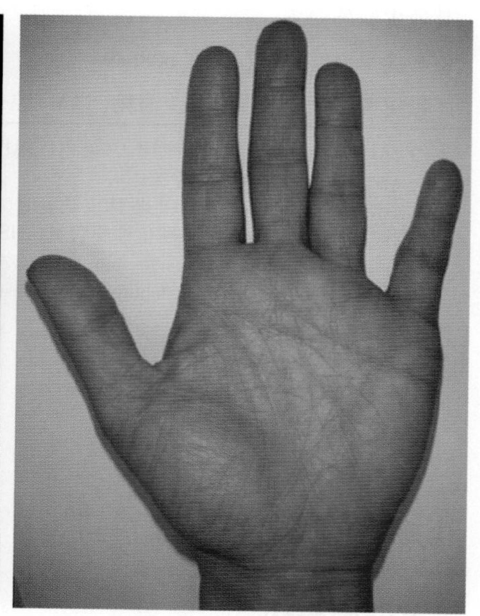

图 129.1　寻常型银屑病患者表现为泛发性细薄鳞屑，下肢见明显鳞屑，掌部线纹增多。资料来源：Courtesy of Dr R. Gruber, Gruber, Innsbruck, Austria.

特别是那些携带有两个 *FLG* 基因突变的患者,在出现典型的症状之前,干燥性的皮炎常是该病最初的临床表现[4-5,15-16]。总的来说,变应性鼻炎和哮喘会贯穿在特应性进程中。该型鱼鳞病除了与特应性有关外,不会出现其他皮肤外表现。

鉴别诊断　临床上与男孩 X 连锁鱼鳞病(X-linked ichthyosis,XLI)的鉴别可能困难,有时需要进行生化或基因检测确诊。然而,XLI 在临床上表现为更大、更暗的鳞屑,主要累及颈部和较大的褶皱部位,无掌跖皮纹增多和毛周角化病,可有产妇预产期延迟或产前阵痛延长病史,有隐睾症和遗传模式(男性受累),通过以上这些表现可以鉴别[17]。由 *ALOXE3*、*CERS3* 或 *PNPLA1* 的突变导致的常染色体隐性遗传性鱼鳞病(autosomal recessive congenital ichthyosis,ARCI),症状轻微,临床类似 IV,但是一些先天性的表现和遗传方式(血缘关系)是鉴别的线索。此外,轻度的毛发硫营养不良可表现同该病类似的鳞屑,但可有一些皮肤外表现(见下文)。获得性鱼鳞病是一种非遗传性的鱼鳞病,可以通过成年期发病、缺乏家族史以及与营养不良、感染(麻风病)、肿瘤(如霍奇金淋巴瘤)和炎症性疾病(如结节病)有关来区分。尽管掌跖皮纹增多是 IV 的特征,但也可出现在 Refsum 病和由 *CYP4F22* 和 *CERS3* 突变导致的 ARCI 中。因为 IV 始终是一种非综合征型鱼鳞病,因此如果出现迟发性视觉和神经系统异常则提示 Refsum 病。

实验室检查和组织学表现　大部分 IV 可以靠临床表现进行诊断。基因检测作为补充,可提供关于基因型的额外信息并有利于遗传咨询。血液检查常无阳性发现,因为缺乏 IV 的特定标记。大多数该病患者表现为 25-(OH)D 水平升高,然而,这并非 IV 的诊断指标[12]。

该病的组织特征包括正角化过度或网篮样结构,颗粒层的变薄或消失有赖于 *FLG* 的基因型,因为丝聚蛋白前体是位于颗粒层内透明角质颗粒的主要成分(图 129.2)。超微结构上,杂合子 *FLG* 变携带者颗粒层内的 F 型透明角质颗粒的大小和数量均有减少,而在纯合子携带者中,这些颗粒完全缺失[11,18]。进一步的特征是电子显微镜下可见表皮缺乏丝聚蛋白,不仅与角质细胞缺陷有关(例如细胞骨架异常,中间丝收缩,板层小体内容物负荷受损,角质细胞膜薄弱),还与细胞外脂质异常有关(例如分泌后弥散不均匀和脂质双层结构)以及紧密连接表达减少和角质细胞间桥粒

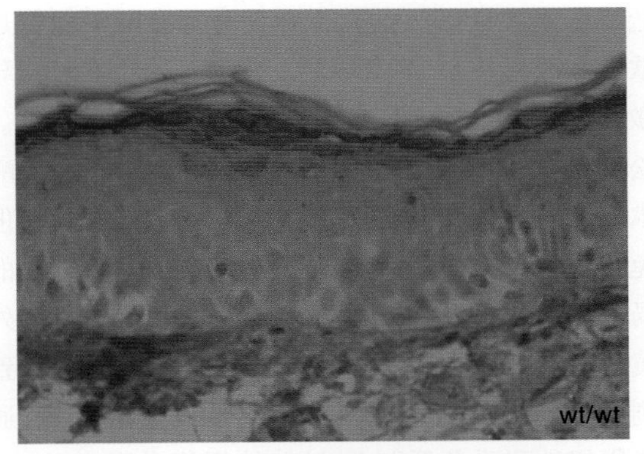

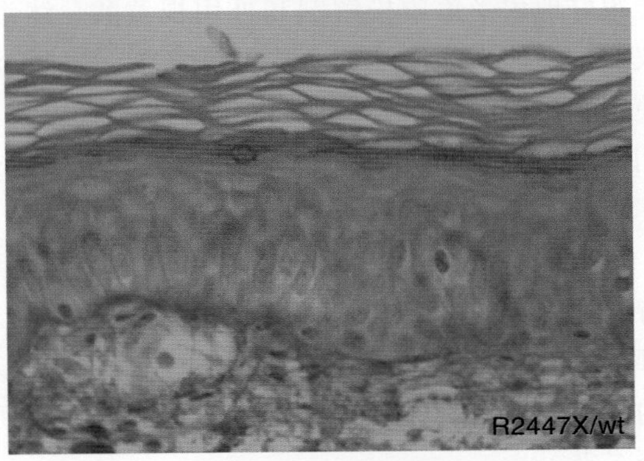

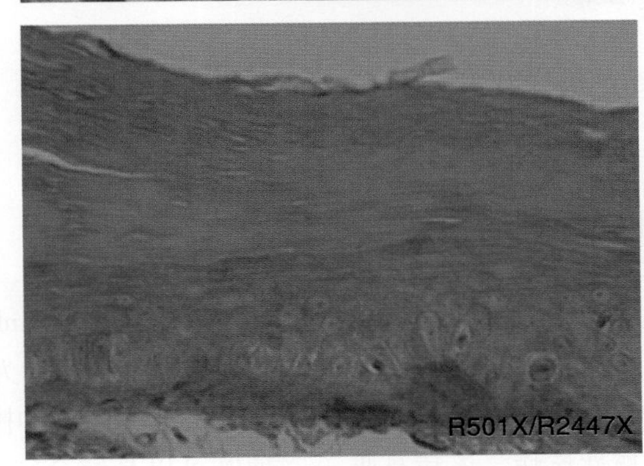

图 129.2　杂合子或复合杂合子鱼鳞病中的颗粒层变薄或消失。资料来源:Courtesy of Dr. A. Hernandez-Martin,Madrid,Spain.

的降解[11]。特别是在 *FLG* 双等位基因突变携带者中,可以见到散在的肥大细胞炎性浸润和表达 $CD1a^+$ 的树突状细胞增加,表明无论是否伴发特应性皮炎,IV 均较敏感[11,15]。

治疗和预防　局部治疗旨在提高皮肤含水量,去除多余的鳞屑,并应根据病情严重程度频繁使用[19]。IV 不推荐口服视黄酸治疗。各种外用产品包括润肤霜、角质松解剂和表皮增殖调节剂,都已被证明有效。但是,治疗的选择通常取决于父母和患者的经验以及个人偏好。

含有右旋泛醇、甘油、神经酰胺、ω-3 脂肪酸、低浓

度盐或尿素含量<5%的软膏和乳膏都有助于保持皮肤柔软度和改善皮肤屏障功能。但是,由于尿素会导致刺激和烧灼感,所以不适用于1岁以下儿童[20-21]。角质松解剂如10%~20%的尿素、α-羟基、乳酸、乙醇酸或水杨酸对身体角化较明显部位的皮肤有作用,但应避免在小年龄儿童使用水杨酸,在年龄较大儿童的仅限局部小面积使用,以防发生水杨酸中毒。局部外用视黄酸可有效减少鳞屑,尤其小腿部位,但因会导致皮肤刺激限制了其使用。伴有特应性皮炎的儿童,通常不能很好地耐受角质松解剂和外用视黄酸。沐浴时,建议在水中加入沐浴油或合成的洗涤剂,并建议洗浴后使用软膏;部分患者更喜欢淋浴。沐浴后每天至少使用一次润肤剂可以使高危新生儿发生特应性皮炎的概率降低[22]。

对患有IV的儿童,家里有猫或烟草烟雾分别可加重特应性皮炎和哮喘,因此应极力避免这些诱因。此外,IV患者应避免接触镍和其他接触性刺激物以及潮湿的工作,因为他们更容易出现接触致敏和手部湿疹[23-24]。

参考文献 129.2

见章末二维码

X连锁隐性遗传性鱼鳞病

定义 X连锁隐性遗传性鱼鳞病(recessive X-linked ichthyosis,RXLI,OMIM #308100),被遗传学家简称为X连锁鱼鳞病(X-linked ichthyosis,XLI),是一种轻-中度的脱屑性疾病。该病是唯一一种既可以是综合征,又可以是非综合征型的鱼鳞病,主要取决于是否有皮肤外表现。

流行病学和发病机制 RXLI是继寻常型鱼鳞病(ichthyosis vulgaris,IV)后第二常见类型,人群中的发病率约为1/3 000[1]。RXLI是由于类固醇硫酸酯酶(steroid sulphatase,STS)基因突变所致,STS是一种X染色体远端短臂(Xp22.3)中编码3β-硫酸酯水解的微粒体酶[2]。STS在中枢神经系统、肝脏、肾上腺皮质、胎盘、性腺、皮肤和白细胞中表达。在表皮中,STS不足会导致胆固醇硫酸酯在角质层中的浓度比正常水平增高10倍以上[3]。胆固醇硫酸酯在表皮中聚积可抑制蛋白水解酶如激肽释放酶5和激肽释放酶7的活性,该过程是角质细胞间桥粒正常降解的关键环节[4]。随后导致细胞间连接增加,脱屑延迟和角化过度。在胎盘中,STS与雌激素合成途径中的脱氢表雄酮硫酸酯(dehydroepiandrosterone sulphate,DHEA-S)的解离有关[5]。雌激素水平不足会导致宫颈扩张不充分,导致产程不能顺利进行,并对催产素刺激反应降低而导致产程延长。女性携带者则需剖宫产,而且出现产科并发症的风险增加。

临床特征 RXLI的特点为主要位于四肢伸侧呈对称分布的、大的、多角形、暗褐色鳞屑(图129.3)。RXLI几乎全部见于男性,而女性仅为携带者且极少发病[6-9]。尽管RXLI发病年龄很早,但很少表现为火棉胶婴儿。至2~6月龄时,躯干、四肢和颈部会出现厚的深棕色至黄棕色鳞屑。颈部及躯干侧面的深色鳞屑给人以"脏污状"的特征性表现(图129.3a)。大量患者表现为淡灰色的细小鳞屑,需要与IV或轻型常染色体隐性遗传性鱼鳞病鉴别。肘窝和腘窝褶皱部位常常受累,但也可不累及,掌跖部几乎不受累。头部受累常见,表现为耳前和耳后脱屑,还有头皮持续性的细小鳞屑。头发和指甲正常。伴有丝聚蛋白突变以及其他尚未确定的突变时,可能会增加疾病的严重程度[9]。男性患者的家族既往病史对诊断很有帮助。母系的祖父或舅舅发病,这符合其遗传模式。此外,这些男孩子的母亲经常诊断出与胎盘酶缺陷有关的分娩并发症。患有胎盘硫酸酯酶缺乏症的孕妇经常发现宫颈扩张不足,可能导致分娩无力和分娩时间延长,剖宫产或产钳分娩的比例约为30%。

皮肤外表现

5%~20%的RXLI患者患有隐睾症[10],但隐睾症在一般人群中也相对常见。大约50%的成人患者存在不影响视力的弥漫性角膜沉积物,但在儿童中不常见[11]。注意缺陷多动综合征(attention deficit hyperactivity syndrome,ADHD)的发病率高达40%,自闭症的发病率约为25%[12]。值得注意的是,携带*STS*基因缺失的类固醇硫酸酯酶缺陷型小鼠表现出ADHD相关的行为异常,如注意力不集中和多动症。此外,这些小鼠表现出5-羟色胺功能的改变,这可能是它们行为异常的原因[13]。然而,也有同时存在可疑*STS*基因突变和患ADHD的报道。相关发现的其他报道包括脑电图异常、幽门肥大、睾丸癌、性腺功能减退、急性淋巴细胞白血病、先天性腹壁缺损和营养不良性大疱性表皮松解症[14-15]。

相邻基因综合征(contiguity syndromes)

表现为STS缺陷的染色体核型分析正常的患者可

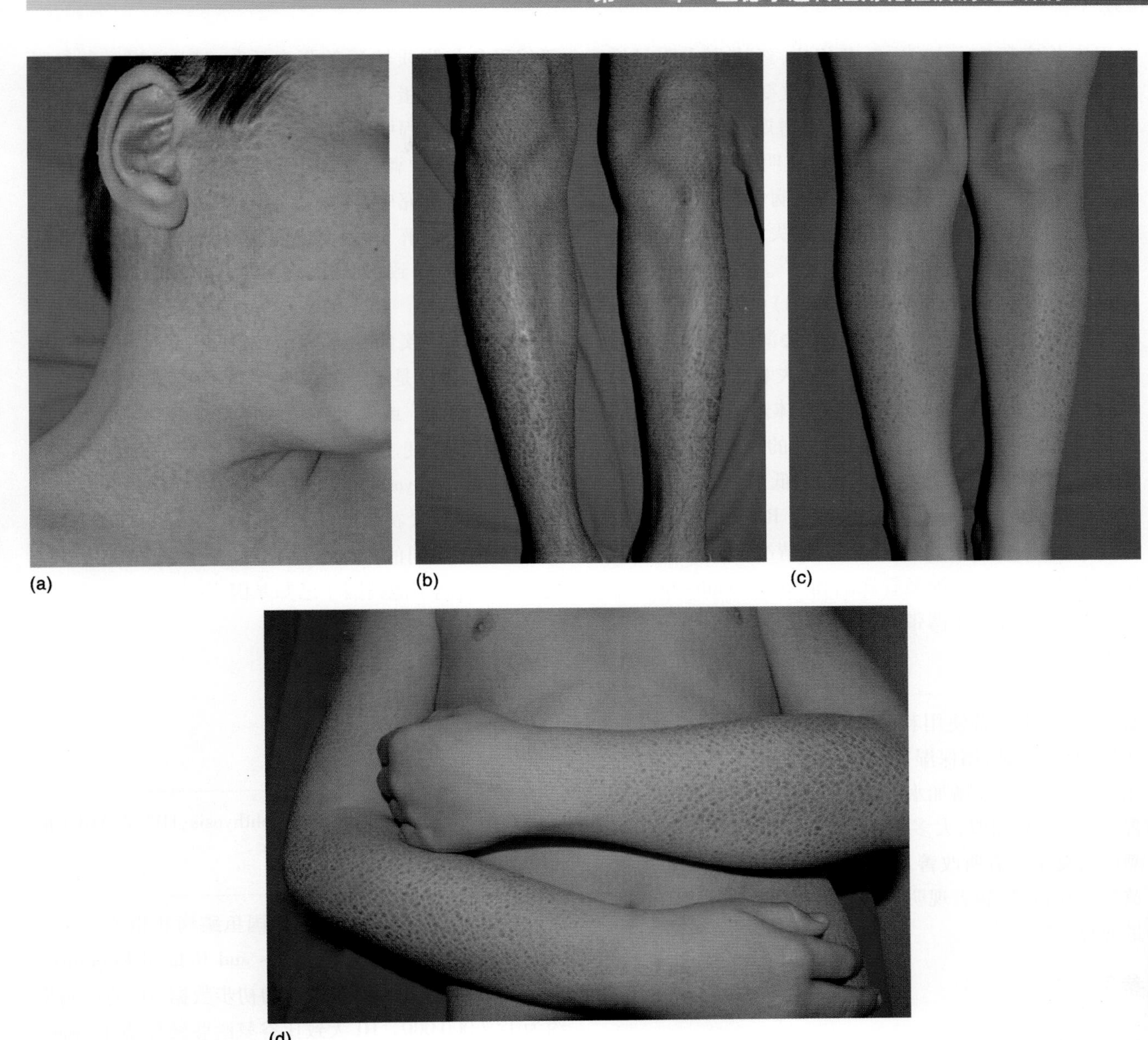

图 129.3　(a)X 连锁隐性遗传性鱼鳞病:“脏颈”。(b)下肢大片鳞屑。(c)下肢小片鳞屑。(d)上肢和躯干表现。资料来源:Rook's Textbook of Dermatology. Reproduced with permission of John Wiley & Sons.

分为两组:非综合征型 RXLI,即只有皮肤黏膜表现;综合征型 RXLI,表现出因更广泛的染色体缺失导致的其他相关表型异常。缺失延伸至相邻基因可导致 Kallman 综合征,身材矮小,X 连锁隐性遗传点状软骨发育不良,脑部异常包括智力低下、单侧多小脑回或视网膜色素变性[16-17]。

鉴别诊断　尽管在大多数情况下诊断相对简单,但有时需要基因分析才能准确地区分 RXLI 和其他类型的鱼鳞病。尤其是鳞屑为浅灰色或比典型的鳞屑更小的患者常被误诊为 IV。与 IV 不同的是,RXLI 临床症状出现在生命早期,缺乏掌跖皮纹增多。在 IV 中,皱褶部位不受累,瘙痒、特应性皮炎和哮喘的发生率也更高。组织学上缺乏颗粒层对双等位基因突变导致的 IV 有诊断价值,但如果没有这一发现,组织学就没有特异性。

实验室检查、组织学和遗传学表现　RXLI 患者的诊断基于 STS 缺陷或 *STS* 基因异常。可以用生化方法测定,如测定成纤维细胞或血浆中的 STS 活性。此外,脂蛋白电泳是一个简单但有用的工具,可显示 β 脂蛋白的流动性增加。通过定量高效液相色谱(high-performance liquid chromatography,HPLC)/质谱法分析胆固醇硫酸酯的血浆水平是一种非常简洁的方法,但目前只能用于临床研究。与 IV 患者相比，经皮失水明显增加，而皮肤表面的 pH 值没有明显改变[18]。组织学表现为正角化过度和颗粒层不变或增厚。在超微结构上，可以看到持续性角质细胞间桥粒明显增加，表现为典型的保留性角化过度。约 90% 的病例表现出 *STS* 基因缺失，通常（高达 25%）是部分缺失，而在 10% 的病例中，点突变是导致 RXLI 的原因[19]。荧光原位杂交（fluorescent in situ hybridization，FISH）可以对那些有大片段缺失的病例进行快速诊断，但会漏掉大约 10% 的病例。二代测序技术可以揭示小缺失和点突变[20]。受累的男性胎儿中缺乏 STS 会导致母体未结合的雌三醇水平降低[5]，这可在孕 15～20 周的常规筛查中发现[21]。然而，尽管很敏感，但单独的低水平未结合雌三醇（unconjugated oestriol，uE3）并不是 RXLI 的特异性标志，因为 uE3 的减少也可见于其他情况，如胎儿死亡、18-三体和 21-三体、神经管缺陷和 Smith-Lemli-Opitz 综合征[22]。识别女性携带者可能对于预防产科并发症至关重要。

治疗 RXLI 患者使用和 IV 同样的治疗措施有效（见 IV）。有趣的是，用保湿剂治疗并不能使经皮失水正常化，反而会进一步增加水分流失，但皮肤干燥确实会改善[18]。与 IV 相似，大多数 RXLI 患者的病情在温暖和潮湿的夏季会有所改善。特殊情况时可以系统使用视黄酸治疗，在疾病表现明显的时候，可以考虑使用低剂量的视黄酸[23-24]。

参考文献 129.3

见章末二维码

常染色体隐性遗传性鱼鳞病

引言 常染色体隐性遗传性鱼鳞病（autosomal recessive congenital ichthyoses，ARCI）为一组“病谱”性疾病，包括所有非综合征、非大疱性常染色体隐性遗传性鱼鳞病[1]。板层鱼鳞病或先天性鱼鳞病样红皮病描述的是临床病谱的两个极端，但在较早教科书中被认为是同一种病。该组疾病主要包括丑胎鱼鳞病、自我改善型先天性鱼鳞病以及一过性表现如火棉胶婴儿[2-3]。

流行病学和发病机制 根据西班牙[4]和德国[5]基于注册表的数据表明，欧洲的 ARCI 发病率为 1.6∶100 000。ARCI 与几个基因突变相关（表 129.1a），这些基因主要编码参与脂质转运的蛋白质如 *ABCA12*[6]，参与脂质生物合成的蛋白质如 *CERS3*[7]，脂肪酸代谢，或超微结构组装过程中的角质包膜。尽管关于神经酰胺、必需脂肪酸、脂氧合酶和它们的肝氧蛋白产物的作用还在进一步研究中，这些研究将大大提高我们对疾病病理生理的理解[8]，但尚未建立解释这些蛋白质如何相互作用并导致屏障缺陷和过度角化的“一元化理论”。

其中一些疾病的基因型-表型相关性已有报道，*ABCA12* 基因就是最好的说明，该基因的错义突变会导致板层鱼鳞病[9]或先天性鱼鳞样红皮病[10]，而无义突变或移码突变会导致威胁生命的丑胎鱼鳞病（harlequin ichthyosis）[6]。两种突变的组合产生中间表型[11]。同样，泳衣鱼鳞病（bathing suit ichthyosis，BSI）与 *TGM1* 中不同的温度敏感性突变相关。10%～20% 的 ARCI 病例不能归因于已知基因[12]。

参考文献 129.4

见章末二维码

丑胎鱼鳞病

引言 丑胎鱼鳞病（harlequin ichthyosis，HI）是 ARCI 最严重的类型，有 44% 的致死率[1]。

流行病学和发病机制 根据德国鱼鳞病和相关角化性疾病网络（Network for Ichthyosis and Related Keratinization Disorder，NIRK）注册中心的初步数据，HI 的患病率约为 1∶2 000 000。HI 大致比谷氨酰胺转移酶-1（transglutaminase-1，TG1）缺乏的 ARCI 发病率低 10 倍。*ABCA12* 基因无义突变和/或移码突变可导致蛋白无法表达[2-5]，ABCA12 将表皮屏障形成所必需的脂质，如葡糖基神经酰胺（对表皮屏障至关重要），转移到板层小体内。在板层小体的装载和形成中也起着至关重要的作用，板层小体也可转运蛋白酶，如激肽释放酶 5、7 和 14，并把这些蛋白释放到角质层的细胞间隙中[6]，这些蛋白酶通过降解角质细胞间桥粒，从而在皮肤脱屑中起重要作用[7]，本环节出现问题会导致保留性角化过度[8]。

临床特征 新生儿出生时具有类似盔甲样的皮肤（躯干部出现皲裂）（图 129.4），对患儿的活动、进食和呼吸都会造成严重影响。患儿可出现双侧睑外翻、唇外翻，皮肤角化过度可导致缺乏耳后褶皱。大约 10%

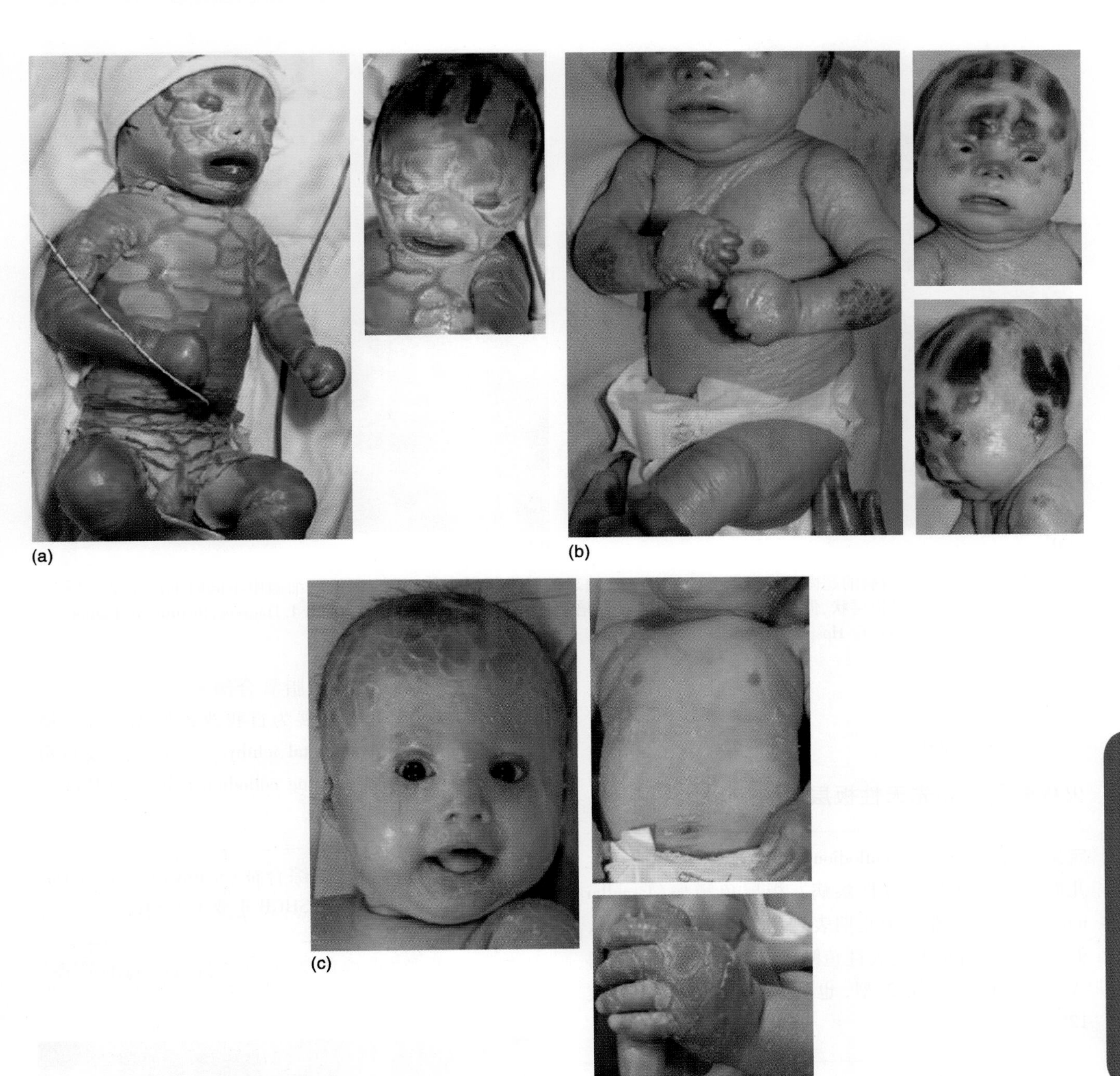

图 129.4　丑胎鱼鳞病。(a)新生儿。(b)使用视黄酸类药物治疗后至第 6 周时。(c)治疗后 6 月龄时

的患儿可出现自发性断指[1]。婴儿早期的主要问题是容易出现皮肤感染和其他器官感染,如肺部感染。呼吸系统疾病是新生儿死亡的主要原因[9]。这些疾病初期的幸存者,随年龄增长,角质层增厚情况可有所改善,也可发展成大的板层状鳞屑伴随发生明显的鱼鳞病样红皮病。在以后的生活中,持续性睑外翻是一个经常遇到的问题。这类患者其他常见问题是尽管补充了高热量的卡路里,但仍难以达到和维持正常体重。维生素 D 缺乏可导致佝偻病和骨软化症[1]。

组织学和超微结构　HI 突出的组织学改变是角质层过度增厚。可见角化不全和颗粒层增厚,非极性脂质减少,而激肽释放酶 5 和组织蛋白酶 D 的表达则显著减少[10]。电镜下观察可见到颗粒层中有许多异常的板层小体,表皮角质细胞间聚集着被挤压成像囊泡结构的不规则板层小体,这种板层小体的缺陷对于确诊 HI 有高度的特征性(图 129.5)。

治疗　管理需多学科协作进行,参考“火棉胶婴儿和丑胎鱼鳞病”管理部分[1]。

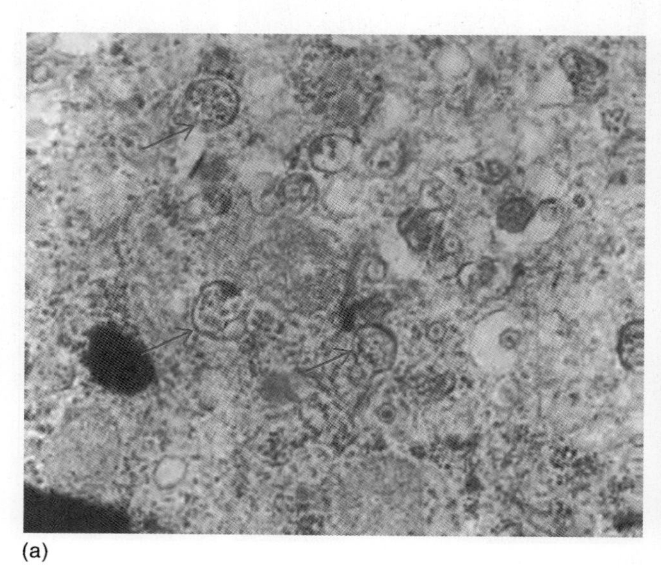

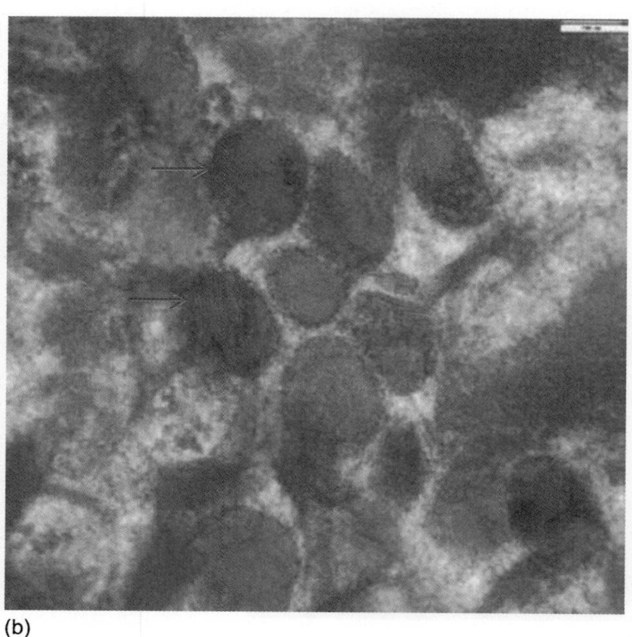

图 129.5 丑胎鱼鳞病的超微结构诊断。(a)*ABCA12* 缺乏的异常板层小体。(b)颗粒层细胞中不同时期的正常板层小体形态:大部分呈板层状,但也有表现均一的区域(高倍镜下)。资料来源:Courtesy of Dr I. Hausser, Institute of Pathology, Heidelberg Universitu Hospital, Heidelberg, Germany.

参考文献 129.5

见章末二维码

火棉胶婴儿和先天性板层鱼鳞病

定义 火棉胶婴儿(collodion baby)描述了一种新生儿的非特异性的一过性疾病。板层鱼鳞病(lamellar ichthyosis)通常在新生儿期表现为"火棉胶婴儿"[1],但是一些综合征型先天性鱼鳞病,如毛发硫营养障碍或 Gaucher 综合征 2 型,也可有这样的表现(表 129.1b)。

发病机制 参考板层鱼鳞病(lamellar ichthyosis, LI)和先天性鱼鳞样红皮病(congenital ichthyosiform erythroderma, CIE)、BSI 或特殊类型的综合征性鱼鳞病(见下文)。

临床特征 新生儿被包裹在富有光泽的羊皮纸样的膜内(图 129.6),该膜在出生后几天内会破裂,通常 4 周内会脱落。最初,临床表现可能非常严重,包括睑外翻和不同程度的唇外翻。此后经短暂时间后就可见到正常皮肤。火棉胶婴儿出生时表现相似,但此后的临床过程不同。大约 80% 的火棉胶婴儿会进展成 ARCI 亚型。临床表现可能演变为 BSI 或 LI 表型,如严重 TG1 缺陷或 CIE 如脂氧合酶缺陷。然而,大约 10%~20% 的患儿会发展为自我改善型先天性鱼鳞病(self-improving congenital ichthyosis, SICI)[2] 或自愈性火棉胶婴儿(self-healing collodion baby, SHCB)(图 129.7)[3]。

鉴别诊断 鱼鳞病早产综合征(ichthyosis prematurity syndrome, IPS)是 SICI 和 SHCB 重要的鉴别诊断。

治疗 请参考"火棉胶婴儿和丑胎鱼鳞病的管理"部分。

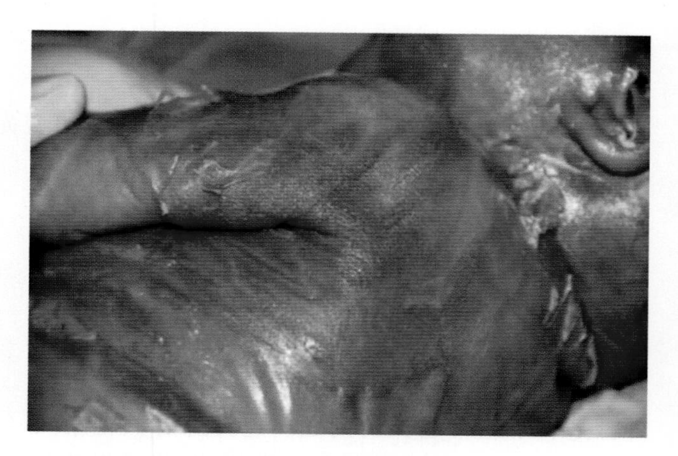

图 129.6 常染色体隐性遗传性鱼鳞病,1 周后火棉胶膜脱落。资料来源:Rook's Textbook of Dermatology. Reproduced with permission of John Wiley & Sons.

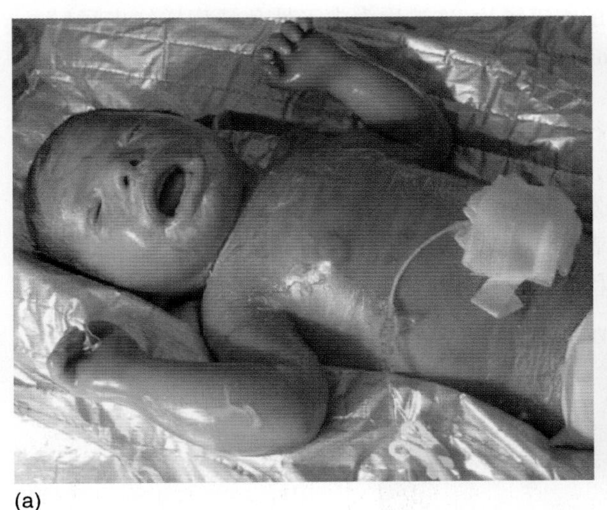

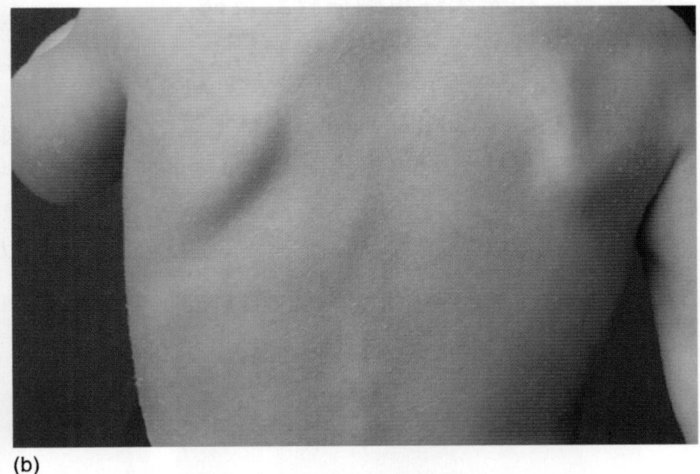

图 129.7　自我改善型先天性鱼鳞病。(a)火棉胶样婴儿。(b)21 月龄表现为轻度鱼鳞病。资料来源：Courtesy of the Department of Dermatology，University Hospital Münster，Münster，Germany.

参考文献 129.6

见章末二维码

泳衣鱼鳞病

定义　泳衣鱼鳞病（bathing suit ichthyosis，BSI）是 ARCI 的一种特殊类型，最早由 Nguni 族裔的南非班图人提出[1]。尽管出生时表现为火棉胶婴儿，但后来逐渐发展为不累及面部和四肢的板层鱼鳞病，并按照“泳衣模式”分布。

发病机制　BSI 是由于 *TGM1* 中特有的错义突变引起的，可导致 TG1 酶对温度敏感[2-3]。BSI 中 *TGM1* 突变的重组表达表明，在从 37℃ 降至 31℃ 的温度中，症状会出现明显改变[4]。可以通过将温度降低到 33℃ 以下，来挽救甚至恢复由于 BSI 突变而导致的酶活性不足。所有 BSI 突变均在 31℃ 的最佳温度下显示超过 10% 的活性，而在 37℃ 时急剧下降[4]。其中一些患者最终可以完全治愈，也可认为是 SICI 的病例[5-7]。

临床特征　最显著的表现是表型的动态变化。出生时表现为火棉胶婴儿，累及整个皮肤。火棉胶膜脱落后，形成大片的深灰色/棕褐色鳞屑，累及躯干和头皮，但面部和四肢不受累（图 129.8）。手掌和足底皮肤干燥，呈轻度角化过度。数字温度记录仪验证了患者体温较高的身体区域和鳞屑显著相关[2]。该病夏重冬轻[8]，ARCI 中经常出现少汗症，可能在局部热量积累中起关键作用，从而导致 TG1 活性进一步降低[9]。根据我们的经验，患者耳道会出现过度角化，从而影响听力。

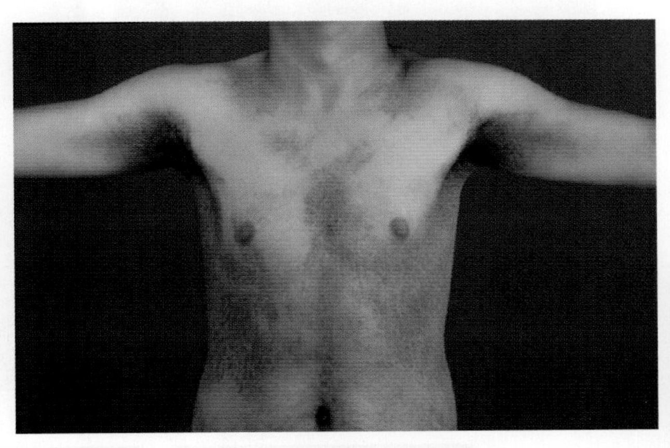

图 129.8　泳衣鱼鳞病躯体皮温较高部位受累。资料来源：Courtesy of the Department of Dermatology，University Hospital Münster，Münster，Germany.

实验室检查、组织学和超微结构　原位评估显示 TG1 活性仅在受累的皮肤中缺乏，在未受影响的外观正常皮肤中有足够的活性[2]。同样，超微结构分析显示，角质层大量增厚，显示出多个胆固醇裂隙，这是 TG1 缺乏症的典型特征，而健康皮肤中的角质层厚度正常，没有胆固醇裂隙[2]。

治疗　管理请参照板层鱼鳞病，另外，还需要特别注意耳朵和耳道内角化物的去除（请参阅“特殊治疗”）。

参考文献 129.7

见章末二维码

板层鱼鳞病和先天性鱼鳞病样红皮病

定义 20世纪60年代，美国皮肤科医生Frost[1]首次提出了“板层鱼鳞病（lamellar ichthyosis，LI）”这一概念，指一型以覆盖全身大片的、板状深褐色角化过度为特征的ARCI（图129.9a）。在临床病谱的另一端，ARCI患者可能表现为明显的红皮病，而且大多是白色或灰色的细碎鳞片，这被称为先天性鱼鳞病样红皮病（congenital ichthyosis-form erythroderma，CIE）（图129.10）。

流行病学和发病机制 TG1缺陷是ARCI最常见的原因，在德国占ARCI病例的32%，而在美国的病例研究中发现高达55%患者存在TG1缺乏[2]。在欧洲，ARCI患者中*ALOX12B*突变占12%，*ALOXE3*突变超过5%，*NIPAL4*突变占16%，也是一个常见病因。大约8%的

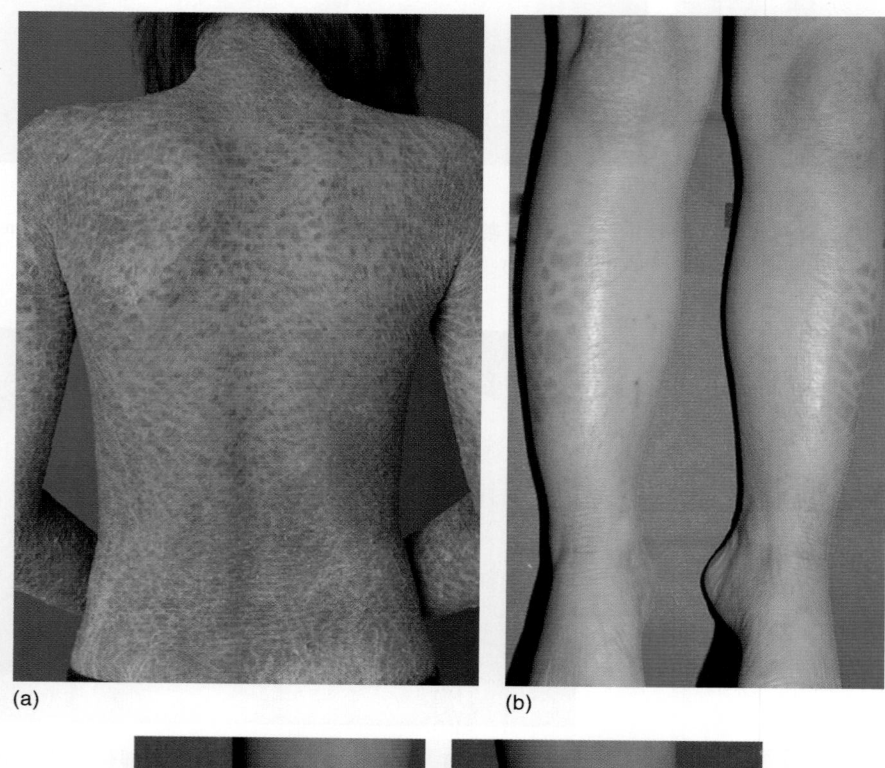

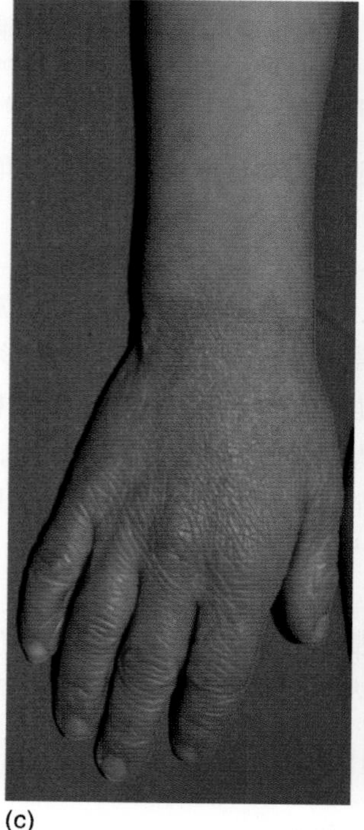

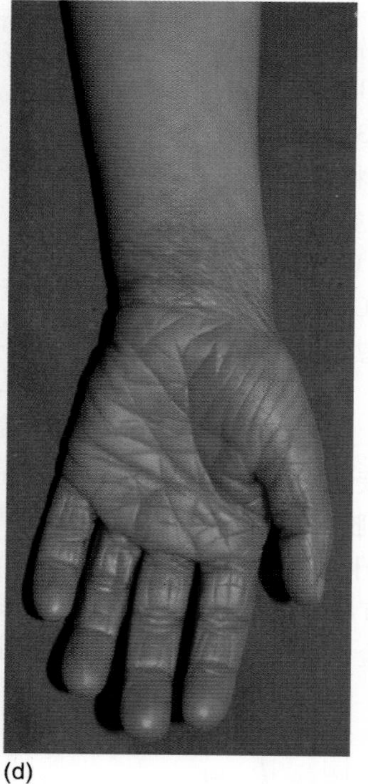

图129.9 由谷氨酰胺转移酶1缺乏引起的先天性常染色体隐性遗传性鱼鳞病：典型的板层状鳞屑（a），适当治疗后可表现为轻-中度（b~d）。资料来源：Courtesy of the Department of Dermatology，University Hospital Münster，Münster，Germany.

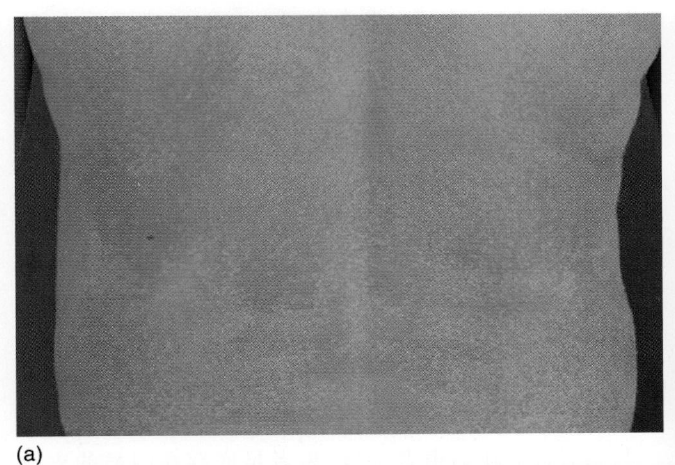

(a)

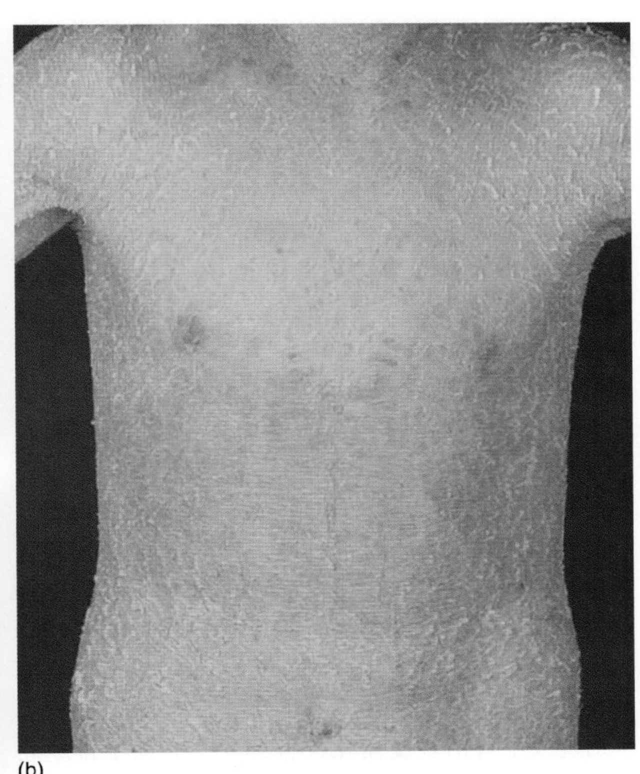

(b)

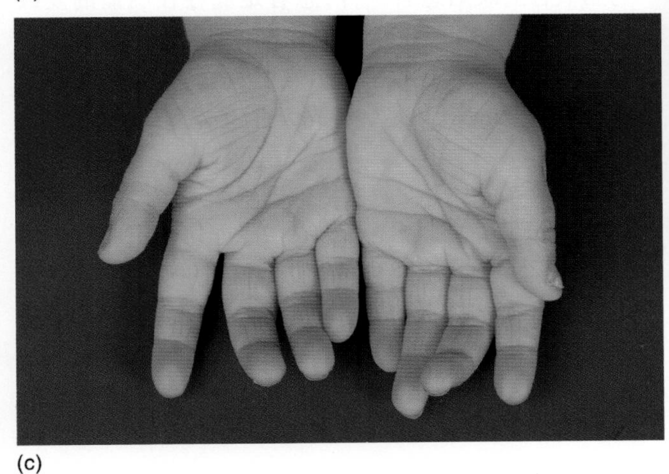

(c)

图 129. 10　先天性鱼鳞病样红皮病。(a)婴幼儿期。(b)成年期。(c)*ALOXE3* 突变的患者，掌跖皮纹过多。资料来源：(a) and (b) courtesy of the Department of Dermatology, University Hospital Münster, Münster, Germany.

ARCI 病例是由 *CYP4F22* 基因突变引起的[3-4]。LI 或 CIE 表型不具备某一种基因的特异性[5-6]。

TG1 通过催化钙依赖性交联蛋白，如内披蛋白、兜甲蛋白和富含脯氨酸蛋白，并通过将 ω-羟神经酰胺与蛋白如内披蛋白结合，将角质细胞脂质膜与角质包膜连接起来，对角质包膜的形成发挥关键作用[7-8]。

表皮脂氧合酶 E3 和 12B 作用于 hepoxilin 途径中的相邻阶段，被认为在层状体的分泌中发挥作用，因此编码这些酶的基因突变，导致脂质分泌以及角质层细胞间脂质形成的破坏[9-11]。

NIPAL4 基因编码鱼鳞蛋白，*NIPAL4* 突变患者皮肤中表皮脂氧合酶和 TG1 的表达显著增加，这是一种对皮肤屏障内稳态至关重要的常见代谢途径[12-13]。鱼鳞蛋白定位于桥粒和角蛋白[14]，并与脂肪酸转运蛋白 4 相互作用，但这一点在 IPS 中存在缺陷[15]。

CYP4F22 基因编码一种细胞色素 P450 多肽，它是白三烯 B4 ω-羟化酶的同源物。该基因对表皮屏障的实际功能尚未确定，但推测其通过催化三氧西林 A3 向 20-羟基-(R)-三氧西林的转化，参与了脂氧合酶-hepoxilin 途径[16]。

编码神经酰胺合成酶 3 (ceramide synthase 3, CERS3) 的 *CERS3* 基因突变是 ARCI 的罕见病因[17-18]。该基因的失活突变与患者角质形成细胞终末分化中，从 C26 到 C34 非常长的酰基链丢失有关，导致表皮屏障受损。

LIPN 基因编码一种酸性脂肪酶，这种酶参与哺乳动物甘油三酯代谢，且仅在表皮表达。*LIPN* 中 2bp 的缺失与轻型 CIE 有关，其临床以腿部弥漫性鱼鳞病为表现[19]。

PNPLA1 属于马铃薯糖蛋白样磷脂酶家族，与 *PNPLA2* 有关，*PNPLA2* 可引起中性脂质蓄积性疾病，伴肌病但无鱼鳞病表现。*PNPLA1* 突变与细薄白色鳞屑、轻度红皮病、掌跖角化及第二三趾的假性并趾有关[20]。

临床特征　LI 和 CIE 之间还没有明确的基因型/表型

关系，但据我们的经验，ARCI 中有一些临床线索确切地提示某种特定的基因型。大多数 *TGM1* 突变的患者表现为典型的 LI(见图 129.9)，常表现为睑外翻或鱼鳞状秃发，没有明显的红皮病表现，但在厚的鳞屑下可见红斑。耳朵往往小而畸形。如上所述，*TGM1* 的特异性温度敏感突变与 BSI 相关。此外，有些患者最初表现为火棉胶婴儿，后来发展为轻度 CIE，随年龄增长，症状逐渐减轻甚至无鳞屑。这种表型被称为 SICI(见图 129.7)[6,21]。携带过早终止密码子突变的 *TGM1* 患者(如无义或移码突变)比那些有错义突变的患者更有可能发生出汗异常，如少汗症和高热[2]。

发生脂氧合酶突变的新生儿常在出生时表现为一种轻度的火棉胶膜，在婴儿期脱落，膜下可见红斑和轻微鳞屑(见图 129.10a)，尽管有些可表现为褐色鳞屑，但随着年龄增长，大多患者呈 CIE 表型(见图 129.10b、图 129.11)。患者常进展为 SICI[21]。尤其患者表现出明显的掌跖皮纹过多，使人联想到 IV(图 129.10c)[10]，但肘窝或手背的轻度角化性苔藓样变有助于排除此病。携带 *ALOX12B* 突变的患者比携带 ALOXE3 突变的患者更容易出现掌跖角化[10]。许多患者主诉出汗减少或完全不出汗，多数患者伴有瘙痒。真菌重叠感染并不少见[22]。

NIPAL4 突变的患者常表现为 CIE/LI 表型重叠，睑外翻、杵状甲，手掌和足底可见明显弥漫性淡黄色角化[23]。通常在 10 岁左右出现(图 129.12)，可能会让人想起经典的 PPKs，如局灶性非表皮松解型。

CYP4F22 突变的大多数患者表现为 CIE 或轻度的火棉胶婴儿表型[24]，也可演变为 SICI(图 129.13)。随着年龄增长，可出现灰白鳞屑，在脐周部位最为明显[16]。手掌和足底呈现明显的皮纹增多，甚至掌跖角化。

CERS3 突变的患者出生时是火棉胶婴儿，随后进展为 CIE，在夏季时其鱼鳞病表型往往可以得到改善。与脂氧合酶缺陷患者一样，患者足底存在明显的皮纹过多(图 129.14)，并可出现瘙痒和/或真菌感染[17]。

LIPN 突变可导致一种迟发型鱼鳞病(大约 5 岁)，故从形式上讲，它不是一种先天性鱼鳞病[19]。

实验室检查、组织学、超微结构表现和遗传分析 诊断 TG1 缺陷可以通过测序[2-3,8]或在冷冻切片中原位检测 TG1 的活性[25]。超微结构研究显示在角质层中存在所谓的胆固醇裂隙(图 129.15)[26]。NIPAL4 缺乏可能与颗粒层中异常的板层小体和拉长的膜超微结构有关，被归类为 ARCI 电镜Ⅲ型[27]。脂氧合酶活性的生化测定是可行的，但只能在专门的实验室中进行[28]。这同

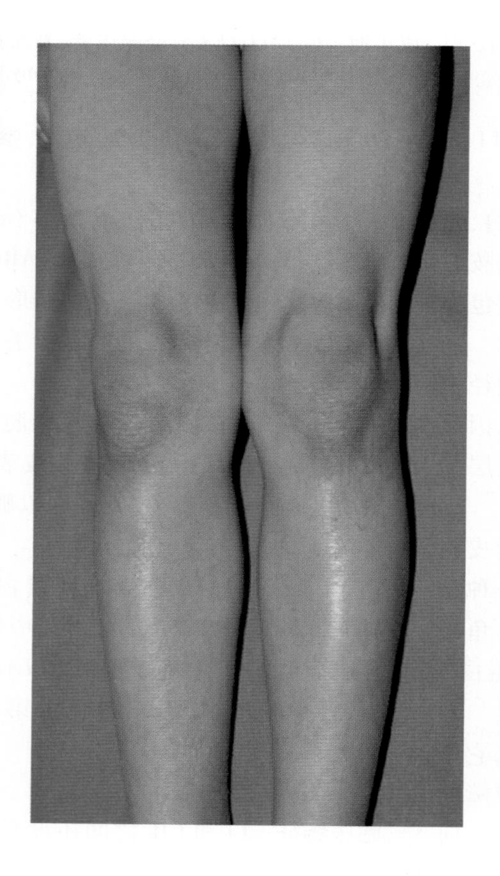

图 129.11 脂氧合酶缺陷。资料来源：Courtesy of Dr A. Hernandez-Martin，Madrid，Spain.

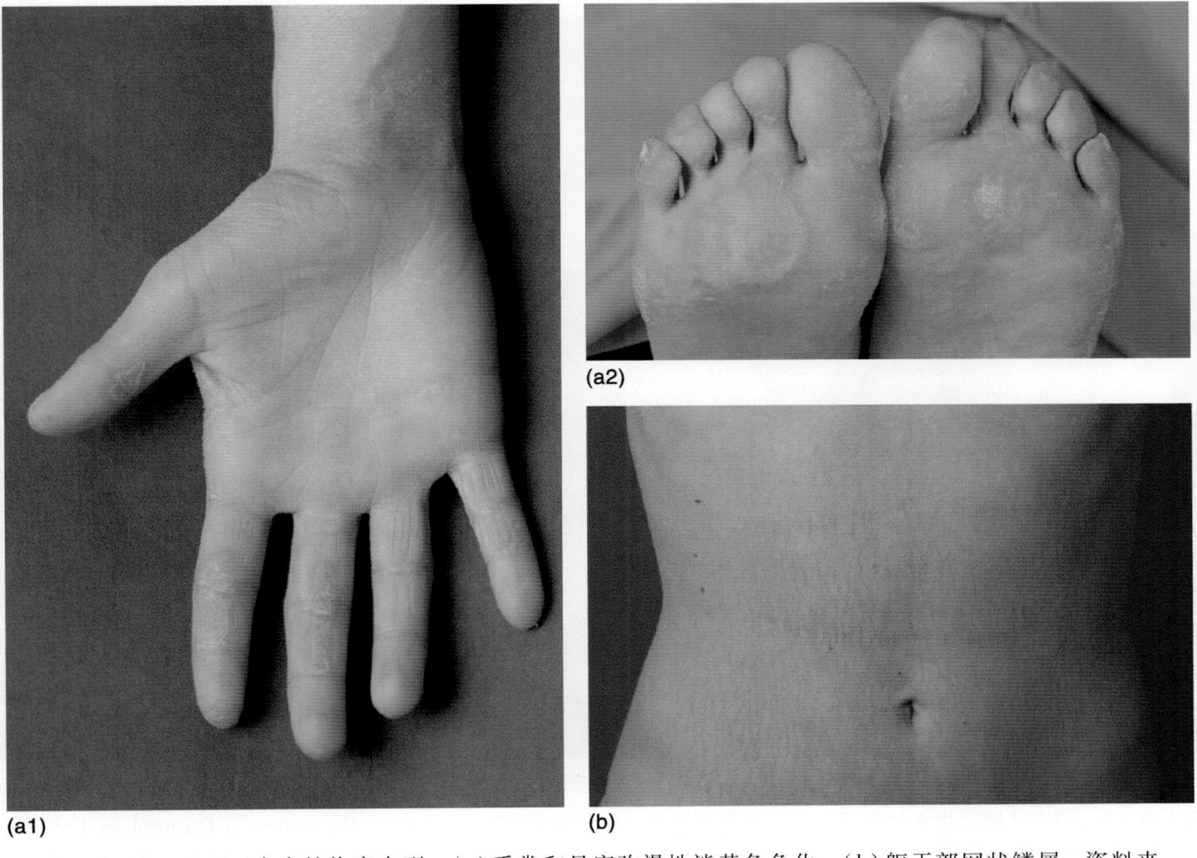

图 129.12　*NIPAL4* 突变的临床表型。(a)手掌和足底弥漫性淡黄色角化。(b)躯干部网状鳞屑。资料来源:Courtesy of the Department of Dermatology,University Hospital Münster,Münster,Germany.

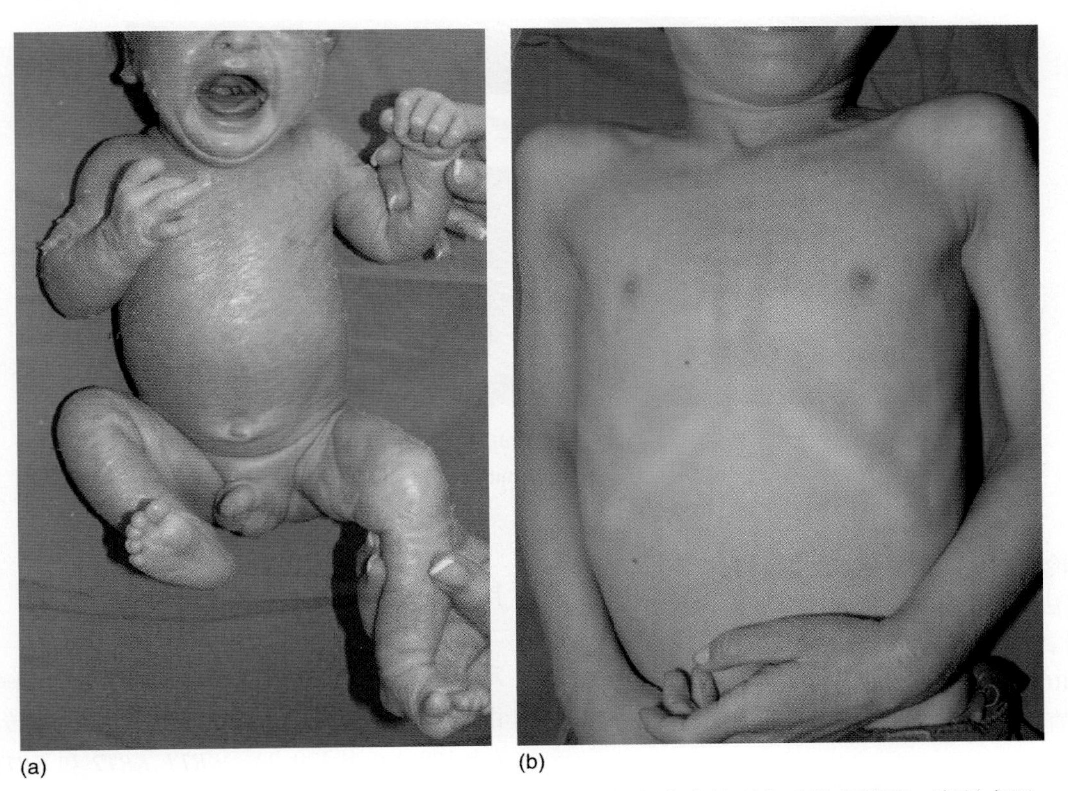

图 129.13　(a)*SYP4F22* 突变的火棉胶婴儿和(b)进展为自我改善型先天性鱼鳞病。资料来源:Courtesy of Dr A. Hernandez-Martin,Madrid,Spain.

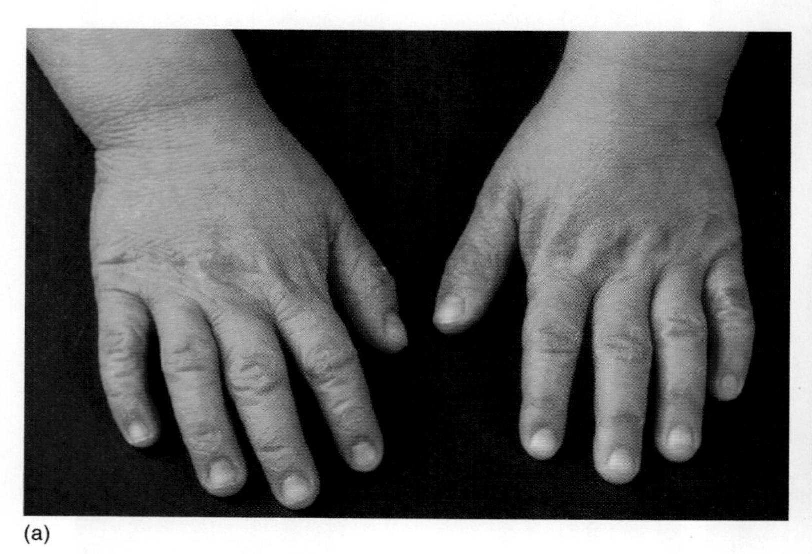

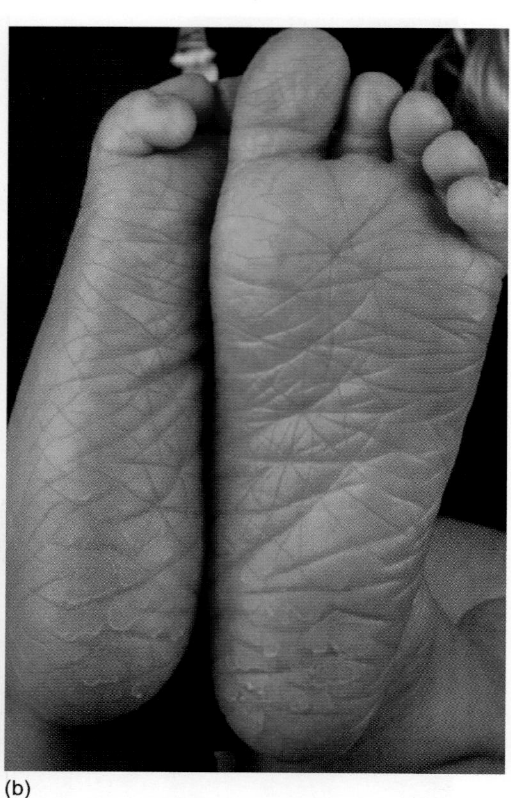

图 129.14 *CERS3* 缺陷患者的掌跖角化病和苔藓样变。资料来源:Courtesy of the Department of Dermatology, University Hospital Münster, Münster, Germany.

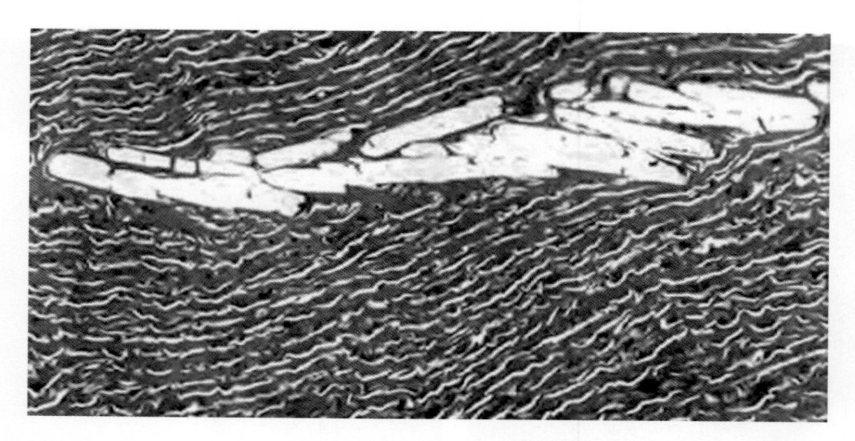

图 129.15 TG1 缺陷皮肤的超微结构,可见角质层内有典型的胆固醇裂隙。资料来源:Courtesy of Dr I. Hausser, Institute of Pathology, Heidelberg University Hospital, Heidelberg, Germany.

样适用于冷冻切片或四氧化锇和四氧化钌固定后的超微结构方法,使所有 ARCI 亚型可通过高级电镜诊断[29]。脂氧合酶缺乏和其他缺乏特异性超微结构标志物的 ARCI 亚型(*CERS3*、*CYP4F2* 或 *LIPN*)的诊断,必须采用直接测序。

参考文献 129.8

见章末二维码

角蛋白鱼鳞病

定义 角蛋白鱼鳞病(keratinopathic ichthyoses, KPI)是由角蛋白基因突变引起的一组严重的遗传性角化病(表 129.1a、表 129.2)。*KRT1*、*KRT2* 和 *KRT10* 的胚系突变导致的表型广泛,其特征为与年龄相关、鱼鳞病样特异性红皮病、水疱、鱼鳞病和角化过度。相反,*KRT1*

和 *KRT10* 的合子后突变是导致沿 Blaschko 线分布的表皮松解型痣的原因（见后文）[1]。

流行病学与发病机制　KPI 罕见，发病率约 1∶350 000[2]。表皮角蛋白是结合在一起形成异二聚体的一种结构蛋白，如 *KRT1* 和 *KRT10*，它们以四聚体配对，进一步聚合形成角蛋白中间丝纤维束，装配角质细胞的细胞骨架，并提供机械张力。在角质形成细胞中，中间丝纤维束从细胞核延伸到桥粒或半桥粒，从而连接邻近的细胞[3]。角蛋白被组织成中心 α-螺旋杆状结构域，该结构域由 α-螺旋形层叠结构（1A、1B、2A、2B）组成，由非螺旋连接片段插入，两侧有 N-末端头和 C-末端尾结构。螺旋杆状结构域的开始和末端的短序列基序对组装角蛋白中间丝至关重要。翻译后修饰包括糖基化和角蛋白磷酸化，在保护角质形成细胞免受损伤中发挥重要作用[4]。

大部分已经报道的编码基底层上方表皮的角蛋白基因的突变，如 *KRT1*、*KRT2* 和 *KRT10*，是螺旋杆状结构域高度保守端上的显性错义突变，可引起显著的负效应，即显性突变削弱了野生型等位基因的影响。突变的角蛋白整合到角蛋白网络扰乱了整体功能，并通过胞质角蛋白的聚集、异常角蛋白丝核周壳的形成，以及组织学上观察到的典型的表皮松解性角化过度，形成了特定的超微结构特征（图 129.16）[5]。这些表现在 KPI 患者暴露于环境压力如创伤、高温、发热或皮肤感染等已知可以引发疾病恶化的因素时最为明显。由此而论，已报道口服视黄酸类药物，可减少由 *KRT10* 突变引起的表皮松解型鱼鳞病患者受热刺激的角质形成细胞中角蛋白聚集物的形成[6]。

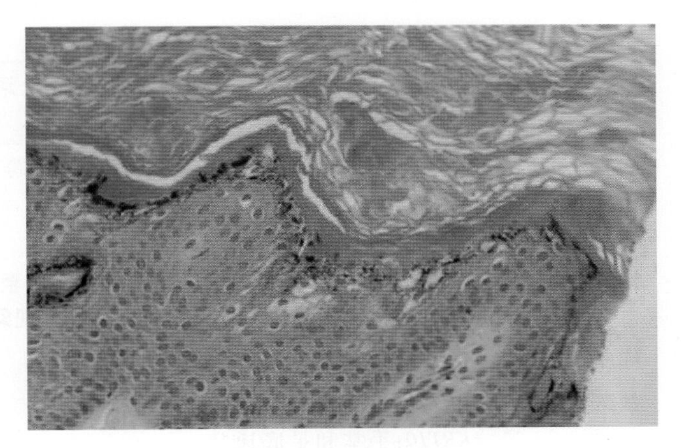

图 129.16　表皮松解性角化过度的组织学诊断。资料来源：Reproduced from Oji et al. 2016[10] with permission of John Wiley & Sons.

有趣的是，*KRT1* 和炎症之间存在功能联系，因为角蛋白聚集物可以与活化的 MAP 激酶、分子伴侣如 Hsp70 以及泛素-蛋白酶体系统组分相互作用[7]。此外，*KRT1* 基因敲除小鼠显示促炎因子 IL-18 大量释放，转录组分析显示 *KRT1* 介导的基因表达特征类似于特应性皮炎[8]。而且，*KRT10* 突变角质细胞的机械牵拉促使 TNF-α 和 CCL5 的释放增加。这些发现可以解释大多数 KPI 存在明显的炎症表现的原因（表 129.2）。

表 129.2　角蛋白鱼鳞病

	表皮松解型鱼鳞病（EI）	浅表性表皮松解型鱼鳞病（SEI）	先天性网状鱼鳞病样红皮病（CRIE）	Curth-Macklin 鱼鳞病（ICM）
OMIM	113800	146800	609165	146590
又称	表皮松解性角化过度（EHK），大疱性 CIE	Siemens 大疱性鱼鳞病	五彩纸屑样鱼鳞病（IWC），variegata 鱼鳞病	Curth-Macklin 豪猪样鱼鳞病
遗传模式	AD（*KRT10* 中罕见 AR）	AD	AD	AD
基因	*KRT1* 或 *KRT10*	*KRT2*	*KRT10* 或 *KRT1*	*KRT1*
表型	出生时	出生时	出生时或出生后不久	儿童早期
婴儿期表现	严重 CIE，糜烂，皮肤剥脱，起疱（似“烧伤儿”）	CIE，局部表面起疱“Mauserung（蜕皮现象）”	严重 CIE，掌跖角化，不起疱	条纹状或弥漫性掌跖角化，不起疱
病程	最初的几周内，糜烂被过度角化所取代； 环状（AEI）：轻度的 EI，反复出现大量的环状、红斑性附着鳞屑的斑块	头几周内，过度角化尤其是关节伸侧	在儿童期（3 岁以后），出现特殊的皮肤纸屑状斑疹，随着年龄的增长，其数量增加（至数百个），并在四肢形成网状	PPK 逐渐加重，进行性远端关节和/或躯干和四肢的角化过度斑块

第二十七篇

续表

	表皮松解型鱼鳞病(EI)	浅表性表皮松解型鱼鳞病(SEI)	先天性网状鱼鳞病样红皮病(CRIE)	Curth-Macklin 鱼鳞病(ICM)
鳞屑分布	好发于摩擦部位及远端关节	摩擦部位和跨越关节部位	广泛的迟发的非鳞屑性斑片呈网状分布	手掌和足底,远端大关节,很少累及躯干和四肢
鳞屑特点	黏着性,中等大小,白-棕色	黏着性,细小至中等大小,"蜕皮"现象	细碎的,白棕色	厚而尖锐的角化过度("豪猪状"),黄棕色
红皮病	常见	早期,消退	显著	偶发
掌跖角化	*KRT1*:表皮松解性 PPK *KRT10*:手掌和足底通常不受累	常无	常存在	大量 PPK,深的出血性疼痛性裂隙,弯曲挛缩,收缩带
少汗症	可能	可能	可能	无
头皮异常	脱屑,形成毛鞘	很少脱屑	脱屑	无
其他皮肤表现	瘙痒,轻微外伤后起水疱,易受感染,恶臭	瘙痒,轻微外伤后起水疱,常发于夏季	罕见瘙痒,有报道鳞癌	很少瘙痒,皮肤易受感染,恶臭
皮肤外表现	常发育异常,有时呈严重表型	可能有发育异常	常发育异常,有时呈严重表型	可能出现发育异常、坏疽和手指缺失(假指)
组织学与皮肤超微结构	EHK,角蛋白丝在 SG 和 SS 中聚集,层状体的聚集和内吞,SC 层状双层膜缺乏	浅表 EHK,角蛋白束增厚,角蛋白很少结块,受累部位 SG 细胞溶解	空泡化或 SG 缺失、双核细胞、角蛋白丝的核周壳、空泡性桥粒、SC 层状双层膜缺乏	无表皮松解或角蛋白团块,异常角蛋白丝的核周壳,SC 层状双层膜缺陷

注:AD,常染色体显性遗传;AR,常染色体隐性遗传;CIE,先天性鱼鳞病样红皮病;EHK,表皮松解性角化过度;PPK,掌跖角化;SC,角质层;SG,颗粒层;SS,棘层。

资料来源:Adapted from Oji et al.(2010). Revised nomenclature and classification of inherited ichthyoses: results of the First Ichthyosis Consensus Conference in Sorèze 2009. J Am Acad Dermatol 2010;63:607-641.

表皮松解型鱼鳞病

流行病学与发病机制 表皮松解型鱼鳞病(epidermolytic ichthyosis,EI;OMIM#113800),也称为表皮松解性角化过度或先天性大疱性鱼鳞病样红皮病,是一种严重的先天性角化障碍,发病率约 1:200 000[9]。

本病是由 *KRT1* 和 *KRT10* 突变引起的,分别编码基底上层表达的角蛋白 1 和 10。EI 主要以显性方式遗传,高达 50% 的病例是由新发的错义突变引起,但也有 *KRT10* 无义突变的常染色体隐性遗传病例和一例 *KRT1* 错义突变的半显性遗传的病例报道[9-10]。严重型 EI 的突变主要聚集在 *KRT1* 和 *KRT10* 螺旋杆状结构域的高度保守端。无论在杆状结构域内还是在杆状结构域外,较轻的 EI 突变常发生在保守程度较低的区域。一般来说,*KRT1* 和 *KRT10* 的突变具有明显的引起角蛋白中间丝损伤的负效应(见前文)。

然而,*KRT1* 突变可导致严重的掌跖角化伴有中度的 EI,*KRT10* 突变可导致严重的 EI,但手掌和足底不受累或仅轻度受累[11]。这些表型差异可以通过以下事实来解释:在掌跖部的表皮中,角蛋白 1 单独配对角蛋白 9,而在非掌跖部的表皮中角蛋白 10 仅与角蛋白 2 配对。

临床特征 EI 通常在出生时出现 CIE,以及不同程度的表皮水疱、糜烂和表皮剥脱(图 129.17)。在出生后

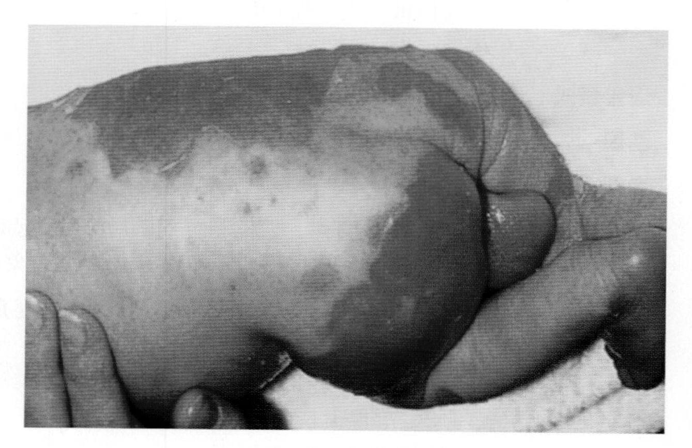

图 129.17 新生儿表皮松解型鱼鳞病(enfant brulé)。资料来源:Reproduced from Oji et al. 2016[10] with permission of John Wiley & Sons.

的最初几周，水疱消退，糜烂被以中度的白棕色鳞屑和渐进性角化过度的鱼鳞病表现所替代，好发于摩擦区域和跨越关节部位。这种表型转变的基础被认为是出生后皮肤对外界较干燥环境（相对于宫内环境）的适应结果，可刺激表皮细胞的增殖。而伸侧皮肤呈典型的鹅卵石样外观，屈侧皮肤呈波纹样的嵴状或疣状的角化性苔藓样表现（图 129. 18、图 129. 19）。

角化过度是青少年和成人患者主要的临床特征。然而，在轻微创伤（见图 129. 18c）或继发感染部位的皮肤仍很脆弱，可出现水疱和糜烂，而且在发热或炎热气候时也会出现。患者的膝盖和小腿有时可出现棘刺状角化过度。虽然浅表性表皮松解型鱼鳞病症状典型（见下文），但表浅皮肤的脱落又被描述为“换毛（mauserung）或蜕皮效应（moulting effect）”，也会在 EI 中有不同程度的表现。掌跖角化是 *KRT1* 突变个体的一个常见特征，但在 *KRT10* 突变携带者中显著缺失（图 129. 18d）。面部较身体的其他部位受累少，且没有睑外翻和唇外翻畸形。头皮上的鳞屑很常见，像是由类似虱卵样的物质覆盖在毛干上。

临床特征上，EI 个体的表型变异程度可能存在很大差异。而且，EI 患者的皮肤更易感染，尤其是细菌和真菌。其他外胚层结构如牙齿、头发和指甲及其他器官系统不受影响。发育异常在儿童中常见。主观症状

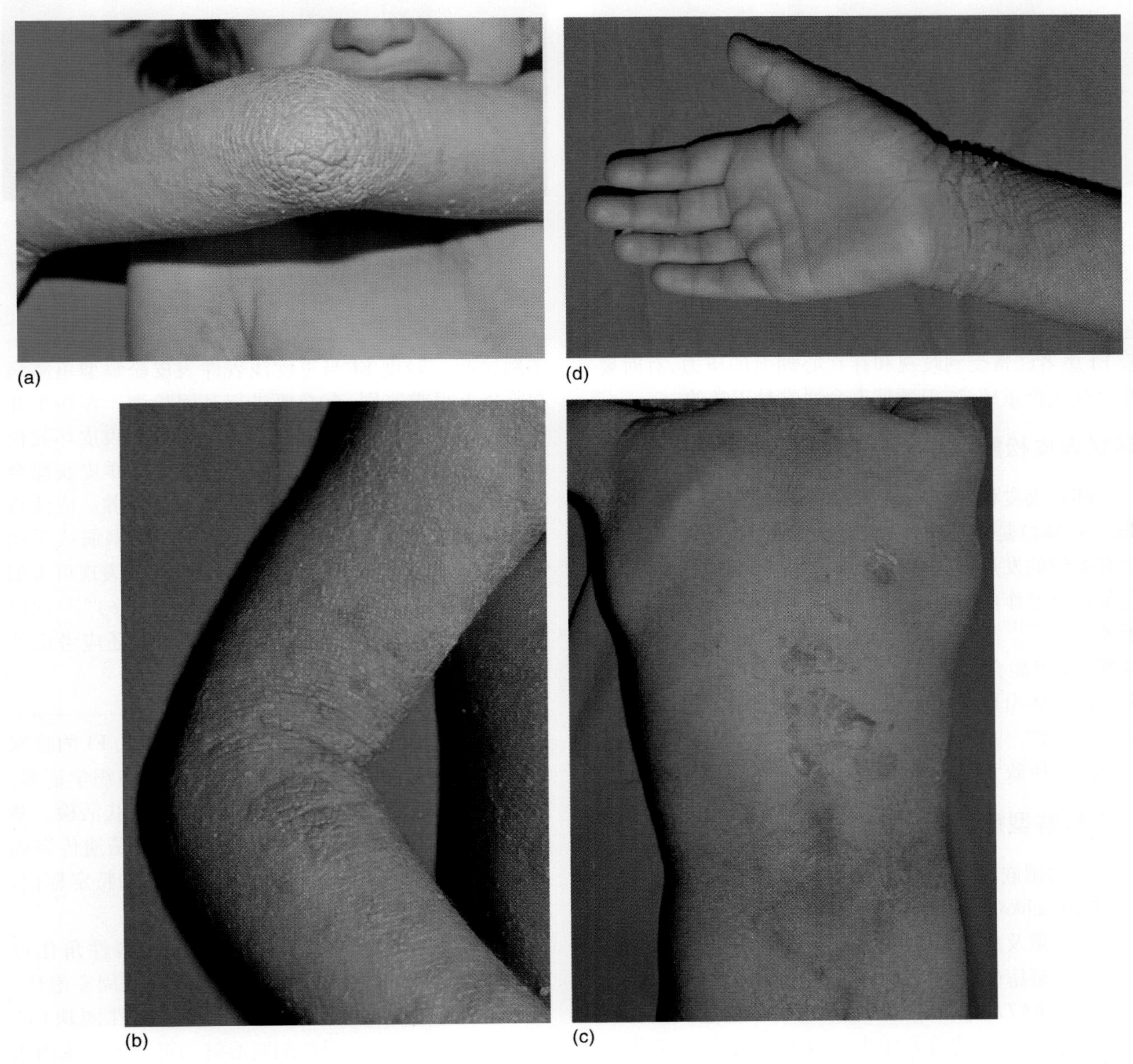

图 129. 18　*KRT10* 突变引起的表皮松解型鱼鳞病。（a，b）关节部位明显角化过度。（c）躯干糜烂面。（d）手掌未受累。资料来源：Courtesy of Dr A. Hernandez-Martin，Madrid，Spain.

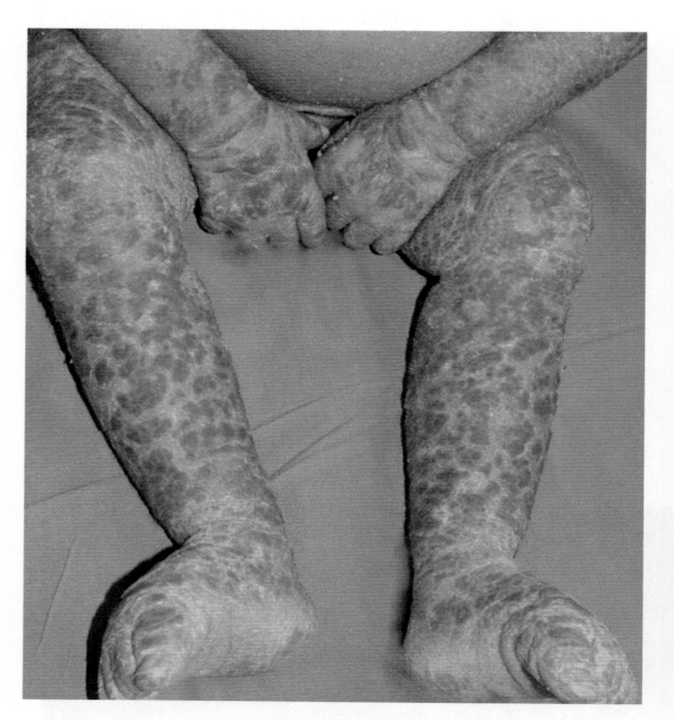

图 129.19 *KRT1* 突变引起的表皮松解型鱼鳞病。资料来源:Courtesy of Dr A. Hernandez-Martin, Madrid, Spain.

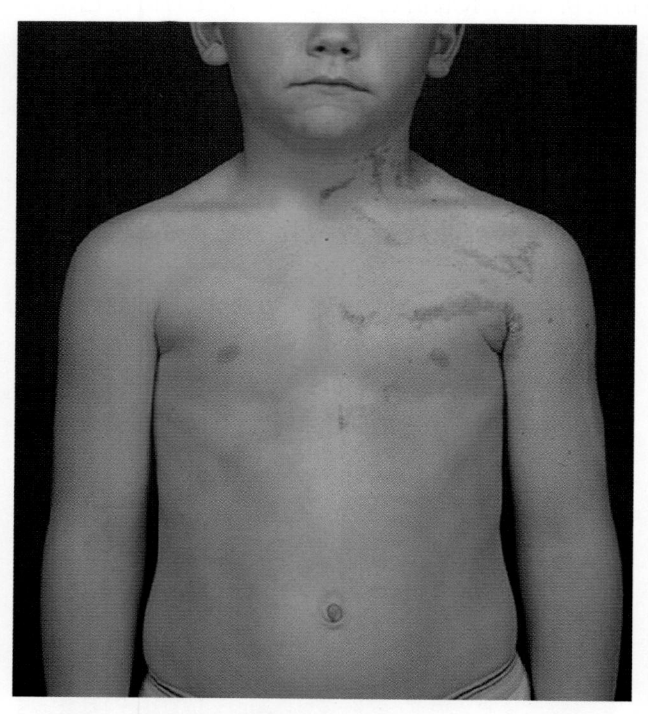

图 129.20 由 *KRT1* 或 *KRT10* 合子后突变引起的沿 Blaschko 线分布的表皮松解型痣,提示表皮松解型鱼鳞病的遗传风险

包括瘙痒、皮屑浸渍和细菌过度增殖引起的臭味。尽管 EI 患者经常受到歧视和存在心理上的压力,有时婴儿会死于严重感染,但预期寿命通常是正常的。

环状表皮松解型鱼鳞病

环状表皮松解型鱼鳞病(annular epidermolytic ichthyosis, AEI)是一种非常罕见的轻度的 EI 亚型,出生时也有类似的发病,但在以后的生活中有很大的改善,特点是反复发作的大量环状红斑鳞屑性斑块,尤其是躯干和四肢[11-12]。压力大的时候,如夏季高温、发热或妊娠期[13],可能会出现病情加重或急性发作。除了 *KRT1* 突变的个体出现掌跖角化过度外,皮肤在两次发作间期表现正常。AEI 是由 *KRT1* 和 *KRT10* 的螺旋边界区外的突变所致[14]。

表皮松解型痣(镶嵌性表皮松解型鱼鳞病)

EI 的镶嵌形式表现为单侧或双侧的角化过度条纹,与 Blaschko 线一致(图 129.20)[1]。有时,严重的过度角化会累及皮肤,其特征是突出的豪猪样棘状突起。表皮松解型痣(epidermolytic naevi)是由胚胎发生过程中发生的 *KRT1* 或 *KRT10* 的合子后突变引起。重要的是,如果这种突变也存在于生殖细胞中,表现出亲代中的生殖系镶嵌现象,那就可能传递给后代,导致泛发性 EI[1,15]。

鉴别诊断 轻度 EI 与重度浅表性表皮松解型鱼鳞病在临床上很难鉴别,有必要进行基因检测。在新生儿中,临床表现与大疱性表皮松解症、中毒性表皮坏死松解、严重疱疹病毒感染和葡萄球菌性烫伤样皮肤综合征也不易区分,需要皮肤活检和/或细菌培养。应注意的是,细致的皮肤检查可能会发现细小的鳞屑或早期角化过度,可证实 EI 的存在。先天性 EI 的表现可类似于严重烧伤,这解释了“烧伤儿(enfant brûlé)”一词以前在法语中使用的原由。此外,女孩患者还应考虑到色素失禁症的可能。

实验室检查、组织学与遗传学表现 新生儿 EI 的临床诊断尤其困难(见前文)。但由于 EI 可被组织学证实,因此建议所有有此疑似诊断的新生儿行皮肤活检。基因检测提供了角蛋白基因型的附加信息,是遗传咨询和产前诊断的有利手段。因血液中无 EI 的特定标记,因此血液检测常无特异性。

组织学上,EI 表现为典型的表皮松解性角化过度,即明显的角化过度和棘层增厚,伴有核周空泡化、细胞溶解、颗粒层和棘层中粗糙的嗜碱性团块(图 129.16)[16]。凡是广泛的细胞溶解均可导致表皮内水疱。由于与经典的 EI 相比,AEI 中表皮松解性角化过度的组织学表现不太明显,因此从临床受累最严重的部位进行皮肤活检至关重要。表皮松解型痣的组织学与 EI 相同,只有临床和组织病理学有相关性时才能确定诊断。

超微结构特征有胞质角蛋白聚集、角蛋白丝与桥粒缺乏连接、异常角蛋白丝的核周壳形成(见前文)[5]。此外,细胞骨架缺陷导致细胞外周板层小体堆积,分泌功能受损,角质层细胞外基质内板层脂质双分子层缺失[17]。

治疗与预防　主要是对症治疗,需要根据患者的年龄和临床具体问题进行调整。新生儿期,EI 患儿需要在重症监护室护理,以预防或治疗机械创伤、脱水、电解质失衡、低体温、皮肤二重感染和败血症。儿童和成人期,局部治疗对于去除或减少角化过度(物理去除、角质剥脱剂)、软化皮肤(润肤剂、保湿剂)和治疗皮肤感染(抗菌剂)至关重要。系统使用抗生素通常是不可避免的,但不建议用于慢性预防性治疗。口服视黄酸类,首选阿维 A,可有效减少角化过度,但这种药本身也会增加表皮的脆性和水疱的形成。因此采用低剂量如阿维 A 0.5mg/kg,和仔细的医学观察是必要的[18]。有趣的是,有证据表明角蛋白突变的基因型和对口服视黄酸类药物的反应相关,例如 *KRT10* 突变的个体比 *KRT1* 突变的个体对视黄酸的反应要好得多[19]。随着皮肤脆性增加,必须避免物理损伤。当已知受累的家庭成员中发现潜在的角蛋白突变时,可行产前诊断[20]。

浅表性表皮松解型鱼鳞病

流行病学与发病机制　浅表性表皮松解型鱼鳞病(superficial epidermolytic ichthyosis,SEI;OMIM#146800),原名 Siemens 大疱性鱼鳞病,是一种罕见的先天性鱼鳞病,代表一种独具特征性的疾病。由编码在基底层上方表达的角蛋白 2 的 *KRT2* 显性突变引起,大多数突变位于 *KRT2* 的杆状结构域的螺旋终止基序中[21-22]。

临床特征　临床表现和症状与 EI 相似,病情相对较轻、角化过度较局限。SEI 通常在出生时表现为轻度的 CIE 和水疱。在儿童早期,红斑和水疱消退,并发展成灰色或棕色的过度角化的苔藓样皮肤。好发部位是关节伸侧、腋窝和脐周、臀部以及手足的背面(图 129.21)。典型的表型特征是浅表皮肤剥脱,颈圈样的边缘,称为换毛效应或蜕皮效应(Mauserung or moulting effect),如图 129.22 所示。SEI 中无掌跖角化。

鉴别诊断　新生儿期的皮损表现与 EI 相似(见前文)。儿童期,SEI 可与经典 EI 区分,因为其临床表现较轻,皮肤脱屑较浅表,无明显红斑。皮肤脱屑综合征可类似于 SEI 表型,但组织学上没有表皮松解性角化过度。

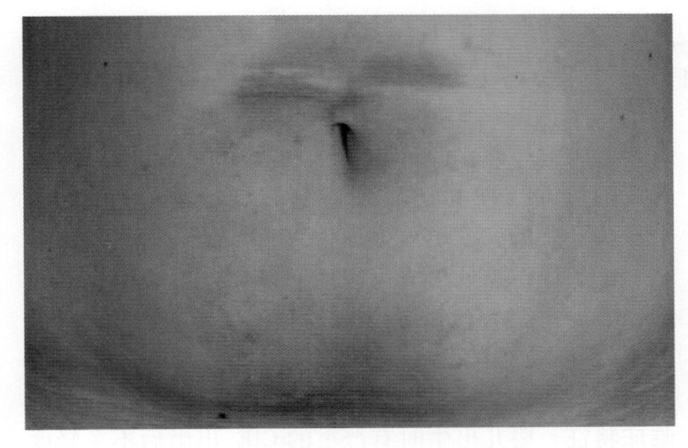

图 129.21　浅表性表皮松解型鱼鳞病,可见脐周受累。资料来源:Courtesy of the Department of Dermatology,University Hospital Münster,Münster,Germany. Reproduced from Oji et al. 2016 with permission of John Wiley & Sons.

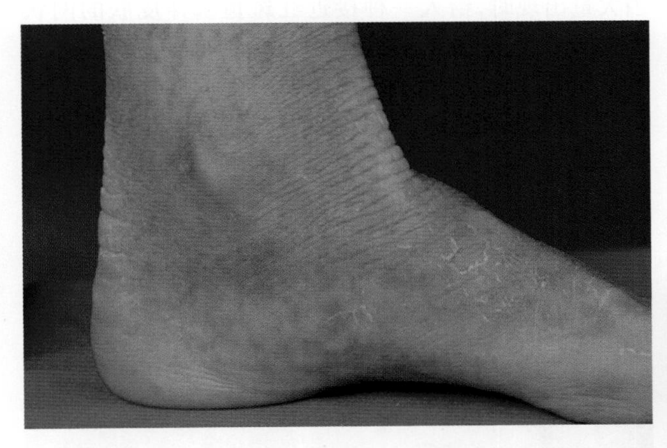

图 129.22　浅表性表皮松解型鱼鳞病的蜕皮现象。资料来源:Courtesy of the Department of Dermatology,University Hospital Münster,Münster,Germany.

实验室检查和组织学表现　与 EI 中描述的相似(见前文),可能不如 EI 那么明显。因此,从临床受累最严重的部位行皮肤活检非常重要,如膝部。

治疗和预防　治疗同 EI(见前文)。口服低剂量的视黄酸类药物,如阿维 A 0.1~0.5mg/kg,疗效显著,仅用于重症 SEI 病例。

先天性网状鱼鳞病样红皮病

流行病学与发病机制　先天性网状鱼鳞病样红皮病(congenital reticular ichthyosiform erythroderma,CRIE;OMIM #609165),亦称五彩纸屑样鱼鳞病(ichthyosis with confetti,IWC),或称杂色鱼鳞病(ichthyosis variegata)，是一种罕见的常染色体显性遗传角化障碍性疾病，其特征是在鱼鳞病样红皮病中出现小的、五彩纸屑样的正常皮岛。主要是由于 *KRT10* 的 C-末端发生杂合移码突变所致，导致插入一个富含精氨酸的基序，将突变的角蛋白 10 错误定位于核仁。近来 *KRT1* 中的一个从头开始的突变也被报道为致病因素[23]。

纸屑样斑点的形成可以用回复突变镶嵌（revertant mosaicism）来解释，即基于有丝分裂重组，突变的角蛋白 10 发生局部自我修复[24]。

临床特征 婴儿出生时有严重的 CIE，出生后不久轻度掌跖角化变得明显[25]。儿童期后期（3 岁以后），出现独特的、类似五彩纸屑样的皮肤着色斑，随着年龄的增长，斑疹逐渐增大（达 2cm），数量增加（至数百个）（图 129.23）。正常皮肤上的这些斑疹分布广泛、不规则，当大量出现时，给人一种接近红斑鱼鳞样皮肤的网状模式的印象，主要见于四肢。CRIE 可见橙色至棕色的掌跖角化过度。一般来说，表型的表达在个体中是变化的，因为在成年期，一些个体会出现数百至数千个五彩纸屑样的皮肤斑点，而其他个体的数量要少得多。患有 CRIE 的儿童易继发皮肤细菌感染，通常病情严重，常伴发育障碍。

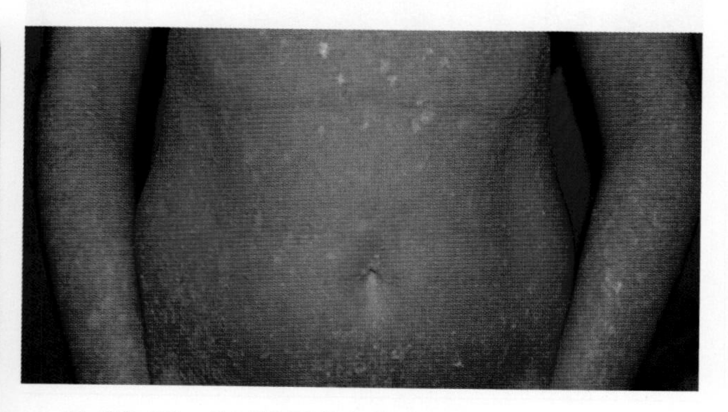

图 129.23 先天性网状鱼鳞病样红皮病。苍白的、五彩纸屑状的斑点代表局部自愈。资料来源：courtesy of Dr A. Hernandez-Martin, Madrid, Spain.

鉴别诊断 新生儿表现与 EI 相似（见前文）。随着五彩纸屑样皮岛的形成使 CRIE 变得更有特点。但有时伴有白色糠疹或炎症后色素改变的严重特应性皮炎在临床上可类似 CRIE，建议皮肤活检进行鉴别。

实验室检查、组织学与遗传学表现 婴儿 CRIE 的临床诊断较困难，建议所有可疑诊断的新生儿均进行皮肤活检（见前文）。基因检测是遗传咨询和产前诊断的有利手段。血液检测无特异性。组织学和超微结构与 EI 不同。

组织病理学表现包括带状角化不全、棘层增厚、颗粒层空泡化或缺失，以及表皮上部的双核细胞，有时有真皮淀粉样蛋白沉积。超微结构异常包括线粒体空泡变性、由表皮上部的细丝网形成的核周壳、衰退的桥粒和少量的角质层薄层双分子层。

治疗与预防 治疗与 *KRT10* 突变的 EI 相似（见前文）。口服低剂量视黄酸类，可增加五彩纸屑样斑疹的数量和大小[26]。

Curth-Macklin 鱼鳞病

流行病学与发病机制 Curth-Macklin 鱼鳞病（ichthyosis Curth Macklin, ICM；OMIM 146590），又称 Curth-Macklin 型豪猪状鱼鳞病，是一种罕见的严重的常染色体显性遗传性鱼鳞病。是由 *KRT1* 的 C-末端杂合缺失/插入突变引起的，其尾区异常的结构域代替了天然的甘氨酸环基序，导致角蛋白 1 异常。

临床特征 ICM 在儿童早期表现为明显的条纹状或弥漫性掌跖角化病。与 EI 相比，ICM 没有水疱和表皮脆性增加，这一点非常重要。该病病程特点是掌跖角化逐渐加重，关节伸侧大量的鹅卵石状斑块，表面呈峭状，和/或躯干及四肢明显的角化过度性丘疹（图 129.24a、b）。在家族内，ICM 的表型表达也经常发生变化，可从多个局部过度角化的斑块到广泛的豪猪样角化过度。掌跖角化可能是块状的，伴深的、出血性和疼痛性裂隙，以及弯曲挛缩和残缺的环状收缩带（假断指症）[27]。鳞屑形态从黄褐色厚的、刺状角化过度（“豪猪刺样”）到黑色的赘生物。ICM 易发生皮肤感染和鳞屑浸渍引起恶臭，可出现细菌增殖。本病患儿可伴有发育异常，平均寿命通常是正常的。ICM 患者常会受到歧视。

鉴别诊断 严重的 EI 可类似 ICM（见前文），但后者没有水疱和皮肤脆性增加。此外，超微结构也不同。

实验室检查、组织学与遗传学表现 基因检测是遗传咨询和产前诊断的基础。由于其他器官系统不受影响，血液检测无特异性。组织学和超微结构与 EI 不同。

组织病理无特异性改变，可见正角化过度、棘层增厚、教堂尖顶样乳头状瘤样增生、颗粒层增厚，颗粒层和棘层内空泡化或双核细胞，但无表皮松解。表皮上部的超微结构异常是 ICM 的诊断依据，包括角蛋白中间丝连接断裂，常伴有核周空泡化、异常角蛋白丝的核周壳和角质层的板层双层组织缺失。在 EI 中未见角

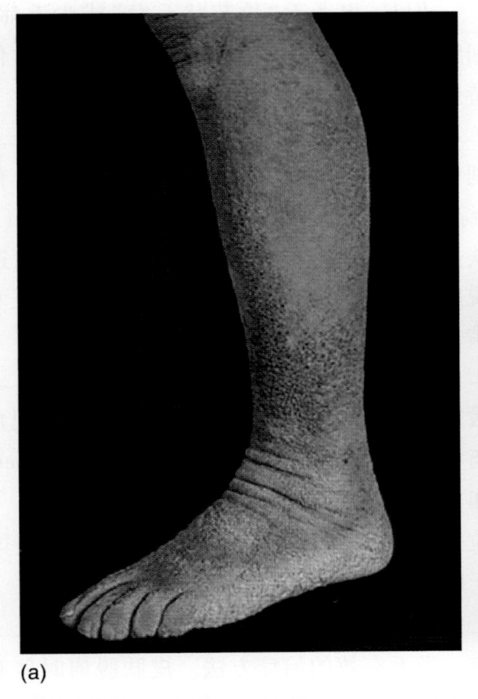
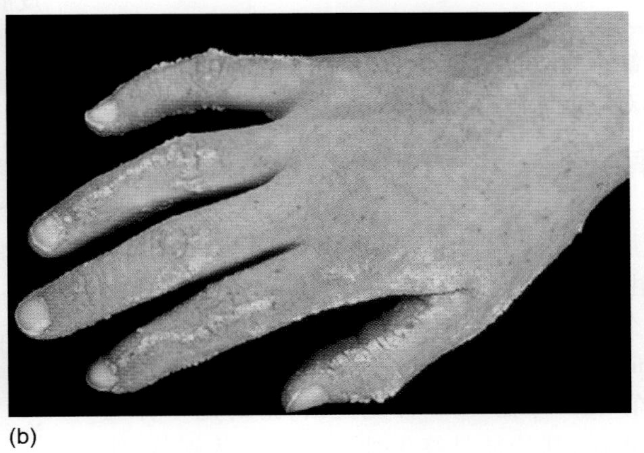

(a)　(b)

图 129.24　表皮松解型鱼鳞病“豪猪刺样”表现(a)小腿和(b)手。(a)资料来源：Rook's Textbook of Dermatology. Reproduced with permission of John Wiley & Sons.

蛋白聚集[27]。

治疗与预防　治疗方法与 EI 相似(见前文)，侧重于通过局部角质剥脱剂和口服视黄酸类，减轻严重的角化过度。因存在水杨酸中毒的风险，严禁在儿童中大面积使用水杨酸。

参考文献 129.9

见章末二维码

其他非综合征鱼鳞病类型

剥脱性鱼鳞病

引言　剥脱性鱼鳞病(exfoliative ichthyosis)[依据 OMIM“皮肤脱屑综合征 4 型(peeling skin syndrome type 4)”，#607936)]应与其他鱼鳞病如 SEI、某些 PPKs 或单纯性大疱性表皮松解症相鉴别。

发病机制　编码血清胱抑素 A(cystatin A)的 *CSTA* 基因的功能缺失突变是导致这种常染色体隐性遗传病的原因[1]。胱抑素 A 是外源性蛋白酶的有效抑制剂，可预防表皮屏障损伤。

临床特征　该病的特征为掌跖角化，对汗液和水的暴露比较敏感(图 129.25)。值得注意的是，剥脱性鱼鳞病影响整个皮肤，表现为轻度干燥和鳞屑状皮肤，因此符合非综合征型先天性鱼鳞病的标准。皮肤可发生脱屑，易由潮湿或轻微创伤引起，类似于浅表性表皮松解型鱼鳞病的“蜕皮”现象[2]。

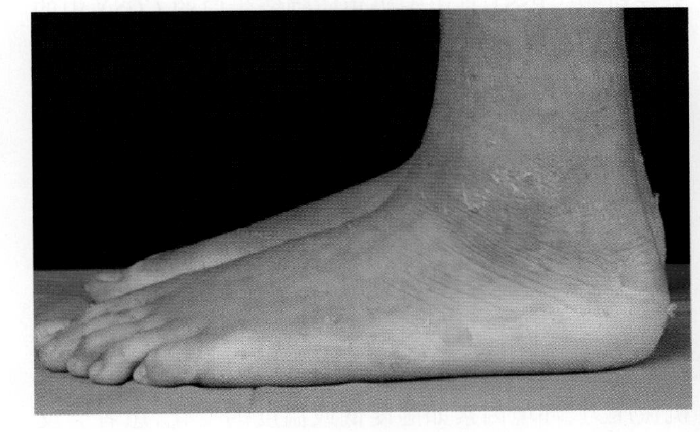

图 129.25　剥脱性鱼鳞病伴明显的足跖角化。资料来源：Courtesy of the Department of Dermatology, University Hospital Münster, Germany.

鉴别诊断　掌跖角化如 Mal de Meleda、浅表性表皮松解型鱼鳞病、单纯性大疱性表皮松解症、CIE 或肢端脱屑综合征是重要的鉴别诊断[3]。

实验室检查和组织学表现　组织学表现为轻度正角化过度，颗粒层显著增厚，棘层海绵水肿，但无表皮松解性角化过度的迹象。超微结构分析显示细胞间水肿引起的细胞间黏附减少，主要发生在棘层，可见正常细胞桥粒，基底角质形成细胞内角蛋白丝明显，CEs厚度减少，分泌的LB成分处理延迟导致板层脂质双分子层受损[1,4]。剥脱性鱼鳞病的屏障异常使人联想到Netherton综合征，尽管不太严重，Netherton综合征是由于缺乏丝氨酸蛋白酶抑制剂LEKTI所致。

治疗 尚缺乏有效的对症治疗方案，因为局部治疗往往会增加对湿度的敏感性。

皮肤脱屑综合征

定义 皮肤脱屑综合征（peeling skin syndrome，PSS），此术语由Levy和Goldsmith在1982年提出[5]。Traupe区分PSS为A型和B型[6]。炎性脱屑性皮肤病（inflammatory peeling skin disease）（PSS1；OMIM # 270300）在1921年由Wile首先提出，指的是一种鱼鳞病样红皮病，其特征是终生性皮肤斑片状剥落，伴有瘙痒[7]。

发病机制 PSS1是由编码角质锁链蛋白的*CDSN*中的常染色体隐性功能缺失突变引起的[8]。CDSN是一种分泌蛋白，在角化上皮细胞和毛囊中表达[9]。CDSN是细胞间角桥粒的特殊成分，形成细胞-细胞间的连接结构，参与SC的内在凝聚力[10]。CDSN在维持表皮和毛囊完整性方面的重要作用已在小鼠中得到证实[11]。

临床特征 炎性脱屑性皮肤病在出生时或出生后几天出现[7-8]。婴儿可出现鱼鳞病样红皮病，其皮肤异常包括自发性斑片状脱屑，累及全身皮肤（图129.26）。随机械压力、环境因素如湿度低或温度的变化，患者会反复出现脱屑及严重瘙痒。临床表现类似Netherton综合征[12]。但是，患者无"竹节状毛发"或少毛症，也没有迂回线性鱼鳞病的表现。该病持续终生，常伴有明显的特应性表现。

鉴别诊断 少毛症和发育不良不常见，或没有Netherton综合征那么重[8]。皮肤脱屑综合征A型（PSS4）无皮肤炎症，多于新生儿期后发病[13-14]。本病还需与其他脱屑性炎症表型相鉴别，包括SAM综合征和剥脱性鱼鳞病（见前文）。

实验室检查和组织学表现 组织病理学发现角层下的分离和角质细胞间的明显分离。因此，Netherton综合征和PSS1在组织学和超微结构上表现相似[15]。角质桥粒蛋白（corneodesmosin）和LEKTI的免疫染色可有助于区分这两种疾病[8]。

治疗 尚无有效的治疗方法。皮肤脱屑时伴有严重的难治性瘙痒。需预防过敏，他卡西醇乳膏[16]、含有泛醇和抗菌剂的润肤剂或温泉水喷雾都可尝试。

红斑角化病、兜甲蛋白角化病和KLICK

引言

红斑角化病如可变性红斑角化病与多种鱼鳞病有明显的临床重叠，因此被列入遗传性鱼鳞病[17]。此步骤符合将角膜炎-鱼鳞病-耳聋综合征（keratitis-ichthyosis-deafness，KID）归类为鱼鳞病（指神经性鱼鳞病综合征）的形式。红斑角化病的其他形式在本书的其他部分有讨论（见第131章）。同样，兜甲蛋白角化病和先天性鱼鳞病伴线性角化和硬化性角皮病（KLICK）[18]，这两种病都属于鱼鳞病，但均表现出明显的掌跖表型，故在PPK疾病章节中讨论（见第128章）。

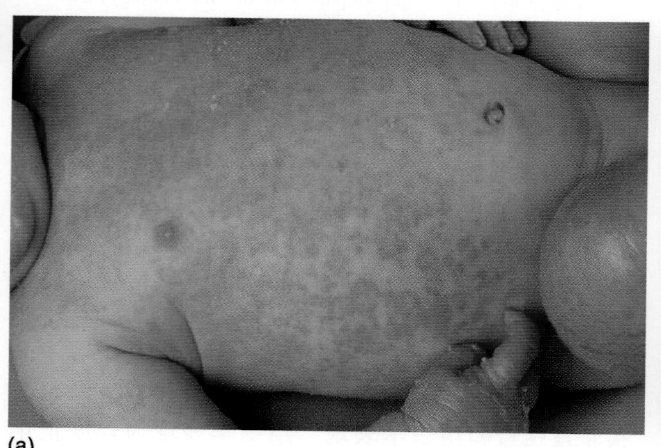
(a)

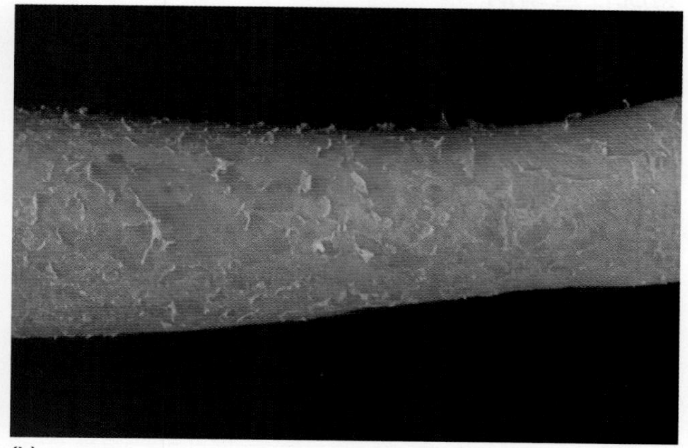
(b)

图129.26 炎性脱屑性皮肤病。资料来源：Courtesy of the Department of Dermatology，University Hospital Münster，Germany.

参考文献 129.10

见章末二维码

综合征型鱼鳞病

X 连锁鱼鳞病综合征

Conradi-Hünermann-Happle 综合征

引言 Conradi-Hünermann-Happle 综合征（X 连锁显性软骨发育不良Ⅱ型 X-linked dominant chondrodysplasia typeⅡ/CDPX2；OMIM #302960）是一种极为罕见的 X 连锁显性遗传性皮肤病，通常影响女性，该病对男性来说是致死性的。临床特征呈镶嵌表现，有线状鱼鳞病、点状软骨发育不良、四肢不对称短缩畸形、单侧或扇形白内障以及身材矮小[1]。

发病机制 在胆固醇生物合成后期，编码 delta8-delta7 固醇异构酶的 emopamil 结合蛋白（emopamil binding protein，EBP）基因突变是人类罹患 CDPX2 的根源[2-4]。该遗传缺陷导致血清代谢改变，即 8-脱氢胆固醇和 8(9)-en-3b-ol 胆固醇水平显著升高，即使给无临床表现的男性检查此突变也有助于鉴别体细胞镶嵌现象。X 染色体的失活导致皮损呈 Blaschko 线状模式分布。亲代中的镶嵌现象已被多次报道[4-6]。该综合征的特点是有可预测性，即随着后代遗传逐代恶化[7]。有学者认为，8-脱氢胆固醇和其他胆固醇前体的累积干扰了 sonic hedgehog 信号通路，继而导致发育异常如面部畸形、点状软骨发育不良或脊柱后侧凸[8]。鱼鳞病的表型很难解释，但已有研究证明，患者的板层小体缺乏正常的板层结构[9]。

临床特征 该病通常为女性，早产儿，出生时皮肤上有部分火棉胶样包膜或泛发性鱼鳞病样红皮病。已经明确的是，患儿生后 1 岁内，皮肤出现泛发性的线状和涡旋状红斑和鳞屑，沿 Blaschko 线分布（图 129.27a）。皮损中间区域的皮肤不受累。本病可伴随掌跖角化病和甲营养不良。屈侧皮肤易反复感染而令人烦恼，头发和眉毛稀疏且无光泽。鱼鳞病在儿童早期会有所缓解，成年后常仅留极其轻微的症状，受累的母亲不容易被发现。年龄较大的儿童和成人的症状包括涡旋状细薄的鳞屑、线状色素改变、斑片状萎缩、毛囊性皮肤萎缩（图 129.27b），主要位于四肢和手背，还有线状瘢痕性脱发，所有皮损均沿 Blaschko 线分布。

其他特征包括圆脸或不对称面容，额头隆起肥大，鼻梁宽阔平坦，60% 的患者患有先天性非对称性白内障，身材矮小，肢体不对称短缩，罕见对称肢体缩短、脊柱后凸、多指和其他骨骼缺陷。患者在新生儿期的一

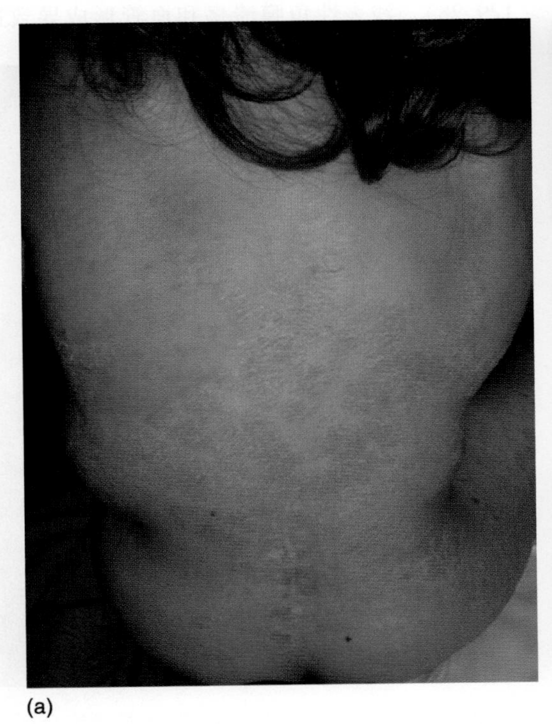

(a)

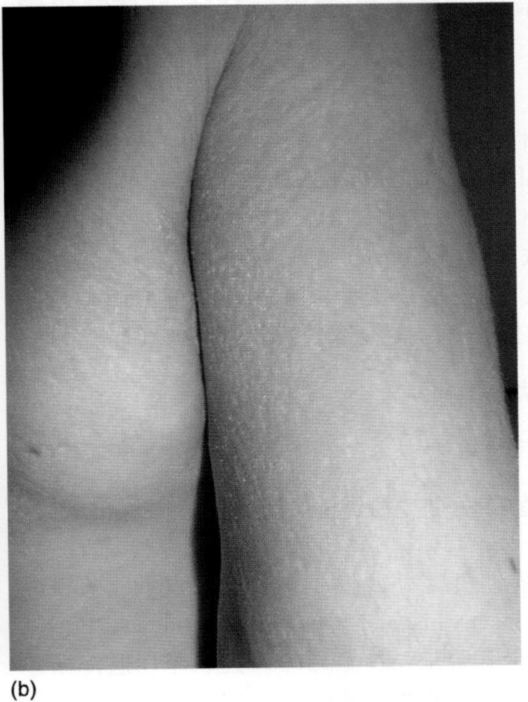

(b)

图 129.27 Conradi-Hünermann-Happle 综合征。（a）沿 Blaschko 线分布的鱼鳞病。（b）毛囊性皮肤萎缩。资料来源：Courtesy of Dr A. Hernandez-Martin，Madrid，Spain.

个典型症状是长骨骨骺点状钙化(不对称),但并非每位患者都有此表现,该症状通常在成年后消失,并有神经性听力障碍的报道。

鉴别诊断 文献[10-11]描述了由 *EBP* 亚型突变引起的一些新的临床遗传性疾病,并提出了 MEND 综合征(伴有神经缺陷的男性 *EBP*,male *EBP* disorder with neurological defects)一词[12]。MEND 综合征呈 X 连锁隐性遗传特征,表现为极端的行为症状,但携带 EBP 亚型突变的女性不会表现出症状[13]。这种情况需要想到 CK 综合征(OMIM #300831),它是由 *NSDHL* 的温度敏感亚型突变引起的[14],而经典的 *NSDHL* 突变与 X 连锁显性遗传的 CHILD 综合征相关[15]。

治疗 润肤剂的使用有助于缓解鱼鳞病,婴儿期出现皮肤感染时需要抗生素治疗。视黄酸的作用尚未知,治疗的需要随着年龄的增长而下降。对于骨骼异常患者,需进行持续的骨科监测和适当的手术治疗。白内障通常不会影响视力。鱼鳞病可能是由于胆固醇缺乏和有毒固醇代谢产物的积累导致的。因此,把与代谢相关疾病 CHILD 综合征中角化过度的治疗方法用于本病的治疗可能有效[16]。

参考文献 129.11

见章末二维码

先天性偏侧发育不良-鱼鳞病样痣-肢体缺陷综合征

引言

先天性偏侧发育不良-鱼鳞病样痣-肢体缺陷综合征(congenital hemidysplasia-ichthyosiform naevus-limb defect syndrome,CHILD 综合征)(OMIM #308050)是一种罕见的、男性致死性、胆固醇合成障碍性疾病[1]。在最初的报道中,其皮肤表型归类为鱼鳞病,但后来 Happle 研究组将其描述为一种炎性痣综合征[2](见第 106 章)。

参考文献 129.12

见章末二维码

毛囊性鱼鳞病-脱发-畏光综合征

引言 毛囊性鱼鳞病-脱发-畏光综合征(ichthyosis follicularis with atrichia and photophobia syndrome,IFAP)(OMIM #308205)是一种罕见的 X 连锁隐性遗传综合征,患者的临床表现为毛囊性鱼鳞病、脱发、畏光、严重的生长发育和精神运动发育迟缓[1]。本病与其他两种疾病有临床和分子遗传学上的重叠:

①BRESEK/BRESHEK 综合征:表现为脑畸形、发育迟缓、外胚层发育不良、骨骼畸形、先天性巨结肠(Hirschsprung disease)、耳/眼畸形、腭裂/隐睾、肾发育不良/发育不全;②X 连锁棘状秃发性毛囊角化病(X-linked keratosis follicularis spinulosa decalvans,KFS-DX;OMIM #308800)。

发病机制 研究证实本病是 X 连锁遗传[1],是通过观察到 IFAP 综合征中女性杂合子的莱昂化作用,即功能性皮肤镶嵌现象,表现为沿 Blaschko 线分布的皮损[2]。已报道 X 连锁膜结合转录因子蛋白酶基因 *MBTPS2* 的第 2 个位点致病性错义突变[3],该基因的其他突变还可导致棘状秃发性毛囊角化病[4]、BRESEK/BRESHEK 综合征[5-6]和 Olmsted 综合征的 X 连锁变异型[7]。*MBTPS2* 编码的转录因子是一种含锌蛋白酶,对维持胆固醇稳态和内质网应激反应都是必需的[3,6]。目前,我们只知道部分影响转录的错义突变和剪接突变[8]。*MBTPS2* 基因功能的完全丧失对于男性胚胎是致死性的,若有残留的酶活性可维持存活[6]。

临床特征 IFAP 综合征的完整表型谱是可变的,仅见于男性。且所有患者都有毛囊性鱼鳞病、先天性脱发(无毛发)和畏光。出生时表现为火棉胶婴儿,全身包括头皮都存在毛囊性角化。在幼儿早期会有明显改善。最显著的临床表现是先天性脱发(毛发缺乏)(图 129.28)。浅表性角膜溃疡和血管形成导致进行性角

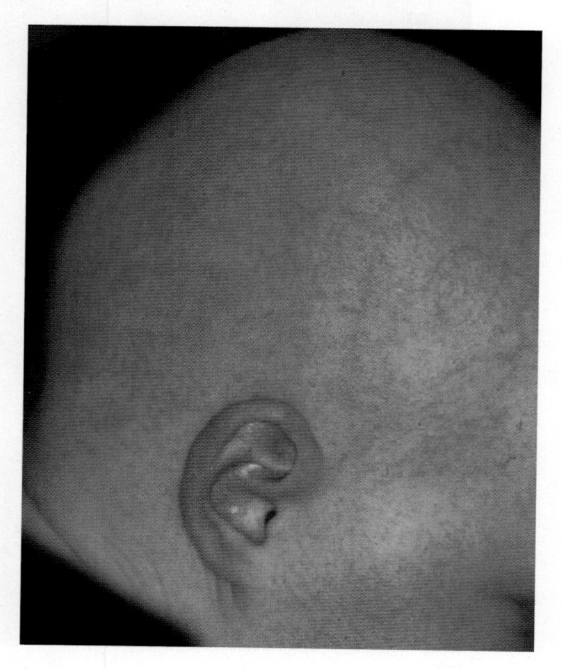

图 129.28 毛囊性鱼鳞病-脱发-畏光综合征。资料来源:Courtesy of Dr A. S. Paller, Department of Dermatology and Pediatrics, Chicago, USA.

膜瘢痕和畏光,这是第三个主要特征[9]。神经系统表现包括智力低下和癫痫发作,以及小脑萎缩、颞叶畸形、轻度脑萎缩和胼胝体发育不全[10-11]。女性携带者可能症状会较轻,表现为沿 Blaschko 线分布的角化过度、不对称分布的体毛或通过出汗试验可以观察到的 Blaschko 线样少汗症[2,11]。

鉴别诊断 遗传性黏膜上皮发育不良伴畏光和毛周角化症可能被误诊为 IFAP 综合征[12]。

治疗 据报道,小剂量阿维 A 对该病有一定的治疗作用[13],润肤剂对该病有益,目前治疗畏光症的主要方法是加强眼球表面的润滑。

参考文献 129.13

见章末二维码

Netherton 综合征

引言

(Comèl-)Netherton 综合征(OMIM #256500)是一种特殊的遗传性皮肤病,其临床特征为早发性脱屑、角质层较薄。临床表现与先天性鱼鳞病临床特征有交叉的病例,常出现鳞屑和红皮病表现。因此,该病被归类为综合征型鱼鳞病。在本书中单独讨论(见第 132 章)。

鉴别诊断 反复感染的高 IgE 综合征、特应性皮炎、CIE、B 型 PSS(peeling skin disease,皮肤脱屑综合征)、严重皮炎-多重过敏-代谢消耗综合征、毛发硫营养不良、中性脂质贮积症伴鱼鳞病或红斑角化病都是临床需要进行鉴别的疾病。

严重皮炎-多重过敏-代谢消耗综合征

流行病学和发病机制 严重皮炎-多重过敏-代谢消耗综合征(severe dermatitis, multiple allergies, metabolic wasting syndrome,SAM 综合征)(OMIM #615508)是一种新发现的常染色体隐性遗传或显性遗传的角化障碍性疾病。该病罕见,现有文献仅报道了 6 个家系[1-5]。

SAM 综合征主要由 *DSG1* 基因中的双等位基因功能缺失突变引起的,该基因编码桥粒黏蛋白 1,这是桥粒的主要组成成分。此外,有一例 SAM 综合征患者由 *DSP* 新发杂合无义突变引起,*DSP* 编码桥粒斑蛋白组装桥粒。桥粒将细胞表面连接于角蛋白细胞骨架,在维持表皮完整性方面起重要作用。因此,*DSG1* 和 *DSP* 突变都会导致细胞之间的黏附力丧失和严重的屏障功能障碍。*DSG1* 基因突变的位置可能在一定程度上影响 SAM 综合征的临床表现。但是,由于发表的病例数量太少,基因型与表型之间还不能建立关联,此外,环境因素或修饰基因的不同可能导致不同的临床表型。

临床特征 SAM 综合征在出生时或出生后第一周内表现为 CIE(见上文)、斑片状湿疹皮损、掌跖角化症和泛发性少毛症(图 129.29)。在儿童期,掌跖角化逐渐变厚,并延伸到手掌和足底的背侧。此外,在膝盖、肘部和骶骨区域出现角化过度的斑块,以及浅表皮肤糜烂和全身瘙痒性银屑病样皮炎。严重的皮肤感染伴浅表脓疱病、容易发生呼吸道感染及败血症(金黄色葡萄球菌)也很常见。此外,大多数婴儿表现为吸收不良和代谢消耗、发育和生长迟缓。这在一定程度上是多种食物过敏的结果,但值得注意的是,一些患有 SAM 综合征的儿童并没有明显的食物过敏症状。

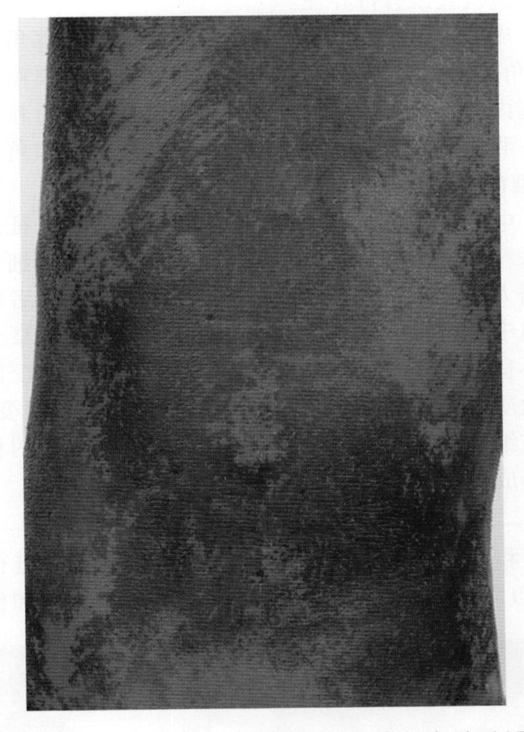

图 129.29 *DSP* 突变引起的 SAM 综合征变异型(严重皮炎-多重过敏-代谢消耗综合征)。患者用红茶和润肤霜进行了局部治疗。资料来源:Courtesy of the University Hospital Münster, Münster, Germany.

已报道的 SAM 综合征的其他特征包括火棉胶样膜、指甲营养不良、头颅畸形、眼球震颤、畏光、角膜炎、牙髓缺失、嗜酸性食管炎和室间隔缺损。

鉴别诊断 在新生儿患者,很难通过临床症状与其他表现为 CIE 的角化异常性疾病(包括 Netherton 综合征、中性脂质沉积症伴鱼鳞病、Sjógren-Larsson 综合征和 ARCI)进行鉴别。此外,伴泛发性浅表性脓疱病的 SAM 综合征可类似婴儿脓疱病,后者是很多皮肤疾病的一种罕见的皮肤表现。泛发性湿疹、血 IgE 水平升高和皮肤感染不仅是 SAM 综合征的临床表现,也是特应性皮炎和其他遗传性皮肤病如高 IgE 综合征、Netherton 综合征、B 型 PSS、Omenn 综合征、Wiskott-Aldrich 综合征、脯肽酶缺乏症和 IPEX 综合征(immune dysregulation, polyendocrinopathy, enteropathy, and X-linked syndrome,X 连锁免疫功能失调-多发性内分泌病-肠病综合征)。由于上述遗传性皮肤病的临床症状和实验室检查结果的相似性,该病的诊断极为复杂,因此基因检测有利于诊断疑似 SAM 综合征的婴儿。

实验室检查、组织学和遗传学表现 血液检测显示持续性嗜酸性粒细胞增多和 IgE 水平升高,推荐行遗传学检测以对 SAM 综合征进行早期鉴别。头发的光学显微镜检查没有特异性。

皮肤组织病理学表现包括银屑病样皮炎伴角化不良/角化过度交替、颗粒层减少和增厚,以及颗粒层和棘层内广泛的棘层松解。免疫荧光分析显示桥粒黏蛋白 1 和桥粒斑蛋白大量聚集,桥粒黏蛋白 1 和角蛋白 10 染色均显著减少。

电镜下发现由 *DSG1* 突变引起的 SAM 综合征患者的桥粒不足,表皮桥粒减少或分布不均匀,导致细胞间隙增大。由于棘层的 *DSP* 突变,SAM 综合征患者的角蛋白中间丝和桥粒之间存在明显分离,还可观察到形成不良的桥粒内斑块,其电子密度明显降低。此外,患者角质层还表现出结构异常,包括角化包膜明显变薄,角质细胞间桥粒缺失,分泌后成熟障碍和分泌的板层小体成分的组织缺陷。

治疗和预防 新生儿通常需要在重症监护室进行治疗,以应对感染和发育不良。维持高热量营养和低敏感性饮食非常重要,有时需要使用经皮内镜胃造口术提供必要的营养支持。皮肤症状的治疗取决于症状的严重程度和患儿的年龄,通常局部使用润肤剂、皮质类固醇、他克莫司软膏和抗菌药物进行治疗,系统使用阿维 A[0.5mg/(kg·d)]已被证明有效。

参考文献 129.14

见章末二维码

中性脂质沉积症伴鱼鳞病

定义 Chanarin-Dorfman 综合征(中性脂质沉积症伴鱼鳞病;neutral lipid storage disease with ichthyosis,NLSDI;OMIM #275630)是一种罕见的综合征型常染色体隐性遗传性鱼鳞病,以先天性鱼鳞病样红皮病和各种组织中脂质沉积为特征。

流行病学和发病机制 患者通常来自地中海国家。NLSDI 是由 *ABHD5* 基因的双等位基因突变引起[1],*ABHD5* 基因在皮肤、肌肉、肝脏、大脑和淋巴细胞等组织中广泛表达[2-3]。突变导致的酰基甲酰胺缺乏导致脂质在各种器官中沉积[4]。不应将本病与伴有中性脂质沉积的肌病(neutral lipid storage disease with myopathy,NLSDM)混淆,NLSDM 无鱼鳞病表现,由 *PNPLA2* 基因突变引起[5]。有意思的是,这些疾病的非皮肤组织具有相同的特征,可以用 *ABHD5* 基因的产物是脂肪甘油三酯脂酶的辅基来解释,脂肪甘油三酯脂酶由 *PNPLA2* 基因编码[6]。

临床特征 该综合征是多系统疾病,其最初的表现为先天性鱼鳞病。受累新生儿皮肤呈火棉胶样或红皮病样[7-9]。因此,Chanarin-Dorfman 综合征类似于轻-中度 CIE,皮肤表面有细小的白色鳞屑(图 129.30),鱼鳞

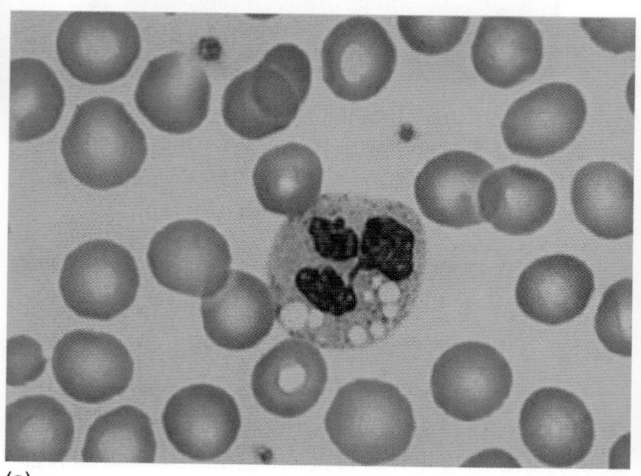
(a)

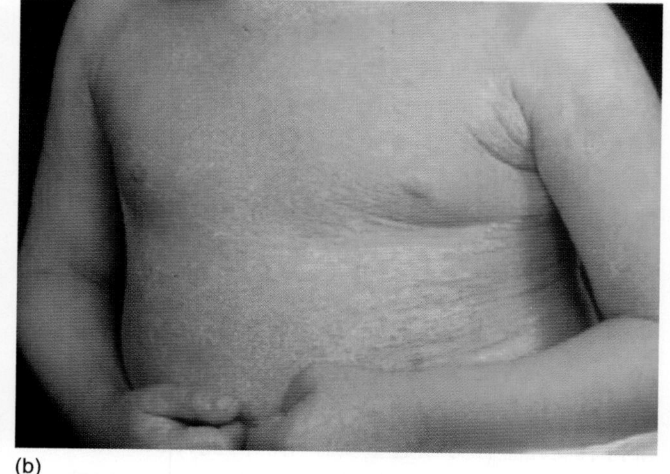
(b)

图 129.30 中性脂质沉积症伴鱼鳞病。(a)脂质液泡(Jordan 畸形)。(b)红皮病样鱼鳞病。资料来源:Rook's Textbook of Dermatology. Reproduced with permission of John Wiley & Sons.

病可能随着年龄的增长而改善。可有瘙痒和少汗。常见轻度睑外翻，皱褶部位和颈部苔藓化和掌跖角化过度。

皮肤外表现 肌肉受累的程度在大部分患者表现为无症状或亚临床的肌病，伴有肌酶增高，少数表现为明显的近端肌病。值得注意的是，患者常见肝大、肝酶异常和肝脏脂肪浸润。即使在儿童期，肝硬化也会迅速发展。偶发肠黏膜脂质沉积引起的脾大和吸收不良。超过50%的患者在婴儿期发现核型白内障（后囊膜下白内障），但很少影响视力。可能发生眼球震颤。患者往往身材矮小、患有视网膜疾病、神经性聋、共济失调、小头畸形、痉挛、神经病变和发育迟缓，但大多数患者智力正常。一名患有NLSDI的婴儿出现肾脏的并发症。预后取决于器官受累的类型和程度。

实验室检查 诊断手段可能涉及皮肤的超微结构分析、肝脏检查和特殊血液学检测（Jordan异常）（图129.30a）[7]。眼科和神经系统评估。尤其是必须对患者和可能的基因携带者进行特征性的脂质内含物检测，因为Jordan异常是不能通过简单的自动血细胞计数检测出来的。肝活检比生化指标检测肝脏受累程度更加敏感。最后，本病应通过早期分子分析来确诊。

治疗 润肤剂对治疗有帮助，虽然这类患者通常出现肝功能测试结果异常，甚至在肝功能受损的情况下，给予阿维A治疗也是有益的[10]。饮食治疗的效果存疑[11]。

参考文献129.15

见章末二维码

伴毛发异常、胃肠道或呼吸系统症状的综合征型鱼鳞病

鱼鳞病伴毛发稀疏综合征

定义 鱼鳞病伴毛发稀疏综合征（ichthyosis hypotrichosis syndrome）（OMIM #602400）在出生时出现，不伴火棉胶膜（见表129.3）。前文已描述两个等位基因变异：①常染色体隐性遗传性鱼鳞病伴毛发稀疏，以鱼鳞病和全身毛发稀疏为特征，但没有萎缩性皮肤病[1-2]；②先天性鱼鳞病、毛囊性皮肤萎缩、毛发稀疏和少汗症，指的是一种相似的表型但合并毛囊性皮肤萎缩（如手和手指背侧的毛囊凹陷）[3-4]。这两种鱼鳞病都可以作为一种非综合征的形式来讨论，因为它的症状似乎仅限于皮肤及其附属器。

表129.3 不同的神经系统症状的综合征型鱼鳞病

	Gaucher综合征2型	MEDNIK[a]综合征	CEDNIK[b]综合征	ARC[c]综合征
OMIM	230900	609313	609528	208085
遗传方式	AR	AR	AR	AR
基因	*GBA*	*AP1S1*	*SNAP29*	*VPS33B*
发病时间	出生时，或出生后	出生时或出生后一周内	出生后5~11个月	出生时，有时出生后一段时间
初始临床表现	CIE或少见轻微火棉胶样皮肤	红斑性皮疹，类似于EKV	直到一岁，皮肤正常；之后是LI型	出生后几天内出现干燥和脱屑
疾病发展	从轻度到中度	进展迅速	致命	致命
鳞屑分布	泛发	泛发	除褶皱外泛发	除褶皱外泛发
鳞屑类型	轻度或中度，新生儿期后可能自行消退	类似于EKV	较粗大（片状）	细碎状或片状（伸侧）
鳞屑颜色	白色、灰色或褐色	类似于EKV	白色	白色或褐色
红斑	特殊	类似于EKV	无	无
是否累及掌跖	—	不一定	有	无
头皮异常	—	不一定	细而稀疏的头发	轻度瘢痕性脱发
其他皮肤表现	—	指甲增厚，黏膜受损	无	外翻

续表

	Gaucher 综合征 2 型	MEDNIK[a] 综合征	CEDNIK[b] 综合征	ARC[c] 综合征
皮肤外表现	胎儿水肿;进行性神经系统恶化;肝脾大、肌张力低下、呼吸窘迫,关节畸形,面部发育异常	先天性感音神经性聋,周围神经病变,精神运动和生长发育迟缓,慢性腹泻,智力低下	感音神经性聋;脑发育不全;神经病变;小头症;神经源性肌肉萎缩;视神经萎缩;恶病质	关节畸形(腕、膝、髋);肝内胆管发育不全伴胆汁淤积;肾小管变性;代谢性酸中毒;血小板功能异常;脑畸形
死亡风险	通常在 2 岁之前死亡	危及生命的先天性腹泻	10 年内致命	一岁内致命
皮肤超微结构	角质层中的层状/非层状相分离	组织学:角化过度伴肉芽肿	LB 脂质负荷受损和 LB 分泌缺陷	LB 分泌缺陷
特殊检查	肝功能试验;β-葡糖脑苷脂酶活性降低(白细胞);Gaucher 细胞(骨髓);酸性磷酸酶(血清)	VLCFA(血液)升高,可用醋酸锌治疗	免疫组化缺少 RAB 蛋白、MRI	肝肾活检

注:AR,常染色体隐性遗传;CIE,先天性鱼鳞病样红皮病;EKV,可变性红斑角化病;IV,寻常型鱼鳞病;LB,板层小体;LI,板层鱼鳞病;VLCFA,长链脂肪酸。

[a]MEDNIK:智力障碍-肠病-耳聋-神经病变-鱼鳞病-角化病(~可变性红斑角化症 3,Kamouraska 型);

[b]CEDNIK:脑发育不全-神经病变-鱼鳞病-掌跖角化;

[c]ARC:关节挛缩-肾功能异常-胆汁淤积。

资料来源:Oji et al.(2010). Revised nomenclature and classification of inherited ichthyoses:results of the First Ichthyosis Consensus Conference in Sorèze 2009. J Am Acad Dermatol 2010;63:607-641.

发病机制 *ST14* 基因[1-2]编码一种对形成表皮蛋白酶网络起关键作用的蛋白裂解酶[5-6]。跨膜丝氨酸蛋白酶是表皮激肽释放酶原的有效激活剂。蛋白裂解酶缺乏导致丝聚蛋白生成减少[7],其功能缺失与 LEKTI 缺乏类似,导致表皮激肽释放酶活性增加[8]。临床表现的异质性可能由不同类型的 *ST14* 突变引起[1,4,9-10]。患者有毛发稀疏的表现可以用蛋白裂解酶在皮质细胞和生长期毛干中表达这个事实来解释[11]。

新生儿鱼鳞病-硬化性胆管炎

发病机制 新生儿鱼鳞病-硬化性胆管炎(neonatal ichthyosis-sclerosing cholangitis, NISCH)(OMIM #607626)属于细胞间紧密连接障碍的疾病,由编码 Claudin-1 的 *CLDN1* 双等位基因突变引起[12-13](表 129.4)。Claudin-1 是细胞紧密连接的一部分,通常在胆管细胞和肝细胞中高表达[14]。原发性 Claudin-1 缺乏导致上皮细胞间

表 129.4 有毛发异常、胃肠道或呼吸系统症状的综合征型鱼鳞病

	鱼鳞病伴毛发稀少[a]	新生儿鱼鳞病-硬化性胆管炎(NISCH)[b]	鱼鳞病早产综合征(IPS)
OMIM	602400	607626	608649
遗传模式	AR	AR	AR
基因	*ST14*	*CLDN1*	*SLC27A4*(以前认为是 *FATP4*)
发病年龄	出生	出生(或出生不久)	出生(羊水过多,早产,>6 周)
初始临床表现	板层鱼鳞病,严重毛发稀少,眉毛和睫毛缺如	轻度的鳞屑,新生儿黄疸和肝大,早期出现前额秃发	呼吸窘迫,泛发性皮肤角化过度伴头皮、眉毛局灶性加重
病程	随着时间推移,头发生长,形状或颜色可能好转	轻度鱼鳞病,肝脏受累	出生严重,自然好转
鳞屑分布	泛发,包括头皮,面部可能不受累	主要在躯干	局灶性加重(同上)

续表

	鱼鳞病伴毛发稀少[a]	新生儿鱼鳞病-硬化性胆管炎(NISCH)[b]	鱼鳞病早产综合征(IPS)
鳞屑类型	粗糙的,板样的,黏着的	细小的到多角形的,薄的	干酪样(胎脂干酪样)
鳞屑颜色	褐色到黑色	正常	发白的
红斑	少见	少见	轻-中度
是否累及掌跖	否	否	是,出生即有
少汗症	是	否	否
头皮异常	幼年毛发稀少;青春期头发稀少,杂乱;成人期额部发际线凹陷	主要标准:粗大浓密的头发,额颞部瘢痕性脱发;头发稀疏,卷曲/羊毛状头发	出生时泛发
其他皮肤表现	毛囊性皮肤萎缩		毛囊角化(蛤蟆皮肤),特应性皮炎、哮喘、嗜酸性粒细胞增多
皮肤外表现	稀少和卷曲的眉毛,偶有畏光和结膜黄斑	主要标准:硬化性胆囊炎或先天性胆管缺如	出生时肺部累及和哮喘,随后出现特异性哮喘,嗜酸性粒细胞增多,偶见高 IgE
死亡风险	正常	没有报道,但理论上可能来自肝脏受累	因窒息潜在围产期致命风险;在其他方面正常
皮肤超微结构	SC 上层中存在高度完整的细胞间桥粒,SC 中可见膜状结构残留	SG 中半桥粒斑分离	三层膜状卷曲的沉着物沉积在肿胀的角质细胞中和在水肿的颗粒细胞的核周
特殊检查	头发超微结构可见头发发育不良、卷曲发或者叉状发	肝功能、胆管造影、肝活检	血细胞计数(嗜酸性粒细胞增多)

注:AR,常染色体隐性遗传;SC,角质层;SG,颗粒层。
[a]等位基因突变:先天性鱼鳞病,毛囊性皮肤萎缩,少毛症,少汗症(IFAH);
[b]也称为鱼鳞病-少毛症-硬化性胆囊炎或 ILVASC 综合征。
资料来源:Revised nomenclature and classification of inherited ichthyoses:results of the First Ichthyosis Consensus Conference in Sorèze 2009. J Am Acad Dermatol 2010;63:607-641.

的通透性增加,导致高胆固醇血症和表皮屏障缺陷[12]。

临床特征 NISCH 的特征是毛发稀疏伴瘢痕性脱发和鱼鳞病,并表现为原发性硬化性胆管炎,其严重程度不一[15-17](图 129.31)。硬化性胆管炎是一种以肝内外胆管炎症和闭塞性纤维化为特征的慢性疾病。因此,婴儿黄疸和鱼鳞病可能是该病的一个重要临床症状。

实验室检查 目前因病理组织学和超微结构特征尚无特异的确诊依据,所以建议进行早期分子水平的分析作为特异性诊断手段[18]。

鱼鳞病早产综合征

发病机制 鱼鳞病早产综合征(ichthyosis prematurity syndrome,IPS)(OMIM #608749)是由于 *SLC27A4* 双等位基因突变所致,以前认为是 *FATP4* 基因的突变[19-20],它编码在表皮上基层表达的脂肪酸转运体和酰基辅酶 A 合成酶[21](见表 129.3)。此功能受损导致角质层脂质双层膜紊乱[22]。动物模型显示,*FATP4* 可能对表皮屏障功能的形成比维持更为重要,这解释了该病快速自愈的特征[23-24]。

临床特征 IPS 的特征是轻-中度红斑和厚的干酪样鳞屑,主要分布在头皮、颈部、肩背部以及手足。患病新生儿通常在孕 30~35 周出生,由于肺功能下降和角蛋白栓引起的支气管阻塞,而出现一过性的、可能危及生命的窒息[23,25-26]。产前检查结果显示羊水过多,见羊水内有回声增强信号[27]。此后的生活中,患儿容易出现瘙痒和特应性疾病表现[23]。

鉴别诊断 新生儿红皮病(图 129.32a)演变成轻度的鱼鳞病,类似自愈的火棉胶婴儿[28](图 129.32b)。

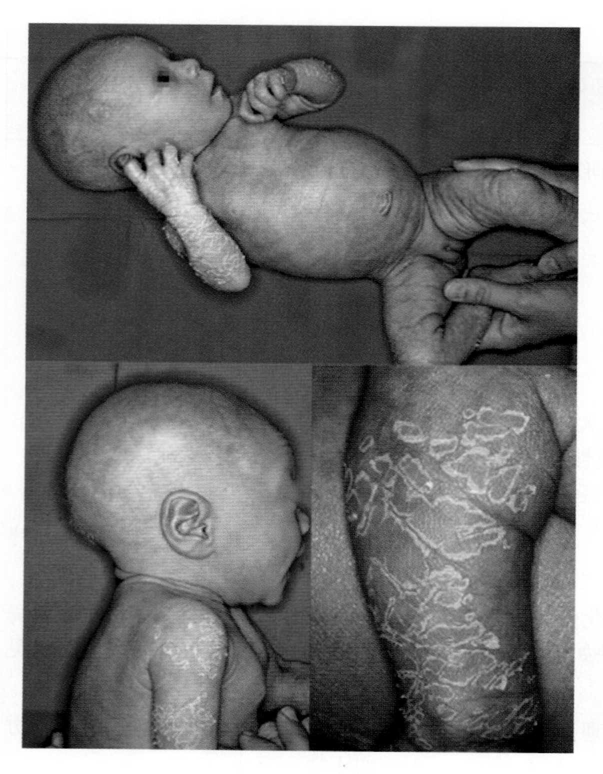

图 129. 31 NISCH

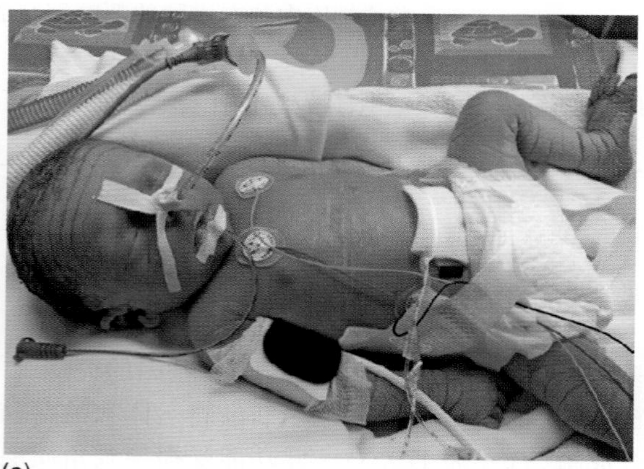

(a)

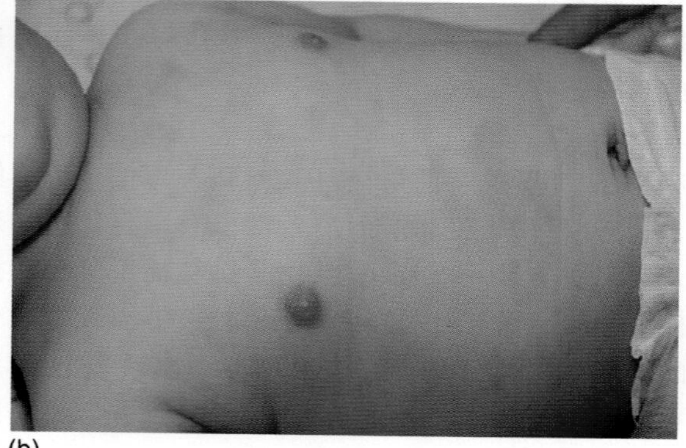

(b)

图 129. 32 鱼鳞病早产综合征。(a)新生儿时期的表现。(b)同一患者 3 月龄时,可见天鹅绒般皮肤。资料来源:Courtesy of the Department of Dermatology, University Hospital Münster, Germany.

实验室检查和超微结构 除了分子诊断外,皮肤的超微结构分析也能清楚地将 IPS 与其他鱼鳞病区分开[29]。

治疗和预防 IPS 患儿需在重症监护室管理。最佳治疗(如尽早开始充分的支气管抽吸)以及最佳的围产期护理将避免危及生命的低氧血症和/或并发症,如婴儿脑部轻瘫[23]。强烈建议患者父母接受遗传咨询,这些信息对于再次怀孕时胎儿患 IPS 的风险及出生时发生呼吸功能不全的预测非常重要。

参考文献 129. 16

见章末二维码

神经鱼鳞病综合征

Sjögren-Larsson 综合征

定义 Sjögren-Larsson 综合征(SLS;OMIM #270200)是一种罕见的常染色体隐性遗传性神经皮肤病,以先天性鱼鳞病样角化过度、痉挛性截瘫和轻-中度智力障碍为特征。

流行病学和发病机制 英国的患病率约为 1∶300 000,瑞典的患病率为 1∶100 000;西博滕省的患病率为 1∶10 000。微粒体脂肪醛脱氢酶(fatty aldehyde dehydrogenase, FALDH)缺乏是 SLS 发病的基础[1]。*ALDH3A2* 基因编码 FALDH,其催化中长链脂肪醛氧化成脂肪酸,FALDH 缺乏会导致脂肪醛和脂肪醇在各种组织中积聚。LTB4 的累积可以解释患者明显的瘙痒症状,尿液中排泄大量的 LTB4[2]。口服抑制 LTB4 合成的 zileuton 可以改善瘙痒,但对鱼鳞病或神经系统症状没有作用[3]。鱼鳞病的发病机制与肝氧蛋白通路有关[4],由于髓鞘磷脂组成异常可导致神经系统症状。SLS 中已报道了超过 72 个 *ALDH3A2* 的突变类型[5-6]。

临床特征 患儿多早产,因 LTB4 失活导致[2]。出生时皮肤表现常不像火棉胶婴儿,而是呈现红斑并覆盖有多角形物质(类似鱼鳞病早产综合征)。出生 3 个月内出现鳞屑。此后,轻度的红皮病持续存在,并出现不同程度的鳞屑(图 129. 33),包括躯干弥漫性脱屑和下肢较多色素的板层鱼鳞病。角化型苔藓化常见于皱褶部位、颈部和腹中部。面部常不累及。严重而持续的瘙痒是 SLS 的显著特点,皮肤感染罕见。

皮肤外表现

神经系统症状和体征在出生后 2 年内出现,包括

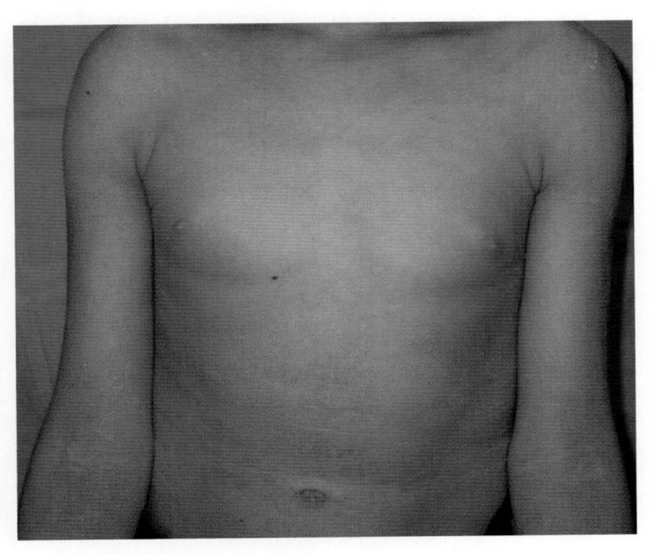

图 129.33 Sjögren-Larsson 综合征。一个 3 岁女孩伴有双侧痉挛性瘫痪。资料来源:Courtesy of Dr A. Hernandez-Martin, Madrid, Spain.

因痉挛性截瘫或更常见的痉挛性四肢瘫痪导致的动作发展指标延迟。多达 40% 的患者可出现癫痫发作。常有语言迟缓和构音障碍。肌张力增高会导致姿势和运动变化,导致挛缩(脚踝、膝盖、臀部)、脊柱侧弯和髋关节脱位。特有的眼科表现是所谓的闪光白点周围的中心凹,这是由晶状体内含物引起的[7]。

鉴别诊断 重要的鉴别诊断是鱼鳞病早产综合征(ichthyosis prematurity syndrome)、Netherton 综合征和先天性鱼鳞病样红皮病。

实验室检查 组织学和组织化学没有用于诊断的特异性表现。血浆中脂肪醇增加;白细胞中的乙醛脱氢酶减少。应早期行 DNA 检查。临床诊断需多学科协作。CT 和 MRI 检查可见斑状脑白质营养不良和髓鞘形成缺陷。

治疗和预防 到目前为止,饮食中补充中链脂肪酸的方法尚未成功。zileuton 抑制 LTB4 合成可能改善患者的瘙痒症状[3]。视黄酸(阿维 A 酯,阿维 A)治疗可有效缓解鳞屑和影响功能的角化性苔藓样变,但控制瘙痒效果不佳[8]。儿童早期强化物理治疗[9]和技能学习能明显改善 SLS 患者的运动和社交能力的发展。通过早期的物理治疗,大多数患者在儿童期能学会独立行走或用拐杖走路。苯扎贝特(bezafibrate)是一种降脂剂,可通过提高成纤维细胞中残留酶活性进而诱导 FALDH 的活性,但迄今为止尚未开展临床研究[10]。

参考文献 129.17

见章末二维码

角膜炎-鱼鳞病-耳聋综合征

流行病学和发病机制 角膜炎-鱼鳞病-耳聋综合征(keratitis ichthyosis deafness syndrome, KID 综合征;OMIM #148210)是一种常染色体显性遗传性角化障碍,与外胚层发育不良重叠,其特征是进行性角膜炎、红斑角化症和先天性感音神经性聋[1]。本病罕见,大约仅有 200 个已发表的病例报道,其中大多数是散发。

KID 综合征是由编码缝隙连接蛋白 26 的 *GJB2* 基因杂合错义突变引起的[2]。连接蛋白是组织细胞间通道的通用膜蛋白,通过交换离子、代谢物和信号分子来控制细胞的各种活动,从而提供了细胞传递的基础。连接蛋白 26 在内耳和皮肤中均有表达。*GJB2* 突变导致突变的连接蛋白 26 功能增强,进而导致细胞内稳态异常和细胞死亡。由于 KID 综合征的表现型存在较大变异,而且 *GJB2* 复发和罕见的突变均有报道,因此目前表型-基因型的相关性还不能肯定。此外,在患有耳聋综合征的豪猪样鱼鳞病(hystrix-like ichthyosis with deafness syndrome, HID 综合征)也检测到相同的 *GJB2* 突变,表明这些等位基因疾病代表单独的临床疾病[3]。

临床特征 KID 综合征表现为一过性红皮病,有时在出生时或婴儿期出现轻度鳞屑。此后,大多数个体发展成对称分布的红斑角化病,即界限清楚的红斑、过度角化性斑块,表面粗糙、隆起或呈疣状,以及全身性的皮肤干燥(图 129.34)。斑块主要位于四肢伸侧和面部,然而身体其他部位也会轻度受累。掌跖角化病总是存在,典型的表现为皮革样粗糙的表面。有些患者表现为面部皮肤弥漫性增厚,外观粗糙,口周呈放射状沟纹和唇炎。由于毛囊角化过度和萎缩,常伴有头皮大面积的瘢痕性脱发以及睫毛、眉毛和体毛的脱落。

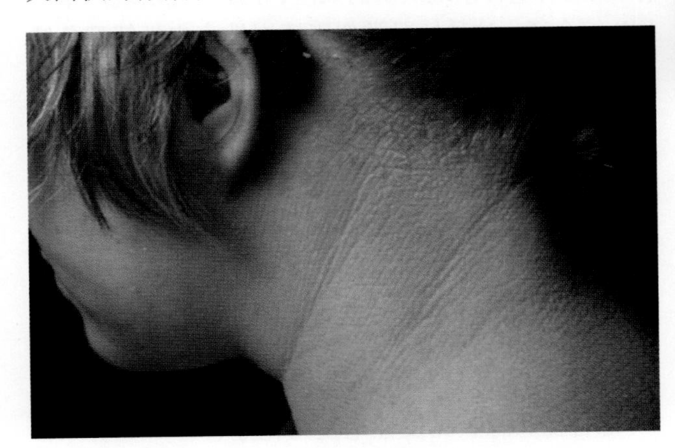

图 129.34 角膜炎-鱼鳞病-耳聋综合征。资料来源:Oji et al.(2009). Reproduced with permission of Elsevier.

指甲营养不良伴或不伴白甲病，龋齿和牙齿畸形也很常见。儿童患者很少发生热不耐受。KID综合征的其他黏膜皮肤表现为聚合性痤疮、头皮层间蜂窝织炎、化脓性汗腺炎（也称为毛囊闭锁三联征）、毛囊炎、红斑性口腔炎以及表皮样和增生性良性或恶性毛发肿瘤[4]。KID综合征的严重并发症是在过度角化病变和口腔黏膜内出现鳞状细胞癌，多达20%的个体可以出现，中位年龄为20岁，在年龄较大的儿童中也会有[5]。KID综合征容易发生细菌（如金黄色葡萄球菌）、真菌（如念珠菌属）和病毒的慢性黏膜皮肤双重感染，也有婴儿死于败血症的报道[6]。

几乎所有患有KID综合征的人都有眼部受累，这在儿童早期表现为畏光、流泪、结膜炎和睑缘炎。随着年龄的增长，后者成为慢性病，重要的是出现血管性角膜炎，最终导致高达75%的患者出现进行性的视敏度下降甚至失明。

先天性非进行性感觉神经性听力损失在KID综合征的婴儿期很明显。患儿常双侧受累，并且严重。但是，单侧或中度听力障碍的案例也有报道。KID综合征偶尔会出现神经系统表现如小脑发育不全和第四脑室异常（Dandy-Walker畸形）。

汗孔角化性小汗腺痣

强有力的证据表明，汗孔角化性小汗腺痣（Porokeratotic eccrine naevus，PEN）是KID综合征的一种嵌合体形式[7-8]。PEN患者的身体受累程度变异非常大，从广泛分布于躯干、四肢和足部的线状尖刺样角化过度的丘疹和斑块，到局限分布于四肢包括掌心和足底。组织病理学特征是从外分泌腺导管突出的正角化过度或角化不全斑块。在皮肤样本中检测到*GJB2*的合子后错义突变，但在PEN患者的血液中没有检测到。重要的是，伴有PEN的KID患者可能存在生殖系嵌合体，从而有遗传系统疾病的风险，导致后代出现严重的KID综合征。这种情况类似于镶嵌性表皮松解型鱼鳞病（见前文）。

鉴别诊断 对经典KID综合征的儿童，诊断通常很简单，可以依据临床，无需做进一步的基因检测。与KID综合征相比，HID综合征表现出更严重的皮肤表型，而角膜炎症状较轻。然而，如今这些等位基因疾病被认为代表了一种独立的临床疾病。

红斑角化病（*GJB3*，*GJB4*）这组疾病可能类似KID综合征的皮肤表现，但无角膜炎和耳聋。在儿童中，IFAP综合征和棘状秃发性毛发角化症（keratosis follicularis spinulosa decalvans，KFSD）均可出现角膜炎，并具有与KID综合征相似的皮肤特征，伴有明显的毛囊角化症，但它们表现为瘢痕性脱发且缺乏过度角化性斑快、掌跖角化病和听力障碍。此外，这些疾病是X连锁遗传，由*MBTPS2*突变引起。MEDNIK综合征（*AP1S1*）和CEDNIK综合征（*SNAP29*）都有耳聋症状，但也有智力低下，这在KID综合征中是没有的。

实验室检查、组织学和遗传学表现 因为可以和红斑角化症做明显的区分，并为遗传咨询和产前诊断提供依据，因此如果可能的话建议进行基因检测。本病其他器官系统不受累，因此血液检测没有特异性。组织病理学也是非特异性的，包括棘层增厚、乳头状瘤样增生、网篮状角化过度和毛囊角栓，以及颗粒层细胞空泡化。

眼部受累包括中央性角化不全、角膜上皮萎缩或缺失和/或角膜前界层缺失。内耳螺旋器不成熟或萎缩。

治疗和预防 对婴儿和儿童患者，局部治疗对于去除或减少过度角化、软化皮肤和治疗皮肤感染是必要的。为了减少皮肤感染和异味，通常需要使用抗菌剂沐浴和清洁剂、间歇性使用抗生素和抗病毒治疗，以及长期的系统抗真菌药物[9]。皮肤清创、切除和移植角化过度的斑块可能是减少恶变所必需的措施。有必要监测皮肤和黏膜鳞状细胞癌的发生。口服视黄酸如阿维A或视黄酸可减少角化过度，但应谨慎使用，因为掌跖角化病通常对此治疗无反应，并且可能对眼睛产生不良影响，加重角膜炎和角膜新生血管形成。

从婴儿开始，常规的眼科和听力检查是必需的，以便给予适当的和早期的治疗。眼部病变可局部应用润滑剂、抗生素、类固醇或环孢素滴眼液治疗。角膜移植往往由于血管再生而不能成功[5]。助听器、人工耳蜗和语音矫正对促进交流非常重要[10]。

毛发硫营养障碍症

流行病学和发病机制 毛发硫营养障碍症（trichothiodystrophy，TTD）（OMIM #601675和234050），也被称为Tay综合征、IBIDS综合征［鱼鳞病（ichthyosis），脆发（brittle hair），不孕（infertility），发育迟缓（developmental delay），身材矮小（short stature），IBIDS］、PIBIDS综合征（光敏感+IBIDS）或硫缺乏性脆发综合征，该病包括一组异质性的神经皮肤疾病，对源于神经外胚层的器官有不同程度的影响，它们的共同特征是缺硫性脆性短发[11-12]。本病罕见，仅有约250例文献报道。TTD以常染色体隐性方式遗传，但有一个X连锁遗传的家系报道[13]。

TTD可以细分为两种主要形式，即TTD伴或不伴光敏感，它们的分布几乎是相似的。伴有光敏感的

TTD 是由 *ERCC2/XPD* 和较少出现的 *ERCC3/XPB* 的隐性突变引起的,它们都编码转录因子 IIH(transcription factor IIH,TFIIH)的螺旋酶亚基。这些基因着色性干皮病的患者中也发生了突变,但突变类型和基因位点不同。实际上,光敏性 TTD 患者不易患癌症,另外 XP 患者在结构蛋白中也不会出现硫含量不足。此外,在光敏性 TTD 患者的一个亚群中也发现了编码 TFIIH 另一个亚基的 *GTF2H5* 基因突变。功能性 TFIIH 的缺失会导致神经外胚层组织分化细胞中表达的基因 DNA 修复不足和转录受到抑制。相比之下,无光敏的 TTD 患者是由 *MPLKIP*(原 *C7ORF11*)突变引起的,该突变区域参与编码胞质分裂和有丝分裂涉及的蛋白 TTDN1,同时无光敏的 TTD 患者也缺乏先天性鱼鳞病和火棉胶婴儿的表型。

临床特征 具有光敏性的 TTD 患者通常在出生时或新生儿期出现鱼鳞样红皮病,有时也叫火棉胶婴儿[11-12]。新生儿通常小于胎龄,出生时体重较轻,需要进入新生儿重症监护室。怀有 TTD 胎儿的母亲在怀孕期间出现并发症的风险很高,如 HELLP 综合征(溶血、肝酶水平升高、血小板水平降低),被认为是高危妊娠[14]。多数情况下,红皮病在婴儿期会消退,并被轻度鱼鳞病和细薄鳞屑取代。但是,有时鱼鳞病会出现较大的褐色鳞屑而变得严重(图 129.35)。

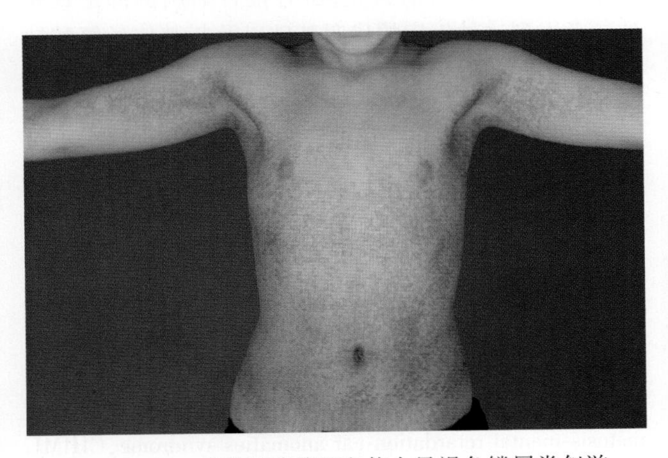

图 129.35 毛发硫营养不良伴大量褐色鳞屑类似游泳衣鱼鳞病。资料来源:Courtesy of the Department of Dermatology,University Hospital Münster,Germany.

所有类型的 TTD 特异性表现是短的、干燥、脆的头发,主要影响头皮毛发、眉毛和睫毛,也影响腋毛和阴毛,但不那么明显。通常在头皮的机械受力区域看到碎发或局部脱发。头发脆弱是由异常低的硫含量引起。此外,指甲改变也是常见的,包括甲营养不良、甲纵嵴、甲分裂、甲变色和匙状甲。

TTD 患者的其他皮肤症状多种多样,包括湿疹、毛囊角化病、毛囊炎、唇炎、雀斑、毛细血管扩张、皮肤异色症、掌跖角化过度和指屈曲挛缩,以及瘙痒和少汗症。大多数具有 TFIIH 突变的患者表现出光敏感和畏光,但是随着年龄增长会有所改善。儿童患者可出现由脂肪萎缩和耳软骨发育不良引起的明显的早老样面容。

根据 TTD 的类型不同,皮肤外表现有先天性白内障、骨硬化、牙齿畸形、骨损伤、矮小身材、发育迟缓、不孕性性腺功能减退,以及不同程度的智力低下、运动控制障碍、痉挛、癫痫和自闭症等神经症状。友善、平易近人的性格和深情的行为是 TTD 患者的典型特征。值得注意的是,与 XP 相比,尽管存在 DNA 修复缺陷,恶性肿瘤风险的增加并不认为是光敏性 TTD 的特征。此外,TTD 中普遍存在由慢性中性粒细胞减少症伴严重免疫缺陷引起的反复(肺)感染,并有报道儿童患者因败血症早期死亡[12]。值得注意的是,高热性感染可导致头发和皮肤表型的可逆性加重,伴有突然脱发和皮肤炎症,也会导致神经系统症状的损害加重。这可以用由于 TFIIH 复合物的热不稳定性而导致的、转录和 DNA 修复的温度敏感缺陷来解释[15]。

本病的预后取决于神经系统表现和/或免疫缺陷的严重程度,但总体而言,预期寿命会缩短。

鉴别诊断 在新生儿患者,很难将其与 Netherton 综合征、NLSDI(Chanarin-Dorfman 综合征),具有 CIE 表型的 SLS 和 ARCI 相区别。但是,这些疾病的头发并未显示出"虎尾状"(tiger-tail pattern)。此外,在 Netherton 综合征中,血清 IgE 水平通常升高,而在 TTD 中则不明显。Cockayne 综合征与光敏性 TTD 有一些共有的症状,但未表现出鱼鳞病和"虎尾状"毛发。其他以先天性少毛症或脱发为表现的疾病,如 Menkes 病,也可通过显微毛发分析进行鉴别(见下文)。患有 TTD 的儿童中,细薄的鳞屑表型和颗粒层减少的组织学都可以类似于 IV(见前文),而后者始终是非综合征性的。

实验室检查、组织学和遗传学表现 血液检查没有特异性。基因检测可有助于早期区分有和没有光敏性的 TTD 分型,并为遗传咨询和产前诊断提供基础。组织病理学特征类似 IV(见前文)。

强烈建议对头发进行检查以诊断 TTD。头发水解后的氨基酸分析显示半胱氨酸含量低。偏振光显微镜下,在发干中存在交替的明带和暗带,即所谓的"虎尾状",这是一种病理现象;但是,可能会在生后的三年内消失。通过光镜和电子显微镜对头发进行分析的其他发现包括:毛发分裂、不规则的表面和直径,以及毛小皮的缺失或严重受损[12]。

治疗和预防 新生儿需要在重症监护室进行监护，以预防或治疗感染和发育不良。在儿童期，鱼鳞病的治疗取决于严重程度，但始终建议使用润肤剂、保湿剂和有时使用防腐剂进行局部治疗。严重的TTD患者可口服视黄酸，但对鱼鳞病的治疗效果不佳。应避免由头发护理引起的机械创伤，以减少进一步的头发损伤。在光敏性TTD中，必须严格使用防晒霜。

参考文献 129.18

见章末二维码

复杂和极罕见的神经鱼鳞病综合征

CEDNIK，MEDNIK，ARC，Ⅱ型戈谢病，ISQMR，Stormorken 综合征(见表129.1b和表129.4)

定义 Ⅱ型戈谢病(Gaucher disease type Ⅱ)是一种典型的神经鱼鳞病，为出生时表现为火棉胶婴儿[1-2]。与其他类型的鱼鳞病相比，愈后较差，表现为大脑发育不全-神经性鱼鳞病-掌跖角化(cerebral dysgenesis-neuropathy-ichthyosis-palmoplantar keratoderma，CEDNIK)[3-5]、关节挛缩-肾功能不全-胆汁淤积综合征(arthrogryposis renal dysfunction cholestasis，ARC)[6-11]和智力障碍-肠病-耳聋-神经病变-鱼鳞病-角化病(mental retardation-enteropathy-deafness-neuropathy-ichthyosis-keratodermia，MEDNIK)[12]。鱼鳞病-四肢痉挛性瘫痪-智力减退(ichthyosis，spastic quadriplegia and mental retardation，ISQMR)综合征[13-14]被认为是一种红斑角化症伴感音性聋[15]，临床上类似KID综合征。一个加拿大的五代谱系研究显示，婴儿期出现并在以后消退的红斑角化病与迟发性共济失调和神经病变有关[16]。

Stormorken综合征患者[17](OMIM #185070)可能出现中度血小板减少、肌肉疲劳、无脾症、瞳孔缩小、偏头痛、读写障碍和鱼鳞病。常染色体显性遗传病似乎是一类影响不同组织内钙稳态通道的疾病[18-19]。

参考文献 129.19

见章末二维码

Neu-Laxova 综合征

定义 Neu-Laxova综合征(Neu-Laxova syndrome，NLS；OMIM #256520)，也称为磷酸甘油酸脱氢酶缺乏症，是一种致命的常染色体隐性遗传畸形综合征，其皮肤特征(先天性鱼鳞病)尚未被充分研究。一些报告中描述的紧张性皮肤让人联想到限制性皮肤病[1-3]。

发病机制 NLS具有异质性，为常染色体隐性遗传病，是由*PHGDH*基因突变导致磷酸甘油酸脱氢酶缺乏所致[4]，该酶参与了*L*-丝氨酸合成的第一步和限速步骤。*L*-丝氨酸合成途径的其他两种酶也可能与NLS相关(PSAT1和PSPH)[5]。皮肤组织学表现为局灶性角化不全。还没有通过免疫荧光检测或超微结构对皮肤表型进行的系统分析。

临床特征 NLS的特征是先天性鱼鳞病、显著的胎儿生长受限、头颅畸形、短颈、中枢神经系统异常、肢体畸形、肺发育不良、水肿和特殊面容，包括严重的眼球突出伴眼睑外翻、眼距过宽、小颌畸形、鼻部扁平和耳部畸形[1-3]。产前超声检查可以看到明显眼球突出、生长受限、胎儿水肿，可以帮助诊断[3,6]。

鉴别诊断 在丑胎鱼鳞病或IPS中也可见到羊水过多。从皮肤学的角度来看，限制性皮肤病是最有相关性的鉴别诊断。与NLS相似，其特征是胎儿生长受限、皮肤变薄、粘连紧密、皮肤半透明、典型的面部畸形、口部成O形、关节广泛挛缩、胎儿运动迟缓和羊水过多。大多数病例是由*ZMPSTE24*基因突变引起的，而少数病例似乎是由*LMNA*突变引起的[7-8]。

治疗和预防 到目前为止，所有报告的病例都是致死的。考虑到这种疾病的代谢基础以及与其他丝氨酸缺乏症疗法的相似性，NLS如果早期发现和处理，是可治的[5,9]。曾经生育过NLS患儿的女性在怀孕时推荐接受补充治疗[4]，这强调了早期准确诊断新生儿先天性鱼鳞病和潜在致死情况的必要性。

眼缺损-心脏缺陷-鱼鳞病样皮肤病-智力障碍-耳缺陷综合征

定义 眼缺损-心脏缺陷-鱼鳞病样皮肤病-智力障碍-耳缺陷综合征(coloboma-heart defect-ichthyosiform dermatosis-mental retardation-ear anomalies syndrome，CHIME综合征；OMIM#280000)，也称为Zunich神经外胚层综合征，是一种极为罕见的常染色体隐性遗传性神经皮肤病，其特征是眼缺损、心脏缺陷、鱼鳞病样皮肤病、智力障碍和耳缺陷。

发病机制 CHIME综合征是一种先天性糖基化异常性疾病，由*PIGL*基因突变引起，该基因编码糖基磷脂酰肌醇锚定形成所需的去N-乙酰基转移酶[10]。*PIGL*是一种定位于内质网的酶，催化糖基-磷脂酰生物合成的第二步。糖基化是向蛋白质和脂质中添加聚糖的生物合成过程，是分泌蛋白和膜结合蛋白的重要修饰[11-12]。

临床特征　1983 年，Zunich 和 Kaye[13] 报告了一名儿童，患有迁移性 CIE、视网膜缺损、神经系统异常、稀疏的头发和牙齿异常。此外，还有报道表现为心脏异常的病例[13-16]。患儿出生第一个月即出现全身泛发的瘙痒、红斑和鳞屑，从幼儿时期开始呈图案状红色鳞屑性和瘙痒性的斑块，渐迁移至头部和身体。患儿会出现掌跖皮肤增厚、头发细软稀疏且色素减退。颅骨缺损、脱发、眼距宽、鼻梁宽、大嘴、嘴唇丰满和牙齿间距大等特征性面容。神经系统表现包括听力下降、癫痫发作、发育迟缓和暴力行为发作。有研究报道一名 4 岁的 CHIME 综合征患儿发生白血病。这种疾病被认为是一种癌症风险增加的遗传性皮肤病[17]。

治疗　针对鱼鳞病，推荐使用润肤剂（保湿剂）[15]。

参考文献 129.20

见章末二维码

极罕见的神经鱼鳞病综合征的晚发疾病表现

Refsum 病

定义　Refsum 病（Refsum disease，RD；OMIM#266500），也称为遗传性共济失调性多发性神经炎（heredopathia atactica polyneuritiformis），是一种极罕见的常染色体隐性遗传性神经皮肤脂质贮积病，其特征是视力和听力下降、共济失调、神经病变和鱼鳞病（晚发型）[1]。

发病机制　RD 是由编码人植烷酸辅酶 A 羟化酶的 *PHYH* 基因失活突变引起的，该酶负责植烷酸的 α-氧化[2]。另外还发现编码过氧化物酶 7 的 *PEX7* 双等位基因突变会导致成人型 RD[3-5]。

临床特征　本病的发病年龄通常是儿童晚期，但诊断可能会延迟到成年早期。约 25% 的 RD 患者表现为细小鳞屑的鱼鳞病，同时并发或迟发神经系统症状。它类似于寻常型鱼鳞病或轻度鱼鳞病样红皮病。

皮肤外表现

进行性色素性视网膜炎最初会导致夜盲症，后期会导致视力下降和视野狭窄。神经系统表现常在青春期或刚 20 岁时出现。常见嗅觉丧失和味觉受损。超过 50% 的患者存在伴有耳鸣的感音神经性聋。特征性表现有混合性感觉运动性多发性神经病（Ⅳ型）、周围神经肥大、脑脊液蛋白升高。小脑性共济失调会导致残疾程度增加。

鉴别诊断　从皮肤科的角度看，寻常型鱼鳞病（或 RXLI）和非遗传性获得性鱼鳞病都是重要的鉴别诊断。值得注意的是，植烷酸堆积并不只发生在 RD 中，也可出现在其他疾病中，如 Zellweger 综合征或肝过氧化物酶疾病伴有畸形、肝大、视网膜色素沉着症和听力下降等[5-7]。

实验室检查和组织学表现　在血浆中发现植烷酸水平升高。在组织学检查中，可见基底细胞空泡化。特殊的脂质染色如油红 O 染色，可在基底细胞层和其他角质形成细胞内发现大量脂肪球[8]。

治疗和预防　早期诊断是正确处理这类患者的关键[9]。RD 的治疗中，必须在膳食中排除叶绿素来源的食物，主要需排除的膳食是绿色蔬菜（植烷酸）和动物脂肪（植醇），饮食治疗的目标是将每日摄入量从通常的 50mg/d 减到少于 5mg/d。早期行脂质分离术，即体外清除脂蛋白-植烷酸复合物可能是治疗选择[10]，其次是低植烷酸饮食[9]。应避免快速减肥，因可动员组织植烷酸而导致急性的临床症状。

多种硫酸酯酶缺乏症

定义　多种硫酸酯酶缺乏症（multiple sulphatase deficiency，MSD；OMIM#272200）也称为黏膜硫酸酯酶病（mucosulfatidosis），是一种极为罕见的常染色体隐性遗传溶酶体贮积症。

发病机制　所有已知的硫酸酯酶缺乏都会导致糖胺聚糖和硫酸脂类的积累[11]。潜在的致病基因 *SUMF1* 基因编码一种蛋白质，该蛋白质负责硫酸酯酶的翻译后修饰，并催化各种硫酸酯酶催化域内的保守半胱氨酸转化为 C-α 甲酰基甘氨酸[12]。

临床特征　硫酸酯酶缺乏症在各年龄段发病有不同表现，在新生儿期可表现为非常严重的新生儿 MSD[13]，在出生后第一年发病表现为严重的婴儿 MSD，在 2~4 岁发病表现为轻度的幼儿 MSD，在青少年期发病，通常只表现为少数症状如智力障碍和鱼鳞病。因此，轻度鱼鳞病和进行性神经系统退化可能在第二或第三年出现。MSD 临床表型根据酶活性的降低情况而变化[14-15]。

皮肤外表现

本病的典型特征是发育迟缓、发育不良和Ⅰ型黏多糖贮积症。首发的神经系统表现可能是患儿不能无支撑地坐着，并失去交流能力。

治疗和预防 没有特定的治疗方法。具有 MPS Ⅱ 或 MPS Ⅵ 样特征的患儿可选择酶替代治疗。

参考文献 129.21

见章末二维码

先天性鱼鳞病的管理

一般治疗原则

先天性鱼鳞病（congenital ichthyosis，CI）是遗传性疾病，目前的治疗手段仅能达到临床症状缓解而无法完全治愈。不同程度的鳞屑、过度角化及红斑需要不同的治疗方案。新生儿及婴儿的综合征型及非综合征型鱼鳞病均常见眼部及耳部的并发症；儿童患者常伴有瘙痒、皲裂、排汗障碍（少汗症）和严重感染，因此建议采取个体化护理。尽管部分类型 CI 患者的症状呈自发性及季节性变化，但大部分患者需终生每日治疗。对于婴幼儿患者，几乎所有病例均需局部治疗/沐浴疗法，个别情况严重的患者则需口服类视黄酸类药物进行系统治疗。

由于鱼鳞病是一种慢性终生性疾病，因此治疗方法需易耐受、安全及有效。然而，目前对现有治疗方法的获益及风险评估的循证医学依据仍很低。最近，有文献通过对 CI 相关的临床研究进行系统回顾显示，仅有 6 项随机对照试验符合 Cochrane collaboration 的方法标准[1]。然而，由于纳入研究的患者数量少、偏倚风险高、患者随访时间短，所以需要对其结果进行仔细评估。与此类似，目前尚无研究关注于长期治疗的副作用、特殊类型鱼鳞病（如火胶棉婴儿）的治疗方案以及改善视觉及听觉并发症的治疗，目前的指南所提供的方案主要基于专家的建议及经验。在 2016 年，首届欧盟鱼鳞病治疗共识会议在法国图卢兹举行，治疗指南目前已经发表[2-3]。

局部治疗方案

局部治疗的目的在于恢复表皮屏障，促进鳞屑脱落并改善皮肤的整体外观。对于所有类型 CI，无论其类型及严重程度，局部治疗均为主要治疗手段。各类型的局部治疗产品，如润肤剂、局部角质剥脱剂及表皮增生调节剂，均具有不同的治疗作用（表 129.5）。但在实际应用中，具体药物的选择取决于医生及患者的经验及偏好。同时，药物的可选择性也因不同的地区而异。局部治疗的效果往往因为依从性差而受到影响，因治疗耗时，且外用药通常油性很大，治疗结果不甚满意，导致治疗依从性差。

表 129.5 常用于鱼鳞病局部治疗的润肤剂和角质剥脱剂

润滑剂	凡士林		
	石蜡		
保湿剂	**成分**	**浓度/%**	**备注**
	尿素	<5	因其可能会被系统吸收，最好避免用于生后一年内的患儿
	乳酸		替代尿素，商业制剂通常通过缓冲剂来优化
	氯化钠	3~10	在软膏中经常出现不良反应（刺激性/刺痛），可以作为浴液添加剂
	右泛醇	5~10	支持正常的表皮分化
	聚乙二醇 400	20~30	保湿剂和角质剥脱剂
	丙二醇	15~20	保湿剂和角质剥脱剂
	维生素 E 醋酸酯	5	保湿剂
	甘油	10~15	保湿剂
角质剥脱剂	尿素	>5	保湿剂和角质剥脱剂
	丙二醇	>20	
	α-羟基酸（乙醇酸）		儿童慎用
角质剥脱剂会影响表皮分化	视黄酸，他扎罗汀，阿达帕林		常见刺痛，育龄妇女有吸收和致畸的风险
	N-乙酰半胱氨酸		
	卡泊三醇，他卡西醇		全身吸收风险高，治疗面积应<10%的体表面积
	右泛醇		支持正常的表皮分化

注意：水杨酸可能会导致新生儿危及生命的中毒和老年患者的长期毒性。

润肤剂

润肤剂(emollients)包括保湿剂和润滑剂。保湿剂可以增加角质层吸收水分的能力,而润滑剂主要通过脂质成分在皮肤表面形成保护层防止水分丢失。润肤剂主要是含有氯化钠、尿素及甘油的霜剂。凡士林和石蜡是常用的润滑剂,价格低廉并且使用安全,然而它们的油性特征会对排汗产生影响,部分患者可能在美容上不易接受。关于润肤剂,有一项 RCT 研究显示,含有 15% 甘油及 10% 石蜡的霜剂对寻常型鱼鳞病患者有良好效果,但在 RXLI 及 ARCI 患者中与安慰剂相比并无显著差异[4]。润肤剂通常安全性较高,可全身用,频率取决于疾病的严重程度及患者的选择,但多数患者需每天至少使用 2 次。

角质剥脱剂

目前关于角质剥脱剂(keratolytics)的 RCT 研究仍非常少,对于不同类型的鱼鳞病也仅有少量样本,因此很难评估何种角质剥脱剂的疗效最佳。尿素通过使角质层中氢键断裂,疏松表皮角蛋白,并增加水分结合位点来分解表皮角质[5]。有两项 RCT 显示[6-7],10% 尿素乳霜较不含尿素的 5% 乳酸乳霜[6] 以及 15% 甘油与 10% 石蜡混合乳膏[7] 有更好的效果。有多项研究同样关注 α-羟基酸(alpha-hydroxy-acid, AHA)的治疗作用[8-10]。在一个 RCT 中,比较了四种含或不含 5% 乳酸成分的配方在治疗板层鱼鳞病患者中的效果,结果显示,含 5% 乳酸的配方显著减少了鳞屑,但对皮肤有刺激性导致红斑。特别是在一项由 18 例患者组成的试验中,有 14 例患者更愿意选择 5% 乳酸与 20% 丙二醇混合成分的乳霜[9]。水杨酸(salicylic acid,SA)能促进脱屑,并降低角质形成细胞增殖的速度。水杨酸的疗效及毒性取决于其浓度,同时也与溶媒(矿物油、凡士林或溶剂)及表皮屏障状态相关。总体来说,鱼鳞病治疗中使用的水杨酸浓度以低于 5% 为宜。当血液中的水杨酸浓度超过 35mg/dL 时将会发生系统毒性或水杨酸中毒,表现为恶心、呕吐、精神错乱、麻木、昏迷以致死亡。儿童可能出现酸中毒及低血糖症,成年人可能表现为高血糖症。鱼鳞病患者出现水杨酸中毒现象既往已有报道,包括数例大面积使用 1% 水杨酸治疗的婴儿[11]。N-乙酰半胱氨酸(N-acetylcysteine,NAC)是一种作为黏液溶解剂的硫醇衍生物,通过可逆性地在 G_1 期阻断细胞周期从而抑制角质细胞及成纤维细胞的增殖[12]。NAC 的有效性和耐受性在一项由 5 例板层鱼鳞病患者组成的队列研究[13] 和一些独立的病例研究[14-15] 中均有报道。在最大规模的研究中,每日 2 次外用含有 10% NAC 的油包水乳剂联合 5% 尿素显示了很好的治疗效果[13]。经过 4 年的随访显示,除了轻度及一过性的烧灼感外,NAC 并未显示明显的副作用。NAC 的一个显著缺点是硫黄气味(“臭鸡蛋味”),需要通过添加不同香料来中和[16]。重要的是,需要缓冲剂中和,以使最终配方的 pH 值低至 2。然而缓冲剂过量同时会使得 NAC 失效。维生素 D_3 的生物活性形式,即 1,25-(OH)$_2$D$_3$,可通过修饰表皮生长因子来改善角化异常。维生素 D 类似物包括他卡西醇和卡泊三醇,一项 RCT 显示在不同类型的鱼鳞病患者中,卡泊三醇较基质能够显著减少皮肤粗糙和鳞屑[17]。然而,在一项由 9 例患者组成的单盲试验中,他卡西醇和基质相比并不存在显著差异[18]。值得注意的是,外用卡泊三醇有发生高钙血症的风险,因此建议成人每周最大使用量为 100g。外用视黄酸类药物能够调控角质形成细胞的增殖和分化,他扎罗汀是第三代视黄酸类药物,已在几种类型的鱼鳞病患者中进行开放的、非随机临床试验并评估疗效[19]。与 10% 尿素制剂相比,他扎罗汀凝胶(0.05%)在 IV 和 XLI 患者中疗效更为显著,但在表皮松解型鱼鳞病患者中则没有明显优势,而且约 25% 患者出现皮肤刺激症状。阿达帕林作为另一个第三代视黄酸类药物,有文献证实对 1 例表皮松解型鱼鳞病患者有效[20]。

在使用角质剥脱剂前需考虑患者年龄、鱼鳞病类型和严重程度,以及病变的范围和位置等因素。儿童皮肤较薄,体表面积与体重比例较成人更高,因此有更高的系统吸收风险。尤其要注意的是,所有类型的角质剥脱剂,尤其是水杨酸,均应避免在新生儿和幼儿中使用。使用的频率可以因人而异,并且根据临床反应进行调整。角质剥脱剂的副作用一般较轻,通常包括瘙痒、烧灼感及皮肤刺激症状。为防止皮肤刺激,面部或褶皱区域应使用较温和的角质剥脱剂,在皲裂部位则应避免使用。经皮肤吸收水杨酸和乳酸而引起的系统中毒反应则较为罕见,但同样应引起关注。

沐浴疗法

沐浴有助于机械性地去除鳞屑和减轻不适。然而沐浴疗法(balneotherapy)较为耗时,需要每日 1~2 次,约 30~60min。沐浴时添加盐、油或碳酸氢钠,可以增加水合作用并促进表皮脱落。目前碳酸氢钠的作用机制尚不明确,但在浴缸中加入两小勺碳酸氢钠将使水的 pH 值从 5.5 升至 7.9[21]。正常的脱屑需要丝氨酸蛋白酶如激肽酶 5 和激肽酶 7 介导的酶解作用,这一过程的最适 pH 为碱性范围[22]。有趣的是,通常的淡水或湖水的 pH 值约为 5,而许多患者反映对于病情有益的海水 pH 值为大约 8.1。温和低敏的肥皂及洗涤剂对于去除脂溶性物质是必需的。在浸泡皮肤 20~30min 后,可以使用海绵、超细纤维布、丝绸手套甚至浮石擦拭皮肤以机械性去除皮肤鳞屑,这一过程同样需要 20~30min。然后,用毛巾擦干皮肤并立即用大量软膏涂抹依然"湿润"的皮肤,有助于保持皮肤水分。

沐浴也有清洁的作用。抗菌剂如三氯生(许多肥皂中含有)、氯己定(稀释至5/1 000~5/10 000)、0.1%奥替尼啶、0.1%聚己双胍、高锰酸钾(稀释至1/10 000)均能用于减少细菌定植及感染。同样,稀释的漂白水浴(0.005%)同样能够抑制微生物的生长和改善气味。热水浴在一项开放的、前瞻性试验中同样证明有效。该项研究虽然未明确规定热水的成分及pH值,但研究表明在热水浴后立即在皮肤表面厚涂润肤剂可起到保湿作用[23]。

系统治疗选择

对于儿童来说,系统治疗通常仅用于对局部治疗无效的严重型鱼鳞病,因系统治疗是长期甚至持续终生的治疗,因此医生在治疗开始前,应详细告知患者预期的治疗目标及可能的副作用。

系统用视黄酸类药物(systematic retinoids,SR)是全反式视黄酸(一种维生素A衍生物)的合成类似物,与视黄酸受体和视黄酸X受体结合,调节角蛋白、生长因子和细胞因子表达相关基因的转录[24]。对鱼鳞病患者而言,口服视黄酸类药物可减少皮肤过度角化,使角质形成细胞的增殖及分化趋于正常,并减轻同时存在的炎症反应。不同种类的SR目前均已应用于鱼鳞病的治疗,包括阿维A酯(在多数欧洲国家已不再使用)、阿利维A酸[25]、阿维A及异维A酸。阿维A是第二代视黄酸类药物,其效用在大量文献中得到证明,是鱼鳞病治疗的一线药物。然而,尚无对阿维A与异维A酸的疗效及耐受度进行对比的研究。

SR能够改善鳞屑、角化过度、毛发再生、少汗及眼睑外翻。然而,SR只在使用时发挥作用,并且往往会增加皮肤脆性。尽管SR已在各类型鱼鳞病中被广泛使用,特别是ARCI及角蛋白鱼鳞病,目前尚无RCT研究其使用的最小起始年龄及最佳剂量。一般来说,每日最高0.5mg/kg的使用量足以控制疾病,但是更低的维持剂量通常同样有效。SR在体内代谢速度缓慢,临床效力通常可以持续数日至数周;因此,SR的给药频率可为每日或隔日一次,治疗的中断并不会立即导致临床症状的改变[26]。因此,一些患者,尤其是生活在温暖环境中CIE患者,可以得益于间歇性治疗。治疗通常在用药2~4周后起效。尽管SR存在诸多令人担忧的副作用,但通常这些副作用均为轻症并且可逆。在治疗开始前必须告知患者可能出现的急性或慢性毒性反应。常见的急性黏膜皮肤毒性反应包括干燥症、唇炎、鼻干和结膜刺激症状。血液检查改变可见肝酶、血脂和血细胞计数异常。慢性毒性反应主要影响骨骼系统,表现为弥漫性骨质增生,即沿脊柱(通常是脊髓前韧带)、肌腱及关节周围韧带的骨刺和钙化[27]。除致畸及骨骼变化外,其余副作用通常是轻度且可逆的。患者在开始治疗前需进行血液筛查(血细胞计数、血生化、女性绒毛膜促性腺激素),并在治疗过程中定期随访。在治疗开始时,每2~4周进行一次血液检测,在长期治疗中,每3~6个月进行一次血液检测,对于有检查异常或孕期患者应增加检查频率。对于儿童患者的最佳骨科随访周期目前仍存在争议。患儿需进行基线的放射检查,但随访的频率目前仍未确定。

SR有致畸性,这个问题需要在女性青少年中进行深入的讨论并采取充分的避孕措施。SR是亲脂性药物,在体内消除速率缓慢[28],特别是阿视黄酸可以通过转化为阿维A酯而长期存在于患者体内,因此接受阿维A治疗后3年内均须避免妊娠[29]。异维A酸致畸期较为短暂,可作为成年女性患者治疗的理想替代药物[30]。利阿唑(liarozole)是一种咪唑衍生物,属于视黄酸代谢阻断剂(retinoic acid metabolism blocking agents,RAMBAs),药代动力学研究显示其致畸期较短[31],然而目前还未深入研究避免致畸的具体时间。利阿唑被欧盟委员会和美国食品药品监督管理局授予先天性鱼鳞病治疗的罕用药地位。然而在两项RCT中,利阿唑并未显示出比阿维A更显著的疗效,因此目前对于该药物的开发已经宣布终止[31-32]。

阿维A疗法显著改善了大多数ARCI患者的症状。低剂量阿维A似乎对于一些CIE患者更为有效[33]。尽管阿维A对于ARCI症状的缓解看似与基因异常无关,但KPI患者中角蛋白基因突变与SR治疗反应存在显著相关性。在*KRT2*突变导致的浅表KPI患者中,通过视黄酸治疗引起该基因沉默将提高治疗获益,而在*KRT1*突变引起的KPI中,*KRT2*下调则不利于治疗,因为野生型角蛋白2在与角蛋白10形成二聚体的过程中能够部分补偿突变角蛋白1的作用。因此,浅表型KPI比*KRT10*缺失的KPI对阿维A治疗更为有效,但后者仍好于*KRT1*缺失的KPI[34]。在KPI中,红斑和水疱在开始SR治疗后通常会加剧,尤其是在炎热及潮湿的气候。为了避免这种情况,建议从低剂量开始,然后慢慢增加剂量。

SR在一些综合征型CI包括KID综合征、SLS、毛囊性鱼鳞病-脱发-畏光综合征、Chanarin-Dorfman综合征、NISCH综合征和Netherton综合征中已得到成功应用。然而,在伴随肝脏或胆管疾病的CI类型(如Chanarin-Dorfman综合征或NISCH)以及合并骨骼异常的CI类型(如Conradi-Hünermann-Happle综合征)中使用SR时需谨慎。

特殊治疗

头皮治疗

头皮鳞屑是所有类型鱼鳞病的常见问题。IV型及RXLI型患者一般表现为细微脱屑,严重的类型则表现为黏着性鳞屑及厚痂。尽管早期对头皮鳞屑的治疗有助于预防瘢痕性脱发,但尚无明确证据支持这一理论。建议用梳子机械性地去除鳞屑,以避免鳞屑过度增厚和潜在的微生物超级感染。一般来说,乳液、溶液和洗发水与油剂相比,患者接受度更高;然而,某些情况下仍需要使用水包油乳霜去除附着性鳞屑,无论是否封包。角质剥脱剂同样可能有帮助,但需注意经头皮吸收会增加。对于头发脆弱易开裂的鱼鳞病,如Netherton综合征和毛发硫营养不良,在梳头和做头皮护理时必须特别小心。

眼科症状

眼科症状在所有类型的鱼鳞病患者中均属常见。睫毛上鳞屑残留、睑结膜炎、睫毛脱落、睑裂闭合不全、眼睑外翻可能最终导致角膜损伤[35-37]。眼部护理的主要目标是保护眼球表面的完整性,因此强烈推荐预防性使用滴眼液进行眼部润滑。对于需要频繁使用滴眼液的患者,首选不含防腐剂的滴眼液局部治疗[38-39]。除了滴眼液以外,提高室内湿度也有助于改善角膜湿润度。加强使用眼睑润肤剂和按摩可以改善眼睑收缩、睑外翻和睑裂闭合不全的问题。尽管严重眼睑外翻的患者需要外科手术治疗,但对于轻度的睑外翻患者,外用视黄酸、N-乙酰半胱氨酸及透明质酸填充剂治疗被证实有效[40-42],可避免或延缓外科手术。对于慢性角膜病变、持续性角膜上皮损伤或睑外翻和眼睑挛缩的患者需要专业眼科处理,并进行定期随访。

耳鼻咽喉症状

在CI患者中听力损失同样常见。外耳道过度脱皮将导致外耳道阻塞,并进一步引起外耳道感染及传导性聋[43]。耳部瘙痒及疼痛也是所有年龄段CI患者的重要症状[44]。尽管目前对于去除外耳道阻塞的最佳局部治疗方法及理想的耳鼻咽喉科干预周期仍未明确,但在CI患者治疗过程中加入耳鼻咽喉科专家的干预对患者耳部症状的治疗及预防具有关键意义[44-45]。

营养及生长问题

皮肤屏障破坏以及经皮水分丢失增加是CI相关的生长缓慢的主要原因[46]。此外,表皮更新速度加快、慢性皮肤炎症以及皮肤蛋白质丢失,能够加速CI患者的静息能量消耗,这一现象在伴随红皮病的CI患者中尤为显著[47]。因此,尽管还未有前瞻性实验研究关注于CI患儿的生长发育结果,但有必要定期监测患儿的身高和体重增长,尤其是新生儿及重症CI患儿。随着患儿年龄的增加可以适当放宽随访时间间隔。同时,还应特别注意年龄较大的学龄儿童及青少年青春期延迟的迹象。多达41%的CI患儿存在维生素D缺乏[48],尤其是具有深色皮肤表型或是患有ARCI或KPI的患儿。可能与鳞屑层加厚、缺乏日照以及低维生素D摄入有关。一项法国的研究显示[49],鱼鳞病严重程度、深色皮肤、寒冷季节(冬/春季)是维生素D缺乏的独立危险因素[50]。同时,有人指出SR可能是导致维生素D缺乏性佝偻病的原因[51]。最近,有研究显示补充维生素D可显著改善CI症状[52],说明维生素D对表皮分化相关基因有调控作用[53]。因此,强烈建议CI患儿定期进行临床、生化及激素指标的监测,并根据维生素D缺失状况适当进行补充。

生活方式建议

排汗障碍是CI患者的主要问题之一。患者有体温过高、中暑及热休克等风险,因此必须限制患者的活动,尤其是在温暖及潮湿的环境中,并且推荐患者穿着天然纤维而非合成纤维制成的服装。儿童应待在有空调、风扇或其他制冷设备的新鲜空气环境中。日晒对于患者来说有利有弊;尽管能够改善某些类型鱼鳞病患者(IV型及RXLI型鱼鳞病)症状并预防佝偻病,但可能会加重热耐受不良,防晒也存在一定的困难。

心理治疗

CI具有明显的外在表现和令人痛苦的临床症状,如瘙痒、疼痛或热耐受不良,可能影响患者的个人健康和社会关系。此外,局部治疗耗时较长,价格昂贵,影响患者的日常生活及治疗预算。CI的治疗除了对患者及家属的生活质量造成负面影响[49],另外当治疗费用无法报销时会给患者增加经济负担[54]。现在仍无法明确对于患者进行心理咨询干预的时机。新生儿患者的父母往往需要一段时间的心理适应才适合寻求心理咨询。学龄儿童及青春期少年需要关注其可能遭受的校园欺凌。皮肤科医生同样需要关注患者的心理健康情况,并建议患者本人及护理人士寻求心理咨询支持。

火棉胶婴儿及丑胎鱼鳞病的护理

火棉胶婴儿及丑胎鱼鳞病被认为是皮肤科急症,需要多学科综合治疗支持[55-56]。这两类婴儿表皮屏障受到严重破坏,加剧表皮水分流失,可能导致低体温和/或由于脱水而导致的高钠血症[57-58]。其他可能出现的损害包括易于感染、眼睑外翻、吸吮困难、肺通气受限以及偶发的指端血管收缩[58-59]。新生儿应转入新生儿重症监护室进行护理。火棉胶婴儿应放入高湿度的保温箱,并严密监测体温。通常建议起始湿度为

60%~80%，每3~4天降低1次，逐渐降至正常湿度条件，直到患儿可以转入开放式婴儿床。我们的经验显示每日2~4次使用温和的软膏，如含右泛醇成分的软膏，能够起到足够的治疗作用。含有封闭性成分的产品，如液状石蜡或凡士林，可以缓解皮肤感染及痱子。由于婴儿经皮吸收效率极高，因此应避免在生后第一年使用尿素及乳酸等通常用于较大年龄鱼鳞病患儿的制剂。特别需要注意的是，严格禁止使用水杨酸，因为即使极低浓度的水杨酸也能够在72h内导致患儿出现代谢性酸中毒[60-61]。尽管实际效用未经证实，可以考虑在HI患儿使用SR。目前最大样本数量的临床试验显示，在45例HI患儿中，接受SR治疗的患儿长期存活率达到83%，而未接受SR治疗的仅为24%[58]。然而，有报告显示无需口服治疗仍可达到存活目的，但一些作者主张“更加积极的全身治疗”可能是归因于口服视黄酸治疗成功[62]。更多有关于火棉胶婴儿及丑胎鱼鳞病患儿的护理事项详见第176章。

患者组织和其他资源

患者组织是非营利组织，通常与卫生专业人员合作，为患者及其家人提供信息、教育和支持。他们组织会议，成员可以在会议上遇到其他有相同情况的患者，分享经验、疑问和建议。因此，加入患者组织对于患者及其家庭能够起到很大帮助，应当鼓励患者积极参与。在欧洲多个国家均有活跃的患者组织。在欧洲，这些国家级的自我支持组织联合组成欧洲鱼鳞病患者网络（European Network for Ichthyoses，ENI）。在美国，鱼鳞病及相关皮肤病基金会（the Foundation for Ichthyosis and related skin types，FIRST）自1981年以来一直致力于患者教育及增加所有鱼鳞病及相关疾病患者的交流。相关信息资源可以在德国鱼鳞病患者网络主页或FIRST主页中获得（表129.6）。

表129.6 资源和更多信息

鱼鳞病患者组织	
丹麦	www. iktyosis. dkwww. iholiitto. fi/
芬兰	www. anips. net/
法国	www. ichthyose. dewww. ittiosi. it/
德国	www. ictiosis. orgwww. ichthyose. chwww. ichthyosis. org. uk/
意大利	http://www. firstskinfoundation. org
西班牙	
瑞士	
英国	
美国	
其他数据库和互联网链接	
NCBI托管的网站	www. genetests. org
罕见疾病和罕用药门户	www. orpha. net
人类中间纤维数据库	www. interfil. org
德国鱼鳞病指南	http://www. awmf. org/en/clinical-practice-guidelines. html

未来发展方向

由于遗传缺陷局限于皮肤并且局部治疗能够直达病灶，非综合征型CI是局部靶向治疗的理想目标。脂质体技术被用来将重组TGM1蛋白转入人源化皮肤模型小鼠TGM1缺陷的角质形成细胞中[63]。作者发现rhTG1-脂质体治疗后不仅皮肤组化和超微结构恢复正常，而且皮肤屏障也得到了明显改善。胆固醇及洛伐他汀局部治疗是另一种依据病因学的治疗方法，根据报道能够成功治疗遗传性胆固醇代谢障碍相关皮肤病[64]。

（杨挺 凌雨婷 张平 王向东 郑惠文 李薇 李寅 李云玲 译，李萍 陈安薇 罗晓燕 王华 校）

参考文献129.22

见章末二维码

第 130 章　毛发角化病和毛囊角化病

Flora B. de Waard-van der Spek, Arnold P. Oranje

摘要

毛发角化病(keratosis pilaris)是一种有多种临床表现的皮肤疾病,其历史来源尚不清楚。最近,毛发角化病被认为是由生物制剂诱导的。毛囊角化病(Darier disease, DD)是一种遗传性的角化异常疾病,其表现为完全外显的常染色体显性遗传,但有不同的表达。DD 是由 *ATP2A2* 基因突变引起,其编码内质网钙泵、肌浆/内质网 2 型 ATP 酶(SERCA2)。DD 多出现于儿童期,在青春期持续,表现为小丘疹。皮损倾向于分布在皮脂溢出区域如面部、胸部和背部。肢端受累也很常见,儿童手部受累可出现在其他临床表现之前。甲出现红色或白色纵纹是 DD 的早期表现。毛发角化病和 DD 目前没有确切的治疗手段,大多数仅针对症状治疗或不治疗。

要点

- 毛发角化病是一种有多种临床表现的皮肤疾病,其历史来源尚不清楚。
- 全外显组测序已鉴定出低密度脂蛋白受体相关蛋白 1(lipoprotein receptor-related protein 1, LRP1)为常染色体隐性遗传的萎缩性毛发角化病的致病基因。
- X 连锁的棘状秃发性毛囊角化病(keratosis follicularis spinulosa decalvans X-linked, KFSDX),和毛囊性鱼鳞病-脱发-畏光综合征(ichthyosis follicularis, alopecia and photophobia, IFAP)有可能是相关联的疾病(OMIM#308800)。
- 毛囊角化病是一种遗传性角化障碍,为完全外显的常染色体显性遗传,但可差异表达。
- 毛囊角化病是由 *ATP2A2* 基因突变引起,其编码内质网钙泵,肌浆/内质网 2 型 ATP 酶(SERCA2)。毛发角化病和毛囊角化病目前尚无确切的治疗方法。

引言

毛发角化病(keratosis pilaris)是一种与多种疾病相关的皮肤疾病。本病临床表现为周围伴有不同程度红斑的毛囊角栓。单独存在的毛发角化实际上是一种正常的生理现象。皮疹主要位于手臂和腿部的伸侧,面部、臀部和躯干也可能受累。约 40% 的儿童患有轻度毛发角化病。萎缩性毛发角化病可发生在一些综合征中,表现为不同的遗传模式。毛发角化病的鉴别诊断包括达里埃病(Darier disease),也称为毛囊角化病或达里埃-怀特病(Darier-White disease)。毛囊角化病是常染色体显性遗传的皮肤病,其临床表现为棕褐色针尖至粟粒大小角化性丘疹,主要分布于皮脂溢出区如前额、胸部、背部和头皮边缘。毛发角化病的皮肤粗糙是由角蛋白栓引起的。在 DD 中,基底层上裂隙和隐窝中有棘层松解细胞。角化不良的角质形成细胞(包含圆形小体和谷粒)中包含聚集的角蛋白细丝和胞质内空泡。

毛发角化病

定义　毛发角化病是一种和多种疾病相关的皮肤疾病。它的特点为毛囊角栓,周边绕以不同程度的红斑。当毛发角化病伴有萎缩时,被称为萎缩性毛发角化病[1-2]。

历史　毛发角化病和萎缩性毛发角化病的历史来源不明,是各种综合征重叠、中间形式的存在以及皮肤科和遗传学文献中存在大量同义词的结果[3]。

1885 年由 Lesser 发明的"毛囊性鱼鳞病"是最有争议的[4-5]。另一个受到很多关注的为"棘状秃发性毛发角化病"(最初也被称为毛囊性鱼鳞病),这个疾病首次在 1905 年由 Lameris 报道在荷兰文学和 1906 年由 Rochat 报道在荷兰-德国家系中[6-7]。在 1925 年,Siemens 对这类疾病进行了临床研究[8]。Van Osch 等对疾病进行了连锁研究并对疾病临床进行了更新[9]。2010 年,Aten 和其同事检测到 *MBTPS2* 基因 c. 1523A>G(p. Asn508Ser)错义突变可能为该病的候选基因[10]。

病因和发病机制　单独存在的毛发角化病实际是一种正常的生理现象。大约有 40% 的儿童患有轻度毛发角化病。在 Poskitt 和 Wilkinson 进行的问卷研究中,改善年龄平均为 16 岁[11]。毛发角化病可能和营养失调/营养不良、干燥症、寻常型鱼鳞病相关，某些生物制剂也有可能导致毛发角化病[12-13]。

萎缩性毛发角化病可出现在一些综合征中，表现为不同的遗传模式：①面部萎缩性毛发角化病；②虫蚀状皮肤萎缩；③棘状秃发性毛发角化病；④棘状秃发性毛囊炎[12,14]。

面部萎缩性毛发角化病，或眉部瘢痕性红斑是常染色体显性遗传性疾病。临床表现为毛囊角化性丘疹伴随脱发，通常发生在眉毛区域。其遗传连锁研究暂时还未开展。

虫蚀状皮肤萎缩，又称网状皮肤萎缩、虫蚀状痤疮、网状红斑萎缩性毛囊炎、红斑萎缩性毛囊炎和蜂窝状萎缩，其特点为面颊部的网状瘢痕。它为常染色体隐性遗传性疾病，其遗传连锁研究暂时还未开展。

棘状秃发性毛囊角化病(KFSD)研究得最为深入。芬兰、瑞士和荷兰都有家系报道。在三个家系中，系谱分析显示为X连锁遗传模式[9]，女性几乎完全外显可用skewed lyonization解释。Richard和Harth报道了一例女性全表达的棘状秃发性毛囊角化症[15]。

在Lameris和Siemens研究的大型荷兰家系研究中将基因定位于Xp21.2-p22.2[9,16]。此后缩小到Xp22.13-p22.2[17]，但在另一组德国家系中，同样的研究团队无法证实这个结果，提示有遗传异质性的可能[18]。目前通过全外显子测序确切的突变位点已经明确，*LRP1*是常染色体隐性遗传萎缩性毛发角化病的致病基因[10,13]。

在上述提到的患有KFSDX的荷兰家系中，van Osch和Oranje等进行了详细的表述[9,12]。Aten等[10]发现*MBTPS2*基因上有一个突变[6,8,9-10]，在英国和美国的非家系中也发现了这种突变[10]。在女性携带者中，等位基因的表达失衡与X染色体失活的倾斜水平和临床表型完美匹配。这个发现提示KFSDX和毛囊性鱼鳞病-脱发-畏光综合征是相关性疾病(OMIM #308800)。

有趣的是，KFSD也被认为有可能是常染色体显性遗传，临床表现略有差别[18-19]。

病理 组织病理学没有特异性，在诊断中作用不大。毛囊口充满了角栓[20]。毛发角化病可见轻度炎症反应。萎缩性毛发角化病早期可见严重的炎症反应，晚期可见表皮萎缩[9,20]。

临床特征

毛发角化病

皮损多分布在上肢(图130.1)和下肢的伸侧，也

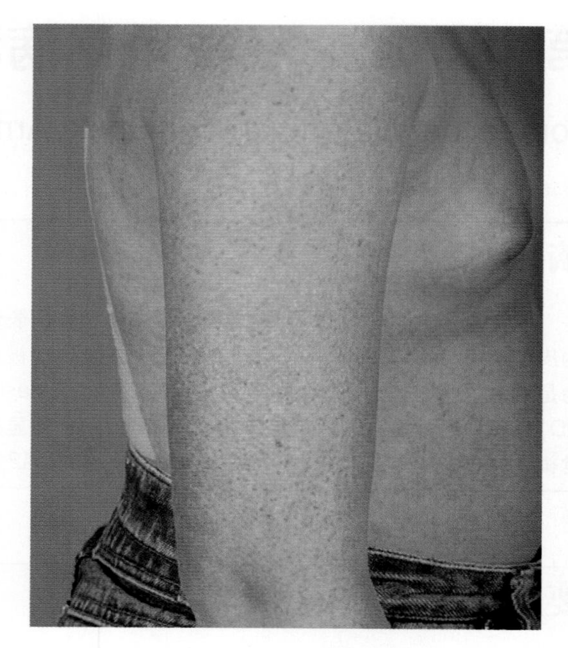

图130.1 上臂的毛发角化病

可累及面部、臀部和躯干。毛发角化病通常冬重夏轻。至少1/3的患者可以观察到特应性临床表现[2,11]。

毛发角化病的临床特点为粗糙的毛囊性丘疹和不同程度的红斑。儿童期伴有严重的面部受累的患者红斑症状更重(面部红色毛发角化病)。许多疾病都与毛发角化病有关(框图130.1)。

框图130.1 儿童毛发角化病和萎缩性毛发角化相关疾病及综合征

毛发角化病
- 生理性
- 特应性皮炎
- 小棘苔藓
- 寻常型鱼鳞病
- 其他类型鱼鳞病(Mevorah et al.[21])
- 慢性肾衰竭(Guillet et al.[22])
- 氨酰基脯氨酸肽酶缺乏症(Larrègue et al.[23])
- 唐氏综合征(Finn et al.[24])
- 念珠状发
- 费尔班克氏综合征(Fairbank综合征)(Marks[25])
- 非萎缩性毛囊角化病

萎缩性毛发角化病
- 面部萎缩性毛发角化病(眉部瘢痕性红斑)
- 虫蚀状皮肤萎缩
- 棘状秃发性毛囊角化病
- 棘状毛囊炎[12]
- 努南综合征(Noonan综合征，现称为心-面-皮肤综合征)(Ward et al.[26])
- 羊毛状发

萎缩性毛发角化病

面部萎缩性毛发角化病以眉部瘢痕性红斑为特征(图 130.2),出生时或婴儿期发病,在躯体的其他部位可以见到典型的毛囊角化性丘疹。有报道可合并 Noonan 综合征或羊毛状发[27-28],合并 Noonan 综合征称为心-面-皮肤综合征[26]。

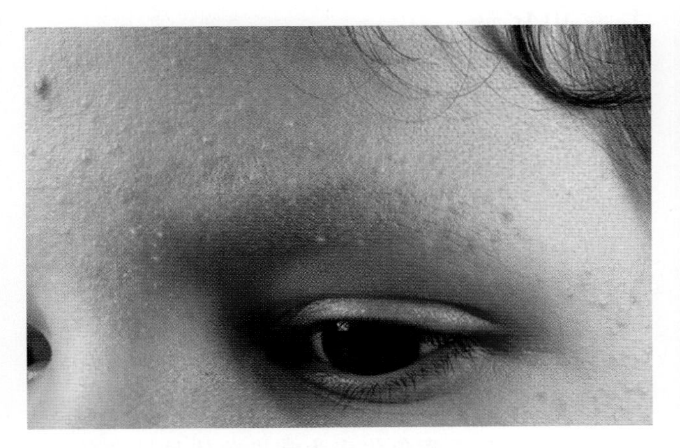

图 130.2 面部萎缩性毛发角化病

虫蚀状皮肤萎缩的特征是颊部对称性网状萎缩和瘢痕。侧壁陡直的点状凹陷给皮肤一种"虫蛀"状的外观。损害多局限于面部,一般 5 岁以后开始发病。仅限于一侧面颊的非对称的类型也有报道[29]。

KFSD 是一种罕见的同时累及皮肤(图 130.3)和眼睛(图 130.4)的 X 连锁疾病,临床特点是皮肤毛囊角化过度和角膜营养不良。文献中报道过几个家系,其中最大的是一个德裔荷兰家族[9]。毛囊丘疹与毛发脱落有关,尤其是头皮、眉毛和睫毛的脱落。角膜营养不良可导致明显的畏光症。其他突出的表现是头皮瘢痕性脱发和眉毛及睫毛的脱落。KFSDX 缺乏严重炎症反应。在我们对已知最大的患病家系的研究中,发现膝盖和足底跟骨区域角化过度特别明显,同时指甲上可观察到增厚的角质层(图 130.5、图 130.6)[9]。

常于幼年期发病,没有先天性发病的报道,部分青春期可完全缓解[9]。在女性患者中完全表达的病例已有报道[30]。已发现常染色体显性遗传病例,在这些病例中,患者成年后的炎症反应会加重[31]。

50% 的 KFSDX 女性携带者是无症状的。有症状的女性携带者可有皮肤干燥,轻度的毛囊角栓和轻度的掌跖角化过度,但无任何眼部病变发现。

蟾皮病

Nicholls 发现,在一些缺乏维生素 A 的非洲劳动者中存在毛囊角化过度[32]。在肠旁路术后发现有毛发角化样皮疹发生[33]。本病在儿童中没有详细的描述。

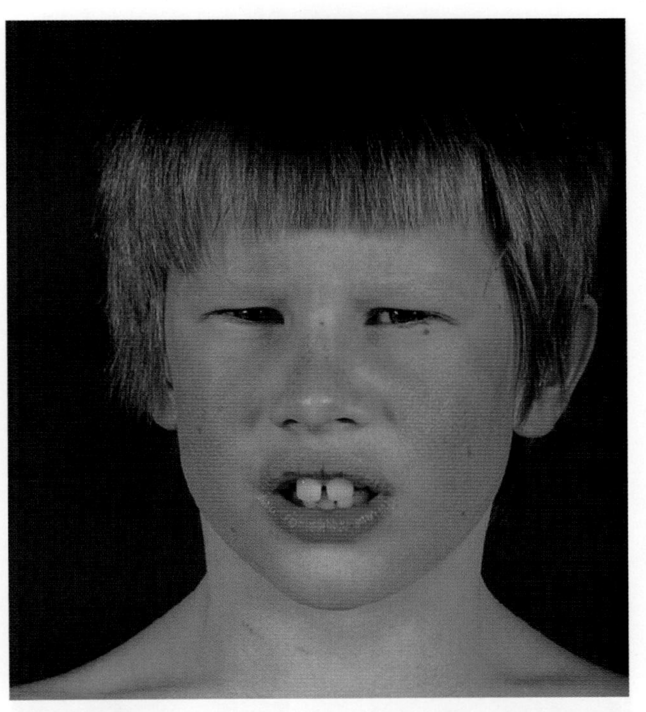

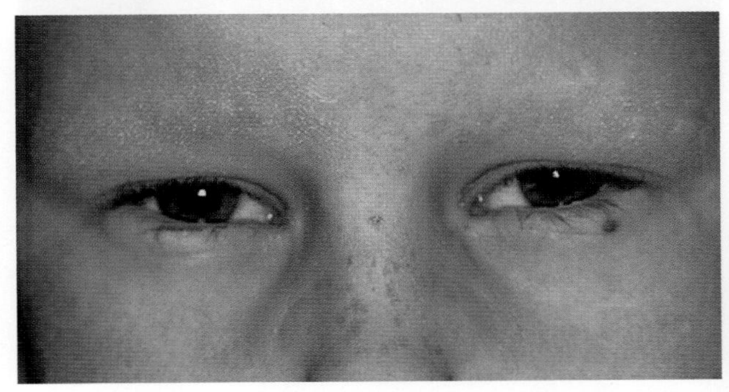

图 130.3 棘状秃发性毛囊角化病的面部改变

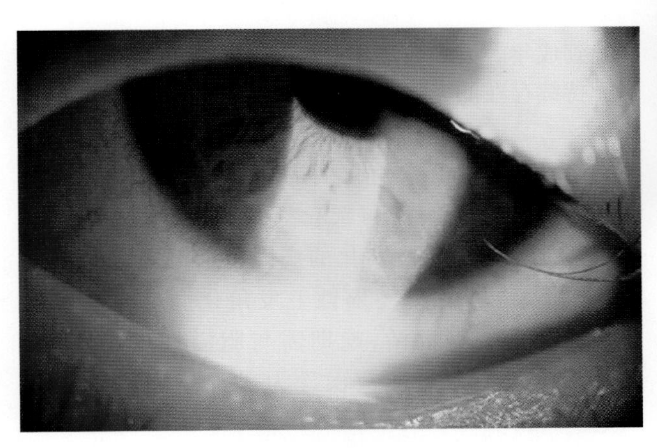

图 130.4 棘状秃发性毛囊角化病的斑片状角膜营养不良

预后 毛发角化病预后良好,至少有 1/3 病例可完全消失。与面部病变相比,手臂和腿部的病变更有可能

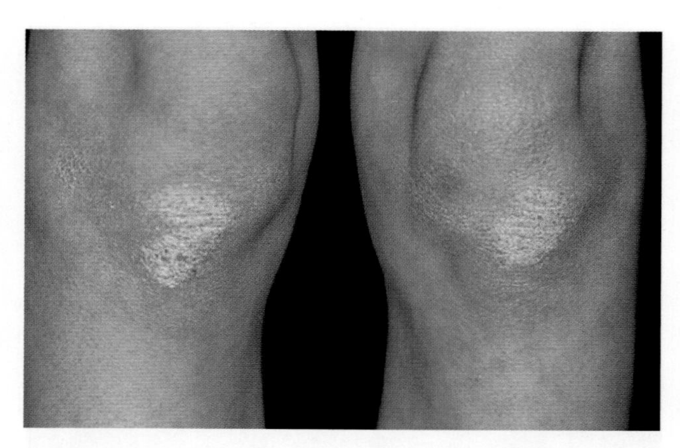

图 130.5 棘状秃发性毛囊角化病患者膝部的角化过度

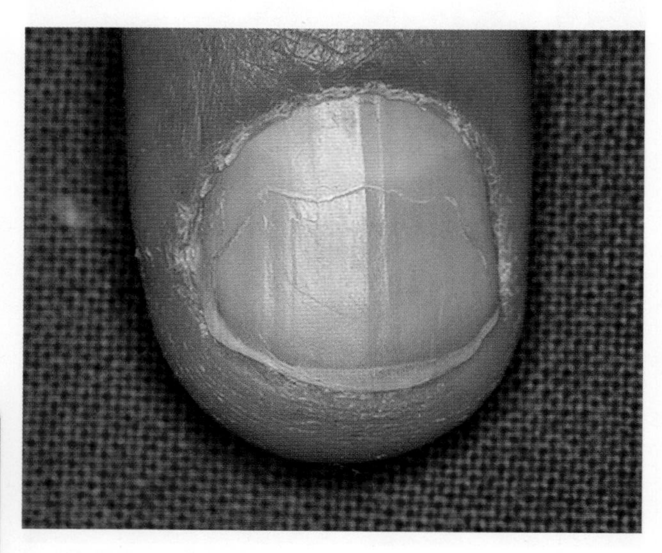

图 130.6 棘状秃发性毛囊角化病中指甲上明显的角质层(非特异性征象)

持续到成年。大多数萎缩性毛发角化病可导致萎缩,但无持续存在的炎症反应[11-12]。

鉴别诊断 通常毛发角化病的诊断并不困难。涉及面部的毛发角化病需与粟丘疹、痱子和寻常痤疮鉴别。其他儿童期毛囊角化的病因包括毛发红糠疹和Darier病。早期面部萎缩性毛发角化病易与毛发角化病的常见类型混淆,晚期需与脂溢性皮炎鉴别。虫蚀状皮肤萎缩可能被误诊为寻常痤疮或狼疮样须疮。

治疗 目前尚无有效的治疗毛发角化病的方法。润肤剂效果不明显。角质剥脱剂如10%尿素可暂时缓解症状。所有治疗(角质剥脱剂、抗生素、糖皮质激素和视黄酸制剂)的疗效都非常有限。

各种激光治疗的效果有限;最近的一项试验表明,激光治疗后皮肤粗糙度有所改善,但对皮肤发红无效[34-35]。

参考文献 130.1

见章末二维码

毛囊角化病

定义和历史 毛囊角化病(Darier disease,DD)是一种少见的角化异常性疾病,呈常染色体显性遗传,由Darier和White分别在法国和美国首次报道[1-6]。

流行病学和发病机制 文献报道毛囊角化病的发病率在1/100 000~1/30 000[1-3]。这种少见的常染色体显性遗传性皮肤病由*ATP2A2*基因突变所致,*ATP2A2*在皮肤和大脑中均有表达,编码钙依赖性ATP酶(SERCA2)[7]。毛囊角化病为常染色体显性遗传,完全外显,但有差异表达。研究表明,在英国的发病率大约为1/30 000[1,8]。*ATP2A2*是毛囊角化病的致病基因,其编码p型阳离子泵和2型肌浆/内质网Ca^{2+}-ATP酶(SERCA2),该泵主要维持角质形成细胞中内质网的钙内流[9]。

内质网Ca^{2+}池对于细胞内信号传递以及蛋白质的正确折叠、分类和翻译后加工都是必需的。大部分突变可导致SERCA2功能的完全或部分丧失[6],单倍体不足是显性遗传的主要机制。目前已经报道了多种突变,但未发现基因型和表现型之间有明确的相关性。*ATP2A2*的合子后嵌合突变可导致单侧或"节段性"毛囊角化病[10]。一些Hopf疣状肢端角化病的病例也归因于毛囊角化病基因的突变,因此将其归为DD的一种类型可能更好[11-12]。

毛囊角化病的主要特点是细胞间黏附作用丧失(棘层松解)和异常角化[13]。发病机制还不完全清楚。细胞间桥粒的破坏是毛囊角化病最早出现的改变,桥粒是细胞间的黏附连接,它机械性将相邻角质形成细胞连接在一起。细胞间信号转导的异常和内质网Ca^{2+}池的耗竭可能导致桥粒稳定性的破坏,主要通过改变桥粒蛋白的折叠或者分类以及向细胞膜的运输的方式。内质网Ca^{2+}的减少也增加了Ca^{2+}流通过胞质膜通道流入胞液,此外Ca^{2+}的减少也可促进细胞的增殖[14]。表皮钙梯度的变化伴随细胞凋亡的激活可导致细胞的异常分化[15-16]。2014年Savignac等研究证明内质网应激反应破坏黏附连接和桥粒形成,同时表明内质网

Ca^{2+}信号通路不仅可以调控角质形成细胞的生长和分化，还可以调控细胞间黏附[17]。

外部因素如 UVB、受热和口服药物锂等都可加剧该疾病，主要是通过降低 *ATP2A2* 转录水平以及将已经单倍不足的 SERCA2 蛋白降低到临界水平[18-20]。

临床特征　该病的临床表现多样，男女发病比率相同。超过 60% 的患者在 6~20 岁出现症状，发病高峰期在 11~15 岁。已有先天性 DD 的报道，但罕见[21]。

毛囊角化病典型表现为大小不一的棕色角化性的丘疹，针尖至粟粒大小，好发于前额、前胸、背部和头皮边缘等脂溢性部位[4]。超过 95% 的患者有肢端受累，儿童患者手部症状可能先于其他症状出现。在一项研究中，13 名儿童中有 7 例出现甲的受累，8 例患儿有手掌点状凹陷，1 例患儿有疣状肢端角化病的表现。在这些患儿中仅有 3 例具有典型的 DD 皮疹[8]。

DD 最具有特征性的肢端表现是从基底到甲板游离缘出现红色和白色纵向条纹，可能与甲板游离缘的 V 形凹痕、甲下角化过度或者甲裂隙状出血有关（图 130.7）。甲脆弱，容易断裂和裂开，但是一开始这些症状可能与咬甲癖有关。大多数患者有掌跖的点状凹陷和点状角化性丘疹。通过掌纹很容易发现儿童细小的掌部点状凹陷[8]。患儿手足部可发生出血性斑片或水疱，但是这些表现都不常见[2]。手、足背部散发扁平疣状丘疹（疣状肢端角化病）往往是该病的首发症状（图 130.8）。肤色丘疹常双侧出现。

DD 可见肤色、黄色或棕色的油腻性、覆有痂皮的丘疹（图 130.9），但在色素沉着的皮肤背景中，可表现为色素减退斑和丘疹（图 130.10）[22-24]。丘疹主要出现在躯干的脂溢部位、锁骨上窝、颈部两侧、前额、耳部和头皮。发病初期皮疹散在分布，随后逐渐融合成斑块，上覆痂皮，伴有恶臭。瘙痒较为常见，但不是所有病例都会出现。在没有并发症的患者中，疼痛较为

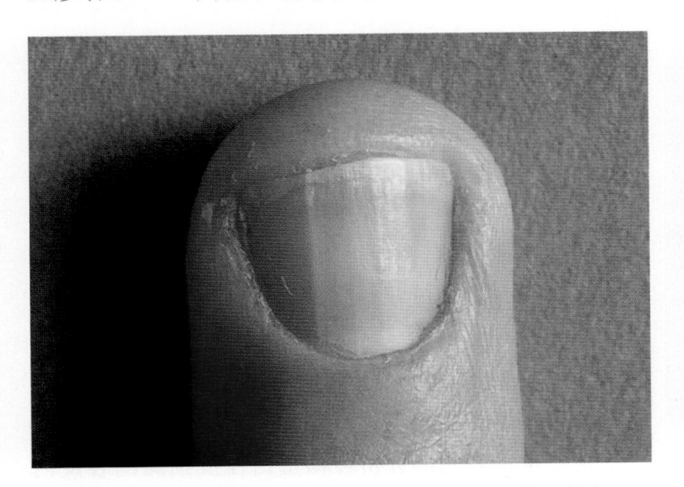

图 130.7　指甲红白色纵向条纹是毛囊角化病的首发表现。可能与指甲的脆弱、缺口和分裂有关

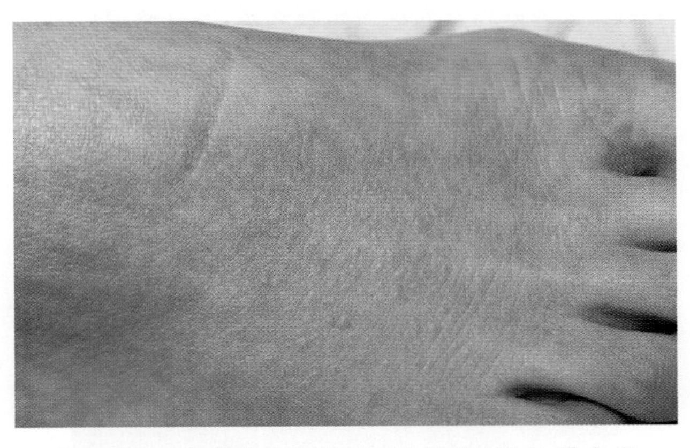

图 130.8　毛囊角化病患者双足背可见散在、肤色疣状角化性小丘疹

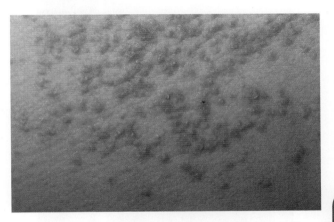

图 130.9　胸部可见油腻性上覆痂皮的淡黄色及棕色丘疹，部分融合成斑块

图 130.10　深色皮肤毛囊角化病儿童皮损可能表现为色素减退斑。除了色素减退斑和丘疹外，这些患儿还有典型的色素沉着性丘疹

罕见。大多数患者表现为屈侧受累;偶有病情严重的情况。

儿童患者通常症状较轻,因此出现皮疹后常常容易被忽视,当夏季来临,环境湿热使症状和表现加重后才得到重视,皮损可能在日晒后 1~2 周后出现[25-26]。

一些患者有黏膜受累包括唾液腺梗阻[27],在腭、牙槽嵴、颊黏膜或舌头上形成丘疹或疣状斑块(图 130. 11)。

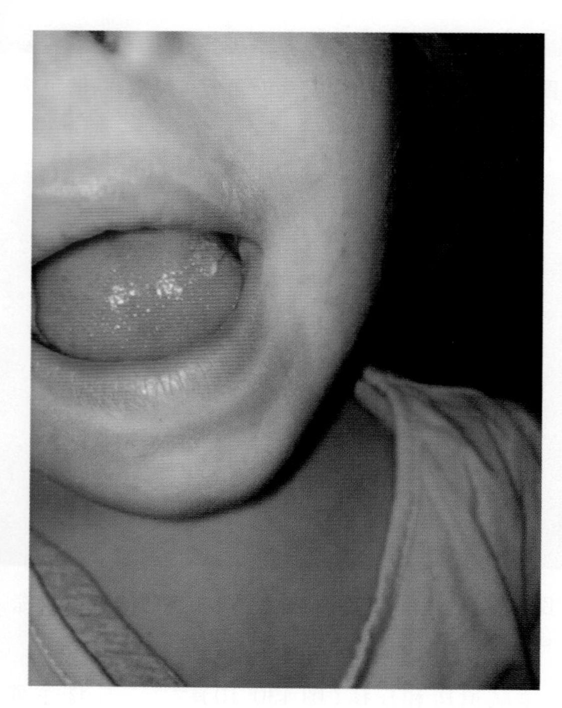

图 130. 11 患儿舌部出现乳头状瘤样损害可能是毛囊角化病患者的初始症状。应与 HPV 感染和淋巴管瘤相鉴别

毛囊角化病的患儿出现嵌合体突变可能表现为局限性发病[10,28-30]。角化丘疹出现在身体的一侧,沿 Blaschko 线分布,形成线状或漩涡状。手掌点状凹陷和指甲的变化可能出现在身体的同侧。受热、出汗和晒伤均可加重本病。

并发症 患者易于发生广泛的皮肤感染,但未发现特殊或恒定的免疫功能异常[31]。单纯疱疹病毒感染可引起红斑、水疱、糜烂、结痂和疼痛,当患者出现疼痛加重时,即使水疱不明显,也应该考虑是否有合并疱疹病毒感染的可能性。金黄色葡萄球菌感染也可能引起水疱的出现,继发的细菌过度生长在角化性鳞屑中常见,这也是出现恶臭的原因。

伴随疾病 有些患者可出现双相情感障碍和精神障碍,但在毛囊角化病中的患病率较低[2]。双相情感障碍的易感性基因可能存在于 Darier 区域[32-34]。锂可加重毛囊角化病病情,因此应尽量避免使用此类药物来治疗伴有双相情感障碍的毛囊角化病患者[35-36]。

预后 毛囊角化病是慢性甚至终生性的疾病,而且其严重程度是不可预期和波动性的。有些患者的病情一直相对较轻,而有些患者的病情却非常严重。偶有患者在老年期病情出现好转[2]。

鉴别诊断

临床表现

临床上躯干部覆有痂皮的斑块、屈侧丘疹和头部鳞屑可能提示脂溢性皮炎。面部或胸部角化丘疹和粉刺可能被误诊为痤疮。疣状肢端角化和扁平疣相似。指甲上单一纵向红色或白色条纹提示甲下肿瘤可能。

屈侧毛囊角化病与慢性家族性良性天疱疮非常相似,但慢性家族性良性天疱疮通常出现在 30 岁左右,其特征是疼痛性糜烂,没有角化性丘疹。慢性家族性良性天疱疮也可出现甲白色纵纹,但甲不像毛囊角化病那样脆弱[37]。慢性家族性良性天疱疮中也可见手掌的点状凹陷。

良性黑棘皮病可在儿童期发病,可表现为屈侧皮肤色素沉着、增厚和乳头状瘤样增生,但柔软的皮赘与毛囊角化病的疣状丘疹不同。融合性网状乳头状瘤病出现在青春期左右,通常见于女孩,好发于两乳房间和背部中间,表现为扁平的棕色丘疹,并逐渐蔓延到躯干。尽管丘疹的分布和颜色可能提示为毛囊角化病,但其丘疹无角化过度。舌或腭的皮损可能被误诊为尖锐湿疣。

组织病理学

组织病理特征包括基底层上部的表皮细胞间出现分离(棘层松解)及病灶基底部增生的“牙蕾”和明显的角化不良(图 130. 12)。基底层细胞上形成狭窄的表皮内裂隙或隐窝,其中含有棘层松解细胞。角化不良的角质形成细胞,也称之为圆体和谷粒,其中包含群集的角蛋白丝和胞质空泡[38-39]。圆体出现在棘层和颗粒层,可见中央呈均质化的细胞核,核周绕以透明晕。谷粒多见于角质层和角质层下,核长固缩,核周绕有均质化的角化不良物质。

免疫电镜表明部分桥粒糖蛋白在皮损周围表皮内含量较低[40]。典型增生性皮损处角质形成细胞表达角蛋白和细胞外基质成分[41-42]。内披蛋白也提前表

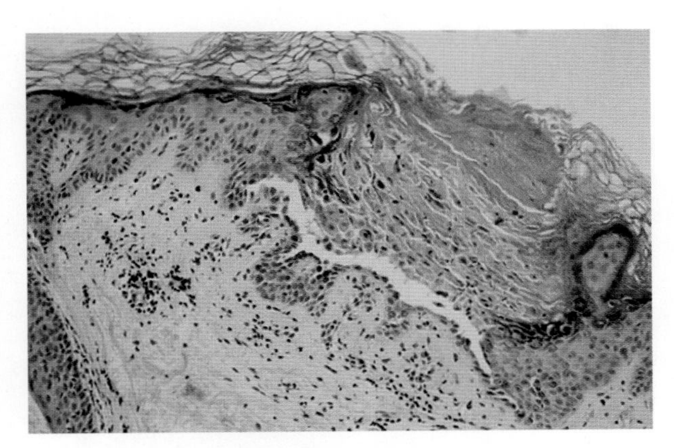

图 130.12 角化过度丘疹的组织病理检查显示毛囊角化病的典型特征。可见基底层上裂隙，其中含有棘层松解细胞，颗粒层和角质层可见角化不良细胞（×200，HE 染色）

达[43]。在棘层松解的细胞中，桥粒黏蛋白细胞外域丢失，而桥粒黏蛋白和桥粒斑蛋白的细胞内域在胞质中弥散分布，从而可能被缠绕于张力微丝中[40,44-47]。

棘层松解性角化不良是慢性家族性良性天疱疮的特征性表现，但与毛囊角化病相比，它的棘层松解的范围更加广泛，角化不良相对较轻。棘层松解性角化不良也见于暂时性或持续性棘层松解性皮肤病（Grover 病）。该病多累及成年人，而非儿童。目前已有报道关于儿童和成人会阴部局限性丘疹和斑块，其组织病理表现为棘层松解，然而，该疾病与毛囊角化病的关系尚不确定[48-49]。

治疗 毛囊角化病目前尚没有确切有效的治疗方法，大多数病例只是对症治疗[4]。生活方式的建议非常重要，应尽量去除诸如高温、高湿度、紫外线和机械刺激等一些可使疾病恶化的因素[4]。

在毛囊角化病患儿的日常护理中，对他们的家庭来讲，疾病的知识、解释以及宣教是非常重要的问题。应当提供遗传咨询，关于疾病书面的知识可能对家庭、学校老师或雇主都有帮助。建议青少年避免从事那些需要在炎热或出汗的环境下工作的职业。

对于不愿暴露受损皮肤或不愿意参与游泳等活动的患儿应该给予必要的心理疏导，其中一些可能由经过儿科训练的皮肤科护士或临床心理咨询师提供。稍大一点的患儿可能希望用化妆品（包括人造指甲）来遮盖患处。

治疗方案必须专门针对儿童。轻度患者可能不需要特殊治疗。瘙痒是最令人烦恼的症状，但凉爽的棉质衣服、防晒以及防晒霜可以减少夏季的病情恶化。润肤剂作为肥皂替代品可以减少刺激和痂皮。含有尿素或乳酸的润肤剂能够减少角化过度，但常常会出现刺痛。局部使用弱效或中效的皮质类固醇药物可减轻刺激。外用皮质类固醇药物与抗生素联合使用，可有效减轻蛎壳样斑块的继发感染或屈侧部位的恶臭。洗澡时使用消毒剂对疾病可能会有帮助。任何有疼痛加重症状的儿童应考虑疱疹病毒双重感染的可能性，都应该使用阿昔洛韦进行抗病毒治疗。

视黄酸是维生素 A 的衍生物，是治疗中-重度毛囊角化病最有效的药物。局部使用视黄酸可减少角化过度，但刺激反应限制了其疗效。阿达帕林乳膏或他扎罗汀凝胶可能比异维 A 酸凝胶或视黄酸乳膏耐受性更好[50-54]。视黄酸类药物可与弱效外用皮质类固醇药物联合使用，以减少炎症。

对于重症毛囊角化病，口服视黄酸类药物如阿维 A 和异维 A 酸有效。阿维 A 0.6mg/(kg·d) 已被推荐用于儿童遗传性角化异常性疾病的长期治疗，但是必须严密仔细监测其副作用，特别是肝功能[55-56]。异维 A 酸[0.5~1mg/(kg·d)]对角化异常性疾病效果欠佳，但它的半衰期相对较短，因此与阿维 A 相比更适合青少年女性患者。所有口服视黄酸类药物都具有致畸作用。阿维 A（或者依曲替酯）在治疗期间和停药后 2 年内避免怀孕，异维 A 酸停药后 1 个月内避免怀孕。剂量依赖的不良反应包括黏膜干燥、鼻出血、皮肤脆性增加、瘙痒和甘油三酯、胆固醇以及肝酶的升高。视黄酸类药物可能导致骨骼骨质增生和骨外钙化，但这些变化的长期意义目前尚不清楚。

在一个有 57 年毛囊角化病病史的 77 岁患者的病例报道中，作者提出使用多西环素来治疗年龄较大患儿将是一个备受关注的治疗方案。作用机制可能是四环素具有强金属螯合性。在血液循环中，作为钙和镁的螯合剂，四环素与二价金属阳离子结合。螯合的四环素可以作为离子载体，通过亲脂相运输结合的钙和镁。这些亲脂相存在于细胞膜中，因此螯合的四环素可以将离子运送到细胞内[13]。

口服避孕药已被推荐用于女性毛囊角化病患者的治疗[57]，但这一研究尚未被纳入随机对照试验，也未被证明与月经周期有一致的关系。

在未来，随着分子研究的深入可能会出现新的治疗模式。在毛囊角化病中，因为 SERCA2 功能障碍最终导致内质网应激和细胞间黏附强度受损。麦格司他（miglustat），一种用于治疗戈谢病（Gaucher disease）的药物，其具有抑制葡糖神经酰胺合成酶的作用，并可调节神经酰胺/鞘磷脂通路,在毛囊角化病的发病机制中起作用。麦格司他作为伴侣,并允许黏附分子逃离内质网应激诱导的未折叠蛋白反应。因此,黏附分子能够到达胞膜,形成黏附的连接和桥粒。综上所述,麦格司他能促进黏附分子在胞膜的重新装配[17]。

（李静　陈曦　阮哲　孙晓红 译，
李萍　方晓　罗晓燕 校）

参考文献 130.2

见章末二维码

第131章　红斑角化病

Juliette Mazereeuw-Hautier, S. Leclerc-Mercier, E. Bourrat

摘要

红斑角化病(erythrokeratoderma)是指一组具有临床和遗传异质性的遗传性疾病。皮损通常始于婴儿期,临床特征为局限的、边界清楚的红斑和角化过度性斑块,有时具有迁移性,好发于上肢和下肢伸侧,也可累及手掌和足跖。红斑角化病是一种遗传性疾病,多属常染色体显性遗传,由包括连接蛋白基因 *GJB3*、*GJB4* 和 *GJA1* 在内的多种不同的基因突变引起。有报道红斑角化病可以伴随由 *ELOVL4* 基因突变导致的神经系统异常。无论是弥漫分布,还是仅局限于手掌和足跖,红斑角化病都需要与其他红斑和角化过度皮肤病鉴别。红斑角化病的组织病理学不具有特征性,但皮肤活检有时可帮助诊断。对症治疗包括外用润肤剂、角质松解剂或卡泊三醇,视黄酸类药物通常会有快速显著的疗效。

要点

- 红斑角化病(erythrokeratoderma)的皮损特征是局限的、边界清楚的、有时伴有迁徙的红斑和角化过度性斑块。
- 红斑角化病是一种遗传性疾病,多属常染色体显性遗传,由包括连接蛋白基因 *GJB3*、*GJB4* 和 *GJA1* 在内的不同的基因突变引起。
- 组织病理学不具特异性,但皮肤活检常有助诊断。
- 对症治疗包括局部使用润肤剂、角质松解剂或卡泊三醇,视黄酸类药物有快速显著疗效。

引言和历史　红斑角化病(erythrokeratoderma)是一组以局限的、边界清楚的红斑和角化过度性斑块为特征的遗传性疾病[1]。该定义清楚地将红斑角化症与其他以红斑和角化过度为表现的皮肤病区别开来,无论皮损弥漫分布,还是仅局限于手掌和足跖(掌跖角化病,palmoplantar keratodermas,PPK)。最初将红斑角化病定义为两种临床类型:可变性红斑角化病(erythrokeratoderma variabilis,EKV),具有可变性,由 Mendes da Costa 描述[2];和进行性对称性红斑角化病(progressive symmetric erythrokeratoderma,PSEK),呈固定形式,于1911年率先由 Darier[3]记载,此后1923年由 Gottron[4]再次描述。后来,随着 EKV 和 PSEK 在同个家族中被报道发生[5],并鉴定出 EKV[6]和 PSEK[7]患者具有相同的突变基因,因此提示上述两种类型实质上是同一疾病的不同临床表现类型,而非两种截然不同的疾病。因此,提议用"可变性进行性红斑角化病(erythrokeratoderma variabilis progressive,EKVP)"这个名称来涵盖不同临床表型的红斑角化病[7]。

环状迁移性红斑角化病或套封样红斑角化病(erythrokeratoderma en cocardes)是旧术语,或许可在文献或教科书中找到。

流行病学和发病机制　EKVP 是一种罕见的皮肤病,患病率约为1/2 000 000,男女均可受累。

EKVP 具遗传异质性,由包括连接蛋白基因在内的不同基因突变引起。连接蛋白参与细胞间隙连接。至少有10种不同的连接蛋白在包括皮肤在内的多个器官中表达。表皮中富含连接蛋白,使相邻细胞之间可以相互传输和信号传递。

在 EKVP 中,*GJB3*[7]、*GJB4*[7]和 *GJA1*[8]基因发现了致病性突变,分别编码连接蛋白31、连接蛋白30.3和连接蛋白43。这三种和 EKVP 有关的连接蛋白基因也与其他临床疾病有关,如 *GJB3* 突变可导致听力下降、神经病变和耳聋[9],*GJA1* 突变可导致非综合征性耳聋、眼-牙-手指发育异常(ODDD 综合征)、掌跖角化病和先天性脱发[10-11]。

大多数 EKVP 病例属常染色体显性遗传,但约40%呈散发。常染色体隐性遗传也有报道,因此在提供遗传咨询时需考虑到,特别是近亲家庭。

也有报道红斑角化病可合并其他异常和由其他基因突变导致。在一个来自患有常染色体显性遗传的脊髓小脑共济失调和红斑角化病家族的患者中发现了 *ELOVL4* 的杂合子突变[12]。*ELOVL4* 基因编码延长酶家族的一个成员,该酶负责极长链脂肪酸的延伸。患者表现为早发性红斑和皮肤角化过度,呈轻度的神经系统及皮肤症状。在黄斑变性的家族中也有该基因突变的报道。最近，还发现在鱼鳞病、痉挛性截瘫和严重的神经发育缺陷患者中有 *ELOVL4* 的纯合突变[13]。

一些红斑角化病家族（不合并其他异常）没有发现到目前为止已经发现的任何突变基因，因此将来仍可能会发现新的基因。

临床特征 红斑角化病通常生后几个月开始出现。在极少数情况下，皮损可能出现较晚，到儿童晚期或成年早期才发生。有些患者出生时就可能出现红斑，斑块在儿童期逐渐进展，此后趋于稳定。皮损到成年期改善的报道极少。

患者皮损表现为边界清楚的、红斑性和角化过度性斑块，边缘突起、不规则（图 131.1）。皮损轻重程度不等。如果肤色较深，皮损可呈色素沉着（图 131.2）。表面可有细小鳞屑。皮损常呈对称分布，可发生在任何部位，但好发于四肢伸侧、臀部和面部。皮损范围大小不一，可局限，也可全身泛发。可有轻微的瘙痒或皮肤灼热感。PSEK 和 EKV 之间有很大程度的临床症状的重叠，主要区别是 EKV 患者可有游走性红斑。这种患者的皮损可随时间迁移，持续数小时到数天。有些病例类似匐行性回状红斑，特点是可变性的 1～2cm 宽的红斑，排列成环形花环状或螺旋形[6,14]。手掌和足底可正常或呈 PPK 表现，通常表现为细薄的红斑鳞屑（图 131.3）。携带 *GJA1* 基因突变的患者可能出现指甲近端呈瓷白色表现[8]。皮损受情绪，物理因素如温度变化（病变通常在夏季严重、冬季改善），摩擦或压力，紫外线照射和激素水平等影响。不同的患者、来自同一家族的不同患者以及同一患者在不同时间，其临床特征均存在很大的差异性。

EKVP 不会威胁生命，也不影响健康。但是，会由于皮肤外观和症状导致社交障碍，而影响患者的生活质量。

鉴别诊断

广泛分布的红斑和角化过度病变的皮肤疾病

EKVP 的皮损可能广泛，但不泛发全身，因此不应与其他皮肤疾病如遗传性鱼鳞病混淆。与由 *CX26* 突变引起的角膜炎-鱼鳞病-耳聋（KID）综合征（综合征型鱼鳞病）的特殊病例可能较难鉴别。有红斑和角化过度性皮损的患者通常是局限性的，但也可出现弥漫性的角化过度。还可有其他异常表现，例如合并类似皮革样外观的 PPK、角膜炎、耳聋和鳞状细胞癌的风险增加。

局限分布、边界清楚的红斑和角化过度病变的皮肤疾病

EKVP 需与其他局限性、边界清楚的红斑和角化过度的皮肤疾病鉴别，根据是否合并相关畸形，分两种情况。

如果合并相关异常，则需要考虑由 *AP1S1* 基因突变引起的 MEDNIK 综合征（一种以智力发育迟缓、肠病、耳聋、周围神经病、鱼鳞病和皮肤角化症为特征的独特的综合征）的诊断[15]。

如果不合并相关异常，则需和以下疾病鉴别：

- 银屑病可于婴儿期起病，表现界限清晰的红色角化性斑块，其他家庭成员也可能患银屑病。
- 毛发红糠疹（pityriasis rubra pilaris）是一种与银屑病表型相关的丘疹鳞屑性疾病，该病偶见常染色体显性遗传。本病表现为界限清楚、融合成片的红色斑

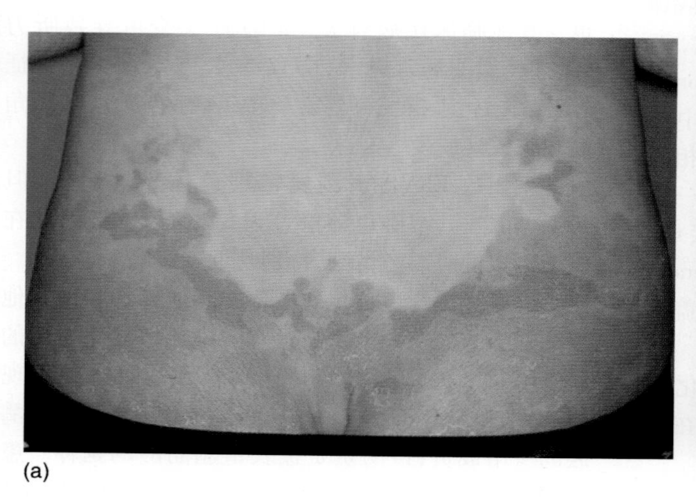
(a)

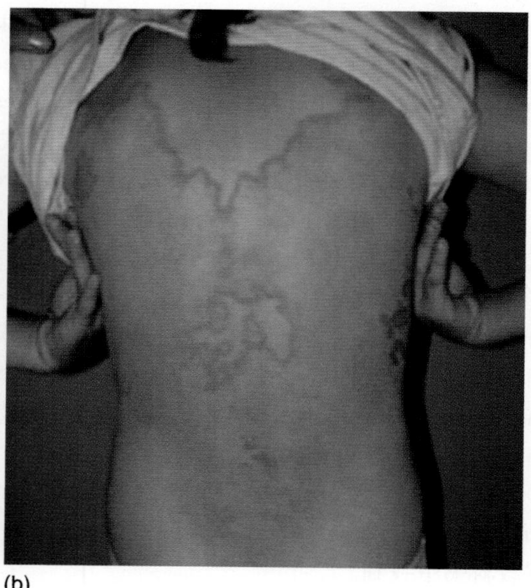
(b)

图 131.1 （a）和（b）患者表现为界限清晰、红斑和角化过度斑块，边缘突起、不规则

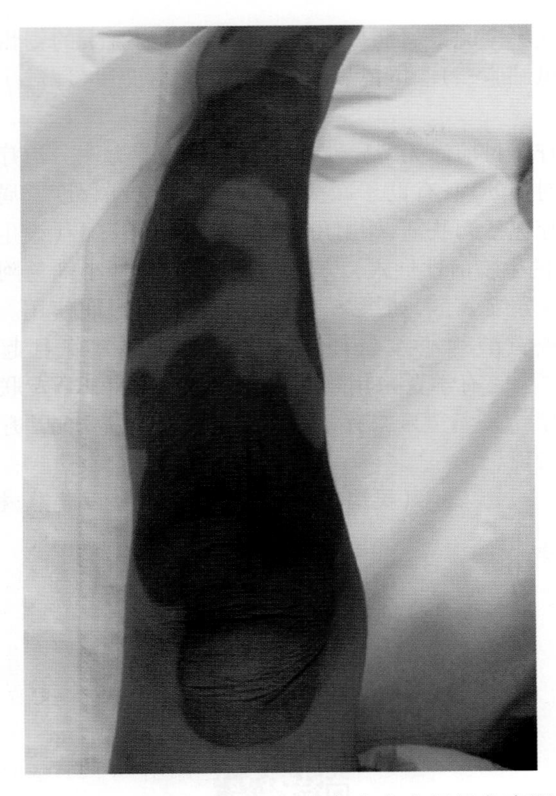

图 131.2 深肤色儿童的红斑角化病皮损呈色素沉着表现

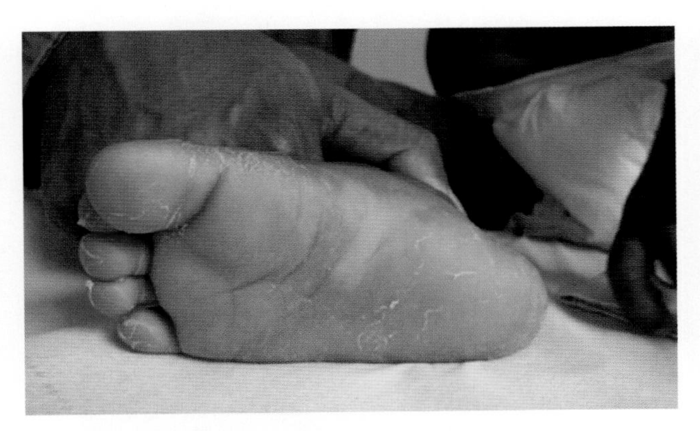

图 131.3 掌跖角化病的手掌足跖表现为细薄的红斑鳞屑

块，其间散布正常皮岛，可见毛囊角化性丘疹、PPK 和缺乏银屑病相关的指甲改变。皮肤组织病理学表现为交替出现的正角化过度和角化不全，棘层增生伴表皮突增宽、毛囊角栓，真皮淋巴细胞浸润和表皮缺少中性粒细胞。发病年龄从 4 个月到 36 个月不等。已证实毛发红糠疹由 *CARD14* 基因的杂合突变所致，*CARD14* 是已知的核因子 κB 信号激活剂，也与其他炎症性疾病有关[16]。

- 由 *KRT1* 或 *KRT10* 基因突变引起的角蛋白鱼鳞病的某些类型，尤其是以迁移性环形红斑为特征的疾病，容易与 EKVP 混淆。疣状角化过度和 PPK 也可见于 Curth-Macklin（高起）状鱼鳞病。
- KLICK 综合征（KLICK syndrome）中也可见到局限的、界限清楚的红斑和角化过度性皮疹，在一些皱褶部位可见线性分布的轻微角化过度和轻度的手指（足趾）缩窄带[17]。
- EKVP 也不应与婴儿期发生的遗传性掌跖角化病混淆。当皮损仅局限在手掌和足底时则很容易鉴别。但如果皮损扩散到后背、前臂后侧、大腿前侧、膝盖、肘部、跟腱或口周区域时，鉴别就比较困难。然而，与掌跖角化病相反，EKVP 的掌跖病变并不是其最显著的临床特征。
- 兜甲蛋白角化病（loricrine keratoderma），属于伴鱼鳞病的掌跖角化病的一种，是一个重要的需要鉴别诊断的疾病[18]。本病由兜甲蛋白基因突变引起。皮损在出生时就出现，有时最初表现为胶样儿[19-20]，或在婴儿期晚些时候出现。本病表现呈异质性，严重程度不等。皮损可泛发或局限，与 EKV 极其相似。发生局限性病变时，最独特但又不持续的特征是蜂窝状 PPK 伴手指（足趾）缩窄（假阿洪病）（图 131.4）。组织学可能有助于诊断（见下文）。

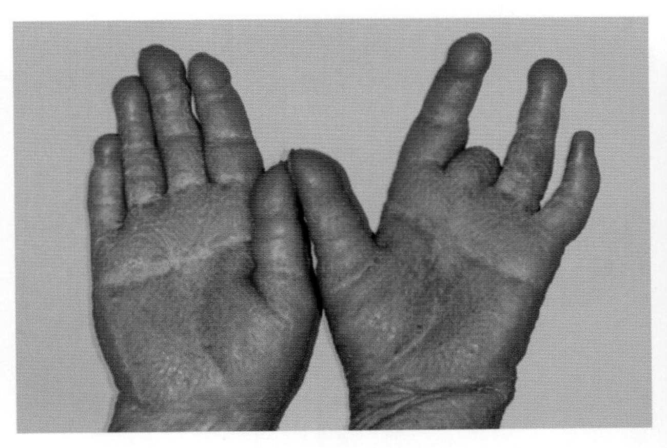

图 131.4 兜甲蛋白角化病患者可见掌跖角化病和手指缩窄（假阿洪病）

实验室检查和组织学表现 EKVP 的诊断依靠特征性的临床表现，组织病理学无特征，但皮肤活检可能有助诊断[21]。角质层通常正角化过度，有时有角化不全。表皮呈不规则棘层增厚和各种明显的乳头状瘤样增生。真皮层可见轻微血管周围炎性浸润。PSEK 和 EKV 之间有鲜明的特征区别，EKV 中存在正常颗粒层。来自不同研究报告显示电镜下可观察到角质颗粒和核周凝聚角蛋白丝的数量减少。PSEK 中（图 131.5）[22]可看到更多特殊的表现，角化不全常见大细胞核和残留细胞，颗粒层可见细胞空泡状及嗜碱性颗

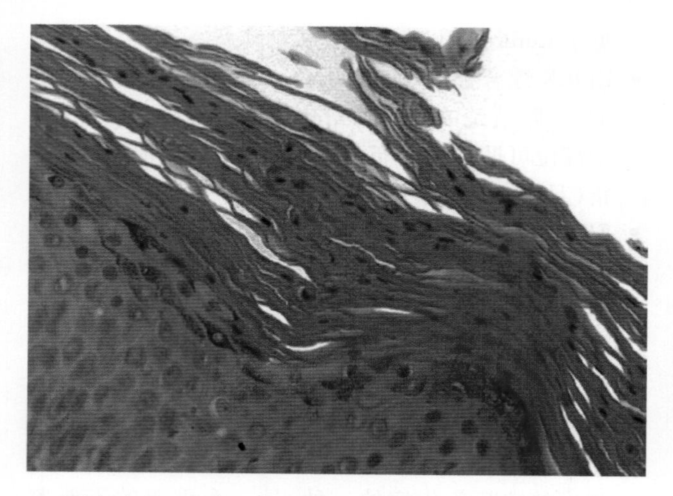

图 131.5 表皮上部可见明显的角化过度、角化不良细胞,角质层中可见“残留细胞”(×400,HE 染色)

粒,角化不良并不罕见。电镜下可见增大的透明角质蛋白和大量的角质颗粒,颗粒层细胞被描述为具有薄膜结构和异常的管状结构。角质层厚度常超过 35 层,并存在角化不良细胞和板层小体。

兜甲蛋白基因突变引起的鱼鳞病和兜甲蛋白角化病与 EKVP 具有某些相似的组织学特征,表皮也具有角化不全的银屑病样改变(研究显示为凝聚的锯齿状嗜碱细胞核)。电镜显示颗粒层内富含兜甲蛋白。

治疗 目前尚无特异性和疗效明显治疗方法。治疗常是对症处理,有助于减少皮损厚度和发红程度。局部治疗包括润肤剂、外用角质松解剂或卡泊三醇(维生素 D_3 的生物活性形式)[23-24]。口服疗法包括小剂量阿维 A 或异维 A 酸,如果患者准备怀孕则需短期使用。系统视黄酸须小剂量使用。疗效通常非常好且起效快[25-26]。有学者采用视黄酸加补骨脂素和 UVA 联合治疗[27]。希望未来有针对连接蛋白缺陷的靶向治疗方法出现。

(吴福根 译,李萍 方晓 罗晓燕 校)

参考文献

见章末二维码

第 132 章 Netherton 综合征

Wei-Li Di, John Harper

摘要

Netherton 综合征(Netherton syndrome, NS)是一种常染色体隐性遗传病,以鱼鳞病样红皮病、套叠性脆发(一种特殊的毛干缺陷)、特应性体质三联征为特征。NS 的致病基因为定位在常染色体 5q32 上的 *SPINK5*(丝氨酸蛋白酶抑制剂 Kazal 5 型),该基因编码淋巴上皮组织 Kazal 型相关的抑制剂(lymphoepithelial Kazal type-related inhibitor, LEKTI),LEKTI 蛋白是一种丝氨酸蛋白酶抑制剂,分布于人正常表皮棘层和颗粒层的最上层。在 NS 患者中,LEKTI 表达缺失会导致丝氨酸蛋白酶增加,尤其是激肽释放酶(kallikrein, KLK)——KLK5 和 KLK7,从而严重损害皮肤屏障的结构和功能。患儿在出生后不久病情严重,常出现危及生命的并发症,包括高渗性脱水、体温过低和败血症。重症患者全身性红皮病将会持续终生,而轻症病例则通常发展为特征性迂回线状鱼鳞病。NS 与特应性皮炎有许多的共同临床特征,如高 IgE 血症。治疗以保护皮肤屏障为基础,通常使用软膏基质的润肤剂作为治疗的主要手段。由于 NS 患者皮肤屏障功能差,药物透皮吸收率高且系统副作用大,外用糖皮质激素和钙调神经磷酸酶抑制剂治疗作用有限,建议最好避免使用该类药物。静脉注射免疫球蛋白已经被证明有一定益处,新的试验性治疗方法包括:丝氨酸蛋白酶抑制剂靶向治疗和潜在的基因治疗。

要点

- Netherton 综合征的婴儿早期可能有生命危险。
- 丝氨酸蛋白酶抑制剂 LEKTI 的缺乏可引起皮肤屏障严重受损。
- Netherton 综合征与特应性皮炎有着许多相同的免疫学和临床特征。
- 疾病早期给予良好的支持治疗可改善预后。
- 令人振奋的试验性治疗新方法正在开展中:丝氨酸蛋白酶抑制剂的靶向治疗和潜在的基因治疗。

引言和历史 Netherton 综合征也称 Comel-Netherton 综合征,是一种罕见的常染色体隐性遗传病,以鱼鳞病样红皮病、套叠性脆发(特殊的毛干缺陷)、特应性体质三联征为特征。1949 年,Comel 首次将其描述为一种新型的先天性鱼鳞病[1],当时他报道了一名年轻女性患者,表现为迁移性匐行性红斑且周围有特征性双轨鳞屑,并将该疾病命名为迂回线状鱼鳞病(ichthyosis linearis circumflexa, ILC)。1958 年,Netherton 报道了一例女孩在其 4 岁时出现先天性鱼鳞病样红皮病(congenital ichthyosiform erythroderma, CIE),并伴有稀疏的脆发,进一步检查发现其毛发呈独特的结节性脆性畸形,称之为竹节发[2];还有些头发表现为扭曲发。该患者还伴有反复呼吸道感染和后来发生的血管性水肿。

1961 年,Marshall 和 Brede[3]描述了一个具有相似临床病史的儿童。1964 年,Wilkinson 和他的同事[4]提出将先天性鱼鳞病、竹节发和特应性疾病三者组合命名为 Netherton 病。他们建议把毛干上球-凹形式的异常命名为套叠性脆发。由于文献报道的 NS 病例越来越多,Altman 和 Stroud[5]认为 NS 与有特定皮肤表现的 ILC 存在联系,并建议两者可视为同一疾病。

1974 年,Mevorah 和他的同事[6]确定了 NS 和 ILC 之间的临床统计学关系。所有 ILC 病例经仔细检查后均发现有套叠性脆发且均有特应性疾病的表现。

病因和发病机制 据估计,每 20 万名婴儿中就有 1 名患有 NS[7],先天性红皮病的患者中有 18% 是 NS[8]。新生儿的高死亡率及高误诊率可能是 NS 真实发病率被低估的原因。NS 在男女中的患病率均等,尽管最初认为 NS 在女性中多见[9]。然而,Traupe[10]认为轻度 ILC 病例中女性相对更多,而最严重的 CIE 引起早期死亡的病例是男性比女性多。男性患者的病情似乎比女性更严重[10-11]。NS 具有常染色体隐性遗传模式,发生在健康父母的后代中,特别是在兄弟姐妹结婚的近亲家庭[9,12]。

NS 的致病基因是 *SPINK5*(丝氨酸蛋白酶抑制剂 Kazal5 型),定位于染色体 5q32 上[13-14]。*SPINK5* 基因有 34 个外显子,跨度为 73.31kb,该基因包含 38 个不同的 GT-AG 内含子,位于大多数脊椎动物外显子起始和末端的两侧。至今已报道 *SPINK5* 基因有 80 个以上不同的突变位点[7,13-39]。除外显子 28~34 外,突变可分布于每个外显子内和内含子-外显子交界处，而外显子2~8和外显子21~26为高频突变区。这些突变包括无义突变、剪接位点突变、小核苷酸缺失和插入。所有突变可能是通过mRNA加速衰变引起编码区立即提前出现终止密码子或移码突变产生提前终止密码子，导致*SPINK5*基因表达极低或缺失[7]。

NS患者有两个相同的*SPINK5*基因突变位点（纯合子），罕见情况下可有3~4个*SPINK5*突变点[40]。隐性遗传模式的患者父母均为无症状的杂合子携带者，根据孟德尔原则，再次怀孕出现该病的风险为25%[41]。然而，有一种情况例外，即单亲二倍体。这种遗传学状况是指一对染色体都来自父亲或母亲一方[42]。有研究发现NS患者中5号染色体均来自母亲的同一条染色体[13,17]。虽然单亲二倍体很罕见，但在进行NS的突变筛查和遗传咨询时应该考虑到有这种情况。

*SPINK5*基因全长3 648bp，编码一个由1 094个氨基酸组成的蛋白质，即淋巴上皮Kazal型相关抑制剂（lymphoepithelial Kazal type-related inhibitor，LEKTI），分子量为124.1kDa，等电点（pI）为7.7。LEKTI蛋白是一种丝氨酸蛋白酶抑制剂，含有15个Kazal型相关抑制结构域。它在许多组织中均有表达，包括胸腺、上皮组织、口腔黏膜、扁桃体、甲状旁腺和前庭大腺[13,16,43]。因为NS患者的皮肤表现严重，LEKTI在皮肤和角质形成细胞中的生物学作用在过去10年中得到了广泛的研究。其中，原位杂交和免疫组化研究表明，*SPINK5*基因及其编码蛋白LEKTI定位于正常人表皮棘层和颗粒层[13,44]。角质形成细胞内合成的LEKTI前体被迅速处理为蛋白水解片段，并分泌到细胞外。在表皮和条件培养基中已经发现了5个以上不同分子量的分泌型LEKTI片段[45-46]。体外研究也证实，全长的LEKTI及其片段能够抑制多种丝氨酸蛋白酶，如纤溶酶、胰蛋白酶、弹性蛋白酶和组织激肽释放酶（kallikreins，KLKs），尤其是KLK5和KLK7[28,47-49]。KLK5是主要丝氨酸蛋白酶之一，在表皮的最上层表达。它具有典型的丝氨酸蛋白酶催化结构域，在表皮的主要生物学作用是通过降解桥粒黏蛋白Ⅰ（一种桥粒蛋白）的黏附性细胞外结构以引起脱屑，从而维持表皮浅层的完整性。被激活的KLK5进一步激活其他KLKs，包括KLK6、7、8、11、13和14，它们可以协同破坏桥粒的稳定性，随后启动皮肤的蛋白水解反应[50-51]。NS中KLK5活性增强导致皮肤屏障缺陷的病理机制在转基因KLK5小鼠中得到了进一步的证实，并且NS的皮肤和系统特征在小鼠模型上被成功复制[52]。

LEKTI蛋白通过以pH依赖的方式与KLK5形成抑制性复合物来调控KLK5的活性[45]。在酸性pH条件下，LEKTI-KLK5抑制复合物在正常皮肤的上表皮层发生分离，从而允许无抑制剂的KLK5降解桥粒[53]。在NS患者中，LEKTI表达缺失引起表皮中无抑制剂的KLK5增加，导致颗粒层和角质层下部的桥粒被提前降解，蛋白酶激活受体（protease-activated receptor，PAR2）-核因子受体（nuclear factor κB，NF-κB）途径介导的炎症被激活，进一步损害皮肤屏障[53-56]。以下两项研究有助于进一步了解LEKTI在表皮功能丧失的病理生理途径：①LEKTI表达缺失致KLK5过度激活，除了可引起桥粒降解外，还可上调表皮蛋白酶弹性蛋白酶2，导致（原）微丝蛋白过度降解和皮肤屏障角质细胞间脂质变化[57]；②一旦LEKTI-KLK5复合物被分离，无抑制剂的KLK5被蛋白裂解酶（一种跨膜丝氨酸蛋白酶）激活，这种蛋白酶可进行有效的自我激活，从而启动蛋白水解级联反应[53,58-59]。还有其他研究表明，caspase 1[60]和caspase 14[61]也可能是LEKTI作用的靶标，但仍需要进一步阐明它们实际的病理生理关系。

由于NS与特应性皮炎（atopic dermatitis，AD）有许多共同的临床特征，研究发现特应性皮炎患者*SPINK5*基因具有单核苷酸多态性（single nucleotide polymorphisms，SNPs）。早期的研究表明，引起LEKTI蛋白氨基酸替换（p. Glu420Lys）的*SPINK5*基因c. 1258g>A的多态性与特应性疾病和AD相关[62-65]。另一项研究表明*SPINK5*基因多态性与AD儿童的疾病严重程度和食物过敏有关[66]。尽管在法国、德国和爱尔兰/英格兰地区的AD病例中进行的一些全基因组关联研究显示*SPINK5* Glu420Lys单核苷酸多态性与AD没有显著关系[67-68]，但最近的一项功能研究证实Glu420Lys的多态性可导致LEKTI蛋白水解酶活性异常，这表明SNP与AD相关[69]。

病理 一项来自67例经LEKTI免疫组化阴性和/或*SPINK5*基因突变证实为NS患者的80份活检标本的研究显示，最常见的组织学改变为银屑病样增生。此外，也有少见或以前未报道的发现，包括伴大细胞核的致密的角化不全、角质层下或角质内裂隙、表皮上层或角质层出现透明细胞、角化不良、真皮中性粒细胞和/或嗜酸性粒细胞浸润以及真皮浅层血管扩张[70]。另一个特征是海绵样水肿，通常在表皮下层的细胞层更为明显。

皮肤的超微结构研究显示角质形成细胞的终末分化受到抑制，角质化过程受损。电镜下，观察到外核层细胞处于在向角质细胞过渡的不同阶段。角质层黏附性不如正常人，角质层的角质细胞含有大量的细胞内脂滴、核膜和包涵体。桥粒连接和张力丝数量减少使得角质层变得松动[71-72]。

颗粒层表现为角化障碍或者不完全角化，可见少量不规则散在的角蛋白丝，角质透明蛋白几乎完全缺失。颗粒层中的角质形成细胞不像正常皮肤那样扁平，并且含有大量的包涵体[10,72-74]，这在其他鱼鳞病中没有报道[10]。对表皮屏障功能至关重要的脂质，在角质层-颗粒层交界处的形成和释放也受到干扰[75]。

NS 中板层小体的分泌不仅发生在角质层-颗粒层交界处，也发生在颗粒层下 4 层或 4 层以上的细胞外间隙和棘层上部。过早分泌的板层小体未经处理。在一些存在角化包膜的区域，板层小体薄片明显被拉长，但未发现如正常皮肤中完全加工成熟的板层膜结构[71]。角质层下部的细胞外腔内可见梭形扩张，内含电子致密物质，这可能会干扰板层小体向成熟板层膜结构的转化。这些电子致密物质在角质层的中上层产生了裂隙。

皮肤屏障受损是引起 NS 诸多临床表现的重要原因，如经皮水分流失、高渗性脱水、皮肤易感染和过敏。

临床特征

婴儿期表现

NS 患儿通常在出生后几天内出现先天性鱼鳞病样红皮病（图 132.1）。在新生儿期的病情往往很严重，常出现危及生命的并发症。新生儿期高钠血症、体温过低、癫痫、腹泻和反复败血症是导致出生后第一年高死亡率和发病率的主要原因[75-79]。此后病情趋于好转。

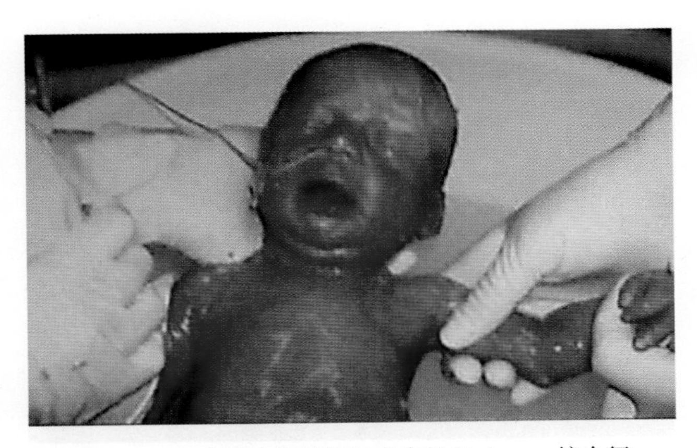

图 132.1 表现为先天性红皮病的 Netherton 综合征

皮肤表现

鱼鳞病样红皮病在出生时或出生后不久出现，可表现为轻度的斑片状到重度的全身性鱼鳞病样红皮病。重症患者全身性红皮病通常持续终生（图 132.2），而轻症病例常在 1~2 年后发展为躯干和四肢的特征性 ILC（图 132.3）[10,76-77,80]。ILC 可能是间歇性的，红斑持续 2~3 周，然后在数周至数月后消退[77]。

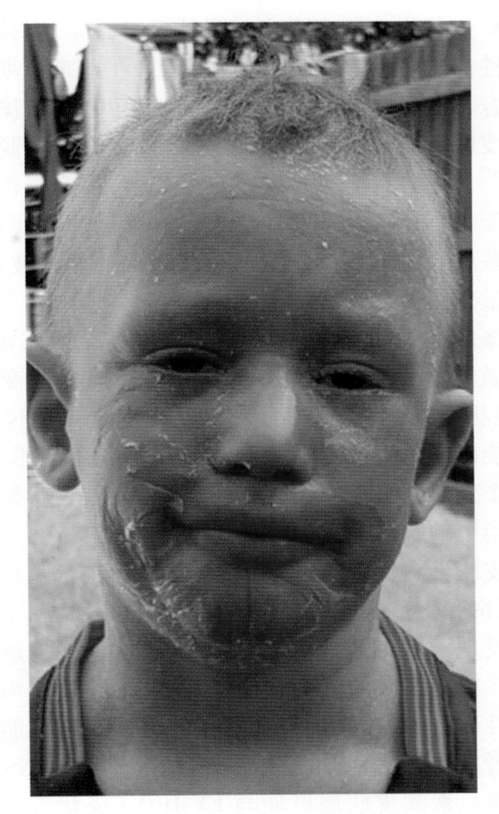

图 132.2 Netherton 综合征：为图 132.1 的男孩，展现特征性的面部外观和短发

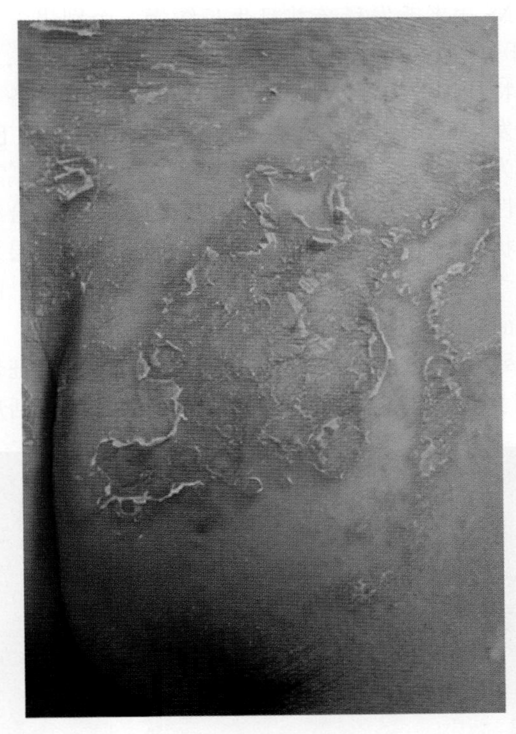

图 132.3 迂回线状鱼鳞病：迁移性匐行性红斑且周围有特征性双边鳞屑

以 ILC 症状为主的患者通常身体发育正常，而持续性全身性红皮病患者病情则较为严重，在儿童早期即出现发育不良和危及生命[10,76-77]。患者出现皮肤糜烂并伴有皮肤剥脱、瘙痒、红肿而被误诊为皮肤剥脱综合征[10,81]。患者病情有自发改善的趋势，由全身性红皮病转变为斑片状或阵发性受累。尽管病情有所好转，但一些患者由于整个儿童期至成人期的病程波动，生活质量仍然受到严重影响[77]。

瘙痒是 NS 的常见症状，尤其是在婴儿期可导致患儿易激惹[7,77]。其他皮肤表现包括苔藓样改变则与 AD 症状类似[11,77]。患者手掌和足底皮肤一般不受累，但可能出现角化过度[82]。虽然指甲通常不受影响，但也有个别研究报道有出现指甲营养不良、翼状胬肉和部分指甲的脱落[77]。

皮肤乳头状瘤样病变可发生于身体各部位如腹股沟、腋窝和生殖器区域[83-85]。有研究报道手背、上臂和外阴发现鳞状细胞癌[86-88]。Krasagakis 等[89]报道了一例皮肤曝光区域的乳头状瘤样病变，最终发展为早期侵袭性皮肤肿瘤，并认为其潜在的遗传缺陷可能是导致患者发生恶性肿瘤的原因。韦伯等[85]认为 NS 患者的非黑色素瘤皮肤癌可能与 EV-HPV（疣状表皮增生相关的 HPV）感染有关，与免疫抑制移植受者情况类似。

毛发异常

NS 患者毛发稀疏并且生长缓慢。个别患者毛发短、干燥、无光泽且质脆，在断裂前仅生长几厘米，并显示出特征性的尖状外观（图 132.4）[77,90]。身体各个部位毛发均可出现异常，包括头皮、眉毛、睫毛和体毛，可表现为套叠性脆发症、结节性脆发症和扭曲发[3,4,90]。结节性脆发症和扭曲发也是各种其他疾病和综合征包括甲状腺功能减退[91]、门克斯毛发病[92]、外胚层发育不良[93]、线粒体疾病[94]和精氨酸琥珀酸尿症[95]的重要特征。

另一方面，套叠性脆发症被认为是 NS 的特征性表现[80]。套叠性脆发症很容易在光学显微镜（包括皮肤镜）下识别，可观察到“高尔夫球杆”或“火柴棒”样结构，但电镜下可获得最好的证实。它是一种由远端毛干内陷，近端发干呈杯状扩张的发干球-凹形式异常（图 132.5）[4]。套叠性脆发症其内陷通常发生在毛皮质短暂角化缺损部位，该缺陷是由于皮质纤维蛋白巯基不完全转化为二硫键所致。这种不完全转化提示毛发角蛋白结构交联减少和其导致的皮层细胞间的黏着性减弱。这一缺陷导致毛发生长向上推动时，局部软化的毛干被迫套叠入更为牢固的远端发干的膨大部，形成典型的套叠性脆发畸形[90,96-97]。据报道，套叠性脆发症在 11 天大的婴儿中即可见到[98]，但在婴儿早期通常不明显。由于 NS 患儿头发稀少，无法获得足够的样本，导致检测存在一定的困难。即使通过显微镜观察，也不是所有的毛发都会发现明显异常而作出诊断。在作出最终诊断之前，通常需要在一段时间内多次重复对毛发的显微镜检查[99]。在某些情况下，电子显微镜只能观察到内陷结节的近端，呈现具有代表性的“高尔夫球座”结构，这可能是诊断套叠性脆发症的唯一线索[99]。Powell 等[100]发现在 NS 患者中，眉毛套叠性脆发的密度与头皮毛发相比明显增加（大约 10 倍），因此同时检查眉毛和头皮毛发将增加诊断的阳性率。在某些 NS 病例中，只能检测到绒毛[101]或眉毛[5,96,102-103]出现异常。毛发异常在儿童时期随着年龄的增长，症状逐渐改善[103-104]，尽管外观可能接近正常，但毛发永远无法恢复至正常状态。目前尚无针对套叠性脆发症的有效治疗方法。如果脱发明显，患者可能需要考虑戴假发。

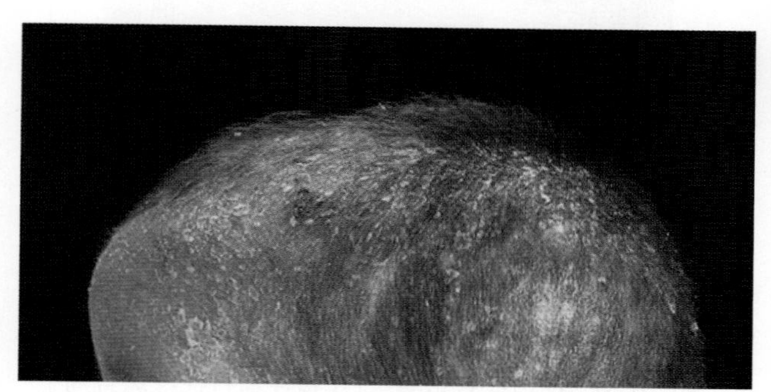

图 132.4 Netherton 综合征：头发短且易断，具有典型的尖状外观

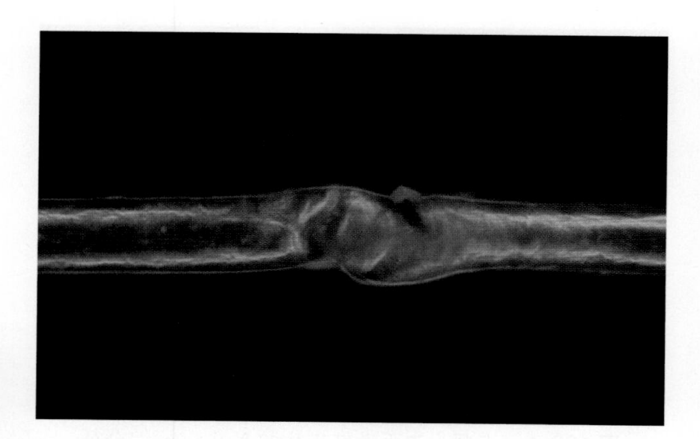

图 132.5 套叠性脆发：远端毛干套叠，近端发干呈杯状扩张导致发干球-凹形式异常，是 Netherton 综合征的特征性表现

扭曲发和结节性脆发症是 NS 患者另外两种最常见的毛发异常。结节性脆发症是毛干受到明显损伤后出现的异常状态。头发变脆易折断，并且在发干上可检测到数个规则排列的苍白色梭形小结节[104]。正常毛发受到外来损伤后，或者在毛发角蛋白合成缺陷的

情况下，即使受到轻微损伤，都会导致毛发变得异常脆弱。毛发角质层缺失，皮质暴露，其完整性遭到破坏后，随后毛发发生纵行断裂，断裂的两端发干裂成很多细丝。结节性脆发症可见于局部或累及全部毛发[105-106]。扭曲发是毛发纤维沿长轴扭转成螺旋状。毛小皮虽然完好无损，但在纤维扭曲的过程中会产生压力，使其角质层和内部毛皮质发生纵向断裂，从而导致毛发纤维出现薄弱点，质脆易折断[107-108]。

特应性表现与过敏

特应性体质是所有NS患者的临床特征[77,82]。特应性皮炎、哮喘、荨麻疹、血管性水肿和变应性鼻炎常以各种不同的方式发生在NS患者中[7,77,82,109]。NS患者经常具有特应性疾病的阳性家族史。有些患者甚至可能同时伴有数种特应性特征。食物过敏很常见，尤其是坚果、鸡蛋和牛奶易引发过敏反应[9,82,106]。有时，患者可能出现诸如特应性皮炎的迟发性超敏反应[5,110-111]，但过敏性的血管性水肿则更为常见[7,77]。皮肤点刺试验或放射变应原吸附试验（RAST）显示患者经常对屋尘螨、草粉和猫皮屑变应原发生阳性反应。患者外周血嗜酸性粒细胞增多且血清中IgE水平显著升高，通常为400～15 000U/mL[9,77,82,103,112-113]。

免疫异常与感染

NS患者经常反复发生皮肤、鼻窦和肺部感染[7,77]。反复感染被认为是由潜在的免疫缺陷导致[10,86,114]。据Greene和Muller[9]报道，其研究的45名患者中，有12名患者发生反复感染，其中6名患者血清IgG水平下降。Judge等[77]在1994年发现，两名NS患者的IgG_2亚类减少，另外两名没有出现临床显著病毒感染的患者，其自然杀伤细胞数量也减少。然而，大多数NS患者除了血清IgE水平显著升高外，其余免疫球蛋白为正常水平。

Stryk等[115]报道3例反复发生肺结核的NS患者对细菌多糖抗原的选择性抗体缺乏。这项研究强调了对蛋白质和细菌多糖的功能性抗体检测的重要性，而不是仅仅依靠IgG亚类水平进行评估。对这些患者，使用预防性抗体通常可以控制患者的感染率[116]，但某些患者则需通过静脉注射免疫球蛋白来预防感染。缺乏的抗体反应可能仅仅代表成熟延迟，因此连续性的免疫系统评估则显得至关重要。

NS患者所遭受的复发性或慢性皮肤感染包括：细菌性感染如金黄色葡萄球菌（包括耐甲氧西林金黄色葡萄球菌）、白念珠菌感染和病毒感染（如单纯疱疹病毒和人乳头状瘤病毒）[10,117]。其他感染如结膜炎、中耳炎和细菌性阴道病[118]也有报道[77,79,119]。Gross等[120]记录了一例与疫苗相关的脊髓灰质炎病例。其中一些感染会导致严重的败血症，特别是幼儿期，甚至会危及生命，从而导致儿童患者死亡率高[7,79,121]。Renner等[23]对NS患者进行大量的免疫学研究后发现其接种肺炎疫苗和噬菌体phiX174后记忆B细胞减少和出现缺陷反应。同时发现NS患者出现Th1表型倾斜，促炎细胞因子IL-1β、IL-12、TNF-α、粒细胞-巨噬细胞集落刺激因子、IL-1受体拮抗剂水平升高，自然杀伤细胞毒性降低，尽管NS患者体内自然杀伤细胞的绝对数量正常或升高。

生长发育

患儿生长发育受限是主要问题，尤其在一岁以内。这归因于机体高代谢率以及皮肤屏障缺陷，引起液体流失和反复感染[77]。这些患儿通常伴有慢性腹泻和吸收不良，从而一步延缓了生长发育的进程。空肠活检显示有相当比例的患者出现绒毛萎缩：Pradeaux团队研究发现3/5的患者空肠活检显示有绒毛萎缩[122]，Bitoun团队报告的比例是26%[7]。营养支持是早期健康管理的重要组成部分，有助于维持生长发育。对于大多数患者，建议采用低过敏性饮食，对于婴儿，尤其是伴有腹泻和发育不良者，推荐采用基于氨基酸配方的奶替代品进行喂养。定期接受营养师的指导是十分必要的。

出生后第二年，大多数患儿的体重增长明显改善，但仍然存在一定程度的发育迟缓，在婴儿早期受影响最严重的患儿生长发育依旧低于第25百分位[6,74-75,77,102,123]。Greig和Wishart[123]回顾了34例NS患者的生长情况，发现12例低于第3百分位，2例低于第10百分位。身材矮小是NS患者的典型特征。

NS患者神经发育通常是正常的。少数患者报告轻度智力迟钝，推测可能是新生儿时期诸如高渗性脱水后脑溢血不良事件造成的[77,82,124]。

其他临床特征

高渗性脱水和低体温是NS新生儿发病和死亡的主要原因[7,9,75,125]，其发病机制是因皮肤屏障受损[71]引起的经皮失水明显增加[9,75]。虽然并未发现相关的肾脏特异性疾病，但间歇性氨基酸尿症在NS中有报道过[9]。

NS患者中伴有的其他异常包括：输尿管积水、左心发育不全、肺动脉闭锁、偏侧肢体肥大、急性双肾血栓形成[6,75,126-128]。

诊断　NS在婴儿早期通常以红皮病和严重发育不良为主要表现，通常确诊困难。其主要的鉴别诊断是Omenn综合征，但在临床实践中，常易误诊为特应性皮炎，但有一个重要的鉴别线索是局部使用糖皮质激素无效，而且可以迅速导致糖皮质激素毒性和库欣样特征。

自从发现了与 NS 相关的基因(*SPINK5*),现在可以对 NS 中已知的突变进行 DNA 分析,这将有助于诊断。还有一个更快速的检测是通过使用一种具有 LEKTI 的特异性表位蛋白质(C 端)的抗体进行免疫组织化学方法来寻找皮肤中是否存在 LEKTI,通过使用这种抗 LEKTI 抗体可以检测到 LEKTI 表达的缺失(图 132.6)。因此,与正常皮肤相比,如果 LEKTI 表达缺失或明显降低,是诊断 NS 的重要依据。在石蜡包埋组织上进行免疫染色试验,可在 24h 内获得结果[129]。其他检查应包括:血常规和血生化,全面的免疫筛查排除潜在免疫缺陷,总 IgE、特异性 IgE 以及常见的特异性过敏原,皮肤活检,并对毛发样本进行显微镜检查(皮肤镜检查或使用剪下并非拔下的毛发进行光学显微镜或电子显微镜检查)。遗憾的是,红皮病型婴儿没有或仅有极少的头发,因此建议检查眉毛[100];但是检测出套叠性脆发的概率极低。诊断 NS 需要重复采集毛发样本。通常情况下,6 个月左右可以确认套叠性脆发,但诊断往往需要更长的时间,甚至数年。较晚确诊的患儿通常只有很小比例的头发受累,需要从头皮上的不同部位取样。

"Leiner 病"是一个古老的术语,常用于描述伴有红皮病、稀疏头发、腹泻和生长发育受限的婴儿。这些婴儿中有许多都患有 NS。Glover 等[130]对 5 例"红皮病、发育不良和腹泻"的患儿进行临床研究,发现有 4 名患者的临床特征与 NS 一致。这些婴儿经常需进行全面的免疫、代谢或营养缺陷方面的检查。

治疗和预后　到目前为止,还没有治愈 NS 的有效方法。定期应用软膏型润肤剂(如 50 : 50 混合的白色软石蜡和液体石蜡)是治疗的主要方法。外用糖皮质激素对治疗没有帮助,反而会增加经皮吸收的风险。在婴儿期尤其需要警惕,因为外用糖皮质激素可能会导致系统性副作用和库欣综合征[77]。

局部外用钙调神经磷酸酶抑制剂(如他克莫司和吡美莫司),治疗 NS 尚存在争议。Allen 等[131]报告了 3 例局部使用他克莫司治疗的 NS 患者,由于经皮吸收增加,他克莫司血药浓度显著升高。Bens 等[132]则发现通过仔细监测血药浓度来获得了有效的治疗。

Small 和 Cordoro 报告了两例 NS 模拟脓疱型银屑病患者,对静脉注射免疫球蛋白的治疗反应良好[133]。视黄酸治疗效果不确定,一些研究报告有效[10],另一些研究则显示没有实质性的改善[77]。根据作者的经验,口服视黄酸(阿维 A)没有治疗作用,在某些情况下甚至会使皮肤状态恶化,引起广泛的皮肤糜烂。

其他已经尝试并报告有效的有前景的治疗方案包括奥马珠单抗(抗 IgE)[134]和英夫利西单抗(抗 TNF)[135];然而,这些病例报告尚未进行正式的临床试验。有证据表明 NS 患者中抗 IL-17/IL-23 的表达升高[136],增加了 IL-17 靶向治疗策略的可能性。

丝氨酸蛋白酶抑制剂靶向治疗

随着对 NS 发病机制的进一步了解,靶向针对 KLKs 特别是 KLK5 的治疗方法有了新的发展。一项体内研究表明,在 LEKTI 缺陷的新生小鼠中,*KLK5* 基因

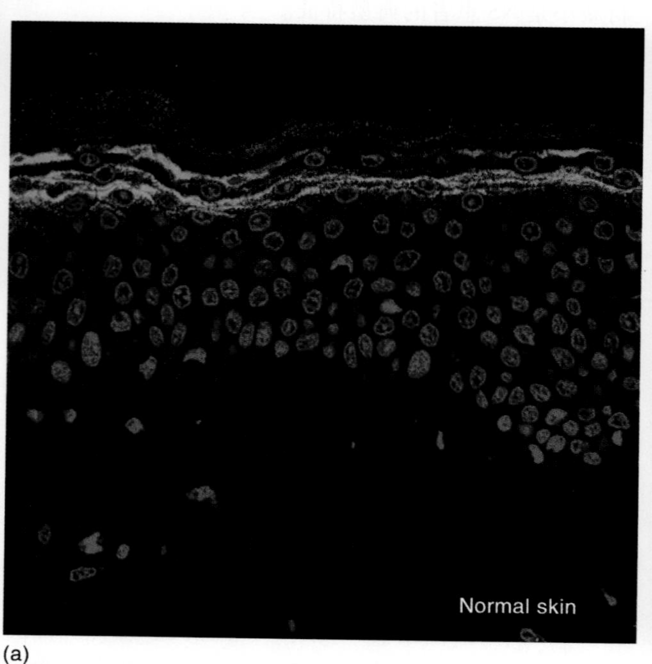

(a)

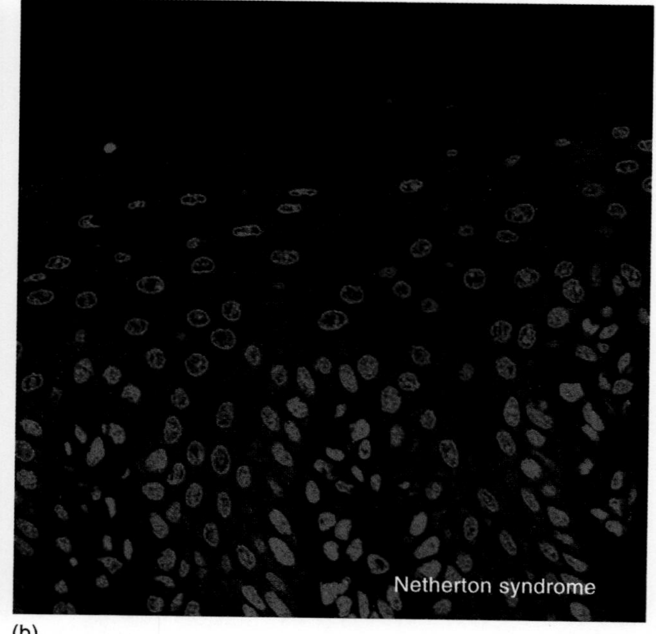

(b)

图 132.6　使用多克隆抗体对(a)正常皮肤和(b)Netherton 综合征患者皮肤中的 LEKTI 蛋白进行染色。结果显示 Netherton 综合征患者皮肤 LEKTI 染色几乎完全缺失

敲除可避免新生小鼠死亡，逆转严重的皮肤屏障缺损，恢复表皮结构和预防皮肤炎症[137]。一例NS患者通过外用含有碳酸氢钠、40%氧化锌和KLK5抑制剂的软膏治疗后，皮肤剥脱、高血压、高钠血症和碱中毒明显改善[138]。在过去10年中已对该领域进行了深入研究，并有越来越多KLK抑制剂应用的报道[139-140]。然而，所有的研究都是以实验室为基础的，目前为止还没有发表任何治疗试验结果。

基因治疗的潜在可能

随着高效率转基因系统技术的发展，将外源DNA导入角质形成细胞干细胞，并得益于培养技术的进步，使得角质形成细胞干细胞在实验室中被培养成上皮层，并移植回供体[141-142]，NS患者的基因治疗逐渐被开发。患者皮肤活检中获得的角质形成细胞转染野生型*SPINK5*基因慢病毒载体，然后将校正后的细胞培养成表皮层，有可能将其移植回患者体内。这一治疗策略已在人/鼠嵌合模型中进行了研究，结果表明，即使在移植皮肤中存在相对较低数量的LEKTI表达细胞，由NS患者细胞转换产生的移植皮肤具有明显的校正表皮结构作用[25]。将这一结果与LEKTI是一种分泌蛋白的事实联系起来，转基因移植皮肤可能作为“蛋白质工厂”分泌功能性LEKTI，而产生普遍有益的效果。由于相对小块的基因校正皮肤就可以达到显著的临床效果，因此特别适用于初生婴儿。基于前期临床试验，首次在体内自体皮肤移植基因治疗NS已经开始。其目的是确定慢病毒修饰自体上皮的可行性和安全性，并评估*SPINK5*基因转移是否能介导移植物内外皮肤结构的局部校正[143]。该试验已获英国基因治疗咨询委员会(Gene Therapy Advisory Committee, GTAC)及药物和保健产品监管机构(Medicines and Healthcare products Regulatory Agency, MHRA)批准，并在Clinical Trials. gov (http://clinicaltrials. gov/number)注册，标识符编号为NCT01545323。

产前诊断

已经有两个研究团队在相关家庭成员中对已知突变基因进行筛查以进行产前诊断[73,98]。

预后

出生后第一年死亡率高，尤其是新生儿期。此后，尽管NS症状持续终生，但仍有改善的趋势。全身皮肤状态和毛发异常会持续存在，并且病程中会出现急性加重。

(熊瑛 吴波 译，李萍 阎诗 王华 校)

参考文献

见章末二维码

第133章　汗孔角化病

Leslie Castelo-Soccio

摘要

汗孔角化病(porokeratoses)是一种角化异常的克隆性疾病。风险因素包括遗传、紫外线照射和免疫抑制。通常根据皮损的大小、位置和数量进行个体化治疗。为防止恶变,大多数患者需要积极干预和定期随访。可以局部外用类固醇、抗代谢药物或视黄酸类药物治疗,也可以采用冷冻、手术切除或激光治疗。

要点

- 汗孔角化病是一种角化异常的克隆性疾病。
- 本病可局限或泛发。
- 风险因素包括遗传、紫外线照射和免疫抑制。

定义　汗孔角化病是一系列角化异常的克隆性疾病,其共同特点是组织学上特征的边缘嵴状角化过度,称为角质样板层(图133.1)。临床上有五种常见的类型:经典的Mibelli型汗孔角化病(porokeratosis of Mibelli,PM)、播散性浅表性光线性汗孔角化病(disseminated superficial actinic porokeratosis,DSAP)、掌跖泛发性汗孔角化病(porokeratosis palmaris et plantaris disseminata,PPPD)、线状汗孔角化病、点状汗孔角化病[1-4]。还有一些其他的播散型,如浅表播散型汗孔角化病,以及少见的疣状斑块型汗孔角化病、DSAP的脓疱型、汗孔角化性小汗腺孔真皮导管痣、生殖器/阴茎阴囊汗孔角化病。

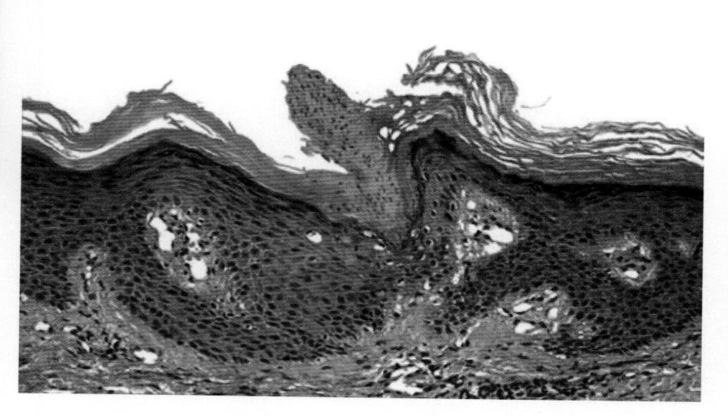

图133.1　汗孔角化病的组织病理表现,HE染色图像(×10)显示特征性的角质样板层。资料来源:Courtesy of Dr Adam Rubin.

病因　汗孔角化病的危险因素包括遗传、紫外线照射(包括离子束、放疗及人工紫外线照射)和免疫抑制[5-7]。本病可见于感染人类免疫缺陷病毒(human immunodeficiency virus,HIV)患者、淋巴瘤患者、使用免疫抑制剂治疗的移植患者和自身免疫病患者[8]。尽管汗孔角化病可以发生在更深色的人群中,大多数汗孔角化病患者的肤色较浅[9]。据报道,汗孔角化病的所有类型均可发生非黑色素瘤的皮肤癌,包括鳞状细胞癌和基底细胞癌,而线状汗孔角化病和长期存在的较大的皮损恶变风险最高[10-13],已报道皮肤肿瘤的恶变率为7.5%~11.6%。在汗孔角化病皮损的成纤维细胞来源的培养实验中,发现3号染色体的不稳定性与汗孔角化病发生恶变有关[5,14]。

在线人类孟德尔遗传数据库(Online Mendelian Inheritance in Man)中列举了九种类型的汗孔角化病。DSAP的发病可能与甲羟戊酸通路改变及*MVK*基因突变有关[15],最近新发现的相关基因还有*MVD*、*PMVK*和*FDPS*基因[15],这四个基因都参与了甲羟戊酸通路。前期对汗孔角化病患者皮损和非皮损处进行微阵列分析认定了三个候选基因:*SART3*、*SSH1*、*ARPC3*(肌动蛋白相关蛋白2/3复合物亚基3),这些基因在皮损处表达上调。角蛋白6a被认为是汗孔角化病角质形成细胞的特征性生物标志,因为在9个患者皮损标本中发现角蛋白6a是表达上调最明显的基因。既往研究发现皮损区角蛋白6A、BB、16、17、S100A7(S100钙连蛋白A7/银屑素)、A8、A9、FABP5(脂肪酸连接蛋白5,银屑病相关)、GJB2(缝隙连接蛋白β2/连接蛋白26)和SPRP1A(富含脯氨酸的小蛋白1A)的表达比非皮损区上调[16-17]。

各型汗孔角化病的发病年龄不同,线状汗孔角化病和PPPD从出生至成年期均可发病,PM在儿童期发病,而DSAP通常好发于30或40岁人群。也有一人同患多种类型汗孔角化病的报道[18]。

临床类型

Mibelli 型汗孔角化病

本病系 1889 年由 Vittorio Mibelli 首次报道,患者为 21 岁,临床表现为多环状或漩涡状斑块,中央萎缩,边缘角化隆起,含有纵向的沟槽[1],患者的父亲和同胞也患有此病。Mibelli 认为本病的损害是由于汗孔部异常角化所致,因此将本病命名为"汗孔角化病"。PM 在儿童期发病,初起皮损为浅棕色丘疹,常没有自觉症状或仅有轻微瘙痒。PM 多为常染色体显性遗传,但也有散发病例报道。随着病情的进展,丘疹缓慢扩大形成环形斑块,边缘隆起,中央萎缩。若患者出现免疫抑制,皮损可迅速增大。有患者在确诊 HIV 后患上本病的报道[19]。疾病初发之前,皮损处常常有烧伤、放疗或其他创伤史[20]。PM 的主要鉴别诊断包括点滴状银屑病和疣。曾经有皮肤 T 细胞淋巴瘤类似汗孔角化病的报道,因此也需要注意鉴别。最近有学者提出可以用皮肤镜来识别本病角化性边缘,皮肤镜下可见白色的边缘线,对应角质样板层,有诊断意义[21]。

播散性浅表性光线性汗孔角化病

在 Mibelli 报道汗孔角化病 4 年后,Respighi 描述了其浅表播散型。1967 年,Chernosky 将 DSAP(也称 Chernosky 汗孔角化病)定义为一种独立的临床疾病,其特点是好发于成人曝光部位,皮损小而不明显[22]。随后,1970 年 Reed 和 Leone 发表了 35 例不同临床表现病例的详细光学显微镜分析报告[23]。他们发现大多数病变与外分泌腺或毛囊皮脂腺导管的开口无关,并提出广为接受的命名"汗孔角化病"是错误的,但并没有提出一个更准确的命名。DSAP 的临床表现为分布于伸侧的、多发的、小的、棕色、鳞屑角化性丘疹,边缘隆起。皮损数目从数个至数百个不等,但通常在 50 个以上。患者无自觉症状或仅有轻微瘙痒。半数患者夏季皮损加重。面部皮损少见,仅不足 15% 患者累及。大多数 DSAP 患者是 40 和 50 多岁的女性,曾有大量的紫外线照射史(比如反复晒黑/日光浴或光疗的紫外线暴露)[24-25]。免疫抑制也可以诱发 DSAP[24]。DSAP 的主要鉴别诊断包括银屑病、灰泥角化病、光化性角化病、鳞状细胞癌、疣和 Darier 病。

2002 年,在 2 个中国家系中定位了 DSAP 的两个基因位点,12q23.2-24.1 和 15q25.1-26.1,2004 年又定位了一个基因位点 18p11.3[26-27]。此后,*MVK* 被证实是 DSAP 患者的致病基因。2015 年,甲羟戊酸通路中的另外三个基因被确定为致病基因:*PMVK*、*MVD* 和 *FDPS*。根据前期的研究,*SART3* 基因也被定为候选基因,也有 *SLC17A9* 基因突变的报道[15]。

2009 年报道了 DSAP 的一个新的变异型,在角质样板层内发现了中性粒细胞性脓疱,和临床上见到的皮损边缘脓疱相对应,这是第二例汗孔角化病合并脓疱的报道[28]。

线状汗孔角化病

这种亚型更为罕见,作为一个不同于 PM 的独立疾病由 Rahbari 在 1974 年报道[29]。皮损通常在婴儿期或儿童期出现,没有遗传性。表现为红棕色线状角化性丘疹和环状斑块,常沿 Blaschko 线分布(图 133.2),可合并甲营养不良。杂合性的缺失使本病皮损有较高的恶变风险,*p53* 基因突变的风险也可能增加[30]。线状汗孔角化病的主要鉴别诊断包括线状疣状表皮痣、线状苔藓、色素失禁症、线状扁平苔藓、线状银屑病、线状 Darier 病和疣。

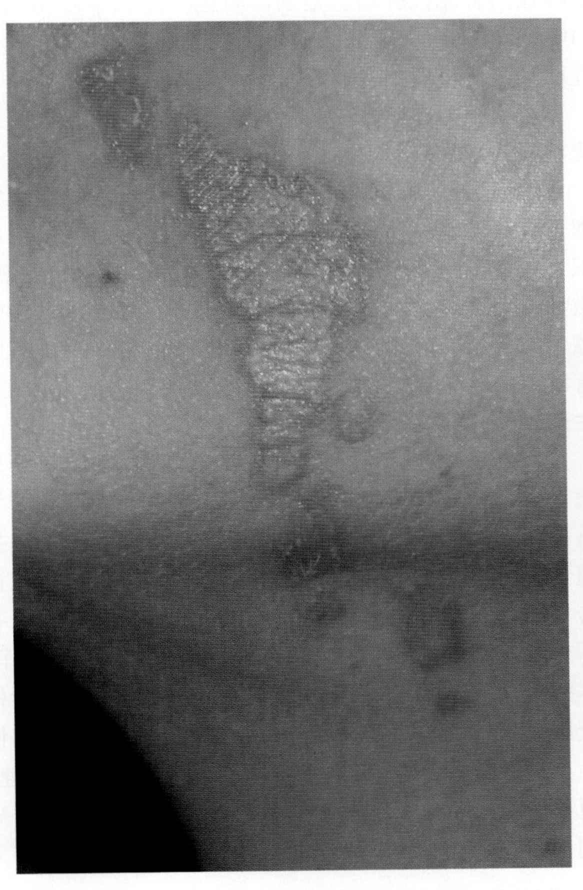

图 133.2 患儿下颌处的线状汗孔角化病。资料来源:Courtesy of Dr Albert Yan.

掌跖泛发性汗孔角化病

这种临床类型最早由 Guss 在 1971 年报道[31]。皮损为手掌和足跖小的角化性丘疹,有时伴有瘙痒,青春期和成年早期出现。皮损可泛发并累及躯干和四肢。临床表现与 DSAP 相似,只是皮损不只局限于曝光部位。偶尔可见黏膜受累。皮损可继发鳞状细胞癌[24,32-33]。本型可呈常染色体显性遗传模式或因免疫抑制诱发。突然发生此类皮损应立即排查内脏恶性肿瘤。鉴别诊断包括掌跖角化病、胼胝和疣。

2003 年,定位了染色体 12q24.1-24.2 上的一个基因位点,但并未确定其为致病基因或阐明其发病机制[27]。在一次筛查中分离到 *SSH1* 和 *SART3* 这两个候选基因,其临床意义尚不确定。皮损细胞的流式细胞术检测显示异常的 DNA 倍性。

点状汗孔角化病

本病表现为成人手掌和脚掌部位多发、小的(0.2~1.0cm)、坚实的、肉色的角化性丘疹,丘疹牢固地附着在基底。无确定的遗传模式(散发和常染色体显性遗传都有报道),且常伴发其他类型的汗孔角化病[34]。临床表现与点状汗孔角化病样角皮症类似,后者常提示存在内脏恶性肿瘤。鉴别诊断包括点状掌跖角化病(Buschke-Fischer 病)、肢端角化性类弹性纤维病、局灶性肢端角化过度、胼胝和疣。

本病病因不明,皮损不会自发消退。

疣状汗孔角化病

本型少见,临床表现为肛周的环状斑块。组织病理具有典型的角质样板层,但其下方有淀粉样蛋白沉积[35]。鉴别诊断包括反向性银屑病、慢性接触性或刺激性皮炎、肠病性肢端皮炎、游走性坏死性红斑、慢性擦烂红斑、Darier 病和 Hailey-Hailey 病,这些疾病有时有巨大的斑块。

生殖器/阴茎阴囊汗孔角化病

本型是一种特殊类型的汗孔角化病,可能与糖尿病、性传播疾病(有报道尖锐湿疣 1 例和梅毒 1 例)[36]有关,还有非 HIV 感染的 CD4/CD8 免疫抑制患者的报道[37]。生殖器部位的汗孔角化病极为罕见,不存在遗传模式。大部分患者的皮损局限在生殖器部位,也有部分累及腹股沟和臀部,常伴有严重的灼烧感和瘙痒。本病早期诊断困难,临床表现类似特应性皮炎、梅毒树胶肿、扁平湿疣、乳房外 Paget 病、环状肉芽肿、疣和慢性单纯性苔藓,活检有助于鉴别。皮损早期进展迅速,但很快稳定下来,不再进一步扩大。大多数报道的病例是 20 多岁的男性,尚无恶变的报道。

诊断 可以根据皮损特征、发病年龄和分布对此类皮损进行归类。活检可见特征性的角质样板层,有助于除外其他诊断。皮肤镜检查有助于诊断[38],播散性汗孔角化病的皮肤镜特点是中央瘢痕样区域,边缘有 1 条或 2 条“白轨”结构,具有特征性。“白轨”对应组织学上的角质样板层。

主要管理原则 根据皮损的大小、位置和数量进行个体化治疗。对于大多数患者来讲,观察是否恶变、给予积极的防晒和润肤护理都是必要的。主动地不进行干预的患者和看护者应始终接受有预见性的指导,并定期随访以监测明显的变化。随访中进行高质量的近距离摄影更具价值。如果皮损广泛播散或担心恶变,可给予外科手术、局部和口服药物治疗[39]。治疗方法来源于个案报道和小病例系列分析,包括局部外用他克莫司、系统用药和光疗[40-45]。大多数报道是关于成人 DSAP 的,在儿童中使用这些治疗方法的病例报道很少[46-47]。理想的治疗方法是无痛、有效、安全且无瘢痕的。

与所有遗传性皮肤病一样,应采集遗传病史并提供相关咨询。应检查 PM 患儿父母的皮损情况。患者的子女有 50% 的患病风险。线状汗孔角化病的遗传模式尚不清楚,曾报道了一种见于其他遗传性皮肤病的常染色体遗传模式即体细胞镶嵌。在四个家系中发生 CDAGs 综合征(颅缝早闭、肛门畸形和汗孔角化病)的报道[48],但并未确定致病基因。

局部治疗

局部治疗是大多数患者最愿意接受的治疗方法,但常需长期治疗,所以依从性差,导致治疗效果不理想。长期使用某些药物(强效外用激素、卡泊三醇)都需密切随访,特别要注意系统吸收的问题。

5-氟尿嘧啶(5-fluouracil,5-FU)是一种抑制 DNA 合成的抗代谢物,如果局部外用 3~4 周以上并产生强烈的炎症反应,可使皮损缓解。常与视黄酸、水杨酸或其他角质剥脱剂联合外用[40,45]。一般认为外用视黄酸类药物可缓解角化异常。使用 5-FU 时患处可能会出现红肿和刺激,应提前告知这些情况出现的可能性。

咪喹莫特是一种咪唑喹啉胺,外用 5% 咪喹莫特可有效治疗 PM,对其他类型的汗孔角化病(包括线状汗孔角化病)可能也有效[43,49]。其确切机制尚不清楚,但可能与诱导 α 干扰素(IFN-α)、IFN-γ、肿瘤坏死因子 α 和白介素-12 等细胞因子产生,从而提高细胞免疫有关。在这些病例报道和小病例系列研究中,患者每天 1 次外用 5% 的咪喹莫特并封包,每周 5 天,持续 2~4 个月。要注意治疗中会产生严重的炎症反应,但是可以通过局部外用类固醇或减少使用次数来缓解。这种方法疗效好,但需要长期随访以评估安全性和有效性。有报道一位曾患多发基底细胞癌和鳞状细胞癌的 PPPD 患者,外用咪喹莫特来预防恶变,每天 1 次,连续 6 个月。用药期间没有新发肿瘤,且汗孔角化病斑块的鳞屑减少、红褐色变淡[43]。

目前还没有外用 5-FU 治疗儿童汗孔角化病疗效的数据,但有病例报道在其他疾病的患儿中广泛使用

5% 5-FU乳膏已超过10年,说明其相对安全[46-47]。一个可能的副作用是不慎接触到其他敏感组织(如角膜)造成的损害。成人每天使用2g,全身吸收量估计为6mg,远远低于12mg/(kg·d)的癌症化疗量,且无中毒的报道。然而,由于破损处药物吸收会增加,且幼儿体表面积与体重比较大,患儿发生全身中毒的风险增加。

外用维生素D_3类似物可调角质形成细胞的分化,可用于本病的治疗[50]。每日局部外用卡泊三醇或他卡化醇,连续8周~5个月,能有效治疗DSAP。需要注意的是该疗法可能会使血清钙水平升高。

单独使用视黄酸和水杨酸是三线疗法,通常与局部化学疗法联合应用[40]。外用双氯芬酸钠凝胶也用于治疗生殖器皮损和DSAP,效果好坏参半。双氯芬酸钠凝胶是一种非甾体抗炎药,通过抑制环氧化酶来抑制前列腺素的合成[51-52]。治疗后患者通常自觉皮损和整体皮肤纹理获得改善。一例生殖器汗孔角化病患者的病例报道显示双氯芬酸钠凝胶可能使稳定病情,并缓解症状。在一项纳入17例患者的开放性研究中,患者每天2次局部外用双氯芬酸钠凝胶,持续12~24周,12周后治疗区域皮损平均减少4%,24周平均减少12%,半数患者的病情进展有所延缓[51]。

一个病例报道显示两名PM患者使用斑蝥素封包8h治疗有效[53]。

手术治疗

冷冻疗法是治疗小皮损的一线方法[54]。通常先去除角化边缘,再用喷雾头治疗30s。冷冻疗法的主要缺点是疼痛,可能导致皮肤颜色改变和萎缩,通常需要多次治疗才能完全祛除。

中小皮损可以手术治疗,方法包括电干燥和刮除术。有一例报道使用磨皮手术获得成功。任何发生恶变的皮损都需要手术治疗,但预防性切除是否能降低恶变的发生率尚不清楚。如果需要进行疼痛性的外科手术,则应根据年龄选择能够减轻疼痛和焦虑的方法[39]。

口服治疗

口服视黄酸类药物可减少有免疫抑制患者的皮损发生恶变。现已证实阿维A和阿维A酯都对播散性汗孔角化病和PM有效[44,55-56]。成人口服阿维A的剂量为30mg/d、阿维A酯为75mg/d或50mg/d。通常2~4周见效,但停药易复发。小剂量异维A酸(20mg/d)也可用于PPPD的治疗,但治疗3个月后常出现复发。这些药物治疗对于儿童弊大于利,但对于有免疫抑制的患儿伴皮损出现恶变时,药物治疗可能是必要的。

激光和光疗法

本病可以使用脉冲染料激光(1例线状汗孔角化病病例报道)、ND:YAG激光(1例病例报道)[57]、Q-开关红宝石激光(2例DSAP病例报道)[58]和二氧化碳激光消融(多例病例报道)[59]治疗,但治疗后易复发。且这些激光都是破坏性的,可导致瘢痕。总体来说,这些病例报道中的治疗都是比较成功的。由于难以忍受术后疼痛、常规的伤口护理以及频繁换药,在年幼患者中操作较难。

光疗,尤其是光动力疗法,已被成功地用于DSAP和线状汗孔角化病的治疗。光动力疗法利用光激发皮损中的光敏剂,导致细胞毒活性氧的形成和选择性细胞损伤,已有3例成人DSAP病例、1个成人DSAP病例系列和1例儿童线状汗孔角化病采用光动力疗法治疗有效[41-42,60]。这些报道中,先用光敏剂盐酸氨基酮戊酸甲酯乳膏封包皮损2~3h,再用红光照射9~16min。这种方法耐受性良好且不需要麻醉。报道中的患者治疗2~4次,最后一次治疗后最长随访11个月没有复发。1例患者在治疗期间继续外用5-FU。研究者认为这种联合治疗比单一治疗更有效[60]。

汗孔角化病患者均应密切监测并严格防晒。如果怀疑有家族遗传,则应筛查其他家族成员。对于PM、DSAP或皮损突然恶化的患者,应查找免疫抑制的原因包括血液恶性肿瘤和HIV感染。

(潘红梅　陈明　译,李萍　方晓　罗晓燕　校)

参考文献

见章末二维码

第二十八篇　局灶性或泛发性发育不全和早老症

第134章　外胚层发育不良

Cathal O'Connor, Yuka Asai, Alan D. Irvine

摘要

外胚层发育不良(ectodermal dysplasias, ED)是一组复杂且高度多样化的遗传性疾病,其共同特点是外胚层附属器发育异常。分子遗传学检测的最新进展已经改变了分类的模式,使之与潜在的基因型相关联。ED可由发育调控缺陷和上皮间充质相互作用缺陷,以及细胞骨架蛋白或黏附蛋白缺陷所引起,这些缺陷涉及细胞间连接和结构完整性。ED的管理涉及多个学科,各学科针对其各自ED的具体表现进行管理。

要点

- 外胚层发育不良是一种遗传性疾病,通常有以下2种或2种以上的组织或器官的发育异常:皮肤、毛发、牙齿、指甲、汗腺和其他外胚层结构。
- 其他外胚层结构包括乳腺、甲状腺、胸腺、垂体前叶、肾上腺髓质、中枢神经系统、外耳、黑素细胞、角膜、结膜、泪腺和泪道。
- 以前的临床分类是根据是否存在病变组织来区分ED。随着分子遗传学检测技术的出现,人们开始根据潜在的基因型进行分类,并对致病性有了更深入的了解。
- 目前研究者已经描述了170多种不同的疾病。
- 转录因子复合体NF-κB的突变损害了免疫应答和应激反应,也损害细胞黏附作用和对细胞凋亡与炎症反应的保护作用,导致各种遗传方式的少汗性ED,以及与免疫缺陷和色素失禁相关的ED。
- *TP63*基因的突变会干扰转录因子,并引起与先天性缺指/趾畸形、腭裂和睑缘粘连相关的ED。
- Wnt-β-catenin通路的缺陷与头发和牙齿的形成受损有关,导致牙-甲-皮肤发育不良综合征(odonto-onycho-dermal dysplasia syndrome)、Schöpf-Schulz-Passarge综合征、局灶性真皮发育不良、伴丘疹性损害的先天性无毛症和先天性普秃。
- 缝隙连接蛋白(如连接蛋白)的突变会影响细胞间的通信,导致Clouston综合征、角膜炎-鱼鳞病-耳聋综合征、眼齿指发育不良、Bart-Pumphrey综合征、Vohwinkel综合征和伴耳聋的掌跖角化病。
- 上皮结构蛋白(细胞角蛋白)或黏附分子(桥粒成分)的突变破坏了外胚层结构的完整性,并导致诸如先天性厚甲症和McGrath综合征等疾病。

引言

外胚层发育不良涵盖了一组复杂且高度多样化的遗传性疾病,其共同特点是外胚层附属器的发育异常。本章简要讨论了如何定义和分类ED这一历史性的临床挑战,以及最新的分子生物学发展对这一挑战的影响。本文总结了绝大多数已报道的具有皮肤表型的ED,以及皮肤科医生所详述的常见的疾病细节。为便于参考,本文已在部分疾病名称后添加了相应的在线人类孟德尔遗传网站编号(Online Mendelian Inheritance in Man, OMIM)[1]。

什么是ED?

"外胚层发育不良"作为概括性术语包括了170多种不同的疾病。这一术语的命名在历史上具有一定的启发性。早在1792年,文献中就报道了首批具有现在被归类为ED特征的临床病例,当时Danz报道了两名患有先天性毛发和牙齿缺如的犹太男孩[2]。然而,直到1929年,Weech才在文献中首次提出"外胚层发育不良"一词[3]。在此报告之前,一小部分患有少毛症、牙齿发育不全、甲发育不良和无汗症的患者被冠以不同的名字,如"毛发和甲营养不良""皮肤、毛发和牙齿发育不完全”和“先天性外胚层缺陷”。Weech 明确了 ED 应具有的三个基本方面：

1. 大多数异常必须影响外胚层来源的组织。
2. 这些异常必须是发展变化的。
3. 遗传因素在发病中起作用。

首先，Weech 认为 X 连锁的无汗症，即 Christ-Siemens-Touraine 综合征（Christ-Siemens-Touraine syndrome，CST）或少汗性 ED（hypohidrotic ectodermal dysplasia，HED；OMIM #305100），多为男性特有。但他指出，女性也有此类疾病的报道，且这种疾病的遗传模式偶尔也与性别无关。一些作者和临床医生仍然使用“外胚层发育不良”这个术语特指 CST 综合征和常染色体显性和隐性遗传的 HED。随着陆续报道更多类似但细微不同的患者，“外胚层发育不良”一词被扩展涵盖了更多不同的遗传个体。为了概括这种异质性和症状的多样性，Touraine 提出了“外胚层多器官发育异常”这一术语[4]。此后相继报道了更为正式的分类方式，疾病最初被归类为多汗症或无汗症，但这种简单的分类未能反映出与 ED 相关的甲、头发和牙齿异常的复杂性。

目前，最广泛接受和使用的 ED 被定义为一组遗传性疾病，具有 2 种或 2 种以上的发育异常：皮肤、头发、牙齿、指甲、汗腺和其他外胚层结构。其他来源于胚胎外胚层的结构包括乳腺、甲状腺、胸腺、垂体前叶、肾上腺髓质、中枢神经系统、外耳、黑素细胞、角膜、结膜、泪腺和泪道。很多作者赞同这一定义，因为无论 ED 的具体亚型如何，许多患者和家庭遇到的问题都是相似的。患者及其家庭可以从各种大型支持网络中受益，例如外胚层发育不良协会（总部位于英国：www. extodermaldysplasia. org）和国家外胚层发育不良基金会（总部位于美国：www. nfed. org）等。因为目前已知的一些 ED 具有共同的遗传机制，这一广泛的分类在研究中也起到重要作用。虽然本章的定义涵盖很宽泛，但在这一定义范围内的许多情况往往是单独考虑的。例如，先天性厚甲症、色素失禁症、先天性角化不良和 Goltz 综合征在定义上都是 ED，但通常将它们视为单独的疾病；这类情况在其他地方都有深入的报道。

ED 的临床分类

在接受了 ED 广泛的定义之后，第二个挑战是设计一个有意义和功能性的分类体系。直到 20 世纪末，由于缺乏对分子生物学的理解，ED 的分类系统都是基于临床特征的。一些作者讨论了通过共同的表型特征来描述疾病的病因学分组的问题。关于 ED 的临床特征和遗传模式的最全面的描述可以在 Freire-Maia 和 Pinheiro 于 1984 年出版的经典专著[5]和随后的出版物[6]中找到。他们根据头发、甲、牙齿或汗腺的特征按指定条件分组，并使用“1234 系统”将涉及头发（1）、牙齿（2）、指甲（3）或汗腺（4）的疾病整合为如 1-2 或 1-2-3 的表型组合。这种分类是一种综合性的尝试，试图对一组复杂的病症进行排序，但操作困难，且会将完全不同的病种分到一组（如 Goltz 综合征和先天性厚甲症）。与其他基于临床发现的 ED 分类一样，该分类系统也被遗传的细微差别（如不完全外显性和表型的可变表达）所混淆。尤其在 ED 中，出汗量通常不会被规范地测量，牙齿或甲的异常可能表现得很轻微。表 134. 1 综合考虑了 Freire-Maia 和 Pinheiro 的传统的 ED 表现的广度。

ED 也可分为单独累及毛发、牙齿和甲的“单纯型”ED，而其他结构和器官的异常被称为“外胚层发育不良综合征”。由于临床表现、遗传方式与相关基因、蛋白质和分子途径之间的复杂相互作用，构建一种实用、方便的 ED 分类方法变得很有挑战性。

ED 的分子基础和分类

在过去的 10 年中，我们已经看到了一些关于 EDs 分子基础的重要见解。在某些病例中，分子数据已经证实了临床印象；例如，Hay-Wells 综合征和先天性缺指/趾-外胚层发育不良-唇腭裂（ectrodactyly，ectodermal dysplasia，clefting，EEC）综合征都具有 ED 和唇/腭裂这两种临床特征，现在被认为是由等位基因突变造成的。在少数情况下，临床上非常不同的情况也有可能有一个统一的分子机制。为了认识和理解 ED 的分子基础的最新进展，也应该考虑共享分子机制的情况。

ED 中的外胚层附属器形态发生中最重要的一个概念是早期的真皮信号启动形态发生，随后是外胚层信号重组间质，此后真皮信号调节上皮附属器的生长和发育。Fuchs 等报道了疾病相关的最新研究进展[7]。到目前为止，ED 的分子机制可从核因子 κB（NF-κB）信号途径、p63 转录因子途径、Wnt-β-catenin 途径、缝隙连接和结构/黏附分子的缺陷来考虑。根据这些病理生理机制，ED 也可分为两大类：第 1 组，发育调节和上皮-间质相互作用的缺陷所致的 ED；第 2 组，参与细胞间通信和结构完整性的细胞骨架或黏附蛋白的缺陷所致的 ED[8-9]。

表 134.1 ED 的临床特点

名称(别名)	OMIM 编号/主要参考文献	遗传方式	表型特征					遗传学基础和 OMIM 编号
			甲	毛发	牙齿	汗腺	其他	
Basan 综合征(外胚层发育不良、皮纹缺如、指甲改变、猿线);指纹消失	129200 136000	常染色体显性遗传	指甲上部附着于甲床;粗糙纹理;水平和垂直沟槽	正常	正常	掌跖无汗	**皮肤**:出生时,多发性粟粒(下颌处);数个水疱性/大疱性病变(手指和脚底);成人的皮革状纹理和老茧;部分患者出现猿线。也可能有掌跖裂隙和屈曲挛缩	*SMARCAD1*(612761)
短肢骨骼发育不良合并严重的免疫缺陷	200900	常染色体隐性遗传?	正常	生长缓慢,在一个家系中,维持原始毛发状态不生长	无数据	无数据	**皮肤**:红皮病;轻度角化过度;全身鳞屑;鱼鳞病样病变;多处皮肤松弛,尤其是四肢。活检示角化、角质层裂隙、颗粒层增厚 **其他**:软骨发育不良(短肢)性侏儒症;淋巴细胞减少症;丙种球蛋白血症;显著的嗜酸性粒细胞增多症;胸腺发育不全;胸腺、脾脏、淋巴结、胃肠道、骨骼的显微改变	未知
Ackerman 综合征(锥体状磨牙根、青少年青光眼和上唇异常)	200970	常染色体隐性遗传?	指甲水平隆起伴远侧甲裂	稀疏的体毛;胡子和胡须处的毳毛	牙髓腔增大、锥体状或熔合状的磨牙根	正常	**皮肤**:手指指间关节硬结和色素沉着 **面部**:上唇无丘比特弓;人中增厚、加宽;双下睑外翻 **其他**:完全性感音神经性聋;青少年青光眼;并指(三指和四指);第五指手指歪曲变形	未知
肢端和肾脏发育异常、外胚层发育不良、脂肪萎缩性糖尿病(acrorenal field defect, ectodermal dysplasia, lipoatrophic diabetes, AREDYLD)综合征	207780	常染色体隐性遗传	正常	头皮少发,腋毛和阴毛稀少;眉毛和睫毛正常	2 个胎生牙和 4 个乳牙釉质发育不良;无恒牙萌出;11 岁无牙生长	正常	**皮肤**:乳晕发育不全以及色素减退;没有远端指间关节屈伸褶皱 **面部**:前额和鼻梁突出眼睑及眼睑裂隙狭窄,鼻中隔短伴鼻尖平,上唇短,人中较平,下颌前突,向后成角的耳廓,耳屏间切迹宽,耳屏发育不全,对耳屏有小沟槽	未知

续表

名称(别名)	OMIM 编号/主要参考文献	遗传方式	表型特征					遗传学基础和 OMIM 编号
			甲	毛发	牙齿	汗腺	其他	
							其他:身材矮小,左手抓握不稳,肢体畸形,脂肪萎缩性糖尿病,乳腺发育不全,腰椎侧弯,颅底骨质增生,颅骨发育不全,小腿皮下静脉突出,右中大肾盏发育不全,右输尿管张力减退	
肢端-皮肤-甲-泪腺-牙齿(acro-dermato-ungual-lacrimal-tooth, ADULT)综合征(EEC3 等位基因, limb-mammary 综合征, AEC, Rapp-Hodgkin 综合征,手足裂畸形 4 型)	103285	常染色体显性遗传	甲发育不良	前额脱发	牙发育不全;恒牙脱落	正常	**皮肤**:密集雀斑 **其他**:泪道闭锁;缺指/趾畸形,并指/趾畸形;乳房和乳头发育不良	*TP63*(603273)
脱发-嗅觉缺失-耳聋-性腺功能减退综合征(Johnson 神经外胚层综合征)	147770	常染色体显性遗传	正常	头皮毛发、眉毛、睫毛、腋毛和阴毛稀少或缺失	龋齿,广泛脱落	少汗	**皮肤**:多处咖啡牛奶斑 **其他**:传导性聋;招风耳;性腺功能减退;偶发性先天性心脏缺陷;腭裂;后鼻孔狭窄;嗅觉缺失或嗅觉减退;精神发育迟滞;言语障碍;牙发育不全;单侧面部不对称或麻痹;下颌后缩/小颌畸形	未知
脱发-甲发育不良-少汗	Freire-Maia and Pinheiro[5]	未知	严重营养不良(厚而黄)	头发和体毛缺失;没有眉毛和睫毛;几乎没有体毛	正常	少汗伴高热	**皮肤**:身体大部分部位有厚的鳞屑性斑片(头皮、足掌和腿部受影响更严重);湿疹;鳞屑性皮损伴结痂,最常见于毛孔周围的开放性溃疡 **其他**:畏光;水平性眼震,眼盲;身材矮小;智商低;癫痫发作;尿道下裂;隐睾	未知

续表

名称(别名)	OMIM 编号/主要参考文献	遗传方式	表型特征					遗传学基础和 OMIM 编号
			甲	毛发	牙齿	汗腺	其他	
脱发-趾甲发育不良-少汗-耳聋	Freire-Maia and Pinheiro[5]	未知	指甲正常;趾甲增厚和轻微变形,伴有甲下角化过度;先天性无甲	广泛性头皮少毛症;无眉毛	正常	少汗	**皮肤**:色素沉着,干燥,轻微粗糙;手掌、脚底、膝盖和肘部角化过度;伴广泛嵴状分离的皮纹 **面部**:异常,鼻子突出;耳廓稍前倾,耳反螺旋区上部增宽;眼睑及眼睑裂隙狭窄 **其他**:感音性聋;双侧睑外翻;畏光;身材矮小;漏斗胸;骨龄延迟	未知
先天性普秃(alopecia universalis congenita,ALUNC;广泛性脱发)(与伴有丘疹性皮损的脱发为等位基因,OMIM209500)	203655	常染色体隐性遗传	正常	头发、体毛完全脱落,睫毛、眉毛受到不同程度影响	正常	正常		*HR*(602302)
普秃-甲营养不良-完全型白癜风	Lerner[10]	常染色体隐性遗传?	伴横嵴的指趾甲发育不良	体毛、头发、眉毛和睫毛逐渐脱落	正常	多汗	**皮肤**:完全型白癜风;皮肤颜色变浅、半透明,容易晒伤	未知
牙釉质-甲-少汗性发育不良	104570	常染色体显性遗传	伴甲床角化过度的甲剥离	正常	低钙质-牙釉质发育不良	少汗	**皮肤**:普遍干燥,臀部和四肢伸侧有毛周角化;头皮脂溢性皮炎	未知
睑缘粘连-外胚层缺陷-唇腭裂(ankyloblepharon- ectodermal defects-cleft lip and palate,AEC)综合征(Hay-Wells 综合征)(EEC3 等位基因,四肢-乳房综合征,ADULT 综合征,Rapp-Hodgkin 综合征,手足裂畸形 4 型)	106260	常染色体显性遗传	严重营养不良	毛发稀疏;眉毛和睫毛脱落或稀少;头发粗糙而硬实	不成形且尖;间隔宽;龋齿;严重牙齿发育不全	轻度少汗;无高热	**皮肤**:干燥光滑;掌跖角化过度伴皮纹消失;偶发网状色素沉着;多乳头;复发性头皮脓疱 **面部**:先天性丝状睑缘粘连融合;宽鼻梁;上颌骨发育不全;耳廓畸形;唇/腭裂 **其他**:泪道闭锁;后鼻孔闭锁;畏光	*TP63*(603273)
无甲-甲营养不良伴 B 型短指/趾和缺指/趾(与 Cook 综合征相同?见下文)	106990	常染色体显性遗传	无甲;甲营养不良	正常	正常	正常	**四肢**:缺指/趾;掌骨缺如/发育不良;末节指/趾骨缺如/发育不良;跖骨发育不良	未知

续表

名称(别名)	OMIM 编号/主要参考文献	遗传方式	表型特征					遗传学基础和 OMIM 编号
			甲	毛发	牙齿	汗腺	其他	
伴有屈侧色素沉着的无甲症	106750	常染色体显性遗传	指甲和趾甲的普遍缺如;在少数情况下发育不全	头发生长缓慢且粗糙,在成年早期变得稀疏	严重龋齿	不伴发热的轻度多汗症	**皮肤**:色素减少和过度沉着,尤其是在腹股沟、腋窝和乳房;掌和足跖的表皮嵴变形;轻度角化过度;掌纹增多;指尖形态扭曲;少数部位有小的眼黄斑毛细血管扩张	未知
关节挛缩和外胚层发育不良(毛发-眼-皮肤脊柱综合征;Alves 综合征)	601701	常染色体隐性遗传	在出生时缺乏;后期可达到正常长度;倾向于纵向断裂	头发(出生时毛发缺乏)和体毛稀少;眉毛和睫毛缺乏	牙釉质发育不全	少汗	**皮肤**:皮肤干燥;受伤和抓伤后有过度瘀斑和瘢痕的倾向 **其他**:双侧内眦皱褶;眼睑及眼睑裂隙狭窄;身材矮小;可能会有智力水平低下;所有关节出现关节挛缩;双侧指/趾屈曲;双侧第二和第三指/趾轻度并指;糖尿病	未知
伴丘疹性病变的脱发(与先天性普秃的等位基因相同 OMIM 203655)	209500	常染色体隐性遗传	正常	出生时有脱发,或出生时有毛发,但不久后脱落; 脱发可能累及眉毛、睫毛、腋毛和阴毛	正常	正常	**皮肤**:分布于全身的呈肤色的囊性和丘疹性皮损,主要发生在肘部、膝盖和面部	*HR*(602302)
自身免疫性多内分泌病-念珠菌病-外胚层发育不良(APECED);自身免疫性多内分泌综合征,1 型	240300	常染色体隐性遗传	甲增厚和营养不良	偶发性斑秃	牙釉质发育不全	正常	**其他**:口腔念珠菌病;自身免疫性内分泌病(高促性腺激素性腺功能减退、胰岛素依赖性糖尿病、自身免疫性甲状腺疾病和垂体缺陷);自身免疫性或免疫介导的胃肠道疾病(慢性萎缩性胃炎、贲门失弛缓症、恶性贫血和吸收不良);慢性活动性肝炎;自身免疫性皮肤病(白癜风和斑秃);角膜结膜炎,免疫缺陷(细胞和体液);无脾畸形和胆石症	*AIRE*(607358)

续表

名称(别名)	OMIM 编号/主要参考文献	遗传方式	表型特征					遗传学基础和 OMIM 编号
			甲	毛发	牙齿	汗腺	其他	
Baisch 综合征	Baisch[11]	未知	几乎完全没有指甲和趾甲	正常	延迟长牙；侧切牙缺如	正常	**四肢**:多指伴并指(6/7 指)；指/趾远端指间关节发育不全；手脚短而宽；足内收；骨龄延迟	未知
睑裂狭小上睑下垂和内眦赘皮综合征(腭裂、睑外翻、锥形齿综合征；Elschning 综合征)	119580	常染色体显性遗传	正常	部分人睫毛呈双行睫	锥形牙，牙缺失	正常	**其他**:唇腭裂；眼距宽；睑外翻；睑裂增宽、斜眼	*CDH1*(192090)
Book 发育不良(前磨牙发育不全、多汗和早老性白发[PHC]综合征)	112300	常染色体显性遗传	正常	过早白发	前磨牙区牙缺失	掌跖多汗症	**眼睛**:蓝色虹膜	未知
掌骨过短-无牙-少毛-白化病(眼-骨骼-皮肤综合征；Tuomaala 综合征)	211370	常染色体隐性遗传	正常	毛发生长不良，双行睫	先天性无牙畸形	正常	**皮肤**:白化病 **其他**:多种眼部异常(斜视、眼球震颤、晶状体混浊、高度近视)；下颌前突；身材矮小；掌骨/跖骨短	未知
Camarena 综合征	Freire-Maia and Pinheiro[5]	未知	发育不良	毛发细，缺乏色素，非常稀疏；生长不良	无牙	头皮无汗腺；面部和头皮无汗	**皮肤**:薄而光滑；掌跖红斑；右眼睑及鼻上方有血管痣；身体其他部位出汗缺乏；轻度"cara devieja"(老妇人脸) **其他**:眼距宽；耳廓异常；小颌畸形；小口畸形；双侧第五指弯曲变形；高腭穹	未知
心-面-皮肤综合征	115150	常染色体显性遗传	正常或薄的乳白色甲	稀疏、脆弱、生长缓慢的卷发；没有眉毛和睫毛，体毛稀疏	正常	正常	**皮肤**:严重特应性皮炎，斑片状至严重鱼鳞病；多处手掌和足底皱纹；角化过度(特别是伸侧)；毛周角化，眉部瘢痕性红斑 **面部**:面部特征粗糙，类似于 Noonan 综合征；相对大头畸形；前额突出；双颞部变窄；眼眶嵴变浅；人中突出；耳后旋；眼睑裂下垂；眼距宽；突眼；鼻子短翘；鼻梁凹陷；黏膜下腭裂；高拱形腭裂	*BRAF*(164757)

续表

名称(别名)	OMIM 编号/主要参考文献	遗传方式	表型特征					遗传学基础和 OMIM 编号
			甲	毛发	牙齿	汗腺	其他	
							其他:产后身材矮小;听力损失;眼震;斜视;心脏缺陷(房间隔缺损、肺动脉狭窄、肥厚型心肌病);脾大;手指过度伸展;轻-中度智力障碍;癫痫发作;肌张力减退或亢进;脑积水;皮质萎缩;额叶发育不全;脑干萎缩	
Carey 综合征	Freire-Maia and Pinheiro[5]	未知	从幼年开始营养不良	毛发细,色素缺乏,非常稀疏	牙变色、过小牙、缺牙	汗腺开口数减少	**皮肤**:先天性皮肤发育不全,如头皮缺损 **其他**:中度传导性聋;泪道缺如;内眦移位;U 形口;鼻梁扁平;上颌骨发育不全;二趾至三趾不完全并指;腭裂	未知
软骨-毛发发育不全综合征(干骺端软骨发育不全,McKusick 型)	250250	常染色体隐性遗传	正常	眉毛、睫毛、胡须稀疏;头发细、口径小、发色浅	正常	正常	**其他**:恶性风险增加(非霍奇金病、鳞状细胞癌、基底细胞癌);免疫缺陷(淋巴细胞减少、中性粒细胞减少、严重水痘和单纯疱疹病毒);短肢性侏儒症;轻度脊柱侧弯;手短;肘部伸展受限;吸收不良;先天性巨结肠;食管闭锁	*RMRP*(157660)
Carvajal 综合征(掌跖角化病伴左室心肌病和羊毛状发)	605676	常染色体隐性遗传	正常	先天羊毛状发	正常	正常	**皮肤**:纹状掌跖角化病 **其他**:左室扩张型心肌病;收缩力改变	*DSP*(125647)
白内障-脱发-指/趾端硬化综合征;掌跖角化病和先天性脱发	212360	常染色体隐性遗传	正常	全秃	正常	正常	**皮肤**:指/趾端硬化;角化过度 **其他**:先天性双侧白内障;手指挛缩;先天性环状窄带综合征;患者多来自印度洋的罗德里格斯岛	未知

续表

名称（别名）	OMIM 编号/主要参考文献	遗传方式	表型特征					遗传学基础和 OMIM 编号
			甲	毛发	牙齿	汗腺	其他	
白内障、多毛症、精神发育迟滞（cataract，hypertrichosis，mental retardation，CAHMR）综合征	211770	常染色体隐性遗传	正常	全身性先天性多毛症（背部、肩部、面部）	正常	正常	**其他：**精神发育迟滞；先天性板层白内障	未知
唇腭裂-外胚层发育不良综合征（CLEPD1；Zlotogora-Ogur 综合征）（与引起 Margarita 岛外胚层发育不良的等位基因有关，见下文）	225060	常染色体隐性遗传	甲床角化过度甲可见横纹和纵纹；游离缘不规则；拇指指甲没有甲板	毛发为薄、粗糙、不透明、短的羊毛状发；扭曲发	上颌侧切牙发育不全；有横纹；游离缘不规则	正常？轻度出汗倾向	**面部：**唇裂；耳垂发育不全；鼻锥扁平 **其他：**腭裂；泌尿生殖系统畸形；末节腰椎缺如或融合；二、三指并指畸形，精神发育迟滞	*NECTIN-1*（600644）
传导性聋，伴有上睑下垂和骨骼畸形	221320	常染色体隐性遗传	正常	毛发生长迟缓	牙齿发育不良	正常	**其他：**外耳道和中耳联合闭锁导致的传导性听力损失，并伴有慢性感染；上睑下垂；鼻子面部外观呈现瘦削、缩紧状 **骨骼：**髋关节内旋；桡骨头脱位；第五指弯曲变形	未知
Coffin-Siris 综合征（第五指综合征）	135900	未知	第五指/趾甲发育不良或缺如；其他指甲偶有发育不良或缺如	头发稀疏；眉毛和睫毛浓密；四肢、前额和背部多毛	牙齿延迟萌出；小牙	正常	**皮肤：**皮纹改变；皱纹多 **其他：**面部粗糙、唇厚，嘴和鼻子宽，鼻孔前倾，鼻梁低；精神运动和生长发育迟缓；肌张力减退；关节疏松；第五小指弯曲畸形；第五指/趾末节普遍缺失；其他指/趾中、近节指骨普遍的再生不全或进行性发育不良；双侧或单侧的桡骨小头脱位；髌骨小或无；频发呼吸道感染；脐疝和腹股沟疝；腭裂；婴儿喂养困难；出现 6 个腰椎；胸骨短；胸骨畸形；小头畸形；动脉导管未闭	*ARID1B*（614556）

续表

名称(别名)	OMIM 编号/主要参考文献	遗传方式	表型特征					遗传学基础和 OMIM 编号
			甲	毛发	牙齿	汗腺	其他	
先天性少毛症伴青少年黄斑营养不良症(congenital hypotrichosis with juvenile macular dystrophy,HJMD)	601553	常染色体隐性遗传	正常	先天性少毛症,继发于终毛毳毛比例减小;毛干串珠状(毛干扁、卷曲);眉毛和睫毛正常	正常	正常	**其他**:假性眼黄斑营养不良;色素异常扩展至黄斑以外;进行性视锥细胞/视杆细胞营养不良	*CDH3*(114021)
先天性无痛无汗症(congenital insensitivity to pain with anhidrosis,CIPA; 家族性自主神经功能障碍Ⅱ型;遗传性感觉和自主神经病Ⅳ型)	256800	常染色体隐性遗传	正常	头皮毛发稀少	牙釉质发育不全	伴有高热的少汗或无汗症;汗腺正常	**皮肤**:干燥;可能有自己咬伤手指和手臂造成的瘢痕;常见位于手、脚和其他着力点(如臀部)的慢性溃疡 **其他**:不规则流泪;精神发育迟滞;发热;角膜溃疡;外伤所致多发骨折导致的畸形;关节退化(Charcot 关节);全身感觉缺失;痛觉缺失以及对疼痛刺激的生理反应缺失;温觉和触觉减退;腱反射减弱;偶发大小便失禁;口腔溃疡和唇舌咬伤后引起的瘢痕	*NTRK1*(191315)
Cook 综合征(即无甲-甲营养不良伴有 b 型短指/趾畸形和缺指/趾畸形?见上)	106995	常染色体显性遗传	先天性甲营养不良;无甲症	正常	正常	正常	**皮肤**:突出的手指垫 **其他**:小指短指畸形;拇指发育不良;手足的末端指/趾骨缺如/发育不全	未知

续表

名称(别名)	OMIM 编号/主要参考文献	遗传方式	表型特征					遗传学基础和 OMIM 编号
			甲	毛发	牙齿	汗腺	其他	
Corneodermato-osseous 综合征	122440	常染色体显性遗传	末端甲剥离症	正常	牙齿松软;牙早衰	正常	**皮肤**:弥漫性掌跖角化过度;膝、肘、手/足处皮肤呈鳞状性红斑;泛发性红皮病 **眼睛**:角膜营养不良;畏光;眼睛烧灼感/流泪 **其他**:短指/趾;远端指/趾骨短小;身材矮小;手骨髓狭窄;早产	未知
颅骨-外胚层综合征(Levin 综合征;Sensenbrenner 综合征)	218330	常染色体隐性遗传	甲宽而短	毛发薄、稀疏,生长缓慢;结构异常	小牙症;缺牙;齿缝宽;牙釉质发育不全;牛牙症	正常	**皮肤**:肘膝部处的凹陷;双侧拇指皱褶;足趾单一皱褶;双掌单一褶皱;皮肤松弛 **骨骼**:肱股骨短小(肱骨更明显);腓骨不成比例的缩短;足趾和手指的中、远节指骨明显缩短;单纯并指/趾(皮肤相连);弯曲畸形;第一和第二趾之间的间隙变宽;拇指/趾外翻;长头症;泛发性骨质疏松症;高腭穹;矢状缝融合;胸廓狭小;漏斗胸 **其他**:远视;近视;眼球震颤;视网膜营养不良;前额突出;内眦赘皮和眼裂歪斜;面颊丰满;对耳轮发育不全,耳廓向后外倾斜;眼距过短;鞍鼻;鼻孔前倾;下唇外翻;前额有毛细血管痣;多个口腔系带;肾结核;肝纤维化;先天性心脏病	*IFT122*(606045)
卷发-睑缘粘连-甲发育不良(Curly hair- ankyloblepharon-nail dysplasia syndrome,CHAND)综合征	214350	常染色体隐性遗传	指/趾甲发育不全	毛发卷曲	正常	正常	**眼睛**:出生时眼睑融合(睑缘粘连) **其他**:双唇凹陷(在口角处),下附系带,腹股沟疝	*RIPK4*(605706)

续表

名称(别名)	OMIM 编号/主要参考文献	遗传方式	表型特征					遗传学基础和 OMIM 编号
			甲	毛发	牙齿	汗腺	其他	
耳聋和甲营养不良(Robinson 综合征)	124480	常染色体显性遗传	指/趾甲缺少、发育不良、龟裂和营养不良	正常	锥形牙;缺齿;乳牙和恒牙发育迟缓	正常	**其他**:并趾;重度感音神经性聋(高频)	*ATP6V1B2*(606939)
耳聋、甲营养不良、骨营养不良、智力低下、癫痫综合征(DOOR 综合征)	220500	常染色体隐性遗传	指/趾甲发育不全和营养不良;无甲症	正常	牙发育不全和变色;牙齿分布不规则	正常	**皮肤**:皮纹异常(拱形) **其他**:先天性感音神经性聋;耳朵低位;癫痫和精神发育迟滞;双拇指/趾三节畸形;指、趾末节发育不全或不发育;偶见指/趾内弯和屈曲畸形;2-酮戊二酸升高与严重表型相关	*TBC1D24*(613577)
网状色素性皮病(与 Naegeli-Franceschetti-Jadassohn 综合征是等位基因)	125595	常染色体显性遗传	指/趾甲营养不良	脱发;毛发纤细	牙齿正常	少汗或多汗	**皮肤**:终生的网状色素沉着(不同于 Naegeli-Franceschetti-Jadassohn 综合征);脱皮;掌跖角化过度;掌跖点状角化过度。少见的手指纤维瘤性增厚,肢端无瘢痕性水疱	*KRT14*(148066)
皮肤牙齿发育不良	125640	常染色体显性遗传	牙发育不良;易碎	毛发干燥;头发、胡须生长缓慢;发际线处脱发;眉毛和睫毛正常;腋毛和阴毛稀疏	缺牙;小牙;牙齿永久性脱落	正常	**皮肤**:不同程度的干燥和变薄(特别是掌跖区);猿纹 **面部**:左眼睑下垂;下颌骨前突	未知
皮肤毛发综合征?与 IFAP 综合征有关(308205)(请参阅下文)	Freire-Maia and Pinheiro[5]	X 连锁隐性遗传	甲营养不良和指甲凸出	出生时普秃	正常	少汗不伴高热	**皮肤**:泛发性鱼鳞病样皮损,包括掌跖和头皮 **面部**:前额突出;大耳朵;小鼻子,鼻梁略低;睑裂狭小	未知

续表

名称(别名)	OMIM 编号/主要参考文献	遗传方式	表型特征					遗传学基础和 OMIM 编号
			甲	毛发	牙齿	汗腺	其他	
							其他:严重的精神发育迟滞;异常的脑电图;频发的不伴发热的癫痫;身材矮小;腰背部脊椎骨呈半锥体;先天性无神经节支配的巨结肠症;上腭弓狭窄;斑氏试验和葡萄糖氧化酶检测阳性;逐渐频繁发作的酪氨酸血症;间歇性贫血;不像 IFAP 综合征那样伴有眼部/呼吸道疾病	
Dubowitz 综合征	223370	常染色体隐性遗传	正常	头发和外侧眉毛稀疏	出牙晚;龋齿	正常	**皮肤**:湿疹 **面部**:脸随年龄变长;浅眉弓;面部不对称;小颌畸形;额头高、倾斜;招风耳;睑裂短;上睑下垂;睑裂狭小;小眼;鼻尖宽阔;高腭穹;黏膜下腭裂;腭咽闭合不全 **其他**:胎儿生长受限;身材矮小;藏毛窦;隐性脊柱裂;小头畸形;精神发育迟滞伴有行为问题;声音高尖或沙哑;反复感染;低丙种球蛋白血症;IgA 缺陷;肿瘤形成,包括再生障碍性贫血;急性淋巴细胞性白血病、淋巴瘤和神经母细胞瘤;尿道下裂;隐睾症;低胆固醇	未知

续表

名称(别名)	OMIM 编号/主要参考文献	遗传方式	表型特征					遗传学基础和 OMIM 编号
			甲	毛发	牙齿	汗腺	其他	
X 连锁的先天性角化不良症(Zinsser-Cole-Engman 综合征)	305000	X 连锁隐性遗传	甲营养不良伴迟发性甲沟炎,偶有无甲症;甲发育不全	少毛症;由于睑缘炎和睑外翻导致睫毛缺失;无眉毛和睫毛;过早龋齿	牙排列不整齐;早期龋齿变性	泛发性多汗症	**皮肤**:色素沉着和色素减退、毛细血管扩张性红斑;溃疡;干燥脱皮;萎缩;角化过度性斑块(掌跖及关节处);癌前病变;无指纹;口唇、肛门、尿道、结膜等处有恶性黏膜白斑 **眼睛**:睑缘炎;下睑外翻;泪小点闭塞;大疱性结膜炎;持续性流泪 **其他**:面部特征突显;偶有智力和生长迟缓;Fanconi 样全血细胞减少症;骨骼脆弱;食管功能障碍和/或有憩室;舌乳头萎缩;牙龈炎;睾丸萎缩	*DKC1*(300126)
常染色体显性遗传的先天性角化不良症(Scoggins 型)	127550	常染色体显性遗传	甲营养不良	少毛症	龋齿	正常	**皮肤**:色素沉着和色素减退、毛细血管扩张性红斑;溃疡;干燥脱皮;萎缩;角化过度性斑块(掌跖及关节处);癌前病变;无指纹;口唇、肛门、尿道、结膜等处有癌前性黏膜白斑 **眼睛**:睑缘炎;下睑外翻;泪小点闭塞;大疱性结膜炎;持续性流泪 **其他**:肝肺纤维化、共济失调;面部特征突显;偶有精神发育迟滞和生长迟缓;Fanconi 样全血细胞减少症;骨骼脆弱;骨质疏松;生殖器畸形;食管功能障碍和/或有憩室;舌乳头萎缩;齿龈炎	*TERC*(602322)

续表

名称(别名)	OMIM 编号/主要参考文献	遗传方式	表型特征					遗传学基础和 OMIM 编号
			甲	毛发	牙齿	汗腺	其他	
常染色体隐性遗传的先天性角化不良症	224230	常染色体隐性遗传	甲营养不良，甲发育不全	少毛症，头发和睫毛稀疏	龋齿	正常	**皮肤**：色素沉着和色素减退、眼周毛细血管扩张性红斑；溃疡；干燥脱皮 **其他**：全血细胞减少症；血小板减少症；小血小板；T 细胞发育异常；手指和足趾营养不良	*NOLA3*（*aka NOP10*）（606471）
伴有身材矮小的外胚层发育不良症	616029Petfor 等[12]	常染色体隐性遗传	甲营养不良，甲发育不全	无	出牙迟延及缺齿，牙釉质发育不全	无	**皮肤**：掌跖角化病 **其他**：身材矮小，口腔黏膜色素沉着，感音神经性聋，哮喘，食管狭窄	*GRHL2*（608576）
伴有骨骼发育异常的外胚层发育不良症	Wallace[13]	未知	指/趾甲发育不良和前端缩短	头发轻微枯黄；腋毛很少	缺齿；牙齿发育不全	正常	**皮肤**：薄、干燥、细腻，颗粒状色素沉着；外观半透明；乳头发育不良 **面部**：外观异于常人；面中部相对发育不良；面颊、上颌和鼻子凹陷，呈“倒置盘状畸形”，眼睛略显突出 **其他**：智力低下；掌骨短；一些远端指骨的末端呈杵状；手足弯曲异常；无乳房；腭弓高窄	未知
外胚层发育不良和感音神经性聋(Mikaelian 综合征)	224800	常染色体隐性遗传	正常	毛发枯黄易断；头皮少毛	龋齿	正常	**皮肤**：角化过度；基底层黑色素增加 **其他**：双侧感觉神经损伤；粗糙的面部特征；细长指；第五指挛缩；脊柱后凸	未知
外胚层发育不良伴乳牙(Turnpenny 型)	601345	常染色体显性遗传	正常	头发和体毛稀疏	少牙至青春期晚期	耐热性可变；没有无汗症	**皮肤**：皱褶部位有黑棘皮病	未知

续表

名称(别名)	OMIM 编号/主要参考文献	遗传方式	表型特征					遗传学基础和 OMIM 编号
			甲	毛发	牙齿	汗腺	其他	
外胚层发育不良伴腭部瘫痪	Wesser and Vistnes[14]	未知	无数据	前额没有头发;无眉毛和睫毛	牙发育不良,呈钉状;牙釉质发育不全	面部无汗(汗腺缺失)	**皮肤:**面部没有皮脂腺 **其他:**传导性聋;中耳炎;前额突出;鼻梁低;高腭穹;腭部瘫痪;腭、咽后壁、扁桃体柱状区感觉减退;发音异常和变音,带有明显的鼻音	未知
外胚层发育不良伴严重的智力低下	Kirman[15]	未知	手指和足趾几乎完全缺如	无头发(除了头顶的一小绺)和体毛	正常	少汗症不伴高热	**皮肤:**细腻、薄、有光泽,手足和头顶有脱屑;无双侧乳头 **其他:**双目失明伴白内障;双耳畸形;严重智力障碍;闭经;女阴发育不良	未知
外胚层发育不良伴智力发育迟缓及并指/趾	600906	未知	甲重度弯曲	头发短硬、稠密,眉毛稀疏	无数据	轻度少汗症	**皮肤:**干燥;大面积头皮缺损 **其他:**第三、四指并指和第二、三趾并趾;轻度智力发育迟缓;特殊面容:睑裂长、鼻梁宽、时常张嘴;双耳畸形	未知
伴有并指/趾的外胚层发育不良	613573 Wiedemann 等[16]	常染色体隐性遗传	甲淡黄色,部分增厚	少毛症;头发卷曲易断;眉毛和睫毛稀疏	牙冠重度发育不全;恒牙延迟和不典型萌出	正常	**皮肤:**干燥伴角化过度,尤其在躯干远端 1/3 处、下肢和掌跖处(腋部和肘部正常);双掌有横向皱褶 **其他:**晶状体轻微突出;散光远视;不同程度的并指/趾;脊柱前凸;高腭穹	*PVRL-4*(609607)
外胚层发育不良伴肾上腺囊肿(牙齿-指甲-汗腺发育不良并伴有中线部位头皮缺损)	129550	常染色体显性遗传	指甲营养不良	垂直型脱发	出牙晚;齿缝大;轻微形状改变	少汗	**皮肤:**头皮中线缺损(皮肤再生不良);乳晕和乳头发育不良 **其他:**乳房发育不全(不能分泌乳汁);特发性高血压;较大的肾上腺囊肿	未知

续表

名称(别名)	OMIM 编号/主要参考文献	遗传方式	表型特征					遗传学基础和 OMIM 编号
			甲	毛发	牙齿	汗腺	其他	
具有外胚层发育异常的特征性面容以及足内侧多趾畸形	129540	常染色体显性遗传	甲呈圆形	头发、体毛脱落;眉毛和睫毛稀疏	牙釉质变薄;龋齿	正常	**其他**:小颌畸形;人中平;颧骨发育不全;眼角异位;低鼻梁;薄上唇;系带增厚;小指弯曲畸形;轴前多指/趾;重复的大踇趾及第一跖骨;语言发育迟缓	未知
伴有缺指/趾畸形及黄斑营养不良的外胚层发育不良(EEM 综合征)	225280	常染色体隐性遗传	指/趾甲发育不良	少毛症或正常	正常	牙齿发育异常;牙小,齿缝宽	**其他**:缺指/趾畸形;并指/趾畸形;手裂;黄斑营养不良	*CDH3*(114021)
外胚层发育不良 4 型;仅有头发和甲异常的类型	602032	常染色体隐性遗传	先天性甲营养不良;甲过小;甲剥离;脆甲	头发易断;颞部少毛	正常	正常	**皮肤**:颈部秃发性毛囊炎	*KRT85*(602767)
缺指/趾畸形-外胚层发育不良-唇腭裂综合征 3(ectrodactyly-ectodermal dysplasia cleft lip/palate syndrome3, EEC3)	604292	常染色体显性遗传	发育不良,薄、小凹坑、脆裂和有条纹	头皮和躯体少毛;毛发纤细而干燥;眉毛和睫毛稀疏或缺乏	无牙;缺齿;小牙;牙釉质发育不全;形状异常;钉状门齿	偶有不伴低体温的少汗症	**皮肤**:干燥,半透明状,掌跖角化过度;斑块状湿疹;色素痣 **面部**:唇裂;阔鼻;耳廓畸形;尖下巴;颧骨发育不全 **其他**:传导性聋;泪道异常或功能不全;虹膜有斑点;畏光;斜视;睑缘炎;角膜混浊;先天性眼睑粘连;缺指/趾畸形;并指/趾;指弯曲畸形;腭裂;肾功能异常;鼻炎;呼吸道感染;生殖器畸形	*TP63*(603273)

续表

名称(别名)	OMIM 编号/主要参考文献	遗传方式	表型特征					遗传学基础和 OMIM 编号
			甲	毛发	牙齿	汗腺	其他	
缺指/趾畸形-外胚层发育不良-唇腭裂综合征 1(EEC1)	129900	常染色体显性遗传	甲发育不良,薄、小凹坑、脆裂有条纹	毛发稀疏、易断	无牙	少汗症不常见	**皮肤**:干燥,半透明状,掌跖角化过度;斑块状湿疹;色素痣 **面部**:唇裂和/或腭裂;双耳位置低并向后旋;泪道畸形很常见(闭锁、无管化、发育不全、小凹陷、功能障碍),导致继发性角膜炎 **其他**:泌尿生殖道畸形;脐膨出;肛门闭锁常见;传导性聋;远端肢体畸形(缺指/趾、多指/趾、并指/趾、手足裂);结构异常导致复发性上呼吸道、泌尿生殖道和眼部感染;下丘脑缺陷继而引发生长激素缺乏	*EEC1*(7q11.2-121.3)
伴缺指/趾畸形,不伴唇腭裂的外胚层发育不良(无唇腭裂的 EEC)	129810	常染色体显性遗传	正常	少毛症	牙齿畸形	正常	**其他**:无典型的 EEC 综合征常见的唇裂或腭裂;缺指/趾畸形,表现为从几乎正常到手足裂	未知
Ellis-van Creveld 综合征(软骨外/中胚层发育不良)(参见下方 Weyer 肢端型骨发育不良条目)	225500	常染色体隐性遗传	发育不良(脆裂和有沟痕)	毛发细、易断,颜色浅;眉毛和睫毛缺失或稀疏	呈乳牙状;过早脱落;缺齿;偶有牙釉质发育不良	正常	**皮肤**:湿疹;多形性瘀点或瘀斑 **其他**:偶发性斜视;白内障;虹膜缺陷;小眼;眼球突出;四肢短小的侏儒症;双手足后外侧多指/趾畸形(通常为手);腕掌畸形;四肢骨粗短;头状骨与钩状骨融合;马蹄内翻足;膝外翻;偶有轻微智力低下;先天性心脏病;呼吸困难;唇龈粘连;腭裂;尿道上裂或下裂;生殖器发育不良 **面部**:阔鼻;偶有唇裂;前额隆起、眼距宽	*EVC*(604831);*EVC2*(607261)

续表

名称(别名)	OMIM 编号/主要参考文献	遗传方式	表型特征					遗传学基础和 OMIM 编号
			甲	毛发	牙齿	汗腺	其他	
Fischer 综合征(Fischer-Volavsek 综合征)	Fischer[17]	常染色体显性遗传	甲弯曲或甲剥离	头发、眉毛和睫毛稀疏	正常	掌跖多汗	**皮肤**:偶有干皮症,掌跖角化 **其他**:眼睑水肿;偶发智力缺陷;指/趾远端指趾骨杵状;脊髓空洞症;情感淡漠	未知
局灶性皮肤发育不全(Goltz 综合征;Goltz-Gorlin 综合征)	305600	X 连锁隐性遗传	甲薄、匙状、狭长、有沟槽,颜色淡或缺如	少毛症	缺齿;小牙;牙釉质发育不全;出牙晚;牙齿不齐;牙斑	少汗或多汗	**皮肤**:出生时部分皮肤缺损;部分发育不良或变薄;线性色素减退或色素沉着;毛细血管扩张;皮下脂肪突出;眶周皮肤黏膜多发乳头状瘤;毛周角化病;口唇、外阴及肛门有周围血管纤维瘤;掌跖角化过度;偶尔的皮纹改变 **眼睛**:缺损;小眼;瞳孔不规则;角膜或玻璃体混浊;蓝色巩膜;晶状体异位 **面部**:唇部有乳头状瘤;耳廓畸形;鼻翼不对称和有凹痕;尖下巴;三角形/长脸 **其他**:条纹状骨病;偶发耳聋;智力低下;癫痫;身材矮小;并指/趾及多指/趾畸形;外生殖器畸形;脐疝和/或腹股沟疝;脊椎畸形(脊柱侧弯、脊柱裂等);高腭穹;牙龈有乳头状瘤;乳房小	*PORCN*(300651)
局灶性面部皮肤发育不良,Ⅰ型(FFDD Ⅰ型,遗传性对称型双鬓部再生不良性痣,双颞部皮肤再生不良,Brauer 综合征)或与 FFDD Ⅱ型相同?	136500	常染色体显性遗传	正常	斑秃;通常眉毛和睫毛稀疏或上睑多排睫毛;下睑睫毛正常或缺失	正常	局部少汗症(少数病灶内汗腺缺失)	**皮肤**:圆形、局灶性颞部病变,表面光滑或起皱纹,可能有色素沉着(通常为双颞侧,也可能是单侧);下颌偶见多重垂直线状凹陷;颞部病变处皮脂腺缺失	未知

续表

名称（别名）	OMIM 编号/主要参考文献	遗传方式	表型特征					遗传学基础和 OMIM 编号
			甲	毛发	牙齿	汗腺	其他	
局灶性面部皮肤发育不良，Ⅱ型（FFDD Ⅱ型，双颞钳痕综合征）或与 FFDD Ⅰ型相同）？	614973	常染色体显性遗传	正常	斑秃；部分不规则的头发；眉毛和睫毛稀疏或上睑多排睫毛；下睑睫毛正常或缺失；眉毛上斜	正常	局部少汗症（少数病灶内汗腺缺失）	**皮肤：**圆形、颞部局灶性病变，表面光滑或起皱纹，可能有色素减少或色素沉着；额头下部偶见多重垂直线状凹陷；颞部病变处皮脂腺缺失 **眼睛：**少数病例有慢性双侧睑缘炎 **面部：**狮面；眶周褶皱；宽鼻梁；鼻子肥厚伴鼻尖下弯；双侧内眦赘皮折叠；发育迟缓	未知
局灶性面部皮肤发育不良，Ⅲ型	227260	常染色体隐性遗传						*TWIST2*（607556）
局灶性面部皮肤发育不良，Ⅳ型	614974	常染色体隐性遗传						*CYP26C1*（608428）
Fried 牙甲综合征（或与 Witkop 综合征 189500 相同？见后文）	Fried[18]	常染色体隐性遗传	甲小而薄，且微微凹陷	毛发细而短；眉毛稀疏	缺齿；钉状齿	正常	**面部：**嘴唇和下巴突出 **其他：**颈部左侧鳃裂囊肿	未知
牙龈纤维瘤病和多毛症（全身广泛性的终毛增多症，伴随或不伴随牙龈增生）	135400	常染色体隐性遗传	正常	全身多毛；终毛黑且粗糙	牙缝宽；纤维瘤导致齿列模糊	正常	**皮肤：**偶见色素痣和弹性过度 **其他：**偶有大耳、鼻外形怪异和粗陋的容貌；精神发育迟滞；癫痫；牙龈纤维瘤病；偶见乳房发育不全	17q24.2-q24.3 中的微缺失和微重复
牙龈纤维瘤病-毛发稀疏-牙齿移位	Jorgenson[19]	常染色体隐性遗传	无数据	毛发在儿童期过度浓密；青春期开始变少；成年后稀疏	错位与畸形；锯形门齿	无数据	**面部：**面部粗陋；嘴唇突出（继发于牙龈纤维瘤病）；下颌骨突出；鼻翼宽扁 **其他：**交替性斜视；转动时眼球震颤；近视；异常脑电图；低智商；手掌宽大；脚掌短粗；高腭穹	未知

续表

名称(别名)	OMIM 编号/主要参考文献	遗传方式	表型特征					遗传学基础和 OMIM 编号
			甲	毛发	牙齿	汗腺	其他	
Gorlin-Chaudhry-Moss 综合征(颅面骨发育不全,多毛症,大阴唇发育不全,眼牙异常,动脉导管未闭,智力正常)	612289	常染色体隐性遗传?	无数据	多毛症,毛发粗糙,前额发际线低	个别牙缺失,小牙症、牙髓腔减小或缺失	正常	**面部**:面中部凹陷;下睑外翻;眼裂倾斜;身材矮小 **其他**:轻度双侧传导性聋;远视;小眼畸形;水平性眼球震颤;角膜溃疡;眼睑发育缺陷;颅面骨发育不全;动脉导管未闭;大阴唇畸形;高腭穹;轻度脐疝;远端指/趾骨短	*SLC25A24*(608744)
生长发育迟缓-脱发-埋伏牙-视神经萎缩(GAPO)	230740	常染色体隐性遗传	2例指/趾端凸起	广泛脱发	乳牙(埋伏牙)、恒牙萌出异常伴牙槽嵴缺失	正常	**皮肤**:干燥;脆性增加,伤口愈合不良(小的凹陷性瘢痕);色素脱失斑;异常沟纹;项背部皮肤皮革样增厚;异常皮纹 **面部**:“小”且“特殊”面容;面部不对称;颅面骨发育不全;小颌畸形;唇突出增厚;耳廓突出;眶上嵴突出;鼻凹陷;小耳畸形 **其他**:感觉神经性听力减退;视神经萎缩;青光眼;圆锥角膜;眼球震颤;畏光;侏儒症;偶伴精神发育迟滞;乳腺发育不全;漏斗胸;脐疝;儿童期和青春期骨成熟延迟;呼吸道感染	*ANTXR1*(606410)
Haim-Munk 综合征(伴有牙周病和甲弯曲的掌跖角化过度,Cochin Jewish 病)(与 Papillon-Lefèvre 综合征同等位基因)	245010	常染色体隐性遗传	甲弯曲	正常	重度早发型牙周炎,牙缺失		**皮肤**:掌跖角化病 **其他**:蜘蛛样指;肢端骨质溶解	*CTSC*(602365)

续表

名称(别名)	OMIM 编号/主要参考文献	遗传方式	表型特征					遗传学基础和 OMIM 编号
			甲	毛发	牙齿	汗腺	其他	
Hallerman-Streiff 综合征(Francois 颜面畸形综合征)	234100	常染色体隐性遗传异质性?	正常	毛发稀少;广泛脱发或沿骨缝脱发	胎生牙;多生牙;牙发育不全;牙脱落;早龋;锥形牙;牙釉质发育不全	正常	**皮肤**:局限于面部和/或头皮的广泛皮肤萎缩;毛细血管扩张;干燥 **面部**:鸟样面容;头颅形态异常,常见短头颅、舟状头合并前额和顶骨膨出;下颌短小;头顶突出;小口畸形合并薄唇;耳位低;"双下巴";钩状鼻 **其他**:双侧小眼畸形;先天性白内障;先天性瞳孔异位;偶发眼球震颤;斜视;蓝巩膜;视盘缺损;脉络膜视网膜色素改变;偶发并指/趾;翼状肩胛骨;成比例身材矮小;智力正常或发育迟滞;腭弓高窄;颅骨缝骨化延迟;小头畸形;心脏缺陷;性腺发育不全;隐睾症;脊椎异常;漏斗胸	未知
Hayden 综合征	Freire-Maia and Pinheiro[5]	未知	严重厚甲症(手和足部)	头发、眉毛、睫毛缺失;几乎无体毛	正常	严重少汗症	**皮肤**:毛囊及斑块状角化过度;胫前类似鱼鳞病样角化过度;严重掌跖角化过度,导致指/趾端完全僵硬;严重慢性头皮感染伴多发脓疱 **其他**:慢性外耳炎导致假性耳聋;严重慢性结膜炎导致假性失明;鞍鼻;眼睑狭窄	未知

续表

名称(别名)	OMIM 编号/主要参考文献	遗传方式	表型特征					遗传学基础和 OMIM 编号
			甲	毛发	牙齿	汗腺	其他	
遗传性黏膜上皮不典型增生	158310	常染色体显性遗传	慢性念珠菌性甲感染	非瘢痕性脱发	牙龈炎	正常	**皮肤**:腔口黏膜周围红色扁平皮损;毛囊角化病 **其他**:畏光;眼球震颤;角结膜炎;角膜炎;血管翳;白内障;反复肺部感染;纤维性囊性肺疾病;肺心病;皮肤黏膜念珠菌感染;婴儿腹泻;T 淋巴细胞和 B 淋巴细胞异常;巴氏涂片异常;外阴红斑	未知
有汗性外胚层发育不良(Clouston 综合征,ED2)	129500	常染色体显性遗传	不同程度甲营养不良;增厚及轻微褪色;甲沟炎	干燥,纤细,通常为金发,生长缓慢;少毛症或完全脱发;眉毛和睫毛缺失或稀少	个别牙缺失,先天性无牙,牙缝增宽;胎生牙;龋齿	正常	**皮肤**:干燥粗糙;鳞屑;部分区域色素沉着;掌跖角化过度 **其他**:偶有斜视,白内障和近视;偶有智力缺陷和身材矮小;语言障碍;指/趾骨末端呈团球状;杵状指;颅骨增厚	*GJB6*(604418)
有汗性外胚层发育不良,Christianson- Fourie 型	601375	常染色体显性遗传	肥厚型甲营养不良;远端甲分离	毛发短、薄、稀疏,白色头发;眉毛缺失;睫毛短小稀疏;腋毛和阴毛稀少	正常	正常	**其他**:阵发性室上性心动过速;心动过缓;皮肤正常	未知
多毛症和牙缺失	Freire-Maia and Pinheiro[5]	常染色体显性遗传	正常	广泛性多毛症(除掌跖、黏膜组织)	偶有持续性牙脱落,萌出延迟,个别牙缺失,先天性无牙	正常		未知

续表

名称(别名)	OMIM 编号/主要参考文献	遗传方式	表型特征					遗传学基础和 OMIM 编号
			甲	毛发	牙齿	汗腺	其他	
X 连锁的外胚层发育不良[ED1; Christ-Siemens-Touraine(CST)](Lelis 综合征 608290 见下文)	305100	X 连锁隐性遗传	甲一般正常;有时出生时发现甲营养不良或缺失,和/或质脆、易断,伴发育不全和匙状甲	毛发纤细和干燥;色浅;头发和体毛稀少;眉毛和睫毛缺失或稀疏;胡须一般正常	个别牙缺失;钉状门齿和/或尖牙;持续性牙脱落;萌出延迟;偶见先天性无牙	少汗症伴/不伴发热;皮嵴汗孔减少或缺失	**皮肤**:皮脂腺发育不良或缺失导致薄、光滑、干燥,偶有色素沉着和皮纹改变;乳头或乳晕增多或缺失 **面部**:病情严重的患者有极具特征的面容(通常为男性),表现为唇厚突出,鼻嵴凹陷(鞍鼻),前额突出,上颌发育不全,眼下或眼周、鼻周、口周沟纹,外耳廓细微改变;眶周色素沉着 **其他**:偶有传导性聋;畏光;泪腺功能减退;泪管发育不全;萎缩性鼻炎;中耳炎;味觉和/或嗅觉减退;上呼吸道黏液腺缺失;呼吸道疾病;慢性咽喉炎;乳腺发育不全	*EDA*(300451)
外胚层发育不良 10A,少汗/毛发/甲型,常染色体显性遗传;包括 Jorgenson 综合征	129490	常染色体显性遗传	甲一般正常;有时发育不全	头发稀疏,呈绒毛状,色淡;眉毛,睫毛和体毛缺乏或稀疏	个别牙缺失;先天性无牙;锥形牙;萌出延迟	少汗伴发热	**皮肤**:光滑、薄、干燥和发育不全;可出现湿疹化 **其他**:畏光;泪管发育不全;泪腺功能减退;鞍鼻;唇厚突出;前额凸出和耳廓突出;慢性鼻炎;反复呼吸道感染	*EDAR*(604095)
外胚层发育不良 10B,少汗/毛发/齿型,常染色体隐性遗传	224900	常染色体隐性遗传	甲一般正常;有时发育不全	头发稀疏,呈绒毛状,色淡;眉毛、睫毛和体毛缺乏或稀疏	牙缺失;先天性无牙;锥形牙	少汗伴发热;外泌汗腺发育不全	**皮肤**:光滑、薄、干燥和发育不全;色素沉着;罕见掌跖角化 **其他**:畏光;眶周皱纹;泪管发育不全;泪腺功能减退;鞍鼻;唇厚突出;前额凸出和耳廓突出;慢性鼻炎;反复呼吸道感染;乳房缺失	*EDAR*(604095)

续表

名称(别名)	OMIM 编号/主要参考文献	遗传方式	表型特征					遗传学基础和 OMIM 编号
			甲	毛发	牙齿	汗腺	其他	
少汗性外胚层发育不良(HED)-免疫缺陷	300291	X 连锁隐性遗传	甲一般正常;有时发育不全	头发稀疏,呈绒毛状,色淡;眉毛、睫毛和体毛缺乏或稀疏	牙缺失;先天性无牙;锥形牙	少汗伴发热	**其他**:外胚层发育不良特征较经典型 HED 轻;生长迟缓;反复消化道感染;反复呼吸道感染;丙种球蛋白异常血症;高发病率/死亡率	*IKBKG*(300248)
无汗性外胚层发育不良症-免疫缺陷-骨硬化症-淋巴水肿综合征	300301	X 连锁隐性遗传?	甲一般正常;有时发育不全	头发稀疏,呈绒毛状,色淡;眉毛、睫毛和体毛缺乏或稀疏	牙缺失;先天性无牙;锥形牙	少汗伴发热	**其他**:外胚层发育不良特征较经典型 HED 轻;生长迟缓;反复消化道感染;反复呼吸道感染;丙种球蛋白异常血症;骨硬化症;通常较 300291 临床表现重	*IKBKG*(300248)
HED 伴耳聋	125050	常染色体显性遗传	甲一般正常;有时发育不全	头发稀疏,呈绒毛状,色淡;眉毛、睫毛和体毛缺乏或稀疏	牙缺失;先天性无牙;锥形牙	少汗伴发热	**其他**:进行性聋	未知
少汗性外胚层发育不良,甲状腺功能减退,纤毛运动障碍综合征(HEDH 综合征)(可能是 CGS 合并 225040;见下文)(? 与 ANOTHER 综合征相同)	225050	未知	甲营养不良,指/趾甲纵嵴状萎缩	头发稀疏纤细、质硬、干枯;眉毛稀疏;睫毛正常	正常	少汗伴发热;手掌汗腺数量减少	**皮肤**:手掌皮嵴发育不良;出生后最初几个月躯干皮肤斑驳状褐色色素沉着;色素性荨麻疹样的皮肤和黏膜色素沉着 **其他**:泪腺频繁阻塞导致双眼溢泪;复发性结膜炎;身材矮小;呼吸道纤毛运动异常;反复严重的上呼吸道和下呼吸道感染;严重的婴儿牛奶不耐受;促甲状腺素升高;儿童早期出现甲状腺激素分泌减少;一级甲状腺功能减退-放射性核素摄碘率研究未证实	未知

续表

名称(别名)	OMIM 编号/主要参考文献	遗传方式	表型特征					遗传学基础和 OMIM 编号
			甲	毛发	牙齿	汗腺	其他	
少汗性外胚层发育不良症-甲状腺功能减退-胼胝体发育不全	225040	未知？相邻基因综合征	甲营养不良，指/趾甲纵嵴状萎缩	头发稀疏纤细	正常，或小牙症，牙釉质缺损	少汗伴发热	**其他**：严重的智力发育迟滞；胼胝体发育不全；原发性甲状腺功能减退；甲状腺^{99m}Tc 吸收率检查发现正常甲状腺组织缺失和异位甲状腺肿；呼吸道和眼部感染；上颌骨发育不良；眼距宽；吐舌	未知
少毛症和复发性皮肤水疱	613102	常染色体隐性遗传	正常	出生时即有毛发，出生后例行剃发后可再生，出生后 2~3 个月脱发增加，导致头发、眉毛、睫毛、腋毛和体毛稀疏、脆弱	正常	正常	**皮肤**：头皮及其他部位皮肤出现<1cm 的水疱，34 个月后破溃，瘢痕性愈合	*DSC3*(600271)
少毛症-骨质溶解-牙周炎-掌跖角化综合征(HOPP 综合征)	607658	常染色体显性遗传	甲弯曲	少毛症；扭曲发和环状发；先天性眉毛和睫毛缺失；毛囊减少	龋病和牙周炎	正常	**皮肤**：严重，网状掌跖角化病伴凹点；圆形或条纹状掌跖角化病；肢端骨溶解；银屑病样皮损 **其他**：皱襞舌、室性心动过速	未知
单纯少毛症	146520	常染色体显性遗传	正常	出生时即有毛发；但出生后也可出现脱发；10 岁前进行性脱发，30 岁前完全脱发；面部毛发和体毛正常	正常	正常	无其他发现	*CDSN*(602593)

续表

名称(别名)	OMIM 编号/主要参考文献	遗传方式	表型特征					遗传学基础和 OMIM 编号
			甲	毛发	牙齿	汗腺	其他	
毛囊性鱼鳞病-脱发症-畏光综合征(IFAP 综合征);脱发性棘状毛囊角化病	308205 308800	X 连锁隐性遗传	正常	先天性秃发	牙釉质发育不良	少汗症	**皮肤:**毛囊性鱼鳞病 **其他:**畏光;身材矮小;精神发育迟滞;癫痫发作;先天性无神经节性巨结肠;腹股沟疝;脊柱畸形;肾脏畸形;反复呼吸道感染。 **Bresheck 变型:**脑部异常,发育迟缓,外胚层发育不良,骨骼畸形,先天性巨结肠,耳/眼异常,腭裂/隐睾,肾发育不良	*MBTPS2*(300294)
T 淋巴细胞失活免疫功能障碍导致钙内流缺陷 1 和 2(免疫缺陷症 9 和 10)	612782 612783 McCarl et al.[20]	常染色体隐性遗传	正常	正常	牙釉质发育不全	无汗症	**皮肤:**鱼鳞病 **免疫缺陷:**T 淋巴细胞活化缺陷导致复发性感染 **先天性肌病**	*ORAI1*(610277) *STIM1*(605921)
色素失禁症(家族性男性致死型 IP,Bloch-Sulz Berger 综合征)	308300	X 连锁显性遗传	大约 1/10 病例出现完全或大部分指/趾甲营养不良	1/3 病例出现瘢痕性脱发	个别牙缺失,先天性无牙;钉状牙;萌出延迟;乳牙和恒牙均受累	正常	**皮肤:**新生儿期水疱-大疱性皮疹损继发或伴发伴疣状皮损和奇特的“大理石蛋糕”样色素沉着;可遗留色素沉着斑 **其他:**偶有先天性聋;约 1/5 病例出现眼部改变,包括失明、斜视、白内障、葡萄膜炎、晶状体后纤维增生、视神经萎缩、小眼畸形;偶有马蹄内翻足、腭裂、小头畸形;约 1/3 病例出现严重中枢神经系统异常:痉挛性四肢瘫痪、偏瘫、双瘫;癫痫;精神发育迟滞;偶有身材矮小	*IKBKG*(300248)

续表

名称(别名)	OMIM 编号/主要参考文献	遗传方式	表型特征					遗传学基础和 OMIM 编号
			甲	毛发	牙齿	汗腺	其他	
Johanson-Blizzard 综合征	243800	常染色体隐性遗传	无数据	毛发稀疏,干燥,纤细或粗糙;显著性前额头发向上弯曲生长	双牙列少牙;钉状牙;恒牙缺失	正常	**皮肤**:苍白光滑;下肢和腹部咖啡牛奶斑;下背部和腹部斑状白癜风;中线头皮缺失(先天性皮肤发育不良);小乳头,乳晕几乎缺失;通贯掌 **其他**:胰腺外分泌功能不全;先天性感音神经性聋;下泪点发育不良;斜视;鼻翼发育不全,钩状鼻;不同程度的精神发育迟滞;偶有无动性发作;小头畸形;甲状腺功能减退;肛门闭锁;泌尿生殖系统缺陷;发育不良/水肿;吸收障碍;骨骺发育不全;扩张型心肌病;鼻泪管瘘;高腭穹;骨龄延迟;关节伸展过度	*UBR1*(605981)
常染色体显性遗传角膜炎-鱼鳞病-耳聋综合征(KID 综合征)合并耳聋-血吸虫样鱼鳞病(HID)综合征 602540	148210	常染色体显性遗传	甲出生时即缺失;发育迟缓;白甲和厚甲(手指甲改变最为显著);破坏性营养不良	头皮脱发或头发纤细、薄;眉毛和睫毛稀疏或缺失;偶有部分头发出现结节性脆发症	乳牙萌出延迟;质脆;易患龋齿;未定义缺陷	少汗症(伴低体温)	**皮肤**:鱼鳞病样红皮病伴皮脂腺功能障碍;口周和下颏周围皮沟加深;手肘、膝盖和手足背角化过度红色斑块;掌跖显著增厚(一致性皮革样改变);易患鳞状细胞癌 **其他**:先天性感音神经性聋;角膜血管增生形成血管翳导致失明;角膜炎;偶有泪液分泌减少;畏光;双膝和双肘屈曲挛缩伴跟腱紧张	*GJB2*(121011)
条纹状掌跖角化病 1(PPKS1)	148700	常染色体显性遗传	正常	正常	正常	正常	**皮肤**:掌跖角化病,足底比手掌分布弥散	*DSG1* (125670)
条纹状掌跖角化病 2(PPKS2)	612908	常染色体显性遗传	正常	正常	正常	正常	**皮肤**:掌跖角化病,足底比手掌分布弥散	*DSP*(125647)

续表

名称(别名)	OMIM 编号/主要参考文献	遗传方式	表型特征					遗传学基础和 OMIM 编号
			甲	毛发	牙齿	汗腺	其他	
条纹状掌跖角化病 3(PPKS3)	607654	常染色体显性遗传	正常	正常	正常	正常	**皮肤:**掌跖角化病,足底比手掌分布弥散	*KRT1*(139350)
皮肤骨溶解症,Kirghizian 型	221810	常染色体显性遗传?	部分指甲营养不良	正常	个别牙缺失,形态异常	正常	**皮肤:**面部、躯干、四肢多发溃疡,形成深浅不一的瘢痕 **其他:**反复角膜炎、角膜瘢痕导致视力损害;肢端肥大症;关节炎;关节周围骨质溶解;爪形手;关节肿大变形;短指;部分手指屈曲挛缩	未知
Kohlschutter-Tonz 综合征(癫痫、痴呆和牙釉质发育不全)	226750	常染色体隐性遗传	正常	正常或毛发粗糙	牙釉质呈黄色伴发育不全	少汗症	**皮肤:**皮脂腺和神经纤维稀少 **其他:**近视,出生后 11 个月~4 岁出现进行性中枢神经系统退行性改变伴严重癫痫样发作;肌痉挛;脑电图异常;心室扩大;宽拇指和宽足趾	*ROGDI*(614574)
Lelis 综合征(少汗性外胚层发育不良伴黑棘皮病(?X 连锁 HED 临床表现 305100,见上文)	608290	常染色体隐性遗传?	甲短小和营养不良	广泛稀毛症;头发干燥、纤细、无光泽、生长缓慢;腋毛、阴毛、胡子/胡须、眉毛和睫毛稀少	发育不全和龋齿	少汗症,汗腺数量少(组织病理证实)	**皮肤:**干燥;掌跖角化过度;颈部、腋窝、外阴、生殖器部位色素沉着、角化过度,伴皱褶、乳头状瘤样改变和典型黑棘皮病;"正常"皮肤出现角化过度和毛囊角栓;口周异常沟纹 **其他:**皱襞舌伴乳头状瘤样增生	*EDA*(300451)
四肢-乳腺综合征(EEC3 等位基因相关,ADULT 综合征,AEC,拉普-霍奇金综合征,裂手裂足畸形 4)	603543	常染色体显性遗传	甲发育不良	正常	不同程度的牙缺失	少汗症	**其他:**乳腺发育不全;唇腭裂+/-悬雍垂裂;泪管闭锁;子宫/卵巢缺失	*TP63*(603273)

续表

名称(别名)	OMIM 编号/主要参考文献	遗传方式	表型特征					遗传学基础和 OMIM 编号
			甲	毛发	牙齿	汗腺	其他	
局限型隐性遗传稀毛症 1 型(LAH1);稀毛症 6	607903	常染色体隐性遗传	正常	少毛症,局限于头、胸、上臂和腿部;面部毛发可能稀疏;眉毛和睫毛可能变薄;阴毛和腋毛一般正常毛干萎缩变细,无法穿透皮肤表面;毛干基底部皮质肿胀	正常	正常	**皮肤**:内生头发导致头皮出现小丘疹	*DSG4*(607892)
局限型隐性遗传稀毛症 2 型(LAH2);稀毛症 7	604379	常染色体隐性遗传	正常	先天性少毛症;任何毛发呈金属丝样改变和扭曲,眉毛、睫毛、腋毛和阴毛稀疏或缺失;体毛少;男性胡须可能正常	正常	正常	**皮肤**:2 例病例报道毛囊角化过度,可能与脱发无关	*LIPH*(607365)

续表

名称(别名)	OMIM 编号/主要参考文献	遗传方式	表型特征					遗传学基础和 OMIM 编号
			甲	毛发	牙齿	汗腺	其他	
局限型隐性遗传稀毛症 3 型(LAH3);稀毛症 8	278150	常染色体隐性遗传	正常	儿童期即出现的弥漫性进行性脱发;头发稀少或缺失;眉毛、睫毛、腋毛和体毛稀疏;男性胡须可能正常	正常	正常		*LPAR6*(609239)
玛格丽特岛外胚层发育不良[与唇腭裂-外胚层发育不良综合征(CLEPD1)等位基因]	225060	常染色体隐性遗传	发育不良	头发稀疏、短;眉毛稀疏	个别牙缺失;特别见于上颌侧切牙	正常	**其他**:唇/腭裂;并指;相比 CLEPD1 无精神发育迟滞	*NECTIN-1*(600644)
马歇尔综合征[与 Stickler 综合征(108300)等位基因,但 Stickler 综合征无外胚层发育不良表现]	154780	常染色体显性遗传	正常	某些家系中头发和睫毛稀疏	偶有个别牙缺失,小牙症,萌出异常和咬合不正	偶有轻度少汗症	**面部**:具有特征性先天顽固性严重的鼻梁低平,鼻孔前倾,颧骨发育不全,前额突出,有时间眼距增宽;悬雍垂裂;眼球2°突出眼眶缘 **其他**:偶有精神发育迟滞;体型矮小或正常;关节过伸;颅骨和脊柱骨骺异常;先天性进行性感觉神经缺损;近视;玻璃体液化;先天性和青少年白内障伴自发性和突发性化脓、吸收;大脑镰和脑膜钙化	*COL11A1*(120280)
McGrath 综合征(外胚层发育不良-皮肤脆性综合征)	604536	常染色体隐性遗传	甲增厚和营养不良	毛发短、稀疏,部分随时间推移改善	正常	少汗症,部分随年龄增长改善	**皮肤**:出生时出现水疱和鳞屑,主要见于面部、四肢和臀部;终身性皮肤脆性增加,长时间站立或行走后足底受压处出现创伤性撕裂及水疱;足底角化过度 DSP 基因突变相关的心肌病	*PKP1*(601975)

续表

名称(别名)	OMIM 编号/主要参考文献	遗传方式	表型特征					遗传学基础和 OMIM 编号
			甲	毛发	牙齿	汗腺	其他	
黑色素白斑病,幼稚症,精神发育迟滞,牙齿发育不全,稀毛症	246500	常染色体隐性遗传	正常	头发干燥浓密;外侧眉毛稀疏;睫毛正常;女性腋毛和阴毛正常,男性缺失	乳牙和恒牙萌出延迟;个别牙缺失	轻微掌跖多汗症	**皮肤:**苍白、薄、干燥、光滑,柔软和娇嫩;色素沉着和色素减退组成广泛的斑驳状皮肤异色症;肘部、膝盖和近端指骨关节出现松弛性皮肤异色病样改变;小腿下段脓皮病导致萎缩性瘢痕;掌跖角化过度 **面部:**典型的"家族"面容,表现为鞍鼻,厚嘴唇,眼睛和口围轻微毛细血管扩张和深沟纹 **其他:**精神发育迟滞;身材矮小;指关节过伸;腿部纤细;男性性发育不全(尿道下裂、小阴茎和小阴囊;睾丸萎缩;第二性征缺乏)	未知
肢中性侏儒症-骨骼畸形-外胚层发育不良	Brunoni 等[21]	未知	趾甲发育不全	稀毛症	牙畸形;萌出不规则;咬合不正	正常	**皮肤:**真皮乳头层极度发育不良;双侧通贯掌 **面部:**鼻根低平;小颌畸形;眼距增宽;睑裂倾斜;内眦赘皮;长人中;薄唇 **四肢:**前臂和手短;宽拇指;短中指/趾畸形;双侧小指屈曲;短腿;髋臼边缘扁平;宽踇趾 **其他:**内斜视;身材矮小;轻度精神性运动发育迟缓;短头畸形;高腭穹;前囟门骨化延迟伴缝间骨存在	未知
念珠状发	158000	常染色体显性遗传	偶见甲营养不良	毛发质脆、串珠状,不同程度脱发	正常	正常	**皮肤:**毛发角化病,主要见于项部	*KRT81*(602153) *KRT83*(602765)或 *KRT86*(601928)

续表

名称(别名)	OMIM 编号/主要参考文献	遗传方式	表型特征					遗传学基础和OMIM编号
			甲	毛发	牙齿	汗腺	其他	
尼格丽-弗朗西斯切蒂-杰达索恩综合征(与网状色素性皮病等位基因)	161000	常染色体显性遗传	正常;先天性大趾甲排列紊乱	正常	龋齿和牙釉质黄色斑点;早期牙全部脱落	少汗症;高温下感觉不适	**皮肤**:网状皮肤色素沉着(2岁出现,随年龄增长消失);弥漫性掌跖角化过度;点状角化;皮纹减少	*KRT14*(148066)
Naxos病(伴羊毛状发和心肌病的弥漫性非表皮松解性掌跖角化病)	601214	常染色体隐性遗传	正常	出生时出现浓密、粗糙、坚硬的羊毛状发;呈钢丝状,毛发脆弱	正常	正常	**皮肤**:弥漫性掌跖角化病 **其他**:致心律失常性右心室发育不良和心肌病(心电图异常、心脏肥大、室性心动过速及猝死)	*JUP*(173325)
眼,齿,指/趾发育不良(ODDD),常染色体显性遗传	164200	常染色体显性遗传	正常	毛发质脆,稀疏和干燥;生长缓慢	广泛牙釉质发育不全;偶有个别牙缺失;小牙症和永久性牙脱落	正常	**眼睛**:小角膜;小眼畸形伴小眼眶;小睑裂;少见表现:视神经萎缩,虹膜粘连,视神经盘缺损,乳头膜持续存在,眼球震颤,先天性白内障,青光眼,斜视和内眦赘皮 **四肢**:第四指和第五指及一个或多个足趾并指和屈曲畸形;偶见小指尺侧偏斜和第三、四趾并趾畸形;髋关节错位;肘外翻 **其他**:面部以瘦鼻、鼻小柱突出、鼻翼发育不全和鼻孔狭小为特征;唇裂;眼距窄;偶见小颌畸形和轻度耳廓缺损;小头畸形;颅骨增生;腭裂;骨硬化症;偶见传导缺损;痉挛性截瘫;神经源性膀胱;共济失调;癫痫发作;轻度精神发育迟滞	*GJA1*(121014)

续表

名称(别名)	OMIM 编号/主要参考文献	遗传方式	表型特征					遗传学基础和 OMIM 编号
			甲	毛发	牙齿	汗腺	其他	
眼，齿，指/趾发育不良(ODDD)，常染色体隐性遗传	257850	常染色体隐性遗传	正常	毛发稀疏纤细，延迟生长(2岁)	牙畸形；牙釉质异常；萌出延迟；发育不全；慢性感染	正常	**眼睛：**比 164200 眼部疾病严重；内眦赘皮显著；小眼畸形；小角膜；内眦距过宽；虹膜发育不良；玻璃体残留；眼球深陷；瞳孔膜残留；白内障 **面部：**鼻子长且窄；鼻翼发育不全；小颌畸形；下颌角明显圆钝；下颌骨过度发育 **四肢：**第四指和第五指并指；出现双侧末节指/趾骨；小指弯曲；第二趾、第三趾和第四趾软组织并指；四肢长骨增宽；宽骨干 **其他：**颅底脊髓受压；基底神经节囟门钙化；骨缝广泛分离；发育迟缓	*GJA1*(121014)
眼毛发发育不良	257960	常染色体隐性遗传	甲质脆	广泛稀毛症，头发、腋毛和阴毛稀疏；睫毛和末端2/3眉毛稀疏	个别牙缺失，龋齿广泛拔除；小牙，尖牙，牙缝隙增宽	正常	**皮肤：**干燥、鳞屑 **其他：**色素性视网膜炎	未知
牙-小指甲综合征	601319	常染色体隐性遗传	甲短，薄，生长缓慢	正常	乳牙早萌和脱落；恒牙早萌伴短菱形牙根	正常		未知
牙-甲-皮肤发育不良	257980	常染色体隐性遗传	营养不良；趾甲呈凹形，小且薄；指甲薄	某些病例眉毛干燥、稀疏和纤细	牙齿畸形；钉形门齿；部分牙缺失；乳牙持续存在	多汗或出汗正常	**皮肤：**掌跖增厚；面部红斑；掌部皮肤增厚伴炎症性疼痛(摩擦后疼痛) **其他：**轻度智力缺陷，继发于短睫毛的慢性刺激性结膜炎；精神运动发育延迟；全身轻度性肌张力减退	*WNT10A*(606268)

续表

名称(别名)	OMIM 编号/主要参考文献	遗传方式	表型特征					遗传学基础和 OMIM 编号
			甲	毛发	牙齿	汗腺	其他	
少牙-结直肠癌综合征	608615 Marvin 等[22]	常染色体显性遗传		毛发和眉毛稀疏	多数牙缺失		**结肠息肉和乳腺肿瘤**	*AXIN2* (604025)
甲毛发发育不全合并中性粒细胞减少症	258360	常染色体隐性遗传	指/趾甲发育不良;匙状甲;脆甲症	毛发先天性缺失;后头发、眉毛和睫毛干燥,纤细,无光泽,短,卷曲,稀疏;脆发症;腋毛、阴毛缺失	正常	正常		未知
口-面-指(OFD)综合征 1 型(Papillon-Leage and Psaume 综合征)	311200	X 连锁显性遗传	正常	毛发干燥和/或不同程度的脱发(65%)	下颌侧切牙缺失(50%);错位;偶尔多出尖牙和牙釉质发育不良	正常	**皮肤:**可消退的面部粟丘疹 **面部:**鼻根增宽;内眦外移;鼻翼发育不全;上唇正中裂;偶见短人中;额凸;耳畸形 **四肢:**几种类型的畸形,包括短指/趾畸形、指/趾弯曲畸形、并指/趾畸形、多指/趾畸形 **其他:**偶发性智力低下(通常为轻度);胼胝体发育不全;构音障碍;步态障碍;震颤;身材矮小;多发性舌系带和唇系带肥大;上颌牙槽突和槽形舌系带过短;腭裂;颧骨发育不良;颅底发育不良;肾脏异常	*OFD1* (300170)
先天性厚甲症 1 型(Jadassohn-Lewandowsky 型)	167200	常染色体显性遗传	甲严重的楔形增厚	通常正常	没有胎生牙	掌跖多汗病	**皮肤:**局灶性掌跖角化病;膝、肘、臀部、脚踝和皱褶部位的疣状皮损;毛囊/毛周角化病 **其他:**口腔黏膜白斑病;声音嘶哑	*KRT 16* (148067)

续表

名称(别名)	OMIM 编号/主要参考文献	遗传方式	表型特征					遗传学基础和 OMIM 编号
			甲	毛发	牙齿	汗腺	其他	
先天性厚甲症 2 型(Jackson-Lawler 型)	167210	常染色体显性遗传	严重的楔形增厚	通常正常	初生牙	掌跖多汗病	**皮肤**:局灶性掌跖角化病;膝、肘、臀部、脚踝和跖部的疣状皮损;毛囊/毛周角化病;青春期起病的多发性毛囊皮脂腺囊肿(脂肪囊肿),区别于 PC1 型 **其他**:口腔黏膜白斑病;声音嘶哑	未知
先天性厚甲症,常染色体隐性型	260130	常染色体隐性遗传	甲增厚、变形,或显著的白甲	正常	正常	多汗症	**皮肤**:摩擦部位起水疱;局限性点状掌跖角化病;口腔黏膜白斑;表皮囊肿;膝盖、肘部和臀部的毛囊角化性丘疹	未知
掌跖角化病伴先天性脱发(先天性脱发伴掌跖角化病)	104100	常染色体显性遗传	甲短、萎缩、营养不良,伴甲分离	少毛症或脱发;眉毛和睫毛缺失;腋毛和阴毛减少	正常	正常	**皮肤**:掌跖角化过度	*GJA1*(121014)
掌跖角化病伴耳聋	148350	常染色体显性遗传	正常	正常	正常	正常	**皮肤**:起病于儿童期中期的进行性掌跖角化过度 **其他**:起病于儿童早期的高频感音神经性聋	*GJB2*(121011)
Papillon-Lefèvre 综合征(掌跖角化病伴牙周病)(与 Haim-Munk 综合征为等位基因)	245000	常染色体隐性遗传	偶见营养不良(匙状甲和条纹甲;甲弯曲)	偶见薄和松散	牙周退行性变,继而所有牙齿脱落	掌跖多汗病;偶发性全身性多汗症	**皮肤**:掌跖表面角化过度,有皲裂倾向;上肢伸侧和下肢屈侧呈干燥、污秽样改变;面部以及骶骨和臀部偶尔出现湿疹和红斑 **其他**:重度 龈口炎;偶见颅内钙化;肝功能异常;肾脏异常;全身性骨质疏松症;感染易感性增加;肝脓肿;眼部鳞状细胞癌	*CTSC*(602365)

续表

名称(别名)	OMIM 编号/主要参考文献	遗传方式	表型特征					遗传学基础和 OMIM 编号
			甲	毛发	牙齿	汗腺	其他	
扭曲发合并发育迟缓	261990	常染色体隐性遗传	正常	扭曲发	正常	正常	**其他**:生长发育迟缓;轻-中度神经异常	未知
扭曲发合并甲发育不良(Beare 型)	Beare[23]	常染色体显性遗传	甲短、脆性大	毛发起初为正常,随后出现头皮、腋窝及阴部毛发减少;扭曲发	正常	正常	**皮肤**:正常、干燥或油腻;头皮顶部轻度萎缩 **其他**:低智商;严重智力缺陷;"不负责任的性格"	未知
扭曲发合并甲发育不良	Calzavara Pinton 等[24]	常染色体显性遗传	远端甲营养不良	头发、胡须、阴毛和腋毛的毛发扭曲;眉毛、睫毛和体毛缺失	正常	正常		未知
毛发-牙齿发育不良伴屈光不正	262020	常染色体隐性遗传	正常	头发少;环状发	牙齿缺如;形态异常	正常	**其他**:躯干和四肢毛囊角化过度,显著的远视,散光	未知
皮肤异色症伴中性粒细胞减少症(Navajo 皮肤异色症;伴中性粒细胞减少的皮肤异色症,Clericuzio 型)	604173	常染色体隐性遗传	甲增厚及营养不良;甲床角化过度	正常	正常	正常	**皮肤**:出生时出现湿疹,2 岁以内逐渐变为皮肤异色表现 **其他**:周期性和非周期性中性粒细胞减少症;反复出现上呼吸道感染和胸部感染;与 Rothmund-Thompson 综合征相似,但 *RECQL4* 无突变	*USB1*(613276)
息肉病;皮肤色素沉着,脱发和指甲改变(Cronkhite-Canada 综合征)	175500	?常染色体显性遗传	甲营养不良	脱发	正常	正常	**皮肤**:弥漫性色素沉着 **其他**:恶病质;白内障;口干;舌炎;味觉减弱;胃肠道错构瘤性息肉(胃、小肠、结肠);胃肠道癌;蛋白质损失性肠病;吸收障碍;便血;杵状指;周围神经病;血栓栓塞;低钙血症;低镁血症;低钾血症	?自身免疫机制

续表

名称(别名)	OMIM 编号/主要参考文献	遗传方式	表型特征					遗传学基础和 OMIM 编号
			甲	毛发	牙齿	汗腺	其他	
Rapp-Hodgkin 综合征(与 EEC3 为等位基因,四肢-乳腺综合征,AEC,ADULT 综合征,手足裂畸形 4)	129400	常染色体显性遗传	甲小,窄,发育不良	头发粗硬、卷曲;头发和体毛减少或缺失;眉毛和睫毛稀疏	锥形牙、短而方形的切牙和尖牙;牙釉质发育不良;广泛的龋齿;牙齿发育不全	少汗症;汗腺数量减少	**皮肤:**干燥而粗糙;肘膝关节伸侧表面增厚;皮纹发育不良 **面部:**唇裂;上颌骨发育不良;额部轻度突出;小口畸形;鼻梁轻度凹陷;耳廓突出畸形 **其他:**传导性聋(继发于中耳炎);慢性溢泪;角膜混浊;畏光;泪点闭锁;睑外翻;泪乳头;身材矮小;偶有并指/趾	*TP63*(603273)
Rosselli-Gulienetti 综合征	225000	未知	指甲发育不良	毛发稀少	小牙	无汗症	**皮肤:**有红斑、脱屑的倾向;腘窝和会阴部翼状胬肉(与 CLEPD1 或玛格丽特岛 ED 不同;见上文) **面部:**唇腭裂、拇指发育不全或发育不良 **其他:**泌尿生殖系统畸形,并指/趾畸形	未知
Rothmund-Thomson 综合征	268400	常染色体隐性遗传	频发性甲营养不良	头发和体毛稀少;眉毛和睫毛通常在 1 岁以内脱落,并保持稀疏或缺失的状态	缺牙;小牙;多生牙;明显龋齿;延迟性萌出	正常	**皮肤:**在最初的 3~6 个月开始出现皮肤异色症,包括皮肤萎缩、不规则色素沉着以及毛细血管扩张;掌跖角化过度;光敏感;皮疹最初为红色的、隆起的水肿性斑块,对称分布在面颊、手、前臂和臀部,随后波及躯干和下肢;几年后,活跃期持续,皮肤干燥、鳞屑和萎缩,继而发展为色素沉着、色素减退和毛细血管扩张	*RECQL4*(603780)

续表

名称(别名)	OMIM 编号/主要参考文献	遗传方式	表型特征					遗传学基础和 OMIM 编号
			甲	毛发	牙齿	汗腺	其他	
							其他:白内障,通常为双眼(发病年龄在3~6岁);偶尔出现角膜退行性病变;手脚小;末端指/趾骨短;并指/趾:掌骨缺失;尺骨和桡骨发育不全;患骨肉瘤风险增加;身材矮小;偶伴智力低下;性腺功能减退;隐睾;颅骨畸形;脊柱侧弯	
Sabina 脆性毛发与智力缺陷综合征(脆弱的毛发和精神缺陷)(? 与非光敏性的毛发硫营养障碍、Pollitt 综合征相同,234050)	211390	常染色体隐性遗传	甲营养不良(近端纵裂与断裂)	干燥、易碎、粗糙、质地坚硬;眉毛和睫毛减少;无腋毛和阴毛	无数据	正常	**皮肤**:暴露部位的头皮角化过度 **其他**:色素性视网膜病变;单侧先天性视网膜血管扭曲;视盘苍白和远视性散光;上颌骨发育不全;智力低下;骨龄延迟	未知
头皮-耳-乳头综合征(Finlay-Marks 综合征)	181270	常染色体显性遗传	指甲质脆	头皮上先天缺损的区域;稀疏的腋毛和第二性征毛发	牙齿间距很大/缺牙	大汗腺分泌减少	**皮肤**:出生时头皮缺损,而后转变为隆起而坚硬的头皮结节 **其他**:小耳屏;杯状突耳;乳头缺失/发育不全;乳房发育不全;部分三、四指并指;糖尿病;眼组织缺损;白内障;肾脏畸形	*KCTD1* (613420)
Schinzel-Giedion 面中部退缩综合征	269150	常染色体显性遗传	窄的、深的、三角形的、凸起的	泛发性多毛症	延迟萌出	无数据	**皮肤**:颈部丰满;乳头发育不良;真皮嵴发育不良;猿纹 **面部**:马鞍鼻;根部凹陷,鼻桥短;额头高/突出;眼眶发育过度;耳廓小/畸形;鼻孔前倾;面中部发育不良;面部血管瘤;无泪;角膜感觉减退 **四肢**:中小关节短缩;手足远端指骨发育不全;拇指掌骨较短;畸形足	*SETBP1* (611060)

续表

名称(别名)	OMIM 编号/主要参考文献	遗传方式	表型特征					遗传学基础和 OMIM 编号
			甲	毛发	牙齿	汗腺	其他	
							其他:严重智力低下;生长迟缓;脑电图异常和癫痫发作;痉挛;反复呼吸暂停发作;颅缝和囟门增宽;宽颅缝和颧骨;宽肋骨、宽骨皮质,长管状骨和椎骨密度增加;耻骨发育不良/再生性障碍;后鼻孔狭窄;短而宽的颈部;泌尿生殖系统异常(阴茎短伴有尿道下裂、巨输尿管、巨肾盏)	
Schopf-Schulz-Passarge 综合征(囊性眼睑-掌跖角化病-缺牙-少毛症)	224750	常染色体隐性遗传	甲质脆,有纵嵴和斜沟;甲分离	头发和体毛广泛减少	广泛牙齿发育不全;乳牙滞留	正常或多汗症	**皮肤**:掌跖角化病;面部皮肤毛细血管扩张;丘疹;多发的滤泡分化性肿瘤 **其他**:双眼早期老年性白内障;眼底动脉硬化;近视;迟发性眼睑囊肿	*WNT10A* (606268)
Sener 综合征(额鼻发育不良和 Virchow-Robin 间隙扩大)	606156	未知	甲营养不良	毛发稀疏、粗糙、易碎	牙齿发育不全;牙咬合;初生牙;不规则尖牙	正常	**面部**:嘴巴宽大,人中长而平滑,小耳向后旋转 **其他**:白质内多个囊性区域,从脑室辐射到椭圆形叶,保留基底节、脑干和胼胝体;轻度发育迟缓	未知
耳聋-釉质发育不全-甲缺陷肿综合征(Heimler 综合征)	234580	常染色体隐性遗传	Beau 线(趾甲);甲癣(指甲)	正常	泛发性釉质发育不良;脱矿化牙釉质发育不全	正常	**其他**:严重的早发性感音神经性聋	*PEX1* (602136)

续表

名称(别名)	OMIM 编号/主要参考文献	遗传方式	表型特征					遗传学基础和 OMIM 编号
			甲	毛发	牙齿	汗腺	其他	
骨骼畸形-外胚层发育不良-生长发育和精神发育迟缓	Schinzel[25]	未知	趾甲发育不良	全身几乎无体毛;顶枕部和耻骨区域有少量卷曲毛发	正常	正常	**皮肤**:干燥、角化过度,伴菱形鳞屑,特别是小腿;拇指没有屈曲折痕;第五指只有一个屈曲折痕 **面部**:大而突出的鼻子;向上倾斜的眼睑裂隙;短小的上唇;大而畸形的耳朵 **其他**:小短头畸形;下胸椎和上腰椎多个单侧或双侧椎体融合;多发性肢体畸形;并指/趾畸形;骨融合	未知
脆性皮肤羊毛发质综合征	607655	常染色体隐性遗传	进行性加重的甲营养不良	羊毛状发;泛发性脱发;稀疏的睫毛和眉毛	畸形牙		**皮肤**:新生儿初生时期皮肤脆弱,随后严重程度降低;口腔黏膜水疱导致喂养不良;掌跖角化过度	*DSP*(125647)
手足裂畸形(SHFM1)	183600	常染色体显性遗传	发育不良,营养不良,缺失	头发稀疏,脱发	少牙;牙齿形状不规则		**其他**:泪腺受累,缺指/趾畸形,上肢轴前受累,在 SHFM1 中最少见(SHFM3 中最常见)	7q21.2-q21.3
手足裂畸形 4	605289	常染色体显性遗传	甲发育不全、缺乏、营养不良或发育不良	头发稀疏,脱发	少牙;牙齿形状不规则		**皮肤**:雀斑 **面部**:泪腺受累 **其他**:SHFM4 中最常见的外胚层特征;SHFM3 只发现有牙齿和指甲的改变	*TP63*(603273)
牛形齿,缺牙,头发稀疏(?与 Witkop 综合征相同,189500;见后文)	272980	常染色体隐性遗传	指甲生长缓慢;细长的匙状甲	头发稀疏;生长缓慢	先天性缺牙;牛形齿;缺少上颌恒侧切牙	正常		未知

续表

名称(别名)	OMIM 编号/主要参考文献	遗传方式	表型特征					遗传学基础和 OMIM 编号
			甲	毛发	牙齿	汗腺	其他	
四肢缺如,外胚层发育不良,耳畸形和其他畸形(牙头发综合征)	273400	常染色体隐性遗传	扁平甲,轻度发育不良的趾甲,甲发育不全?	头皮和身体严重少毛症	个别牙缺失;小牙症;锥形牙;乳牙滞留	正常	**皮肤**:乳头发育不良;乳晕发育不良或缺如;皮肤薄、干燥、有光泽;当患者微笑或做鬼脸时形成异常数量的皱纹;皮纹紊乱 **面部**:嘴唇突出;鼻子大;耳廓大、薄、突出、畸形;1 例病例有不完全右唇裂;内斜视;鼻根宽 **其他**:右锁骨由两部分构成;左锁骨短且远端弯曲;髋内翻;股骨颈陡峭;长骨和外侧楔骨融合;并指/趾畸形;脑电图异常;生长迟缓;广泛性四肢缺乏;代谢异常;心电图异常;轻度精神发育迟滞;身材矮小;小头畸形;结膜持续裂开和反复感染;鼻泪管闭锁	未知
拇指畸形和脱发	188150	常染色体显性遗传	正常	脱发	单中心上颌侧切牙	正常	**其他**:拇指发育不良;身材矮小;精神发育迟滞;腹股沟色素沉着伴雨滴状色素减退	未知
毛发-牙齿发育不良	601453	常染色体显性遗传	正常	生长缓慢,纤细和无光泽;轴相对细伴轻微的串珠状改变;远端眉毛稀疏或缺失,睫毛稀疏	个别牙缺失;钉状牙;贝壳牙(牙质薄,牙髓腔大),牙缺失;乳牙滞留	无数据	**其他**:1 例病例有小头畸形并精神发育迟滞	未知

续表

名称(别名)	OMIM 编号/主要参考文献	遗传方式	表型特征					遗传学基础和 OMIM 编号
			甲	毛发	牙齿	汗腺	其他	
毛发-牙齿-骨综合征	190320	常染色体显性遗传	甲扁平、增厚、畸形和有条纹;易碎	干燥、浓密、硬的短卷发,通常在童年时期变直;男性可能会随年龄增长出现秃顶	牙釉质薄;小而分散的牙齿;牙齿凹陷;牛牙症;根尖周脓肿	正常	**面部**:偶有前额突出 **其他**:偶有指/趾弯曲畸形;一些颅骨缝线显示有过早融合的证据,导致轻-中度的长头症	*DLX3* (600525)
牙齿-毛发-甲发育不良(齿-甲发育不良伴乳房缺失)	129510	常染色体隐性遗传?	指/趾甲不同程度营养不良;质脆	全秃;眉毛和睫毛稀疏	上下齿列牙釉质发育不良;继发性先天性无牙;萌出延迟	正常	**皮肤**:色素痣增多;异位的乳头;光化性角化性病皮损;结痂,头皮雀斑;轻度掌跖角化过度;皮纹改变;背部不规则色素沉着 **其他**:1 例病例左耳轻度混合性听力缺损;身材矮小;无乳房,无乳头	未知
毛发-牙齿-甲-皮肤综合征	Pinheiro 等[26]	未知	指/趾甲严重营养不良或缺失	顶枕部少毛症;先天性表皮发育不全;睫毛稀疏;眉毛稀疏不规则	个别牙缺失;乳牙滞留;牙釉质发育不良;萌出延迟	正常	**皮肤**:干燥、色淡,萎缩和乳头样斑点;不规则乳晕;手背皱纹;掌跖角化病;皮纹改变;头皮先天性皮肤发育不全 **面部**:长人中,薄唇并小口畸形,眼睑和眶周色素沉着 **四肢**:双侧指/趾弯曲畸形;并指/趾;拇指发育不全;手静脉明显;双手示指远端、中间指骨发育不良;全趾第三趾骨缺失 **其他**:颅骨轻度不对称;先天性舌系带肥大	未知

续表

名称（别名）	OMIM 编号/主要参考文献	遗传方式	表型特征					遗传学基础和 OMIM 编号
			甲	毛发	牙齿	汗腺	其他	
毛发-牙齿-甲发育不良伴骨缺损	275450	？常染色体隐性遗传	甲营养不良	严重的少毛症；颞部和枕部的边缘有毛发；干燥、质脆、头发稀疏	牙釉质发育不良；继发性先天性无牙	正常	**皮肤**：多余乳头；色素痣；轻度掌跖角化病 **其他**：额顶骨缺乏 **皮肤**：纹理细	未知
毛发-甲-牙齿（TOD）发育不良	Koshiba 等[27]	常染色体显性遗传	甲薄，纵向条纹和裂缝	毛发纤细，卷曲；眉毛和睫毛稀疏	牛牙样磨牙；牙釉质发育不良；个别牙缺失	少汗症伴高热		未知
毛发-鼻-指/趾综合征Ⅰ型和Ⅲ型	190350 190351	常染色体显性遗传	甲偶见薄、短，并长纵向凹槽；扁平，匙状甲但颜色正常；球拍状拇指甲	毛发纤细，通常呈金色和稀疏的（特别是在额颞区）；眉毛稀疏或缺失	偶见多余门牙；小牙；排列不整齐	正常	**其他**：梨形鼻；长宽人中；大而突出的耳朵；偶尔出现外斜视和畏光；身材矮小；易患呼吸道感染；臀部狭窄；脊柱侧弯；前凸或后弯；鸡胸 **四肢**：短中指/趾畸形、短掌；短足跖骨；周围性骨质疏松症伴手部一些中间指骨的 12 型锥形骨骺（关节增厚），手指尺桡偏曲，偶有指弯曲，翼状肩，髋内翻，Perths 样畸形（Ⅲ型：严重短指、掌骨短小、严重身材矮小）青春期延迟，男子女性型乳房	*TRSPS1*（604386）
毛发-鼻-指/趾综合征Ⅱ型（Langer-Giedion 综合征）	150230	常染色体显性遗传	甲偶见薄，短，长纵向凹槽；扁平，匙状甲但颜色正常；球拍状拇指甲	毛发纤细，通常呈金色和稀疏的（特别是在额颞区）；眉毛稀疏或缺失	偶见多余门牙；小牙；排列不整齐	正常	如上Ⅰ和Ⅲ型毛发-鼻-指/趾综合征所述，加上多发性软骨性外生骨疣；精神发育迟滞很常见，癫痫发作	8q42.11-8q24.13 的微缺失（包括 *TRPS1*、*RAD21* 和 *EXT1*）

续表

名称(别名)	OMIM 编号/主要参考文献	遗传方式	表型特征					遗传学基础和 OMIM 编号
			甲	毛发	牙齿	汗腺	其他	
毛发硫营养障碍 4,非光敏性(波利特 综合征,毛发硫营养障碍神经皮肤综合征)(? 与 Sabina 脆发和智力缺陷综合征 211390 相同,参阅前文)	234050	常染色体隐性遗传	甲发育不良;匙状甲	结节性脆发症;短的羊毛发;眉毛短而粗硬	无数据	正常	**皮肤**:鱼鳞病样皮肤,屈侧湿疹;光敏性 **其他**:精神发育迟滞;肌张力减退;蹒跚步态;痉挛性双瘫;足底伸肌反射;深肌腱反射缺失;胼胝体部分发育不全;中央核性白内障;快速眼球运动;生长迟缓;小头畸形;下颏后倾;耳朵突出	*MPLKIP* (609188)
尺骨-乳腺综合征(Schinzel 综合征,Pallister 尺骨-乳腺综合征)	181450	常染色体显性遗传	正常	腋毛稀疏;侧眉稀少	异位上颌尖牙,个别牙缺失	腋窝大汗腺发育不良	**其他**:发育迟缓;肥胖;声门下狭窄;肩胛骨发育不良;锁骨发育不良;乳房发育不良;乳头发育不良;肛门闭锁或狭窄;幽门狭窄;小阴茎;青春期延迟;披肩样阴囊;处女膜闭锁 **四肢**:尺骨发育不良/缺失/畸形;桡骨发育不良/缺失/畸形;肱骨发育不良;第三、第四和第五尺侧列缺失;多指/趾畸形;第四和第五趾短	*TBX3* (601621)
不规则毛发,视网膜色素营养不良,牙畸形和短指/趾(Bork 综合征)	191482	常染色体显性遗传	正常	不规则毛发;小管毛;先天性少毛症	多数牙缺失;多余下颌侧切牙;小牙症	正常	**其他**:青少年白内障;视网膜色素营养不良;近视;轻度精神发育迟滞	未知
Walbaum-Dehane-Schlemmer 综合征	Walbaum 等[28]	常染色体隐性遗传	正常	毛发最初纤细,呈金色;后期脱发;体毛少毛症	个别牙缺失;多生牙;小牙症;错位	正常	**皮肤**:皮纹异常 **面部**:肿胀,鼻梁低平,鼻尖增大 **其他**:轻度牙龈肥大,生长迟缓	未知

第二十八篇

续表

名称(别名)	OMIM 编号/主要参考文献	遗传方式	表型特征					遗传学基础和 OMIM 编号
			甲	毛发	牙齿	汗腺	其他	
Witkop 综合征(牙齿和甲综合征)[? 与牛形齿,牙缺失,头发稀疏相同(272980);参阅前文,? 包括费里德曼牙及甲综合征]	189500	常染色体显性遗传	匙状甲;纵嵴;甲凹陷;儿童时期出现;趾甲比指甲更易受累	纤细头发,睫毛和眉毛正常	部分或全部先天性无牙;恒牙不萌出;上颌尖牙、下颌切牙、第二磨牙缺失	正常	**其他**:下唇外翻;多囊卵巢	*MSX1*(142983)
Weyer 肢端骨发育不全(Weyer 肢端骨发育不全,Curry-Hall 综合征)[? 艾-范综合征常显遗传轻型(225500),同前]	193530	常染色体显性遗传	发育不全/发育不良	正常	切牙形状和数量异常;单个中切牙;锥形牙	正常	**其他**:身材矮小;轴后多指/趾畸形;四肢短小;面骨发育不全;下颌骨畸形;眼距窄;突出的耳对螺旋	*EVC*(607261) *EVC2*(604831)
羊毛状发-稀毛症-外翻下嘴唇-外耳横突畸形综合征(Salamon 综合征)	278200	常染色体显性遗传	高度甲营养不良;质脆;甲皱襞;趾甲受累更严重;甲分离	头发和体毛广泛性稀毛症;羊毛状发	广泛性个别牙缺失(恒牙发育不良);乳牙滞留	正常	**皮肤**:掌跖角化病;面部毛细血管扩张;丘疹;多发的毛囊分化性肿瘤 **其他**:双眼早期老年性白内障;眼底动脉硬化;近视;眼睑囊肿;下嘴唇外翻;外耳横突	未知
干皮病-畸形足-牙釉质缺损(XTE)综合征	Moynahan[29]	未知	指甲变形,趾甲+/-	毛发粗糙和干燥;生长缓慢;少毛症;下睑无睫毛	牙成形不良;黄色牙釉质	少汗症	**皮肤**:普遍干燥,面部和四肢大量水疱、鳞屑;毛囊稀疏 **其他**:畏光;泪点发育不良导致溢泪和睑缘炎;脑电图改变;轻度精神发育迟滞;双侧马蹄内翻足;腭裂	未知
X 连锁牙齿发育不全	313500	X 连锁显性遗传	正常	正常	先天性中切牙和侧切牙缺失,无尖牙,但上颌和恒磨牙不受影响	正常		*EDA*(300451)

续表

名称(别名)	OMIM 编号/主要参考文献	遗传方式	表型特征					遗传学基础和 OMIM 编号
			甲	毛发	牙齿	汗腺	其他	
Zanier-Roubicek 综合征(?与常染色体显性遗传的 HED 相同,129490)	Zanier 和 Roubicek[30]	常染色体显性遗传	甲偶见质脆	少毛症;眉毛和睫毛正常	个别牙缺失;锥形牙;乳牙早期脱落	少汗症,婴儿期常见严重高热	**皮肤**:光滑和干燥 **其他**:泪液减少;身材正常或轻微减小;乳腺发育不良	未知

参考文献 134.1

见章末二维码

肿瘤坏死因子样/NF-κB 信号通路突变引起的外胚层发育不良

分子路径概述

转录因子 NF-κB 对于许多基因表达发挥调节作用，具有控制免疫与应激反应、调控细胞黏附、阻止细胞凋亡及炎性反应等功能[1-2]。NF-κB 由 Rel 蛋白家族（p50、p52、c-rel、relA 以及 relB）中五种蛋白的同源或异源二聚体组成。NF-κB 通常通过与 IB（IκB）家族中抑制蛋白 IBα、IBβ 以及 IBε 结合，维持在细胞质内的非激活状态。IB 分子在两个关键的丝氨酸残基上发生磷酸化，以应对多种刺激信号，例如，细胞因子、各种应激信号以及病毒、细菌感染。研究发现的启动磷酸化的信号逐年增多，而研究最为充分的信号包含肿瘤坏死因子（TNF）、脂多糖（LPS）以及白介素 1（IL-1）。这些位点的磷酸化使得 IB 分子被泛素复合物识别；多泛素化之后，IB 被蛋白酶体降解，从而释放出游离的核因子 NF-κB，进入细胞核，激活靶基因[3]。

促使 IB 磷酸化的激酶被称为 IKK（IκB 激酶），它由两个催化亚基（IKKα/IKK1，现被称作 CHUK；IKKβ/IKK2，现称为 IKBKB），以及第三个成分 IKKγ（现被称作 IKBKG，以前被称为 NEMO-NF-κB 必需调节蛋白）组成，为复合物发挥结构与调节功能。缺乏 IKBKG 的细胞系无法激活 NF-κB 以应对大部分刺激[4]。大量小鼠模型试验已确认 NF-κB 通路在细胞凋亡、炎性作用与免疫功能中的中心地位[5]。NF-κB 的完全缺失会导致大量的肿瘤坏死因子诱导的肝细胞凋亡而引起产前死亡，而更微妙的改变 NF-κB 活性的基因敲除也会导致免疫缺陷。CHUK 也是皮肤癌的一个重要抑制因子[6]。

最近，对于核因子 NF-κB 通路的阐述引起了人们对于外胚胎发育不良（ED）的研究兴趣，一些 ED 中不同层面的缺陷也已得到证实[7]。在许多案例中，这些主要为表型驱动的人-小鼠对照研究为分子路径的阐明提供了新的见解（表 134.2）[1]。核因子 NF-κB 激活最具特征通路之一是一种上游激活子：外异蛋白通路（图 134.1）。自 1997 年以来，此通路中的缺陷均已在少汗性外胚层发育不良的 X 连锁、常染色体显性与常染色体隐性亚型中得到证实。此后，下游组分的突变被证实导致遗传性色素失禁症、少汗性外胚层发育不良（HED）伴免疫缺陷和/或骨硬化以及伴 T 细胞免疫缺陷的少汗性外胚层发育不良（HED）。

X 连锁 HED 的致病基因是 *EDA*，在 1996 年首次被描述[9]，它定位于 Xq12-13.1，在同源 Tabby 鼠（EDA 突变鼠）体内也发生了突变[8]。在患有 X 连锁 HED 的犬科与牛科的动物模型中也存在类似的基因突变[10-12]。EDA 编码一个跨膜蛋白的两种亚型，即外异蛋白 A（EDA），且与 TNF 家族具有同源性。EDA 胞外域具有一个胶原蛋白样重复基序和一个弗林蛋白酶裂解位点，在 TNF 蛋白质中独树一帜。裂解是为了促进 EDA 的溶解性与功能性。EDA 的两种最长的亚型，即 EDA-A1 和 EDA-A2，分别与两个不同的受体结合：EDA-A1 与 EDAR 蛋白结合，EDA-A2 与另一个 X 连锁受体即 XEDAR 结合[13]。HED 患者的突变已在 EDA

表 134.2　NF-κB 信号通路突变所致疾病的基因型-表型相关性

基因	人类疾病（OMIM 编号；简称）
EDAR	常染色体显性少汗性外胚层发育不良（129490）与常染色体隐性少汗性外胚层发育不良（224900）
EDA	X 连锁少汗性外胚层发育不良（305100）
EDARADD	常染色体隐性少汗性外胚层发育不良（614941）与常染色体显性少汗性外胚层发育不良（614940）
TRAF6	家族性骨质疏松症（611739）
IKBKG（无效突变）	色素失禁症（308300；IP）
IKBKG（亚效等位基因突变）	少汗性外胚层发育不良伴免疫缺陷（300291；ED-ID）
IKBKG（终止密码子）	无汗性外胚层发育不良伴免疫缺陷，骨硬化，以及淋巴水肿（300301；OL-EDA-ID）
NFKBIA（亚效等位基因显性突变）	常染色体显性外胚层发育不良伴严重且独特的 T 细胞免疫缺陷（612132；EDA-ID）
IRAK1（无效突变）	尚未证实；？狼疮易感性

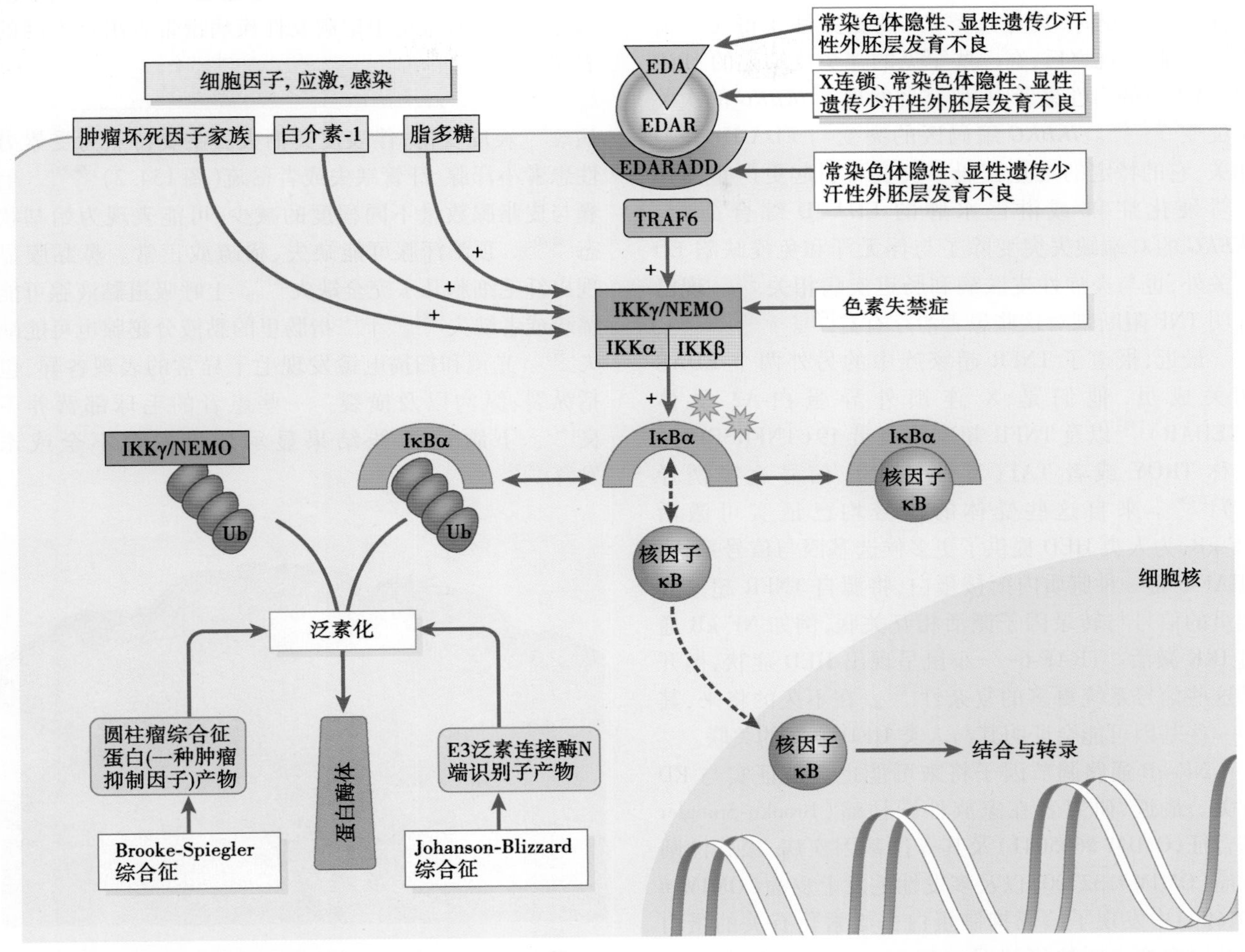

图 134.1 NF-κB 通路示意图。EDA 与 EDAR 结合,而 EDAR 与 EDARADD 相互作用。此复合物的下游信号传递,细胞因子与其他应激源的输入,通过 TRAF6 以及其他信号分子致使 IKK(κB 抑制蛋白激酶)复合物激活。当激活时,由 3 个亚基(α、β、γ)组成的 IKK 复合物,促使 IκB α(κB 抑制因子 α)磷酸化,引起靶向泛素化与降解。因此,NF-κB 释放,进入细胞核,与转录元件结合,并且引起的 NF-κB 介导靶基因的上调。IκBα,核因子 κB 抑制蛋白 α;TRAF 6,肿瘤坏死因子受体相关蛋白 6;IKKγ/NEMO,κB 抑制蛋白激酶 γ/NF-κB 必需调节子;IKKα,κB 抑制蛋白激酶 α;IKKβ,κB 抑制蛋白激酶 β

全域被证实;其中许多突变被认为影响 EDA 的溶解度与裂解,致使其丧失功能[14]。人们认为,EDA 的 Gly-X-Y 域突变阻止 EDAR 三聚体复合物的融合,但是似乎不影响 EDA-EDAR 的结合。EDA 突变也造成 X 连锁牙齿发育不全(OMIM 313500),是导致先天性切牙而非磨牙缺失的主要原因[15]。

由于常染色体显性/隐性 HED 的基因分离,EDA 在毛囊形态发生过程中的生理调节作用进一步加强。常染色体显性或隐性 HED 患者与那些 X 连锁 HED 患者表型一致。该突变基因,之前得名于同源小鼠,被称为 Downless(DL),它编码肿瘤坏死因子受体(TNFR)家族中的一员,发挥外异蛋白 A 受体(EDAR)的功能[16]。在此跨膜蛋白死亡结构域内,EDAR 的功能缺失突变已在常染色体隐性 HED 病例中报道,而显性失活突变已在常染色体显性 HED 病例中报道[17]。

当第三种同源小鼠的分子基础被确定,EDA-EDAR 通路的研究更为精确。Crinkled(Cr)小鼠是与 Downless 小鼠以及 Tabby 小鼠表型相同的自发突变体。通过定位克隆技术,致病基因在 EDA-EDAR 复合体的一种衔接蛋白(EDAR 相关死亡域,称作 EDARADD)中得到证实[18]。同一研究组也证实了一个常染色体隐性遗传 HED 患者家系中的突变[18]。EDARADD 死亡域与 EDAR 胞内死亡域相互作用,将其与下游信号相连,从而激活 NF-κB[18]。EDARADD 与 TNFR 相关因子(TRAF)1、2 和 3 结合。编码 EDARADD 蛋白的基因,即 *EDARADD*,在常染色体隐性与显性遗传 HED 中均有可能发生突变[19-20]。

通过 EDAR 通路的 NF-κB 激活依赖于 *IKBKG*[21]。

而且，当在色素失禁症中发现 *IKBKG* 基因（*NEMO*）的功能失活突变时，其与人类 ED 的相关性变得尤为清晰[22]。此发现之后，在一些罕见的伴免疫缺陷的 HED（EDA-ID）的男性患者中，研究者发现了 *IKBKG* 的次关键突变[21,23-24]。*IKBKG* 编码区的突变与 EDA-ID 表型相关，它的特定的终止密码子突变可引起更严重的伴有骨硬化症和/或淋巴水肿的 EDA-ID 综合征[21]。*IKBKG* 的 C 端缺失突变除了与伴无汗和免疫缺陷 ED 有关外，也与炎症性皮肤病和肠道疾病相关[25]。现已证明 TNF 阻断剂对这些患者治疗有益[26]。

最近，报道了 TNFR 超家族中的另外两个 EDAR 相关成员，他们是 X 连锁外异蛋白-A2 受体（XEDAR）[13] 以及 TNFR 超家族成员 19（TNFRSF19），又称 TROY 或者 TAJ（毒性及 JNK 信号途径诱导子）[27-28]。来自这些受体的信号均已证实可激活 NF-κB，为人类 HED 提供了更多候选基因与信号系统。TRAF-6 是一种胞质内衔接蛋白，将源自 TNFR 超家族成员的信号与转录因子激活相互关联，例如 NF-κB 通过 IKK 激活。TRAF-6-/-小鼠呈现出 HED 症状，揭开了这些信号系统更多的复杂性[29]。在不久的将来，其中一些基因可能会证明其与人类 HED 之间的关联。

NF-κB 通路调节因子将来可能也会被证实与 ED 有关。最近，研究者在家族性圆柱瘤（Brooke-Spiegler 综合征，OMIM #605041）及其等位基因疾病、家族性圆柱瘤（OMIM#132700）以及多发性毛发上皮瘤（OMIM #601606）中发现了编码抑制蛋白去泛素化有关的蛋白的基因突变。圆柱瘤基因（*CYLD*）的突变与这些疾病相关，此蛋白在 NF-κB 负调节方面发挥着重要作用，这是由于它将多个 NF-κB 调节子去泛素化，包括 *TRAF2*、*TRAF6* 以及 *IKGKB*[30-34]。另一种 ED，即 Johanson-Blizzard 综合征，由编码泛素蛋白连接酶 E3 成分 N 端识别蛋白的 *UBR1* 基因突变所致，该蛋白与底物蛋白的不稳定 N 末端残基结合，并且参与底物结合多聚泛素链的形成[35]。

X 连锁、常染色体显性与常染色体隐性 HED

X 连锁型（OMIM #305100）、常染色体隐性型（OMIM 606603）与常染色体显性型（OMIM #129490）的表型相同。

定义 X 连锁 HED 是 ED 中最常见的一种，其特征是少毛、牙齿缺失、少汗以及独特面部特征。常染色体隐性 HED 与 X 连锁 HED 在临床上具有一致性，女性与男性受累程度同等严重。

历史 X 连锁 HED 最早于 1848 年由 Thurnam 描述[36]。1921 年，Thadani[37] 确定这是一种 X 连锁性疾病，之后，在其报道中记载女性疾病携带者出现不同的表现。

病理 表皮变薄，伴表皮突消失。主要特点为受累男性患者小汗腺、汗管缺失或者稀疏（图 134.2）[38-39]。毛囊与皮脂腺数量不同程度的减少，可能表现为始基状态[38-40]。顶泌汗腺可能缺失、稀疏或正常。鼻黏膜显现出纤毛细胞几乎完全缺失[41]。上呼吸道黏液腺可能稀疏或者缺失[38]。十二指肠里的黏液分泌腺也可能缺失[39]。光镜和扫描电镜发现毛干异常的表现各异，包括纵裂、纵沟以及横裂。一些患者的毛球部营养不良[42]。下颌骨 X 线结果显示牙齿发育不全或未发育[38,43]。

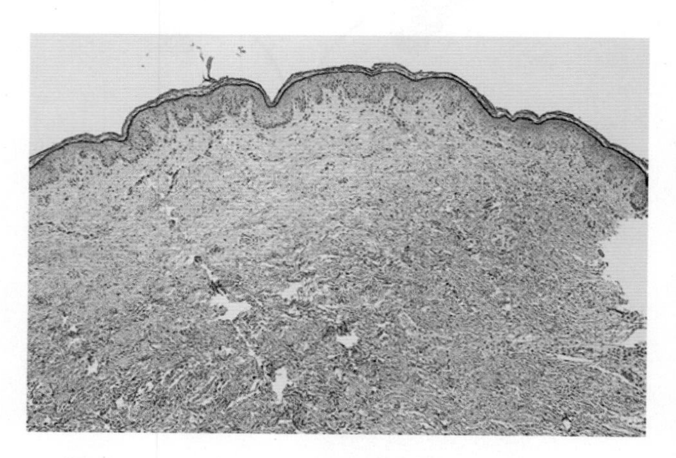

图 134.2 X 连锁少汗性外胚层发育不良男性患者的躯干皮肤活检。注意观察毛囊、皮脂腺以及外分泌腺的缺失（HE 染色，×10）

临床特征

头发

头发稀疏、细软、色浅，且生长缓慢（图 134.3）。眉毛稀少或缺失；有时仅外侧 2/3 缺失。睫毛可能正常、稀疏或者完全缺失。第二性征毛发，即胡须、阴毛与腋毛，生长情况各异，也可能正常。躯干与四肢通常毛发缺失[38,40,44-45]。大约 70% 的女性 X 连锁型 HED 基因携带者在描述病情时称自己头发稀疏或者细软[44]。

牙齿

牙齿异常情况各异，牙齿完全缺失或稀疏，形状异常。研究结果表示，全口 28 颗牙齿中，男性患者平均有 24 颗牙齿缺损[44,46]。出牙延迟，萌出的新牙通常较小、间隙大，常常为锥形或钉状牙。乳牙与恒牙均受累，牙槽嵴发育不全（图 134.4），导致嘴唇厚且外翻[43,47]。大约 80% 的女性 X 连锁 HED 基因携带者的

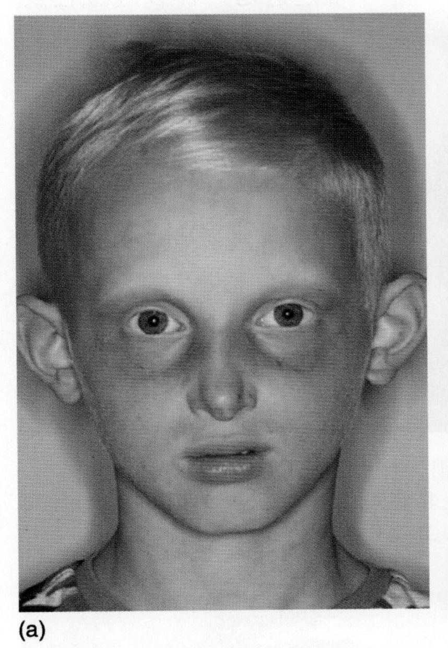
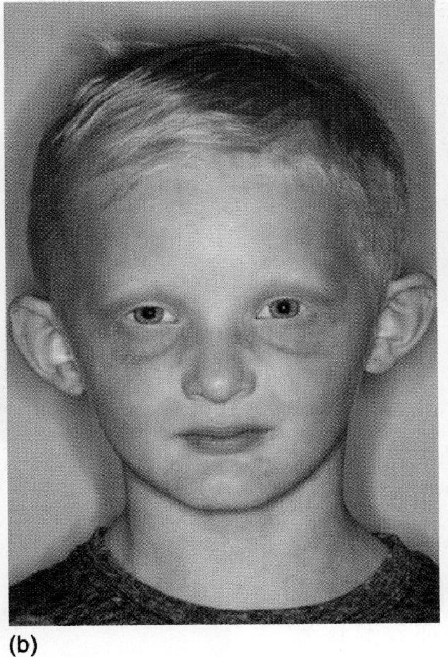
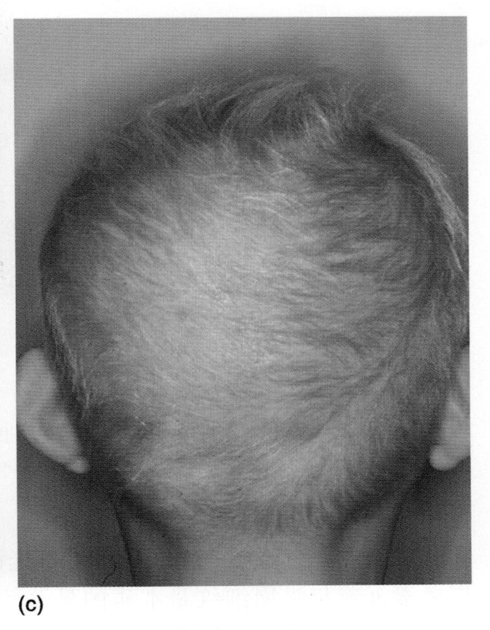

(a)　(b)　(c)

图 134.3　患 X 连锁少汗性外胚层发育不良的一对年幼的兄弟。头发细软、色浅、稀少。佩戴泳镜引起的继发性眶周皮炎

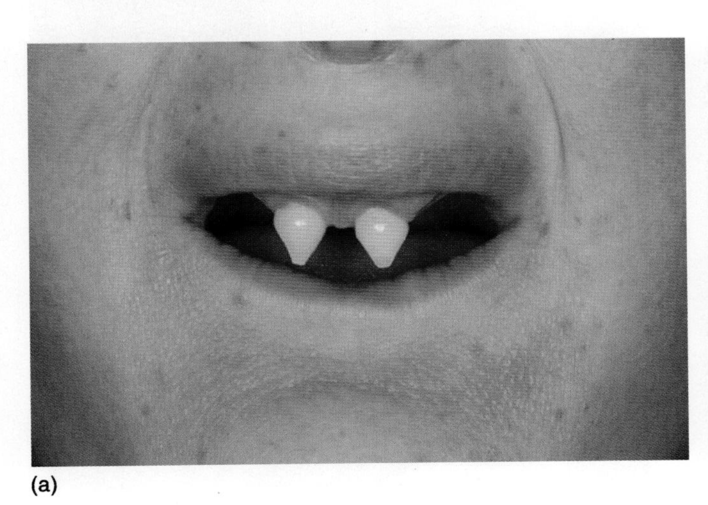
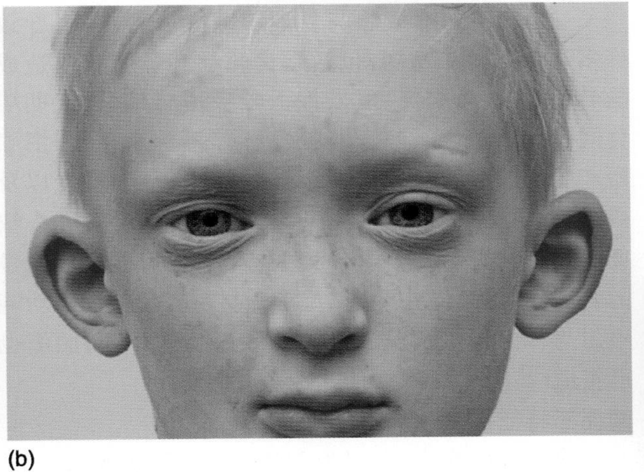

(a)　(b)

图 134.4　X 连锁少汗性外胚层发育不良男性患者，牙槽嵴发育不全，钉状切牙，口周皮炎与眶周皮炎

牙齿明显异常，包括恒牙缺失、牙齿过小或者呈钉状牙(图 134.5)[44]。乳牙期的少牙症是女性患者 EDA 突变的重要临床预测指标[48]。而且，最近证实，于妊娠 18~28 周行产前牙胚超声检查是对 XLHED 进行预测的可靠指标[49]。

甲

大多数患者甲正常。部分患者可出现甲板薄、质脆，伴有纵嵴。

汗腺

由于小汗腺部分或完全缺失，出汗严重减少或无汗。通过蒸发冷却调节体温的能力不足，进行体力活动或者处于温暖环境时，可能出现体温过高的情况。这在婴幼儿及儿童患者中尤为棘手，患者可能会出现高达 42℃ 的反复高热。在较大的儿童与成人患者中，也会出现热耐受不良状况，但他们可通过喝冷饮、湿润皮肤或衣服、寻找凉爽环境的方式调节自身的体温[40]。大约 25% 的女性杂合子患者存在热耐受不良情况，其中近乎 1/2 的人注意到她们出汗能力减弱[44]。女性 X 连锁 HED 携带者的皮肤少汗部位处于 Blaschko 线相对应的线性区域内[50]。这些患者的顶泌汗腺排汗减少，不会造成困扰。

皮肤

在出生时，男性患者皮肤可能会出现显著的鳞屑或表皮剥脱的症状，可能被误诊为火棉胶婴儿[51]。

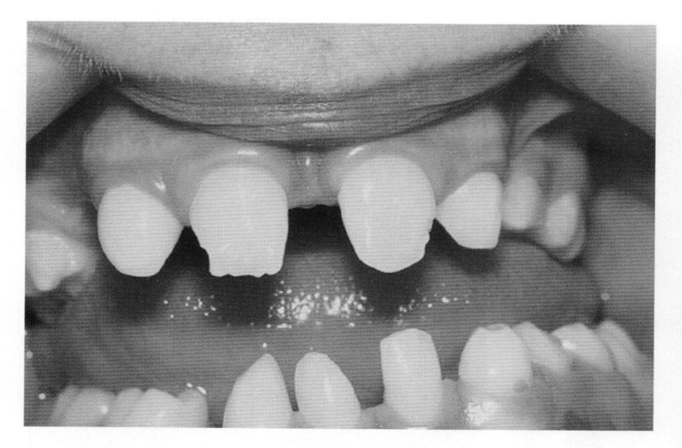

图 134.5 女性杂合性 X 连锁少汗性外胚层发育不良，恒牙形状异常及缺失。资料来源：Courtesy of Dr Virginia Sybert.

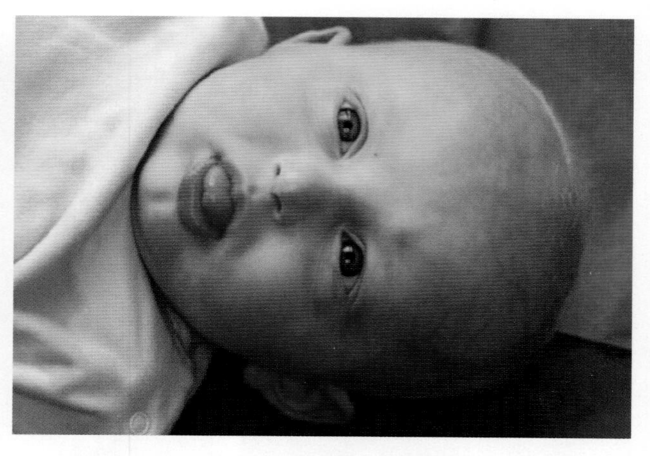

图 134.6 X 连锁无汗性外胚层发育不良患者的面部特征。出生时，特征可能并不明显，但随着年龄增长，特征将越发显著

在儿童与成人患者中，皮肤一般细腻、光滑、干燥。眶周色素沉着与眼周细纹是本病的显著特征。湿疹常见，且身体屈侧尤为显著[45,52]。面部可出现粟丘疹[40,53]。

其他外胚层结构特征

耳、口、鼻的唾液腺与黏液腺减少或者缺失，导致许多耳鼻咽喉并发症，包括腥臭脓涕和鼻腔痂皮造成的鼻腔阻塞、鼻窦炎、复发性上呼吸道感染、婴儿期喂食问题、口腔干燥、声音嘶哑及耵聍阻塞[40,52-54]。泪腺所产生的泪液膜减少可能会导致眼睛干涩、畏光以及角膜损伤[53,55]。1/3 男性患者乳头异常，包括乳头缺如以及副乳头生长[44,56]。女性携带者也可能出现明显的乳房不对称、泌乳不足、无乳头或无乳房。垂体功能不足与肾上腺功能不全的状况已有报道[52]，畸胎瘤也已报道[57]。

颅面部特征

面容特征独特，表现为前额突出、面中部凹陷、马鞍鼻及唇外翻[38,40,43]。1/3 男性患者中表现为单纯耳（译者注：缺少部分褶皱）或者精灵耳[44]。刚出生时，面部特征也许不明显，但随着年龄的增长，特征会越发显著（图 134.6、图 134.7）。

其他临床特征

气管、支气管、食管、胃与结肠黏膜的黏液腺减少或缺失，造成复发性支气管炎、肺炎、吞咽困难、胃食管反流与便秘[44,51,53]。喘鸣为表现的反应性气道常见[44]。在 X 连锁 HED 中，未发现甲状腺或甲状旁腺异常或原发性免疫缺陷的有力证据[44]。

预后 高达 40% 的男性患者生长迟缓[44]。在儿童早期，身高与体重受累，但是似乎随着年龄增长逐渐正常化。婴儿期与儿童早期的死亡率是 25%，主要由于体温过高、生长迟缓以及呼吸道感染[44]，高热可伴发热性惊厥[44,52]。由于牙缺失、鼻腔阻塞以及耵聍栓塞，患者可出现语言障碍[52,54]。

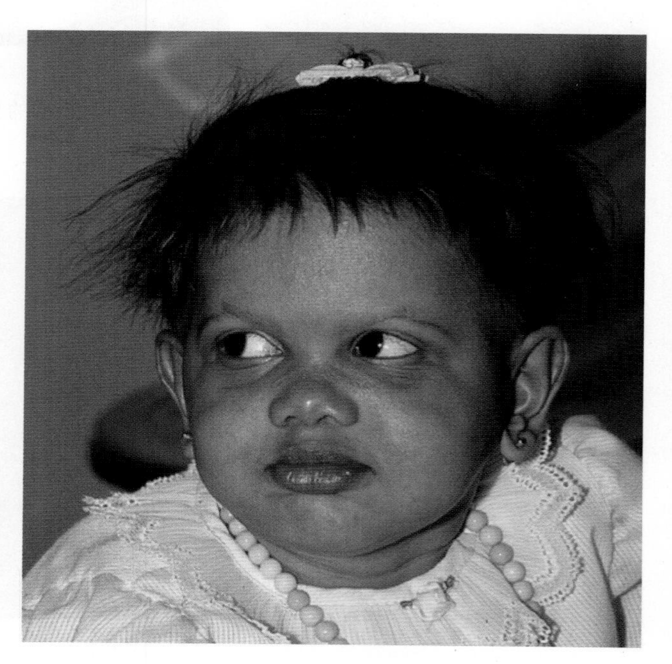

图 134.7 此位女性患者面中部凹陷、马鞍鼻及嘴唇外翻。资料来源：Courtesy of Dr Virginia Sybert.

鉴别诊断 伴有皮肤鳞屑的婴儿患者可能被误诊为伴有板层状鱼鳞病的火棉胶婴儿。马鞍鼻与牙齿异常造成此病与胎传性梅毒混淆[40,53]。一旦特殊的面部特征与无汗症状显著，在鉴别诊断中需考虑的疾病便会很少。HED 伴甲状腺功能减退表现为少汗、高热与少毛，但是牙齿正常、甲严重营养不良，而且皮肤存在斑驳的褐色色素沉着[58]。Fried 牙-甲综合征表现为少毛、牙缺失、唇明显外翻，但排汗功能正常[58]。Basan 综合征

的特点为少毛、缺牙、少汗，也包括严重甲营养不良、先天性皮纹缺失[44]。最近有建议提出，将其纳入常染色体显性皮纹病病谱[59]，这是因为两种表型均被发现是由 *SMARCAD1* 突变而引起的[60-62]。

为了遗传咨询与生育计划，可以对入选患者采用基于 DNA 的分子诊断方法。在没有家族史表明遗传模式时，此方法可以帮助明确区分 X 连锁与常染色体遗传的病征。

治疗 建议采取多学科治疗方法对这些患者进行疾病管理[58]。婴儿期的早期诊断至关重要，可避免危及生命的并发症，有助于规划长期疾病管理并为患者家庭界定复发风险[63]。大多数情况下，女性携带者可通过仔细临床检查检测出斑片状分布的头发和体毛以及汗孔和牙缺失[52]。在患者家庭中采用基于 DNA 的分子诊断方法可以相当准确地检测出 X 连锁 HED 女性携带者。对于此疾病的高风险家庭，也可采用基于 DNA 的产前诊断。

预防高热至关重要。预防方式包括避免过热与体力透支，用湿衣服与饮用冷饮给身体降温，也可以通过空调设备改善居家环境与学校环境。通过粘接修复、覆盖义齿与牙齿种植进行早期牙齿修复十分必要[54,64-65]。使用生理盐水滴鼻剂与家用加湿器控制鼻腔痂皮与鼻涕。大量液体或人工唾液制剂的使用可最大限度地缓解口腔干燥与吞咽困难[66]。眼睛干涩可通过人造泪液治疗。润滑药水的日常使用可除去耵聍栓塞。肺部症状的解决方法包括避免烟雾与多尘环境，充分加湿，胸部物理疗法与适度使用抗生素[67]。外用米诺地尔已被用来治疗先天性脱发[68]。

X 连锁 HED 的动物模型研究显示，尽管目前尚无特定疗法，但是未来可能出现更多针对本病的靶向治疗。此前，可溶性重组 EDA 的宫内给药被证实可以永久纠正新生患病小鼠的表型[69]。最近，对患病犬进行可溶性重组 EDA 的产后静脉给药，结果显示成年犬的牙齿正常化，排汗能力提高，流泪功能恢复，呼吸道感染减少，这是由于气管与支气管腺体缺失得到纠正，黏膜纤毛清除功能得到改善[70-71]。初期的人类产后治疗研究使用了合成外异蛋白 A1，未能产生效应[72]。然而戏剧性的是，最近的蛋白替代疗法，为两位孕妇的宫内胎儿（3 个胎儿）进行羊膜腔给药，经过 14~22 个月的随访，结果显示患儿表型似乎完全被纠正[73]。

少汗性 ED 伴免疫缺陷（OMIM #300291）；HED 伴免疫缺陷、骨硬化与淋巴水肿（OMIM #300301）

这两种疾病均由 *IKBKG* 基因（以前称作 *NEMO*）变异引起。对于一小群异常严重的复发性感染患者，他们同时伴发典型的 HED 特征，观察研究结果表明，可能存在一个特定的 HED 与免疫缺陷（EDA-ID）综合征。EDA-ID 综合征首次报道的患者是一位患有粟粒性肺结核的男童[74]。第二位被报告的患者出现了铜绿假单胞菌、禽结核分枝杆菌以及巨细胞病毒所致的危及生命的复发性感染[75]。第三位男性患儿症状较轻，表现为金黄色葡萄球菌与肺炎链球菌引起的反复感染[76]。来自不同家庭的三兄弟姐妹出现了严重的复发性肺炎链球菌感染，对多糖抗原的应答能力减弱[77]。播散性卡介苗杆菌感染也有报道[78-79]。所有这些患者都是男性，提示该病可能是 X 连锁遗传。已有更多的病例拓宽了我们对于表型的认知。据记载，患者下呼吸道、皮肤、软组织、骨头以及胃肠道可出现严重危及生命的或复发性的细菌感染，儿童早期的脑膜炎与败血症也有报道。

综上所述，感染的病原体通常是革兰氏阳性细菌（肺炎链球菌与金黄色葡萄球菌），其次是革兰氏阴性细菌（铜绿假单胞菌与流感嗜血杆菌）以及分枝杆菌。大部分患者有严重的低丙种球蛋白血症，伴发血清 IgG 水平低以及其他异常水平的免疫球蛋白同种型（IgA、IgM、IgE）[4]。一些患者的 IgM 水平大幅提高[21,23,80]，对多糖类抗原的抗体应答减弱是该病最为一致的特征[4]。据报道，一些 EDA-ID 患者（并非所有患者）的自然杀伤（NK）细胞活性减弱[81-82]；细胞免疫功能异常的程度与范围可能与 *NEMO* 突变类型有关。其中一例使用了异体脐血移植的方法，解决了湿疹暴发的问题，尚不清楚细胞免疫缺陷问题是否也已解决[83]。免疫性血小板减少性紫癜也有所报道[84]。

据报道，一位患者出现多种异常，其表型与 Xq28 重复有关，其中包括 *IKBKG* 基因。此患者的表型与不同的 *IKBKG* 相关疾病表型重叠，包括 HED、色素失禁症、免疫缺陷、复发性孤立型侵袭性肺炎球菌、无汗性 ED 伴免疫缺陷、骨硬化与淋巴水肿。另外，她还患有巨头畸形、周围神经病变、胃轻瘫以及多种良性肿瘤，但无智力障碍[85]。

常染色体显性无汗性 ED 伴 T 细胞免疫缺陷（OMIM #612132）

在发现一名患有常染色体显性无汗性 ED 伴 T 细胞免疫缺陷的 7 岁男孩基因突变时，这些通路的重要性被进一步强调。在 *IκBα* 基因（B 细胞 α 的 κ 轻链基因增强子的抑制因子，现称作 *NFKBIA*）中发现了导致 32 号丝氨酸换至异亮氨酸（S32I）的 94G-T 替换[86]。32 号丝氨酸是 *NFKBIA* 的一个关键磷酸受体位点，在另外两个 IκB 蛋白中是保守的。此次突变似乎是新生突变。该患者与父母无血缘关系。自2月龄起，患者患有慢性腹泻、复发性支气管肺炎、肝脾大及发育停滞。患儿3岁时，基于皮肤干燥粗糙，头发中度稀疏与锥形牙齿，他被诊断为ED伴免疫缺陷，他没有其他明显的发育缺陷。患者接受了骨髓移植手术，手术成功之后偶尔需要免疫球蛋白替代疗法[87]。其他3个病例，包括一名女性，病情描述中有类似的免疫缺陷，伴复发性感染、牙齿异常、皮肤粗糙、起皱或干燥、头发稀少及发际线后移[88-90]。非感染性炎症也可视作一个显著特征[91]。现已证实小鼠体内的*NFKBIA*的S32I杂合突变与淋巴器官形成缺陷，*NFKBIA*磷酸化减弱及降解，接触性超敏反应及B细胞功能受损有关[92]。

遗传性色素失禁症（色素失禁症2型；OMIM #）

关于本病的完整叙述请见第136章。

参考文献 134.2

见章末二维码

转录因子与同源框基因：基因表达的主要调节因子

TP63相关表型：分子路径概述

*TP53*及其他基因家族是细胞周期的关键调节因子，在50%以上的人类癌症中发生变异。最近研究发现，*TP63*、*TP73*[1-5]是与*TP53*具有高度氨基酸同源性的相关基因。人类癌症中*TP63*与*TP73*的作用被广泛研究，但两者尚未被认为在肿瘤形成中发挥重要作用。*TP63*与*TP73*皆不同于*TP53*，这是由于他们都具有C端蛋白-蛋白相互作用模体（无菌α基序-SAM结构域），而*TP53*没有。*TP63*与*TP73*基因不同于*TP53*，还在于它们可以利用两个不同的转录起始位点编码不同的亚型（详见[6]）。*TP63*表达不及*TP53*普遍，局限于原始外胚层与成年人上皮组织的基底再生层（皮肤、宫颈、舌头、食管、乳腺、前列腺与尿道上皮组织[5]）。*p63*-/-小鼠出生时死亡，四肢截短（尤其前肢、指骨、腕骨完全缺失），外胚层衍生物缺失，包括表皮与附属器官（胡须、毛发等）、前列腺、泪腺、乳腺以及尿道上皮组织[7-8]。外胚层顶嵴发育停滞可充分解释小鼠的肢体缺陷[8]。

人类*p63*基因，即*TP63*，目前已在6个显著的人类表型中证实其常染色体的显性突变，皆具有ED这一关键特征。基因型-表型关系表现为，部分表型的突变聚集于*p63*分子的特定位点（详见[6]）。*TP63*突变是大多数EEC综合征的起因。在一篇权威论文中，Van Bokhoven与其同事[9]在43个EEC家系中发生40个家系具有此基因的突变；上述突变中，除一个突变之外，其余突变位点均在DNA结合域之内。所有突变中，75%是由5个氨基酸残基导致的[9]。在睑缘粘连-外胚层发育不良-唇/腭裂综合征（AEC综合征，又称Hay-Wells综合征）中，肢体无异常或轻微异常，突变仅在SAM域中被检测出来，并且与复杂的功能获得、功能丧失、功能改变结果相关[9]。在肢体-乳腺综合征（LMS）中，两位无关患者的外显子13中出现*TP63*移码突变，导致p63蛋白截短[9]，在另一家系中发现了N端突变[6]。关于肢端-皮肤-指/趾-泪腺-牙齿综合征（ADULT综合征）中的突变的有趣研究发现，第一个突变被证实出现在外显子3'端，而这只在*p63*的反式激活亚型中表达，且引起DNA结构域外的氨基酸置换[10]。随后的报告表示，在*p63*的一种惰性异构体，即ΔN-p63γ中，出现了可大幅增强反式应激活性的一种突变[6]。非综合征型手足裂畸形（SHFM）是一组具有遗传异质性的疾病，而有一些病例（可能10%左右）是由*p63*突变引起的[9]。其中一些突变似乎是SHFM特有的，而其他的均导致EEC与SHFM[6]。因此可以认为，在6种已知SHFM类型中，因与EEC有着相同致病基因，SHFM4中ED特征最常见，而致病基因位于10q24的SHFM3，仅有牙齿与指甲的异常[11]。

*TP63*基因产物可以作为激活子或者抑制子，在AEC综合征、Rapp-Hodgkin综合征中，*TP63*的5'端突变显示出激活功能丧失，甚至显性负失活[12-13]。突变聚集部分取决于突变残基的特征，无论突变是否在CpG或其他位点，在这组疾病中的突变聚集程度表明每一种疾病都有特定的发病机制。位点的特异性也可表明p63蛋白具有几种功能，每一种均对应一个位点，其功能互相独立，均可被干扰。而重叠表型并非罕见，*TP63*的进一步阐明可理清此蛋白及其下游通路的作用[14-15]。*PERP*（PMP22相关的p53效应子）是p63的另一靶点，它对细胞黏附产生作用，是潜在的肿瘤抑制基因[16-17]。即使患者具有相同的*TP63*突变，他们的PERP也有可能各不相同；因此，修饰基因与其他蛋白有可能参与*TP63*突变的表型表达[18]。成纤维细胞生长因子与上皮祖细胞扩增中的p63之间已建立功能链接，为AEC综合征发病机制的研究提供见解[19]。如上所述，IKKα（现称为CHUK）是ΔNp63α的一个直接转录靶点[20-21]。小鼠模型可进一步阐明ED中p63的作用[22]。

AEC综合征（Hay-Wells综合征；OMIM #106260）

定义 AEC综合征的特征是唇/腭裂，头皮严重糜烂，表皮附属器官异常，包括少毛症、牙齿缺失、指/趾甲缺失或营养不良，以及轻微少汗。一个显著特征是丝状睑缘粘连，即眼睑边缘局部增厚导致粘连。最近，Rapp-Hodgkin 综合征（OMIM #129400）（图 134.8）中已发现了 *TP63* 基因突变[23]，表明此病是 AEC 综合征的等位基因疾病。两者的鉴别诊断可能是不必要的。同样的突变可能引起显著的表型变异性，凸显了此病的临床异质性[24]。

历史　在 1976 年，Hay 与 Wells 描述了来自 4 个家庭的 7 位以丝状睑缘粘连、表皮附属器官发育不良以及唇/腭裂为特征的遗传病患者。其中 5 位患者有丝状睑缘粘连，一位患者在儿童时期切除了眼睑结节，这可能是自发裂解的眼缘粘连残留物造成的[25]。

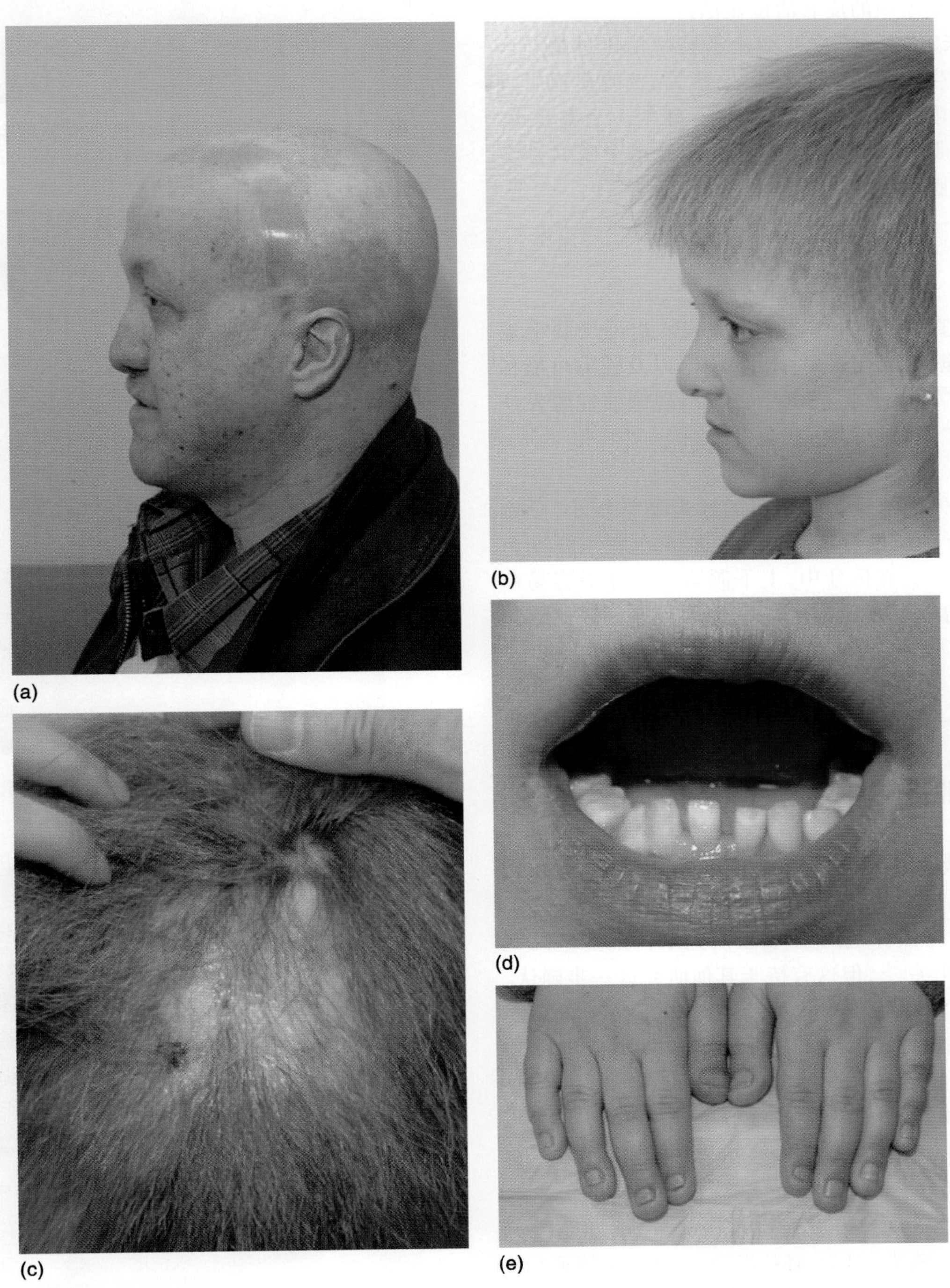

图 134.8　(a,b)一对患有 Rapp-Hodgkin 综合征(AEC)的父女。两者均有腭裂病史。请注意典型的面部特征(前额突出、上颌骨发育不全以及薄上唇)和童年时期易脆、硬直头发，成年后逐渐发展为脱发。父亲常佩戴假发。(c) Rapp-Hodgkin 综合征(AEC)的头皮炎症伴脱发。(d,e) Rapp-Hodgkin 综合征(AEC)个别牙缺失与甲营养不良表现。资料来源：Courtesy of Dr Jean Bernard.

病理 毛干薄而萎缩，显现出多种缺陷，包括毛小皮断裂、毛干弯折、脆发、结节性脆发症、管状发、环状发、三角形状毛发以及扭曲发，这些都不是此病的特异性症状[26-27]。毛发色素沉着异常较为常见，毛发之间或者内部出现色素变异；色素可能正常、聚集或者几乎没有[27]。

受累头皮组织的皮肤活检显示薄的颗粒层与角质层[28]。临床上“正常”皮肤活检示轻微角化过度与乳头状瘤样增生、表皮萎缩、色素失禁，以及明显血管周围浅丛和轻度血管周围淋巴细胞浸润[27]。毛囊变小，竖毛肌增生肥厚[28]。出汗刺激试验显示全身大部分区域出现汗腺片状缺失[25]。

临床特征

毛发

头发硬直、粗糙、稀疏，常见脱发。眉毛与睫毛通常较短、易脆、稀疏或缺失，体毛、阴毛以及腋毛可能稀疏或缺失[25-26,28]。一些病例中也会出现瘢痕性脱发或难以梳理的“玻璃丝”发[30]。

牙齿

牙齿缺失很常见。已萌出的牙齿通常较小，呈锥形，继发于牙釉质发育不全的白色或黄色斑点样变色改变[25-26,29,31-32]。在恒牙中，上下颌第一磨牙最容易萌出，而上颌切牙与尖牙常常缺失，原因可能是牙槽嵴裂缺损[32]。

甲

即使同一个患者也存在各种甲异常改变，包括远端发育不良、甲板增厚弯曲。甲常完全缺失[25]。慢性甲沟炎也有报道[26]。

汗腺

绝大多数患者存在汗液分泌减少，不耐热，但并无高热[29-30]。许多患者汗孔减少[25]。最近一项关于AEC与EEC中出汗基因型-表型研究示仅某些基因型与出汗减少相关[33]，但这有待于其他研究进一步确认。

皮肤

出生时，超过3/4的新生儿患者出现类似火棉胶样儿皮肤，呈现发红、糜烂与剥脱的症状(图134.9)[29]或者伴发红皮病[34]。头皮处糜烂最为显著[30]。这些症状在最初数周缓解，其下皮肤干燥(图134.10)。糜烂皮肤可能痊愈，愈后有瘢痕，呈筛状、网状、星状或点状[30]。超过2/3的患者有慢性疾病，伴严重复发性头皮糜烂与头皮感染，此为AEC综合征的主要特征(图134.11)[29]。据Hays与Wells记载，最初7位患者中，4位患有掌跖角化病[25]。儿童患者中并不常见，但在成年人患者中症状可能更明显。色素减退与色素沉着均可出现，常见于褶皱部位并呈网状改变；随年龄增长而

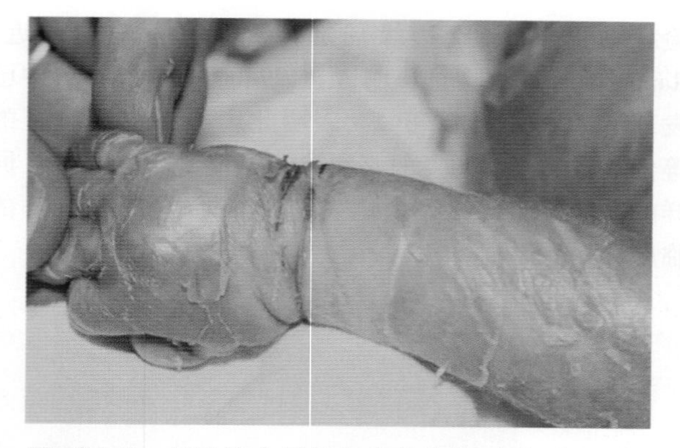

图134.9 AEC综合征新生患儿皮肤剥脱、发红，似羊皮纸样。资料来源：Courtesy of Dr Virginia Sybert.

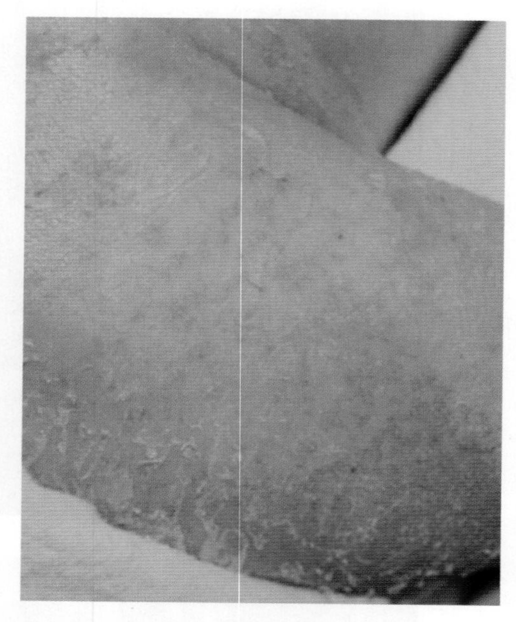

图134.10 1月龄的AEC综合征婴儿在出生后几周羊皮纸样皮肤逐渐好转，其下皮肤干燥

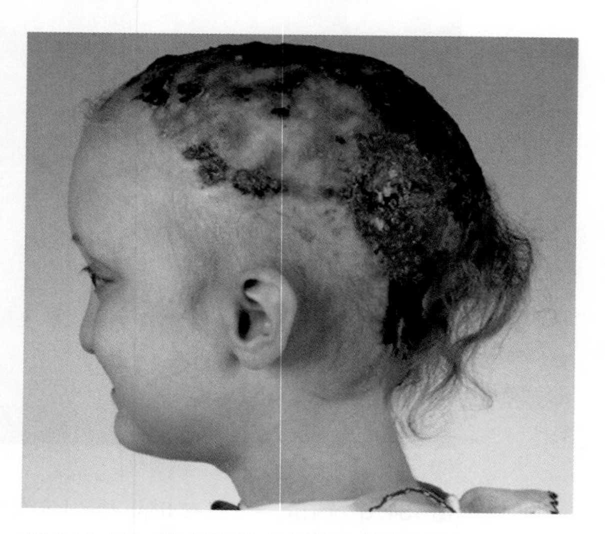

图134.11 患AEC综合征的5岁女孩，头皮散在糜烂和大量肉芽组织。资料来源：Courtesy of Dr Virginia Sybert and Dr Mark Stephan.

变化[30]。

其他外胚层结构特征

丝状睑缘粘连(眼睑之间的上皮组织丝状粘连)是本病的主要特征,但仅存在于 70% 的患者(图 134.12)[25-26,29]。这些丝状物可自动溶解,难以检测。超过半数的受累患者泪管闭锁或阻塞[29]。可出现多乳头症[26,29]。营养问题较为常见,并非与唇腭裂特别相关。1/4 患者需要进行胃造口术,2/3 患者在必要时需要营养补充剂。常见出生低体重,而出生身高不受累。体重问题随着时间的推移而逐渐消失,但是 AEC 患者的年龄-身高明显低于参考标准[35]。

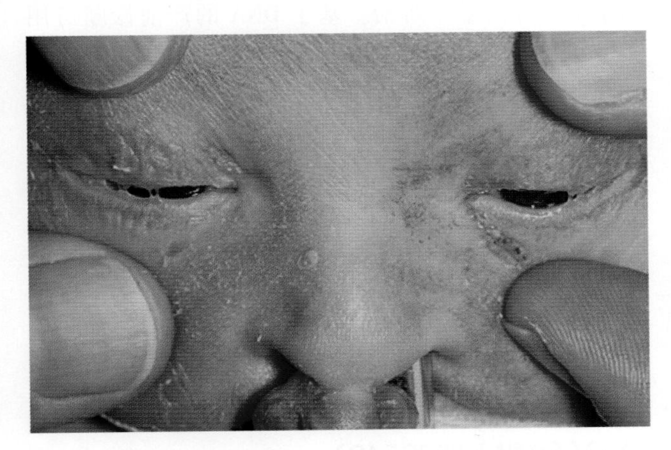

图 134.12 患 AEC 综合征的新生儿丝状睑缘粘连(眼睑之间的上皮组织丝状粘连)。资料来源:Courtesy of Dr Virginia Sybert.

颅面特征

典型的颅面特征包括宽鼻梁与上颌骨发育不全[36]。耳朵可能小而位置低,伴耳廓畸形[29]。耳道可能呈蹼状和其他异常形状[26]。唇裂是可变特征,但是腭裂常见于大部分患者[25-29]。

其他异常特征

AEC 综合征中偶尔出现的其他特征包括二三趾并趾、泌尿生殖系统异常、尿道下裂、小阴茎畸形及阴道干燥与糜烂[29]。

预后 外耳道异常与腭异常通常引发慢性中耳炎。

鉴别诊断 头发卷曲-睑缘粘连-指/趾甲营养不良综合征(CHANDS)是一种罕见的常染色体隐性 ED,具有卷曲扭结毛发、指/趾甲营养不良以及睑缘粘连这一显著特征。它与 AEC 综合征的区别在于无腭裂,缺少典型颅面特征[37-38]。在新生儿阶段,AEC 综合征中糜烂、剥脱的皮肤可能被误诊为大疱性表皮松解症[39]。

治疗 润肤剂适用于火棉胶婴儿的皮肤治疗。患有 AEC 综合征的新生儿通常皮肤极度脆弱,须格外谨慎处理。应采用新生儿重症监护护理规程中的做法,例如,大疱性表皮松解症新生儿护理方法。丝状睑缘粘连可能需要手术矫治或者自发溶解。泪道闭锁可手术矫治[40]。头皮需要积极的伤口护理,并根据需要进行局部或全身性抗生素治疗[29]。强效局部类固醇激素可能有效[40]。其他异常,如唇腭裂、尿道下裂、上颌骨发育不全,可手术矫正[41]。牙齿保护与修复必不可少[42]。

EEC 综合征(OMIM 129900)

定义 EEC 综合征的主要特征是缺指/趾畸形(手足裂畸形)、唇腭裂、泪管异常以及表皮附属器官异常,包括少毛症、个别牙缺失、指/趾甲营养不良以及偶尔少汗。

历史 缺指/趾畸形、唇腭裂和 ED 的关系最初是由 Rüdiger 与其同事描述记载的[43],他们认识到这些缺陷组合代表一种特殊的综合征,将其称为 EEC 综合征。此后已报道超过 150 例病例[28]。

病理 手足畸形的 X 线示掌骨与跖骨缺失或发育不良[44]。受累患者毛干的扫描电镜研究示纵向沟槽、毛球扭曲、表皮缺陷[45-46]。这些研究发现可见于许多其他 ED 病例,并非 EEC 综合征的独有特征。

临床特征

毛发

头发纤细、稀疏、色浅,可能粗硬。眉毛与睫毛短、细、稀疏。腋毛、阴毛与体毛可能受累[43-45,47]。

牙齿

牙齿可能很小,形状异常或者缺失[43-44,47]。通常恒牙过早脱落,可能是由于牙釉质发育不全导致多发性龋齿。

甲

即使受累指/趾骨没有骨质缺损,指/趾甲也可能营养不良、发育不全或者完全缺失[47-48]。

汗腺

通常出汗正常,但少数患者对热不耐受[44,47,49]。

皮肤

据报道,一些患者出现皮肤干燥和角化过度,尤其以下肢为主[50-51]。头皮皮炎少见[45,51]。已有描述痣样色素沉着过度[52]。

其他外胚层结构特征

90% 以上的受累患者有泪管闭锁或发育不全的情

况[28,50,53]。泪腺分泌物可能减少[53]。少数患者乳头异常[50]。

颅面特征

可能鼻梁宽、下巴尖、轻微耳部异常，但面容无明显改变。3/4 患者出现腭裂伴/不伴唇裂，是此病的主要特征[50]。已有记载鼻后孔闭锁症状[54]，及前脑无裂畸形[55]。

其他异常特征

缺指/趾畸形（龙虾爪状畸形）是此疾病的主要特征，见于 90% 以上的患者（图 134.13）。大约 3/4 缺指/趾畸形患者手和足均受累[50]。泌尿生殖道结构异常见于 1/3 的病例，包括隐睾、尿道下裂、肾盂积水、输尿管积水、肾发育不全、重复肾以及肾集合系统重复畸形[50]；最常见的异常结构发现是巨输尿管症[56-57]。尿路异常可能常见于有 Arg227Gln *TP63* 突变的 EEC 病例[58]。也有描述外生殖器与泌尿生殖道异常[59]。首字母缩略词 EECUT 表示缺指/趾畸形（ectrodactyly）、ED、分裂（clefting）、尿路异常（urinary tract abnormalities）与胸腺异常（thymic abnormalities）[60]。

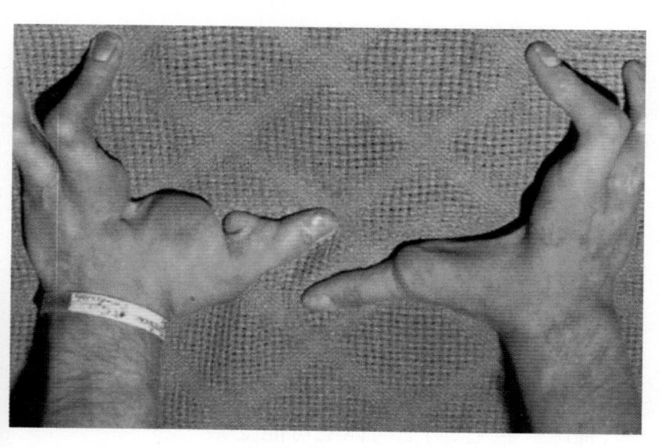

图 134.13 一例 EEC 综合征年轻男性患者的缺指畸形。资料来源：Courtesy of Dr Virginia Sybert.

智力障碍是此病多变且少见的特征，见于不足 10% 的患者[50]，可能仅限于有染色体缺失的邻近基因缺失综合征患者。听力损失发生于约 15% 的患者[50]。尚不确定这是原发性的，还是继发于复发性中耳炎。已报道一例单一性生长激素缺乏症[61]。也有记载内分泌异常，例如，低促性腺激素性性腺功能减退症、促甲状腺激素与催乳素缺乏[62]。也有法洛四联症的病例报告[63]，也有霍奇金淋巴瘤、非霍奇金淋巴瘤与 B 细胞淋巴瘤的病例报告[62,64-65]。

预后 众多患者由于泪道发育不全出现过度流泪、结膜炎和眼睑炎。由于泪腺发育不全，可能会出现畏光、角膜溃疡以及角膜瘢痕和穿孔[54]。有病例出现失明[66]。有症状与无症状的复发性尿路感染对于泌尿生殖系统异常患者而言可能造成困扰[57]。

鉴别诊断 其他一些 ED 涉及肢体畸形与唇腭裂。手裂不是固定特征，但通过严重的四肢畸形和常染色体隐性遗传方式可以鉴别牙头发综合征[28]。其他罕见综合征，例如，Martinez 综合征、Zlotogora-Ogur 综合征与 Rosselli-Gulienetti 综合征，与 EEC 的区别在于特定肢体异常和不同的遗传方式（见表 134.1）。

治疗 治疗包括唇腭裂、泪道与四肢缺损以及泌尿生殖系统异常的手术矫治。基于 DNA 的产前诊断可用于已知基因缺陷的家庭。突变体 p63 已通过 siRNA 介导的等位基因特异性基因沉默进行体外纠正，从而恢复有缺陷的干细胞功能[67]。

ADULT（OMIM #103285）

ADULT 综合征是有别于 EEC 综合征的罕见疾病，其没有面部开裂症状。此外，患者还患有过多雀斑与指/趾剥脱性皮炎[68]。其他特征，比如远端指/趾间关节过度伸展、双手重复拇指畸形、趾甲分裂、泌尿生殖系统缺陷、传导性聋，也有描述[69]。

LMS（OMIM #603543）

这个过去不为人知的常染色体显性遗传综合征的首次描述于一个荷兰家庭，具有一组此前从未被报告的特征。主要特征是手足畸形与乳腺未发育/发育不全。所有患者的皮肤和头发都正常，但有些患者泪管闭锁、甲发育不良、少汗症，个别牙齿缺失或腭裂[6]。LMS 与 EEC 综合征的区别在于 LMS 常发现乳房异常（在 EEC 中罕见），皮肤、甲和牙齿异常在 EEC 中更为常见。LMS 仅有腭裂，但 EEC 综合征可出现唇裂和腭裂[6]。

非综合征型 SHFM（OMIM #183600）

无皮肤改变，在此不作详细讨论。

p63 以外的其他转录因子缺陷

除了 p63 路径，其他一些 ED 现已归因于转录因子的缺陷，在外胚层形态发生中发挥重要作用的一些靶基因表达由这些转录因子控制。在许多情况下，定位克隆研究已经发现了致病性突变，但是详细的分子信号通路尚未阐明。Ellis-van Creveld 综合征是一种隐性 ED，其特征是骨骼发育不良，伴短肢、短肋骨，轴后性多指畸形和先天性心脏病[70]。在此综合征中已经发现了 *EVC* 与 *EVC2* 基因突变[71-72]，尽管这些蛋白尚未充分阐明，但因其结构特点（细胞核定位、两个DNA结合域、富亮氨酸拉链结构域）被认为可能是转录因子。这两种基因产物被认为在心脏发育中相互协调发挥作用[73]。这些基因突变也可能引起Weyers面骨发育不全（OMIM #193530），是一种常染色体显性等位基因疾病[71]。Witkop综合征（OMIM #189500）是一种常染色体显性ED，主要表现为牙齿（牛牙症、部分或完全先天性无牙）和甲（反甲、甲纵嵴、甲凹点）改变[74]。最近，在*MSX1*基因中发现了基因突变，该基因是同源异型盒基因家族中的一员，也是重要的转录调节因子[74]。

在儿科、皮肤科医生更容易发现的ED中，毛发-牙-骨（TDO）综合征和毛发-鼻-指/趾综合征均归因于转录因子突变。TDO致病基因是*DLX3*[75]，即同源结构域转录因子，其表达来源于上皮-间充质相互作用而形成的许多结构中，如牙齿、毛囊、肢芽[76]。此基因突变曾认为可引起牙釉质发育不良（Ⅳ型）[77]，然而现在认为此基因突变仅是TDO的一种减弱表型[78]。

*TRPS1*基因是TRPS Ⅰ型、Ⅲ型的基础[79-80]，包括*EXT1*和*TRPS1*基因的微缺失综合征（8q42.11-8q24.1）是TRPS Ⅱ型的基础[81-82]。*TRPS1*编码蛋白的计算机分析显示，这是一种新型转录因子，由具有四种不同类型的9个假定锌指模体组成[83]。所有*TRPS1*的突变都是功能丧失突变，单倍体不足可能是TRPS的机制。TDO与TRPS的详细讨论如下。

TDO综合征（OMIM #190320）

定义 TDO综合征是一种定义明确的ED，表现为卷缩发、牙釉质发育不良、无症状骨硬化性改变。

历史 Lichtenstein与其同事[84]总结了107例病患所具有的疾病特征，提议将其命名为TDO综合征。Robinson与Miller[85]是描述这种综合征的第一作者，但并未发现骨受累是此病中的表现之一。一些作者认为，在数个家系中发现的临床表现情况各异，表明其遗传异质性，并根据骨受累程度将TDO综合征划分为三种亚型[86-87]。对于其他作者而言，单个基因的可变表达似乎是更加合理的解释[88]。

病理 在牙科X线上，发现了未萌出牙齿和牛牙症（牙髓腔增大）[89]。受累牙齿的扫描电镜显示出牙釉质凹点和凹陷、牙釉质均匀变薄、牙根尖周围伴异形胶原膜[90]。颅骨的X线示硬化症状，偶有颅骨增厚。长骨也可能硬化[88]。

临床特征[82,85-86,88]

毛发

出生时头发浓密、卷缩或卷曲，之后可能会变直。睫毛也可卷曲。

牙齿

所有患者均有牙齿异常，包括乳牙和恒牙牙釉质凹陷、发育不良、呈棕黄色，以及牛牙症。牙齿萌出可能延迟，常见脓肿。发生多发性龋齿并导致早期牙齿脱落。

甲

指甲薄、脆，易脱落。趾甲可能增厚或正常。

汗腺

此病中未发现出汗异常。

皮肤

皮肤正常，其他外胚层结构亦正常。

颅面特征

前额突出，下巴呈方形，头部细长。3/4的患者颅缝早闭。X线示颅骨高密度影，可增厚。这对患者而言不会造成问题，可能因其他原因进行颅骨影像学检查时被偶然发现。

其他异常

指/趾弯曲畸形罕见。

预后 患者身体健康，但到30岁时大部分牙齿脱落[84]。

鉴别诊断 卷发与甲发育不良也见于CHANDS综合征（卷发、睑缘粘连和甲发育不良），睑缘粘连是CHAND综合征的鉴别要点。牙-甲综合征中无头发卷曲。

治疗 包括合适的牙齿修复[91]。

Ⅰ型TRPS（OMIM #190350）；Ⅱ型TRPS（兰-吉综合征；OMIM #150230）；Ⅲ型TRPS（Sugio-Kajii综合征；OMIM #190531）

定义 TRPS的特征是头发稀疏、梨状球形鼻、小牙、牙齿咬合不正、甲薄、锥形骨骺、身材矮小，偶见骨骼畸形。

临床特征[92-93]

毛发

头发通常纤细，呈金色，稀疏；受累最明显的区域是额颞区。眉毛稀疏或缺失。

牙齿

牙畸形常见，伴多生切牙、小牙症和牙排列不齐。

第二十八篇

指/趾甲

偶尔甲短薄，伴甲纵嵴。可表现为扁平、反甲或颜色正常。“球拍”状拇指甲已有描述。

汗腺与皮肤

汗腺与皮肤无异常。

其他外胚层结构特征

偶尔有外斜视与畏光。

颅面特征

许多患者具有典型面容特征，梨形鼻、人中宽而长、耳朵大且突出。通常具有明显窄腭。

其他

常见身材矮小，各种骨骼畸形范围较广，包括短中指/趾畸形、掌骨短小症、跖骨短小症以及周围型骨发育障碍，一些手指中间指骨的12型锥形骨骺。关节常见增厚，手指尺侧、桡侧偏斜，偶见手指弯曲畸形、翼状肩以及髋外翻。一些病例报告了Perthes病样畸形[94]。胸廓畸形，比如鸡胸，脊柱前凸或脊柱后侧凸偶见。

Ⅱ型TRPS与Ⅰ型、Ⅲ型共有许多特征，但与智力障碍的关联性更强。此外，还有多发性皮肤外生骨疣，明显多余或松弛的皮肤以及更为明显的关节松弛。Ⅲ型与Ⅰ型TRPS的区别在于掌骨短小导致的严重短指/趾畸形，以及更为严重的身材矮小[95-96]。最近有一种新的基因型-表型关系，GATA-DNA结合锌指的突变似乎预测着一种Ⅲ型表型，而其他区域的突变与TRPS Ⅰ相关[80]。

EGFR相关外胚层发育不良类似疾病

最近报道，编码表皮生长因子受体基因*EGFR*的功能缺失突变与皮肤糜烂、干燥鳞屑和脱发，随后伴丘疹和脓疱，复发性皮肤与肺部感染，儿童早期死亡有关[97]，与使用EGFR抑制剂导致的皮肤副作用类似[97]。已有其他类似病例报告[98-99]。

参考文献134.3

见章末二维码

Wnt-β-连环蛋白通路缺陷

Wnt-β-连环蛋白通路高度保守，且广泛存在于从无脊椎动物到人类的所有物种。它在胚胎形成与癌症形成中发挥着重要作用。术语“Wnt”得名于“wingless（无翼）”与“int”的组合。“wingless（无翼）”也称作Wg，是黑腹果蝇中的已知基因，同源的“int”，是小鼠乳腺肿瘤病毒整合位点。人类具有至少19种*WNT*基因，参与各种各样的发育与调节过程，包括决定自我更新与分化[1]。尤为显著的是，它们也参与毛发与牙齿形成过程[2-5]。最近，*WNT10A*错义突变与牙-甲-皮肤发育不良综合征（OMIM #257980）以及Schöpf-Schulz-Passarge（SSP）综合征（OMIM #224750）[6-8]均相互关联。一个同族成员显现出了其家族成员当中的两种病征，因此，这点可以理解[8]。局灶性真皮发育不良，也称作戈尔茨综合征（OMIM #305600），由*PORCN*基因突变引起[9-10]。此基因的产物与*Porc*同源，*Porc*编码内质网中的*O*-酰基转移酶，修饰果蝇中的*Wg*基因。由于此通路在进化过程中的保守性，*PORCN*产物可能与Wnt发挥类似的作用[9]。

在经典的Wnt-β-连环蛋白通路中，下游效应器是β-catenin，当Wnt与Frizzled，即一种跨膜蛋白，以及LRP5/6受体相互作用时，β-catenin浓度被改变（图134.14）。无Wnt信号时，β-catenin在细胞质中处于游离状态，并被一种“破坏复合体”快速结合，随后发生多聚泛素化并降解。随着Wnt结合，下游级联致使β-catenin稳定化，使其进入细胞核，并激活靶基因[11]。在以脱发为特征的两种疾病中发现了无毛（*Hairless*，*HR*）基因突变：伴丘疹性损害无毛症（OMIM #209500）[12]与先天性普秃（OMIM #203655）[13]。HR蛋白参与毛发周期内的基因表达调控，尤其是作为Wnt抑制剂Wise的阻遏蛋白进行调控。因此，HR增加Wnt信号数量，在毛发周期早期促进适当毛发再生[14]。Wnt信号也参与多种其他过程，包括牙齿与肢体发育、肌生成以及神经发育[15]。

多种发育信号通路之间存在复杂而相互联系的关系，Wnt-β-连环蛋白是其中之一。一位由维生素D受体基因（vitamin D receptor gene，VDR）中的复合杂合子突变造成的抗维生素D佝偻病患者，与伴丘疹性损害无毛症的表型一致（atrichia with papular lesions，APL），表明其在毛发生长周期中的重要性[16]。Wnt受到Notch信号抑制，这是另一个在细胞调节中发挥重要作用且高度保守的蛋白。*p63*信号通路，如上所述，抑制Notch，而Notch又反过来抑制*p63*[17]。

牙-甲-皮肤发育不良综合征（OMIM #257980）

定义 牙-甲-皮肤发育不良（odonto-onycho-dermal dysplasia，OODD）综合征的主要特征包括少毛、牙发育不全以及甲营养不良。另外，还可以观察到多汗、掌跖角化病（palmoplantar keratoderma，PPK）和舌乳头缺失导致的光面舌，患者也可能出现轻度智力障碍与反复感染。

历史 OODD最初是由Fried在1977年首次报道，男女患儿为表兄妹，均为近亲结婚所生。他们具有与Witkop综合征相似的临床表现，并伴部分先天牙齿缺失、

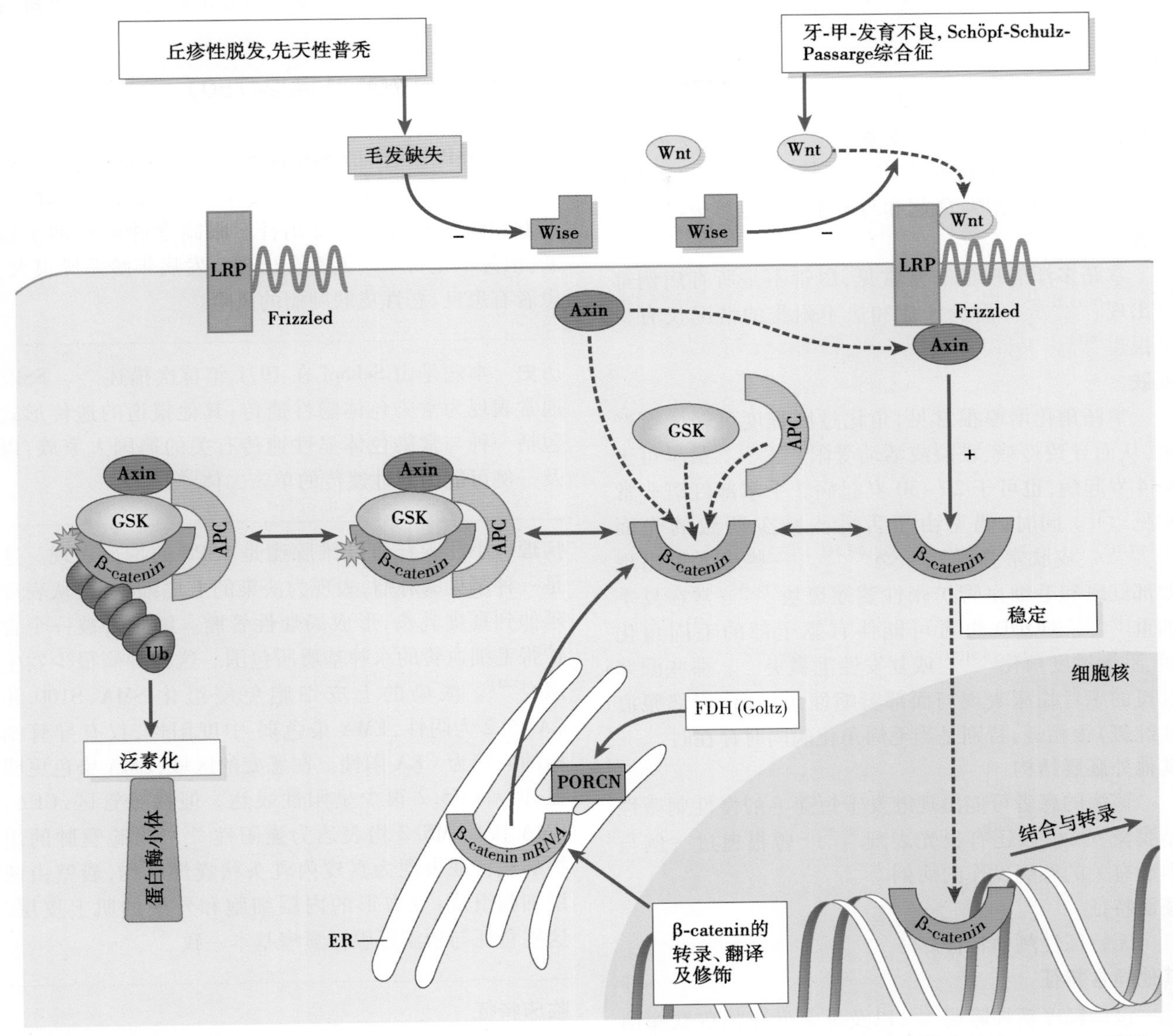

图 134.14 Wnt 相关通路及其在人类外胚层发育不良中的作用概述。Wnt 与 Frizzled 和 LRP 结合导致 β-catenin 的稳定,使其移位到细胞核内,在那里它与 DNA 结合并导致 β-catenin 上调基因的转录。Wise 可以抑制 Wnt 与 Frizzled 的结合,而 Wise 又被 Hairless 基因产物所抑制。β-catenin 通常通过结合 APC 破坏复合物而保持静息状态。APC 与轴抑制蛋白 Axin 一起与 β-catenin 结合,使 β-catenin 被 GSK 磷酸化。磷酸化导致 β-catenin 泛素化及其破坏。APC,腺瘤病结肠息肉蛋白;ER,内质网;FDH,局灶性皮肤发育不全;GSK,糖原合成酶激酶 3β;PORCN,*PORCN* 基因产物;Ub,泛素

锥形牙齿和甲营养不良[18],这种疾病特征在一个黎巴嫩穆斯林大家族[7,19-21]和巴基斯坦血统者患者中进一步得到证实[6]。该病为常染色体隐性遗传,也有少量散发性病例报道[22]。

病理 掌跖部皮肤表现为正角化过度,棘层和颗粒层轻度增厚[7,21]。真皮乳头血管周围轻度炎细胞浸润[21]。汗腺数量减少且发育不良[8,21]。面部红斑区表现为表皮萎缩,真皮浅层胶原纤维嗜碱性变性[19]。扫描电镜下可观察到毛发呈不规则的纵行凹陷[21],其底部是有纵向条纹的角质细胞[7]。

临床特征

头发

少毛症和先天性毛发缺失很常见[6,20-21],但毛发在出生时也可正常[21]。头发和体毛均可受累[6]。毛发通常表现为干燥、细小和稀疏[7,23],或质地粗糙[21],眉毛和睫毛也可稀少[6,7,19,22-23]。

牙齿

严重的先天性缺牙几乎出现在所有病例中[7];恒牙的先天性缺失也很常见[6,21]。乳牙间隙增宽并畸形[7,19,21]。如果恒牙缺失,一些乳牙可能会保留到成

年[6]。畸形牙齿,如锥形牙、分叉切牙和五尖磨牙已有报道[19,21,23]。

甲

指/趾甲可先天性缺失[21,23]。可伴或不伴甲营养不良;趾甲比指甲更容易受累[7,19,21-23]。甲板变形、有凹点,可出现甲纵嵴或甲中央沟槽状营养不良的表现[7,21,23]。甲板增厚、隆起和与甲床分离也有报道[23]。

汗腺

掌跖多汗的现象非常常见,尽管不是所有病例都会出现[7,19,21,23]。而少汗症和热不耐受的情况仅有少量报道[6,8]。

皮肤

掌跖角化增厚很常见,角化过度程度可轻微至严重,从而导致疼痛、皲裂或活动受限[6-8,21-23]。最早可于3~4岁起病,也可于20~30岁起病。手掌部红斑非常常见[7,21]。同时,偶见由于舌乳头减少所致的光面舌[6-7,21]。皮肤常弥漫性干燥[6-8,21]。一些患者可出现颧部红斑和毛细血管扩张性萎缩斑块[19,24];常在夏季加重[19,23]。OODD患者可能伴有躯干部的毛周角化病、毛囊过度角化[6,21,24]或复发性毛囊炎[7]。那些颧部红斑的患者临床表现与面部萎缩性角化病(眉部瘢痕性红斑)很相近,特别是当毛周角化病同时存在时。

其他外胚层结构

该病的患者可能出现继发于短睫毛的慢性刺激性结膜炎[23],少数还有畏光表现[8,23]。曾报道过一例与本病有关的癫痫发作的病例[22]。

颅面特征

无特征性颅面特征。

其他异常特征

包括轻度精神障碍[22],以及反复发作的皮肤癣菌感染[21]和毛囊炎[7]。

预后 随着时间的推移,甲和皮肤的营养不良现象会变得更加明显,但身体发育和预期寿命不受影响。目前尚不清楚该病是否会像SSP的等位基因那样,增加皮肤癌的患病风险。

鉴别诊断 等位基因SSP综合征应与本病相鉴别。儿童如无眼睑囊肿症状也不能排除诊断,因为随着年龄增长,有可能会逐渐发病。光面舌这一特征可能有助于诊断。面部皮疹可能需要与角膜炎-鱼鳞病-耳聋综合征(KID)鉴别。PPK的程度和耳聋可将OODD与KID综合征区别开来。

治疗 对症治疗。包括局部去角质和温水浸泡并清理角化性皮损[24]。对于干燥的皮肤建议使用润肤剂。目前尚不明确局部使用皮质类固醇是否能改善与该综合征相关的面部皮损[24]。

SSP综合征(OMIM#224750)

定义 SSP综合征(Schöpf-Schulz-Passarge syndrome,SSPS)的主要特征包括牙齿发育不全、乳牙持续存在、毛发和体毛稀疏且正常出汗。眼睑囊肿虽有助于诊断,但并不是每个病例都会出现。发病年龄差异很大。患者有患良、恶性皮肤肿瘤的风险。

历史 本病是由Schöpf在1971年首次描述[25]。SSPS通常表现为常染色体隐性遗传;其他报道的遗传形式包括一种与常染色体显性遗传有关的德国人家族,以及一例可能为隐性遗传的单亲二体[26-27]。

病理 小汗腺汗管纤维腺瘤是SSPS的特征表现。这是一种罕见的肿瘤,表现为淡染的上皮细胞索,从表皮延伸到真皮乳头,形成局灶性管腔。细胞索被一个含扩张毛细血管的水肿基质所包围。这种肿瘤很少发生恶变[28]。淡染的上皮细胞免疫组化SMA、S100和CAM5.2为阴性,EMA染色弱-中度阳性,仅有导管结构的内壁为CEA阳性。在恶变的区域,EMA染色更明显,而CAM5.2很少呈阳性表达。但在导管区,CEA、EMA和CAM5.2均表达为强阳性[28]。眼睑囊肿的组织病理特征表现为真皮内乳头状囊性结构,囊壁由两层细胞组成:立方形的内层细胞和外层的肌上皮层。这些特征与顶泌汗腺汗囊瘤基本一致[29]。

临床特征

头发

脱发常见,头皮和身体均可受累[8,27-28],可出现睫毛和眉毛稀疏[27-28]。头发细软[27],扭曲发也与SSPS有关[30]。但有时头发也可能正常[29]。

牙齿

多发性牙齿发育不全非常常见。乳牙不规则、过早脱落或滞留,恒牙可能部分或完全缺失[8,25,27-28,31]。牙齿畸形包括锥形牙或牙间距宽[28-29]。

甲

指/趾甲营养不良均常见[8,27-28]。甲可出现脆弱易碎、甲凹槽和甲床分离[25,29,32],还可出现甲板开裂、反甲和翼状胬肉[31]。也可出现指甲甲板的纵向狭窄和甲完全缺失[33]。

汗腺

排汗正常或多汗[8,31,34]。多伴有起源于外分泌腺的肿瘤和囊肿;这将在稍后进一步讨论。

皮肤

Schöpf报道的PPK大约在12岁发病[25]；其他报道的病例约在20~30岁时出现症状[20,28,33]。掌跖的表现包括红斑角化过度、剥脱性角化过度和广泛的花边样红斑和脱屑[28]。还可能出现无毛皮肤的水疱和排汗障碍和手背角化过度[8]，这些症状可能是由于皮肤增厚或皲裂所致。

可出现多发性小汗腺肿瘤，尤其是汗孔瘤和小汗腺汗管纤维腺瘤[4,28]。小汗腺汗管纤维腺瘤可表现为镶嵌表型的PPK[35]。据报道，可合并一些良性附属器肿瘤，如毛囊漏斗部肿瘤和毛囊分化的汗孔瘤[36]。皮肤恶性肿瘤也有报道，提示该病可使患者患皮肤癌的风险增加，应提高警惕。皮肤恶性肿瘤中常见的包括基底细胞癌和鳞状细胞癌[26,28-29,37]以及小汗腺相关的肿瘤，如小汗腺汗管纤维腺瘤的恶变和小汗腺癌[8,28]。

眼睑囊肿表现为乳白色或半透明的丘疹，主要位于睫毛边缘，呈双侧对称分布。这些顶泌汗腺来源的肿瘤最初被认为起源于Moll腺体[29]，但也有报道认为它们是胎儿大汗腺的异位残余物[38]。偶有面部粟丘疹[29,31]和毛细血管扩张性酒渣鼻的报道[31]。

其他外胚层结构

有报道出现畏光症[29]，类似于OODD。1例患者出现视神经萎缩和视盘发育不全[31]。阴道干燥和唾液腺分泌减少也有报道[32]。

颅面特征

虽然在一个家族性疾病中曾描述过“奇怪的鸟样面容”，但通常并没有特征性的颅面特征[33]。

其他异常特征

有合并乳腺癌和肾上腺皮质瘤的报道[28,33]。

预后 患者的初始发病年龄可能在儿童期[25]或20~30岁[20,28-29,33]。眼睑囊肿可在50~70岁出现[25,27,28]。由于许多症状可能出现于50~60岁，因此，向较年轻的患者及家属提供预后的咨询可能较困难；而且即使早期出现的是较轻微的症状，也并不代表患者在以后的病程中症状都是轻微的。

鉴别诊断 主要与OODD相鉴别，因两者都伴有严重的先天性缺牙症、少毛症、PPK表现和甲营养不良。当患者既有OODD又并发SSPS时，也可能出现多汗症的表现。SSPS与OODD的显著差异在于SSPS更易出现眼睑囊肿和汗腺肿瘤以及光面舌。

治疗 眼睑部位的顶泌汗腺囊瘤可造成明显的损容性改变，单纯切除囊肿可能达不到良好效果，而前椎板根治性切除术可预防复发[32]。对于角化过度的治疗，可以采用角质剥脱剂。对于长期治疗无效的病例，应进行局部皮损组织活检。因为这种治疗无反应的皮损，很可能属于汗腺肿瘤，而临床医生必须对皮肤恶性肿瘤保持警惕。

局灶性皮肤发育不全（FDH；Goltz综合征；OMIM #305600）

定义 Goltz综合征的主要临床特征包括沿Blaschkoid线排列的线状、条纹状皮疹，局部真皮明显菲薄，常导致脂肪疝。皮肤干燥，可能合并其他外胚层结构的异常，如毛发稀疏、牙齿缺失、锯齿状切牙和甲发育不良或缺失[39]。眼的异常和腭裂的发生同样常见。Goltz综合征是一种由*PORCN*基因突变引起的X连锁显性遗传性疾病[8-9]；当然，也有散发病例的报道[39]。患者以女性居多（90%），病情严重程度可能受到女性的莱昂化作用和男性体细胞嵌合现象的影响[40-41]。关于本病的详细讨论，请参阅第135章。

丘疹性脱发（OMIM #209500）；先天性普秃（OMIM #203655）

定义 这两种疾病可能是同一疾病或同一疾病的不同阶段，其主要临床特征是弥漫性脱发。丘疹性脱发（APL）在脱发区伴有肤色的丘疹性损害，而先天性普秃脱发部位则没有这种丘疹。两种疾病均属于常染色体隐性遗传疾病，由Wnt信号通路中的一种共抑制因子-无毛基因（*HR*）突变引起（见上文）[12-13]。

历史 1952年，Tillman报告两组家族性先天性脱发病例[42]。这种疾病在一个巴基斯坦大家族成员中得到了进一步证实[43]，先天性普秃的基因最终被定位和鉴定[13,44]。

病理 脱发区的皮损组织病理显示：表皮大致正常，真皮毛囊内毛发缺失[43]。可见少量退化的毛囊，其只有发育良好的漏斗部而无毛干或毛囊的其他部分。丘疹性病变显示正常的皮脂腺和立毛肌周围有小的角质囊肿，这些囊肿内皮由类似于毛囊中下部的上皮细胞构成[45]。

临床特征

头发

患者可能在出生时即可出现毛发缺失，但更多的患者可能表现为出生时有正常的头发，但随着头发的正常脱落，却没有新的毛发生成；这种现象大约发生在3~24月龄[43,45]。脱发有可能是普秃样的，包括眉毛、睫毛、腋毛和阴毛等均脱落[43]，但某些患者可以有稀疏的睫毛和眉毛[45]。

牙齿、甲、汗腺和其他外胚层结构

牙齿、甲和汗腺正常。未见其他外胚层异常的报道[43,45]。智力正常[43]。

皮肤

在*APL*中，患者可能出现肤色或白色的囊性和/或丘疹性损害，直径1~3mm不等，类似于粟丘疹。丘疹多见于肘部和膝部，但也可出现在身体的其他部位，如大腿、臀部等，面部也是好发部位[45]。

预后 由于该病是头发生长周期的缺陷，因此，脱发无法再生。本病对患者寿命无影响。

鉴别诊断 本病需要与自身免疫性脱发、普秃和局限性常染色体隐性少毛症相鉴别。通常它们在病史上即可区分，但APL和先天性普秃病史上则可能较难与局限性常染色体隐性遗传少毛症相鉴别。组织病理中自身免疫性脱发出现的炎性浸润可将其与APL和先天性普秃区分开来。

治疗 目前尚无有效的治疗方法。可采用佩戴假发或帽子来改善美观。

参考文献 134.4

见章末二维码

缝隙连接蛋白的缺陷

缝隙连接促进了多细胞生物中所有细胞间的有效细胞间联系。该系统通过调节低分子量代谢物(<1 000Da)和离子在相邻细胞细胞质间的直接传递，促进细胞对多种细胞间信号的同步反应[1]。人类缝隙连接通道是由20种不同的连接蛋白组成的多基因家族，其预测分子量为25~62kDa。6个连接蛋白单位齐聚成玫瑰花状半通道连接蛋白，其末端与一个相邻的细胞端对接。连接蛋白是重要的膜蛋白，由4个α螺旋跨膜结构域，两个与相邻连接蛋白接合的稳定的细胞外结构域，以及决定连接蛋白特异性和选择性通道特性的3个长度及序列可变的细胞内部分结合所组成。缝隙连接通道大致由两个相似的半通道组成，这两个半通道由相同类型的连接蛋白(同型)或两个不同类型的连接蛋白(异型)形成(图134.15)。另外，每个连接蛋白都可以由不同的连接蛋白亚基(异型异源通道)组装而成。每一种连接蛋白组合都具有不同的透过性，这在功能上可能非常重要。

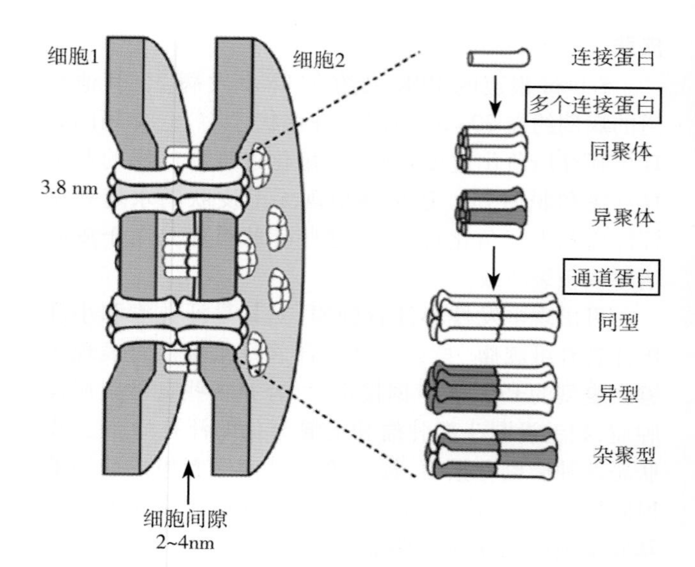

图134.15 缝隙连接斑块模型及连接通道的组成。6个连接蛋白单元寡聚形成一个半通道连接蛋白，如果连接蛋白类型相同，则为同聚体，如果有不同的连接蛋白，则为异聚体。相邻细胞的连接蛋白在细胞间隙中对接形成一个完整的连接蛋白通道。如果两个半通道连接蛋白属于同一类型，则这些通道是同型的；如果一个半通道连接蛋白属于不同类型，则这些通道是异型的；如果两个半通道连接蛋白均为杂聚肽，则通道为杂聚型。资料来源：Richard G.(2000)[5]. Reproduced with permission of John Wiley & Sons.

大多数细胞表达不止一种类型的连接蛋白，但皮肤和内耳尤其含有更多的缝隙连接，并利用多达10种不同的连接蛋白。在皮肤中，连接蛋白似乎在角质形成细胞生长和分化的协调中起作用[2]。根据序列同源性，连接蛋白基因可分为三大类(*GJA*、*GJB*和*GJC*)。

连接蛋白基因突变可以导致遗传性周围神经病变、复杂的心脏圆锥动脉干畸形、常染色体显性遗传性白内障和听力障碍。与皮肤病相关的第一个连接蛋白基因突变是*GJB3*，编码Cx31，可导致可变性红斑角化病[3]。随后，与不同皮肤表型相关的基因突变在*GJB3*、*GJB4*和*GJB6*中发现，分别编码β连接蛋白Cx26、Cx30.3和Cx30[4-5]。这些连接蛋白大多也在内耳中表达，皮肤病与耳聋的关系是复杂的，与皮肤病相关的4个常染色体显性遗传的连接蛋白突变中的3个也恰好与听力损失有关。

1996年，研究发现Clouston综合征与染色体13q11-q12.1相关[6]，随后的研究证实了该位点的遗传同质性[7-9]。编码连接蛋白Cx30的*GJB6*突变在所有受验者中均被发现[10]。在Cx30的氨基末端和跨膜结构域中发现了一些显性负突变。以前曾在一个显性遗传非综合征性耳聋的小家族病例中发现*GJB6*突变[11]，这种突变强调显性作用连接蛋白突变引起的表型的复杂性和多样性。突变可能导致蛋白质稳定性降低或表达增加,导致细胞死亡[12]。

在 KID 综合征患者中,已经报道了几个在第一个细胞外环和与 Cx26 密切相关的细胞质氨基末端的显性负突变[13]。Cx26 中的 D50N 突变尤其常见,并且与类似 KID 和 Clouston 综合征的表型相关[14]。Cx26 基因突变在残毁性掌跖角化病综合征患者中已有报道(见下文)。为了强调基因型-表型相关性在连接蛋白疾病谱中的重叠,携带相同 Cx30(V37E)突变的患者被证明具有经典的 Clouston 综合征[15]和 KID 综合征样表型[16]。

随着编码 Cx43 的 α 连接蛋白基因 *GJA1* 突变在眼-齿-指发育不良病中被发现,连接蛋白在 ED 中的作用被进一步彰显[17]。

Clouston 综合征(有汗性 ED;OMIM # 129500)

定义 有汗性 ED 是一种常染色体显性遗传性 ED,表现为广泛的少毛症、甲营养不良和掌跖角化过度。

历史 这种特殊类型的 ED 以加拿大魁北克省的一位医生 Clouston 的名字命名,他概括了该病的大部分特征性表现[18-19]。现有的报道分别来自于祖籍法国,后移民至加拿大、美国和苏格兰的患者[18-22],以及一个马来西亚华人家族的共五代患者[23]。

病理 毛发可出现各种物理性质异常,如二硫化合物结合蛋白含量低、含水量增加、偏振光双折射改变、弹性模量降低和拉伸强度降低。发干形状不规则,可能扭曲、变细、有纵向凹槽、横截面呈方形,也可出现色素颗粒丢失[24]。发根附近的角质形成细胞大致正常,而发梢部位的角质形成细胞萎缩,甚至消失。与正常的发干相比,Clouston 综合征患者发干的皮层更为纤细、粗糙和不规则[24]。皮损组织病理中毛囊数量减少,即使有毛囊也可能表现为营养不良和周围结缔组织鞘增厚[25]。皮脂腺数量减少,大汗腺减少或缺失,小汗腺数量正常;在一个患者的病理标本中发现小汗腺导管内皮细胞为单层,而不是应有的双层[25]。掌跖角化增厚的皮损组织病理显示棘层和颗粒层增厚及正角化过度[25]。

临床特征

头发

头发稀疏、变细,易断裂,颜色苍白,生长缓慢。随着病情进展,脱发可能越来越严重,甚至发生全秃(图 134.16a)。眉毛和睫毛稀疏或全部脱落,体毛、阴毛和腋毛也将受到影响。

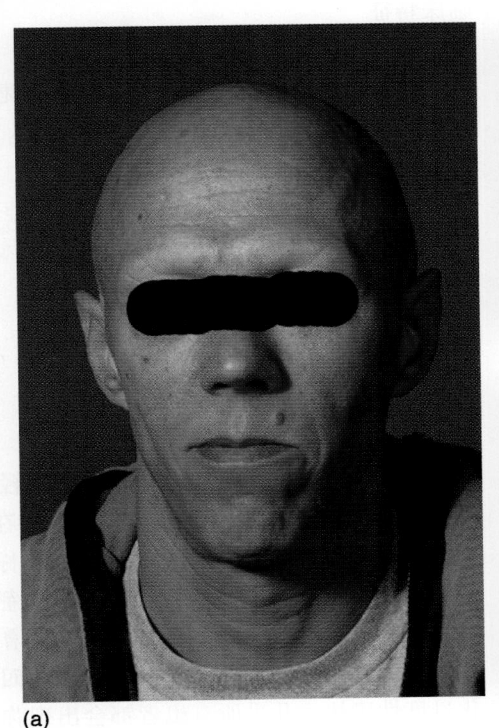
(a)

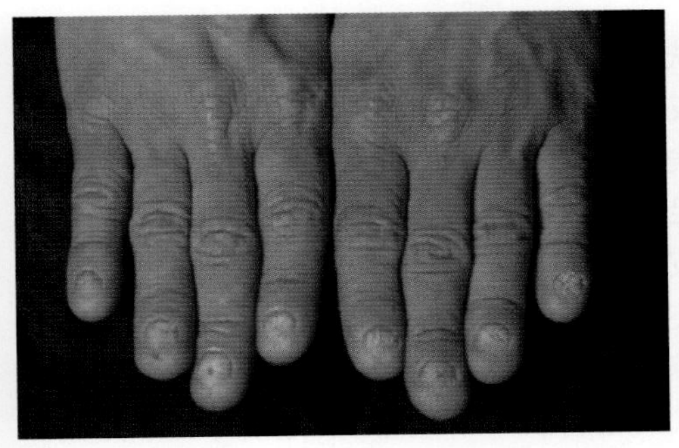
(b)

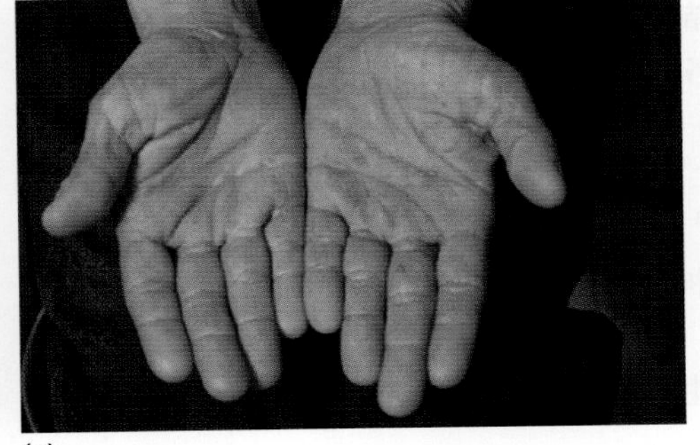
(c)

图 134.16 (a)有汗性外胚层发育不良(HED)【译者注:此处应为“有汗性”,因 Clouston 综合征为有汗性 ED,非少汗性】患者的脱发,该患者是最初 Clouston 描述的该病家族的后代。(b)HED 患者的甲营养不良/甲板缺失。(c)HED 患者的掌跖角化病。资料来源:Courtesy of Dr Audrey Lovett.

牙齿

牙齿大致正常，但常见龋齿。

甲

甲营养不良是HED的特征性改变，其表现具有多样性，通常会出现甲板变短、增厚、生长缓慢及变色等（图134.17），甲板可完全消失（图134.16b）。经常发生甲皱襞感染。

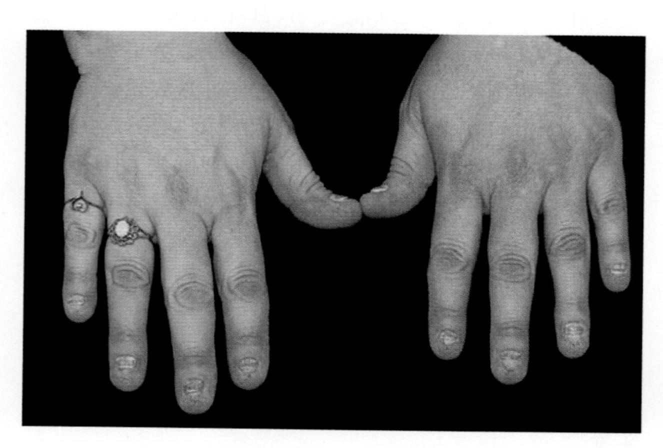

图134.17 有汗性外胚层发育不良（HED）患者的甲板增厚、变短及变色

汗腺

患者常出现出汗增多。

皮肤

患者皮肤常表现为干燥、粗糙；目前尚不明确这种现象是否与皮脂腺缺少有关。弥漫性或点状掌跖角化过度是常见表现（图134.16c），可能很严重。角化过度可延伸至手足背，并发生皲裂。膝盖、肘部和手指关节部分可出现皮肤增厚或指节垫。指关节、肘部、腋下、乳晕和骨性突起部位的皮肤可出现明显的局部色素沉着。在家族病例中，有甲床和手掌部位皮肤癌的报道[18-19]。鳞状细胞癌以甲下最常见，还有甲下黑色素瘤转移的报道[26-28]。

其他外胚层结构

常出现各种眼部异常如结膜炎、斜视和先天性白内障等。在一个家庭中，5个受影响的人患上了双侧早发性白内障[29]。口腔黏膜白斑在许多家族性病例中均有描述[30-31]。一例患者曾伴发弥漫性小汗腺汗孔瘤[32]。感音神经性聋鲜有报道。

颅面特征

无特征性颅面改变。曾有过颅骨增厚的报道。

其他特征

Clouston的首例报告报道了末端指骨的断裂[18]。

预后 随着病情进展，甲和皮肤的营养不良将越来越严重，但身体发育和寿命不受影响。

鉴别诊断 需与先天性厚甲症相鉴别，先天性厚甲症具有掌跖角化过度、口腔白斑、甲增厚、变色等特征，但毛发通常正常，会出现牙齿过早萌出[31,33]。还需与Coffin-Siris综合征鉴别，Coffin-Siris综合征患者会出现头发稀疏、甲缺失或发育不良，特别是第五指/趾甲，但无掌跖角化过度，有典型的面部特征及神经发育迟滞[30]。

治疗 甲板改变可以采用甲消融术或切除术，角化过度的皮肤可使用润肤剂，脱发区可使用假发遮盖。与KID综合征相类似，对于那些经久不愈、疼痛明显或治疗抵抗的皮损，应进行活检，以排除皮肤鳞状细胞癌。

KID综合征（OMIM 242150）

定义 血管化角膜炎、鱼鳞病样角化过度和感音神经性聋是KID综合征的特征性表现，该病在1915年首次报道[34]，而正式命名则是在1981年[35]。本病临床表现多样。

病理 皮肤活检显示非特异性棘层增厚伴乳头状瘤样增生和网篮状角化过度，毛囊可能萎缩。

临床特征

头发

80%的患者可发生脱发，从眉毛或睫毛至全部头发均可脱落；25%患者出现先天性脱发。17%患者仅有毛发稀疏、变细，而无明显脱发。

牙齿

牙齿无异常。

甲

多数患者可出现甲营养不良。

汗腺

排汗可能减少或消失。

皮肤

KID综合征患者通常出生时即出现轻度鳞屑性红斑或红斑角化样皮肤，但约有7%的患者在出生后的4周内出现上述症状[36]。面部和四肢常对称分布边界清楚的红色斑块。患儿出生后的第1年，特别是前3个月，可出现特征性的皮革样质地的皮肤增厚变硬伴散在小丘疹。90%的患者出现限于面部和四肢的疣状角化过度性斑块。几乎所有患者都会出现弥漫性掌跖角化过度，可以是点状或皮革样角化，偶尔可见关节垫。进入青春期后，毛囊阻塞综合征或严重的痤疮时有发生，有可能进展为腋下、腹股沟和肛周的严重窦道。母体嵌合体表现为双侧对称性的沿Blaschko线分布的角化过度和色素沉着[37]。KID患儿的镶嵌现象也可能是从具有相同嵌合突变的、患有线状汗孔角化病和线状表皮痣的父母处遗传[38]。

其他外胚层结构

出生时可能出现畏光现象，但眼部症状是进行性发展的，更明显的症状常见于儿童期或青春期早期。干燥性角膜、结膜炎伴角膜血管化，导致角膜血管翳形成、视力明显下降。眼部疾病的严重程度随年龄的改变而有所不同。其他症状包括角膜上皮缺损、眼睑增厚和角化、倒睫，以及个别患者出现可能性角膜缘功能不全。虽然部分患者保守治疗，如密切随访和人工泪液等有一定效果，但大多数眼部症状需要手术来改善[39]。

颅面特征

没有特征性的颅-外胚层症状。

其他特征

通过脑干诱发电位检测，可在新生儿中检出先天性非进行性神经性聋。约45%的患者可以有反复的皮肤、外耳道、眼睛的细菌和念珠菌感染。一些患者表现出免疫缺陷，如IgE水平中度升高、趋化性缺陷和淋巴细胞对白念珠菌缺乏增殖反应[40]。<10%的患者可以出现皮肤和舌的鳞状细胞癌，甚至发生在儿童时期，其中1例舌部肿瘤是致死性的；p. Ser17Phe突变可能具有更严重的表型和更高的舌癌风险[41]。毛发来源的恶性肿瘤可发生转移并导致死亡，应注意在早期诊断并切除[42]。

预后 眼部症状呈渐进性发展；听力损失通常不会随着时间的推移而改变，但笔者发现，可能会发生进行性听力丧失。需要警惕鳞状细胞癌和毛发来源的肿瘤。一种由G45E突变引起的致死性疾病已有报道[43]。

鉴别诊断 本病临床出现的点状PPK和脱发需与Clouston综合征相鉴别。

治疗 积极对症治疗。角膜移植已成功地用于治疗角膜血管化。耳蜗植入[44]已被用于治疗听力损失，但对存在皮肤愈合异常的患者来说，这种治疗的可持续性还有待证实。顽固性念珠菌病应口服氟康唑，至少1年可以完全缓解[45]。

Vohwinkel综合征（OMIM #124500）；与听力障碍相关的PPK（OMIM #148350）

Vohwinkel综合征（Vohwinkel syndrome，VS）是一种常染色体显性遗传性致残性角化病，其特征是广泛的PPK，具有明显的"蜂巢"模式和缩窄环（假性箍指病），可能导致远端指/趾被截断。在某些情况下，指节上可见明显的角化过度形成的"海星"样斑块。除了皮肤改变外，感音神经性聋也是常见的伴随症状，在几个不同家族的患者中，这些症状的出现概率也有相当大的变化[46-49]。*GJB2*基因（编码Cx26）中的D66H突变，在两个家族中已被证明是VS的发病基础[50]。一种非耳聋性的变异型VS是由兜甲蛋白基因突变引起，临床不伴有鱼鳞病性致残性角化病（OMIM#604117），本节不作讨论（详情请参阅第128章）。随着更多杂合突变在PPK和家族性耳聋患者中被检测出来，基因型-表型相关性也进一步显现。在一个患有常染色体显性遗传性PPK和高频听力损害（OMIM#148350）[51]的家族中，发现了*GJB2*基因中的一个错义突变（G59A），而另一个患有耳聋和角皮病的家族中发现了3bp的缺失。在一组埃及家族性患者中，发现了R75W突变导致的潜在VS样表型[52]，而另一组有耳聋和轻度弥漫性PPK的家族中也发现了相同的突变存在[53]。一种临床表现与本病相似的疾病，表现为母系遗传性进行性感音神经性聋和PPK，是由编码丝氨酸线粒体转移RNA的*MTTS1*基因的线粒体点突变引起[54-57]。

Bart-Pumphrey综合征（OMIM 149200）

Bart-Pumphrey综合征[58-59]（指节垫、白甲和耳聋）与VS有许多共同特征，都是在Cx26的第一个细胞外环中发现了突变[60]。

眼、齿、指/趾发育不良（oculodento-osseous dysplasia；OMIM #164200）

定义 眼、齿、指/趾发育不良表现为毛发稀疏、牙釉质发育不全、小眼畸形。大多数病例为显性遗传和由同一*GJA1*基因突变和可变性表达引起的常染色体隐性遗传[17,61]。Hallerman-Streiff综合征（Francois dyscephalic syndrome；OMIM 234100）也是由同一基因突变引起的[62]。

历史 该综合征最初由Lohmann于1920年描述，并在1963年由Gorlin及其同事进行了更全面的定义[63]。

病理 X线检查显示第五指指骨缩短、中节指骨呈立方体状发育不全。尽管临床表现可能正常，但足部X线检查常显示一个或多个足趾趾骨的发育不全或中节趾骨缺失。牙齿X线检查显示牙釉质发育不全。

临床特征[63-68]

头发

头发稀疏、干燥、无光泽，生长缓慢。眉毛和睫毛可能稀疏或缺失。

牙齿

所有患者的牙齿均表现为严重的牙釉质发育不全。牙齿小而易碎，容易发生龋齿。乳牙和恒牙均可受累。

甲

指/趾甲、汗腺及皮肤均无明显异常。

其他外胚层结构

患者可能出现小角膜或小眼畸形，或两者同时出现。还可出现可变性虹膜异常。

颅面特征

有典型的颅面特征性改变：睑裂小、鼻子细长、鼻翼发育不良和明显的鼻小柱。部分患者可见眼距增宽和内眦赘皮。下颌骨宽大、小耳畸形、薄耳廓、双裂耳垂及腭裂均有报道。

其他异常特征

几乎所有患者都会出现骨质异常，如颅骨骨质增生、副鼻窦小、锁骨和肋骨宽而厚、长骨异常移位等。最常见第五指的中节指骨缺失。80%以上的患者会发生第四指和五指并指，第四趾和第五趾并趾也可能存在，但无特殊规律。

预后 罕见的神经异常是由于严重的颅骨增生压迫脊髓所致[68]。患者视力通常正常，10%～15%的患者可发生青光眼[67]。传导性听力丧失可能是由听小骨畸形引起。

鉴别诊断 小眼畸形虽然在其他一些综合征中也会出现，但其他综合征缺乏本病所特有的特征性面容和毛发及牙齿的异常。

治疗 并指/趾需要手术矫正。

参考文献 134.5

见章末二维码

由上皮结构和黏附分子突变引起的疾病

许多外胚层发育不良是由上皮结构蛋白（细胞角蛋白）或黏附分子（桥粒成分）突变引起的。

细胞角蛋白：基础生物学概述

动物细胞的胞质骨架蛋白由肌动蛋白微丝、微管和中间丝组成。中间丝之所以这样命名，是因为它们的直径为7～10nm，介于微丝（如6nm的肌动蛋白）和微管（如23nm微管蛋白）之间。长期以来，人们一直认为中间丝具有主要的结构功能，当发现表皮角蛋白基因（Ⅰ型和Ⅱ型中间丝蛋白）突变引起人类上皮脆性综合征时，这一作用得到了证实。角蛋白在上皮细胞的胞质中特异性表达，在上皮细胞中形成一个由10nm细丝组成的致密网状结构[1]。迄今为止，已经发现了30多种细胞角蛋白和毛发角蛋白（硬角蛋白或毛发/指甲角蛋白），还有更多的细胞角蛋白有待发现。角蛋白以组织特异性和分化特异性的方式表达为Ⅰ/Ⅱ型配对的专性异二聚体[2]。角蛋白形成Ⅰ型和Ⅱ型异二聚体[3-4]，而Ⅲ型中间丝如桥蛋白和波形蛋白形成均聚体。

通过免疫组织化学技术，角蛋白最初被细分为30多种不同的类型[5]。研究者发现，这些角蛋白具有较大的组织特异性，并且是成对共表达[6-7]。头部和尾部结构域的变化很大程度上解释了每种类型中单个角蛋白之间的差异，也可能解释了不同角蛋白对之间的功能微调。K8（Ⅱ型）和K18（Ⅰ型）被认为是进化中最古老的角蛋白对[8-9]，它们形成了第一对在卵母细胞和植入前囊胚中表达的胚胎角蛋白。*K8*和*K18*基因是该角蛋白对的唯一基因，位于同一条染色体上，即12号染色体。编码其他人类角蛋白对的基因在空间上被分隔为两个紧密的基因簇，分别位于染色体12q（Ⅱ型角蛋白）和17q（Ⅰ型角蛋白）上[1]。

角蛋白的组织特异性分布可以通过毛囊间表皮的角蛋白表达谱来证实。角蛋白5（Ⅱ型）和14（Ⅰ型）是许多复层鳞状上皮基底细胞的主要角蛋白。在整个表皮的基底层角质细胞中，*K5*和*K14*基因表达下调，被*K10*基因和*K1*基因表达取代。棘层以上细胞还表达另外一种Ⅱ型角蛋白（K2e）。产生许多组织特异性角蛋白的原因尚不清楚，推测可能涉及不同上皮细胞对细胞骨架的定性要求，以及可能存在于头部和尾部区域的组织特异性相互作用功能。Ⅱ型角蛋白在不同的上皮细胞中几乎总是先于Ⅰ型角蛋白表达[10]，这可能反映了Ⅰ型和Ⅱ型角蛋白基因调控的不同强度[11]。

自1991年以来，人们发现几种角蛋白基因的突变可以影响表皮和其他上皮结构，导致多种疾病。单纯性大疱性表皮松解症是第一个被发现的由角蛋白异常引起的疾病，*K5*和*K14*基因突变，导致基底层的角质形成细胞对创伤的恢复能力下降，从而使皮肤脆性增加[12-14]。在这种疾病中，角蛋白内氨基酸被取代的位置和类型与表型严重程度相关。自从在基底细胞角蛋白中发现突变以来，与疾病相关的角蛋白基因数量逐步增加，除涉及遗传性皮肤病外，还涉及胃肠道和眼部疾病[15-16]。须部假性毛囊炎（OMIM #612318）是一种常见的疾病，最常见于非洲裔男性，最近发现其与角蛋白75基因多态性有关，也称为毛囊角蛋白6[17]。白色海绵状痣是常染色体显性遗传，表现为口腔黏膜表面角化的白斑，由角蛋白3和角蛋白14基因突变引起，屈侧网状色素异常症（Dowling-Degos病）由角蛋白5基因突变引起[18-20]。角蛋白相关疾病在受到机械性干扰时容易出现症状，如掌跖角化症患者受到摩擦或须部假性毛囊炎患者刮须后[15]。许多角蛋白相关疾病，如大疱性表皮松解症和鱼鳞病，将在这本书的其他章节讨论。

以下是与人类角蛋白基因突变相关的特异ED的描述。

念珠状发（OMIM #158000）

念珠状发是一种常染色体显性遗传性疾病，特征是不同程度的脱发和串珠状毛发，交替的椭圆形结节结构代表正常的发轴和缢缩，称为节间。受损的毛发对脆性和变形的敏感性增加。脱发表现出明显的个体差异，甚至在同一家族成员之间，这是大多数角蛋白异常疾病的共同特征，同时可能会合并甲异常。1997年，在两个家系中首次报道了人毛发角蛋白86（毛细胞角蛋白hHb6）的突变[21]，以及另一种Ⅱ型毛发角蛋白81（hHb1）的突变[22]，该蛋白与hHb6在发干皮质毛细胞中共同表达。最近，在念珠状发病例中发现了人毛发角蛋白83基因（*hHb3*）的突变[23]。有意思的是，在该病中也发现了编码桥粒黏蛋白4（*DSG4*）的基因突变[24]。

单纯毛发-甲型外胚层发育不良（OMIM #602032）

这种ED不累及牙齿、排汗功能、皮肤和非外胚层结构。常染色体显性遗传和常染色体隐性遗传病例均有报道[25-28]。2006年，在一个近亲结婚的巴基斯坦家庭中发现了头发基质和角质层角蛋白85高度保守的头部区域发生突变（*KRT85*，即*KRTHB5*）[28]，患者的*KRT85*基因外显子1的233位点发生了纯合突变，组氨酸替代了精氨酸（233G-A）。该家族表现为常染色体隐性遗传的全脱发和先天性甲营养不良，指甲小而畸形，出生时无头发和体毛，无眉毛和睫毛，阴毛和腋毛也未发育。杂合突变者的毛发和指甲正常[28]。在其他单纯毛发-甲型外胚层发育不良家系中进一步证实了*KRT85*基因突变的存在[29]。*KRT74*错义突变的纯合性也与这种类型有关[30]。其他常染色体隐性遗传病例的症状表现为毛发扭曲，头发、胡须、腋毛和阴毛断裂，以及眉毛、睫毛和其他体毛缺失，同时伴有远端甲发育不良[27]。最近，*HOXC13*基因功能缺失性纯合突变被认为是导致单纯毛发-甲型外胚层发育不良的原因[31]。

常染色体显性遗传的单纯毛发-甲型外胚层发育不良有不同的表型。头皮和身体上的毛发稀疏、易脆、直立、生长缓慢，严重程度不一，从头发和体毛（睫毛除外）的完全脱失到轻微的头发稀疏都可出现[26]。甲营养不良比较轻微，只有短而易碎的勺状指甲，指甲受累程度较趾甲更严重。其他报告包括暂时性少毛症，伴有项部秃发性毛囊炎、甲营养不良伴小甲、甲脆裂和三角甲[25]。另一例散发病例，表现为指甲营养不良、结节性脆发及毛发减少，5%米诺地尔治疗有效[32]。

先天性厚甲症；局灶性非表皮松解性掌跖角化病；多发性脂囊瘤（OMIM #167200，#167210，#184500和#600962）

先天性厚甲症（pachyonychia congenita，PC）是一种以肥厚性甲营养不良为主要临床特征的遗传性外胚层发育不良性疾病，主要包括两种临床表型：PC-1型（Jadassohn-Lewandowsky型；OMIM #167200）[33]和PC-2型（Jackson-Lawlor型；OMIM #167210）[34]。在PC-1型中，甲肥厚伴有严重的局灶性PPK，同时伴有不常见的其他特征如口角炎和毛囊角化，声音嘶哑和口腔黏膜白斑。PC-2型也伴有局灶性PPK和毛囊角化，但最突出的特征是在青春期出现多发性脂囊瘤，该型儿童可能出现卷发。胎生牙似乎只与PC-2型相关，但不常见。研究发现该病在分化特异性角蛋白中出现突变，每种类型的PC中，这种角蛋白在受影响的特定上皮中表达。格拉斯哥市的一个PC-2大家族的遗传连锁分析表明，存在Ⅰ型角蛋白缺陷[35]。后来发现*KRT17*基因的1A区域点突变是引起该家族发病的原因[35]，而*KRT16*基因类似的突变则引发PC-1型[36]。另一组研究者在*KRT16*的表达伴侣*KRT6A*中发现了第一个突变，也导致了PC-1的发生[37]。*KRT17*基因突变被证明与PC-2型相关[38,39]，而一个PC-2家族病例中也发现它的表达伴侣*KRT6B*基因突变[40]。

在携带*KRT16*或*KRT17*基因突变的家庭中观察到了家族内和家族间PC表型变异。*KRT16*基因突变可以表现为局灶性角化，而不出现指甲改变或PC-1型的其他特征[41]。同样，*KRT17*基因突变也出现在表现为多发性脂囊瘤的家族中，但无指甲或其他外胚层结构的异常[38,42]。这些表型差异的原因尚不清楚，但似乎与特定的基因突变无关，因此目前认为是由额外未知修饰基因的作用引起的[42]。最近发现一例由*KRT6*基因新的错义突变引起的迟发性PC-1[43]，进一步强化了该疾病较大的临床异质性。此外，研究证明*KRT16*基因的嵌合突变是单侧掌跖痣发病的基础[44]。已经报道了一种隐性遗传PC（OMIM 260130），但其遗传基础尚不清楚。

Naegeli-Franceschetti-Jadassohn 综合征(OMIM #161000)和网状色素异常性皮病(OMIM #125595)

Naegeli-Franceschetti-Jadassohn 综合征(Naegeli-Franceschetti-Jadassohn syndrome,NFJS)和网状色素异常性皮病(dermatopathia pigmentosa reticularis,DPR)均与编码角蛋白 14 的基因(*KRT14*)突变有关[45-47],这可能导致角质形成细胞对凋亡的易感性增加[48]。NFJS是一种常染色体显性遗传性疾病,表现为在出生后最初几年出现网状色素沉着,伴少汗、弥漫性或点状 PPK 及牙齿异常[49]。有些可能在出生时手足出现大疱,随后消退。缺乏皮纹也是该病一个独特的表现,虽然它也可能出现在其他几种如 Basan's 综合征和 DPR 等疾病中。NFJS 可能出现牙釉质缺陷,牙齿黄色和斑点,龋齿和早期牙齿缺失,也可出现先天性大趾甲畸形[49]。在 NFJS 病程中,网状皮肤色素沉着会着随着年龄的增长而消失,在青少年中期后皮疹消退减慢,到 60 岁左右几乎完全消退[49]。少汗症将持续存在。

DPR 也是常染色体显性遗传性疾病[50],同样也表现为甲营养不良、不同程度的脱发和网状色素沉着。头发可能是丝状的。在 NFJS 可见的掌跖角化、皮纹消失和无瘢痕的肢端水疱症状在 DPR 中也可以观察到[47,51]。虽然 NFJS 和 DPR 有许多相似之处,可能是同一种疾病的一个谱系,但关键的区别在于网状色素沉着的持续时间。在 NFJS 中,色素沉着会随着时间的推移而消失,但在 DPR 中则保持不变。DPR 患者似乎缺少 NFJS 中常见的牙齿受累。有报道 DPR 可以出现指端纤维瘤样增厚[47]。DPR 患者可同时表现为多汗症和少汗症。

鉴别诊断包括其他有网状色素沉着的遗传性皮肤病,特别是先天性角化不良和色素失禁症[52]。详细信息见第 139 章。无眼部表现、X 连锁遗传、恶性白斑和其他症状有助于将这些疾病与 NFJS 和 DPR 区分开来。色素失禁症无 PPK 和牙齿异常,缺乏皮纹有助于诊断 NFJS 和 DPR。角蛋白 5 基因突变引起的屈侧网状色素异常症也表现出类似的网状色素沉着,但缺少毛发和指甲的改变。另外,也需要与先天性厚甲症鉴别。

条纹状掌跖角化病Ⅲ型(PPKS3;OMIM #607654)

条纹状掌跖角化病Ⅲ型以手部掌侧线性角化为特征,同时伴有足部弥漫性角化。这是一种常染色体显性遗传性疾病,由角蛋白 1 突变引起[53]。在儿童早期发病,手掌和足底出现角化。无毛发、指甲或非掌跖皮肤的受累。条纹状掌跖角化症Ⅰ型和Ⅱ型分别是由桥粒黏蛋白 1 和桥粒斑蛋白基因突变引起,下文将对此进行讨论。

蓬发综合征(UHS1 OMIM #191480,UHS2 OMIM #617251,UHS3 OMIM #617252)

蓬发综合征是一种罕见的毛干异常性疾病,其特征是银白色、金色或草黄色毛发,随着年龄的增长而改善,无其他异常的外胚层特征。最近,研究确定了 *TGM3*、*PADI3* 和 *TCHH* 三种基因的纯合或复合杂合突变为这种表型的原因[54]。

桥粒:基础生物学概述

桥粒连接存在于所有承受机械应力的组织中,是主要的结构功能[55-56]。桥粒在上皮细胞中既有组织特异性表达也有分化特异性表达,随着细胞向复层鳞状上皮细胞表面移动,其组成也发生变化[57-58]。在包括皮肤在内的上皮组织中,角蛋白中间丝被锚定在细胞膜上;组织特异性桥粒在心脏、脑膜细胞和淋巴结的滤泡树突状细胞中发挥类似的作用。

桥粒主要由三个基因超家族编码的蛋白组成:血小板溶素家族包括桥粒斑蛋白、网蛋白,以及细胞膜包斑蛋白和周斑蛋白;犰狳蛋白家族(armadillo family proteins)包括桥粒斑蛋白和斑菲素蛋白 1-4;桥粒钙黏着蛋白家族又分为桥粒黏蛋白 1-4 和桥粒胶蛋白 1-3(图 134.18)。桥粒的结构和组成取决于其在复层上皮的定位,因为桥粒组成以分层特异性模式表达。

在某种程度上,对桥粒的理解是基于类似紧密连接-微丝排列关系。简单来说,中间丝通过线性复合体与膜相连,桥粒黏蛋白和桥粒胶蛋白与桥粒斑蛋白联合,进而与桥粒斑蛋白结合在一起,将中间丝与膜相连。桥粒除了具有公认的结构作用外,还可能起信号中心的作用。例如,体外和体内研究表明,桥粒斑菲素蛋白 2 的减少可导致连接蛋白 43 的细胞表面表达减少[59-60]。

桥粒蛋白在自身免疫性皮肤病中的作用早已被认识;近年来,一些单基因疾病的发生与桥粒组成蛋白的突变有关。这些疾病多以角化异常为主要特征,下文将对此进行讨论,而其他疾病仅存在于心脏系统,如心肌病和猝死。在心律失常性右心室心肌病和发育不良中发现了桥粒斑菲素蛋白 2(plakophilin 2,PKP2)、斑珠蛋白(plakoglobin,PG)、桥粒斑蛋白(desmoplakin,DSP)、桥粒黏蛋白 2(desmoglein 2,DSG2)和桥粒胶蛋白 2(desmocollin 2,DSC2)的基因突变。这是可以理解的,因为皮肤和心脏都需要相当大的抗拉强度,桥粒蛋白的信号转导作用可以解释这些系统异常发育的原

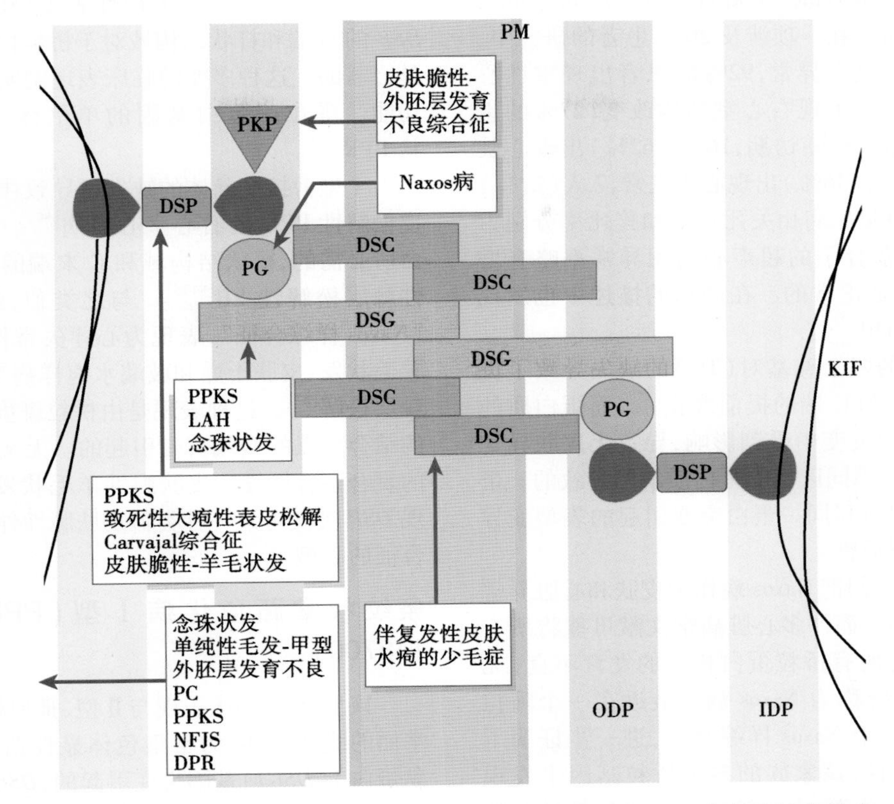

图 134.18 桥粒的结构和组成及相关的遗传性皮肤病。DPR，网状色素性皮肤病；DSC，桥粒胶蛋白；DSG，桥粒黏蛋白；DSP，桥粒斑蛋白；IDP，内侧致密斑；KIF，角蛋白中间丝；LAH，局限性常染色体隐性遗传少毛症；NFJS，Naegeli-Franceschetti-Jadassohn综合征；ODP，外侧致密斑；PC，先天性厚甲症；PG，斑珠蛋白；PKP，斑菲素蛋白；PM，质膜；PPKS，条纹状掌跖角化病。资料来源：Adapted from Getsios et al. (2004) [54] by permission from Macmillan Publishers Ltd.

因。表型变异可以用组织类型间和组织内桥粒蛋白表达的差异来解释。

皮肤脆性-外胚层发育不良综合征（McGrath syndrome；OMIM #604536）

PKP1 基因纯合突变导致隐性遗传的皮肤脆性综合征，该基因编码桥粒斑菲素蛋白1[61]。这种少汗性ED的特征是皮肤脆弱，指甲营养不良和头发稀疏。出生不久，患者在四肢出现角化过度性斑块和掌跖角化，排汗能力也降低。光学显微镜发现表皮增厚，角质形成细胞间隙广泛扩大，从基底层向上延伸。桥粒斑菲素蛋白1在桥粒蛋白的募集和桥粒的稳定过程中发挥着重要作用[62]。电镜显示角质形成细胞间黏附缺失，桥粒在基底层数量减少、体积变小。免疫组化显示桥粒斑菲素蛋白阴性[61]。数个家族发病和散发病例已有报道[63-68]。

桥粒斑菲素蛋白1是一种完全位于细胞内的蛋白质，参与将桥粒与角质形成细胞的细胞骨架结合；这种连接是通过与桥粒钙黏着蛋白的细胞内成分，特别是桥粒胶蛋白1的结合而实现的。作为犰狳蛋白家族的一员，桥粒斑菲素蛋白与其他成员如β-连环蛋白有约25%序列同源性，桥粒斑菲素蛋白很可能在信号转导中起一定的作用。桥粒斑菲素蛋白优先表达于表皮的棘层和毛囊的外毛根鞘[69]，但不表达于心肌，因此，除一例卵圆孔未闭报道外，无心脏病理改变与这种情况相关[70]。最近，在编码 *DSP* 的基因中发现了与早发性心肌病相关的突变，这种突变还可以引起与皮肤脆性-外胚层发育不良综合征相似的表型。这是可以理解的，因为 *DSP* 在心脏组织中表达，而 *PKP1* 在心肌中不表达[71]。

Naxos 病（掌跖角化病伴有心律失常性右室心肌病和羊毛状发；OMIM #601214）

这种常染色体隐性遗传病最早见于希腊 Naxos 岛的四个家族[72]。编码桥粒斑蛋白的 *JUP* 基因突变导致了该病的发生[73]。患儿在6~12月龄时，表现为弥漫性PPK，头发粗糙，无光泽，易脆，像钢丝一样。心脏异常是表型中最重要的表现，通常称为心律失常性右室心肌病(arrhythmogenic ventricular cardiomyopathy, ARVC)或发育异常。在一项涉及26名患者的研究中,92%的患者出现心电图异常,92%的患者出现室性心律失常,100%的患者出现右心室结构改变,27%的患者出现左心室受累。在随访期,16人(62%)出现心脏结构异常进展,12人(46%)出现心律失常,7人(27%)出现心力衰竭。每年疾病相关死亡率和猝死率分别为3%和2.3%[74]。杂合子的超声心动图异常率略有增加,但在其他方面是正常的。在最初的描述中也发现了短手指和弯曲指甲[72]。

基因3'末端的两个碱基对(TG)的缺失导致了斑珠蛋白的移码突变和C端的提前终止[73],而蛋白质的氨基端在*JUP*基因突变中受到影响,导致无皮肤异常的ARVC发生[75]。不同区域的蛋白质缺陷导致的。蛋白质功能异常可以解释同一蛋白突变引起的表型变异和ARVC的遗传异质性。

在这一章中,我们把Naxos病作为皮肤和心脏异常的一个完整的疾病。而许多心脏病学文献可能将所有类型的ARVC或与所有桥粒蛋白相关的发育不良(无论有无皮肤表现)统称为Naxos病。最近在一个阿拉伯家族中发现的一个Naxos样综合征,进一步证明了ARVC的遗传异质性,该家族的多个桥粒基因未发现突变[76]。无论如何分类,由心脏病专家进行评估和随访都是必要的。如果需要,可能的干预措施包括植入自动心律转复除颤器,以预防心源性猝死,抗心律失常药物预防室性心动过速,以及治疗充血性心力衰竭。在疾病终末期,可考虑心脏移植[77]。如果出现PPK症状,建议使用物理清创或外用角质剥脱剂治疗。

Carvajal综合征(掌跖角化病伴左室心肌病和羊毛状发,OMIM #605676);皮肤脆性羊毛状发综合征(OMIM #607655);条纹状掌跖角化病Ⅱ型(PPKS2;OMIM #612908)

1998年,厄瓜多尔的Carvajal-Huerta首次描述了Carvajal综合征[78]。这些患者在出生时有羊毛状发、PPK和心脏异常,类似于Naxos病,并且被一些人认为是Naxos病的变种。然而,最初的报告描述的是左心室心肌病而非右心室心肌病,皮肤症状则表现为线状表皮松解性PPK而非弥漫性PPK。掌跖角化在大约10月龄开始出现。从手腕处开始,向下延伸至手指腹侧,呈线状分布。患者肘膝部、腹部和下肢可出现毛囊性角化,指甲呈杵状。也可出现暂时性瘙痒性小水疱、大疱和银屑病样角化[78]。对该病的管理与上述Naxos病的管理相同。

该病由编码桥粒斑蛋白的*DSP*基因突变引起[79]。*DSP*是桥粒的主要组成部分之一,包括两个剪接变异体[80]。已有报道在条纹状PPK中存在*DSP*突变[81-82],在皮肤脆性羊毛状发综合征也有报道[83]。*DSP*基因突变可引起一种致死性大疱性表皮松解症[84-85],这表明*DSP*的C端和杆状结构域对于桥粒内侧致密斑的功能是必需的。这种多变的临床表现阐明了桥粒斑蛋白的功能。桥粒斑蛋白基因的单倍体不足可引起条纹状PPK[81]。

Ⅰ型剪接变异体的缺失可导致伴有羊毛状发和表皮松解性PPK的右心室心肌病[86]。桥粒斑蛋白是生命所必需的,棒状结构域和C末端的异常可引起致死性棘层松解性EB[84-85]。与之类似,棘层松解也见于"Naxos样综合征",表现为心律失常性右室发育不良、羊毛状发、皮肤干燥和肢端水疱样病变,皮肤活检显示棘层松解[87]。这种表现是由桥粒斑蛋白靠近角蛋白丝的结合位点的C端突变引起的。无义突变和错义突变的复合杂合性导致皮肤脆性羊毛状发综合征[83],已发现*DSP*突变可致一种类似皮肤脆性外胚层发育不良综合征的表型[71]。

条纹状掌跖角化病Ⅰ型(PPKS3;OMIM #148700)

该型PPK临床表现与Ⅱ型、Ⅲ型相似,表现为手足掌面的线状角化,为常染色体显性遗传。它是由桥粒黏蛋白1(*DSG1*)基因突变引起的,*DSG1*影响高度保守的胞外区,导致无效突变或截短蛋白[88-89]。组织学上表现为表皮基底层上的角质形成细胞间隙扩大和角质形成细胞分离,据此与其他类型PPK鉴别[90]。

局限性常染色体隐性遗传少毛症1型(OMIM #607903)

局限性常染色体隐性少毛症1型(localized autosomal recessive hypotrichosis type 1, LAH1),是由编码桥粒芯蛋白4的*DSG4*基因突变引起的常染色体隐性遗传病[91],该基因突变也是少见的念珠状发的致病原因[92]。LAH的特征是头发和体毛少。虽然眉毛和睫毛通常很细,但面部的毛发可以保留下来。腋毛和阴毛一般正常。头皮上可以看到小丘疹,类似于向内生长的毛发,并显示出异常的毛囊和毛干,它们无法穿透真皮,因此是卷曲的[91]。毛囊角化已有报道,但可能是偶发性的[93]。皮肤活检可以看到类似毛囊的粉刺样结构[94]。牙齿、排汗和听力是正常的[95]。然而,即使是在同一家族中,表型可以有很大差异[96]。局限性常染色体隐性遗传少毛症2型(localized autosomal recessive hypotrichosis type2, LAH2; OMIM #604379)和3型(localized autosomal recessive hypotrichosis type3, LAH3; OMIM #278150),这两种临床表现相似。LAH2是由编码脂肪酶的基因(*LIPH*)突变引起的,该基因与细胞增殖有关[97-98]。*P2RY5*编码一个G蛋白偶联受体,这是导致LAH3的致病基因[94,99-100],可能参与了细胞信号传递。

遗传性少毛症合并复发性皮肤水疱(OMIM #613102)

此病为常染色体隐性遗传,于 2009 年在近亲结婚的阿富汗家族中发现[101]。头发在出生时存在,经过仪式剃毛后可再长出。然而,2~3 月龄时脱发增加,头发、眉毛及睫毛稀疏脆弱。腋毛和体毛也受到影响。虽然牙齿、指甲和排汗看起来正常,但在头皮和皮肤上明显可见<1cm 大小的水疱。这些水疱破裂会后在 3~4 个月后愈合。在受累个体中发现了桥粒胶蛋白 3 基因(*DSC3*)的无义纯合突变[101]。

单纯性头皮少毛症(OMIM #146520)

1974 年,Toribio 和 Quinones 首次对单纯性头皮少毛症进行了描述[102]。该病为常染色体显性遗传,出生时头发通常是正常的,随着年龄的增长,头发会逐渐减少,部分患者在出生时就没有头发[103]。头发稀疏通常开始于 10 岁之前,到 30 岁左右完全脱落[102-105]。眉毛、睫毛、胡须、腋毛和阴毛正常。牙齿、指甲或其他外胚层结构未受到影响。该病致病基因定位于 6p21[104],此后不久,发现了编码角蛋白黏连蛋白的 *CDSN* 基因的无义突变[106]。角蛋白黏连蛋白是一种皮肤屏障蛋白,是银屑病的候选基因。在终末分化、表皮屏障和毛发调节中发挥着作用[107],但其功能尚未完全阐明。近年来,也发现编码羊毛甾醇合成酶的 *LSS* 基因,发生双等位基因突变可导致单纯性少毛症[108]。

参与细胞间黏附的其他分子:伴幼年黄斑变性的少毛症(OMIM #601553)

少毛症合并青少年黄斑营养不良(hypotrichosis with juvenile macular dystrophy,HJMD)是一种常染色体隐性遗传性疾病,在以色列北部的德鲁氏教派穆斯林人群中首次发现。患儿出生时头发正常,在大约 3 月龄时出现脱发,在青春期有部分头发可再生。第二个特征是进行性黄斑变性伴轻度视网膜周围营养不良。在患儿家族中发现了编码 P-钙黏着蛋白的 *CDH3* 基因的错义突变和导致终止密码子提前出现的移码突变[109-110]。这些突变引起 HJMD 的确切机制尚不清楚,但经典的钙黏着蛋白通过 Ca^{2+} 依赖性的同源性相互作用,在维持细胞与细胞的黏附中发挥作用。另一种类似疾病,外胚层发育不良-缺趾畸形-肌营养不良综合征(ED, ectrodactyly, muscular dystrophy syndrome, EEM syndrome; OMIM #225280)也由 *CDH3* 基因突变引起[111]。

桥粒、整合素和钙黏着蛋白不是参与细胞黏附的唯一分子;脊髓灰质炎病毒受体样 1(poliovirus receptor-like 1,*PVRL1*)编码连接蛋白 1,这是一种跨膜细胞黏附分子,是 NAP 细胞黏附系统的一部分。编码该蛋白的基因发生突变,导致唇腭裂-外胚层发育不良(OMIM #225060)[112]。

参考文献 134.6

见章末二维码

外胚层发育不良的治疗管理概述

ED 的治疗要针对疾病的特异性,同时需要多学科的联合治疗。根据 ED 的分型,涉及的专业人员可能包括皮肤科、儿科、免疫科、耳鼻咽喉科、眼科医生和遗传学家,以及包括整形外科和骨科医生在内的多个外科专科医生。也可能需要作业治疗师和物理治疗师以及修复专家。

牙齿修复是一个常见的问题,因为 ED 患者可能有明显的口腔颌面部功能障碍[1]。牙齿发育不全会给患者造成较大的社会伤害,口腔科医生可以帮助患者保留和维持现有的牙列,以最大限度地扩大对食物的耐受范围,并改善语言、美学、患者的自我和社会接受度[2]。年龄、骨骼生长状况、缺牙位置和数量都会影响修复的类型和疗程;修复包括安装可摘义齿、正畸治疗、复合修复、种植、手术或联合治疗(表 134.3)。这些治疗的决定可能需要多个牙科专家参与,包括牙科医生、正畸科医生、牙周科医生、口腔颌面外科医生和修复科医生[3]。如果出现口干症和由此增加的龋齿风险,也需要对此进行治疗[4]。

表 134.3 牙列放射检查异常与出现临床症状的大致时间

牙齿	X 线		口腔
乳牙	切牙	出生时	6~9 月龄
	尖牙	出生时	18 月龄
	第一磨牙	出生时	12 月龄
	第二磨牙	出生时	24 月龄
恒牙	中切牙	6 月龄	6~8 岁
	侧切牙	9~12 月龄	7~9 岁
	下颌尖牙	6 月龄	9~10 岁
	上颌尖牙	6 月龄	11~12 岁
	前磨牙	2~3 岁	10~12 岁
	第一磨牙	出生时	6 岁
	第二磨牙	4 岁	11~13 岁

资料来源:Adapted from Nunn et al.(2003)[2] with permission from Macmillan Publishers Ltd

第二十八篇

外胚层发育不良可引起显著的社会心理障碍[5-6]。患者支持的组织者和假发提供者参与及手足病医生对掌跖及指甲问题的处理，可减轻因该病引起的儿童身体及社交不适。

近年，ED 的基因检测已广泛开展。也可以通过实验室检测发现更罕见的综合征。在给患者进行基因检测之前，临床医生应该明确这种检测的目的。在患者护理、家庭成员筛选或产前诊断方面，应该考虑该测试的临床效用，以及需要多长时间才能得到结果，因为有时数月或数年才能获得结果[7]。

目前还没有针对 ED 的基因治疗和蛋白靶向治疗，尽管 X 连锁少汗性 ED 在动物实验中获得了一些研究结果[8]。

针对 ED 各个亚型的特异性治疗管理已在上述章节中分别讨论。

（徐锐　张嫦娥　周念　邢璐　李丹晨　吴盼倩　曹玉婷　石秀艳　李斌 译，宋俐　韩丽清　祝贺　程茹虹　尹菁华　舒虹　郭艳萍　汤建萍　程茹虹 校）

参考文献 134.7

见章末二维码

第 135 章 局灶性皮肤发育不全

Bret L. Bostwick, Ignatia B. Van den Veyver, V. Reid Sutton

摘要

局灶性皮肤发育不全(又名 Goltz 综合征)是一种外胚层发育不良,主要影响皮肤、骨骼和眼睛。先天性皮肤表现为皮肤萎缩、发育不全、真皮结节性脂肪疝、线状皮肤色素性改变和皮肤发育不全。肢体畸形包括残指/趾畸形、少指/趾畸形和并指/趾畸形。眼畸形包括无眼症、小眼球、虹膜缺陷和脉络膜视网膜缺陷。90%的局灶性皮肤发育不全的患者是女性,在此种 X 连锁疾病中,男性如为半合子状态则是致死的,仅处嵌合体状态方可存活。尽管可以通过典型的外胚层表现和特征性的肢体表现来进行临床诊断,但建议通过 *PORCN* 的分子遗传学检测以确诊。

要点

- 局灶性皮肤发育不全主要影响皮肤、骨骼和眼睛。
- 典型的皮肤表现包括皮肤萎缩斑、线状色素沉着/减退、结节性脂肪疝和皮肤发育不全。
- 特征性肢体畸形包括残指/趾畸形、少指/趾畸形和并指/趾畸形。
- 眼畸形包括无眼症、小眼症和虹膜或脉络膜视网膜缺陷。
- X 染色体相关疾病主要影响女性,因为它对于半合子男性是致命的。
- 由 *PORCN* 基因变异引起,可通过测序和缺失检测测得。

同义词

Goltz 综合征,Goltz-Gorlin 综合征

流行病学和发病机制 局灶性皮肤发育不全(focal dermal hypoplasia,FDH)是一种罕见的发育障碍,文献[1-3]中已报道了几百例,但确切的发病率尚不清楚。考虑到的原因是本病表型的高度变异性,表型较轻的患者可能无法被识别,而最严重的类型新生儿无法存活。本病约 90% 为女性,10% 为男性,符合 X 染色体显性遗传。幸存的 FDH 男性是嵌合体。发病的女性病例中有 95% 是散发性的,5% 是家族性的,但 FDH 男性病例 100% 是散发性的,这是由于这些病例中突变的镶嵌特性所导致的[1,3-4]。患有 FDH 的女性有较高的终止妊娠发生率,可能与半合子引起男性致死有关[5]。

遗传

FDH 是一种 X 染色体连锁的显性遗传性疾病,主要影响女性;所有患 FDH 的男性都被证实存在体细胞嵌合[5]。男性患者尚未被发现将 FDH 遗传给其儿子,但其女儿可为重症患者[1,4]。

吗 2007 年,研究表明 *PORCN* 基因的变异导致 FDH[4,6]。*PORCN* 是目前唯一已知的导致 FDH 的基因。迄今为止,已知的单核苷酸变异有近 70 种[4,6-10]。*PORCN* 是果蝇(黑腹果蝇)的 *Porcupine* 基因的人类同源基因,位于 Xp11.2 上,编码一个跨膜内质网蛋白[11]。关于人类 *Porcupine* 基因功能的信息多源自果蝇和小鼠(同源基因)的研究,上述研究表明其对 Wnt 蛋白的加工和分泌至关重要[12-16]。Wnt 蛋白是一个高度保守的蛋白家族,在胚胎发育和器官分化过程中作为形态因子发挥重要作用。在典型的 Wnt 信号通路中,Wnt 蛋白由 Wnt 产生细胞分泌出来,与靶细胞上的受体和协同受体相互作用,激活细胞内的信号级联,这对细胞分化、增殖和器官形成至关重要。是否所有的 Wnt 蛋白都需要 *Porcupine* 基因,是否从内质网分泌的其他蛋白家族也需要 *Porcupine* 基因,以及是否从内质网分泌的 Wnt 蛋白是 *Porcupine* 基因唯一的功能,这些都是目前尚未解决的问题。尽管如此,FDH 的许多表型特征可以用一个或多个 Wnt 蛋白的功能缺陷来解释[4]。

一些新的小鼠模型[14-16]已经被开发出来,这将有助于进一步了解 *Porcupine* 基因的正常功能,从而研究潜在的新的治疗方法。小鼠胚胎中 *PORCN* 基因失活导致了早期胚胎的致死性,揭示了 *PORCN* 在原肠胚形成过程中外胚层和间质来源结构正常发育中的关键作用[14-15]。*PORCN* 条件性失活可导致毛囊发育不足[14]引起的斑秃,并伴有肢体骨骼缺陷,这与 FDH 患者类似[14-15]。这些小鼠模型可模拟出人类 FDH 表型,这一发现令人鼓舞,因其可提供一可靠的动物模型用以研

究治疗在产后 FDH 逐渐出现的体征，诸如乳头状瘤病、结节性脂肪疝和皮肤缺陷等。

PORCN 是一种会令 X 染色体失活的基因，该失活过程使女性两条 X 染色体中的一条上的大多数基因失去活性，从而确保男性和女性的 X 染色体基因数量相等。X 染色体失活在胚胎发育的早期就开始了，并且 X 染色体（母系遗传或父系遗传）失活的选择是随机的。然而，一旦在一个特定的细胞中作出选择，它就会在细胞分裂期间无性繁殖到所有的子细胞中。这导致了细胞中母源或者父源 X 染色体失活的特殊嵌合模式。X 染色体失活引起的嵌合被认为是导致 FDH 皮肤病变呈线性模式的原因，它沿着 Blaschko 线分布，并有条纹状骨病[17]和缺陷的不对称分布[18]。

图 135.1 显示了引起 FDH 的致病变异沿 *PORCN* 基因的分布情况。所有类型的变异都已被描述，基因的所有区域都可能受到影响，但似乎存在一些“热点”[7-8,19]。除了较小的单核苷酸变异外，在高达 20% 的散发病例和家族性病例中还发现了包括 *PORCN* 及其邻近基因在内的较大的基因组缺失[7]。*PORCN* 基因的一个或多个外显子的较小缺失[7-8]也已被报道。缺失突变和单核苷酸变异通常与极度偏斜的 X 染色体失活有关，据推测大概是优先使突变的 X 染色体失活[4,6,19]。通过对 *PORCN* 基因进行测序，或对包含 *PORCN* 的染色体缺失进行基因检测（现已在临床上应用），可以帮助确诊。有限的研究表明，至少 80% 的临床诊断明确的 FDH 患者存在 *PORCN* 可识别的致病变异或该基因的缺失[4,7,9]。其余患者是否携带尚未发现的可影响 *PORCN* 基因功能的变异，或者他们是否存在能够引起 FDH 的其他基因的变异，又或者他们是否是其他病因引起的非典型病例，目前尚不清楚。因此，尽管分子检测对 FDH 的确诊很重要，但在某些无法通过基因诊断确诊的病例仍然要依靠临床和病理来诊断。

人们发现 *PORCN* 中一个主要调控因子的致病变异是导致 FDH 的原因，这些涉及皮肤不同成分的增殖和分化发育的异常可能是外胚层 Wnt 信号异常的结果，而 Wnt 信号对皮肤和附属器的正常结构和组成部分是非常重要的。Wnt 信号传导受阻，包括各种不同的 Wnt 蛋白，也可能是其他器官和骨骼中观察到的缺陷的原因。

临床特征 FDH 是一种多系统疾病，主要涉及皮肤、骨骼系统、眼睛和面部（框图 135.1）。大多数患者有多发的典型皮损和肢体畸形，这些发现被用作临床诊断标准[20]。合并外胚层发育不良是所发现的异常的基础。一个家中的多个患者在严重程度上存在明显差异[1]。很多体征常常为非对称分布的，并遵循与嵌合相一致的模式，如皮肤病变沿 Blaschko 线的分布[18]，反映了疾病中女性的 X 染色体失活模式和男性的体细胞嵌合体（见“遗传”）[4,18]。

皮肤

皮肤与骨骼受累通常是支持 FDH 临床诊断的主要表现特征，在所有已报告的病例中存在[2]。然而，轻度受累或者未受累的携带者可能没有皮肤病变[5]。随着缺陷基因的明确，更多的非典型表现的患者接受检测，且非靶向基因组检测使用也在增加[4,6-7]，因此这种疾病的表型谱可能会扩大。

FDH 典型的皮肤病变通常在出生时出现，可以进展和变化直到成年[21]。第一种类型的病变是线状皮肤发育不全的斑纹状皮损，伴有毛细血管扩张和色素沉着或减退。这些病变可以发生在身体的任何部位，但通常累及大腿、臀部和躯干，并可能局限于或累及身体的大部分区域（图 135.2 和图 135.3）[1]。这些纹状病变可能呈粉红色、棕色、苍白色或肉色，可轻微隆起或凹陷，它们通常是不对称的，并且沿 Blaschko 线分布[18]。偶尔在刚出生时的炎症期伴有水肿、水疱、糜烂、结痂或红斑鳞屑等皮损，有时与色素失禁症混淆[1]，但在 5~6 个月后发展为更典型的病变[22]。萎缩性病变或萎缩样皮肤凹陷可呈粉红色、红色、棕色、灰白色，形状可呈条纹状、椭圆形、圆形、网状或筛状。脂肪瘤样病变非常具有特征性，表现为质软的粉黄色至棕色结节，此病变可在出生时或生后不久出现，并在儿童期逐渐增大、增多[23]。与前文所述的条纹状病变类似，它们可以出现在身体任何部位，但更常见于躯干和四肢，特别是腘窝和肘窝。这些脂肪结节最初被称为“脂肪疝”[1]，然而它们在胚胎学上是皮下脂肪组织形成的真正的疝，还是真皮的局限性发育不良引起，目前尚不能证实[21]。萎缩性、条纹状和脂肪瘤性病变可伴有毛细血管扩张、色素沉着或色素减退。先天性皮肤发育不全，指在一些个体中发现一个或几个大的或多个小的区域表皮没有发育，这可能是由于真皮深层的缺失[1,24]。全身皮肤干燥伴瘙痒、光敏[5]、汗液异常[25]、顶泌汗腺异常[26]、手指和小鱼际隆起处皮纹发育不良[25]和手掌角化过度、少汗症和多汗症都有报道。

乳头状瘤

乳头状瘤可在任何年龄出现于皮肤和黏膜上，但在出生时很少出现。它们最常见于皮肤-黏膜交界处，如嘴唇和眼睛周围以及外阴、肛周和会阴区域，在这些区域它们可能与尖锐湿疣混淆。在其他部位也有报道，包括食管和喉部，它们可能导致呼吸和吞咽困难[28-29]。在切除后可以观察到复发，有时复发比例很大[30]。

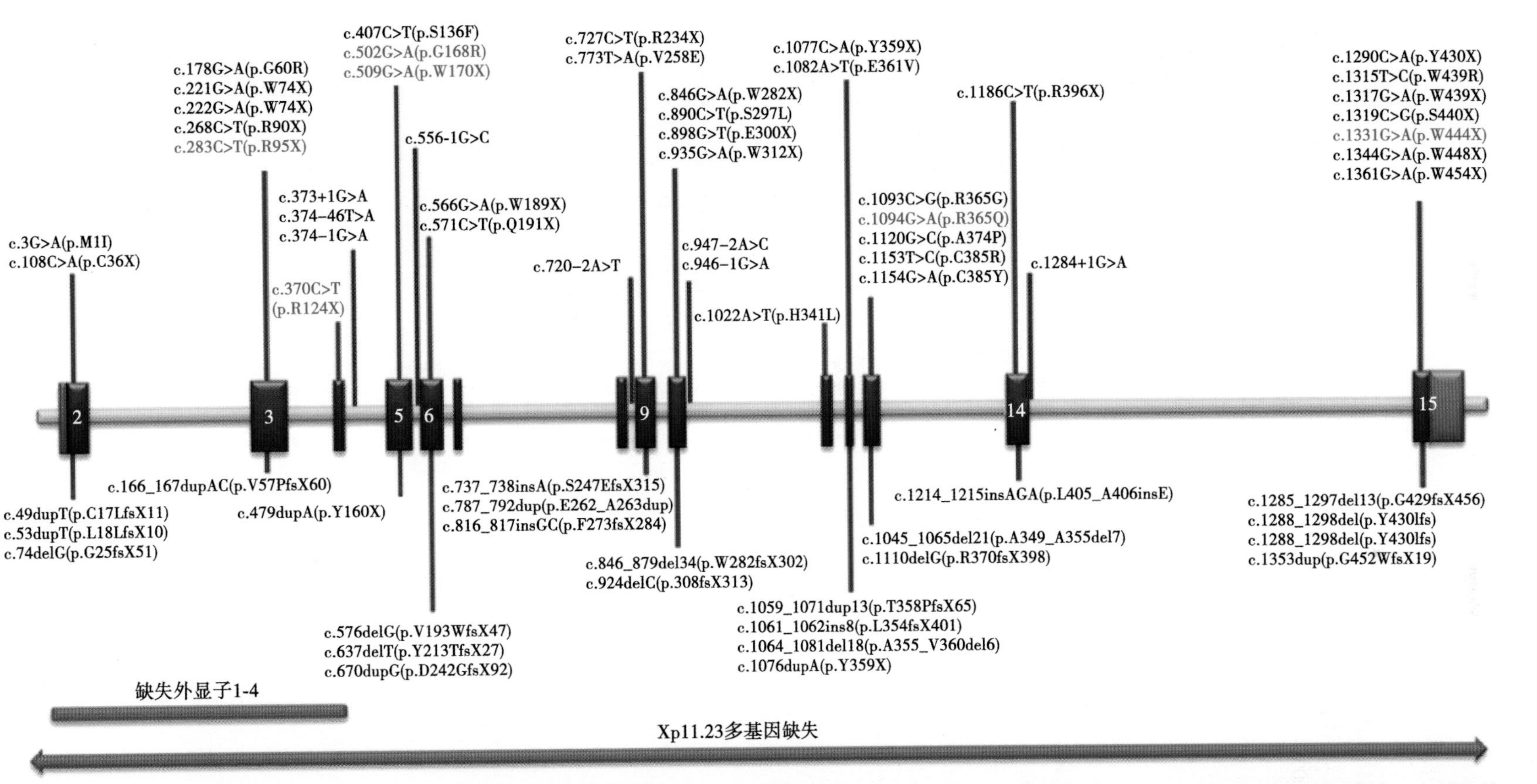

图 135.1　在局灶性皮肤发育不全中发现的致病变异的 *PORCN* 基因图。黄线表示 *PORCN* 基因。外显子为蓝色，外显子 2 和 15 的非编码区域为橙色。红线指编码区外显子变体；绿线指向内含子变异，影响剪接。错义突变、无义突变和剪接位点突变位于基因上方，框移突变和缺失突变位于下方。紫色的线代表了较大的基因组缺失的例子。红色文本表示多次被检测到的突变（“突变热点”）

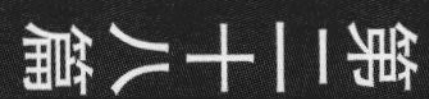

框图 135.1 局灶性皮肤发育不全的临床诊断及特点

临床诊断

- >3 个特征性的皮肤表现以及≥1 个特征性肢体畸形[20]

主要特点(从文献[20]获得的患病率)

皮肤

- 带状线状皮肤萎缩或萎缩性病变(94%)
- 脂肪瘤病变(异常脂肪结节)(67%)
- 线状色素减退或沉着(100%)
- 乳头状瘤(疣状)(67%)
- 毛细血管扩张(79%)
- 萎缩——类似皮肤凹陷
- 色素减退性皮肤异色症
- 先天性皮肤发育不全

骨骼

- 缺指畸形(龙虾爪畸形)(44%)
- 缺趾畸形(裂脚畸形)(61%)
- 手并指(67%)
- 足并趾(67%)
- 横断性肢体复位缺陷(17%)
- 长骨缺陷(78%)
- 多指畸形
- 指(趾)缺失或发育不全
- 长骨条纹状骨病
- 脊柱侧弯
- 隐性脊柱裂
- 耻骨分离
- 肋骨和锁骨畸形
- 骨质疏松
- 囊性病变、骨肿瘤
- 关节过度松弛

面部

- 鼻翼缺陷(61%)
- 不对称(50%)
- 耳朵形态异常(44%)
- 尖下巴
- 上颌发育不全
- 宽鼻尖窄鼻梁
- 面裂、舌裂
- 牙槽嵴裂
- 细耳突出

眼睛

- 脉络膜视网膜缺陷(61%)
- 虹膜缺陷(50%)
- 小眼球(44%)
- 无眼症(11%)
- 小角膜
- 晶状体异位
- 无虹膜畸形
- 角膜薄翳
- 白内障
- 视神经萎缩

牙齿

- 釉质发育不全伴或不伴变色(78%[27])
- 牙釉质垂直凹槽(68%[27])
- 钉状齿(52%[27])
- 间距不规则,咬合不正(15%[27])
- 少牙症和无牙症
- 出牙延迟
- 缺口门牙
- 脊状牙

其他

- 甲发育不全或营养不良(67%)
- 甲纵脊(89%)
- 脱发、毛发稀疏、毛发脆弱或丝状发(67%)
- 阴唇发育不全(94%女性)
- 无甲症
- 开槽甲、匙状甲
- 口腔乳头状瘤、喉乳头状瘤及食管乳头状瘤
- 肠旋转不良
- 膈疝
- 肾脏缺陷
- 双角子宫、不对称阴唇
- 心脏缺陷
- 15%患智力缺陷
- 中枢神经系统异常罕见
- 胼胝体发育不全
- 轻度生长迟缓
- 寿命正常

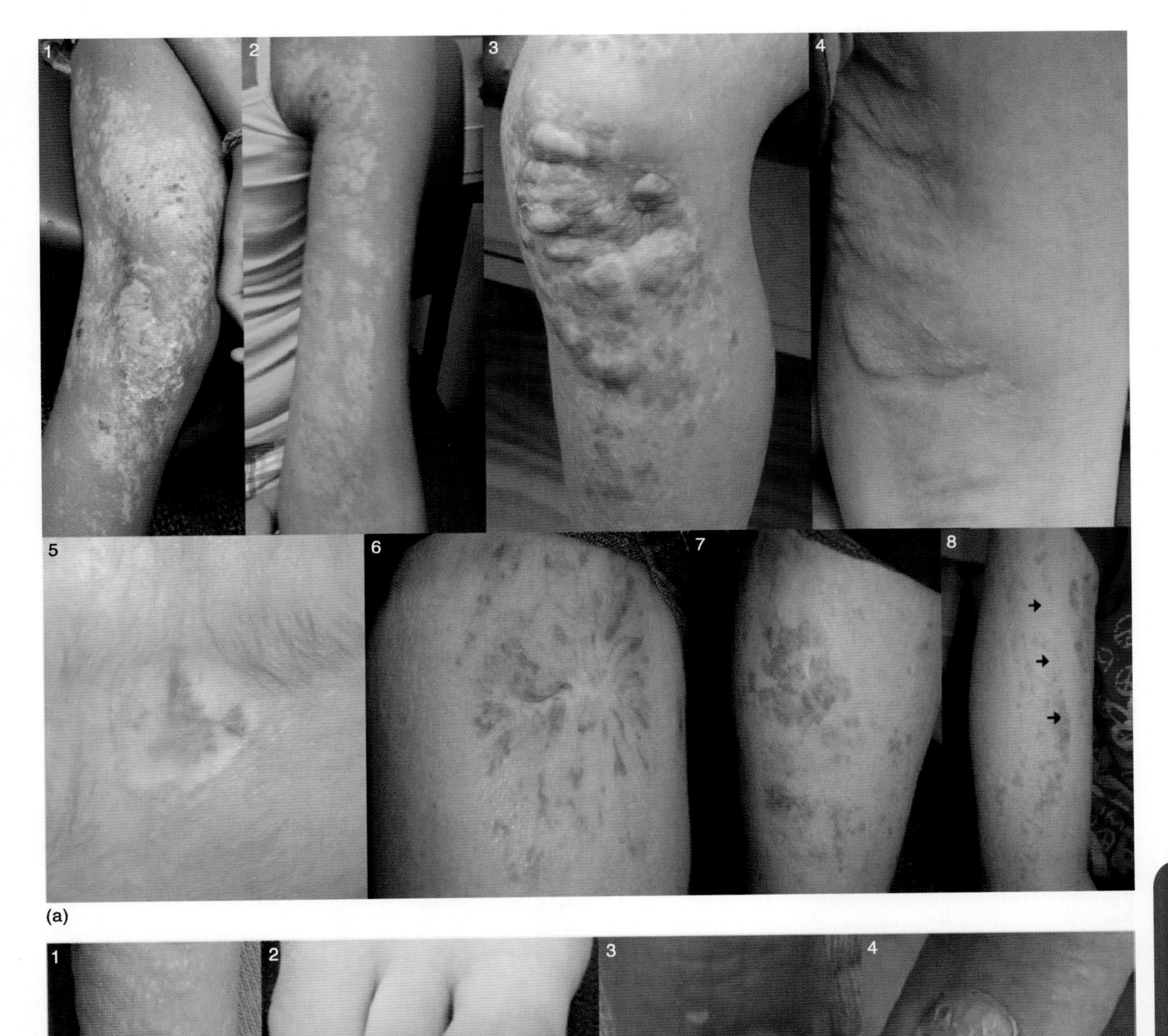

(a)

(b)

图 135.2　(a) FDH 的皮肤病表现：1、2 为皮肤发育不全及皮肤异色的色素减退区域；3 为结节性脂肪疝；4 为皮肤萎缩、脂肪疝；5 为头皮皮肤发育不全；6~8 为沿 Blaschko 线分布的色素减退或色素沉着(图 8 中的黑色箭头)。(b) FDH 的指甲表现：1 为纵向线状隆起和甲剥离；2~4 为指甲发育异常。资料来源：Bostwick et al. 2016[20]. Reproduced with permission of John Wiley & Sons.

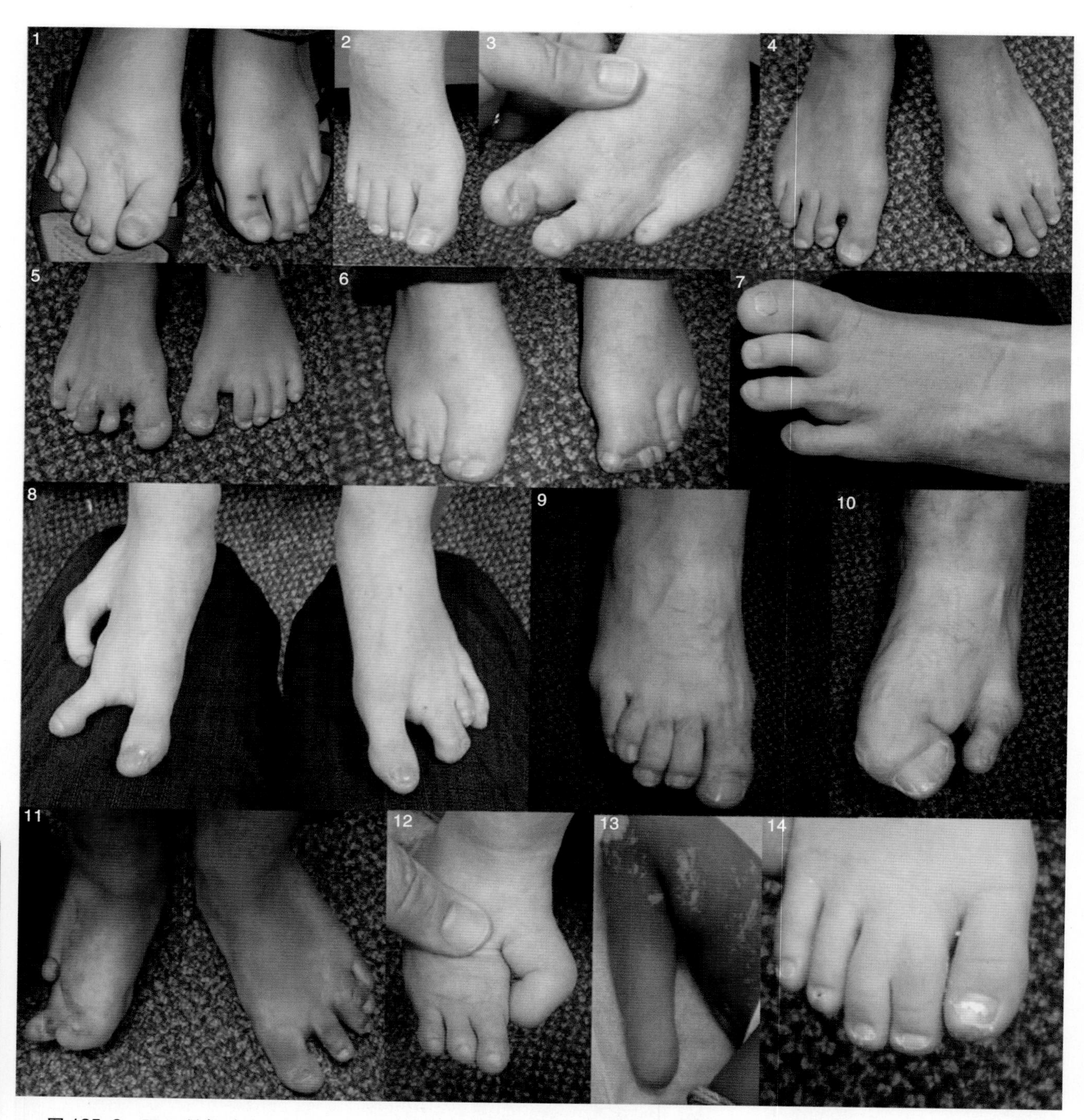

图 135.3　FDH 足部畸形：1 为并趾畸形；2 为趾间间隔明显轻度畸形；3 为少趾畸形；4 为左足 4—5 并趾和 3—4 小裂口，表示轻度趾状突；5 为趾间间隔明显，趾骨发育异常；6 为双侧并趾和残趾；7 为裂足畸形（残趾畸形）和少趾畸形；8 为双侧正中缺趾畸形；9～10 为个体肢体受累不对称表现；10～12 为先天性缺趾畸形；13 为完全肢体横向缺陷；14 为轻微的 2—3 趾并趾。资料来源：Bostwick et al. 2016[20]. Reproduced with permission of John Wiley & Sons.

骨骼系统

FDH 患者具有的典型的骨骼特征是不对称且多样的，70% 的病例累及手和脚[1]，包括并指（趾）、多指（趾）、指（趾）错位、指（趾）缺失或发育不全。龙虾爪畸形（lobster claw deformity）（分裂的手或足伴并指及缺乏放射状分布）是这种情况的特征性表现[5]，如图 135.3、图 135.4 所示。在少数情况下，手或足和部分长骨可能发生不对称性缺失。15%～20% 的病例可发生脊柱侧弯，在 30% 的病例中，面部、躯干或四肢的大小和形状不对称。20% 的病例有条纹状骨病，影像学表现为长骨干骺端纵线状条痕[1,17]，这是 FDH 的特征，但它也出现在其他疾病中。之前研究

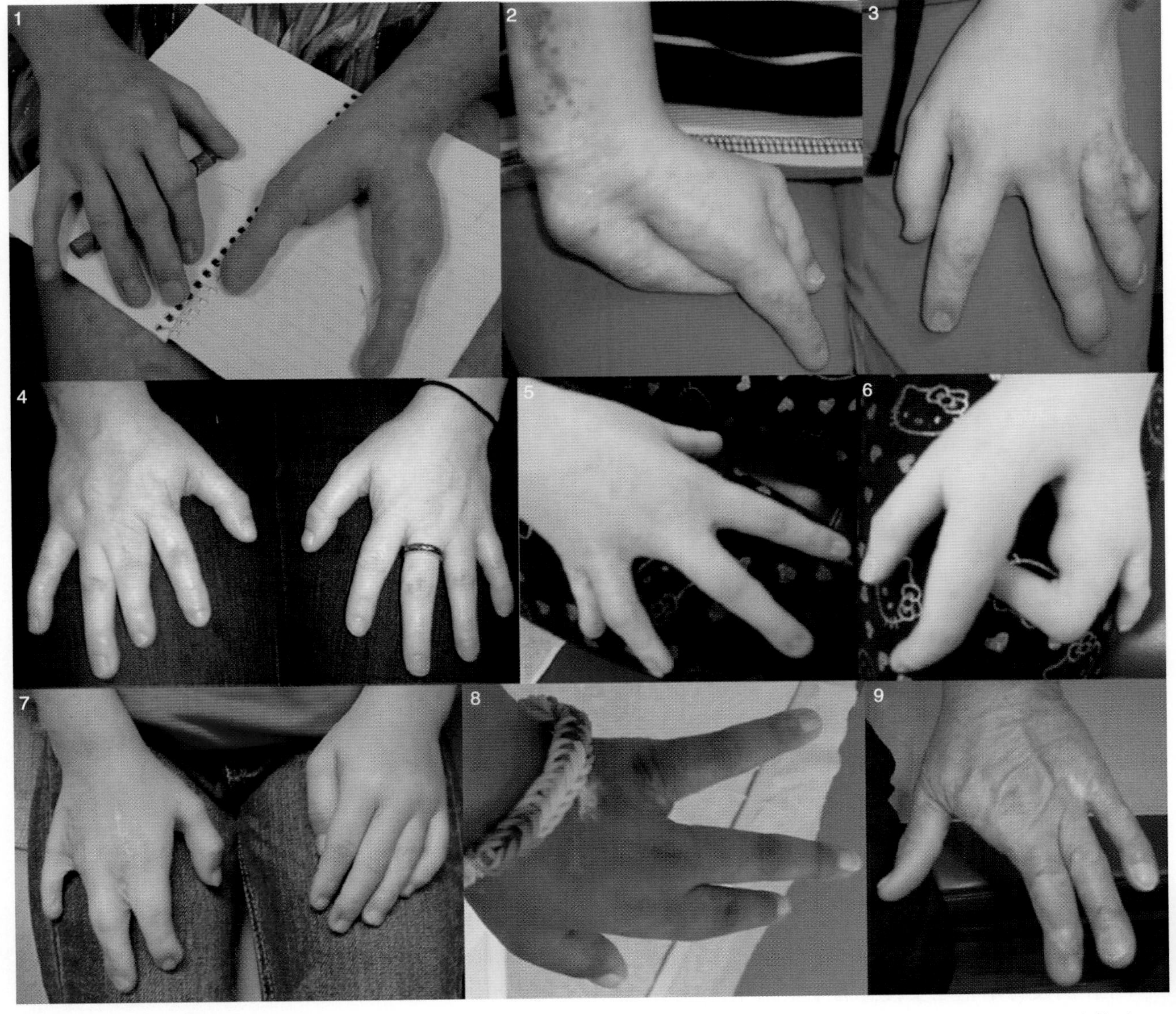

图 135.4　FDH 手畸形：1 为明显的残指畸形（左手正中裂），注意肢体表现的多样性；2~3 为右异指/少指，左并指伴畸形指；4 为右 2/3 并指/屈指；5~6 为双侧异指畸形，左手正中裂；7 为手术修复及小指发育不全后右侧异指畸形；8~9 为异指和少指。资料来源：Bostwick et al. 2016[20]. Reproduced with permission of John Wiley & Sons.

发现 X 染色体显性遗传的条纹状骨病伴颅骨硬化症致病基因，与 FDH 为等位基因，但最近研究发现，X 染色体短臂上的 *WTX* 基因是该病的致病基因，与 FDH 不同[31]。

其他发现包括隐性脊柱裂、耻骨纵裂、关节过度松弛、肋骨和锁骨畸形、胸骨裂、骨密度降低、骨质疏松、骨纤维异常增生、囊性病变和其他病变包括骨巨细胞瘤[33]及骨软骨瘤 1 例[34]。

面部

FDH 患者可能有面部不对称、尖下巴、上颌发育不全、鼻尖宽、鼻梁窄，有时鼻翼有凹痕等特征。唇乳头状瘤、口周裂隙、黏膜白斑、牙龈增生、齿槽嵴凹痕、小舌裂或凹痕、舌裂等均有报道。唇裂、腭裂和高拱形腭占少数，一些严重的病例有复杂广泛的面部裂隙[24]。耳部常细而突出，耳位低、不对称、小或畸形，可伴软骨发育不良，耳附着物、胆脂瘤以及听力障碍亦可出现。

牙齿

约 40% 的 FDH 患者有牙齿异常[5,25]。包括典型的牙齿纵槽、牙槽骨、牙釉质缺陷伴龋齿、牙缺失、牙发育不全或发育不良、萌出延迟、间距不规则、错位咬合、切牙有凹口等[27]。

头发

FDH 的头发通常稀疏而脆弱。曾有头皮缺失和阴毛缺失的报道[5,25]。

眼睛

在已报告的病例中有20%～40%的患者有明显的眼部受累[1,5,35]，主要是脉络膜视网膜缺陷[36]，小眼球、小角膜和晶状体异位也比较常见。此外，还有无眼症、眼睑乳头状瘤、无虹膜、虹膜异色、微角膜、角膜混浊、圆锥角膜、白内障、视神经萎缩[2]、视网膜新生血管和玻璃体积血[37]、瞳孔不规则、泪道异常和囊肿等[2,26]。这些可能与斜视或眼球震颤有关，或导致部分患者失明或明显的视觉障碍（图135.5）。

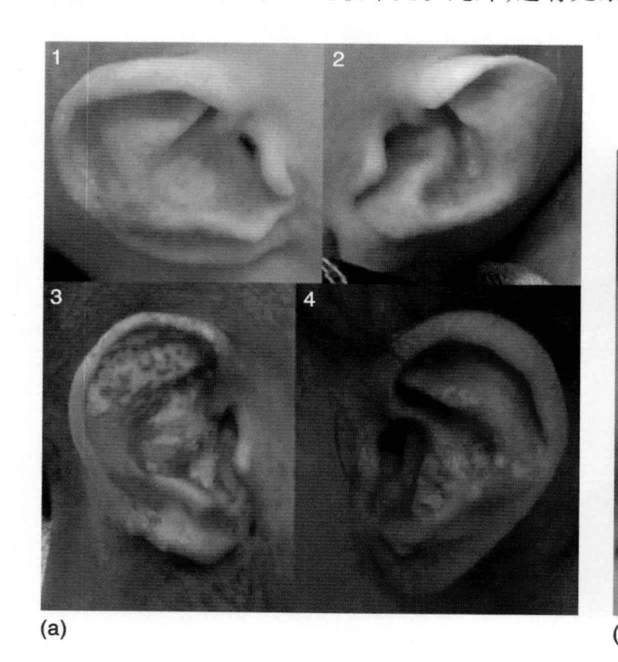

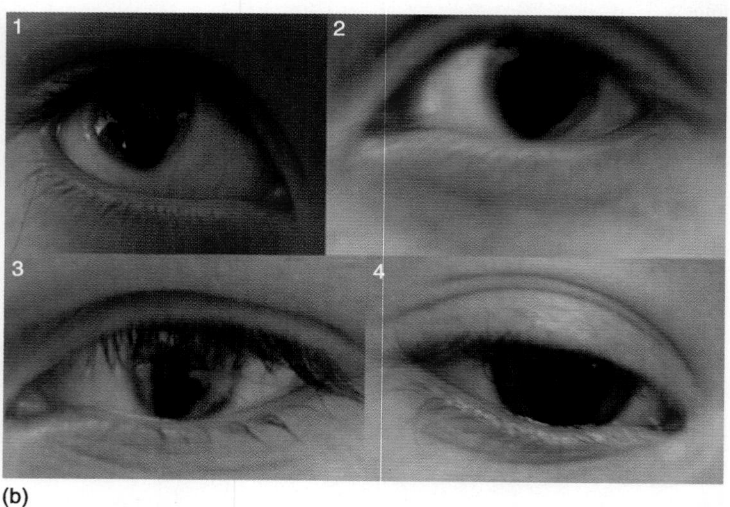

图135.5 （a）FDH耳部畸形：1为耳轮和耳廓发育不全；2为耳轮和耳垂发育不全（注意耳廓普遍变薄）；3为耳轮脚发育不全、皮肤色素减退；4为耳屏色素减退。（b）FDH的眼部表现：1～4为不同程度的虹膜缺陷。资料来源：Bostwick et al. 2016[20]. Reproduced with permission of John Wiley & Sons.

指甲

常见的有甲营养不良、甲萎缩、无甲症、甲沟槽（见图135.2），指、趾匙状甲[5,25]。

妇科表现

小阴唇发育不全在女性患者中很常见，而外阴乳头状瘤伴乳房或乳头不对称不太常见[38]。

其他罕见特征

可能有呼吸道和消化道异常，包括十二指肠闭锁、肠旋转不良[39]、肛门前位[32,39]、肛门狭窄[40]、脐膨出[5]、腹股沟疝、膈疝[41]、上腹部疝和裂孔疝。在泌尿生殖道中，肾缺如[24]、肾发育不全[40]、马蹄肾[25,40,42]、囊性肾发育不全[5]和肾积水[39-40]都有报道。此外，双角子宫、不对称阴唇和阴道也有过个案报道[40]。与FDH相关的心血管系统异常包括纵隔右位、动脉导管未闭[39]、完全性肺静脉异常回流、起源于动脉干的肺动脉发育不良、室间隔缺陷、肺和肺静脉发育不全[24,40]。复发性扁桃体炎、呼吸道感染、结膜炎、泌尿道感染和中耳炎[5]亦有报道。然而，目前尚无免疫缺陷的报道，这些感染可能与这些器官系统潜在的结构缺陷有关。乳头缺失病例罕见，但亦有报道。

中枢神经系统

约15%的FDH患者伴有不同程度的智力障碍，由于严重受累的患者可能同时合并听力和视力的丧失，感官功能丧失使得难以全面客观评估其智力，导致智障的比例可能被高估。胼胝体发育不全[43]、脊膜脊髓膨出、脑积水、Arnold-Chiari 畸形[44]、脑回畸形及小脑蚓部[40]缺失均有报告。然而总的来说，中枢神经系统异常在FDH中并不常见，并且没有确切的癫痫发病率的增加。

生长和寿命

胎儿生长受限和轻度矮小虽已被报道，但对其了解仍有限。在大多数情况下，患者寿命是正常的[1]。

组织病理学 本病的一些皮损的组织学变化具有特征性，在确定致病基因之前已被广泛研究，以寻找发病机制的线索。这些组织病理学异常现在可以在 *PORCN* 功能和Wnt信号转导的背景下重新解释。Goltz等最初得出的结论是，所观察到的脂肪瘤病变是由先天性皮肤缺陷导致的脂肪疝出所致，并提出了“局灶性皮肤发育不全”这一名称[2]。然而，观察表明真皮中有相当程度的局部异位脂肪组织增生，Ishibashi 和 Kurihara[36]

据此提出了“真皮发育不良”一词。Howell 和 Freeman[21]也提供了证据,在一段时间内对一些人的病变进行了纵向分析,证明异位脂肪组织是痣样组织,是由真皮内的发育不良引起的,而不是皮下脂肪的疝出。这与皮损的电镜研究中未成熟脂肪细胞的存在相一致,提示脂肪组织增生[45-46]。除了脂肪细胞发育异常外,滋养胶原-前胶原纤维不完全,真皮内胶原蛋白缺乏,基质物质增加,提示初级结缔组织紊乱,脂肪细胞异常[45-46]。这可能是继发于成纤维细胞的异常,表现为细胞器减少、高尔基复合体和内质网异常。Uitto 等[47]证明,在体外单个成纤维细胞合成胶原蛋白是正常的,但是它们的增殖能力降低了。另一方面,Sato 等[48]在成纤维细胞或胶原蛋白中未见生长动力学异常,但是透明质酸的积累却减少了。

萎缩、条纹状和脂肪瘤样皮损

FDH 综合征典型的萎缩、条纹状和脂肪瘤样皮损的特征是真皮厚度减少,有证据表明其胶原形成存在缺陷[25]。真皮乳头层血管扩张,成熟的脂肪组织呈岛状散在沉积于真皮乳头层及网状层[25],且被认为起源于这些毛细血管周围[21],但最初仅局限于网状层。有人认为,脂肪瘤样病变代表了同一皮损过程的不同程度[21]。真皮乳头层血管增加、真皮厚度减少以及真皮脂肪细胞增多同时出现强烈提示 FDH 的诊断[49]。

在早期皮损中,表皮通常是正常的。真皮乳头层可见小血管数量增加,偶见血管周围淋巴组织细胞浸润[26,45]。真皮变薄,胶原纤维稀疏变细。弹性纤维可增加亦可减少[46]。脂肪细胞(或称脂肪样细胞)可呈3~4个细胞厚的大小沉积在真皮血管周围,但与皮下脂肪层没有连续性。这些聚集物趋于扩大并导致脂肪结节的形成。当后期出现大的分叶状脂肪团块时,与血管的关系就会消失。脂肪团块仅通过少量胶原纤维与表皮分离[25,46],其下方通常有一层真皮结缔组织,将其与皮下层分隔开。萎缩性病变附属器缺失[46]。色素沉着部位可能与表皮棘层增厚、乳头状瘤以及表皮基底细胞层黑色素增加有关[45]。

电镜显示结构及走向异常的胶原纤维形成的胶原束松散排列[45-46]。弹性纤维很少,但形态正常,而受累区域的成纤维细胞呈椭圆形、体积较大、细胞器含量减少内含空泡,并伴有核膜下不规则增厚[45-46]。在这些细胞中,高尔基复合体增大,粗面内质网囊腔扩张,并含有无定形物质[47]。真皮脂肪结节中可发现成熟的单房脂肪细胞和未成熟的多房脂肪细胞[45-46]。

先天性发育不全

先天性发育不全的病变中可见表皮缺失,有时可见真皮缺失。皮下脂肪可能缺乏。在头皮上有时只有附属器发育不全。

炎症性病变

一些患者在出生时就会出现真皮乳头水肿、血管周围淋巴细胞浸润、真皮中层成纤维细胞数量增加和脂肪细胞聚集的炎症性病变[22],并随着时间的推移而减少。有人认为,这些组织学发现代表了一个过渡阶段,可能有助于脂肪沉积的过程。

乳头状瘤

乳头状瘤由纤维血管蒂组成,被一层棘状复层鳞状上皮覆盖。常伴有角化过度和角化不全[25]。有报道过一例伴有淋巴细胞浸润的乳头状瘤[50]。

鉴别诊断

色素失禁症

色素失禁症是一种 X 染色体连锁的疾病,累及皮肤、眼睛、头发、牙齿和中枢神经系统。其特征性的皮肤表现为沿 Blaschko 线分布的相继出现的水疱、疣状增生、色素沉着和皮肤萎缩。皮肤活检具有特征性,无皮肤发育不良。眼睛异常也可能存在,但它们主要累及后房。*NEMO* 基因是唯一已知的与色素失禁症相关的基因[51]。

Rothmund-Thomson 综合征

Rothmund-Thomson 综合征是一种累及皮肤、眼睛、头发和骨骼系统的常染色体隐性遗传病。出生时一般皮肤正常。皮疹通常在3~6月龄大时出现,表现为面部红斑、肿胀和水疱,随后扩展到臀部和四肢。在几个月到几年的时间里,皮疹会发展成慢性的网状色素沉着、点状萎缩和毛细血管扩张,统称为皮肤异色症[52]。其他特征表现可以有身材矮小、骨骼发育不良、幼年白内障、毛发稀疏、性腺功能减退和面部发育不良。生殖器和肛门的乳头状瘤很常见,智力通常是正常的。*RECQL4* 基因是唯一已知的与 Rothmund-Thomson 综合征相关的基因[53]。

小眼畸形伴线性皮肤缺陷

伴线性皮肤缺陷的小眼畸形是一种 X 连锁显性遗传病,表现为眼睛和中枢神经系统异常以及头颈部的线性皮肤病变,与 FDH 的病变有部分相似[54]。心脏和骨骼异常也可能发生,但并不常见。虽然最初认为其具有与 FDH 相同的致病等位基因,但是现在发现患有线性皮肤缺陷的小眼畸形是由 *HCCS* 基因的缺失和单核苷酸变异引起的[55]。

皮肤浅表脂肪瘤样痣(Hoffmann-Zurhelle)

皮肤浅表脂肪瘤样痣常在成年早期表现为簇集分布的淡黄色或皮色结节,常分布于躯干下部、臀部。组织学表现与 FDH 的病变相似,表现为真皮浅中层血管周围存在脂肪细胞,但真皮极薄通常不存在,眼睛及其他结缔组织未见异常。

皮肤松弛症

皮肤松弛症的特征是弹性组织受损，导致皮肤松弛并形成疝样结构，但出生时通常正常。组织学表现为弹性纤维断裂、缩短或缺失。

匐行性血管瘤伴食管乳头状瘤病

本病的特点是出生时出现线性簇集分布的真皮乳头层毛细血管扩张，类似于紫癜，可以沿 Blaschko 线分布。有此表现的一个家系检测出其 Xp11.3-Xq12 缺失，该区段包含 *PORCN* 基因，这表明本病与 FDH 的致病基因相同[56]。后来有人认为这是 FDH 家族中分离出来的轻型，诊断为匐行性血管瘤是不准确的[57]。

治疗　治疗需要多学科的方法，包括皮肤科、眼科、耳鼻咽喉科、整形外科以及与个别医学问题相关的其他专科。

本病皮损不仅是美容问题，还会引起疼痛、瘙痒或感染，从而导致疾病发生。对于有明显皮肤发育不全的区域，使用封闭敷料及局部使用抗生素可能有助于预防继发感染。有报道润肤霜有助于减轻糜烂引起的疼痛或瘙痒。脉冲染料激光和光动力疗法有助于处理过多的肉芽组织[58-59]。刮除术和光动力疗法联合可以用于治疗难治性外生肉芽组织[60]。

乳头状瘤病变可切除或用烧灼或冷冻疗法治疗，但会复发。激光治疗是喉部乳头状瘤的首选方法，包括下咽部、扁桃体或气管部位的。Skarzynski 和 Podskarbi-Fayette 用 CO_2 激光治疗了一名面部和颈部乳头状瘤样病变的 FDH 患者，他们报道在进行了第二次激光治疗后的 6 个月随访检查中，该患者获得了良好的美学效果，没有复发[61]。食管乳头状瘤病可导致吞咽功能障碍，内镜下切除[62]和球囊辅助射频消融术均可治疗[63]。

在进行全身麻醉之前，应咨询耳鼻咽喉科医生，评估是否可能存在使气管插管复杂化的扁桃体或咽乳头状瘤。乳头状瘤容易破裂出血。当存在乳头状瘤时，进行气道检查时要尽可能轻柔，可以使用纤维支气管镜插管，而不是直接用喉镜检查[64]。由于气道乳头状瘤的大小和位置可能随时间发生明显变化，因此耳鼻咽喉科评估应在预定手术后几个月内进行。

牙齿护理应特别关注龋病的发展，肌肉骨骼病变的治疗应请骨科会诊，眼科及听力的评估和治疗对 FDH 患者的支持性护理都很重要。

（周爱妍　译，罗勇奇　倪成　校）

参考文献

见章末二维码

第136章 色素失禁症

Elizabeth A. Jones, Dian Donnai

摘要

色素失禁症(incontinentia pigmenti, IP)是一种好发于女性的多系统疾病。本病有显著的皮肤特征，典型皮损沿Blaschko线分布，临床上通常分为四期，分别是：红斑水疱期、疣状增生期、色素沉着期和萎缩期。这四期通常依次出现，也可几期皮损同时出现，但并非各期都必然发生。常伴有的皮肤外异常包括牙齿异常(如缺牙或牙齿畸形)、视网膜周围新生血管形成和神经系统发育异常。色素失禁症是一种因 *IKBKG* 基因(曾称为 *NEMO* 基因)突变而引起的X连锁显性遗传病。在大多数女性患者中，*IKBKG* 基因的一个频发缺失是主要原因，可通过分子诊断进行检测。对这种多系统疾病的认知和早期诊断对临床治疗很重要，特别是视网膜新生血管的形成，如果不及时发现可能会导致失明。

要点

- 色素失禁症是一种发生于新生儿期的多系统疾病。
- 色素失禁症临床上通常分为四期：红斑水疱期、疣状增生期、色素沉着期和萎缩期。
- 牙齿异常非常常见，例如缺牙和牙齿畸形。
- 视网膜周围新生血管形成会导致失明，需要尽早筛查。
- 神经系统发育异常可伴发癫痫和智力障碍。
- 色素失禁症是一种因 *IKBKG* 基因突变而导致的X连锁显性遗传病。

引言 色素失禁症(incontinentia pigmenti, IP)是一种有典型皮肤表现的多系统疾病，好发于女性。它在1906年由Garrod[1]首次描述，随后Bardach[2]、Bloch[3]、Siemens[4]和Sulzberger[5]更进一步完善定义了该病。色素失禁症以沿Blaschko线分布的皮疹为特征，临床上通常分为四期，分别是：红斑水疱期、疣状增生期、色素沉着期和萎缩期。这四期通常依次出现，也可几期皮损同时出现，但并非所有各期都必然发生。色素失禁症和色素镶嵌症(即Ito色素减少症，无色素性色素失禁症)在以前的文献中常常被混为一谈，但是区分两者是非常重要的，因为两者的病因、临床疗效乃至在遗传咨询上的意义都截然不同。色素失禁症和色素镶嵌症的临床相似性源于两者的皮损皆沿Blaschko线分布。色素失禁症患者通常伴有牙齿异常，也可能出现因视网膜外围新生血管形成而继发视力丧失和神经发育问题。色素失禁症是一种X连锁显性单基因疾病，而色素镶嵌症是与各种基因镶嵌体相关的皮肤表型。色素失禁症的致病基因于1989年被定位到染色体Xq28[6]，2000年被鉴定为 *NEMO* 基因(即现在的 *IKBKG* 基因)[7]。

流行病学和发病机制 1976年，Carney[8]综述已发表的文章和本人的系列文章，得出了色素失禁症的皮肤特征和非皮肤特征发生的概率。然而，分析已经发表的病例是存在偏差的，而且有病因异质性。并非所有已发表的论文，都有足够证据证明患者均是典型的色素失禁症，其中可能有色素镶嵌症的病例。1993年发表了一篇以文献和大型研究为基础、讨论临床特征的综述[9]，随后又有几篇综述和一系列男性病例报道[10-14]。这些研究提供的数据阐释了色素失禁症不同临床特征的发生率。几乎所有的患者都有皮肤表现，而43.5%的患者有牙齿异常，30%有中枢神经系统损害，30%有眼部并发症[14]。出生时IP的患病率估计为1.2/10万[15]。

对色素失禁症家系进行回顾性研究，结果表明该病为X连锁显性遗传，致死通常发生在男性患者中。支持这种遗传模式的证据如下：女性患病比例显著高于男性、“女传女”遗传模式、高流产率。在一个关于色素失禁症的家族性研究中，111位患者中有53位是至少怀孕一次的成年女性。这些患者总共有158次妊娠，其中40名胎儿(25%)流产，32名胎儿为正常男性，56名胎儿为患病女性，30名胎儿为正常女性。

对X连锁最具说服力的证据来自色素失禁症与Xq28亚染色体带标志物的紧密联系[6]。2000年国际研究学会发现80%的病例 *IKBKG* 基因有一个频发缺失突变[7]。*IKBKG* 基因(B细胞激酶γ的κ多肽基因增强子的抑制因子)即以前的 *NEMO* 基因(核因子NF-κB，主要调节因子)，是编码κB激酶复合物抑制剂(inhibitor of κB kinase, IKK)的调节亚基。NEMO对细胞中许多免疫、炎症和凋亡途径至关重要，是激活转录因子 NF-κB 必需的。若细胞中激活的 X 染色体携带突变基因，则该细胞更容易发生细胞死亡。Curtis 等[16]报告了女性患者的染色体失活偏移，其中 IP 的 X 染色体优先失活。X 染色体失活被认为是女性患者众多表型变异的主要原因，即便在同一家族。在男性中，广泛的细胞凋亡通常导致早期胎儿死亡[17-18]。但是据报道，色素失禁症患者中也曾有存活的男婴，这种情况的男性患者可能患有 Klinefelter 综合征（47，XXY）[19-20]或体细胞镶嵌[21-22]。"父传女"病例也同样被报道过[22-24]。

女性色素失禁症患者的 *IKBKG* 基因突变通常是杂合的，该基因组重排可以修复 NF-κB 活性（亚等位基因突变），也可能将其完全阻断（无义突变）[25]。频发的 *IKBKG* 基因突变是由一个复杂的基因重排引起的，该重排删除了该基因的第 4～10 个外显子。男性 *IKBKG* 亚等位基因突变会导致较轻的、临床上明显的无汗性外胚层发育不良-免疫缺陷综合征（被称为 X 连锁少汗性外胚叶发育不良和免疫缺陷，hypohidrotic ectodermal dysplasia and immunodeficiency，HED-ID），但有趣的是他们的母亲可能表现出典型的色素失禁症症状[26-30]。

临床特征

皮肤

色素失禁症的皮肤表现如按经典顺序出现，或者能看到完整的四期皮疹有诊断意义。但是，缺乏某期皮疹并不能完全排除诊断，尤其是典型患者的一级女性亲属，其有几个非皮肤表现的疾病特征。典型的皮肤特征分为四期，但并非各期皮疹都必然发生；皮疹出现的先后顺序可发生变化，也可几期皮损同时出现。皮损特点是沿 Blaschko 线出现的细而涡轮状皮损，也就是说，环绕躯干，在脊柱区形成 V 形图案，向前停止在前正中线，在肩部和臀部形成线性条纹并向远端延伸至四肢。在第 1 期即红斑水疱期前可能会出现一个阶段的其他皮损。我们曾经观察到患病母亲所产的新生女婴身上出现沿 Blaschko 线分布的所谓的"新生儿毒性红斑"，这种红斑持续 24h，患儿在产后 48h 出现了典型水疱。

第 1 期：第 1 期的特点为红斑基础上出现水疱，并且可以出现在身体的任何部位，但通常不累及面部。第 1 期皮疹在出生后的最初几周内出现，经常出现在生后第一周。典型皮损沿着四肢和躯干周围呈线性分布，尽管并不总是边界清楚（图 136.1）。成簇的水疱可能出现在腹股沟和腋窝区域，以及头顶。簇集的水疱在几周内消失，可能在相同或不同的部位被新的簇集水疱所取代。一般来说，水疱在出生后 6 个月内会消退，虽然水疱可能在儿童期急性发热性疾病期间复发，但这些迟发水疱比在新生儿期出现的水疱轻，持续时间也短。

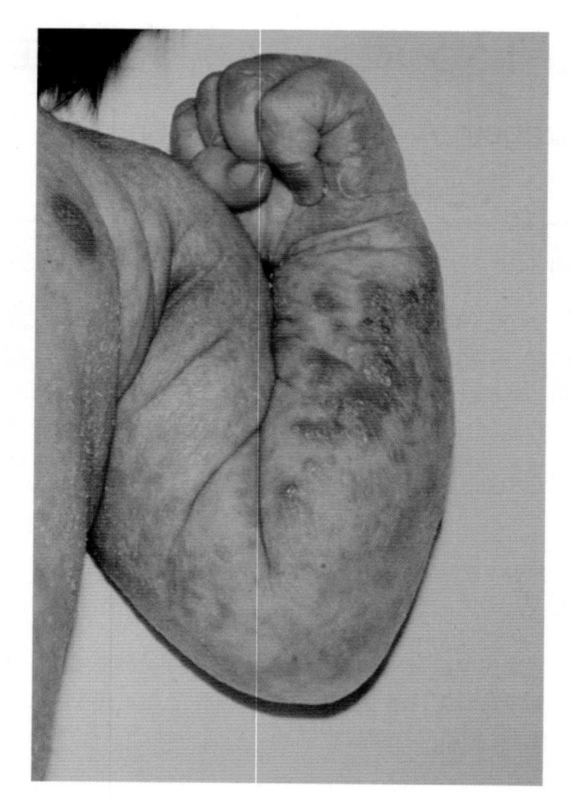

图 136.1 女婴，3 周，左臂显示第 1 期红斑水疱期的特征性皮损

第 2 期：据 Landy 和 Donnai[9]的报道，在 111 例患者中，只有约 1/3 的患者出现所谓的疣状损害。与最初的水疱性皮损相比，这些损害往往短暂且轻微，因此可能被漏诊。在有阳性病史的患者中，疣状皮损在 2 月龄出现，并且在 3 年内会全部消失。疣状皮损主要见于四肢远端，特别是手指足趾和踝部（图 136.2），并不一定与水疱出现在同一区域。头顶处起疱后随之出现的结痂可能与疣状损害相似，但这些结痂往往会持续存在，随后形成秃发。

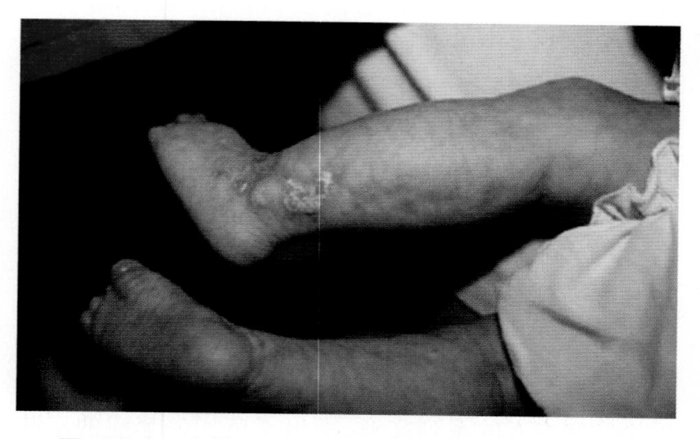

图 136.2 女婴，6 月龄，色素失禁症第 2 期疣状皮损

第二十八篇

第3期：这是一个以外在表现来命名的时期，但是这一期色素斑出现与否和累及范围都是多变的。其范围从腹股沟的小的条状色素沉着到更大面积的病变，特别是沿Blaschko线分布在躯干（图136.3）。然而，其分布并不总是沿Blaschko线的，而是典型的“中国国画”泼墨状图案。色素沉着常常累及乳头，并且其他部位有色素沉着的患者其腋窝和腹股沟一定也会累及。色素沉着通常发生在6月龄前，但偶尔会在2~3岁才发生，有时它会早于其他各期皮损发生。大约25%的病例在10岁前消退，大多数患者在16岁前消失。

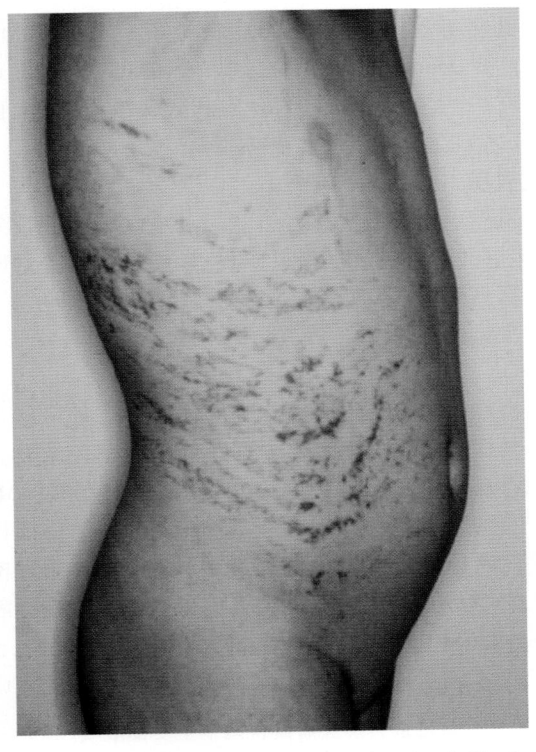

图136.3　女性，4岁，第3期皮疹，躯干上有沿Blaschko线广泛分布的色素沉着

第4期：即萎缩期，通常见于成年女性患者。然而，在Landy和Donnai[9]的一系列报道中发现，许多10岁以下的女孩也出现这些苍白色的线状皮损，同时伴有色素沉着，甚至是水疱和疣状损害。色素减退萎缩较少见于躯干，多见于大腿和小腿屈侧（图136.4）及肩部和上臂。目前还不清楚其分布是否遵循Blaschko线。

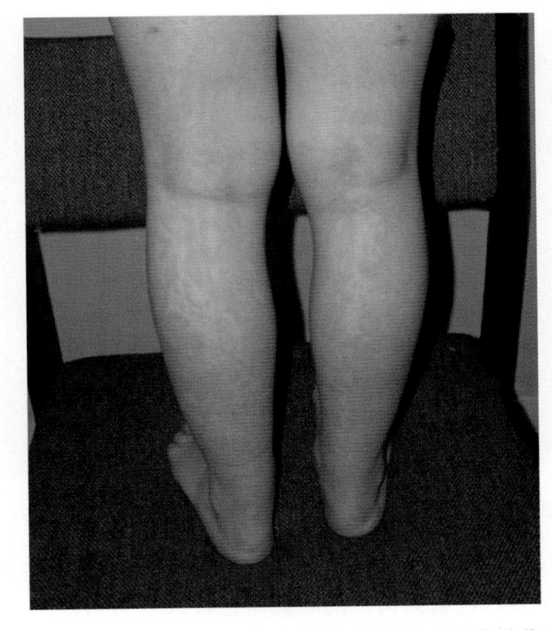

图136.4　女性，7岁，色素失禁症的第4期萎缩期，色素减退呈线性分布于双腿屈侧

甲

甲营养不良十分常见，约40%的患者会发生（图136.5）。临床表现多样，从轻微隆起或凹陷到类似于甲真菌病的严重甲营养不良。甲营养不良可能是暂时的现象。甲下角化病变被报道过[31-32]。这些病变的组织病理学改变与第2期疣状损害相一致，表现为角化过度、棘层增厚、乳头状瘤样增生和局灶性角化不良。

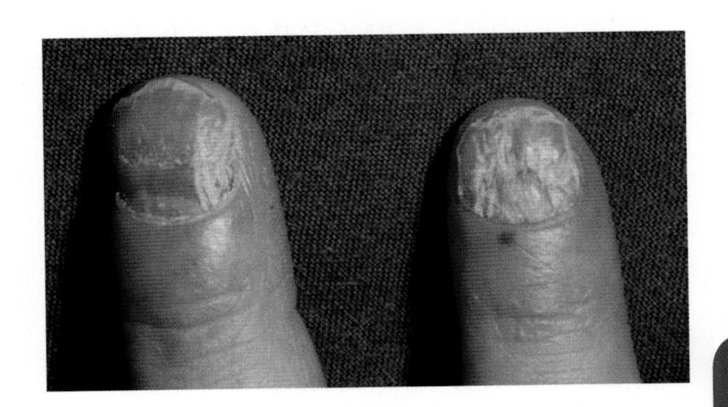

图136.5　色素失禁症女性患者的指甲营养不良

毛发

虽然毛发异常十分常见（26%），但是几乎不会引起女性的严重美观问题。脱发十分普遍，特别是头顶部位，多出现在该部位的水疱和疣状损害之后。头发通常是在童年早期变得稀疏，长大以后没有光泽，像金属丝一样又粗又硬。

牙齿

牙齿异常十分常见，约40%的病例会出现。可累及乳牙和恒牙，包括牙发育不全、萌出延迟、阻生齿和牙冠畸形，尤其是锥形牙和附属尖牙[32]。乳牙可一直保留至成年（图136.6）。牙齿特征对于成年女性有诊断价值，如果在患病病例的一级成年女性亲属中存在这些症状，则应积极寻找其他体征，如萎缩性皮损或毛发异常。

眼

色素失禁症导致的眼部异常发生率很高，大概接

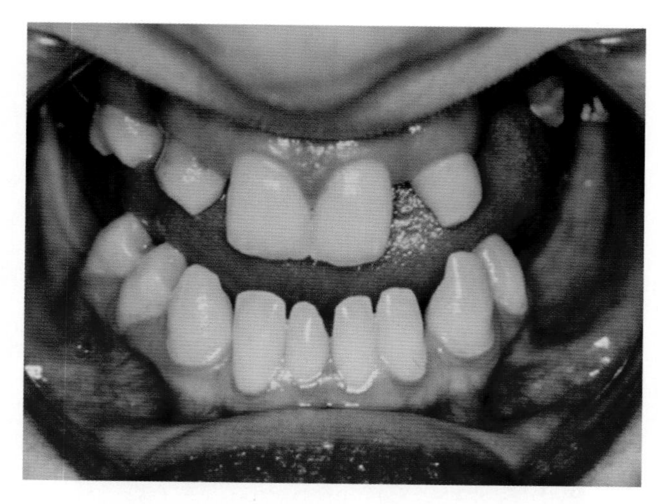

图 136.6 色素失禁症成年女性患者的牙齿，表现为牙齿发育不全和上颌切牙缺失

近 40%。色素失禁症的眼部特征性病变包括视网膜血管进行性增多和下层色素细胞的异常[33-34]。视网膜缺血促进新生血管增生，随后出现出血和纤维化，这一过程与早产儿视网膜病变相似。这种病变存在于许多色素失禁症患者中，但一般较局限，只有 10% 的患者发展成严重的眼内瘢痕并伴有失明。当这种情况发生时，通常只影响一只眼睛。年幼患儿（有些早至生后最初几周）发生失明，通常是由纤维血管组织收缩引起的牵拉性视网膜脱离所致，而老年患者则是由萎缩性、无血管性视网膜孔洞相关的孔源性视网膜脱离所致[35]。近 1/3 的患者发生斜视，通常与屈光不正有关。偶尔可见小眼畸形、白内障和视神经萎缩。尽管眼部并发症的发生率很高，仍有 90% 以上的患者视力正常。

神经系统体征

虽然 Carney 的综述[8]发现色素失禁症发生神经系统异常的发生率很高，但他所回顾分析的患者组可能偏向于那些有神经系统表现的患者，而且可能在病因上也不一致。Landy 和 Donnai[9]的研究采用了严格的诊断标准，其结果表明中枢神经系统异常的发生率相当低，这与 Fusco 等最近的系列研究一致[14]。在 Donnai 和 Landy 的系列研究中[9]，14% 的患者有癫痫发作，其中 8% 的患者有短暂癫痫发作而无相关的智力障碍，只有 6% 的患者有持续性癫痫发作。这一组患者中，癫痫发生在出生后 12 周之内，通常是在出生的第一周，并与一定程度的智力障碍有关。在 111 名接受研究的患者中，大约有 10% 的人有智力障碍，而其中仅有 1/3 的人有严重的智力障碍。家族性病例的智力障碍发生率为 3%，而散发性病例为 15%。

在 Fusco 等系列研究中[14]，308 例患者中有 97 人存在中枢神经系统异常（31.5%），其中 39 例有癫痫发作，29 例有智力障碍。Minic 等发表了一篇关于色素失禁症中的中枢神经系统异常的系统综述[36]，同样有 30% 的病例存在异常。在受累患者中，58% 的患者在出生后第一周首次出现神经症状，88% 的患者一周岁以内出现症状。最常见的中枢神经系统异常是癫痫、运动障碍、智力障碍和小头畸形。严重的神经系统问题并不常见，但是 Wolf 等[37]、Loh 等[38]、Maingayde Groof 等[39]已经证实有 *IKBKG* 基因突变的病例表现为新生儿脑病和大面积脑梗死，并伴有严重的发育问题。然而，Bryant 和 Rutledge[40]报告了一个有明显脑白质异常但没有神经系统问题的患儿。

乳房

乳房异常在色素失禁症患者中鲜有报道，但在 Landy 和 Donnai 的系列研究中[9]，10% 的病例出现乳房异常。一名妇女有单侧乳房和乳头发育不全，而另外 10 名妇女出现多个乳头。

其他表现

虽然色素失禁症患者可能因免疫缺陷引起反复感染，但这并不常见。据报道，与色素失禁症相关的腭畸形包括高腭穹、唇裂和腭裂[36]。肺动脉高压也是一种相对少见的并发症[41-42]。

诊断标准　与 Blaschko 线有关的任何皮疹都可能与色素失禁症相混淆，因此严格的诊断标准至关重要。诊断标准最初由 Landy 和 Donnai[9]提出，后来由 Minic 等[43]更新。皮肤表现为主要诊断标准，其他特征构成次要诊断标准。随着诊断检测手段的增加，通过检测确认的 *IKBKG* 基因致病性突变也可以作为主要诊断标准（表 136.1）。

表 136.1 色素失禁症的诊断标准。临床上诊断色素失禁症需具备两个主要标准或一个主要标准和至少一个次要标准

主要标准	次要标准
典型的色素失禁症皮损分期，皮损沿 Blaschko 线分布：	牙齿异常
红斑水疱期	视网膜周围性新生血管形成
疣状损害期	中枢神经系统异常
色素沉着期	毛发异常
萎缩期	甲异常
确认 *IKBKG* 基因发生致病性突变	乳房或乳头发育不全
	男性胎儿多次流产

鉴别诊断

色素镶嵌症（Ito 色素减退症，无色素性色素失禁症）

在任何“非典型”或严重损害的色素失禁症散发病例中，尤其是在没有明确的红斑水疱或疣状增生期病

史的情况下，应考虑这种异质性色素性镶嵌性疾病（见109章）。

X-常染色体易位

在几个发生X-常染色体易位可能涉及Xp11位点的女性中观察到一个类似但临床上不同的疾病。起初，这被认为是家族性色素失禁症的基因位点。令人困惑的是，与X-常染色体易位相关的疾病有时被称为IP1，而家族性IP被称为IP2。在已报道的X-常染色体易位并在Xp11位点处出现断点的女性患者中，未观察到经典色素失禁症的红斑水疱和疣状增生；相反，早期出现涡轮状色素沉着或色素减退。这些患者存在更严重的发育问题。Hatchwell等[44]的分子研究表明，未培养的成纤维细胞的X染色体存在随机失活现象，这支持了表型是一种镶嵌现象表现的假设，一些细胞在功能上是二元的，是X染色体的一部分，而不是由单个基因位点的破坏所造成的影响。

Goltz局灶性真皮发育不良

这种同样带有Blaschko线皮肤损害的疾病有时与色素失禁症相混淆，并具有相同的X连锁显性遗传模式。然而，其皮肤病变是明显不同的，包括沿Blaschko线分布部位真皮局灶性缺失，伴有多发性黏膜乳头状瘤，以及线状的过度色素沉着和色素减退。骨骼异常很常见，包括肢体短缩畸形和严重的眼部异常，如小眼畸形和无眼畸形。这种疾病是由*PORCN*基因突变引起的，*PORCN*基因是Wnt信号通路的调节基因[45-46]。

X连锁显性点状软骨发育不良

这种疾病的早期皮肤表现为鱼鳞病样红皮病，有时会被误认为是色素失禁症的疣状损害期。在过度角化阶段之后是伴有毛囊状凹痕的线状瘢痕。脱发、骨骼异常和白内障都很常见。在*EBP*（emopamil-binding protein）基因中发现了突变，该基因编码一种催化胆固醇和维生素D合成的关键酶[47]。

实验室检查

组织学

在色素失禁症红斑水疱期的早期，有大量嗜酸性粒细胞浸润表皮。

还有明显的外周血嗜酸性粒细胞增多。在红斑水疱期阶段，皮肤活检通常发现嗜酸性海绵形成。

基因检测

可以进行*IKBKG*基因检测。约75%符合临床诊断标准的患者出现相同的外显子4-10缺失突变，22%有点突变，4%有Xq28重排[14]。对那些没有发现*IKBKG*基因突变的患者，应该考虑到体细胞镶嵌现象。如果可能，应使用从皮损处提取的DNA进行基因检测，以寻找体细胞*IKBKG*基因镶嵌突变。在有色素失禁症临床特征的男性中，也应进行染色体分析，寻找性染色体异常。

产前诊断是可行的，如果色素失禁症基因突变位点已知，可为有可能生育色素失禁症胎儿的高风险妇女提供产前诊断。

医学监护与治疗 在新生儿期出现水疱时，重要的是要预防感染和保持病变部位尽可能干燥。没有有效的方法来加速色素失禁症任何阶段皮损的消除。

眼部异常可发生在早期，并导致显著的视力损伤，因此应终生定期筛查视网膜有无异常。如果在新生儿期诊断色素失禁症，应在出院前进行眼科评估，并在生后4个月内定期复查（至少每月一次）。可能需要全身麻醉，以确保视网膜检查足够充分。新生儿期检查可能是正常的，但血管异常的快速进展可能发生在出生后的最初几周。应在1岁前每3个月复查一次，在3岁前每6个月复查一次。荧光造影是一项有用的检查。3岁后视网膜脱离的风险降低，因此复查间隔可延长至12个月，但应终生监测。成人患者或色素失禁症患儿的家长应了解视网膜脱离的症状。可能促进新生血管病变恢复的干预措施包括视网膜的激光光凝或冷冻治疗。

所有色素失禁症患者应定期进行牙科检查，并接受口腔健康教育。如果发现牙齿异常，应考虑转诊到牙科进行治疗。

色素失禁症患者均应进行初步神经系统检查。如果有癫痫病史，脑电图检查可帮助诊断。癫痫患儿应进行标准的抗癫痫治疗以控制发作，但苯巴比妥可能对婴儿癫痫的效果较差。对于有癫痫或其他神经系统症状的患者，应考虑进行头颅影像学检查，已证明MRI结合弥散加权成像和磁敏感加权成像的方法有效[48]。对智力障碍的患者应该提供标准支持性治疗。

应向色素失禁症患者和色素失禁症儿童的父母提供遗传咨询。如果已知致病基因的突变位点，应对其一级女性亲属进行检查和/或进行基因检测。

（杨丽君 邢小光 译，汤建萍 张佳 校）

参考文献

见章末二维码

第137章 早老综合征

Helga V. Toriello, Caleb P. Bupp

摘要

这组疾病主要包括Hutchinson-Gilford早老症(Hutchinson-Gilford progeria syndrome, HGPS)、Werner综合征(Werner syndrome, WS)、Cockayne综合征(Cockayne syndrome, CS)和下颌骨发育不良。该组疾病的病因各不相同。一般来说,真正的早老其皮肤菲薄,伴局部或全身脂肪萎缩,皮肤松弛或皮肤弹力过度,或者仅仅只是一个比实际年龄更显苍老的外表都会被认为是早老的表现。然而,应被重视的主要临床特征是皮肤外观(菲薄、皱纹过多或容易晒伤?)、生长模式改变以及其他表现的出现。疾病的异质性与潜在发病机制有关,主要指遗传变异。本章节对早老表型的诊断和遗传特征进行了综述,重点是鉴别诊断。

要点

- 早老综合征具有异质性,包括Hutchinson-Gilford早老症、下颌骨发育不良和许多其他罕见疾病。
- 早老的主要临床特征是皮肤外观的改变、生长发育障碍和其他表现。潜在的疾病机制可能是老化过程加速、脂肪营养不良或皮肤松弛。
- 预后取决于潜在的病因。
- 并非所有人都存在遗传基础,大多数人诊断是基于临床特征和致病性突变基因的检测。

真正的早老综合征

Hutchinson-Gilford早老症

同义词
早老

引言和历史 Hutchinson-Gilford早老症(HGPS)以迅速出现衰老并伴典型面部特征、脱发和儿童期发生成人疾病为临床特征。本病初期表现为发育迟缓及寿命显著缩短。一般的经验法则是,早老症患者每活1年,临床上,约衰老10岁[1]。

Hutchinson[2]在1886年首次报道这种疾病,11年后Gilford[3]报告了一个类似的患者。此后,又有130多个病例被报道[4]。2003年两个研究小组发现本病的致病基因为*LMNA*[5-6]。由于*LMNA*基因的功能与细胞老化有关,因此激起了研究者更多对改变衰老靶点和进程的兴趣和研究。

流行病学和发病机制 本病的发病率约为1/800万~1/400万,男性发病略多于女性[4]。由于早期病例大多是零星报告,并因相似的表型特征联系在一起,但起初HGPS的发病机制仍不清楚。1972年DeBusk的一篇原创性综述研究了全球的60个病例[7]。致病基因的发现证明了本病为常染色体显性遗传。*LMNA*基因由两个研究小组使用不同的研究方法而发现。一组指出脂肪营养不良表型的病例与下颌骨肢端骨发育不良有相似性,并使用纯合子定位技术将致病基因定位到*LMNA*基因所在的染色体1q21区域。另一组利用纯合子定位并发现两例病例在1号染色体长臂存在单亲二倍体,从而进一步确定*LMNA*为候选基因[8-9]。

*LMNA*基因表达蛋白质Lamin A,是中间丝家族的一种核纤层蛋白。他们都位于真核生物的细胞核内,有助于增强、塑造和锚定其他蛋白。B型Lamin表达在所有细胞中,但A型Lamin只存在于分化的细胞中。mRNA交替剪接产生四种亚型。最初,Lamin A以prelamin A的形式存在,其C端存在法尼基化蛋白(farnesylated proteins)。Prelamin A在翻译后通过添加法尼基基团而发生转位,然后经多步反应改变氨基酸末端。锌金属蛋白酶*ZMPSTE24*参与这个过程,非典型HGPS的病例可能是由该基因的突变引起的。法尼基化后,Lamin A可在核膜内发挥作用[4]。

几乎所有的经典HGPS病例携带*LMNA*基因第11号外显子p. G608G(c. 1824C>T)突变。该突变不改变氨基酸序列,但能造成隐藏的剪接位点暴露造成150个核苷酸被剪接,进一步改变了Prelamin A法尼基化的能力,无法转变为Lamin A,反而最终被变成Progerin[3]。HGPS表型的原因很可能是存在Progerin,而不是Lamin A缺失,通过体外试验添加Lamin A无法抵消

Progerin 的存在也可证实这一点[10]。Progerin 的致病作用并未完全清楚，这引起人们在治疗 HGPS 和理解衰老进程方面广泛的思考，它可能在增强 DNA 损伤、修复缺陷或改变细胞增殖和衰老方面发挥作用[11]。据报道，*LMNA* 基因的其他突变很少引起经典或非经典的 HGPS，而且还有可能有其他致病性基因。*LMNA* 基因突变可能与父亲年龄有关[4]。

病理 组织学异常的早期报道包括真皮网状层中有大量粗大和不规则的弹性蛋白纤维网[12]，表皮真皮萎缩和真皮纤维玻璃样变，附属器丢失[13]和真皮毛细血管扩张[14]。然而，最近 Mazereeuw Hautier 等[15]在 3 例携带 p. G608G 突变的儿童患者中仅发现弹性纤维数量轻微增加。因此，以前报道的病理改变可能见于患有非典型 HGPS 或 HGPS 相关疾病的儿童中，或者本病的组织病理学改变存在差异。

临床特征 如图 137. 1 和图 137. 2 所示，典型 HGPS 最常见的临床特征是发育不良，进而导致身材矮小、过早脱发、皮肤硬化致皮肤萎缩、脂肪代谢障碍、关节活动度降低和特征性面容。本病在孕期无特殊，婴儿出生时外观正常，体重和身高略有下降。而在出生的第一年，生长参数骤降到第 3 百分位数以下（体重参数比身

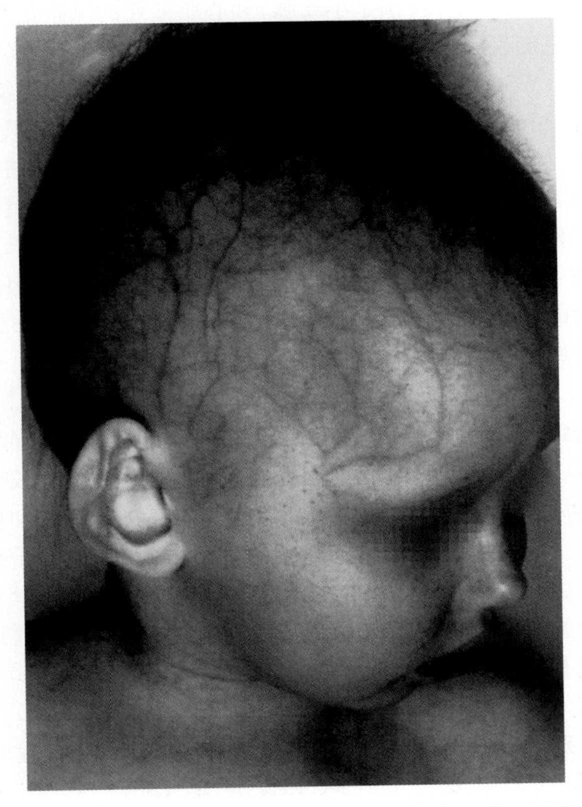

图 137. 1 儿童早老症：脱发伴头皮静脉显著，小下颌和耳部异常

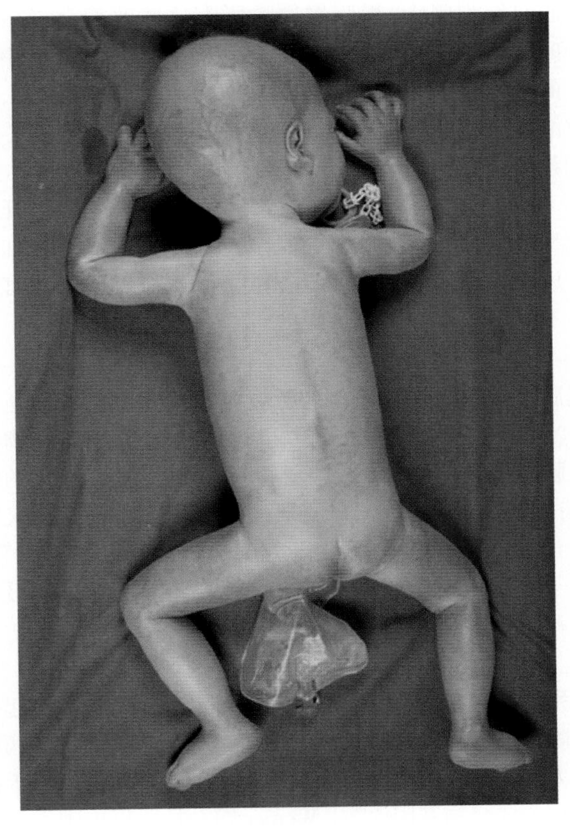

图 137. 2 儿童早老症：典型姿势

高参数下降更明显）。膜质骨发生骨溶解，如末节指骨（导致指骨表面皮肤红肿，伴有甲营养不良）、锁骨（导致肩部变窄）、下颌骨（引起下颌后缩）、面颅（引起牙齿拥挤）和头盖骨（导致宽大的囟门，头部维持正常的大脑组织生长所需要的尺寸，这使面部看起来更小）。脂肪营养不良的发展，使皮肤更透明、静脉显露。它通常会使腹部出现“梨形”外观。静脉横跨鼻梁是 HGPS 的一个特征。一过性皮肤硬化在出生后的几年内出现，随后未经治疗也会改善，引起皮肤变薄、干燥、萎缩，颈部和上胸部会出现色素沉着和早期日光性雀斑。毛发初期同样发育良好，到 2 岁逐渐脱落伴随着睫毛和眉毛脱落。关节活动度的降低最终会导致站立时四肢无力、步履蹒跚和“骑马姿势”，以及肩胛骨的摆动。肌肉萎缩且伴有关节疼痛，但这并不是因为皮肤问题的进展而致。HGPS 患儿的声音音调很高，尽管卫生条件良好，但龋齿增加，牙齿萌出延迟伴牙齿拥挤。白内障、听力障碍、易感染和第二性征发育通常不常见。智力发育是正常的[4,16]。

心血管功能与发病率和死亡率密切相关。患者在出生时，心血管畸形发生率并未增加，血压也是正常的。在生命的最初几年里，患者逐渐出现高血压、劳力性呼吸困难、疲劳和心脏增大。患者的血管几乎没有内膜和中膜，导致血管直径小、平滑肌细胞丢失。患者

的心肌细胞肥大，瓣膜增厚。所有这些改变会导致血管问题、脑卒中、动脉粥样硬化和心肌梗死。脑卒中发生的平均年龄是 9 岁，死亡的平均年龄是 14.6 岁，多数继发于心肌梗死[4,17]。一篇综述针对 HGPS 的心血管系统方面的临床特征进行了详细描述[4]。

HGPS 是一个节段性或器官特异性衰老综合征的典型范例，因其无神经认知能力下降，也未显著增加癌症风险，肝、肾、肺、胃肠道、骨髓和大脑等多个器官基本不受影响[18]。

预后 HGPS 的平均诊断年龄为 2.9 岁[4]。目前还没有治疗 HGPS 的方法，但可以尝试使用他汀类药物和双膦酸盐类药物。试图抑制 progerin 的法尼基化的临床试验已初见成效。其他推荐的治疗方法包括反义寡核苷酸。目前已有用于研究 HGPS 的小鼠模型[9,16]。关于本病也已经发表了监测和治疗指南[19]。已报道的存活年龄从 6~20 岁不等[16]。

鉴别诊断 非典型 HGPS 也有相似的临床表现，但起病较晚，进展慢，寿命稍长。骨质溶解更严重[3]。许多病例是 *LMNA* 基因的非经典突变引起的，其他可能归因于其他相关或修饰基因[4,16]。Werner 综合征可以出现类似表现，但发病相对较晚，有白内障，且患癌症风险增高[20]。本章还讨论了许多临床特征与本病相似的疾病。

参考文献 137.1

见章末二维码

Werner 综合征

引言和历史 Werner 综合征（Werner syndrome，WS）是一种青少年和成人发病的早老综合征，具有双眼白内障、头发过早变白和变细、身材矮小和特征性皮肤异常改变等四个主要特征。患者在出生后第一个 10 年内是正常的，10~30 岁表现出症状。WS 患者有一种异常的患癌倾向。

Werner 在 1904 年的博士论文中最先描述了此病，文中记载了 4 个兄弟姐妹的症状，重点描述了其硬皮病样皮肤表现和白内障等[1]。至今已经有超过 200 例的报道。全球患者注册和突变信息数据库均已建立[2]。

流行病学和发病机制 *RECQL2* 基因位于染色体 8p12 上，已知该基因的纯合和复合杂合功能缺失突变可引起 WS[3]。该基因编码一种 DNA 螺旋酶蛋白，在 DNA 修复、同源重组、复制中起作用，有助于端粒的维持[4]。WS 发病机制与衰老有关，可能反映了基因的多重作用和细胞功能障碍的累积[5-6]。已经报道超过 70 种不同的突变类型，包括缺失、重复和内含子改变。最常见的点突变为 c. 1105C>T，在 20%~25% 的患者中存在[7-8]。已有一些基因型-表型研究，特定的基因型可能提示为肿瘤易感的表型。WS 作为常染色体隐性遗传疾病，携带者无症状。日本的患病率最高，为 1∶40 000~1∶20 000，可能存在先证者效应。美国的患病率估计接近 1∶200 000[4,9-10]。

病理 Gawkrodger 等[11]描述了一名患者的皮肤活检结果。重要的发现包括真皮胶原玻璃样变性，但没有表皮萎缩或附属器丢失。电子显微镜下显示正常胶原蛋白束之间存在无定形物质堆积。

临床特征 WS 患者通常在第一个 10 年内没有健康问题。第一个诊断线索可能是青春期发育迟缓。成人身高增长率比儿童时期低。从青少年晚期到 30 岁早期，患者会出现脱发和头发变白、白内障和硬皮病样改变。四肢纤细，躯干部脂肪沉积，面部瘦小（有时称为“鸟样外观”）。骨质疏松发生在长骨，而不是典型的椎骨，在足踝和肘部开始出现深在性、慢性溃疡。手指远端关节可发生溶骨性病变，患者音调常高亢。性腺功能减退和生育能力迅速下降，但也有生育的可能。2 型糖尿病、动脉硬化（特别是小动脉）和心肌梗死的风险很高。未见痴呆发生率增高的报道[9-10]。

WS 的癌症风险值得特别注意，因为肿瘤的类型、部位和发生频率有独特性[12]。甲状腺肿瘤、软组织肉瘤、黑色素瘤和骨肉瘤的发病率较高，癌症风险据估计为 44%[2,9]。肉瘤更可能是上皮来源的，黑色素瘤更可能是与日晒无关的肢端雀斑样型，骨肉瘤多见于下肢[10]。白血病的风险也可能升高[12]。*RECQL2* 基因的功能特征加上癌症治疗的 DNA 损伤效应可能与 WS 患者患多种癌症风险增加有关[10]。

治疗和预后 WS 患者寿命较短，平均预期寿命为 54 岁[13]。最常见的死亡原因是癌症和心肌梗死。建议对糖尿病、高脂血症、白内障和癌症等疾病进行筛查和监测。应该建议患者保持健康的生活方式，其他的治疗均为对症治疗[9]。潜在的治疗途径集中在生物化学和细胞水平上修复 *RECQL2* 基因功能的丧失，但目前还没有有效的临床试验[14-15]。

鉴别诊断 临床诊断 WS 患者中约 10% 没有发现 *RECQL2* 突变[7-9]，但约 15% 发现 *LMNA* 突变[16]。*LMNA* 与 HGPS 相关。*LMNA* 基因中的这些突变是错义突变，或者被认为是隐藏剪接位点的弱激活因子，而隐藏剪接位点是经典HGSP的特征[17]。临床表现为癌症发病年龄小且进展快。典型的HGPS比WS发病早得多。同样有*LMNA*突变引起的下颌骨发育不良,临床表现为身材矮小、相似的面部特征,但没有白内障,而白内障存在于100%的WS患者中[10]。一些癌症特异性的相似表现也可见于Rothmund-Thomson综合征(Rothmund-Thomson syndrome,RTS)和Bloom综合征,而有趣的是这些病症由其他螺旋酶的编码基因突变引起。它们的癌症发病年龄通常比WS小[12]。可根据WS各个系统表现各自生成一个鉴别诊断列表,但这些表现组合在一起是WS特有的。

参考文献137.2

见章末二维码

Cockayne综合征(见第138章)

Cockayne综合征(Cockayne syndrome,CS)是一种异质性疾病,根据所涉及的基因分为CSA和CSB,根据临床严重程度分为Ⅰ型、Ⅱ型和Ⅲ型。经典型(CS Ⅰ型)的特点是出生后生长发育障碍和小头畸形、白内障、色素性视网膜病变、皮肤光敏性、听力损失和智力缺陷。严重型(CS Ⅱ型)已被描述,包括产前生长缺陷和早期症状。CS Ⅱ型与脑-眼-面综合征在临床表现和分子学异常方面有重叠。轻度型(CS Ⅲ型)也被描述,包括正常的生长发育和智力发育。致病基因为*ERCC8*和*ERCC6*,分别引起CSA和CSB。*ERCC5*的突变也可能引起严重的CS表型,以及其他重叠疾病[1-3]。

参考文献137.3

见章末二维码

Rothmund-Thomson综合征(见第140章)

Rothmund-Thomson综合征(Rothmund-Thomson syndrome,RTS)是一种遗传性疾病,其表型包括儿童早期发病的皮肤异色症,偶尔会出现白内障和骨骼异常。恶性肿瘤的风险增加是其表现之一。RTS具有遗传异质性,并非所有的患者均有*ReCQL4*突变[1]。RTS与Baller-Gerold综合征(Baller-Gerold syndrome,BGS)和RAPADILINO综合征(Rapadilino syndrome,RS)临床上存在重叠[2-5],因三者均与*ReCQL4*突变有关。RTS还与由*USB1*突变引起的Clericuzio型皮肤异色伴中性粒细胞减少症在临床表现上有所重叠[1]。

参考文献137.4

见章末二维码

先天性角化不良(见第140章)

先天性角化不良是一种异质性疾病,其特征表现为皮肤和指甲异常表现、口腔黏膜白斑、过早老化、牙齿脱落、骨质疏松症和恶性肿瘤发生率增加。

皮肤萎缩/脂肪萎缩相关性疾病

Wiedemann-Rautenstrauch综合征

同义词
新生儿早老样综合征(neonatal progeroid syndrome)

引言和历史 Wiedemann-Rautenstrauch综合征(Wiedemann-Rautenstrauch syndrome,WRS)是一种早老综合征,其特征是胎儿生长受限、身材矮小、典型的面部外观、胎生牙、脂肪萎缩和反常的骶尾部脂肪堆积。1977年Rautenstrauch和Snigula首次报道了WRS[1],他们报告了两个患有早老综合征的姐妹。Wiedemann[2]在两年后描述了另外两名患者,Devos等[3]提出了WRS的缩写。

流行病学和发病机制 迄今已报道超过30名患者[4]。

兄弟姐妹同时患病和父母的亲缘关系都有报道[1,3,5-7],因此这几乎可以肯定本病是一种常染色体隐性遗传疾病。尽管Beavan等[8]在Rautenstrauch和Snigula[1]最初描述的一名患者中发现核心蛋白聚糖表达缺陷,但该病的遗传缺陷尚不清楚。核心蛋白聚糖是一种小的蛋白聚糖,它可能与Ⅰ型和Ⅱ型胶原相互作用以影响纤维形成的速率。但作者认为核心蛋白聚糖缺乏不是主要缺陷,因为核心蛋白聚糖的表达在该患者青春期恢复到正常水平。Mazzarello等[9]描述了皮肤成纤维细胞中胸腺嘧啶激酶活性降低,这表明存在DNA代谢缺陷。人们试图寻找*LMNA*、*ZMPSTE24*和*ERCC8*突变,但是还没有发现[7,10-11]。因此,WRS的病因仍然不明,但是随着外显子测序在鉴定致病基因方面的应用越来越多,相关基因很可能将被鉴定出来。

临床特征 患病个体存在子宫内生长受限、发育不良和身材矮小。早老面容在出生时就很明显,表现包括假性脑积水(尽管枕额周长在正常范围内)、头发稀疏、头皮静脉显露、前囟变宽和颧骨发育不全。患者在出生时几乎都有1~4颗胎生牙,这些牙齿脱落后出现出牙延迟。患者皮肤干燥,菲薄而起皱,手和足显得很大。通常有全身性脂肪萎缩,但儿童时期可出现反常的骶尾部脂肪堆积。有一名儿童的腋窝和手指近端也有脂肪堆积[12]。进食困难很常见，随着时间的推移，鼻子会呈现鸟喙状。患者通常存在轻-重度认知障碍。偶见关节挛缩、心脏缺陷、肾积水和先天性听力损失。眼部异常的报道较少，包括小眼畸形在内的一系列先天性眼异常已经越来越被人们所认识[4,7]。据报道，一些患者的胰岛素和甘油三酯水平升高[13]，但这不是一致的表现[14-15]。病例报告中年龄最大的患者为 17 岁[16]，平均生存时间为 7 个月[16]。如上所述，患者可能存在从轻至严重的认知障碍。

鉴别诊断 胎生牙存在于 Hallerman-Streiff 综合征、Ellis-van Creveld 综合征和 Ullrich Fremerez-Dohna 综合征中。出生时的早老面容可出现在 Hallermann-Streiff 综合征、Berardinelli-Seip 综合征、Bamatter 综合征和 DeBarsy 综合征。反常的骶尾部脂肪堆积发生在先天性糖基化障碍中。一个被认为患有 WRS 的儿童后来被发现三倍体和四倍体体细胞嵌合现象，因此应考虑进行皮肤活检进行核型分析，特别是当出现心脏缺陷和手指并指畸形等异常表现时[17]。Petty 等[18]所描述的综合征应与 WRS 相鉴别。

实验室检查和组织学表现 Martin 等对 Devo 等[3]所报道的患者进行脑部检查[19]显示了一种嗜苏丹性脑白质营养不良，伴有虎斑条纹。Hagadorn 等[20]没有在他们的患者身上发现这种现象，表明存在异质性。而 Ulrich 等[21]发现患者的大脑中没有成熟的髓鞘。他们也认为 WRS 在组织学、神经病理学和遗传学方面可能存在异质性。Arboleda 等[7]报告了一名儿童的尸检结果，其颅骨由软骨组织和未骨化的纤维组织包绕。Jager 等[22]在体外实验中发现成骨细胞再生能力不足。一名患者的皮肤活检仅显示真皮明显发育不良[12]。成纤维细胞的增殖率为正常对照组的 1/2。

治疗和预防 支持治疗。

参考文献 137.5

见章末二维码

DeBarsy 综合征

引言和历史 DeBarsy 综合征（DeBarsy syndrome，DBS）表现包括早老样貌、生长迟缓和智力障碍、皮肤松弛、角膜混浊和手足痉挛症。1968 年 DeBarsy 等[1]描述了一个胎儿期生长受限、皮肤松弛、轻微颅面畸形、角膜混浊，前囟增大伴延迟闭合和手足痉挛症的女孩。此后，有超过 25 名病例报道，其中 3 名为未知病例[2-12]。然而，一些报道为 DBS 的病例可能为其他疾病[3,8]。

流行病学和发病机制 DBS 是一种罕见的遗传异质性疾病。常染色体隐性和常染色体显性遗传方式都有报道[13-15]。*PYCR1* 或 *ALDH18A1* 双等位基因突变引起的 DBS 是常染色体隐性遗传，基因分别编码吡咯啉-5-羧酸还原酶 1 和吡咯啉-5-羧酸合成酶，都参与线粒体脯氨酸循环。*ALDH18A1* 基因杂合突变引起的 DBS 是常染色体显性遗传。到目前为止，所有常染色体显性遗传患者都有新发突变。

临床特征 DBS 患儿通常有胎儿生长受限和随后的生长发育迟缓。角膜混浊或白内障普遍存在，面部表现为早老样面容。具体来说，这些孩子有突出的前额、鼻孔上翘的小鼻子和薄嘴唇。眼睛通常深陷。耳朵被描述为大而发育不良，耳轮相对展开。患者常见肌张力减退，轻微的皮肤松弛和褶皱，尤其是四肢。小关节常过度柔韧，经常出现髋关节脱位或者畸形足。最初认为手足痉挛症是 DBS 的常见表现，但最近发现仅发生在不到 1/2 的患者身上[14]。本病存在认知障碍，约 50% 患者出现了严重的认知障碍[12]，无认知正常的患儿报道。还有一些证据表明基因型-表型的相关性，如 *ALDH18A1* 突变的个体更容易患白内障/角膜混浊和肌张力减退，而 *PYCR1* 突变的个体更容易出现外伤[14-15]。

由于大多数报道的患者都是婴儿，因此其寿命不详。所报道的患者中，最年长的是 24 岁，没有任何危及生命的健康问题[3]。然而，有人质疑该患者及其兄弟姐妹是否患有 DBS，特别是因为他们有不同的面部表现，出生体重正常，有皮肤色素沉着及色素减退性斑片，这在其他 DBS 的患者中没有出现[12]。

鉴别诊断 一些 DBS 儿童最初被诊断为 WRS，但 WRS 出现胎生牙和骶尾部脂肪堆积应可区别这两种疾病。其他早老综合征也应考虑在鉴别诊断中[13]。

实验室检查和组织学表现 DeBarsy 等[1]对患者行的皮肤活检证实表皮正常，但真皮比正常薄。极少数胶原纤维可出现肌束震颤，弹性纤维细而短，数量减少。Karnes 等[11]和 Skidmore 等[13]描述了弹性纤维减少。Karnes 等[11]也描述了皮肤活检表现会随着时间而改变：在新生儿期，患者有表皮角化过度和乳头状瘤样增生。在 10 个月时，患者表皮正常，真皮变薄，附属器不位于常规位置，而位于表-真皮交界处，弹性纤维数量和大小均减少。

电子显微镜显示胶原束大小的变化，以及弹性蛋白的微纤维成分增加和弹性蛋白的无定形成分变薄。弹性纤维呈“虫蛀状”样改变[11,13]。

治疗 目前还没有特效治疗。

参考文献 137.6

见章末二维码

肢端早老症

引言和历史 这是一个假定的疾病谱，包括肢端早老症(acrogeria)和变形性早老症(metageria)，前者主要累及手足，后者累及四肢和其他组织结构。这组疾病临床表现多样。

Gottron[1]第一次描述了一种主要影响手足的早老综合征。至今已有 50 例报道。1974 年 Gilkes 等[2]描述了 2 例表型类似，但被认为不同于肢端早老症、HGPS 或 WS 的患者。1992 年 Greally 等[3]描述了一个男孩有肢端早老症和变形性早老症的特征，并推测肢端早老症和变形性早老症属于同一疾病的不同表型。他们建议用肢端早老症(acrometageria)来命名这种疾病。现在已经明确了这是一组表现相似，但致病基因不同的疾病。

流行病学和发病机制 尽管大多数的受累个体是家庭中唯一的患者，但 Kaufman 等[4]描述了一个符合常染色体显性遗传的家系，其中一个人临床上有变形性早老症，另外两个人有肢端早老症。因此其他病例可能是新生突变。尽管 Pope 等[5]和 Bouillie 等[6]认为存在Ⅲ型胶原合成缺陷，但 Bruckner-Tuderman 等[7]和 Blaszczyk 等[8]未发现Ⅲ型胶原蛋白水平异常。肢端早老症很可能具有异质性，伴有Ⅲ型胶原蛋白缺陷的一些患者(也引起Ⅳ型 Ehlers-Danlos 病)有肢端早老症表型[9-10]。Hunzelmann 等[11]报道了一个患有变形性早老症的男性，他的姐姐患有肢端早老症，他们存在Ⅰ型胶原蛋白缺陷。Hadj-Rabia 等[12]报道了一名患有肢端早老症的男性存在 *LMNA* 基因的致病性突变。

临床特征 Meurer 等[13]和 Greally 等[3]回顾了肢端早老症患者的临床表现，主要局限于皮肤和骨骼。皮肤表现包括四肢皮肤萎缩，手足为著，鼻尖萎缩，色素沉着，甲营养不良和增厚，增生性瘢痕。罕见的其他皮肤表现，如银屑病、硬皮病。骨骼变化很轻微，通常局限于前臂和小腿。其他描述的变化包括骨质疏松、肢端骨质溶解和关节过度活动[14]。

变形性早老症临床表现更为严重，还包括代谢和心血管变化。皮肤表现包括四肢严重萎缩、头部毛发稀疏和泛发性肢体脂肪萎缩。代谢紊乱主要局限于早发性糖尿病；心血管改变包括早期动脉粥样硬化。面部表现包括喙鼻和眼睛突出。

一般来说，寿命取决于糖尿病和动脉粥样硬化的严重程度，尽管 Greally 等[3]报道的患者有中度认知障碍，但患者的智力似乎没有受到影响。

鉴别诊断 DBS 与 WS 均需与该病鉴别，可以根据 WS 的发病年龄和 DBS 的表型差异来区分。Rezai-Delui 等[15]报道了一个常染色体隐性遗传的肢端早老症家族，很可能患者实际所患为下颌骨发育不良。

实验室检查和组织学表现 Meurer 等[13]对一名诊断为肢端早老症的男性患者进行皮肤活检，表现为皮下脂肪减少，真皮乳头变平，角化过度。胶原纤维数量减少，而弹性纤维增加，呈碎片状。颗粒型内质网扩张，细胞呈空泡状。在空泡和细胞外区域可见到假弹性蛋白。Bruckner-Tuderman 等[7]对一个肢端早老症患者的皮肤进行检查，注意到不同活检部位病理变化存在差异：与腋窝皮肤相比，足部真皮厚度变薄和胶原束异常更明显。第三例取自臀部的皮肤活检报道未发现任何异常[3]。Tajima 等[16]报道了一例患者存在迟发性局灶性皮肤弹性纤维变性。Hadj-Rabia 等[12]报道患者右臂皮肤活检中存在表皮增生与胶原紊乱。

治疗 糖尿病和动脉粥样硬化应给予积极治疗。

参考文献 137.7

见章末二维码

下颌骨发育不良

引言和历史 下颌骨发育不良(mandibuloacral dysplasia，MAD)以生长障碍、进行性溶骨性骨骼改变和皮肤异常为特点，也可发生脂肪营养不良。

Cavallazzi 等[1]首先将这种情况描述为非典型的锁颅骨发育不全。Young 等[2]将这种疾病命名为下颌骨发育不良(MAD)。Danks 等[3]认识到 Cavallazzi 等报道[1]的患者是 MAD。至今有许多病例相继被报道，现在已经认识到存在两种形式：MADA 和 MADB，其中 MADA 比 MADB 更常见。

流行病学和发病机制 该病为常染色体隐性遗传，可由 *LMNA* 或 *ZMPSTE24* 突变引起[4-9]，分别引起 MAD 的 A 型(MADA)和 B 型(MADB)。

临床特征 在典型的 MADA 病例中，发病年龄在 3~14 岁，始于面部和手指。MADB 患者出现症状较早，常在婴儿早期发病[10]。临床表现包括身材矮小、皮肤菲薄、色素沉着、局部脱发、眼球突出、喙鼻、牙齿脱落、小颌畸形和短手指,放射学检查显示锁骨和末节指骨骨吸收。脱发区头皮静脉显露。受累皮肤呈硬皮病样改变,指甲和趾甲可能存在营养不良或缺失。脂肪营养不良可仅累及四肢或躯干,面部和四肢亦可均累及[9,11]。MADB 患者在 5 岁时出现大部分的临床表现,包括锁骨的完全吸收。动脉粥样硬化、高血压和肾脏疾病发生在儿童早期[12]。部分 MADB 患者出现皮下和血管钙化,表现为皮下肿块,最终从皮肤排出[3,12-13]。一例患者在 27 岁时出现皮下组织坏死,进行了气管切开术,进行肾移植来治疗因局灶性硬化症引起的肾衰竭[13]。

最后,还有一组患者临床有部分 MAD 的表现,但缺少基本的临床发现且出现一些不典型临床表现。例如,Friedenberg 等[14]报道的一些患者身高正常,但伴有听力损失和肝大。

有证据表明基因型和表型可能存在相关性。例如,存在 *ZMPSTE24* 突变(而非 *LMNA* 突变)的患者往往有头发过早变白和肾脏疾病。在具有 *LMNA* 基因突变的患者中,那些具有常见 R527H/R527H 基因型的患者存在高胰岛素血症和高甘油三酯血症,而那些存在 A529V/A529V 基因型的个体则没有[5]。

尽管有一些患者早期死亡的报道,但有典型表现的 MAD 患者寿命似乎接近正常。智力在这两种亚型中都没有受到影响。

鉴别诊断 最重要鉴别诊断是颅骨锁骨发育不良,后者在出生时无皮肤表现及骨骼表现。鉴别诊断中也应考虑到致密性成骨不全症,与颅骨锁骨发育不良一样,该病无皮肤表现。也有个别诊断为 HGPS 的患者,最终考虑是 MAD[15-16]。

实验室检查和组织学表现 Welsh[17]描述的皮肤活检表现为真皮中度均质化和轻度弹性纤维变性。Zina 等[18]发现网状层缺失,但真皮和弹性纤维发育正常。Al-Haggar 等[19]描述了 MADA 患者及其杂合子母亲的皮肤超微结构变化,患者的皮肤表现出许多异常,包括表皮细胞桥粒紊乱,桥粒被大小不等的空泡分隔,真皮出现胶原纤维束减少和成纤维细胞异常,杂合子母亲的皮肤活检有一些轻微异常,作者建议对这些妇女进行随诊以发现皮肤萎缩和过早老的迹象。

治疗 支持治疗。

参考文献 137.8

见章末二维码

Megarbane-Loiselet 新生儿早老综合征

引言和历史 本病以新生儿早老表型、关节挛缩、拇指内收、腹股沟疝和早期死亡为特征。

Megarbane 和 Loiselet[1]描述了一对患有“新型”早老症的兄弟姐妹。Jukkola 等[2]报道了一个有同样情况的孩子。

流行病学和发病机制 疾病遗传模式可能是常染色体隐性遗传方式。遗传学病因尚未知。

临床特征 患者临床表现包括出生前和出生后发育迟缓、特殊面容(五官间距增大、鼻尖狭小、小嘴巴和小下颌畸形)、头发稀疏、面部和头皮皮肤菲薄、枕骨突出、白内障、拇指内收、腹股沟疝和马蹄足。关节挛缩[1]和关节过度伸展都有报道[2]。心脏缺陷也是常见的表现。寿命<1 年者,死亡可能与相关的心脏缺陷有关。

鉴别诊断 本病表现与 Wiedemann-Rautenstrauch 综合征、DeBarsy 综合征和 Hallermann-Streiff 综合征极其相似,但该病病程和症状的严重程度与这些疾病有所不同。

实验室检查和组织学表现 Jukkola 等[2]证明患者存在Ⅰ型和Ⅲ型前胶原生成不足。

参考文献 137.9

见章末二维码

Penttinen 早老病

该病仅有 3 例报道。临床表现包括出生后发病、早老样外观,骨骼表现和皮肤病变,类似于幼年性透明性纤维瘤病[1-2]。本病的遗传方式和基因缺陷尚不清楚。

早老特征在婴儿期或儿童早期出现。最早的表现是前上颌骨和上颌骨后移、眼球突出、拇指和趾趾粗大。皮肤稍干燥,半透明,关节过度伸展。随着时间的推移,手足背及臀部均有瘢痕疙瘩样结节性病变。头皮毛发稀疏,出现肢端骨质溶解。年龄最大的患者在 20 岁死于呼吸衰竭。也可表现为眼翼状胬肉和角膜浑浊、听力损失和颅缝早闭。三位患者的生长和智力均正常,此外,Haugen 和 Bertelsen[3]描述了一个表现相似但症状较轻的家系,可能是同一个疾病。

应排除其他早老综合征(如 MADA、MADB 等),一名患者的皮肤活检显示与幼年性透明性纤维瘤病有相似之处,但 PAS 染色存在差别,阿尔辛蓝染色呈弱阳性[1]。

参考文献 137.10

见章末二维码

Lenz-Majewski 综合征

引言和历史 Lenz-Majewski 综合征（Lenz-Majewski syndrome，LMS）是一种罕见的疾病，有早老样貌、面部和四肢缺陷以及骨骼畸形。最初被 Lenz 和 Majewski[1] 认为是一个独立的疾病。Braham[2] 和 MacPherson[3] 曾在被诊断为“颅骨干或骨干发育不良”的患者中描述过该病。Robinow 等[4] 提出了这个命名。其他人也报道过类似的患者[5-13]。

流行病学和发病机制 这是一种常染色体显性遗传疾病，由 *PTDSS1* 的杂合子功能获得性增益突变引起[12]。

临床特征 患者临床表现包括出生前和出生后发育迟缓，面部特征为相对大头畸形，前额隆起，面中部发育不全，五官间距大，短鼻子，长人中，薄上唇和向后旋转的大耳朵，牙釉质发育不全，手足短小伴有并指（趾），松弛而萎缩的皮肤伴明显静脉突出。患者存在中-重度智力障碍，也可发生感音神经性听力丧失。骨骼表现包括进行性颅底和椎骨硬化、管状骨重塑、各种各样的骨性结合、肋骨和脊椎异常。虽然 Lenz 和 Majewski[1] 报告的患者在30岁时还活着，最近也有一例报道[9]，但本病的寿命尚不清楚。

鉴别诊断 影像学上应与颅骨干骺端发育不良、骨干发育不良和颅骨骨干发育不良鉴别诊断。这些疾病的其他表现可以帮助加以区分。

实验室检查和组织学表现 Hood 等[8] 报道了一名儿童缺乏弹性蛋白纤维，认为患有新的综合征，但后来被诊断为 LMS。Whyte 等[14] 报告的女婴在尿液氨基酸分析中存在高磷丝氨酸尿症。

治疗 以支持治疗为主。

参考文献 137.11

见章末二维码

与皮肤衰老有关的综合征

Mulvihill-Smith 综合征

引言和历史 Mulvihill-Smith 综合征（Mulvihill-Smith syndrome，MSS）是以身材矮小、轻微颅面畸形、出生后皮肤色素痣和免疫缺陷为特征的一种罕见疾病。本病于1975年被 Mulvihill 和 Smith[1] 发现并因此而得名，但现倾向于 Shepard[2] 首先报道了本病。1975年 Elliott[3] 也报道了一例类似病例。至今全球已报道数例确诊病例[4-13] 和1例疑似病例[14]。

流行病学和发病机制 病因尚不清楚。所有报道的病例均是家系中唯一的患者。Ohashi 等[14] 报道一名患者的双亲为近亲结婚，如该患者确实是 MSS，则该病可能是常染色体隐性遗传。

临床特征 几乎所有的患者临床均以低出生体重和身材矮小为特征。小头畸形是另一常见表现。本病的面部特征鲜明，表现为皮下脂肪相对缺乏、前额宽阔、颧骨扁平、下巴小而尖、招风耳。患者声调通常很高，常见牙齿缺失或者不规则。大多数患有感音神经性聋。

最具特征的表现是色素痣，它可以发生在身体的任何部位。痣发生的年龄不同，Bartsch 等报道的病例中色素痣出现在1岁时[6]，Baraitser 等报道在5~6岁时出现[5]，而 Ohashi 等报道的患者出现在25岁[14]。其他皮肤表现包括躯干和四肢皮下脂肪分布正常，皮肤干燥，伴有多毛症。报道常提及有免疫缺陷，容易反复感染，主要是由于T细胞功能障碍和免疫球蛋白A（IgA）及免疫球蛋白G（IgG）水平下降。据报道两例患者骨龄发育较晚[5,8]。有报道称一例成年患者有“眼干燥症”[10]。患者的智力可能受到不同程度的影响，可从轻微到严重不等。生存寿命尚不明，有几例患者被报道时已成年。成年期认知能力可能会下降[9]。4例患者在10~30岁患上肿瘤[6,8-9,12]，因此，肿瘤发生的风险也可能增加。

鉴别诊断 需与其他的早老综合征如 WS 鉴别，但该病在色素痣出现前可能很难做出判断。本病还需与 LEOPARD 综合征鉴别，后者主要表现有雀斑样痣、身材矮小（还包括心电图异常、眼距过宽、肺动脉狭窄、生殖器畸形和耳聋），但可以通过 MSS 的面部特征来区分。

实验室检查和组织学表现 De Silva 等[7] 描述了患者的皮肤活检表现，他们发现培养的成纤维细胞生长缓慢，体积小，有大量内含物。原发性髂骨缺失。

治疗 除控制继发感染外，其他治疗尚不明确。

第二十八篇

参考文献 137.12

见章末二维码

Lenaerts 综合征

引言和历史 本病是一种罕见的遗传综合征，主要有过早老、关节脱位和轻微颅面畸形等表现。目前仅在1994年由 Lenaerts 等[1]报道了一家系。

流行病学和发病机制 遗传机制尚不明确，有一部分可能是常染色体显性遗传，不能排除为 X 连锁显性遗传。

临床特征 本病的全部表现为身材矮小、头发稀疏、巩膜呈蓝色、鼻子尖、嘴唇薄。关节异常主要包括大关节过度松弛、手足指间关节半脱位、马蹄内翻足、腕关节骨性融合。皮肤菲薄，下肢网状青斑明显。有文献记载，先证者成年期可能会出现低丙种球蛋白血症，家庭中的其他成员可能也有此表现。寿命和智力一般正常。

鉴别诊断 本病在关节脱位方面需与关节活动过度鉴别，但可通过皮肤和免疫系统表现加以区分。

实验室检查和组织学表现 暂无报道。

治疗 可应用抗生素控制感染或静脉补充丙种球蛋白等。

参考文献 137.13

见章末二维码

MDPL 综合征

引言和历史 Shastry 等[1]报道了 7 名患有下颌发育不全(mandibular hypoplasia)、耳聋(deafness)、类早老症(progeroid)和脂肪萎缩(lipodystrophy)的患者，并提出这些患者患有尚未被描述的综合征，将其命名为 MDP。后来被称为 MDPL，它是上述主要表现的首字母缩写[2]。自首次报道以来，已有其他患者被报道[3-5]。

流行病学和发病机制 本病由聚合酶 δ1(polymerase delta 1,*POLD1*)基因杂合突变引起。

临床特征 本病的主要表现为儿童期出现的脂肪萎缩、面部畸形和渐进性感音神经性聋。面部特征包括眼球突出、喙鼻、下颌发育不全和牙齿排列拥挤。男性常见性腺功能减退，女性则表现为乳房发育不足。皮肤呈硬皮病样改变。值得注意的是，一般不发生头发稀疏、锁骨发育不全或肢端溶骨症，寿命和智力未受明显影响。

鉴别诊断 需与下颌骨发育不良、WS 鉴别。

实验室检查和组织学表现 成年患者可出现多种代谢紊乱，包括糖代谢异常、肝功能异常和高脂血症，但并不是每个患者都出现[2,4]。

治疗 支持治疗，如有代谢紊乱给予对症治疗。

参考文献 137.14

见章末二维码

Marfanoid 早老-脂肪萎缩综合征

引言和历史 本病最早由 Grauel-Neumann 等[1]报道，为一位有马方综合征(Marfan syndrome,MFS)的某些临床表现的成人，同时也有早老样面容和脂肪营养不良。随后，其他病例也被报道[2-7]。

流行病学和发病机制 由 *FBN1* 基因的 64 号外显子(末端外显子)突变引起，该基因与典型的 MFS 相关。

临床特征 出生时新生儿有低出生体重和全身脂肪萎缩。面部脂肪缺乏会导致过早老外观。MFS 的相关表现多种多样，包括蜘蛛指(趾)、关节挛缩、高度近视、晶状体脱位、主动脉根部扩张和二尖瓣脱垂。本病患者认知功能正常。皮肤菲薄，容易发生瘀伤[5-6]。预后未知，年龄最大的患者在报道时为 27 岁[1]。

鉴别诊断 需与 24-32 号外显子突变引起的新生儿马方综合征[8]以及 Wiedemann-Rautenstrauch 综合征鉴别。

实验室检查和组织学表现 葡萄糖代谢正常，无胰岛素抵抗或糖尿病依据。

治疗 支持治疗，注意定期检查视力和心脏疾病。

参考文献 137.15

见章末二维码

CAV1 相关脂肪营养不良

引言和历史　*CAV1* 相关脂肪营养不良（CAV1-associated lipodystrophy）以新生儿发病的脂肪营养不良、大理石样皮肤、肺动脉高压和生长停滞为特征。到目前为止，仅有 3 例报道[1-2]。

流行病学和发病机制　本病由 *CAV1* 杂合突变引起，该基因编码一种完整的膜蛋白小凹蛋白 1（caveolin 1，CAV1）。

临床特征　报道的两名患儿产前发现有肺部积液，但出生前或出生后不久症状消失。这些儿童在出生时皮肤呈花斑样，称为大理石样皮肤，伴有皮下脂肪减少。据报道，其中两名患儿需要使用胃管辅助喂食。面部特征表现为三角形的脸伴小嘴唇和/或小嘴。前囟在出生前几年里未闭合。头皮毛发细，除臀部以外，身体大部分皮下脂肪营养不良。认知能力正常。报道病例中年龄最大的为 7 岁。

鉴别诊断　应注意与其他先天性脂肪营养不良和先天性糖基化障碍鉴别。

实验室检查和组织学表现　脂质代谢可能异常，一个或多个患儿中出现低 HDL 血症和高甘油三酯血症。

治疗　主要是支持治疗，尚不清楚是否需他汀类药物治疗。

参考文献 137.16

见章末二维码

Nestor-Guillermo 综合征

引言和历史　Cabanillas 等[1]报道了两例无亲缘关系的男性患者，他们的表型使人联想到但又不同于下颌骨发育不良或 HGPS。这种综合征以这两位患者名字命名。截至 2016 年初，还没有其他患者被报道。

流行病学和发病机制　Nestor-Guillermo 综合征为常染色体隐性遗传病，由屏障自整合因子 1（barrier-to-autointegration factor 1，*BANF1*）基因发生双等位基因突变引起[2-3]。

临床特征　已报道的两例患者在 2 岁之前发育正常。从 2 岁开始，皮下脂肪减少，手指关节僵硬，开始出现下颌和锁骨骨吸收。成年时，患者的下颌骨、上颌骨和锁骨骨溶解严重，出现完全骨吸收。患者皮肤变薄、干燥、萎缩，伴有色素沉着。患者认知正常，但生长发育迟缓。

鉴别诊断　需与下颌骨发育不良 A 型及 HGPS 鉴别。

实验室检查和组织学表现　两例患者均无代谢紊乱。1 例患者骨密度测定发现存在严重的骨质疏松症。

治疗　支持治疗。

参考文献 137.17

见章末二维码

Petty 综合征

引言和历史　Petty 等[1]报道了 2 个无亲缘关系的病例，其早老表型与 Wiedemann-Rautenstrauch 综合征和 HGPS 重叠，但并不是这两种疾病。有学者[2-3]认为这两名患者可能与 Fontaine 等[4]报道的病例相同。其他报道的病例可能是一种单一疾病，即 Petty 和 Fontaine-Farriaux 综合征[5-9]。

流行病学和发病机制　本病的分子机制尚不清楚，据推测这是一种常染色体显性遗传病。由于所报道的个体缺乏家族史，考虑可能是一种新生突变。

临床特征　患儿低出生体重伴几种不同的畸形特征。颅缝较宽伴颅骨硬化不良。头发分布有特异性，似乎呈现一种杂乱无章的生长模式。皮下脂肪营养不良，皮肤松弛和起皱。远端手指和指甲发育不良。所有患儿均有脐疝，多数有颅缝早闭，其他表现如腹肌发育不全、生殖器畸形、中枢神经系统异常或常有心脏缺陷。大多数没有认知障碍。

鉴别诊断　需与下颌骨发育不良 B 型、Wiedemann-Rautenstrauch 综合征以及一些罕见的类早老症鉴别。

实验室检查和组织学表现　暂无报道。

参考文献 137.18

见章末二维码

皮肤松弛相关性皮肤病

皮肤松弛症(见第 94 章)

皮肤松弛症(cuits laxa)实际上是一种结缔组织病,其特征是皮肤缺乏弹性,逐渐松弛、下垂。其他器官也会累及,常发生疝气。发病机制还不十分清楚,目前按遗传方式分为常染色体显性遗传(*ELN*、*FBLN5* 突变)、常染色体隐性遗传(*EFEMP2*,*ATP6V0A2*,*FBLN5*)或 X 连锁隐性遗传(*ATP7A*)[1-2]。1833 年 Alibert[3]首次报道一例常染色体隐性遗传患者。1884 年 Rossbach[4]第一次报道了一例常染色体显性遗传皮肤松弛症患者。

隐性遗传者具有更严重的临床表型,包括发育迟缓、癫痫和运动异常。X 连锁皮肤松弛症也被称为枕角综合征,它属于由铜离子代谢异常所致的 Menkes 综合征的疾病谱之一。各型皮肤松弛症之间存在异质性,现在主要从分子机制进行分类。常染色体隐性遗传皮肤松弛症ⅡA 型由 *ATP6V0A2* 基因突变引起,可出现智力障碍和皮肤松弛等相关临床表现。无论哪种遗传方式,患者都可以出现生长迟缓、韧带松弛、关节脱位、颅面畸形、智力发育迟缓(伴智力障碍的皮肤松弛),或躯干四肢皮肤松弛、骨骼异常、小头畸形和智力障碍(皱皮综合征)。

参考文献 137.19

见章末二维码

巨头、脱发、皮肤松弛和脊柱侧弯(MACS 综合征)

MACS 综合征(macrocephaly,alopecia,cutis laxa and scoliosis;MACS syndrome)以巨头、脱发、皮肤松弛和脊柱侧弯为主要特征,以其首字母来命名。本病仅在四个家系中描述过,除了原生家庭的特征外,它们还存在一些异质性[1]。

该病是由 *RIN2* 基因突变所致的常染色体隐性遗传性疾病,该基因与 Rab5 相互作用,影响体内的内体运输[1-2]。

光学显微镜显示皮肤弹性纤维稀疏,真皮上层 oxytalin 纤维缺失[1]。其他研究显示成纤维细胞内质网扩张、胶原纤维形态异常、高尔基复合体异常[2]。高尔基内质网孔隙肿胀,液泡堆积[3]。

临床特征一般为面容粗糙、脊柱侧弯、毛发细且稀疏(不一定是斑秃)、关节过伸、容易擦伤及皮肤过度伸展(不是皮肤松弛症的皮肤松弛表现)。脸颊部下垂似乎与软组织肿胀有关[2]。现在发现巨头可能不是一个关键的体征。大多数临床表型不一定包含在缩略语名称中,*RIN2* 综合征可能更适合作为这类疾病的名称[3-4]。

本病患者的生存寿命不明。鉴别诊断包括其他形式的皮肤松弛症、Ehlers-Danlos 综合征(Ehlers-Danlos syndrome,EDS)、Costello 综合征和由 *ANTXR1* 突变[5]引起的 GAPO[生长迟缓(growth retardation)、脱发(alopecia)、假性牙缺失(pseudoanodontia)和视神经萎缩(optic atrophy)]。

参考文献 137.20

见章末二维码

骨发育异常老年样皮肤

定义　骨发育异常老年样皮肤(geroderma osteodysplastica,GO)是一种罕见的常染色体隐性遗传疾病,其特征为皮肤松弛和皱纹增多、关节过伸和颜面特征性衰老外观[1]。

历史　Bamatter 等[2]首先描述了该疾病并命名。基于相似的面部特征,他们以“华特·迪士尼小矮人(Walt Disney dwarfs)”来形容 5 个患病的兄弟姐妹。最初临床诊断上很容易与其他疾病混淆,如皮肤松弛症和皱皮综合征。分子机制的发现在一定程度上解决了这个难题,但也导致了重新分类方面的困难。回顾那些在基因鉴定出现之前报告的病例尤其具有挑战性。

病因和发病机制　2008 年 Hennies 等[3]确定 *SCYL1BP1* 是 GO 的致病基因。该基因编码的蛋白在成骨细胞和皮肤中高表达,与高尔基复合体的功能密切相关。自从更名为 *GORAB* 后,该基因的具体功能还不完全清楚。它与 Ras-like GTPase RAB6 相互作用,有助于膜转运过程[1,4]。*GORAB* 致病性突变会导致功能缺失[3]。随着分子诊断取代过去的临床诊断,一些临床诊断为 GO 的病例发现有 *PYCR1* 突变[5]。*PYCR1* 突变会引起常染色体隐性遗传皮肤松弛型ⅡB 型和ⅢB 型。*GORAB* 与 *PCYR1* 基因表型存在一定的临床差异,应通过分子诊断给予最准确的诊断。

病理　Hunter[6]报道显示该病的皮肤活检结果包括非特异性弹性纤维断裂。

临床特征　典型的面部特征包括从上下颌嵴的外侧边缘沿头皮发际向上至下眼睑的斜沟。这会使上眼睑看起来饱满[1]。面部呈长三角形,耳朵大而突出[5]。颧骨发育不全和皮肤松弛导致面部老化[4]。其他部位也会出现皮肤松弛,如手背、足背[5]。据报道,下颌系带缺失或发育不良。骨骼异常表现为关节过度伸展和不同程度的骨质疏松,容易导致骨折或生长发育不良[1,3-4]。目前GO被认为是一种不完全型早老症。

治疗和预后 主要是对症治疗。面部和牙齿可能需要手术治疗[7],可适当改善骨质疏松[8]。文献中已经报道过成年GO患者,似乎没有任何明确的数据显示该病发病和死亡的高风险因素[9]。

鉴别诊断 GO应与*PYCR1*突变引起的常染色体隐性遗传皮肤松弛症鉴别,后者伴有智力障碍。骨质减少在GO中也更为常见[5],需与骨质疏松症鉴别。皱皮综合征(分子学研究显示为另一种常染色体隐性遗传皮肤松弛症亚型)也需要与该病鉴别[9]。在婴幼儿期,可能与EDS和HGPS有一些相似之处[10]。尽管分子水平诊断替代了最初的临床诊断,但GO与其他疾病的鉴别仍存在一些挑战。

参考文献137.21

见章末二维码

Costello综合征(见第144章)

定义 Costello综合征(Costello syndrome,CS)是多种先天性异常综合征,主要表现为出生后发育迟缓、相对大头畸形、典型的面容、生长迟缓、鼻乳头状瘤等。皮肤表现为皮肤松弛、手掌及足底有深的褶皱[1]。

历史 1971年Costello首次描述了两例患儿,1977年又再次报道[2-3]。随后,文献也报道了其他的病例[4-8]。Borochowitz等[9-14]所描述的儿童是否是Costello综合征或是其他独特的疾病仍存在争议。由于两种疾病可能涉及不同的遗传模式,所以解决这个问题很重要。Johnson等[15]、Philip和Sigaudy[16]、Quezada和Gripp[1]均作了较好的综述。

病因和发病机制 病因未明确,研究认为Costello综合征与*HRAS*的杂合突变有关,常为新生突变。该基因位于MAPK信号通路中。最常见的突变点是p.G12S,发生于84%的病例[17]。其他突变引起的表型有些许差异[18]或有更严重的表型及早期致命性[19]。

病理 皮肤活检一般无异常,但Hatamochi等[20]和Torrelo[21]均报道存在弹性纤维减少。

临床特征 患儿出生后发育不良,对比身体来讲头看起来较大,出现相对的巨头样外观。外胚层发育缺陷包括:缓慢生长的脆性头发,呈稀疏卷曲状;甲生长缓慢;皮肤松弛(尤其是手和脚),手掌和足底有很深的褶皱;乳头状瘤不仅分布于鼻周区域,也会出现在其他区域(如肛周、口周);可能出现色素痣和黑棘皮病。患者声音常低沉、嘶哑。心血管病变包括先天性心脏病(肺动脉瓣狭窄最为常见)、肥厚型心肌病和心律失常(常为房性心动过速)[17]。上述表现自出生后缓慢发展,故新生儿期诊断较为困难。然而,Digilio等[22]指出,如存在新生儿巨大儿(通常伴有水肿)伴发育不良、肌张力下降、面容粗糙、色素沉着、手及足皮肤松弛,应高度怀疑Costello综合征。羊水过多、胎儿生长过快、相对的巨头和胎儿房性心动过速等产前表现也可能提示Costello综合征[23-24]。

预后 该病常见发育迟缓和智力障碍,已报道患者的平均智商为57分(波动在30~87分)[25]。该病患者生存期不详,合并先天性心脏病或心肌病时可能会加快疾病进程。此外,患者有10%~15%的概率发生恶性肿瘤,尤其是横纹肌肉瘤、神经母细胞瘤和膀胱移行细胞癌[1,26]。其中,横纹肌肉瘤最为常见。该病有突然恶化的可能,需定期监测心脏情况[17]。

鉴别诊断 本病需与Noonan综合征和心-面-皮肤综合征(cardiofaciocutaneous syndromes,CFC)鉴别,但根据临床表型差异可区分。一些最初被诊断为皮肤松弛伴智力障碍的儿童后来发现是Costello综合征[27]。巨大胎儿或低血糖可能提示Simpson-Golabi-Behmel综合征或Beckwith-Wiedemann综合征[19]。

治疗 尽管有研究表明补充生长激素可以提高生长速度,但营养支持并不能缓解发育迟缓[28]。足外翻或髋关节脱位需要整形外科干预。现阶段也有相关研究评估几种针对RAS途径不同信号因子的药物疗效[28-29]。目前针对RAS通路的临床试验已开始,而且很可能会有更多的药物进行临床试验[20]。

参考文献137.22

见章末二维码

Ehlers-Danlos综合征-早老症样型

定义 先天性结缔组织发育不全综合征又称Ehlers-Danlos综合征-早老症样型(Ehlers-Danlos, progeroid type)。该病临床表现以EDS样活动过度和皮肤松弛伴有早老外观、发育迟缓和其他肌肉骨骼异常为特征。如今，分子诊断取代了临床诊断，拓宽并改变了该疾病病谱。

历史 首批病例由 Hernandez 等在 1981 年、1986 年和 1987 年分别报道[1-3]。但这些患者没有进行基因检测。Kresse 等描述了一例类似患者，同时提出了一个类似早老病的生化机制[4]。自从实现分子诊断以来，数例病例被报道，尽管这些患者均携带已被证实的基因突变，但临床特征却不尽相同，这引起了人们对提出该种疾病临床意义的质疑，以及是否应该对 Hernandez 等报道的病例进行分类或者剔除。

病因和发病机制 1999 年 Almeida 等及 Okajima 等分别报道了该病的致病基因 *B4GALT7*[5-6]。先前 Kresse 行皮肤活检已证明患者皮肤的成纤维细胞不能完全将小蛋白硫酸皮肤素的核心蛋白转化为成熟的带有蛋白聚糖的糖胺聚糖链[4]。随后被证明是由于患者体内缺乏半乳糖转移酶Ⅰ，即 *B4GALT7* 的蛋白产物[5]。作为常染色体隐性遗传性疾病，纯合突变和复合杂合突变均已被报道，多见于酶的催化功能的结构域[5-7]。患者体内该酶水平约为正常人的 5%，而携带者接近正常人的 50%[6]。*B4GALT7* 在啮齿类动物生长板中呈差异性表达，这可能与临床观察到的患者发生身材矮小有关[8]。另外，在表型相似但无 *B4GALT7* 突变的病例中发现存在 *B3GALT6* 突变[9]。在线人类孟德尔遗传数据库中已将其列为 EDS-早老症样型 2 型，表明 Ehlers-Danlos 综合征-早老症样型存在遗传异质性。

病理 Hernandez 的一例患者皮肤活检显示光镜下未见表皮或真皮异常。电镜下可见表皮棘层细胞内间隙轻微扩张及弹性纤维断裂[3]。由于大多数研究集中在分子和生化相关领域，其他的病理方面相关报道很少。

临床特征 该病经典的临床表现可在病例报道中见到，需根据分子学检查进行临床分型。首例报道的患者临床特征包括轻度智力障碍、隐睾、头发卷曲或细、眉毛/睫毛稀疏、面部皱纹过多，其他常见特征为皮肤过度伸展、关节活动过度、易擦伤、漏斗胸、翼状肩胛骨和乳头状瘢痕[1-3]。发育迟缓和早老症并不是之后报道的患者的主要症状，尤其是那些已经通过分子诊断证实的患者。这表明可能是因为 *B4GALT7* 突变位点和突变方式的不同所引起更宽泛的表型谱，也可能是对早期 Hernandez 报道病例不恰当分类所致。有些人甚至主张取消“早老样”这个词[8]。

除了 EDS 的柔韧性及伸展性特征外，矮小、前臂异常（如桡尺骨骨性结合）和下肢弯曲似乎更与 *B4GALT7* 突变相关[8]。对于 *B3GALT6* 突变，患者除了传统的 EDS 表现外，身材矮小、肌张力减低、骨质疏松、脊柱侧弯和进行性挛缩也是其主要特征[9-10]。

治疗和预后 主要是对症治疗。基于已报道病例来看，患者寿命基本正常。

鉴别诊断 在早期病例报道中曾提出该病是 Noonan 综合征的一种类型[3]。HGPS 一般有皮下脂肪减少和脱发，严重的智力障碍和神经系统疾患可能提示 DBS，听力丧失和光敏性可能提示 CS[4]。

（吴波 朱珠 译，罗鸯鸯 倪成 校）

参考文献 137.23

见章末二维码

第二十九篇　容易诱发恶性肿瘤的遗传性疾病

第 138 章　着色性干皮病和相关疾病

Steffen Schubert, Steffen Emmert

摘要

核苷酸切除修复(nucleotide excision repair, NER)是人类最通用的 DNA 修复系统。NER 可以修复包括紫外线照射等多种因素引起的 DNA 损伤。NER 因子缺陷的后果由三种最常见但仍然罕见的常染色体隐性 NER 缺陷综合征所证实:着色性干皮病(xeroderma pigmentosum, XP)、Cockayne 综合征(Cockayne syndrome, CS)和毛发硫营养障碍症(trichothiodystrophy, TTD)。XP 患者表现为高度的日光敏感、暴露部位的雀斑,并可在儿童期发展为皮肤癌。CS 患者表现为日光敏感、严重的神经系统异常和恶病质性侏儒症。TTD 患者表现为日光敏感、鱼鳞病和头发短而脆且含硫量低。与 XP 患者相比,CS 和 TTD 患者不容易发生紫外线诱发的皮肤癌(黑色素瘤、鳞状细胞癌和基底细胞癌)。由于基因型与表型的相关性是复杂的,这些综合征可作为皮肤癌发生发展、神经变性和表皮细胞分化的疾病模型,可能衍生出新的预防和治疗策略。

要点

- 着色性干皮病(xeroderma pigmentosum, XP)、Cockayne 综合征(Cockayne syndrome, CS)和毛发硫营养障碍症(trichothiodystrophy, TTD)是一类 DNA 损伤修复功能缺陷的常染色体隐性遗传病。
- XP 患者主要症状包括日光敏感、雀斑以及早发皮肤癌。
- 患病率约 1/100 万。
- 表型存在多基因性,即不同基因的缺陷可导致相同的表型。
- 基因型存在多表型性,即同一基因的不同突变会导致不同的表型。
- 由于 XP 基因参与了 DNA 修复、转录、核受体反活化和表观遗传重构等几个重要的途径,因此基因型与表型的相关性非常复杂。
- DNA 损伤修复功能缺陷疾病主要依靠临床表现诊断。
- 功能细胞检测系统和基因检测可以证实诊断结果。
- 在正常人群中,核苷酸切除修复系统可预防皮肤癌的发展,约 50~60 年。
- DNA 修复能力的变化(基因突变)对皮肤癌风险和癌症治疗前景既有积极影响,也有消极影响。
- 除了核苷酸切除修复外,无差错的翻译合成有助于紫外线辐射后基因组库的维持。

细胞 DNA 修复系统

原核生物和真核生物的基因组长期暴露于内源性或外源性细胞 DNA 损伤物质中,但细胞含有进化上保守的机制来避免这种损伤[1-3]。为了中和这些毒性作用,130 多种 DNA 修复酶保证了基因组的完整性[4]。DNA 修复酶经常扫描基因组,以检测并消除 DNA 损伤,如链断裂、交联、错配或二聚体以及单核苷酸损伤[5-7]。紫外线(ultraviolet, UV)是 DNA 最常见、最相关的外源性毒素之一。在生物体内,DNA 损伤后的切除、双链断裂、同源或非同源重组的 DNA 修复以及 DNA 损伤的直接逆转是最重要的 DNA 修复机制。在切除修复中,可以分为三种不同的机制:核苷酸切除修复(nucleotide excision repair, NER)、错配修复(mismatch repair, MMR)和碱基切除修复(base excision repair, BER)。如果在这些修复机制的作用下 DNA 损伤仍然存在,就需要特殊的 DNA 聚合酶(转录合成)发挥作用[3-4,8]。

直接逆转

通过直接逆转(direct reversion)修复 DNA 损伤的一个很好的例子是细菌光解酶,只存在于原核生物中。环丁烷嘧啶二聚体和嘧啶-6,4-嘧啶酮光产物二聚体是两种紫外线照射诱导的 DNA 损伤的光产物,目前已知有两种不同的光解酶可以分别将它们特异性地分离成最初的单体状态。如果光解酶与二聚体结合,则需要可见光(300~500nm)照射对其光活化[9]。在真核生物中,为了控制生物钟,光解酶基因极有可能向蓝光受体进化[10]。

跨损伤修复

研究表明，尽管DNA多次受损，细胞仍能继续增殖。聚合酶的存在使机体能够绕过特定DNA损伤，可以部分解释这种现象，这一过程被称为跨损伤修复（translesional synthesis）[8,11]。聚合酶eta是研究最深入的聚合酶之一，它在1999年被发现，能够以无误差的方式绕过TT环丁烷嘧啶二聚体[12]。聚合酶eta功能缺失的后果可在着色性干皮病变异型（xeroderma pigmentosum variant，XPV）患者得到证实。尽管核苷酸切除修复能力正常，但由于选择使用更易出错的聚合酶，XPV患者中仍积聚出现了DNA紫外线特征突变。最有趣的是，在XPV患者中，聚合酶eta功能的丧失与其他核苷酸切除修复缺陷的XP患者表现出相同的临床症状[13]。由UV诱导的DNA光产物的NER缺陷，导致这些患者体内积聚DNA突变，是因为他们在7个主要的NER相关XP基因A到G中的一个存在缺陷[14]。

切除修复

在消除紫外线诱导的DNA损伤方面，核苷酸切除修复（nucleotide excision repair，NER）和碱基切除修复（base excision repair，BER）通路是人类最常用的DNA修复系统。BER消除（UVA诱导的）氧化DNA加合物，NER能够消除UVB诱导的光产物。BER的过程是剪接并替换单个氧化损伤的核苷酸[3-4,15]。在复制过程中，错配修复系统，也称为第三种DNA修复系统，消除了微卫星DNA滑脱过程中出现的错误配对的碱基或小DNA环[16-17]。

多阶癌症理论

一般来说，要将一个细胞完全转化为一个肿瘤细胞，需要多个不同的基因突变。自发的DNA突变频率太低，不能单独解释人类癌症的发展，例如，基因组中有大量的非编码（内含子）序列[18]。然而，如果突变导致参与维持基因组稳定性的基因失活，就会形成一个“突变表型”，导致细胞突变率增加和恶性转化加速。DNA修复缺陷相关的遗传性疾病是多阶癌症理论（multistep cancer theory）的经典模型。在正常人群中，自发的DNA修复基因突变也可能加速癌症的发展，但与遗传性DNA修复缺陷障碍相比，其潜伏期要长得多[18]。对于紫外线诱发的皮肤癌，与XP患者相比，更多的NER基因细微改变可能决定一个人是否在70岁或80岁时罹患皮肤癌[19]。

参考文献138.1

见章末二维码

核苷酸切除修复

NER修复了多种不同形式的DNA损伤，NER处理了大量的DNA损伤，后者可导致DNA螺旋扭曲及紫外线诱导的DNA光产物[1-2]。

紫外线诱导的DNA损伤

当紫外线被皮肤吸收时，会产生多种影响[3]。色素沉着和免疫抑制同时发生。更重要的是，光能被细胞DNA直接吸收，从而形成干扰正常DNA复制和转录过程的光产物。另外，光能可能被细胞溶胶中的光敏剂吸收，导致自由基和其他活性氧的形成，从而间接导致DNA加合物的形成，如氧化性DNA损伤、8-羟基鸟嘌呤。加合物的类型取决于所吸收光子的波长。较长的波长（320~400nm）不能被DNA分子直接吸收，因此主要产生自由基。较短的波长（280~320nm）更有破坏性，通过直接作用产生DNA光产物。

太阳光中的UVB部分主要诱导两种类型的DNA光产物：嘧啶-6，4-嘧啶酮光产物（pyrimidine-6，4-pyrimidone photoproducts，6-4PP）和环丁烷嘧啶二聚体（cyclobutane pyrimidine dimers，CPD）。6-4PP通过NER通道修复的速度是CPD的5倍。在烟草烟雾中发现的多环芳烃，也存在于DNA交联剂，其可诱导NER的其他底物。这种交联剂包括化疗药物，如顺铂[4]。

核苷酸切除修复通路

核苷酸切除修复机制是修复紫外线辐射产生的DNA加合物最关键的系统。NER包含多种步骤，至少30种蛋白质以特定的方式参与此过程[1,5-6]。首先识别DNA损伤（Ⅰ），然后标定（Ⅱ），紧接着在DNA损伤的上游和下游进行链切割（Ⅲ）。然后，去除含有寡核苷酸的DNA损伤（Ⅳ），DNA聚合酶应用互补链为模板合成新的寡核苷酸进而填补缺口（Ⅴ）（图138.1）。到目前为止发现的7个XP基因，从*XPA*到*XPG*，都主要参与了这一过程。不同层次的多种生物都利用了NER原理。有趣的是，在大肠埃希菌中，只需要三种蛋白质就可以实现NER[7]。这可能证明了DNA修复机制的惊人进化，以及其特异化以维持基因组完整性。

Ⅰ损伤识别

细胞DNA损伤可以通过两种方式被感知和定位（图138.1）[8]。全基因组修复（global genome repair，GGR）亚通路以全基因组的方式运作，但速度相当缓慢。此时，XPC-HR23B-Centrin 2异三聚体复合物与损伤结合并启动进一步的修复步骤。XPC蛋白在功能上是该复合物的主要组成部分，作为碱基对中断的热力传感器和后续招募步骤的中介[9-10]。GGR中的另一个

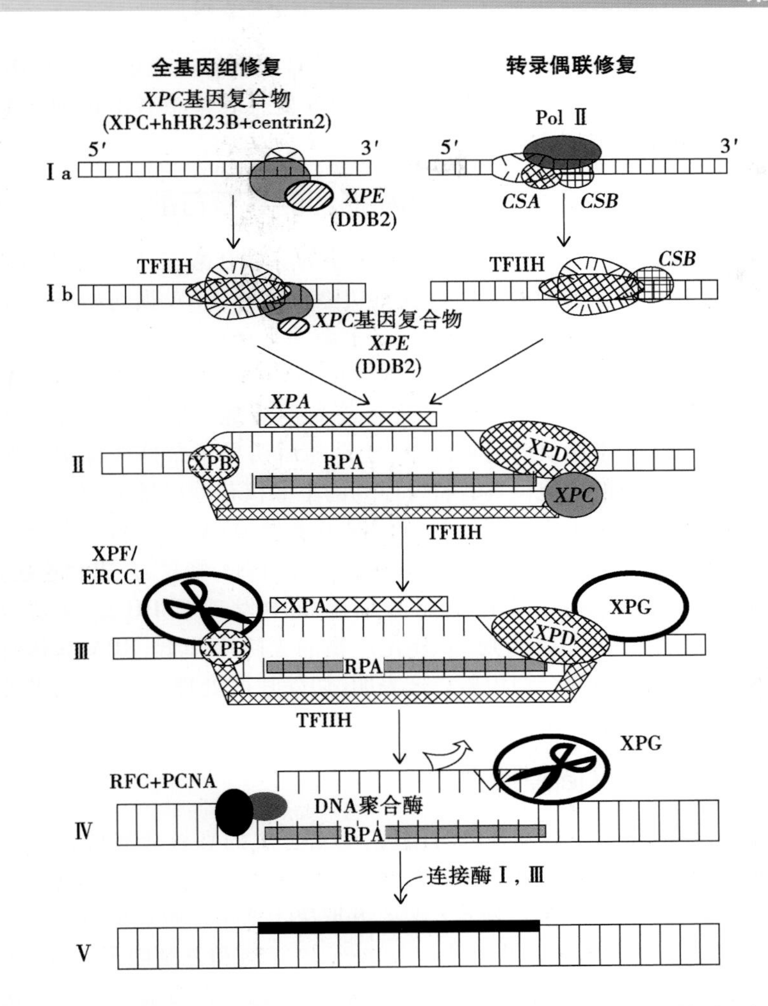

图 138.1 核苷酸切除修复(nucleotide excision repair, NER)通路。(Ⅰa)在全基因组中,XPC 和 XPE 识别 DNA 损伤并启动 NER 级联反应(GGR)。在活跃的转录基因中,停滞的 RNA 聚合酶Ⅱ与 *CSA* 和 *CSB* 结合被认为启动了 NER 级联反应(TCR)。(Ⅰb)XPB 和 XPD 是包含 10 个单位的多蛋白复合物 TFIIH 的成员,TFIIH 被招募到损伤处中并对损伤划分边界。(Ⅱ)TFIIH 促进了病变周围 DNA 双螺旋的解开,而 XPA 和 RPA 稳定了开放复合体。(Ⅲ)XPF 是第一个切断损伤上游含 DNA 链的内切酶。(Ⅳ)含有损伤的寡核苷酸(24-32nts)在 DNA 聚合酶(δ、ε 或 κ)募集和 XPG 第二次裂解后被释放。(Ⅴ)DNA 聚合酶和 DNA 连接酶Ⅰ或Ⅲ以互补 DNA 链为模板填补缺口,最终闭合缺口。hHR23B,Rad23b 的人类同源;PCNA,增殖细胞核抗原;Pol Ⅱ,RNA 聚合酶Ⅱ;RFC,复制因子 C;RPA,复制蛋白 A;TFIIH,基础转录因子 IIH。资料来源:Leibeling et al. 2006[2]. Reproduced with permission of Springer Nature.

损伤传感器 UV 损伤 DNA 结合蛋白(UV-damaged DNA-binding protein, UV-DDB),其由 DDB1 和 DDB2 亚基组成的。DDB2 对应 *XPE* 基因产物。DDB 对 DNA 骨架轻微弯曲的某些类型 DNA 损伤(如环丁烷嘧啶二聚体)具有较高的结合亲和力和特异性,并通过泛素化增强 XPC 的亲和力[11-12]。*XPC* 基因突变的患者通常出现典型的 XP 表型,有皮肤癌倾向,但无神经系统异常。这可能是因为 XPC 患者保留了转录偶联修复活性[6]。

停滞的 RNA 聚合酶Ⅱ介导主动转录基因的损伤识别[13],这是第二种 NER 子通路,称为转录偶联修复(transcription coupled repair, TCR),TCR 比 GGR 快得多(见图 138.1)。XPC 和 DDB 蛋白在 TCR 亚通路中不是必需的,因此,属于 XPC 和 XPE 互补组的患者具有正常的 TCR 能力。相比之下,正常 GGR 伴 TCR 缺陷是 Cockayne 综合征(Cockayne syndrome, CS)患者的特征(尤其是 *CSA* 或 *CSB* 基因缺陷患者)。*CSA* 和 *CSB* 基因产物的确切功能仍有待进一步阐明,CS 蛋白 CSA 和 CSB 可能参与了这个识别过程,但对转录不是必需的。CSB 与 DNA-RNA-RNA 聚合酶Ⅱ复合物结合,产生的四元复合物能够募集转录因子 IIH(transcription factor IIH, TFIIH),从而启动 NER 复合物。CSA 已被证明可以与 TFIIH 的 p44 亚基以及泛素连接酶复合物结合[14-15]。CSB 与 CSA、XPA、XPB、XPG 和 TFIIH 的 p34 亚基结合[16-17]。一般而言,CS 蛋白可能支持聚合酶Ⅱ复合物,使其得以暂时去除,并可能在细胞核和线粒体转录过程中对停滞的聚合酶处理过程中发挥总的作用。这种促进转录作用可能是某些 CS 患者出现严重神经异常的原因之一,而 XPC 或 XPE 患者通常没有神经异常[18]。

Ⅱ损伤界定

DNA 双螺旋必须在损伤部位周围展开才能进行切除修复。这是通过多功能基础 TFIIH 复合物实现的。TFIIH 由 10 个亚基组成,包括 XPB、XPD 和 TTD-A 蛋白。XPB 蛋白的 ATP 酶活性和 XPD 蛋白的 5’-3’解旋酶活性对 NER 至关重要[19]。此外,XPD 在损伤界定(damage demarcation)过程中发挥了重要作用,它卡在病变部位并确保 TFIIH 的正确定位[20-21]。毛发硫营养障碍症(trichothiodystrophy, TTD)-A 基因于 2004 年被发现,是 TFIIH 中最小的成分(8kDa)。如果 *TTD-A* 发生突变,就会导致常染色体隐性遗传性疾病毛发硫营养障碍症(见下文)。此外,小鼠模型发现 TTD-A 是胚胎发育、基础转录和 NER 的重要成分[22-23]。RNA 聚合酶Ⅱ也利用TFIIH在启动子位点启动转录。因此，至少两种不同的TFIIH功能可以被识别，即基础转录和NER。*XPD*和*XPB*基因缺陷的巨大表型异质性可能是由TFIIH的这种双重功能所致(图138.2)。根据各自基因中突变的类型和位置，NER或基础转录或两者都可能被禁用。这可能导致XP、TTD，甚至CS组合的临床表型。TFIIH的活性和损伤周围"DNA泡"的稳定是由ssDNA结合蛋白复制蛋白A(replication protein A，RPA)支持的(见图138.1)。XPA蛋白被募集到DNA损伤位点晚于TFIIH、RPA复合物。XPA与RPA一起监测DNA环绕和解螺旋，验证修复复合物的损伤特异性定位，建立切口前复合物，而不是识别DNA损伤[24]。然而，XPA-RPA复合物作用还不是很清楚。XPA患者通常在GGR和TCR方面存在缺陷，这可以解释如果*XPA*发生突变，XP患者多数伴神经系统症状(见图138.2)[25]。

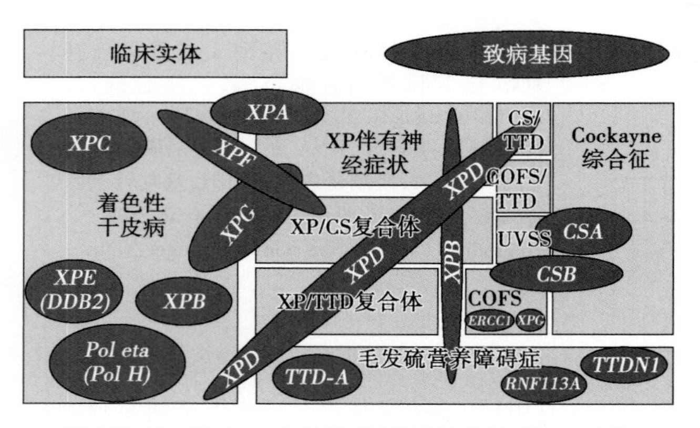

图138.2 基于14个缺陷基因(椭圆形)的10个临床实体(矩形)显示了复杂的基因型表型相互作用。同一基因在不同位置的不同突变可能导致不同的临床实体。相反，不同基因的突变可能导致相同的临床实体。COFS，cerebro-oculo-facial-skeletal syndrome，脑-眼-面-骨综合征；UVSS，UV sensitive syndrome，紫外线敏感综合征。资料来源：Modified from Kraemer and Rünger 2008[5].

Ⅲ切开受损的DNA链

异源二聚体XPF/ERCC1和XPG是两个内切酶，它们被招募来形成切口复合体[26]。首先，ERCC1-XPF裂解病变上游的DNA链，经过分子开关后，XPG裂解病变下游(见图138.1)，以释放含损伤的寡核苷酸[27]。这就是所谓的"切-补-切-补"机制，保证了所有组件在任何时候的正确定位，以避免不必要的非特定切割。XPG被描述为TFIIH的第11个亚基，在NER和基础转录过程中具有结构支架功能[28]。XPG和TFIIH之间的联系对于锚定CDK-活化激酶(cdk-activating，CAK)和七亚基核心TFIIH复合物对基础转录的催化作用尤为重要，这对XP/CS复合表型具有重要意义。因此，在XPG患者中发现的突变XPG蛋白不能稳定地与TFIIH(XPD)连接，导致XPG/CS复合表型患者出现神经系统症状[29]。

Ⅳ去除含有DNA损伤的寡核苷酸

24~32个核苷酸大小的寡核苷酸在任何时候都被上述的程序性过程所切除。此外，DNA损伤始终位于切除的寡核苷酸3'端上游的5~6个核苷酸。切除后，ssDNA片段进一步降解成更小的片段(3~4个核苷酸长的寡聚物)[30-31]。目前尚不清楚寡核苷酸是在进入细胞质后简单降解，还是随后诱导了紫外线保护细胞的功能。具有特定序列的小寡核苷酸已被证明可以在不暴露于紫外线的情况下诱导DNA修复和黑色素生成[32]。此外，只有正确地进行DNA修复、合成和连接，才能在紫外辐照的细胞核中发现TFIIH结合复合物[33]。否则，紫外光产物的去除率降低，RPA-寡核苷酸复合物积累。这表明，切除片段处理对于NER事件的适当终止具有调节作用。

Ⅴ间隙填充

以互补链为模板，用新合成的寡核苷酸填补在切除过程中形成的单链缺口[34]。此DNA修复合成涉及DNA聚合酶δ、ε或κ，并取决于增殖细胞核抗原(proliferating cell nuclear antigen，PCNA)和复制因子C(replication factor C，RFC)。体外修复合成的重组通过纯化PCNA、RFC和聚合酶δ或聚合酶ε能够成功完成。NER的最后一步是3'链通过DNA连接酶Ⅰ或Ⅲ重新连接[1]。

紫外线损伤DNA的正常修复需要上述所有基因产物的完整性。*XPA-XP*和聚合酶eta(XPV)的突变导致了着色性干皮病的临床表型。*CSA*和*CSB*的突变导致了Cockayne综合征的临床表型。毛发硫营养障碍症由*TTD-A*、*XPD*和*XPB*突变引起。一些非光敏感型TTD患者有*TTDN1*基因(参与细胞周期维持的基因)[35]或X染色体编码*RNF113A*基因突变[36-37]。

参考文献138.2

见章末二维码

核苷酸切除修复缺陷综合征

如前所述，癌症的发展是一个多步骤的过程。例如，如果紫外线引起的DNA损伤没有得到适当的修复，就会启动肿瘤发生的过程。就皮肤癌的发生发展而言，NER机制对UVB诱导的嘧啶二聚体的不完全修复作用占据优势。三种主要但仍然罕见的常染色体隐性遗传性疾病：XP、CS 和光敏感型 TTD 生动地说明了有缺陷的 NER 复合物的临床转归（表 138.1）[1]。三个临床实体共同的临床症状是日光敏感性增加和暴露在阳光下的皮肤区域出现雀斑。然而，XP 患者与 CS、TTD 患者患皮肤癌的风险不同[2-5]（表 138.2）。基因型与表型的相关性相当复杂。迄今为止，共鉴别出 10 种不同的临床表型和 14 种致病基因（见图 138.2）。一个基因的不同突变可以产生多个临床实体（可变表达），反之，每个临床实体可以由多个基因的突变所致（遗传异质性）。

表 138.1　核苷酸剪接修复缺陷综合征：临床特征和相关基因

综合征	良性（皮肤）症状	恶性（皮肤）症状	相关基因
着色性干皮病（XP） XPA（OMIM278700） XPB（OMIM610651） XPC（OMIM278720） XPD（OMIM278730） XPE（OMIM278740） XPF（OMIM278760） XPG（OMIM278780） XPV（OMIM278750）	晒伤、色素沉着和色素减退、萎缩、日光暴露区域皮肤的毛细血管扩张（皮肤异色症）、干燥、神经症状	基底细胞癌、鳞状细胞癌、儿童皮肤黑色素瘤（紫外线诱发的皮肤肿瘤）、体内肿瘤、中枢神经系统肿瘤	*XPA*（OMIM 611153） *XPB*（OMIM 133510） *XPC*（OMIM 278720） *XPD*（OMIM 126340） *DDB1*（OMIM 600045） *DDB2*（OMIM 600811） *XPF*（OMIM 133520） *XPG*（OMIM 133530） *Pol H*（OMIM 603968）
XP+神经症状	与 XP 相同 深肌腱反射丧失、感音神经性聋、进行性神经变性、原发性神经变性	与 XP 相同	*XPA*（OMIM 611153） *XPB*（OMIM 133510） *XPC*（OMIM 278720） *XPD*（OMIM 126340） *XPG*（OMIM 133530） *XPF*（OMIM 133520）
Cockayne 综合征（CS） CSA（OMIM216400） CSB（OMIM133540）	晒伤、生长迟缓、鸟样外观（深眼窝、尖鼻、皮下脂肪减少）、色素性视网膜炎、龋齿、进行性神经和精神运动障碍、脑钙化、原发性脱髓鞘	（皮肤）癌症风险无增加	*CSA*（OMIM 609412） *CSB*（OMIM 609413）
XP/CS 复合症	XP 症状加 CS 症状	XP 相关癌症，特别是基底细胞癌、鳞状细胞癌	*XPB*（OMIM 133510） *XPD*（OMIM 126340） *XPF*（OMIM 133520） *XPG*（OMIM 133530）
光敏感型毛发硫营养障碍症（TTD） OMIM 601675 OMIM 616395 OMIM 616390	晒伤、红斑、鱼鳞病样皮肤变化、指（趾）甲和其他神经外胚层发育不良、易脆缺硫短发（虎尾征）、先天性白内障、伴有性格外向的智力低下、反复感染	（皮肤）癌症风险无增加	*TTDA*（OMIM 608780） *XPB*（OMIM 133510） *XPD*（OMIM 126340）
非光敏感型毛发硫营养障碍症（TTD） OMIM 234050	无晒伤和日光敏感，其他表现与光敏感型毛发硫营养障碍症相同	（皮肤）癌症风险无增加	*TTDN1*（OMIM 609188） *RNF113*（OMIM 300951）
XP/TTD 复合症	XP 症状加 TTD 症状	XP 相关癌症	*XPD*（OMIM 126340）
脑-眼-面-骨综合征（COFS） OMIM 610756 OMIM 214150 OMIM 616570 OMIM 610758	小头症、脑萎缩、严重智障、关节挛缩、产后生长缺陷、先天性白内障、先天性小角膜、视神经萎缩	（皮肤）癌症风险无增加	*XPD*（OMIM 126340） *XPG*（OMIM 133530） *CSB*（OMIM 609413） *ERCC1*（OMIM 126380）
XFE 早衰样综合征（XFEPS） OMIM 610965	侏儒症、恶病质和小头症、日光敏感、轻度学习障碍、鸟样外观、脊柱侧弯、听力和视力障碍	（皮肤）癌症风险无增加	*XPF*（OMIM 133520）

续表

综合征	良性(皮肤)症状	恶性(皮肤)症状	相关基因
De Sanctis-Cacchione 综合征 OMIM 278800	着色性干皮病、精神缺陷、进行性神经恶化、侏儒症和性腺发育不全、动眼神经系统缺陷	同 XP,急性淋巴细胞白血病	*CSB*(OMIM 609413)
紫外线敏感综合征 OMIM 600630 OMIM 614621 OMIM 614640	光敏感	(皮肤)癌症风险无增加	*CSA*(OMIM 609412) *CSB*(OMIM 609413)

注:OMIM,在线人类孟德尔遗传数据库。

表 138.2　核苷酸切除修复缺陷综合征的临床特点

临床特征	表型				
	XP	XP 加神经异常	CS(±XP)	TTD(±XP)	COFS
光敏感	是	是,严重	是	是/否	是/有些
雀斑	是	是			
皮肤癌(NM[a] 和 M[b])	是	是		否	
畏光	是	是	是	是/否	
结膜赘生物	是	是			
癌症(前眼部分)	是	是		否	
先天性白内障			是	是	
色素性视网膜变性			是		
感音神经性聋		是	是		
共济失调		是,有些	是		
进行性认知障碍		是	是	是,有些	是
发育迟缓		是	是	是	
原发性神经元变性		是			
皮下组织丢失			是		
侏儒/生长缺陷		是,有些	是	是,有些	是
脑钙化			是	是,有些	
脱髓鞘神经病变			是	是,有些	
鱼鳞病				是	
头发易断				是	
指甲易断				是	
虎尾征				是	
硫缺乏性脆发				是	
牙齿异常/龋齿				是,有些	
面部畸形			是	是	是,有些
感染				是	
多毛症					是
骨骼异常				是,有些	是
小头畸形/颅面部畸形					是
死亡率增加	是,有些	是,有些	是	是	是

注:COFS,脑-眼-面-骨综合征;CS,Cockayne 综合征;TTD,毛发硫营养障碍症;XP,着色性干皮病。
[a]非黑色素瘤皮肤癌(基底细胞癌和鳞状细胞癌)。
[b]黑色素瘤皮肤癌。
资料来源:Adapted from Emmert 2009[22]. Reproduced with permission of John Wiley & Sons.

着色性干皮病

历史 1863年,Moritz Kaposi 描述了第一个皮肤干燥(干皮病)和色素沉着的患者[6]。1882年,这个实体最终被命名为着色性干皮病[7]。然而,又过了100年,XP的致病性缺陷才被发现。1968年Cleaver发现XP患者的细胞在核苷酸切除修复中有缺陷[8]。正常细胞通过切除这些二聚体并用新合成的DNA替换DNA链中的间隙来修复UV诱导的嘧啶二聚体。DNA复制通常局限于细胞周期的S期。然而,核苷酸切除修复可以在细胞周期的任何时候发生。这种现象被称为"计划外修复合成"。因此,XP细胞的修复缺陷是通过显示XP细胞降低的计划外DNA合成率来识别的。最终,在1970年Epstein等发现XP患者的所有细胞类型都表现出切除修复缺陷,包括表皮细胞、成纤维细胞、结膜细胞、角膜细胞和淋巴细胞[4,9-10]。

1972年,de Weerd-Kastelein等将来自不同XP患者的成纤维细胞融合在一起,形成异多核体(包含两种不同株细胞核的多核细胞)[11]。他们证明这些异多核体的切除修复缺陷是可被纠正的,这表明不同的遗传缺陷可以产生类似表型的疾病。在培养中细胞不能互相补充的患者组被放入一个单独的互补组。以这种方式,XP的7个互补组被识别并被指定为A到G。直到20多年后,这些互补组的遗传基础才开始解开,7个互补组XPA到XPG,对应7个不同的XP基因*XPA*~*XPG*[4,12-13]。

流行病学和发病机制 罕见的常染色体隐性遗传性疾病XP发生在世界各地。所有种族和皮肤类型的患者均有报告。文献调查显示,从1863年报道的第一例到1982年,共报告了830例XP病例[14]。在日本,共发现91例,欧洲210例,埃及49例,美国241例。XP在美国和欧洲的发病率低于1∶1 000 000[4,15]。由于流动性较低和更为孤立的人群,XP在北非和日本的发病率高出10倍。男女发病率接近。约30%的病例其父母具有血缘关系[14]。

如果患者携带导致XP的纯合子、复合杂合子或半合子基因突变,就会出现XP的临床症状。目前认为XP基因突变杂合携带者是健康的。值得注意的是,XP基因突变的杂合携带者的比例(1∶500)远远高于XP患者(1∶1 000 000)。然而,对于XP基因突变的杂合携带者紫外线诱发的皮肤恶性肿瘤的风险是否会增加,目前尚不清楚。值得注意的是,携带缺陷XPC等位基因的杂合子"健康者"*XPC* mRNA水平下降,处于健康对照组(100%)和XPC患者(约20%)之间的中间状态(约60%)[16]。然而,这种基因剂量效应只适用于XPC患者。到目前为止,关于XP杂合子癌症风险的唯一研究发表于1979年,当时还没有进行XP基因的克隆[17]。这项研究是在XP家族的系谱上进行的。作者发现一个突变的XP等位基因携带者皮肤癌的发病率升高。美国国家癌症研究所(National Cancer Institute,NCI,USA)目前正在进行一项临床研究,以确定着色性干皮病基因缺陷携带者的癌症风险(NCT00046189)。

临床特征 最初的XP症状发生的中位年龄在1~2岁(见表138.2)[14]。严重的光敏感通常是出现的第一个较明显的症状。然而,大约有一半的XP患者在没有强烈日晒的的情况下皮肤一般呈棕褐色,另一半患者在一次非常短暂的阳光照射(即使是透过窗户玻璃照射)后即可能发展成表现为水疱的严重晒伤。在24h后皮肤灼伤最严重,在接下来的4~6天内缓解,持续时间比正常健康人长。婴儿可能会被误诊为烫伤;医生可能会因此展开关于虐待儿童的调查。在婴儿后期,暴露在阳光下的皮肤会发生色素变化,褐斑变得明显,包括毛细血管扩张和萎缩性色素沉着以及色素减退(图138.3)。这是皮肤早衰的征兆,因为长时间暴露在阳光下会导致皮肤老化。皮肤异色症的变化通常与非曝光部位皮肤有明显界限。

之后在儿童早期将出现第一个皮肤癌,包括所有常见的紫外线诱发的皮肤癌,如基底细胞癌、鳞状细胞癌和皮肤黑色素瘤(见图138.3)。在美国,面部、头部和颈部的基底细胞癌和鳞状细胞癌占所有皮肤恶性肿瘤的80%。在XP患者中,97%的皮肤癌发生在日光暴露部位。XP患者20岁以下患皮肤恶性肿瘤(包括黑色素瘤)的风险增加1 000倍,其特征是典型的紫外线突变模式,主要是在*PTEN*基因中[18]。在一项对830多名XP患者的回顾性研究中,首次发生皮肤癌的中位年龄为8岁。相比之下,在正常白人人群中,第一次发生皮肤癌的中位年龄约为60岁[4,19-20]。目前尚无方法或标志物可以预测疾病的严重程度。出现症状的年龄不是疾病进展的标志,也无法预测家族成员疾病进展[21]。

眼部表现

因为这种修复缺陷存在于身体的所有细胞中,XP患者眼睛暴露在阳光下的部分也会遭受紫外线损伤,所以可能出现畏光、结膜炎、角膜炎、翼状胬肉(见图138.3)和眼睑、结膜的肿瘤。眼睛的后部分例如视网膜,通常不受影响,因为只有可见光(400~800nm)到达视网膜,紫外线则被眼睛前部吸收。因此,XP患者可能需要配戴带侧护板的紫外线防护眼镜,使用甲基纤维素滴眼液可以湿润角膜。因严重角膜炎引起的角膜混浊患者可从角膜移植中获益,但存在新生血管引起的移植排斥反应风险。此外,舌尖的萎缩性皮疹、毛细血管扩张和肿瘤与该区域的阳光照射有关[4,23]。

神经系统症状

大约25%的XP患者可能出现神经系统症状(见图138.2)[24]。这些神经系统症状的发作和严重程度

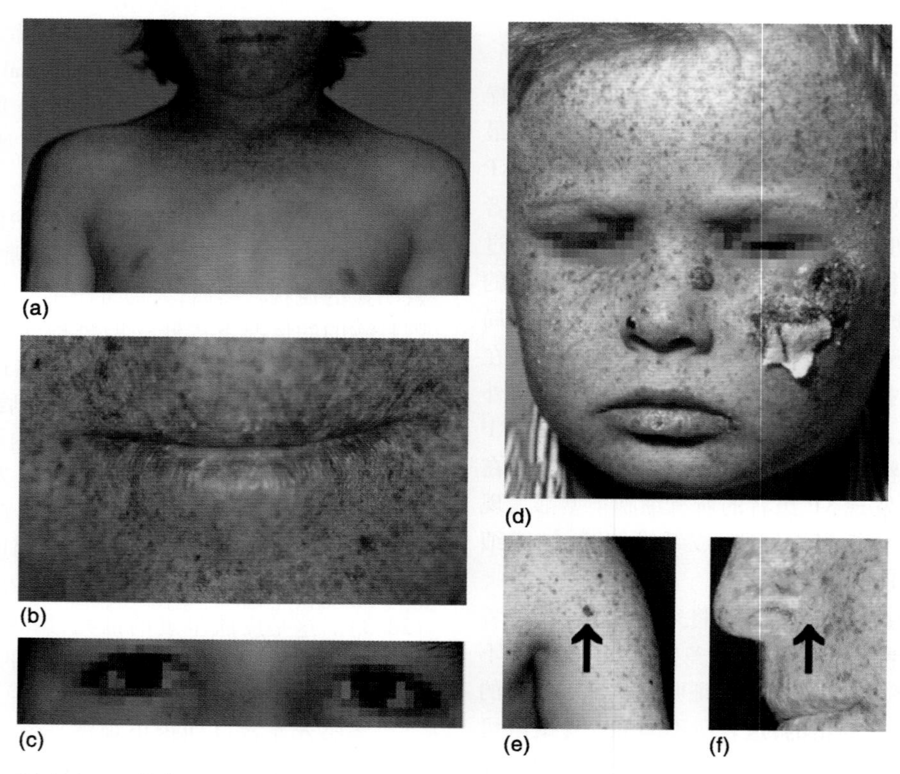

图 138.3　着色性干皮病（XP）的临床症状。（a）曝光部位境界清晰的皮肤改变。（b）XP 典型的皮肤表现包括唇（萎缩性干性皮肤、色素沉着、色素减退和毛细血管扩张）。（c）累及眼（翼状胬肉）。（d）典型 XP 儿童，左侧面颊巨大的鳞状细胞癌。（e）XP 患者皮肤黑素细胞瘤（箭头）。（f）XP 患者皮肤基底细胞癌（箭头）。资料来源：Emmert 2009[22]. Reproduced with permission of John Wiley & Sons.

有很大的变异性，但都具有进行性的特征（见表 138.2）。神经系统异常可能会在婴儿早期出现或延迟到青春期，症状可能是轻微或是严重的。深肌腱反射减少或丧失，然后出现进行性聋，这通常是第一个神经症状。接着，可能发展为说话、听力、行走和平衡方面缺陷的精神衰退。

在 1932 年，DeSanctis 和 Cacchione 首次报道了 XP 的神经功能缺陷[25]，患者是 3 个严重受累的意大利兄弟，他们从 2 岁开始有智力障碍、小头畸形、运动发育迟缓、感音神经性聋、周围神经病变，最后是痴呆。DeSanctis-Cacchione 综合征患者有 XP 表现和严重的神经进行性缺陷，包括舞蹈病、终末四肢麻痹和不成熟性发育导致的跟腱缩短。在临床实践中，深肌腱反射测试和常规测听通常可以作为 XP 神经异常相关的筛查。在有早期神经异常临床证据的病例中，脑磁共振成像（MRI）扫描可能显示脑室扩大。神经系统症状的病理基础是原发性轴突变性伴神经元丢失，特别是在大脑和小脑（见表 138.2）。*XPA* 基因和 TFIIH 相关基因 *XPB*、*XPD* 或 *XPG* 缺陷的 XP 患者多数伴有神经系统异常。这一现象的分子基础在不同的组别之间是不同的。在 *XPA* 基因缺陷的情况下，一种可能的解释是，它们是由内源性的累积引起的，例如氧化应激、DNA 损伤或缺陷性凋亡，而非增殖性神经元最容易受到这些损伤，并开始降解[26-27]。一些 XP 基因也参与了 DNA 氧化损伤的 BER[28]。同时有迹象表明，一些 DNA 氧化损伤是通过内质网系统修复的，TFIIH 及其相关基因也参与转录。因此，转录缺陷可能是构成神经系统异常的另一个原因。

内脏肿瘤

XP 患者发生内脏肿瘤的风险也可能增加（见表 138.1）。据估计，非皮肤恶性肿瘤的总风险增加了约 10~20 倍。XP 患者中有原发性脑瘤、肉瘤、白血病和肺癌的报道[22]。苯并芘衍生物引起的 DNA 损伤可被 NER 修复。因此，对于 XP 患者来说，烟草烟雾可能被视为“体内紫外线”[4,29]。建议 XP 患者不要吸烟，家长应保护 XP 儿童不接触二手烟。XP 也可能与代谢性疾病有关。1998 年，报道了一例 *XPC* 基因剪接位点突变的 XP 患者患有低血糖症[30]。这可能包括一种类似 XP/CS 综合征的新综合征（见下文）。

皮肤癌的发展、进行性神经病变和由此产生的并发症大大降低了 XP 患者的预期寿命，他们的平均死亡时间比健康人早 30 年。据估计，XP 患者 40 年预期寿命的概率约为70%[14]。

组织病理学 XP患者的组织学特征与严重日光损伤相似。角化过度、表皮萎缩、皮突不规则伸长或萎缩。基底层不规则色素沉着,黑素细胞数量正常或者增加。中间色素减退斑显示黑素细胞数量减少。非特异性慢性炎症浸润可能存在于真皮上层。此外,还可以看到典型的紫外线诱发皮肤恶性肿瘤的组织学,包括皮肤黑色素瘤、基底细胞癌和鳞状细胞癌以及角化棘皮瘤。综上所述,XP组织学特征类似于晒伤的老化皮肤,没有特异性。

鉴别诊断 XP应尽早诊断,以便对患者进行紫外线防护措施。光敏性,通常表现为婴儿暴晒后哭泣,晒伤是早期症状。这些症状也可在其他疾病中出现,如红细胞生成性原卟啉症、红细胞生成性卟啉症、多形性日光疹、先天性皮肤异色病(Rothmund-Thomson综合征)、Hartnup病、Bloom综合征(框图138.1)。药物引起的光敏性或严重的晒伤也可能导致这种症状。应进行皮肤活检,完善尿液、粪便和血液中卟啉的检查,以帮助鉴别。色素沉着可能会出现在其他不同的疾病中,包括色素性荨麻疹、先天性角化不良、放射性皮炎、Carney复合征或其他早衰老化综合征如早老症。恶性肿瘤的发生可能类似于痣样基底细胞癌综合征或家族性非典型性多发性痣-黑色素瘤(familial atypical multiple mole-melanoma,FAMMM)综合征(见框图138.1)。

实验室检查 除了光敏性、雀斑和皮肤癌风险增加的临床特征外,还可以通过进一步的实验室检查来诊断XP[31-32],包括对细胞修复能力的功能评估和基因测试(突变分析)。XP患者的细胞系可以通过血液(病毒转化的淋巴母细胞系)或钻孔活检的皮肤(原代成纤维细胞)建立。这种培养的细胞在不接触有害物质的情况下正常生长。然而,经过紫外线照射后,细胞种群的生长或群落形成能力相比正常人明显下降。XPV患者的细胞只有在咖啡因存在的情况下才会出现这种现象,因为咖啡因会使细胞周期逆转到S期,在S期,转运聚合酶起主要作用,这是XPV细胞的标志[12]。细胞NER能力可以通过宿主细胞再活化试验来测量。编码报告基因(如萤光素酶)的紫外线损伤质粒被带入患者细胞。对于任何形式的XP细胞检测,均在修复质粒至功能活跃状态的能力上存在缺陷。除了上述细胞功能测试外,还可进行碱基序列、mRNA和蛋白质水平的遗传研究。一般来说,XP细胞核型正常,没有过多的染色体断裂或姐妹染色单体交换。如果在一个家庭中发现了突变,那么在妊娠中,可利用羊水细胞进行羊膜穿刺术进行产前诊断。

框图138.1 核苷酸剪接修复缺陷综合征的鉴别诊断

着色性干皮病	非典型位置上的大量雀斑,例如嘴唇
	多形性日光疹
	药物引起的光敏性
	种痘样水疱病
	亚急性皮肤型红斑狼疮
	红细胞生成性卟啉症
	色素性荨麻疹
	基底细胞痣综合征(Gorlin-Goltz综合征)
	FAMMM综合征(家族性非典型性多发性痣-黑色素瘤)
	先天性角化不良
	LEOPARD综合征
	Hartnup病
	早老症(Werner综合征)
	Rothmund-Thomson综合征
	Bloom综合征(先天性血管扩张性红斑)
	Carney复合征
Cockayne综合征	染色体异常
	Hallermann-Streiff综合征
	Russell-Silver综合征
	先天性皮肤异色病(Brachmann-deLange综合征)
	Dubowitz综合征
	酪氨酸血症
	白质营养不良
	过氧化物酶体疾病
毛发硫营养障碍症	皮肤外胚层发育不良
	Clouston外胚层发育不良
	鱼鳞病

治疗和预防 XP患者的治疗主要包括三个方面:尽早确诊,严格防晒及定期皮肤检查,治疗所有癌前和恶性皮肤病变。例如,要采取非常严格的防晒措施,穿防护服、戴紫外线吸收眼镜和留长发等[33]。已经开发出由轻质织物组成的、可完全阻挡紫外线的特殊套装。患者在生活中应尽量减少紫外线照射,并每天使用防晒系数(sun protection factor,SPF)高的防晒霜(最佳SPF 50+)。有些家庭使用紫外线计来测量环境中的紫外线水平。在采取这些措施的同时,还应定期进行皮肤检

查,以便及早发现皮肤癌。理想情况下,家庭成员应该接受识别皮肤肿瘤的指导。对整个皮肤表面进行完整(数字)照片记录,并对皮损处进行进一步检查记录(例如通过数字荧光显微镜),通常有助于发现新的皮损。皮肤科医生应每隔较短时间(每3~6个月)即对患者进行检查。

最常见的癌前皮肤病变是日光性角化病,可以用指南中的常用治疗方法进行治疗,包括冷冻治疗、刮除或局部使用5-氟尿嘧啶。对于大面积皮损的治疗,局部使用咪喹莫特也是可行的。然而,应谨慎使用光动力疗法或其他光疗,因为XP患者可能会出现异常反应。皮肤磨削术或皮肤刮除术已被应用于去除紫外线损伤的表皮层,进而毛囊或皮脂腺腺体中紫外线屏蔽的细胞重新填充上来。从臀部或大腿上部等避光区域取下的皮肤移植到脸上,将比周围未移植的皮肤更能抵抗皮肤癌的发展[34]。

如果发生皮肤癌,应根据指南进行治疗,就像没有XP的患者一样,手术切除亦是首选。由于XP患者一生中可能需要数百次面部手术切除,所以应尽量减少未受损皮肤的切除,这可以通过Mohs显微外科手术来完成。有趣的是,大多数XP患者对治疗性X射线没有异常地敏感,对不适合手术切除的肿瘤进行全剂量X射线治疗的反应正常。然而,一些XP患者其细胞对X射线表现出超敏反应,因此需要谨慎地在低初始剂量下测试临床X射线超敏反应。XP患者不应吸烟或接触二手烟,因为吸烟(实际上是苯并芘)会产生DNA损伤,这些损伤需要NER系统修复[35]。

在部分XP患者中,口服高剂量异维A酸可显著降低皮肤癌的发生率。由于其副作用(肝功能损害、高脂血症、致畸、韧带和肌腱钙化、骨骺过早闭合)较多,这种治疗方法一般仅用于皮肤癌进展期的XP患者。停止使用异维A酸后,皮肤癌可能会复发。局部使用T4核酸内切酶V已被证明可降低XP患者的皮肤癌(日光性角化病和基底细胞癌)发生率[36],T4核酸内切酶V是一种原核DNA修复酶,其通过直接去除启动紫外线诱导的嘧啶二聚体进行修复。T4核酸内切酶V被包裹在脂质体洗剂中给药。这种每日疗法耐受性良好,迄今为止还没有副作用的报道,但目前尚处于研究阶段,尚未批准应用于临床。一般来说,XP患者的随访和治疗应该由一个跨学科的专家团队进行,因为可能涉及多个器官系统(皮肤科医生、眼科医生、耳鼻咽喉科专家、遗传学家等)[31]。

互补组

XP症状患者的临床症状可区分四种:XP、XP伴神经系统异常、XP/CS或XP/TTD合并症状(见图138.2)。XP患者除了根据现有的临床表型进行分类外,还可以根据其突变基因进行分类。根据基因型分型,可以识别出7个XP互补组:XPA到XPG(表138.3)。有神经系统症状的XP患者通常分为互补组XPA、XPB、XPD或XPG。在各互补组之间以及在一个互补组内,症状的严重程度可能有很大的差异[4,37-38]。这种差异性取决于各XP基因突变的特殊类型和位置,以及一个或多个XP基因功能被破坏的程度。这些复杂的基因型-表型关系与DNA修复基因的作用有关,其参与转录和其他染色质相关功能[39-42]。

表138.3 七种着色性干皮病(XP)互补组和XP变异组的特征

互补组	频率/%	皮肤癌	神经系统受累	细胞修复能力/%	缺陷基因	染色体
XPA	30	++	+++	<10	*XPA*	9q22.3
XPB	0.5	+	+	3~7	*XPB/ERCC3*	2q21
XPC	27	++	+	10~20	*XPC*	3p25
XPD	15	++	+++	25~50	*XPD/ERCC2*	19q13.2-q13.3
XPE	1	+	–	40~50	*XPE-DDB2*	11p12-p11
XPF	2	+	–	10~20	*XPF/ERCCC4*	16p13.3
XPG	1	+	++	<5;25	*XPG/ERCC5*	13q33
变异型	23.5	+	–	100	*Pol H*	6p21.1-p12

互补组A

在全球范围内,该组XP患者排第二大组。据报道,患者分布于日本、美国、欧洲和中东。通常在这一组中,XP症状严重且发病年龄早。尽管该组中有一部分患者被报道很少或完全没有神经系统异常,但其他的(迟发性)神经系统症状却很常见。XPA患者完全缺乏NER。

*XPA*基因已被鉴定位于染色体9q22,它包含273个氨基酸,并通过C末端区域的锌结合域与受损的DNA特异性结合[43]。尽管最初假定该蛋白在识别受

损的 DNA 上起作用,但最近的研究表明,它与损伤验证和其他 NER 亚基(如 RPA 和 TFIIH)的募集有关(见图 138.1)。目前 *XPA* 基因中已经鉴定出许多突变。尽管已经鉴定出错义突变发生在锌指结构域中的蛋白质,并可以产生严重表型,但大多数突变则是导致截短蛋白的产生。症状轻微的患者其突变被鉴定发生在末端 6 号外显子上,此突变表明蛋白质的某些功能不太重要。这些研究揭示了基因型和由此所产生的表型之间的关系。在具有最严重疾病症状的患者中,似乎 *XPA* 基因的两个等位基因均具有截短突变,并且没有发现目前可检测到的 XPA 蛋白的表达。具有轻微神经系统症状的患者具有剪接位点突变,可产生少量正常的 *XPA* mRNA。在日本人中,*XPA* 基因突变是 XP 的最常见原因,大约 85% 的患者在 3 号内含子的剪接受体位点上具有相同的突变。由于孤岛情况的存在,这种突变导致一个缺少 C 末端半部的截短蛋白,此突变被认为是始祖突变。该始祖突变使得能够使用限制性片段长度多态性(restriction fragment length polymorphism,RFLP)技术对日本 XP 患者进行快速的基因检测。在日本,这种杂合子携带者的突变频率约为 1%(1∶100)。

互补组 B

在全球范围内,该组只有极少数患者被报道[12,44]。5 名患者具有 XP 和 CS 的综合特征。值得注意的是 CS 典型的眼部和神经学表现。在另一个家庭中,两个兄弟姐妹表现出没有任何 CS 症状的 XP。令人惊讶的是,在单个患者中,*XPB* 基因的缺陷导致出现毛发硫营养障碍症的表型。

已发现该蛋白质的基因定位于染色体 2q21。它编码由 782 个氨基酸构成的 3′-5′解旋酶,该酶具有 DNA 依赖的 ATP 酶活性。可根据 XPB 蛋白的多种功能来对疾病的临床分型给出最好的解释。XPB 解旋酶功能对于 NER 是必不可少的,但是 DNA 结合和其 ATP 酶活性对于该过程至关重要,DNA 结合可使 TFIIH 复合物结合以进行剪接修复[45]。它还通过解开或打开启动子区域而在转录起始中起作用,以允许 DNA 合成发生。这种假设是,如果 *XPB* 基因中的突变仅影响 NER,则会产生 XP 表型。如果蛋白质的转录功能受到影响,则会发展为 CS 或 TTD。极少的家庭携带该突变基因,这表明 XPB 作为 TFIIH 复合体的一部分,其转录作用对生命至关重要,通常是不容许这种功能的突变发生的。

互补组 C

在全球范围内该组患者最常见,尤其是在美国、欧洲、马格里布地区和中东[46-49],但是在日本人群中很少见。互补组 C 的患者可有皮肤和眼睛受累,但无神经系统异常。该组患者没有典型的严重的光敏感病史,但他们通常在儿童时期被诊断出患有严重的雀斑或皮肤癌。皮肤和眼部损伤是中度的,但很少见神经系统症状。Robbins 报告一名患者有非常轻度的迟发性神经系统缺陷[50]。该组患者的活性转录基因(TCR)修复是正常的,这可以解释为什么临床没有神经系统症状。

XPC 基因的产物是位于 3 号染色体上的 92kDa 多肽,XPC、hHR23B 和 Centrin 2 组成的异三聚体复合体,在 NER 启动中参与 DNA 损伤的检测,该蛋白仅参与未受转录破坏而只受紫外线破坏的 DNA 的修复。在大多数情况下,突变会使蛋白质发生截断,导致 *XPC* mRNA 的水平无法检测,这很可能是由于 XPC 参与了除 NER 之外的几种细胞功能所致[51-52]。

互补组 D

约 20% 的 XP 病例属于互补组 D。然而,该基因产物是独特的,因为该基因的突变导致 7 个不同的临床疾病(见图 138.2)[53-54]。患者可能会表现为没有神经系统症状的 XP 或表现为迟发神经系统症状的 XP。神经系统异常可能非常严重,通常在十多岁或二十多岁发病。其他患者可能会表现出 XP 和 CS 的合并症状(XP/CS 复合症-见下文)。但是还有其他 *XPD* 基因突变的患者出现了 TTD 症状,据报道有两名患者出现 XP 和 TTD 合并症状(XP/TTD 复合症-见下文),此外还报告了 CS/TTD 复合症病例。最后,*XPD* 基因突变也可能导致脑-眼-脑-骨(cerebro-oculo-facio-skeletal,COFS/TTD)综合征(见下文)。

该基因定位于染色体 19q13,编码由 760 个氨基酸构成的 5′-3′解旋酶,该酶也是 TFIIH 复合体的组成部分。解旋酶与 DNA 在现有受损碱基附近的 3′解旋有关[55]。此外,XPD 是 NER 反应期间 DNA 损伤标定、验证以及正确定位 TFIIH 的主要因素[56-57]。XPD 在转录起始以及 DNA 修复中的双重作用可能有助于解释 *XPD* 基因缺陷患者有更广泛临床症状的原因。*XPD* 突变基因的具体位点可以解释或者部分解释这些不同表型的原因。XPD 或 XPD/CS 复合症的患者在高度保守的解旋酶结构域之一内发生突变。XPD 患者中的大多数突变(75%)都位于一个位点:arg683[37]。解旋酶修复活性的功能降低解释了临床综合征的严重性。致病性突变位于蛋白质 C 末端 DNA/RNA 解旋酶区域的患者表现为 TTD,这主要是一种转录障碍疾病,其产生的蛋白质具有干扰 XPD 与 TFIIH 复合体或是 TFIIH 其他协同作用部分相结合的能力,并破坏该体系的稳定。该假设不足以解释相同或相邻氨基酸的不同变化如何产生不同的表型。例如,两名 XP 患者,一名在 arg601 处发生了突变具有轻度表型特征,而其相邻氨基酸 gly602 的突变却产生 XP/CS 的严重表型。这种表型变异性的另一个可能的解释是与基因突变量有关。如果突变的XPD蛋白在TFIIH复合物中不稳定，则复合物的水平可能降低，由此转录能力降低。转录能力的严重降低可能会导致严重的表型，即使单个氨基酸差异也会导致蛋白质产物的稳定性降低[53]。但是，与互补组B一样，XPD的完全丧失将会影响生命。

互补组E

临床上，该组患者患有最轻症的XP形式之一。皮肤症状表现轻微，没有神经系统异常。欧洲和日本已有病例报告，临床表现和实验室研究均存在异质性。这些患者的细胞NER水平为正常细胞的40%~60%，并且对紫外线的敏感性很低。基因测序后，一些被认为是XP变异组的患者被证实属于XPE互补组。

XPE互补组是由二聚体蛋白缺陷引起的，该蛋白具有两个亚基，为127kDa(*DDB1*)和48kDa(*DDB2*)，分别位于染色体11q12-q13和11p12-p11。XPE蛋白通过XPC和DDB2的Cullin 4依赖性泛素化，在CPD的全基因组修复过程中特异性地参与病变检测[58]。它在TCR中没有作用。*DDB2*基因可被紫外线照射诱导，其诱导依赖于p53[59]。

互补组F

XPF互补组罕见，大部分患者来自日本，少数来自欧洲。F组患者的细胞比E组患者的细胞更具光敏性，但临床上仅发现了少数皮肤肿瘤。尽管有些患者到成人期发生严重神经退行性病变，例如XFE早衰综合征甚至范科尼贫血的报道，大多数患者无神经功能异常[60-62]。

XPF的基因位于染色体16p13.3，编码916个氨基酸构成的结构特异性核酸内切酶(ERCC4)。该蛋白与ERCC1蛋白结合为异二聚体复合物，在XPG切割下游之前，其在紫外线受损位点的上游切割DNA。最近已在一名患者中鉴定出*ERCC1*基因突变是脑-眼-面-骨综合征(cerebro-oculo-facioskeletal syndrome，COFS)的病因，这表明该蛋白及XPF蛋白对生存力至关重要，除了在NER中发挥作用外，可能还具有第二种功能[63]。这些蛋白质的酵母同源物对于短重复序列之间的重组至关重要，这些蛋白质可能具有相似的功能。无义突变会影响生命[64]。

互补组G

目前欧洲、日本以及北美和南美有不足30例互补G组患者报道[65-67]。该组患者存在临床异质性。临床表现从非常轻微的XP症状到对阳光几乎没有敏感性的XP症状，再到严重症状并伴有额外CS症状的患者，这些患者多来自欧洲和美国。XPG/CS复合症患者表现出比XPB/CS患者更严重的表型。XP/CS复合症患者存在神经系统疾病，临床表现为CS及XP相关神经系统疾病。

XPG位于染色体13q33，编码一种由1 186位氨基酸组成的结构特异性核酸内切酶，该酶切入紫外线受损位点的下游DNA。尽管该互补组中发现的患者例数较少，但是患者疾病严重程度的临床范围却很广泛。轻症患者具有错义突变，该突变可降低核酸酶活性。重症患者的突变导致XPG蛋白无法稳定地与TFIIH相互作用，并且由于TFIIH的不稳定性和在基础转录后续过程中的失败，而导致产生XP/CS复合表型[39,66]。此外，与*XPA*基因突变患者相比，*XPG*基因突变患者的临床表现更严重，支持XPG具有第二功能的假说。已显示XPG可刺激hNth1与DNA的结合[68]。它是一种DNA糖基化酶，通过BER过程裂解氧化损伤的DNA碱基。突变的XPG无法与TFIIH形成稳定的复合体，两者相互作用缺失，使得XPG蛋白完全丧失其功能，从而引起CS；而XPG等位基因错义突变造成NER过程中核酸酶的活性丧失，同时又保留了BER功能或基础转录的完整性，最终导致XP。

变异型XP

着色性干皮病除了上述7种互补组外，还存在1种变异型即XPV。尽管XPV的NER功能正常，但这些患者的临床症状与其他NER缺陷的XP患者相同[69]。也会出现轻重程度不等的皮肤及眼部损害，XPV患者通常不会出现神经症状。然而，既往也报道过重症XPV患者。变异型XP占所有XP患者的1/3。患者多来自欧洲和美国。而在日本，也是最常见的XP类型。不同于XP互补组患者，XPV患者暴露于紫外线后，NER和DNA合成水平正常。但其紫外线损伤后DNA修复速度较慢，尤其是在有咖啡因的情况下。受到紫外线损伤后，细胞活性降低，且比正常细胞更易受到诱变。日光照射后的细胞新合成的DNA分子量降低，产生完整高分子量DNA链也发生延迟。

*POLH*基因于1999年被鉴定为XPV的致病基因。*POLH*基因是酵母聚合酶*RAD30*的同源基因。这种聚合酶参与易位合成，能够以不易出错的方式特异性地绕过UV诱导的CPD光产物。*POLH*基因定位于染色体6p21-p12。当核苷酸剪接修复机制无法去除受到紫外线损伤的DNA时，即使DNA母链预先存在紫外线损伤，仍可以通过跨损伤机制合成产生子链DNA，故而XPV患者也缺乏通过无误性旁路合成两个腺嘌呤而绕过单个胸腺嘧啶二聚体的能力。大多数基因突变会导致翻译移码和蛋白质合成的提前终止，但目前有基因错义突变致蛋白质功能丧失的报道[32]。

Cockayne综合征

历史 1936年Cockayne首次报道了这种综合征[70]。

他报道了一种以恶病质侏儒症、听力障碍以及视网膜萎缩为临床特点的疾病[4,64]。一对姐弟均出现恶病质侏儒症、进行性智力发育迟滞、红斑性皮炎以及因皮下脂肪缺失造成的奇怪面容,脸部干瘪同时伴有典型的“鸟头样”面容和招风耳。1946 年 Cockayne 又报道了后续情况:患者出现了与异常视网膜色素减退有关的视觉丧失以及进行性听力丧失[71]。1950 年,Neil 和 Dingwall 又报道了一对姐弟有类似症状[72]。此后,超过 180 例 CS 患者被陆续报道出来。一些 CS 患者与 XP 患者存在相似的皮损,而 1968 年突破性的研究发现 XP 存在 DNA 修复缺陷,因此关于 CS 的研究也在寻找其潜在的 DNA 修复缺陷[8]。CS 患者常规的 DNA 切割修复系统无异常,但随后发现经紫外线照射后 CS 患者细胞需较长时间才能恢复 DNA 和 RNA 合成[73]。

流行病学与发病机制 CS 罕见,由 NER 转录子通路缺陷引起,为常染色体隐性遗传。与 XP 患者类似,CS 患者的光敏性也会逐渐增高,不过其发生皮肤肿瘤的风险并未升高[5]。本病几乎无性别差异。已报道的患者主要为白种人或日本人,黑人以及阿根廷、印度、沙特阿拉伯、伊拉克等地区的患者也有报道。不少报道的患者父母存在近亲关系。但是父母为杂合子时,患者并不会出现症状。

临床特征 CS 存在多系统病变,其临床表现及严重程度差异较大[74]。典型的临床症状包括生长发育迟缓(侏儒症)、神经和精神运动障碍伴智力缺陷、皮肤光敏性(伴或不伴皮肤干燥)、进展性眼部疾病(包括白内障或色素性视网膜炎)、耳聋、龋齿以及特征性面容:瘦脸、面颊扁平、突起变窄的鼻子(类似鸟脸)。CS 存在皮肤光敏性,但罹患皮肤肿瘤风险并未增加[5](见表 138.2)。此外,小脑畸形、基底节或中枢神经系统其他部位的钙化也较为常见(图 138.4)。

CS 的神经系统损害与原发性神经元脱髓鞘病变有关,这与 XP 原发性神经元变性不同。原因之一是 CS 患者细胞无法修复主动转录基因中的环丁烷嘧啶二聚体,髓鞘生成细胞无法完全修复并受到反复损伤,最终造成髓鞘生成细胞的死亡。其他原因见下文所述。成熟的神经元缺乏分裂能力且转录水平很低。这解释了 CS 患者进行性的神经系统损伤,但这些细胞损伤的确切性质以及损伤发生在如此特定的解剖位置的确切原因尚不清楚,极有可能由于 CS 蛋白几种功能之间高度复杂的相互作用影响了细胞完整性[75]。早期具有诊断意义的临床特征包括恶病质侏儒症及神经系统障碍,通常会导致过早死亡,平均寿命仅为 12 岁。1992 年,Nance 和 Berry[76] 发表了一篇纳入 140 位患者的临床综述,建议将 CS 分为三型:CS Ⅰ 型为经典型,包含绝大多数患者;CS Ⅱ 型为重型,起病早,病情进展迅速;CS Ⅲ 型为轻型,起病相对较晚,症状进展缓慢。

CS Ⅰ 型在 1 岁以后发病,伴有严重的生长发育迟缓及神经系统发育障碍,具备这两种特征同时伴有下列症状之一则基本可以作出诊断:进行性色素性视网膜炎、白内障、感音神经性聋或龋齿(见表 138.2)。由于存在 NER 转录子通路缺陷,典型的 CS 患者存在光敏感。大约 75% 的患者在日光暴露部位出现角化过度性红斑,消退后出现皮肤异色(色素沉着、皮肤萎缩和毛细血管扩张),通常是生后第二年的首发症状。患儿在 1 岁前的外观和生长发育通常是正常的。

第二个较早出现的症状是生长发育迟缓,包括身高、体重和头围。通常 2 岁时患者的身高、体重低于第 5 百分位数。影像学检查可发现小脑畸形。最早出现的神经系统异常大多是精神运动发育障碍,主要包括语言发育以及步行姿势运动发育迟缓。神经系统检查可发现典型的小脑畸形。常有震颤、动作不协调及言语障碍。腿部痉挛、共济失调以及髋膝踝挛缩则可引起进行性的步态异常。大约 5% ~10% 患者随后会出现癫痫。颅骨 X 线检查及 CT 可发现基底节或其他脑组织钙化现象。MRI 可发现轻度的脑室增大以及大脑、小脑髓鞘形成延迟(白质异常)。随后听力或视觉诱发电位检测也可有异常。

严重的认知障碍往往也是常见症状。在轻型病例中,青少年阶段可出现进行性认知衰退。眼部也是易受累部位,色素变性引起的视网膜呈“盐和胡椒”样改变是 CS 的特征之一,同时也是最常见的眼部并发症。其他常见的眼部症状包括白内障、视神经萎缩和视盘苍白。少见的症状为伴有白内障的虹膜发育不良和小眼征,这些症状常为重症表现且预示预后不良。由听觉神经元损害导致的进行性感音神经性聋出现较晚,可能直到青少年期才出现,但却很常见。龋齿也是 CS 患者的主要问题。以肌酐清除率下降和高血压为表现的肾脏异常亦有报道。生殖系统也存在发育障碍,30% 男性患者存在隐睾。

这些临床表现导致了特殊外观。小脑畸形及较小的口腔将耳部及牙齿显得较大。上肢及手部与较小的躯干看起来不成比例。典型的外观包括驼背、挛缩以及皮下脂肪组织的缺失导致“鸟脸”样面容(见图 138.4)。

CS Ⅱ 型属于重症型,起病较早且症状迅速进展,目前已报道 20 多例患者。大部分患者在 6~7 岁时因恶病质而死亡。出生时通常为低体重儿,而且出生后体重也仅有极少的增加,并伴有皮下组织进行性减少,体重不超过 8kg。往往 1 岁后就可出现恶病质侏儒症、早

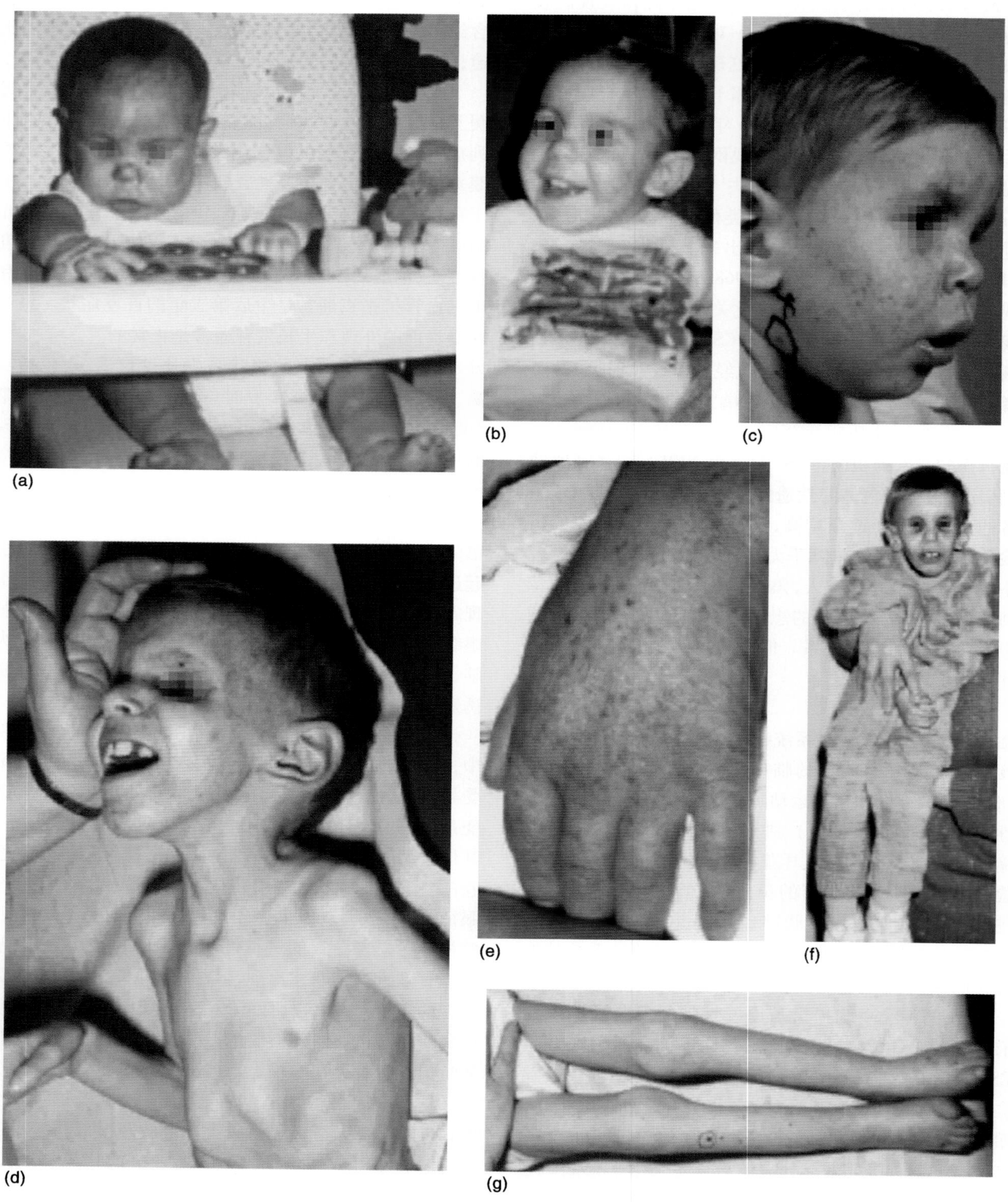

图 138.4 (a)同时患有 XP 以及 CS 的 4 月龄儿童,首发症状为 3 月龄时出现的严重晒伤。注意小腿上由于袜子的遮光作用形成的清晰红色边界。(b)1 岁时正常的面容。(c)1.5 岁时出现着色性干皮病特征性的皮损:皮肤及唇部出现雀斑、色素脱失斑,画圈处所示一个带蒂的良性皮损。(d)6 岁时出现典型的 CS 面容:深凹的双眼、招风耳、重度恶病质以及手部姿态固定。(e)6 岁时手背的色素性改变及皱纹,此为早衰表现。(f)6 岁时手部出现重度背屈无力,此为病情已进展至后期的标志,与其母亲的手比较可见患儿的手很小。(g)下肢极度消瘦挛缩,伴有肢体远端发绀及持续性上翘趾。资料来源:Lindenbaum et al. 2001[77]. Reproduced with permission from Elsevier/European Paediatric Neurology Society.

衰表现及进行性痉挛。神经系统发育几乎停滞。30%患者存在眼部结构性异常以及早发性或先天性白内障。皮肤症状以及牙齿、听觉的并发症反而较少。

CSⅢ型为轻症型，起病较晚且症状进展缓慢。这些患者仅表现出部分症状，且并不同时具备特征性的生长发育和智力发育迟缓。患者智力、生长发育及生殖能力可为正常水平。

很多临床症状与正常的衰老类似，例如系统性生长障碍、神经变性以及白内障。虽然正常衰老的过程尚未明确，但推测与细胞生命周期中无法被清除的受损 DNA 逐渐累积有关。CS 患者的蛋白合成涉及转录偶联性 NER，同时还涉及转录（通过与 TFIIH 的相互作用）以及 DNA 氧化性损伤的碱基切除（尤其是活化转录基因的 DNA 氧化性损伤的修复），以上异常以及该蛋白的几个其他功能异常就可解释 CS 患者出现多系统损害以及一些类似正常衰老症状的临床表型的多样性[78-81]。

组织病理学 CS 患者皮损组织学缺乏特异性。由光敏造成的面部红斑在组织学中表现为非特异性的皮炎改变。患者皮肤胶原纤维合成正常。25 年前的一项研究发现，相较同龄人，CS 患者皮肤中小汗腺异常性缩小，但后续更大规模研究并未证实这一发现[64]。神经病理变化较为独特。患者中枢及周围神经系统存在多灶性、斑片状或弥漫性脱髓鞘改变，同时伴有大脑、小脑的萎缩，脑室亦有扩张的表现。特征性的改变为基底节或大脑、小脑皮质的钙化。特征性的神经病理改变为以小脑受累为主的弥漫性脱髓鞘以及神经元损伤。周围神经损伤表现为神经传导速度降低、感音神经性聋以及肌肉神经支配改变（反射亢进）[64]。

鉴别诊断 CS 的特征表现包括身材矮小和/或发育迟缓。在年龄较小的婴幼儿中可能尚未出现典型的症状，但年长一些的患者症状相对典型，需要鉴别的疾病较少（见框图 138.1）。因此，需要仔细检查患者的皮肤、眼部、耳部、牙齿、骨骼系统及神经功能，尤其是婴儿病患。最初几年患者的肢体躯干挛缩以及恶病质面容（鸟脸）并不典型。严重的生长发育异常通常与染色体异常或遗传综合征有关，如 Hallermann-Streiff 综合征、Russell-Silver 综合征、Brachmann-deLange 综合征、Dubowitz 综合征等。如果出生后出现的生长发育障碍不伴有躯体异常，染色体异常的可能性就较低。

常规 X 线检查可排除骨骼发育异常。内分泌及代谢相关检测有一定意义，喂养史有助于排除胃肠道疾病。光敏感、面部皮疹以及干枯、萎缩的头发提示可能存在着色性干皮病、毛发硫营养障碍症、Bloom 综合征、先天性角化不良、早衰综合征（如早老症）、Werner 综合征、Rothmund-Thompson 综合征以及酪氨酸血症等。合适的诊断性检查可辅助鉴别染色体断裂、成纤维细胞 DNA 修复或其他特征。如果存在神经变性甚至癫痫，可进行脑部 MRI 检查，通常会有脑白质原发性受累表现，可能还存在脑部钙化表现。不过脑白质营养不良并不引起严重的生长发育障碍。颅内钙化则可能与先天性感染或钙磷代谢障碍有关，但结合其他系统、器官的检查比较容易排除上述情况。最后，合并神经系统异常的色素性视网膜炎同样可见于过氧化物酶体病和伴有破碎红纤维的线粒体脑肌病。但这些疾病并不引起生长发育异常以及典型的皮肤、牙齿症状。在诊断不清的病例中，需要进行脑部 CT 或 MRI、听觉或视觉诱发电位检测、肌电图或神经传导速度检测、听力检测以及结合其他 DNA 代谢分析进行成纤维细胞对紫外线的敏感性分析[82]。

临床特征和实验室检查 实验室检查通常会发现感音神经性聋、异常的神经性肌电图以及较慢的神经传导速度。患儿身高、体重常低于同龄儿的第 75 百分位数。骨龄往往正常。脑电图可能出现异常。头部 X 线检查可以发现增厚的颅骨及小头畸形。头部 CT 则可以显示正常压力性脑积水、基底节或其他脑组织的钙化。年龄较大的患儿脑部 MRI 则可以发现典型的大脑、小脑萎缩以及脱髓鞘病变。

染色体核型检测以及姐妹染色体交换频率常无异常。通过集落形成能力检测可发现 CS 患者的成纤维细胞及淋巴细胞对紫外线照射高度敏感。与 XP 患者细胞类似，CS 患者细胞经紫外线损伤后报告质粒的宿主细胞再激活减少，但程度相较前者轻一些。紫外线损伤后 RNA 合成的恢复也会延迟。这些都是活化转录基因的修复缺陷所致。在全基因组修复中，活化的转录基因修复速度快于非活化基因。另外，已证实 CS 患者无法修复活化的转录 DNA 中环丁烷嘧啶二聚体，但可正常修复 6-4PP。不过，由紫外线引起的基因损伤中，它们仅占 25% 左右[83-84]。CS 患者罹患紫外线相关肿瘤的风险并未增高，部分原因可能是其能正常修复活化转录基因中的 6-4PP，而 XP 患者则不能[85]。

治疗和预防 不幸的是，对于 CS 患者，目前仅能采取对症、支持治疗，尚无特异性治疗或对因治疗。绝大多数患者存在光敏感并容易被晒伤，着色性干皮病章节介绍的防晒措施对本病患者同样适用。引起恶病质侏儒症的分子机制尚不明确，增加营养摄入并不能有效缓解进行性的恶病质及皮下组织的减少。安置胃管可改善部分患者由于严重神经系统损害造成的进食、饮水困难。对于身材矮小尚无治疗手段。日常随访应评估神经系统症状、社会功能及听觉、视觉功能。脑部MRI可发现颅内钙化。根据不同的症状采取相应治疗。需特别注意诸如高血压、龋齿或听力损失等症状。早期采取物理治疗的方式防止肢体挛缩持续进展。通过锻炼和物理治疗改善神经功能障碍也相当重要。患儿父母如有再生育要求可采用胎儿羊水细胞进行产前诊断,根据紫外线照射后RNA合成恢复延迟以及细胞死亡增加可作出诊断。由于CS患者生存期较短并存在严重发育障碍,建议在具有相关经验的医护团队协作下进行治疗、护理。

互补组及分子机制

根据缺陷基因以及临床表型可将CS患者分为两个互补组:A组患者较少,发病较晚且症状相对较轻,而B组患者最多(约80%),婴儿期起病,寿命较短(见表138.1)[86-87]。CS患者细胞经紫外线刺激后可出现基因组超突变和染色体不稳定现象,以及紫外线损伤DNA修复缺陷,例如非程序性DNA或RNA合成减少[88]。CS致病基因均属于活化的转录偶联修复基因(TCR)(见表138.1)。患者细胞中还可出现大量DNA损伤后的转录缺陷,包括紫外线诱导的DNA光化产物。活化的转录基因存在内源性氧化DNA损伤的修复缺陷也可以导致各种症状的发生[81]。不过除了DNA修复外,有缺陷的细胞转录过程在神经系统症状发生中的重要性至今一直存在争议。相关的讨论主要涉及蛋白合成中的基础转录[79]、RNA聚合酶Ⅰ转录[78]以及线粒体功能[80]等方面。

*CSA*基因(也称为*ERCC8*)位于5号染色体,编码一个含有396个氨基酸的蛋白质,其功能涉及转录与修复间的偶联。CSA可结合TFIIH的p44亚单位,这是CSB-/RNA聚合酶Ⅲ复合物的一个组成部分,停止于在活化的转录DNA损伤位点[89]。如果细胞存在*CSA*基因突变,在紫外线暴露后不能泛素化RNA聚合酶Ⅱ,也不能清除止于损伤位点的转录复合物(如降解CSB)[90-91]。*CSB*基因(也称为*ERCC6*),位于染色体10q11,编码一个带有解旋酶模体的蛋白质,由1 493个氨基酸组成。和*CSA*基因相似,其功能同样与转录-修复间的偶联有关。*CSB*基因含有核苷酸结合位点,在各种细胞进程中与多个因子相互作用,并可作为一种DNA依赖的腺苷三磷酸酶[92]。CS患者产生的蛋白质通过与DNA、染色质以及TFIIH复合物结合,会产生构型改变,将转录模式转变成核苷酸切除修复(NER)模式,当损伤修复后又变成转录模式,重新合成RNA[22,93]。

XP/CS复合症

XP/CS复合症是一个独立的临床疾病,患者同时具有两种疾病的症状。Robbins[50]发现这样的患者具有独特的临床表现(见表138.2)。XP/CS复合症患者存在智力、躯体发育障碍、侏儒症、鸟脸以及严重的神经/心理活动障碍(CS症状),同时还有皮肤光敏感以及容易罹患皮肤肿瘤等现象(XP症状)(见图138.4)[77,94-95]。XP/CS复合症患者可出现CS的其他症状如视网膜色素变性、基底节钙化、正压性脑积水等,还可出现神经系统症状、反射亢进等有别于XP的症状。临床症状可与合并DeSanctis-Cacchione综合征的XP进行鉴别,后者缺乏原发性神经元变性所致的典型神经系统表现。XP/CS复合症患者出现神经系统症状的根本原因是脱髓鞘以及小脑功能障碍。

目前全球仅报道了不足30例XP/CS复合症患者。基因分型并未发现他们存在*CSA*或*CSB*基因突变,但存在*XPB*、*XPD*以及*XPG*基因突变(见图138.2、表138.1)[3]。最近发现一例伴有范科尼贫血的XP/CS复合症患者存在*XPF*基因突变[60]。因此XP基因的某些突变可导致患者出现XP/CS复合症的各种症状。

XP/CS复合症患者的临床表现一定程度上与基因突变部位有关。如突变发生于*XPD*基因解旋区或*XPB*基因腺苷三磷酸酶功能区,由于无法进行DNA解旋并进行修复,可出现XP的症状。*XPG*基因突变影响核酸内切酶活性时,也会出现XP的症状,当*XPG*基因突变破坏了其在转录中的支架功能,患者则会出现XP/CS复合症的相应症状[96]。因此推测XP/CS复合症患者至少存在两个不同的XP相关基因突变,其中一个与核苷酸切除修复异常有关,另一个与转录过程中其他类型DNA损伤(如氧化性DNA损伤)修复缺陷有关。

毛发硫营养障碍症(trichothiodystrophy,TTD)

历史 Price等在1980年首次命名了毛发硫营养障碍症[97]。该病是核苷酸切除修复缺陷性疾病中第三大病种,同样是常染色体隐性遗传。在正式命名前10年,Pollitt等就报道了首例患者,其临床表现为结节性脆发症、头发含硫量减少以及相关的智力、体力发育迟缓。2年后Brown等又报道了一例裂发症患者,其头发在偏振光显微镜下可见典型的硫缺乏表现。Tay报道了3例鱼鳞病样红皮病患者伴有发干异常以及智力和生长发育迟缓,此后其他学者将这些病例称为Tay综合征(伴有毛发硫营养障碍症的先天性鱼鳞病)[82]。

如同CS,TTD患者亦可出现一系列神经及精神发育障碍。回顾性研究发现,很多综合征可纳入毛发硫营养障碍症病谱，例如 Pollitt 综合征、Tay 综合征、Sabinas 综合征、Marinesco-Sjögren 综合征以及毛发甲发育不良-中性粒细胞减少症-智力发育迟缓（onychotrichodysplasia，neutropenia，mental retardation，ONMR）[98]。PIBIDS 综合征代表了 TTD 另一组特异性的症状。初步在 PIBIDS 综合征患者中开展了关于 TTD 遗传背景的研究[99]。PIBIDS 综合征的症状包括光敏感（photosensitivity）、鱼鳞病（ichthyosis）、脆甲和脆发（brittle hair and nails）、智力低下（intellectual impairment）、生育能力受损（decreased fertility）及身材矮小（short stature）[100]。

临床特征　毛发硫营养障碍症是一种罕见的常染色体隐性遗传性疾病，以低硫性脆发和一系列神经外胚层症状为典型表现（图 138.5 和图 138.6）[101]。值得注意的是，TTD 患者（尤其是儿童）往往非常外向、善交际。重症患者可出现典型的畸形面容：招风耳、眼窝深陷、小颌畸形以及长颅畸形（额部到枕部距离增大）、发音刺耳难听。另外，其他外胚层或神经外胚层起源的组织可出现不同程度的营养不良现象。经典的 TTD 皮肤表现为光敏性增高、鱼鳞病样皮肤改变、甲改变及红斑（见表 138.2）。约半数患者暴露部位出现特征性的光敏感表现，表明其存在紫外线介导的光化产物的修复缺陷。不过这些缺陷并未增加患者罹患皮肤肿瘤和皮肤异色症（色素沉着、皮肤萎缩及毛细血管扩张）的风险，这有别于 XP[100,102]。常见的皮肤表现为火棉胶婴儿、泛发性鱼鳞病、红皮病及湿疹（图 138.5）。甲营养不良表现为甲纵脊、甲分裂以及匙状甲。牙齿的异常表现为牙釉质发育不全、龋齿以及高腭穹。眼部症状为白内障、结膜炎、内眦皱褶以及畏光。神经系统表现为眼球震颤、意向性震颤、痉挛状态以及共济失调。其他典型表现还包括智力及生长发育迟缓（骨硬化）、生殖能力受损等。此外，TTD 患者常出现反复感染。有研究发现患者存在慢性中性粒细胞减少、单核细胞增多及吞噬作用时细胞内杀伤能力减弱等问题。TTD 患者预后取决于外胚层组织相关症状的严重程度。轻型患者智力正常，预期寿命不受影响，重型患者往往因严重感染而过早死亡。

毛发表现

所有 TTD 患者的毛发（头发、眉毛、睫毛）均存在明显异常。头发较脆，难梳理，长短不一，容易断裂、分叉及干燥（见图 138.5）。典型症状有稀毛症、斑状脱发、眉毛睫毛稀少以及腋毛、阴毛稀疏。其他部位体毛也可稀少甚至缺失。毛发颜色似乎无异常。患者可出现周期性间断性脱发，感染期间也可发生脱发（突变蛋白存在温度相关的不稳定性）。毛干的稳定性依赖于富硫的毛发基质蛋白。毛干的弹性变化导致毛发容易断裂。偏振光显微镜可发现毛发存在“虎尾样”改变（见图 138.6），这是硫缺乏所致。不过“虎尾样发”也可见于其他情况，并不能作为诊断依据。由于缺乏富硫的基质蛋白，毛发的氨基酸成分也会发生改变。小鼠模型中，毛发中半胱氨酸、脯氨酸、苏氨酸和丝氨酸含量锐减，相反，甲硫氨酸、苯丙氨酸、丙氨酸、亮氨酸、赖氨酸和天门冬氨酸的含量相对增高[104]。毛发含硫量检测可作为诊断依据。扫描电镜可发现严重的角质层和继发性皮质变性，并形成脆发结节和裂发。透射电镜可观察到含硫蛋白明显减少导致的角质层风化以及毛干脆性增加[100,102]。此外，患者可出现裂发、结节性脆发症和叠圈发等毛发异常。

鉴别诊断　TTD 的鉴别诊断包括外胚层发育不良（ectodermal dysplasias，ED）病谱中的相关疾病，其外胚层组织结构的异常是 TTD 的共同特征（见框图 138.1）。ED 包括一组数量庞大、临床表现各异的疾病，其共同特点是起源于外胚层的组织、结构存在生长、发育异常。遗传性皮肤缺陷如累及以下两种或以上的皮肤结构：皮肤、毛发、牙齿、甲或汗腺，则可归类于 ED。如只有一种皮肤结构受累，但合并其他外胚层结构发育异

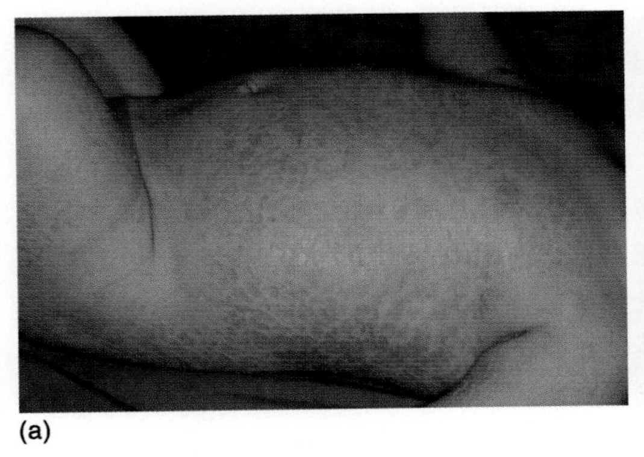
(a)

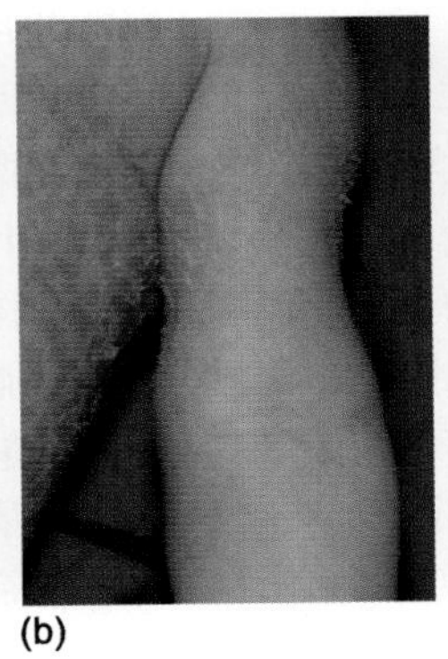
(b)

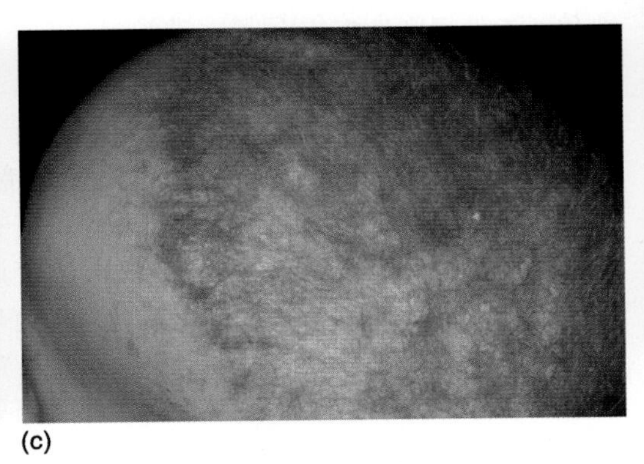
(c)

图 138.5　TTD 男婴，8 周大时躯干及四肢背侧皮肤干燥，上覆鳞屑，但四肢屈侧不受累（a、b）；2 岁时头部仅有短而脆的头发（c）。资料来源：Brauns et al. 2016[103]. Reproduced with permission of Wiley-VCH.

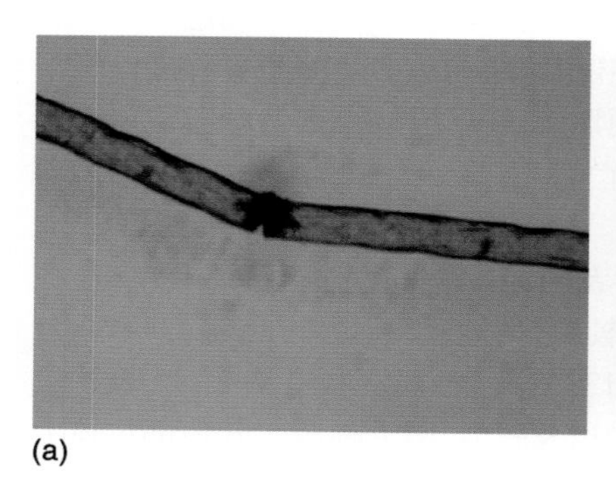
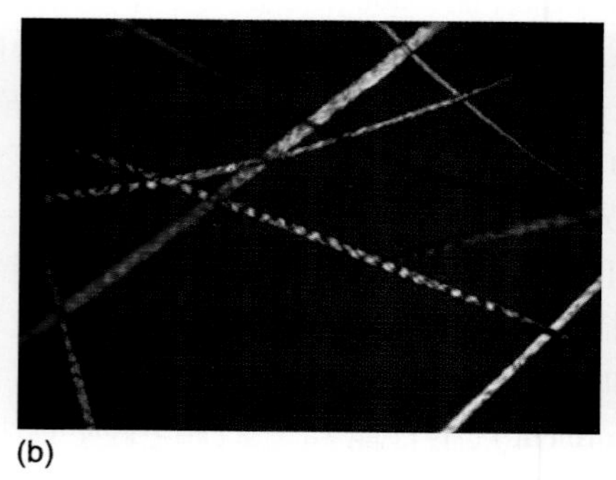
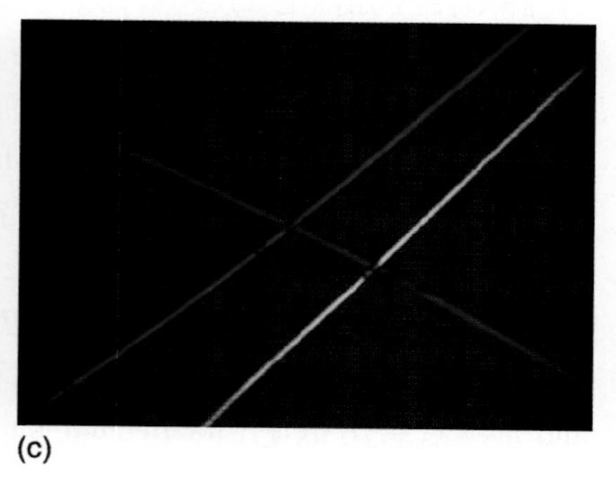

(a) (b) (c)

图 138.6 2 岁 TTD 男孩，头发呈“虎尾样”改变。光镜下可见裂发（a，×10），偏振光显微镜下可见毛干存在“虎尾样”明暗交替带（b），可与健康人的头发形成对比（c，×5）。资料来源：Brauns et al. 2016[103]. Reproduced with permission of Wiley-VCH.

常也同样属于 ED。除了外胚层缺陷的多种不同的组合表现以外，ED 患者可出现各种先天性畸形，例如唇腭裂、肢体畸形、先天性免疫缺陷、听力障碍、肾脏畸形或智力发育迟缓等，后来就被定义为外胚层发育不良综合征（ED syndrome，ED）[100,105]。目前已报道约 170 种不同表现的 ED。当 TTD 重叠 ED 时，甲和牙齿的异常最为常见，而毛发含硫量减少有助于区别这两种疾病。研究发现越来越多的 ED 患者存在特异性的基因突变，但仍有大量的 ED 患者（占多数）未发现明确的致病基因，不过这些综合征可能或多或少与调控毛发、甲等角化作用的基因有关，如外胚层发育不良相关基因 *EDA*、*EDAR*、*EDAEADD*、*IKBKG* 和 *NFKBIA* 等，它们都作用于 NF-κB 信号转导通路上[106]。

值得注意的是，并不是所有毛发硫含量减少的患者都患有 TTD。鱼鳞病患者毛发缺乏半胱氨酸或其他氨基酸。有汗性外胚层发育不良患者毛发水解后其半胱氨酸含量仅在 25% 左右。部分患者在营养不良纠正后，毛发含硫量也可回升至正常水平。另外，不少洗发用品如冷烫剂、头发漂白剂及有机合成染发剂也能影响毛发中半胱氨酸含量。裂发和偏振光下头发呈明暗交替带的现象（虎尾样发）也可见于其他含硫量正常的遗传性毛发异常性疾病中[102]。

实验室检查 所有先天性脆发患者需要进行含硫量检测以判断是否为 TTD。剪下的头发置于光镜、偏振光显微镜、扫描电镜以及透射电镜下进行观察有助于诊断。如有必要还需进行神经系统检测、发育评估和眼部检查。脑部 MRI 可发现脱髓鞘病变。对有反复感染的患者可能需要预防性使用抗生素，康复治疗也有一定益处。伴有光敏感的患者可检测紫外线照射后细胞存活数量，或者进行其他关于 DNA 修复能力的检测，对可能受累的基因（见后文）进行测序也有一定帮助。产前诊断可考虑用于重型或潜在致死表型。有 DNA 修复缺陷的患者，可通过测定滋养层细胞或羊水细胞 DNA 修复能力进行产前诊断，或显微镜下观察胎儿头发等方法也可行[82]。

治疗 和 CS 类似，TTD 尚无特异性治疗手段（如前所述）。主要的治疗是对症支持。存在光敏感的患者应做好防晒工作，对鱼鳞病样皮疹进行润肤保湿。但对于低硫造成的脆发尚无有效的缓解手段，尽量避免创伤以及机械性牵拉或环境性应力。几乎不需要剪发，修修边幅即可。口服生物素并不能改善患者头发状况。

基因分型

如同 XP 及 CS 一样，毛发硫营养障碍症也进行了相应的基因分型。应选择具有光敏感和修复缺陷的 TTD 细胞进行基因检测，截至目前，对于无光敏感的 TTD 细胞尚无合适的功能性筛选试验。目前鉴定出 4 个致病基因：约 60% 伴有光敏感的患者存在 *XPD* 基因突变[102]，有 2 例患者存在 *XPB* 基因突变（见图 138.2）[107]。*XPD* 基因和 *XPB* 基因都是 TFIIH 复合物的亚单位，对基础转录至关重要（见图 138.1）。有一例患者并无 XP 基因异常，但存在 TFIIH 基因缺陷[108]。假定基因命名为 *TTDA*（互补 A 群），最近被鉴定出其为 *TFB5*（酵母同源体），这是 TFIIH 的第 10 个亚单位（见图 138.1 和图 138.2）[109-110]。TFIIH 是一种高分子量蛋白复合物，在 NER 以及启动 RNA 聚合酶Ⅱ转录中具有双重功能。TTD 细胞中 TFIIH 数量下降。由于 TTD 是一种转录异常性疾病，小鼠模型试验证实了一些特定基因的基础转录的缺陷可造成一系列临床症状，但光敏感现象可能是转录因子 IIH 的 DNA 修复功能缺陷所致[111]。转录因子 IIH 的降低（无法从头合成）可能会减少终末分化细胞（如角质形成细胞或神经元）中重要基因的转录，从而导致脆发、脆甲或脱髓鞘病变[112]。

在一些不伴有光敏感的患者中鉴定出名为 *TTDN1* 的基因存在突变，其功能尚不清楚[113]，但与 *TTD-A* 基因的作用不同[114]。最近又在两例不伴有光敏感的患者中鉴定出名为 *RNF113A* 的基因[115]。

XP/TTD 复合症

最初是通过患者的症状体征将 XP/CS 复合症确定为一个独立疾病，而 XP/TTD 复合症的发现则是通过基因检测。伴有光敏感的 TTD 患者存在 *XPD* 基因突变。根据 *XPD* 基因突变部位的不同，可分别引起 XP 或 TTD，也可为无义突变[53]。这意味着 TTD 可能是由于 *XPD* 激发的基础转录存在缺陷所致，而 XP 是由于核苷酸切除修复缺陷所致。因此，研究人员专门寻找携带复合杂合 *XPD* 基因突变的患者（一个突变导致 XP，另一个突变导致 TTD），这类患者表现为 XP/TTD 的复合表型。已有 2 个病例（XP189MA、XP38BR）证实了这一理论[116]。

脑-眼-面-骨综合征

脑-眼-面-骨综合征（cerebro-oculo-facio-skeletal syndrome，COFS）是一种罕见的常染色体隐性遗传性疾病。最初报道的病例来源于曼尼托巴省原住民组成的法-印裔家庭，他们近亲结婚率较高并存在遗传隔离现象[117]。Lowry 等于 1971 年报道首个病例，Pena 与 Shokeir 于 1974 年首次将其描述为一种常染色体隐性遗传的进行性脑-眼功能障碍，症状包括伴有脑萎缩的小脑畸形、胼胝体发育不良、肌张力减退、严重的智力发育迟缓、白内障、小角膜、视神经萎缩、进行性关节挛缩以及出生后发育缺陷[118]。一些症状和 CS 很类似，例如神经系统进行性脱髓鞘病变并伴有脑部钙化或白内障。相较 CS，COFS 患者眼部症状更严重，但通常并没有光敏感（见表 138.2）。Meira 等发现 COFS 患者细胞的特点非常类似经典 CS 患者，并鉴定出 *CSB* 基因的突变与其发病有关[119]。另外，研究发现 *XPG* 基因、*XPD* 基因以及 *ERCC1* 基因均与 COFS 有关（见图 138.2）[63,118]。

紫外线敏感综合征，COFS/TTD 以及 CS/TTD

同一基因不同位点的不同突变可导致不同的疾病发生，当患者为两个不同位点的复合杂合突变时，可出现两种疾病“并发”的现象，并分别出现相应症状。由于氧化损伤、能量代谢障碍的潜在影响，已有文献报道患者并发 COFS 与 TTD，以及 CS 与 TTD 的相关症状[120]。1994 年首次报道了紫外线敏感综合征（UV-senstive syndrome，UVSS）这一相对独立的罕见疾病[121]。患者光敏感相对较轻，且不伴有色素性皮肤异常改变以及明显的中枢神经系统缺陷。躯体、智力发育均无异常，罹患肿瘤的风险似乎没有增高，预期寿命也正常。研究发现致病基因为 *CSA* 基因[122]或 *CSB* 基因[123]。UVSS 患者存在与 CS 相同的转录缺陷。由于紫外线敏感综合征患者并无神经系统症状，因此 CS 基因与紫外线敏感性以及中枢神经功能均有关，而后者涉及对氧化性 DNA 损伤的处理[122]。

参考文献 138.3

见章末二维码

DNA 修复基因缺陷杂合子携带者的疾病易感性

携带 XP 突变基因的杂合子不出现临床症状，在西方国家中这样的“健康人”在人群中所占比例为 1∶500，明显高于 XP 患者所占比例（1∶1 000 000）。尚不清楚这些杂合子携带者在一生中发生恶性肿瘤的风险是否高于普通人。目前仅 1979 年发表了一项关于 XP 杂合子携带者肿瘤风险的研究数据，而当时 XP 基因尚未被克隆[1]。该研究观察了 XP 患者家族谱系中的其他成员情况，作者认为携带一个 XP 突变等位基因会增加皮肤癌发病率。此外，不同于人类，在小鼠动物模型中，敲除 *XPC* 纯合基因的小鼠，其紫外线诱发皮肤癌风险会明显增高；*XPC* 杂合基因小鼠经长时间紫外线照射后，皮肤癌易感性也有增高[2]。因此，2002 年美国国立癌症研究所开展了一项临床试验（NCT00046189），旨在明确突变 XP 基因杂合子携带者的癌症风险。

此前由于缺乏易于开展、可靠和高通量的检测手段，在人群中筛查 *XP* 基因杂合子携带者非常困难。近年来发现 *XPC* 的 mRNA 减少程度与缺陷 *XPC* 等位基因的数量有关[3]。*XPC* 等位基因杂合子携带者 mRNA 数量约为正常人的 66%，而纯合子患者 mRNA 数量最多仅为正常人的 33%。因此，*XPC* 的 mRNA 水平可用来预测杂合子携带者皮肤肿瘤易感性，这些人生活中需要严格防晒，并定期进行皮肤方面的定期随访[4]。值得注意的是，对于各种修复途径中 DNA 修复酶缺陷所致疾病，杂合子携带者可以出现迟发性的症状。例如共济失调性毛细血管扩张症（ataxia telangiectasia，AT）患者的亲属（杂合子携带者）常常在年轻时即出现乳腺癌。人群中这样的携带者约占总人口的 1%[5]。在阿什肯纳兹犹太人（Ashkenazi Jews）中，*BLM* 基因（Bloom 综合征的致病基因）杂合突变携带者罹患结直肠癌的风险比正常人群高 2.76 倍[6]。转基因小鼠模型也发现携带单个有缺陷的 *BLM* 等位基因的小鼠罹患肿瘤的风险增高[7]。

参考文献 138.4

见章末二维码

衰老

研究发现细胞存在两种衰老(senescence)方式:端粒缩短造成的复制性衰老[1]以及应激性衰老[2],后者涉及DNA损伤和/或原癌基因过度表达。Cortopassi和Wang首次证实不同种族的生物个体(小鼠或人类)的DNA修复能力与其成纤维细胞的寿命有关[3]。Hart和Setlow的研究发现核苷酸切除修复能力与寿命的对数呈正比[4]。另外,*p53*依赖的衰老[5]以及*P16*^{Ink4a}依赖的衰老过程[6]均证实了DNA损伤反应在衰老中的作用。小鼠模型证实DNA修复及转录缺陷与早衰有关。细胞衰老的表现为丧失增殖能力。衰老相关的DNA损伤主要介导不同DNA损伤区附近的永久性生长停滞。毛细血管扩张性共济失调突变基因(*ataxia telangiectasia mutated*,*ATM*)以及毛细血管扩张性共济失调和*Rad3*相关基因(*ataxia telangiectasia and Rad3 related*,*ATR*)这两种激酶即为DNA损伤的反应因子,可介导衰老。小鼠模型中*ATM*和*ATR*相关基因的缺陷可分别引起迅速的衰老[7]以及干细胞损伤[8]。DNA损伤发生后,这两种酶均在早期信号传输中发挥关键作用。有意思的是,补骨脂联合UVA(psoralens plus UVA,PUVA)治疗不同皮肤疾病时也可加速皮肤衰老过程。PUVA治疗会引起DNA链间交联,干扰核苷酸切除修复中的机械作用使复制叉停滞[9],同时自身激活*ATR*激酶。PUVA可诱发真皮成纤维细胞早衰。这依赖于*ATR*,其是引起及维持衰老细胞表型的关键[10]。另外,DNA损伤应答级联反应涉及多种次级蛋白质修饰,可影响衰老过程。在小鼠模型中,泛素特异性蛋白酶3(ubiquitin-spezific protease 3,USP3)可将组蛋白去泛素化,并参与维持造血干细胞库以及染色体稳定性,同时与衰老有关[11]。N端RCC1甲基转移酶1(N-terminal RCC1 methyltransferase 1,NRMT1)与核苷酸切除修复中DNA损伤结合蛋白2(DNA damage binding protein 2,DDB2)的甲基化有关[12],小鼠模型也证实其与早衰有关[13]。在氧化性应激增加的情况下,DDB2控制细胞衰老的作用比DDB2二级蛋白质修饰更为重要[14]。活性氧的蓄积对诱导过早衰老以及翻译后修饰(如糖基化)非常重要,这会增加蛋白质的不溶性[15]。氧化性糖基化蛋白的蓄积(糖氧化)与阿尔茨海默病有关[16]。CS和TTD患者的表型证实了核苷酸切除修复因子参与衰老过程(见前文)。这些因子与基础转录有关,如CS蛋白或TTDA,对于突变小鼠的正常衰老和过早衰老尤为重要,因此可模仿人类出现相似的临床表型[17]。DNA损伤的累积以及因此出现的基因不稳定性,是从细胞衰老到系统性衰老(无论生理性或病理性)的最初诱因。首先,衰老耗竭了祖细胞或干细胞,导致组织稳态下降并加速器官衰老[18-19]。第二,衰老介导的组织变性,尤其是神经细胞变性,引起广泛的内分泌/外分泌系统紊乱,继而出现激素耗竭失衡并加速器官衰老,就像CS患者那样(见前文)。第三,衰老的结果是产生慢性炎症反应,例如在老年人及小鼠中,监测发现白介素-6等促炎因子水平升高[20-21]。总而言之,这些在细胞水平上的变化将触发免疫反应和血管系统的变化,继而导致线粒体功能障碍(见后文)、细胞间交流和营养感应功能异常,最终引起组织/器官衰老[17,22]。

参考文献 138.5

见章末二维码

线粒体修复

过去大部分的研究对象为核酸DNA修复,但越来越多的证据表明线粒体DNA的修复也与疾病有关。线粒体DNA(mitochondrial DNA,mtDNA)损伤可引起先天性疾病、衰老、光老化以及肿瘤[1]。线粒体的主要功能是通过位于线粒体内膜的呼吸链为细胞产生能量。线粒体DNA是一个由16 559个碱基对构成的双链环状结构,每个线粒体包含约4~10份拷贝。Kearns-Sayre综合征等先天性疾病、阿尔茨海默病、糖尿病以及衰老等都与线粒体基因组中一段长度为4 977个碱基对的基因片段缺失有关,在年龄依赖的头发样本中也能发现这样的缺失[2]。类似于核酸DNA修复的一些机制同样存在于mtDNA的损伤修复系统中。氧化性DNA损伤的碱基切除修复(base excision repair,BER)是线粒体中最具代表性的修复机制。另外,纯化的人类线粒体中亦发现存在错配修复(mismatch repair,MMR)、断裂DNA双链修复(DNA double-strand breaks repair,DSBR)以及核苷酸切除修复(nucleotide excision repair,NER)等多种修复方式[3]。线粒体中,相对于6-4PPs来说,紫外线介导的环丁烷嘧啶二聚体清除速度非常慢[4]。在*CSB*基因缺陷细胞提取的线粒体中,8-氧瓜氨酸的修复能力降低[5]。CSB蛋白是基础转录机制和NER的组成部分。纯合子基因敲除小鼠,表达有缺陷的校正聚合酶γ(该酶涉及线粒体中所有修复程序),可出现早衰症状,如体重减轻、驼背、骨质疏松、脱发和皮下脂肪减少等[6]。最近的研究发现了mtDNA中DNA断裂、细胞NAD$^+$/NADH水平、线粒体维持以及神经元变性之间的相互作用[7]。NAD⁺是表观调控因子 Sirtuin 1（SIRT1）与多聚 ADP 核糖聚合酶 1（PARP1）的限速底物，两者有相近的 K_m 值，其中 PARP1 是 PARylation 的引发剂[8-10]，因此两种酶以几乎相同的亲和力竞争结合相同的底物。PARP1 检测到 DNA 断裂，通过合成多聚 ADP 核糖（PAR）标记这些位点并触发 DNA 修复的级联反应。SIRT1 是细胞核和线粒体中的主要脱乙酰基酶，具有众多底物。多种衰老及 DNA 修复的动物模型（线虫、小鼠等）以及 CS、XPA 患者的细胞均存在持续性的 PAR 超活化以及 SIRT1 活性不足的现象，例如 XPA 患者细胞在进行核酸切除修复时会将 XPA 蛋白脱乙酰基化[7-8,11-12]。这样的失衡还与阿尔茨海默病或帕金森病的发病有关。NAD⁺水平对这些受到严密调节的相互作用非常重要，在细胞生理性或病理性衰老过程中被逐渐消耗，从而产生乙酰辅酶 A（acetyl-CoA）[13]。有意思的是，空腹和生酮饮食会使乙酰辅酶 A 增多，可延长蠕虫、小鼠及人类的健康寿命[14]。总之，PARylation 是维持 mtDNA 完整性的重要过程，但持续性 PAR 活化可抑制 SIRT1 的表观调控活性，最终导致线粒体功能障碍，这是衰老和神经变性疾病（如伴有神经症状的 XP 或 CS）的一个重要特征[7,15-16]。

参考文献 138.6

见章末二维码

新的治疗策略/DNA 修复霜

对核酸切除修复缺陷性疾病的研究有望催生新的治疗手段。例如，过去 10 年中研究开发一种新的给药方法，将修复酶封包到脂质体中，然后制成凝胶定期涂抹于皮肤上。通过这样的方法，在适宜的浓度和给药频率下可让任何修复酶作用于表皮细胞。这开创了局部皮肤治疗的新天地。第一个前瞻性的研究评估了 30 例 XP 患者使用 T4 核酸内切酶脂质体治疗的有效性[1]，运用此修复霜后，XP 患者的日光性角化病及基底细胞癌的发病率分别减少了 68% 和 30%。该研究证实改善 DNA 修复能力可抑制肿瘤的发生及进展。目前，正在进行该疗法对于肾移植患者预防皮肤癌的有效性研究[2]。Stege 等研究了脂质体包裹的修复酶光裂合酶逆转 DNA 损伤的疗效[3]。光裂合酶可特异性地结合环丁烷嘧啶二聚体并将其分解为单体状态（直接还原作用，仅在原核生物中存在）。接受该治疗后，19 名健康受试者经 UVB 照射后，皮肤中环丁烷嘧啶二聚体的水平降低了高达 45%，同时 UVB 介导的皮肤红斑范围也有减少。

最近，局部使用抗生素已被尝试用于促进终止密码子突变的“通读”。Kuschal 及其同事开展的体外试验证实，庆大霉素可克服 *XPC* 基因终止密码子突变，从而获得完整长度的野生型 *XPC* mRNA，进而增强 DNA 修复能力[4]。因此当 XP 患者出现皮肤癌后，运用抗生素治疗或许可以一定程度上“修复”终止密码子的突变，从而让患者受益。不过这样的治疗方法还需通过临床试验进行进一步验证[5]。

因此，关于 DNA 修复缺陷性疾病的临床和分子机制研究对于正常人群也可能有益，有助于促成新的预防手段、遗传易感性检测方法、疾病诊断标准及更加个性化的治疗策略。

（蔡新颖 程璐 路遥 译，肖风丽 罗鸯鸯 张佳 校）

参考文献 138.7

见章末二维码

第139章 Gorlin（痣样基底细胞癌）综合征

Kai Ren Ong，Peter A. Farndon

摘要

Gorlin综合征是一种罕见的遗传性皮肤病，其特征包括多发性基底细胞癌（basal cell carcinoma，BCC）、上下颌骨牙源性角化囊肿，以及其他皮肤病学与非皮肤病学特征。手掌点状凹痕和大脑镰钙化也是主要的诊断特征。典型的面部特征和巨头畸形也是常见的。仅有一小部分人会影响智力发育，寿命基本不受影响。广泛的表型变异可见于家族之间和家族内部。皮肤类型和日晒影响BCC的发展。Gorlin综合征是一种常染色体显性遗传性疾病，与*PTCH1*和*SUFU*基因突变相关，这些基因的突变分析是一项重要的诊断试验。主要治疗方法是手术摘除牙源性角化囊肿、手术或药物治疗BCC，应避免放射治疗，因其会增加辐射区域出现BCC的风险。

要点

- Gorlin综合征是一种罕见的遗传性皮肤病，其特征包括多发性基底细胞癌、上下颌骨牙源性角化囊肿，以及其他皮肤病学与非皮肤病学特征。
- 手掌点状凹痕和大脑镰钙化也是主要的诊断特征。
- 典型的面部特征和巨头畸形也很常见。仅有一小部分人会影响智力发育，寿命基本不受影响。
- 广泛的表型变异可见于家族之间和家族内部。
- 皮肤类型和日晒情况影响BCC的发展。
- Gorlin综合征是一种常染色体显性遗传性疾病，与*PTCH1*和*SUFU*基因突变相关，这些基因的突变分析是一项重要的诊断试验。
- 治疗的主要方法是手术摘除牙源性角化囊肿及手术或药物治疗BCC，应避免放射治疗，后者可增加辐射区域出现BCC的风险。

定义 Gorlin综合征（痣样基底细胞癌或者NBCC综合征）的三个主要临床特征是多发性基底细胞癌、复发性颌骨囊肿和非进行性骨骼异常。其他临床特征是手掌和足底点状凹痕、异位钙化和先天性畸形的发生率增加。它是一种完全外显的常染色体显性遗传性疾病，在家族内部和家族之间的表达极为多变。异质性不仅表现为是否存在某一特征，还表现在其严重程度各不相同。

成年Gorlin综合征患者的临床特征可以出现在任何专科领域，因为已有100多个公认的临床特征。在无家族史的情况下，大多数儿童患者常被诊断为颌骨囊肿，由于在皮损组织学检查中意外发现BCC，或其他医学原因行X线检查发现骨骼异常才被确诊本病。儿童偶尔可能会出现几百个“痣”，但儿童期很少发生侵袭性BCC[1]。

基底细胞痣综合征是另一个常见的名称，但这个名称不恰当，因为组织学上，此“痣”是BCC而不是普通的色素痣，尽管不是所有的“痣”都表现有侵袭性。也有人认为它应被称为NBCC综合征，尽管10%的成年人患者没有发展成BCC。与其关注这种疾病的一个特征，不如使用同名名称Gorlin综合征，以纪念Robert Gorlin教授的贡献，尤其是患者和其父母都不希望这个疾病包含“癌”这个字。

历史 在埃及的两具木乃伊身上发现了这种综合征的骨骼特征[2]，后来证实两者为父子关系。1894年Jarisch和White报告首个病例[3-4]。

Nomland[5]提出“基底细胞痣”这一名称，当时他报告了一例发生在成人的罕见的面部先天性色素基底细胞肿瘤，为侵袭性BCC。该肿瘤与黑素细胞痣临床表现相似；显微镜下，细胞“像深染的基底细胞”。因此，被称为“基底细胞痣”。

Gorlin和Goltz于1960年对两名患者的描述和文献回顾性分析引起了广泛的关注[6]。然而，Howell和Caro在1959年[7]的皮肤病学文献中试图将该综合征中罕见肿瘤的临床特征与当时流行的解释联系起来，并引入了术语“基底细胞痣综合征”。多年来，临床医生一直对罕见的多发性肿瘤病例感到困惑，这些肿瘤在组织学上似乎是囊状腺样上皮瘤，但在临床上表现为溃疡。有些人认为肿瘤是原发的，而另一些人认为它们是由囊状腺样上皮瘤转化为溃疡。Howell和Caro提出，该肿瘤是一特殊类型的基底细胞癌，在成人中具有侵袭性，并且与发育异常相关。他们指出，儿童期肿瘤的临床表现是无害的,与成年期肿瘤的微观形态和破坏行为形成鲜明对比。他们还认为,尽管电离辐射是有效的,但由于受辐射区肿瘤的多样性和对新发肿瘤的担忧,故使用电离辐射治疗需谨慎。Mason 等[8]提出了"痣样基底细胞癌综合征"这一术语,因为人们混淆了"痣"这一术语。

Gorlin 在 1987 年[9]和 1995 年[10]总结了来自一系列患者的个人资料和 216 篇论文信息,对该综合征进行了广泛的综述。

病因和发病机制 1991 年在英格兰西北部进行的一项基于人口的研究表明,该病最低患病率为 1/55 600[11],该机构持续研究的最新数据显示患病率为 1/30 827,而出生患病率为 1/18 976[12]。澳大利亚的一项研究表明,最低患病率为 1/164 000[13]。

Rahbari 和 Mehregan[14]报道了年龄在 19 岁以下的 59 名儿童,组织学证实他们患有基底细胞癌,其中 10 例的基底细胞癌由原有的皮脂腺痣发展而成。其余的人中,有 13 人(26%)有 Gorlin 综合征的临床表现。另外两名儿童出现了第二处基底细胞癌,但在 X 线检查或体格检查中没有发现该综合征的迹象。

该综合征是一种常染色体显性遗传疾病,患病父母的每一个子女都有 1/2 的概率遗传 Gorlin 综合征。

有学者报道本病新发突变率高达 40%[15],并报告了父亲年龄效应[16]。从文献资料中得到的新发突变率可能被高估,因为这并没有深入调查所有的双亲,而且家族内的表现是多变的。作者了解到有几个认为存在新突变的患儿,直到对其父母进行仔细检查,才确认父母之一患有这种综合征,但症状很轻微。

Gorlin 综合征与 *patched* 基因(*PTCH1*)相关,该基因定位于 9q22.3[17-19]。在一个未患病的中国家庭中发现 *PTCH2* 错义突变[20],以及一例 13 岁女孩发生移码突变,并具有特征性临床表现,在该病例报告发表之前[21],没有证据表明存在遗传异质性。*PTCH2* 与 *PTCH1* 高度同源,定位于 1p32.1-32.2[22]。在 11 例散发性和 11 例家族性 NBCC 患者中未发现突变,通过单链构象多态性筛选 *PTCH* 的结果均为阴性,*PTCH2* 的作用有待进一步阐明。临床检测最初集中于 *PTCH1*。

有 Gorlin 综合征特征的患者中也发现了 *SUFU* 基因突变。报道的第一名患者是 8 个月大的婴儿,被诊断为髓母细胞瘤,出现剪接位点突变。父亲和儿子都有巨头畸形和点状凹痕,父亲 37 岁时出现大脑镰钙化[23]。在具有 Gorlin 综合征和髓母细胞瘤特征的家族中发现了更多的基因突变,这表明,与 *PTCH1* 突变相比,髓母细胞瘤的高发生率与 *SUFU* 突变更相关[24]。

patched 修补基因和 hedgehog 信号通路

1996 年通过定位克隆分离得到 *PTCH1* 基因[25-26]。PTCH 是 hedgehog 信号通路的一个组成部分,该通路在胚胎发育过程中对细胞的生长和分化尤为重要。这一通路中遗传或散发的基因突变与许多人类出生缺陷和成人癌症有关[27-29]。

突变谱 人类 *PTCH1* 基因包含 23 个外显子,覆盖 62kb 基因组 DNA。它编码了一个包含 1 500 个氨基酸的跨膜蛋白,包含 12 个跨膜区域和 2 个与细胞外蛋白结合所需的细胞外环,即重要的信号转导分子(sonic hedgehog,SHH)(图 139.1)。当 SHH 缺失时,PTCH 会抑制一个 7 重跨膜的跨膜蛋白(smoothened,SMO)的激活,从而抑制下游基因的转录(图 139.2a)。在正常组织中,人类 PTCH 有三种不同调节的转录本,它们编码不同抑制水平的蛋白质[30]。

当细胞外 SHH 与 PTCH 结合时,受抑制的 SMO 被释放,激活信号通路和下游靶基因的转录(图 139.2b)。Gli 与 SUFU 蛋白共域,抑制 Gli 的转录激活功能。*SUFU* 基因的突变消除了这种影响。

SHH-PTCH-Gli 通路似乎对其中的各级蛋白水平都很敏感。一个或多个基因的任何突变或多态性改变都可能影响功能蛋白的数量,从而影响下游基因的激活或抑制。因此,不同水平的 PTCH 活性可能导致转录发生广泛的变异。有实验证据表明:一个等位基因完全失活(降低 50% 修补活性)可导致小鼠出现 Gorlin 综合征[31]。PTCH 错义等位基因产生活性蛋白,但活性降低[32]。该途径对剂量敏感,这可能解释了 Gorlin 综合征在家族间和家族内不同的临床表现。

然而,Gorlin 综合征中的颌骨囊肿和 BCC 是相关的,但发病机制是不同的,前者是 *PTCH1* 等位基因功能丧失所致[33-34],从而使细胞从受该等位基因调控的 SHH-PTCH-Gli 通路中释放出来。事实上,PTCH 的失活或 SMO 的致癌激活几乎也发生在所有非综合征型 BCC 中,提示 SHH 信号失调是 BCC 形成的前提[29]。

在 Gorlin 综合征患者中发现了广泛的 *PTCH1* 突变[35]。突变分布在整个编码区域,没有明显的聚集现象。

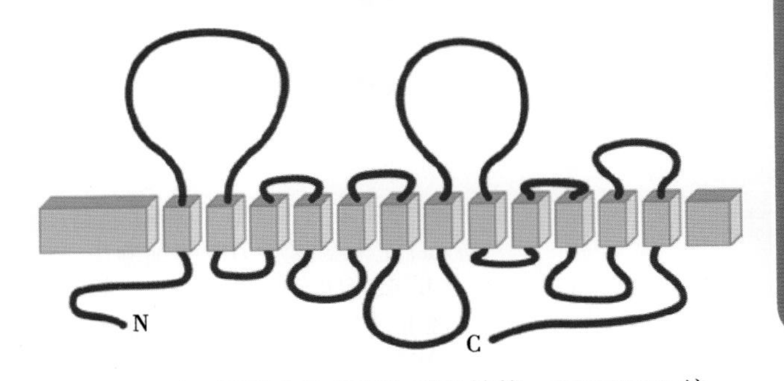

图 139.1 预测人类 PTCH 蛋白结构。PATCHED 编码一个包含 12 个跨膜区的跨膜蛋白,具有两个大的胞外结构域和一个较小的胞内结构域。C,羧基末端;N,氨基末端

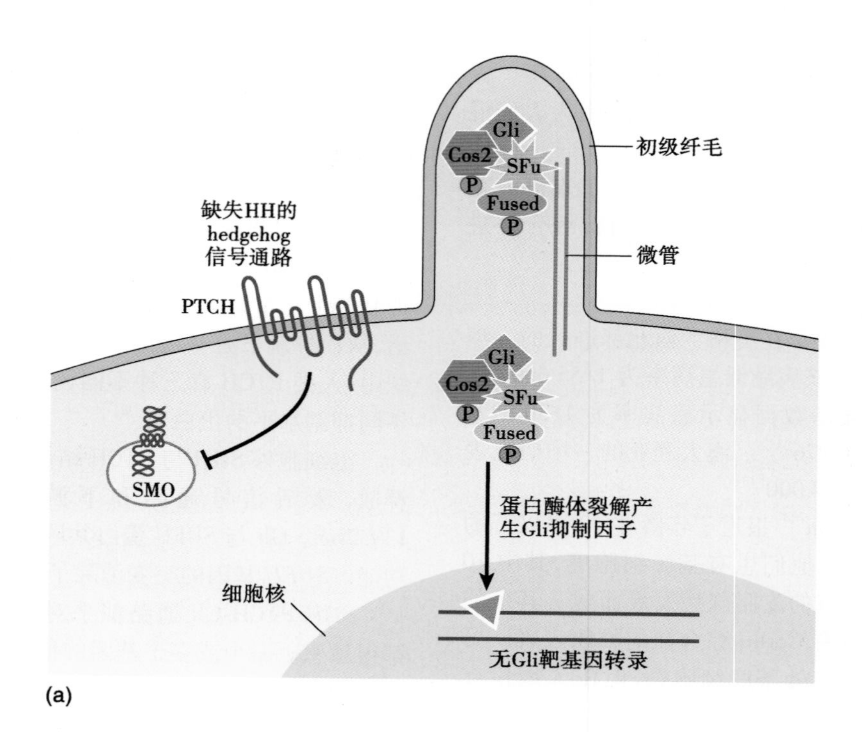

(a)

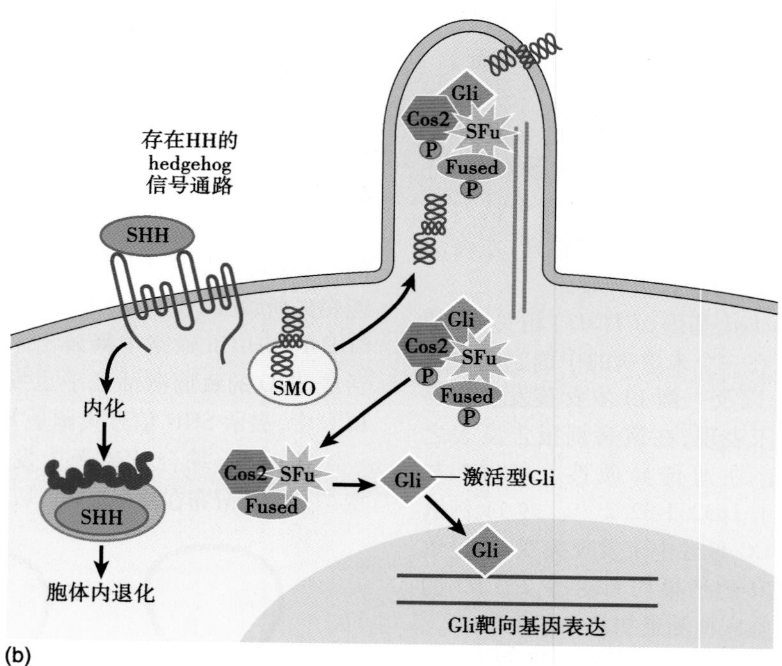

(b)

图 139.2　HH-PTCH-SMO 通路(整合果蝇、小鼠和人类信息的假想视图)。(a)在未暴露于 HH 的细胞中,PTCH 阻止 SMO 进入初级纤毛并被激活。Gli(微管四聚体的一部分)的激活被抑制。(b)在 hedgehog 基因存在的情况下,PTCH 对 SMO 的抑制被解除,SMO 从细胞内迁移到细胞膜纤毛上。SMO 在纤毛中被激活,并激活信号转导级联,导致成熟活跃的 Gli 从四聚体中释放,从而促进目标基因的转录。patched/hedgehog 复合体内化、退化或失稳

约75%符合诊断标准的患者可被检测到突变[36-37]。作者的经验是,检出率最低的人是家族中的第一个受累者,最有可能的原因是体细胞镶嵌。如果对受累儿童进行检测,通常更容易发现这种突变。对于临床怀疑有镶嵌现象的患者,在一些肿瘤中检测到相同的*PTCH1*突变,但在淋巴细胞DNA中检测不到,可证实这一点。

从文献[25-26,37-41]和英国伯明翰妇女医院(Birmingham Women's Hospital)DNA诊断实验室获得的*PTCH1*突变类型的频率显示:65%截断突变、16%错义突变、13%剪接突变和6%基因内突变或大规模基因缺失或重排。

基因型-表型与截断突变似乎没有相关性[41]。由于可能存在其他基因和环境因素的影响,因此无法预测与特定突变相关的发育和肿瘤特征的临床严重程度。

*PTCH1*生殖细胞突变尚未与任何其他遗传综合征相关,但在一系列偶发肿瘤中发现了体细胞突变,包括在Gorlin综合征中观察到的肿瘤:非综合征型基底细胞癌、皮肤毛发上皮瘤、髓母细胞瘤、卵巢纤维瘤和角化囊肿。

据报道,在无亲缘关系的前脑无裂畸形患者中,有5%的前脑无裂畸形先证者存在*PTCH1*错义突变[42]。作者推测,错义突变会导致hedgehog信号通路上PTCH抑制活性增强,这与NBCC中该通路被激活的机制不同。

病理

基底细胞癌的组织病理学

儿童期的"痣"和NBCC在组织学上与BCC相同。约1/3的患者有2种或2种以上的NBCC类型,包括浅表型、多中心型、实性、囊性、腺样和晶格状[43]。与非综合征型BCC相比,NBCC更常与色素沉着和钙化灶相关,但除此之外无法区分[8,44]。

颌骨囊肿的组织病理学

颌骨囊肿的组织学具有特征性[45]。囊肿由多层角化不全的鳞状上皮细胞排列而成,通常约5~8层,无表皮突。角化的形式很少是正角化型。基底层细胞呈栅栏状排列。在囊肿囊腔内有时可见到卫星囊肿、上皮剩余和增生的牙板。

掌跖点状凹痕的组织病理学

凹痕似乎是因细胞间隙内的角质细胞提前脱落引起的,但不是由角质细胞本身的退化引起的。光镜检查发现凹痕组织缺乏角质化特征,不规则的表皮突上基底细胞增生[46]。

电镜显示[47],凹痕底部的上皮细胞由角质形成细胞组成,其中含有发育不良的张力原纤维。角质层细胞角化不完全,作者认为这可能是角化细胞运输时间缩短所致。

扫描电镜显示[46],凹痕基底部覆盖上皮的角质层较薄,不规则,有较大的缺损。凹痕边缘的角质层较厚,较致密,附着性较好。凹痕壁从一个平缓的圆形顶部向下延伸到一个位于凹痕上皮和正常上皮间急剧变化的过渡点。

辐射反应 由于一些患者对辐射性治疗有反应,表现为在治疗区出现BCC,因此开展了对细胞辐射超敏反应的体外研究,但是结果相互矛盾。然而,似乎癌症易感性既不是由染色体不稳定引起的,也不是表现为染色体不稳定,或者细胞杀伤力增加是基因的主要效应。

Little等[48]发现,某家族中一个成员表现出对辐射的中度超敏反应,而来自同一家族的其余患病或者未患病的个体反应正常。他们认为,体外辐射超敏反应的个别病例可能与潜在的遗传疾病无关。似乎对辐射的反应可能会受到其他主要作用基因的影响,对患该综合征的家族成员间进行比较研究是有意义的。

在动物模型中有支持辐射副作用的证据。随着年龄的增长,因*PTCH*失活突变的杂合小鼠自发形成BCC样肿瘤[49]。然而,在接受紫外线照射的小鼠中,BCC的发病数量增多和瘤体增大。单剂量电离辐射可显著促进BCC的发展[49]。

紫外线照射

暴露在阳光下可能是有害的,其间接证据来自人口统计学:在英格兰西北部的一项研究中[11],只有14%的病例在20岁之前患上了基底细胞癌,而澳大利亚是47%(G. Trench, personal communication)。

然而,关于紫外线(UV)辐射的实验室结果一直没有定论。发现成纤维细胞对UVC的敏感性无差异[50],而其他细胞对UVC更敏感[51]。

大部分的实验都是在UVC(254nm)辐射下进行的,但是流行病学和临床研究表明,阳光中的UVB(280~320nm)辐射是导致人类大多数皮肤癌的诱因。

与正常个体皮肤成纤维细胞相比,Gorlin综合征患者的成纤维细胞已被证明对UVB,而非UVC,辐射的杀伤高度敏感[52-53]。这并不是由嘧啶二聚体切除修复缺陷引起的[53]。

临床特征和自然史 本病在儿童期的主要特征如表139.1所示,根据文献综述和其中一位作者(P. F.)对200多名患者的临床经验撰写而成,其中许多患者的随访时间超过15年,下面将更详细地描述一些特征。几项大型研究都给出了类似的结果[11,13,54-55]。

表 139.1 儿童 Gorlin 综合征器官系统异常特征的发生率

特征	%
皮肤	
粟丘疹	42
睑板腺囊肿	6
表皮囊肿	44
皮赘	6
手掌点状凹痕	
<10 岁	65
<15 岁	80
足底点状凹痕	49
"痣"[a]<20 岁	53
基底细胞癌[b]	
<20 岁	14
>20 岁	73
<40 岁	92
颌骨囊肿	
10 岁	13
20 岁	51
>40 岁	79~90
牙齿畸形/缺失	30
骨骼异常	
高腭穹	6
斜肩	61
高肩胛畸形	46
漏斗胸	20
胸椎侧弯	47
第四掌骨缩短	26
拇指末节指骨缩短	9
拇指僵硬	6
多指(趾)畸形	8
枕额头围	97
手术分娩	62
面部特征	
肿块	79
"典型面容"	70
下颌前突	46
眉毛上拱	28
睑裂下斜	30
上斜	13
眼睛异常	30
斜视	19
白内障	4
唇腭裂	7
其他特征	
精神发育迟缓	? 3
癫痫	6
髓母细胞瘤	5
卵巢纤维瘤	24 女性
睾丸未降	6 男性
腹股沟疝	17 男性
心脏纤维瘤	2.5
X 线所见	
颈/胸椎异常	60
肋骨异常	70
钙化:大脑镰<15 岁	40
隔膜鞍(20 岁)	100

注:[a] 这一术语用于指如图 139.7 所示的"痣"。它们通常保持静态,但组织学是基底细胞癌。
[b]这个术语指的是临床上表现为侵袭性基底细胞癌的病变。

发育史

在一组 25 名学龄前期或学龄期儿童中,其中有 62%经手术分娩[56]。他们平均出生体重为 4.1kg,头围为 38cm,与兄弟姐妹相比均有显著增加。延迟到平均 18 个月大时才会走路,而其兄弟姐妹在 12~13 个月大时即会走路。有几个患儿因为明显的巨头畸形(头围明显高于第 97 百分位数,但持续生长与百分位数平行)而接受了脑积水的检查。许多儿童一开始会出现运动迟缓,但后来逐渐赶上。所有儿童都进入正常学校学习,只有少数需要额外帮助。

在文献中,约 3%患者有"智力发育迟缓"[57]。在英格兰西北部的一项 84 例患者研究中,除了经过治疗的髓母细胞瘤患者外,没有中度或重度智力发育迟缓的病例[11]。在该研究中,约 6%的患者需要长期的抗惊厥方案治疗癫痫大发作。

体型

患者往往身材高大[58]。他们的身高通常在第 97 百分位数以上,与未患病的兄弟姐妹形成鲜明对比。一些患者表现为马方综合征体型[59]。

颅骨的形状和大小

最显著的特征之一是患者出生时头围就已增大。一项纳入 75 例患者的系列病例研究中,所有儿童和成人[56]的头围都在 97 百分位数或以上,身高也高于相应百分位线以上。头在前后(anteroposterior,AP)平面呈长形,后枕骨突出且位置低。

面部特征

约 70%的患者具有特殊面容,但存在家族内异质性[56]。图 139.3 和图 139.4 分别显示患有该综合征的儿童和成人患者。80%的患者其前额叶、颞叶和双顶叶隆起,显得面部上部突出,患者通常利用发型来掩盖突出的部分。患者的面部常常不对称。一些患者的眶上嵴发育良好,使眼睛看起来凹陷。眉毛通常浓密、杂乱,融合成拱形。鼻根宽、肥大。内眦间距、瞳孔间距、外眦间距均超过第 97 百分位数,但似乎与头围成正比。下颌骨长,下唇突出于上颌骨前方。与唇腭裂的发病有明确联系,其发病率为 5%~6%[9,11]。

通过比较患者与其兄弟姐妹的面部特征,对该病的诊断非常有帮助。患者与其未患病的兄弟姐妹之间的面部形态通常存在显著差异。

相关文献报道,10%~25%的患者患有眼部疾病,包括由角膜混浊引起的先天性失明、先天性青光眼、虹膜、脉络膜或视神经缺损、会聚性或发散性斜视、眼球震颤、白内障和小眼、上睑下垂、眼球突出,髓质神经纤维和视网膜错构瘤[58,60]。

30%的病例发现面部有小的角蛋白囊肿(粟丘疹),最常见于眶下区,但也可见于额头。位于眼睑角

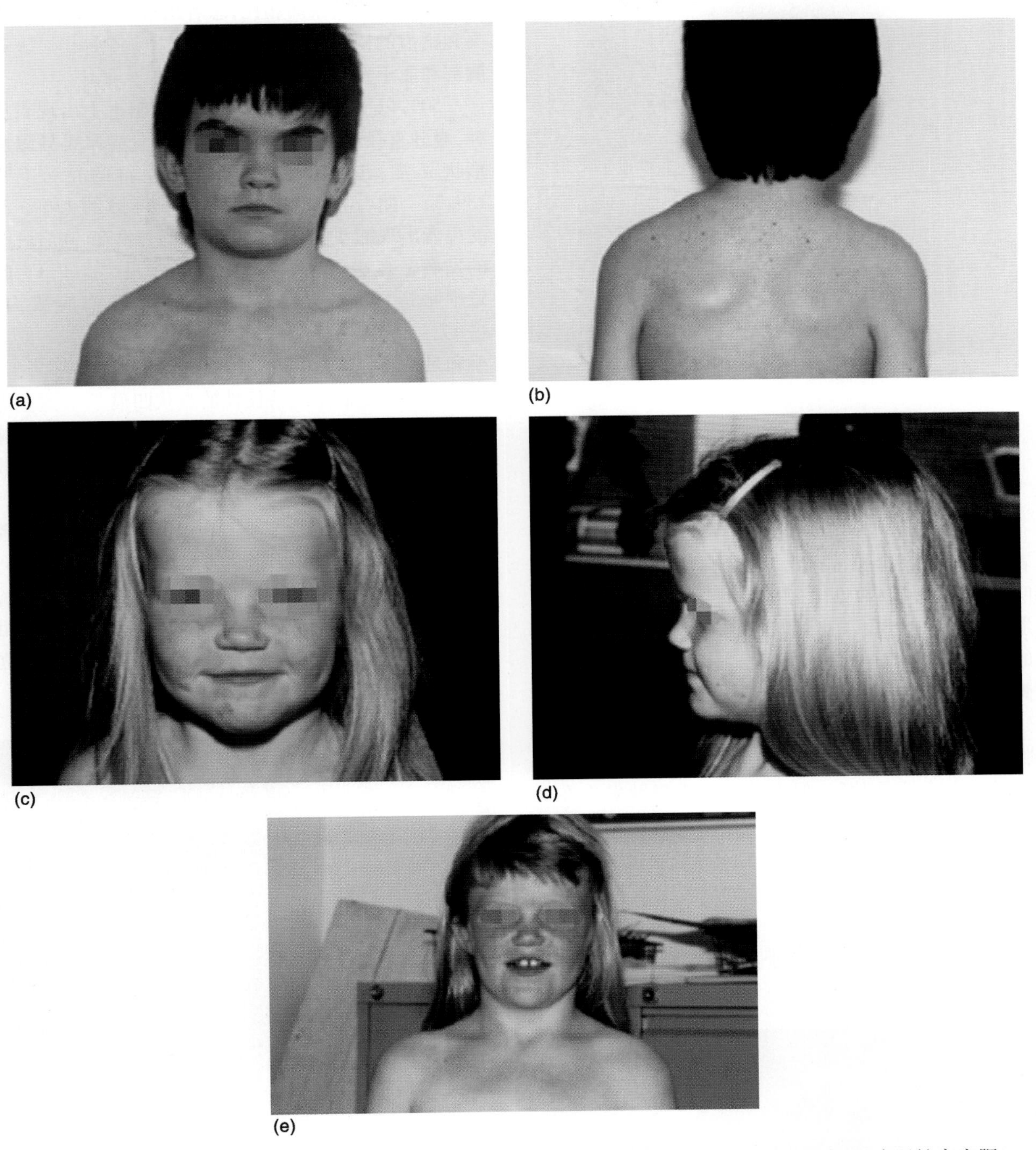

图 139.3 两名患有 Gorlin 综合征的儿童表现出不同程度的面部特征改变,前额凸出,斜肩,和先天性高肩胛症(b)

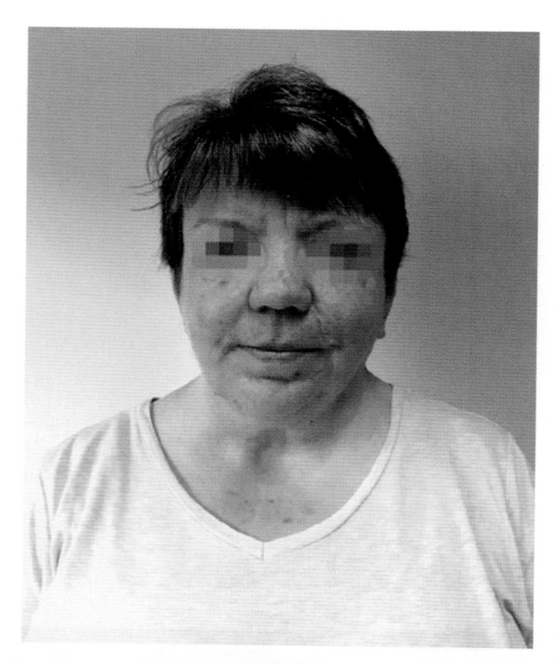

图 139.4 Gorlin 综合征的成年患者表现出的相关面部特征——拱形眉毛、眼裂下移、斜肩。通过发型遮盖额骨突起

膜表面的睑板腺囊肿常排出分泌物，刺激角膜引起眼部明显不适。颈部常见像痣一样的“皮肤标记”，其组织形态学表现与 BCC 的典型特征相似，但无大小和形态的改变。

颌骨囊肿

文献报道 80 例患者中，13% 在 10 岁时出现颌骨囊肿，51% 在 20 岁时出现颌骨囊肿。尽管最小的患者在 5 岁时发生颌骨肿胀，但大多数颌骨囊肿发生在 7 岁之后[56]。其发病高峰在 30 岁左右，比孤立的牙源性角化性囊肿约早 10 年发病[56]。Gorlin 曾报道，40 岁以上的 Gorlin 综合征患者中有 10% 的患者无囊肿的体征或症状[9]。

下颌骨受累的频率远高于上颌骨，角化囊肿通常发生在下颌角(图 139.5)。

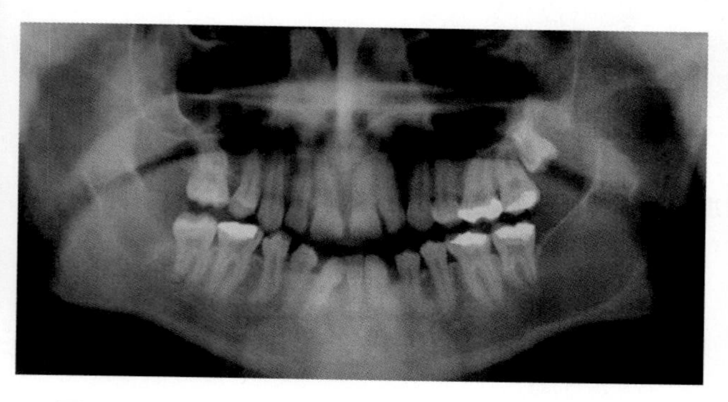

图 139.5 17 岁男性患者的颌骨 X 线，显示左下颌角及下颌支处有大的囊肿

颌骨囊肿在早期，尤其发生在颌骨升支部时，患者往往无明显症状，继续生长则出现下颌肿胀和/或疼痛、流脓，牙齿移位、阻生或松动。

与未患病的亲属相比，患者出现牙齿畸形、牙齿缺失和龋齿的概率更高。

胸部和躯干

50% 以上的患者可能在四肢和躯干上出现表皮囊肿，囊肿直径通常为 1~2cm[61]。肋骨异常可导致胸部形状异常，包括出现肩部向下倾斜的特征(见图 139.3)。肋骨异常伴脊柱后凸可能导致约 13%~30% 的患者出现漏斗胸[56,62-63]。相关调查发现，高肩胛畸形的发病率高达 18%，以儿童患者多见[64]。P. F. 的文章中报道，36 名男性患者中有 6 名患有腹股沟疝，占 17%[56]。

手和足

手掌和足底出现特征性的点状凹痕[65]。这些点状凹痕随年龄增长而增多，永久存在，当儿童期发现这些点状凹痕时，是诊断该病的有力依据。这种凹痕数量不等，可几个或者百个以上。凹痕极少继发 BCC。据文献报道，Gorlin 综合征患者中，10 岁时 65% 的患者存在手掌点状凹痕，15 岁时达 80%，20 岁时则超过 85%。

凹痕呈点状(直径 1~2mm)，通常不对称，较浅，基底呈白色、肉色或淡粉色(图 139.6)。与足底相比(50%)，它们更易出现在手掌(77%)。凹痕也独立出现在手指的两侧，表现为微小的亮红色点状。

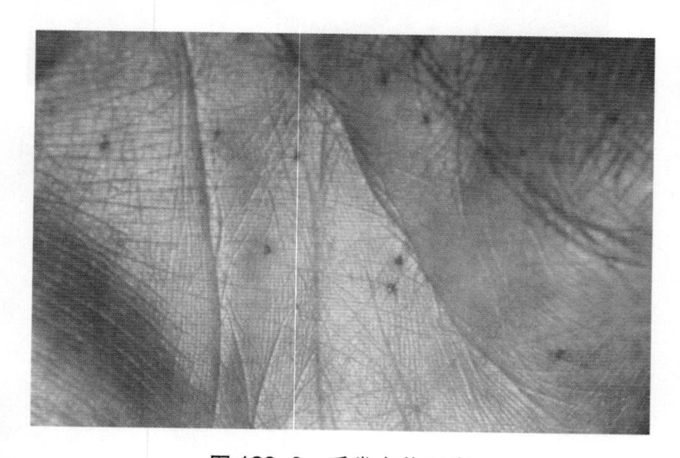

图 139.6 手掌点状凹痕

在脏乱环境中玩耍的儿童会更容易发现这些凹痕，我们应该将这些凹痕与皮肤污垢导致的手掌皮损区分开来。在多数患者中，将手掌浸于温水 10min 后，这些凹痕会更加明显。

拇指异常(拇指末节指骨缩短和/或僵硬)的发生率约为 10%[56]。74 例患者中有 6 例(8%)发现手或足多指(趾)畸形[56]。15%~45% 的患者出现第四掌骨缩短，但正常人群中也有 10% 的人存在第四掌骨缩短的现象,该特征不是诊断标准之一[64]。踇外翻严重者,需手术治疗[56]。

痣和 BCC

由于"痣"和在本病中出现的 BCC 在组织学上是相同的,故可将他们归类为 NBCC。"痣"通常是先出现的,其临床表现与 BCC 不同,尽管 BCC 可能是由痣引起的。为了更好地进行临床描述,将"痣"和"NBCC"区分开来是很有必要的。

痣 Gorlin 综合征出现痣的概率随年龄增长而增加,20 岁以内发现痣的患者仅占 53%,20 岁以后上升至 74%。在未患病的亲属中,普通痣的发生率为 4%,且从出生就存在。针对患病家族的研究报道中,痣的出现有明显的家族倾向,其数量随着时间的推移而增加[56]。痣也可以表现为单个病变。患者可能没有痣,也可能有几个或几百个。痣呈肤色、红棕色或珍珠色(图 139.7)。可在几天到几周内生长迅速,但大多数基本保持静止。

NBCC BCC 可以出现在皮肤的任何部位,以面部、颈部和躯干上部较为多见,腹部、躯干下部和四肢次之。面部以眼睛、鼻子、颧骨和上唇周围多见。通常只有少数具有侵袭性,当它们呈局部侵袭时,表现与普通的 BCC 一样。正如预测的那样,单个病变侵袭性改变的证据表现为体积增大、溃疡、出血或结痂。有些患者可以在不首先发生痣的情况下,直接发展为侵袭性 BCC。很少出现转移[9]。

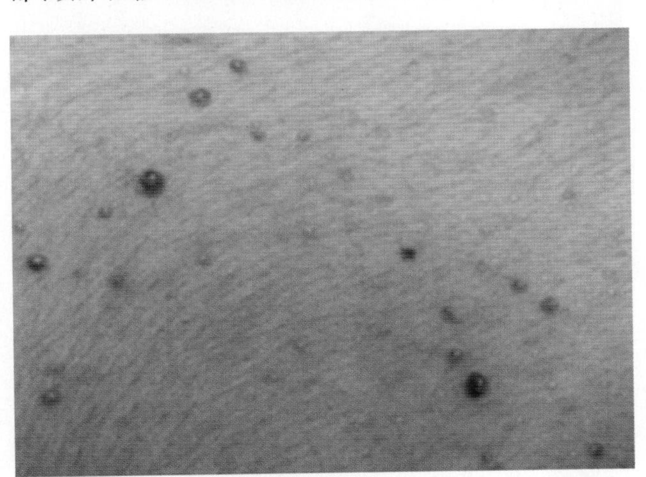

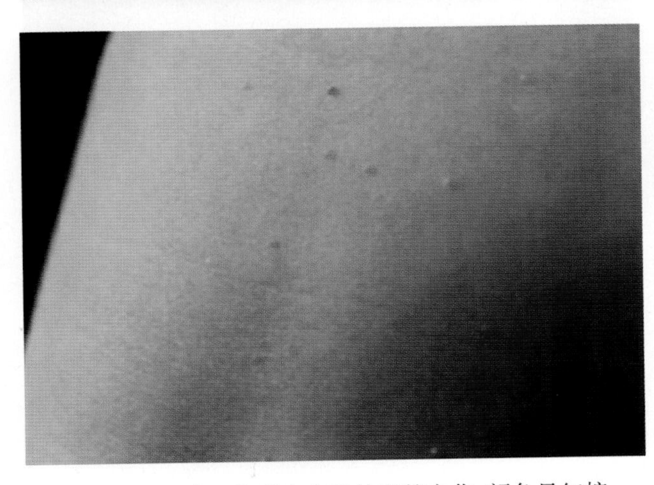

图 139.7 痣。注意大小和外观的变化,颜色呈红棕色、肤色或半透明

侵袭性 BCC 在青春期之前并不常见。一项针对 80 名患者的研究显示,15 岁有 20%,20 岁有 45%,25 岁有 70%,40 岁有 80% 及 45 岁有 92% 的患者接受了 1 次或多次 NBCC 治疗[53]。

骨骼 X 线检查

肌肉骨骼特征很容易通过临床检查出来。当怀疑患有 Gorlin 综合征时,可通过 X 线协助诊断。在 82 例患者中,有 26% 患者存在分叉肋,16% 患者存在前倾、融合或畸形肋骨,6% 患者存在部分缺失或发育不良肋骨(图 139.8)[62]。第三和第四肋骨最常见,其中约有 0.6% 的正常人可出现分叉肋[67]。

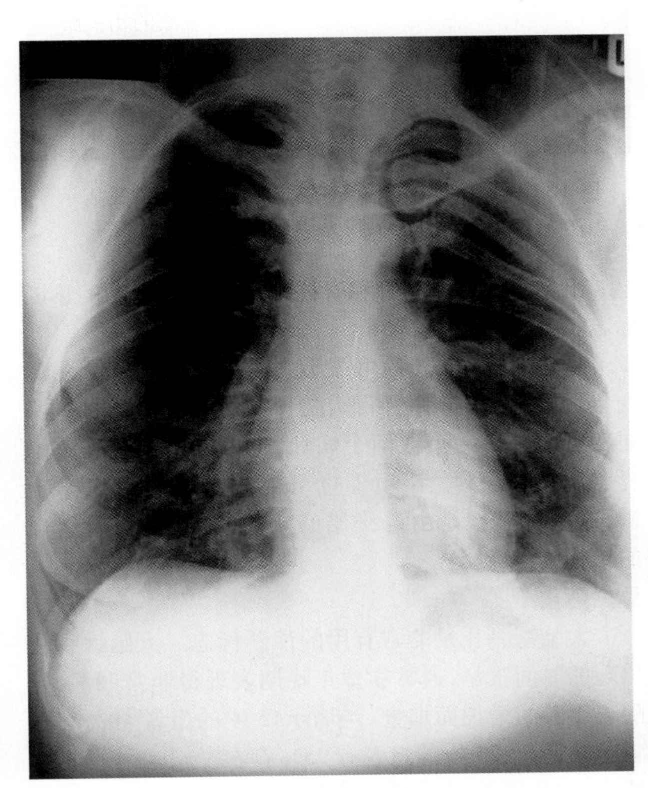

图 139.8 胸部 X 线显示上椎体异常,肋骨和分叉肋厚度变化。左肩倾斜是由肋骨异常引起的

颈椎或胸椎异常是 Gorlin 综合征最有价值的诊断体征,约有 49% 的患者存在异常[63](图 139.9),C_6、C_7、T_2 和 T_1 最常受累。颈椎隐性脊柱裂或枕椎交界处的畸形很常见[63]。除了颈椎或上胸椎没有融合外,约有 40% 的患者存在骨关节融合或节段缺失[9]。偶尔会发现肩胛骨内侧部分有缺陷[9]。

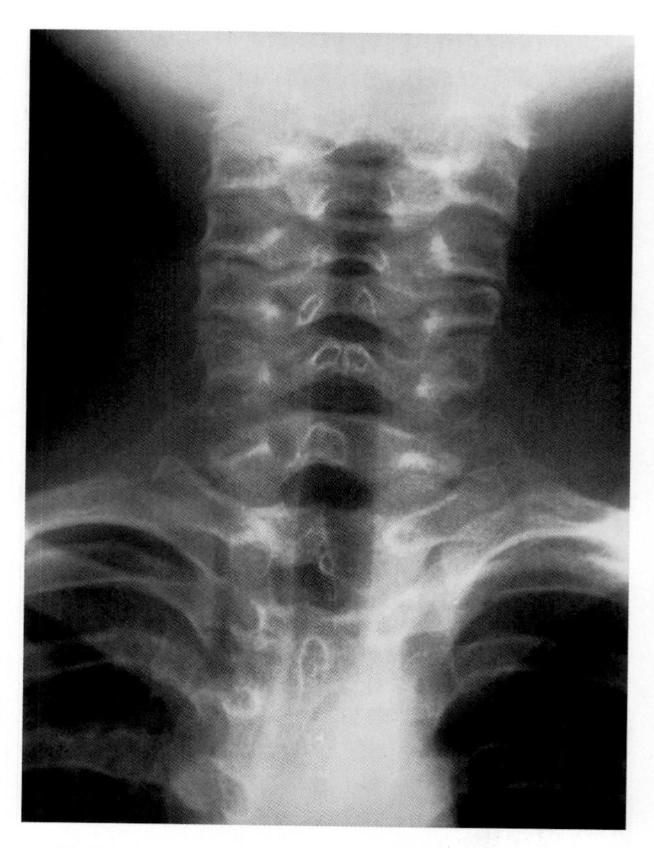

图 139.9　一名 10 岁女孩的颈椎和上胸椎 X 线显示 C_2~T_3 隐性脊柱裂，T_1 和 T_2 棘突融合

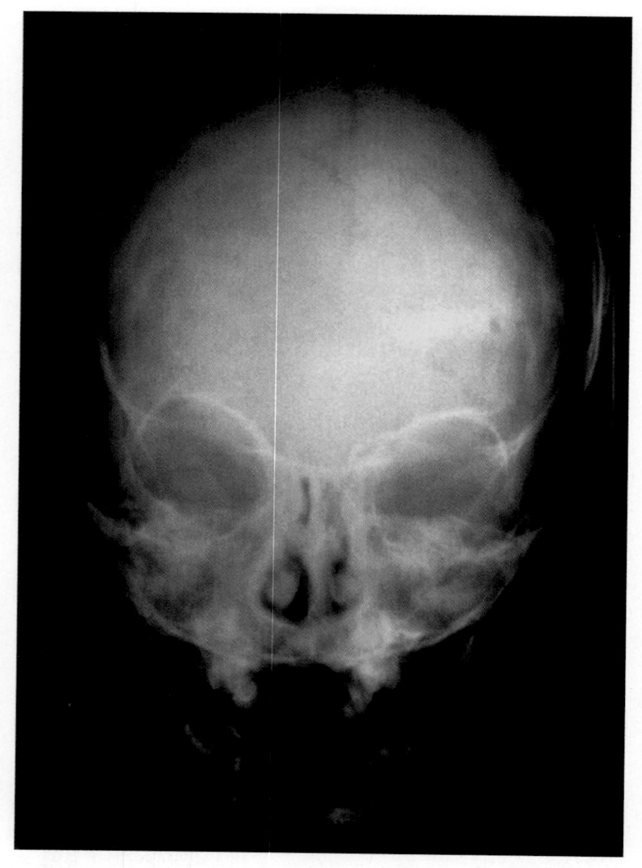

图 139.10　大脑镰钙化。2 岁男孩的颅骨 X 线：在上镰部可见一条细小的钙化线

出生时就存在肋骨和脊柱畸形是很有帮助的诊断标志。

高达 35% 的患者可发现小的假囊性溶骨性病变，最常发生在指骨、趾骨、腕骨和跗骨上[58,68]。这些病变可能只有一个或两个病灶，也可能累及几乎整个骨骼。长骨、骨盆和颅骨也可能受累。从组织学上讲，这些骨显影是由纤维结缔组织、神经和血管组成的错构瘤[69]。

异位钙化

大脑镰钙化是非常有用的诊断标志。大脑镰钙化出现的时间很早，通常在童年晚期表现得非常明显，且随着年龄的增加而加重。年龄<15 岁的患者 40% 存在大脑镰钙化，25 岁的患者有 95% 存在[56]。在头颅的 X 线上，镰状钙化最开始仅为镰上缘的一条模糊线(图 139.10)，后逐渐变得明显，成为几个独立的钙化片(图 139.11)。在一些患者中，它可以非常清晰，宽达 1cm。与 7% 的正常老年人群中发现的单一钙化相比，它具有典型的片状外观(图 139.12)[70]。

儿童镰状钙化是 Gorlin 综合征的重要诊断标志。颅骨的正常变形，突出的额头，可以模拟 AP 颅骨膜上的镰状钙化，如果钙化是从下方开始的单线，则应该考虑 Gorlin 综合征。

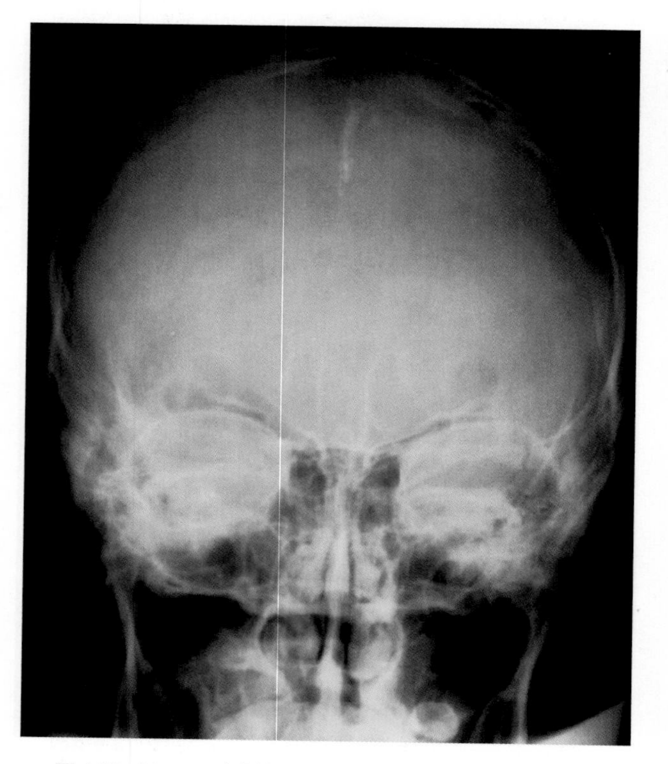

图 139.11　18 岁男性患者的颅骨 X 线显示上镰钙化斑块

第二十九篇

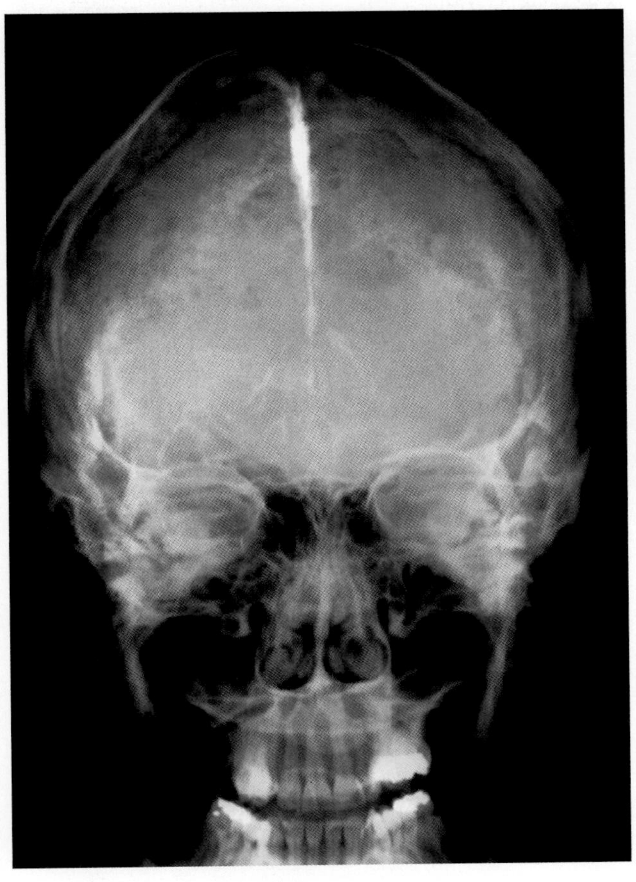

图 139.12 大脑镰钙化。24 岁女性患者的颅骨 X 线示镰状钙化,呈向下延伸

异位钙化也发生在其他部位:小脑幕(20%)、岩斜韧带(15%)[62]、硬脑膜、软脑膜和脉络丛。

鞍膈钙化是另一个有用的早期诊断标志,其可引起蝶鞍桥接(bridging of the sella turcica)(图 139.13)。正常人晚年鞍膈钙化的发生率为 4%,而 Gorlin 综合征患者鞍膈钙化的发生率为 60%~80%[9,56]。一项研究显示,43 例患者到 20 岁时 100% 存在颅内钙化[56]。

除此之外,手指和头皮的正常皮肤也可能出现皮下钙化[71]。

中枢神经系统

髓母细胞瘤,现在常被称为原始神经外胚层肿瘤(primitive neuroectodermal tumour,PNET)是 Gorlin 综合征公认的并发症,约 5% 的患者发生。相反,约 3% 的髓母细胞瘤儿童患有 Gorlin 综合征,2 岁以下的儿童占 10%[72-73]。Gorlin 综合征的平均发病年龄为 2 岁,比孤立性髓母细胞瘤患儿的平均发病年龄早 5 年。伴有 Gorlin 综合征的髓母细胞瘤患者可能生存期较长,这可能与病变的增生性有关。但颅腔脊髓照射可能导致受辐射区域出现上百个 BCC[74-77]。另一个令人担忧的问题是,在辐射区域可能增加其他癌变的风险[78]。

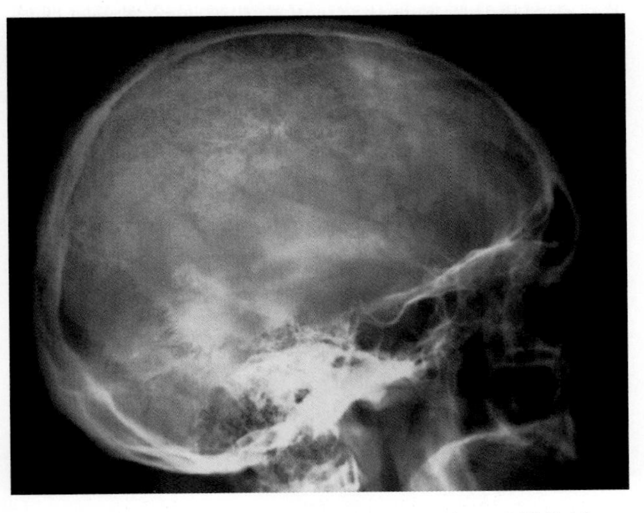

图 139.13 44 岁男性患者的颅骨 X 线显示蝶鞍桥接和典型的“低”枕骨

一项针对无 *PTCH1* 突变个体的研究发现[24],尽管没有发现颌骨囊肿,但三个家族的 *SUFU* 突变均符合 Gorlin 综合征的诊断标准。每一家族均有 1 例髓母细胞瘤。在检测到 *PTCH1* 突变的个体中,只有两例患者(1.7%)发展成髓母细胞瘤。作者指出,他们发现 *PTCH1* 突变阳性个体患髓母细胞瘤的风险 <2%,而 *SUFU* 突变阳性个体患髓母细胞瘤的风险高达 20 倍,这可能表明脑磁共振成像监测在 *SUFU* 相关但非 *PTCH1* 相关的 Gorlin 综合征儿童中是合理的。

成人患者也有脑膜瘤、多形胶质母细胞瘤和颅咽管瘤的报道。

心血管系统

对英格兰西北部人群的研究显示,心脏纤维瘤的发生率为 2.5%[11]。一名儿童在 3 个月大时死于多发性心脏纤维瘤,而另一例患者室间隔处有一个 2cm 的心脏纤维瘤,随访长达 20 年,至今未见明显改变。长期预后一般较好,但切除可能是必要的。儿童时期孤立性心脏纤维瘤的发病率约为 0.027%~0.08%,病变主要发生在室间隔。

肠系膜

正如皮肤及颌骨的囊肿是 Gorlin 综合征的组成部分,肠系膜的乳糜性囊肿或淋巴管囊肿也是,但这种情况罕见。当囊肿较大时,可表现为上腹部可移动的无痛性包块,但极少引起肠道梗阻症状。然而在大多数情况下,在开腹手术中或通过 X 线断层扫描可发现钙化灶。

泌尿生殖系统

据报道,25%~50% 的患有 Gorlin 综合征的女性患者存在卵巢纤维瘤钙化[11]，可能常被误诊为子宫肌瘤钙化，尤其是两者同时存在的时候。卵巢纤维瘤钙化似乎不影响生育能力，但可能发生扭转。目前没有证据表明应该进行预防性地摘除治疗。

肾畸形（马蹄肾、单侧肾发育不全、肾囊肿）在单独的病例报告已描述，但其发生频率是否增加尚不清楚。

其他器官的肿瘤

许多其他器官的肿瘤也有报道，但很少影响儿童。这些包括肾纤维瘤、黑色素瘤、平滑肌瘤、横纹肌肉瘤、肾上腺皮质腺瘤、精原细胞瘤、乳腺纤维腺瘤、甲状腺腺瘤、膀胱癌、霍奇金病和慢性白血病。似乎没有一种肿瘤存在特定的发生频率而值得进行选择性筛选。

诊断 由于家庭内部和家庭之间基因表达的极端差异，对一个有50%概率遗传该疾病的儿童进行诊断可能并不容易。有些患儿可能仅表现为肋骨畸形，而有些患儿只出现“典型的面部特征”，却没有其他症状。基因突变分析可能有助于症状出现前的诊断。

对于明显单发的病例，应先对父母进行详细检查和X线检查，然后再确定患儿的发病是否为新的基因突变。如果父母没有身体异常体征，没有相关病史且影像学检查正常，患儿就不太可能患有Gorlin综合征。如果突变是已知的，DNA分析将会有所帮助。

明确的诊断对于后续监测BCC、颌骨囊肿等并发症以及提供遗传咨询信息至关重要。临床上，它依赖于详细的家族史、体格检查和X线检查。

家族史

尽管病情的多变性可导致家庭成员出现完全不同的临床体征，但家族史有助于疑似病例的确诊。

体格检查

骨骼异常、典型的面部特征、痣、手掌和足底点状凹痕是非常有用的诊断体征。最有价值的测量是头围。测量还应包括身高、眼内眦和外眦以及瞳孔间距。头围应该与身高绘制在一张相关的图表上[79]。

放射及影像学检查

对于那些体征不明确的患者，放射影像学检查有助于诊断。X线应包括以下内容：

1. 颅骨 正位片。
2. 颅骨 侧位片。
3. 颌部全景图（矫形图），因X线可能遗漏病变。
4. 胸部X线。
5. 颈椎、胸椎 正侧位片。
6. 手（假性囊肿）。

根据年龄，对卵巢和心脏纤维瘤进行超声检查可能具有意义。

诊断标准

框图139.1中给出了基于该综合征最常见和/或特定症状的诊断标准[11]。这些标准是基于对英国家族病例的调查，但英国不是以日照强度充足著称的国家。因此，在紫外线强度高的地区，主要诊断标准中可能需要增加成人BCC的数量。第一届国际基底细胞痣综合征学术研讨会（International Colloquium on Basal Cell Nevus Syndrome）的声明对这一标准的表述较为宽松：“20岁之前发病的BCC或BCC数量过多，与阳光照射和皮肤类型无明显相关性”[36]。研讨会还考虑将髓母细胞瘤作为一项主要的诊断标准，这将可能有助于早期诊断。

框图139.1 NBCC综合征的诊断标准

主要标准

1. 30岁以下多发（>2*）BCC或单发，或>10个基底细胞痣
2. 牙源性角化囊肿（经组织学证实）或多发性骨囊肿
3. 手掌或足底点状凹痕（3个或以上）
4. 异位钙化 片状或早期（<20岁）镰状钙化
5. NBCC综合征的一级亲属

次要标准

1. 先天性骨骼异常 双裂、融合、张开或缺失肋骨或椎体融合
2. 枕额头围高于第97百分位数
3. 心脏或卵巢纤维瘤
4. 髓母细胞瘤
5. 淋巴肠系膜囊肿
6. 先天性畸形 唇腭裂、多指畸形、眼畸形（白内障、眼眶瘤、小眼畸形）

当符合两项主要或一项主要和两项次要标准时，就可以作出诊断；如果1级直系亲属患病，存在一项主要或两项次要标准可诊断

* 注意，所提供的BCC的数据是英格兰一项研究得出的；依据该BCC标准的数量对日照较强的地区进行诊断可能不适合

突变分析确诊

最终的诊断需要证实基因*PTCH1*的突变。在一些儿童中，由于该综合征有与年龄相关的特征，临床检查可能不是决定性的。对家族性突变进行突变分析可为建立监测和防晒措施提供依据。产前诊断的需求一直很低。

确定*PTCH1*中的致病性突变（无义、移码、缺失/插入、剪接）可以确诊。由于技术上的限制，阴性突变筛查不能排除NBCC，但对于未达到临床诊断标准的患者，只要进行了全面的基因分析，且没有镶嵌现象，至

少可以稍微放心。在未达到诊断标准的单发病例中，可能很难解释错义突变的致病性。

对家族中第一个患者进行基因突变检测的敏感性较低，因为一部分患者存在体细胞镶嵌现象。

预后 由于遗传变异性，可能由于剂量敏感途径中的其他基因，有亲缘关系的成员可能受到不同程度的影响。尽管通过早期监测可发现颌骨囊肿和 BCC，并可能给人一种印象：这些特征发生在更早的年龄[56]，但目前尚无证据表明儿童的病情比父母的更为严重。骨骼体征是非进行性的，并在家族成员中表现不尽相同。高达 10% 的成人患者既无颌骨囊肿，也没发现 BCC[9,56]。存在单发病灶的患儿，即使通过组织学检查确诊，最终也不一定进展为多发性 BCC。

作者的临床经验指出，一些家族似乎比其他家族更容易出现 BCC，且发病年龄较小，数量较多。而其他家族的成员出现 BCC 的相对较少，且发病年龄可能较晚。这可能是由于存在背景修饰基因因素或共同的环境暴露造成的。一项对 125 例 *PTCH1* 突变个体的研究发现，DNA 变异(*MC1R* 基因和 *TERT-CLPTM1L* 位点)与早期 BCC 发病呈显著相关性[80]。但先天性畸形通常不遵循家族特有的遗传模式：通常只有 1 名成员患病。

鉴别诊断 当患者仅表现出一些或某些非常轻微的 Gorlin 综合征特征时，可能需要考虑几种罕见的情况。

PTCH 突变的体细胞镶嵌现象可以解释多发性 BCC、黑头粉刺和表皮样囊肿为何呈单侧分布[81]。偶见家族有多发性 BCC 呈常染色体显性遗传模式，但未见 Gorlin 综合征的其他特征；当 *PTCH* 突变分析为阴性时[82]，应考虑进行 *SUFU* 分析[83]。

手掌点状凹痕需与 Mantoux 汗孔角化病进行鉴别[65]。Mantoux 汗孔角化病是一种罕见的手掌和足底的非遗传性丘疹性角化病，少数病变可分布于脚踝处。病变有自愈性，可随着时间的推移而消失。凹陷常位于乳头突起的顶端，类似于一个扩大的汗孔。较陈旧的病变在凹陷底部有黑痂，表面呈细分叶状或桑葚状，最终脱落，留下一个小凹陷，边缘略微隆起，基底呈红色，这类似于角化的黑头粉刺。特征性的病变是半透明的丘疹，可在同一部位反复发作，持续数月或数年。

据 Rasmussen 报道，某家族在第二个和第三个 10 年时出现了毛发上皮瘤、粟丘疹和圆柱瘤，且遗传模式为常染色体显性遗传[84]。粟丘疹是微小的毛发上皮瘤，只出现在曝光区域。圆柱瘤[85](头帕肿瘤综合征，turban tumour syndrome)在家族内的分布范围和发病年龄有相当大的差异，也可能是相同的情况。

多发性 BCC、手足背部毛囊性萎缩、出汗减少和少毛症是 Bazex 综合征的特征[86]。手背上的点状凹痕呈橘皮样改变，与 Gorlin 综合征的点状凹痕完全不同。遗传模式为常染色体显性或 X 连锁显性遗传。类似 Bazex 综合征的显性遗传疾病在单个家族中有报道[87]。

Rombo 综合征的特征是虫蚀状皮肤萎缩、粟丘疹、少毛症、毛发上皮瘤、BCC 和伴有发绀的外周血管扩张。直到童年后期皮肤都是正常的；BCC 发展较晚，出汗也没有减少。

Oley 和同事报道了另一家族患有与常染色体或 X 连锁显性遗传相关的综合征，表现为毛发减少、BCC、粟丘疹和过度出汗[88]。

在 Cowden 综合征(多发性错构瘤综合征)[89]中，患者在第二个 10 年中发生了皮肤黏膜病变，包括面部多发性光滑的角化性丘疹，主要集中在汗孔开口周围，通常与毛囊有关。在手足的背侧有大量小的角化过度和疣状增生，圆形半透明的掌跖角化病也很常见。类似的病变，如疣状小丘疹也可以发生在口腔黏膜。多发皮赘十分常见。大多数患者有较宽的前额和巨头。甲状腺腺瘤、胃肠道息肉的发生率为 60%，乳腺癌的发病率也有所增加。

砷暴露可导致多发性 BCC。

Gorlin 综合征患者可能有咖啡牛奶斑，但数量少于诊断 1 型神经纤维瘤病(neurofibromatosis type 1，NF1)所需的 6 块，腋窝处也没有雀斑样色素沉着斑。事实上，一些 NF1 和 Gorlin 综合征患者在外貌体征上非常相似。

由于存在异位钙化和第四掌骨缩短也需要与假性甲状旁腺功能减退鉴别。

心脏纤维瘤也见于在结节性硬化症和贝维综合征(Beckwith-Wiedemann syndrome)。

监测和预防 建议对家族进行定期检查，并由一名临床医生监测和协调整个方案[11]。通过 DNA 分析进行预检可有助于识别哪些家族成员需要监测。

以下建议是基于对 84 例患者进行 10 年的随访研究得出的临床经验[11]。

妊娠期

妊娠期应进行超声检查，识别胎儿是否存在心脏肿瘤和发育畸形，这对决定新生儿早期手术很有帮助。当发现胎儿头围较大时，可能需考虑手术分娩。

新生儿期

详细的新生儿检查可明确发现巨头、腭裂或眼部异常。X 线检查可能证实肋骨裂或椎体畸形。最好在早期进行超声心动图检查，因为至少有 2 个病例在 3 个月前就发现了心脏纤维瘤。

儿童期

每 6 个月进行 1 次神经系统检查可发现髓母细胞

瘤(原始神经外胚层肿瘤)。由于担心诱发皮肤恶性肿瘤,不推荐常规 CT 扫描或过度进行 X 线检查。(一项研究中来自分子分析的信息表明,扫描可能最适合于 *SUFU* 突变的儿童[24])。随诊至 3 岁后,临床检查可以减少到每年一次直到 7 岁后,之后进展为髓母细胞瘤的可能性很小。尽管这些检查的灵敏度和特异度较低,但如出现可疑症状,父母应联系专科医院。建议每年进行磁共振检查,直到 8 岁为止[36],但因需要全身麻醉不适合 *PTCH1* 相关的 Gorlin 综合征患儿,因为 2%的患者存在麻醉风险[37]。

建议常规进行眼科检查和听力、视力和发育监测。

应每年进行牙科检查,通常包括下颌全景 X 线。由于未治疗的颌骨囊肿会引起并发症,正位全景 X 线是合理的。

建议从青春期开始,至少每 4 个月进行 1 次皮肤检查,因为病变可能具有侵袭性,建议患者找皮肤科专家进行面诊。对眼睑、鼻子、耳朵和头皮的皮肤病变进行早期治疗尤为重要。必须提醒患者检查身体的各个部位——外阴和肛门括约肌的黏膜上已有发现 BCC 的报道。

日光暴露

由于日晒是诱发 BCC 发病的环境因素之一[90],因此强烈建议采取防晒措施,包括戴宽边帽以保护眼睛周围区域。

治疗

皮肤

特别是在儿童时期,当皮损或色素痣在组织病理学上表现为 BCC 时会让人警觉。这可能会导致一种感觉,即所有其他皮肤病变都需要立即治疗。事实上,一些作者建议积极治疗所有皮肤病变,但也有部分作者主张保守治疗。由于许多色素痣长期处于静止状态,它们可能不需要切除,但需要经常进行检查。作者的做法是更积极地治疗发生在眼睛、鼻子、嘴和耳朵周围的个别病变。

根据 NBCC 的类型、大小和部位的不同,最合适的治疗形式可能会有所不同,患者最好由能够提供多种治疗方式的多学科治疗小组进行管理。手术切除、冷冻治疗、刮除和电疗、局部外用 5-氟尿嘧啶、Mohs 显微手术[91]、二氧化碳激光[92]和光动力治疗均可以使用。一些中心也使用系统性视黄酸药物治疗。

首要任务是确保彻底根除侵袭性 BCC 并保护正常组织,以防止毁容。少数患者(通常是成年人)患有数百个侵袭性 BCC,治疗势在必行却相当无望。因此,可能需要大量支持,尤其是鼓励其参加后期的随访治疗和积极进行早期并发症的治疗。在英国和美国都设有积极的患者支持小组。

局部治疗　局部外用 5-氟尿嘧啶似乎对无毛囊受累的浅表多中心 BCC 有效,但不适用于较深的侵袭性 BCC。局部外用 5-氟尿嘧啶已成功治疗一名 30 岁男性伴有多发性、进行性浅表性和结节性 BCC 的 Gorlin 综合征患者[93]。浅表性 BCC 已被清除,但结节性 BCC 需要手术切除或光动力治疗。治疗的主要副作用是局部疼痛和感染。5-氟尿嘧啶在血液系统中未检测到。

局部使用咪喹莫特对浅表性 BCC 也是有效的,但有些人难以耐受局部的炎症反应[94-97],并且一旦停止治疗,就有新的病灶出现[97]。

据报道,一位从父亲那遗传了 Gorlin 综合征的女孩使用外用视黄酸和 5-氟尿嘧啶联合治疗 10 年[98]。当她 25 个月大时,发现数个红色丘疹和大量的色素痣样和粟丘疹样的病变,经活检证实为 BCC。在侵袭性 BCC 被切除后,其他病变每日 2 次使用 0. 1%视黄酸乳膏和 5%5-氟尿嘧啶乳膏治疗。眼睛周围的病变单独使用 5-氟尿嘧啶治疗,每日 2 次。联合治疗开始后,数百个肿瘤消失,剩下的大部分肿瘤没有继续生长。患者每 3 个月进行一次检查,一旦发现有生长迹象或有侵袭性的病灶就需要切除和刮除治疗。患者发育正常,临床和实验室均未发现毒性。然而,一项关于外用视黄酸类药物——他扎罗汀(tazarotene)的研究表明,无论是在预防新的 BCC 还是治疗现有病灶方面,在 Gorlin 综合征患者中疗效都很差[99]。

放射治疗　传统观点认为应避免放射治疗,因为临床证据表明放射区域可能出现新的病灶;与最初的 BCC 相比,放射敏感的患者在治疗中可能产生更多的远期并发症[100-101]。可能有些家族不像其他家族那样对放射敏感,但在实验室能够做检测之前,建议所有患者都避免接受放射治疗。

因髓母细胞瘤[74-77]或霍奇金病[102]治疗需要而接受颅脊髓放射治疗的儿童,其辐射区域出现了数千个 BCC(图 139. 14)。BCC 通常在极短的潜伏期(6 个月~3 年)内发展。这比其他患病家族成员更早,而且在分布上也不同[101]。NBCC 患者行光疗治疗手部湿疹后出现了多发性 BCC。

皮肤色素的增加可能对紫外线有防护作用,但对电离辐射没有作用,因为一名非裔美国男孩接受了颅部脊髓放疗治疗髓母细胞瘤后,在辐射区域发生了大量 BCC[103]。

据报道,一名成人患者为治疗鼻唇沟处顽固性 BCC,接受 4. 0cm×4. 5cm 大小放射治疗后随访 57 个月,瘤体完全消退,未继发恶性肿瘤。作者建议,尽管外科手术和局部治疗仍应是一线治疗,但对于难治或位置不佳的病变,成人不一定要放弃放射治疗。但由

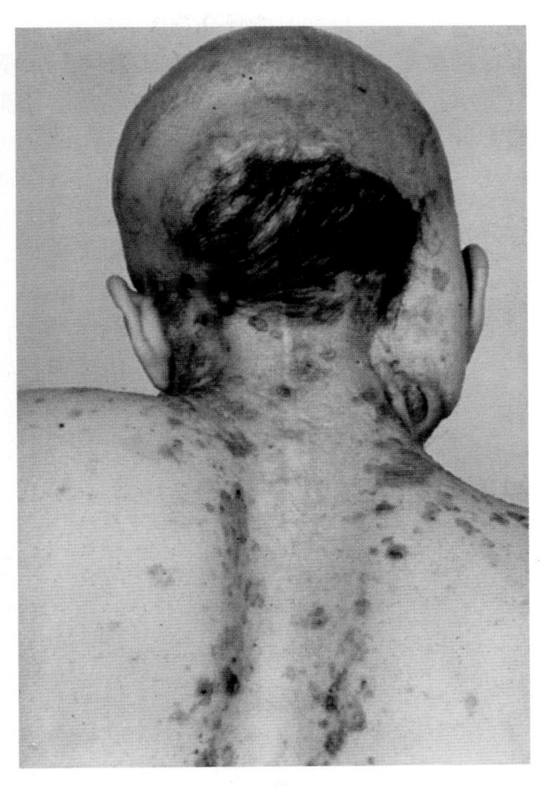

图 139.14 放射治疗髓母细胞瘤后,辐射区域出现多发性 BCC

于电离辐射后继发性恶性肿瘤的易感性与年龄有关,因此不建议对多发性 BCC 的儿童进行放疗[104]。

系统视黄酸类药物治疗 已被报道口服合成视黄酸类药物(阿维 A 酯、异维 A 酸和 13-顺式视黄酸)可防止新肿瘤的发生,抑制原有肿瘤的生长并促进浅表侵袭性 BCC 的消退。然而,治疗需要较高剂量,且停止治疗后肿瘤可复发。曾有两篇报道[105-106],给予患者每日 1mg/kg 剂量的阿维 A 酯,连续治疗 5 个月,其病灶消退率分别为 76% 和 83%。但中断治疗 3 个月后,两名成年患者均出现新的病灶。63 岁的女性患者在接受初始剂量为每日 1mg/kg 口服阿维 A 酯治疗后,可减少过多的手术治疗[107]。研究表明一名双胞胎男性患者,在每天 0.4mg/kg 的异维 A 酸剂量治疗时,可以预防大多数新 BCC 的形成,并减慢了原有的数百个病灶的生长速度[108],但当每日剂量减少至 0.2mg/kg 后,治疗作用消失。

在一系列的报告中,Peck 等[109]随访 12 例成人多发性 BCC 患者的进展,其中 5 例为 Gorlin 综合征。口服异维 A 酸每日 1mg/kg,增加至平均最大剂量每日 4.6mg/kg,平均 8 个月。在 270 个选定的 BCC 中,其中约 8% 肿瘤的临床和组织学上得到完全缓解;20% 的肿瘤表现为部分消退,44% 表现为轻度消退。5 例患者因与视黄酸相关的副作用而退出。其余 7 例患者异维 A 酸的剂量降低至每日 0.25~1.5mg/kg 时,仅有 1 例患者出现肿瘤的部分消退。一项对 981 名有两个或两个以上 BCC 病史的成年患者使用视黄酸类药物治疗的研究结果显示,其预防潜力令人失望。低剂量异维 A 酸(10mg/d)连续使用 36 个月并没有显著降低新肿瘤的发生率[110]。

长期服用视黄酸类药物存在明显毒性。除了潜在的致畸性外,还有其他副作用,如唇炎、瘙痒、手掌和足底脱皮、湿疹和弥漫性特发性骨肥厚[111]。这说明视黄酸类药物应该在严格监控的情况下使用。在合成视黄酸类药出现之前,它们在 Gorlin 综合征治疗中的长期作用尚不明确。合成类视黄酸既能维持抗肿瘤作用,又能降低毒性反应。在编写本书时,尚未进行相关临床试验。

光动力治疗 光动力治疗(photodynamic therapy,PDT)被证实是一种对 Gorlin 综合征有价值的治疗方法。最初的研究涉及到系统使用光敏剂后将目标区域暴露在光线下,但现在常用局部治疗。1984 年,Tse 等[112]对 3 名成人 Gorlin 综合征患者的 40 个 BCC 进行治疗,这些瘤体使用常规治疗方案失败或不能接受系统性 PDT,其临床完全消退率为 82.5%,部分消退率为 17.5%。复发率为 10.8%。

对 20 例成人患者系统使用 1mg/kg Photofrin® 进行治疗,其 796 处结节性和浅表性 BCC 病灶的完全临床缓解率高达 93%;3 名儿童患者的结果不太令人满意,反应较差并留下瘢痕[113]。因此,不建议对青春期前的患者进行系统性 PDT。随后的一项研究报告了对 77 名成年患者 2 041 个 BCC 病灶的治疗[114]。Photofrin® 的一个主要缺点是光敏反应周期长达 4~8 周。

有报道称使用 5-氨基丙烯酸(5-aminolaevulinic acid,ALA)或氨基丙烯酸甲酯(methyl aminolaevulinate,MAL)进行局部治疗[115-116]。3 名患儿有 12%~25% 的体表面积存在 BCC,使用 ALA PDL 局部治疗。其中 2 名患儿在接受髓母细胞瘤治疗后,在放射治疗辐射区域出现了数百个 BCC,另 1 名患儿的临床症状与 Gorlin 综合征相一致,有 500 多个基底细胞样毛囊错构瘤。通过治疗达到较好的美容效果,没有瘢痕,总体清除率为 85%~98%[117]。针对儿童患者有成千上万个浅表 BCC 的情况下,这种方法似乎特别有用。

通过 PDT 治疗 12 个月后,33 例(成人)患者的 138 个病灶局部控制率为 56%。用超声测量病变厚度,以确定最佳治疗方案。厚度<2mm 的病变一般用局部光敏剂治疗,较厚的病变用全身光敏剂和间质光纤治疗[115]。2014 年的一项共识认为,Gorlin 综合征患者局部应用 MAL-PDT 是安全的,其疗效与散发性 BCC 患者相似[118]。

SMO 的小分子抑制剂 其中包括药物维莫德吉(vismodegib),它通过抑制 SMO 和阻止下游转录途径的激活而发挥作用。一项大型Ⅱ期临床试验[119]证明,在患有不能手术治疗的晚期或转移性 BCC 的成年患者中,该疗法具有临床应用价值。基于此,该药物于 2012 年获得了 FDA 的批准。在 Gorlin 综合征和大量 BCC 患者中,维莫德吉降低了需要手术治疗的 BCC 的比例,并减小了现有肿瘤的大小[120]。维莫德吉还可以有效地减少牙源性角化囊肿的大小和肿瘤负担[121]。

颌骨囊肿

由于增殖性牙板和卫星囊肿可能发生在原发性囊肿的纤维壁上,只有在完全清除卫星囊肿的情况下,才能保证袋形缝合术成功。如果术区情况良好,较小的单发灶呈规则球形轮廓,通常可以完全摘除。对于大的多房性病变,切除和立即植骨是首选治疗方法[122]。

牙源性角化囊肿手术治疗后有复发的趋势,据报道其复发率高达 62%。新的囊肿可能来自与瘤体相关的卫星囊肿,也可能来自牙板。

(何洛芸 译,卫风蕾 罗勇奇 张佳 校)

参考文献

见章末二维码

第140章 Rothmund-Thomson 综合征、Bloom 综合征、先天性角化不良、范科尼贫血、伴中性粒细胞减少的皮肤异色症

Lisa L. Wang, MoiseL. Levy

摘要

有几种遗传性疾病具有突出皮肤改变，易使患者发生恶性肿瘤或骨髓衰竭。其中一些，比如 Rothmund-Thomson 综合征(Rothmund-Thomson syndrome, RTS)、Bloom 综合征(Bloom syndrome, BS)、伴中性粒细胞减少的皮肤异色症(Clericuzio 型)均是单个基因突变导致的，都以常染色体隐性方式遗传。其他疾病，包括先天性角化不良(dyskeratosis congenita, DC)、范科尼贫血(Fanconi anemia, FA)，可由多个基因突变导致，有多种遗传方式。尽管这些疾病有许多重叠的表现，包括皮肤色素沉着、头发和指甲缺陷、身材矮小、骨骼和造血系统受累、肿瘤易感性，但在临床表现上也存在明显差异，这可能反映了每种疾病的特定分子缺陷，本章将介绍这些遗传综合征的发病机制和临床特征。

要点

- Rothmund-Thomson 综合征(Rothmund-Thomson syndrome, RTS)的主要临床特征包括皮肤异色症、角化过度、身材矮小、头发稀少、牙齿和指甲异常以及骨骼异常。
- RTS 由 *RECQL4* 基因突变所致，患者患骨肉瘤的风险增加。
- Bloom 综合征(Bloom syndrome, BS)是由 *BLM* 基因突变所致，*BLM* 基因与 *RECQL4* 基因属于同一家族，均属于 *RECQ* 解旋酶基因。
- BS 患者可患在普通人群中可能发生的所有癌症，但发病年龄要更早，发病率更高。
- 先天性角化不良(dyskeratosis congenita, DC)是一种端粒功能障碍疾病，相关致病基因超过 10 个，这些基因都参与端粒稳态的维持和功能。
- DC 的“典型三联征”包括不规则的色素沉着、甲营养不良、口腔白斑；患者患骨髓衰竭及癌症(例如头颈部鳞状细胞癌)的风险增加。
- 范科尼贫血(Fanconi anemia, FA)的致病基因超过 15 个，这些基因都涉及 DNA 链间损伤交联修复。
- FA 患者可患有先天性畸形，例如拇指缺失、肾脏畸形、色素沉着；患骨髓衰竭和恶性肿瘤的风险增加，例如头颈恶性肿瘤、食管癌、乳腺癌和脑部恶性肿瘤。
- Clericuzio 型伴有中性粒细胞减少的皮肤异色症(poikiloderma with neutropenia, PN)可由 *USB1* 基因突变所致，该基因在 RNA 剪接中至关重要。
- 伴中性粒细胞减少的皮肤异色症(Clericuzio 型)患者会出现甲板增厚和反复的肺部感染，甚至发展到血液系统疾病，例如骨髓增生异常综合征和急性白血病。

Rothmund-Thomson 综合征

引言和历史 Rothmund-Thomson 综合征(Rothmund-Thomson syndrome, RTS)是一种罕见的常染色体隐性遗传性疾病，其特征性的皮肤异色主要影响面部和四肢，其他临床特征还包括身材矮小、头发稀疏、白内障、胃肠功能紊乱、骨骼异常。同时皮肤鳞状细胞癌和基底细胞癌的患病风险增加，尤其易患骨肉瘤。

1868 年，德国眼科医生 Auguste Rothmund 从一个偏僻的巴伐利亚村庄报道了几个与皮肤异色症相关的病例，这些病例通常与快速进展的青少年双侧白内障伴发[1]。1923 年，英国皮肤科医生 Sydney Thomson 报告了三名类似的患者，患有“迄今未描述的家族性疾病”，他后来将其命名为“先天性皮肤异色症”[2]，他的患者并没有 Rothmund 描述的白内障，而是有明显的骨骼缺陷。随后，美国皮肤科医生 William Taylor 创造了“Rothmund-Thomson 综合征”的同义词，统一了 Rothmund 和 Thomson 分别描述的疾病[3]。到 1992 年，全球共报道了 200 多例 RTS[4]，到 2008 年共有 260 例[5]。

流行病学和发病机制 RTS 是常染色体隐性遗传，大约 2/3 的病例由 8q24.3 上的 *RECQL4* 基因突变所致，这表明 RTS 存在遗传异质性[6-7]。*RECQL4* 是高度保守

的 RECQ DNA 解旋酶的成员，在解旋酶结构域，互相间具有序列同源性。RECQ 解旋酶能够解开双链 DNA，并提供单链模板用于复制、修复、重组和转录[8-9]。在人类，有 5 个这样的 *RECQ* 基因，其中的 3 个分别是 *BLM*、*WRN*、*RECQL4*。这 3 个基因发生生殖细胞系突变会导致生长不足、过早衰老和显著的肿瘤易感性，有这些共同特征的疾病有 Bloom 综合征、Werner 综合征、RTS[10-12]。RECQL4 是一种多功能蛋白，与多种细胞过程有关，包括 DNA 复制[13-14]、DNA 损伤修复（包括同源重组）[15]、非同源末端连接[16]、核苷酸切除修复[17]和基础切除修复[18-19]、端粒的维持[20-21]和线粒体 DNA 的完整性[22-25]。RTS 的基因工程小鼠模型表明 Recql4 在正常的造血功能和骨骼发育中起着重要的作用[26-28]。

临床特征　皮肤异色症是 RTS 特征性的临床表现，通常在 3~6 月龄出现[12,29]。起初红斑位于面颊部，在 1 岁末通常蔓延至四肢伸侧，臀部亦可受累。病变也可累及耳廓（图 140.1）。躯干、腹部和背部一般不受累。在急性期，受累部位发炎，偶有水疱，但在数周或数月后，炎症逐渐转变为慢性皮肤异色症，包括色素减退和色素沉着、点状萎缩、毛细血管扩张。受累区域内的正常皮肤可能会产生网状外观（图 140.2）。

有报道儿童患者早期会出现暂时的光敏感性，这可能是因为炎症性病变出现在面部和手背上，但有一些皮肤异色也发生在臀部（图 140.3）。一些病例报告“热敏感性”，也可能被误解为光敏感性。实验室中有

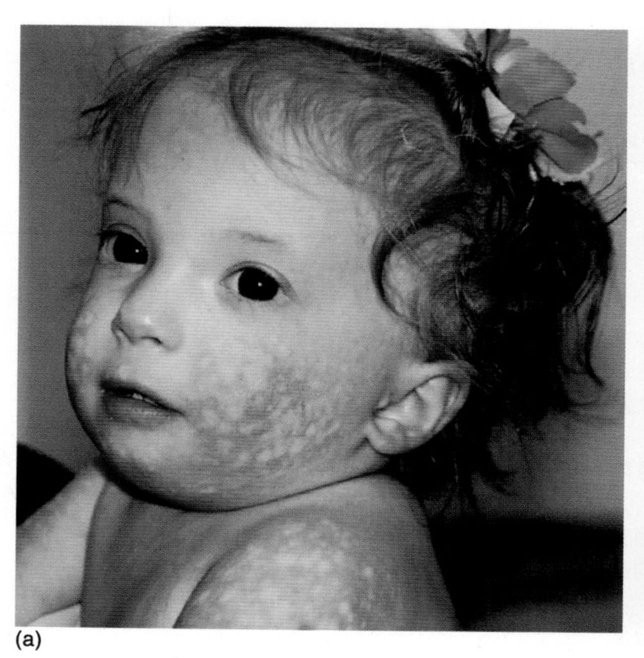

(a)

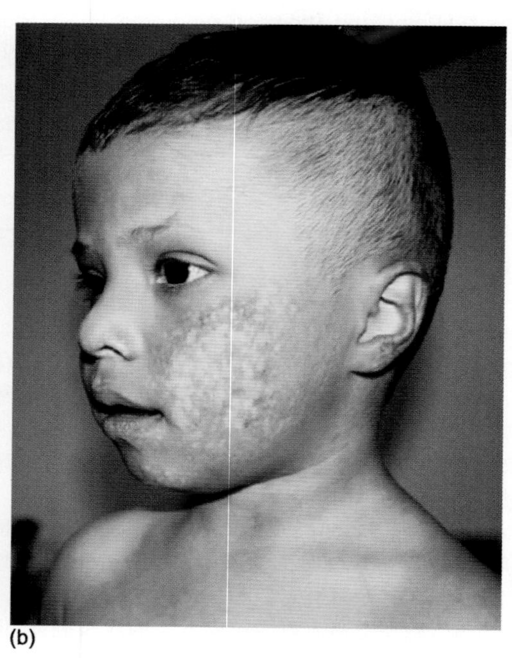

(b)

图 140.1　(a)患有 Rothmund-Thomson 综合征的 1 岁女童和(b)4 岁男童的面部经典皮肤异色症，注意耳廓受累

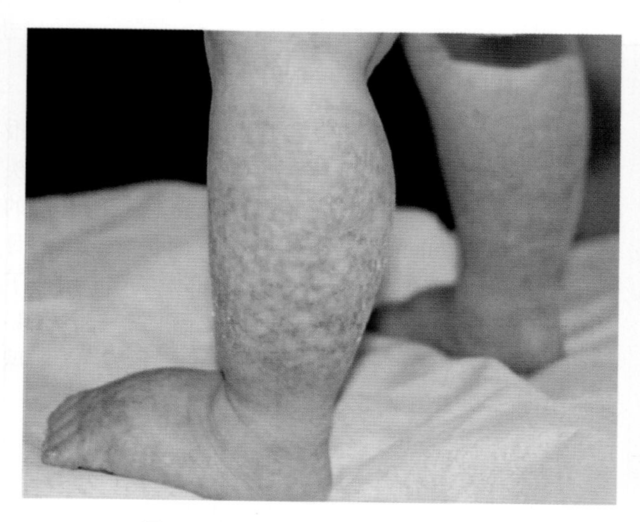

图 140.2　下肢慢性皮肤异色表现

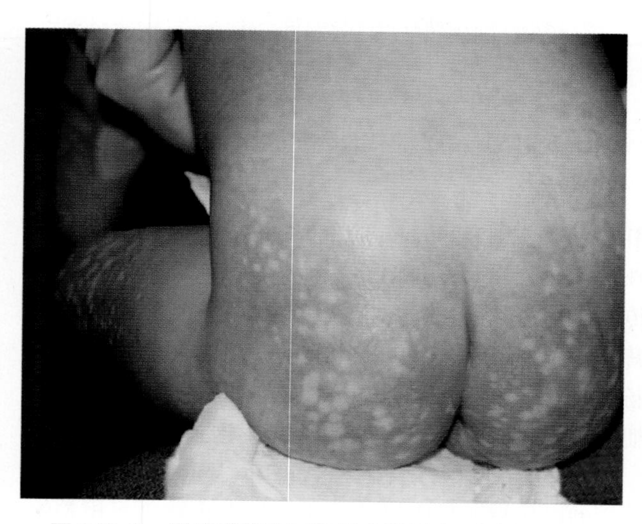

图 140.3　累及臀部和四肢的皮肤异色，背部未受累

关紫外线(UV)辐射敏感性的研究一直存在争议,部分原因是用于评估紫外线敏感性的方法不同,所以结果也不同[30-31]。一项利用 RTS 患者原代成纤维细胞的研究表明,与对照组相比,RTS 成纤维细胞对紫外线辐射的敏感性并未增加[32]。

据报道,RTS 患者毛发稀疏,特别是头发、眉毛、睫毛。患者可能有不同的毛发稀疏组合,如头发正常,但睫毛稀疏和/或眉毛稀疏,反之亦然,甚至有些是完全脱发(图 140.4)。体毛也可能减少。指甲通常表现为生长缓慢和营养不足。角化病常见于较大的儿童和成年人的四肢,通常在手指或膝盖的关节周围,并且在足跟处可能特别严重(图 140.5)[29]。多种牙齿异常亦有报道,例如短根异常、牙齿延迟或异位萌出,或牙齿不发育,或发育不良[33-34]。但是,这些表现都不具有特征性。

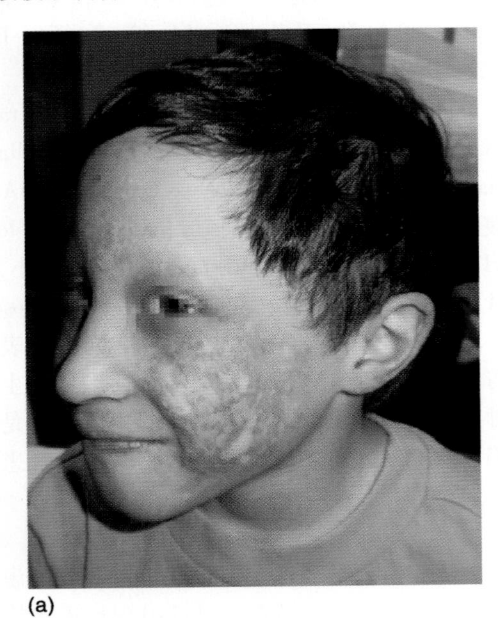

(a)

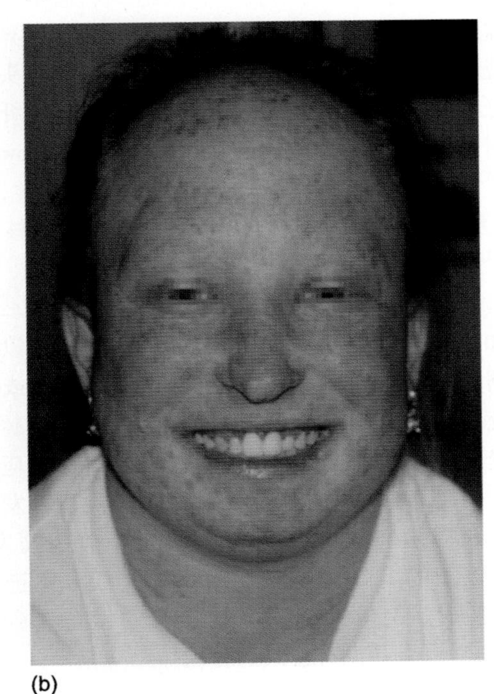

(b)

图 140.4 Rothmund-Thomson 综合征患者的睫毛和眉毛缺失,头发正常(a)和稀疏(b)

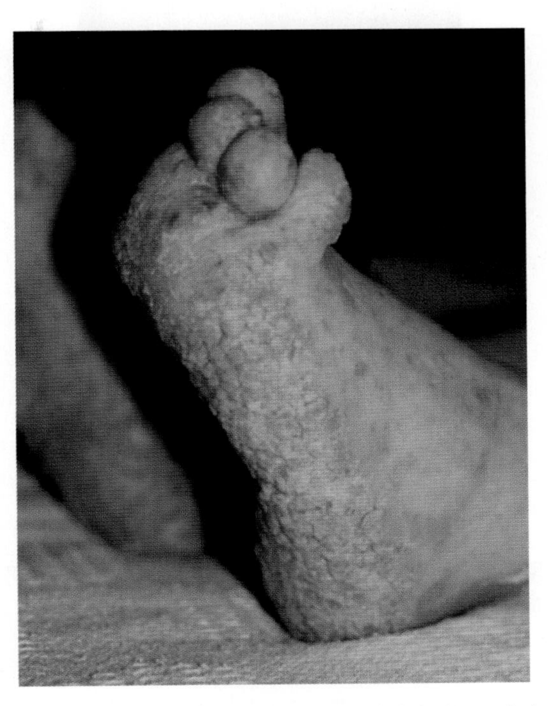

图 140.5 患有 Rothmund-Thomson 综合征的 19 岁女性的足底严重角化过度

据报道,青少年白内障发病率随着时间的推移而下降,在 Vennos 等 1992 年的综述中为 50%,在 Wang 等 2001 年的系列报道中仅为 6%[12]。这很可能是遗传异质性导致的。有 *RECQL4* 致病变异的患者可不出现白内障,而出现白内障的多数病例也可为缺乏 *RECQL4* 致病突变的患者(可能是"Rothmund 表型")。白内障通常发生于有血缘关系的所有患者中,并且通常为快速发作的双侧和囊下型,73% 的患者在 6 岁之前发生[4]。偶有眼部异常报道,包括角膜萎缩、蓝色巩膜和虹膜发育不全[35-36]。

骨骼发育不良是 RTS 的重要特征[12,37]。常见身材矮小,并且可能很严重。在 28 例 RTS 患者的队列研究中,大约 75% 的患者在骨骼检查中显示出显著的骨骼异常。这些表现包括形成干骺端小梁、拇指不发育或发育不全(图 140.6)、骨质减少、桡骨头脱位、桡骨不发育或发育不全以及髌骨骨化缺陷。基因型-表型分析显示,有 *RECQL4* 致病变异的个体与骨骼异常呈显著的正相关。

RTS 是一种肿瘤易感性综合征,患者发生骨肉瘤的风险非常高,骨肉瘤是一种发生在骨中的原发性恶

第二十九篇

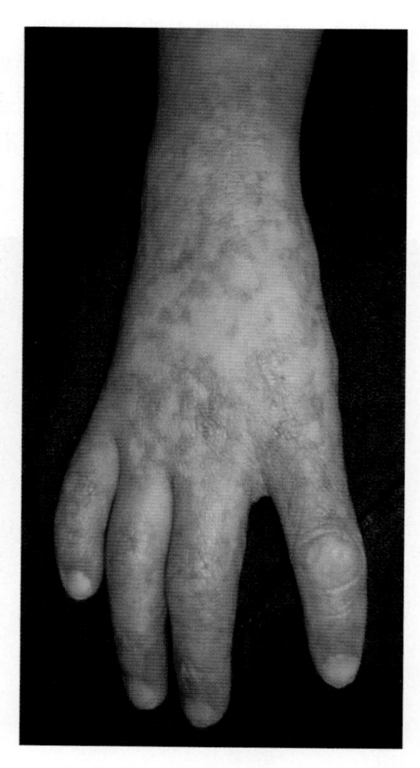

图 140.6 患有 Rothmund-Thomson 综合征的 8 岁男童的拇指发育不全

性肿瘤,通常发生在长骨干骺端。在一组 RTS 患者中,骨肉瘤的患病率为 30%[12],平均发病年龄为 11 岁,比一般人群的发病年龄要早。有一个以上兄弟姐妹都患有 RTS 和骨肉瘤的家系已经被报道过[12,38]。*RECQL4* 中存在致病变异与骨肉瘤发生的风险有关[6,39]。

RTS 患者罹患皮肤癌(最常见的是基底细胞癌和鳞状细胞癌)的风险也增加[4],也包括黑色素瘤[40-42]。据文献估计,患有 RTS 的个体中皮肤癌的患病率为 5%。皮肤癌可以在任何年龄发生,但比一般人群更早。上皮肿瘤发病的平均年龄约为 34.4 岁[5]。Piquero-Casals 及其同事[43]报道了一个巴西近亲结婚家庭,该家庭受累患者具有 RTS 的典型特征,包括皮肤异色症和双侧白内障。这三个受影响的兄弟姐妹均在成年期(年龄 35~48 岁)患上了皮肤鳞状细胞癌,癌症发生在非日光暴露部位。RTS 患者中其他类型的肿瘤还包括口咽鳞状细胞癌、骨髓增生异常和白血病[44-49]。

RTS 患者一般智力正常,没有神经系统问题,部分患者伴有语言延迟和延迟进入儿童期[12]。在作者看来,除外癌症导致的死亡,其预期寿命似乎是正常的,但对疾病自然病程的进一步研究是必要的。

鉴别诊断 桡骨发育不全的患儿,因年龄过小而未出现特征性皮肤变化,这些患儿可能被误诊为 Fanconi 综合征或 Holt-Oram 综合征[50]。面部或曝光区域的初始炎症可能被误认为是湿疹或光敏感。有皮肤异色症的临床表现同时伴有水疱形成,可能提示为 Weary-Kindler 综合征。面部毛细血管扩张、色素沉着以及身材矮小与 Bloom 综合征类似。伴中性粒细胞减少的皮肤异色症(Clericuzio 型)的患者也有慢性皮肤异色症的临床表现,但其发病部位和发展方式与 RTS 不同,它倾向于从外周发病,并向心性扩展到躯干、腹部和背部[51-53]。PN 患者指甲很厚且头发正常,这也不同于 RTS。*USB1* 基因突变是 PN 的病因[54]。还有两种病症也可由 *RECQL4* 基因突变引起:RAPADILINO 综合征(OMIM266280)和 Baller-Gerold 综合征(BGS)(OMIM218600)[55-56]。RAPADILINO 综合征是一系列临床特征的首字母缩写:桡骨发育不良(radial ray defects,RA)、髌骨发育不全和腭裂或高腭穹(patellae hypoplasia/aplasia and cleft or high arched palate,PA)、婴儿期腹泻和关节脱位(diarrhoea in infancy and dislocated joints,DI)、身材矮小[small stature(体型较小,little size,LI)]、鼻子细长和智力正常(long slender nose and normal intelligence,NO),除皮肤异色症外,这些表现大多数与 RTS 重叠。RAPADILINO 综合征患者发生淋巴瘤和骨肉瘤的风险也增加[7]。BGS 的主要特征是桡骨侧缺陷和颅缝早闭,并且已报道一名 BGS 患者患有淋巴瘤[57]。

实验室检查和组织学表现 临床诊断为 RTS 的患者应接受 *RECQL4* 基因突变筛查。早期组织病理学检查表现为皮肤水肿,伴有血管周淋巴细胞浸润,随后异色皮肤出现角化过度、表皮萎缩伴角化不良、真皮乳头层血管扩张、色素性失禁、基底细胞液化变性、弹性纤维断裂和附属器缺失。角化处表现为角化不全和 Bowen 样改变[58]。据报道有几例患者具有各种核型异常,包括 2、7、8 和 15 号染色体的嵌合性三体及复杂核型的镶嵌[12,59-63]。

治疗和预防 主要是对症治疗。患者应防晒,以预防皮肤癌的发生,并应监测皮肤是否有异常颜色或纹理的改变。视黄酸类药物可以改善角化过度[64]。脉冲染料激光可能有助于改善毛细血管扩张[65]。患者应接受眼科评估以筛查白内障。建议进行骨骼检查以发现潜在的骨缺损,如出现骨骼症状时可提示骨肉瘤发生。发生骨肉瘤的 RTS 患者应使用标准化疗方案进行治疗,并根据患者自身情况来调整剂量[66]。除了咨询和提高认知外,目前没有正式的骨肉瘤筛查指南。

参考文献 140.1

见章末二维码

Bloom 综合征

引言和历史 Bloom 综合征(Bloom syndrome,BS;OMIM #210900)是一种罕见的遗传病,其特征是身材矮小、免疫缺陷、毛细血管扩张和其他色素异常,且对多种肿瘤显著易感。纽约市皮肤科医生 David Bloom 在 1954 年描述了这种综合征[1],随后他将病例[2]提交给了 James German 在 20 世纪 60 年代初建立的 Bloom 综合征数据库[3]。

流行病学和发病机制 BS 以常染色体隐性方式遗传。与普通人群相比,这种疾病在德系犹太人口中相对较少见,可能由奠基者效应所致,但在所有种族中都有报道。截至 2016 年,在 BS 注册表中,265 人中有 72 人(占 27%)是德系犹太血统[4]。BS 中首次发现的细胞异常是对紫外线的敏感性增加[5]和姐妹染色单体互换(sister chromatid exchange,SCE)增多[6]。SCE 是指在 DNA 修复时受损复制叉的同源重组片段发生交换的过程,其为 BS 细胞的特征。其他染色体异常包括染色单体间隙和断裂,形成四分染色体和端粒缩合[7]。

1995 年,Ellis 等[8]确定 BS 致病基因为定位于 15q26.1 的 *RECQL2* 基因(称为 *BLM* 基因)。纯合子或复合杂合子致病变异是该疾病的病因。*BLM* 基因编码一种 DNA 解旋酶,可解开互补的双链,属于保守的 RECQ 解旋酶家族,该家族还包括与 Werner 综合征(*WRN* 基因)和 RTS(*RECQL4* 基因)相关的基因。这些蛋白质对于维持基因组稳定性很重要[9]。在 BS 登记处的 2007 年报告中[10],134 位患者中有 125 位鉴定出 64 种不同的基因突变。这些突变会导致 BLM 蛋白失活,导致失活的原因可能是蛋白翻译过早终止或通过取消其解旋酶活性的错义突变[7]。BLM 是一种多功能蛋白,在多种细胞过程中发挥作用,包括同源重组(DNA 修复)、DNA 复制(稳定和修复故障的复制叉)、正常有丝分裂期间的姐妹染色单体分离和端粒的维持[7]。

临床特征 主要表现为出生前和出生后生长缺陷[11]。包括身体比例正常而头相对稍小、皮下脂肪稀少并伴特征性瘦削面容、颧骨和下颌骨发育不全、鼻子和耳朵突出、钩形鼻[4],患者通常声音高亢,据报道生长激素水平正常。

在出生后的第一年或第二年内,日照后出现面部红斑,多累及面颊和鼻子("蝴蝶疹"),但也可累及面部的其他部位(图 140.7),以及前臂和手,皮疹可伴有毛细血管扩张。也可形成水疱和裂隙,特别是在口周。在不同的 BS 患者中,皮疹的严重程度是不同的。随着年龄的增长,皮疹逐渐减轻,甚至可以完全消退。BS 中的咖啡牛奶斑较多,常与邻近区域的色素减退伴发[4,7](图 140.8)。患有 BS 的婴儿和儿童可出现喂养较差和对食物普遍缺乏兴趣的表现。可伴有严重的胃肠道反流,这可能是肺炎和中耳炎增加的原因。据报道,免疫功能低下是 BS 的特征之一,并伴有血浆免疫球蛋白(IgA 和 IgM)水平降低,以及异常的迟发型超敏反应,尽管尚未完全阐明[12]。BS 患者中类似于成年人型的 2 型糖尿病[13]的发病年龄较早(占 BS 注册中心病例的 18%,平均年龄为 27 岁),还可并发慢性阻塞性肺疾病,包括慢性支气管炎和支气管扩张。男性不育(无精子症或严重少精症),而女性可生育并在正常年龄进入初潮,但月经提前停止。尽管有些患者有轻微的学习障碍,但智力总体上似乎是正常的[4]。

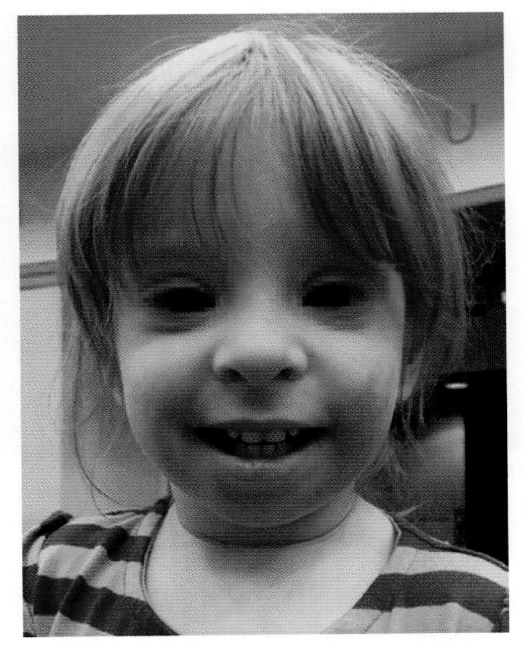

图 140.7 患有 Bloom 综合征的 2 岁女孩的面部红斑

肿瘤是 BS 最常见的并发症,也是最常见的死亡原因。与普通人群相比,BS 患者的癌症发病年龄更早,发病率更高。主要包括上皮性肿瘤,如肺癌、结直肠癌、乳腺癌、皮肤癌、泌尿生殖道癌和食管癌等癌症,其中结直肠癌是 BS 中最常见的癌症。血液系统恶性肿瘤包括淋巴瘤、急性淋巴细胞白血病和急性髓系白血病,骨髓增生异常也很常见。罕见的儿童肿瘤,例如 Wilms 瘤(肾母细胞瘤)、视网膜母细胞瘤和骨肉瘤。Shi 等通过发病率分析证明,与普通人群相比,BS 患者被诊断出患癌症的可能性是普通人群的 99 倍(95% 置信区间为 83~117)[7,14]。由于恶性肿瘤发病率升高和发病年龄提前,以及慢性阻塞性肺疾病和糖尿病等其他严重并发症的增加,导致 BS 患者预期寿命缩短。

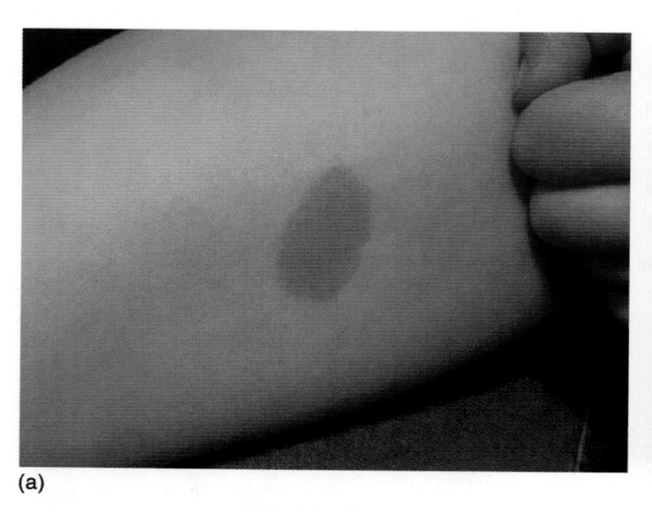
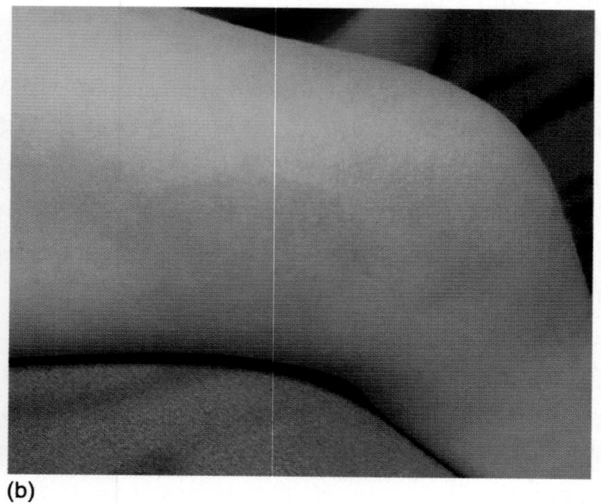

图 140.8 Bloom 综合征儿童的(a)左大腿和(b)右大腿上的咖啡牛奶斑

鉴别诊断 对称性的身材矮小和面部毛细血管扩张可能会与 RTS 混淆,但 RTS 患者有更明显的皮肤异色症、角化过度、头发稀疏、骨骼缺损,并且对骨肉瘤有独特且高度易感性。在范科尼贫血中也可以看到具有免疫缺陷的咖啡牛奶斑、身材矮小、骨髓衰竭和血液系统恶性肿瘤的发生率增加,但范科尼贫血患者经常有拇指和前臂异常,这更多与 RTS 类似,而非 BS。增加的 SCE 率和 *BLM* 基因的检测为 BS 提供了特定的诊断依据。

实验室检查和组织学表现 SCE 增加是 BS 的特点,通常为每个细胞分裂中期 40~100 次,而对照组中少于 10 次。体外培养的细胞(淋巴细胞、成纤维细胞、胎儿细胞)可在含有 5-溴-2'-脱氧尿苷(BrdU)的培养基中增殖。通过分子遗传学检测发现 *BLM* 基因中的双等位致病性变异,从而确定诊断。血浆免疫球蛋白水平可能降低[12,15]。受累皮肤的组织学改变是非特异性的,包括表皮萎缩、毛细血管扩张和轻微的血管周炎性浸润。如同红斑狼疮,组织病理学上常见界面模式[16]。

治疗和预防 对症治疗。对毛细血管扩张部位进行激光治疗,可以达到美容效果。因为 BS 患者对 DNA 损伤药物的超敏性,所以用于癌症治疗的标准化学疗法和/或放射疗法通常需要减少剂量。患者应避免吸烟、紫外线等致癌物和电离辐射,应常规使用防晒霜。对常见的癌症进行定期筛查,例如结肠镜检查、乳房 X 线检查和宫颈涂片检查,应尽早开始,定期复查[4,17]。

参考文献 140.2

见章末二维码

先天性角化不良

引言和历史 先天性角化不良(dyskeratosis congenita,DC)是一种端粒生物学异常性疾病,其典型的临床表现是皮肤网状色素沉着、指(趾)甲营养不良和口腔黏膜白斑三联征。其他特征性表现包括进行性骨髓衰竭,患者出现骨髓增生异常综合征、血液系统恶性肿瘤、上皮肿瘤和肺纤维化的风险增加。

1906 年,Zinsser[1]首次描述了这种疾病,随后,Engman[2]在 1926 年、Cole 等在 1930 年先后认定其为一种临床疾病[3-4]。1995 年[5]文献报道的病例约有 200 例,到 2009 年[6]已经超过了 500 例。许多关于 DC 临床特征的信息均来自于 DC 注册中心,该中心成立于 1995 年,位于英国伦敦的 Hammersmith 医院,于 2006 年迁至伦敦皇家医院[7]。美国国立卫生研究院(National Cancer Institute of the National Institutes of Health,NIH)的国家癌症研究所建立了第二个注册中心,作为更大的国际骨髓衰竭综合征登记处(International Bone Marrow Failure Syndrome Registry)的一部分,并从 2002 年开始对 DC 患者进行前瞻性队列研究[7]。近几十年来,由于已知致病基因在正常端粒生物学中的作用,以及它们在正常衰老、特发性血液病和肺纤维化中的潜在作用,学者们对 DC 产生了浓厚的研究兴趣。

DC 有两种严重的变异型,包含经典型外其他的临床表现:Hoyeraal-Hreidarsson 综合征(其特征是小脑发育不全[4,8])和 Revesz 综合征(与双侧渗出性视网膜病变和颅内钙化有关[9])。各种类型的 DC 患者都有与他们年龄不符的异常短端粒[10]。

流行病学和发病机制 DC 的遗传方式有 3 种:X 连

锁、常染色体隐性、常染色体显性。关于 DC 病因学的关键进展发生在 1986 年，当时克隆了一种基因，该基因为 X 连锁角化不良的致病基因，即 *DKC1* 基因，位于染色体 Xq28[11]，编码一种名为角化不良蛋白的蛋白质。这种核仁蛋白与参与核糖体 RNA 合成的复合物有关，此外，在高等脊椎动物中，该蛋白还与端粒酶 RNA(TERC)有关，而端粒酶 RNA 对于端粒酶的组装和功能以及端粒在染色体末端的重复合成非常重要[12]。从那时起，更多的端粒生物学相关基因被确定为 DC 的致病基因。*DKC1* 基因(OMIM#300126)是唯一已知的与 X 连锁 DC 相关的基因，也是大多数 DC 病例的致病基因，此外，还有 10 个已知的 DC 基因也涉及端粒生物学，这些基因包括：*TERC* 基因(OMIM #602322)、*TINF2* 基因(OMIM #604319)(常染色体显性形式)、*ACD* 基因(OMIM #609377)、*RTEL1* 基因(OMIM #6608833)、*TERT* 基因(OMIM #187270)(常染色体显性或隐性)、*CTC1* 基因(OMIM #613129)、*NHP2* 基因(OMIM #606470)、*NOP10* 基因(OMIM #606471)、*PARN* 基因(OMIM #604212)和 *WRAP53* 基因(OMIM #612661)(常染色体隐性形式)。严重变异型 Hoyeraal-Hreidarsson 综合征的患者可存在 *DKC1*、*TERT*、*TINF2*、*RTEL1*、*ACD* 和 *PARN* 基因的致病性变异[10,13-14]。Revesz 综合征已被证明是由 *TINF2* 基因的致病性变异所致[15]。所有的致病性变异都可见于对端粒酶活性、组装或端粒完整性至关重要的基因中。总体而言，符合临床诊断标准的 DC 患者中，约 70% 在上述 11 个基因中存在致病性变异，其中最常见的是 *DKC1* 基因和 *TINF2* 基因[10]。

临床特征　并非所有的 DC 患者都具有典型的不规则色素沉着、指(趾)甲营养不良和口腔白斑三联征(图 140.9)，但可能有 1~2 个典型的特征，加上其他提示性的特征，如脱发、睫毛异常、早发白发、上睑或睑缘炎、牙周病、身材矮小、小头畸形、骨质疏松、尿道狭窄和性腺功能减退[15]。其他严重的相关疾病包括肺纤维化、进行性骨髓衰竭、骨髓增生异常综合征、急性髓原性白血病或其他实体肿瘤，通常是头颈部鳞状细胞癌或肛门生殖器腺癌。该病的诊断具有挑战性，因为患者发病时的临床表现不同，包括经典的三联征也是相当多变的，一些患者可能在没有其他临床特征的情况下就出现骨髓衰竭。

典型的皮肤异常包括屈曲部位网状色素沉着，特别是颈部、腋窝和大腿内侧。受累的皮肤可能出现皮肤异色症表现(色素沉着、毛细血管扩张和萎缩)。手掌和足跖有时会出现多汗症、皮纹消失或角化[16]。

甲营养不良可能是先天性的，但通常儿童期发病，表现为甲纵嵴和甲进行性萎缩，包括匙状甲。随着时间的推移，发育不良的指甲形态改变会进行性加重，直到几乎看不见指甲。牙齿可能缺如或形状不佳，表现为牙釉质薄、早期龋坏和牙周炎，但更常见的是牙根冠比降低和长冠牙(牙髓腔增大)[17]。

白斑可影响任何部位的黏膜，最常见的是口腔。据报道，65% 的患者可以出现黏膜白斑，最常见的是舌头白斑，但也可能累及颊黏膜、腭和牙龈[17]。可以表现为舌头上的大小不等的斑块或呈花边网格状，通常伴有乳头状萎缩，表现为舌头上光滑的红色斑块。口腔白斑在儿童期比色素沉着和甲营养不良出现得晚。鳞状细胞癌的发生并不罕见。类似的黏膜异常可能是食管[18]和尿道狭窄[19]的原因。严重的牙龈炎也有报道[20]。

大约 85% 的患者会出现骨髓衰竭，在儿童期至 70 岁均可发生，但通常出现在 20~30 岁[21]。患者最初可能出现一系减少(通常是血小板减少)，然后进展到三系减少。如前所述，骨髓衰竭可能是 DC 的第一个信号，将其与骨髓衰竭的其他原因(如获得性再生障碍性贫血)区分开来非常重要，因为两种疾病的管理、预后、监测和咨询均存在显著差异[15]。

Alter 等通过对国家癌症研究所国际骨髓衰竭综合

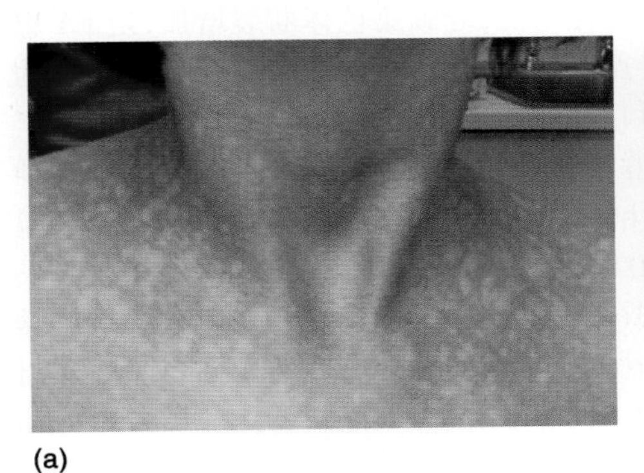
(a)

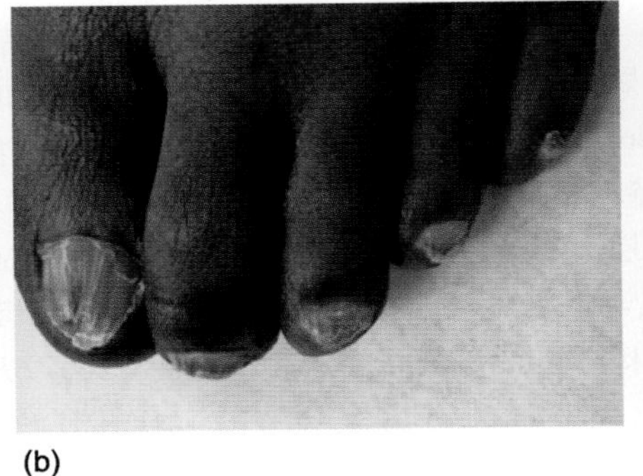
(b)

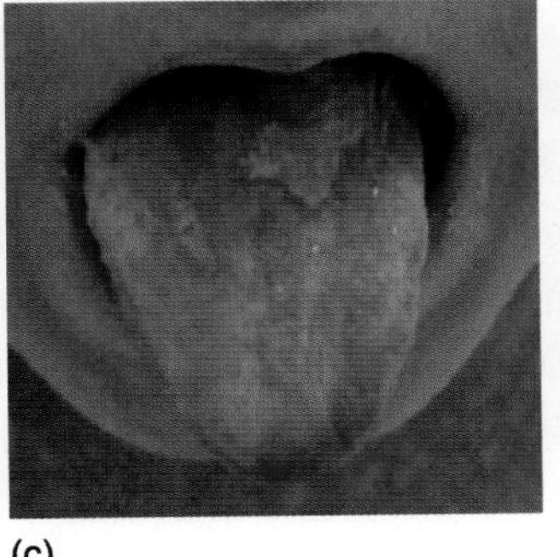
(c)

图 140.9　同种角化不良的典型三联征(a)网状色素沉着、(b)甲营养不良及(c)舌部口腔白斑。资料来源：Photos courtesy of Dr Alison A. Bertuch，Baylor College of Medicine，Houston，TX，USA.

征注册中心（National Cancer Institute's International Bone Marrow Failure Syndrome Registry）登记的50名DC患者[5]以及500篇已发表的文献进行综述，回顾研究了DC患者的癌症发病率。在两组中，到50岁时，癌症的累积发病率为40%~50%。与一般人群相比，DC患者患恶性肿瘤的风险增加了11倍，最常见的肿瘤是头颈部鳞癌，其次是皮肤癌和肛肠癌[5,15]。

肺纤维化和其他肺部疾病在DC患者中约占20%[15,22]。大约16%的患者出现头发早白或头发脱落[22]。据报道，约7%的DC患者患有肝脏疾病、消化性溃疡和肠病等胃肠道疾病[15]。约5%的患者可出现骨质疏松、髋关节或肩关节缺血性坏死等骨异常[10,22]。偶尔可发生眼部病变，表现为睑缘炎、结膜炎、表现为溢泪的泪道阻塞、睑外翻伴睫毛异常及视网膜血管病变[23-24]。

DC患者的主要死因为骨髓衰竭（60%~70%）、肺部并发症（10%~15%）和恶性肿瘤（10%）[21]。

鉴别诊断 应与其他一些具有癌症倾向和皮肤异色症的疾病相鉴别，包括先天性皮肤异色症（RTS），其受影响的皮肤也表现为斑驳状色素沉着。RTS的皮肤异色症出现较早，最初分布在面颊部，之后可出现在四肢伸侧，很少累及躯干。患者也可能身材矮小、头发稀疏。Clericuzio型PN（poikiloderma and neutropenia）患者的皮肤改变与DC的色素异常区相似，但PN患者有严重的中性粒细胞减少症。PN患者也可能有短暂的贫血和血小板减少。RTS和PN患者都可能有甲发育不良：在RTS中通常表现为甲板变薄和畸形，在PN中通常表现为甲板增厚。范科尼贫血患者也会出现异常色素沉着（可能在血象上与先天性角化不良难以区分），但通常以咖啡牛奶斑的形式出现。BS也可以表现为斑片状色素沉着、咖啡牛奶斑、毛细血管扩张和染色体不稳定（确切地说是姐妹染色单体交换增加）。对这些疾病进行致病基因的检测有助于鉴别诊断。

实验室检查和组织学表现 对疑似DC的患者，可进行多色流式荧光原位杂交技术（flow-fluorescent in situ hybridization，FISH）检测白细胞端粒长度。DC患者淋巴细胞端粒长度小于其相应年龄层次99%的人。可以对DC基因进行分子遗传学检测，寻找致病变异，以确定诊断[10]。根据个别患者的临床表现和病程可能进行的其他检查包括全血细胞计数、骨髓穿刺和活检以及肝和肺功能测试。色素沉着皮肤的组织病理学显示为非特异性改变，包括表皮萎缩、轻度慢性炎症浸润、毛细血管扩张和真皮上部噬黑素细胞浸润。

治疗和预防 2008年NIH研讨会建议，患者应每年进行1~2次全血细胞计数检测，每年进行骨髓学检查、肺功能检查、肝功能检查以及皮肤和口腔的恶性肿瘤检查[7,10]。应嘱患者避免致癌因素，如阳光照射（紫外线照射）和吸烟等，并尽早开始进行常见恶性肿瘤（如乳腺癌、宫颈癌、前列腺癌、肠癌）的监测[25]。应记录和密切监测白斑，对白斑处进行活检，并应切除临床或组织病理学显示异常的区域。据报道，阿维A酯可使口腔白斑消退[26]，并且视黄酸类药物在理论上可能会延缓恶性病变。造血细胞移植是DC患者出现严重骨髓衰竭、骨髓增生异常综合征或白血病时的唯一治疗方法。恶性肿瘤的治疗应根据具体的癌症类型而定。目前肺纤维化主要采用支持治疗，尽管对于严重的病例可能考虑肺移植。

参考文献 140.3

见章末二维码

范科尼贫血

引言和历史 范科尼贫血（Fanconi anaemia，FA）是一种罕见的遗传性疾病，其特征是骨髓衰竭、桡骨发育不全、异常的色素沉着、恶性肿瘤的风险增加以及较少见的肾脏、心脏和中枢神经系统异常。这种疾病由瑞士儿科医生Guido Fanconi于1927年首先在同时罹患全血细胞减少、身材矮小、性腺功能减退和异常的色素沉着的三兄弟中发现的[1]。40年后，自发性染色体断裂被认为是这种疾病的显著异常特征。到2008年，已有超过1 000名北美患者在国际范科尼贫血注册中心（International Fanconi Anaemia Registry）登记，该机构于1982年在洛克菲勒大学成立[2]。

流行病学和发病机制 对交联剂如丝裂霉素C和二环氧丁烷的敏感性增加，导致染色体断裂增加，是FA患者细胞的特点[2-3]。通过利用体细胞融合杂交技术的互补分析和DNA交联剂超敏性的纠正[4]，已经界定了几个“互补群”，且找到了相关基因。当前已知有16种FA互补群相关的基因参与交联修复：*FANCA*基因（OMIM #607139）、*FANCB*基因（OMIM #300515）、*FANCC*基因（OMIM #613899）、*FANCD1*基因（OMIM #605724）/*BRCA2*基因（OMIM #600185）、*FANCD2*基因（OMIM #613984）、*FANCE*基因（OMIM #613976）、*FANCF*基因（OMIM #613897）、*FANCG*基因（OMIM #602956）、*FANCI*基因（OMIM #611360）、*FANCJ*基因（OMIM #609054）/*BRIP1*基因（OMIM #605882）、

*FANCL*基因(OMIM #608111)、*FANCM*基因(OMIM #609644)、*FANCN*基因(OMIM #610832)/*PALB2*基因(OMIM #610355)、*FANCO*基因(OMIM #613390)/*RAD51C*基因(OMIM #179617)、*FANCP*基因(OMIM #613951)/*SLX4*基因(OMIM #613278)、*FANCQ*基因(OMIM #615272)/*ERCC4*基因(OMIM #133520)[5],由于FA患者中携带后三种基因的致病变异较少,所以这三种基因研究的相对不透彻[6]。这些FA基因的产物共同发挥作用,以协调参与链间交联修复的多个过程。其中8个基因(*FANCA*、*FANCB*、*FANCC*、*FANCE*、*FANCF*、*FANCG*、*FANCL*和*FANCM*基因)连同*FAAP100*基因和*FAAP24*基因是具有E3泛素连接酶活性的核芯复合体的一部分[6]。除了X连锁的FANCB以外,所有组均以常染色体隐性方式遗传FA缺陷。大部分FA患者由互补群A(~65%)、C(~15%)和G(~10%)引起[5], *FANCD1/BRCA2*, *FANCJ/BRIP1* 和 *FANCN/PALBB2*这三个基因以及*FANCO*也与普通人群杂合子携带者罹患乳腺癌和其他癌症的风险增加相关[5]。

约每100 000名新生儿中会出现1例FA,并且除X连锁的*FANCB*组以外,其他所有组的FA均以常染色体隐性方式遗传[5]。由新发突变或遗传突变的自发逆转引起的体细胞镶嵌现象并不少见[3,7]。来自杂合子载体的细胞未显示对DNA交联剂的敏感性增加[2]。

临床特征 FA的表型多变,甚至在家族内部和同卵双胞胎之间也可有不同[2]。体细胞镶嵌是使基因型-表型相关性复杂化的众多遗传和表观遗传因素之一。FA的主要临床特点可分为躯体畸形、血液学异常、进行性骨髓衰竭和癌症易感性增加。

2/3患儿患有先天性畸形,涉及多个系统和器官,包括骨骼系统、皮肤、耳朵、心脏、肾脏、泌尿生殖系统和中枢神经系统。约40%的患者身材矮小,通常与激素缺乏有关[2]。典型的骨骼异常包括桡骨缺陷,患者可能同时患有单侧和双侧拇指缺陷,例如拇指缺失或发育不全、拇指裂、皮赘状拇指或低位拇指(占35%的患者),另外其他影响肢体、脊柱和颅骨的各种骨骼异常亦有描述。中耳和耳道的骨骼异常可导致约10%的患者听力下降。先天性心脏病可能使约6%的患者出现动脉导管未闭、间隔缺损、主动脉和动脉干缩窄。20%的患者出现了肾脏异常,包括马蹄肾、异位肾和肾脏发育不良。男性可能因低精症或无精症以及尿道下裂、睾丸未降或不存造成低生育率,有报道女性患有子宫畸形或位置异常及小卵巢。中枢神经系统异常并不常见,但可能包括胼胝体缺失、小垂体、小脑发育不全和脑积水[6,8]。

在皮肤表现方面,大多数患者(约64%)有色素异常,并且随着时间的推移变得更加明显。色素变化可能先于血液学表现[2]。大多数患者的色素沉着和咖啡牛奶斑分布在肢端和皱褶部位。较浅和较深色素沉着的斑点可能会叠加。也可能有口腔色素沉着[9]。这些皮肤特征可能是FA早期唯一的表现。

国际FA统计数据分析显示,几乎所有患者出现血液学异常的中位年龄为7岁(年龄至41岁亦可发病)[10],90%的骨髓衰竭发生在40岁前。巨红细胞症(macrocytosis)相关的血小板减少症(thrombocytopenia)的发生常早于贫血或中性粒细胞减少症[6],同时血红蛋白F(haemoglobin F)可升高。随着年龄的增长,骨髓细胞数量减少,细胞遗传学异常逐渐增多。一项对1 300例已公布病例的研究显示,白血病(通常是急性髓系)和骨髓增生异常综合征(myelodysplastic syndrome)分别发生于9%和7%的患者[11]。

FA患者也有较高的恶性实体肿瘤发病率,到45岁时估计累积风险可高达76%[11]。25%的病例在诊断为FA之前有恶性肿瘤。一项对德国FA注册患者[12]和美国国家卫生院骨髓衰竭注册中心患者[13]的研究显示,患者头颈部、食管、外阴、乳房和脑部癌症患病比例比预期显著升高。除了*FANCC*突变携带者可能对乳腺癌易感性有所增加外,杂合子携带者对癌症的易感性并没有增加[14]。

FA患者的预计生存期中位数为24年[10]。血液异常的风险为98%,并有81%的患者40岁前死于该原因[2]。40岁前骨髓衰竭、血液和非血液系统恶性肿瘤的发生率分别为90%、33%和28%[10]。先天性异常较少的患者反而罹患恶性肿瘤的风险更高[7]。

鉴别诊断 FA患者的进行性骨髓再生障碍以及全身性色素沉着可能与角化不良症相混淆。另外可与以血液学异常和皮肤色素沉着PN(skin dyspigmentation, PN)为特征的疾病相混淆[15]。在PN患者中严重的中性粒细胞减少是最突出的表现,但患者也可以有暂时性贫血和血小板减少症,以及异常骨髓增生表现。与RTS患者类似,PN患者有更典型的皮肤异色症(poikiloderma)。与FA患者相类似,RTS患者在出现皮肤异色症之前可有桡骨缺陷和其他骨骼异常的表现[16-17]。当血液学异常时,诊断为Baller-Gerold综合征和VACTERL[椎骨异常(vertebral anomalies)、肛门闭塞(anal atresia)、心脏异常(cardiac anomalies)、气管-食管瘘(tracheo-esophageal fistula)、肾和桡骨异常(renal and radial anomalies)]的患者被重新归类为FA患者[2]。

实验室检查和组织学表现 在二环氧丁烷(diepoxybutane)检测中,FA患者因对交联剂表现出更高的敏感性而表现为染色体断裂增加。可进行突变检测,以验证FA的诊断并明确具体亚型。血液科会诊后应行血细胞计数和骨髓检查。其他实验室检查应根据患者的具体临床表现进行。

治疗和预防 造血干细胞移植是FA血液学异常唯一有效的治疗方法[6]。理想情况下,进行造血干细胞移植应该先于骨髓异常增生综合征、白血病发生之前,以及在反复输血之前[18]。FA患者对细胞毒性剂的敏感性增加时,需要减少化疗剂量和放疗预备方案[6]。患者生存率随着以氟达拉滨(fludarabine)为基础的方案应用于配型吻合的亲属或其他供者、移植物抗宿主疾病的改善而提高。目前10岁以下的儿童在同种异体同胞供体移植后的存活率超过85%,儿童和成人的存活率约为65%[19-21]。移植可出现并发症,包括移植后实体肿瘤发生风险增加,特别是口腔鳞状细胞癌[6,22]。

雄激素如羟甲雄酮已经被应用于改善患者血细胞计数,可能使患者的血细胞计数增加50%。与血小板和白细胞相比,这种作用对红细胞最早显效但最不持久。随着时间的推移,患者可能会产生治疗抵抗,必须监测患者的肝脏毒性,包括肝酶升高、胆汁淤积、肝脏紫癜和肝脏肿瘤[8,23]。生长因子如粒细胞集落刺激因子(granulocyte colony-stimulating factor)可以改善部分患者中性粒细胞计数,但应注意谨慎使用,且在使用前应进行骨髓穿刺及活检来查找克隆性骨髓细胞异常[6]。FA患者一般应避免接触毒性物质,因其可能会增加恶性肿瘤的风险,如过度辐射、吸烟和酗酒。此外,因未来可能会进行造血干细胞移植,应尽量减少血制品输注。

参考文献 140.4

见章末二维码

伴中性粒细胞减少的皮肤异色症

引言和历史 伴中性粒细胞减少的皮肤异色症(Clericuzio型)(poikiloderma with neutropenia, PN, Clericuzio-type)(OMIM#604173)发现于美洲原住民中的14名纳瓦霍人(Navajo)后裔,Clericuzio等[1]最初将其描述为“免疫缺陷型皮肤异色症”。因为该病最先在上述人群中发现,所以后来被称为“纳瓦霍皮肤异色症”[2]。本病是包括纳瓦霍人和阿帕奇人(Apache)的美国西南部阿萨巴斯卡原住民种群(Southwestern Athabaskan Native American populations)中常见的几种遗传疾病之一[3]。随后于2003年,在非纳瓦霍人中发现了这种疾病。因此,为反映本病的主要特征,将其重新命名为“伴中性粒细胞减少的皮肤异色症”[4]。2005年,van Hove等描述了一个土耳其PN家族,他提议将该病重新命名为Clericuzio型伴中性粒细胞减少的皮肤异色症(Clericuzio-type PN)[5]。PN的主要特征是广泛的炎症性皮肤异色症、严重的中性粒细胞减少、厚甲症(指甲增厚)、掌跖角化过度、复发性肺部感染和慢性肺部疾病。一些患者可能发展为骨髓增生异常综合征或恶性肿瘤,如白血病或皮肤肿瘤[6]。

流行病学和发病机制 PN以常染色体隐性方式遗传。迄今为止,已经报道了40多例伴中性粒细胞减少的皮肤异色症患者,其患病率未知。2010年,Volpi等[7]发现了位于染色体16q21上的*C16orf57*基因(NM_024598.2),为意大利一个近亲交配大家族PN的致病基因,在一个摩洛哥家族[8]和一个欧洲家族[9]也证实了这一点。2011年,Clericuzio等对11名PN患者进行了更大的当代队列研究,以确定Athabaskan和非Athabaskan的PN患者中*C16orf57*基因致病变异的患病率和疾病谱,结果发现所有患者均具有*C16orf57*致病变异,并且所有Athabaskan患者均具有共同突变(c.496delA),而在非Athabaskan患者中未检测到[10]。*C16orf57*(*USB1*)基因编码一种名为USB1(Mpn1)的蛋白质,该蛋白质在维持剪接体U6小核RNA(snRNA)的稳定性中起着至关重要的作用,而剪接体U6小核RNA(snRNA)能保护其免受外泌体损伤,因而对RNA剪接至关重要[11-13]。

致病等位基因变异 目前已经报道了大约20种致病变异,分布于含有剪接位点的外显子2至外显子6。致病变异类型包括缺失、剪接位点、无义和错义变异[14-15]。Colombo等提出了一种基因型-种族起源的相关性假说,并在随后的研究中得到了证实[16-17],其中三种常见的复发性致病变异被认为分别与欧洲、美洲原住民和北非起源有关。迄今为止,在9名白种人PN患者中检测到了最常见致病变异c.531delA,其中4名患者来自4个无亲缘关系的土耳其家族[6,16-17]。第二种常见的致病变异c.496delA发现于5名Athabaskan PN患者[10]。第三种最常见的致病变异c.179delC发现于4名北非PN患者[6,8,16]

临床特征 PN的丘疹、红斑一般在出生至18月龄间出现,通常分布于四肢,并向心性蔓延至躯干、背部和面部[9,16],但也有患者的皮疹最先出现于面部[18]。早期有明显的炎症后湿疹样外观,这些改变最终进展为以色素减退、色素沉着、毛细血管扩张和萎缩为特征的皮肤异色症(图 140.10)。皮肤异色症终生存在。在大约 1/2 的患者中观察到掌跖角化过度。已经有人报道了 PN 患者的皮肤钙化症,其沉积物通常无症状,但如果它们在膝盖和肘部大量出现并经常扩散,可能会带来疼痛[10,19]。厚甲症和甲营养不良、趾甲增厚在 PN 患者中也很常见且严重(图 140.11)。甲癣和甲下角化过度也可出现[16]。可伴有毛发干燥、稀疏(包括眉毛和睫毛),但并不常见[16,20]。据报道,有两例 PN 患者患有皮肤鳞状细胞癌[6,21]。本病还可能存在牙齿异常,包括与中性粒细胞减少相关的牙龈炎及牙齿卫生不良引起的龋齿和牙齿缺失[17]。

中性粒细胞减少和感染是 PN 患者面临的突出问题。中-重度非周期性中性粒细胞减少通常在患者 1 岁内出现,并常伴反复感染。其中,呼吸道感染常见,但还可能出现更严重的感染,包括脑膜炎、败血症、支气管扩张、鼻窦炎、中耳炎和皮肤溃疡[1,4,16]。其他血液学异常包括常在感染期间出现的短暂性白细胞减少、短暂性贫血和短暂性血小板减少。骨髓检测提示可能存在骨髓细胞减少和骨髓增生异常[20,22]。据报道,在早期通过各种测定方法研究的一些患者中有氧爆发作用缺陷,但是需要通过更多标准化检测来重新评估,例如使用二氢罗丹明(dihydrorhodamine)通过流式细胞技术来测量中性粒细胞呼吸爆发。目前很少观察到多克隆高丙种球蛋白血症[22]。

据报道,部分 PN 患者(包括早期被诊断为其他疾病的患者在内)骨髓衰竭表现为骨髓异常增生综合征和急性髓系白血病[6,7,10,16,18,23-24]。

PN 的其他特征包括骨骼异常,如骨质减少和骨质疏松伴骨折、手指和足趾发育不良[16]。颅面畸形特征已被普遍报道,包括面中部发育不全、眼距过宽、伴鼻梁凹陷的小鼻或鞍鼻[16-18]。据报道大约 1/3 患者有脾大,其次是肝大[9]。在不发生恶性肿瘤的情况下,本病不影响寿命。但是,有限的数据仅来自少量的病例

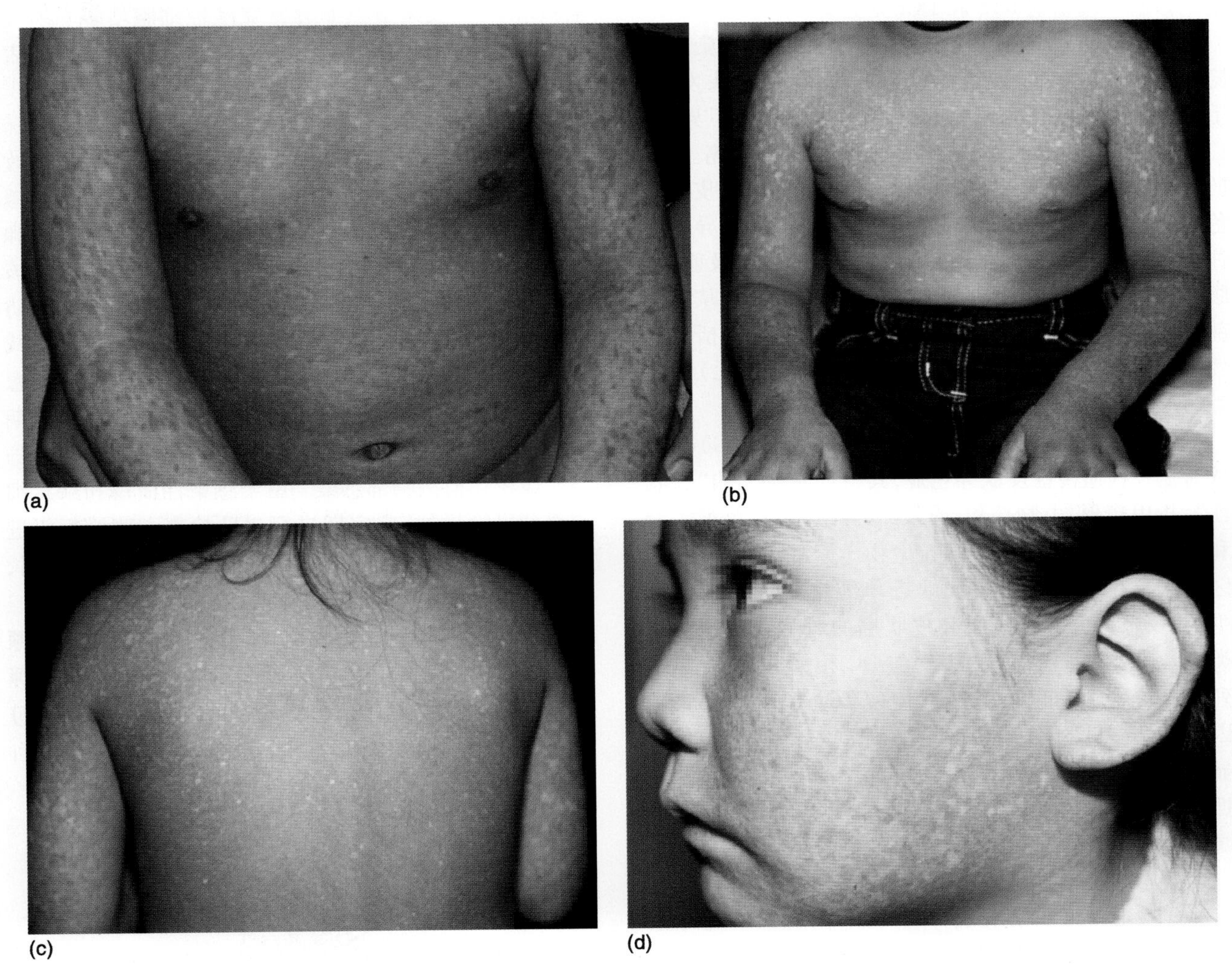

图 140.10 累及(a,b)肢体和躯干、(c)背部和(d)面部的 PN 患者特征性的皮肤异色症。资料来源:Photos courtesy of Dr Carol Clericuzio, University of New Mexico, Albuquerque, NM, USA.

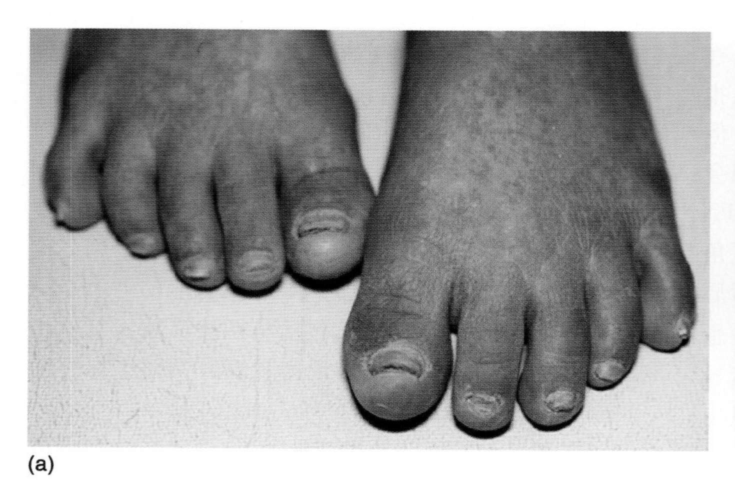

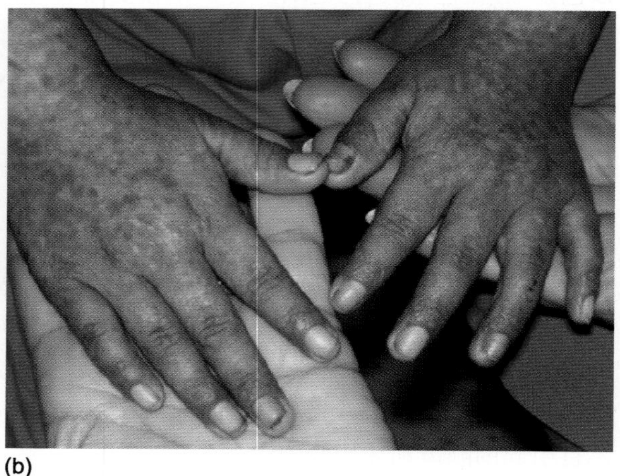

图 140.11 伴中性粒细胞减少的皮肤异色症患者营养不良的趾甲(a)及指甲(b)。资料来源:Photos courtesy of Dr Carol Clericuzio, University of New Mexico, Albuquerque, NM, USA.

报告。

鉴别诊断 应鉴别 RTS 和 DC(见上文)。

Rothmund-Thomson 综合征(RTS)是一种常染色体隐性遗传性皮肤病,有以下特点:皮肤异色症,头发、睫毛和/或眉毛稀疏,身材矮小,骨骼、牙齿和指甲异常,白内障,癌症风险增加,特别是骨肉瘤和皮肤癌。2/3 的 RTS 是由 *RECQL4* 的致病性变异引起的[25]。皮肤异色症的发展模式是 RTS 的一个重要特征,皮肤异色症往往开始于面部,然后蔓延到四肢,通常不累及躯干、腹部和背部。这与 PN 形成鲜明对比。PN 通常从外周部开始,向躯干和面部蔓延。其他鉴别要点包括永久性中性粒细胞减少(在 PN 中观察到,RTS 中无)和桡骨畸形(在 RTS 中观察到,PN 中无)。

先天性角化不良(dyskeratosis congenita, DC)也被认为是一种遗传性皮肤异色症,其特征是典型的"三联征":指甲畸形、上胸部和/或颈部的花边网状色素沉着和口腔白斑。DC 是由于端粒生物学紊乱[26],与 PN 的区别在于存在口腔白斑和缺乏单纯性中性粒细胞减少。DC 患者患骨髓衰竭和皮肤癌的风险增加,与 PN 类似。已发现 11 个基因突变与 DC 相关,按遗传模式列出,包括:常染色体隐性遗传(*CTC1* 基因、*NHP2* 基因、*NOP10* 基因、*PARN* 基因、*WRAP53* 基因)、常染色体显性遗传(*TERC* 基因、*TINF2* 基因)、常染色体隐性/显性遗传(*ACD* 基因、*RTEL1* 基因、*TERT* 基因)和 X 连锁隐性遗传(*DKC1* 基因)[27]。

实验室检查和组织学表现 PN 患者的全血细胞计数显示中性粒细胞减少。几乎普遍存在乳酸脱氢酶(有时还有铁蛋白)水平的升高,但病因不明[9,18,20]。如果出现 2 个细胞系抑制,应进行骨髓穿刺和活检。这些可能表明中性粒细胞谱系成熟度降低,中性粒细胞前体数量减少。还可能表现为嗜酸性粒细胞增多和淋巴细胞增多,以及未成熟非异常克隆性细胞增多[5,18,22]。皮肤活检示典型的皮肤异色症特征,包括角化过度、表皮萎缩、基底细胞空泡化、黑色素失禁和血管扩张。

治疗和预防 主要治疗有症状的患者。视黄酸可以改善角化过度。感染性皮肤溃疡和皮肤清创术后愈合缓慢者应使用抗生素。其他感染应采用适当的抗生素和支持性治疗。如果患者出现骨髓衰竭和白血病,应该接受标准治疗。应使用同时能遮挡 UVA 和 UVB 的防晒霜保护皮肤免受过度的阳光照射。因中性粒细胞减少而易发生感染,本病患者应避免与患其他疾病的患者接触。目前尚不清楚粒细胞集落刺激因子在慢性期是否有用,但在急性感染时可能有用[20]。

应密切监测肺部感染。由于感染性溃疡和鳞状细胞癌的风险增加,应定期进行皮肤检查。建议每年进行全血细胞计数。由于牙龈炎和龋齿的发病率很高,应每年进行 2 次牙齿检查。

(慕珍珍 李琳 徐雅秋 刘鹏月 李佳蔚 王颖 王娈 译,王永平 韩秀萍 罗勇奇 倪成 校)

参考文献 140.5

见章末二维码

第141章　其他容易诱发恶性肿瘤的遗传性疾病

Julie V. Schaffer

摘要

本章回顾了一些容易诱发皮肤和/或皮肤外组织发生恶性肿瘤的遗传性皮肤病。认识这些疾病皮肤黏膜的特征性表现有助于疾病诊断和肿瘤监测。本章节详细回顾的疾病包括疣状表皮发育不良和以下综合征：Bazex-Dupré-Christol 综合征、Birt-Hogg-Dubé 综合征、Brooke-Spiegler 综合征、Gardner 综合征、遗传性平滑肌瘤病和肾细胞癌综合征、Muir-Torre 综合征、Peutz-Jeghers 综合征和 PTEN 错构瘤综合征。

引言

影响皮肤的遗传性肿瘤综合征可分为以下几组：①易诱发皮肤黏膜恶性肿瘤的疾病（表 141.1）；②易诱发皮肤黏膜和皮肤外组织恶性肿瘤的疾病（表 141.2）；③有特殊皮肤表现且易患皮肤外恶性肿瘤的疾病（表 141.3）。本章讨论了一些具有潜在恶性的遗传性皮肤病，在本书的其他章节介绍了其他的遗传性皮肤病。

表 141.1　与皮肤黏膜恶性肿瘤相关的遗传性疾病（本章介绍了标记粗体文本的疾病）

疾病	肿瘤易感性	遗传方式	基因产物	基因名称
眼皮肤白化病（见第 124 章）	SCC，BCC，黑色素瘤	AR	酪氨酸酶（OCA1）	*TYR*
			P 蛋白（OCA2）	*OCA2*
				TYRP1
			酪氨酸酶相关蛋白 1（OCA3）	*SLC45A2*
			溶质载体家族：45 成员 2	*SLC24A5*
			（OCA4）和 24 成员 5	*LRMDA*
			（OCA6）	
			富含亮氨酸的黑素细胞分化相关（OCA7）	
Bazex-Dupré-Christol 综合征	BCC	XR	肌动蛋白相关蛋白 T1	*ACTRT1*
疣状表皮发育不良	SCC	AR	跨膜通道样蛋白 6	*TMC6*
		AR	跨膜通道样蛋白 8	*TMC8*
大疱性表皮松解症，尤其是隐性营养不良型（见第 76 章）	SCC，黑色素瘤	AR	Ⅶ型胶原，α1 链	*COL7A1*
KID（角膜炎-鱼鳞病-耳聋）综合征（见第 129 章）	SCC（皮肤黏膜），恶性增殖性毛发肿瘤	AD	间隙连接蛋白 26（缝隙连接蛋白 β2）	*GJB2*
多发性自愈性鳞状上皮癌（Ferguson-Smith 综合征）	SCC（自愈/角化棘皮瘤样）	AD	转化生长因子-β 受体 1	*TGFBR1*
掌跖角化病并发皮肤 SCC 和性反转（见第 128 章）	SCC	AR	R-脊椎蛋白 1	*RSPO1*

第二十九篇

续表

疾病	肿瘤易感性	遗传方式	基因产物	基因名称
色素脱失、掌跖角化病和皮肤 SCC	SCC	AR	SAM 和 SH3 域蛋白 1	*SASH1*
汗孔角化病:浅表播散型(光化性)±线状型(见第 133 章)	SCC(线状皮损风险最高)	AD±type2 mosaicism	甲羟戊酸激酶	*MVK*,*PMVK*,
			磷酸戊酸激酶,甲羟戊酸途径中的其他酶,溶质载体家族 17 成员 9	*MVD*,*FDPS*,*SLC17A9*

注:AD,常染色体显性;AR,常染色体隐性;BCC,基底细胞癌;SCC,鳞癌;XR,X 连锁隐性。

表 141.2 与皮肤黏膜和皮肤外恶性肿瘤相关的遗传性皮肤病。Muir-Torre 综合征,除了内脏恶性肿瘤外,还可能出现角化棘皮瘤和皮脂腺癌,与原发性错配修复缺陷综合征并列收录于表 141.3 中。本章介绍了粗体文本的疾病。与皮肤黏膜和/或皮外恶性肿瘤相关的其他疾病包括多种原发免疫缺陷综合征(见第 156 章),某些鱼鳞病和一些表现为表皮痣和/或黑素细胞痣嵌合体现象

疾病	肿瘤易感性	遗传方式	基因产物	基因名称
共济失调-毛细血管扩张症(见第 155 章)	淋巴瘤,白血病,胃癌,BCC	AR	毛细血管扩张性共济失调突变	*ATM*
Brooke-Spiegler 综合征,多发性家族性毛发上皮瘤与家族性圆柱瘤	BCC,圆柱癌,螺旋腺癌、唾液腺癌(均为罕见)	AD	CYLD(去泛素酶)	*CYLD*
软骨-毛发发育不良(见第 134、155 和 159 章)	非霍奇金淋巴瘤,BCC	AR	线粒体 RNA 处理核糖核酸内切酶 RNA 组分	*RMRP*
先天性角化不良(见第 140 章)	SCC(黏膜)、淋巴瘤、白血病	XR	角化不良蛋白	*DKC1*
			核仁蛋白家族 A 成员 3	*NOLA3*
		AD	TERF1 相互作用核因子 2	*TINF2*
		AD	端粒酶 RNA	*TERC*
		AD,AR	端粒酶反转录酶	*TERT*
		AD,AR	端粒延长解旋酶 1	*RTEL1*
		AR	保守性端粒保护组分 1	*CTC1*
		AR	端粒酶卡哈尔体蛋白 1	*WRAP53*(*TCAB1*)
		AR	NHP2 或 NOP10 核糖核蛋白	*NHP2*,*NOP10*
		AR	多聚 A 特异性核糖核酸酶	*PARN*
		AD,AR	TINF 相互作用蛋白 1	*ACD*(*TINT1*)
家族性非典型痣恶性黑色素瘤(FAMMM)综合征	黑色素瘤;胰腺癌,星形细胞瘤(罕见,有特殊的 *CDKN2A* 突变)	AD	细胞周期蛋白依赖性激酶抑制剂 2A	*CDKN2A*

续表

疾病	肿瘤易感性	遗传方式	基因产物	基因名称
		AD	细胞周期蛋白依赖性激酶	*CDK4*
BAP1 肿瘤易感综合征	黑色素瘤（皮肤、葡萄膜），BCC，间皮瘤，肾癌	AD	BRCA1 相关蛋白 1	*BAP1*
Gorlin（痣样基底细胞癌）综合征（见第 139 章）	BCC，髓母细胞瘤，胶质母细胞瘤，纤维肉瘤	AD	修补同系物 1	*PTCH1*
Huriez 综合征（硬化胼胝症）（见第 128 章）	SCC（皮肤黏膜）、胃肠道癌（罕见）	AD		（4q23）
Ⅰ型神经纤维瘤病（见第 142 章）	恶性周围神经鞘瘤、胶质瘤（通常为视神经）、其他中枢神经系统肿瘤、嗜铬细胞瘤、幼年粒单核细胞白血病、横纹肌肉瘤、十二指肠类癌、胃肠道间质瘤、乳腺癌	AD	神经纤维瘤蛋白 1	*NF1*
Rothmund-Thomson 综合征（见第 140 章）	骨肉瘤，SCC，BCC	AR	RecQ 蛋白-like4	*RECQL4*
着色性干皮病（见第 138 章）	BCC，SCC，黑色素瘤，各种内脏恶性肿瘤（晚年）	AR	XPA	*XPA*
			ERCC3（XPB）	*ERCC3*
			XPC	*XPC*
			ERCC2（XPD）	*ERCC2*
			DDB2（XPE）	*DDB2*
			ERCC4（XPF）	*ERCC4*
			ERCC5（XPG）	*ERCC5*
			DNA 聚合酶-η	*POLH*

注：AD，常染色体显性；AR，常染色体隐性；BCC，基底细胞癌；DDB2，DNA 损伤结合蛋白 2；ERCC，切除修复交叉互补基因；SCC，鳞癌；XR，X 连锁隐性。

表 141.3 与皮肤外恶性肿瘤相关的遗传性皮肤病(本章介绍了粗体文本中的疾病)

疾病	肿瘤易感性	典型临床表现	遗传方式	基因产物	基因名称
Beckwith-Wiedemann 综合征	肝母细胞瘤,肾母细胞瘤,肾上腺皮质癌,横纹肌肉瘤	眉间血管痣,耳垂线性褶纹,耳后螺旋形凹陷	散发> AD	11p15.5 区域细胞周期蛋白依赖性激酶抑制剂 1C 和其他印记基因产物	11p15.5:*CDKN1C*, *KCNQ1OT1*, *IGF2*
Birt-Hogg-Dubé 综合征	肾细胞癌	纤维毛囊瘤,毛盘状瘤,软垂疣	AD	Folliculin 蛋白	*FLCN*
Bloom 综合征(见第 140 章)	白血病、淋巴瘤、胃肠癌	光敏,颧部红斑和毛细血管扩张,CALM,色素减退性斑疹	AR	RecQ 解旋酶样蛋白 3	*BLM* (*RECQL3*)
范科尼综合征(见第 140 章)	白血病、肝癌、SCC(头/颈)	色素沉着(屈侧)±色素减退斑,CALM	AR >> XR	至少 13 个互补基团基因的产物	13 个互补组基因
家族性肥大细胞增多症+胃肠道间质瘤(GIST)	恶性 GIST	肥大细胞瘤	AD	KIT 原癌基因	*KIT*
Gardner 综合征	大肠癌、其他内脏恶性肿瘤、纤维肉瘤(罕见)	表皮样囊肿,毛母质瘤,纤维瘤,硬纤维瘤,脂肪瘤	AD	腺瘤性结肠息肉	*APC*
Howel-Evans 综合征(掌跖角化病-食管癌)(见第 128 章)	食管癌	掌跖角化病	AD	扁菱形蛋白 5 同系物 2	*RHBDF2*
皮肤平滑肌瘤和子宫肌瘤(Reed 综合征)	肾细胞癌、平滑肌肉瘤(罕见)	平滑肌瘤	AD	富马酸水合酶	*FH*
Muir-Torre 综合征	大肠癌和泌尿生殖道肿瘤及其他内脏恶性肿瘤	皮脂腺瘤(偶尔为癌)、角化棘皮瘤	AD	MutS 同源物 2(错配修复酶)	*MSH2*
				MutS 同源物 6(错配修复酶)	*MSH6*
				MutL 同源物 1(错配修复酶)	*MLH1*
原发性错配修复缺陷综合征	CNS,血液和胃肠道恶性肿瘤	CALM,雀斑,神经纤维瘤,色素减退斑	AR	MutS 同源物 2	*MSH2*
			AR	MutS 同源物 6	*MSH6*
			AR	MutL 同源物 1	*MLH1*
			AR	减数分裂后分离蛋白 2(错配修复酶)	*PMS2*

续表

疾病	肿瘤易感性	典型临床表现	遗传方式	基因产物	基因名称
Maffucci 综合征(见第 118 章)	软骨肉瘤	静脉/淋巴管畸形、梭形细胞血管内皮细胞瘤	嵌合体	异柠檬酸脱氢酶 1	*IDH1*
1A 型多发性内分泌腺瘤(MEN)(见第 154 章)	垂体腺瘤,甲状旁腺腺瘤,胰腺腺瘤/癌,前肠类癌	血管纤维瘤,胶原瘤,脂肪瘤,色素减退斑,牙龈丘疹	AD	Menin 蛋白	*MEN1*
MEN2A(见第 154 章)	甲状旁腺腺瘤,甲状腺髓样癌,嗜铬细胞瘤	苔藓/斑状淀粉样变性	AD	RET 原癌基因(富含半胱氨酸的胞外区)	*RET*
MEN2B(见第 154 章)	甲状腺髓样癌、嗜铬细胞瘤	黏膜神经瘤	AD	RET 原癌基因(Met918Thr)	*RET*
Peutz-Jeghers 综合征	胃肠道、乳腺和卵巢恶性肿瘤	雀斑样痣(口周、面部、肢端)	AD	丝氨酸-苏氨酸激酶 11	*STK11*(*LKB1*)
结节性硬化症(见第 143 章)	星形细胞瘤,肾细胞癌	色素减退斑、血管纤维瘤、甲周和牙龈纤维瘤、结缔组织痣	AD	错构瘤蛋白	*TSC1*
				结节蛋白	*TSC2*
希佩尔・林道病	肾细胞癌,血管母细胞瘤,嗜铬细胞瘤	毛细血管畸形	AR	Von Hippel-Lindau	*VHL*
Werner 综合征(见第 137 章)	软组织肉瘤,骨肉瘤;日本患者可能患有甲状腺癌和黑色素瘤	萎缩或硬皮病样皮肤,斑状色素沉着,压力点角化和溃疡,皮下钙化	AR	Werner 综合征,RecQ 解旋酶样蛋白 2	*WRN*(*RECQL2*)
Wiskott-Aldrich 综合征(见第 156 章)	淋巴瘤,白血病	湿疹样皮炎、瘀点/紫癜	XR	Wiskott-Aldrich 蛋白	*WASP*
Bannayan-Riley-Ruvalcaba 综合征[a]	甲状腺癌、乳腺癌和子宫内膜癌	生殖器色斑、血管异常、脂肪瘤	AD	磷酸酶和张力蛋白同系物	*PTEN*
Cowden 综合征[a]		毛根鞘瘤,肢端角化病,硬化性纤维瘤	AD		
SOLAMEN 综合征[a](Proteus-like 综合征)		节段性过度生长、脂肪增多症、动静脉畸形、表皮痣	AD +2 型镶嵌现象		
增强 RAS 细胞外信号调节激酶(ERK)信号的疾病(见上文 I 型神经纤维瘤病)					

续表

疾病	肿瘤易感性	典型临床表现	遗传方式	基因产物	基因名称
Cardiofaciocutaneous 综合征[b]	白血病(极低风险)	毛周角化病,鱼鳞状皮炎,卷发/羊毛状发	AD	B-Raf 丝氨酸/苏氨酸	*BRAF*
				丝裂原活化蛋白激酶 1	*MAP2K1*(*MEK1*)
				丝裂原活化蛋白激酶 2	*MAP2K2*(*MEK2*)
				K-Ras GTPase	*KRAS*
Costello 综合征[b](见第 137 章)	横纹肌肉瘤,神经母细胞瘤		AD	H-Ras GTPase	*HRAS*
Noonan 综合征伴多发雀斑(LEOPARD 综合征)	白血病(极低风险)	雀斑样痣,黑褐色斑	AD	11 型非受体蛋白酪氨酸磷酸化酶	*PTPN11*
				Raf-1 丝氨酸/苏氨酸激酶	*RAF1*
				B-Raf 丝氨酸/苏氨酸激酶	*BRAF*
				丝裂原活化蛋白激酶 1	*MAP2K1*
Noonan 综合征[b]	白血病、神经母细胞瘤、横纹肌肉瘤(低风险)	毛周角化病,卷发/羊毛状发,CALM,黑色素细胞痣	AD	11 型非受体蛋白酪氨酸磷酸化酶	*PTPN11*
					SOS1
				Raf-1 丝氨酸/苏氨酸激酶	*RAF1*
				不含有 CAAX 的 Ras-like	*RIT1*
				K-Ras GTPase	*KRAS*

注:AD,常染色体显性;AR,常染色体隐性;CALM,咖啡牛奶斑;CNS,中枢神经系统;GI,胃肠道;LEOPARD,雀斑、心电图改变、眼距过宽、肺动脉瓣狭窄、外生殖器异常、发育迟缓、耳聋;XR,X 连锁隐性;SOLOMEN,节段性过度生长,脂肪过多症,动静脉畸形,表皮痣。

[a]Bannayan-Riley-Ruvalcaba 综合征。Cowden 综合征和 SOLAMEN 综合征的研究结果相互重叠;

[b]指骨远端横向皱褶,尤其是拇指外侧,是另一个特征。

Bazex-Dupré-Christol 综合征

要点

- X 连锁半显性遗传病，以毛囊萎缩、毛发减少、多发性糜烂和少汗为特征。
- 易患基底细胞癌。

引言　Bazex-Dupré-Christol 综合征（Bazex-Dupré-Christol syndrome，BDCS）的特征是毛囊萎缩、毛发减少、多发性糜烂、少汗和较早发生基底细胞癌（basal cell carcinoma，BCC）[1-2]。

发病机制　BDCS 是 X 连锁半显性遗传病，男性患者临床表现较重，女性患者表现较轻。最近研究发现本病由编码肌动蛋白相关蛋白 T1 的 *ACTRT1* 基因突变引起，该基因抑制了 GLI1 的表达；BDCS 患者 ACTRT1 功能的丧失导致 Hedgehog 通路的激活[3]。

临床特征　如图 141. 1 所示，BDCS 的先天性少毛症在男性患者中表现为弥漫性少毛，而女性患者异常毛发与正常毛发混合在一起[4-6]。眉毛和头发可能会受到影响，毛干异常包括结节性脆发症和扭转发。婴儿期和儿童期常会出现大量的粟丘疹。粟丘疹好发于面部，但也可发生在头皮、躯干和四肢。毛囊性皮肤萎缩可以在出生时和儿童时期出现，主要累及手背、足背、肘伸侧和膝盖，偶尔也会累及腰部和面部。大约 1/2 的 BDCS 患者有少汗，通常局限于头部。扩大的毛囊或是假性毛囊漏斗（“冰锥”，“ice-pick” marks）代表深而宽大的毛囊开口，并非真性萎缩。

许多患者通常在 10～30 岁开始在面部出现 BCC[4-6]，表现为类似于黑素细胞痣的色素沉着性丘疹，但可表现出局部侵袭性。基底细胞痣（basal cell naevi）和多发性毛发上皮瘤也会在面部或生殖器区域出现[7-8]。

鉴别诊断　BDCS 应与常染色体显性遗传疾病痣样基底细胞癌综合征（Gorlin 综合征）相鉴别，后者是由 *PTCH* 基因缺陷引起的，其特征是掌跖凹点、颌骨牙源性角化囊肿、大脑镰钙化、骨骼异常以及早发性基底细胞癌（见第 139 章）。与 BDCS 一样，Rombo 综合征表现为毛发减少、粟丘疹、毛囊萎缩和基底细胞癌。然而，Rombo 综合征可以通过常染色体显性遗传模式进行区分，肢端发绀和萎缩性毛囊主要影响面部（虫蚀状皮肤萎缩），而不是四肢。

BDCS 的部分临床表现与基底细胞样毛囊错构瘤综合征重叠，后者是一种常染色体显性遗传性疾病，表

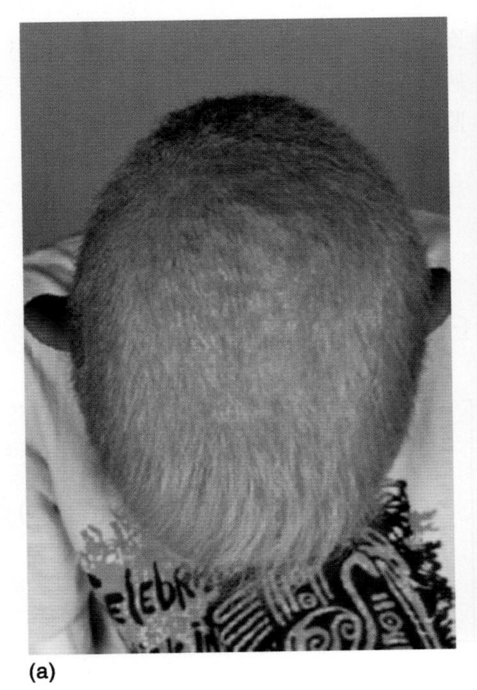

(a)

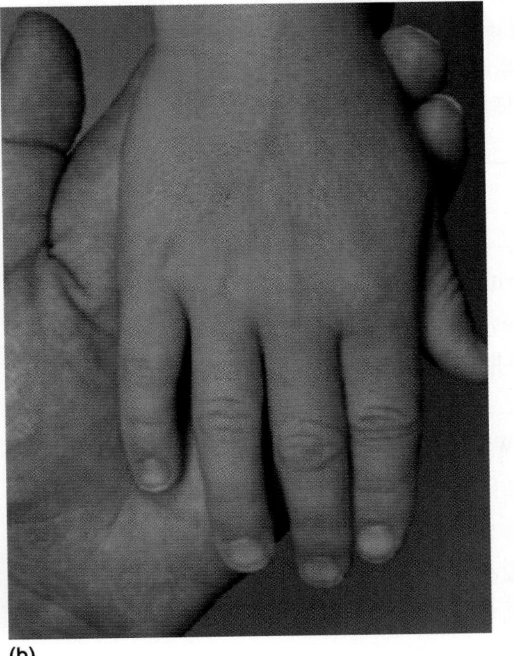

(b)

图 141. 1　Bazex-Dupré-Christol 综合征：(a)毛发稀疏和(b)毛囊萎缩。资料来源：Courtesy of Professor Arnold Oranje.

第二十九篇

现为毛发减少、粟丘疹、粉刺样皮损、掌跖的坑状凹陷和肤色至色素沉着性丘疹(基底细胞痣),好发于头部和颈部,无毛囊性皮肤萎缩或真正的基底细胞癌。Happle-Tinschert 综合征和与 *SMO* 突变相关的 Curry-Jones 综合征,线状/节段性基底细胞样毛囊错构瘤或基底细胞瘤不同程度地伴有皮肤病、毛发减少/增多、色素沉着/色素减退,骨骼、牙齿和大脑也可能出现异常[9]。值得注意的是,副肿瘤性肢端角化病(acrokeratosis paraneoplastica)也被称为 Bazex 综合征,代表了一种完全不同的疾病,其特征为肢端角化过度斑块,并且本病与上呼吸消化道肿瘤相关。

参考文献 141.1

见章末二维码

Beckwith-Wiedemann 综合征

同义词

脐疝-巨舌-巨人综合征

要点

- 由染色体 11p15 上印记基因的遗传和表观遗传改变引起的过度生长性疾病。
- 表现为偏侧发育过度、器官巨大症、脐膨出和皮肤改变,包括耳垂线性褶纹、后螺旋形凹陷和明显的眉间单纯性血管痣。
- 包括肝母细胞瘤和肾母细胞瘤在内的恶性肿瘤风险增加。

引言 Beckwith-Wiedemann 综合征(Beckwith-Wiedemann syndrome,BWS)的特征是内脏和躯体过度生长,脐疝和儿童早期恶性肿瘤的风险增加[1-2]。

发病机制 BWS 可能是由染色体 11p15.5 上一组生长调控印记基因的遗传或表观遗传学变化所致[3-4]。印记基因通常优先或仅父源或母源一方的同源基因表达。BWS 发生的分子机制包括:①(约 50% 的患者)母本染色体上印记中心 2(imprinting centre 2,IC2)的甲基化缺失,导致 *KCNQ1OT1* 的两个等位基因均表达,该等位基因编码的反义 RNA 下调周期蛋白依赖性激酶抑制因子 1C(cyclin-dependent kinase inhibitor 1C,*CDKN1C*)的基因表达;②母本 *CDKN1C* 基因中罕见的杂合功能丧失突变;③母本染色体上印记中心 1(imprinting centre 1,IC1)的甲基化,导致胰岛素样生长因子 2(insulin-like growth factor 2,*IGF2*)基因的两个等位基因表达,而抑癌基因 H19 基因的表达降低[5];④单亲二体性,即用次级的父本拷贝替换所有这些基因的母本等位基因[4,6-7]。虽然优先母系遗传的常染色体显性遗传约占病例的 15%[6-7],BWS 常为散发病例。

临床特征 BWS 的特征性皮肤表现是耳垂前部线性褶纹和后螺旋缘上的环形凹陷[6-7]。明显的眉间单纯性血管痣是另一个常见表现。皮肤外特征包括巨舌、中线脐壁缺损(例如脐膨出、脐疝)、器官肿大(例如肝、脾、胰腺、肾脏、肾上腺)和新生儿胰岛素增高引起的低血糖。体细胞过度生长可以发生在产前和/或产后,并可能导致巨人症或偏侧发育过度。患 BWS 的儿童患肝母细胞瘤、肾母细胞瘤、横纹肌肉瘤、肾上腺皮质癌和神经母细胞瘤的风险增加;总体而言,约有 10% 的患者在 10 岁以内发生恶性肿瘤[7-8]。在潜在的 IC2 甲基化缺失的患者中,发生恶性肿瘤的风险较低,并且通常无肾母细胞瘤[8]。

治疗 恶性肿瘤监测包括腹部超声检查和血清 α-甲胎蛋白测定,通常每 3 个月检验一次,分别到 8 岁和 4 岁[9]。然而,最近发布的指南建议基于(表观)遗传学病因的监测方案,对 IC2 甲基化缺失的患者可以较少监测[8,10]。

参考文献 141.2

见章末二维码

Birt-Hogg-Dubé 综合征

要点

- 由 folliculin 基因(folliculin gene,*FLCN*)突变引起的常染色体显性遗传性疾病。
- 表现为纤维毛囊瘤、毛盘瘤和皮赘三联征,且肾肿瘤和自发性气胸的风险增加。

引言 Birt-Hogg-Dubé 综合征(Birt-Hogg-Dubé syndrome,BHDS)是常染色体显性遗传病,具有经典的皮肤三联征:纤维毛囊瘤、毛盘瘤和皮赘,并且肾肿瘤和自发性气胸的风险增加[1]。

发病机制　BHDS 是由 folliculin(*FLCN*)肿瘤抑制基因中的杂合性功能丧失突变引起的[2]。*FLCN* 基因中大约有 150 个突变已被确定。几乎所有突变均产生了截短的蛋白质,大约 1/2 的体细胞超突变为 11 号外显子上的"热点"多胞嘧啶序列中的胞嘧啶插入或缺失[3-6]。同源 *bhd* 基因突变是日本大鼠的遗传性肾癌和德国牧羊犬的遗传性多灶性肾囊腺癌和结节性皮肤纤维化的病因。在有表型的人类和大鼠的肾脏肿瘤中,种系野生型 *FLCN/bhd* 等位基因发生了高频体细胞失活。

folliculin 蛋白在肾脏、肺和皮肤中表达。它与 folliculin 蛋白相互作用蛋白(folliculin-interacting proteins,FNIP)——FNIP1 和 FNIP2 相关[7-8]。FNIP1 与 AMP 激活的蛋白激酶结合,这种蛋白激酶是一种关键的能量感应分子,可作为哺乳动物雷帕霉素靶蛋白(mammalian target of rapamycin,mTOR)信号通路的负性调节因子,刺激细胞生长和存活(图 141.2)。最近的研究发现,folliculin 蛋白调节 mTOR 旁路,控制脂肪组织的褐变[9]。folliculin 蛋白与 mTOR 活性之间的确切关系仍有待确定[8]。

病理　在纤维毛囊瘤中,交错排列的漏斗部上皮从中心部毛囊向外辐射,并被纤维黏液样基质包绕。在毛盘状瘤中,间质成分为主要组分。

临床特征　BHDS 患者在 30~40 岁间通常开始出现多发性纤维毛囊瘤(见于超过 85% 的患者)和毛盘瘤(相对少见)[5]。这两者均表现为小而坚硬的白色丘疹,常分布于面部、颈部和躯干上部(图 141.3)。在 BHDS 患者中血管纤维瘤和毛囊周围纤维瘤(与血管纤维瘤相似、以毛囊为中心的病变)已被描述,并被认为与纤维毛囊瘤是存在于一个病谱中[10-12]。BHDS 的另一个表现是皱褶部位的肤色、柔软、皮赘样的丘疹。偶尔也观察到黏膜纤维瘤和其他间充质皮肤病变,例如血管周

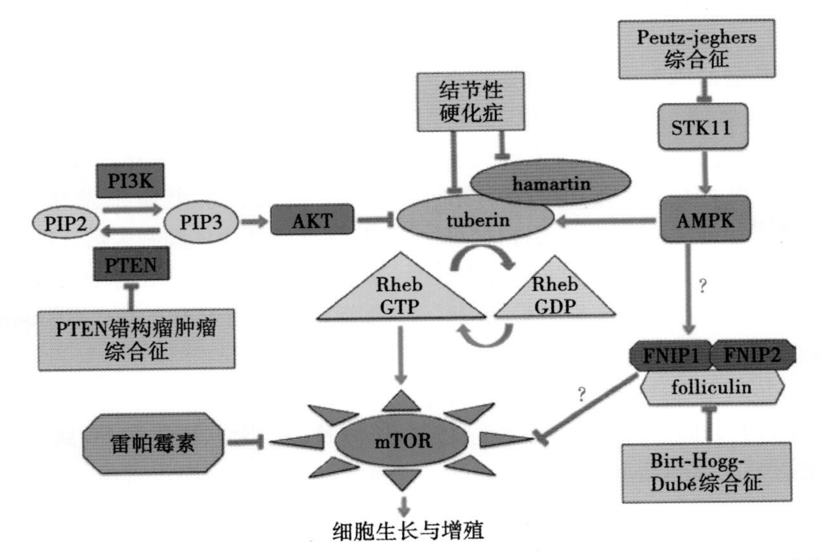

图 141.2　易致癌的遗传性皮肤病中的哺乳动物雷帕霉素(mTOR)信号通路靶点。PTEN 蛋白负调控 PI3K/AKT 通路,从而抑制 GTP 酶激活蛋白 tuberin 蛋白。tuberin 蛋白活性降低导致 mTOR 信号转导增加,并导致细胞生长。在营养消耗期间(高 AMP/低 ATP),丝氨酸-苏氨酸激酶 11(STK11)促进 AMP 活化蛋白激酶(AMPK)介导的 tuberin 蛋白活化,从而导致 mTOR 信号转导减低,蛋白质合成减少。folliculin 蛋白和 folliculin 蛋白相互作用蛋白 1(FNIP1)被 AMPK 磷酸化,并与之共同构成复合物,且在 Birt-Hogg-Dubé 综合征患者/(在某些研究中)缺乏 folliculin 蛋白的小鼠的肾肿瘤中观察到了 mTOR 激活(可能通过 AKT 途径)。因此,增加的 mTOR 信号转导促进了以 PTEN、tuberin 蛋白、STK11、folliculin 蛋白的缺陷为特征的遗传性皮肤病中肿瘤的发生。GDP,二磷酸鸟苷;GTP,三磷酸鸟苷;PIP2,磷脂酰肌醇二磷酸;PIP3,磷脂酰肌醇三磷酸;PTEN,人第 10 号染色体缺失的磷酸酶及张力蛋白同源的基因。hamartin. 结节性硬化症 1 基因编码错构瘤蛋白;tuberin. 结节性硬化症 2 基因编码马铃薯球蛋白;STK11. 丝氨酸/苏氨酸激酶 11;AMPK. 单磷酸腺苷活化蛋白激酶;FNIP1 folliculin. 蛋白相互作用蛋白 1;FNIP2 folliculin. 蛋白相互作用蛋白 2

第二十九篇

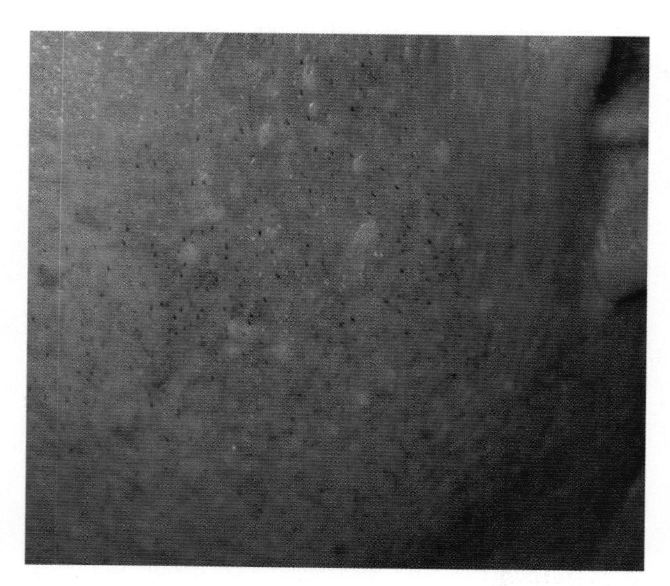

图 141.3 Birt-Hogg-Dubé 综合征：表现为颊部白色丘疹的多发性纤维毛囊瘤

围纤维瘤、胶原瘤、局灶性皮肤黏液病、血管瘤结节和脂肪瘤[3-5,9,13]。在 BHDS 患者中少见的皮肤肿瘤包括毛母质瘤、基底细胞癌、平滑肌瘤、平滑肌肉瘤和隆突性皮肤纤维肉瘤。

BHDS 患者罹患肾脏肿瘤的风险增加，尤其是混合性嗜酸细胞性肾癌和嗜铬性肾癌。这些肿瘤累及多达 1/3 的患者，年龄在 20~70 岁[3-5]。复发性自发性气胸是 BHDS 的常见表现，尽管常见于年轻人，但青少年和 7 岁以下的儿童也有报道[14]。通过计算机断层扫描可以发现超过 85% 的成人 BHDS 患者患有肺囊肿[5]。BHDS 患者也易患肾囊肿和腮腺嗜酸细胞瘤。最后，尽管结肠息肉和结肠癌在 Hornstein-Knickerberg 综合征的主要特征中也有描述，该综合征与 BHDS 相关或可能重叠，该综合征也表现为毛囊周围纤维瘤，但在大样本的 BHDS 患者中并未持续观察到结肠肿瘤发生率的增加[3-5]。

鉴别诊断 BHDS 具有结节性硬化症的多种皮肤黏膜表现，同样涉及 mTOR 通路失调（图 141.2）和多发性内分泌肿瘤 1A 型，包括面部血管纤维瘤、胶原瘤和黏膜纤维瘤。肾肿瘤和囊性肺疾病也是结节性硬化症和 BHDS 的重叠表现。

治疗 认识 BHDS 的皮肤症状对于早期诊断相关肾肿瘤和肺囊性疾病很重要。

参考文献 141.3

见章末二维码

Brooke-Spiegler 综合征，多发性家族性毛发上皮瘤和家族性圆柱瘤

> **要点**
>
> - 由 *CYLD* 肿瘤抑制基因突变引起、几种表形重叠的常染色体显性遗传病。
> - 其特征为易发展成毛发上皮瘤、圆柱瘤和/或螺旋腺瘤。

引言 Brooke-Spiegler 综合征（brooke-spiegler syndrome，BSS）、多发性家族性毛发上皮瘤（multiple familial trichoepitheliomas，MFT；Brooke 腺样囊肿上皮瘤）和家族性圆柱瘤（familial cylindromatosis，FC）是一组表型重叠性、常染色体显性遗传病，其特征为易出现毛发上皮瘤、圆柱瘤和/或螺旋腺瘤。

发病机制 BSS、MFT 和 FC 是由于 *CYLD* 抑癌基因中的杂合性功能缺失突变引起的[1-3]，是典型的截断突变或（较不常见）影响泛素特异性蛋白酶结构域的错义突变。在具有相同基因突变的亲属或家族中，尽管其临床表现和严重程度各异[2-3]，错义突变更有可能与 MFT 有关[4]。在受累个体中发生的附属器肿瘤通常有 *CYLD* 等位基因体细胞失活。CYLD 蛋白的去泛素化酶功能对于赖氨酸 63 泛素链是相对特异性的。能负性调节 NF-κB 通路和 c-Jun N-terminal kinase 通路，进而促进细胞存活与增殖[5]。

临床特征 BSS、MFT 和 FC 属于同一谱系，均表现为儿童晚期或成年早期出现的、进行性发展的特征性附属器肿瘤[2-3]。BSS 患者可同时出现毛发上皮瘤和圆柱瘤（有时会伴发螺旋腺瘤），而毛发上皮瘤和圆柱瘤分别为 MFT 和 FC 的显著体征。毛发上皮瘤是一种坚实的、肤色的丘疹结节，好发于面中部，尤以鼻和鼻唇沟为主（图 141.4）。圆柱瘤表现为生长缓慢、好发于头皮的结节，暴发而覆盖整个头皮时称为“头巾瘤（turban tumours）”。螺旋腺瘤不常见，通常发生在躯干和四肢，表现为阵发性疼痛性结节，颜色略带蓝色。汗管瘤在 BSS 中也有报道。圆柱癌和螺旋腺癌偶尔发生在 BSS 谱系中，具有侵袭性，表现为破坏性的局部生长和转移[3,6]。BSS/MFT 患者的毛发上皮瘤皮损处可出现 BCC，出现腮腺或其他唾液腺来源的腺癌或腺瘤的情况亦有报道[3]。

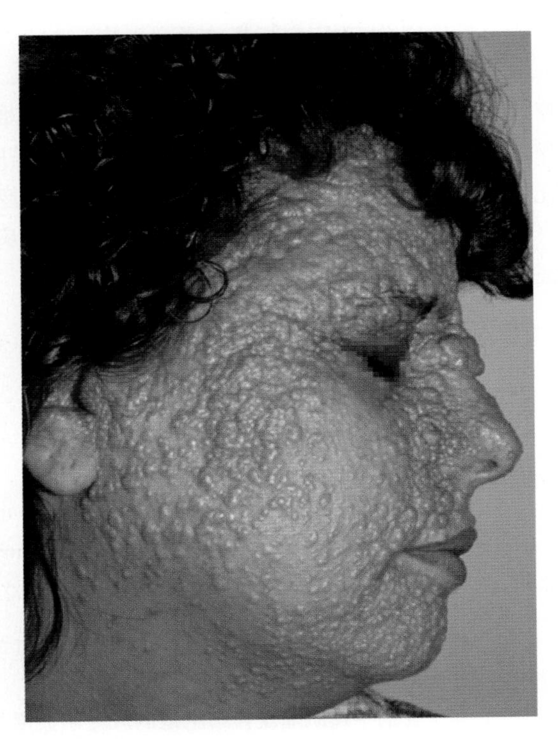

图 141. 4 多发性家族性毛发上皮瘤:面部大量肿瘤

组织病理学 毛发上皮瘤、圆柱瘤和螺旋腺瘤是具有毛囊-顶泌汗腺分化的肿瘤[3]。毛发上皮瘤的特点是具有毛囊生发分化倾向的基底细胞样细胞(basaloid cell),团簇样或筛状索条样,其外被致密的成纤维细胞基质包绕,或是浅层有毛囊分化的角囊肿。圆柱瘤、螺旋腺瘤和螺旋腺圆柱瘤(有两种病变的混合肿瘤)具有顶浆细胞分化,但分化不明显。圆柱瘤,呈"拼图状",由嗜酸性基底膜物质包裹有棱角的基底细胞样细胞巢。而螺旋腺瘤基底细胞样细胞巢较大,呈圆形,形成小梁样结构,周围有基底细胞样细胞。

治疗 手术切除、电切技术及其他消融方式(如二氧化碳或 Er:YAG 激光治疗)可用于控制肿瘤负荷[7-8]。有研究描述,可使用肿瘤坏死因子 α 抑制剂和阿司匹林来抑制这些疾病中增强的 NF-κB 信号[8],一种局部外用的原肌球蛋白受体激酶抑制剂也正在被研究[9]。

参考文献 141. 4

见章末二维码

疣状表皮发育不良

要点

- 是一种由跨膜通道样蛋白 6 或 8 编码基因(transmembrane channel-like 6 or 8,*TMC6* 和 *TMC8*)突变引起、以对 β 属人乳头状瘤病毒易感为特征的、常染色体隐性遗传性疾病。
- 患者会出现类似于扁平疣或花斑癣的皮肤病变以及鳞状细胞癌。

引言 疣状表皮发育不良(epidermodysplasia verruciformis,EDV)是一种常染色体隐性遗传性疾病,其特征是对人乳头状瘤病毒(human papillomavirus,HPV)存在遗传易感性,受感染的皮肤容易发展为鳞状细胞癌(squamous cell carcinoma,SCC)。

发病机制 EDV 患者容易感染 β 属 HPV,包括 5 型、8 型、9 型、12 型、14 型、15 型、17 型、19~25 型、36~38 型、46 型、47 型、49 型、50 型等[1-3]。这些型别的 HPV 普遍存在,但一般免疫功能正常的人不会有临床症状。EDV 患者通常感染多种 β 属 HPV,也可能感染其他类型的 HPV,比如 3 型和 10 型。特定的 HPV 类型可能与受感染个体内不同的皮肤病变形态相关。在 EDV 患者的 SCC 中最常检测到 HPV5 型和 HPV8 型。EDV 是由位于染色体 17q25 上的两个相邻基因[跨膜通道样蛋白 6 基因(transmembrane channel-like 6,*TMC6*;旧称 *EVER1*)和跨膜通道样蛋白 8 基因(transmembrane channel-like 8,*TMC8*;旧称 *EVER2*)]中的任何一个基因发生双等位基因功能缺失突变引起[4]。*TMC6* 和 *TMC8* 在内质网中编码完整的膜蛋白。这些蛋白与锌转运蛋白 1(zinc transporter 1,ZnT1)形成复合物,该复合物在调节细胞内锌的分布中发挥作用。ZnT1-TMC6/8 复合物被认为可以抑制锌流入核仁,并下调 EDV 患者锌和角质形成细胞刺激的转录因子,从而提高复制率[3,5]。HPV E5 蛋白存在于具有典型致病性的 HPV 型别,但非 β 属 HPV,可抑制 ZnT1-TMC6/8 的功能。这可能解释了 EDV 中 TMC6/8 缺陷是如何使 β 属 HPV 引发临床表现的。

临床特征 EDV 通常在儿童时期出现,表现为泛发、多形性皮肤损害[1-3,6]。色素沉着或色素减退至粉红色的扁平丘疹,类似扁平疣,好发于面部或手背(图 141.5)。

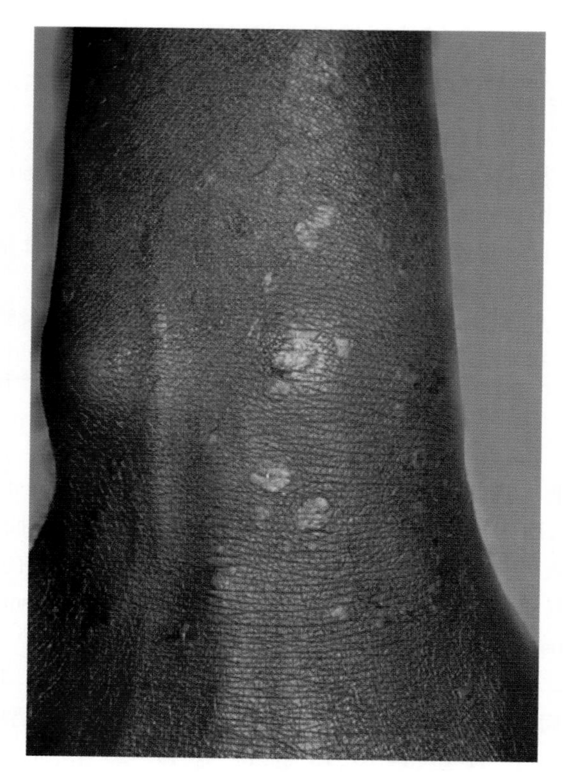

图 141.5 疣状表皮发育不良：手腕伸侧色素减退的扁平丘疹

较大的红棕色至粉棕色或覆有细薄鳞屑的色素减退斑，似花斑癣，好发于颈部、躯干和四肢近端。也会出现较厚的鳞屑斑块，特别在伸肌面和四肢远端。有1/2的患者会发展成原位型或浸润型SCC，通常见于长期暴露在日光的部位。鳞癌通常在30～40岁发生，但也可能发生在受感染的青少年[6]。两个青少年兄妹被报道同时有耳聋及典型EDV皮损，不伴有其他疾病[7]，这一点很有趣，因为跨膜通道蛋白家族的其他突变类型会导致听力损失。

鉴别诊断 在由Coronin 1A、丝氨酸/苏氨酸激酶4（serine/threonine kinase 4，*STK4/MST1*）、LCK酪氨酸激酶、RhoH GTPase和细胞分裂因子8（dedicator of cytokinesis 8，*DOCK8*）[8]等基因缺陷所引起的多种原发性免疫缺陷综合征中，已经报道了类似于EDV的临床表现。其他免疫抑制的患者，如实体器官移植或感染人类免疫缺陷病毒的患者，也可因感染β属HPV和标准致病性HPV而发展成泛发的疣。

组织病理学 典型的EDV良性皮损表现为大的角质形成细胞，胞质呈蓝灰色，偶见核周晕。也可以观察到不同形状和大小的透明角质颗粒[9]。然而，组织学评价不能可靠地区分EDV病变与普通扁平疣。

治疗 EDV患者应尽量避免日晒。疣状病变往往难以治疗，尽管口服视黄酸类药物（有时与α干扰素联用）和光动力疗法（外用5-氨基乙酰丙酸）可改善病情[1,10]。快速生长的皮损或是具有其他提示SCC病变特征的皮损应进行活检。

参考文献 141.5

见章末二维码

Gardner 综合征

> **要点**
>
> - 延胡索酸水解酶（fumarate hydratase，*FH*）抑癌基因突变引起的常染色体显性遗传病。
> - 以皮肤和子宫的平滑肌瘤及肾细胞癌的风险明显增加为特征。

引言 Gardner综合征是一种以表皮样囊肿、纤维瘤、骨瘤、肠息肉病和早期大肠癌为特征的常染色体显性遗传病[1]。被认为是家族性腺瘤性息肉病（familial adenomatous polyposis，FAP）的一个表型变异，具有显著的肠外表现。

发病机制 Gardner综合征（Gardner syndrome）和单发性FAP都是由结肠腺瘤息肉（adenomatous polyposis coli，APC）肿瘤抑制基因杂合功能缺失突变引起[2]。一些研究发现，*APC*基因某些区域的突变与特定肠外表现有着较高的相关性[3-4]，在不同的Gardner综合征患者中，甚至在同一家族性发病患者中，虽然具有相同的基因突变，但仍存在较大的表型差异。APC蛋白下调β-链蛋白的表达，而β-链蛋白在细胞黏附和发育中起着重要作用。

临床特征 表皮样囊肿通常在4～10岁出现，也可以是先天性的。囊肿缓慢增多，大多数位于头部、颈部和四肢，少数位于躯干。多发性毛母细胞瘤也有报道[5-6]。Gardner综合征患者的纤维性肿瘤种类包括纤维瘤（皮肤、皮下或肠系膜）、硬纤维瘤（典型者位于腹部切口瘢痕内）及少数纤维肉瘤[7-8]。平滑肌瘤和脂肪瘤可发生在皮肤、皮下组织以及皮肤外的部位。

骨瘤见于绝大多数Gardner综合征患者，好发部位为上颌骨、下颌骨和蝶骨，也可发生在颅骨的其他骨骼和长骨中[7,9]。骨瘤通常发生在青春期前后，临床可表现为一个缓慢增大的肿块，或通过影像学检查发现。牙齿异常包括多生牙、未萌牙和牙瘤。先天性视网膜色素上皮增生症（congenital hypertrophy of the retinal pigment epithelium，CHRPE）在Gardner综合征患者中也很常见，为尚未出现其他表现的幼儿患者的诊断提供了重要的线索[10]。

结肠、小肠和胃的息肉通常在10~20岁开始出现，至少有1/2的患者到20岁会出现明显的息肉[9]。通常无症状，肠套叠并不是其特征性表现。如果不进行干预，常在40岁之前不可避免地发展为结直肠癌[9]。患者也易患其他恶性肿瘤，包括十二指肠癌和胰腺癌、肝母细胞瘤（特别是在出生后5年内）、乳头状甲状腺癌（女性患者发病率增加100倍）和髓母细胞瘤[7,9,11]。

鉴别诊断 表皮样囊肿的形成可能是一种单一的遗传异常。对于有多发性表皮样囊肿的儿童，需要详细询问家族史，同时进行CHRPE的眼科学检查和颅骨放射学检查。*APC*基因分析可以明确诊断。值得注意的是，*MUTYH*碱基切除修复基因突变可引起常染色体隐性遗传性结直肠腺瘤性息肉病，偶伴有毛母质瘤、硬纤维瘤、皮脂腺肿瘤（见下文）、骨瘤或CHRPE。

组织病理学 虽然Gardner综合征的皮肤囊肿通常无法与普通表皮囊肿区分开，但在一部分皮损中会表现为明显的毛母质瘤样改变[5]。

治疗 早期识别Gardner综合征可使胃肠科医生对儿童和青少年患者进行监测，通常从10~12岁开始每年进行一次结肠镜检查或乙状结肠镜检查，并能在息肉转化为恶性之前进行预防性结肠切除术[8]。由于肝母细胞瘤的风险不断增加，一些专家建议在患儿出生后到5岁前每3~6个月进行一次腹部超声和血清甲胎蛋白水平的测定[7,12]。其次，还需要监测的项目包括：从青少年后期开始每年进行一次甲状腺检查，以及20~30岁年龄段应定期做食管胃十二指肠镜检查。遗传咨询是至关重要的，所有家庭成员肠外和肠内疾病的表现都应该在评估范围内。

参考文献141.6

见章末二维码

遗传性平滑肌瘤病和肾细胞癌综合征

同义词

皮肤和子宫平滑肌瘤病，多发性皮肤和子宫平滑肌瘤综合征，Reed综合征

要点

- 常染色体显性遗传性家族性腺瘤性息肉病的变异。
- 特征为表皮样囊肿、纤维瘤、骨瘤、肠息肉和早期大肠癌。

引言 遗传性平滑肌瘤病和肾细胞癌综合征（hereditary leiomyomatosis and renal cell cancer，HLRCC）是一种常染色体显性遗传病，其特征是皮肤和子宫的平滑肌瘤以及肾细胞癌（renal cell cancer，RCC）的风险明显增加。

发病机制 HLRCC综合征是延胡索酸水解酶（fumarate hydratase，*FH*）抑癌基因突变所致，该基因编码Krebs循环（三羧酸循环）酶[1-4]。引起HLRCC综合征的*FH*基因突变中最常见的是错义突变，偶尔出现插入/缺失、剪接位点突变，后者可能与RCC有更强的关系[4]。伴有HLRCC综合征的平滑肌瘤和其他肿瘤几乎总是会发生“二次突变”，从而导致种系*FH*野生型等位基因丢失[5]。

*FH*等位基因失活导致延胡索酸积累，从而抑制了以缺氧诱导因子（hypoxia inducible factor，HIF）为靶点进行蛋白酶体降解的羟化酶[6]，该酶与von Hippel-Lindau蛋白一起发挥作用。结果，HIF水平增高并刺激了编码促细胞生长和血管生成的蛋白质的基因的转录，这些蛋白质包括血小板衍生生长因子（platelet-derived growth factor，PDGF）、血管内皮生长因子（vascular endothelial growth factor，VEGF）和转化生长因子-α（transforming growth factor-α，TGF-α）。这为使用阻断PDGF和VEGF信号转导的药物（如贝伐珠单抗、索拉非尼、舒尼替尼）治疗HLRCC相关恶性肿瘤提供了依据。

临床特征 HLRCC患者中75%以上患有皮肤（毛发）平滑肌瘤，通常是该病的首发表现。此病的发生通常在20~40岁（平均约25岁），最早9岁就有皮损出现[7]。在女性患者中，皮肤平滑肌瘤出现并确诊要比子宫平滑肌瘤早7年[7]。

皮损表现为红棕色至粉棕色、坚硬的丘疹或结节，

可呈播散性分布，但通常呈簇状或节段性分布（图141.6），该分布模式反映了胚胎发育过程中 *FH* 基因的合子后"二次突变"，即常染色体显性遗传皮肤病 2 型镶嵌[8-9]。皮肤平滑肌瘤的直径通常为 0.2~2cm，好发于躯干和四肢。大多数患者因寒冷环境、轻微创伤或触诊而引起局部疼痛[7]。皮肤平滑肌肉瘤已在少数 HLRCC 中报道，但转移性病变未见报道[2-3,10]。

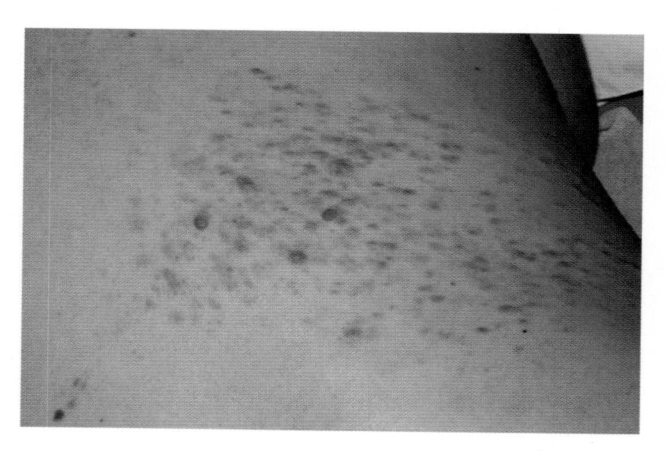

图 141.6　家族性平滑肌瘤：节段性分布的皮肤平滑肌瘤

几乎所有 HLRCC 的女性患者均会发生多发性子宫平滑肌瘤（子宫肌瘤），其风险是普通人群的 8 倍[11]。与一般人群（平均 40 岁发病）相比，HLRCC 患者纤维瘤发病更早（平均 30 岁），常常需要手术干预（子宫肌瘤切除术或子宫切除术）[11]。在一名 Reed 综合征先证患者和多达 15% 的芬兰年轻女性患者中都有子宫平滑肌肉瘤的报道。然而，在患有 HLRCC 的北美家族中尚未见报道[12]。

RCC 发生在大约 15% 的多发性皮肤和子宫平滑肌瘤患者中，并且通常是单侧发病[2,13-14]。尽管诊断时的平均年龄为 40~45 岁，但在 HLRCC 家系中已经报道了青春期发生的 RCC[7,13]。传统上将 RCC 归类为乳头状 2 型、肾小管囊性或集合管性肿瘤，具有侵袭性，5 年死亡率高达 70%[15]。然而，2016 年 WHO 对泌尿系统肿瘤的分类新增了一类新的实体肿瘤，即具有乳头状结构的 HLRCC 相关的 RCC[16]。一名 2 岁的 HLRCC 儿童中也报道了肾母细胞瘤[17]。

HLRCC 的其他潜在表现包括肾囊肿、膀胱癌、卵巢肿瘤（例如黏液性囊腺瘤）、睾丸肿瘤（例如间质细胞瘤）和嗜铬细胞瘤/副神经节瘤。

鉴别诊断　皮肤平滑肌瘤的临床表现可能类似于皮肤纤维瘤、神经鞘瘤、神经纤维瘤（触诊时通常较软）或附属器肿瘤。簇集状皮损、与冷或轻触诊相关的疼痛为诊断提供了重要线索，可以通过皮肤活检来明确诊断。

诊断为皮肤平滑肌瘤的患者应该检查是否存在其他的病变，并询问有无皮肤平滑肌瘤、子宫肌瘤、早期子宫切除术和肾癌的个人史或家族史。如果在患者或家属中发现了 HLRCC 的其他特征，则应提供 *FH* 基因的遗传咨询和分析。多发性皮肤平滑肌瘤的患者中几乎有 90% 的患者具有潜在的生殖细胞系 *FH* 基因突变，因此可以诊断为 HLRCC[7]。

病理　HLRCC 的皮肤平滑肌瘤起源于立毛肌，其特征是真皮间有许多高度分化的平滑肌细胞。这些细胞呈梭形，含有丰富的嗜酸性胞质，中央细胞核呈钝状（雪茄状），核周空泡化[18]。平滑肌分化可以通过三色染色（肌肉出现红色）或者平滑肌肌动蛋白或纤维蛋白的免疫组织化学染色来确认。与 HLRCC 相关的皮肤平滑肌瘤表现出 2-琥珀酸半胱氨酸特征性的免疫组化染色，这是由异常的蛋白琥珀酸化以及不同程度延胡索酸水解酶表达下降引起的[19-20]。

遗传性平滑肌瘤病和与肾细胞癌相关的 RCC（Ⅱ型乳头状和集合管；见下文）有特征性的组织学改变，包括丰富的胞质、大细胞核和嗜酸性核仁以及核周空晕[13]。

治疗　HLRCC 患者应通过每年一次的腹部磁共振成像（magnetic resonance imaging，MRI）以及完整的皮肤和妇科检查来监测 RCC 的发展[9,13,21]。

参考文献 141.7

见章末二维码

Muir-Torre 综合征和原发性错配修复缺陷综合征

要点

- Muir-Torre 综合征是 Lynch 综合征的常染色体显性表型变异，表现为成人皮脂腺肿瘤、角化棘皮瘤和内脏恶性肿瘤，尤其是胃肠道和泌尿生殖系统恶性肿瘤。
- 原发性错配修复缺陷综合征是一种与 Muir-Torre 综合征具有相同致病基因的常染色体隐性遗传病，其特征是儿童期发病，皮肤表现与Ⅰ型神经纤维瘤病（neurofibromatosis type 1，NF1）相似，伴有脑瘤和血液系统恶性肿瘤。

引言　Muir-Torre 综合征（Muir-Torre syndrome，MTS）是一种常染色体显性遗传性疾病，以成人皮脂腺肿瘤、角化棘皮瘤和内脏恶性肿瘤为特征，是 Lynch 综合征（遗传性非息肉病性结直肠癌）的一种亚型[1]。原发性错配修复缺陷综合征或儿童癌症综合征（constitutional mismatch repair deficiency syndrome，CMRDS）是与 Muir-Torre 综合征相同致病基因的常染色体隐性遗传性疾病，其特征是儿童期发病，皮肤表现与 I 型神经纤维瘤病（neurofibromatosis type 1，NF1）相似，伴有脑瘤和血液系统恶性肿瘤[2]。

发病机制 MTS 是由于错配修复基因的杂合子功能缺失性生殖细胞系基因突变，多为 *MSH2* 基因，少数是 *MLH1* 基因或 *MSH6* 基因[1,3]。MTS 患者通常因错配修复基因的另一个等位基因存在体细胞"二次打击"，破坏了蛋白质的功能而发生肿瘤。CMRDS 患者错配修复基因（如 *MLH1*、*MSH2*、*MSH6* 或 *PMS2*）的两个等位基因都有功能缺失性生殖细胞系基因突变[2,4-6]。

错配修复蛋白功能缺陷导致 DNA 复制过程中单核苷酸碱基对错配和小的插入-缺失环的累积，损害了基因组的完整性，导致肿瘤形成的倾向。形成的肿瘤表现为微卫星不稳定性，这是指分散在整个基因组中的重复"微卫星"序列长度的变异性增加，特别容易出现复制错误[1-2]。

临床特征 MTS 患者的平均发病年龄约为 50 岁，表现为头、颈和躯干的皮脂腺肿瘤（腺瘤多于皮脂腺瘤和皮脂腺癌）[7-8]。1/4 的患者也可表现为角化棘皮瘤，有时伴皮脂腺分化。常于脾曲处或其附近发生结直肠癌和泌尿生殖系统癌，占相关癌症的比例分别为 50% 以上和大约 25%。和其他散发患者相比，这些恶性肿瘤通常早 10 年出现（平均 50 岁），恶性程度通常较低[7]。几乎 1/2 的患者会出现一种以上的内脏恶性肿瘤。

CMRDS 综合征患者通常在儿童早期出现多个咖啡斑（café-au-lait macules，CALM）[2,9]。腋窝雀斑、色素减退性斑疹和神经纤维瘤（较少发生）在一些儿童患者中很常见；泛发性皮肤黑素细胞增多症（extensive dermal melanocytosis）也有报道。血液系统恶性肿瘤最常见的是非霍奇金淋巴瘤和急性淋巴细胞白血病，平均发病年龄为 5 岁，脑瘤（主要是胶质母细胞瘤）平均发病年龄为 8 岁，结直肠癌平均发病年龄为 16 岁，明显早于 Lynch 综合征。其他恶性肿瘤，如横纹肌肉瘤、神经母细胞瘤和肾母细胞瘤，在患有 CMRDS 的幼儿中也有报道[2,10]。

鉴别诊断 在由 *MUTYH* 碱基切除修复基因突变引起的常染色体隐性结直肠腺瘤性息肉病患者中，皮脂腺腺瘤和皮脂腺癌、结直肠癌和其他恶性肿瘤均有报道[11]。Ferguson-Smith 多发自愈性鳞状上皮癌，是一种常染色体显性遗传病，由转化生长因子-β 受体 1（transforming growth factor-β receptor 1，*TGFB1*）基因突变引起，患者出现角化棘皮瘤样肿瘤，在 6 个月内会自发消退，并残留瘢痕，患者并无内脏恶性肿瘤增加的风险，发病时间从儿童期到成年后期不等（平均年龄约为 25 岁），皮损好发于长期曝光部位[12]。

CMRDS 的皮肤表现与 NF1 重叠，部分患者符合 NF1 的临床诊断标准（第 142 章）。CMRDS 的咖啡斑在色素沉着、形态和大小上往往比 NF1 更不规则，更容易伴有色素减退性斑点[2]。对于多发性咖啡斑的儿童，尤其是伴有与 NF1 无关的恶性肿瘤的患儿，在鉴别诊断中应考虑 CMRDS。

组织病理学 免疫组化染色显示 MSH2、MLH1、MSH6 和/或 PMS2 表达缺失，可作为 MTS 相关肿瘤的标志物[13-14]。MSH2 和 MSH6 蛋白形成一个异二聚体，因此其中一个蛋白缺失可能导致另一个蛋白缺失。然而，在散发性皮脂腺肿瘤中，特别是在免疫功能低下的患者中有时可见到染色减少，在具有错配修复基因突变的患者病变中染色偶尔正常[15-16]。此外，MTS 相关肿瘤的组织学通常表现为微卫星不稳定性，这可以通过聚合酶链反应技术进行识别[13-14]。

治疗 识别 MTS 和 CMRDS 的皮肤表现，分析确认肿瘤错配修复蛋白缺失和微卫星不稳定性，有助于患者及其家族成员相关恶性肿瘤的早期诊断和治疗[17]。长期口服阿司匹林治疗可降低 Lynch 综合征患者结直肠癌的风险。

参考文献 141.8

见章末二维码

Peutz-Jeghers 综合征

同义词

口周黑子病

要点

- 由丝氨酸/苏氨酸激酶-11（serine/threonine kinase 11，*STK11*）肿瘤抑制基因突变导致的常染色体显性遗传性疾病。
- 主要特征为口周和肢端雀斑、胃肠道错构瘤性息肉以及内脏恶性肿瘤的发病率增加。

引言 Peutz-Jeghers 综合征(Peutz-Jeghers syndrome, PJS)是一种常染色体显性遗传病,以好发于口周黏膜的雀斑、胃肠道错构瘤性息肉和内脏恶性肿瘤的发生率增高为特征[1-2]。

发病机制 PJS 是由丝氨酸/苏氨酸激酶-11(serine/threonine kinase 11,*STK11*;也被称为 *LKB1*)肿瘤抑制基因功能丧失性杂合突变所致[3]。一些研究发现,*STK11* 基因截断突变与更多的胃肠道息肉和恶性肿瘤的发生相关[4-5],而影响蛋白激酶结构域 XI 的突变可能会增加胃肠道错构瘤性息肉发生的风险[6]。STK11 蛋白可以激活单磷酸腺苷活化蛋白激酶(adenosine monophosphate-activated protein kinase,AMPK),从而激活结节性硬化复合物-2(tuberous sclerosis complex 2,*TSC2*)基因产物结节素,抑制促进细胞生长和存活的 mTOR 通路[7]。因此,PJS 的特征是 mTOR 信号通路增强,而 mTOR 抑制剂西罗莫司(雷帕霉素)已被证明可以减少 *lkb1*$^{+/-}$ PJS 小鼠模型中胃肠息肉的负担[8]。

临床特征 PJS 患者可见棕色至黑色的色素沉着斑,临床表现为单纯性雀斑或黏膜黑色素痣,通常发生于儿童早期[9-10]。皮肤黑子直径一般为 1~5mm,主要分布于口周(图 141.7)、眶周和其他腔口区域(如鼻孔或肛门周围)以及手足(尤其是手指)。唇(唇红和黏膜)和颊黏膜常受影响,其他可能受累的黏膜部位包括牙龈、腭和舌部。青春期后,皮肤和唇红的病变趋于消退,但黏膜区病变通常持续存在。有时可见纵行黑甲症。

PJS 的错构瘤性息肉好发于小肠,但在胃肠道的任何部位均可发生。大多数患者在儿童期表现为腹痛、出血(常导致贫血)、肠套叠以及其他形式的肠梗阻[8-9]。PJS 患者也可出现鼻息肉。PJS 女性患儿偶尔会出现良性卵巢性索肿瘤,呈环状小管状,表现为性早熟或月经异常出血;男性患儿可能出现男性乳房发育,主要由睾丸大细胞钙化性支持细胞瘤产生的芳香酶所致[11]【译者注:支持细胞,Sertoli cell,又名为塞托力细胞或塞透力细胞,是曲细精管一部分的睾丸的营养细胞。它由促滤泡成熟激素所启动,并在其细胞膜上有促滤泡成熟激素受体】。

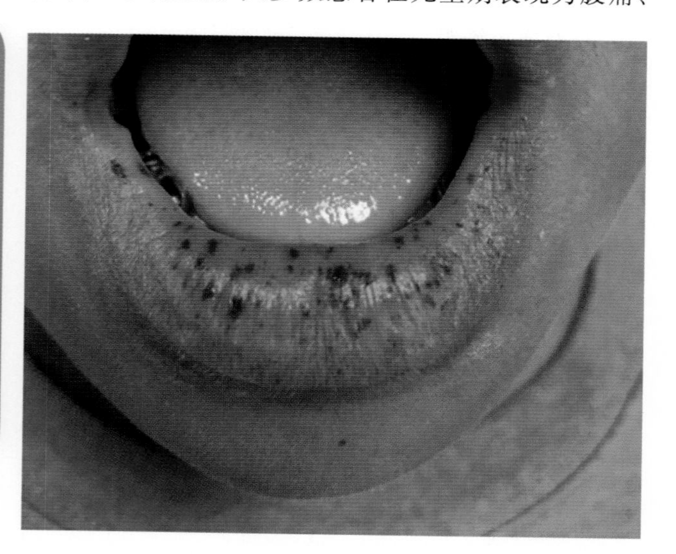

图 141.7 Peutz-Jeghers 综合征:口唇色素斑疹。资料来源:Courtesy of Joyce Teng, MD, PhD.

PJS 患癌症的总体风险是普通人群的 10~15 倍,发病年龄比普通人群更早[12-13]。乳腺、结直肠、小肠、胃、胰腺、肺、卵巢、子宫内膜和宫颈(恶性腺瘤)恶性肿瘤的易感性已有文献报道[14-15]。

治疗 PJS 患者应在 10 岁前开始定期进行内镜检查,切除大的或其他较棘手的息肉。需要对肠外恶性肿瘤和肠道恶性肿瘤进行监测,已发表的指南对手术的类型、检查的起始年龄和频率提供了建议[8-9,16]。

参考文献 141.9

见章末二维码

PTEN 错构瘤肿瘤综合征

同义词

Bannayan-rilrey-ruvalcaba 综合征, Bannayan-Zonana 综合征, Cowden 病, 线状 Cowden 痣, 多发性错构瘤综合征, 变形综合征, Riley-Smith 综合征, Ruvalcaba-Myhre-Smith 综合征, SOLAMEN 综合征

要点

- 由 *PTEN* 肿瘤抑制基因突变引起的常染色体显性遗传性疾病,包括巨头畸形、错构瘤和肿瘤(良性和恶性)。
- Bannayan-Riley-Ruvalcaba 综合征的特征是在出生或儿童时期出现生殖器色素性斑疹、脂肪瘤和高流量血管畸形。
- Cowden 综合征的特征是外毛根鞘瘤、肢端角化病和硬化性纤维瘤,通常发生在青春期或成年早期。

引言 PTEN 错构瘤肿瘤综合征(PTEN hamartoma-tumour syndrome,PHTS)是一种多系统疾病,其特点是由外胚层、中胚层和内胚层起源的错构瘤组织过度生长。PHTS 谱中包括两种表型重叠的常染色体显性遗

传皮肤病：

①Bannayan-Riley-Ruvalcaba 综合征(BRRS)：其特征是在出生时或儿童时期出现的生殖器色素性斑疹、脂肪瘤和高流量的血管畸形；②Cowden 综合征：其特征是外毛根鞘瘤、肢端角化病和硬化性纤维瘤，通常在青春期或成年早期发生[1-3]。PHTS 的其他表现包括巨头畸形以及甲状腺、乳腺和子宫良恶性肿瘤的发生率增加。

发病机制 PHTS 是由 *PTEN* 肿瘤抑制基因的生殖细胞系杂合功能丧失型基因突变引起的[4-5]。PTEN 脂质磷酸酶的一个重要功能是负调控磷脂酰肌醇 3-激酶(phosphatidylinositol 3-kinase，PI3K)/AKT 通路，抑制肿瘤抑制蛋白结节素，从而激活 mTOR 通路促进细胞的生长和存活[2-3]。

大多数研究未能将特定的种系 *PTEN* 突变与特定的表型特征联系起来[6-8]。虽然在 BRRS 中常发现大片段缺失，但同样的突变也可见于 BRRS 伴 Cowden 综合征患者。在不同的 PHTS 家族中，临床特征有很大的差异，在同一个家族的不同成员中，甚至在同一个体中，可以同时观察到 BRRS 和 Cowden 综合征的表型，有时在幼年时被诊断为 BRRS，在日后又符合 Cowden 综合征的诊断标准。有研究表明，BRRS 和 Cowden 综合征是一种表型具有差异性的谱系，BRRS 的临床体征比 Cowden 综合征出现得早。在具有嵌合性分布的先天表现(如表皮痣和节段性血管异常)的 PHTS 患者中，已经证实存在合子后的“二次突变”(可能发生于胚胎期)，导致皮损组织中生殖细胞系野生型 *PTEN* 等位基因的丢失(2 型镶嵌现象)[9-10]。

临床特征 如图 141.8 所示，BRRS 的典型皮肤表现通常在出生时或儿童早期就会出现。生殖器色素性斑疹好发于龟头和外阴。血管异常往往是多灶性病变，具有血流加速、肌肉受累及相关的异位脂肪的特点[11]。它们具有可变的毛细血管、静脉和淋巴成分，有时与局部软组织和骨过度生长有关。也可见单发的脂肪瘤，并且在 PHTS 男性患者中睾丸脂肪瘤很常见。另外，在 PHTS 儿童患者中发现黏膜皮肤病变，包括非表皮松解性疣状表皮痣以及面部、肢端和黏膜神经瘤[12]。

与此相反，Cowden 综合征的皮肤黏膜特征通常发生于 20~30 岁，尽管在年龄较小的儿童中偶尔也有明显的表现[13-15]。外毛根鞘瘤表现为肤色至黄褐色、疣状或角化性丘疹，好发于鼻、口周面部、耳和颈部。在这些部位，其他类似疣或皮赘的乳头状瘤样丘疹也很常见。在 3 岁以下患儿中发现有点状掌跖角化病，表现为半透明的黄色丘疹，伴或不伴中央凹陷[16]。另外，在手足、手腕和足踝的伸侧以及前臂和小腿的伸侧可以看到类似于扁平疣的肢端角化病。皮肤硬化性纤维瘤表现为肤色至白色、表面光滑、圆顶状坚硬的丘疹。黏膜丘疹可能代表硬化性纤维瘤或(较少见)糖原性棘皮病(glycogenic acanthosis)[17]，可发生在口腔的任何部位，包括唇、舌、颊黏膜和牙龈。多发性皮损常导致鹅卵石样外观。

≥80% 的 PHTS 患者会出现巨头畸形，偶尔会出现发育迟缓、自闭症、癫痫等神经系统症状[18,19]。颅内静脉畸形是 PHTS 患者常见的 MRI 表现。Lhermitte-Duclos 病是小脑发育不良性神经节细胞瘤，影响一小部分 PHTS 患者(尤其是成年患者)，但相对特异性较强。颅面和骨骼异常可能包括腺样体面容、高腭穹、脊柱侧弯、漏斗胸、关节伸展过度和指畸形。巨大儿、肌张力低下和脂质沉积性肌病是一部分患者的早期皮肤外表现。

PHTS 患者罹患甲状腺、乳腺和子宫良恶性肿瘤的风险增加[2-3,20-21]。甲状腺癌(滤泡性>乳头状)影响 10%~30% 的患者，包括 7 岁以下的儿童。乳腺癌的患病率高达 85%，平均年龄约为 40 岁，而子宫内膜癌占 15%~30%，平均年龄稍大一些。尽管大多数 PHTS 儿童和成人患者有错构型胃肠道息肉，但结肠癌发生率 ≤10%。肾细胞癌的罹患风险高达 30%，PHTS 患者皮肤黑色素瘤的风险也可能增加[2]。

鉴别诊断 表 141.4 给出了 Cowden 综合征的最新诊断标准[2]。此外，还给出了一种结合年龄和临床表现的评分系统来评估患者发生 *PTEN* 突变的风险[21]。尽管它们在 Cowden 综合征标准中被指定为“特征”，但在毛囊角化病患者中，仍可以观察到面部丘疹、口腔黏膜丘疹和肢端角化病(包括掌跖角化病)的合并症。结节性硬化症和 BHDS 患者也均可出现面部丘疹(如血管纤维瘤和纤维滤泡瘤)和牙龈纤维瘤。但是，这些疾病通常可以通过其独特的临床和组织学特征很容易地与 Cowden 综合征鉴别。

PHTS 病谱包括 2 型嵌合 SOLAMEN 综合征，以节段性过度生长、脂肪瘤病、动静脉畸形和表皮痣为特征。变形综合征是由合子后 *AKT1* 突变引起，并有类似的表现。然而，它的不同之处在于其不断进展的临床过程、不成比例的过度生长、高度特征性的脑回状结缔组织痣以及病变的完全嵌合分布(例如，在 PHTS 中未见播散性/非节段性胃肠道息肉)。*PIK3CA*(磷脂酰肌醇-4,5-二磷酸 3-激酶 α 亚基)基因的合子后突变，激活 PI3K/AKT 途径，表现为过度生长的病谱，包括 CLOVES-先天性脂瘤的增生(congenital lipomatous overgrowth)、血管异常(vascular anomalies)、表皮痣(epider

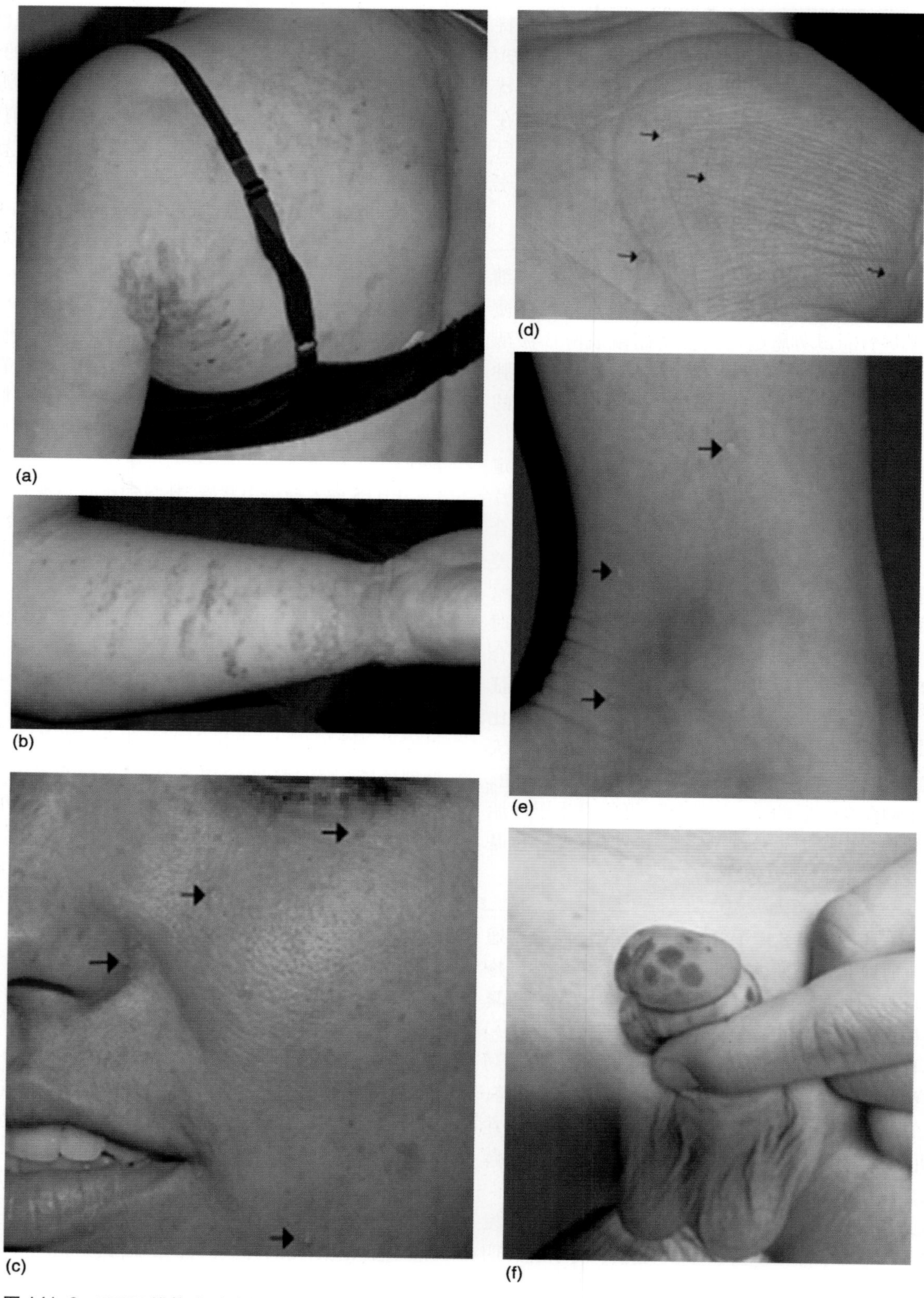

图 141.8 PTEN 错构瘤肿瘤综合征:(a,b)血管畸形,包括动静脉和淋巴成分,与受累手臂的过度增长有关。(c)面部外毛根鞘瘤。(d,e)肢端角化病。(f)阴茎头色素斑

表 141.4 PTEN 错构瘤肿瘤综合征的临床诊断标准

主要标准

- 以下任何皮肤黏膜病变：
  - ○ 外毛根鞘瘤（≥3，至少一项活检证实）
  - ○ 肢端角化病（≥3 个丘疹或掌跖凹坑）
  - ○ 皮肤黏膜神经瘤
  - ○ 口腔乳头状瘤，尤其是舌头和牙龈上的乳头状瘤（≥3，经活检证实或经皮肤科医生诊断）
- 龟头阴茎上有色素斑
- 巨头畸形（>97%；成人：女性 58cm，男性 60cm）
- Lhermitte-Duclos 病（成人）
- 乳腺癌
- 子宫内膜癌（上皮细胞）
- 甲状腺癌（滤泡性）
- 多发性消化道错构瘤或神经节神经瘤（≥3；增生性息肉除外）

次要标准

- 血管异常（包括颅内发育静脉异常）
- 脂肪瘤（≥3）
- 睾丸脂肪瘤病
- 自闭症谱系障碍
- 智力障碍（智商≤75）
- 甲状腺癌（乳头状或乳头状滤泡变异型）
- 甲状腺器质性病变（例如腺瘤、结节、甲状腺肿）
- 肾细胞癌
- 结肠癌
- 食管糖原性棘皮病

个体化诊断：

3 个主要标准，包括巨头畸形、Lhermitte-Duclos 病或胃肠道错构瘤或 2 个主要标准+3 个次要标准。

当家庭成员符合诊断标准或有 PTEN 突变时的诊断：

2 个主要标准或 1 个主要+2 个次要标准或 3 个次要标准。

资料来源：Adapted from the National Comprehensive Cancer Network 2017 (www.nccn.org/professionals/physician_gls/PDF/genetics_screening.pdf) and reference[2].

mal naevi）、脊柱侧弯/骨骼异常（scoliosis/skeletal abnormalities）和巨头-毛细血管畸形综合征（megalencephaly-capillary malformation syndromes）.

具有相同恶性肿瘤倾向的 Cowden 综合征样疾病，可由 *SDHB/C/D* 基因的杂合生殖细胞系突变和 *KLLN* 基因的生殖细胞系表观遗传改变导致，前者编码线粒体琥珀酸脱氢酶亚基，而 *KLLN* 基因编码 p53 调控的 DNA 复制抑制因子。然而，这些情况常缺乏皮肤黏膜表现。*PIK3CA* 或 *AKT1* 发生生殖细胞系突变的患者中也有类似于 Cowden 综合征的表型报道。在一些受累患者中发现了皮肤表现，如外毛根鞘瘤和脂肪瘤[22]。

病理 外毛根鞘瘤的组织学检查显示，苍白的角质细胞呈小叶样增生，周围包围着一个呈栅栏状、明显嗜酸性的基底膜[23-24]。外毛根鞘瘤表面常表现为乳头状瘤样增生和角化过度。PHTS 患者面部、颈部和四肢的丘疹也可能具有疣状或软纤维瘤样的组织学特征，而肢端角化病可与疣状角化病相似。皮肤和黏膜硬化性纤维瘤为乏细胞性病变，由短、粗且平行排列的胶原束组成，胶原束排列成木质胶合板样的螺旋，嵌入丰富的黏蛋白中[23-24]。

治疗 所有 PHTS 患者，包括具有已知生殖细胞系 PTEN 突变的患者和患有 Cowden 综合征的患者，都应接受相关恶性肿瘤的监测[2,19]。最新的指南建议从 18 岁开始每年进行 1 次全面的身体检查，并建议每年进行 1 次甲状腺超声检查。女性从 25 岁开始，应每年进行 2 次临床乳房检查，并从 30~35 岁开始，每年进行 1 次乳房 X 线检查和 MRI 检查。预防性乳房切除术可以根据个人情况考虑。还建议从 35 岁开始定期进行结肠镜检查，并考虑对子宫内膜癌和肾癌进行监测，尤其是对于具有这些恶性肿瘤家族史的患者。据报道，mTOR 抑制剂西罗莫司（雷帕霉素）在一些 PHTS 患者和 PTEN 基因缺如小鼠中可抑制良性和恶性肿瘤的生长[19,25-26]。

（卞亚伟 张晚星 陈萍 译，
李钦峰 罗耆耆 倪成校）

参考文献 141.10

见章末二维码

第二十九篇

第三十篇　神经纤维瘤病、RAS 通路疾病和错构瘤-过度增殖综合征

第 142 章　神经纤维瘤病

Amy Theos, Kevin P. Boyd, Bruce R. Korf

摘要

神经纤维瘤病(neurofibromatoses,NF)包括三种不同的遗传性疾病：Ⅰ型神经纤维瘤病(NF1)、Ⅱ型神经纤维瘤病(NF2)和神经鞘瘤病。这三种疾病都有发生周围和/或中枢神经系统多发性良性肿瘤的倾向，但是它们又有其各自不同的临床特征、不同的基因突变、自然病程及治疗方法。在本章中，主要向儿童皮肤科医生重点叙述Ⅰ型神经纤维瘤病，并简单论述其他类型神经纤维瘤病。

要点

- 神经纤维瘤病分为三种类型：Ⅰ型神经纤维瘤病(NF1)、Ⅱ型神经纤维瘤病(NF2)和神经鞘瘤病。
- NF1 发病率约为 1/3 000，对于皮肤科医生来说最常见。
- NF1 是由 *NF1* 基因突变引起的，*NF1* 基因编码神经纤维瘤蛋白，它是一种肿瘤抑制蛋白。
- NF1 最常见的皮肤特征为多发性(≥6 个)咖啡牛奶斑(café-au-lait macules, CALMs)，皮肤皱褶部位雀斑和神经纤维瘤。
- 有 6 个或 6 个以上的咖啡牛奶斑的患者应考虑 NF1，除非证实为其他情况。
- NF1 可累及任何器官系统：NF1 患者常出现骨骼发育不良、脊柱侧弯、虹膜错构瘤(Lisch 结节)、视神经胶质瘤和学习障碍。
- 伴皱褶部位雀斑的 CALMs 曾被认为是 NF1 的特征性表现，其实这些表现同样可以发生在 Legius 综合征患者身上。但 Legius 综合征患者不会出现 NF1 的其他特征，如神经纤维瘤、恶性周围神经鞘瘤、Lisch 结节或视神经胶质瘤等。
- 分子遗传学检测可用于确诊 NF1。
- 节段型 NF1 患者具有 NF1 的特征表现(通常为皮肤)-局限于身体特定部位，由 *NF1* 基因合子后嵌合体所引起。
- NF2 是由 *NF2* 基因突变引起常染色体显性遗传病，该基因能够编码 merlin 蛋白，它是一种肿瘤抑制蛋白。
- 典型的 NF2 患者通常 CALMs 数量少于 5 个，皮肤皱褶部位无雀斑，容易出现皮肤神经鞘瘤，而不是神经纤维瘤。
- NF2 表型比 NF1 更局限，主要累及中枢神经系统和眼睛，双侧前庭神经鞘瘤是 NF2 的标志。
- NF2 患儿最早期的表现为数个 CALMs、皮肤肿瘤和眼部异常(白内障、弱视)。
- 分子遗传学检测可用于 NF2，对于确诊、疾病严重程度的预测和高危家庭成员的筛查均起到重要作用。
- 对 NF1 或 NF2 患者进行多学科共同管理是理想的治疗模式。

Ⅰ型神经纤维瘤病

Ⅰ型神经纤维瘤病(neurofibromatoses type 1,NF1)，过去被称为 von Recklinghausen 病，是一种常染色体显性遗传的多系统疾病，发病率约 1/3 000。约 1/2 患者存在自发的基因突变。NF1 由编码神经纤维蛋白(一种肿瘤抑制蛋白)的 *NF1* 基因突变引起。皮肤表现(包括 CALMs、腋下和腹股沟雀斑)以及神经纤维瘤在 NF1 中普遍存在。多发性 CALMs 通常是 NF1 最早期的诊断依据。NF1 中出现频率较高的其他皮肤特征包括幼年黄色肉芽肿、贫血痣和血管球瘤。NF1 常见的皮肤外表现包括 Lisch 结节、视神经胶质瘤、骨骼发育不良和智力障碍。NF1 患者患恶性肿瘤的风险会增加，尤其是恶性周围神经鞘瘤、白血病和横纹肌肉瘤。因此，皮肤科医生在 NF1 患者的识别及早期诊断中起着至关重要的作用。

流行病学和发病机制

流行病学

NF1 是最常见的常染色体显性遗传病之一，估计发病率约为 1/3 000（表 142.1）[1]。据报道发病率为 1/4 000～1/2 500[2]。尽管大多数 NF1 的流行病学研究主要涉及欧洲人群，但是所有的种族均可以发病，且没有明显种族差异[3]。

表 142.1 神经纤维瘤病

	NF1	NF2	神经鞘瘤病
发病率	1/3 000	1/33 000	1/50 000
皮肤特征	咖啡牛奶斑、皮肤皱褶处雀斑、神经纤维瘤	咖啡牛奶斑（数量<NF1）、无雀斑、神经鞘瘤	皮下神经鞘瘤
遗传特征	常染色体显性遗传	常染色体显性遗传	常染色体显性遗传（15%）
基因/染色体	*NF1*/17q11.2	*NF2*/22q12.2	*SMARCB1*/22q11.23、*LZTR1*/22q11.21
蛋白质	神经纤维瘤蛋白	Merlin	染色质重塑复合物

注：NF1，Ⅰ型神经纤维瘤病；NF2，Ⅱ型神经纤维瘤病。

NF1 的遗传学

NF1 是一种常染色体显性遗传病。约有 1/2 患者由自发基因突变引起，没有家族遗传史。到 20 岁时外显率接近 100%，但即使在同一家族中，其表型也不尽相同[4]。这一点对于遗传咨询非常重要，因为临床症状轻微的患者其后代可能有更严重的表型，反之亦然。

NF1 基因与神经纤维瘤蛋白

1987 年通过连锁分析发现 *NF1* 基因定位于 17 号染色体，并于 1990 年被克隆出来[5-9]。*NF1* 基因很大，全长 350kb，编码 11～13kb 的 RNA，包含 60 个外显子[10]。*NF1* 基因编码一个由 2 818 个氨基酸组成的蛋白质，即神经纤维蛋白，分子量约为 220kDa[11]。神经纤维蛋白包含几个功能结构域，最具特征的是 GRD 功能结构域（GAP-related domain）。GAP 蛋白将 RAS 从活性 GTP 结合型转化为非活性 GDP 结合型，从而抑制细胞增殖。该结构域的存在支持 *NF1* 基因的肿瘤抑制功能。其他结构域包括 CSRD（cysteine/strin homology domain，富含半胱氨酸/丝氨酸的结构域）、Sec14-PH 模块（Sec14 and pleckstrin honology domain，Sec14 和 pleckstrin 同源结构域）和 CTD（C-terminal domain，C 末端结构域）。这些缺乏明确特征性的其他结构域提示神经纤维瘤蛋白除了具有肿瘤抑制功能外，其还作为大的支架，与多种蛋白质结合，以协调正常神经元发育[12]。

NF1 的皮肤表现已被证明是由基因突变事件引起的，这与 Knudson 的“肿瘤形成二次打击假说”一致，并且进一步的证据支持了神经纤维蛋白的肿瘤抑制功能。几项研究表明，皮肤神经纤维瘤只有在 *NF1* 基因的两个拷贝都丢失后才发展[13-15]。值得注意的是，只有一种施万细胞亚群存在体细胞突变（第二次打击），而不是其他肿瘤细胞（如成纤维细胞、肥大细胞），这表明施万细胞是神经纤维瘤的肿瘤细胞[16]。目前推测具有两次 *NF1* 等位基因突变的施万细胞亚群分泌生长因子，并随后引起其他细胞聚集和增殖[17]。神经纤维瘤中的体细胞突变不同于生殖细胞突变（首次打击），且每个神经纤维瘤的体细胞突变都不相同[16]。一项研究显示，咖啡牛奶斑是由于两个 *NF1* 等位基因缺失导致的。DeSchepper 等发现，从咖啡牛奶斑处培养的黑素细胞中 *NF1* 发生了第二次打击突变；而在未受累皮肤中，成纤维细胞、角质形成细胞和黑素细胞中未发生 *NF1* 第二次打击突变[18]。

由于基因巨大并缺乏突变热点，突变分析具有挑战性。Messiaen 等制订了一个全面的、多步骤的综合检测方案，该方案能够识别 95% 以上符合 NIH 标准的患者（包括家族性和散发患者）的突变[19]。在 60 个外显子中，大多数都发现了致病性的突变，突变类型广泛，包括完整的基因缺失、染色体重排、较小的缺失或插入、终止突变、氨基酸替换和剪接突变等。事实上，大多数突变都会导致蛋白质缺失或无功能[20]。

临床特征

诊断标准

美国国立卫生研究院（The National Institutes of Health，NIH）于 1988 年神经纤维瘤病共识发展会议上公布了 NF1 的临床诊断标准，1997 年再次重申了这一标准（框图 142.1）[21-22]。在对患者进行详细的临床和眼科检查后，如出现框图 142.1 中列出的 2 个或 2 个以上特征（不包括仅有咖啡牛奶斑和皮肤皱褶处雀斑）时，即可以确诊为 NF1。

框图 142.1 NF1 的 NIH 诊断标准

诊断需符合以下 2 项标准

1. 6 个或 6 个以上咖啡牛奶斑(青春期前直径>5mm，青春期后直径>15mm)
2. 2 个或 2 个以上任何类型的神经纤维瘤，或 1 个或 1 个以上丛状神经纤维瘤
3. 腋下或腹股沟区域雀斑
4. 视神经胶质瘤
5. 2 个或 2 个以上 Lisch 结节
6. 蝶骨发育不良；长骨皮质发育不良或变薄
7. 一级亲属患有神经纤维瘤病

这些诊断标准对于成人 NF1 具有很高的灵敏度和特异度，但对儿童，特别是 8 岁以下的儿童灵敏度较差，因为该病临床特征是随着年龄的增长而增加的。在 1 岁时，大约有 46% 的散发性 NF1 病例不能满足 NIH 诊断标准，在 8 岁时，这些患者中约 95% 会达到该诊断标准，在 20 岁时全部符合该诊断标准[23]。这些临床特征出现的顺序通常依次为多发性咖啡牛奶斑、腋窝或腹股沟雀斑、Lisch 结节和神经纤维瘤。特征性骨损害通常在生后第 1 年内即表现明显，视神经胶质瘤的症状通常在 4 岁时才被确诊。表 142.2 总结了该诊断标准中临床特征的发病年龄。

表 142.2 NF1 典型临床表现的发病年龄及概率[23]

临床特征	发病年龄/岁	概率/%
≥6 个咖啡牛奶斑	0~2	>99
皮肤皱褶处雀斑	3~5	90
Lisch 结节	10	85
≥2 个神经纤维瘤	16~20	>99

皮肤损害

7 项诊断标准中有 3 项涉及皮肤，因此，皮肤科医生在 NF1 的早期识别和诊断中起着重要的作用。下面将详细阐述本病的主要皮肤特征：咖啡牛奶斑、皮肤皱褶处雀斑和神经纤维瘤。简要回顾 NF1 中已报道的发生率逐渐增高的其他皮肤损害。

咖啡牛奶斑

咖啡牛奶斑(café-au-lait macules，CALMs)是散在分布的、大小不一的、色素均匀的棕色斑片(图 142.1)。总的来说，1~3 个咖啡牛奶斑在普通人群中很常见，在儿童中高达 36% 以上；但 3 个以上的咖啡牛奶斑并不常见，仅占总人群的 0.3%，且往往预示着存在潜在疾病，最常见的是 NF1[24]。Crowe 和 Schull 认为 6 块咖啡牛奶斑且直径>1.5cm 有助于区分多发性咖啡牛奶斑和 NF1[25]。一项前瞻性研究对 41 名至少有 6 块咖啡牛奶斑的儿童进行诊断结果评估，发现 30 例(73%)出现 NF1(24/41)或节段性 NF1(6/41)的其他体征[26]。

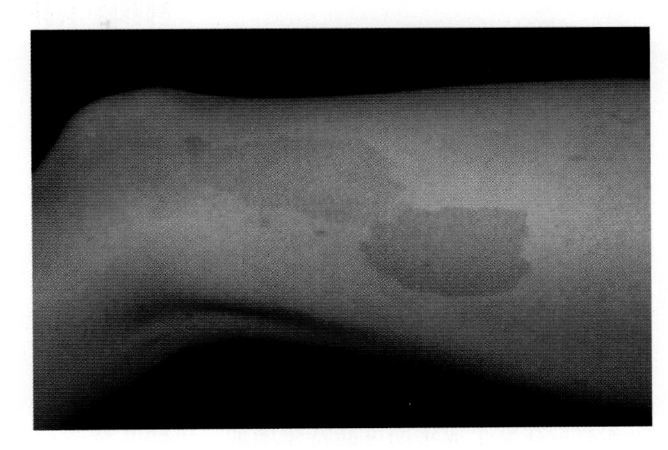

图 142.1 NF1 患儿的多发性咖啡牛奶斑。资料来源：Boyd et al. 2009[85]. Reproduced with permission of Elsevier.

咖啡牛奶斑是 NF1 最早期的临床表现，几乎 100% 的 NF1 患儿都有这种表现。据保守估计，80% 的 NF1 患儿在 1 岁时会表现出多发性咖啡牛奶斑[27]。如果一个孩子到 4 岁时还没出现至少 6 个咖啡牛奶斑，则出现神经纤维瘤病可能性不大。咖啡牛奶斑在儿童期可不断出现，但在成年后停止出现或可以消失。咖啡牛奶斑的直径可在 0.5~50cm 不等，甚至更大，但通常<10cm。其颜色通常比周围皮肤颜色明显加深，而对于肤色较白的儿童在紫外线灯下更易发现该色素沉着斑。在 NF1 患者中，典型形态(边界清晰、色素均匀)与非典型形态(边界模糊或不规则、色素非均匀性分布)的咖啡牛奶斑相比，典型形态的咖啡牛奶斑对诊断更具有预测价值[28]。一项回顾性研究发现，具有 6 块以上典型形态咖啡牛奶斑的儿童中，47% 被最终诊断为 NF1，而具有非典型形态咖啡牛奶斑的儿童最终只有 5% 被确诊为 NF1。

皱褶处雀斑

皮肤皱褶处雀斑(Crowe 征)表现为腋窝和腹股沟皱褶处直径 1~3mm 的多发性(>3 个)黄褐色斑点(图 142.2)。皮肤皱褶处雀斑在婴儿中并不常见，通常在 3 岁左右开始变得明显，在 7 岁时 90% 患儿可以出现[23]。对于多发性咖啡牛奶斑但无 NF1 家族史的儿童，皮肤皱褶处雀斑通常是另一个诊断特征。皮肤皱褶处雀斑曾经被认为是 NF1 的特征性表现，但现在已经确认它同样可以发生在 Legius 综合征中。除腋窝和腹股沟处，雀斑也可以出现在颈部、乳房下部及其他皮肤皱褶部位，偶尔在成年患者中泛发。

神经纤维瘤

神经纤维瘤是神经鞘的良性肿瘤，可以发生在周

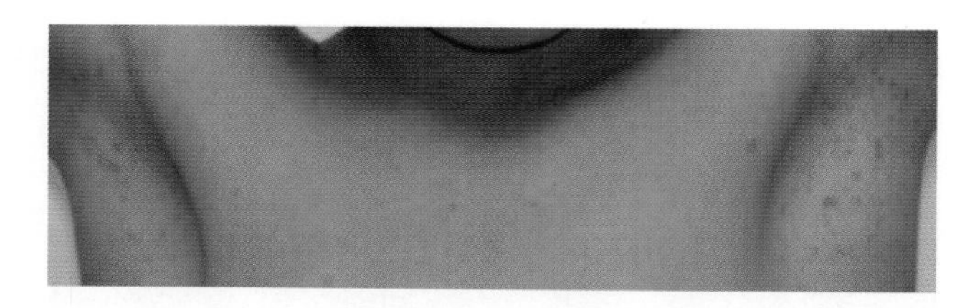

图 142.2　腋窝雀斑。资料来源：Boyd et al. 2009[85]. Reproduced with permission of Elsevier.

围神经的任何部位，从脊神经根到皮神经末梢。神经纤维瘤可大致分为局灶性（局限于神经的单个部位）或“丛状”。皮肤科医生最常遇到的是局灶皮肤型神经纤维瘤、皮下型神经纤维瘤和浅表的丛状型神经纤维瘤（plexiform neurofibromas，PNFs）。

皮肤型神经纤维瘤通常在青春期开始出现，其大小和数量在整个成年期可能持续增加。年幼儿童的神经纤维瘤可表现为皮肤轻微的肿胀，侧面看更明显。几乎所有 NF1 成年患者都会出现皮肤型神经纤维瘤[27]。每个患者最终出现的神经纤维瘤数量是不可预测的，甚至在同一个家庭的成员中也是如此，数量可以在数个到数千个不等。据报道患有 NF1 的妇女在妊娠期神经纤维瘤的大小和数量通常会增加。皮肤型神经纤维瘤表现为柔软、圆顶状、肉色至轻度色素沉着的丘疹或结节，或为更不易察觉的浅蓝色病灶，几乎不突出皮肤表面（图 142.3）。当按压肿瘤时，瘤体往往会内陷到皮下组织中，这一现象被称为“纽扣眼儿征（buttonholing）”。皮肤型神经纤维瘤无恶变的风险，但从病变的绝对数和形态上的畸形来说，会给患者生活质量带来负面影响[29]。皮肤型神经纤维瘤可以有瘙痒感，偶尔会发生梗死而出现疼痛和肿胀，特别是体积较大的和带蒂的神经纤维瘤。

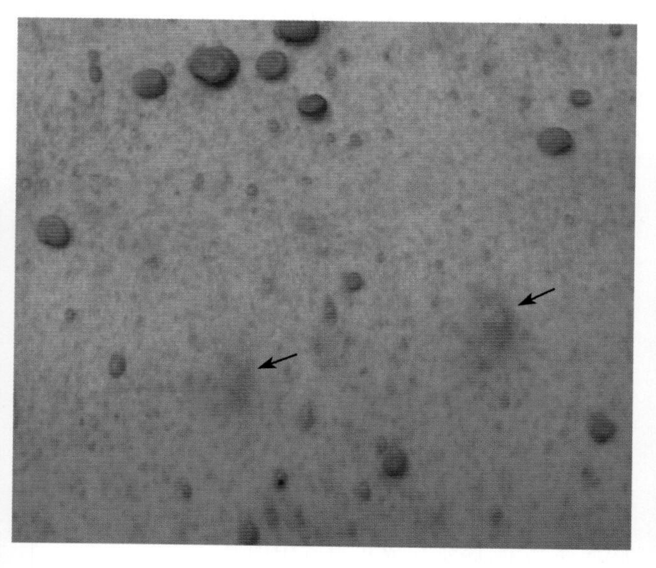

图 142.3　NF1 患者散在分布浅蓝色（箭头）的皮肤型神经纤维瘤

皮下型神经纤维瘤的发病率低于皮肤神经纤维瘤，一般沿皮肤下的周围神经发展。皮下型神经纤维瘤表现为界限清楚的卵圆形皮下质硬结节，最好通过触诊来确认。皮下型神经纤维瘤经常伴有疼痛，可以引起神经症状，如感觉异常或减退。虽然这些肿瘤的恶变风险很低，但辨认出多发性皮下肿瘤的患者是十分重要的，因为这些患者发生脊神经或者丛状型神经纤维瘤的可能性更高，而脊神经或者 PNFs 发生周围神经病变和恶变的风险更高[30-31]。据报道，多发性皮下型神经纤维瘤也与较高的死亡率相关[32]。

丛状型神经纤维瘤（plexiform neurofibromas，PNFs）是沿神经分布的神经纤维瘤，累及多个神经束，甚至多个神经分支。“丛状”一词来源于组织病理学表现，提示神经纤维瘤呈网状生长，累及多个神经纤维束。在体格检查时，PNFs 可以是浅表可见的，也可以较深在，只有通过影像学检查才能发现。浅表性 PNFs 通常在早期就能被注意到。威尔士的一项人群研究发现，27% 的 NF1 患者在体检时可发现丛状型神经纤维瘤，高达 44% 的患者在影像学检查时可发现丛状型神经纤维瘤[27,33]。当丛状型神经纤维瘤的位置比较浅表时，皮肤表面通常会有色素沉着、多毛和/或血管增多（外观类似于毛细血管畸形）（图 142.4）。皮肤增厚，有明显的条索状肿块，常被比作“蠕虫袋（bag of worms）”。不规则色素沉着有时是潜在丛状型神经纤维瘤的最早期线索，可在皮肤变厚之前就出现。PNFs 可能与软组织过度生长有关，导致过度肥大和畸形。当 PNFs 累及面部时，会导致面部不对称，常伴有蝶骨大翼发育不良[34]。与皮肤型神经纤维瘤不同，PNFs 有转化为恶性周围神经鞘瘤（malignant peripheral nerve sheath tumor，MPNST）的风险。在 NF1 患者中，估计的 MPNST 终生患病风险为 8% ~ 13%[35]。先前稳定的丛状型神经纤

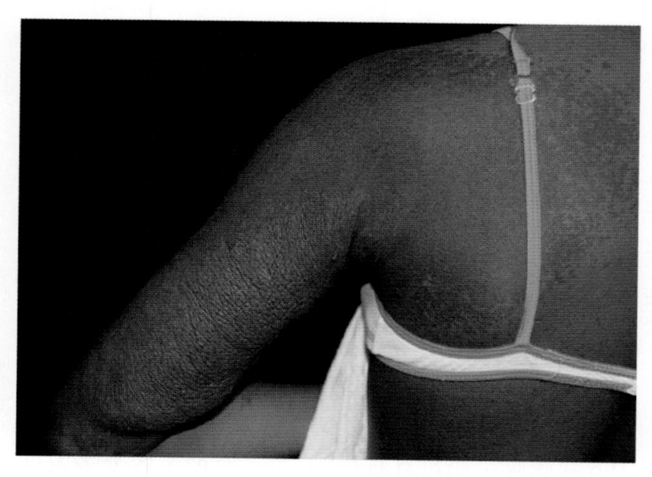

图 142.4　丛状型神经纤维瘤表面特征性色素沉着

维瘤出现持续疼痛、骤然增长或硬度增加都是提示向恶性转化的征象，应该进行评估。正电子发射断层显像（positron emission tomography，PET）和 PET 计算机断层扫描已被证明有助于评估有症状性的 PNFs 恶变情况[36]。

其他皮肤特征

在 NF1 患者中，幼年黄色肉芽肿（juvenile xanthogranulomas，JXGs）的发病率增加，估计儿童患病率约为 4%～10%[37-39]。通常在 2 岁之前发病，随年龄增长逐渐消退。NF1 患者的 JXGs 表现为单发性或多发性（常见）黄棕色丘疹或结节，好发于头皮、面部和腹股沟[40]。已有报道 JXGs、NF1 与幼年粒单核细胞白血病发生发展之间的关系，但确切的相关性尚有争议[41-45]。目前不推荐 NF1 和 JXGs 患者进行常规血液学筛查，但临床医生应意识到有发生幼年粒单核细胞白血病的可能，尤其当出现如下特征（肝脾大、淋巴结肿大、面色苍白、瘀点）时应高度警惕。

贫血痣（naevus anaemicus，NA）在 NF1 患者中的患病率约为 50%，除多发性咖啡牛奶斑外，NA 可能是 NF1 早期诊断有价值的临床特征[40]。NA 表现为边缘不规则的苍白色斑片，由持续的血管收缩引起，经摩擦或受热后不能出现反应性红斑（图 142.5）。NA 和 NF1 的相关性于 1915 年首次被报道，但直至最近才进行了系统的评估。两项前瞻性研究发现确诊 NF1 患者中有 50% 存在 NA[39,46]。NA 好发于 18 岁以下，呈多发性，常累及胸前和颈部，直径<10cm。NA 较少出现在节段型 NF1 或伴有多发性咖啡牛奶斑的其他遗传性皮肤病中。NA 可能是 NF1 患者早期和特征性表现，对于任何怀疑的患者中，一旦发现 NA 即应该有目的进行评估。

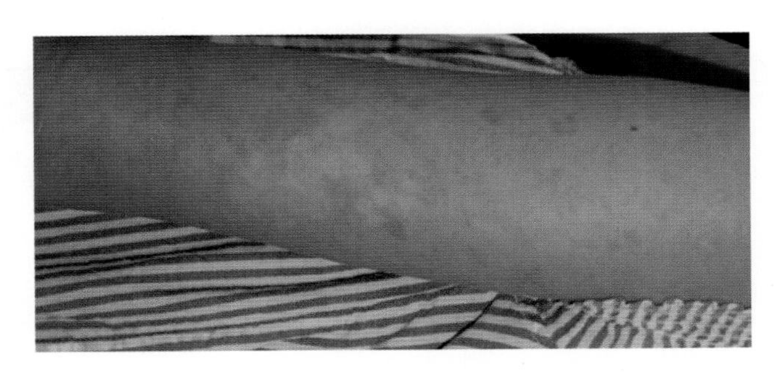

图 142.5 NF1 患儿手臂上的贫血痣

与未患病的兄弟姐妹或父母相比，NF1 患者出现泛发性色素沉着[47]。有趣的是，节段性 NF1 患者的受累身体区域常常伴有过度的色素沉着。尽管泛发性色素沉着的原因尚不清楚，但有趣的是，理论上它是由 *NF1* 基因的单一突变引起的，而咖啡牛奶斑是由两个等位基因的丢失引起的。

血管球瘤是 NF1 肿瘤谱的一部分[48-50]。NF1 相关的血管球瘤通常位于甲下，常为多发性。这些血管球瘤表现为 *NF1* 双等位基因失活和神经纤维瘤蛋白免疫反应性丧失[49-50]。伴有甲下血管球瘤的患者表现为局限于一个或多个手指的剧烈阵发性疼痛和对寒冷的不耐受。认识到 NF1 患者发生血管球瘤的风险增加是非常必要的，因为手术切除血管球瘤可减轻疼痛。

皮肤外损害

NF1 可以累及任何器官系统。表 142.3 总结了已经报道的皮肤外损害，包括诊断标准内的皮肤外损害、体格检查发现的体征和学习障碍。

表 142.3 皮肤外损害及出现的主要时期

	先天性/婴儿期	儿童早期	儿童晚期	青春期	成人
骨骼					
脊柱侧弯			×（严重）	×	
长骨/蝶骨发育不良	×				
巨头畸形	×				
前额突出		×			
身材矮小		×			
漏斗胸	×				
假关节（尤其是胫骨）	×	×			
神经/心理					
头痛			×	×	
学习障碍/注意缺陷多动障碍（ADHD）		×	×		
星形细胞瘤		×			×
癫痫发作		×			

续表

	先天性/婴儿期	儿童早期	儿童晚期	青春期	成人
眼科					
Lisch 结节			×		
视神经胶质瘤		×			
心血管					
高血压			×		×
血管发育不良				×	
内分泌					
性早熟		×	×		
类癌					×
嗜铬细胞瘤			×		×
胃肠道					
胃肠道间质瘤(GIST)					×
相关恶性肿瘤					
幼年粒单核细胞白血病(JMML)		×			
恶性周围神经鞘瘤(MPNST)					×
横纹肌肉瘤		×			

骨科

骨科的临床表现多见,包括轻度身材矮小、骨骼发育不良、脊柱侧弯和最近才被认识的骨质疏松症。蝶骨或长骨发育不良是 NF1 中最具特征性的骨性病变。约 14% 的 NF1 患者符合此诊断标准,通常在 1 岁时就已明显[23]。当婴儿或儿童出现小腿前外侧屈曲或手臂远端屈曲畸形(较少见)时,临床上应怀疑长骨发育不良。这些患儿骨折风险增加,通常无法正常愈合,并可能导致假性关节病。与 NIH 标准的描述相反,长骨皮质变薄是不常见的,其影像学特征是皮质增厚,髓管变窄[51]。蝶骨发育不良表现为面部不对称,伴眼球内陷或眼球突出,这取决于是否存在相关的眼眶丛状神经纤维瘤。如果体格检查未发现骨异常,则不建议进行常规 X 线检查。脊柱侧弯也很常见,发病率为 10%~25%[52]。尽管皮肤科医生的作用是有限的,但对儿童和青少年进行定期筛查非常简单,当发现脊柱侧弯的证据时,需转诊至骨科就诊。

眼科

Lisch 结节(虹膜错构瘤)是虹膜上 1~2mm 光滑穹状病变[53]。在眼科常规检查中,偶尔可发现为黄棕色病变,但最好使用裂隙灯检查,将其与虹膜痣区分开。Lisch 结节是无害的,但有助于确诊 NF1。Lisch 结节通常晚发于咖啡牛奶斑和皮肤皱褶雀斑出现,其发生率在 6 岁以下患儿为 40%,18 岁以下患儿为 85%,成人患者为 93%[54-55]。

视神经通路胶质瘤(optic pathway gliomas,OPGs)可分为视神经、视交叉、下丘脑或视神经束的低级别毛细胞星形细胞瘤。儿童 OPGs 发生率约为 15%[56];其中 1/3~1/2 患者会出现视力下降、视野变窄、眼球突出或性早熟等临床症状[57]。OPGs 进展缓慢,多数不需要干预。有症状的 OPGs 通常发生在 6 岁前,但有越来越多晚发型 OPGs 和晚期进展型 OPGs 的报告[58]。1997 年 OPGs 工作组指出无症状儿童进行常规神经影像学检查没有足够的证据推荐。相反,已经确诊或怀疑 NF1 的儿童应每年进行眼科评估,至少直至 7 岁,在 8~25 岁眼科评估间隔可以适当延长[59]。

学习障碍

学习障碍是 NF1 患儿最常见的并发症。据报道其发生率为 30%~69%[60]。多项研究表明,NF1 患儿智商一致性左移,左移的平均值在人群标准 1SD 范围内,但智力低下(IQ<70)并不常见[61-64]。NF1 患儿的学习问题可表现为整体性学习障碍(伴低智商)或特定的学习缺陷(智商正常,但学习成绩低于预期)。NF1 患儿在视觉空间定向、接受性、语言表达能力、大体和粗细运动协调方面有特殊的困难[65]。注意缺陷多动障碍(attention deficit hyperactivity disorder,ADHD)的患病率增加,使学习问题变得更加复杂;一项研究纳入 93 名患儿,其中有 46 名患儿符合 ADHD 的诊断标准[66]。

鉴别诊断 当患者符合 NIH 诊断标准时,NF1 的确诊通常很简单。如上所述,NF1 的临床特征具有年龄依赖性,对于没有 NF1 家族史的幼儿,不一定能早期确诊。如果儿童有 6 个或 6 个以上咖啡牛奶斑,应视为 NF1 来随诊观察,因为 NF1 的其他疾病特征通常在 8 岁开始变得明显。最近两项研究,评估将多发性咖啡牛奶斑作为幼儿 NF1 早期临床表现的预测价值,其结果支持了这一观点[28,67]。Nunley 等发现,59 名有 6 个或 6 个以上咖啡牛奶斑的儿童中,有 34 名(58%)最终确诊为 NF1[28]。姚志荣等通过诊断标准和分子学检测发现,在 19 名有 6 个或 6 个以上咖啡牛奶斑的中国儿童中,有 13 个(67%)确诊为 NF1[67]。误诊为 NF1 的最常见疾病是其他类型的神经纤维瘤病,尤其是 NF2,这将本章节后面进一步介绍。

Legius 综合征最初被命名为 NF1 样综合征[68],是 NF1 的一个重要鉴别诊断。Legius 综合征患者可表现为多发咖啡牛奶斑,伴有或不伴有皮肤皱褶处雀斑,与 NF1 很难区分。然而,Legius 综合征没有 NF1 的其他特征,包括 Lisch 结节、神经纤维瘤、OPGs、骨损害和 MPNST[69]。Legius 综合征是常染色体显性遗传,致病基因是 *SPRED1*,该基因定位于 15 号染色体,编码一种下调 RAS-丝裂原激活蛋白激酶通路的蛋白质。学习障碍、ADHD、巨颅畸形和 Noonan 综合征常见于 Legius 综合征儿童。分子遗传学检测对确诊 Legius 综合征是必要的。据估计因多发性咖啡牛奶斑而被怀疑为 NF1 的患者中有 1% ~4% 是 Legius 综合征[70]。

除 NF1 外,多个(超过 5 个)咖啡牛奶斑是极其罕见的。与多发性咖啡牛奶斑相关的综合征包括多发性家族性咖啡牛奶斑、Jaffe-Campanacci 综合征、全身性错配修复缺陷综合征和环状染色体综合征[24,71-72]。与 NF1 易混淆的伴有皮肤色素异常沉着的其他疾病包括 McCune-Albright 综合征、Noonan 综合征伴多发性黑子(以前被称为 LEOPARD 综合征)、Bannayan-Riley-Ruvalcaba 综合征和色素性荨麻疹[71]。这些综合征通常具有区别于 NF1 的其他特征(表 142.4)。表现为多发性皮肤或皮下肿瘤、无色素特征的综合征,可被误诊为 NF1,包括有多发性脂肪瘤综合征、PTEN 错构瘤肿瘤综合征、多发性内分泌肿瘤 2b 型和 Proteus 综合征。

表 142.4　与点状和片状色素沉着相关的疾病主要特征和遗传学缺陷

疾病	主要鉴别特征	基因学
Ⅰ型神经纤维瘤病	≥6 个咖啡牛奶斑,皮肤皱褶处雀斑,Lisch 结节,神经纤维瘤	常染色体显性遗传;*NF1*
Ⅱ型神经纤维瘤病	少量咖啡牛奶斑,神经鞘瘤,中枢神经系统肿瘤,白内障	常染色体显性遗传;*NF2*
Legius 综合征	多发性咖啡牛奶斑,皮肤褶皱处雀斑,学习障碍,无神经纤维瘤	常染色体显性遗传;*SPRED1*
多发性家族性咖啡牛奶斑	仅有多发性咖啡牛奶斑	常染色体显性遗传;基因未知
Jaffe-Campanacci 综合征	多发性咖啡牛奶斑(通常≥6),长骨多发性非骨化性纤维瘤,下颌骨巨细胞病变,无神经纤维瘤	未知;需要排除 *NF1* 突变
全身性错配修复缺陷综合征	多发性咖啡牛奶斑,雀斑,血液、胃肠道、中枢神经系统恶性肿瘤,有家族史的 HNPCC	常染色体隐性遗传;*MLH1*,*MSH2*,*MSH6*,*PMS2*
环状染色体综合征	咖啡牛奶斑,色素减退斑,小颅畸形,发育迟缓,面部畸形	散发的;倍数染色体
McCune-Albright 综合征	多发性骨纤维发育不良,内分泌旺盛,不超越中线的边缘锯齿状的巨大咖啡牛奶斑	染色体嵌合;*GNAS*
Noonan 综合征伴多发性黑子(LEOPARD)	黑咖啡斑(颜色较深),雀斑样痣,眼距增宽,生殖器异常,耳聋	常染色体显性遗传;*PTPN11*(90%);*RAF1*(<5%);*BRAF*,*MAP2K1*
Bannayan-Riley-Ruvalcaba 综合征	阴茎色素沉着斑,多发性脂肪瘤,肠道息肉病,血管瘤	常染色体显性遗传;*PTEN*
色素性荨麻疹	Darier 征(皮损摩擦后出现荨麻疹样皮疹),大量色素沉着斑,最终消退	*c-kit* 基因激活突变

注:HNPCC,遗传性非息肉病性结直肠癌。

实验室检查和组织学表现

分子遗传学检测

分子遗传学检测可用于 NF1，是在诊断有疑问时有用的辅助手段。Messiaen 等提出了一种综合筛选方法，发现符合 NIH 诊断标准的患者中有 95% 存在 *NF1* 基因突变[19]。分子遗传学检测很可能不会改变 NF1 患者的治疗，因此不适用于 NF1 患者的常规管理，但对于疑诊为 NF1 的个体[例如，有 5 个以上咖啡牛奶斑的儿童但父母无症状和体征，只有咖啡牛奶斑和雀斑的儿童或家庭（与 Legius 综合征相鉴别），节段型 NF1]或需要产前或胎盘植入前基因诊断的个体是有帮助的。重要的是需提醒患者，分子遗传学检测虽然对 NF1 确诊有帮助，但阳性结果通常不能预测疾病严重程度或预后。基因检测也可用于 Legius 综合征，以及与 NF1 易混淆的其他综合征。最近，靶向第二代测序（next-generation sequencing，NGS）已被证明是一种更经济、快速的检测手段，可以同时识别 *NF1* 和 *SPRED1* 基因突变[73]。该方法在 30 例分子学诊断为 NF1 患者中检测 100% 的基因突变。随后，对 279 例临床诊断为 NF1 的患者进行靶向 NGS 检测，其中 88% 检测到 *NF1* 突变，4% 检测到 *SPRED1* 突变。

由于表型和基因型的复杂性，很难建立基因型-表型的相关性，但皮肤科医生应注意以下三种情况。*NF1* 基因完全缺失伴随旁侧基因的缺失的个体会有更严重的表型。在 NF1 患者中，这种 1.5Mb 的微缺失的发生率为 5%[74]。这些患者的神经纤维瘤发病较早，负担更重，认知障碍更严重，手脚粗大，面部畸形，患恶性周围神经鞘瘤的风险更高[75-78]。据报道，最近发现 *NF1* 基因的第 17 外显子区域 3bp 下段缺失导致了一种较轻微的表型。携带此突变的个体具有 NF1 典型的色素沉着斑，但很少出现皮肤神经纤维瘤，没有明显的外部 PNFs，严重并发症的发生率似乎较低[79]。最后，携带影响 p. Arg1809 的 *NF1* 错义突变的 NF1 患者，其 NF1 相关良性和恶性肿瘤（包括皮肤肿瘤和丛状神经纤维瘤）的发生率降低。但这些患者发生 Noonan 综合征表现的概率较高，包括 Noonan 样面部特征、身材矮小、肺动脉狭窄和学习障碍[80]。随着对相关表型患者进行更详细的研究，很可能会出现更多的基因型-表型的相关性。

组织学表现

仅对咖啡牛奶斑、神经纤维瘤和 PNFs 的组织学特征进行叙述。对于其他伴随发生的肿瘤，其基础病理学通常与孤立发生时相同[81]。

咖啡牛奶斑

咖啡牛奶斑在显微镜下表现为表皮基底层的局灶性色素增多，其他结构正常，腋下雀斑表现出相似的病理特点。多巴染色阳性黑素细胞增加，表现为黑素巨球增多[82]。NF1 患者的全身皮肤中可发现含有黑素巨球的黑素细胞，但数量相对较少。黑素巨球不是 NF1 的特异性表现，偶尔会在正常人和 McCune-Albright 综合征、LEOPARD 综合征和着色性干皮病等其他疾病中出现[83]。

神经纤维瘤

在组织学上，本病的神经纤维瘤与正常人群中孤立出现的神经纤维瘤没有区别。皮肤型神经纤维瘤边界清楚，无包膜，虽然起源于皮神经的末梢分支，但起源神经通常不明显。相反，皮下型神经纤维瘤发生在主要的周围神经上，界限更清楚，有明显的神经束包膜。起源神经的纤维穿过皮下神经纤维瘤，并不像神经鞘瘤那样在其表面伸展[84]。

在显微镜下，皮肤型和皮下型神经纤维瘤均为起源于周围神经鞘的梭形细胞肿瘤[85-86]。它们由施万细胞、神经元、成纤维细胞、神经束膜细胞和肥大细胞五种细胞组成。共同的特征包括胶原纤维的形成和黏液样变性。有丝分裂活性低。肿瘤不呈局部浸润性生长。皮肤型神经纤维瘤发生肉瘤样变性的潜在可能性不大。

丛状型神经纤维瘤

丛状型神经纤维瘤（plexiform neurofibromas，PNFs）通常总被认为与 NF1 相关，但在健康人群中，PNFs 偶尔也可为孤立的病变，这可能与体细胞嵌合体相关。PNFs 可以是发生在神经根上的离散性结节性肿瘤，也可以是与周围结缔组织和其他结构过度生长相关的弥漫性肿瘤[86]。肿瘤细胞外有大量黏液样基质，基质内常含有肥大细胞。PNFs 呈局部侵袭性生长，在神经内和沿着神经束及其分支走行的轴线生长，导致神经束增粗和延长。在病变的早期，发现了超细胞束。随着病变的发展，施万细胞和/或神经束膜细胞的数量增加。可以发现一些未被肿瘤破坏的残留轴突。随着病变的发展，这些细胞束可以变成低细胞极性和黏液瘤样，或者多细胞极性；在单个皮损中这两种病理病变可以同时出现。PNFs 有可能癌变为肉瘤[85-86]。

NF1 的管理 NF1 的主要治疗是预期指导、并发症监测和遗传咨询。对所有确诊或疑似 NF1 的患者应每年进行评估（如有症状则需要多次评估）。应由神经纤维瘤病专科门诊提供合理的治疗，并由多学科的医生团队跟进指导。皮肤科医生的主要职责是在详细的皮肤检查基础上进行初步诊断和鉴别诊断，识别可能出现的并发症，并处理皮肤表现（主要是神经纤维瘤）。病史采集应关注与 NF1 相关的症状，包括评估发育情况、生长情况、疼痛、眼科情况、头痛、癫痫发作、虚弱、学习障碍和家族史。皮肤科评估应包括咖啡牛奶斑的数量和形态、皮肤褶皱处雀斑、皮肤神经纤维瘤和 PNFs。评估还应包括观察是否存在面部不对称、上睑下垂或突眼、骨异常(腿或手臂前外侧屈曲、脊柱侧弯)、贫血痣、JXGs 或皮下型神经纤维瘤的存在,以及有无性早熟的迹象。对 8 岁以下儿童常规评估还应包括每年的眼科评估、儿童发育评估,以及对近学龄儿童进行神经精神测试(如果有症状),并记录生长参数(身高、体重、头围)和血压。不推荐对无症状患者进行头颅计算机断层扫描或磁共振成像的常规检查[87]。2007 年,英国神经纤维瘤病协会的临床医生发表了一份共识声明,详细阐述了 NF1 的诊断、监测和并发症治疗的方法,可作为临床医生评估疑似 NF1 患者的重要参考[88]。

遗传学咨询很重要,NF1 患者应该知道每次怀孕都有 50% 的概率分娩出患有 NF1 的孩子。如上所述,NF1 是一种非常多变的疾病,其后代发生严重并发症的风险是不可预测的。若一名 NF1 患儿的皮肤和眼睛检查正常,则其父母生育另一名患 NF1 孩子的概率非常低,除非父母中一方有罕见的生殖细胞的嵌合体。由生殖细胞嵌合体引起的 NF1 患者其随后的兄弟姐妹再发生 NF1 的概率通常为 1%~2%。

目前尚无能够预防或逆转 NF1 并发症的药物。皮肤型神经纤维瘤可以通过手术切除,如果肿瘤很小,可以通过激光消融或电灼术切除。PNFs 可以被切除,但通常不可能完全切除,常常会复发。针对 NF1 致病途径的新治疗方法正在进行临床试验探索。恶性肿瘤通常采用手术、放疗和化疗相结合的治疗方法。

节段型或嵌合型 I 型神经纤维瘤病

节段型 NF1 是指 NF1 的典型临床特征(通常是皮肤)局限于一个或多个身体区域的患者。在 Riccardi 分类系统中,节段型 NF1 最初被称为 V 型神经纤维瘤病。但是,我们现在了解到节段型 NF1 不是神经纤维瘤病的一个独特变异型,因此这个术语应该被弃用。2001 年,Ruggieri 和 Huson 提出了嵌合型 NF1,并将其细分为三种类型:

①泛发嵌合型 NF1:指有泛发性病变的患者(通常表现为轻度 NF1 表型),但在突变分析中发现他们是体细胞嵌合;②局部/节段嵌合型 NF1:是指病变部位仅限于一个或几个身体节段;③纯生殖细胞嵌合型:是指在患者无临床症状,或体细胞组织中没有分子生物学异常,但他们的后代会出现 1 个或多个泛发型 NF1 患者[89]。

流行病学和发病机制

流行病学

节段型或嵌合型 I 型神经纤维瘤病发病率为 1/36 000,但这可能被低估,因为许多轻型病例没有引起临床重视或没有进行诊断[89]。

发病机制

1952 年,*NF1* 基因发生体细胞嵌合被认为是节段型 NF1 的可能原因,这一推测于 2000 年在分子生物学水平得以证实[90]。Tinschert 等将一名节段性 NF1 患者的咖啡牛奶斑处提取的成纤维细胞进行体外培养,发现其 *NF1* 基因的微缺失率为 100%[90]。但在未受累皮肤的成纤维细胞或外周血白细胞中未发现这种突变。最近,Maertens 等从两名嵌合突变 NF1 患者的神经纤维瘤和咖啡牛奶斑中分别培养施万细胞和黑素细胞,并在其中检测出 *NF1* 双等位基因突变(代表第一次和第二次突变)[91]。同样,在其正常皮肤或血液中也未发现 *NF1* 突变。节段型 NF1 的表型特征取决于 *NF1* 突变的时间和所涉及的胚胎细胞系。胚胎早期突变会导致泛发性病变,而较晚的突变会导致更局限的病变。体细胞嵌合引起的泛发性病变与非嵌合型 NF1 很难区分,但皮肤查体可以发现一个线索,就是与正常皮肤之间有明显界限(图 142.6)[92]。

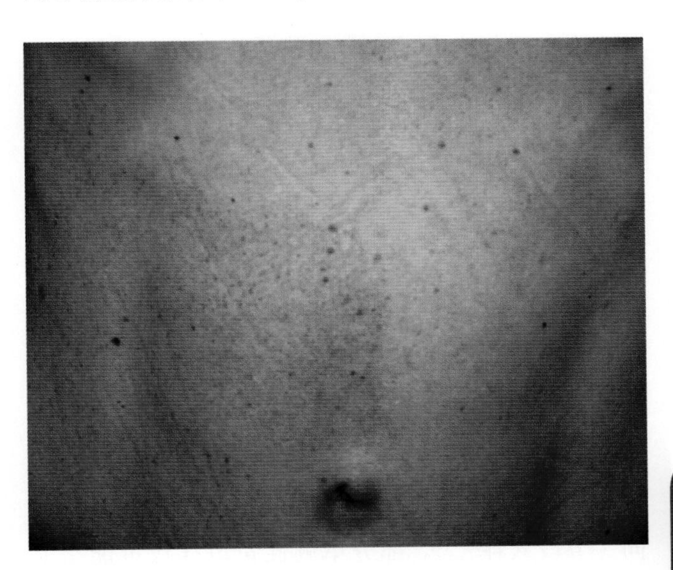

图 142.6　广泛性嵌合型 NF1 患者的色素沉着和雀斑与正常皮肤界限明显

临床特征　皮肤表现是节段型 NF1 患者最显著的特征,而且通常是仅有的特征。咖啡牛奶斑伴有或不伴有皮肤皱褶处雀斑、神经纤维瘤(皮肤型、皮下型或丛状型)或两者共同存在都是有可能的。皮肤受累程度可以是局限的窄条,也可以累及身体的一个象限或 1/2,甚至可以是身体中线两侧的多个节段,可以对称或不对称分布[89]。有趣的是,在有色素沉着特征的患者中,整个受累节段通常有色素沉着背景,这表明 *NF1* 基因对整体皮肤色素沉着均有影响[91]。与非嵌合型 NF1 类似,节段型 NF1 儿童期出现咖啡牛奶斑、雀斑和 PNFs,青少年和成人期出现神经纤维瘤。并非所有色素改变的患者都会发展成神经纤维瘤病。孤立性丛状型神经纤维瘤也可能是节段性 NF1 的一种临床表现。这些病变的临床特征和自然病程似乎与全身性 NF1 的并发症发生时间相同。

节段型 NF1 的皮肤外表现和相关并发症较少见,发病率约为 5%[89]。在节段型 NF1 患者中可出现内脏神经纤维瘤、骨骼异常(蝶骨大翼发育不良、胫骨假性关节病)、单侧 Lisch 结节、视神经胶质瘤和恶性周围神经鞘瘤[93-95],均为散发病例报告。

大多数报道的节段型 NF1 病例均无 NF1 家族史。然而,有几例节段型 NF1 患者的后代患有泛发性的非嵌合型 NF1,这可能是由于生殖细胞嵌合体所致[96-97]。Consoli 等证实了节段型 NF1 中有生殖细胞嵌合现象[98]。最近的文献综述和早期的大样本病例研究发现,节段型 NF1 患者后代出现 NF1 的发病率分别为 2.5% 和 6.4%,除 1 例患者外,其他所有病例均发生在仅有色素改变的组中[89,99]。确切的遗传风险尚不清楚,但从动物实验推断的数据表明,该风险与所累及的体表面积百分比成正比[89]。值得注意的是该风险与生殖器皮肤受累无关[99]。

鉴别诊断 局限性节段型 NF1 的鉴别诊断包括节段性色素沉着症、McCune-Albright 综合征(见表 142.4)、斑痣、簇集性或部分单侧性雀斑样痣。节段性色素沉着症表现为片状色素沉着斑,与咖啡牛奶斑非常相似,但在色素斑区域内缺乏多个较小的咖啡牛奶斑、雀斑和神经纤维瘤[100]。斑痣是指在咖啡牛奶斑样色素沉着的基础上有多个黑素细胞痣。部分单侧性雀斑样痣是指在正常皮肤上出现成簇的单侧雀斑样痣。在一些患者中,部分单侧性雀斑样痣与咖啡牛奶斑、皮肤皱褶处雀斑、Lisch 结节和/或神经纤维瘤可在同一节段共存[101]。部分单侧性雀斑样痣可能是节段型 NF1 的一种表现形式。节段型 NF1 需与嵌合型 Legius 综合征进行鉴别诊断。嵌合型 Legius 综合征与节段型 NF1 相同,也表现为大片色素沉着斑上有许多咖啡牛奶斑,*SPRED1* 基因突变是确诊的必要条件[102]。

治疗和预防 目前没有针对节段型 NF1 的具体管理建议。应告知患者他们不会出现全身性 NF1,具体并发症的风险取决于嵌合的程度、临床皮损的表现和受累身体面积,但风险明显低于 NF1 患者。有生育要求的患者需要意识到后代有遗传 NF1 的风险。如上所述,在节段型 NF1 患者的特征性皮损活检组织培养的细胞(神经纤维瘤的施万细胞和/或色素性病变的黑素细胞)中,能检测到低水平的 *NF1* 突变。*NF1* 突变的鉴定可以在产前和症状出现前提供有用的分子学诊断标记[92]。

Ⅱ型神经纤维瘤病

Ⅱ型神经纤维瘤病(neurofibromatosis type 2,NF2)是一种临床上和分子生物学上均与 NF1 不同的遗传性疾病。这两种疾病都会出现咖啡牛奶斑和周围神经肿瘤,因此临床上有重叠。在 NF2 中,咖啡牛奶斑数量比 NF1 少,神经肿瘤几乎均为神经鞘瘤,而不是神经纤维瘤。此外,皮肤褶皱处雀斑不是 NF2 的临床表现。NF2 通常发生于成人,而咖啡牛奶斑、皮肤肿瘤和眼部异常(白内障、斜视、弱视)是儿童期最常见的临床表现[103]。

流行病学和发病机制 NF2 较 NF1 少见,发病率约为 1/33 000,患病率为 1/60 000[104]。NF2 由 *NF2* 基因突变引起,是常染色体显性遗传病。约一半患者有 NF2 家族史,另一半由新发基因突变引起。此外,研究表明超过 1/3 的 NF2 新发突变为嵌合型,突变只有在肿瘤组织中才能被检测到[105]。

1986 年,研究前庭神经鞘瘤时发现 *NF2* 杂合缺失,*NF2* 基因被暂时定位于 22 号染色体[106]。次年的连锁分析研究证实了这一观点[107]。1993 年,在 NF2 患者染色体 22q11.2 的关键区域鉴定出胚系缺失,促进了该疾病基因的克隆[108-109]。*NF2* 基因是一种抑癌基因,编码 Merlin 蛋白(moezin/ezrin/radixin 样蛋白),但其他人更喜欢称其为 schwannomin 蛋白[106,109]。

在胚胎发育期,Merlin 蛋白在大量组织中高水平表达。在成人组织中,在施万细胞、脑膜细胞、晶状体和神经中均检测到 Merlin 蛋白显著表达,其表达与这些组织中主要疾病特征的发展相一致。在细胞内,Merlin 蛋白似乎定位在细胞膜中参与细胞-细胞接触和运动的部位。蛋白质间的相互作用及 Merlin 蛋白作为肿瘤抑制蛋白的确切机制正逐渐被阐明[110-112]。

临床特征

NIH 诊断标准

最初的 NIH 诊断标准对 NF2 诊断过于局限,不适合常规的临床应用,已对该标准进行修改,以便没有双侧前庭神经鞘瘤或 NF2 家族史的患者能够得到早期诊断[113-116]。根据修改后的标准,具有以下任何一组表现的个体均可被诊断为 NF2:

- 双侧前庭神经鞘瘤。
- 一级亲属患有 NF2 和单侧前庭神经鞘瘤或以下任何两种疾病:脑膜瘤、神经鞘瘤、胶质瘤、神经纤维瘤、晶状体后囊混浊。
- 单侧前庭神经鞘瘤和以下任意两种疾病:脑膜瘤、神经鞘瘤、胶质瘤、神经纤维瘤、晶状体后囊混浊。
- 多发性脑膜瘤和单侧前庭神经鞘瘤或以下任意两种疾病:神经鞘瘤、胶质瘤、神经纤维瘤、晶状体后囊混浊。

皮肤特征

一小部分但仍是相当数量的 NF2 患者在神经系统症状出现前到皮肤科就诊。在特征性 NF2 肿瘤发生之前,有较多皮肤损害的患者有时候会被误诊为 NF1。皮肤肿瘤和咖啡牛奶斑可能是一些 NF2 儿童的临床表现,早期诊断可提高其生存率[103,117]。下面将对咖啡牛奶斑及周围神经肿瘤这两种主要皮肤特征进行阐述。

咖啡牛奶斑

与普通人群相比,咖啡牛奶斑在 NF2 患者中更常见。Evans 等研究发现,43% 的患者有 1~6 个咖啡斑,其中 39% 有 3 个或 3 个以下的咖啡斑,3% 有 4 个咖啡斑,只有 1% 有 6 个咖啡斑[115]。因此,只有极少数的 NF2 病例具有足够多的咖啡牛奶斑来满足 NF1 的诊断标准。NF2 患者不会出现皮肤皱褶处雀斑。

周围神经肿瘤

与 NF1 相比,周围神经肿瘤发生率较低,且数量相对更少。Evans 等研究显示,68% 的 NF2 患者有周围神经肿瘤,数量 1~27 个不等[115]。尽管组织学上显示都是神经鞘瘤,但临床上将 NF2 的周围神经肿瘤分为三种类型:NF2 斑块型、周围神经神经鞘瘤型和 NF1 样皮肤病变型。

Evans 等研究发现,NF2 斑块型在 NF2 中是最常见的皮肤损害,发生率为 48%[115]。瘤体直径通常<2cm,呈散在分布,边界清楚,稍高出皮面。皮损表面粗糙,可能有轻微的色素沉着,伴多毛(图 142.7)。这些病变发生的年龄尚未正式研究过,但很可能发生在儿童早期。

临床上无法将周围神经鞘瘤与 NF1 的皮下神经纤维瘤区分开。两者均表现为在较大的周围神经上出现的坚硬、深在的球形结节。神经常在肿瘤的两端变粗,在同一神经的某个特定部位可以出现多个结节性肿瘤。Evans 等研究发现,43% 的患者有周围神经鞘瘤[115]。组织学检查对区分周围神经鞘瘤和神经纤维瘤是必要的。

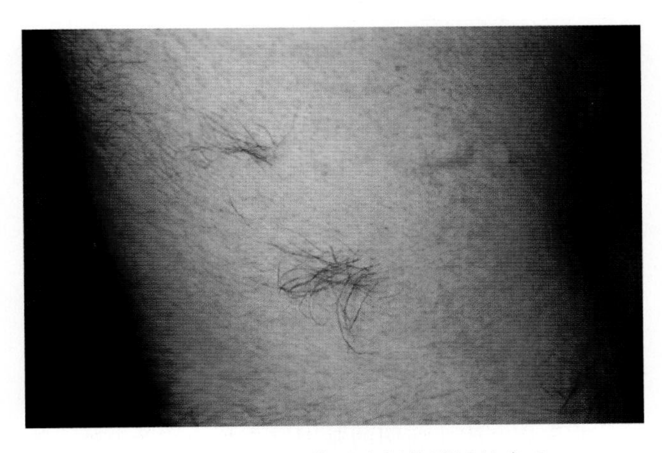

图 142.7　NF2 斑块型皮损伴明显的多毛

NF1 样皮肤病变是周围神经肿瘤最少见的类型,其外观与 NF1 中的皮肤神经纤维瘤相似。Evans 等发现其发生在 27% 的患者中,但数量远远少于 NF1 成年患者中所看到的[115]。

皮肤外表现

NF2 的表型比 NF1 更局限,疾病特征仅限于神经系统(包括眼睛)。NF2 的主要特征是双侧前庭神经鞘瘤。因为病变在组织学上是神经鞘瘤,发生于第Ⅷ对脑神经的前庭分支上,所以双侧前庭神经鞘瘤比"听神经瘤"这一旧名称更适合。NF2 患者双侧前庭神经鞘瘤发病率为 85%~92%[115,118]。最常见的早期症状是单侧听力下降,伴有或不伴有眩晕和/或耳鸣。肿瘤通常在成年早期出现症状(平均年龄为 22.6 岁,年龄范围 2~52 岁)[115]。单侧前庭神经鞘瘤的患者更容易患有嵌合性疾病[119]。其他可能发生的神经肿瘤有脑膜瘤、胶质瘤、脊神经根神经鞘瘤、星形细胞瘤和室管膜瘤。

后囊膜下或皮质性白内障是 NF2 最常见的眼科表现,通常在儿童期表现明显。这些病变通常无症状,但有助于 NF2 的诊断。Parry 等的系列病例研究表明,81% 的患者有白内障:72.4% 患有后囊膜下白内障,41.4% 患有皮质性白内障,32.8% 同时患有两种类型的白内障[118]。47 名患者中只有 2 名出现明显的视力障碍。其他眼部病变的发生率较低,如视网膜错构瘤、视网膜前膜、视盘胶质瘤和视神经鞘脑膜瘤。

鉴别诊断　NF2 需与其他神经纤维瘤病相鉴别,如 NF1 和神经鞘瘤病。如上所述,因为咖啡牛奶斑和神经鞘瘤的存在,NF2 可能会被误诊为 NF1。神经鞘瘤病的特征是多发的中央和周围神经鞘瘤,通常伴有疼痛。前庭和眼部受累较少。最近发现,神经鞘瘤病与 *SMARCB1* 和 *LZTR1* 的突变有关,两者都是抑癌基因[120-122]。

基因检测 NF2 的诊断基于临床标准,但分子遗传学检测可作为早期确认诊断、筛选高危家庭成员和预测疾病严重程度的重要检测手段。通过基因检测早期诊断 NF2 有助于进行 MRI 和脑干听觉诱发电位的筛查,从而改善预后。因此,在症状出现前进行基因检测是 NF2 家庭管理的一个重要组成部分[123]。NF2 的基因型-表型相关性已经被很好地建立。无义或移码突变引起蛋白质截短会导致更严重的疾病,在较年轻时即发生更多肿瘤,从而造成死亡率增加[124]。错义突变和大缺失与轻症相关性较大[125]。

非先症家族性病例的基因突变检出率为 93%,散发病例的基因突变检出率为 70%[126]。在其他研究中发现较低的突变检出率,可能是因为纳入了病情较轻的患者。大约 25%~30% 的散发病例是由于体细胞嵌合,在血液淋巴细胞中不会检测到突变[127-128]。对这些患者的肿瘤组织进行分子遗传学检测是有用的。

病理 在 NF2 可能发生的肿瘤中,只有神经鞘瘤可能会被皮肤科医生发现并诊断,因此这里只讨论神经鞘瘤。神经鞘瘤在组织学上与神经纤维瘤不同,尽管术语可能会混淆,因为神经鞘瘤有时被称为神经瘤。此外,NF1 和 NF2 患者的偶发肿瘤可能具有神经鞘瘤和神经纤维瘤混合组织学成分[86]。

从大体上看,神经鞘瘤表面通常是坚硬的,组织呈白色或淡黄色。通常可以在肿瘤的包膜中识别起源神经[86,129]。显微镜下,以梭形细胞为主,位于纤维包膜内。许多神经鞘瘤呈双相组织病理学生长模式,主要由两种结构所构成,Antoni A 型的梭形细胞交织成束,纺锤形核,细胞呈栅栏状排列,有助于形成 Verocay 小体。偶尔,梭形细胞会形成漩涡,类似于脑膜炎中的梭形细胞或孤立的波浪状束,类似于神经纤维瘤中的梭形细胞[130]。Antoni B 型由网状结构组成,有微囊性外观,低分化细胞性和退行性变化,包括脂肪变性和巨噬细胞聚集。免疫组化反应可用于区分神经鞘瘤和其他梭形细胞肿瘤[86]。钙结合蛋白 S100 在正常施万细胞和肿瘤施万细胞中均有强表达。

治疗和预防 有皮肤神经鞘瘤和咖啡牛奶斑或有 NF2 家族史的患者应考虑诊断为 NF2。NF2 患者的治疗不在皮肤科医生的范围内。任何怀疑或确诊为 NF2 的患者应转诊给具有 NF2 专业知识的医生进行进一步评估、管理和遗传咨询。

(卫凤蕾 于鹏 赵珲 译,
何洛云 汤建萍 张佳 校)

参考文献

见章末二维码

第 143 章 结节性硬化症

Francis J. DiMario Jr

摘要

结节性硬化症(tuberous sclerosis complex,TSC)是一种常染色体显性遗传的多系统神经皮肤综合征,以细胞增生和组织发育不良为特点。人口学研究估计患病率:美国为 1/9 000~1/6 000,其他地区为 1/38 000。男女比例相同,在所有种族中均有发病,全世界共有 200 万人受累。TSC 的遗传学和病理生理学方面的研究已经取得了重大进展。已知两个基因位点的突变导致 TSC:*TSC1* 位于染色体 9q34;*TSC2* 位于染色体 16p13。携带致病性突变的个体之间存在显著的遗传和表型变异。据估计,65%~75%的受累人群为自发性 TSC。高达 15%的患者没有检测到突变。转化研究试验已成功地利用哺乳动物雷帕霉素靶蛋白[mammalian(mechanistic) target of rapamycin,mTOR]的药物抑制剂,该靶点是细胞信号的关键调节因子,以改善 TSC 的影响。

要点

- 癫痫和/或自闭症患者出现的色素减退斑是结节性硬化症的重要诊断线索。
- 产前心脏横纹肌瘤可能是 TSC 的最初诊断表现。
- 婴儿痉挛通常是 TSC 最初的癫痫表现。
- 多器官组织错构瘤是 TSC 的特征。
- mTOR 通路不受抑制的靶点导致不受调控的细胞功能,这是 TSC 分子基础的特征。
- 临床试验表明,应用 mTOR 抑制剂治疗肾血管平滑肌脂肪瘤、肺淋巴管平滑肌瘤病和脑室管膜下巨细胞星形细胞瘤,以及局部应用 mTOR 抑制剂治疗面部血管纤维瘤,可有效缩小病灶大小和改善功能。

引言 结节性硬化症(tuberous sclerosis complex,TSC)是一种常染色体显性遗传的多系统神经皮肤综合征,估计在美国的患病率为 1/9 000~1/6 000,在其他地方为 1/38 000[1-3]。TSC 以细胞增生、组织发育不良和多器官错构瘤为特点[1,4]。对 TSC 的遗传学和病理生理学机制进行了大量研究,使我们对 TSC 有了目前的认识和新的治疗选择。我们现在已经确定了两个已知的遗传位点:染色体 9q34 上的 *TSC1* 和染色体 16p13 上的 *TSC2*[5-6]。与大多数常染色体显性遗传模式的疾病一样,高自发突变率接近 65%~75%,高达 10%~15%的受累个体没有发现突变,在具有相似致病性突变的个体中存在显著差异[7-10]。虽然 *TSC2* 基因突变已被发现产生色素减退斑和学习障碍等稍严重的临床表现,但两种基因的突变都可以产生具有相似表现的 TSC,而且男性更易出现神经系统和眼科症状、肾囊肿和甲周纤维瘤[7,9]。雷帕霉素通路非抑制靶蛋白(mechanistic target of rapamycin,mTOR)的基因突变对临床表现有直接影响,该通路用于调节细胞信号[11]。

在几次国际共识会议期间,TSC 的诊断标准已经达成一致并定期更新。表 143.1 列出了最新的诊断要求[12]。

历史观点 对 TSC 的临床认知始于 1862 年来自 von Recklinghausen 的一个简短的尸检描述,描述了心脏的“肌瘤”和脑的“硬化”[13]。1880 年,法国神经病学家 Bourneville 仔细描述了结节性硬化症最初的神经病理学[14]。他创造了一个术语“tubereuse”,用来描述一名死于癫痫持续状态的女孩,尸检时发现该女孩像土豆一样坚硬的脑回突起(图 143.1)[14]。该患者患有癫痫、智力障碍,还有小的肾肿瘤和面部皮疹。随后,Pringle 在 1890 年把这种皮疹称为皮脂腺腺瘤[15]。1880—1900 年,Bourneville 等描述了另外 10 个因脑和肾脏损害而死亡的患者,他们称这种情况为结节性硬化症[16]。1905 年,Perusini 注意到,在其他被确认为结节性硬化症的死亡患者中,脑、肾、心脏和皮肤表现存在关联[17]。然而,直到 1908 年,Heinrich Vogt 才根据他的 3 个经典特征诊断出一个活着的结节性硬化症的患者:智力障碍、癫痫发作和面部皮疹,称之为皮脂腺腺瘤,现在更恰当地称之为面部血管纤维瘤[18]。Berg 在 1913 年的一个报告中确认了一个家族性常染色体显性遗传,该家族的成员跨越三代[19]。1920 年,van der Hoeve 描述了视网膜病变,他称之为视网膜“phacomas”(希腊语单词 phakos 的意思是斑点),并指出

表 143.1 根据国际结节性硬化症共识会议的诊断标准[12]

明确诊断：两个主要特征或一个主要特征同时具有 2 个以上的次要特征或证实存在致病性 TSC1 或 TSC2 突变[1]
可能的诊断：一个主要特征或 2 个以上的次要特征
主要标准
皮肤
- 色素减退斑（n>3，直径至少 5mm）
- 血管纤维瘤（n>3）或头部纤维性斑块
- 甲纤维瘤（n>2）
- 鲨鱼皮斑

中枢神经系统症状
- 皮质发育不良（包括结节区和大脑白质径向移行线）
- 室管膜下结节
- 室管膜下巨细胞星形细胞瘤

心脏
- 心脏横纹肌肉瘤

肺
- 肺淋巴管肌瘤病[2]

肾
- 血管平滑肌瘤（n>2）[2]

眼
- 多发视网膜错构瘤

次要标准
皮肤/口腔
- Confetti 皮肤病变（碎纸屑样白斑）
- 牙釉质凹陷（n>3）
- 口腔内纤维瘤（n>2）

肾
- 肾脏多发囊肿

眼
- 视网膜无色素斑

其他器官
- 非肾性错构瘤

遗传 从正常组织 DNA 中鉴定 TSC1 或 TSC2 致病基因[1]突变足以作出明确的诊断

注：[1] 致病性突变被定义为一种突变，这种突变明确地使 TSC1 或 TSC2 蛋白的功能失活，阻止蛋白质的合成，或者通过功能评估确定其对蛋白质功能的影响的错义突变。

[2]结合两个主要临床特征（淋巴管平滑肌瘤病和血管平滑肌脂肪瘤）而没有其他特征不符合确诊的标准。

资料来源：Adapted from Northrup and Krueger 2013[12]. Reproduced with permission of Elsevier.

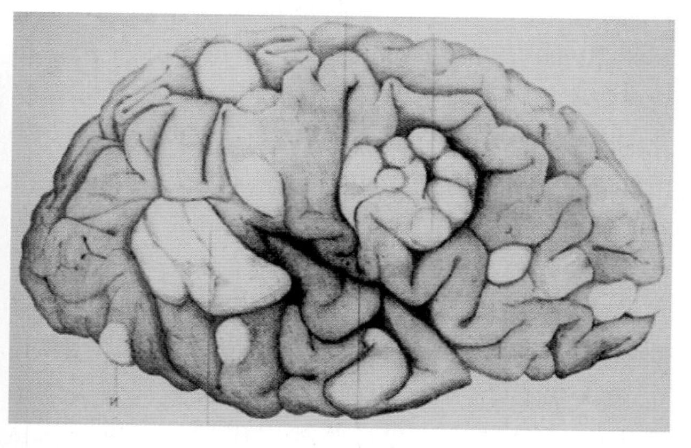

图 143.1 1880 年 Bourneville 论文中的一幅原始插图的副本，显示伴有硬化区域的“结节样（tuber-like）”增生，因此得名 TSC。资料来源：参考文献[14].

“phacomas”发生在肠道、骨骼和甲状腺[20]。Critchley 和 Earl 在 1932 年确定了皮肤色素减退斑（柳叶白斑）的重要性[21]。

流行病学 TSC 的早期流行病学研究，是基于不断发展的诊断标准和可变的抽样方法，这些方法会影响样本确定和结果偏差。根据国际诊断共识标准（表 143.1），诊断受影响的患者已更加标准化，并且随着更好的基因检测的普及，无疑将进一步改善。

1935 年初步流行率估计约为 1/30 000[22]，是从精神病院中受影响的个人数量推断出来的。然而，自此，世界各地开展了一些流行率研究（表 143.2），大多数研究表明，所有年龄段的流行率为 1/39 000～1/27 000[2-3,23-32]，幼儿的流行率明显较高，为 1/15 000～1/10 000。来自东方国家的数据很少。更高的估计值得到了美国明尼苏达州一项长期研究的支持，该研究表明，整个人群中每 9 000～10 000 人中有 1 人[2]。因为智力正常的 TSC 儿童可能不会就医，出生发病率可能高达 1/7 000[32]。使用捕获-再捕获技术，在英国获得了每 100 000 人中有 8.8 例（1/11 364）的流行率，但在第二次人口调查后，这个数字被修正，下调为每 100 000 人中有 3.8 例（1/26 315）[24-25]。

发病机制 1987 年，当 *TSC1* 基因与染色体 9q34[33] 上的 ABO 血型联系在一起时，对 TSC 遗传病因的研究达到了一个重要的里程碑。要确定 *TSC1* 基因及其基因产物 *hamartin* 还需要 10 年的时间[4]。在此期间，研究人员在 1992 年发现了，引起 TSC 的基因位于 16p13 号染色体上的第二个基因位点，该位点与常染色体显性遗传的多囊肾病致病基因（ADPKD）相邻[34]。*TSC2* 位点及其基因产物 *tuberin* 在此后不久被确定[35]。这两个遗传位点可能产生相似的 TSC 表型（遗传异质性）。与 *TSC1* 基因突变个体相比，*TSC2* 突变个体的临床表现更为严重。这些患者通常有更多症状：色素减退斑、学习障碍、神经和眼科体征、肾囊肿和甲周纤维瘤（男性）[7]。尽管家族成员有相同的基因突变，但表型异质性和可变的临床表达使遗传异质性更加复杂[6]。然而，*TSC2* 基因在已确认基因突变的临床病例中占 80%～90%[5-7]。尽管如此，仍然有将近 15% 的患者没有检测到突变[10]。这组患者的临床表现一般较轻，神经系统症状和体征的发生率和神经影像学异常的发生率较低，但同时出现肾和肺的表现，提示 *TSC2* 可能存在镶嵌现象，可能是一个独特的发病机制[10]。

结节性硬化症基因组变异数据库收集了 600 多种不同的基因突变，包括小突变、小缺失和大缺失以及两种基因重排[7]。大多数 *TSC1* 基因突变是小的缺失，导

表 143.2 结节性硬化症的流行病学

地区和年份	患病率(每 100 000 人)	发病率	例数	参考文献
日本,1979	1:31 000(3.22)	NA	52	30
罗彻斯特,MN,美国,1950—1982	1:9 434(10.6)	0.56:100 000	8	2
苏格兰,英国,1983	1:38 168(2.62)	NA	1 个家庭	28
牛津,英国,1984		NA	68	23
<65 岁	1:29 990(3.34)			
<30 岁	1:21 500(4.65)			
<5 岁	1:15 400(6.49)			
奥姆斯特德郡,MN,美国,1950—1989	1:16 667(6)	0.28	12	31
瑞典,1994	1:12 900(7.75)	NA	32	29
韦塞克斯,UK,1996	1:26 315(3.8)	NA	131	24,25
	1:11 364(8.8)		估计为 300	
北爱尔兰,2006,1956	1:24 956(4.00)	NA	73	26,27
	1:142 857(0.7)		31	
台湾,2009	1:95 136(1.051)	NA	208	3
<6 岁	1:14 608(6.845)		50	
<12 岁	1:18 851(5.305)		115	
<18 岁	1:24 617(4.062)		150	
<30 岁	1:37 415(2.673)		191	

注:NA,不可用。

致无义或移码,从而导致蛋白截断[5-7]。相比之下,大多数 *TSC2* 基因突变涉及错义突变(25%~32%)和大缺失/重排(12%~17%)[5-7]。无论是家族性病例(~65%)还是散发性病例(~75%),*TSC2* 基因突变是最常见的,*TSC2* 和 *TSC1* 的比值在家族性病例中几乎为 2:1,散发性病例为 3.5:1。然而,当 *TSC1* 基因突变被发现时,家族性病例的可能性是散发性病例的 2 倍。

当一个人出生时携带有 *TSC1* 或 *TSC2* 的一个等位基因的种系突变,那么在所有的细胞中都会发现这个等位基因。体细胞或器官的第二个等位基因的额外丢失,将导致器官损害。第二个等位基因的丢失导致受影响细胞中 *TSC1* 或 *TSC2* 基因功能的完全丢失。这被称为杂合性缺失,与 Knudson 的二次打击肿瘤抑制基因的模型一致[36]。对多个 TSC 器官错构瘤的分析显示出杂合性缺失,包括:心脏横纹肌瘤、室管膜下巨细胞星形细胞瘤、肾脏血管平滑肌脂肪瘤、肺淋巴管平滑肌瘤、血管纤维瘤和少数脑皮质结节[37-39]。

病理生理学 TSC 错构瘤的病理学在不同组织中是一致的。组织学典型特征包括细胞增生和组织发育不良,直接归因于细胞生长、细胞增殖和自噬机制调节不良。在发现 *TSC1* 和 *TSC2* 基因后,对其各自的蛋白质产物 TSC1(hamartin)和 TSC2(tuberin)进行了广泛的功能研究,以确定其序列靶点和关键信号通路(图 143.2)。这些研究最初是通过对果蝇(黑腹果蝇,*Drosophila melanogaster*)的研究得出的[40]。*TSC* 基因编码的蛋白,hamartin 和 tuberin,连同第三个蛋白 TBC1D7,形成 TSC 蛋白复合体[41]。正常情况下,TSC2 被蛋白激酶 B(AKT)灭活,导致 mTOR 激活。TSC 蛋白复合物与许多其他细胞内过程相互作用,但最重要的是作为 mTOR 复合物 1(mTOR complex 1,mTORC1)的关键负调节因子,mTORC1 是启动许多细胞功能以响应生长因子、氨基酸和营养素的关键激酶[42-45]。在大脑中富集的 Ras 同源物(Rheb)是 TSC 蛋白复合物下游的一个特定 GTPase,在功能性上连接 TSC1-TSC2 到 mTORC1(图 143.2)。TSC1-TSC2 复合物作为一种 GTPase 活化蛋白(GAP)对 Rheb 具有刺激作用,促进 Rheb-GTP 转化为 GDP 结合态,从而灭活 Rheb 信号,消除其对 mTORC1 的刺激作用。从逻辑上讲,*TSC1* 或 *TSC2* 的任何功能缺失突变都会导致 Rheb-GTP 信号和 mTORC1 激活增强。这种细胞调控的顺序和中断构成了 TSC 的分子基础。

当处于激活状态时,mTORC1 磷酸化翻译调节真核起始因子 4E 结合蛋白-1(4E-binding protein-1,4E-BP1)和 S6 激酶-1(S6 kinase-1,S6K1),这反过来刺激蛋白质合成,调节合成途径,导致细胞增生和增殖。活性 mTORC1 直接刺激核糖体的生物合成、脂质的生物合成、葡萄糖代谢、核苷酸合成、线粒体和溶酶体的生物合成、

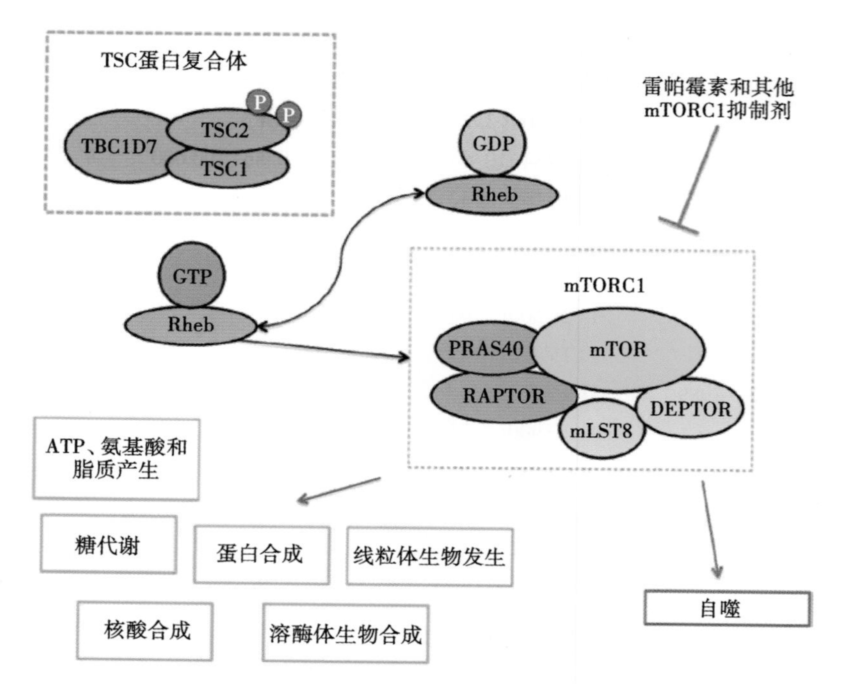

图 143.2 TSC 蛋白复合体和 mTOR 信号通路。资料来源：DiMario et al. 2015[51]. Reproduced with permission of Elsevier.

ATP 和氨基酸的生成，并作为自噬的负调节因子[45-46]。

因此，我们认识到这些途径存在化合物，这些化合物可以操纵它们对药物治疗的直接反应。mTORC1 复合物可与大环内酯类抗生素雷帕霉素及其他相关化合物结合并阻断其活性[47-51]。这些成分有效地恢复失控的 *TSC1* 或 *TSC2* 突变的细胞信号通路。

诊断方法 诊断 TSC 是通过仔细的临床检查，特别是皮肤、指甲、牙齿和眼睛。选择性器官成像和基因检测被用来支持或确认病例的临床诊断[1,4,12]。这些检查对于确定当时器官受累的程度很有价值。当对父母进行调查时，这些结果可以帮助确定复发风险。

TSC 为常染色体显性遗传病，具有完全外显率，自发突变率接近 65% ~ 75%[7,10]。尽管如此，仍然有 10% ~15% 的患者在检测 *TSC1* 或 *TSC2* 基因时没有发现突变[7,10]。患者有 50% 的风险将疾病传给后代。TSC 患儿的父母外观上健康，没有 TSC 的临床诊断标志，这些使他们不太可能是基因突变携带者，但也应该进行确认性检测。这可以通过基因检测来实现，特别是当孩子发现 *TSC* 基因改变时，或者通过详细的皮肤科和眼科临床检查，如果没有发现基因改变，则进行颅脑和肾脏成像。当基因检测发现 *TSC1* 或 *TSC2* 致病基因突变时，这将取代临床标准[12]。当作出临床诊断时，无法预测个人 TSC 的预期严重程度，也无法从受影响家庭成员中推断[6]。然而，当进行基因检测时，与 *TSC1* 基因突变相比，*TSC2* 基因突变的个体可能会有更严重的临床表现[7]。

尽管 TSC 具有典型的临床特征，但没有 TSC 特有的症状。重要的是，识别与 TSC 相关的几个常见临床表现应促使进一步考虑这一诊断。首先也是最重要的是识别家庭成员的 TSC。如果接受评估的患者有任何一级亲属（即父母或兄弟姐妹）被诊断患有 TSC，那么他们患此疾病的风险高达 50%。父母一方存在性腺嵌合体时，如果父母中的任何一方没有明确诊断，多个兄弟姐妹可受到影响[1,4,12]。这种情况发生时，性腺和他们受影响的配子是唯一受 TSC 突变影响的器官。性腺嵌合体可能使正常且明显未受影响的父母产生多个受影响的后代。临床上无症状父母所生的有症状孩子的复发风险概率估计<2% 的潜在性腺嵌合体[1,4,12]。

当患者具有某些临床特征时，应考虑 TSC 的诊断（表 143.1）。同样重要的是，这些临床特征会引起医生对 TSC 患者的重视。这些表现包括胎儿心脏横纹肌瘤的产前鉴定、产后发现的皮肤色素减退斑、癫痫发作特别是婴儿痉挛症的发展，以及有无认知障碍的自闭症的评估。这些特定的临床表现提示或高度怀疑 TSC 的临床诊断。

在出生时患有心脏横纹肌瘤的婴儿中，无论是单发还是多发，80% 或更多最终被诊断为 TSC。这些心脏病变早在妊娠期 22 周时就已经确定[52]。这些病变通常位于室间隔，而不是室壁或心房内[1,4,12]。大多数患者平均有 3 个病灶，大小为 3~25mm，但孤立病灶仍具有诊断意义。

在 90% ~ 95% 的 TSC 患者中可以发现色素减退斑。柳叶白斑虽然具有特征性，但不是诊断性的。柳叶白斑具有金字塔形状，底部为圆形和尾部为尖端。使用紫外线（黑光灯）可以增强这些白斑的可视性，但大多数可以在自然光下看到[1,4,12]。

多达 80%～90% 的 TSC 患者一生中都会发生癫痫。除了可能的单纯失神癫痫外，所有的癫痫类型都可能发生。儿童期是癫痫发作的最常见时期，以婴儿痉挛症为表现特征的儿童占 1/3[1,4,12]。

TSC 患者可能受到广泛的行为问题的影响，这些问题中最突出的是自闭症谱系障碍（autism spectrum disorders，ASD），40%～50% 的 TSC 患者可发生这种障碍[1,53]。75% 的 ASD 患者同时存在认知障碍，另外 75%～100% 的患者并发癫痫[1,53]。

临床特征

鉴别诊断

TSC 的诊断对于有经验的医生是简单的，通过常见的皮肤表现特征可以辨别。然而，也有类似表现的其他皮肤病，可能被误认为 TSC（表 143.3）。这些其他皮肤病也是遗传性多系统皮肤病，可能与恶性病相关联。多发性内分泌肿瘤 1 型综合征（multiple endocrine neoplasia type-1 syndrome，MEN-1）也很重要，因为患者也表现出与 TSC 相同的面部血管纤维瘤[54]。MEN 综合征表现为甲状旁腺、脑垂体前叶和胰岛细胞同时发生肿瘤。MEN-1 和 MEN-2 分别是肿瘤抑制基因 *MEN-1* 和原癌基因 *RET* 突变引起的常染色体显性遗传结果[54]。

然而，在鉴别诊断中最值得考虑的是 Birt-Hogg-Dubé 综合征（Birt-Hogg-Dubé syndrome，BHDS），1977 年首次描述该病，是一种罕见的常染色体显性遗传疾病。在 BHDS 患者的面部发现了一些皮肤病变：纤维滤泡瘤、毛盘瘤、类似 TSC 的血管纤维瘤[55]。然而，与 TSC 的血管纤维瘤相比，这些肿瘤发生年龄要晚得多，可以通过皮肤活检加以区分。与 TSC 类似，这些患者也可能有肾肿瘤：嫌色素/嗜酸性肾癌，嫌色性肾癌，透明细胞癌和嗜酸细胞瘤[55]。BHDS 与 TSC 的另一个重叠特征是可能发生肺囊肿和气胸。BHDS 是由肿瘤抑制基因 *BHD*（*FLCN*）引起的[55]。*BHD* 基因也与 mTOR 信号通路相互作用[55]。

表 143.3　结节性硬化症需要考虑的鉴别诊断[54-55,119]

遗传性皮肤病	皮肤表现	基因
Birt-Hogg-Dube 综合征	纤维滤泡瘤 毛盘瘤 脊索瘤 血管纤维瘤	*BHD*（*FLCN*）
Muir-Torre 综合征	皮脂腺腺瘤	*MLH-1*
Brook-Spiegler 综合征	圆柱瘤 毛发上皮瘤 螺旋腺瘤	*CYLD-1*
Cowden 综合征	外毛根鞘瘤	*PTEN*
Gardener 综合征	表皮囊肿 纤维瘤	*APC*
多发性内分泌肿瘤 1 型	血管纤维瘤	*MEN-1*
神经纤维瘤病 2 型	血管纤维瘤	*NF2*

皮肤表现

TSC 最早的皮肤表现是色素减退斑，其次是头部斑块和鲨鱼皮斑。色素减退斑（主要标准）可能在出生时可见，或在出生后的前几个月可见。尽管名称不同，这些通常是无色素斑。从诊断来讲，色素减退斑≥5mm 且至少有 3 个才具有临床意义（图 143.3a）。更多的小斑点被称为碎纸屑样病变（次要标准），常见于成人小腿（图 143.3b），也可能存在于婴儿中。当白斑

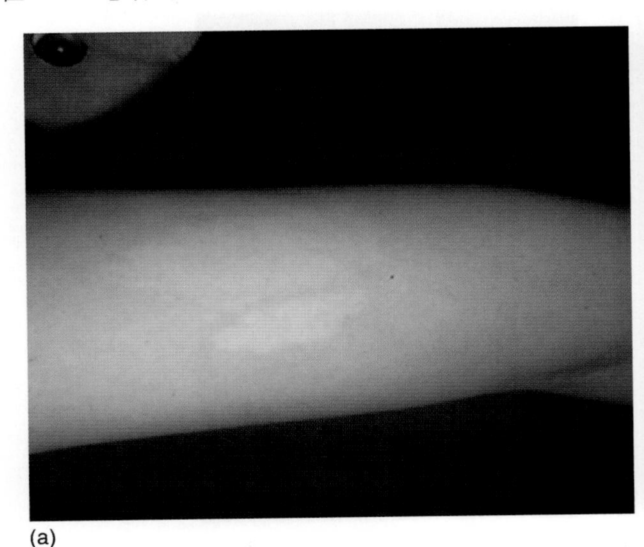
(a)

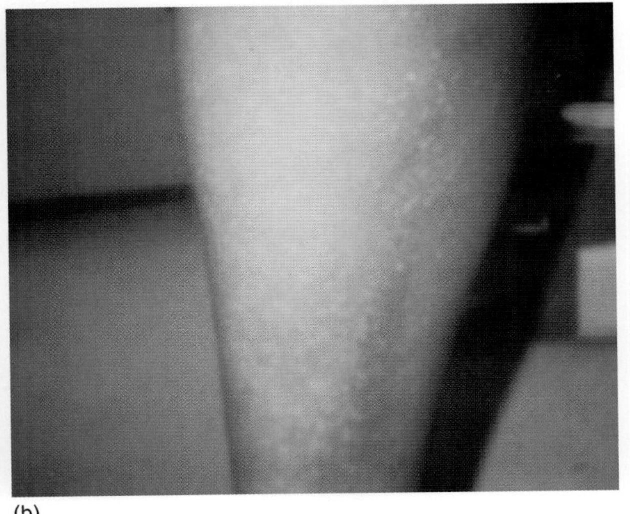
(b)

图 143.3　（a）色素减退斑。较大的有圆形基部和尖端的斑点是柳叶白斑。（b）小腿上的碎纸屑样皮损。资料来源：DiMario et al. 2015[51]. Reproduced with permission of Elsevier.

中包含毛囊时，头发也出现色素减退，称为白发症（图 143.4），可以是单个孤立的白发，也可以是斑片状白发。超过 90% 的 TSC 患者会出现色素减退斑。虽然在环境自然光下可以识别出绝大多数色素减退斑，但是使用紫外线可以帮助识别（图 143.5）。较大的斑片有圆形的基底和尖端，类似于柳叶的外观（图 143.3a）。这些没有额外的意义，并算作一个单一的色素减退斑。早期活检和后来的离子导入研究表明，其上可以发生异常的发汗功能，伴汗量减少和交感神经异常[56]。组织学上，这些病变有正常数量的黑素细胞，但没有黑素小体。这些特征没有临床意义。

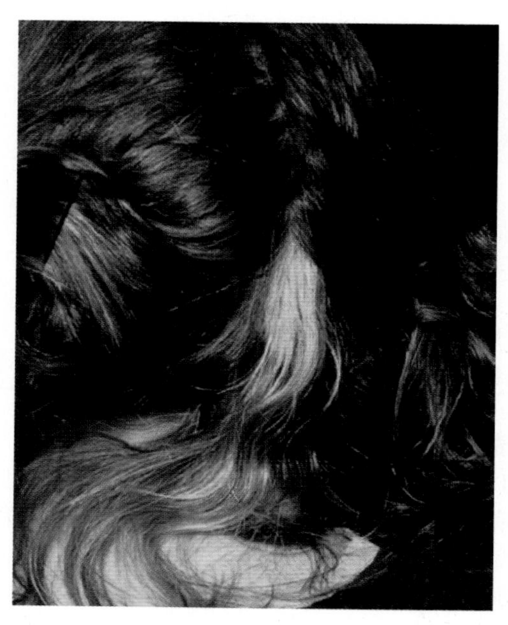

图 143.4 白发症。资料来源：Photo courtesy Dr A. J. Green.

约 10% 的 TSC 患者存在头部斑块（主要标准），以前称为前额斑块。这些可能在出生时就存在，并且可以在头皮的任何位置出现。尽管大的病灶常见于头顶，但通常位于前额（图 143.6）。这些斑块的早期表现类似于毛细血管瘤，但是它们逐渐变硬、凸起并且触摸起来像蜡一样。最初呈红色，以后颜色加深到黄褐色。它们变化缓慢，但随着纤维组织的增大、变硬，成年后常会钙化。头部斑块和血管纤维瘤在诊断上具有等效性，无论两个是否同时存在，只要有任意一条存在即被认为是诊断标准。

血管纤维瘤（主要诊断标准）最初是较小的皮肤红色区域（图 143.7）。在阳光下或运动后，通常表现为脸上的小红斑，2 岁以前不明显。典型的病变是双侧对称性的红色丘疹或结节，通常位于鼻唇沟、面颊和下颌。血管纤维瘤很少累及前额、头皮或上唇，但可以出现在其他部位。大约 80%～85% 的 4 岁以上患者存在这种皮肤表现，偶尔也会在成年后才出现。这些并不是 TSC 特有的，需要 3 个以上的病变才有诊断意义（见表 143.1、表 143.3）。血管纤维瘤的组织学特征是具有巨细胞，其在前额斑块、鲨鱼皮斑和甲周纤维瘤中也可见到。皮赘或软纤维瘤是常见的，尤其是在颈部周围，但对 TSC 的诊断无帮助。

鲨鱼皮斑（主要标准）在儿童时期容易被忽视，通常在儿童晚期和青春期早期变得明显。它们可以被拉长几厘米到数厘米，或者以多发的毫米级别的斑点出现。它们可以从最初皱起的外观演变成一个凸起、增厚、可触及的“橘皮”样外观，累及至真皮层。典型的位置是沿着腰部的侧腹，上至背部，偶尔累及大腿顶部

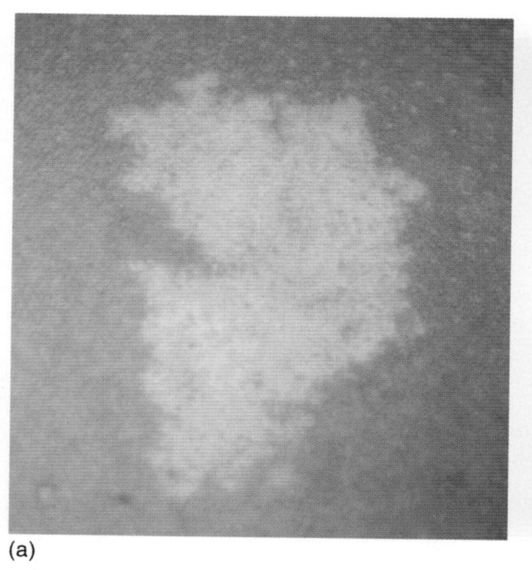
(a)

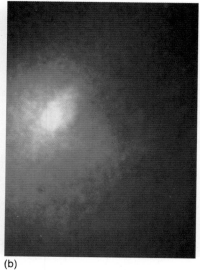
(b)

图 143.5 （a）自然光下的色素减退斑和（b）紫外线照射。不规则斑在 TSC 中并不常见。资料来源：Photo courtesy Dr A. J. Green.

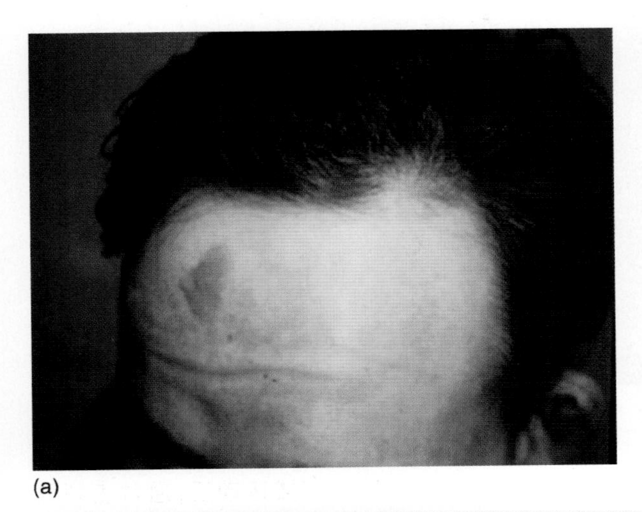

(a)

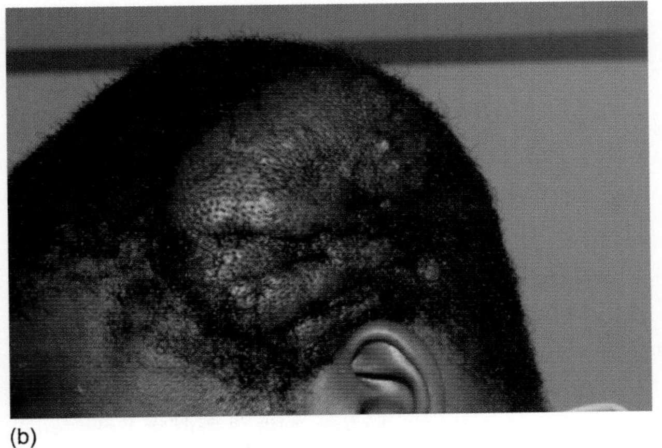

(b)

图 143.6 头部斑块。(a)前额是一个常见部位。(b)头部斑块可见于其他部位。图示结节性硬化症患者头顶上方一个大型的斑块。资料来源：DiMario et al. 2015[51]. Reproduced with permission of Elsevier.

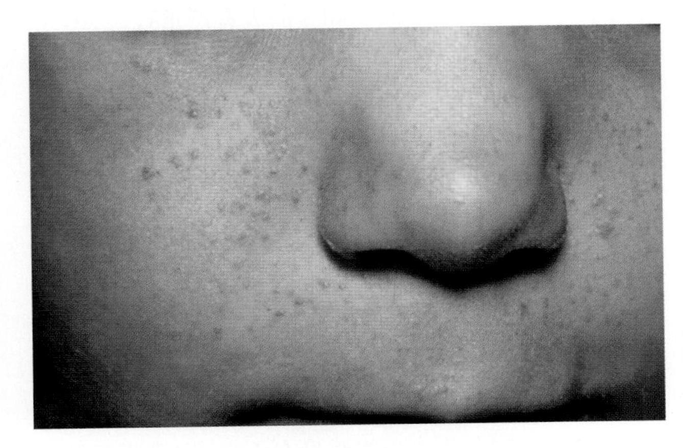

图 143.7 面部血管纤维瘤。资料来源：Photo courtesy Dr A. J. Green.

(图 143.8)。组织学上，这些是血管纤维瘤，除了影响外观外无症状，大约 15%~20%的 TSC 患者有此症状。

甲周纤维瘤(主要诊断标准)通常与甲相邻，也可能位于甲下方。大约 15%~20%的 TSC 患者会出现这

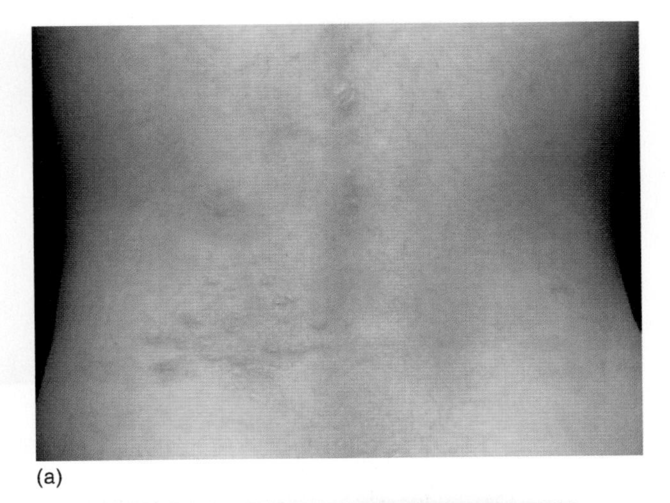

(a)

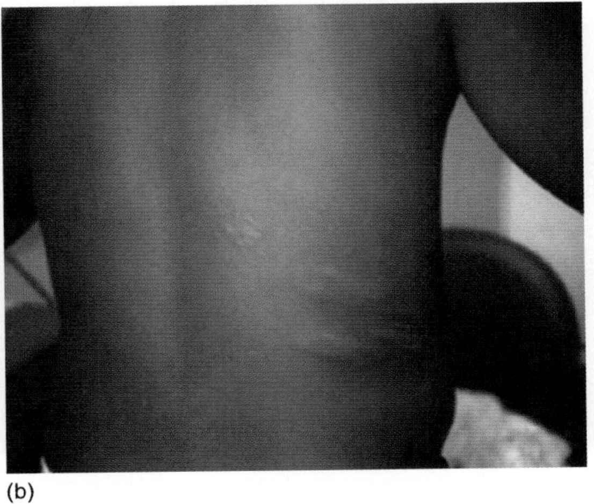

(b)

图 143.8 鲨鱼皮斑。(a)一个典型的部位有多个小面积的受影响的皮肤，称为卫星病变。(b)腰侧面较大皮损。资料来源：(a) Photo courtesy Dr A. J. Green. (b) DiMario et al. 2015[51]. Reproduced with permission of Elsevier.

种症状。通常发生在脚趾而不是手指，女性多于男性。沿着甲延伸的纵沟可能是其存在的唯一标志。当明显靠近甲时，可能感觉质软或坚硬，但偶尔也可以出现在甲下(图 143.9)。组织学上，甲周纤维瘤也是血管纤维瘤。甲周纤维瘤会随着时间的推移而发展，在 10 岁内并不常见；可能最初出现在成年后期。口腔内纤维瘤(次要标准)可以沿牙龈线分布，出现在约 40%~50%的 TSC 患者中。表现为从牙齿间突出的丘疹性肉质突出物，其可能是出血的原因，如果突出物足够大，可能会破坏牙齿排列(图 143.10)。两个纤维瘤，无论是甲周或口内，都需要作为诊断标准。

牙釉质凹陷(次要标准)是 TSC 的一个特征，几乎所有患者都发生在恒牙[57]，可以很容易地用牙科显示液辨别(图 143.11)。这些易患龋齿，可以通过使用氟化物和涂抹密封剂预防。牙釉质凹陷也见于未受 TSC 影响的人。然而，为了有助于诊断 TSC，必须有 3 个以

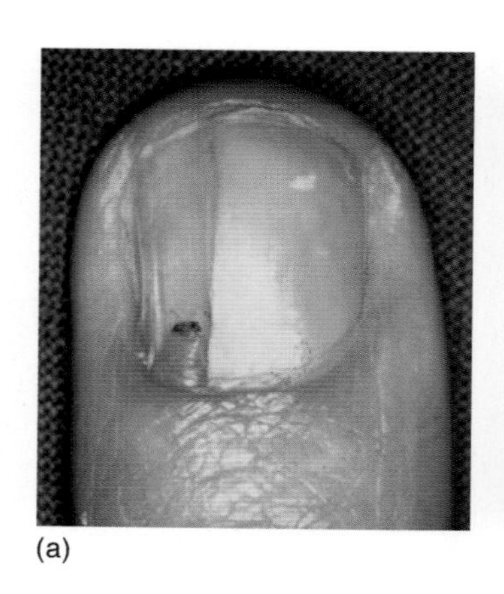
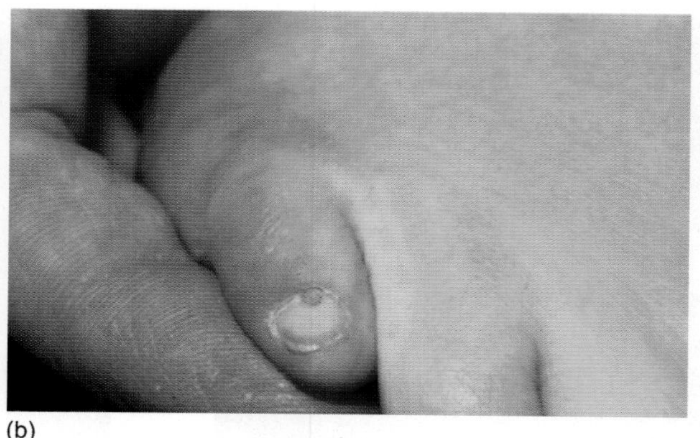

图 143.9 (a)甲周纤维瘤导致手指甲内出现沟槽。(b)在一个 3.5 岁的男孩身上发现趾甲纤维瘤

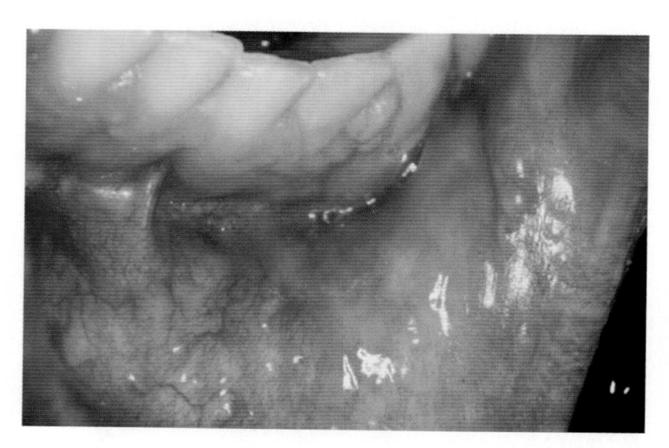

图 143.10 尖牙旁边可见牙龈纤维瘤。资料来源：Photo courtesy Dr A. J. Green.

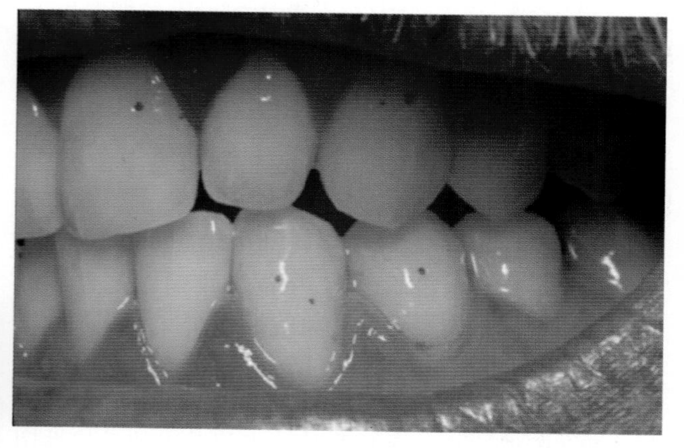

图 143.11 牙釉质凹陷。资料来源：Courtesy Dr G. Mlynarczyk.

上的牙釉质凹陷存在。

神经病学表现

TSC 对患者最严重的影响体现在它对神经系统的影响上。超过 65% ~ 75% 的患者表现为癫痫。多达 80% ~ 90% 的 TSC 患者在其一生中会出现癫痫。除了纯失神癫痫外，所有类型的癫痫发作（局部相关和全身性癫痫）都会出现。癫痫发作的患者中，2/3 在出生后第一年发作，10% 发生在儿童后期，只有 4% 的 TSC 患者在成年期出现新发癫痫[58]。在儿童癫痫中，一种特别具有破坏性的癫痫发作类型表现是婴儿痉挛（infantile spasms，IS），高达 15% ~ 20%。婴儿痉挛是大规模肌阵挛发作，婴儿腰部弯曲，双臂反复伸展。通常，IS 发生在从睡眠中醒来或进入睡眠时。高度失律的典型脑电图形式是一种极高振幅和混乱的模式，往往在发病时不存在，随着时间的推移而发展[59-60]。

神经认知障碍的影响范围广泛，从注意力缺陷、多步推理、学习障碍和行为问题，到确诊重度智力障碍和自闭症。虽然各种类型和不同严重程度的额外睡眠障碍和精神病表现是常见的，但没有一种是广泛适用的。事实上，TSC 患者的认知功能分布是双峰的。有 60% ~ 70% 的人处于正常的全面智商范围内，但低于一般人群的平均水平，其余 30% ~ 40% 的人有严重残疾，IQ 分数在 40 或 40 以下[61-62]。尽管这些患者往往有很少或根本没有语言能力，但他们具有充分的行动能力，因此需要对这些患者的日常生活终身监管。如前所述，多达 50% 的 TSC 患者确诊为 ASD[1,53]。75% 的患者并发认知障碍，并发癫痫的患病率接近 100%[1,53]。这些特征筛选可以使用 TSC 相关的神经精神障碍（TSC-associated neuropsychiatric disorders，TAND）检查表[63]。

导致 TSC 神经功能障碍的关键因素，是中枢神经系统可识别的细胞增生和组织发育不良的组织学特征。这些病变直接归因于调节不良的细胞生长、细胞增殖和自噬机制，表现为皮质发育不良、室管膜下结节和室管膜下巨细胞星形细胞瘤。

皮质发育不良（主要标准）是首选的术语，包括单独可识别为结节和脑白质移行线的病变（图 143.12）。多个区域的皮质发育不良可作为一个单一的诊断标准。这些皮质发育紊乱的区域可以局限在皮质的几毫米到几厘米，甚至整个大脑叶的大小，并且在多达 80% ~

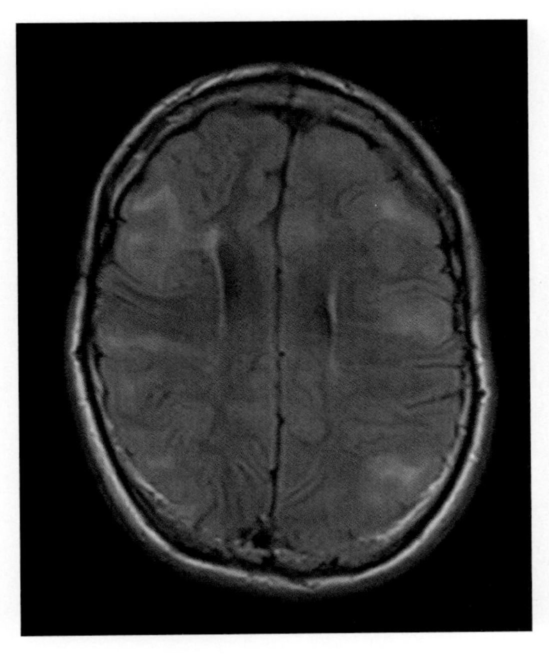

图 143.12 皮质发育不良(脑磁共振成像 FLAIR 序列上的结节和移行线)

90%的 TSC 患者中被发现[1,58]。结节是一种发育异常,组织学特征为正常的六层皮质结构缺失,伴畸形的神经元和巨大的星形胶质细胞[64]。在神经影像学上,灰白色连接处从大脑皮质向中间延伸至白质,这些连接处的范围难以确定。通常多发,平均分布于所有的脑叶,小脑和脑干中较少发现。结节终生存在,在磁共振成像中可能会变成囊状。最近有证据表明,使用磁共振弥散张量成像(diffusion tensor imaging,DTI)显示[65],结节和周围组织的演变在显微结构水平上更具动态性。CT 识别异型增生不如 MRI 敏感。CT 可见伴或不伴钙化的低密度和增厚皮质区域,而 MRI 的不同成像序列使 T_2/FLAIR 序列相关的高密度区和低密度增厚皮质区更容易出现。迁移线本身仅在 MRI 上被识别,为一条从心室区向皮质周边延伸的线性高信号,其组织学上由移位的巨大星形胶质细胞组成。

室管膜下结节(subependymal nodules,SEN)(主要标准)也由异形神经元和巨大星形胶质细胞组成,钙化灶位于室壁附近和周围。组织学上,这些细胞也由混合星形胶质细胞谱系组成。无论是 CT 还是 MRI,SEN 都显示得非常清楚(图 143.13)。与其他发育不良区域相比,SEN 更容易出现钙化。虽然大多数 SEN 的大小保持相当稳定,但也有一些会随着时间的推移而增长。当 SEN 位于额叶周围区域时,这种增长在生物学上更可能发生,但并不完全如此。

室管膜下巨细胞星形细胞瘤(subependymal giant cell astrocytomas,SEGA)(主要标准)与 TSC 中发现的其他发育不良的中枢神经系统病变一样,由畸形神经元、增殖的星形胶质细胞和巨大星形胶质细胞组成。这些在组织学上相当于并源自 SEN,但在生物学上更为活跃。SEGA 好发在额叶下区和周围的 Monro 孔(图 143.14)。由于其良性但增生性的生长,有脑脊液通路阻塞和潜在侵入邻近下丘脑和视交叉的危险[1,12]。大约 10%~15% 的 TSC 患者发生这些病变,不像 SEN 和 TSC 皮质发育不良,随着时间的推移明显发展和进化[1,58]。EGA 发生的高峰期是童年后期和生命的第二

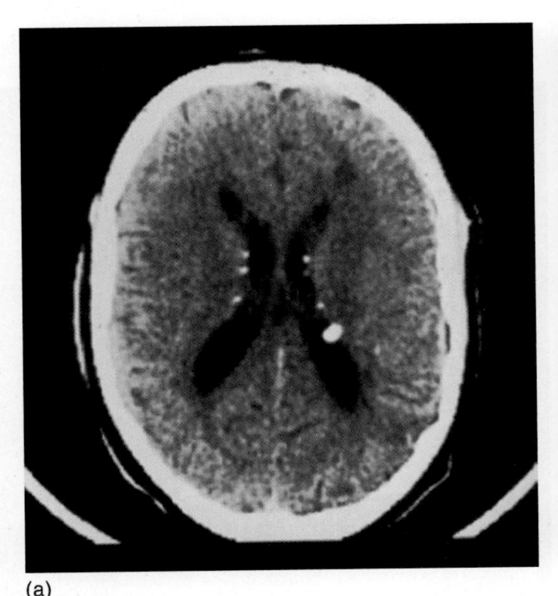

(a)

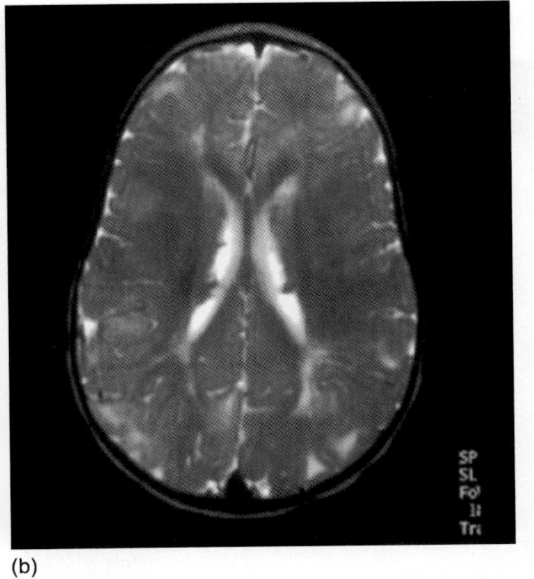

(b)

图 143.13 (a)SEN 在颅脑 CT 中显示室管膜下多发钙化结节。(b)同一位患者的相似切片在 T_2 加权脑磁共振轴位成像显示 SEN 和皮质发育不良(结节和迁移线)。资料来源:DiMario et al. 2015[51]. Reproduced with permission of Elsevier.

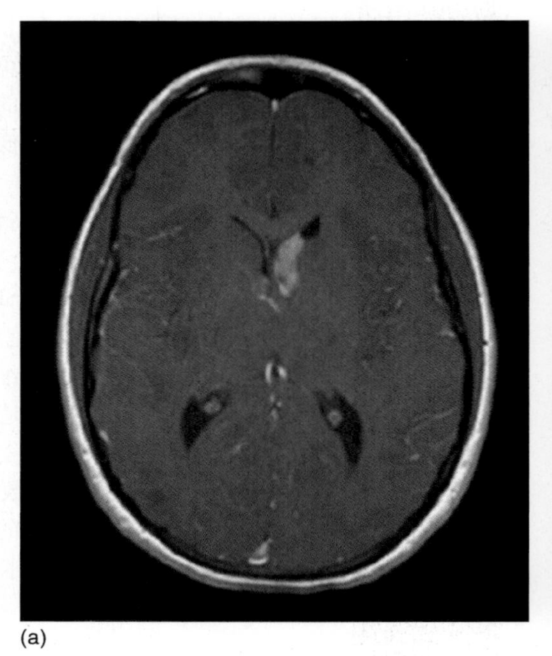

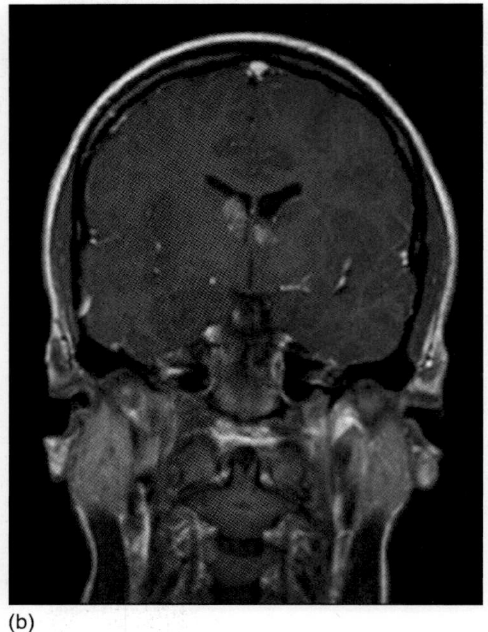

图 143.14 T_1 加权对比增强脑磁共振成像图像。(a)轴位和(b)冠状位显示邻近 Monro 孔的双侧室管膜下巨细胞星形细胞瘤

个 10 年,成年期的生长率趋于平稳[66]。

眼部表现

多发(>1)视网膜错构瘤(主要标准)存在于 20%~25% 的 TSC 患者中[1,58]。组织学上由星形胶质细胞增生组成,与皮质发育不良的其他区域相似。直接眼底镜检查中,最常见出现表层平坦、光滑、半透明鲑鱼色椭圆形病变(图 143.15a)。或者,它们可以呈凸起状、结节状、不透明和钙化,类似于木薯(tapioca)。这两种外观的组合是可变的[67]。这些病变不会生长,但是随着时间的推移可能会钙化。新的病变不会在一生中不断进展。除非它们直接发生在视神经上或侵犯黄斑,否则很少出现与之相关的视力障碍。视网膜无色素斑(次要标准)更不常见(图 143.15b),其是视网膜上或沿视网膜血管的无色素小区域。

肾脏表现

高达 55% 的幼儿患有 TSC 相关的肾脏疾病,到青春期患病率约增加到 70%~80%[68]。肾脏内的病变包括血管平滑肌脂肪瘤和多发性囊肿(图 143.16)。血

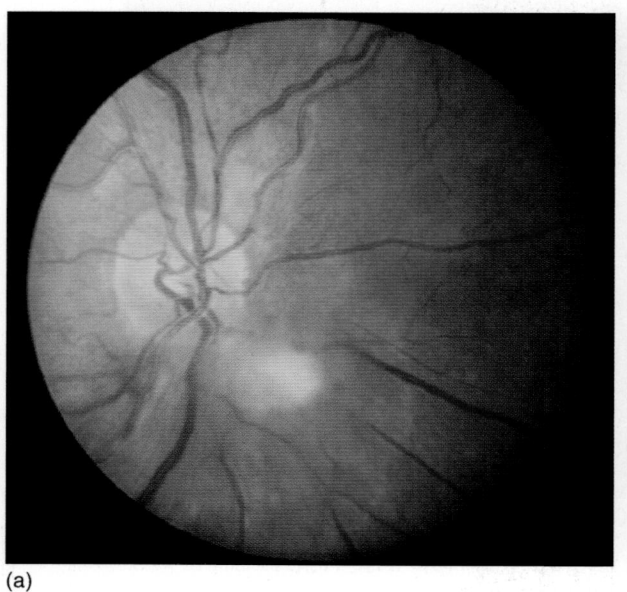

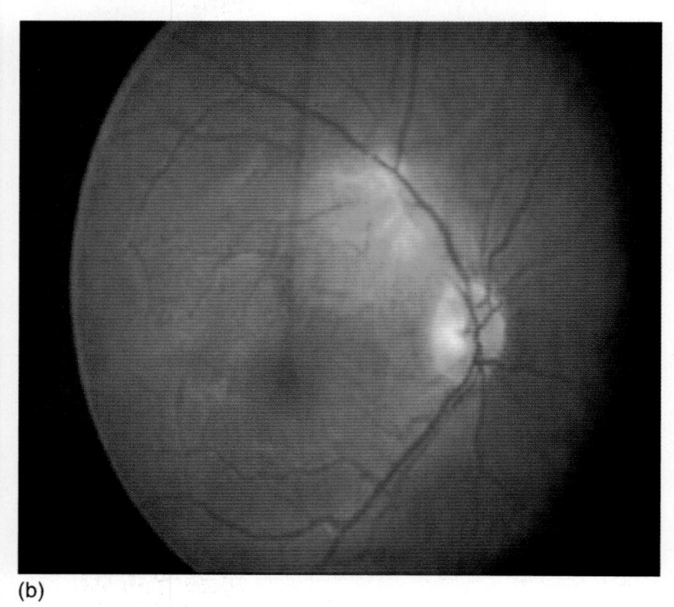

图 143.15 视网膜图片。(a)部分半透明和部分钙化的视网膜错构瘤。(b)视网膜无色素斑

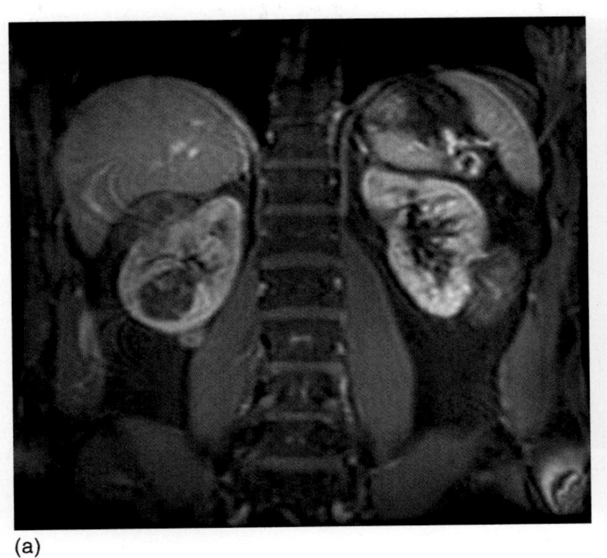

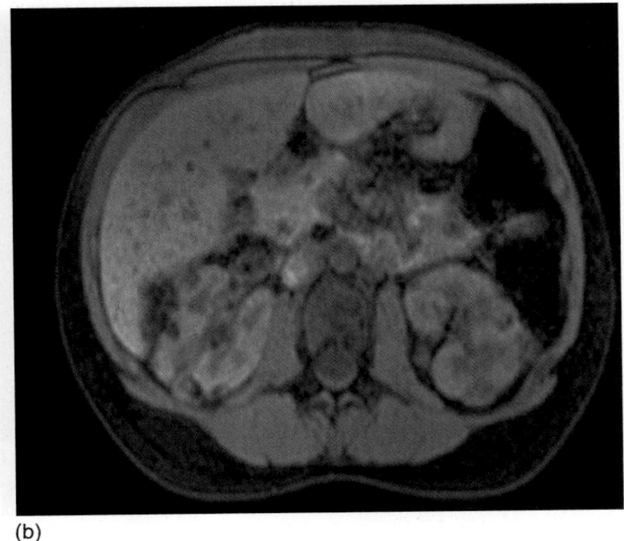

图 143.16 肾血管平滑肌脂肪瘤。(a)双侧肾内和外低信号肿瘤的磁共振成像(MRI)。(b)双侧肾内肿瘤伴有散在的低信号小囊肿

管平滑肌脂肪瘤(2 个或 2 个以上)是主要诊断标准。然而,这些并不是肾脏特有的,可以在其他器官如肝、胰腺、脾和性腺中发现[12,69]。血管平滑肌脂肪瘤是由血管、平滑肌和脂肪组织组成的良性肿瘤,发生在 55%~80% 的 TSC 患者中。它们是肿瘤家族中的一员,表现出血管周上皮样细胞分化和表达黑素细胞蛋白,提示起源于神经嵴。因此,这些可能发生在多个部位。这些病变通常包含脂肪组织,但在 TSC 中也发现"乏脂性"病变。在肾脏,脂肪少的病灶很难与嗜酸细胞瘤和肾细胞癌(肾癌)鉴别。肾活检可能是确认诊断所必需的,血管平滑肌脂肪瘤组织通常难以解释组织学改变,并且具有肾癌外观。HMB-45 或 melaninA 抗体染色阳性可证实为肾血管平滑肌脂肪瘤,因为这些在肾癌中是阴性。

肾脏病变是 TSC 患者发病率和死亡率的重要来源[70-71]。肾血管平滑肌脂肪瘤具有高风险出血倾向,因其易出现微型和巨型动脉瘤[70]。出血风险与动脉瘤的大小成正比,>5mm 的动脉瘤风险最大。肾血管平滑肌脂肪瘤可侵犯正常肾实质,导致慢性肾损害和高血压。青春期前儿童的这些病变生长速度缓慢,只有在青春期后才发现 4cm 或更大的病变。一旦发现病变,需要每年或每 6 个月进行一次影像学检查(首先 MRI),主要用于评估动脉瘤的大小和发展。

肾囊性疾病(次要标准)发生在 40%~45% 以上的 TSC 患者。超过 60% 为双侧,大多数少于 5 个,平均直径 2cm[7,72]。当与在染色体 16p13 上 *TSC2* 基因相邻的 *PKD1* 基因缺失相关时,囊肿的范围从微囊到多囊肾明显增大。幸运的是,只有大约 1%~2% 的 TSC 患者(图 143.17)发现了这种情况[7,72]。组织学上,囊肿内衬有增生的嗜酸性上皮细胞,目前认为这是特征性的。TSC 患者中,囊肿扩大可能会破坏肾功能,导致肾衰竭[71]。

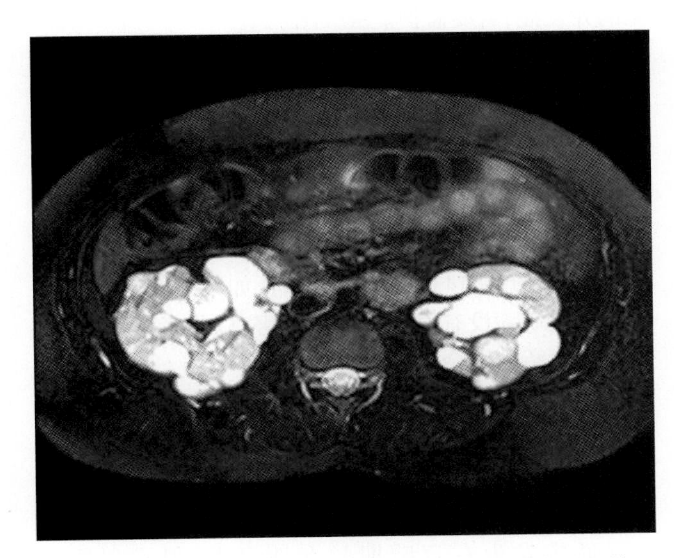

图 143.17 *TSC2* 多囊肾与 *PKD1* 基因缺失综合征相关

心脏表现

心脏横纹肌瘤(主要标准)是 TSC 患者心脏的主要病变。这些良性肿瘤存在于多达 50%~60% 的 TSC 患者[73-74]。相反,心脏横纹肌瘤患者患 TSC 的风险估计为 70%~80%[73-74]。与单发病灶相比,多发病灶的患病风险最高(图 143.18a)。心脏病变可能是 TSC 最早的识别标志。心脏横纹肌瘤产前诊断通常在妊娠中晚期和妊娠晚期的早期[73-74]。即使是单一病变也需要进一步评估 TSC。心脏横纹肌瘤主要起源于室间隔,也可位于心房和非室间隔壁内。病变大小不一,通常为 3~25mm,很少更大。胎儿水肿和流出阻塞可能发生,

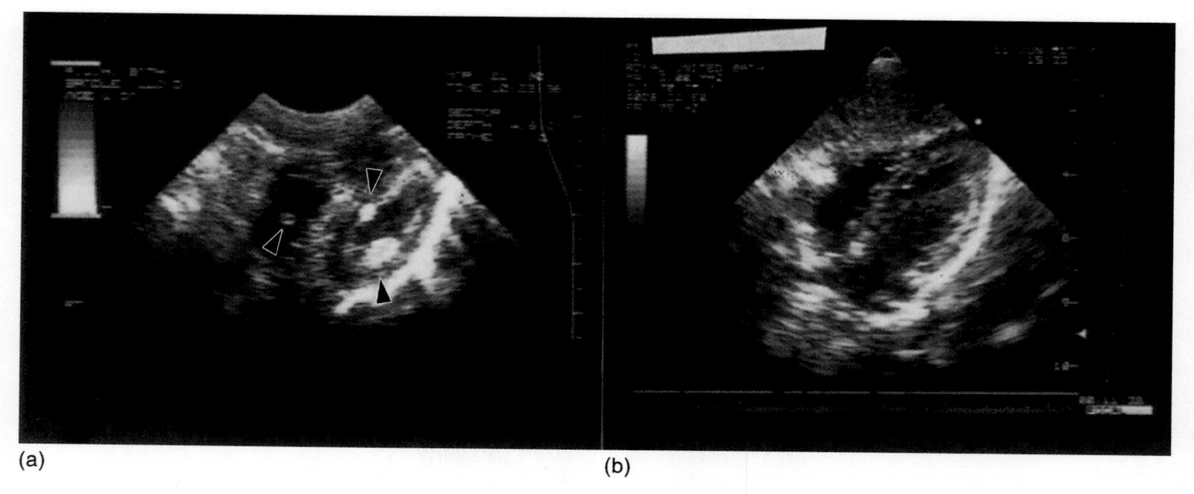

图 143.18 两次超声心动图检查间隔 6 周。(a)出生时有 3 个横纹肌瘤,但在(b)6 周时消退。资料来源:Courtesy Dr A. J. Green.

但很少见[75]。当病变邻近心脏瓣膜时,理论上需要考虑是否存在栓塞性疾病。然而在现实中,这并不发生。心律失常(包括房性心律失常和室性心律失常)以及 Wolff-Parkinson-White 综合征(WPWS)是横纹肌瘤最常见的并发症,需要监护。

组织学上,横纹肌瘤包含肥大的梭形细胞,其结构与 Purkinje 细胞相似。当病变位于房室交界处时,它们可以作为副传导通路发挥作用。已经注意到,在 TSC 患者中 WPWS 的发生率约为 1.5%,而在一般人群中为 0.15%[76-77]。自出生后,这些细胞不再分裂,肿瘤退化,心律失常可以缓解。大多数心脏病变在儿童早期自然消退(图 143.18)。出生时,如果婴儿心电图正常且横纹肌瘤没有对心脏造成损害,以作者的经验,在以后的生活中不会出现心脏问题。

肺部表现

TSC 最常见的肺部表现是淋巴管平滑肌瘤病(主要标准),又名淋巴管肌瘤病(lymphangiomyomatosis,或 LAM)[78],它是 TSC 患者死亡的第三大原因[71]。这种情况通常发生在育龄期的女性身上,但不仅限于此[78]。当高分辨率 CT(high-resolution, non-contrast CT scanning, HRCT)显示囊性变(图 143.19)时,大多数确诊的 TSC-LAM 患者无症状[78]。HRCT 显示两侧对称的薄壁囊肿,大小不等,直径 1~50mm[78-79],可伴有肺门、纵隔淋巴结肿大、高密度结节和胸导管扩张。TSC-LAM 的发病率约为 30%~40%,如果考虑到筛查的年龄较大,约高达 80%[12,79]。这种并发症几乎完全发生在女性,但超过 10% 的无症状 TSC 男性也被发现在影像学上有囊性改变[80-81]。

TSC-LAM 的自然病程尚不明确。然而,症状通常在 30~40 岁时出现。中度囊性变的患者患有进行性运动性呼吸困难和气胸,并伴有咯血,最终发生呼吸功能

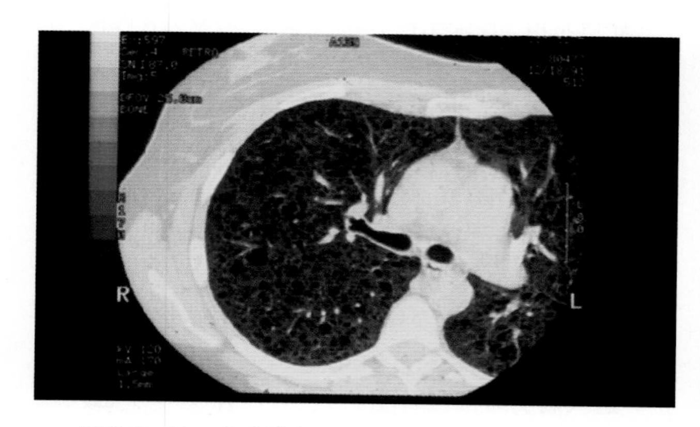

图 143.19 高分辨率 CT 显示下的肺淋巴管肌瘤病

不全和呼吸衰竭[78]。LAM 也可在没有 TSC 的情况下自发发生,称为 S-LAM。S-LAM 患者更容易发生淋巴异常回流并发症,如乳糜胸或乳糜腹水。更重要的是,30%~60% 的 S-LAM 患者伴有肾血管平滑肌脂肪瘤,而 TSC-LAM 患者的这一比例超过 90%[78-79]。然而,他们并没有同时发生的皮肤或神经系统表现。最近的共识小组强调区分 S-LAM 和 TSC-LAM 的必要性:"当血管平滑肌脂肪瘤和 LAM 都出现在疑似 TSC 的患者中时,它们仅共同构成一个主要标准"[12]。

有关血管平滑肌脂肪瘤与 S-LAM 关系的一个重要推论是:LAM 是血管平滑肌脂肪瘤良性转移的结果。这项研究提出,*TSC1* 基因或 *TSC2* 基因突变的良性细胞通过淋巴管转移到肺部,或者通过血液从肾血管平滑肌脂肪瘤或子宫血管平滑肌脂肪瘤转移到肺部,形成 LAM。有一些证据支持这种良性转移假说,包括:①肿大淋巴结、淋巴管和胸腔积液中的 LAM 细胞[82];②*TSC2* 血液中伴有 LOH 的 LAM 细胞[83];③来自受体自身肾血管平滑肌脂肪瘤的 LAM 细胞在肺移植后 LAM 复发[84]。

另一个潜在的治疗研究途径源于以下发现:已经

证明，高迁移率蛋白质组（high mobility group，HMG）之一的 HMGA2，在一些良性肿瘤的异常细胞增殖中起主要作用，这些良性肿瘤包括：脂肪瘤、子宫平滑肌瘤、子宫内膜息肉、唾液腺腺瘤和肺软骨样错构瘤[85]。在 21 例 LAM 患者的肺组织样本中也发现了 HMGA2，而非来自正常成人肺或其他增生性间质性肺疾病，LAM 中的 HMGA2 代表异常的基因激活，而不仅仅是细胞增殖[85]。在体内的转基因小鼠的研究中发现，平滑肌细胞中 *HMGA2* 引起这些细胞在肺周围上皮细胞增殖，导致异常增殖和 LAM[85]。这些结果提示 *HMGA2* 可能在 LAM 的发病机制中起重要作用，是另一个潜在的治疗靶点。*HMGA2* 在肾血管平滑肌脂肪瘤和 TSC 发病机制中是否有更直接的作用有待进一步研究。

多灶性微结节性肺细胞增生（multifocal micronodular pneumocyte hyperplasia，MMPH）是 TSC 患者的另一个非特异性肺部表现。影像学表现为小结节散布在整个肺野[86]。这些结节由Ⅱ型肺泡上皮细胞组成，细胞角蛋白和表面活性蛋白 A、B 染色良好，但无 HMB-45 染色。MMPH 预后尚不明确[86]。

非肾错构瘤

在几个器官内还有其他错构瘤性病变，它们发生频率低，除了影像学或临床鉴别，一般临床意义不大。每一个都被认为是一个次要标准。其中包括：甲状腺乳头状腺瘤，垂体、胰腺或性腺的血管平滑肌脂肪瘤/纤维腺瘤，以及错构瘤性直肠息肉[87-88]。肝脏和肾上腺血管平滑肌脂肪瘤（10%～25%）是以前被列为血管平滑肌脂肪瘤的主要诊断标准[12,88]。

骨改变

骨骼影像学改变包括囊肿、骨膜新骨形成和硬化区，但这些既不是 TSC 的诊断标准，也不是临床上重要的鉴别特点。

治疗

癫痫

目前对 TSC 患者的治疗兴趣日益浓厚，世界范围内越来越多的 TSC 临床专科门诊、目前正在进行和已经发表的转化和临床试验支持了这一点。发现 TSC 的遗传因素让我们理解 TSC 的 mTORC 通路和 TSC 的病理生理学基础。这些新的见解推动了进一步的研究，并加速了成功治疗模式的发现。对这种多系统疾病所需的所有治疗方法的全面审查将超出本章叙述的范围，但可以在其他部分找到[1,89-90]。稍后将重点介绍一些关键的治疗问题和新方法。

最近发表了关于监测和管理 TSC 的最新建议（表 143.4）[91]。当有足够的新数据证明有必要进行修订时，就定期对这些数据进行修订。然而，由于 TSC 的每个患者都有独特的表现，这些方法总是需要根据临床情况和患者的意愿进行个体化调整。

表 143.4　对新诊断或疑似结节性硬化症的监测和管理建议[91]

器官系统或特殊部位	建议
遗传	• 获得三代家族史，以评估其他可能患有 TSC 的家庭成员 • 为家庭咨询或 TSC 诊断有疑问但临床无法确诊时提供基因检测
脑	• 对脑部进行 MRI 检查，评估是否存在结节、室管膜下结节、移行性缺陷和室管膜下巨细胞星形细胞瘤 • 评估 TAND • 在婴儿期，教育父母识别婴儿痉挛，即使在第一次诊断时没有发生 • 获取基线常规脑电图。如果异常，特别是同时存在 TAND 特征，则进行 24h 视频脑电图随访，以评估亚临床的癫痫活动
肾	• 进行腹部 MRI 检查，以评估是否存在血管平滑肌脂肪瘤和肾囊肿 • 准确测量血压以筛查高血压 • 透过测定肾小球滤过率来评估肾功能
肺	• 即使没有症状，对有发展为淋巴管平滑肌瘤病风险的患者（一般为 18 岁或以上的女性），进行基线肺功能检查（肺功能检查和 6 分钟步行测试）和高分辨率肺 CT 扫描。如果成年男性有症状，也应该接受检测 • 就青少年及成年女性吸烟的风险和使用雌激素的情况提供意见
皮肤	• 进行详细的临床皮肤科查体/检查
牙	• 进行详细的临床牙科检查
心脏	• 考虑使用胎儿超声心动图通过产前超声检查发现横纹肌瘤后，发现产后心脏衰竭的高风险个体 • 为儿科患者作心电图，特别是 3 岁以下的患者 • 获得所有年龄段的心电图，以评估潜在的传导缺陷
眼	• 进行完整的眼科评估，包括散瞳后的眼底镜检查

注：TAND，TSC-associated neuropsychiatric disorder，TSC 相关神经精神障碍；TSC，tuberous sclerosis complex，结节性硬化症。

资料来源：Krueger and Northrup 2013[91]. Reproduced with permission of Elsevier.

癫痫是 TSC 的一个重要且经常致残的症状。早期识别和有效的治疗可以促进对疾病的认知发展，并将其对生活质量的不利影响降到最低。治疗方法大多与非 TSC 患者的癫痫治疗一致。其中包括抗癫痫药物治疗、糖皮质激素和促肾上腺皮质激素、迷走神经刺激术、生酮饮食和皮质手术切除。抗癫痫药物是治疗癫痫的一线治疗和主要手段。所有的治疗干预措施都得到了合理的利用，以便最大限度地提高效益，减少不利影响，特别是在需要多种治疗方法的时候。

TSC 相关的婴儿痉挛(TSC-associated infantile spasms，TSC-IS)和婴儿局灶性癫痫发作需要特别干预。TSC-IS 发生在 30%～40%的 TSC 患者。这种类型的发作和早期发作预示着更坏的发展结果，以及更大的难治性的癫痫的可能性。许多研究已经证明，婴儿期使用氨己烯酸对 TSC-IS 的反应率接近 95%，对婴儿局灶性癫痫发作的反应率为 35%～45%[92-93]。这促使国际准则提倡在这种情况下尽早使用氨己烯酸[93-94]。氨己烯酸的作用机制是升高大脑中 γ-氨基丁酸(gamma-aminobutyric acid，GABA)的水平，并与 mTOR 结合。牛磺酸缺乏以及视网膜中 GABA 水平的升高，两者共同作用产生了视网膜毒性，这解释了在 30%～40% 接受治疗的成年患者中发现的不可逆转的中心视野丧失[92,95]。中心视野丧失对患者几乎没有影响，仅视野检查时确诊，大多数患者并不知道自己发生了中心视野丧失。补充牛磺酸可以使这种毒性降至最低[95]。TSC-IS 相对于激素或促肾上腺皮质激素注射替代标准治疗的优越反应性，可能部分是由于其与 mTOR 通路的相互作用所致。

使用 mTOR 抑制剂治疗癫痫已成为临床试验研究的焦点。兴奋性神经递质谷氨酸激发 mTOR 活性增强，谷氨酸反过来促进谷氨酸受体和钾离子通道合成和密度增加，改变神经元树突形态，影响神经元放电模式等[96]。这些对癫痫小鼠模型的记忆和学习有不利影响。在这些模型中，使用 mTOR 抑制剂依维莫司和雷帕霉素(也称为西罗莫司)治疗后，这些影响得到了缓解[97]。人类多中心随机临床试验也在进行中[98]。最初的前瞻性开放标记系列研究显示，在大多数接受依维莫司治疗的参与者中，癫痫发作的频率和持续时间都减少了 50%～70%[99]。目前，一项大规模的多中心随机双盲安慰剂对照试验在 366 例 TSC 难治性癫痫患者中显示出疗效，与安慰剂相比，在 12 周内低剂量组癫痫发作频率降低了 29%，高剂量组下降了 39%[99]。

对许多对药物治疗无效的患者，进行癫痫外科治疗评估也是一种合适的干预措施。通过适当的评估，很有可能确定主要区域和周围区域，这些区域启动了大部分的癫痫发作活动[93-94]。尽管有多灶性癫痫活动，但外科手术阻断癫痫回路是有益的。可以计划一次手术或分期手术进行多次皮质切除。最近对 13 项研究的荟萃分析中，汇总了 229 例 TSC 患者的结果，术后癫痫缓解的总比率为 59%。预后较好和较高的发作缓解率的因素包括：发作时间晚于 1 岁、单侧癫痫放电和肺叶切除术[100]。

SEGA

10%～15% 的 TSC 患者出现 SEGA，代表了一个严重的疾病负担。典型的 SEGA 位于 Monro 孔附近，无论是单侧还是双侧，都有可能导致脑脊液梗阻和逐渐增大。肿瘤持续增大可侵犯邻近的脑实质，损害基底节、下丘脑、丘脑、视交叉和视束。这些肿瘤也可能继续生长而没有症状，也可以在出现临床症状时达到一个较大体积。因此，根据症状和表现，建议在 25 岁之前每 1～3 年进行一次神经影像学检查。

标准的治疗方法包括手术切除。全部切除是重要的，因为残留肿瘤最终会在同一区域复发。虽然大多数 SEGA 是可以手术切除的，但有些病变早期侵犯邻近脑实质，不太适合完全手术切除。如果有侵袭性生长的迹象，或复杂的影像学特征，如下丘脑受累、明显的周围水肿或非典型部位，则可能需要替代干预。

5 个 TSC 患者使用 mTOR 抑制剂雷帕霉素的初步试验治疗中，所有患者的 SEGA 体积都有减少[101]。随后进行了 28 例雷帕霉素治疗的 TSC 患者的开放性研究，其中 32% 的患者(28 例中有 9 例)在 6 个月时 SEGA 体积减小超过 50%，并持续治疗 1 年[102]。使用 mTOR 抑制剂依维莫司的 Exist-1 多中心、随机、双盲、安慰剂对照的 3 期临床试验，剂量在 5～15ng/mL 的低谷水平，最终在治疗 4 年时，111 例患者中 58%(64/111)患者的 SEGA 体积持续减少 50% 以上[103]。尽管接受了治疗，但只有 7.8%的患者(5/111)经历了 SEGA 生长进展。美国食品药品监督管理局(Food and Drug Administration，FDA)和欧洲药品管理局(European Medicines Agency，EMEA)已经批准依维莫司用于无法进行有效切除的患者。副作用的总体发生率低，3～4 级副作用的发生率低于 4%～9%，包括非感染性肺炎、轻微感染、血管性水肿、口腔溃疡、痤疮、血脂升高、高血糖、肝酶升高、血细胞和血小板计数降低以及罕见的肾衰竭。大多数副作用可以通过调整依维莫司剂量和其他对症干预措施来控制。

肾血管平滑肌脂肪瘤

TSC 相关肾脏疾病的高患病率值得仔细阐述和临床监测。在 70%～80% 的患者中，大多数肾脏疾病由血管平滑肌脂肪瘤引起[68]，通常多发，往往难以计数，在一个肾脏内大小不同，平均直径 2.1cm，超过 89% 的患者双侧出现[104]。尽管血管平滑肌脂肪瘤是良性肿瘤,但其快速进行性生长和血管成分使其易于引起肾衰竭、出血和恶性肿瘤等可能危及生命的并发症。幸运的是,这些并发症并不常见,大多数患者也没有症状。腰痛、腹痛、血尿、腹胀或肿块、恶性呕吐、肾功能进行性丧失等症状可能预示更多不良的并发症。当个别病灶>4cm,或伴有扩大的动脉瘤,供血动脉测量超过 5mm 时,出血风险最大。估计一生中出血频率接近 25%~50%,其中 20% 的人出现休克[104-105]。

对于直径>4cm、活动性出血、有症状的血管平滑肌脂肪瘤病变,或直径>8cm 的无症状病变患者,选择性动脉栓塞是一线治疗[105-106]。这一过程导致瘤体血管梗死,使周围未受影响的肾实质得以保存。在最近一项针对经动脉栓塞治疗血管平滑肌脂肪瘤的荟萃分析中,总共报告了 524 例患者的治疗结果[106],技术成功率高达 93.3%,再治疗率 20.9%[106]。随访 39 个月,病灶平均缩小 3.4cm(缩小 38.3%)[106]。死亡率报告为 0%,但栓塞后不良反应发生率高达 42.8%。大多数(35.9%)的不良反应由自限性栓塞后综合征引起,这是一种炎症反应,导致一系列症状:发热、恶心、呕吐和疼痛,发生在治疗后的 72h 内[106]。由于血管平滑肌脂肪瘤肿瘤逐渐增长,导致对肾脏的损害持续累积,因此肾脏保留的治疗方法是最佳的和必要的。部分或全部肾切除术应考虑为最后的选择,或如果有高度怀疑恶性肿瘤时可行部分或全部肾切除术[105]。

由于需要更好的干预策略,因此临床应用 mTOR 抑制剂治疗大血管平滑肌脂肪瘤。最初使用雷帕霉素抑制肿瘤生长的病例报告显示,TSC 和血管平滑肌脂肪瘤患者及接受血管平滑肌脂肪瘤治疗的 LAM 患者肿瘤大小减小,出血控制,肾功能得以保留[107-111]。病例报告之后是大规模、随机、双盲、安慰剂对照的多中心试验,同时使用雷帕霉素和依维莫司[112-114]。在一项使用雷帕霉素治疗 36 例 TSC 或 TSC-LAM 患者的研究中,有部分缓解的总有效率为 44.4%(16/36),病情无改善为 47.2%(17/36)[112]。治疗一年后,肾脏肿瘤大小平均缩小 29.9%[112]。与药物相关的 3 级不良反应为:淋巴细胞减少、头痛和体重增加。重要的是,当雷帕霉素停用时,肾血管平滑肌脂肪瘤重新生长,但当继续治疗时,疗效仍然存在。在患有 TSC-LAM 的 15 例女性中,观察到进行性 SEGA 消退、肝血管平滑肌脂肪瘤减少、面部血管纤维瘤主观改善 57%、肺功能稳定。血清血管内皮生长因子 D(vascular endothelial growth factor D,VEGF-D)水平在基线升高,雷帕霉素治疗后降低,被确定为相关的生物标志物[112]。

最近的多中心、随机、双盲、安慰剂对照、3 期 EXIST-2 试验(依维莫司治疗与 TSC 或散发性淋巴管平滑肌瘤病相关的血管平滑肌脂肪瘤),纳入 118 例 TSC 患者,所有患者至少有一个肾损害达到 3cm,每天服用 10mg 依维莫司或安慰剂。6 个月后,血管平滑肌脂肪瘤的反应率达到最大靶病变大小减少 50% 或以上,依维莫司组和安慰剂组最大靶病变的大小减少分别达到 42%(33/79)和 0%(0/39)。依维莫司组最常见的不良反应为口腔炎(48%)、鼻咽炎(24%)和痤疮样皮损(22%)[113]。在随后的试验延长阶段,107 名患者在中位暴露时间 28.9 个月时有效率达 54%[114]。随着时间的推移,病灶缩小的患者比例逐渐增加,到 96 周时,血管平滑肌脂肪瘤缩小 30% 以上和 50% 以上的患者比例分别达到 81.6%(76 例中的 62 例)和 64.5%(76 例中的 49 例)[114]。在使用依维莫司治疗的患者中没有观察到肾出血[114]。

肺淋巴管肌瘤病

TSC-LAM 是一种隐性进展性疾病,最初表现为育龄期女性运动时呼吸困难和气胸症状。影响生育决策、航空旅行,医疗保健需求的增加以及身体活动的限制,对患者的生活质量有着深远的影响。据估计,有 30%~40% 的女性 TSC 患者和 5/100 万的散发病例受到影响[78,115]。

肺组织破坏并伴有囊性空洞由表达两种淋巴管生成生长因子(VEGF-C 和 VEGF-D)的过度增殖的平滑肌细胞侵袭诱导产生[116]。使用高分辨率 CT 进行筛查,并在诊断后采用休息时和运动时的血氧测定相结合进行随访。支气管扩张剂治疗可以有效控制可逆性气道阻塞患者的症状,改善低氧血症,维持氧饱和度>90%[78,117]。首次发生气胸时需要进行机械或化学胸膜固定术[78]。尽管使用了孕酮,但肺功能测量,如第一秒用力呼气量(forced expiratory volume in one second,FEV_1),每年以高达 75~118mL 的速度出现不可阻止的下降[117-118]。当 FEV_1 下降到预测值的 30% 以下,或出现丧失能力的呼吸困难和低氧血症时,可考虑进行肺移植。

在临床前的研究中观察到 LAM 对 mTOR 抑制剂治疗的反应性,并在 TSC 患者的血管平滑肌脂肪瘤和淋巴管平滑肌瘤病患者治疗的早期试验中观察到了这一点[110-112]。随后的一项大规模国际性、多中心、随机、安慰剂对照研究,在 89 名符合条件的 LAM 患者中使用雷帕霉素 1 年,显示 FEV_1 指标下降率显著降低[115]。入组时受试者的 FEV_1 平均值预测为 48%。与安慰剂组每月 12mL±2mL 的下降相比,雷帕霉素治疗组每月仅有 1mL±2mL 的下降($n=43$)[115]。这相当于治疗 1 年后两组之间 11%(153mL)的绝对差异。这种程度的 FEV_1 改善是患者可感受到的,具有临床意义。尽管如此,在 6 分钟的步行测试中,两组之间没有显著差异。

生活质量和其他功能表现指标的改善与 VEGF-D 水平的降低平行[115]。在停止治疗研究的组中,肺功能也相应下降,但没有观察到任何反弹快速下降[115]。

面部血管纤维瘤

血管纤维瘤可以在多种遗传性疾病患者的皮肤上出现,但它是 TSC 的标志[54,119]。面部血管纤维瘤出现在 80%~85% 的 TSC 患者,是主要诊断标准。这些病变是错构瘤,与 TSC 相关的许多病变组织学一样,成纤维细胞增生,血管扩张,被胶原纤维和巨细胞包围。表皮角化过度和黑素细胞增生也可以在皮肤活检中发现[120]。最初的丘疹性红斑性皮疹进展后,许多可以融合成斑块。位于皮内或皮下的较大病变不常见(见图 143.7)。除了外表的美观影响外,这些皮损还可能由于轻微的外伤和剃须而导致皮肤破损和出血,大丘疹尤其如此。大多数面部血管纤维瘤的治疗主要是基于病例报告和小规模的病例系列研究,疗效证据等级有限。这些治疗方法主要分为三类:物理治疗、激光治疗和药物治疗(表 143.5)。

表 143.5 面部血管纤维瘤的治疗选择[120]

治疗选择
物理治疗
射频消融术
冷冻疗法
电凝
皮肤磨削术
激光治疗
氩气
KTP
铜蒸汽
二氧化碳
脉冲染料激光
药物治疗
曲尼司特(N-3,4-二甲氧基肉桂酰邻氨基苯甲酸)
鬼臼毒素
0.5% 噻吗洛尔凝胶
雷帕霉素软膏

物理治疗往往是痛苦的,大多数情况下需要全身麻醉,因此应将其视为侵入性治疗。虽然许多患者效果良好,但可能出现增生性瘢痕、皮肤色素沉着和感染等并发症。因为治疗部位的复发和再生,经常需要反复治疗。冷冻疗法不需要麻醉,但可能需要多次治疗才能达到足够的效果。磨削术是最常用的技术,特别是大病变。这包括在麻醉下"刮"皮肤表面,在短期内取得良好的结果[121]。大面积的磨削术与自体上皮移植物相结合,使皮肤表面再上皮化[122]。移植物需要保护以确保存活,这限制了该技术的适用性。这对儿童或认知障碍者不是一个好的选择。

许多情况下,激光治疗已经成为面部血管纤维瘤的主要治疗手段。这种技术也经常需要全身麻醉,也可以在局部麻醉下进行连续疗程。有各种各样的激光器可供选择。二氧化碳(carbon dioxide,CO_2)激光能够有效地治疗较大的,特别是结节性和深层纤维性病变。然而,增生性瘢痕的风险高达 53.8%[123]。尽管治疗初期效果良好,但病变通常在几年后复发。脉冲染料激光(pulsed dye laser,PDL)已成为治疗结节样较少但红斑明显的血管纤维瘤较好的激光选择。利用 PDL 的光凝固特性最大限度地消除病变的血管成分[123]。可使红斑减少,但对纤维成分的作用很小。结节性和红斑性血管纤维瘤同时存在的情况下可能需要联合治疗。

到目前为止,医学治疗一直是有限的和非官方的。然而,最近的研究发现有更多的选择来补充物理治疗和激光治疗。一些局部和口服药物已被报道用于治疗 TSC 的血管纤维瘤。曲尼司特是一种具有抗过敏特性的化合物,用于防止瘢痕疙瘩和增生性瘢痕[124]。已报告在少数 TSC 患者中有效治疗早期的面部血管纤维瘤和甲周纤维瘤[125]。鬼臼毒素(25% 溶液),一个治疗疣的局部制剂,也有报道成功使用在一个 TSC 患者的面部血管纤维瘤[126]。同样,据报道,一个 TSC 患者在 PDL 和 CO_2 激光治疗前,每天 2 次局部外用 β 受体阻滞剂 0.5% 噻吗洛尔凝胶,效果良好[127]。尽管使用了 PDL,与未预先使用凝胶治疗的面部区域相比,红斑显著减少[127]。口服 mTOR 抑制剂(雷帕霉素和依维莫司)治疗 SEGA、肾血管平滑肌脂肪瘤和 LAM 的研究都提示面部血管纤维瘤对这些药物的系统效应也有反应[50,102-103,112-113,128]。然而,仅对皮肤病变而系统应用 mTOR 抑制剂治疗并不是这种治疗方法的适应证。或者,已有证据表明局部应用但未经商业制备或批准用于此用途的 mTOR 抑制剂已变得更加适用。一个广泛的文献综述报道了局部 mTOR 抑制剂用于 TSC 面部血管纤维瘤和色素减退斑的总结数据[129]。最常用的配方是雷帕霉素粉碎后与油基或水基软膏复合,浓度为 0.003%~1%(最常见的为 0.1%~0.2%),观察时间为 6 周~30 个月[129]。目前只有一项关于局部外用雷帕霉素的随机、双盲对照试验。与其他报告[130]相比,该项试验的剂量浓度很低,从 0.003% 到 0.015% 不等。总的来说,几乎所有接受治疗的血管纤维瘤患者主观反应都有效。<10 岁以下儿童似乎受益最多,病变高于 3~4mm 的患者受益最少[129-130]。然而,结果分析方法存在局限性,因为大多数是自我报告,很少有左右脸比较或系列照片分析。一些研究也发现一些色素减退斑减小[129]。没有明显的全身或局部不良反应。

前景　结节性硬化症国际组织和世界各地附属于国家的 TSC 协会旨在增加知识,促进研究,为 TSC 协会提供支持和资源(表 143.6)。在神经认知和行为的重要领域、对 TSC 信号通路的理解的扩展、TSC 动物模型的进一步探索、现有治疗方法的扩展、新疗法的开发等方面,目前正在进行更多的研究工作。首先需要确定和执行有效的预防策略,防止发生与 TSC 有关的并发症。表 143.7 载有 2015 年策略规划会议的建议大纲。

表 143.6　为患者和专业人士提供的互联网资源

结节性硬化症国际组织网址:http://www.tscinternational.org
英国结节性硬化症协会:http://www.tuberous-sclerosis.org
结节性硬化症联盟:http://www.tsalliance.org
加拿大结节性硬化症:http://www.tscanada.ca
孤儿网:http://www.orpha.net
自闭症协会:http://www.autism-society.org
LAM 基金会:https://www.thelamfoundation.org/
TSC1 & *TSC2* 数据库:http://chromium.lovd.nl/LOVD2/TSC

表 143.7　研究机遇

优先推进的项目
1. 了解结节性硬化症的表型异质性
2. 获得关于 TSC 信号通路和 TSC 缺乏的细胞后果的更深入的知识
3. 改进 TSC 疾病模型
4. 开发 TSC 的临床生物标志物
5. 促进治疗学和临床试验研究

资料来源:Adapted from[131](https://www.ninds.nih.gov/Disorders/All-Disorders/Tuberous-Sclerosis-Information-Page4).

(于鲁　译,李丽　梁键莹　校)

参考文献

见章末二维码

第 144 章 其他 RAS 通路疾病

Fanny Morice-Picard

摘要

RAS/MAPK 通路上不同位点的过度激活可导致多种临床症状，包括特殊面容、心脏缺陷、皮肤异常、生长缺陷、神经发育迟缓和恶性肿瘤倾向。各种症状的特点，可能反映了基因型相关的特异性生物学效应。皮肤表现在诊断和鉴别诊断各种 RAS 通路疾病方面非常重要。

要点

- RAS 通路疾病以特异性表型为特点，包括典型的颅面畸形、先天性心脏缺陷、矮小、多种认知缺陷和骨骼异常。
- RAS 通路疾病的分子学特征决定了疾病的发展及预后。
- Costello 综合征患者罹患恶性肿瘤的风险增加，因此需要定期随访监测。
- 明确 RAS 通路疾病的皮肤异常十分重要，可帮助作出临床诊断。

引言

除了 I 型神经纤维瘤病(neurofibromatosis 1，NF1)之外，RAS/MAPK 通路疾病表现为多种发育异常伴随皮肤表现。RAS 通路疾病表现为一组遗传性症状，由编码 RAS/MAPK 通路成分的基因种系突变引起[1]。主要的 RAS 通路疾病包括：Noonan 综合征、Noonan 综合征伴多发性雀斑(LEOPARD 综合征：斑痣-眼部异常-心房缺损-耳聋)、心-面-皮肤综合征(cardiofaciocutaneous syndrome，CFCS)和 Costello 综合征。

Noonan 综合征、Costello 综合征和心-面-皮肤综合征有共同的临床特征，例如特殊面容、心脏缺陷和学习障碍[2]。在明确不同 RAS 通路疾病的致病基因之前，临床诊断是具有挑战性的。分子诊断的最新进展有助于区分不同的 RAS 通路相关性疾病(表 144.1)。

表 144.1 RAS 通路疾病汇总

综合征	基因	皮肤表型	其他
Costello	*HRAS*	乳头状瘤	颅面畸形，先天性心脏缺陷，身材矮小，发育迟缓，罹患癌症风险增大
Noonan	*PTPN11* *KRAS* *NRAS* *RAF1* *BRAF* *SHOC2* *CBL* *RIT1* *SOS1* *MAP2K1* *PPP1CB*	淋巴水肿，雀斑，咖啡斑，毛囊角化，毛发浓密卷曲	颅面畸形，先天性心脏缺陷，身材矮小，隐睾，眼异常，出血，神经认知正常或轻度迟缓，罹患癌症风险增大
心-面-皮肤	*BRAF* *MAP2K1* *MAP2K2* *KRAS*	毛囊角化，瘢痕性红斑，多发痣	颅面畸形，先天性心脏缺陷，身材矮小，眼异常和发育性张力减退
LEOPARD	*PTPN11* *RAF1*	类似于 Noonan 综合征，部分患者随着年龄的增长出现多发性雀斑	先天性心脏缺陷，身材矮小

RAS-GTPases 是一种普遍存在的小分子，在活性结合性 GTP 和非活性结合性 GDP 的循环中发挥着中心分子开关的作用[3]。与 RAF 结合后，结合 GTP 的 RAS 启动了 MAPK 的级联激活（图 144.1）。RAS/MAPK 通路的特点是 RAS、RAF、MEK 和 ERK（细胞外信号调节激酶）的数种亚型由不同基因编码。许多编码 MAPK 通路关键蛋白的基因（包括 *RAS* 和 *RAF* 基因）的体细胞突变是各种恶性肿瘤最常见的基因突变之一[4]。通常认为，癌症的致病基因导致了 RAS/MAPK 通路的过度激活[3-4]。

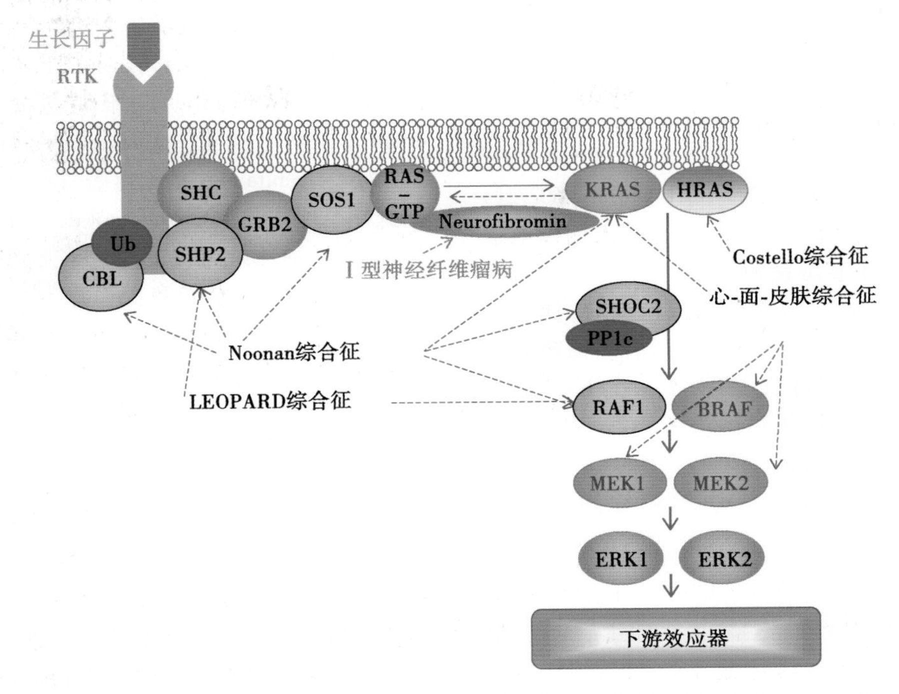

图 144.1　Ras/MAPK 信号转导途径。与该通路各成分相关的疾病包括 I 型神经纤维瘤病（NF1）、Noonan 综合征、LEOPARD 综合征、Costello 综合征和心-面-皮肤综合征

Noonan 综合征

定义、历史和病因　Noonan 综合征（Noonan syndrome，NS）（OMIM #163950）是小儿心脏病学家 Jacqueline Noonan 在 1960 年描述的一种疾病的同名名称[5]。它是最常见的遗传性疾病之一，为常染色体显性遗传，发病率约为 1/2 000～1/1 000）。许多 NS 患儿有全新的致病基因。NS 具有遗传异质性，目前 *PTPN11*、*SOS1*、*KRAS*、*NRAS*、*RAF1*、*BRAF*、*SHOC2*、*MAP2K1/MEK1*、*CBL*、*RIT1* 和 *PPP1CB* 的突变已明确与这一疾病或相关表型相关，包括 LEOPARD 综合征（OMIM #151100）、伴发的 Noonan 样综合征（NS/LAH，OMIM #607721）和“*CBL* 突变相关”综合征[6-16]。

PTPN11 基因（OMIM 176876）是一种编码非受体蛋白酪氨酸磷酸酶 SHP-2 的基因，包含两个 Src 同源 2（SH2）结构域，其错义突变导致了 50% 的 NS 发病[6,16-17]。所有 *PTPN11* 错义突变都聚集在氨基端 N-SH2 结构域和磷酸酪氨酸磷酸酶结构域的相互作用部分，它们参与了蛋白质在非活性构象和活性构象之间的转换。两个 N-SH2 突变体的能量基础结构分析表明，在这些突变体中可能存在有利于平衡活性构象的显著改变。这意味着它们是功能获得性突变，NS 的发病机制是 SHP-2 的过度激活[6]。

临床特征　NS 表现为典型的特殊面容、身材矮小和先天性心脏病，伴有皮肤异常[18]。

皮肤表现

淋巴管发育不良或发育不全是 NS 常见的表现。可导致全身淋巴水肿、外周淋巴水肿、肺淋巴管扩张或肠淋巴管扩张。肢体淋巴水肿最常见，通常在儿童时期消退。胎儿期即存在不同程度的水肿或积液[19-20]。

NS 的色素异常包括色素痣、咖啡斑和雀斑。眉部瘢痕性红斑（keratosis pilaris atrophicans faciei，面部萎缩性毛周角化病）可导致眉毛缺乏。NS 也常伴有上臂毛周角化病[16]。大约 1/3 的患者有浓密的卷发，部分患者毛发稀疏[16]。

其他表现

面部特征主要包括高额头、眼距增宽、睑裂下斜、内眦赘皮、上睑下垂、低位后旋耳和短颈。出生时身长通常是正常的。生后发育障碍往往从生命的第一年就很明显。从 2~4 岁到青春期，身高平均在第 3 百分位数[21]。超过 1/2 的患儿有先天性心脏病，包括肺动脉瓣狭窄[22]。1/4 的 NS 患者存在轻度智力障碍。

与 *PTPN11* 的种系致病性突变相关的 NS 易患幼年粒细胞白血病，为一少见的儿童白血病[23]。NS 患者罹患儿童期肿瘤的风险比正常人高 8 倍[24]。

其他表现包括宽颈、异常的胸阔形状如上隆胸和下漏斗胸、隐睾、各种凝血障碍和眼部异常[18]。

临床分型

NS/LAH　在毛发生长期，NS/LAH（OMIM #607721）患者的毛发松动、稀疏、细、生长缓慢，但缺乏内外毛根鞘。毛发松动可以在显微镜检查下通过拔毛试验确认。NS/LAH 患者可表现为无毛和深色皮肤，伴有湿疹或鱼鳞病、瘙痒。外胚层异常还包括眉毛稀疏和甲营养不良。大多数病例都有心脏异常。NS/LAH 似乎具有遗传同源性。目前所报道的患者均在 *SHOC2* 中发现 c. 4A>G 的错义突变（p. Ser2Gly）[8,25]。

Noonan 综合征伴或不伴幼年粒细胞白血病（OMIM #613563）　*CBL* 种系杂合突变的多种表型与 NS 的特征重叠[13]。这种疾病的特征是相对高发的神经系统病变、幼年粒细胞白血病，相对低发的心脏缺陷、发育迟缓和隐睾[26]。

诊断　NS 的诊断基于临床关键特征。1997 年 van der Burgt 制订的诊断标准于 2007 年发布[18]。NS 患者的染色体检查通常是正常的。然而，极少数患者中发现了致病性的拷贝数变异。约半数患者中发现 *PTPN11* 的致病性突变，约 13% 的患者中发现 *SOS1* 致病性突变，5% 的患者中发现 *RAF1* 和 *RIT1* 致病性突变，不到 5% 的患者中发现 *KRAS* 致病性突变[27]。据报道，*NRAS*、*BRAF* 和 *MAP2K1* 突变所致的 NS 不到 1%。在不到 10 位患者中发现了与 Noonan 综合征样表型相关的其他几个基因。

治疗　治疗主要是对症治疗。NS 心血管异常的治疗与常规治疗相同。一些研究表明，洛伐他汀或 MEK 抑制剂可能有助于治疗 NS 患者的认知缺陷[28]。治疗严重出血的方案选择，取决于病因是凝血因子缺乏还是血小板聚集异常。生长激素可改善发育迟缓的问题[21]。异常出血和听力异常可能需要适当的治疗和随访。随访内容基于各系统的异常情况，包括心血管异常等。尽管恶性血液病和实体肿瘤的发病率明显增加，但目前没有值得推荐的监测策略。临床管理指南提供了基线调查和年龄特异性管理的详细建议[29]。

Noonan 综合征伴多发性雀斑

定义、历史和病因　Noonan 综合征伴多发性雀斑（Noonan syndrome with multiple lentigines，NSML）或 LEOPARD 综合征（OMIM #151100）是一种常染色体显性遗传病，部分临床症状与 NS 重叠。各首字母指的是其主要特征：雀斑（lentigines）、ECG 传导异常（ECG conduction abnormalities）、眼距过宽（ocular hypertelorism）、肺动脉狭窄（pilmonic stenosis）、生殖器异常（abnormal genitalia）、生长迟缓（retardation of growth）和感觉神经性耳聋（sensorineural deafness）。NSML 由 *PTPN11* 的限制性杂合突变引起[30]。少数 LEOPARD 综合征与 *RAF1* 或 *BRAF* 突变有关[11,12]。最常见的 NSML 相关 *PTPN11* 突变影响了 PTP 结构域的氨基酸催化，体外 SHP2 催化活性降低，导致功能丧失[31]。

临床特征　NSML 的主要特征包括雀斑、肥厚型心肌病、身材矮小和胸廓畸形。面部特征包括眼距增宽和上睑下垂。多发雀斑呈散在的扁平黑褐色斑点，主要分布在面部、颈部和躯干上部，不累及黏膜（图 144. 2）。一般来说，雀斑直到 4~5 岁才出现，但到青春期时迅速增加至成千上万个[32]。部分 NSML 患者没有雀斑。超过 70%~80% 的患者有咖啡斑[32]。也有皮肤弹性过度的报道。

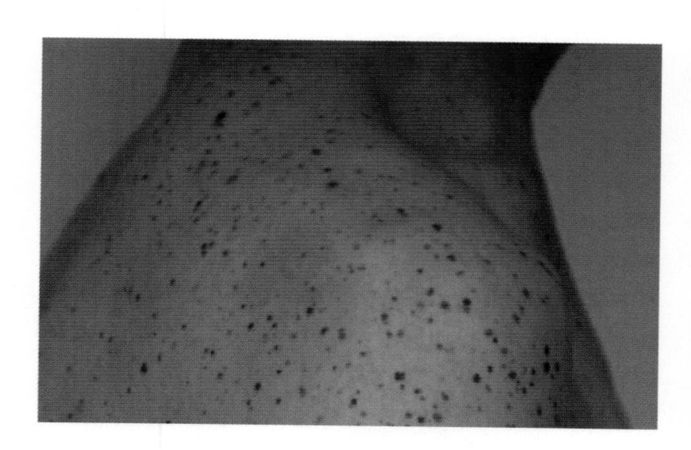

图 144. 2　LEOPARD 综合征的雀斑

其他表现

约 85% 的患者有心脏缺陷，包括肥厚型心肌病（通常出现在婴儿期，有时会进展加重）和肺动脉瓣狭窄。少于半数的患者存在生长发育迟缓所致的身材矮小。常伴有感觉神经性听力损失，也可出现轻度智力障碍。

诊断　NSML 可通过临床表现确诊，如果临床证据不足，可以通过分子遗传学手段在 4 个基因（*PTPN11*、

RAF1、*BRAF* 和 *MAP2K1*）中检测是否存在杂合致病变异[30]。

治疗 心血管异常和隐睾症的治疗与常规治疗相同。听力损失的治疗包括使用助听器、接受听力障碍的特殊教育以及考虑植入人工耳蜗。生长迟缓可接受早期的作业疗法、物理治疗和语言治疗。

心-面-皮肤综合征

定义、历史和病因 心-面-皮肤综合征（cardiofaciocutaneous syndrome，CFCS）（OMIM #115150）是一种罕见的、多种先天异常性疾病，其特征为特殊面容、先天性心脏缺陷、精神运动性迟缓、生长落后以及皮肤毛发异常。

1986 年，Reynolds 等人在 8 名儿童中首次描述了这种综合征[33]。CFCS 是一种常染色体显性遗传病，由 RAS 下游 RAF/MAPK 通路的 *BRAF*、*MEK1* 或 *MEK2* 基因编码蛋白突变引起[3]。大多数患者可发现全新的致病性突变。如果先证者中发现 *BRAF*、*MAP2K1*、*MAP2K* 或 *KRAS* 致病变异，则可进行妊娠前风险检测。

临床表现 CFCS 的特征是心脏异常、特殊面容和皮肤异常[34]。

皮肤特征主要表现为干皮症、毛周角化和瘢痕性红斑（图 144.3）[35,36]。掌跖角化过度亦有报道。患者可有多发的黑素细胞痣和咖啡斑。头发稀疏、卷曲、细或厚、羊毛状或脆性增加，睫毛和眉毛缺失或稀疏。甲营养不良或快速生长。

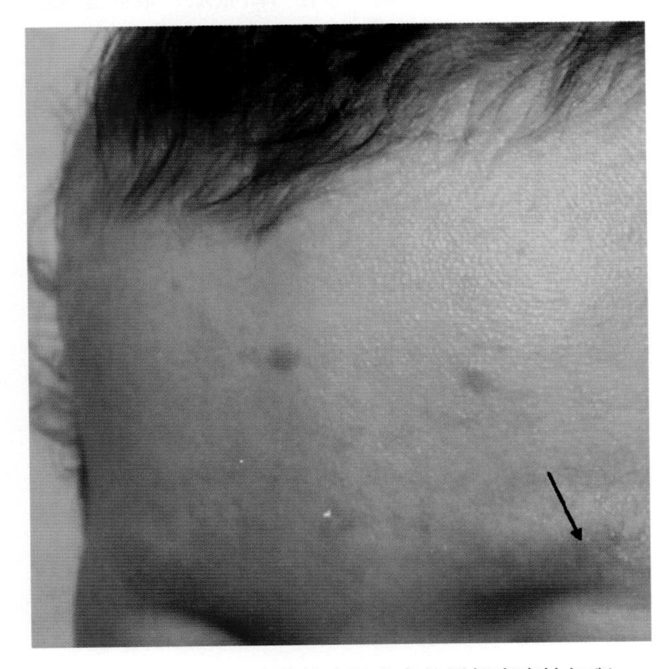

图 144.3 心-面-皮肤综合征患者的眉部瘢痕性红斑

多种心脏异常，包括肺动脉狭窄和其他瓣膜发育不良、间隔缺损、肥厚型心肌病和节律异常[37]。这些异常可能生后即有，或之后被诊断。肥厚型心肌病可能是进行性的。

面部特征主要包括高额弓、头围大、双颞变窄、眼距过宽、睑裂下斜、内眦赘皮、上睑下垂、鼻梁短、鼻梁凹陷、鼻孔前倾、耳垂折痕、低位后旋耳、深人中和"丘比特弓形唇"[33-34]。面部一般比 NS 更宽大粗犷，但不及 Costello 综合征。

所有患者均有不同程度的神经异常和认知迟缓。

CFCS 引发恶性肿瘤的风险尚未完全确定。在部分个体中已报道了急性淋巴细胞白血病[38]。

诊断 诊断基于临床表现和分子基因检测。已知与 CFCS 相关的 4 个基因包括：*BRAF*（~75%）、*MAP2K1*、*MAP2K2*（~25%）和 *KRAS*（<2%）基因[39]。

治疗 需要多学科参与治疗。心脏缺陷和心律失常的治疗与常规方案相同。需要定期复查超声心动图（肥厚型心肌病）和心电图（节律紊乱）。

针对皮肤异常，增加环境湿度或缓解干燥及瘙痒的保湿乳液是必要的。对黑素细胞病变进行长期随访。

喂养困难时可能需要增加热量摄入，使用鼻胃管或胃造瘘。生长激素缺乏和眼部缺陷的治疗是常规的。癫痫发作的处理可能需要综合治疗。可能需要专业医生治疗、物理治疗和言语治疗。已发布诊疗共识指南[40]。

Costello 综合征

定义、历史及病因 Costello 综合征（Costello syndrome，CS）（OMIM #218040）最早报道于 1971 年，后在 1977 年进一步报道[41]。CS 是一种罕见的 RAS 通路疾病[3]，具有独特的表型。Costello 综合征是一种常染色体显性遗传病，由 *HRAS* 基因的种系突变引起[42]。*HRAS* 是一种致癌基因，在散发性肿瘤中发现由其错义突变引起的基因产物异常激活。同样，CS 中发现其生殖系突变引起的基因产物异常激活。大部分 CS 由全新致病性变异引起[43]。

临床特征 CS 的特点是宫内过度生长、生后发育严重迟缓、明显宽大的面部特征、发育迟缓、身材矮小、心脏缺陷、肌肉骨骼和皮肤异常。

皮肤异常包括:皮肤松弛伴有手足掌纹加深、色素沉着、面部和肛周乳头状瘤(通常在婴儿期不存在,可能在儿童期出现;可疑病例必须明确诊断)、早衰、脱发和毛发卷曲或稀疏、细(图 144.4)。

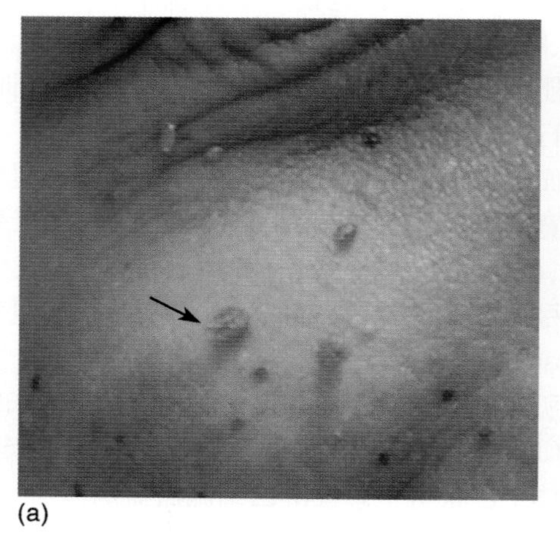
(a)

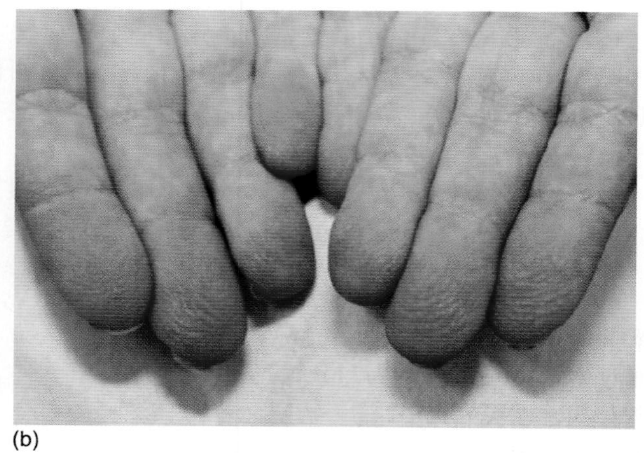
(b)

图 144.4 Costello 综合征的乳头状瘤(a)和指尖皮纹加深伴点皮纹(b)

手腕、手指的尺侧偏移以及跟腱紧绷,导致弥漫性张力减退和关节松弛。

神经异常包括脑室扩张、脑萎缩、Chiari 畸形和脊髓空洞症等电生理和结构障碍[44]。明确 Costello 综合征的诊断后,应完善颅脑 MRI 和脑电图等检查。

心脏受累包括肥厚型心肌病和心律失常。Costello 综合征患者罹患恶性肿瘤的风险增加,包括儿童期横纹肌肉瘤和神经母细胞瘤,青少年和青年期膀胱移行细胞癌[45]。

诊断 CS 的诊断基于临床表现,并通过分子基因检测得到证实。*HRAS* 是目前已知的唯一与 CS 相关的基因,80%~90%临床诊断为 CS 的患者中,通过序列分析可以检测到致病性错义突变[43]。如果未发现 *HRAS* 致病变异,则应重新考虑临床诊断,并考虑诊断其他 RAS/MAPK 通路综合征。

管理

对症治疗

治疗方案的选择取决于患者最早出现的并发症[45-46]。大多数婴儿因鼻饲管或胃造口喂养而发育不良。心脏异常和恶性肿瘤进行常规治疗[47]。骨科异常需要早期支具和物理治疗,跟腱紧绷可能需要手术延长肌腱。易复发的面部乳头状瘤可能需要常规的液氮冷冻治疗。

随访监测

监测新生儿血糖,预防新生儿低血糖。确诊后进行超声心动图和心电图检查,由熟悉病史的心脏病专家进行随访。在 8~10 岁之前,每 3~6 个月复查腹部和盆腔超声检查,以筛查横纹肌肉瘤和神经母细胞瘤。从 10 岁开始,每年进行血尿检查以筛查膀胱癌[48]。

(何瑞 张佳 译,张斌 梁键莹 校)

参考文献

见章末二维码

第三十篇

第三十一篇 血管炎和风湿综合征

第 145 章 皮肤血管炎

Joyce C. Chang, Pamela F. Weiss

摘要

血管炎是一种血管壁破坏、继而出血和缺血的炎症过程。血管炎见于一组异质性疾病，既可以是一种原发疾病，又可以继发于潜在的系统性疾病、感染或用药后。可触及性紫癜是血管炎最常见的临床表现，其他常见表现包括浸润性红斑、结节、溃疡和肢端坏疽。累及真皮小血管的白细胞碎裂性血管炎是最常见的组织病理学表现，通常与免疫复合物沉积有关。本章着重介绍与儿童皮肤血管炎相关的疾病，包括过敏性紫癜、婴儿急性出血性水肿、荨麻疹性血管炎、持久性隆起性红斑和皮肤型结节性多动脉炎。色素性紫癜虽不是真性血管炎，也将在本章讨论。系统性血管炎和自身免疫性疾病也可表现为皮肤血管炎，因此了解其特征对于诊断至关重要。

要点

- 皮肤血管炎可仅局限于皮肤，或与系统性疾病相关。
- 白细胞碎裂性血管炎，即小血管壁中性粒细胞浸润伴纤维蛋白样坏死，与免疫复合物沉积相关。这是儿童时期绝大多数血管炎性皮肤损害的组织病理学表现。
- 过敏性紫癜是儿童最常见的血管炎。
- 低补体血症性荨麻疹性血管炎和系统性红斑狼疮关系密切。
- 持久性隆起性红斑极少见于儿童，通常与潜在感染或系统疾病相关。
- 皮肤型结节性多动脉炎是系统性结节性多动脉炎的皮肤型，总体预后良好。
- 皮肤血管炎的鉴别诊断广泛，包括原发性皮肤血管炎、感染性疾病、药物反应性疾病、系统性血管炎和结缔组织病。

引言

皮肤血管炎是一组异质性疾病，其组织病理学特征性的表现为炎症和细胞介导的血管壁破坏，进而导致局部缺血、出血，继而引起周围组织损伤。临床上，浅表血管受累通常表现为紫癜性斑疹或浸润性红斑，真皮深部血管受累常表现为可触及性紫癜或浅表溃疡，真皮深部和皮下组织累及时常表现为较深的溃疡、结节或凹陷性瘢痕。原发性皮肤血管炎仅累及皮肤，而继发性皮肤血管炎常与潜在的自身免疫性或炎症性疾病相关，后者可有显著的系统症状或多器官受累。根据血管炎的病因不同，皮肤表现可能呈现为自限性、复发和缓解交替的过程，或慢性病程[1]。不同类型的血管炎其发病机制也不尽相同，因此针对不同病因的治疗方法也不同。

儿童血管炎的分类极具挑战性。最广泛使用的是教堂山共识会议（Chapel Hill Consensus Conference，CHCC）命名法，基于病理标准并按最常受累动脉的大小进行分类，但该命名法仅在成人患者中进行过验证，而对个别患者的预测价值很低[2-3]。2008 年，欧洲风湿病联盟（European League against Rheumatism，EULAR）、儿童风湿病国际试验组织（Pediatric Rheumatology International Trials Organization，PRINTO）和欧洲儿童风湿病学会（Paediatric Rheumatology European Society，PRES）提出并修正了儿童血管炎综合征的修订分类标准，已证明该标准具有较高的灵敏度和特异度[4]。然而，无论是 CHCC 还是 EULAR/PRINTO/PRES 分类标准，均不易应用于皮肤血管炎，尤其当皮肤表现作为某个系统性疾病的首发表现时。因此，有作者提议对皮肤血管炎的分类可采用受累血管大小、组织病理学表现和实验室检查相结合的分类方法（表 145. 1）[5-6]。

本章着重于介绍好发于儿童的血管炎，其中最常见的是累及小血管的白细胞碎裂性血管炎，包括过敏性紫癜、婴儿急性出血性水肿、荨麻疹性血管炎和持久性隆起性红斑。本章也将简单介绍色素性紫癜，尽管目前认为本病并非真性血管炎。皮肤型结节性多动脉炎作为原发性中等血管炎的代表也在本章讨论。本章结尾将对系统性血管炎和结缔组织病相关的皮肤表现进行综述。感染和药物诱导的血管炎在其他章节讨论。

表 145.1　皮肤血管炎的组织病理学分类

小血管炎
中性粒细胞性(白细胞碎裂性)
过敏性紫癜
婴儿急性出血性水肿
荨麻疹性血管炎
变应性血管炎
持久性隆起性红斑
淋巴细胞性
立克次体和病毒感染
节肢动物叮咬
混合性小及中等大小血管炎
中性粒细胞伴免疫复合物沉积
冷球蛋白血症
结缔组织病相关血管炎
ANCA 相关、微免疫沉积性
伴多血管炎肉芽肿病(Wegener's)
显微镜下多血管炎
伴多血管炎的嗜酸性肉芽肿病(Churg-Straus 综合征)
混杂性
败血症性血管炎
白塞病
中等肌性血管炎
中性粒细胞性
结节性多动脉炎(系统型和皮肤型)
结节性血管炎(硬红斑)

资料来源:Adapted from Carlson JA, Chen K-R. 2006[6].

白细胞碎裂性血管炎

白细胞碎裂性血管炎是一种描述性诊断,指在组织病理学上表现为中性粒细胞浸润,导致血管壁纤维蛋白样坏死和中性粒细胞碎片(白细胞碎裂)(图 145.1)[7]。临床上,白细胞碎裂性血管炎最常见的表现为可触及性紫癜。病理上,这种临床表现与免疫复合物沉积相关,可见于多种疾病,包括过敏性紫癜、荨麻疹性血管炎、变应性血管炎、系统性自身免疫性疾病或感染(框图 145.1)。白细胞碎裂性血管炎偶尔也可见于几种表现类似于血管炎的疾病,如嗜中性皮病和原发性血管病。最后,白细胞碎裂性血管炎在极少数情况下也可以是恶性肿瘤的表现,既可以是副肿瘤现象的表现,也可以由白血病细胞直接侵犯真皮血管壁导致。

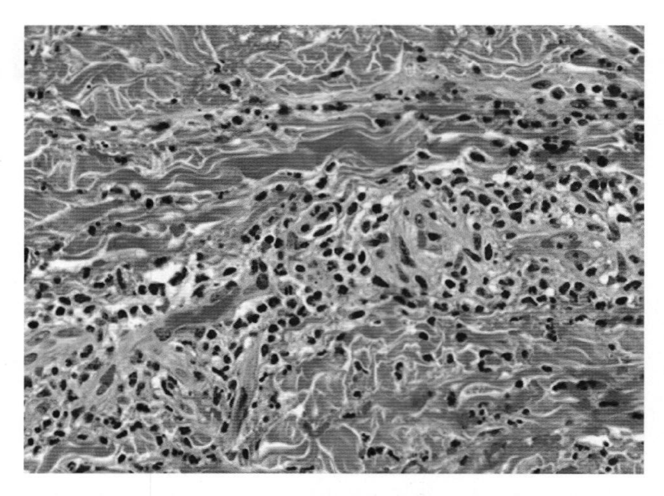

图 145.1　白细胞碎裂性血管炎的组织病理学表现。显著的中性粒细胞浸润、纤维蛋白变性和核碎裂(白细胞碎裂)。资料来源:Courtesy of Portia Krieger, MD, Children's Hospital of Philadelphia, PA, USA.

框图 145.1　与白细胞碎裂性血管炎相关的疾病

过敏性紫癜
婴儿急性出血性水肿
荨麻疹性血管炎
超敏性血管炎
持久性隆起性红斑
混合性冷球蛋白血症
抗中性粒细胞胞质抗体相关(ANCA)血管炎
皮肤型结节性多动脉炎
Goodpasture 综合征
胶原-血管疾病
复发性多软骨炎
炎症性肠病
感染性心内膜炎
病毒感染(肝炎、HIV)
抗磷脂抗体综合征
Degos 病
Sweet 综合征
CANDLE(非典型慢性中性粒细胞与脂肪代谢障碍性皮肤病和高温综合征)
发热性溃疡坏死性 Mucha-Habermann 病
白血病/淋巴瘤

过敏性紫癜

历史和定义　过敏性紫癜(Henoch-Schönlein purpura, HSP)由 William Heberden 于 1801 年首次报道,一名 5 岁男童同时表现出腹痛、呕吐、黑便、关节痛、血尿和紫癜性皮损[8]。1837 年,Johann Schönlein 提出关节痛、尿沉渣异常和紫癜性皮损三要素,将其命名为风湿性紫癜。随后 1874 年,Schönlein 的学生 Eduard Henoch 提出紫癜性皮损、腹痛、关节痛、血性腹泻和蛋白尿之间的关系，即后来众所周知的 Henoch-Schönlein 紫癜[9]。近来，CHCC 命名法将 HSP 归类于 IgA 血管炎，即以 IgA 为主的免疫复合物沉积于血管壁，通常累及皮肤、胃肠道和关节，有时可导致肾小球性肾炎，类似于 IgA 肾炎[3]。2010 年 EULAR/PRINTO/PRES 证实儿童 HSP 的正式分类标准，灵敏度达 100%，特异度为 87%（表 145.2）[4]。

表 145.2　EULAR/PRINTO/PRES 过敏性紫癜分类标准(2010)

标准	定义
紫癜(必要)	紫癜或瘀点，主要累及双下肢[1]，非血小板减少性
和至少下列中一项：	
腹痛	弥漫性、急性腹部绞痛，可有肠套叠和胃肠道出血
组织病理学	以 IgA 沉积为主的白细胞碎裂性血管炎，或以 IgA 沉积为主的增殖性肾小球肾炎
关节炎或关节痛	关节炎：急性关节肿胀或疼痛，活动受限 关节痛：急性关节痛而无关节肿胀或活动受限
肾脏受累	蛋白尿：>0.3g/24h 或尿蛋白/肌酐比 >30mmol/mg 血尿：>5 红细胞/HPF 或尿沉渣有红细胞管型

注：[1] 对紫癜的不典型分布，须有皮肤活检病理显示 IgA 沉积。

EULAR，European League against Rheumatism，欧洲风湿病联盟；HPF，high-power field，高倍镜视野；PRINTO，Pediatric Rheumatology International Trials Organization，儿童风湿病国际试验组织；PRES，Paediatric Rheumatology European Society，欧洲儿童风湿病学会。

资料来源：Adapted from Ozen et al. 2010[4]. Reproduced with permission of BMJ Publishing Group Ltd.

流行病学　HSP 是儿童最常见的血管炎，至少占所有血管炎的 1/2 及皮肤血管炎的 90%[10-11]。年发病率 6/100 000~26/100 000，高加索和亚洲儿童高于非洲或非裔美国儿童。大多数病例为 10 岁以下儿童，发病年龄高峰为 4~6 岁[12-14]。与其他血管炎不同，男性儿童发病高于女性，比例约 1.2∶1~1.8∶1。多项流行病调查研究显示，本病好发于秋冬季，提示感染诱因可能参与发病[12,14-16]。

发病机制　尽管本病的发病机制不甚清楚，组织病理学上 IgA 免疫复合物沉积于血管壁和肾小球系膜，提示 IgA 在发病机制中发挥关键作用。针对某些抗原刺激的 IgA 介导的免疫失调可导致 IgA 免疫复合物沉积，继而活化补体级联反应、破坏小血管[17]。HSP 免疫复合物包含的 IgA 抗体仅为 IgA_1 亚型[18]。此外，HSP 肾炎患者其血清中不完全半乳糖化的 IgA_1 的水平更高[19]。因此，有人提出感染诱发的抗多糖 IgG 或 IgA 抗体识别不完全半乳糖化的 IgA 抗体，导致免疫复合物形成并在肾小球系膜沉积[20-21]。局部 IgA_1 免疫复合物介导的补体活化以及肾小球系膜细胞的活化和增殖，都在肾小球损伤的发病机制中发挥了重要作用[17]。调控 IgA 半乳糖化、IgA 合成和肾小球系膜细胞异常活化的基因可能导致机体对本病易感，但尚未明确具体的基因。

已经知道一些 HSP 的触发因素，包括感染、药物和疫苗，前期感染尤其是上呼吸道感染是最常见的因素，这与 HSP 在冬季的高发病率高度一致。文献报道，20%~50% 的 HSP 患者同时伴发或近期有 β 溶血性链球菌感染[21-23]。其他报道与 HSP 相关的感染因素，包括：汉氏巴尔通体[24]、金黄色葡萄球菌[16,25]和幽门螺杆菌[26-27]以及各种病毒感染包括细小病毒 B19、柯萨奇病毒和乙型肝炎病毒[21,30]，然而，感染在 HSP 发病机制中的重要性尚不清楚。在成人，特定的药物也可能是 HSP 发病的潜在触发因素，例如：克拉霉素[31]、非甾体抗炎药（nonsteroidal anti-inflammatory drugs，NSAIDs）、TNF 抑制剂[32-34]和疫苗，再次提示抗原暴露在本病的发病机制中至关重要。然而，大量基于人群的调查研究和近来的系统回顾性分析，排除了由疫苗导致的病例[36-37]。

临床特征

皮肤表现

HSP 的特征性表现是血小板计数正常的可触及性紫癜（图 145.2a），根据疾病的定义，紫癜见于全部 HSP 病例，同时也是近 3/4 病例的现症体征[14,38]。典型的皮损分布于躯体承重部位尤其是下肢和臀部，以及受压部位，例如：袜子的边缘和血压计袖带处（图 145.2b 和 145.2c）。上臂、躯干、面部和耳后区域也可受累。皮损可表现为瘀点和融合成片的瘀斑。有时紫癜也可发展成类似于多形红斑的靶形皮损外观[14]。极少数情况下，也可为出血性大疱性损害，导致溃疡并形成瘢痕[39]。所有的紫癜变异性损害出现前可能表现为苍白的、非瘙痒性荨麻疹样或斑丘疹样损害[40]。紫癜性损害愈合的过程中，通常可见到变为褐色或铁锈色和结痂，直至皮损完全消退（图 145.2d）。以手背和足背为主的皮下组织水肿为显著性特点（图 145.3），也可伴发阴囊和面部水肿，尤其是婴儿和幼童[9]。

胃肠道表现

50%~75% HSP 患儿可出现胃肠道受累，且可在

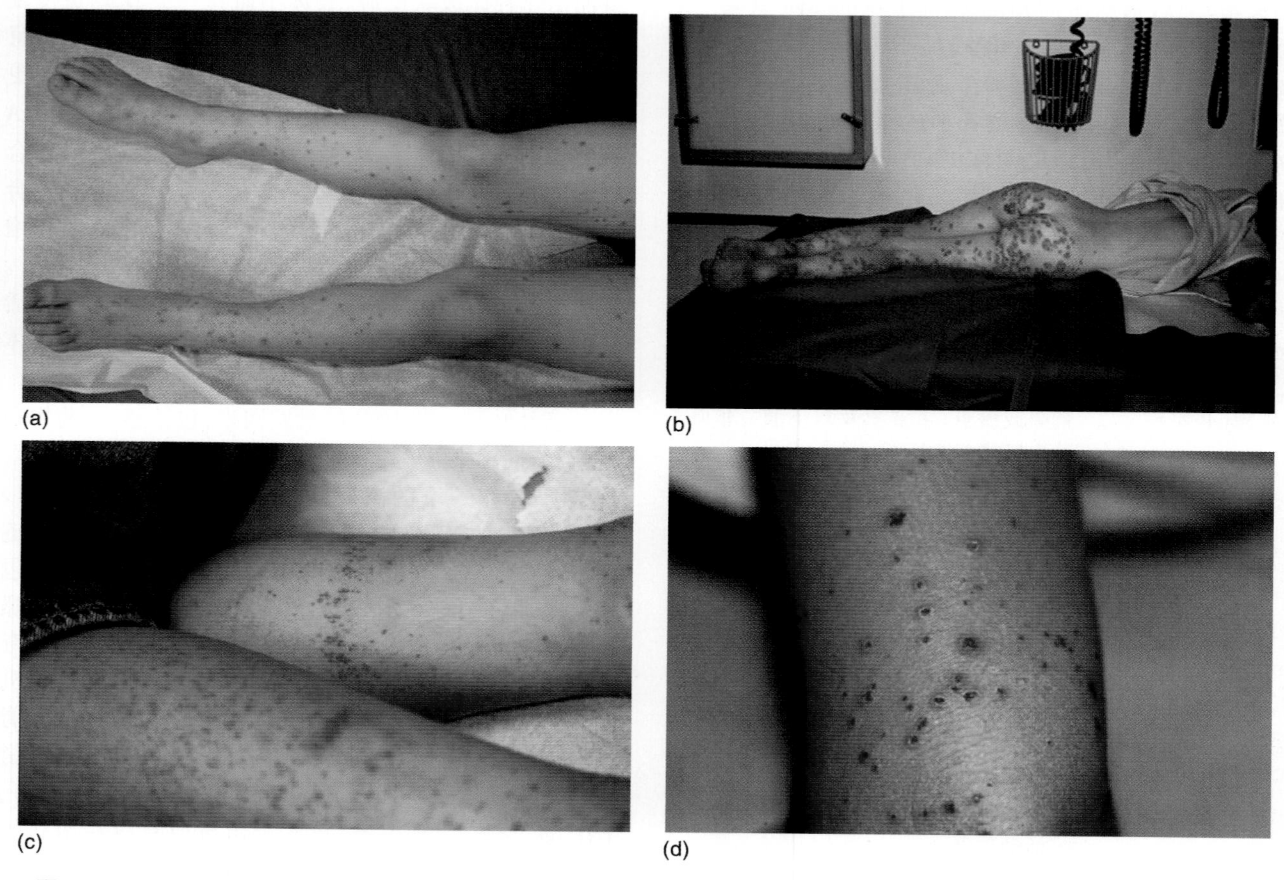

图 145.2 (a)HSP 患者下肢的可触及性紫癜。(b)HSP 皮损,双下肢和臀部的典型分布特点。注意一些紫癜的靶形损害。(c)HSP 患者袜子边缘的瘀点。(d)陈旧性 HSP 皮损可发展为中心溃疡和结痂。资料来源:(a)Courtesy of Lehn Weaver,MD;(b-d)Courtesy of David Sherry,MD,Children's Hospital of Philadelphia,PA,USA.

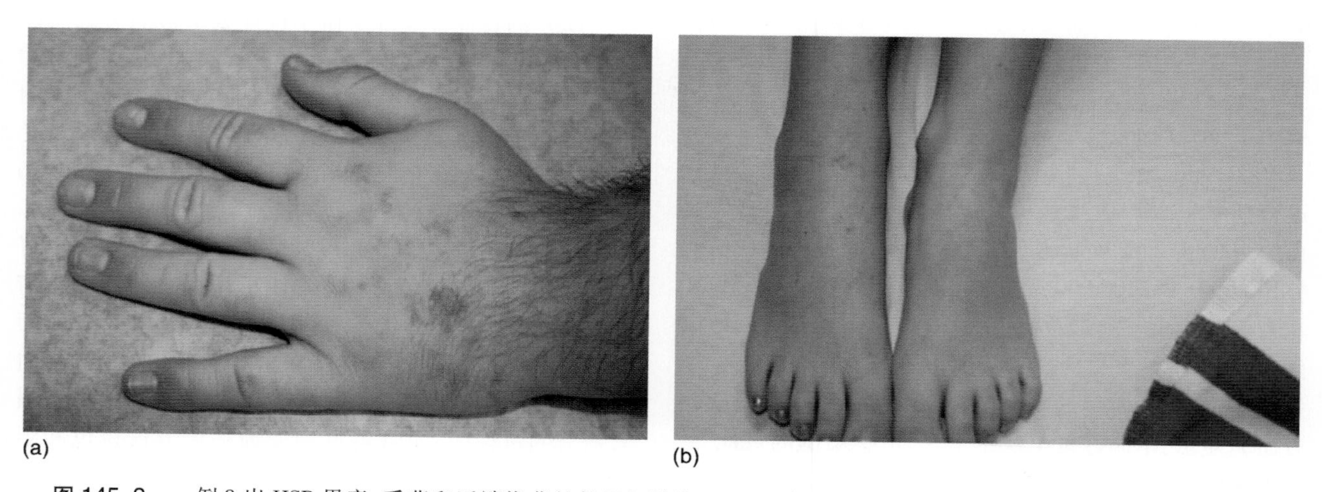

图 145.3 一例 8 岁 HSP 男童,手背和近端指背的软组织肿胀。(b)一例 10 岁 HSP 女童,足部肿胀和踝部疼痛,随后发展为与 HSP 一致的紫癜。资料来源:(a)Courtesy of Lehn Weaver,MD;(b)Courtesy of Sabrina Gmuca,MD and David Sherry,MD,Children's Hospital of Philadelphia,PA,USA.

紫癜前 2 周出现[22],症状包括腹痛、呕吐和肠道出血(从潜血到肉眼血尿)。回肠套叠是一种已被广泛认识的并发症,通常因肠壁损伤后引导端形成发展而来,可见于 1% ~5% 病例。其他少见的胃肠道表现包括蛋白丢失性肠病、胰腺炎、肠道缺血或穿孔[40-42]。

关节炎和关节痛

关节痛或关节肿胀见于 75% 的 HSP 患儿。主要累及大关节,如膝和踝关节。关节炎通常为典型的少关节受累(少于 4 个关节)、非破坏性和自限性损害。15% ~25% 的病例关节症状先于紫癜出现[41,43]。

肾脏损害

HSP 肾脏损害可导致慢性病程和死亡,并显著影响长期预后。30% ~50% 可发展为肾脏疾病,表现为由于肾小球损伤导致的显微镜下血尿或蛋白尿。其他少见表现,包括高血压、肾病或肾病综合征,极少数情况下可发生肾衰竭。与胃肠道表现不同,肾脏疾病几乎从不会在紫癜前出现。对 HSP 肾病的纵向研究发现,91% 的患者肾脏损害都发生在发病 6 周内,97% 发生在 6 个月内[20]。终末期肾病(end-stage renal disease,ESRD)是 HSP 一种罕见但严重的并发症。

其他表现

低热和乏力是常见的非特异性全身表现,见于 50% 的 HSP 患儿[44]。男性患者中阴囊水肿或疼痛并不少见,也可见到真性睾丸炎[22]。其他 HSP 罕见的临床表现还有神经系统并发症,包括癫痫、中枢神经系统血管炎和神经病变,眼和肺受累[9]。

鉴别诊断 HSP 鉴别诊断包括弥散性血管内凝血、败血症、特发性血小板减少性紫癜、血栓性血小板减少性紫癜、系统性红斑狼疮或其他系统性血管炎,上述疾病多数可同时有皮肤和肾脏受累。通过详细的病史询问、体格检查和实验室检查通常能将这些疾病和 HSP 鉴别。

实验室检查 实验室检查结果不能诊断本病,通常与轻度系统性炎症相关。最显著的是血小板计数正常或升高,血小板减少通常提示其他疾病。可有白细胞中度升高,炎症因子正常或轻度升高。胃肠道出血可导致正细胞性贫血,即使没有腹部症状也可出现便潜血阳性[38]。尿液检查有不同程度的血尿伴或不伴蛋白尿和红细胞管型。低蛋白血症通常与大量蛋白尿有关。补体水平一般正常[45]。一项研究发现,与健康对照组和其他类型白细胞碎裂性血管炎相比,大部分 HSP 患者中存在 IgA 抗中性粒细胞胞质抗体(antineutrophil cytoplasmic antibodies,ANCA)[46]。IgA ANCA 在 HSP 发病机制中的作用仍需进一步研究。

影像学检查不常规应用于 HSP 患者。腹部 B 超可作为一项有效的非创伤性检查用于伴有严重腹痛的患者以评估潜在的肠套叠。

组织病理学 HSP 组织病理学上表现为白细胞碎裂性血管炎伴血管周围 IgA 沉积。对绝大多数 HSP 患者,无需进行皮肤活检即可诊断。然而,对不典型病例,在新发皮损处用环钻行组织病理检查,可确诊不典型或严重病例,尤其是伴有显著的系统性炎症时,后者通常见于其他类型的系统性血管炎。白细胞碎裂性血管炎的典型组织病理学表现主要包括中性粒细胞跨壁浸润和相关的纤维蛋白样坏死、中性粒细胞碎片和红细胞外渗。在 HSP 皮损中,真皮浅层的毛细血管和毛细血管后微静脉最常受累。直接免疫荧光显示主要为 IgA 沉积,也可伴有 C3、纤维蛋白和 IgM 沉积[47]。然而,如果活检取自陈旧性坏死性病变的中心,免疫染色可出现 IgA 阴性,从而导致误判[48]。

肾活检通常用于诊断严重症状如肾炎或肾病综合征和急性肾衰竭。肾脏病理显示毛细血管内增生性肾小球肾炎,从局灶节段性到严重的新月体型[49]。肾小球系膜沉积物主要由 IgA 构成,为其典型特征,也常可见 IgG、C3、纤维蛋白和裂解素[50]。

治疗和预后 支持治疗仍然是大多数 HSP 患儿治疗的主要手段。对乙酰氨基酚和 NSAIDs 最常用于缓解腹痛或关节痛。皮肤症状很少需要治疗,口服泼尼松可快速缓解症状,可用于出血性大疱性病变[51]。

系统使用糖皮质激素治疗 HSP 仍有争议,因为该方法并未被证明可预防持续性肾病的发展[52]。但一些研究表明早期使用糖皮质激素有助于缓解关节和胃肠道症状,也有助于预防住院患者的胃肠道并发症[53-55]。应避免糖皮质激素快速减量,这可能导致症状反弹[55]。对于严重肾损害,使用静脉注射甲泼尼龙、环孢素、硫唑嘌呤和环磷酰胺等免疫抑制剂都可取得较好疗效[56-60]。一些研究表明,在 HSP 的疾病早期使用血浆置换术是有益的[61-62]。尽管缺乏循证学证据,大多数专家仍认为,对于严重的 HSP 肾炎仍有必要早期使用免疫抑制剂[17]。仍需进一步研究来指导治疗方案的选择。

HSP 通常在 4~6 周自行消退,大多数患者具有良好的长期预后。1/3 患者尤其是伴有肾炎的患者可有复发,复发通常较短暂,病情也更轻[22]。建议在急性期每周检查一次尿液和血压,并在初次就诊后每月检查一次,以筛查迟发性或持续性肾脏疾病。肾炎患者可能需要更频繁和更长时间的随访。据估计,1% ~2% 的 HSP 肾炎患者可进展为 ESRD,其中在发病时即有肾病或肾病综合征的患者中比例更高(高达 44%)[63-64]。到目前为止,还没有已知的干预措施可以降低 ESRD 的风险。

婴儿急性出血性水肿

历史 婴儿急性出血性水肿(acute haemorrhagic oedema of infancy,AHEI)是一种发生于婴儿的良性白细胞碎裂性血管炎,在许多方面与 HSP 重叠,但有其独特的临床和组织病理学特征。AHEI 也被称为"婴儿过敏性紫癜"、帽徽状紫癜及水肿和 Finkelstein-Seidlmayer 综合征。这些命名可能具有误导性,因为 AHEI 既非真正的出血,也不是单纯的婴儿 HSP。1913 年,Irving Snow 首次描述了本病[65]。随后,德国的 Hubert Seidlmayer (1939 年)和 Heinrich Finkelstein(1956 年)报道了本病,由此而得名[66-67]。虽然在欧洲国家人们很早就认为,本病是一个独立的疾病,但直到 20 世纪 90 年代,AHEI 才在英文文献中作为一个独立疾病而存在。关于 AHEI 到底是 HSP 的变异还是一个独立的临床病理过程仍存在争议,但更倾向于后者[68-69]。

流行病学 AHEI 主要累及 4 个月~2 岁的婴幼儿,男性更多见(2∶1)。66%~75% 的患儿在发病前有感染的前驱症状或疫苗接种史[70-71]。与 HSP 相似,本病的发病高峰为冬季,与发病前驱的感染相关。但目前尚无流行病学调查研究可证明这一假设[72]。

发病机制 组织病理学上的白细胞碎裂性血管炎表现提示免疫复合物沉积和中性粒细胞募集在 AHEI 发病机制中的作用。直接免疫荧光显示以 IgM(80%)为主,也可有 IgA(30%)、IgE(30%)和 IgG(20%)。皮损部位沉积的免疫复合物中有 C3 和 C1q,提示经典的补体途径在皮损发展过程中发挥重要作用[68]。本病皮损好发于婴儿面部,与大多数儿童或成人白细胞碎裂性血管炎不同,其原因可能是婴儿更常采取俯卧位姿势以及与头部占身体的比重大、血流更多有关[73]。

近年较多文献报道,上呼吸道感染是本病最常见的病因[72]。其他有意义的感染诱发因素包括巨细胞病毒[71]、轮状病毒[74]、单纯疱疹病毒[75]、肺炎链球菌病毒[76]以及大肠埃希菌所致的尿路感染[77]。不足 10% 的病例继发于疫苗接种[72,78]。尽管较多 AHEI 病例有用药史,包括对乙酰氨基酚、NSAIDs 或抗生素,再次用药不会诱发本病,这一点否定了药物诱导本病的病因[72]。

临床特征 经典的 AHEI 表现为三联征:急性发作的紫癜性皮疹、水肿和低热,婴儿一般状态良好。皮肤表现外观严重且发展迅速,类似于 HSP 的紫癜[79]。尽管皮疹看起来令人担忧,但婴儿一般状况良好,有助于将 AHEI 与其他更严重的疾病区分开来[71]。发热一般较轻(低于 38.5℃)[70]。

AHEI 皮损在起病 24~48h 内突然出现,典型的表现为"帽徽状"或靶形瘀斑,红色至紫色的对称性瘀斑,根据受累部位的概率,依次为面部、双耳、双下肢、双上肢及肛周(图 145.4)。单个皮损大小约 1~5cm,周围有硬结性水肿,独立或融合。尽管水肿性皮损可有触痛,通常不伴瘙痒[78]。黏膜受累很少见,但可有结膜充血或口腔瘀点[70-71]。病程中可出现 1~4 轮新发皮损的发作[80]。

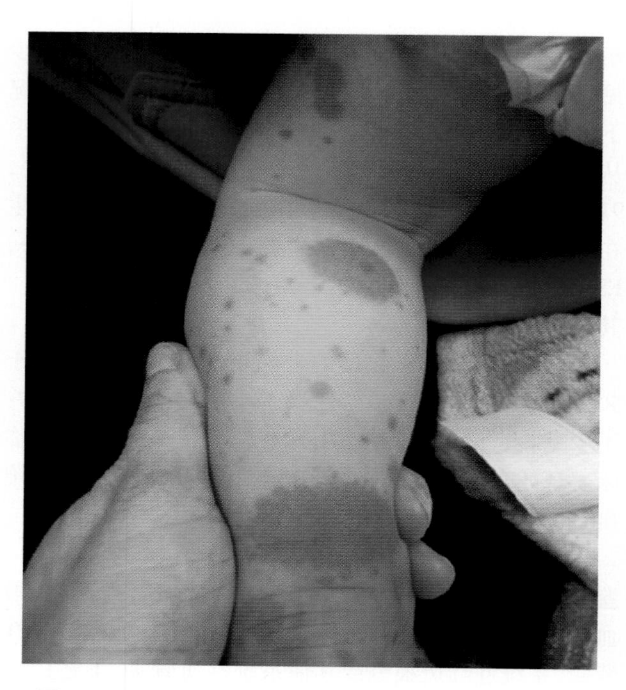

图 145.4 AHEI 婴儿上肢的紫癜和较大的融合性瘀斑。资料来源:Courtesy of Patrick McMahon, MD and Leslie Castelo-Soccio, MD, Children's Hospital of Philadelphia, PA, USA.

AHEI 的炎性水肿为非凹陷性,可伴有疼痛,分布广泛,常累及面部和双耳。男性患儿有时也可见阴囊肿胀(图 145.5)。与 HSP 不同,AHEI 通常仅累及皮肤,关节痛、肾脏受累、胃肠道出血和肠套叠等其他全身症状极为罕见[70]。在少数报道的肾脏受累的 AHEI 患者中,肾脏症状也是轻微和短暂的[81]。

Krause 等提出了诊断 AHEI 的 4 个临床标准:①年龄<2 岁;②皮肤紫癜或瘀斑,伴有面部、耳廓和肢端水肿,伴或不伴黏膜受累;③系统或内脏不受累;④数天或数周内自行恢复[69]。

鉴别诊断 若将 AHEI 视为一独立疾病,主要应与 HSP

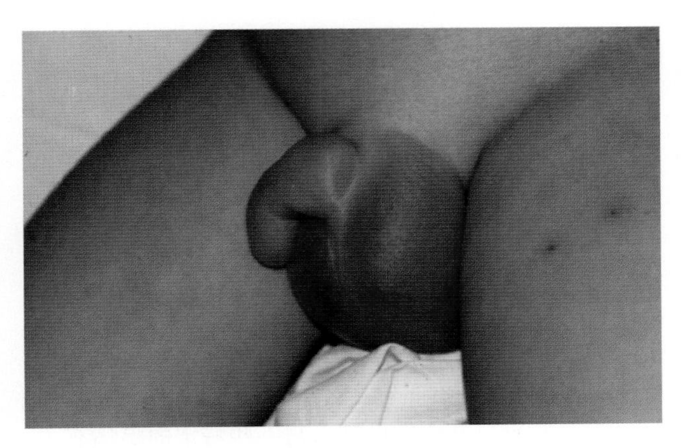

图 145.5 HSP 和 AHEI 的婴儿患者均可出现阴囊肿胀。资料来源：Courtesy of David Sherry，MD，Children's Hospital of Philadelphia，PA，USA.

鉴别。表 145.3 详细列举了两种疾病的鉴别要点。AHEI 的靶形损害也可能与多形红斑混淆。与多形红斑不同，AHEI 皮损更多为瘀斑，而黏膜受累罕见。其他的鉴别诊断包括非意外创伤、败血症、脑膜炎球菌血症、暴发性紫癜、荨麻疹性血管炎和药物诱导的血管炎、川崎病、Sweet 综合征、Gianotti-Crosti 病和 Wells 综合征。

表 145.3 AHEI 和 HSP 典型表现的鉴别要点

	AHEI	HSP
临床特点		
年龄	4~24 个月	多发于 4~6 岁，2 岁以下少见
性别	男性多见 2∶1	男性略多
紫癜	帽徽状瘀斑	瘀点，可触及性紫癜
分布	面/耳>下肢>上肢	下肢和臀部
水肿	常见且广泛	+/-
内脏受累	罕见	常见
病程	1~3 周	4 周
复发	-	33%
慢性肾脏病	-	+/-
组织病理学		
白细胞碎裂性血管炎	+	+
IgA 沉积	+/-（2/3 阴性）	+
C1q 沉积	+	-
纤维蛋白样坏死	+	+/-

实验室检查 AHEI 缺乏诊断性实验室指标。炎症标志物正常或轻度升高。白细胞或血小板计数轻度升高。肝功能多正常，罕见情况下可能会轻微升高，与轻型系统性炎症相一致。尿液分析和肌酐几乎均正常[72,78]。血清补体水平通常处于正常范围，与 HSP 相比，血清 IgA 无升高[80]。有一项病例报道显示有一过性 C4、C1q 和 CH50 水平降低，支持经典途径诱发补体活化的假说[81]。抗核抗体和抗中性粒细胞胞质自身抗体阴性[78]。

组织学 典型的组织学表现为严重的白细胞碎裂性血管炎，累及真皮中上层的毛细血管和毛细血管后微静脉。纤维蛋白样坏死和红细胞外渗也很常见。血管周围主要为纤维蛋白原、IgM（80%）和 C3 沉积为主，仅有 25%~30% 患者的 IgA 阳性[68,70]。沉积物中 C1q 阳性可将 AHEI 与 HSP 鉴别，这也支持两者的发病机制不同[68]。

治疗和预后 由于 AHEI 是一种自限性疾病，因此没有明确的治疗方法。对症支持治疗足够满足本病的治疗需求。本病预后好，几乎都可在 1~3 周内自行消退，尚未发现长期并发症。与 HSP 不同，AHEI 患者无需监测随访肾脏疾病。在一项 300 例 AHEI 患者的回顾性分析中，尽管也有极少病例复发的报道，实际上并未发现真正的疾病复发[70]。

荨麻疹性血管炎

历史和定义 荨麻疹性血管炎是一种临床病理诊断，其特征是临床上表现为荨麻疹样皮损，组织病理上为白细胞碎裂性血管炎。与真正的荨麻疹不同，单个皮损持续时间超过 24h，消退后常遗留代表血管损伤的炎症后色素沉着。然而，荨麻疹性血管炎的确切定义在不同文献中有所不同，尤其是组织病理学诊断所需的血管损伤程度[82]。

荨麻疹性血管炎通常分为正常补体性（normocomplementemic urticarial vasculitis，NUV）和低补体性荨麻疹性血管炎（hypocomplementemic urticarial vasculitis，HUV），这可能代表了一个疾病谱，其中 HUV 具有更多的系统症状[82-84]。根据 2012 年修订的 Chapel Hill 共识会议命名法，HUV 也被称为抗 C1q 血管炎[3]。大多数病例为原发性或特发性，也可能与潜在的系统性疾病相关，包括结缔组织病、感染、药物超敏反应和恶性肿瘤。HUV 尤其与系统性红斑狼疮（SLE）密切相关[85]。

低补体血症性荨麻疹性血管炎综合征（hypocomplementemic urticarial vasculitis syndrome,HUVS)是一种罕见但严重的HUV,具有明显的系统症状,包括肾脏、关节、眼和胃肠道表现,由McDuffie等于1972年首次报道了一例成人病例[86]。也有极少数儿童HUVS的报道,其中绝大多数有严重的肾脏受累[87-94]。一些作者认为,HUV和HUVS代表了疾病的不同严重程度,HUVS伴有更多系统受累,而其他一些作者则认为HUVS是一种独立的疾病。然而,HUV和HUVS之间确切的关系尚未被阐明,文献中的命名法也各有不同[85,95-96]。

流行病学 总体而言,荨麻疹性血管炎是儿童慢性和复发性荨麻疹的一个罕见病因[87-88]。在患有慢性荨麻疹的成人中,约10%可能患有荨麻疹性血管炎[85]。多达2/3的荨麻疹性血管炎发生于女性[83,97]。尽管在NUV病例中女性略占优势,但HUV几乎只在女性出现。平均发病年龄约为40岁[95,97-98],也可能发生于儿童,文献报道最小的病例为2个月婴儿[99]。

发病机制 目前认为荨麻疹性血管炎是一种Ⅲ型超敏反应,免疫复合物沉积和补体活化在其中发挥重要作用,但其确切机制尚不清楚。除了血清C1q水平降低外,几乎100%的HUVS患者、35%~60%的SLE患者以及少数其他结缔组织病(如类风湿性关节炎、Sjögren综合征和硬皮病)患者中还出现了针对C1q胶原样区的IgG自身抗体[100-101]。但尚不确定抗C1q抗体是否具有致病性,但已有研究认为,含有C1q-C1q抗体沉淀物的免疫复合物沉积在血管壁内,激活补体系统的经典途径,产生C3a/C5a过敏毒素,诱导肥大细胞脱颗粒。肥大细胞的活化被认为是导致荨麻疹和血管性水肿的原因,是疾病早期的特征[96]。随后促炎介质的释放导致血管通透性增加,嗜酸性粒细胞和中性粒细胞趋化进而导致血管损伤[102-103]。在不同类型的荨麻疹性血管炎中其确切机制可能有所不同。

感染可诱发某些患者发作,但与其他类型的皮肤血管炎相比要少得多。在一项研究中,儿童病例常有上呼吸道感染的前驱症状[104]。文献报道一例儿童患者伴有莱姆病[105]。在成人,人类免疫缺陷病毒、梅毒、肝炎、各种药物暴露和物理刺激(包括锻炼、冷暴露和紫外线)等诱因都已被报道[82]。许多病例也有各种恶性肿瘤的背景,提示存在副肿瘤现象[104,106]。

低补体血症性荨麻疹性血管炎综合征与结缔组织病密切相关,尤其是SLE和Sjögren综合征[82]。一项成人患者的研究发现,多达1/2的HUV患者伴发SLE[98]。也有几篇关于儿童HUV与SLE相关的报道,HUV可以是SLE疾病发作的表现或者抗核抗体和抗双链DNA(抗dsDNA)抗体阳性前的表现[89,107-108]。因此,在某些情况下,HUV可能是SLE或狼疮在进展过程中的一种轻症形式[98]。SLE患者中抗C1q抗体阳性比例较高,也提示SLE和HUV可能具有相似的发病基础。然而,已经证明抗C1q抗体在这两种疾病中的特异性结合位点不同,这可能是两种疾病临床表现不同的原因[102]。最后,文献报道荨麻疹性血管炎在一对双胞胎和两组不同的同胞中发生,表明这种疾病可能有遗传因素参与[89,109-110]。关于与遗传性C3缺乏症和C3肾病因子相关的HUV病例的报道,提示潜在的免疫失调导致患者对本病易感[111-112]。

其他类型荨麻疹性血管炎与一些特定的疾病有关,包括AHA综合征[关节炎(arthritis)、荨麻疹(hives)和血管性水肿(angioedema)][113]、Schnitzler综合征(一种伴有慢性荨麻疹的单克隆IgM丙种球蛋白病)[114]以及Cogan综合征(一种以间质性角膜炎、感音神经性听力损失和系统性血管炎为特征的慢性炎症性疾病)[115-116]。

临床表现 荨麻疹性血管炎通常表现为凸起的、红斑性风团,最初在外观上可能与荨麻疹难以区别(图145.6)。然而,与一过性的真性荨麻疹不同,荨麻疹性血管炎的风团是持久的,持续至少24h,消退后留瘀斑或色素沉着,可能是由于红细胞外渗导致[97,117]。皮肤镜检查可以发现紫癜的证据,可以此区别荨麻疹性血管炎和真性荨麻疹[118]。其他少见的皮肤表现包括可触及的紫癜、网状青斑或罕见的多形红斑样皮损[95,119-120]。荨麻疹性血管炎的风团可能伴有瘙痒,疼痛感或灼热感更常见[97]。与真正的荨麻疹相比,它们对抗组胺药的治疗反应通常较差。

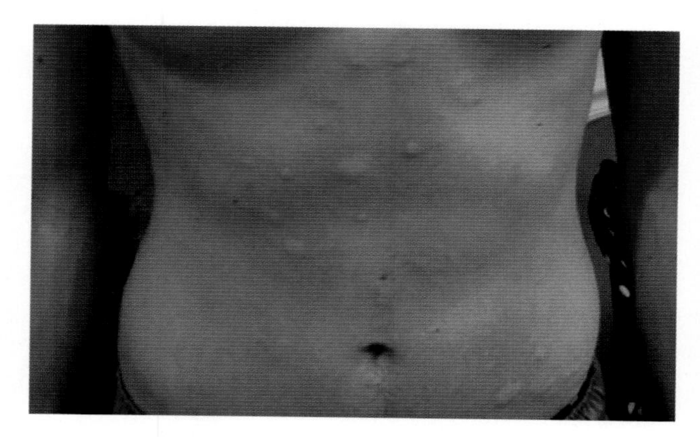

图145.6 一例荨麻疹性血管炎的青少年男性患者,其早期瘙痒性风团与典型荨麻疹无法区别

HUV更常伴有全身症状,包括发热、血管性水肿(40%~50%)、关节痛(高达75%)和非特异性胃肠道症状如腹痛、腹泻或呕吐[83,95,97]。低补体性荨麻疹性

血管炎综合征是最严重的类型，以多器官受累和抗 C1q 抗体阳性为特征。其他相关的表现可能有肾小球肾炎、关节炎、葡萄膜炎、巩膜外层炎、肺出血、阻塞性肺病、肝脾大、浆膜炎、中枢神经系统受累和雷诺现象[83,96]。肾脏疾病可在出现皮肤症状后 10 年内出现[94]。

Schwartz 等在 1982 年制订了 HUVS 的诊断标准，要求具备 2 个主要标准（慢性荨麻疹和低补体血症）和 6 个次要标准中的至少 2 条（表 145.4）[121]。HUVS 通常被认为是一种独立的自身免疫性疾病，因此作出诊断前需要排除其他疾病如 SLE。虽然在最初的 Schwartz 标准中，抗核抗体（ANA）滴度升高是排除标准之一，但考虑到荨麻疹性血管炎中 ANA 阳性率，后来的作者提出，ANA 可以是阳性，但抗 dsDNA 和抗 Smith 抗体应为阴性[96,122]。

表 145.4 低补体血症荨麻疹性血管炎诊断标准

两项必要标准：
- 慢性荨麻疹样红斑（>6 个月）
- 低补体血症

至少两项次要标准：
- 白细胞碎裂性血管炎
- 关节痛或关节炎
- 葡萄膜炎或巩膜外层炎
- 肾小球肾炎
- 腹痛
- 抗 C1q 抗体阳性

排除标准[1]：系统性红斑狼疮、冷球蛋白血症、遗传性补体或 C1 酯酶抑制剂缺乏、抗 dsDNA 或乙肝抗原阳性

注：[1] 抗核抗体滴度是最初的排除标准，但考虑到在荨麻疹性血管炎中存在一定的 ANA 阳性但抗 dsDNA 阴性的频率，故此处未包括该指标。

资料来源：Adapted from Schwartz et al. 1982[121].

鉴别诊断 荨麻疹性血管炎需要与多形性荨麻疹、血清病、其他类型的皮肤血管炎和自身炎症性疾病相鉴别。多形性荨麻疹通常表现为肢端水肿和剧烈的多周期发作的荨麻疹皮损，中心色暗呈瘀斑样外观，可在数小时内消失，因此并非真正的瘀斑[123]。此外，典型的多形性荨麻疹的风团可结合成锯齿状或巨大荨麻疹，而荨麻疹性血管炎的风团则孤立不融合[85]。血清病更难与荨麻疹性血管炎相鉴别，因为发热、关节痛、低补体血症和荨麻疹样皮损以及消退后留有瘀斑在两种疾病都可见。但血清病是一种急性的自限性疾病[123]。

对于伴有多器官受累的患者，需要考虑 HSP 和 ANCA 相关血管炎的可能，低补体血症不是这两种疾病的特征，需通过不同的组织病理学表现进行诊断[124]。儿童自身炎症性疾病也经常伴有全身性荨麻疹、发热、关节痛、腹痛等症状。高免疫球蛋白血症伴周期性发热综合征（高 IgD 综合征），其荨麻疹样皮损的组织病理学即为典型的轻微血管炎表现。隐热蛋白相关的周期性发热综合征，即家族性寒冷诱导性自身炎症综合征、Muckle-Wells 综合征与新生儿发病的多系统炎症性疾病（neonatal-onset multisystem inflammatory disease，NOMID），也常以反复荨麻疹样皮损为特征。然而，活检显示上述疾病的组织病理与血管炎的组织病理表现相比更符合荨麻疹的组织病理表现[125]。

实验室检查和影像学表现 血清补体包括 C1q、C3、C4 和 CH50 在 HUV 中表达水平较低，表明经典的补体途径被激活。C1 酯酶抑制物应正常，以鉴别荨麻疹性血管炎和遗传性血管性水肿[95,97]。1/3 的患者可出现红细胞沉降率（erythrocyte sedimentation rate，ESR）升高[83]。ANA 滴度通常阳性，但抗 dsDNA 和抗 Smith 抗体阴性，需要注意的是，当 HUV 是 SLE 的表现之一时除外[96]。

HUVS 患者除了特征地表现为血清 C1q 水平极低外，C3 和 C4 水平也显著降低。低补体血症的程度可能与疾病严重程度有关[96]。90%～100% 的成人 HUVS 中抗 C1q 抗体阳性，但无特异性[100]。在一些符合 HUVS 临床标准的儿童患者中，抗 C1q 抗体并不总是阳性[87,110]。

在怀疑多器官受累的情况下，应完善额外的一些检查，包括：胸部 X 线、肺功能检查、腹部超声、超声心动图和裂隙灯检查。进行尿液镜检、尿蛋白定量和血肌酐检测以筛查肾脏受累情况，严重的蛋白尿、血尿或急性肾损伤提示需要进行肾活检[96]。

组织学 荨麻疹性血管炎的组织病理学特征，是典型的坏死性白细胞碎裂性血管炎，累及真皮浅中层毛细血管后微静脉。皮肤活检最好在早期病变皮损处取材，有时可能需要多次活检才能作出诊断[126]。血管损伤的证据，包括核碎裂（白细胞破裂）、纤维蛋白沉积和血管周围真皮出血较常见，但对于诊断需要哪些特征尚未达成共识[82]。炎性浸润主要是中性粒细胞，与白细胞碎裂性血管炎相一致。然而，少数病例描述了以淋巴细胞为主的浸润，这可能代表炎症晚期的特征[33,103]。除了血管周围浸润外，近 1/2 的病例真皮中也有中性粒细胞增多。此外，也可伴有荨麻疹的其他特征，如真皮水肿和组织嗜酸性粒细胞增多[83]。在运动诱发的荨麻疹性血管炎的定时实验中，嗜酸性粒细胞是最早出现的炎症细胞，随后是中性粒细胞的浸润[103]。

直接免疫荧光显示 IgG、C3 和 C1q 在血管周围和

基底膜上均有沉积[83]。这种免疫沉积模式也见于SLE,并非荨麻疹性血管炎所特有[82]。同样,肾活检结果可能与狼疮性肾炎难以区别[102]。

治疗和预后 对仅有皮肤受累者,抗组胺药物和NSAIDs是传统上的一线治疗药物,但通常无效。其他常用于治疗成人轻度病例的一线药物,包括:硫酸羟氯喹、氨苯砜、秋水仙碱和糖皮质激素。对于复发或难治性疾病,有使用各种免疫抑制剂包括硫唑嘌呤、环孢素、甲氨蝶呤、霉酚酸酯(MMF)和环磷酰胺的报道[104,117,127]。在最近一项对57名患者的描述性研究中,硫唑嘌呤、MMF和环磷酰胺疗效相似,且都比甲氨蝶呤更有效。在同一项研究中,与糖皮质激素和传统免疫抑制剂相比,利妥昔单抗的有效率最高(75%)[95]。研究发现,利妥昔单抗对系统性红斑狼疮相关的HUV疗效好[128]。近来,有报道奥马珠单抗(抗IgE单克隆抗体)用于治疗复发性荨麻疹性血管炎疗效好、耐受性好[129]。静脉注射人丙种免疫球蛋白(IVIG)、血浆置换和包括阿纳金纳(anakinra,IL-1受体拮抗剂)、卡那单抗(抗IL-1β单克隆抗体)和托珠单抗(抗IL-6单克隆抗体)在内的生物治疗仍是潜在的替代选择[123,130-134]。

在已报道的大多数儿童患者文献中,使用糖皮质激素治疗该类疾病,并取得各种成功[91,94],在上述病例中,既有糖皮质激素单一疗法,也有与常规免疫,包括霉酚酸酯、氨苯砜、环孢素和硫唑嘌呤联合使用的疗法。环磷酰胺也被用于治疗严重的肾脏疾病和肺出血[90,92]。IVIG对1例HUV合并SLE的儿童患者有效[135]。

所有类型的荨麻疹性血管炎都倾向于呈慢性或复发病程,仅有皮肤受累的特发性荨麻疹性血管炎通常会随着时间的推移而消失,且预后最好。尽管系统受累患者可能病情更严重和频繁复发,荨麻疹性血管炎在成人患者中的预后通常较好,死亡率亦无显著增加[95,104]。在已报道的少数儿童病例中,疾病转归通常也是良好的[87-88,92-93]。然而,少数严重肾脏受累的患者尽管接受了免疫抑制剂治疗,仍进展为终末期肾病[89-90,94]。一些最初诊断为特发性HUV的患者可进展至符合SLE的标准,因此建议密切关注与SLE相关的患者[84]。

持久隆起性红斑

历史和定义 持久隆起性红斑(erythema elevatum diutinum,EED)是一种罕见的、局限性、皮肤小血管白细胞碎裂性血管炎,其特征是慢性病程伴进行性纤维化。1888年,Hutchinson首次将其描述为中年男性出现的持续性、隆起的紫色斑块[136]。一年后,Bury报告了首例女性患者,一名12岁女孩,手部发生严重毁损的病例[137]。1894年,Radcliff-Crocker和Williams描述了一名有类似皮肤表现的6岁女性患儿,与Hutchinson和Bury的病例一致,并由该病例得出结论,该病应该作为一个独立的疾病,故将其命名为持久隆起性红斑[138]。根据对疾病认识的历史,发生在患有潜在风湿性疾病的年轻女性病例被认为是“Bury型”EED,而发生在中年男性的病例被认为是“Hutchinson型”[139]。然而,这种区别不再有意义,因为无论它们潜在的原因是什么,均被视为同一疾病[139]。

在20世纪30年代,“细胞外胆固醇贮积症”这个名称被用来指代似乎含有胆固醇沉积物的持久的橙红色斑块和结节。随后的研究表明,脂质沉积实际上是细胞内的,这种发现现在被认为是一种慢性EED[140]。

流行病学 EED极其罕见。它可发生在任何年龄,最常发生于40~60岁,且无种族差异[141]。在少数的儿童病例中,最小患儿年龄为2个月[142-145]。这种疾病在HIV患者和有潜在性疾病或血液病的患者中较早发病。较多病例证实EED与高丙种球蛋白血症,尤其是与IgA副蛋白血症相关[146]。与EED相关的系统性自身免疫性疾病包括乳糜泻[143]、克罗恩病[147-148]、SLE[149]和类风湿性关节炎[150-151]。也有病例报告了慢性感染[149,152-153]和恶性肿瘤包括多发性骨髓瘤、骨髓发育不良[151]和1例淋巴瘤[154]与EED相关。在一例接受阿巴西普治疗的青少年特发性关节炎患者发生EED的报道中,作者推测是潜在的关节炎而非药物暴露激发了EED的发生[145]。

发病机制 由一种未知的慢性抗原刺激引起的免疫复合物沉积被认为是EED发病机制的核心。有假说认为毛细血管后小静脉反复发生的免疫复合物沉积、补体激活和炎症未完全消退导致持续的纤维化和胆固醇沉积,是EED的特征[139,155]。

在与IgA丙种球蛋白病相关的病例中,有作者推测其机制为高水平的IgA激活了补体替代途径,进而导致真皮血管损伤。然而,IgA的致病作用尚未得到证实,与IgA丙种球蛋白病的关联可能是一种附带现象[156]。与慢性感染刺激和结缔组织病的相关性也支持免疫复合物诱导的发病机制。有报道发现了19例确诊EED的艾滋病患者[141]。HIV感染本身有可能触发免疫复合物沉积,或者其他伴随的感染发挥了抗原刺激的作用[157]。支持后一种假设的研究发现,EED反复发作的皮损与呼吸道感染的发作一致[158]。

最后,IL-8等细胞因子的激活,可能通过中性粒细胞选择性地招募到组织部位，从而在 EED 的发病过程中发挥作用[159]。

临床表现 EED 的特点是坚硬、红褐色或紫罗兰色的丘疹、斑块和结节，皮损长期存在，且常融合或逐渐扩大。皮损处也可能出现水疱或溃疡[151]。慢性结节通常呈淡粉黄色，提示细胞内脂质沉积[160]。皮损对称分布于四肢伸侧，最易累及关节和肌腱，包括手指、手部、肘部、足踝和膝部(图 145.7)[161]。躯干、耳后头皮和掌跖较少累及[160]。未经治疗的皮损缓慢进展或自发消退，有时愈后遗留炎症后色素减退或色素沉着[162]。尽管 EED 通常无自觉症状，但早期皮损可伴有瘙痒、疼痛或烧灼感[136,160]，皮损后期触诊质地柔软。偶尔也可出现全身症状或关节痛[138]。

鉴别诊断 EED 的鉴别诊断包括环状肉芽肿、面部肉芽肿、坏疽性脓皮病和嗜中性皮病(Sweet 综合征)，上述疾病在组织病理学上可与 EED 鉴别。HIV 感染患者较为特殊，EED 需与卡波西肉瘤和杆菌性血管瘤病相鉴别[163]。

实验室检查 EED 缺乏诊断性实验室指标。建议临床上注意寻找既往链球菌感染、人类免疫缺陷病毒、肝炎、梅毒或潜在的自身免疫性疾病的证据。鉴于本病与 IgA 丙种球蛋白病之间的强相关性，一些学者建议常规行免疫电泳检查[151]。在一项研究中，所有 EED 患者的 IgA ANCA 都呈阳性，这可能是本病的一个标志，但需要进一步的鉴定[164]。

组织学 在 EED 中可以看到从白细胞碎裂性血管炎到血管闭塞和真皮纤维化的组织病理学谱[162]。疾病初期，中性粒细胞在血管周围浸润、白细胞碎裂和纤维蛋白沉积形成白细胞碎裂性血管炎的早期改变。可见到早期真皮乳头水肿，临床上与假性水疱表现相关[146]。血管闭塞也可出现，极少数情况下可导致表皮缺血和坏死[162]。疾病后期，越来越多的组织细胞和少数嗜酸性粒细胞包绕血管壁。慢性真皮损伤导致边界清楚的同心性或条状真皮纤维化，与肉芽组织

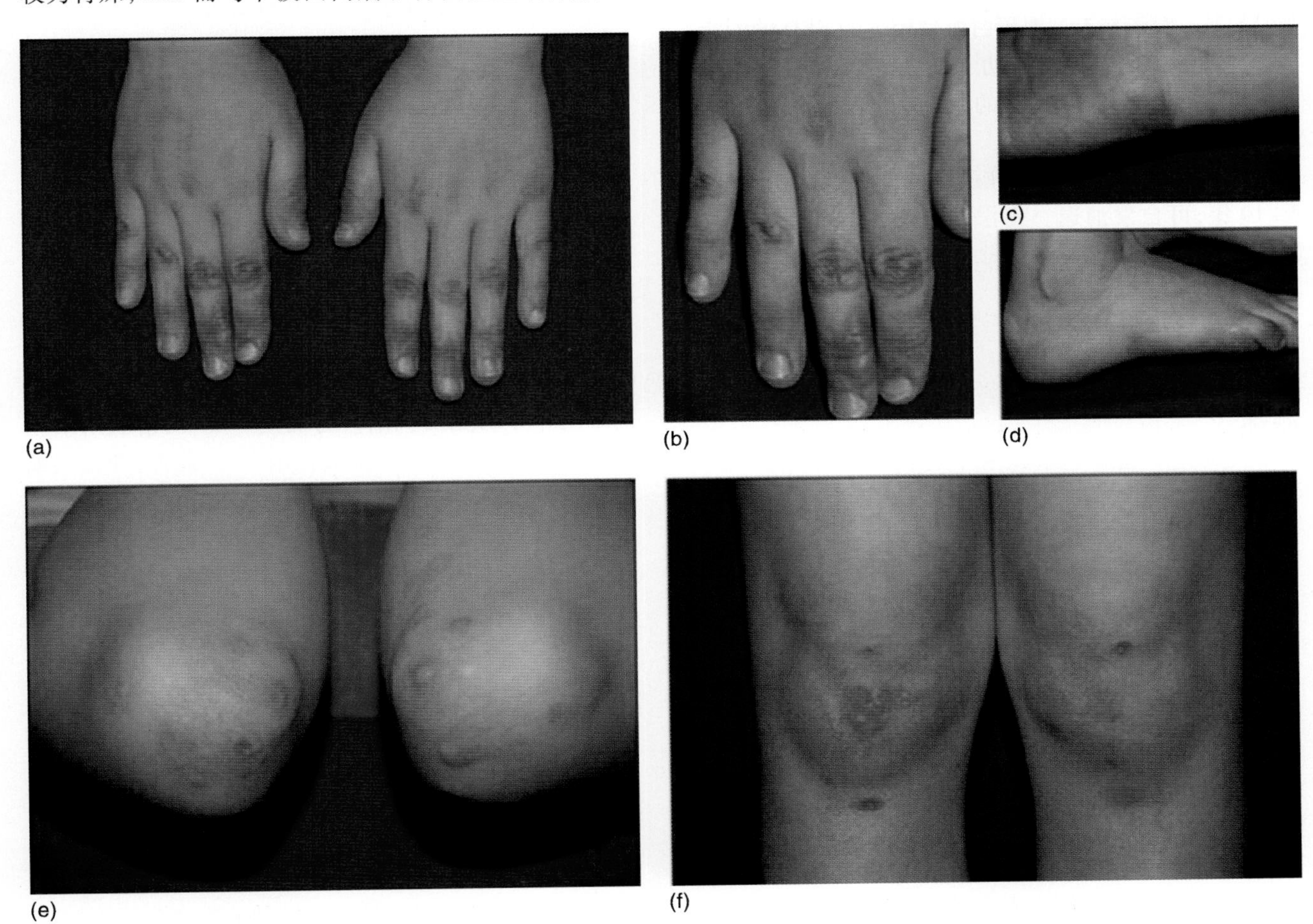

图 145.7 (a)一例 EED 儿童手背多发的红色至肤色的丘疹和结节。(b)右手背皮损近观。(c)累及手腕。(d)肘关节和(f)膝关节伸侧的皮损。资料来源：Kim G-W et al. 2011[161]. Reprinted with permission of Korean Dermatological Society. Copyright 2011 Korean Dermatological Association. http://anndermatol.org.

形成和梭形细胞增生相关[141,165-166]。直接免疫荧光显示血管周围非特异性补体、IgA、IgG、IgM 和纤维蛋白沉积[24]。

慢性病变中，真皮全层可见富含脂质的组织细胞。电子显微镜下可见特有的组织细胞、表皮角质形成细胞、肥大细胞和淋巴细胞内脂质沉积。因此，术语"细胞外胆固醇沉着症"用词不当，已不再使用[167]。

治疗和预后 治疗的重点应放在潜在的病因上，因为治疗相关的感染或系统性疾病往往可同时缓解 EED[143,149,168-169]。此外，最常用于早期 EED 损害的一线药物为氨苯砜，高达 80% 的病使用单药治疗有效[141]。然而，治疗后复发常见[152]，且氨苯砜对发生慢性纤维化期的结节性病变无效[170]。局部使用氨苯砜也能改善早期皮损，但在皮损消退方面不如口服氨苯砜有效[171]。

其他治疗成功的方法包括抗生素(四环素、磺胺类、大环内酯类)[153]、烟酰胺[172]、糖皮质激素[173]、皮损内注射糖皮质激素[174]、秋水仙碱[175]和甲氨蝶呤[141,156]。对于与 IgA 副蛋白血症相关的 EED 的治疗，有报道称血浆置换取得成功[176]。最后，对于慢性纤维化或不能接受药物治疗的局部病变，可考虑手术切除[174,177]。

本病的总体预后与潜在病因相关。EED 通常进展 5~10 年，可自发消退。死亡率不高。然而，损容性病变发生率明显升高[178]。

色素性紫癜

概述

色素性紫癜是一组良性皮肤病，临床上以棕色、红色或黄色基底上的瘀斑和紫癜为特征，组织病理学上表现为毛细血管炎。血管壁无纤维蛋白样坏死，因此，色素性紫癜被归类为无真性血管炎的非炎症性紫癜或单纯性紫癜[179]。考虑到它们的临床相似性，故与皮肤血管炎一起讲述。这一类皮肤病包括进行性色素性紫癜性皮病(Schamberg 病)、Gougerot 和 Blum 色素性紫癜性苔藓样皮炎、毛细血管扩张性环状紫癜(Majocchi 病)、金黄色苔藓和瘙痒性紫癜(Doucas 和 Kapetanakis 湿疹样紫癜)[180]。

色素性紫癜主要见于中年人，除色素性紫癜性苔藓样皮病外，其他所有类型都有儿童病例的报道。皮损常对称分布于下肢，表明重力在该类疾病发病中的作用。虽然每个疾病都有其独特的皮损特点，但在组织病理学上无法区分，表明可能是同一疾病的不同临床特点[180-181]。组织病理学表现，包括真皮乳头血管周围淋巴组织细胞浸润、血管内皮细胞肿胀。红细胞外渗和巨噬细胞吞噬含铁血黄素导致临床上特征性的色素改变。这些疾病的病因尚不清楚，异常的细胞介导的免疫应答可能在发病机制中发挥作用[181]。临床上均表现为慢性持续性或复发性的病程，治疗具有挑战性。

Schamberg 病

历史 Schamberg 病是色素性紫癜的原型。1901 年，Schamberg 首次描述了一名 15 岁的男性患者，皮损为小腿红棕色的椭圆形斑片，周边有点状的"辣椒粉"样斑点，Schamberg 称之为进行性色素性疾病[182]，也被称为进行性色素性紫癜和进行性色素性皮病。

流行病学 Schamberg 病是迄今为止最常见的色素性紫癜，也是儿童最常见的变异型[183-184]。通常出现在青春期晚期或成人，但也可能发生于任何年龄，报告的病例中最小的年龄为 1 岁[185]。男性好发[184]。

病因学 虽然色素性紫癜的确切病因在很大程度上还不清楚，但在迟发性超敏反应背景下的细胞免疫被认为是潜在的致病机制[181,186]。偶尔与药物暴露如对乙酰氨基酚、阿司匹林、氨甲酰和甲丙氨酯等有关，尤其是儿童 Schamberg 病[184,187-188]。还有一些其他触发因素，包括局部接触变应原、穿着羊毛衣物和运动[180]。然而，大多数病例似乎都是特发性的。免疫组化显示血管周围浸润的细胞主要由与树突状细胞密切接触的 $CD4^+$T 淋巴细胞组成，这支持与迟发型超敏反应相似的细胞介导的免疫机制参与发病[189]。朗格汉斯细胞的激活也被认为发挥了重要作用[186]。此外，观察到细胞黏附分子的调节表达，提示淋巴细胞招募、与真皮内皮细胞和朗格汉斯细胞相互作用的机制也参与发病[190]。内皮细胞 E-选择素的上调也能刺激细胞因子，如肿瘤坏死因子 α(TNF-α)[184]。承重部位毛细血管静水压的增加解释了主要为下肢受累，而毛细血管扩张和脆性则是红细胞外渗的原因[191]。

临床表现 典型皮损为胫前大小不等的红棕色斑，外周散在少量瘀点，通常被称为"辣椒粉"样。斑疹进展缓慢，可向近端增大或延伸。陈旧性病变可聚成不规则的橙色斑片，或因含铁血黄素沉积而形成的深褐色色素沉着(图 145.8)[180,184]。皮损通常对称分布于双下肢，进展缓慢，也可发生于单侧下肢[192]。躯干和上肢较少受累。患者通常没有症状，也可有轻微的瘙痒[180]。鉴别诊断包括过敏性紫癜、凝血障碍、感染、

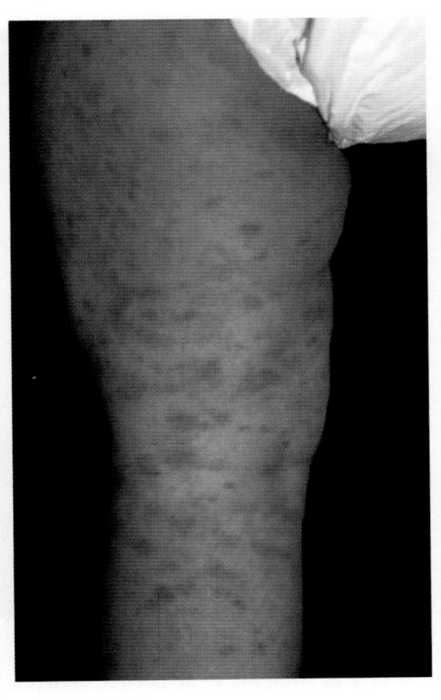

图 145.8 一幼儿下肢的色素性紫癜。资料来源:Courtesy of Patrick McMahon, MD and Leslie Castelo-Soccio, MD, Children's Hospital of Philadelphia, PA, USA.

血小板减少性紫癜、创伤性瘀斑、冷球蛋白血症和超敏反应。与 HSP 和其他类型白细胞碎裂性血管炎相比,Schamberg 病的皮损不可被触及且进展缓慢。也有罕见的年轻男性其色素性紫癜样皮损进展为皮肤 T 细胞淋巴瘤的病例报道,在鉴别诊断中应考虑到[193]。

实验室检查 实验室检查正常,包括血小板计数和凝血检查。其他检查也正常,如尿检、血肌酐、血沉、冷球蛋白、抗核抗体和肝酶,这也有助于将 Schamberg 病与其他原因导致的紫癜区别[185,188,192]。

组织学 所有色素性紫癜皮肤活检均显示真皮乳头层小血管周围淋巴组织细胞浸润,伴有内皮细胞肿胀和管腔狭窄。毛细血管扩张、红细胞外渗和巨噬细胞吞噬含铁血黄素在各种程度的病变均可见到。尽管有炎症和出血,但无纤维素样坏死[194]。

治疗与预后 色素性紫癜整体表现为慢性、持续性病程。病变可能会在几个月到几年内自发消退,复发很常见[180]。尚无治疗 Schamberg 病的有效方法[185]。对于大多数患者来说,除了时间和安慰,无需其他任何治疗。抗组胺药和局部外用糖皮质激素可用来缓解瘙痒[179]。系统使用糖皮质激素对皮损有效,但几乎总在停药后复发[195]。在大多数情况下,考虑到疾病的良性过程和长期使用糖皮质激素的显著副作用,不建议儿童系统使用糖皮质激素。文献中报道的其他治疗方法包括抗坏血酸加芸香苷[196]、环孢素[197]、己酮可可碱[198]和灰黄霉素[199]。紫外线疗法仍然是最有前景的治疗方式。已有几篇报道使用补骨脂素加紫外线 A (PUVA)[200-201]和窄波紫外线 B 疗法在成人和儿童中均取得成功[202-203]。然而,PUVA 因其具有潜在的致癌风险应避免用于儿童患者。

Majocchi 病

临床概述 Majocchi 病又称毛细血管扩张性环状紫癜,由 Majocchi 于 1896 年首次提出[204]。它是色素性紫癜的一个特殊类型,主要见于青少年或年轻人中,也是唯一在女性中更常见的特殊类型。本病的临床特征为肢端毛细血管扩张的环状斑片,对称分布于下肢。与 Schamberg 病一样,皮损可能向近端延伸,累及躯干和上肢。紫癜的进展可分为 3 个阶段,从点状毛细血管扩张性斑片开始,逐渐扩大为红斑性环状斑片,周边有辣椒粉样瘀点。随着每个斑点的扩大,皮损的中心逐渐褪色为金棕色,形成环形结构。最后,皮损中央可能会有轻度萎缩[179-180,205]。斑片的大小从几厘米至 20cm 不等。皮损无症状或伴有轻度瘙痒[206]。

治疗和预后 与 Schamberg 病一样,本病病程慢性,通常在几个月至几年内反复发作和缓解[179-180]。尚无标准有效的治疗方法。除了前述治疗色素性紫癜的方法外,已有秋水仙碱和甲氨蝶呤用于治疗 Majocchi 病患的个案报道[205,207]。

金黄色苔藓/紫癜性苔藓

临床概述 金黄色苔藓是一种罕见的、独特的色素性紫癜,具有皮损局限、持续的特点,组织病理学上与其他亚型不同[208]。它最早由 Marten 在 1958 年以"紫癜性苔藓"一词描述[209],后来被命名为金黄色苔藓,以突出皮损的颜色。本病好发于年轻人群,其中儿童占 17%[210]。金黄色苔藓的临床特征是局部成群的苔藓样丘疹,具有独特的金锈色,不对称地分布于下肢(图 145.9)[211]。皮损的颜色从黄色到铜色不等,有时为紫色,伴有散在瘀点。丘疹可以聚集成单个或多个边界清楚的斑块,直径可达 20cm。与 Schamberg 病相比,金黄色苔藓的皮损更多为不对称或单侧分布[208,212]。偶尔可见节段性或按皮区分布[213-214]。

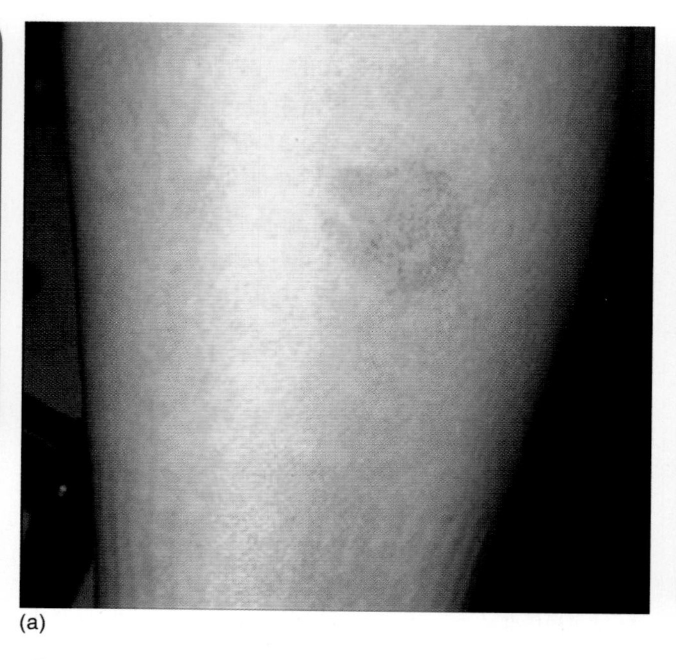

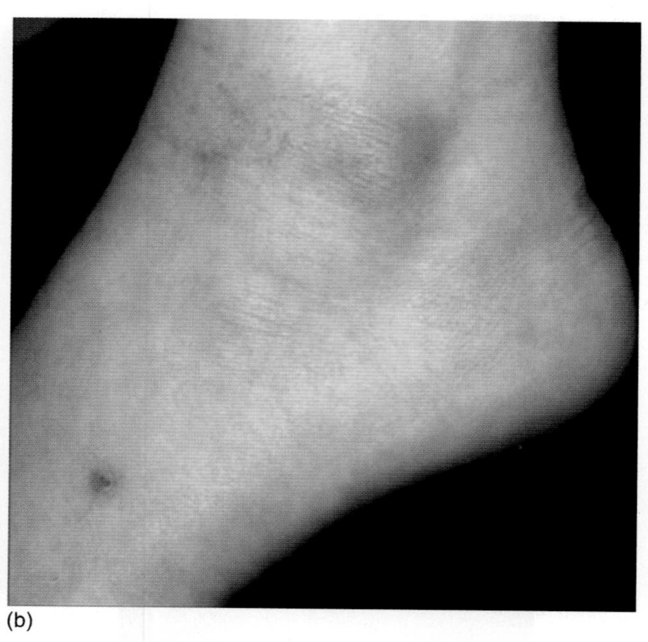

图 145.9 一例 8 岁金黄色苔藓女童(a)小腿和(b)踝侧面的金黄色斑片。资料来源:Kim MJ et al. 2009[211]. Reprinted with permission of Korean Dermatological Society. Copyright 2009 Korean Dermatological Association. http://anndermatol.org

组织学 组织学上,金黄色苔藓与其他亚型色素性紫癜的区别在于表皮正常,真皮乳头层有致密的淋巴组织细胞呈带状浸润,常伴有吞噬含铁血黄素的巨噬细胞聚集[208]。有时在浸润带和表皮之间可见一正常胶原的 Grenz 带,与蕈样肉芽肿的组织病理学非常相似[215]。

治疗和预后 病变通常会保持多年,偶可自发消退[205]。在一个小样本儿童群体中,在没有治疗的情况下平均在 2~4 年内消退[210]。局部使用糖皮质激素偶尔有效[216],也有试用局部钙调磷酸酶抑制剂的报道[217-218]。近来,有 PUVA 和脉冲染料激光在成人患者中治疗成功的报道[219-220]。

瘙痒性紫癜

临床概述 瘙痒性紫癜,也被称为 Doucas 和 Kapetanakis 湿疹样性紫癜,被认为是 Schamberg 病的一种更为普遍的、伴有瘙痒的变异型。主要发生于中年男性,临床特点是剧烈瘙痒的红色丘疹,伴有轻度鳞屑,局限于小腿。皮损通常主要延伸至大腿、躯干和上肢。常可见慢性搔抓引起的苔藓样变[184]。与 Schamberg 病一样,药物暴露和接触变应原与疾病的发病机制有关[180]。

治疗和预后 皮损通常会在数月至数年内自行消退,但常复发[184]。局部使用糖皮质激素和抗组胺药物可缓解瘙痒。

皮肤型结节性多动脉炎

历史 结节性多动脉炎(polyarteritis nodosa,PAN)是一种以组织坏死和多器官受累为特征的中小动脉坏死性血管炎。1931 年,Lindberg 首次将皮肤型 PAN 描述为一种主要累及皮肤的局限型 PAN[221]。与系统型 PAN 不同,皮肤型 PAN 是一种良性疾病,不累及其他主要器官。关于皮肤型 PAN 是否会进展为系统型 PAN 仍有争议。然而,研究表明,它们是同一病谱上的两种不同的疾病,彼此之间无系统转化[222]。在儿童,PAN 有一些独特的特征,常被称为"青少年 PAN",也可分为皮肤型和系统型[223-224]。

流行病学 PAN 是一种罕见的儿童血管炎,占所有血管炎的 5.6%[225]。平均发病年龄为 9 岁,男女患病率相当。皮肤型 PAN 约占青少年 PAN 病例的 1/3[226]。文献中报告的儿童病例不到 150 例,没有明显的好发年龄或性别[84,227]。

发病机制 皮肤型 PAN 的确切病因尚不清楚,发现病变的动脉壁有 IgM 和 C3 沉积,推测是由免疫复合物介导的[228]。通常在发病前有一定的诱因,包括链球菌性咽炎、病毒性疾病、昆虫叮咬、疫苗或药物暴露;这些因素可能作为抗原刺激诱导免疫复合物形成。A 组链球菌感染是最常见的相关的感染因素,高达 86% 的病例中抗链球菌溶血素(antistreptolysin,

ASO）滴度升高或咽拭子培养阳性[227]，这与成人和儿童的发病机制均有关[229-232]。在部分患者中，ASO 滴度与疾病症状相关，已证明以青霉素预防治疗可使疾病得到长期控制，这支持了链球菌感染的致病作用[233]。虽然乙型肝炎是众所周知的成人 PAN 的原因，但由于广泛的疫苗接种使得这种关联在儿童患者中很少见到[226]。

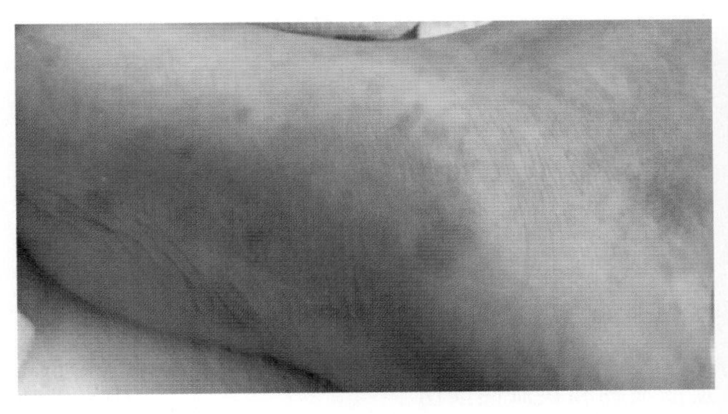

图 145.10　一例 12 岁男性 PAN 患者足部疼痛性的皮下结节

临床表现　皮肤型 PAN 临床表现包括疼痛的皮下结节、网状青斑和皮肤溃疡。皮损很少并发皮肤坏死和肢端坏疽。也可伴有瘀点、紫癜和非特异性斑丘疹，但除非皮肤活检证实为坏死性中血管炎，否则这些皮损对诊断无帮助。

皮肤结节

皮肤型 PAN 最常见的表现为疼痛性、红色或紫罗兰色的皮下结节，分布于下肢远端（图 145.10）[232,234]。单个结节很小，视诊不易被察觉，更易被触及，可融合成较大的浸润性损害[224,232]。皮损通常从踝部开始，可向近端延伸，累及大腿、臀部或上肢[235]。结节性损害是由于真皮下部和皮下脂肪层的小、中血管受累所致，而非本病典型表现的紫癜则为局限于真皮上部的小血管炎[224]。

网状青斑

网状青斑是另一种特征性的表现，既可单独发生，也可伴有皮下结节[232]。网状青斑的特征是一种持续性呈紫罗兰色、红色或青紫色网状皮肤色素减退，累及范围广泛（图 145.11）。皮损既可包括规则的完整的环状（网状青斑，livedo reticularis），也可包括不规则的非完整的环状（葡萄状青斑，livedo racemosa），中心苍白，复温后不消退[224]。这一定义上意味着这一过程为病理性，不同于对环境温度有反应的生理性网状青斑（大理石样皮肤）。一些作者认为，术语"葡萄状青斑"是对 PAN 表现更准确的描述[224,236]。特征性的斑驳外观是微血管血栓和小静脉扩张的结果，可与许多其他疾病相关，包括系统性红斑狼疮、抗磷脂抗体综合征和类风湿性关节炎。

网状青斑需与青斑样血管病（livedoid vasculopathy，LV）相鉴别，LV 是一种闭塞性微血管疾病，以血栓形成和血管壁透明样变为特征，常与潜在的高凝状态相关[237]。LV 表现为下肢远端疼痛性的网状紫癜，最终形成溃疡，愈合后形成星状萎缩性瓷白色瘢痕（白色萎缩），周边毛细血管扩张和含铁血黄素沉积[238]。虽然外观上 LV 很难与皮肤型 PAN 鉴别，但 LV 不是真正

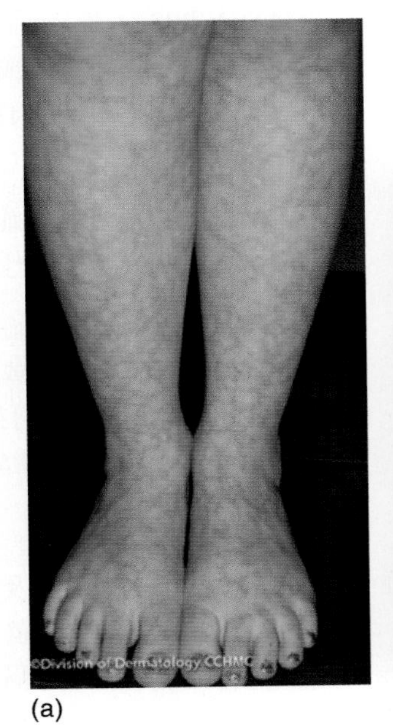

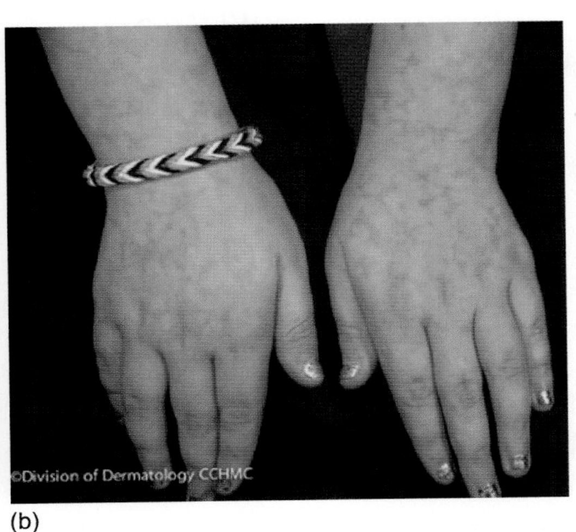

图 145.11　（a）网状青斑最常见于下肢。（b）手部亦可受累。资料来源：Courtesy of Kara Shah，MD，Cincinnati Children's Hospital Medical Center，OH，USA.

的血管炎。组织病理学特征是腔内血栓形成和真皮血管壁明显的透明样变。与网状青斑不同，血管周围无炎症反应。实验室检查应侧重于排除潜在的结缔组织疾病、与冷球蛋白血症相关的感染和凝血风险因素，如狼疮抗凝剂、抗磷脂抗体、凝血因子V、蛋白C和蛋白S缺乏以及凝血酶原基因突变[239]。治疗依赖于抗凝而不是抗炎药物，尽管最近的研究表明静脉注射免疫球蛋白治疗也可能有效[237,240]。

皮肤溃疡和缺血性损伤

缺血损伤引起的其他不太常见的皮肤型PAN表现包括浅、深层溃疡，坏死斑和肢端坏疽[226]。皮下结节和青斑可进展为溃疡。溃疡周围“星爆样”不规则青斑，高度提示皮肤型PAN[241-242]。溃疡愈合后形成瓷白色、星状、萎缩性瘢痕，称为白色萎缩[224]。年龄较小的儿童有严重并发症的风险较高，如缺血性损伤导致的周围坏疽和手指自截[230]。

皮肤外表现

虽然根据定义，皮肤型PAN是一种限于累及皮肤的疾病，但人们已经认识到，多达2/3的患者有皮外表现，包括周围神经病变、肌痛和邻近活动期皮损区域的关节痛或关节炎。在没有内脏受累的情况下，也可能出现诸如发热、乏力和体重减轻等全身性症状[222,226,230]。系统型PAN和皮肤型PAN其皮肤表现和相应的组织病理学特征是一致的。皮肤型PAN患儿也可能出现局限性肌痛和神经病变[222]。尤其是神经病变，更常见于顽固性溃疡者[232]。

鉴别诊断 首先必须将皮肤型PAN与系统型PAN区别开来。系统受累的证据可能包括但不限于高血压、肾衰竭、腹痛、肝损伤、中等血管动脉瘤、中枢神经症状和周围神经病变或与皮损不相邻的肌痛。PAN下肢的皮肤结节可能与结节性红斑相混淆，后者的组织病理学特征是间隔性脂膜炎，而不是皮肤型PAN中所描述的小动脉周围脂膜炎[243-244]。最后，鉴别诊断还需考虑其他类型的血管炎，包括原发性和继发性血管炎(表145.5)。

表145.5 系统性血管炎的鉴别

	常见的皮肤表现	系统特征	实验室检查	组织病理
小血管炎，免疫复合物介导				
HSP	可触及性紫癜	肾小球肾炎 关节炎或关节痛 胃肠道出血	血尿、蛋白尿	小血管LCV;+IgA
免疫沉积性小血管炎				
GPA(Wegener)	可触及性紫癜 口腔/鼻溃疡(鼻中隔穿孔)	上呼吸道(鼻窦炎、声门下狭窄) 肺(出血、空洞) 肾小球肾炎	c-ANCA/PR3	小血管坏死性血管炎或LCV +肉芽肿
MPA	可触及性紫癜	肺出血 肾小球肾炎	p-ANCA/MPO>c-ANCA/PR3	小血管和中等血管坏死性血管炎
EGPA(Churg-Strauss)	疼痛性皮下结节	哮喘 过敏 嗜酸性粒细胞性肺炎 单神经炎	p-ANCA/MPO，血清IgE升高 嗜酸性粒细胞增多	小血管和中等血管LCV或坏死性血管炎 +肉芽肿 +嗜酸性粒细胞增多
混合性小-中血管炎				
白塞病	口腔和生殖器溃疡 过敏反应 结节性红斑 丘疹脓疱性损害	眼(葡萄膜炎、视网膜血管炎) 胃肠道溃疡 神经系统病变 血栓性静脉炎		累及各种大小的动脉和静脉 间隔性脂膜炎

续表

	常见的皮肤表现	系统特征	实验室检查	组织病理
主要累及中等血管的血管炎				
川崎病	斑丘疹性损害 草莓舌 结膜充血 手足脱屑	冠状动脉动脉瘤 颈部淋巴结肿大	ESR/CRP 升高 WBC/plt 升高 无菌性脓尿	中等血管坏死性血管炎
PAN	皮肤结节、网状青斑、溃疡、外周坏疽	肾性/高血压 肌痛 周围神经病变	ESR/CRP 升高 WBC/plt 升高 （ANCA 阴性）	中等或小动脉坏死性血管炎

注：ANCA，抗中性粒细胞胞质抗体（c-，胞质型；p-，核周型）；CRP，C 反应蛋白；EGPA，嗜酸性粒细胞肉芽肿伴多血管炎；ESR，红细胞沉降率；GPA，肉芽肿伴多血管炎；HSP，Henoch-Schönlein 紫癜；LCV，白细胞碎裂性血管炎；MPA，显微镜下血管炎；MPO，髓过氧化物酶；plt，血小板计数；PR3，抗蛋白酶；WBC，白细胞计数。

实验室检查　炎症指标包括血沉和 C 反应蛋白（C-reactive protein，CRP）几乎总是升高，系统型 PAN 升高的程度高于皮肤型 PAN[226,245]。其他非特异性炎症指标包括白细胞升高、血小板增多或轻度贫血。建议常规检测既往链球菌感染的证据，包括 ASO 和 DNAse B 滴度[229]。其他实验室检查应侧重于排除系统性疾病，包括全面的代谢功能检查、尿液分析、ANA、ANCA、抗磷脂抗体和高凝状态检查。

组织学　皮肤结节和网状青斑的楔形或切除活检均显示为中小动脉的坏死性、非肉芽肿性血管炎，并伴有真皮深部至皮下脂肪的微血管血栓[224]。炎症的早期特征是动脉壁纤维蛋白降解，以中性粒细胞为主、伴有一些嗜酸性粒细胞浸润[241-242]。也可伴有白细胞碎裂和红细胞外渗[224]。直接免疫荧光有时可见 IgM 和 C3 沉积[228,234,246]。在晚期，浸润细胞以淋巴组织细胞为主，动脉内膜增厚、血栓形成，最终形成梗死和溃疡。终末期皮损则以血管周围成纤维细胞增生为特征[247]。对于晚期皮肤溃疡，可能需要在溃疡边缘进行多次深层或全层活检，以获得坏死性血管炎的确凿证据。

治疗和预后　非甾体抗炎药可用于轻症患者。然而，大多数患者至少需要一个疗程的系统用糖皮质激素[244]。对于难治性或复发性病例，已有使用非糖皮质激素药物包括秋水仙碱、氨苯砜、甲氨蝶呤、霉酚酸酯、硫唑嘌呤、环磷酰胺和静脉注射免疫球蛋白治疗成功过的报道[227,229,230,248-249]。目前尚无对照研究可指导免疫抑制药物的选择。肿瘤坏死因子 α 抑制剂对许多系统性血管炎的疗效表明，其也可能对难治性皮肤型 PAN 有效[250-252]。在急性远端肢体坏死的情况下，除了系统用糖皮质激素外，尽快系统使用血管扩张剂（硝苯地平、西地那非、己酮可可碱、博沙坦）和抗凝剂（阿司匹林、肝素）是再灌注和抢救组织的保证[249,253]。对于有近期链球菌感染证据的患者，建议抗生素治疗后再予以长期的青霉素预防[226,229,233,244]。

总体而言，皮肤型 PAN 病程相对良性，其特征是周期性的恶化和缓解交替，可能持续多年。该病也可能会发生严重的并发症，如手指坏死和自截，特别是在较小的儿童[141,230]。尽管演变为系统型 PAN 的情况极为罕见，仍建议密切随访并注意系统累及[227]。

伴有继发性皮肤血管炎的系统性疾病

ANCA 相关血管炎

抗中性粒细胞胞质抗体（antineutrophil cytoplasmic antibody，ANCA）相关血管炎（ANCA-associated vasculitis，AAV）是一组以坏死性小血管炎为特征的疾病，血管壁很少或没有免疫复合物沉积[254]。AAV 患者有抗中性粒细胞颗粒成分的自身抗体，固定后行间接免疫荧光染色，可为胞质型（c-ANCA）或核周型（p-ANCA），分别为抗蛋白酶 3（antiproteinase 3，PR3）和髓过氧化物酶（myeloperoxidase，MPO）抗体。AAV 包括肉芽肿性多血管炎、显微镜下多血管炎和嗜酸性肉芽肿性多血管炎。

每种类型的 AAV 特点各异（见表 145.5）。通常，其他相关的系统症状有助于区分这类疾病。然而，在极少数情况下，皮肤损害可以比系统症状早几个月甚至几年[6,255]。AAV 的皮肤表现包括可触及性紫癜、荨麻疹样损害和疼痛性皮下结节。对系统症状的治疗，皮肤表现也会得到改善，通常需要糖皮质激素和细胞毒药物如环磷酰胺或利妥昔单抗的联合使用。

肉芽肿性多血管炎

肉芽肿性多血管炎(granulomatosis with polyangiitis,PA)以往称为韦格纳肉芽肿,特征为上下呼吸道和肾脏的坏死性肉芽肿性炎症。大约50%的患者会有皮肤受累[256-257],但只有8%~9%的患者以皮肤表现为初发症状[255-256]。皮肤表现多种多样,包括可触及性紫癜、鼻-口腔溃疡、瘀斑、皮下结节、红斑、血管炎性丘疹、痤疮样损害、荨麻疹、坏死性溃疡和坏疽性脓皮病样溃疡,其中以可触及性紫癜最为常见[255-260]。除鼻溃疡所致的鼻中隔穿孔外,并无哪一种损害为GPA特有[4]。

皮肤活检表现为白细胞碎裂性血管炎,伴有淋巴组织细胞浸润的肉芽肿性血管炎,局灶性颗粒坏死和纤维蛋白样变性以及随后的栅栏状肉芽肿性皮炎[255,260]。白细胞碎裂性血管炎是GPA最常见的组织病理学特征,与临床上可触及性紫癜相关。反之,痤疮样损害的典型特征是肉芽肿性毛囊炎,皮下结节表现为结节性红斑样间隔性脂膜炎。可能需要在多个部位同时进行活检以确认肉芽肿性炎症的存在[261]。约80%~90%有皮肤表现的GPA患者c-ANCA阳性[255,260-261]。在少数ANCA血清阴性的患者中,活检具有诊断意义。

显微镜下多血管炎

显微镜下多血管炎(microscopic polyangiitis,MPA)是一种系统性坏死性小血管炎,无肉芽肿形成。临床上MPA表现为进展迅速的坏死性肾小球肾炎,伴或不伴肺毛细血管炎,组成类似于GPA或Goodpasture综合征的肺-肾综合征。肾外表现很常见,包括皮肤、关节、胃肠道、眼睛和中枢神经系统受累[262]。皮肤受累见于30%~60%的患者,且在高达15%~30%的病例中表现为初发症状[263-265]。下肢可触及性紫癜是最常见的皮肤表现,其次是网状青斑、皮下结节、荨麻疹样皮损、溃疡和坏死[262-263]。也有儿童表现为水疱和裂片状出血的报道[266]。可触及性紫癜和皮下结节都可出现于MPA或PAN,因此组织病理不能用来鉴别这两种疾病[263]。大约75%~90%的MPA患者ANCA阳性,其中大部分为MPO和p-ANCA阳性[254,262,264]。

组织病理学上,MPA的皮肤损害以真皮小血管白细胞碎裂性血管炎为特征[267]。真皮深部和皮下组织致密的炎性浸润,但无肉芽肿性炎症[266]。

嗜酸性肉芽肿性多血管炎

嗜酸性肉芽肿性多血管炎(eosinophilic granulomatosis with polyangiitis,EGPA),又称Churg-Strauss综合征和变应性肉芽肿,以哮喘、过敏、嗜酸性粒细胞增多症和系统性血管炎为特征。它是儿童AAV中最罕见的一型,在一个系列病例中所占比例不到2%[268]。持续性哮喘是本病的主要特征,与过敏性鼻炎等其他特应性疾病一起,通常早于其他症状很多年出现。本病第二阶段的特点是外周和组织中有明显的嗜酸性粒细胞增多。系统血管炎直到本病第三阶段和最后阶段才会出现。也可伴有皮肤表现、周围神经病变(多发性单神经炎)和心肌病[269-270]。虽然EGPA通常与p-ANCA和MPO阳性有关,只有30%~40%的成年患者阳性[271-272],儿童患者中阳性率更低[273-274]。

除了下肢可触及性紫癜,EGPA还表现为瘀斑、出血性大疱、溃疡、指端缺血、荨麻疹样丘疹和疼痛性皮下结节。结节通常位于头皮和关节伸侧如肘部,与PAN表现相似[6,275]。在极少数情况下,与多发性单神经炎相关的皮肤表现可能是血管炎的唯一初发表现,在这种情况下,活检尤其有意义[276]。组织病理学上,EGPA的特征是小血管的中性粒细胞性血管炎,富含嗜酸性粒细胞,真皮嗜酸性粒细胞增多,由栅栏状肉芽肿性皮炎组成的“红色肉芽肿”[6]。虽然血管外嗜酸性粒细胞增多几乎总是存在,但如果没有更大的组织样本,不一定能够见到肉芽肿表现[274]。

中等大小血管炎

川崎病

川崎病(Kawasaki disease,KD)是儿童第二常见的系统性血管炎,是一种急性自限性小-中等大小的血管炎,易累及冠状动脉。经典的皮肤黏膜表现和系统特征在其他章节有详细的讨论。虽然KD是一种系统性血管炎,但典型的多形性皮损以非特异性炎症为特征,与KD相关的真性皮肤血管炎极为罕见。皮肤血管炎的报告仅限于在病程中出现紫癜、外周坏疽或坏死性损害的婴儿或幼儿[277-279]。1例紫癜性皮损活检显示免疫沉积性小血管炎,伴有轻度白细胞碎裂、红细胞外渗和血管内血栓。

系统型PAN

系统型PAN是儿童第三大常见的系统性血管炎,仅次于HSP和KD[225]。这些皮肤表现在临床和组织病理学上与皮肤型PAN相同。然而,如不进行治疗,系统型PAN的多器官受累可导致严重的并发症。肺通常不受累,这有助于区分PAN和AAV。冠状动脉瘤在幼年患者中更为常见[247],即表现为不典型KD。对这些病例而言,血管造影尤其有帮助,因为中等动脉的动脉瘤样扩张或狭窄实际上对PAN具有诊断价值[4]。

胶原血管病

与原发性血管炎主要累及血管不同,继发性皮肤血管炎是潜在疾病的并发症,其中最常见的是系统性自身免疫性疾病。系统性红斑狼疮、混合性结缔组织病和干燥综合征是儿童人群中常见的胶原血管病，与继发性系统性血管炎的皮肤表现有关。

SLE

与成人 SLE 相同，儿童期发病的 SLE 具有广泛的系统性血管病变的特征。虽然中等大小血管炎和内脏血管炎也可能发生，但真正的狼疮性血管炎并不常见，最常见的是皮肤小血管炎[280-282]。皮肤表现包括指尖或手掌红色至紫罗兰色、不褪色的点状损害、可触及性紫癜、缺血或溃疡性病变、红斑性丘疹、荨麻疹样损害和结节（图 145.12）。最常见于下肢，其次是手和面部[280,283]。与皮肤型 PAN 一样，严重的皮肤狼疮血管炎可导致潜在感觉神经损伤引起的周围神经病变[284]。与成人发病的 SLE 相比，网状青斑在儿童发病的 SLE 中相对少见[283,285]，且与狼疮血管炎和抗磷脂抗体的存在有关[236]。

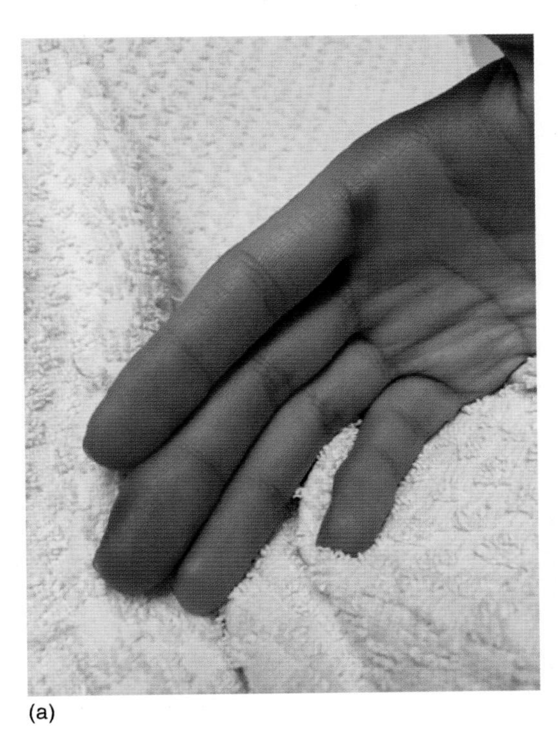

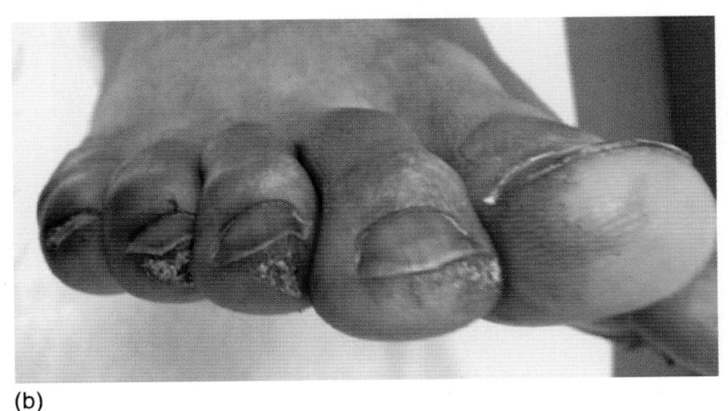

(a)　(b)

图 145.12　(a)狼疮性血管炎患者手掌部位不褪色的、疼痛性红色结节。注意第三指的硬结性红斑，中央色暗。(b)一位十几岁狼疮性血管炎患者以趾(指)部位的慢性溃疡为主要表现

活检显示白细胞碎裂性小血管炎是最常见的表现，其次是坏死性或淋巴细胞性血管炎[280,283]。一旦怀疑或诊断为血管炎，强烈建议进行抗磷脂抗体综合征（antiphospholipid antibody syndrome，APS）的实验室检查。APS 的血栓性损害在临床上类似于血管性损害，尤其在指尖部位。区分两者至关重要，因为 APS 需要抗凝，而非加强免疫抑制治疗[280,286]。狼疮血管炎和 APS 也可以同时发生，从而增加了血管功能不全和梗死的风险[287]。除血管炎外，狼疮的其他非血管性并发症还可出现瘀斑和紫癜，包括免疫介导的血小板减少症、血栓性血小板减少性紫癜或感染。

混合性结缔组织病

混合性结缔组织病（mixed connective tissue disease，MCTD）是一种重叠综合征，临床表现为 2 种或 2 种以上结缔组织疾病，包括系统性红斑狼疮、幼年型关节炎、皮肌炎或系统性硬化症。从血清学上看，它通常与高滴度的抗核糖核蛋白抗体相关[288]。临床上，同样的狼疮皮肤表现也可见于 MCTD，包括血管炎[289]。然而，在硬皮病和皮肌炎患者中血管病较血管炎更为突出。雷诺现象在 85% 的儿童发病时出现，是严重手指凹陷或溃疡的危险因素，当与血管炎共存时，这些凹陷或溃疡可变为血管炎性损害或促进手指梗死的进展[290]。

Sjögren 综合征

Sjögren 综合征是一种系统性自身免疫性疾病，伴有慢性淋巴细胞性外分泌腺炎症，典型地导致眼干和口干（sicca 症状）。本病通常与抗 Sjögren 综合征 A（Sjögren syndrome A，SSA）或抗 Sjögren 综合征 B（Sjögren syndrome B，SSB）自身抗体有关，可作为原发性疾病发生，也可继发于其他自身免疫性疾病如 SLE。儿童 Sjögren 综合征罕见，通常与成人的表现也不同。腮腺炎是 50%～70% 的儿童的首发症状，而干燥症状

相对较少[291-292]。可发生腺外表现,包括乏力、关节炎、肺部疾病、肾炎、周围神经病变、雷诺现象和皮肤血管炎。血管性病变表现为可触及性紫癜、瘀斑、荨麻疹样损害或红色斑丘疹。组织病理学检查通常在成人和儿童中表现为非 IgA 白细胞碎裂性血管炎,但成人更有可能也符合荨麻疹性血管炎或冷球蛋白血症血管炎的标准[292-294]。

(张卉 译,鲁智勇 校)

参考文献

见章末二维码

第146章 暴发性紫癜

Michael Levin, Brian Eley, Saul N. Faust

摘要

暴发性紫癜(purpura fulminans)是一种罕见的并发症,常继发于感染、自身免疫性疾病、药物或蛇咬伤。明确病例的确切诱因非常重要,因为该诱因的潜在病理生理学机制可以有助于制订特异性的治疗方案。紧急情况下,不论何种诱因,支持性的药物和外科治疗都是相似的。

要点

- 暴发性紫癜的病因包括先天性蛋白C或蛋白S缺乏、细菌和病毒感染、自身免疫疾病、血管炎和药物。
- 根据临床、流行病学和实验室结果特征,不同类型暴发性紫癜表现不同。
- 不仅需要支持治疗,还要针对病因进行治疗。
- 该病预后不一,即使肢体和指(趾)头最初的外观表现明显的缺血症状,其功能仍有可能保留,手术治疗应予以推迟。

定义 暴发性紫癜是一个描述性术语,指一种发展迅速、以进行性紫癜性皮损为表现,可致广泛的皮肤坏死和肢端坏疽的一组异质性疾病(图146.1a)。实验室检查证实有消耗性凝血障碍。组织病理学结果特征表现为广泛的真皮毛细血管和小静脉血栓形成、伴有周围组织出血性梗死。这种情况通常是致命的,即使幸存也会丧失指(趾)头、四肢或部分皮肤[1-2]。

历史 暴发性紫癜一词于1887年由Henoch首次引入[3]。那时一篇关于该病深入研究的文献已发表,其中包括对该病临床特征的清晰描述[1-4]。目前,暴发性紫癜用于描述患者表现为大面积紫癜的致死性疾病[2-3]。尽管有大量文献报告,但该病的病因仍然不清、混乱,甚至经常是相互矛盾的,目前关于该病的病因和发病机制已有不同理论支持。据报道引发暴发性紫癜的原因多种多样,包括细菌和病毒感染[4]、自身免疫性疾病[5]、血管炎和一些药物[6]。已有几种疾病机制可解释该病的主要特征,即在真皮血管内广泛的血栓形成。其中包括内皮细胞损伤、凝血途径的初始激活、抗凝机制受损或血小板激活[2,4,6]。正如该病病因与发病机制存在争议,治疗方面不同文献也提供了相悖的方案。但是面对这一病因不明、急速进展且威胁生命的疾病,临床医生采取了各种各样的试验性或未经证实的治疗。其中包括凝血因子替代治疗[7]、抗凝治疗[8]、抗血小板治疗、糖皮质激素和免疫抑制疗法[4]、血浆或全血置换[9]、高压氧疗[10]以及使用纤溶药物[11]。

已发现先天性蛋白C或蛋白S缺乏与暴发性紫癜

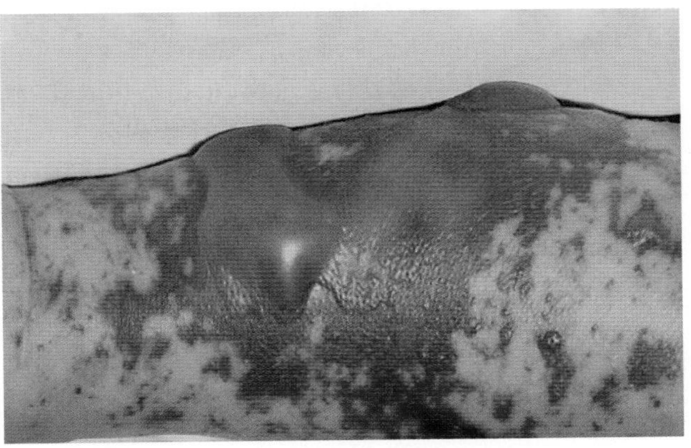
(a)

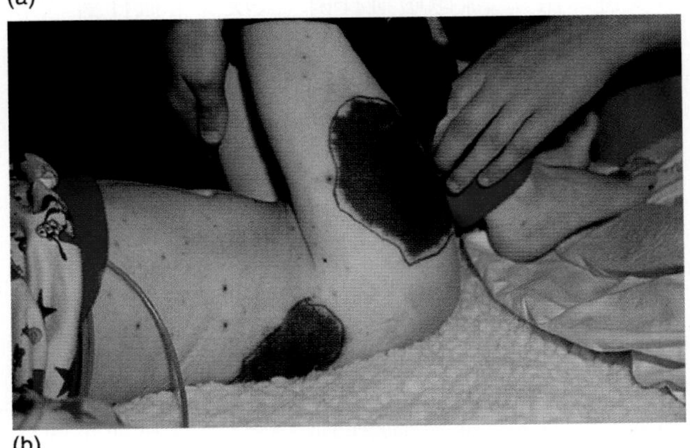
(b)

图146.1 (a)由脑膜炎球菌引起的败血症所致的急性感染性暴发性紫癜。图示皮肤上可见边界分明的紫癜区合并大疱。(b)感染后暴发性紫癜。大面积的紫癜与周围组织可见明显分界线。身体其他部位可见已经愈合的水痘样水疱

有关[12-13]，高度提示蛋白 C 通路在该病发病机制中的重要性。最近报道显示，在暴发性败血症期间发生[14-15]，或由自身免疫疾病引起的暴发性紫癜[16]，其发病与获得性蛋白 C 或蛋白 S 缺乏有关，强调了原发性血栓性进程在疾病发生前期的重要性。过去几年内的报道，不仅使大家对该病的发病机制有了更清楚的认识，更使大家认为暴发性紫癜是由几种特别的疾病所导致的综合征。

暴发性紫癜基于病原学以及发病机制的分类 和其他许多临床疾病一样，暴发性紫癜最初的定义主要依据临床和组织病理学特征，但目前认为暴发性紫癜不是一种单一的疾病，而是某些疾病继发的、常见的临床和组织病理学表现。因此，主要临床特征（泛发性紫癜）是由于单一组织病理过程所致[17-18]，即真皮血管血栓形成和周围组织的出血性梗死。这些临床和组织病理特征可能由多种不同的疾病引起，这些疾病涉及血管壁、血小板或血栓前期或抗血栓途径。特定患者的有效治疗方案需根据其潜在的病因和病理生理机制制订，并通过特定治疗纠正生理学的紊乱。

本章对暴发性紫癜进行了分类，根据临床表现、流行病学标准、实验室检查结果将暴发性紫癜分为八组（表 146. 1）。各组患者都具有特殊的病因和发病机制。因此，治疗方案的制订应基于目前对其病理生理机制的理解。

急性感染性暴发性紫癜

继发于细菌性败血症的急性感染性暴发性紫癜最为常见。各种不同的细菌可诱发暴发性紫癜，包括金黄色葡萄球菌[19]、A 组和 B 组 β-溶血性链球菌[20-21]、肺炎链球菌[22]、流感嗜血杆菌[23]、埃及嗜血杆菌[24]和铜绿假单胞菌[25]。虽然暴发性紫癜可以视作是这些细菌感染的机会性并发症，但暴发性紫癜常发生于脑膜炎奈瑟菌感染，因此暴发性紫癜被认为是脑膜炎球菌败血症的主要特征[11,26-27]。与急性细菌性败血症相关的暴发性紫癜可发生在任何年龄，最常见于儿童。与急性细菌感染（如脑膜炎球菌血症）相关的暴发性紫癜患者通常以全身感染为特征，大多数患者会有休克的征象[26,28-30]。其症状常表现为高热、寒战、肌肉酸痛、呕吐和腹痛。严重的儿童暴发性紫癜败血症的一个特别常见的临床特征是剧烈的肢体疼痛，这可能是静脉血栓形成的早期征兆。随着疾病进展，思维混乱、意识障碍、劳累呼吸和其他全身灌注不足的迹象变得更加明显。通常有休克的迹象，包括心动过速、毛细血管充盈时间延长、中心和周围温差增大、少尿和呼吸频率增快。在严重休克的情况下，一旦代偿性血管收缩机制无法维持血压，就会发生低血压。这种疾病失代偿通常与多器官衰竭有关，但随着对该疾病早期认识的加深以及更加积极的治疗，在有现代儿科重症监护的国家，儿童死亡率由 20% ~40% 降至 5% 以下[26-27,31-32]。

与暴发性紫癜相关的败血症的病理生理机制是复杂的（详见关于脑膜炎球菌血症的第 38 章内容）。细菌或其毒素（主要是革兰氏阴性菌中的脂多糖）可触发强烈的炎症过程，激活中性粒细胞、巨噬细胞、补体和凝血级联反应[29,33]。最近一项小鼠模型实验证实脑膜炎球菌被由细菌Ⅳ型菌毛介导的内皮细胞顶端表面的 CD147 和 β_2-肾上腺素能受体相互作用，这可能解释了内皮损伤的最初原因[34-35]。由细菌毒素直接或继发于宿主炎症因子如肿瘤坏死因子（TNF）、白细胞介素-1（IL-1）、活性氧中间产物或蛋白水解酶介导的内皮损伤，导致内皮细胞紊乱并丧失抗血栓功能[33]。内毒素诱导内皮表面黏附分子表达水平上调，从而促进中性粒细胞黏附到内皮表面[33,36]。内皮促凝血活性包括组织因子水平上调[37]。被内毒素激活的中性粒细胞会导致内皮表面的抗凝血糖胺聚糖、硫酸肝素和硫酸软骨素的丢失[38]、前列环素产生减少[39]和内皮激活抗凝血酶的缺陷[40]。

防止凝血功能紊乱的正常调节系统出现紊乱。组织因子途径抑制物[41]、抗凝血酶、蛋白 C 和蛋白 S[14-15,18,42-43]的获得性缺陷是由毛细血管严重渗漏和血栓形成过程消耗引起的。内皮细胞上血栓调节蛋白和内皮蛋白 C 受体表达减少导致真皮血管蛋白 C 活化缺陷[18]。纤溶酶原激活物抑制物 1（PAI-1），即组织纤溶酶原激活物的生理抑制物（t-PA）的升高也会导致纤溶系统受损。在败血症中，PAI-1 的升高与休克、肾损害和死亡的发展相关[44]。在脑膜炎球菌败血症中，PAI-1 的增加与死亡有关[45]。PAI-1 基因突变并不影响个体发生感染性脑膜炎球菌病的可能性，而是影响患者是否会发生败血性休克或死于本病[46-47]。

因此，感染诱发的暴发性紫癜中可见到血管内血栓形成，这是由休克和血小板脱颗粒引起的血管循环迟缓导致局部血管收缩造成的[33]，并伴有促凝血途径功能上调和抗凝调节途径功能下调[33,48]。

感染后暴发性紫癜

与作为急性细菌性败血症的并发症的暴发性紫癜不同，特发性或感染后暴发性紫癜的特征是在急性感染过程后 1 ~3 周发生[4]。这种疾病在幼儿中更为常见，尽管报道显示在这种疾病之前还有其他多种儿童疾病[1,4,16]，水痘和链球菌感染是最常见的诱因[4]。这种紊乱遵循双相过程。患儿起初的疾病并不复杂，但在恢复过程中，突然出现广泛的紫癜，主要发生在臀部和下肢（图 146. 1b）。患儿通常不发热，除了皮肤梗死或周围性坏疽的区域外，其余部位血流灌注良好，血压正常。该病可能迅速进展，导致广泛的皮肤坏死和四肢

表 146.1　暴发性紫癜的病因与发病机制分类

临床分组	病因	临床特征	实验室特征	病理生理学	药物治疗	转归
急性感染性暴发性紫癜	脑膜炎奈瑟菌	任何年龄	凝血功能异常	循环功能不全	一般治疗	死亡率 20%～40%
	肺炎链球菌	急性发热	血培养阳性	内皮功能障碍	抗菌治疗	可能需要植皮，手指或四肢截肢
	流感嗜血杆菌	低血压	其他特殊感染的证据	凝血功能活化	抗休克治疗	长期骨科问题，包括骨生长紊乱
	金黄色葡萄球菌 β-溶血性链球菌 其他细菌	多器官衰竭		血小板活化 抗凝功能障碍 纤溶功能障碍	抗多器官衰竭的支持治疗 具体药物：肝素	
	立克次体 白念珠菌				实验性治疗：AT Ⅲ，蛋白 C 浓缩物 纤溶剂	
感染后暴发性紫癜	水痘 A 组 β-溶血性链球菌 其他病毒（如风疹病毒）	通常发生于幼儿 双相性疾病 初起发热 突发的暴发性紫癜 血流动力学稳定	凝血功能特异性因子缺乏	获得性蛋白 C 或蛋白 S 缺乏 自身抗体介导 其他机制	新鲜冰冻血浆 肝素+纤溶 探索性治疗： 浓缩因子、血浆置换、丙种球蛋白	自限性 死亡率 15%～20% 必要时外科手术
先天性蛋白 C 或蛋白 S 缺陷	纯合子或复合杂合子遗传缺陷	通常新生儿早期即发病	凝血功能障碍	遗传性蛋白 C 或蛋白 S 缺陷	立即使用： 新鲜冰冻血浆或浓缩因子、肝素	终生性缺乏；未经治疗可致命；神经和眼部并发症常见
		自发性暴发性紫癜发作 血流动力学稳定 血栓栓塞家族史	特定因子损耗 家庭成员的特殊缺陷		预防措施： 抗凝：华法林 蛋白 C 浓缩物	持续复发风险 必要时外科手术
疾病或者药物相关的获得性蛋白 C 或蛋白 S 缺陷	香豆素类药物 胆汁淤积	任何年龄发生	凝血功能障碍 特定因子损耗	蛋白 C 或蛋白 S 缺陷或功能异常	新鲜冰冻血浆或蛋白 C 浓缩物 肝素	通常有自限性 必要时外科手术
	肾透析 肾病综合征 骨髓移植	诱发因素： 药物，干预性操作，肝或肾病			解决根本问题	

续表

临床分组	病因	临床特征	实验室特征	病理生理学	药物治疗	转归
抗磷脂抗体综合征	自身免疫病	通常是年龄较大的儿童和成人以及潜在的系统性红斑狼疮	APTT延长、PT轻度延长 狼疮抗凝物阳性 抗磷脂抗体阳性	凝血功能失调：多种自身抗体介导的机制	紧急措施： 抗凝 纤溶治疗 免疫抑制 血浆置换 预防措施： 抗凝：华法林、抗血小板治疗	暴发性的变异个体通常是致命的 长期预防，防止复发； 必要时外科介入治疗
血管性疾病	多动脉炎 过敏性紫癜 其他系统性血管炎	发热 多脏器受累 血管炎皮损 关节炎	急性期反应 白细胞增多 器官衰竭	累及到血管壁的损伤	免疫抑制 类固醇 环磷酰胺±抗凝 抗血小板药物	显著死亡率 预后取决于对潜在疾病的反应
血小板介导的暴发性紫癜	肝素治疗	通常皮下注射肝素 注射部位暴发性紫癜	血小板减少	抗体介导的血小板聚集	停止肝素治疗，环氧化酶抑制剂	自限性 必要时外科手术
毒素/毒物	蜘蛛咬伤 蛇咬伤	中毒史 咬伤处最大紫癜	凝血障碍	血管毒性损伤 凝血激活	特异性抗毒素制剂 支持性治疗	自限性 必要时外科手术

注：APTT，activated partial thromboplastin time，活化部分凝血活酶时间；AT Ⅲ，antithrombin Ⅲ，抗凝血酶Ⅲ；PT，plasma thromboplastin，血浆凝血酶原时间。

或手指坏疽。随后可能发生内脏血栓栓塞的并发症。大血管血栓形成可导致肺栓塞，或在肾脏、大脑、心脏或其他器官内形成血栓[16,49]。

受累患者有弥散性血管内凝血的实验室证据，表现为凝血酶原时间、部分凝血酶原时间和凝血酶时间的延长、低纤维蛋白原血症和纤维蛋白降解产物的增多。

对该病的病因目前已提出了多种不同的理论。虽然水痘后发生的暴发性紫癜的病因不同于链球菌感染或其他病毒感染介导引起的暴发性紫癜[4,6]，但现在有明确的证据表明，由抗蛋白 S 自身抗体诱导的获得性蛋白 S 缺乏[49-50]，是本病的显著特征[16]。1993 年，D' Angelo 等报告了 1 例近期患水痘的儿童发生了血栓栓塞疾病的病例[51]。该患儿由于针对蛋白 S 的自身抗体导致获得性蛋白 S 缺乏。尽管他们的患者没有暴发性紫癜或任何皮肤血栓形成表现，但该报告提示作者在类似的水痘后发生暴发性紫癜的患者中寻找到自身抗体的存在。作者报告了连续 5 例水痘或其他病毒感染后出现暴发性紫癜的儿童，在这 5 例患儿中发现由针对蛋白 S 的免疫球蛋白 G(immunoglobulin G，IgG)或 IgM 自身抗体引起的严重的获得性蛋白 S 缺乏，似乎是感染后暴发性紫癜的常见机制[16]。水痘或其他细菌或病毒感染可触发自身抗体的产生，该抗体与蛋白 S 发生交叉反应。由于已知的水痘蛋白与蛋白 S 的结构均不类似，因此该抗体很可能针对水痘感染期间暴露的新抗原。抗体似乎通过与单核吞噬细胞系统的 Fc 受体结合，通过快速去除蛋白 S 抗体复合物，增加蛋白 S 的清除率。蛋白 S 清除率的提高不仅解释了入院时患者蛋白 S 水平较低的原因，而且也解释了即使在输注大量血浆后，也很难将蛋白 S 水平恢复到正常水平。抗蛋白 S 自身抗体水平在发病后 1～6 周内自发下降[16](图 146.2)。由于 IgG 反应通常会持续很长时间，抗体在循环中的迅速消失可能意味着抗独特型反应的参与。在一些水痘后发生的暴发性紫癜患者中存在抗心磷脂抗体，包括抗蛋白 S 抗体的患者。一些抗蛋白 S 抗体患者检测到抗心磷脂抗体 IgM 和 IgG 低滴度阳性，可能与发病有关，但尚不清楚这是否代表发生交叉反应或产生两种不同类型的交叉反应抗体[16,52]。在某些情况下，针对蛋白 C 的自身抗体也可能引起类似的情况。

蛋白 C 或蛋白 S 途径缺陷引起的先天性暴发性紫癜

先天性蛋白 C 和蛋白 S 缺乏的儿童可能在新生儿期出现主要脏器血栓，包括大脑，伴有或不伴有暴发性紫癜的皮肤表现[12,53]。严重感染的患者是由于纯合性蛋白 C 或蛋白 S 缺乏，或者复合杂合子状态引起的纯合性功能障碍所致。暴发性紫癜的皮肤特征可在新生儿期或出生后的前几个月内自发出现。在某些情况下，皮肤或内脏器官血栓形成是自发的，但在另一些情况下，急速进展的感染性或炎症性损伤似乎会触发疾病。与急性感染性暴发性紫癜患者不同，先天性蛋白 C 或蛋白 S 缺乏的患者在发病时通常血流动力学稳定，无发热反应，除非为感染导致的紫癜发病。血栓栓塞家族史很常见，因为这种疾病的杂合携带者发生血栓的风险增加。任何在新生儿期或生命早期出现暴发性紫癜或血栓栓塞的儿童，应怀疑是否有蛋白 C 或蛋白 S 缺乏，需进行相关检查[12-13,53-55]。

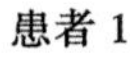

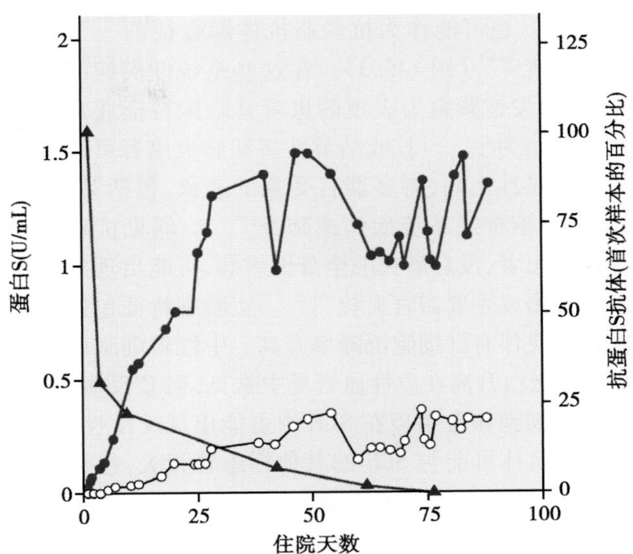

图 146.2 水痘感染后暴发性紫癜。暴发性紫癜患儿入院后蛋白 S 水平变化的时间进程。游离蛋白 S(○)和总蛋白 S(●)水平不可检测。抗蛋白 S 抗体水平明显升高(▲)。在接下来的 4 周内，抗蛋白 S 抗体水平逐渐下降，游离蛋白 S 和总蛋白 S 同时升高

药物或特殊疾病引起的获得性蛋白 C 或蛋白 S 缺乏

由于治疗药物如香豆素衍生物抑制蛋白 C 和蛋白 S 的生成、抑制维生素 K 依赖性凝血因子[6]而引起的暴发性紫癜越来越多见。此外，蛋白质 C 或蛋白 S 缺陷的杂合子患者有患病风险[56-58]。获得性蛋白 C 和蛋白 S 缺乏也可能发生在胆汁淤积性肝病[59]、肾病综合征、腹膜透析[60]和骨髓移植[61]的患者中。该亚组的临床特征包括患者使用过影响蛋白 C 或蛋白 S 生成的药物，或存在潜在的易感疾病。在香豆素类药物使用的情况下，暴发性紫癜患者的蛋白质 C 和蛋白 S 水平下降速度似乎比维生素 K 依赖性促凝血因子的预期消耗速度更快。蛋白 C 或蛋白 S 缺陷的杂合子患者有发生这种并发症的危险。肾病综合征患者尿蛋白 C 和蛋白 S 的清除率增加，成为了大量蛋白尿中的一部分。蛋白质 C 和蛋白 S 的生成障碍或清除率增加是造成衰竭性肝病或透析患者发生暴发性紫癜的基础。

抗磷脂抗体综合征相关性暴发性紫癜

暴发性紫癜可发生在系统性自身免疫性疾病患者

中，如系统性红斑狼疮[62]、结节性多动脉炎或过敏性紫癜[63]。也可能作为抗磷脂抗体综合征的一个组成部分出现[64-65]（图 146.3）。在这些系统性疾病的背景下，以暴发性紫癜为表现的患者其临床特征通常以系统性疾病为主。SLE 或结节性多动脉炎患者可能患有长期发热性疾病，有多器官受累的迹象，包括关节炎、肾炎、中枢神经系统疾病或肺炎[66-67]。偶见抗磷脂抗体阳性患者，没有潜在的全身性疾病，可能出现急性暴发性紫癜或主要器官血栓[64-65]。实验室特征包括急性炎症反应伴有红细胞沉降率升高。中性粒细胞增多和 C 反应蛋白升高在急性血管炎中常见，但 C 反应蛋白、中性粒细胞和血小板在 SLE 中可能出现反常性降低。抗磷脂抗体可能与 SLE 的其他标志物相关，包括抗双链 DNA 抗体、可提取核抗原抗体以及低 C3 和 C4。抗磷脂抗体阳性的患者中，发现了许多抗体介导的血栓形成机制，包括通过血栓调节蛋白抑制蛋白 C 活化、抑制活化蛋白 C 的抗凝作用以及干扰抗凝血酶 3 与内皮糖胺聚糖结合[64-65]。患者也可能发生血小板活化。非抗体介导的机制也可能参与其中，包括中性粒细胞、淋巴细胞或其他炎症细胞介导的血管壁急性损伤。系统性血管炎患者可能有抗中性粒细胞胞质抗体的证据。

肝素治疗中血小板介导性暴发性紫癜

肝素诱导的皮肤坏死是由抗体介导的血小板聚集引起，主要发生在皮下注射肝素后，通常发生在注射部位[68-69]。血小板介导的机制也被用于解释在血小板减少性紫癜[70]或阵发性夜间血红蛋白尿[71]中发生的暴发性紫癜。对接受肝素治疗后或有血小板减少性紫癜的患者，要考虑血小板介导性暴发性紫癜的诊断。该病在停止肝素治疗后，通常呈自限性；情况严重时，可能需要使用替代性抗凝剂治疗，如香豆素衍生物或使用血小板抑制剂如非甾体抗炎药或前列环素。

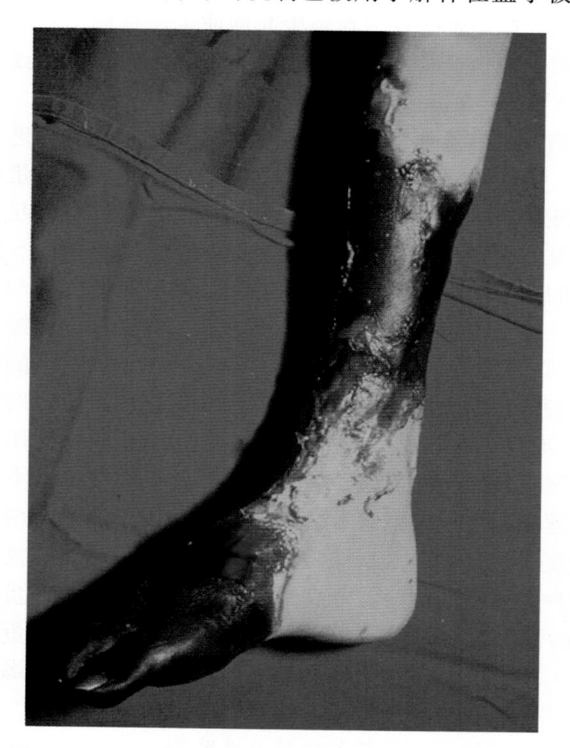

图 146.3 系统性红斑狼疮和抗磷脂抗体综合征患儿的暴发性紫癜和坏疽

咬伤或中毒后暴发性紫癜

暴发性紫癜可能发生在一些毒素刺激后，包括蛇咬伤或蜘蛛咬伤（见第 61 章）。凝血系统激活和内皮损伤可能是其机制之一。紫癜通常出现在毒素接种部位的周围，严重的情况下，可出现明显的广泛性紫癜。

病理　尽管暴发性紫癜可能由不同的疾病过程引起，但组织病理学改变均相同。本病的病理特征是皮肤血管血栓闭塞[2,4,6,17]。在轻型患者中，该过程仅限于真皮毛细血管和小静脉。病情稍重者，血栓延伸到深层组织的较大血管，病情严重者，也可发生引流整个肢体的主要静脉栓塞（图 146.4）。静脉和小静脉扩张，同时被纤维蛋白血栓和大量红细胞聚集物阻塞。周围组织出血导致水肿和血管外红细胞的出现[17]。

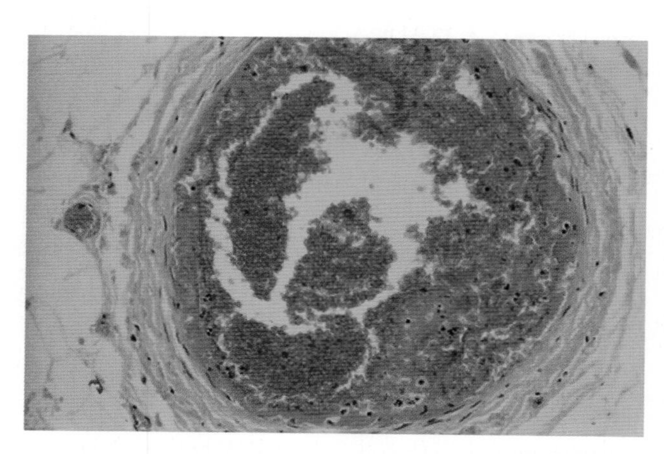

图 146.4 暴发性紫癜的组织学。在一名因脑膜炎球菌败血症而需要膝以下截肢的儿童身上可见大隐静脉血栓形成。静脉腔被纤维蛋白/血栓阻塞。血管壁未见炎性浸润

即使没有任何潜在的血管炎或炎症细胞破坏血管壁的情况下，毛细血管、静脉和小静脉的血管内血栓形成也可经常发生。感染后的暴发性紫癜尤其如此，这主要是一个血栓形成过程。相反，在与脑膜炎球菌败血症相关的暴发性紫癜或血管炎相关的暴发性紫癜患者中，静脉血栓周围可能有血管炎的证据[2,18]。在与脑膜炎球菌血症相关的暴发性紫癜患者中，即使没有任何炎症细胞浸润血管壁的证据，静脉血栓也可能发生[26]。血管炎的区域可能散布在血栓形成区域之间，而没有潜在血管壁炎症的证据。

临床特征　暴发性紫癜的主要症状和临床特征在不同

的临床亚组中有所不同，如表 146.1 所述，并且在很大程度上取决于不同的病因过程。例如，与脑膜炎球菌败血症相关的急性感染性紫癜患者的临床特征以脓毒症和感染性休克为主。类似地，与系统性红斑狼疮或血管性疾病相关的暴发性紫癜患者将出现潜在疾病的特征。在本节中，讨论了所有暴发性紫癜患者共有的临床特征。

暴发性紫癜的最初皮肤表现是界限清楚的红色或紫色皮损（图 146.5a）。皮损最常发于四肢，也可能发

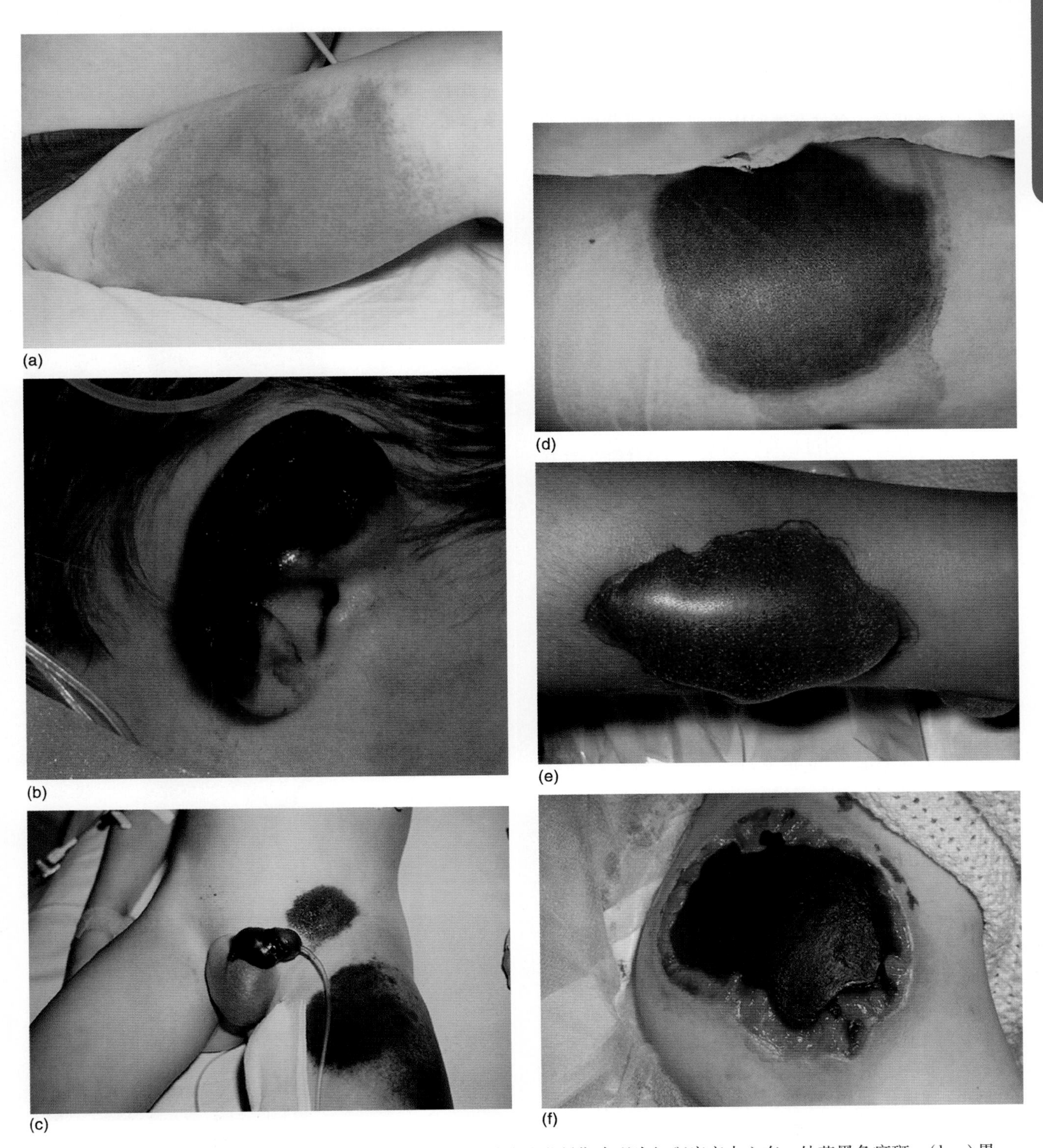

图 146.5　(a)暴发性紫癜的早期病变。感染后暴发性紫癜患儿早期表现为红斑病变中心有一处蓝黑色瘀斑。(b、c)累及耳垂和阴茎的水痘后暴发性紫癜儿童。(d)感染后暴发性紫癜的后期损害。红斑区将紫癜与周围皮肤隔开，界限分明。(e)出血性大疱性病变。感染后暴发性紫癜患儿的一大处血疱区。(f)感染后暴发性紫癜的晚期皮损。水痘后暴发性紫癜患儿臀部深层皮肤坏死周围有肉芽组织

生在身体的其他地方，经常累及鼻尖、耳朵和阴茎的远端（图 146.5b、c）。在几个小时内，最初的损伤可能会发展成界限清晰的瘀斑，从几厘米大小到累及整个肢体。随着时间的推移，皮损变成黑色，提示受累皮肤区域的梗死（图 146.5d）。部分病例可见出血性大疱或水疱，发生血栓的血管周围可伴出血性水肿液积聚（图 146.5e）。在病情进展的患者中，可同时见到不同疾病阶段的病变。早期红斑和蓝色的病变可能与梗死皮肤的黑色区域并存。充分发展的病变通常在皮肤梗死的蓝黑色区域周围有红斑区（图 146.5d、f）。

在四肢周围性血管病变的患者中，或进展为主要静脉血栓的患者，整个肢体或多个肢体的外周缺血迹象可能会变得明显（图 146.6）。患肢脉搏消失或减少、毛细血管充盈不良、皮肤苍白、体温降低是坏疽即将发生的迹象。在严重受累的病例中，该病可能在发病后几个小时内出现整个肢体的严重缺血。

在疾病发作后的几天和几周内，紫癜区域与周围组织的界限变得非常明显。无论暴发性紫癜的原因是什么，一旦潜在的疾病过程得到治疗，疾病的发展就会停止（脑膜炎球菌血症时通过治疗脓毒症，或者在感染后的暴发性紫癜病例中使用抗凝剂），皮肤紫癜区域就会持续存在，周围可能是温暖且灌注良好的未受影响的皮肤区域。当血栓的形成延伸到深层组织，其上方皮肤会出现坏死。皮肤开始变黑变干。在羊皮纸样干燥、增厚的皮肤上，静脉血栓表现为黑色线状。随着时间的推移，血栓形成和变黑区域的死皮脱落，显露出潜在的健康肉芽组织（图 146.5f）。浅表皮损处可能会出现水疱或大疱，而一旦表皮脱落，存活的皮肤就可以在不需要植皮的情况下重新生长。在疾病早期，很难评估病变潜在的深度，一些患者可能出现戏剧性的恢复而不留瘢痕，即使有广泛的明显皮肤坏死区域也是如此。相反，损伤较深和广泛的患者将需要植皮和整形手术来覆盖大面积的皮肤缺失，因此遗留严重的瘢痕（图 146.7）。

预后 暴发性紫癜病情严重，死亡率高，可能导致严重的长期残疾。本病的预后在很大程度上取决于患者原发病的情况（表 146.1）。对于表现为暴发性紫癜的脑膜炎球菌败血症或其他形式脓毒症的患者，预后在很大程度上取决于原发疾病的预后。随着对疾病早期认识的加深和现代重症监护技术的发展，败血症休克患者现在存活的比例更高，脑膜炎球菌败血症患者的死亡率现在可能低至 5%[27,31,72]。然而，随着严重脓毒症患者存活率的提高，许多以前可能死于休克和多器官衰竭的患者现在存活了下来，却留下了严重的暴发性紫癜的后遗症，包括整个肢体或手指的缺血和大面积皮肤脱落[73-76]。最近，荷兰的一项大型研究显示，在脑膜炎球菌败血症存活的儿童中，皮肤不可逆瘢痕的发生率为 48%，骨科后遗症的发生率为 14%。虽然这些后遗症的严重程度各异，伴有严重瘢痕或伴有骨科后遗症的患儿病情更重[77]。

对于其他类型的暴发性紫癜，包括感染后的暴发性紫癜，随着对疾病认识的不断提高，预后不断改善。文献报告，感染后暴发性紫癜患者的死亡率为 20%～30%[1,4]。随着早期抗凝和合理使用纤溶药物，预后确

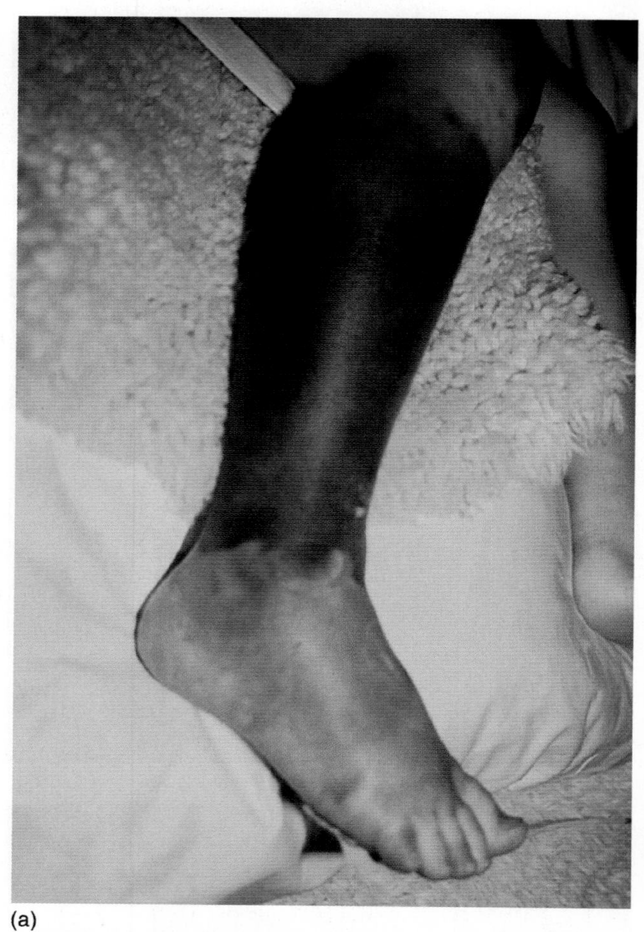

(a)

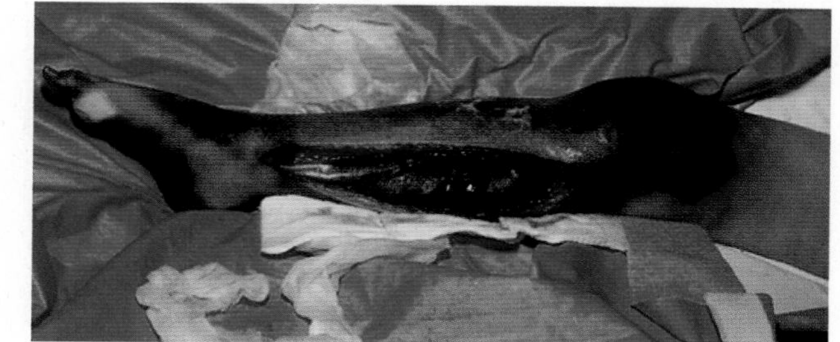

(b)

图 146.6 (a)水痘后暴发性紫癜患儿的紫癜周围区域。足部皮肤苍白，触及不到脉搏。(b)筋膜切开术后，可见小腿肌肉变成黑色。膝盖以下的肢体需要截肢

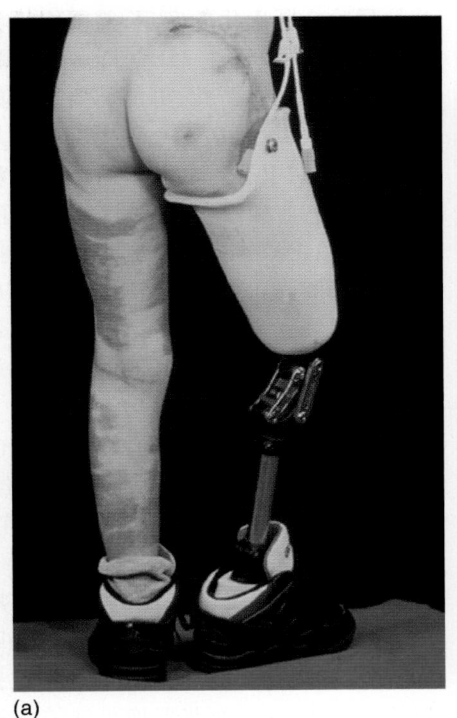

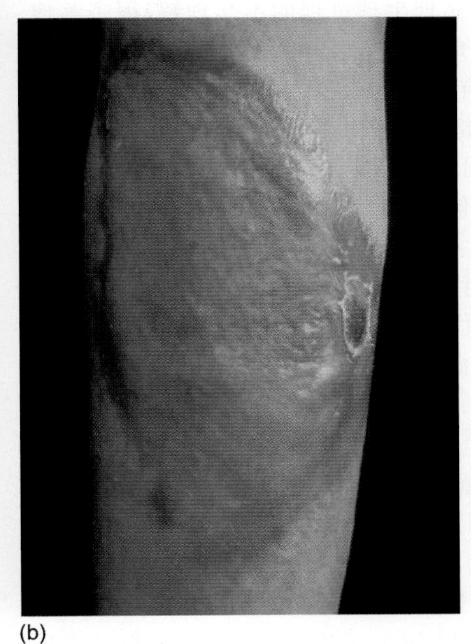

(a)　(b)

图 146.7　感染后暴发性紫癜。与图 146.6 中是同一位患者。小腿需要截肢，其他部位可见广泛的瘢痕

已有所改善，大多数确诊并给予适当治疗的患者现在应当能存活下来。那些没有意识到疾病的本质而未接受适当治疗的患者，预后仍然很差。先天性蛋白 C 和蛋白 S 缺乏症的儿童预后仍然很差。患儿终生面临主要血管和器官血栓形成以及紫癜复发的风险。蛋白 C 浓缩物的应用[78-79]极大地改善了这种缺陷儿童的预后，但须终生替代治疗，持续的血管受累伴随着感染和大血管血栓的风险，以及神经系统疾病和眼部血栓形成的风险，导致这些疾病的预后不确定。因此，某些患者可以考虑肝移植治疗。

针对特定亚型的特殊治疗　对特定患者的有效治疗依赖于对潜在的病因和病理生理机制的认识，以及采用特定的治疗方法来纠正紊乱的生理过程。既往个体化治疗过多，对潜在的生理过程缺乏清楚的了解。目前，依据本章提出的临床病理分类，可根据病史和临床特征将暴发性紫癜患者归类于不同的临床亚组。因此，针对每个亚组患者的病理生理紊乱可以给予个体化治疗。

急性感染性暴发性紫癜

儿童感染性休克和暴发性紫癜的治疗，主要是针对潜在的系统性感染和休克的治疗[28-30]。患儿确诊后应尽早收入儿科重症监护病房治疗。出现休克和暴发性紫癜的患者应给予广谱抗生素治疗，不仅针对包括脑膜炎奈瑟菌，还包括与暴发性紫癜相关但不太常见的微生物，如肺炎链球菌、铜绿假单胞菌以及葡萄球菌和链球菌感染。治疗方面，联合使用第三代头孢类抗生素，必要时给予抗铜绿假单胞菌药物，如氨基糖苷类药物，是比较恰当的治疗方案。

治疗的主要目标是通过积极的抗休克治疗来改善外周和器官的灌注。通过大量胶体输注纠正低血容量，肌松药改善心肌输出量和选择性通气能力。需要密切注意水电解质平衡并使用肾脏替代疗法。脑膜炎球菌败血症休克的治疗已在别处详细描述[28,30]。

暴发性紫癜和肢端缺血的治疗方法越来越多，但是到目前为止几乎没有对照试验。新鲜冰冻血浆(fresh frozen plasma，FFP)输注可用于纠正凝血因子的严重不足，并降低与低纤维蛋白原血症相关的出血风险。尽管理论上 FFP 中存在的补体成分可能会加剧炎症过程[80-81]，但已证实 FFP 可以纠正低纤维蛋白原血症和特异性凝血因子缺乏，并降低出血的风险[33,82]。已经用前列环素来试图逆转一些表现为“手套或袜套”样分布的血管收缩，但缺乏临床试验支持该类药物在该病中的使用，如大剂量使用可能会进一步降低血压[33,39]。过去也认为肝素是弥散性血管内凝血的合理治疗药物[83-84]。然而，有限的临床试验并未显示常规使用肝素治疗脓毒症的益处[85]，除非作为肾脏置换血液滤过的辅助治疗，否则不推荐将其作为标准治疗。

基于对本病病理生理过程的不断理解，很多其他治疗方式也具有理论可行性。根据一项非对照系列实验研究的结果，有学者建议，针对本病中已知的抗凝蛋白的消耗，给予蛋白浓缩物[86-87]和抗凝血酶[88]可能有益[14-15]。然而，目前还不能预测哪些使用了蛋白C浓缩物的患者将能够激活该药物[18,87]。即使在血浆中检测到激活的蛋白C，也有证据表明真皮血管内皮细胞存在激活缺陷，并且理论上存在风险：即未激活的蛋白C过多可能会取代内皮蛋白C受体上的激活蛋白C，从而加重真皮血管血栓形成[18,89]。重组活化蛋白C的Ⅲ期试验结果显示，使用该类药物可以降低成人脓毒症患者的死亡率[90]，但最近由于该类药物治疗无效和一些安全问题，儿童脓毒症的Ⅲ期试验已经停止。2011年，活化蛋白C因缺乏疗效而停止在成人患者中使用[91]。虽然动物实验和一些人体系列实验数据建议使用抗凝血酶来恢复循环水平[92-94]，但在成人脓毒症患者中使用该类药物进行的安慰剂对照试验的结果显示：使用该药物对患者的存活率没有益处，使用肝素还会增加出血的风险[95]。

已经有许多病例报道使用t-PA治疗危重肢体缺血的患者[96-97]，使用t-PA治疗重度脑膜炎球菌血症在理论上似乎是可行的[44-47]。然而，在一项对62例脑膜炎球菌病儿童进行t-PA治疗的欧洲回顾性研究中，8%的儿童出现了严重的脑出血，目前不再推荐使用[98]。

对于幼儿期就面临毁损性的疾病、肢体丧失和死亡的患者，许多临床医生认为有必要进行非对照性的试验性治疗。需权衡抗凝剂或纤溶剂的潜在益处，以及静脉穿刺部位周围、胃肠道、呼吸或中枢神经系统出血的潜在风险。评估t-PA在重症脑膜炎球菌病中的经验，凸显了参与多中心试验从而避免这种策略的必要性。在对多次FFP耐药的患者中，作者自己的对策是使用血浆取代凝血因子和纤维蛋白原或冷凝蛋白。目前，患者可以参加活化蛋白C的Ⅲ期随机、与安慰剂对照的临床试验。筋膜切开术的作用将在以下部分讨论[76]。

感染后暴发性紫癜

随着对感染后暴发性紫癜认识的加深，以及对病理生理机制的明确，如获得性蛋白S缺乏、静脉血栓形成障碍为主，治疗已经变得更加清晰[16,49]。水痘后出现暴发性紫癜的患者都应立即给予肝素注射。有严重弥散性血管内凝血证据的患者，肝素化应与大量FFP的输注同时开始。纠正低纤维蛋白原血症和替代性凝血因子治疗通常可以实现完全肝素化，且不会有大的出血风险。肝素化的实现，需要立即注射100U/kg的肝素，然后持续输注25U/(kg·h)。暴发性紫癜患者经常具有肝素抗药性，可能需要更大的剂量才能实现抗凝。在大多数患者中，单用肝素就足以防止疾病进展。然而，对于严重的肢体缺血或即将发生的大面积梗死或具有血栓栓塞证据的患者，除了抗凝外，还可以考虑使用t-PA[47]。我们最常用的方案是每天使用FFP(10~20mL/kg)，并持续使用肝素，最初通过静脉途径，然后改用低分子肝素完成治疗[99-100]。肝素化一般在疾病发作后立即使用直到蛋白S水平恢复正常后2~6周[11]。

感染是暴发性紫癜的常见诱因，也可能是大面积皮肤损伤患者的并发症。因此需要给予适当的抗生素，直到确定潜在的病因并除外脓毒症。

尽管免疫抑制或血浆置换在理论上会加速血浆中抗蛋白S抗体水平的降低，但这些治疗通常是不适用的。抗体水平会在几周内自发下降，目前尚不清楚类固醇免疫抑制或血浆置换是否会导致抗体水平下降得更快。此外，进行血浆置换可能需要开放中心静脉通路，但这可导致更严重的并发症，因为在患者有暴发性紫癜和蛋白S缺乏的情况下，可能会发生重要血管血栓形成，如心内血栓形成。如果可能的话，应该避免中心静脉插管。

与抗磷脂抗体综合征或系统性血管炎相关的暴发性紫癜

系统性红斑狼疮或系统性血管性疾病伴发的暴发性紫癜的处理是一个棘手的问题，因为这种疾病的病理生理学机制比感染后的暴发性紫癜的情况更不明确。血小板介导的血栓形成，包括蛋白C途径在内的抗血栓机制缺陷以及血管炎症对血管壁的损伤常见。对于出现严重肢体缺血或大面积紫癜的患者，应立即使用肝素抗凝。在有动脉闭塞证据的患者中，可以考虑加用前列环素。有必要通过输注FFP来纠正特异性凝血因子缺乏症和低纤维蛋白血症。

可使用糖皮质激素如甲泼尼龙治疗潜在疾病和血管炎症，对于那些进展性和暴发性疾病并有多器官受累的患者，也可能需要添加有效的免疫抑制剂，如环磷酰胺或硫唑嘌呤。血浆置换治疗对于快速进展的多器官受累的患者可能是有益的[66]。

抗磷脂抗体综合征患者的长期治疗包括使用糖皮质激素和免疫抑制剂维持治疗潜在的系统性红斑狼疮以及口服抗凝剂。免疫抑制治疗可能不能有效清除抗磷脂抗体，长期口服华法林进行抗凝治疗已被证明可以降低静脉血栓形成的风险[67]。

外科、骨科和其他方面的治疗

患有广泛性暴发性紫癜，四肢或手指缺血的患者需要医生、血液学家和各种外科专科医生的跨学科治疗。在整个疾病过程中，需要对孩子和家人进行精心的护理和情感支持。

在泛发性皮肤紫癜的早期阶段，很少需要除筋膜切开术以外的手术干预，对大面积紫癜区域的清创和植皮应该推迟直到皮肤梗死区与周围组织完全分开，潜在的疾病进程得到控制之后[75-76,101-103]。

暴发性脑膜炎球菌休克的儿童如果有毛细血管渗漏综合征，四肢和其他组织的肿胀和水肿进展可能极其迅速。对于需要大量胶体替代治疗的儿童来说，动静脉压缩向外周供血可能仅在几个小时内发生。应密切关注所有此类患者的外周灌注情况。用来固定静脉插管的石膏和胶带可能会进一步加剧血液供应的减少。由于组织肿胀，紧绷的胶带可能会造成血液供应的环形收缩，并导致外周缺血。

对于出现严重肢体或指/趾端缺血的患者，应及早征询手术意见并测量骨筋膜室压力。如果有证据显示水肿组织压迫了动脉或静脉，则可能需要行筋膜切开术[104]（图 146.8a）。静脉血栓形成通常导致广泛的组织水肿和骨筋膜室综合征。虽然筋膜切开部位有出血的危险，特别是在接受抗凝治疗的患者中，但那些有水肿组织压迫血管的患者在筋膜切开后四肢的灌注可能会迅速改善。如果需要进行筋膜切开术，其范围应该足够广泛，以解除任何可能的对主要静脉或动脉的压迫。

关于植皮或截肢的时机和必要性，应在儿科重症监护专家与骨科、整形或血管外科医生进行密切的跨学科讨论后作出决定。在疾病的急性期，通常不需要外科干预来切除坏死的皮肤或截肢。

首先，在休克、多器官衰竭和严重凝血障碍的患者中，外科手术具有危险性，而且会有重大的出血风险。其次，在疾病的早期，明确区分活组织和坏死组织是极其困难的。外部可见的皮肤变黑区域并不能准确显示其深部组织的状况。因为所有亚型的暴发性紫癜的疾病过程都始于真皮血管的血栓形成，患者可能有大面积的发黑和梗死的皮肤，但有潜在的活性组织（图 146.8a）。即使在筋膜切开术时可见肌床变黑的患者，肌肉梗死也可能只是延伸到肌肉的浅表可见区域，而肌肉深层存留活性组织。图 146.8b 所示的患儿似乎有双侧下肢缺血，在广泛的皮肤移植后存活下来，下肢完好无损。虽然截肢可能比长时间植皮更早出院，但即使最初的症状提示广泛的缺血，也要尽可能保留有功能的四肢和指趾。由于暴发性紫癜通常是由静脉梗死引起的，缺血组织很少与全身循环接触，大多数患者不会因为坏疽组织而出现严重的肌红蛋白尿或其他全身疾病。

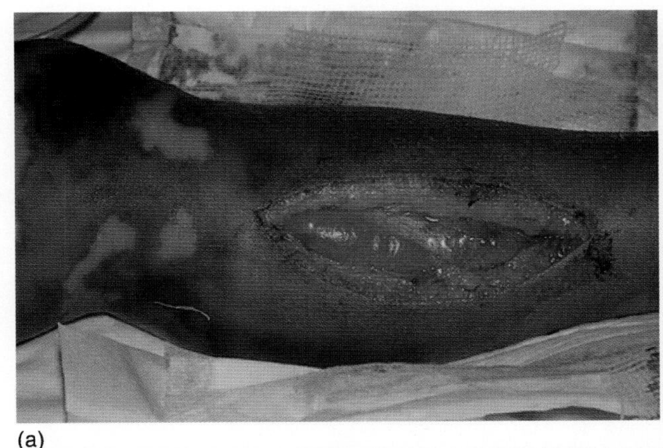

(a)

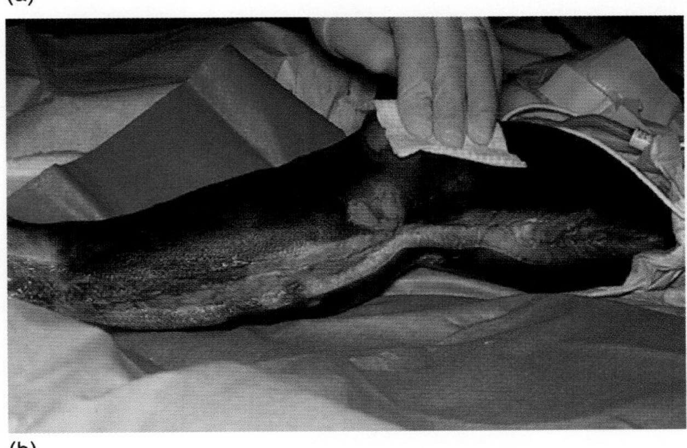

(b)

图 146.8　（a）脑膜炎球菌感染中的暴发性紫癜。图为一名脑膜炎球菌败血症后双下肢广泛紫癜的儿童。尽管有广泛的皮肤紫癜，但筋膜切开术暴露的肌肉是有活力的，可以看到水肿肌肉从切口处隆起。（b）脑膜炎球菌败血症。图为一名患有严重暴发性紫癜和双下肢缺血的儿童。尽管在筋膜切开术中暴露的皮肤和组织失去了活力，但孩子存活了下来，没有失去四肢，但需要广泛的皮肤移植

由于这些原因，截肢和植皮应该推迟到疾病急性发作后几天或几周。对于患有暴发性脑膜炎球菌败血症的儿童，在采取主要手术干预之前，应稳定患儿病情并使其从多器官衰竭中恢复[105]。失活组织中的继发感染仍然是一个很大的风险。几乎所有大面积皮肤坏死和缺血组织的患者都会持续发热、中性粒细胞增多和急性期蛋白升高。由于死亡的组织和失活组织中继发感染的影响，使发热和炎症反应很难区分。如果有持续脓毒症或持续性炎症状态的证据，应考虑早期清创。

鉴别诊断　在表现为大面积紫癜导致皮肤或指趾区域梗死的儿童中，暴发性紫癜的诊断通常是显而易见的，因此主要的困难在于对可能导致暴发性紫癜的特定疾病过程的认识。许多其他情况可能与大面积瘀斑有

关,包括原发性凝血因子缺陷患者的皮下出血,如凝血因子缺乏、抗凝剂过量或血小板减少性疾病。然而,在这些原发性出血性疾病中,虽然可能会发生广泛的皮下出血,但不会出现典型的暴发性紫癜皮肤区域的梗死。

根据表 146.1 中概述的临床、流行病学和实验室特征对不同形式的暴发性紫癜进行了区分。

(李化国 译,鲁智勇 校)

参考文献

见章末二维码

第147章　川崎病

Wynnis L. Tom, Jane C. Burns

摘要

川崎病(Kawasaki disease,KD)是一种急性全身性血管炎,主要影响婴幼儿。它的特点是发热和5个主要的临床特征,不完全型病例并不少见。KD会导致约25%未经治疗的患者出现心血管并发症,并且KD是发达国家儿童获得性心脏病的主要原因。发生冠状动脉异常的晚期不良事件使明确诊断、治疗和持续监测变得至关重要。虽然在影响疾病易感性的表观因素和治疗方面取得了重大进展,但KD的潜在病因目前仍不清楚。

要点

- 川崎病(Kawasaki disease,KD)是一种急性全身性炎症性疾病,主要影响婴幼儿。
- KD的潜在病因目前尚不清楚,但流行病学数据表明,它是由一种或多种分布广泛的感染因子或抗原在一小部分遗传易感个体中触发异常免疫应答引起的。
- 诊断依据为发热和5个主要临床特征(肢端改变、多形性皮疹、双眼球结膜充血、口唇的变化、急性非化脓性颈部淋巴结肿大)。不完全型病例并不少见,重要的是要及时发现和治疗。
- 中型血管炎和冠状动脉易累及是KD的标志。如果持续变化,成年后可能发生心脏事件,冠状动脉瘤在炎症性疾病过程中可能导致心肌梗死、心律失常或死亡。
- 目前,急性期最有效的治疗方法是静脉注射免疫球蛋白(intravenous immunoglobulin,IVIG)加阿司匹林。如果治疗欠佳,可选择第二剂IVIG、英夫利西单抗、糖皮质激素和环孢素。目前正在进行临床试验评估白介素-1信号通路阻断剂的效用。

引言和历史　川崎病(Kawasaki disease,KD)是一种急性全身性血管炎,主要影响婴幼儿。KD在日本发病率最高,但在世界各地都有发生,在所有大洲和所有种族中都有观察到KD。虽然KD最初被认为是一种良性疾病,但目前发现约25%未经治疗的病例会出现心血管并发症;后遗症从无症状的冠状动脉扩张或动脉瘤到巨大冠状动脉动脉瘤伴有血栓形成、心肌梗死和猝死。KD是发达国家儿童获得性心脏病的主要病因。

自1967年首次报道该病以来,在临床、病理和流行病学特征方面取得了重大进展。然而,目前病因仍然未知。对冠状动脉异常患者的晚期不良事件的认识使该病准确的诊断、治疗和持续监测变得至关重要。

流行病学　KD主要发生于幼儿,在日本6~12月龄发病率最高,在美国和欧洲国家1.5~2岁发病率最高[1]。几乎80%的病例发生在6月龄~5岁。在婴儿出生后的最初几个月和幼儿期之后发病罕见,这表明母亲胎盘抗体可能会起保护作用,且随着时间的推移,免疫功能逐渐发育完善。男孩更常受累(男女发病比例为1.4∶1)[1-2]。

亚洲儿童,尤其是日本、韩国的儿童(5岁以下儿童发病率分别为265/10万和217/10万),KD发病率最高[3-5]。在美国,非裔美国人和西班牙人的发病率处于中间水平,高加索人的发病率最低(5岁以下儿童发病率为22.5/10万)[6]。亚裔儿童KD发病率偏高,即使是那些移民到其他国家后以西方生活方式生活的儿童也同样如此,这支持了此病有遗传易感性。川崎病全年均可发病,但在冬春季和仲夏有小规模流行和季节性高峰[2,7]。在日本和其他东亚国家,川崎病发病率继续逐渐上升,但在其他发达国家,如美国和英国[8],发病率似乎趋于平稳。像在印度这样的发展中国家,川崎病的发病率增长更快,这可能源于对该病的认知[2,9]。

川崎病似乎不大可能在人与人之间传播,因为在同一家庭、学校或日托机构很少发生继发病例。川崎病的复发率为2%~4%,在首次发病后的12个月内复发率最高[10]。根据日本最新的全国性调查,该病的死亡率估计为0.01%[3]。

发病机制和病因　该病的特征是先天性免疫系统的显著激活;在急性发热期,血清促炎性细胞因子,如肿瘤坏死因子α(TNF-α)、白介素-1(IL-1)和白介素-6(IL-6)水平升高[11]。中性粒细胞是外周血中主要的炎症细胞类型,但在受累组织中,早期中性粒细胞浸润之后是

CD8⁺ T 细胞、巨噬细胞和浆细胞浸润[11-13]。本文描述了 3 个相互关联的血管病变过程：破坏正常的血管壁结构，导致形成急性动脉瘤以及在数月到数年之后形成狭窄性病变[14]。在该病的急性期，几乎在所有右心室活检中都发现了心肌炎，而在急性期后几十年，尸检经常发现心肌纤维化[15-16]。IL-10 与该病的炎症消退有关，IL-10 的分泌是通过增加调节性 T 细胞和免疫耐受性髓样树突状细胞的数量实现的[17]。已发现寡克隆 IgA 浆细胞可浸润冠状动脉、胰腺、肾脏和上呼吸道[1,11]。

KD 的病因仍然未知，但流行病学数据表明，它是由一种或多种分布广泛的感染因子或抗原在一小部分遗传易感个体中触发异常免疫应答引起的。

长期以来，人们一直怀疑是基因影响 KD 的发生，因为 KD 患儿的父母有 KD 病史的可能性是其他人的 2 倍；患儿兄弟姐妹发病的可能性增加 10~20 倍。此外，亚洲儿童的高发病率与地理位置无关[18]。KD 与其他炎症性疾病一样，在基因上是复杂的，有多种基因影响了疾病的易感性和预后[19]。转化生长因子-β（TGF-β）信号通路发生遗传变异与 KD 的遗传易感性和动脉瘤的形成相关[20-21]。钙信号通路基因多态性的影响在不同人群中已得到验证，包括肌醇 1，4，5-三磷酸-3 激酶 C（inositol 1，4，5-triphosphate 3-kinase C，ITPKC）、ORAI 钙释放激活钙调制器 1（ORAI calcium release-activated calcium modulator 1，ORAI1）、溶质载体家族 8 成员 A1（solute carrier family 8 member A1m，SLC8A1）[22-24]，这代表了一个有趣的治疗靶点，因为这些通路都聚集在活化 T 细胞核转录因子磷酸化（nuclear factor of activated T-cells，NFAT），这是环孢素的作用位点。全基因组相关性研究发现，半胱天冬酶-3（caspase-3，CASP3）、B 淋巴细胞激酶（B lymphocyte kinase，BLK）、CD40 和 IgG 低亲和力Ⅱa 受体 Fc 片段（Fc fragment of IgG low affinity Ⅱa receptor，FCGR2A）的单核苷酸变异影响 KD 的易感性[25-26]。第一个基于家族的全基因组序列分析显示，Toll 样受体 6 的变异也影响 KD 的易感性[27]。

尽管 KD 有季节性，病例的时间聚集性和自限性提示了感染的病因，但尚未明确病原和环境诱因。KD 与猩红热和中毒性休克综合征有许多共同的临床特征，这些疾病已知由细菌毒素介导，但尚未发现产生毒素的细菌，抗生素治疗无效[28-30]。在寻找病毒病原体的过程中，Rowley 等人使用了从急性 KD 动脉组织中来源浆细胞的 IgA 克隆序列合成的抗体，并在支气管上皮细胞和巨噬细胞亚群的细胞质中发现了抗原[31]。光镜和电镜研究将抗原定位于胞质内包涵体，与病毒蛋白和核酸的聚集一致。这表明一种来自未知 RNA 病毒的常规抗原可能在 KD 病因学中发挥重要作用。最近流行病学数据表明，川崎病的诱因可能是大规模的对流层风[32]。目前正在对可能具有呼吸道吸入和血管组织趋向性的病原进行调查。

临床特征和诊断 KD 的诊断取决于发热和 5 个主要临床特征。使用最广泛的标准［由美国心脏协会（American Heart Association，AHA）制订］需要发热至少 5 天，至少 5 个临床表现中有 4 个，如果 4 个临床标准已出现或者超声心动图提示有冠状动脉扩张，那么可在发热 5 天前进行诊断和治疗（框图 147.1）[33]。未经治疗的患者发热通常持续 1~3 周。解热剂对发热效果较差，但大多数患者在静脉注射免疫球蛋白（IVIG）治疗后，发热反应迅速消退[34]。

框图 147.1 川崎病诊断标准

- 发热持续至少 5 天
- 肢端改变：
  - 初期：掌跖红斑、手足硬肿
  - 恢复期：指尖膜样脱屑
- 多形性皮疹
- 双眼球结膜充血
- 嘴唇和口腔黏膜的变化：口唇潮红、皲裂、草莓舌、口咽黏膜充血
- 急性非化脓性颈部淋巴结肿大

典型 KD 的诊断应满足发热及至少 4/5 的主要症状。然而，少于 4 种主要症状的患者，当二维超声心动图发现冠状动脉扩张或动脉瘤，或当患者符合美国心脏协会中列出的实验室标准时（见参考文献[33]和框图 147.2），可被诊断为 KD

1. 肢端的变化

KD 手足的临床表现具有特征性。在发热后的第 1 周内出现掌跖红斑（图 147.1）和/或手足背部硬肿（图

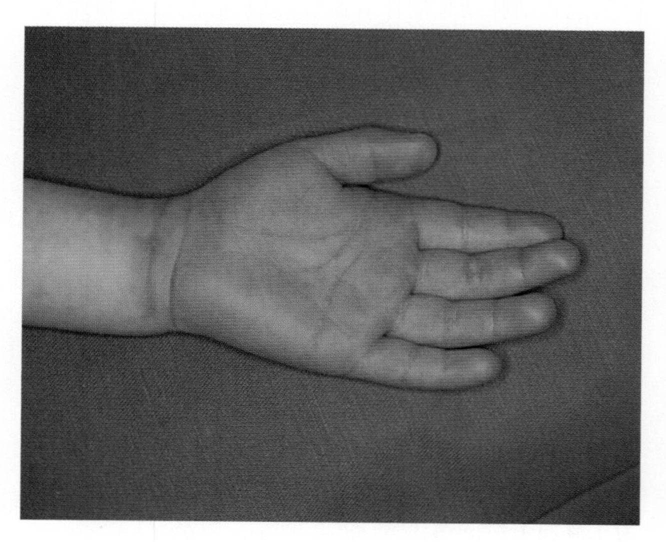

图 147.1 手掌红斑

147.2）。近端指间关节炎可出现手指梭形肿胀，伴随的关节压痛可严重到限制行走或手部活动[35]。退热后，大部分情况下红斑和肿胀消失。发病后 10～15 天，指/趾甲周皮肤脱屑（图 147.3），向近端扩散，通常呈大块厚片状（图 147.4）。虽然这种脱屑方式是 KD 极为典型的特征，但仅在 2/3 的患者中发现[36]。

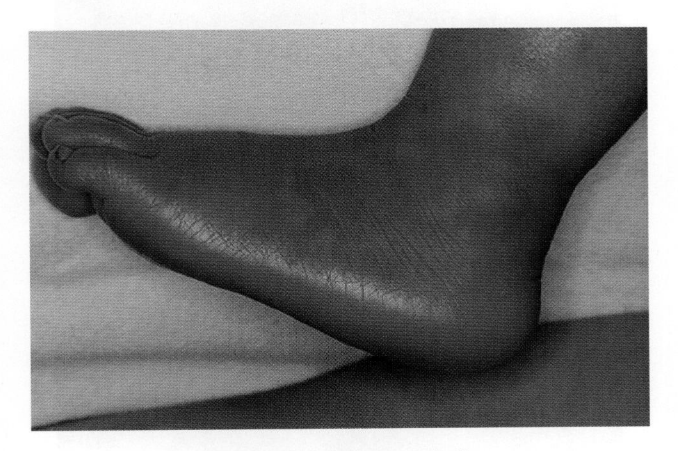

图 147.2　足部红斑水肿

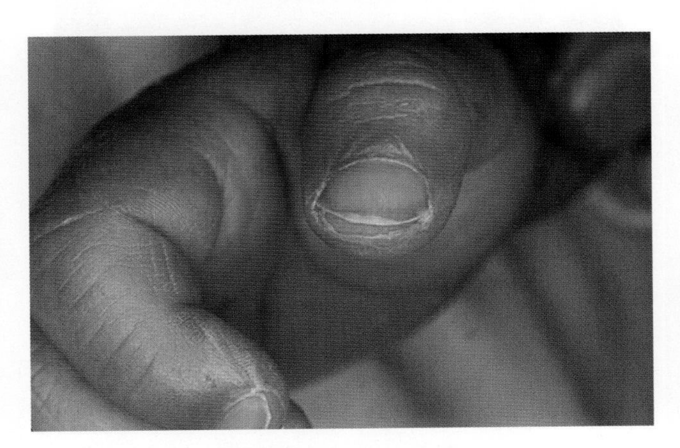

图 147.3　指尖开始脱屑

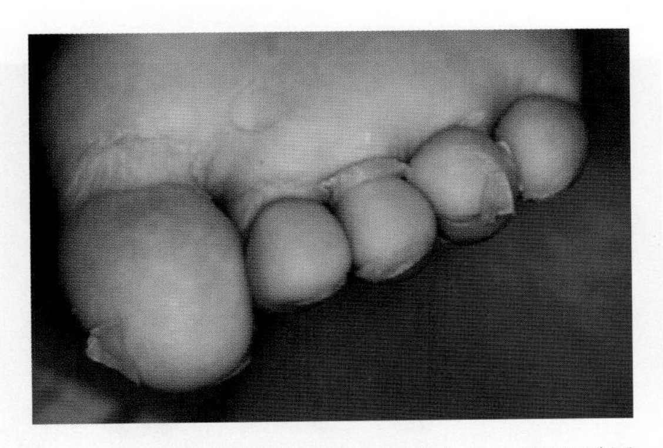

图 147.4　脱屑往近端发展，通常为大而厚的脱屑

2. **多形性皮疹**

在发热后的第 1 周，躯干和/或四肢近端通常会出现皮疹（图 147.5）。会阴受累很常见（约 2/3 的病例），从融合性斑点到斑块样红斑（confluent macules to a plaque-type erythema）（图 147.6）。急性发热期会阴和肛周脱屑先于手足脱屑。皮疹形式很广泛：荨麻疹样大片红斑、猩红热或麻疹样皮疹，或罕见情况下出现靶形损害的多形红斑。皮损逐渐变大、融合。约 5% 的患者在膝关节、臀部或伸肌表面出现 0.5～1mm 的无菌微脓疱，但水疱或大疱未见（图 147.7）[37]。KD 皮损在组织学上有非特异性表现，包括真皮乳头明显水肿，基底细胞局灶细胞间水肿，真皮乳头处血管周围有非常轻

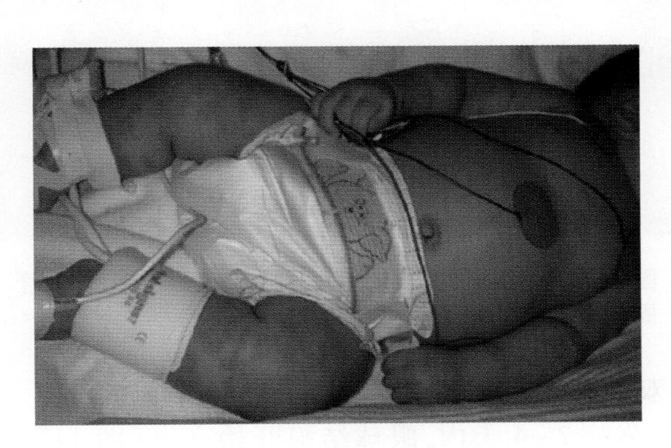

图 147.5　KD 皮损多形性，且非该病特有

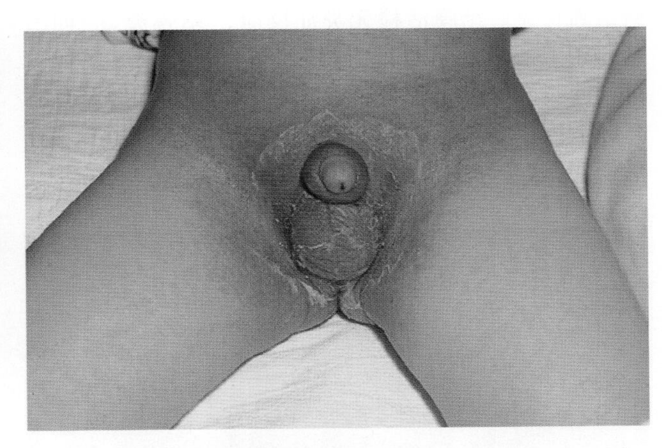

图 147.6　腹股沟和会阴红斑、水肿、脱屑

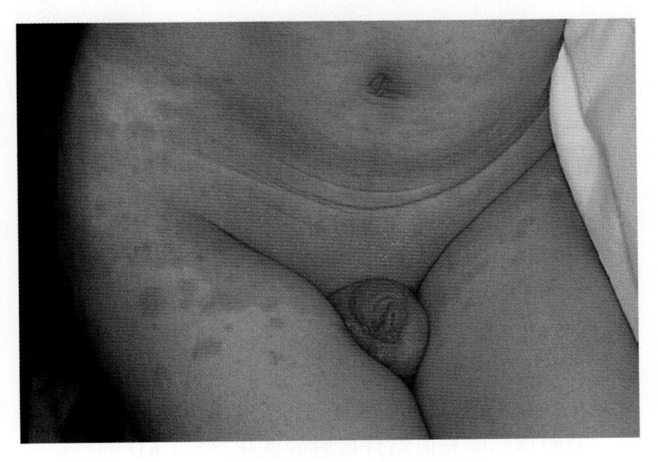

图 147.7　弥漫性红斑伴小脓疱

微的单个核细胞浸润,并伴小血管扩张(图 147.8)[38]。值得注意的是,小血管炎未见,皮肤活检仅用于排除其他诊断。

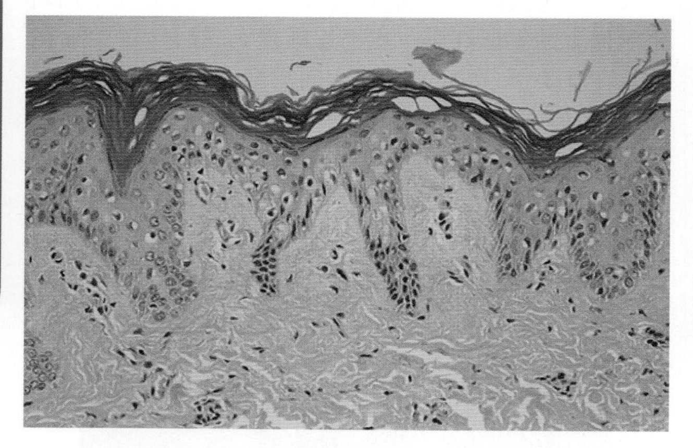

图 147.8 红斑的皮肤组织学显示在真皮乳头血管周围有稀疏的单个核细胞浸润

3. **双眼球结膜充血**

发病 2~4 天内,眼球结膜开始充血(图 147.9)。非化脓性且角膜缘周不受累[39]。每条扩张的毛细血管清晰可见。结膜活检无炎症反应,“结膜炎”一词不适合用[40]。在该病早期,仔细的裂隙灯检查可发现前葡萄膜炎。结膜充血通常在 IVIG 治疗后消退,但有时持续数周以上。与前葡萄膜炎病程相似,KD 几乎没有后遗症,这与许多其他葡萄膜炎不同[41]。

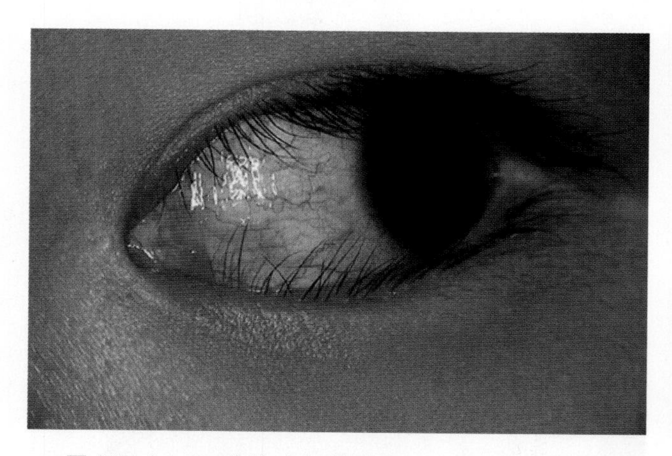

图 147.9 KD 非渗出性结膜充血。角膜缘周不受累,结膜无水肿和炎症,虹膜周围可见白色光晕

4. **唇和口腔黏膜的变化**

唇和口腔黏膜的特征性改变是嘴唇潮红、干燥、皲裂、脱皮和出血,口咽部黏膜弥漫性红斑和草莓舌,但没有假膜形成(图 147.10、图 147.11)。口腔黏膜未见糜烂和溃疡。嘴唇潮红通常会在其他症状消失后持续 2~3 周。双眼球结膜充血结合口唇的变化,形成 KD 的特征性表现,可以作为一个重要的辅助诊断标准(图 147.12)。

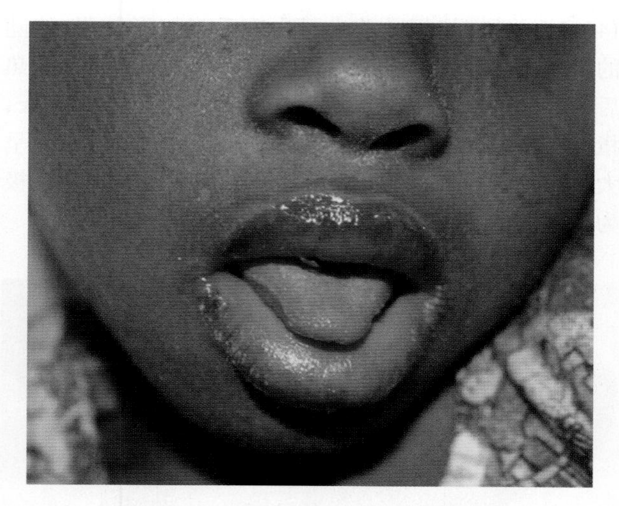

图 147.10 口唇黏膜干燥、糜烂、结痂

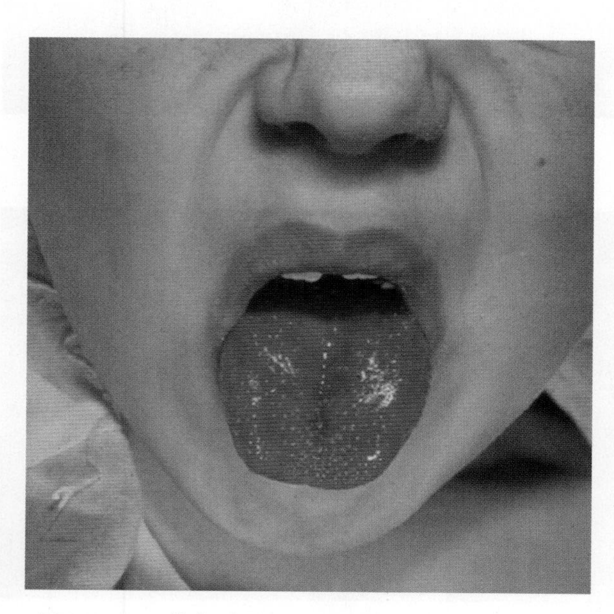

图 147.11 草莓舌,有明显的蕈状乳突,但没有假膜

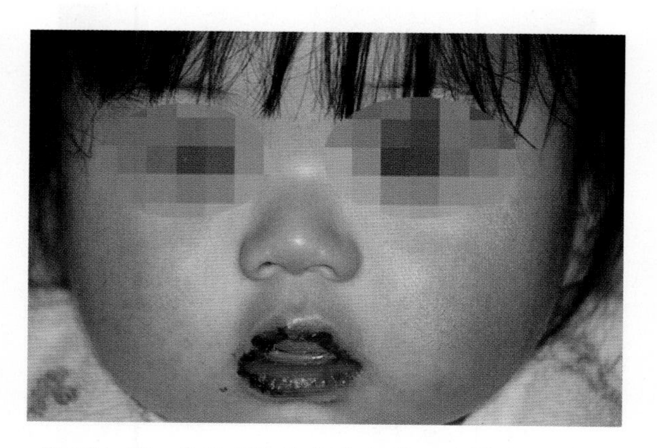

图 147.12 急性 KD 的典型表现:口唇潮红、干燥、出血伴双眼球结膜充血。资料来源:Courtesy of the Kawasaki Disease Foundation.

5. **急性非化脓性颈部淋巴结肿大**

大约有 1/3 的患者出现单个无波动感、无疼痛感的肿块,直径在 1.5~5cm(图 147.13)。偶尔可双侧受累,被误诊为腮腺炎。在一些老年患者中,发热伴颈部淋巴结肿大是最初的临床表现;推测细菌性淋巴结炎进行抗生素治疗,可能会延误诊断。淋巴结肿块的超声或计算机断层扫描的影像显示 KD 有典型的"葡萄簇"外观,而淋巴结细菌感染时主要表现为大的低回声结节[42]。咽后黏液水肿也与 KD 的表现有关。也有报道 KD 出现声带肿大声音嘶哑[43]。

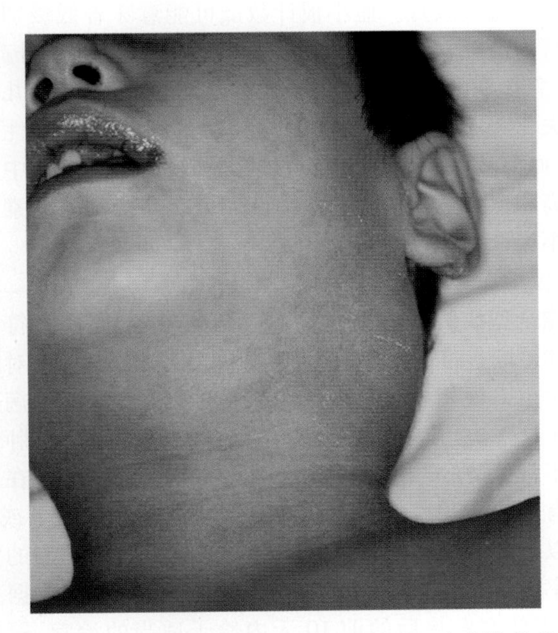

图 147.13 颈部淋巴结肿大,上覆红斑,这个肿块的影像会显示一组增大的淋巴结群

除了这些经典的发现外,相比其他发热性疾病,KD 患儿更容易出现恶心,而且通常非常易怒。但是约 1/3 的患儿表现为嗜睡。可能发生颈项强直和无菌性脑膜炎,脑脊液显示混合细胞轻度增多,但葡萄糖和蛋白质正常[44]。患者较少出现一过性单侧面瘫或高频感音神经性聋[45-46]。33%~79%的患者出现尿道炎和无菌性脓尿[47]。胃肠道症状包括腹泻、呕吐和腹痛。此外,还可见肝大、急性胆囊扩张、黄疸、血清转氨酶和γ-谷氨酰转肽酶短暂升高[48-49]。在疾病早期可发生弥漫性关节炎,涉及多个小关节和大关节。关节痛和关节炎更常见于大型负重关节[50]。

KD 的临床过程一般分为 3 个阶段。急性期持续 7~14 天,以发热、皮肤黏膜变化和先前描述的其他急性症状为特征。超声心动图可显示冠状动脉扩张或动脉瘤和心肌炎。此外,巨噬细胞活化综合征可能很少出现但是很典型[51]。亚急性期(第 10~25 天)在发热和其他急性症状减轻时开始,但易怒、厌食、关节痛和结膜充血可能会持续。正是在这个阶段出现脱屑和血小板增多。在这一时期,发生动脉瘤的患者猝死的风险最高。恢复期开始于第 20 天左右,此时所有的临床症状都已消失,并持续到血沉(ESR)和 C 反应蛋白(CRP)恢复正常,大约在发病后约 6~8 周后。先前超声心动图正常的患者,在发病第 8 周后不会发展成动脉瘤[33]。然而,对于那些确实发生心血管异常的人来说,可能会出现一生中有重要意义的第四个慢性期,在这个时期,并发症的风险会延伸到成年期。

其他皮肤表现

KD 的一个独特表现是在先前接种卡介苗(bacillus Calmette-Guérin,BCG)的部位出现急性炎症反应。可能表现为局部红斑、脱屑/结痂,甚至是大疱继发溃疡[52-54]。这种反应可能是继发于分枝杆菌特异性表位和人热休克蛋白之间的交叉反应[53]。来自中国台湾的研究表明,卡介苗接种部位炎症的重新激活与调节 T 细胞活化的 ITPKC 基因功能多态性显著相关[55-56]。

在无既往史的患者中,KD 的亚急性期和恢复期可能会因为第一次出现特应性皮炎而变得复杂。通常有特应性皮炎家族史和/或其他特应性疾病的病史。据推测,急性 KD 相关的免疫系统的强烈激活促使这种慢性皮肤病在遗传易感宿主中首次出现[57-58]。

在 KD 的 3 个阶段中出现银屑病样皮疹的病例均有报道[59-60]。表现包括斑块型、点滴型和脓疱型病变,相比典型银屑病更易结痂(图 147.14)、鳞屑更细。在一项对 476 名 KD 儿童的回顾性研究中发现,有 9 名儿童(1.9%)出现银屑病,这与一般成人人群的银屑病发病率相似,但高于一般儿童人群的银屑病发病率[59]。其中 2 个孩子有银屑病家族史。最近的一项病例对照研究指出,与银屑病对照组相比,KD 组尿布皮炎的发病率较低[60]。一个难治型 KD 病例在经过 IVIG、阿司匹林、甲泼尼龙和英夫利西单抗治疗后,在四肢伸侧出现银屑病样丘疹和斑块,指尖有陈旧性角化过度的丘疹[61]。目前尚不清楚这是否与治疗有关,也不清楚通过用英夫利西单抗(一种也用于治疗银屑病的嵌合抗体)治疗是否可以治疗皮疹。也不清楚银屑病样病变

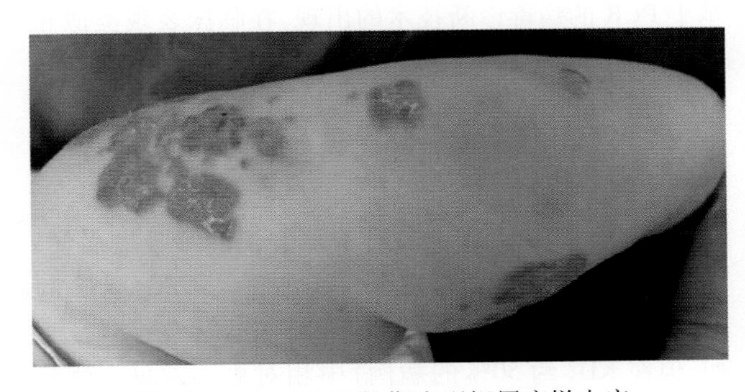

图 147.14 在亚急性期出现银屑病样皮疹

与 KD 同时发生是否反映出激活了遗传易感个体中潜在的银屑病,或是 KD 和银屑病存在共同病因。银屑病样皮疹通常持续数周至数月,到目前为止,没有报道表明 KD 相关病例会发展成慢性银屑病[59-62]。这种皮疹的暴发似乎也没有预示更严重的冠状动脉结局[60]。

极少数情况下,在该病急性期会发生雷诺现象导致远端缺血,甚至手指和脚趾坏疽[63]。几乎所有病例都发生在 9 个月以下的婴儿,但大多数病例不满足 KD 的临床诊断标准[64-66]。一些病例报告已经成功通过前列腺素 E1 治疗这种并发症,这表明其机制是血管痉挛,而不是外周血管炎[63,67]。

由于 KD 持续高热和系统性炎症,在数周至数月后可出现休止期脱发。也可能会出现指甲博氏线(Beau lines)(图 147.15),甚至指甲脱落。高达 10% 的病例在 KD 发病后的几年内,通常在轻微上呼吸道感染后会出现皮肤反复脱屑[68]。

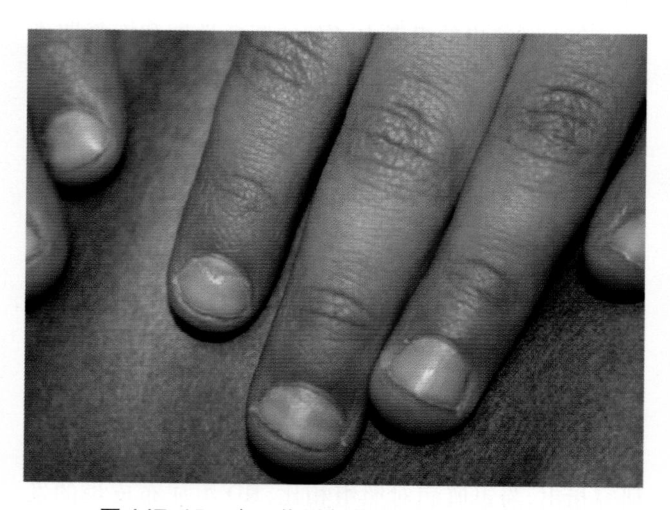

图 147.15　由于指甲暂停生长出现的博氏线

鉴别诊断　KD 的鉴别诊断包括猩红热、中毒性休克综合征、葡萄球菌性烫伤样皮肤综合征、麻疹病毒感染和腺病毒感染等、落基山斑疹热(Rocky mountain spotted fever)、药疹、多形红斑和 Stevens-Johnson 综合征。随着基于 PCR 的病毒诊断技术的出现,在临床表现类似和阳性的 PCR 病毒的情况下,必须注意不要轻易排除 KD 的诊断,因为多种病毒感染可能与急性 KD 共存[69]。在感染人类免疫缺陷病毒的成年人身上也观察到一种 KD 样的综合征[70-71]。尽管腺病毒感染的表现与 KD 非常相似,但它往往有更突出的呼吸道症状、化脓性结膜炎和会阴部皮疹没有加重[72]。KD 舌头的特征性表现(草莓舌)与猩红热和中毒性休克综合征相似,但在 KD(约 50% 的病例)中相对更不常见。草莓舌不见于病毒性疾病。葡萄球菌性烫伤样皮肤综合征表现为口周放射状结痂/皲裂,尼氏征阳性。多形红斑和 Stevens-Johnson 综合征有弥漫性口腔和/或唇糜烂伴出血结痂。

实验室检查　KD 没有特异性或诊断性的实验室检查,与急性炎症相关的指标可能支持诊断[33]。KD 中常见白细胞明显增多(20 000～30 000 个/mm^3)伴核左移、血沉升高和 CRP 阳性[13]。50% 的患者出现血小板增多(>450 000/mm^3)。几乎所有患者在亚急性期均出现血小板计数增加,在 3 周左右达到峰值,但在部分病例中可能会持续数月。血小板计数低可能意味着低级别的血管内消耗,伴纤溶系统耗竭和 D-二聚体水平升高。KD 急性期常见无菌性脓尿伴单核细胞,在恢复期几乎消失[47]。其他异常检查指标包括正细胞正色素性贫血、血清转氨酶、胆红素、γ-谷氨酰转肽酶水平轻-中度升高和低白蛋白血症。低钠血症可能与抗利尿激素分泌不当(SIADH)的发生有关[73]。

不完全型病例　临床症状不完全的患者,即使不符合上述诊断标准,可能仍会发展成冠状动脉受累,这对临床医生来说相当具有挑战性。大约 15%～20% 的病例属于这一类[33]。在主要诊断标准中,颈部淋巴结肿大最不常见,在美国有 30%～50% 的 KD 患者发生,在日本有 60%～70% 的 KD 患者发生[74]。6 月龄以下或 5 岁以上的人更可能有不完全型 KD,且冠状动脉瘤的发生率更高[75]。对 6 月龄以下婴儿的最新研究数据表明,即使在发热后的前 10 天内给予适当的治疗,冠状动脉瘤的发生率也大于 20%[76]。

对于不明原因发热的患者,应始终考虑到 KD 的诊断。尤其是婴幼儿,即使没有其他主要症状,指尖脱皮也是 KD 的一个有力指标[36]。轻度结膜充血也可能是除了发热之外的唯一表现。因此,长期发热并伴有任何一种主要症状都提示 KD,应立即进行实验室检查,考虑治疗并通过超声心动图仔细检查冠状动脉并发症。AHA 指南建议,对于 6 月龄以下的儿童,如果发热 7 天及以上,实验室检查证实有全身炎症,并且没有其他理由解释时,即使没有出现其他临床标准,也要进行超声心动图检查[33]。

AHA 和美国儿科学会(American Academy of Pediatrics)已经发表了一个法则来帮助早期发现不完全型 KD(框图 147.2)[33]。专家共识建议:对所有不明原因发热 5 天或 5 天以上,并伴有 2 或 3 个 KD 主要临床特征的儿童,进行常规实验室检查和超声心动图检查。对使用该建议诊断的 195 例 KD 和冠状动脉瘤患者的多中心回顾性研究发现,190 例(97%)患者在就诊时接受了 IVIG 治疗,另外 2 例患者符合该建议并在随访监测时接受了 IVIG 治疗[77]。在一项对 5 岁以下德国儿童进行的为期 2 年的前瞻性研究中，64 例不完全 KD 病例中 58% 是根据超声心动图诊断的，42% 是仅根据实验室标准诊断的[78]。

框图 147.2 帮助早期发现不完全型川崎病的准则概述（美国心脏协会和美国儿科学会）

当发热加上 2 个或 3 个临床标准出现 5 天或 5 天以上，且患者特征提示可能有 KD 时，应检测 CRP 和 ESR。

1. 如果 CRP<3mg/dL，ESR<40mm/h，可能需对患者每天进行随访并重新评估。如果发热消退后，手指和脚趾远端出现典型脱皮，应进行超声心动图检查。
2. 如果 CRP≥3mg/dL 和/或 ESR≥40mm/h，应进行进一步实验室检查，包括白蛋白、完整血细胞计数、丙氨酸氨基转移酶（ALT）和尿液分析（针对脓尿）。
   异常发现包括：
   白蛋白<3g/dL
   老年性贫血
   ALT 水平升高
   7 天后血小板>450 000/mm^3
   白细胞计数>15 000/mm^3
   每个高倍视野下白细胞计数>10 个

a. 如果符合 3 个或以上的实验室补充标准，则可诊断 KD。患儿应该做超声心动图检查并接受治疗。

b. 如果出现少于 3 个的实验室补充标准，则应进行心脏超声心动图检查。如果阴性但仍发热，可重复进行超声心动图检查。如果超声心动图检查呈阴性，发热减轻，则不太可能是 KD。如果超声心动图检查呈阳性，患儿将接受 KD 治疗。

心血管和其他并发症 所有怀疑 KD 的儿童都应接受二维超声心动图检查来评估心肌功能，测量冠状动脉内径，使之与体表面积标准化，并显示与平均值（Z 评分）的标准差[33]。对最初超声心动图正常的患者的随访应包括在治疗后 10~14 天复查超声心动图[33]。

KD 的标志是中等大小弹性动脉的急性炎症，并常累及冠状动脉。冠状动脉瘤可能导致心肌梗死、心律失常或死亡。发生心脏后遗症的危险因素包括男性、年龄<1 岁或>5 岁、CRP>100mg/L、白细胞计数>30×10^9/L、血小板计数低、血清白蛋白和血钠水平低以及患病 6 天后开始治疗[79-82]。

心肌炎可与发热过度导致的心动过速相关，偶尔与左心室射血分数降低相关。在 4 年时间里，187 名儿童中有 13 名（7%）出现了与不适当的外周血管阻力（热休克）相关的 KD 休克综合征，单发或合并左心室收缩力下降[83]。患者多为女性，有更严重的炎症标志物，收缩和舒张功能受损。常见舒张功能障碍，15% 的患者发生主动脉根部扩张[84]。心电图改变可能包括心律失常、PR 间期延长或非特异性 ST 段和 T 波改变。极少数情况下，可能出现导致心搏骤停的严重心律失常。也可能发生二尖瓣和/或主动脉瓣反流的瓣膜炎。

经胸超声心动图显示冠状动脉扩张可能是暂时性的，在 KD 发病后 30 天内消退。尽管在发热的前 10 天内用 IVIG 治疗，但仍有 5%~7% 的患者进展为动脉瘤[85-86]。中等（内径 5~8mm 或 Z 评分 5~9）和巨大（内径>8mm 或 Z 评分>10，图 147.16）动脉瘤有较高的血栓风险，需要系统抗凝治疗[33,81]。极少数情况下，巨

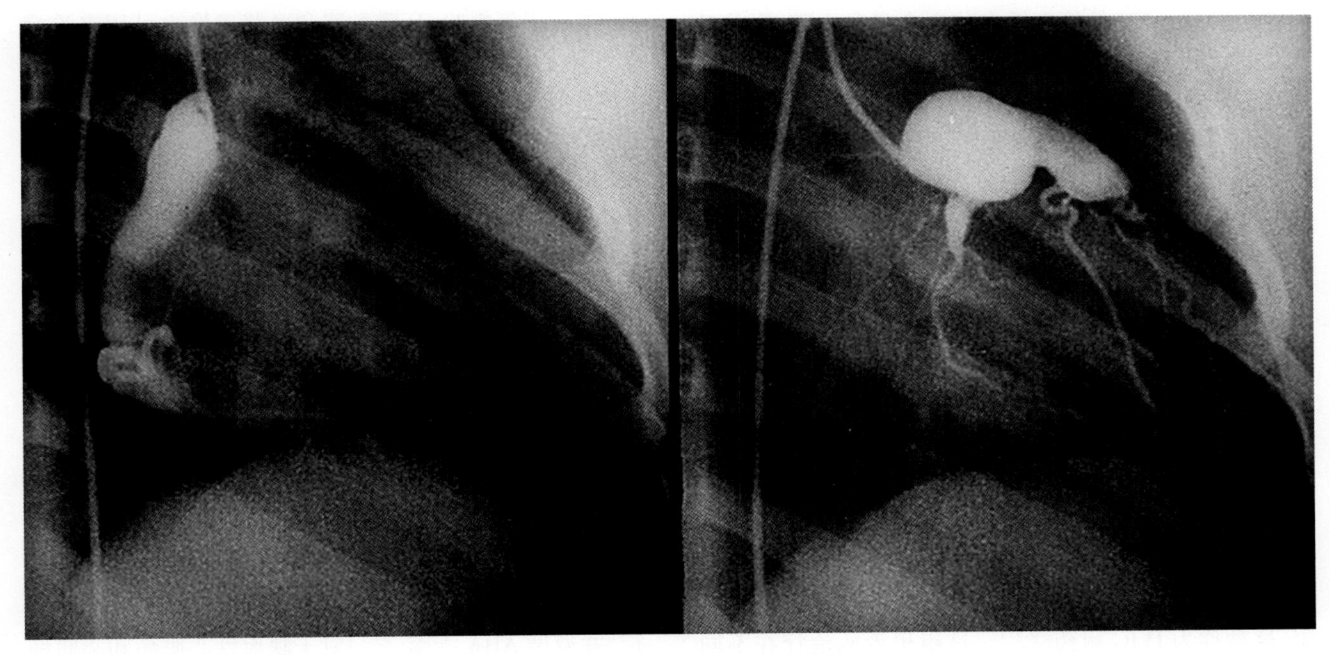

图 147.16 左右巨大冠状动脉瘤

大动脉瘤可能在KD发生后的前几个月内破裂而危及生命。

冠状动脉重塑和纤维化可导致狭窄,尤其是巨大动脉瘤。狭窄常常随着时间的推移而进展,并导致严重的冠状动脉阻塞和心肌缺血。动脉瘤性狭窄的冠状动脉(图147.17)形成血栓闭塞导致心肌梗死是KD的主要死因,发病后第1年发生心肌梗死的风险最高。随着时间的推移,KD冠状动脉闭塞可能伴随着血管再通和侧支循环的建立[87]。基于日本的长期研究,大约75%在急性期发生动脉瘤的患者会出现缺血性症状,并需要心血管干预[88]。冠状动脉炎症是该病最具临床意义的方面,但也可累及其他中等大小的弹性动脉(如肱动脉、髂动脉、肠系膜动脉、腹主动脉等)[89]。

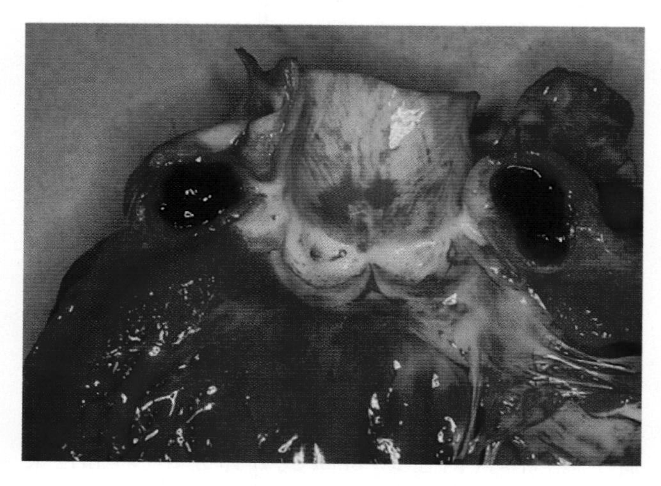

图147.17 心脏解剖,冠状动脉瘤伴血栓形成

治疗和管理 KD的管理旨在减少全身和心脏/冠状动脉炎症,预防动脉瘤、血栓形成和心肌梗死。所有患者应在急性发热期住院治疗。目前,急性期最有效的治疗方法是IVIG(2g/kg)加阿司匹林[30~80mg/(kg·d),每6h 1次]。已经证实这一组合可以降低发热和冠状动脉病变率至3%~5%[85]。尽管已经证实IVIG有效,但其作用机制仍在研究中。目前已知的机制包括刺激和扩增Fc特异性自然调节性T细胞和耐受性髓样树突状细胞[17,90]。在开始输注后的最初12h内,炎症迅速下调,临床症状和心肌收缩力明显改善[91]。阿司匹林在高剂量时具有重要的抗炎作用,在低剂量时具有抗血小板活性作用,但它本身并没有降低冠状动脉异常的发生率[92]。

大约75%~80%接受IVIG和阿司匹林治疗的患者在完成IVIG输注后36h内立即退热。然而,10%~20%的患者有持续发热和炎症症状,或仅有短暂的改善,这被称为IVIG耐药[33,93]。这组患者的治疗在不同的治疗中心有所不同,有些使用第二次IVIG,另一些使用糖皮质激素或英夫利西单抗(一种嵌合小鼠-人单克隆抗体,结合可溶性和膜结合性TNF-α)治疗。一项小型、前瞻性的试点研究发现,与第二次使用IVIG的患者相比,用英夫利西单抗(5mg/kg)治疗IVIG耐药的患者可缩短发热时间、缩短住院天数、更快地降低炎性标志物,但该项研究没有发现冠状动脉Z评分有明显不同[94]。一项Ⅲ期、随机、双盲、安慰剂对照试验研究将英夫利西单抗加入IVIG,作为KD的主要治疗方法[95]。使用英夫利西单抗并没有降低最初的治疗抵抗,但确实缩短了发热病程,缩短了炎症标志物(CRP、ESR)正常化的时间,并且与左前降支Z评分的大幅度降低相关。需要进一步研究来阐明TNF-α抑制剂作为急性KD辅助治疗的作用。

与通常对系统糖皮质激素治疗有反应的其他血管炎相比,系统糖皮质激素在KD中的作用尚不明确。2个荟萃分析发现了其益处,但研究存在很大的变异性[96-97]。一项研究系统糖皮质激素冲击治疗的多中心、随机、双盲、安慰剂对照试验并没有发现这一优势,这一方案已基本放弃,转而采用日本RAISE方案,即口服甲泼尼龙[2mg/(kg·d)]4~6周治疗高危患者[98-99]。

环孢素A,一种钙调神经磷酸酶抑制剂,靶向钙/NFAT信号通路,也用于难治性疾病。一项回顾性研究分析,19例给予14天环孢素[4mg/(kg·d)]的患者中,14例在5天内退热[100],血清炎性细胞因子显著降低[100-101]。一项基于日本评分系统的随机试验(KAICA试验),研究高危KD患者使用免疫球蛋白加环孢素治疗的疗效性和安全性,目前已经完成登记,正在进行分析[102]。甲氨蝶呤、环磷酰胺和血浆置换也可用来治疗某些难治性KD。最近,人们对IL-1信号通路有极大兴趣,促使3个国际性试验来研究IL-1拮抗剂-阿那白滞素(同时拮抗IL-1a和IL-1b),或canikinumab(仅拮抗IL-1b)[103]。由于观察到急性KD患者全血中IL-1途径基因的高转录水平,而激发了对这种方法的兴趣[104]。

是否进行长期治疗取决于基于冠状动脉状态的心血管风险程度[33]。那些在任何时候都没有冠状动脉异常的患者在发病后2~3个月内不需要阿司匹林或其他抗血小板药物。对于6~8周内冠脉扩张暂时性消失的患者,应继续服用阿司匹林,直到超声心动图恢复正常。如果有孤立的中小动脉瘤,应使用低剂量阿司匹林至少持续到其消退。布洛芬对阿司匹林诱导的不可逆血小板抑制有拮抗作用,应避免用于冠状动脉瘤患儿。对于Z评分≥10的动脉瘤患儿,建议系统抗凝治疗,并遵循AHA指南[33]。对于缺血性心脏病和心肌梗死患者,可能需要抗血小板药物、血管扩张剂、钙通道阻滞剂、β 受体阻滞剂和/或血管紧张素受体阻滞剂治疗[81]。导管介入加经皮腔内旋转消融、冠状动脉成形术和支架植入术均用于治疗 KD 引起的冠状动脉狭窄，部分患者需要冠状动脉旁路移植术[105]。对少数不能进行介入性导管术或冠状动脉搭桥手术的严重心肌功能不全、室性心律失常和冠状动脉病变的患者进行了心脏移植[106]。

预后 早期诊断和治疗是 KD 取得良好预后的关键。当诊断延迟到发病后 10 天或 10 天以上，如果炎症标志物升高，仍建议使用 IVIG 和阿司匹林治疗，但预防心血管后遗症的作用不太确定[33]。

迄今为止，日本对 IVIG 治疗前 KD 的血管造影进行了唯一的纵向研究[107]。在 10~21 年后评估 594 名日本 KD 患者，其中 48% 出现退行性改变，24% 出现无狭窄的持续性动脉瘤，19% 有冠状动脉瘤狭窄，11 人发生心肌梗死，5 人死亡。巨大动脉瘤患者预后最差，几乎所有晚期死亡都发生在这个亚组。3% 的冠状动脉病变患者在发病 2~19 年后出现新的扩张或扩张性病变，5 年或更长时间后血管钙化变得明显，一部分患者出现迟发性充血性心力衰竭[105,108-110]。

随着 IVIG 治疗的出现，KD 的死亡率下降，大多数没有冠状动脉病变的患者预后良好[82]。对儿童期发生 KD 的成年人进行前瞻性、纵向研究对评估长期预后至关重要。

（沈瑾文 译，张卉 校）

参考文献

见章末二维码

第148章 结节性多动脉炎、肉芽肿性多血管炎和显微镜下多血管炎

Paul A. Brogan

摘要

原发性系统性血管炎在年轻人群相对少见，但与高发病率和死亡率相关，尤其是在诊断延迟的情况下。本章概述结节性多动脉炎（polyarteritis nodosa，PAN），以及两种最常见的抗中性粒细胞胞质抗体相关血管炎：肉芽肿性多血管炎（granulomatosis with polyangiitis，GPA），旧称为韦格纳肉芽肿（Wegener granulomatosis）和显微镜下多血管炎（microscopic polyangiitis，MPA），旧称为显微镜下多动脉炎（microscopic polyarteritis）。血管炎研究领域的重大进展包括儿童PAN和GPA分类标准的制订，最近发现单基因突变导致PAN，以及越来越多的研究为治疗提供依据，尽管这些试验主要涉及成人，但对儿科临床治疗也有较大参考意义。

要点

- 结节性多动脉炎（polyarteritis nodosa，PAN）是一种罕见的累及中等大小血管的血管炎，累及成人与儿童。
- 最近，*ADA2*基因的隐性突变被证明是由2型腺苷脱氨酶缺乏引起的单基因形式的PAN，具有重要的诊断和治疗意义。
- 尚无儿童PAN治疗的随机对照试验，这一点亟待研究。
- 肉芽肿性多血管炎和显微镜下多血管炎是两种更常见的抗中性粒细胞胞质抗体相关性血管炎（antibodies-associated vasculitides，AAV）。
- AAV的发病机制开始被阐明，目前在全基因组关联研究的背景下，描述了遗传的重要性，对先天性免疫和获得性免疫异常（包括中性粒细胞、补体替代激活途径、B淋巴细胞和T淋巴细胞调节失调）的作用有了更好的理解。
- 治疗成人AAV的临床试验证据越来越多，对儿科实践具有重要影响。

结节性多动脉炎

引言和历史 经典的（宏观的）结节性多动脉炎（polyarteritis nodosa，PAN）主要累及中等大小动脉，应与小血管抗中性粒细胞胞质抗体（antineutrophil cytoplasmic antibodies，ANCA）相关的血管炎，显微镜下多血管炎（microscopic polyangiitis，MPA）相鉴别，后者曾被称为“微观PAN”，现在从PAN中分离出来，因此，出于本章的宗旨，将分别描述MPA和PAN。

1866年，Kussmaul和Maier在对1例27岁男子的尸检中首次描述了PAN，他患有蛋白尿、肌痛、神经炎和腹痛。这是一种主要累及中小型弹性动脉的疾病，伴有动脉瘤样扩张，特别是在动脉分支点。虽然很少见，但PAN可以发生在儿童[1-4]。PAN可以作为多系统疾病存在。但也有一组患者以皮肤表现为主，这组患者预后更好[5-7]。

流行病学和分类标准 在欧洲和美国的成年人中，PAN的年发病率估计为（2~9）/100万[8]。虽然该病在儿童时期比较少见，但在儿童中是仅次于过敏性紫癜和川崎病的系统性血管炎[9]。然而，由于将患者归入PAN类别所使用的标准不同，导致不同报告中的发病率差异很大，使流行病学数据很难解释这一现象。最近，有学者描述了儿童PAN分类的新标准（框图148.1）[10]，这可能有助于今后进行更准确的流行病学研究。新标准的灵敏度和特异度分别为73%和100%[10]。需要注意的是，最近的遗传学进展发现了一种重要的单基因形式的结节性多动脉炎，称为腺苷脱氨酶2型缺乏症（deficiency of adenosine deaminase type 2，DADA2）（见下文）。因此，一些以前被认为患有PAN的患者，现在被诊断为该单基因疾病，使得真正的PAN变得更加罕见，这也对PAN的历史流行病学儿科数据的有效性，提出了一些质疑。在成人中，大多数病例出现在25~50岁；儿童发病高峰年龄为9~10岁[2,4]。在儿童中，男女患病概率是一样的；然而，PAN在成年男性中更常见[2,4,11]。

发病机制 遗传易感因素可能使特定的个体易患

框图 148.1　儿童结节性多动脉炎分类标准[10]

病理组织学证据表明，中动脉或小动脉坏死性血管炎或血管造影异常（动脉瘤、狭窄或闭塞）作为强制性标准加上以下五项之一：

- 皮肤受累（见下文）
- 肌痛或肌肉压痛
- 高血压病
- 周围神经病
- 肾脏受累

PAN[12]。土耳其儿童的儿童期 PAN 与家族性地中海热（familial Mediterranean fever，MEFV）基因突变有关[13]。这表明，至少在某些 *MEFV* 突变频繁的人群中，这些突变可能是 PAN 的易感因素之一[13]。最近有两篇报道描述了编码腺苷脱氨酶 2（adenosine deaminase 2，ADA2）的 *ADA2*（旧称 *CECR1*）基因突变，这些患者的症状提示 PAN，并符合目前所有 PAN 分类标准，从而定义了该罕见的单基因型 PAN[13-15]。阳性家族史、网状青斑和出血性卒中在该单基因型 PAN 中很常见[13-15]。虽然目前的数据有限，但几乎肯定是 ADA2 缺乏占 PAN 患者中的绝大多数[16]。最近描述的另一种自身炎症性疾病，临床表现类似于结节性多动脉炎，具有明显的血管和肺损害，是由编码干扰素基因蛋白刺激因子（encoding stimulator of interferon genes protein，STING）的 *TMEM173* 基因突变引起的，STING 是干扰素信号的主要调节因子，被称为婴儿期起病的 STING 相关血管病（STING-associated vasculopathy with onset in infancy，SAVI）[17-18]。

关于环境诱因，有很好的数据显示与既往链球菌感染有关，特别是在伴有皮肤受累的患者中[6,19-20]。PAN 和乙型肝炎之间的联系在成人患者中已经得到了很好的认识，但在儿童中并不常见。与对照人群相比，与 PAN 患者相关的其他感染包括细小病毒 B19 和巨细胞病毒[21-22]。与人类免疫缺陷病毒也有关联[23]，成人的 PAN 样疾病还被报道与癌症和血液系统恶性肿瘤有关[24]，然而这种关联在儿童中很少见。已经提出免疫复合物致病机制的可能，研究发现，在疾病发作期，免疫复合物可持续存在数月，与上述观点一致。在致病机制方面，涉及的免疫过程似乎与其他系统性血管炎相似，包括免疫复合物、补体、可能的自身抗体、细胞黏附分子、细胞因子、生长因子、趋化因子、中性粒细胞和 T 细胞[9]。

有些证据显示，该病还可能涉及血管内皮细胞自身抗体，再次揭示血管炎的免疫病理机制[25]。已有证据支持，PAN 中超抗原对 T 细胞 Vβ 谱系的改变，在儿童原发性血管炎中的作用[26]。

临床特征　非特异性的表现（如疲乏、发热、体重减轻）和肌肉骨骼特征（如关节痛和肌痛）以及皮肤表现是常见的临床表现[2,4]。在儿童患者，PAN 可累及多系统，其中皮肤、肌肉骨骼系统、肾脏和胃肠道最易受累；心脏、神经和呼吸系统的症状发生率较低[2,4]。在最大的多中心系列研究中，110 例患有 PAN 的儿童（63 名患有系统性 PAN），有 92% 的患儿出现皮损，71.4% 的患儿伴有肌痛[4]，43% 的患儿出现高血压，11.1% 的患儿在病程中有肾功能损害[4]。1/3 的患儿有中枢神经系统（central nervous system，CNS）受累[4]。心脏和肺部受累者分别占 14% 和 11%[4]。在对 348 例 PAN 成人患者的系统回顾性研究中，最常见的表现是一般症状（93.1%），如发热（63.8%）、体重减轻（69.5%）、肌痛（58.6%）和关节痛（48.9%）、神经系统表现（79%）、泌尿和肾脏表现（50.6%）、皮肤受累（49.7%）和胃肠道表现（37.9%）[27]。

最近国际儿童 PAN 分类，对常见的皮肤特征进行了描述[10]，详见框图 148.2。其他学者也报告了类似的皮肤表现，包括较常见的红色皮下结节（图 148.1）

框图 148.2　2010 分类标准中定义的结节性多动脉炎的皮肤特征[10]

- 网状青斑：紫色网状结构，通常不规则地分布在皮下脂肪小叶周围，通常在寒冷时更明显
- 皮肤结节：质软的皮下结节
- 浅表皮肤坏死：浅表皮肤溃疡（累及皮肤和浅层皮下组织）或其他轻微缺血性改变［甲床梗死、夹板出血、指（趾）垫坏死］
- 深部皮肤坏死：深部皮肤溃疡（累及皮下深层组织和下层结构）、指（趾）指骨或其他周围组织（鼻尖和耳尖）坏死/坏疽

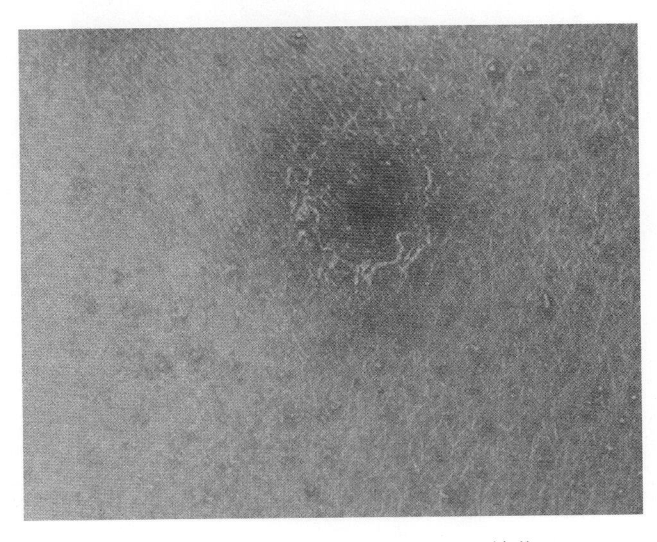

图 148.1　结节性多动脉炎的皮下结节

和网状青斑。此外，溃疡性皮损、出血、大疱、荨麻疹和瘀斑也有报道[6-7,28-29]。

在10例儿童皮肤型PAN的报告中，临床特征包括：所有患者都有发热，8例有外周坏疽，4例有网状青斑，溃疡、结节和水疱大疱各有1例或10例并发出现，3例出现四肢和躯干的黑色坏死斑片，7例有关节痛和大关节肿胀[5]。据报道，腹痛是"皮肤型PAN"的特征表现，但随后也可伴发前葡萄膜炎，提示该型可以有更多的系统重叠，然而预后尚可[30]。Bauzá等也描述腹痛是皮肤型PAN的一个特征[31]。图148.1～图148.5说明了PAN的上述皮肤特征。表148.1对两个儿科系列研究中观察到的临床特征进行了比较。

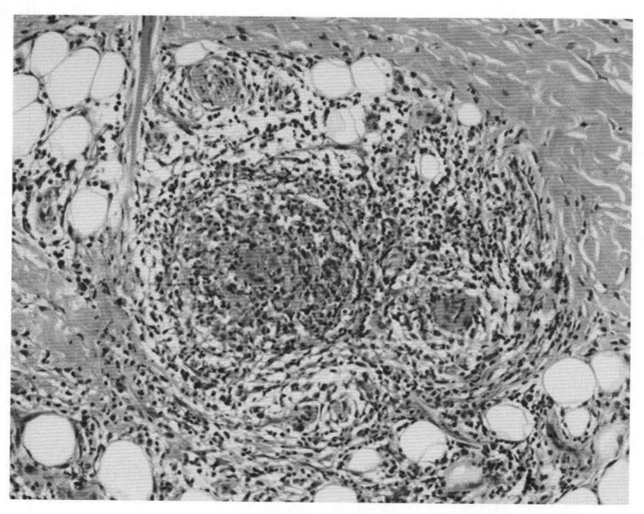

图148.2 皮肤活检显示结节性多动脉炎血管纤维蛋白样坏死。资料来源：Dillon et al. 2010[12]. Reproduced with permission from Springer.

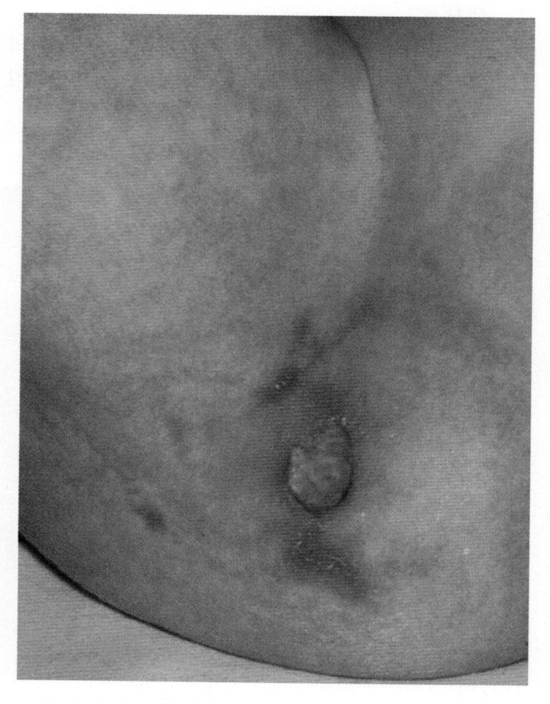

图148.3 结节性多动脉炎，臀部坏死性病变

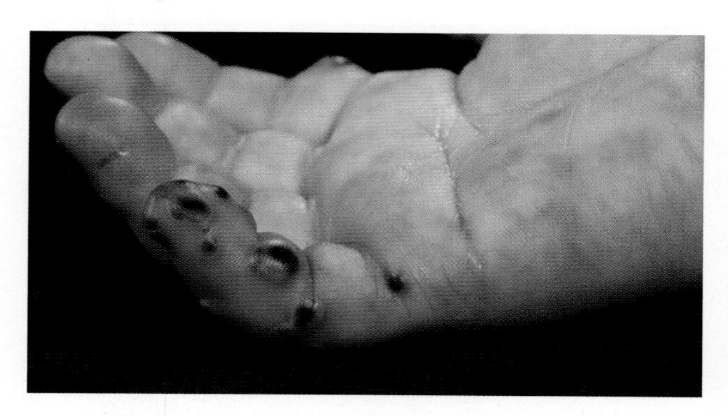

图148.4 结节性多动脉炎，手指坏死性血管炎

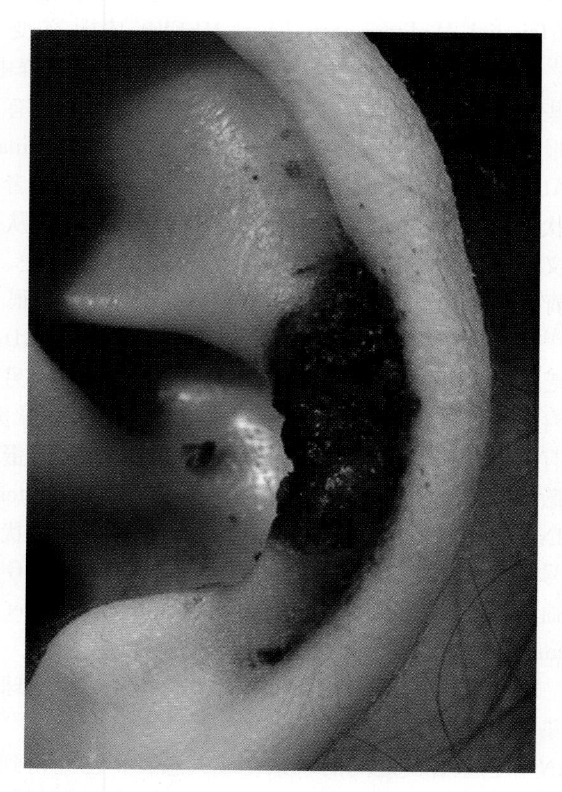

图148.5 结节性多动脉炎，耳廓坏死性血管性病变

PAN的鉴别诊断 在框图148.3中总结了PAN的鉴别诊断。

实验室检查和组织学表现 实验室检查通常显示白细胞增多、血小板增多以及急性期反应物升高。ANCAs常为阴性[2,4]。乙型肝炎血清学阳性在儿童PAN中罕见[4]。此外，如果血管炎与乙型肝炎病毒感染有关，现在应该根据"教堂山共识标准"(Chapel Hill Consensus Criteria，CHCC 2012)[32]将其归类为"可能病因"的血管炎。肾脏的检查反映了肾小球毛细血管之前的中等大

表 148.1　结节性多动脉炎的临床特征

临床特征	受累患者百分比（n=31）[3]	受累患者百分比（n=110）[4]
发热	65	51
皮肤病变（包括网状青斑、斑丘疹性紫癜皮损、坏疽、结节、指/趾端梗死）	81	75
肌肉痛、关节痛	81	71
胃肠道症状（腹部疼痛/出血）	61	17
神经系统症状（包括麻木、感觉异常、多发性神经病变、脑炎、偏瘫、上睑下垂、痉挛）	48	15
高血压	65	15
肾脏病变（包括蛋白尿/血尿/急进性肾炎）	65	12
心脏病变（包括心包炎、心律不齐、心力衰竭、心肌梗死、脑梗死）	16	4
肺部（包括肺浸润，胸膜积液、咯血）	10	2
贫血	32	
急性期反应物（包括 ESR 升高、CRP、白细胞增多）	90	
HBsAg	10	8
男性	70	49

注：CRP，C 反应蛋白；ESR，红细胞沉降率；HBsAg，乙肝表面抗原。

框图 148.3　结节性多动脉炎的鉴别诊断

- 其他原发性血管炎：HSP、GPA、MPA、KD
- 自身免疫性或自身炎症性疾病：
  JIA-特别是系统型
  JDM
  SLE
  未分化结缔组织病
  结节病
  Behçet 病
- 感染：
  细菌，特别是链球菌感染和亚急性细菌性心内膜炎
  病毒：特别是注意乙肝病毒、丙肝病毒、CMV、EBV、细小病毒 B19，及考虑 HIV 的可能
- 恶性肿瘤：淋巴瘤、白血病和其他可以模拟 PAN 的恶性肿瘤
- DADA2：主要临床特征为网状青斑、腔隙性脑卒中和全身性炎症

CMV，巨细胞病毒；DADA2，腺苷脱氨酶 2 型；EBV，Epstein-Barr 病毒；GPA，肉芽肿性多血管炎；HIV，人类免疫缺陷病毒；HSP，过敏性紫癜；JDM，幼年性皮肌炎；JIA，幼年特发性关节炎；KD，川崎病；MPA，显微镜下多血管炎；PAN，结节性多动脉炎；SLE，系统性红斑狼疮

小动脉的受累，如小叶和弓状动脉[2,4]。因此，可能出现不同程度的蛋白尿和轻度血尿[2,4]。这些动脉的坏死性血管炎可通过动脉造影发现动脉管腔的变化[2,4]。虽然经典的动脉造影表现是动脉瘤扩张，但儿童血管炎管腔也可表现为其他的变化形式，包括串珠扭曲、突然切断、小血管的逐渐狭窄和外周肾动脉分支的减少[2,4]。在成人患者中也观察到类似的变化。由于 PAN 累及的动脉口径通常较小，放射学诊断的金标准是常规导管数字减影。值得注意的是单基因疾病 DADA2 在血管造影中，通常与系统 PAN 发生相同的变化（图 148.6）。肝和肠系膜导管造影虽是侵入性检查，但在动脉炎显影方面非常有用，往往可以显示分散的动脉瘤[33]（图 148.7）。

^{99m}Tc 二巯基丁二酸（dimercaptosuccinic acid，DMSA）扫描（图 148.6）上，可以通过显示吸收减少的片状区域[34]，发现宏观的肾脏疾病，然而，这些也不是区分 PAN 和 DADA2 的特征。

典型的病理损害是一种炎症性血管炎，主要累及中型血管，伴有纤维素样坏死和细胞浸润。可能有动脉瘤扩张和动脉血栓形成的证据[12]。受累器官，特别是皮肤的活组织检查可显示典型的组织学改变。然而，因为疾病皮损的不连续性，病理可能不能发现改变，因此这些改变的缺失并不能排除 PAN 的诊断[1,35]。

治疗和预后　PAN 的治疗应根据全身受累情况进行调整。在单纯的皮肤型 PAN 中，单独使用糖皮质激素或抗炎药物可能疗效就足够，然而有些甚至还需要使用更有效的免疫抑制剂[5-7]。

系统性 PAN 诱导缓解的治疗，通常需使用高剂量的糖皮质激素和静脉注射环磷酰胺（通常每月给予 500~750mg/m^2）；一旦达到缓解，常使用低剂量糖皮质激素和硫唑嘌呤进行维持治疗[2,4]。长期维持治疗需要使用免疫抑制剂，通常在 18 个月~3 年后停止治疗。最近，报道了在难治性患者中，使用英夫利西单抗或利妥昔单抗等生物制剂治疗成功的病例[36]。然而，对儿童 PAN 的治疗主要基于涉及成人患者的试验数据，从未有过针对儿童 PAN 治疗的随机对照试验（见下文）。血浆置换可在严重病例中发挥作用[37]。与成人 PAN 相比，儿童 PAN 预后较好，儿童 PAN 患者，预期有永久处于缓解期的可能[2,4]。最近的研究显示，儿童 PAN 患者死亡率为 1%~4%。在法国血管炎研究组数据库中，登记的 349 例成人 PAN 患者的死亡率为 24.6%[38]。在最近的一项随机试验中，包括 118 例诊断为 MPA 和 PAN 的患者，没有不良预后因素，5 年和 8 年总生存率分别为 93% 和 86%，两种

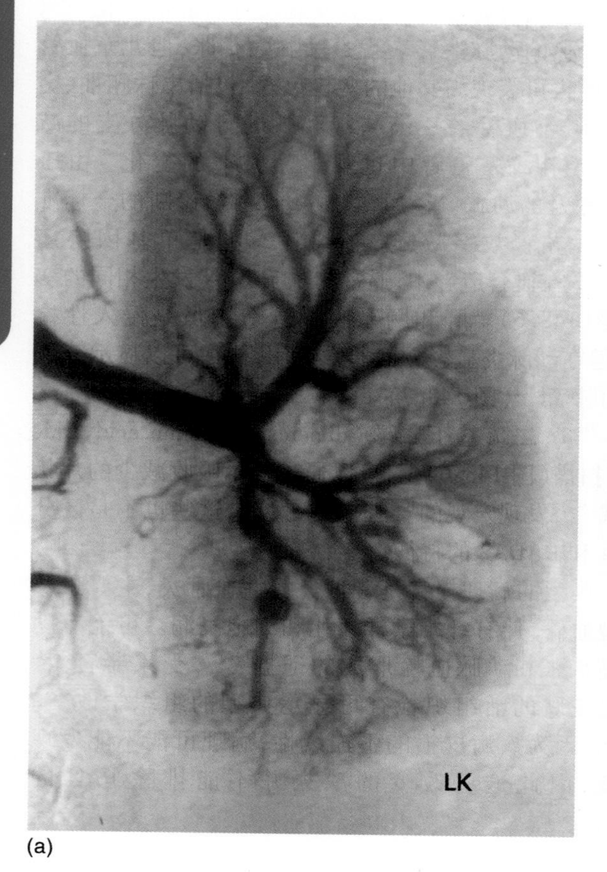

(a)

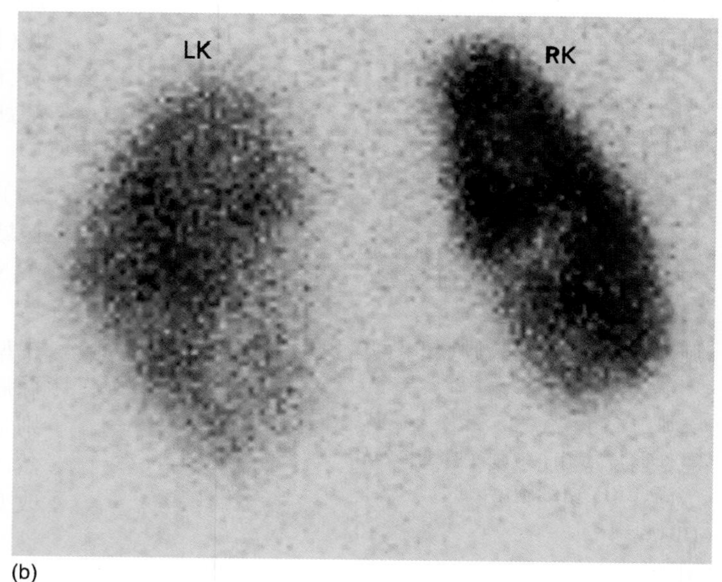

(b)

图 148.6 (a)先前被认为患有结节性多动脉炎的儿童,左肾血管造影显示多个动脉瘤;随后的遗传学检查揭示了DADA2(腺苷脱氨酶2型缺乏症)的正确诊断。(b)同一患儿,DMSA(二巯基丁二酸)扫描,显示放射性核素摄取缺陷与肾瘢痕形态一致。LK,左肾;RK,右肾。资料来源:Dillon et al. 2010[12]. Reproduced with permission from Springer.

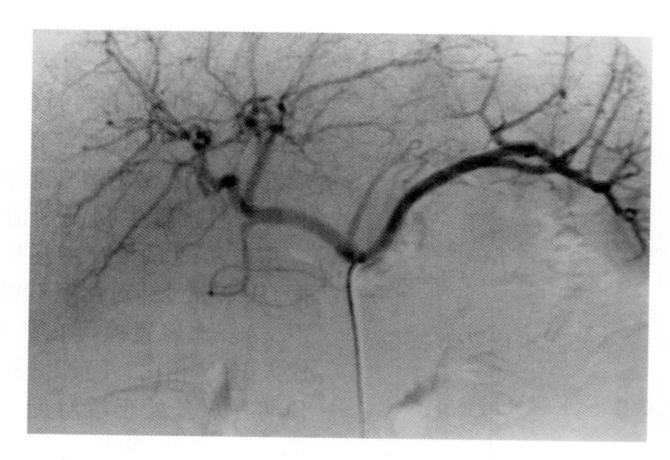

图 148.7 腹腔动脉/肝血管造影,显示结节性多动脉炎的动脉瘤

疾病之间未见差异[39]。成人 PAN 的预后不良因素以及 5 年死亡率相关因素包括:65 岁以上、心脏症状、胃肠道受累和肾功能不全[11]。在 52 例 PAN 患儿中,预后较差与肾、神经系统受累有显著的相关性。最近的另一个儿童患者人群的研究提示,严重胃肠道疾病与系统性 PAN 复发的风险增加有关[2]。最近,有使用抗肿瘤坏死因子 α 或利妥昔单抗等生物制剂成功治疗的病例报道,特别是复发病例。抗 TNF-α 对 PAN 的单基因型 DADA2 特别有效[16],作者认为在使用环磷酰胺之前应先考虑使用抗 TNF-α 治疗,因为对于 DADA2 患者,环磷酰胺的治疗基本无效[16]。亦有报道显示,乙型肝炎相关性 PAN,使用 α 干扰素治疗也是有益的[41]。

PAN 可以处于永久缓解状态,这与其他一些血管炎不同,如肉芽肿性多血管炎。该病可能会复发,尽管如此,"治愈"的可能性是可以预期的。然而,如果治疗延迟或治疗不充分,血管炎进展过程中或开始治疗后,均可能出现危及生命的并发症,尤其是感染,可能会因为免疫抑制药物使用后发生率增加[2,42-43]。缺乏糖皮质激素治疗的时期死亡率几乎达到 100%,与此相比,目前 PAN 的死亡率非常低,只有 1%~4%[2,4]。儿童 PAN 可在数年后出现因慢性血管损伤导致的早发型动脉粥样硬化[2]。这仍然是一个值得关注的问题,也是一个正在进行积极研究的领域。

参考文献 148.1

见章末二维码

肉芽肿性多血管炎(旧称韦格纳肉芽肿)

引言和历史 ANCA 相关血管炎(ANCA-associated vasculitides,AAV)包括肉芽肿性多血管炎(granulolmatosis with polyangiitis,GPA)(旧称韦格纳肉芽肿 Wegener granulomatosis,WG,以下称为 GPA)、显微镜下多血管炎(microscopic polyangiitis,MPA)、嗜酸性肉芽肿性多血管炎(eosinophilic granulomatous polyangiitis,EGPA;旧称 Churg-Strauss 综合征)和单器官疾病包括肾脏局限性血管炎[1]。ANCA,中性粒细胞胞质成分自身抗体,特别是蛋白酶 3(proteinase,PR3)和髓过氧化物酶(myeloperoxidase,MPO)被认为是该类自身免疫性疾病发病的核心机制[2-3]。GPA 与涉及呼吸道的肉芽肿性炎症有关(图 148.8),坏死性血管炎影响小-中等大小的血管(例如毛细血管、小静脉、小动脉和动脉),通常伴有胞质 ANCA(cytoplasmic ANCA,c-ANCA)阳性(图 148.9)。坏死性肾小球肾炎常见[4],是影响预后的重要因素。虽然罕见,但 AAV 确实可以发生在儿童期,并伴有显著的发病率和死亡率,尤其是在诊断延迟的情况下[2]。儿童 GPA 的分类标准归纳如下文所述[5]。对于 MPA 或 EGPA,没有儿童患者的分类标准,因此,这些疾病使用 CHCC 2012 定义的标准[6]。

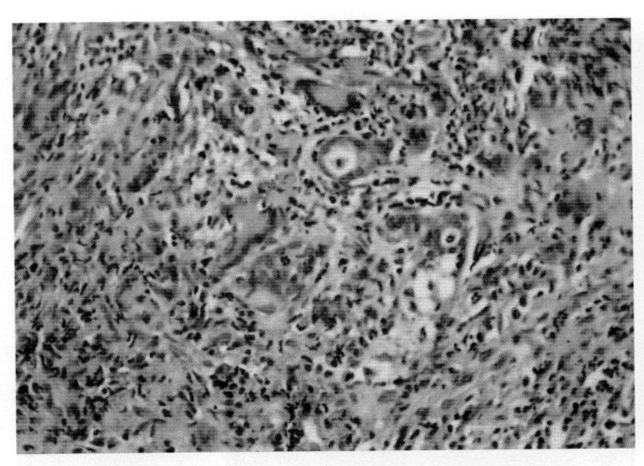

图 148.8 肉芽肿性多血管炎鼻活检:肉芽肿性巨细胞炎症和累及鼻黏液腺的急性坏死性炎症

虽然最早的 GPA 报告,由 McBride 在 1897 年首次描述为面中部肉芽肿综合征;1936 年,Friedrich Wegener 根据 3 例类似病例的尸检结果,对 GPA 进行了全面描述。近 20 年后,Godman 和 Churg 将其命名为"韦格纳三联征"[7]。该病是一种多系统疾病,累及耳、鼻、喉、眼、肺、肾、心脏、关节、皮肤和中枢神经系统[8]。

儿童 GPA 分类标准,要求有以下六项标准中的三项:

- 肾脏受累(蛋白尿或血尿或红细胞管型)
- 组织病理学阳性(动脉壁或血管周围或血管外区域肉芽肿性炎症)
- 上呼吸道受累(鼻分泌物或鼻中隔穿孔、鼻窦炎症)
- 喉-气管-支气管受累(声门下、气管或支气管狭窄)
- 肺部受累(胸部 X 线或 CT)
- ANCA 阳性(免疫荧光或酶联免疫吸附试验(enzyme-linked immunosorbent assay,ELISA)揭示 PR3-ANCA 或 MPO-ANCA 阳性。

欧洲风湿病联盟/儿童风湿病国际试验组织/欧洲儿童风湿病学会(European League against Rheumatism/Pediatric Rheumatology International Trials Organization/Paediatric Rheumatology European Society,EULAR/PRINTO/PRES)标准,在区分儿童 GPA 与其他形式血管炎时的灵敏度和特异度分别为 93% 和 99%[5]。

GPA 的流行病学 GPA 的总发病率为(0.8~1.2)/

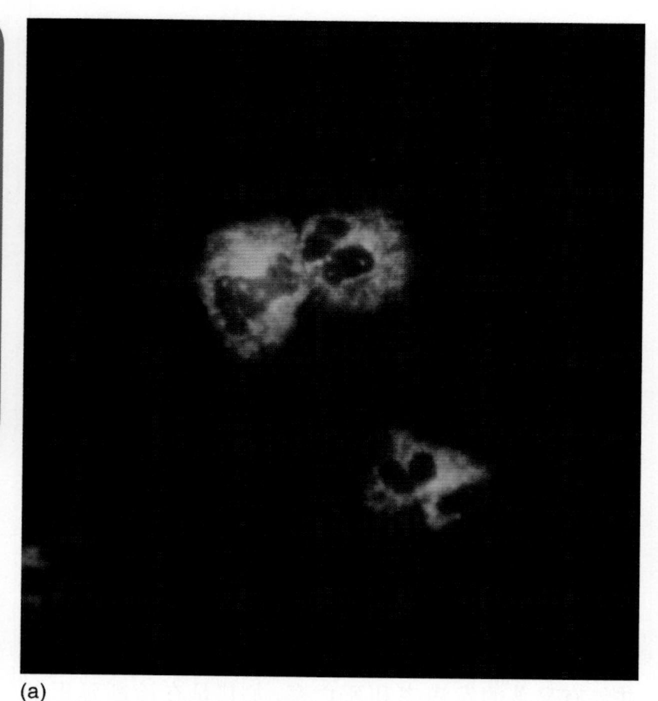

(a)

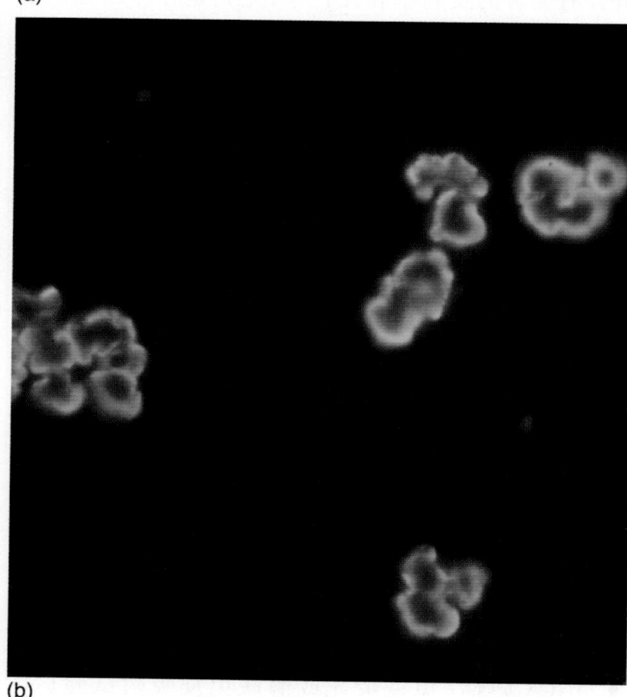

(b)

图 148.9 (a)c-ANCA(胞质抗中性粒细胞胞质抗体)和(b)p-ANCA(核周抗中性粒细胞胞质抗体)的免疫荧光图

100 000[9,10]。其发病率的地理差异已被描述,与西班牙或日本相比,挪威和英国部分地区的发病率更高[11-12]。GPA 主要是累及成年人的疾病,患者多为 40~50 岁,男女比例为 1.6∶1[12-13]。虽然对儿童 GPA 的流行病学描述很少,但儿童确实有该病的发生,AAV 多见于年轻人,GPA 是最常见的[1]。在儿童人群中,该病倾向于发生在第二个 10 年,女性更易患病[2,14-16]。

AAV(GPA 和 MPA)的发病机制 AAV 的发病机制是一个非常热门的研究领域,读者可以参考最近的一篇综述[17]。临床和实验数据强烈提示对 PR3 和 MPO 的自身免疫应答在疾病发展中起作用。最被认可的发病机制模型表明,ANCA 激活微血管内的细胞因子,诱导中性粒细胞活化,导致内皮细胞本身的损伤、炎症的快速加剧及单核细胞募集[18-19]。MPO-ANCA 在 AAV 中致病作用的进一步证据来自 MPO-ANCA 相关血管炎的动物模型。Xiao 等用鼠源性 MPO 免疫 MPO 缺乏的小鼠,并将这些免疫小鼠的脾细胞转移到免疫缺陷小鼠或正常小鼠[20]。受体小鼠发生寡免疫复合物沉积免疫性坏死性肾小球肾炎和出血性肺毛细血管炎,与 MPO-ANCA 相关血管炎的临床表现和组织病理学相似[20]。此外,仅从 MPO 免疫小鼠中转移 IgG,可导致受体小鼠寡免疫复合物沉积免疫性坏死性肾小球肾炎,表明抗 MPO 抗体的致病潜力[20]。在人类,已有报道,MPO-ANCA 可经胎盘转移给新生儿中引起肺肾综合征,这为 ANCA 的直接致病性提供了最佳证据[21]。目前对抗 PR3 抗体的致病性认识较少,没有明确的抗 PR3-ANCA 的动物模型[22]。

全基因组关联分析研究(genome-wide association studies,GWAS)强调,遗传风险因素倾向于使个体形成 MPO-ANCA 或 PR3-ANCA,而不是决定临床表型本身:PR3-ANCA 患者与 HLA-DP、SERPANA1(encoding alpha-1 antitrypsin,编码 α_1-抗胰蛋白酶)、PRTN3(编码 PR3)和 Semaphorin 6A 相关;相反,MPO-ANCA 型患者主要与 HLA-DQ 多态性相关[23-24]。

感染可作为 AAV 复发的触发因素[25]。针对 GPA 上气道受累患者的进一步研究显示,GPA 的上气道症状对甲氧苄啶/磺胺甲噁唑的治疗反应良好[26]。长期的研究表明,鼻腔长期携带金黄色葡萄球菌是 GPA 复发及 ANCA 持续存在的主要的危险因素,甲氧苄氨嘧啶/磺胺甲噁唑的维持治疗减少了这种现象的发生,使 GPA 患者复发率降低了 60%[26]。金黄色葡萄球菌导致 GPA 加重的可能机制包括:超抗原产生及 T 细胞和 B 细胞活化、金黄色葡萄球菌与内皮细胞的直接结合、通过与内皮细胞结合内化生物体或通过启动中性粒细胞[25,27-28]。

虽然目前针对第一种情况下会发生 ANCA 的原因尚不明确,除了 GWAS 的提示,目前认为中性粒细胞胞外诱捕网(neutrophil extracellular trap,NET)的形成失调可能有助于某些患者的自身免疫的产生和 ANCA 的形成,该推论得到了动物实验的支持[29]。NET 可诱导血管内皮细胞死亡,从而可能参与 AAV 患者的血管损伤[30]。最近通过靶向 B 细胞的临床试验中的有效案例，发现了 B 细胞在 AAV 发病机制中的重要作用（见下文）。B 细胞可能通过参与 ANCA 产生和 ANCA 免疫应答调节在 AAV 发病中起作用。T 细胞在 AAV 的发病机制中无疑也很重要，并且已经成为治疗试验的靶点[31]。其他重要的免疫途径包括替代补体途径，特别是 C5 的活化，可能成为一种新的 AAV 治疗靶点[17]。

AAV 的发病机制复杂，涉及先天性免疫和适应性免疫反应的失调。无论是作为 ANCA 的靶点，还是作为内皮损伤的下游介质，中性粒细胞仍然是 AAV 发病机制中的核心参与者。特别是 NET 的形成和必要的补体途径的激活失调是 AAV 发病的重要组成部分。

GPA 的临床特征　从临床的角度来看，主要认为 GPA 有两种形式：一种主要是肉芽肿型，主要是有慢性病程的局限性疾病，另一种是红色的、"真正的"急性小血管炎，其特征是严重的肺出血和/或快速进行性血管炎或其他严重的血管炎表现[1]。这两个广泛的致病过程可能在特定儿童/成人患者中共存或相继出现。在 17 例 GPA 患儿中，不同系统受累的比例依次为：呼吸系统 87%、肾 53%、耳鼻喉 35%、肌肉骨骼 53%、眼 53%、神经系统 12% 和皮肤 53%[2]。另一个儿童 GPA 患者系列病例报告的肾脏受累比例甚至更高，25 例患儿中有 22 例首次出现肾小球肾炎，其中 11 例肾功能受损的患儿中，仅有 1 例通过治疗恢复了肾功能[14]。

Cabral 等描述了 65 例 GPA 儿童，报告肾脏受累的比例高达 75.4%[15]。7 例患者（10.8%）需要透析，其中 1 例患者为终末期肾病[15]。数据显示，在 73.5% 的成人 GPA 患者中有肾小球肾炎的组织学证据[32]。值得注意的是，GPA 的肾脏受累随着年龄增长而增加，这可能是所报道的儿童 GPA 患者中肾脏受累变化的部分原因。

在 EULAR/PRES/PRINTO 儿童血管炎分类标准验证的病例中，也注意到相似的症状和受累器官分布情况[33]。儿童和成人队列相比，虽然受累器官、体征和症状相似，但它们在临床表现上发生的频率却有所不同。一般而言，与儿童患者相比，成人患者全身症状（发热、体重减轻）、某些耳鼻喉部症状（口腔/鼻溃疡、慢性或复发性中耳炎/耳分泌物）、呼吸系统（气管/支气管内狭窄、梗阻，咯血/肺泡出血）和肾脏（血尿或红细胞管型）受累的频率较低，传导性听力损失的发生率较高[4,33]。

鼻软骨炎导致典型的鞍鼻畸形（图 148.10）[34]。鼻窦经常受到影响，从鼻黏膜增厚到全鼻窦炎和骨质破坏。口腔特征包括下颌疼痛、牙龈增生和腭溃疡。声门下狭窄是儿童气管支气管树中最常见的受累区域，多达 48%（图 148.11）[2,16]。对于有喘鸣音的儿童，喉镜检查结合气道内任何病变的活检可能有助于诊断。肺部受累可能是无症状的，可以表现为有或没有空洞的单个或多个结节状肿块，也可以表现为局灶性（图 148.12）或弥漫性浸润[35]。

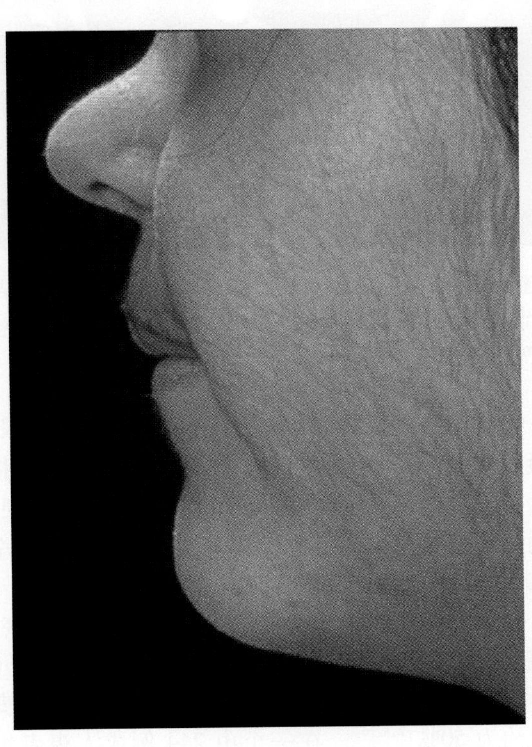

图 148.10　鼻梁软骨炎，导致多发性血管炎肉芽肿的鞍鼻畸形

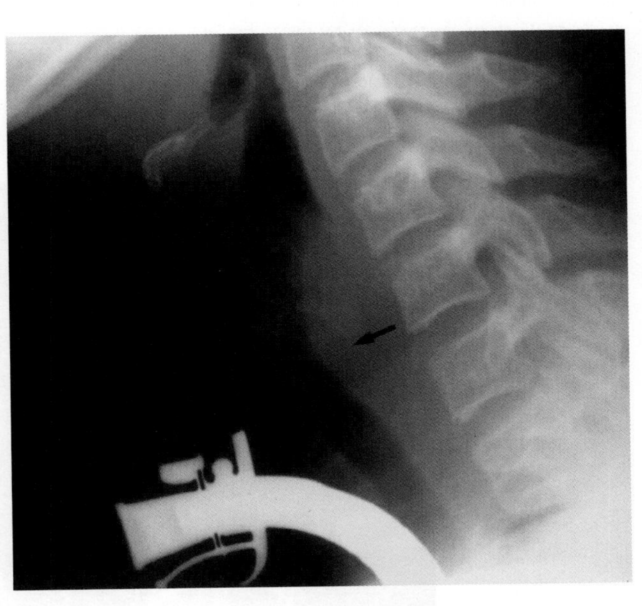

图 148.11　肉芽肿合并声带息肉的声门下区狭窄的影像学，需要气管造口术

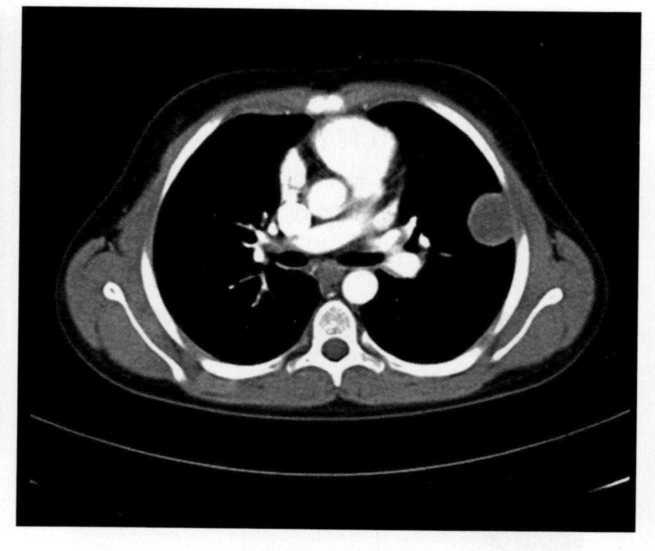

图 148.12 儿童多发性肉芽肿性多血管炎的肺结节。资料来源：Brogan 等 2010[1]. Reproduced with permission from Springer.

与肾脏受累相关的临床表现包括高血压、血尿和/或蛋白尿、肾病和肾病综合征，在某些情况下还包括急进性肾炎合并急性肾衰竭[1]。冠状动脉炎、心肌梗死、主动脉瓣或二尖瓣肉芽肿性瓣膜炎[36]、心包炎或全心炎都是罕见的并发症，早期识别非常重要。

皮肤病变可能表现为红斑、荨麻疹样皮损、瘀斑、紫癜、溃疡性皮损、坏疽性脓皮病和坏死性病变（图 148.13）。在儿童和成人患者中，所报告的皮肤病变发生率约为 50%[2,8,16]。在一个由 244 例成人患者组成的大型系列研究中，30 例（14%）有皮肤受累，并详细报告了临床、组织病理学和 c-ANCA 的结果[37]。以皮肤表现为首发症状的病例较少见，发生率为 8.6% ~ 13%[16,38-39]。单一病变不能提示病原学，必须将病变与其他征象结合起来考虑。一个病例报告描述了 1 例儿童患者，首发于额头的结节和坏死性痤疮样病变，随后手臂和臀部出现溃疡[38]，同时也伴发 GPA 的其他特征性表现。

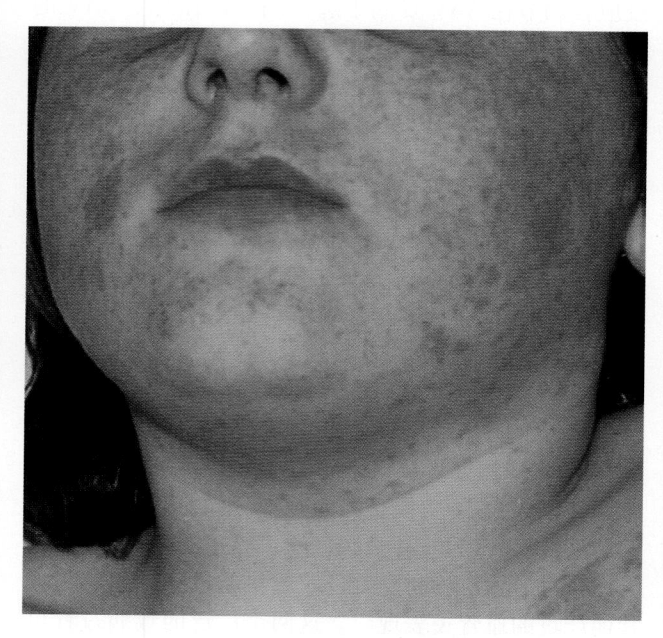

图 148.13 肉芽肿性多血管炎，患者面部血管炎性皮疹

游走性关节炎可能会影响几个关节，也可能会发生对称性多发性关节炎，但毁损性关节炎很少见。神经系统受累可导致脑神经瘫痪、多发性单神经炎、对称性周围神经病、脑梗死（图 148.14）和横贯性脊髓炎。眼科疾病，引起结膜炎、巩膜炎、角巩膜溃疡、葡萄膜炎、视网膜血管炎、视神经炎和中央动脉阻塞。眼眶肉芽肿性假性肿块可引起单侧或双侧眼眶突出[40-41]（图 148.15）。尽管血管炎性缺血可能导致肠穿孔，肛门和直肠可见坏死性血管炎，但胃肠道症状很少见（图 148.16）。

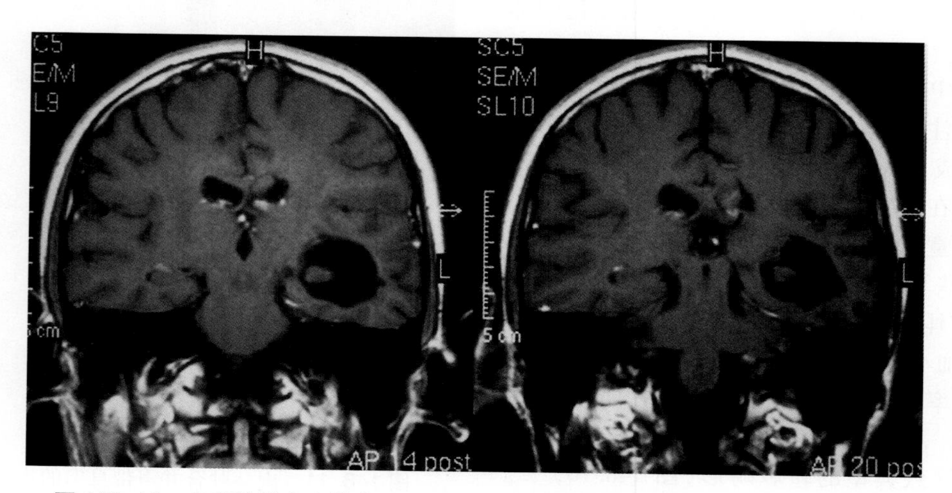

图 148.14 肉芽肿性多血管炎，坏死性出血性脑血管炎后囊性扩张的磁共振图像

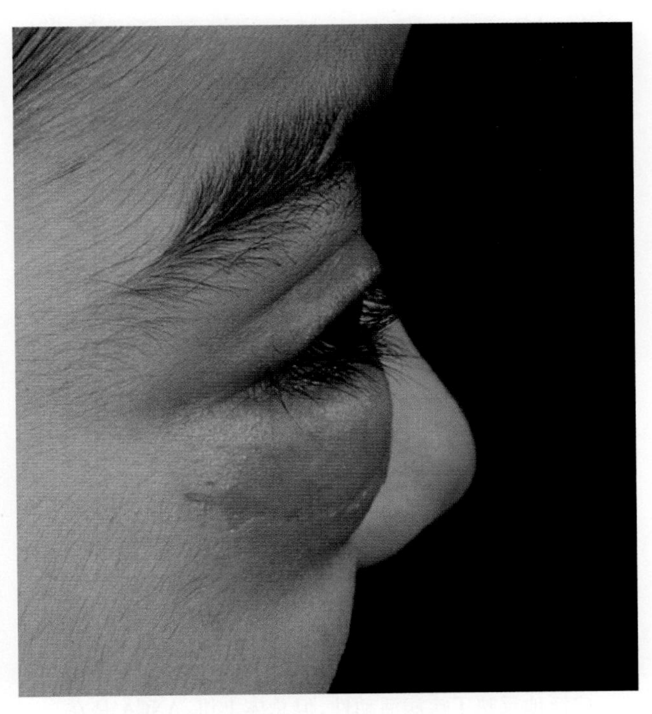

图 148.15 肉芽肿性多血管炎,眼眶肉芽肿性假瘤引起的眼球突出

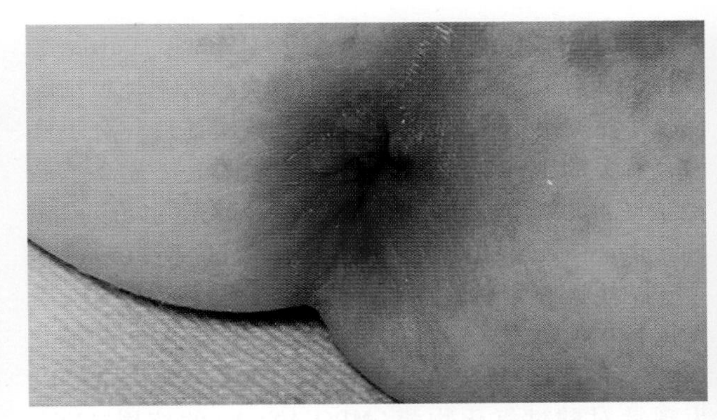

图 148.16 肉芽肿性多血管炎,肛门和直肠坏死性血管炎

也存在一种局限性 GPA,其病变仅限于呼吸道。已有报道,在没有其他临床标志物的情况下,声门下狭窄是一个特征性症状,与 ANCA 相关,这表明了实验室标志物有助于早期诊断和相应治疗的介入[42]。表 148.2 比较了儿童和成人的临床表现。

儿童 GPA 的鉴别诊断 重要的鉴别诊断汇总在框图 148.4 中。

表 148.2 儿童和成人肉芽肿合并多血管炎的特征比较

特征	Akikusa 等(2007)[14] n=25 儿童受累百分比/%	Rottem 等(1993)[16] n=23 儿童受累百分比/%	Belostotsky 人(2002)[2] n=17 儿童受累百分比/%	Fauci 等(1983)[8] n=85 成人受累百分比/%
肾	88	61	53	85
ENT(总计)	96	91	58	—
鼻窦炎	56	83	—	91
鼻部疾病	60	65	—	64
肺	84	74	87	94
眼疾部病	60	48	53	58
关节	44	78	53	67
皮肤	48	52	53	45
CNS 疾病	8	17	12	22
心脏	—	9	—	12

注:ENT,耳鼻喉;CNS,中枢神经系统。

框图 148.4 肉芽肿病与多血管炎

- 其他原发性血管炎的鉴别诊断:EGPA、HSP、MPA、PAN
- 原发性和感染后肾小球肾炎:例如膜性增生性或膜性肾小球肾炎、链球菌后肾炎
- 自身免疫性、自体炎症性疾病和原发性免疫缺陷病:SLE、结节病、Blau 综合征、复发性多软骨炎、坏疽性脓皮病、抗肾小球基底膜病、慢性肉芽肿病、TAP1 缺陷
- 感染:分枝杆菌感染、亚急性细菌性心内膜炎、杰氏肺囊虫肺炎(*Pneumocystis jiroveci* pneumonia)、细菌性肺炎、真菌性肺炎
- 恶性肿瘤:淋巴瘤、白血病、神经母细胞瘤、眼眶横纹肌肉瘤、组织细胞疾病和其他可以模仿 GPA 的恶性肿瘤
- 其他:可卡因、左旋咪唑

EGPA,嗜酸性肉芽肿性多血管炎;GPA,肉芽肿性多血管炎;HSP,过敏性紫癜;MPA,显微镜下多血管炎;PAN,结节性多动脉炎;SLE,系统性红斑狼疮

AAV 的实验室检查和组织学表现　1982 年，Davies 等描述了针对节段性坏死性肾小球肾炎患者中性粒细胞胞质中抗原决定簇的抗体[43]，这是首次描述与肾小球肾炎有关的 ANCA。ANCA 检测方法的改进提高了检测结果的灵敏度和特异度。间接免疫荧光（indirect immunofluorescence，IIF）和酶联免疫吸附试验（ELISA）均用于常规诊断。通常，GPA 与 IIF 检测显示的细胞质 ANCA 染色模式有关，ELISA 显示抗蛋白水解酶 3（PR3-ANCA）的特异度。然而，在 GPA 患者中也可以发现针对髓过氧化物酶（MPO-ANCA）的核周 ANCA（p-ANCA）（图 148.9）。MPA 和局灶性肾 AAV 在 IIF 检测显示通常与 p-ANCA 相关，ELISA 检测显示与 MPO-ANCA 相关。最后，我们需要谨记，尽管现代 ANCA 检测灵敏度已经提高，但 ANCA 阴性形式的 GPA、MPA、局限性肾血管炎和 EGPA 在儿童都有过详细报道，因此临床医生应该仔细考虑对疑似 ANCA 阴性的 AAV 患者的鉴别诊断。

一些学者发现，ANCA（特别是 c-ANCA）对 GPA 具有高度的特异度，对处于疾病发作期的成人患者，其灵敏度高达 91%，特异度高达 98%[44]。在儿童患者，也有证据表明与 ANCA 有显著关联。在一份报告中，12 例儿童 GPA 患者中，有 10 例患儿使用 ELISA 方法检测到 ANCA，相比之下，有 7 例患儿使用 IIF 方法检测到 ANCA[45]。在随后的报道中，ANCA 阳性率为 59%～95%[2,14]。GPA 患儿 ANCA 阳性率的这个范围跨度大，很可能反映了在年龄、疾病严重程度和实验室检测方法上的差异。虽然 van der Woude 等在早期报告中，证明了这些抗体在成人 GPA 患者中存在，并与疾病活动性相关联[46]，但是最近的研究，对通过测量 ANCA 来监测疾病活动的有用性提出了质疑[47]。

虽然 ANCA 的诊断价值毫无疑问很重要，但对于许多 GPA 患者来说，ANCA 对疾病活动性的随访监测可能不可靠[47]，尽管它可以在某些个体中用于此目的（图 148.17）。其原因尚不完全清楚，很可能是由于以下原因：ANCA 检测的方法学局限性（包括表位特异性），ANCA 水平和与免疫抑制疗法相关的疾病活动性的部分分离，以及 ANCA 在 GPA 发病机制中确切作用尚不明确[48]。

其他通常观察到的非特异性表现包括：轻度正常细胞性贫血，并伴有白细胞增多症和血小板增多症。红细胞沉降率（ESR）和 C 反应蛋白（CRP）经常升高。升高的免疫球蛋白（多克隆 IgG）也可能支持诊断，但这一发现没有特异性。与肾脏受累相关的实验室表现包括：血尿和蛋白尿，尿蛋白/肌酐比值升高、血肌酐升高及其他与肾衰竭相关的实验室特征。

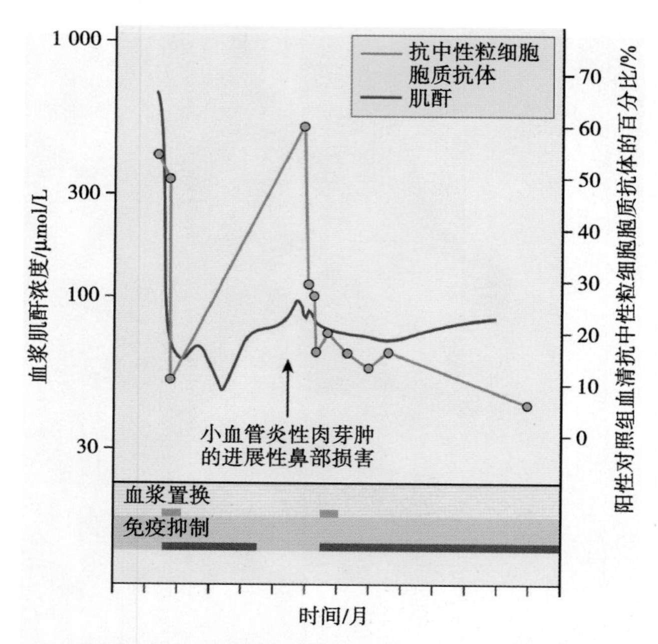

图 148.17　抗中性粒细胞胞质抗体（ANCA）与儿童肉芽肿性多血管炎的活动性相关。虽然这个病例广泛地反映了疾病活动性，但总体上讲，ANCA 是在评估疾病活动性上是一个较差的生物标志物（详见文内）

影像学表现　除了上述血液学和免疫学检查外，影像学检查对 GPA 的诊断也有帮助。胸部 X 线/CT 可显示肺浸润或离散的结节和/或空洞病变，鼻窦 X 线/CT 可异常，颈部切面可显示声门下狭窄[1,35]。磁共振成像越来越多地用于 GPA 成像，包括眼眶病变、气道和中枢神经系统的成像[49]。

组织病理学　GPA 是一种坏死性肉芽肿性血管炎，主要累及小血管，随后是多形核白细胞和单核细胞浸润。肉芽肿多见于上呼吸道和下呼吸道（图 148.8），可能没有典型的肉芽肿性组织学改变，唯一的异常是慢性炎症。肾脏损害是多种多样的：局灶性和节段性肾小球肾炎是最常见的，弥漫性增殖性肾小球肾炎伴新月体出现在那些临床病程进展迅速和肾功能明显下降的患者。肾活检通常没有肉芽肿。皮肤活检可为 GPA 的诊断提供支持证据。在 1 例 10 岁儿童的 GPA 报告中，发现白细胞碎裂性血管炎伴有真皮组织血栓，但没有肉芽肿性改变而发生脂膜炎，这些典型的变化与 GPA 一致，但不能作为确诊依据[50]。

GPA 和 MPA 的治疗　肾脏发病率和死亡率是对 AAV 患者的一个主要关注问题，因此，以保护肾功能为目的的治疗，是成人和儿童 AAV 患者治疗中反复出现的主题[51]。儿童 AAV 的治疗方法与成人大致相似，使用糖皮质激素、环磷酰胺［通常为 6～10 次静脉注射，500～

1 000mg/(m^2·次),每周3~4次,最高剂量为1.2g],在部分患儿中,可常规应用血浆置换(尤其是对肺毛细血管炎和/或快速进行性肾小球肾炎——肺肾综合征)诱导缓解[51]。但在成人和儿童中,静脉冲击环磷酰胺比长期口服环磷酰胺使用更多,因为成人患者的累积剂量减少且中性粒细胞减少性败血症发生率降低,虽然没有很好的儿科证据[52]。其次是小剂量糖皮质激素和硫唑嘌呤[1.5~3mg/(kg·d);最大剂量200mg/d]进行维持缓解[53]。抗血小板剂量的阿司匹林[1~5mg/(kg·d);通常为37.5~75mg/d]是根据与疾病过程相关的血栓形成风险增加,而经验性使用[54]。甲氨蝶呤在少数GPA患者中的使用,显示有助于诱导缓解,但在儿童AAV患者中不常用作诱导剂[55]。常联合使用复方新诺明治疗GPA,特别是在那些上呼吸道受累的患者中,既可以预防机会感染,也可以作为可能的疾病改良剂来减少上呼吸道症状复发的频率[26]。关于维持治疗持续时间的建议是基于成人试验数据,认为复发的最强预测因素是治疗中断,因此维持治疗通常持续2~3年,有时甚至更长[56]。由于环磷酰胺的使用可能增加疾病负担,感染特别常见,而且随着药物的减少或停药,50%的AAV患者会复发,因此,对成人和儿童患者都在探索新的免疫抑制剂和免疫调节策略。目前正在进行儿童临床试验评估的治疗方法包括霉酚酸酯(mycophenolate mofetil,MMF)和利妥昔单抗[51]。已报道利妥昔单抗能有效地诱导成人AAV缓解[57-58];最近发表的MYCYC试验结果显示了MMF对成人和儿童AAV的有效性和安全性,尽管复发可能高于环磷酰胺[59]。

预后 尽管过去10年在治疗方面取得了进展,但AAV在儿童中仍然与疾病相关的高发病率和死亡率有关[2,14-15]。不可逆转的终末器官损伤,包括肾衰竭、侵袭性呼吸损伤以及与治疗相关的并发症(如脓毒症)尤其值得关注[2,14-15]。然而,由于AAV在儿童中很少见,诊断经常延迟[2,14-15],因此在疾病诊断前发生的器官损伤仍然相对常见。最近的一个儿童GPA患者系列研究,17年期间患者死亡率为12%[2]。GPA的另一个儿童系列报告显示,尽管接受了治疗,在33个月的随访中,仍有40%的患儿发生慢性肾损害[14]。据报道,儿童MPA随访期间的死亡率在0~14%(见后文)[60]。不伴肾脏受累的AAV成人患者,5年生存率为95%,伴有肾脏疾病的个体存活率为70%,与MPO-ANCA型患者相比,PR3-ANCA型患者的肾脏预后总体更好[9,61]。

参考文献148.2

见章末二维码

显微镜下多血管炎

引言 显微镜下多血管炎(microscopic polyangiitis,MPA,旧称显微镜下多动脉炎microscopic polyarteritis)是AAV的一种类型,与经典PAN的不同之处在于,MPA广泛累及肾小球和肺,为一种坏死性血管炎,免疫复合物沉积很少或缺如,主要累及小血管(即毛细血管、小静脉或小动脉),但也可能存在中小动脉的动脉炎[1]。坏死性肾小球肾炎非常常见,可发生肺毛细血管炎,通常在肺肾综合征出现的情况下。临床上,MPA可能很难与GPA相区别,通常表现为快速进展的寡免疫复合物性肾炎[2],并伴有p-ANCA和MPO-ANCA阳性[1]。

肾局限型AAV描述的是快速进展性肾小球肾炎,常伴有ANCA阳性(通常是MPO-ANCA),但没有其他器官受累,可能代表一种顿挫型MPA。

流行病学 因为MPA罕见,而且最认为其是PAN的一种形式,因此MPA的流行病学数据有限。如上所述,现在将MPA与其他类型的AAV一起讨论。据估计,英国的发病率为3.6/100万[3]。在美国和加拿大的一项调查研究中,儿童风湿科医生诊断的MPA比例与PAN一样,为GPA的1/2[4]。成人患者的平均发病年龄为50岁,男女比例为1.0∶1~1.8∶1。儿童数据很少,但已发表的报告表明平均发病年龄9~12岁,女性略多[5-6]。

发病机制 MPA的发病机制在前面章节有更详细的描述(参见GPA部分)。与GPA不同的是,MPA与感染性诱因的相关性较低,药物可能诱发,包括丙基硫氧嘧啶[7]、肼屈嗪[8]或左旋咪唑(可能污染可卡因,因此可能是吸毒者的问题)[9]。

临床特征和鉴别诊断 MPA典型的临床表现为急进性肾小球肾炎和肺泡出血。其他可能的症状类似于结节性多动脉炎(见前面)。在成人中,75%~80%的患者伴有p-ANCA/MPO-ANCA阳性。局限性肾脏形式在儿童和成人中都有描述。主要的鉴别诊断是GPA,也应考虑到引起"肺肾综合征"的其他原因,包括系统性红斑狼疮、抗肾小球基底膜疾病和其他形式的肾小球肾炎。

皮肤表现包括紫癜和溃疡性血管炎,出现于58%~100%的儿童MPA患者。其他皮肤损害包括瘀点、网状青斑、荨麻疹和红斑等[10-11]。

虽然关于MPA的综述经常强调该病的肺部和肾脏表现,但应记住MPA可影响身体的任何器官:中枢神经系统血管炎可出现抽搐和严重头痛[12],眼部特征包括巩膜外层炎、巩膜炎和结膜炎，肠道血管炎伴有严重的消化道出血值得特别重视。

实验室检查和组织学表现 GPA 常可观察到全身炎症的非特异性实验室指标：ESR 和 CRP 升高、贫血、血小板增多和低蛋白血症（尤其是在伴有急进性肾小球肾炎时）。MPO-ANCA/p-ANCA 在 MPA 中具有典型性，也有部分 MPA 患者存在 PR3-ANCA。密切监测肾功能及晨尿中的尿蛋白排泄（以避免体位性蛋白尿）很重要。24 小时尿蛋白排泄量往往难以准确测定，尿白蛋白/肌酐比通常足以准确定量蛋白尿。在病程中，ANCA 阳性和疾病病情活动性之间的关系是有争议的（见前）。寡免疫复合物性坏死性血管炎，包括坏死性肾小球肾炎，是 MPA 典型的表现，通常与 GPA 难以鉴别。肉芽肿性炎症不存在，如果存在则提示 GPA 的诊断。

治疗和预后 MPA 的治疗与前面描述的 GPA 相似，先用糖皮质激素和环磷酰胺诱导缓解，然后用硫唑嘌呤维持。急进性肾小球肾炎和/或肺毛细血管炎患者应考虑血浆置换[13]。新药，包括霉酚酸酯和利妥昔单抗，也越来越多地在儿童和成人[14]患者中作为缓解剂和维持剂[15-16]。最近有研究表明在成人患者中，MPO-ANCA 阳性的患者比与 PR3-ANCA 阳性的患者复发次数少；后一组患者（PR3-ANCA 阳性）对利妥昔单抗的反应比环磷酰胺好[15-16]。

据报道，儿童 MPA 患者随访期间的死亡率为 0~14%[14]。Peco-Antic 等报告的 7 名儿童中，有 2 名进展为终末期肾病，1 名发展为慢性肾衰竭，4 名肾功能恢复正常。Hattori 等报道了 31 名来自日本的寡免疫复合物性坏死性肾小球肾炎和 ANCA 阳性的儿童人群，结果显示，患儿尽管接受了治疗，但肾脏损害的预后很差[5]。在 43 个月的随访中，其中 29% 的患儿发展为终末期肾衰竭，19. 4% 的患儿出现肾功能减退，仅 48. 4% 的患儿肾功能正常。通过这些数据，作者认为 39 个月的总体肾脏存活率为 75%，而成人 MPA 患者的肾脏损害预后较差。

（徐倩玥 译，鲁智勇 校）

参考文献 148. 3

见章末二维码

第149章 幼年特发性关节炎、儿童系统性红斑狼疮和幼年型皮肌炎

Elena Moraitis, Despina Eleftheriou

摘要

在这个章节中，我们将对以下炎症性疾病的临床表现、实验室检查和治疗作一概述：幼年特发性关节炎（juvenile idiopathic arthritis，JIA），儿童系统性红斑狼疮（juvenile systemic lupus erythematosus，JSLE），幼年型皮肌炎（juvenile dermatomyositis，JDM）。这些炎症性疾病发病机制复杂，可能涉及宿主易感性、感染因素及其他环境诱因。重要的是，对这些疾病发病机制的了解可以改善患者的治疗及结局。JIA可根据累及关节数目的多少（少关节性、多关节性）、是否存在其他疾病如银屑病（银屑病性关节炎）、附着点炎（附着点相关性关节炎）和合并系统症状（伴发热、皮疹的全身型）分为不同亚型。在JIA的治疗方面，主要的进展来自于生物制剂的研发使用，其可以阻断炎症反应中的特定靶点。JSLE有一系列临床表现并以广泛产生自身抗体为特征。皮肤表现包括面部红斑（蝶形红斑、盘状红斑）、雷诺现象、脱发、光敏、鼻咽部溃疡。SLE严重程度轻重不一，应该进行个体化治疗。JDM被认为是一种免疫介导的血管性病变，患者具有典型的皮疹（Gottron丘疹，向阳疹）和近端肌无力，也可累及其他器官。钙化是JDM严重的并发症，在治疗方面往往具有极大挑战。

要点

- JIA可以分为全身型JIA（systemic juvenile idiopathic arthritis，sJIA），少关节型JIA，类风湿因子（rheumatoid factor，RF）阴性的多关节型JIA，类风湿因子阳性的多关节型JIA，银屑病性关节炎，附着点相关性关节炎以及未分类的关节炎。
- 全身型JIA可以并发巨噬细胞活化综合征，是一种由于不受控的炎症反应引起的致死性并发症。
- 儿童系统性红斑狼疮具有多种临床表现，并以自身抗体广泛增多为特征。
- 系统性红斑狼疮严重程度谱系很广，应根据受累严重程度进行个性化治疗。
- JDM被认为是免疫介导的血管性病变，患者具有典型的皮疹（Gottron丘疹，向阳疹）和近端肌无力，也可累及其他器官。
- 钙化是JDM严重的并发症，在治疗方面往往具有极大挑战。

幼年特发性关节炎

引言 幼年特发性关节炎是一组病因不明的异质性疾病，持续6周以上，影响16岁以下的儿童[1]。JIA诊断需要排除框图149.1中所列的具有类似表现的其他疾病。

框图149.1 幼年特发性关节炎的鉴别诊断

- 感染
- 其他炎症性及非炎症性结缔组织病
- 白血病和其他恶性肿瘤，如：神经母细胞瘤
- 血红蛋白病
- 遗传代谢病，如：Hurler综合征
- 软骨发育不全
- 自身炎症性疾病

资料来源：Adapted from Ravelli A，Martini A. Juvenile idiopathic arthritis. Lancet 2007；369：767-778.

流行病学、分类和发病机制 JIA是最常见的儿童风湿性疾病，有时由于慢性关节炎对正在发育中的骨骼的影响，导致受累关节会生长延迟或过度生长，有时会造成严重的残疾。据报道，该病的年发病率为每10万人中2~20例，患病率为每10万人中16~150例[2]，英国的年发病率为每10万人中10例[3]。

国际风湿病协会联盟（International League of Associations for Rheumatology，ILAR）专家委员会提出了JIA的分类系统，目的是将JIA定义为同种疾病下不同的类别[1]，此分类不仅使临床护理更加一致和有针对性，而且还有助于对其发病机制、流行病学、结果研究和治疗试验的研究。目前已不再使用过去在欧洲及北美国家所称的幼年慢性关节炎或幼年类风湿性关节炎的名称，而是采用JIA这个名词。根据疾病最初6个月内累及的关节数量以及其他临床特征，ILAR分出了7种临

床亚型:全身型 JIA、少关节型 JIA、RF 阴性的多关节型 JIA、RF 阳性的多关节型 JIA、ERA,以及未定类的关节炎(框图 149.2)[1]。目前该分类系统正在进行修订,说明学者对 JIA 的遗传学和发病机制以及特定亚型(如 RF 阳性的多关节型 JIA 以及银屑病性关节炎)的显著临床异质性的认识增加。

框图 149.2 国际风湿病协会联盟的幼年特发性关节炎亚型分类[1]

少关节型

起病初 6 个月内累及≤4 个关节

- 持续性:整个疾病过程受累关节不超过 4 个
- 扩展性:病程超过 6 个月后,受累关节超过 4 个

多关节型

起病初 6 个月内累及≥5 个关节

- RF 阳性:根据 RF 的程度细分
- RF 阴性

全身型

关节炎伴发热至少 3 天,并伴有以下至少 1 项:

- 可消退的皮疹
- 淋巴结肿大
- 肝大和/或脾大
- 浆膜炎

(除外感染和恶性肿瘤,在疾病早期可能不伴有关节炎)

银屑病性关节炎

关节炎和银屑病,或者关节炎伴有以下至少两项:

- 指/趾关节炎
- 甲点状凹陷或甲剥离
- 一级亲属中有银屑病史

附着点相关性关节炎

关节炎和附着点炎,或者关节炎或附着点炎伴有其中两项:

- 炎症性腰骶部疼痛相关的骶髂关节疼痛
- HLA-B27 抗原
- 起病 6 个月后的男性患者
- 急性(症状性前葡萄膜炎)
- 一级亲属中有 HLA-B27 相关的疾病病史

未分类的关节炎

未满足上述分类标准中超过两项的关节炎

HLA,人类白细胞抗原;RF,类风湿因子

JIA 的发病机制仍然不是很清楚,遗传因素与环境因素参与了发病。在遗传易感性的个体中,感染因素与疫苗接种被认为是一种潜在的诱因,但这种假说缺乏证据支持。双胞胎家庭研究表明,遗传因素在 JIA 易感性中起重要作用[4-6]。利用多种研究技术,包括候选基因的研究、基因分型序列(如免疫芯片)、全基因组关联研究(genome-wide association studies,GWAS),已经描述了与 JIA 相关的人类白细胞抗原(HLA)易感与非易感基因位点[6-9]。其中一些基因的多态性(如:HLA Ⅱ类基因、PTPN22、STAT4)与其他常见的自身免疫性疾病共有,也有一些新的基因多态性可能是 JIA 所独有的[8,10-11]。少关节型与 RF 阴性的多关节型 JIA 是最好的例子。HLA DRB1:11:03/04 和 DRB1:08:01 之间有很强的相关性,并且 DRB1:15:01 的保护效应已经被描述;HLA DPB1:02:01 也与少关节型和 RF 阴性的多关节型 JIA 相关[10,12]。除了 PTPN22、STAT4 和 PTPN2 变异,IL2、IL2RA、IL2RB 以及 IL6 和 IL6R 基因位点也与少关节型和 RF 阴性的多关节型 JIA 有关[11]。RF 阳性多关节型 JIA 与许多编码 HLA DRB1 等位基因的表型以及 PTPN22、STAT4 和 TNFAIP3 的变异相关[11]。ERA 与 HLA B27 有关[10-11]。很多其他类型 JIA 与 HLA 变异或非 HLA 变异之间的关联需要确认。形成国际联盟来确定和分析已经报告的 JIA 的类别,验证独立群体的报告结果以及功能研究,将进一步加强我们对该病的理解。

全身型 JIA 是一种独特的疾病,与经典自身免疫性疾病相比,其与自身炎症性疾病很多相似之处,除了关节炎和自身抗体的缺乏以外,显著的全身症状也反映了这一事实[13]。最近的研究已经为全身型 JIA 的发病机制提供了线索,表明先天免疫的异常促进了该病的发生[14-17];具体来说,全身型 JIA 的特点是白细胞介素 IL-6 和 IL-18 的过度产生[15,17],以及独特的 IL-1 信号[14],因此使用 IL-6 或者 IL-1 阻滞剂的治疗是成功的[18-19]。最近的一项关于 SNP 基因型和经典 HLA 型的荟萃分析研究明确了 HLA-DRB1*11 和 MHC Ⅱ类变异为真正的易感位点,对 sJIA 风险影响更高,从而巩固了Ⅱ类 HLA 区域和 sJIA 之间的关系,表明适应性免疫分子参与了 sJIA 的发病机制[20]。

根据 JIA 滑膜炎症的免疫病理学特征,研究表明滑膜内膜明显增生和细胞浸润,包括单核细胞、T 细胞、B 细胞、巨噬细胞、树突状细胞和浆细胞[21-22]。越来越多的证据表明 Treg(一种已知抑制免疫反应的 T 细胞亚群)以及 Th17 细胞在 JIA 的滑膜液中明显升高,支持其在疾病发病中的作用[23]。辅助 Th17 是一种高度促炎细胞,与其他 JIA 亚群相比,在进展性少关节型 JIA(JIA 的更严重形式)患者的滑液中显示出更高的数量,$IL\text{-}17^{+}$T 细胞和 Treg 细胞之间的平衡可能对疾病的发生至关重要[23]。通过对 JIA 患者滑膜淋巴细胞比例、CCL5 水平和滑膜液差异基因表达的分析,也获得了可预测少关节型 JIA 发展为更严重疾病的可能的潜在生物标志物[24]。此外,有几项研究评估了不同亚群 JIA 儿童的血液中细胞因子的水平,但结果不一致[13]。然而肿瘤坏死因子(TNF)拮抗剂在很多患者的成功疗效证明了 TNF-α 在发病机制中起重要作用。

临床特征

全身型幼年特发性关节炎

这种类型大约占JIA的10%[2]。该病常常累及较小年龄儿童，甚至1岁幼儿。然而，大多数研究表明全身型JIA的发病峰值没有确定的年龄[25]。男女发病率大致相等[26]。sJIA的诊断通常包括：持续发热>2周，连续3天都有相同的热型，伴随至少下列中的一项：短暂存在的皮疹、全身淋巴结病、浆膜炎或者肝脾大[25]。当患者诊断该疾病时，他们通常感到非常不适，会出现显著的系统症状，如发热、乏力、显著的关节痛和体重下降。该病发作时，通常是反复高热，至少达39℃，热峰在一天中的同一时间，体温通常于下午晚些时候或傍晚恢复正常。典型皮疹一般为一过性橙红色皮疹，与发热相关，通常为“鲑鱼粉色”，离散性红斑也不少见。有时表现为荨麻疹样，患儿自觉瘙痒（图149.1）。皮疹通常在四肢及颊部，但也可为遍布全身的皮肤划痕症（图149.2）。虽然有时被误认为是药物反应或者病毒疹，但是可区分的重要的一点是sJIA的皮疹是暂时的。此外，还可能伴有肝脾大、全身淋巴结病、浆膜炎、心脏疾病如心包积液或者心包炎，影响心脏功能[27]。通常，浆膜炎会被误诊为急腹症。通常情况下，关节炎发生在发热后，当发热消退时，多发性关节炎变得突出（图149.3）[28]。sJIA最致命的并发症是巨噬细胞活化综合征（macrophage activation syndrome，MAS），发病率很高。如果早期未诊断及积极治疗，往往可导致死亡。MAS以T细胞和巨噬细胞活化为特征，导致过度的全身炎症反应[25]。MAS表现为持续发热、淋巴结肿大、肝脾大、肝功不能不全、黏膜出血、脑病，严重时可出现多器官功能衰竭和休克[29]。骨髓穿刺可出现嗜血现象，但并不是所有病例都会出现[29]。实验室检查显示白细胞和血小板可降低或正常，高铁蛋白血症，凝血功能异常，天冬氨酸氨基转氨酶（AST）、丙氨酸氨基转氨酶（ALT）、γ-谷氨酰转肽酶（GGT）、胆红素以及乳酸脱氢酶（LDH）升高，纤维蛋白原可降低或正

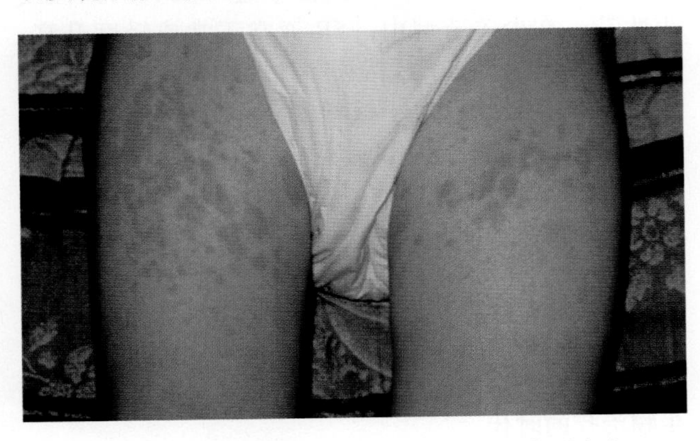

图149.1　全身型幼年特发性关节炎的典型皮疹

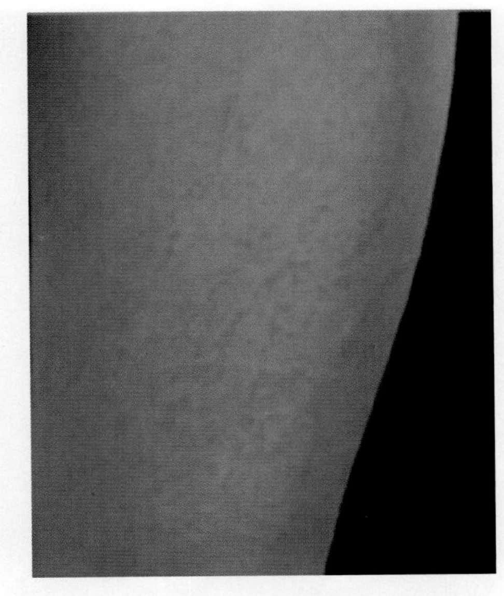

图149.2　具有皮肤划痕症的全身型幼年特发性关节炎的患儿

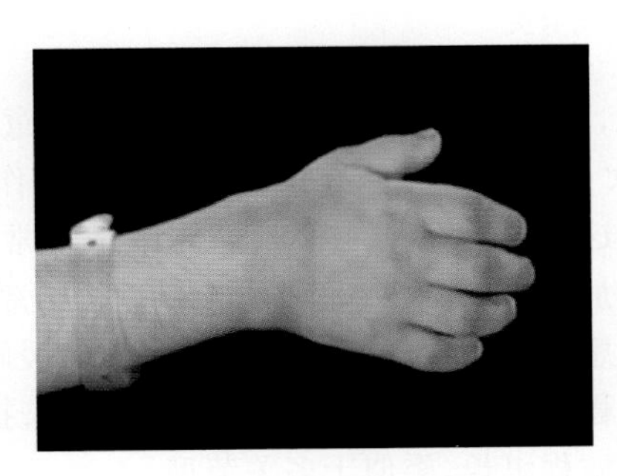

图149.3　一位全身型JIA的患儿的腕关节和手。腕关节、掌指关节、远端指间关节肿胀，可见关节畸形

常，在炎症被激活或C反应蛋白（CRP）升高的情况下红细胞沉降率（ESR）可降低或正常，低钠血症，血清D-二聚体和可溶性CD25升高。最近由国际专家组制定的与sJIA相关的MAS分类标准已经出版[30]；确诊或疑诊sJIA的患者如果铁蛋白升高超过684ng/mL以及具有以下两项，可以被定类为MAS：血小板计数≤181×10^9/L，AST>48/L，甘油三酯>156mg/dL，纤维蛋白原≤360mg/dL[30]。20世纪50年代至60年代，淀粉样变是本病的主要并发症和主要死因，大约10%的sJIA患者出现这种并发症[31-32]。有趣的是，穿孔素或*UNC13D*基因的多态性增加了sJIA患者对MAS的易感性[33-34]。

少关节型幼年特发性关节炎

这是儿童最常见的JIA类型，占所有病例的50%～60%[2]。患者在发病时通常受累的关节数少于4个（图149.4）[1]。这些患儿中有约20%在接下来的一年左右出现更多关节累及（定义为扩展性少关节型JIA）[1-2]。该组其余患者预后良好，这种情况被定义为持续性少关节型JIA[1]。已经发现前葡萄膜炎与这种

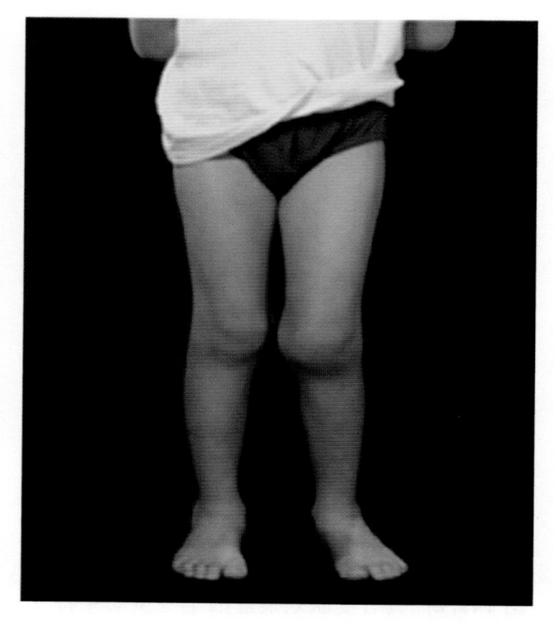

图 149.4 一位少关节型幼年特发性关节炎儿童的左膝单关节炎

类型相关,特别是在欧洲和北美年幼的儿童,通常是2~3岁女孩,抗核抗体(ANA)阳性可以作为其标记[35-36]。这种现象在其他种族群体中是不常见的,如哥斯达黎加人、东方人和非洲黑人[35-36]。通常情况下,少关节型患者的病情较轻,可在2~3年内缓解。葡萄膜炎的病程与关节炎无关,可以持续到成年,扩展性少关节型的病程更长,类似于多关节型。

类风湿因子阴性的多关节型幼年特发性关节炎

这是一组异质性群体,有一个亚组在年龄较小时发病,类似于少关节型的患者,与葡萄膜炎有关,且ANA阳性[2];第二个亚组在年龄较大的儿童(学龄期)发病,ANA阴性,类似于成人类风湿性关节炎[2]。

类风湿因子阳性的多关节型幼年特发性关节炎

这组多关节炎的患者临床表现与成人类风湿性关节炎相似,主要影响青春期女孩[2,37]。年幼发病的多关节炎患者很少有类风湿因子阳性,阳性患者通常在几年内会转变为RF阴性的多关节型JIA。

附着点相关性关节炎

这组患者以附着点炎和关节炎同时存在为特征,主要影响青春期前的男孩下肢关节[1,38]。受累关节的分布通常是非对称分布的,在高加索人群中HLA-B27通常阳性[38-39]。一部分患者在青春期发展为骶髂关节炎,在青少年和成人期发展为真正的强直性脊柱炎[39]。

银屑病性关节炎

该组患者的显著特征是关节受累、指(趾)关节炎、大小关节不对称性受累和患者或其一级亲属有银屑病病史[39-40]。

鉴别诊断 少关节型JIA的鉴别诊断包括化脓性关节炎、反应性关节炎、异物滑膜炎、色素沉着绒毛结节性滑膜炎、动静脉畸形、创伤或血友病。多关节型关节炎需要与感染、炎症性肠病、淋巴瘤、白血病或持续时间超过6周的病毒性滑膜炎等疾病进行鉴别。框图149.1总结了幼年特发性关节炎的鉴别诊断。

全身型JIA的诊断是一个除外有其他类似临床表现的诊断。尤其是患儿发病时有全身症状,但无关节炎,此时诊断是很难的,因为要除外感染、其他系统性炎症或肿瘤。框图149.3总结了sJIA的鉴别诊断。

框图 149.3 全身型幼年特发性关节炎的鉴别诊断[25,41-42]

1. 感染
   - 细菌性心内膜炎
   - 急性风湿热
   - 猫抓病(巴尔通体属)
   - 莱姆病(伯氏疏螺旋体)
   - 布鲁氏菌病,支原体
2. 其他风湿与炎症性疾病
   - 系统性红斑狼疮
   - 结节性多动脉炎
   - 川崎病
   - 血清病
   - 结节病
   - Castleman病
3. 包括*NLRC4*突变在内的自身炎症性疾病
   - 甲羟戊酸激酶缺陷(甲羟戊酸尿症及高IgD综合征)
   - 风湿热
   - 肿瘤坏死因子相关周期性综合征(TRAPS)
   - Muckle-Wells综合征
   - 慢性婴儿神经皮肤关节综合征(CINCA)
4. 肿瘤
5. 炎症性肠病
6. 原发性家族性噬红细胞性网状细胞增多症

实验室检查 多关节型可能与急性期反应物升高和慢性病轻度贫血有关。ANA阳性率达40%,RF阳性或阴性[43]。在少关节型中,ESR通常正常或轻度升高,ANA偶尔阳性。sJIA有持续存在的全身炎症反应,包括白细胞计数升高,血小板增多,ESR、CRP升高,铁蛋白、纤维蛋白原、补体中度升高,贫血。髓系相关蛋白8和14(MRP8/MRP14)被认为是区别sJIA和感染、其他全身炎症性疾病的有效生物标志物[44]。

治疗和预防 在治疗方面,必须尽早控制疾病,防止疾病过程中累积的副作用及并发症。到目前为止,JIA的治疗依赖于非甾体抗炎药、糖皮质激素及甲氨蝶呤。

生物治疗的时代

在JIA的治疗新进展方面最重要的便是生物疗法

的出现，旨在阻断炎症反应的特定靶点。对传统使用抗风湿药(disease modifying antirheumatic drugs，DMARD)治疗失败的患者成功应用生物制剂，导致了对 JIA 治疗模式的转变[2]。表 149.1 总结了近来用于治疗儿童 JIA 的生物制剂。依那西普(可溶性肿瘤坏死因子 p75 受体融合蛋白)基于其治疗该病的随机双盲实验对照研究，已经明确成为有效药物[45-49]。其他生物制剂包括英夫利西单抗(结合型可溶性肿瘤坏死因子 α 的人鼠嵌合型单抗)、阿达木单抗(人源化结合型肿瘤坏死因子 α IgG 单克隆抗体)以及阿巴西普(可溶性全人源细胞毒性 T 淋巴细胞抗原 4 融合蛋白，CTLA-4)。托珠单抗、阿那白滞素和卡那单抗是治疗 sJIA 的其他生物制剂。

第三十一篇

表 149.1　应用于幼年特发性关节炎的生物治疗

生物制剂	作用方式	给药途径	指征	研究
阿巴西普	人源化选择性 T 细胞共刺激调节剂	静脉滴注	多关节型 JIA；JIA 相关葡萄膜炎	[57,58]
阿达木单抗	人源化可溶性抗肿瘤坏死因子单克隆抗体	皮下	多关节型 JIA；JIA 相关葡萄膜炎；系统性血管炎	[59,60]
卡那单抗	人源化抗 IL-1β 单克隆抗体	皮下	全身型 JIA	[51]
依那西普	人肿瘤坏死因子受体 p75 Fc 融合蛋白	皮下	多关节型 JIA；附着点相关性关节炎；银屑病性关节炎；扩展性少关节型 JIA	[45, 46, 47, 48,62,63]
英夫利西单抗	嵌合人-鼠抗肿瘤坏死因子 IgG1 单克隆抗体	静脉滴注	多关节型 JIA；JIA 相关葡萄膜炎；银屑病性关节炎；附着点相关性关节炎	[64,65,66]
利妥昔单抗	嵌合抗 CD20 单克隆抗体	静脉滴注	全身型 JIA；复发性多关节型 JIA	[67,68]
托珠单抗	人源化重组抗 IL-6 受体单克隆抗体	静脉滴注	全身型 JIA；复发性多关节型 JIA	[51-55,68,69]
塞妥昔单抗	人源化抗肿瘤坏死因子 α 抗体的聚乙二醇化 Fab 片段	皮下	多关节型 JIA	[65,70]
戈利木单抗	人源化单克隆抗肿瘤坏死因子 α 抗体	皮下	复发性多关节型 JIA	[65,70]

多关节型 JIA 的药物治疗选择甲氨蝶呤，每周剂量为 15mg/m^2，皮下注射可更好吸收[37]。约 30% 的患者对甲氨蝶呤无反应，可加用抗肿瘤坏死因子药物(依那西普、英夫利西单抗)。有力的证据支持生物制剂在多关节型 JIA 中的短期疗效和安全性，在多关节型关节炎中对依那西普、英夫利西单抗、阿达木单抗、阿巴西普和阿那白滞素进行了随机双盲临床试验，其中一项试验将依那西普或英夫利西单抗作为一线疗法[50]。依那西普具有长期临床数据，但其他药物很少[46,48-49]。

柳氮磺胺吡啶被证实治疗附着点相关性关节炎有效，但有效期较短，而甲氨蝶呤对所有年龄患者均有效，抗肿瘤坏死因子药物可用于对甲氨蝶呤无效的患者[45]。

如前所述，近年来针对 sJIA 关键致病因子的新疗法已有探索，IL-1 和 IL-6 抑制剂已经改变了传统治疗 sJIA 的方法。使用人源化重组抗 IL-6 受体抗体托珠单抗治疗 sJIA 的两个二期临床试验和两个三期临床试验表明其是有效的，并能改善症状和实验室指标[18,51-55]。此外，阿那白滞素，一种 IL-1 受体拮抗剂已被证明在一些 sJIA 患者有效，且改善系统及关节症状[18]。其他 IL-1 拮抗剂如全人源化抗 IL-1β 抗体卡那单抗已经在安慰剂对照临床试验中显示出较好疗效[56]。

其他治疗和管理方法

在疾病活动期，物理治疗在维持关节功能和肌肉张力方面起着重要作用。这包括负重练习，已经证明如果孩子不负重并且有髋关节疾病，髋臼就不能正常发育[71]。关节内类固醇治疗是近年来的一个重要进展，对关节内类固醇的早期干预是非常理想的，特别是在髋关节。如果髋关节的影像学检查示骨质病变，关节内类固醇可能会加速缺血性坏死。当物理治疗和运动不能阻止关节畸形的发生时，外科干预和随后的关节置换都是进一步治疗的选择。在疾病急性期，用夹板将关节固定在功能位至关重要。专科医生介入纠正足畸形对胫骨正常发育、防止胫骨扭转和前足的异常发育具有重要作用。多学科协作，包括社会心理学的加入，对于维持儿童的健康发展和生活质量具有重要作用。

参考文献 149.1

见章末二维码

系统性红斑狼疮

引言　系统性红斑狼疮(systemic lupus erythematosus，SLE)是一种严重的慢性自身免疫性疾病，以自身抗体的存在为特征,可导致多器官炎症和最终损伤[1]。当这种疾病出现在16岁以下的患者中时,通常被称为儿童SLE(juvenile systemic lupus erythematosus,JSLE)[2]。早在13世纪就有人对SLE的皮炎进行了描述,蝶形皮疹在1845年被认识到,7年后提出了红斑狼疮这个术语[1]。

流行病学和分类 JSLE是一种罕见的疾病,在高加索儿童中发病率为每10万人中10~20例[2]。6~18岁的男女比例在1:2~1:4.5,这种差异可能反映了各种已报道的流行病学研究中人群的种族差异[1,3]。与成人类似,西班牙裔、加勒比黑人和南亚人口的发病率和患病率较高。SLE的诊断,无论是成人还是儿童,都是基于临床和实验室检查的结合。1997年修订的美国风湿病学会(American College of Rheumatology,ACR)分类标准[4]被风湿病学家广泛用于诊断SLE,尽管这些标准并非作为诊断标准专门制订(框图149.4)。Ferraz等对103名SLE儿童患者和101名患有其他风湿性疾病的儿童中检测了这些标准的灵敏度和特异度[5]。该组发现,最常见的标准是抗核抗体阳性、关节炎、免疫指标异常、血液系统异常、面颊皮疹和光敏性。在该分析中,灵敏度和特异度分别为96%和100%[5]。2012年,系统性红斑狼疮国际协作组(Systemic Lupus International Collaborating Clinics,SLICC)分类标准被引入[6],现在已取代了ACR分类标准(框图149.5)。一项多中心研究评估了新的SLICC标准在儿科人群中的表现,与ACR标准相比,SLICC标准的灵敏度更高,但特异度较低[7]。

框图149.4 ACR 1982年SLE分类的修订标准(1997)[4]

1. 蝶形红斑
2. 盘状红斑
3. 光敏感
4. 口腔溃疡
5. 关节炎
6. 浆膜炎
   - 胸膜炎或心包炎
7. 肾脏疾病
   - 蛋白尿>0.5g/24h,或3+
   - 细胞管型
8. 神经障碍
   - 癫痫发作
   - 精神病
9. 血液系统疾病
   - 溶血性贫血
   - 白细胞减少<4×10^9/L
   - 两次或两次以上淋巴细胞减少<1.5×10^9/L
   - 血小板减少<100×10^9/L
10. 免疫异常
    - 红斑狼疮细胞阳性
    - 抗DNA抗体升高
    - 抗Sm抗体
    - 梅毒假阳性,持续6个月
11. ANA滴度升高

拟议的分类以11项标准为基础;如果出现11项标准中的任何4项或更多项,则将疾病归类为SLE

框图149.5 SLICC分类标准[6]

临床标准

1. 急性或亚急性皮肤狼疮
2. 慢性皮肤狼疮
3. 口腔/鼻腔溃疡
4. 非瘢痕性秃发
5. 炎症性滑膜炎,医生观察到2个或2个以上关节肿胀或关节压痛伴晨僵
6. 浆膜炎
7. 肾脏 尿蛋白/肌酐(或24小时尿蛋白)出现至少蛋白500mg/24h或红细胞管型
8. 神经系统 癫痫发作、精神病、多发性单神经炎、脊髓炎、周围或脑神经病、脑炎(急性精神错乱状态)
9. 溶血性贫血
10. 白细胞减少症(至少一次检测<4 000/mm^3)或淋巴细胞减少(至少一次检测<1 000/mm^3)
11. 血小板减少症(至少一次检测<100 000/mm^3)

免疫学标准

1. ANA高于实验室参考范围
2. 抗dsDNA高于实验室参考范围(ELISA除外:高于实验室参考范围2倍)
3. 抗Sm抗体阳性
4. 抗磷脂抗体(狼疮抗凝物、梅毒假阳性试验、抗心磷脂抗体-至少是正常或中高滴度抗体的2倍、抗β_2-糖蛋白1)
5. 低补体(低C3,低C4,低CH50)
6. 无溶血性贫血的直接Coombs试验

标准不需要同时存在。如果患者满足上述标准中的四项,包括至少一项临床标准和一项免疫学标准,或者如果患者患有活检证实的与SLE和ANA或抗dsDNA抗体相容的肾炎,则将患者归类为SLE

ANA:抗核抗体

抗dsDNA:抗双链DNA抗体

资料来源:Adapted from Petri et al. 2012[6]. Reproduced with permission of John Wiley.

发病机制 SLE的发病机制复杂,尚未完全阐明。病因可能是环境因素如暴露于日光、感染、药物作用于基因易感个体。理解SLE的发病机制仍然是一个相当大的挑战。先天性和适应性免疫系统都被认为是有缺陷的,此外,免疫功能障碍可先于临床表现数年前出现[8]。在一个小的亚群中,SLE与补体缺陷有关,这些

患者不能以有效的方式处理免疫复合物[8]。经典补体途径早期成分的缺乏是特征性的，但并不总是与该疾病相关。特别是 C4A、C4B 和 C2 基因缺陷以及补体晚期成分（C6、C7）的某些缺陷也表现为狼疮综合征，尽管后者通常更多地与奈瑟球菌感染的易感性相关[8]。这些补体缺陷患者通常没有高滴度 ANA 或双链 DNA 抗体。然而，大多数 SLE 患者确实具有 ACR 标准所定义的特征性抗体。单克隆抗 DNA 抗体已经被发现和克隆，并显示在严重联合免疫缺陷（severe combined immunodeficient，SCID）小鼠中产生狼疮性肾炎[9]。在过去的 10 年中，通过 GWAS，我们对 SLE 的遗传基础的理解水平迅速提高，GWAS 已经确定了 40 多个与 SLE 相关的易感基因位点[10]。大多数相关基因在 SLE 发病机制的重要途径中发挥作用，如免疫复合物处理、Toll 样受体信号传导和 Ⅰ 型干扰素的产生[10]。SLE 与 HLA 单倍型如 Ⅱ 类 HLA 抗原 DR3、自身免疫单倍型 DR3、C4QO 和 TNF-α2 多态性密切相关[11]。就环境因素对狼疮发生的影响而言，体外研究显示，角质形成细胞暴露于紫外线辐射（已知会加重患者的皮肤或系统性疾病）会导致细胞凋亡，使细胞表面出现含有自身抗原的膜泡，并可能导致自身免疫反应[1]。暴露于病毒特别是 EB 病毒（EBV）已被认为是导致狼疮的一种机制，研究显示，与对照组相比，SLE 患者暴露于 EBV 的风险更高，并且 EBV 的失控再激活是疾病的发病机制[12]。目前认为 JSLE 具有比成人发病的 SLE 更严重的表型，这可能是因为 JSLE 的遗传因素作用更大[13]。二代测序是分子医学领域的一场革命，它发现了 SLE 新的单基因病因，包括：补体缺陷、细胞凋亡缺陷和 α 干扰素的基因过度表达[13-14]。

临床特征　JSLE 的临床症状和体征总结见表 149.2。JSLE 在发病时具有更严重的体征，此外，与成人疾病相比，疾病活动性、随时间累积的损害和死亡率显著增加[15]。JSLE 患儿除特定器官受累外，常有全身症状，如发热、体重减轻、弥漫性脱发、乏力、全身淋巴结肿大和肝脾大。儿童狼疮最常表现为皮肤黏膜、肌肉骨骼和肾脏疾病[1,16-17]。

肌肉骨骼疾病

关节炎和关节痛是儿童和青少年 SLE 最常见的症状，出现于 60%～90% 的患者，常发生在疾病的第一年内[1,16]。一般是影响小的外周关节，表现为对称性多关节炎和/或腱鞘炎，与 JIA 关节炎相比，SLE 的肌肉骨骼疾病有偶发性并且常疼痛较轻。只有 1%～2% 的患者有影像学的破坏性改变[2]。已有从全身型或多关节型 JIA 向 SLE 转化的病例[1]。肌痛可出现在高达 30% 的病例中，但只有不到 5% 的病例会出现真正的肌炎。在皮肤受累的情况下，肌炎的存在使得临床上很难将其与青少年皮肌炎区分开来。

表 149.2　儿童系统性红斑狼疮的临床特征

临床症状/体征	在诊断后的第一年内	在任何时间
发热	35%～90%	37%～100%
淋巴结病变	11%～45%	13%～45%
肝脾大	16%～42%	19%～43%
体重减轻	20%～30%	21%～32%
关节炎	60%～88%	60%～90%
肌炎	<5%	<5%
累及任何皮肤	60%～80%	60%～90%
颊部红斑	22%～68%	30%～80%
盘状皮疹	<5%	<5%
光敏感	12%～45%	17%～58%
黏膜溃疡形成	25%～32%	30%～40%
脱发	10%～30%	15%～35%
其他皮疹	40%～52%	42%～55%
肾炎	20%～80%	48%～100%
神经精神疾病	5%～30%	15%～95%
心血管病	5%～30%	25%～60%
肺疾病	18%～40%	18%～81%
肠胃疾病	14%～30%	24%～40%

资料来源：Adapted from Petty RE，Laxer RM，Lindsley CB，Wedderburn LR（eds）Textbook of Pediatric Rheumatology，7th edn. Philadelphia：Saunders Elsevier，2016.

皮肤黏膜受累

系统性红斑狼疮的典型“蝶形”皮疹是颧骨分布的斑丘疹，并延伸至鼻梁，鼻唇沟不受影响。它通常出现在下巴，下巴上方的区域很少，这些特征有助于将它与晒伤皮疹区分开来（图 149.5）。诊断时，22%～68% 的儿童出现面颊皮疹，较成人更为常见，症状严重且对光敏感，但通常愈合后不留瘢痕[18]。唯一的可以出现相同皮疹的另一种疾病是青少年皮肌炎，在临床或组织学上是无法区分的。在约 30% 的病例中，可在曝光的

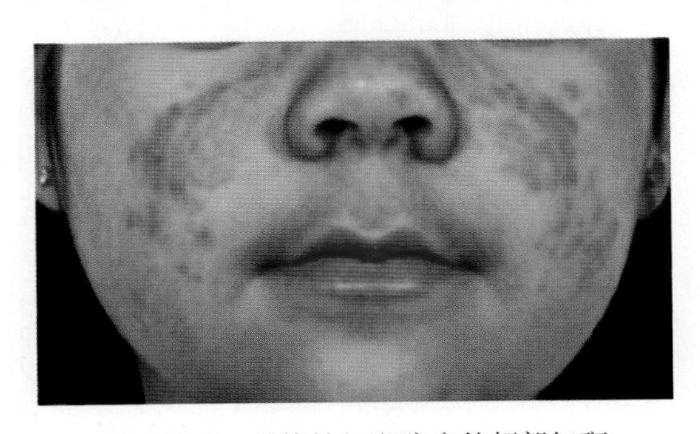

图 149.5　系统性红斑狼疮的颊部红斑

部位出现粉红色盘状光敏性皮疹，但必须与真正的盘状皮疹区分开来。盘状狼疮皮疹在18岁以下的SLE患者中非常罕见，表现为红色、炎性的斑块，可出现脱屑和结痂，常发生在前额或头皮，愈合后出现瘢痕、萎缩和遗留异色表现[15]。血管炎性皮疹可见于SLE，10%~20%的患者报告有这种皮疹[2,15]。皮肤血管炎影响手指和脚趾（图149.6）时伴有疼痛，并可能导致龟裂出血和指端坏死（图149.7）。口腔或鼻腔溃疡也可能发生（图149.8）[1-2,19]；口腔病变常累及硬腭，伴有红斑、瘀点或溃疡。还可出现雷诺现象、甲周红斑和网状青斑，也有其他类型皮疹的报道，如手臂和躯干的毛囊性皮疹和全身性红斑[20]。

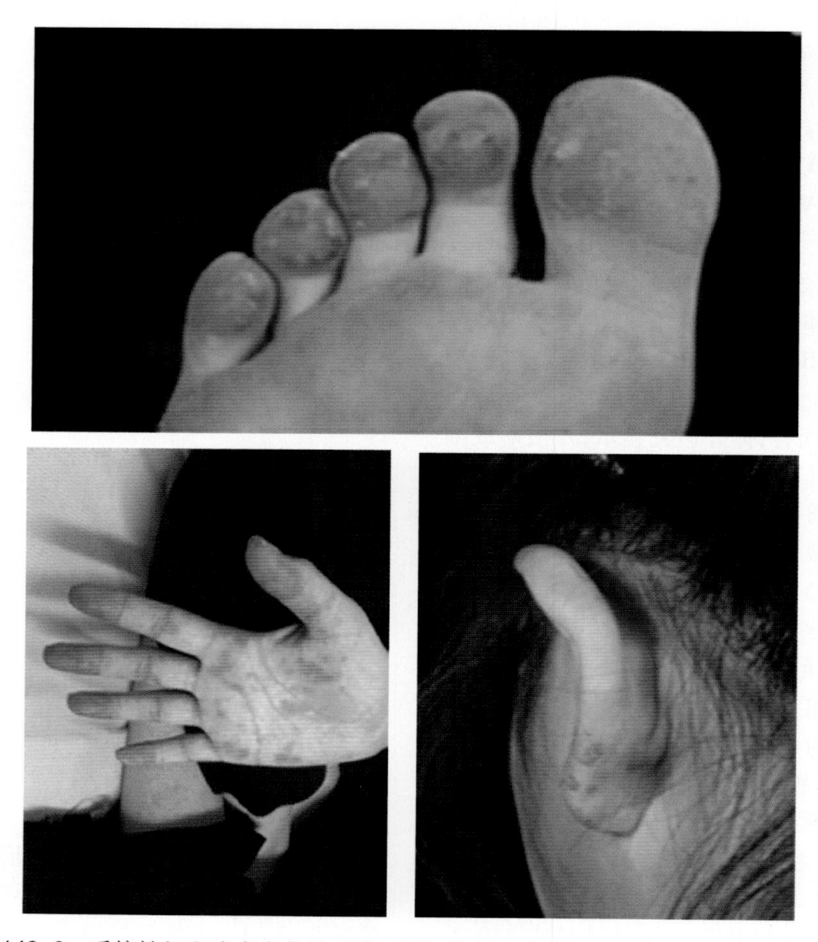

图149.6 系统性红斑狼疮患儿的手指、手掌、脚趾、耳垂的血管炎性皮疹和皮肤溃疡

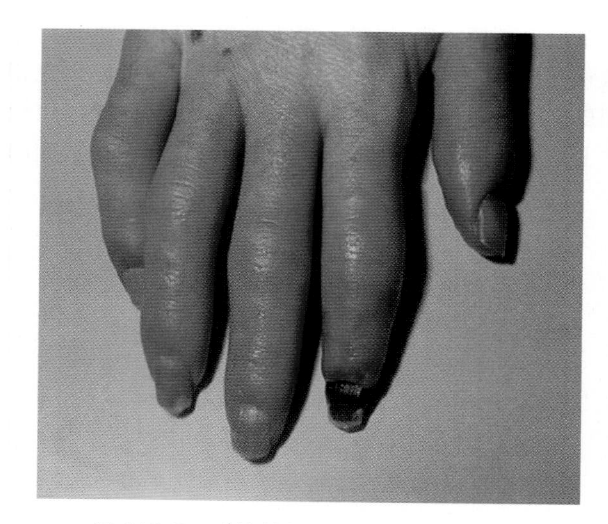

图149.7 系统性红斑狼疮患者手指坏死

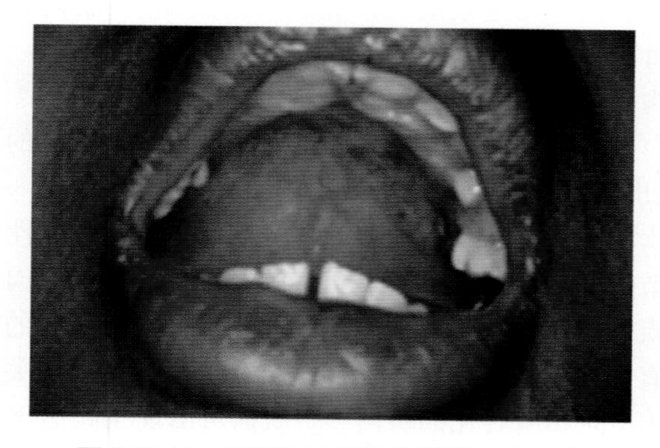

图149.8 系统性红斑狼疮硬腭口腔溃疡

神经精神性系统性红斑狼疮

中枢神经系统病变是导致 JSLE 发病率和死亡率的主要原因[21]。神经精神性 SLE(NP-SLE)包括中枢和周围神经系统受累,据报道有 10%～95%的患者发生[16,21]。1999 年,一个共识会议制定了神经精神性狼疮综合征的 ACR 命名法和病例定义,并对患有 NP-SLE 的成人患者进行了标准化分类,这对儿童 SLE 非常有用(表 149.3)[22]。NP-SLE 最常见的症状是头痛,症状严重且持续存在,发生于 50%～75%的患者[17,21]。患者可表现为情感或情绪障碍,这与类固醇的作用或对疾病的反应很难区分。多达 50%的 SLE 患儿在病程中会出现认知功能障碍,12%～30%的 SLE 患儿在发病第一年内会出现认知功能障碍[1]。在诊断的第一年内,10%～15%的病例会有癫痫发作,而在疾病整个过程中,癫痫发作的发生率高达 50%。它们很容易用抗惊厥药治疗[1]。大约 5%的患者存在舞蹈症,并且几乎普遍与抗磷脂抗体的存在有关[21]。此外,NP-SLE 可表现为一系列 SLE 相关的脑血管异常,从小动脉炎到脑静脉血栓形成,特别是抗磷脂抗体综合征患者[23]。真正的血管造影阳性的大血管炎并不常见,但出现时往往表现为脑卒中[24]。头痛和癫痫是中枢神经系统血管炎最常见的症状和体征。可发生脑神经和周围神经病变。血管炎也可导致轻瘫和横贯性脊髓炎。磁共振成像(MRI)是疑似中枢神经系统受累患者的首选检查。MRI 表现为小的、多灶性、双侧高信号,脑白质通常受累[24]。此外,多项研究表明抗心磷脂抗体与中枢神经系统和周围神经系统疾病相关[25-26]。抗磷脂抗体的存在与头痛、脑血管意外、舞蹈症和横贯性脊髓炎有关[27]。

表 149.3　1999 年美国风湿病学会对神经精神类系统性红斑狼疮的命名和病例定义

中枢神经系统	周围神经系统
无菌性脑膜炎	吉兰-巴雷综合征
脑血管疾病	自主神经失调
脱髓鞘综合征	单神经病
头痛	脑神经病
运动障碍	肌无力样综合征
脊髓病	神经丛病变
癫痫	多神经病
急性精神错乱状态	
焦虑	
认知功能障碍	
心理障碍/抑郁症	
精神病	

肾脏疾病

肾脏疾病在大约 80%的儿童狼疮患者中存在[16-17],并且与显著的发病率和死亡率相关,因此肾脏疾病的存在对治疗药物的选择有重要影响。临床上显著的肾脏受累程度从无症状血尿或蛋白尿到急性肾病综合征、肾病综合征、肉眼血尿和肾衰竭[28]。大多数狼疮性肾炎患儿表现为蛋白尿和/或持续镜下血尿。据报道,40%的患者患有高血压,其中 1/2 的患者肾功能减退[28]。患者可能具有相同肾脏受累的临床表现和实验室检查结果,但组织学类型可显著不同,因此建议对所有有肾脏受累证据的患者进行肾活检。世界卫生组织(World Health Organization,WHO)于 1974 年提出狼疮性肾炎分类,2004 年由国际肾脏病学会/肾脏病理学会(International Society of Nephrology/Renal Pathology Society)修订,反映了我们对 SLE 肾炎中各种形式的肾损伤的发病机制的理解[29-30],如框图 149.6 所示。肾活检对于确定肾脏病理以及活动性和慢性损伤的程度是必要的。

框图 149.6　国际肾脏病学会/肾脏病理学会(ISN/RPS)狼疮性肾炎分类简表

- Ⅰ类:轻微系膜性狼疮性肾炎
- Ⅱ类:系膜增生性狼疮性肾炎
- Ⅲ类:局灶性狼疮性肾炎[1]
- Ⅳ类:弥漫性节段性(Ⅳ-S)或全身性(Ⅳ-G)狼疮性肾炎[2]
- Ⅴ类:膜性狼疮性肾炎[3]
- Ⅵ类:晚期硬化性狼疮性肾炎

[1]表示肾小球活动性病变和硬化病变的比例
[2]表示肾小球纤维素样坏死和细胞新月体的比例
[3]Ⅴ类可能与Ⅲ类或Ⅳ类同时出现,在这种情况下,诊断为两者并存

在 JSLE 中,狼疮性肾小球肾炎最常见的,组织病理学表现是增生性肾小球肾炎(Ⅲ类和Ⅳ类),其次是系膜增生性肾小球肾病(Ⅱ类)和膜性肾病(Ⅴ类)[1]。

实验室检查　SLE 的特征是自身抗体的存在;ANA 几乎在所有狼疮患者中均为阳性,抗 dsDNA 抗体对 SLE 有病理诊断意义。抗 Sm 抗体也见于 SLE,通常与抗 RNP 相关;抗 Ro 和抗 La 抗体与新生儿患狼疮的风险相关。特征性表现为 ESR 升高,CRP 降低;如果 CRP 升高提示存在浆膜炎或感染。低补体水平(CH50、C4、C3)提示疾病活动。血液学表现包括单系血细胞减少或全血细胞减少。可能存在 Coombs 溶血性贫血,或者在没有贫血的情况下 Coombs 试验呈阳性。SLE 患者的血脂谱存在异常,这种异常可导致 JSLE 患者动脉粥

样硬化的发生。其他实验室检查可反映器官受累情况,组织活检或影像学检查也可为诊断提供重要信息。NP-SLE 与抗磷脂抗体的存在有关,特别是抗 β_2-糖蛋白 I(抗 β_2-GPI),而狼疮抗凝剂则存在于脑静脉血栓形成或舞蹈症患者。

治疗 SLE 的严重程度不尽相同。具体治疗应个体化,并考虑到疾病的范围和严重程度。糖皮质激素仍然是治疗 SLE 的主要药物,通常与非甾体抗炎药一起作为首选药物[31]。糖皮质激素的剂量取决于疾病的严重程度。在严重疾病中,最初以 15~30mg/(kg·d)(每次最多 1g)的剂量静脉注射甲泼尼龙,连续使用 3 天或更长时间,随后改为口服。无明显的内脏器官累及,症状仅限于关节痛、皮疹或光敏感的轻微疾病,最初可使用低剂量口服泼尼松和羟氯喹治疗[31]。在糖皮质激素依赖型狼疮的较轻病例中,免疫抑制药物的使用可减少糖皮质激素用量,也可用于改善器官受累患者的预后,例如肾脏疾病、NP-SLE 或肺部疾病。加用硫唑嘌呤在抑制狼疮表现中具有协同作用,包括狼疮性肾炎[31]。暴发性狼疮性肾炎或 NP-SLE 患者,首选静脉注射环磷酰胺,每次剂量约为 500~750mg/m^2,最大总量为 1g,共 6 次,前三次最初每 2 周或 3 周给予一次,随后每月一次,以缓解病情[32-34]。然后,患者继续维持硫唑嘌呤,以便在病情缓解时进一步减少激素治疗[31]。用于治疗成人和儿童 SLE 的其他免疫抑制剂有利妥昔单抗(抗 CD20 蛋白的嵌合单克隆抗体;B 细胞消耗疗法)、霉酚酸酯(MMF)、甲氨蝶呤(用于 SLE 关节炎或皮肤病变)、环孢素(用于膜性肾炎、MAS 或顽固的皮肤病的治疗)。许多成人和儿科研究表明,利妥昔单抗可改善预后。然而,两项关于利妥昔单抗与安慰剂(暴露和阴性)的随机对照试验(RCT)令人惊讶地未能达到其终点[35-36]。在两个随机对照试验中,实验组和安慰剂组的结果没有显著差异;然而,这可能是因为试验的设计不允许在研究期间确定两组之间的结果存在统计学上的显著差异[35-36]。此外,最近的研究表明,SLE 患儿对利妥昔单抗和环磷酰胺的联合治疗反应良好,全身疾病活动和肾脏参数均有显著改善[37-38]。此外,MMF 已用于狼疮性肾炎的诱导阶段和维持缓解阶段。7 项成人临床试验比较了 MMF 与环孢素对 SLE 肾炎的诱导缓解作用,在治疗开始后 6 个月显示出相似的疗效[39]。关于在 SLE 中使用 MMF 的儿科数据主要是病例报告或小规模试验,结果令人满意[40]。除糖皮质激素和免疫抑制剂药物外,血浆置换术也适用于出现非常严重疾病和严重急性并发症的儿童。

参考文献 149.2

见章末二维码

幼年型皮肌炎

引言 幼年型皮肌炎(juvenile dermatomyositis,JDM)是青少年特发性炎症性肌病的最常见形式,是一种免疫介导的血管病变,其特征为皮疹和近端肌无力,可累及其他器官[1]。

流行病学和分类 JDM 是一种罕见病,发病率为每百万儿童 2~3 例,且存在种族差异[2-3]。发病高峰期在 6~9 岁之间,然而,大约 35% 的儿童在 5 岁前发病[4]。JDM 的诊断是基于 Bohan 和 Peter 在 1975 年提出的临床和实验室检查结合的标准[5]。影像学检查作为肌肉炎症的检测方法,其进展和肌电图检查使用的不一致性,被认为是 Bohan 和 Peter 诊断标准上的局限。一项国际共识对 JDM 的诊断标准进行了修改,以便进一步确诊,其标准包括炎症性肌炎的 MRI 表现异常[6](框图 149.7)。

框图 149.7 改良的 Bohan 和 Peter 儿童皮肌炎标准[5-6]

- 特征性皮疹
- 对称性近端肌无力
- 肌酶升高
- 特征性肌肉组织病理学(炎症和萎缩)
- 炎性疾病的肌电图改变
- 肌炎的 MRI 改变

幼年型皮肌炎的确定诊断要有皮疹加上 5 个诊断标准中的 3 个,可疑诊断需具有 5 个诊断标准的 2 个

发病机制 该病是一种自身免疫性血管性疾病,可能是由环境因素、免疫功能紊乱和个体遗传因素共同作用的结果。JDM 血管病变影响骨骼肌、皮肤、胃肠道和其他组织,如肺、肾、眼睛和心脏[1]。HLA 和非 HLA 基因的遗传关系,如细胞因子基因的多态性,均被报道为与疾病相关或具有保护作用[7]。最近一项全基因组关联研究发现,在含 HLA8.1 祖传单倍型的等位基因中存在单核苷酸多态性是欧洲成年人和儿童肌炎的主要遗传风险因素[8]。在白种人中,HLA DRB1＊0301 等位基因是 JDM 最强的 HLA 风险因子,而 HLA-B＊08、DRB1＊0301、DQA1＊0501 和 HLA-DPB1＊0101 是与成人和儿童肌炎相关的风险因子[9]。据报道,促炎细胞因子基因如 TNF-α、IL-1α 和 IL-1β 以及淋巴细胞信号基因 *PTPN22* 的多态性可增加 JDM 的风险[9]。基因

表达谱研究显示 JDM 中干扰素 I 通路的上调，为该病的发病机制提供了重要的视角[10]。感染诱发疾病的证据较少。在两项研究中，大多数 JDM 患儿在出现症状前 3 个月有上呼吸道和胃肠道疾病[11-12]。因此，一些感染因子被认为可以引发 JDM 的发展，特别是 A 组乙型溶血性链球菌，而柯萨奇病毒 B、弓形虫、肠道病毒和细小病毒与 JDM 的关联性不一致[1]。

临床表现和鉴别诊断　该病的特征是近端肌无力和皮肤症状。然而，器官受累并不罕见，包括胃肠道受累、间质性肺部疾病或心脏受累。JDM 通常起病隐匿，伴有疲劳、肌肉疼痛和无力，干扰日常活动，以及出现皮疹。罕见的严重的无肌病性皮肌炎的病例也有描述。在一些患者中，该病的起病可能是急性发热，也可能类似于其他疾病（框图 149.8）。皮疹活动性与肌肉活动性无相关性。

框图 149.8　儿童特发性炎性肌病的鉴别诊断

只有肌无力
- 肌萎缩症
- 肢带型肌营养不良，营养不良性疾病，面肩肱型肌营养不良，其他营养不良
- 代谢性肌病
- 肌糖原病（糖原累积病），脂质储存障碍，线粒体肌病
- 源于内分泌的肌病
- 甲状腺功能减退，甲状腺功能亢进，库欣综合征或外源性类固醇疾病，糖尿病
- 药物性肌病
- 基于以下药物治疗的患者：他汀类药物、α 干扰素、糖皮质激素、羟氯喹、利尿剂、两性霉素 B、卡因麻醉剂、生长激素、西咪替丁和长春新碱
- 神经肌肉传递障碍
- 重症肌无力
- 运动神经元障碍
- 脊髓性肌萎缩症

肌无力伴或不伴皮疹
- 病毒性肠炎，流行性感冒，柯萨奇病毒、埃可病毒、细小病毒、脊髓灰质炎病毒、乙型肝炎、人类嗜 T 淋巴细胞病毒 1
- 细菌和寄生虫：葡萄球菌、链球菌、弓形虫病、旋毛虫病、莱姆病
- 其他风湿性疾病
- 系统性红斑狼疮、硬皮病、幼年特发性关节炎、混合性结缔组织病、特发性血管炎其他炎症
- 其他炎症性疾病
- 炎症性肠病，腹腔疾病

皮疹不伴肌无力
- 银屑病，湿疹，过敏

资料来源：改编自 Feldman et al. 2008[1].

JDM 是一种罕见的疾病，JDM 患者的国际注册可以更好地描述其临床特征。青少年皮肌炎国家登记和知识库（英国和爱尔兰）是迄今为止招募了超过 500 名患者的最大队列，其次是北美儿童关节炎和风湿病研究联盟（CARRA），已招募了超过 500 名患者[4,13-15]。很明显，JDM 是一种异质性的疾病，最近的转化医学和临床研究集中于根据其临床特征和新自身抗体的发现将疾病划分为不同亚型，而这些抗体似乎与不同亚型临床表现有关[16]。

皮肤受累

日光性皮疹可以发生在肌肉无力之前或之后。它的特征是紫罗兰色，典型部位为眼睑上、鼻梁上和面部（图 149.9），以及手指和膝关节伸侧。皮疹表现为光敏性，出现在手指关节的伸侧紫罗兰色丘疹，被称为 Gottron 丘疹，伴有鳞屑、结痂或糜烂。Gottron 征指的是与 Gottron 丘疹分布相同的斑疹或斑片（图 149.10）。眼睑和甲周可见特征性的毛细血管扩张。甲襞毛细血管异常扩张，毛细血管密度较低，角质层过度生长这些表现最容易通过毛细血管镜观察到（图 149.11）[17]。皮肤溃疡被认为是严重疾病的标志，发生在疾病活动期，需要积极治疗。据报道，一个经过充分研究的英国队列中有 25% 的患者在初次就诊时出现皮肤溃疡[15]，

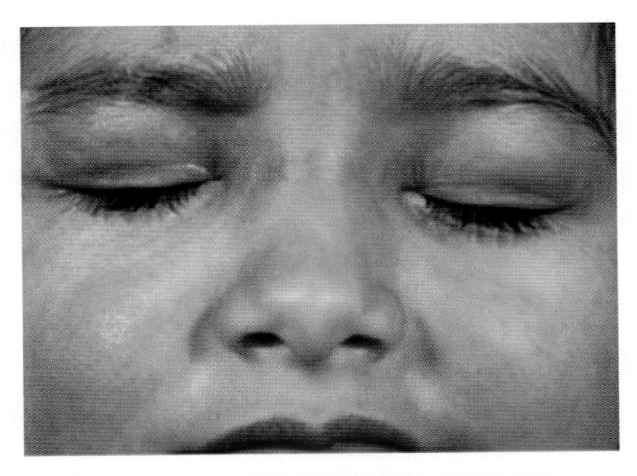

图 149.9　幼年型皮肌炎患儿首次出现的日光性皮疹和面部水肿性红斑

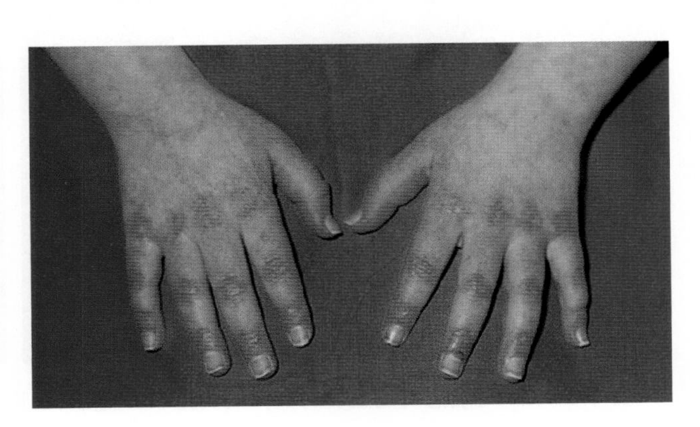

图 149.10　在手关节伸面出现的 Gottron 征

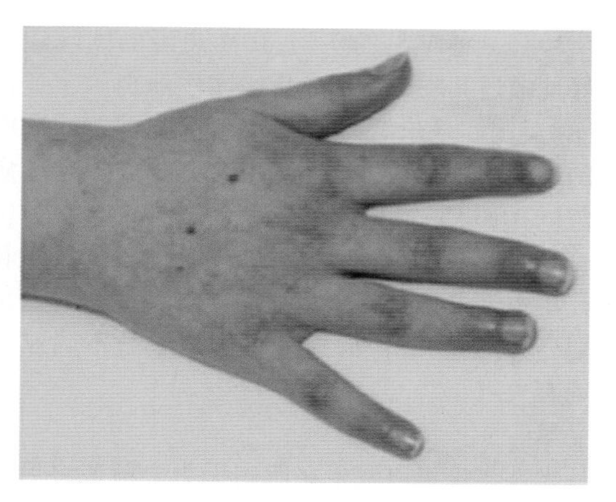

图 149.11 幼年型皮肌炎患者手关节伸肌表面的 Gottron 征和扩张的甲襞毛细血管

而 30% 的患者在发病的第一年内出现溃疡[15]，且以 5 岁以下幼儿多见[4]。溃疡通常发生在肘部、腋窝、躯干外侧和眼角等部位，愈合后留下萎缩性瘢痕。确诊皮肌炎或病情加重时可以出现水肿，全身性水肿被认为是病情严重的表现[18]。血管病变的其他皮肤表现为网状青斑和牙龈红斑。脂肪萎缩在 10%～40% 的患者中可见，伴有全身、部分或局部变异，可与黑棘皮病相关[19-20]。钙质沉着通常是组织损伤的后遗症，可发生于肌肉、皮肤、皮下组织和肌筋膜，JDM 钙质沉着的发生率为 30%～70%[21]。它常出现在治疗不及时或治疗不充分的病例中，被认为是预后不良的标志，需要更积极的治疗。钙质沉着可导致明显的毁容、疼痛和运动受限、持续溃疡伴感染和肌肉萎缩[21-23]。最近发现的抗 NXP2 抗体的存在已被证明增加 JDM 所有年龄组钙质沉着的风险，并与中重度肌病的一种亚型相关[24]。

肌肉骨骼疾病

肌无力最初发生在近端肌群和颈部肌群；腹屈肌最先开始受累，最后恢复。从椅子或地板上坐起、爬楼梯等困难是疾病的征兆。这种肌无力与肌肉压痛有关，孩子倾向于保持肢体屈曲，从而促进了挛缩。诊断包括异常升高的肌酶，肌肉组织活检和 MRI 的异常。MRI 作为一种诊断工具越来越重要，可以检测到弥漫性或斑片状的炎症区域（图 149.12），累及到深筋膜和/或皮下组织[25-26]，在脂肪被抑制的加权和 STIR 图像上被视为高信号强度，这是一个很好的跟踪疾病进展的方法，也有助于识别异常肌肉进行活检。

关节炎经常发生在严重的 JDM 病例，骨质疏松症发生在未经治疗的患者中，虽然激素治疗也可能导致骨质疏松症。

胃肠道受累

伴有吞咽困难的食管运动下降、溃疡或吸入性肺炎和高音调的鼻音都是由肌炎引起的。此外，肠系膜血管炎可引起小肠绞痛，如果不治疗会导致梗死[27-28]。因此，即使证实有反流和食管溃疡，JDM 患者的腹痛也应该引起重视。最常受影响的区域是十二指肠和回肠上部[28]。

肠血管病很少表现为溃疡、出血、肠积气或穿孔[28-29]。持续性、进行性或严重的腹痛应仔细进行临床和影像学评估。积极的手术治疗和免疫抑制可能改善这种潜在的危及生命的并发症的发生，因为既往报道死亡率很高。

心肺受累

间质性肺病是一种公认但不常见的 JDM 表现，在病例系列中有报道，发病率从 18.8% 到 50% 不等[29]。不论在成人还是儿童中，抗 Jo-1 抗体的存在和新发现的抗 MDA5（黑色素瘤分化相关蛋白 5）抗体似乎与更高风险的间质性肺病有关，后者与临床中一种亚型相关，包括轻微的肌病和皮肤溃疡、肺病和关节

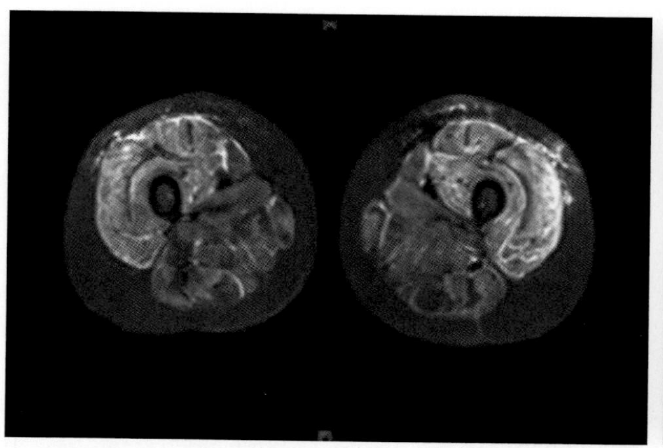

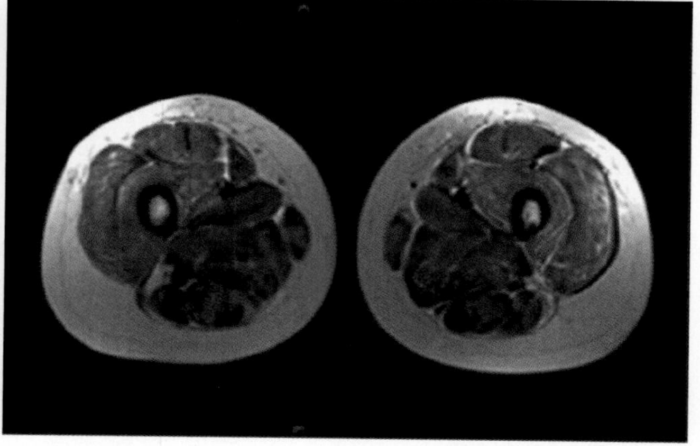

图 149.12 一名患有皮肌炎的女孩的大腿 MRI 显示，大腿肌肉组织广泛、严重的炎症信号改变，皮下脂肪和筋膜也有炎症变化

炎[30]。据报道,78%的 JDM 患者在没有呼吸道症状的情况下,通气量下降,主要由肌肉无力引起[17]。肺部受累与预后不良有关,进展迅速[1],因此这些患者需要有针对性的积极治疗。严重的心脏损害在 JDM 中很少见,主要包括心包炎、心肌炎症、扩张性心肌病、亚临床左室舒张功能不全或传导异常和一级心脏传导阻滞[1,31]。

泌尿与生殖系统受累

肾缺血或血管病变可导致肾衰竭和输尿管坏死[32-33]。

神经系统受累

血管炎可导致视网膜和眼睑血管血栓形成[34]。中枢神经系统血管受累可能导致神经精神症状以及癫痫发作。然而,严重的中枢神经系统受累并不常见[35-36]。水肿区域在 MRI 上是特征性的,治疗后可逆转。

实验室检查和组织学表现 实验室检查有助于支持 JDM 的诊断,也可以排除其他鉴别诊断。肌酶水平(肌酸激酶、乳酸脱氢酶、天冬氨酸转氨酶、醛缩酶)在发病时通常很高,但在治疗开始或临床症状改善后迅速恢复正常,因此对于疾病活动预测不可靠。血沉和 CRP 通常升高,并与疾病活动相关,血管性血友病因子也可升高。如前所述,磁共振成像目前被广泛用于 JDM 的诊断。最近的一项研究表明,MRI 所示严重程度或肌肉受累的程度与临床结局无关,但皮下组织受累对疾病严重性评估是特异性的[37]。诊断的组织病理学特征包括肌纤维束间萎缩,毛细血管病变病理有补体沉积和毛细血管数目减少,主要为间质炎症,电镜下的内皮管网状包涵体[1]。其他检查可直接用于胃肠道、呼吸、心脏或中枢神经系统受累的评估。国际共识工作组已经为 JDM 肌肉活检开发了一个评分系统[38]。该评分包含了 4 个主要部分:①肌内膜、血管周围和肌束周围炎症;②血管病变;③肌纤维的改变,包括主要组织相容性复合体(MHC)Ⅰ类过表达,筋膜周围和其他肌纤维萎缩、变性或再生,以及新生肌球蛋白的存在;④肌内膜和肌周纤维化[11]。这一评分工具已在进一步研究中得到证实,且已经显示出与疾病良好的相关性[39]。

除了特征明确的肌炎特异性自身抗体,近来报道了 JDM 中几种新的自身抗体,每一种都与不同的临床表型相关(表 149.4)。这些自身抗体的滴度已被证明随疾病活动水平的变化而波动[43]。新识别的自身抗体的检测和定量是通过免疫沉淀法来完成的,目前还没有在临床实验室中常规使用。

表 149.4 幼年型皮肌炎相关抗体[9,40-42]

抗体	抗体亚型	抗原	相关临床表现
肌炎特异性抗体			
抗 ARS		氨基酰-tRNA 合成酶	中重度肌无力,可能有关节炎、机械手、雷诺现象、发热、间质性肺病
	抗 Jo-1	组氨酰-tRNA 合成酶	
	抗 PL-12	丙氨酰-tRNA 合成酶	
	抗 PL-7	苏氨酰-tRNA 合成酶	
	抗 EJ	甘氨酰-tRNA 合成酶	
	抗 OJ	异亮酰-tRNA 合成酶	
	抗 KS	天冬氨酰-tNRA 合成酶	
	抗 Ha	酪氨酰-tRNA 合成酶	
	抗 Zo	苯丙氨酰-tRNA 合成酶	
其他肌炎特异性抗体			
抗 Mi-2		DNA 解旋酶	经典皮肤型 JDM
抗 SRP		信号识别颗粒	坏死性自身免疫性肌炎,严重肌无力,较高肌酸激酶,无皮疹
最新确认的肌炎自身抗体			
抗 p155/140 或抗 p155		转录介导因子(TIF)-1γ 蛋白	严重的皮肤病变和脂肪萎缩
抗 p140(MJ)		被认为是 MJ 自身抗原,核基质蛋白 NXP2	严重肌无力、钙质沉着、消化道出血、吞咽困难和溃疡

续表

抗体	抗体亚型	抗原	相关临床表现
抗 MDA5		黑色素瘤分化相关蛋白 5	临床上东亚人群中的肌病性皮肌炎和快速进展性 ILD,高加索人群中的轻度肌肉疾病、溃疡、关节炎和 ILD
抗 HMGCR		3-羟基-3-甲基戊二酸辅酶 A 还原酶	在儿童中很少见的坏死性自身免疫性肌炎
抗 SAE		小的泛素样修饰酶(SUMO)	临床上表现为无肌病的皮肌炎,随后进展为肌无力,儿童中少见
肌炎相关抗体			
抗 U1-RNP		U1 核糖核蛋白(snRNP)	与硬皮病相关重叠特征
抗 U3-RNP		U3 核糖核蛋白(纤维蛋白)	与硬皮病相关重叠特征
抗 PM-Scl		核仁蛋白复合物	与硬皮病相关重叠特征
抗 Ro		52 或 60n>n>Kd 核糖核蛋白(hYRNA)	
抗 La		核糖核蛋白	
抗 Ku		p70/p80 异二聚体,DNA 相关的蛋白质	
抗 Topo		DNA 拓扑异构酶 1	

注:ARS,氨基酰 tRNA 合成酶;ILD,间质性肺病;JDM,幼年型皮肌炎。

治疗 JDM 是一种罕见的疾病,因此临床试验在招募和组织患者方面具有挑战性。只有有限的证据可以帮助临床医生作出治疗决定;然而,近年来,通过组织良好的协作网络,这种情况正在改善,专家共识会议能够制订标准化的治疗指南,从而缩小各中心治疗方面的差异。一般认为,早期积极治疗 JDM 可改善预后。标准治疗包括糖皮质激素和甲氨蝶呤,也可使用环孢素或硫唑嘌呤。北美儿童风湿病联合组定义了轻中度 JDM 患者的临床特征,并建议用糖皮质激素来治疗,从每天 2mg/kg 开始,14 周后减量至 1mg/kg,50 周后停药[43]。疾病严重时,首选静脉注射甲泼尼龙,通常静脉滴注 3 天,每次 30mg/kg。如果胃肠道受累,静脉滴注的剂量应等同于口服剂量的糖皮质激素,以确保在疾病的早期阶段吸收。甲氨蝶呤是辅助治疗 JDM 的重要方法。早期研究表明,甲氨蝶呤可以改善糖皮质激素抵抗患者的肌力,并减少了其他疾病活动迹象,减少了激素的副作用[44]。最近的一项国际随机对照试验比较了确诊 JDM 患者进行了泼尼松、泼尼松+甲氨蝶呤和泼尼松+环孢素的疗效,结果表明,泼尼松和 DMARD 联合治疗比单用泼尼松更有效,而联合使用泼尼松和甲氨蝶呤的安全性更高[45]。2013 年发表了一项针对特发性炎症性肌病的首个双盲随机对照试验,该试验在美国和加拿大招募了成人和儿童患者,研究了利妥昔单抗的疗效[46]。这项研究没有发现利妥昔单抗治疗的"早期"和"晚期"患者之间的差异,反映了利妥昔单抗的作用效果比在设计研究时预期的要慢。然而,在特定年龄亚组分析时,发现儿童患者比成人有更好的应答,但样本量太少,无法检测出这一人群中是否有统计学的差异[46]。一项关于 JDM 的回顾性病例对照研究显示了静脉注射免疫球蛋白(IVIG)的有效性,特别是在糖皮质激素耐药患者中[47]。一个小的回顾性病例系列研究,包含 12 例接受 MMF 治疗 JDM 的患者,结果令人鼓舞[48]。环磷酰胺用于更严重疾病的积极治疗,如皮肤溃疡,肺部累及,非常严重的肌肉疾病或多器官累及。在一个小病例系列研究中,它被证明具有良好的耐受性和有效性[49]。最近,抗肿瘤坏死因子治疗已经在耐药病例的初步研究中得到了有效的应用,而且通常是在其他药物如 IVIG 或环磷酰胺未能控制疾病之后[50]。钙质沉着症患者特别容易在这些部位感染葡萄球菌,甲氨蝶呤可加重这种情况。许多治疗方法已经被用于治疗钙质沉着症,取得了不同程度的成功,包括氢氧化铝、地尔硫䓬、丙磺舒、双膦酸盐、秋水仙碱、局部注射曲安奈德和英夫利西单抗的使用[21,51]。

除了医疗管理外,疾病急性期后的物理治疗,以被动伸展和渐进式肌肉强化的形式，在协助恢复和预防挛缩方面也很重要。Maillard 等已经证明，这种疗法并不会加重炎症[52]。

结局　在使用糖皮质激素治疗前，JDM 有很高的死亡率（30%），存活的患者中有 50% 有严重的永久性损伤[40]。在糖皮质激素治疗后，死亡率迅速下降到 10% 以下，目前报道为低于 2%～3%[53]。因为现在大多数儿童都能存活，所以人们更关注长期结果，如身体功能、生活质量、疼痛、教育和就业、患者满意度和疾病活动的持续性[54]。目前为确定关键结局和验证这些结局的措施所做的努力可以帮助研究者更好地提供这些必要信息。

（鲁智勇　赵欣荣 译，刘盈　张卉 校）

参考文献 149.3

见章末二维码

第三十一篇

第 150 章 白塞病和复发性多软骨炎

Sibel Ersoy Evans, Ayşen Karaduman, Seza Özen

摘要

白塞病(Behçet disease,BD)是一种反复发作的全身性疾病,影响大多数器官。临床上,儿童与成人的 BD 有一定的差异;儿童以胃肠道症状、神经系统受累和关节痛更为常见。因此,修订后的儿童 BD 标准已经提出,其中包括神经和血管体征,并排除了针刺试验;口腔溃疡不是诊断的必要标准。由于缺乏对儿童 BD 的多中心研究,因此还没有针对儿童 BD 患者的治疗指南。复发性多软骨炎(relapsing polychondritis,RP)是一种多系统疾病,以复发性炎症和软骨破坏为特点。耳朵和鼻子最常受累。在儿童 RP 中,呼吸道受累、肋软骨炎和非典型破坏性关节炎比成人更严重和常见。可以根据临床表现确诊。治疗方案包括全身性糖皮质激素和免疫抑制剂。虽然 RP 的病程是可变的,但它可以是一种迅速进展的暴发性疾病。

要点

- 白塞病(BD)是一种自身炎症性疾病。
- 胃肠道症状、神经系统受累及关节痛在儿童中较成人常见。
- 儿童 BD 的诊断标准与成人不同,包括神经系统和血管体征,并不包括皮肤针刺试验;口腔溃疡不是诊断的必要标准。

白塞病

引言 白塞病(Behçet disease,BD)是一种多系统疾病,1937 年由土耳其皮肤科医生 Hulusi Behçet 首次报道[1]。他将 BD 描述为三联征:口腔溃疡、生殖器溃疡和葡萄膜炎。本病的异质性使其诊断变得困难。BD 在许多方面表现独特,是唯一可以影响任何大小的血管的原发性血管炎,并易于引起血栓形成的一种炎症[2]。

流行病学 BD 在儿童时期很罕见;因此,关于其在儿童中的发病率的数据很少。法国的一项研究报告估计,60 万名儿童中有 1 名 BD 患儿[3]。据报道,成年人中 BD 发病率最高的为土耳其人(每 10 万人中有 421 例)[4]。不同国家的 BD 患病率不同,从 0.3/100 000~146.4/100 000 不等。这种疾病无性别差异,但通常在男性中更为严重[5]。

病因及发病机制 BD 的发病机制尚不完全清楚,然而,正如许多风湿病一样,BD 是一种与遗传因素和环境因素有关的多因素疾病。Mahr 等最近的一项研究报告表明,居住在法国的北非人 BD 患病率与他们的原国籍相同,表明遗传因素可能比环境因素更为重要[6]。遗传因素在 BD 中的作用还得到以下方面的报告支持:家族病例、兄弟姐妹复发率高和双胞胎患病一致率、BD 和 HLA-B51 之间众所周知的关联、丝绸之路(连接远东和欧洲的古代贸易路线)沿线人口中 BD 的发生频率、遗传预测证据以及最近的全基因组关联研究(genome-wide association studies,GWAS)[7-12]。

许多研究探讨了 BD 和可能的靶分子多态性之间的关联,但是,大多数是小规模的,缺乏统计效力或伴随功能的研究。由于 BD 是罕见的,并具有异质性表现,可靠的 GWAS 是延迟的。2010 年,2 个大规模 GWAS[11,12](分别为 1 215 和 612 名患者)具有相同的发现,证实了 BD 和 HLA-B51 之间的关联。两项研究结果表明,和非 HLA 相关性中最有意义的是 IL-10 和 IL-23R 基因位点,这与近期关于 BD 发病机制的报道一致。与 BD 相关的 IL-10 变异导致 IL-10 水平降低,与幼年类风湿性关节炎相关的 IL-10 变异相同[13]。这两项研究还表明,BD 与 *IL23R/IL12RB2* 基因之间存在联系[11-12]。IL-23 是一种免疫调节细胞因子,与 IL-12 共享一个 p40 亚基并刺激 Th17 通路[10-11]。

来自伊朗的一项相关研究也证实了 973 名伊朗患者中 IL-10 和 *IL23R/IL12RB2* 的重要性[14]。随后,Kirino 等重新研究了 1 209 名具有 779 465 个单核苷酸多态性的 GWAS 的土耳其患者队列[9],以发现新的 BD 易感基因位点。他们发现了 BD 与 CCR1-CCR3(与单核细胞趋化有关)、STAT4(与 IL-12、I 型 IFN 和 IL-23 等细胞因子有关的信号通路中的一个转录因子)、

KLRK1-KLRKC1(在自然杀伤细胞中表达)和ERAP1中的2个单核苷酸多态性之间的新关联。此外,ERAP1和MHC Ⅰ类区域存在上位相互作用,假定ERAP1的纯合性使HLA-B51阳性患者的风险增加了3倍,而HLA-B51阴性患者的风险为1.48[9]。

BD与HLA-B51,特别是与HLA-B5101和HLA-B5108之间的相关性已经在许多研究和不同人群中得到证实,但这并不是唯一与BD相关的遗传危险因素(<20%)[13]。HLA-B51与BD之间关联的确切性质仍不清楚。HLA-B51对肽的亲和力较低[15]。BD和感染之间的联系与HLA-B51的特性有关;但是,最近发表的数据表明HLA-B51的缓慢折叠可能在BD的发病机制中起关键作用。当HLA Ⅰ类分子与肽结合时,它们必须折叠;未折叠蛋白反应导致内质应激,并通过IL-23/IL-17途径引发炎症[16]。ERAP1是一种内质网表达的氨基肽酶,在MHC Ⅰ类分子的肽加工和装载中起作用[17]。内质网表达的氨基肽酶(endoplasmic reticulum-expressed aminopeptidase,ERAP)分子可以通过影响肽载量来改变HLA Ⅰ类分子的折叠特性,从而导致折叠错误。近年来的遗传学研究表明,IL-23/IL-17通路在BD中的重要性以及HLA-B51和ERAP1之间的上位相互作用,ERAP1可能通过未折叠蛋白反应和内质应激在BD的发病机制中发挥重要作用[9]。

BD的病因和发病机制不仅包括遗传缺陷[18],环境因素亦在遗传易感个体中起作用。如细菌、病毒等感染性因素,正在被研究。观察到BD患者口腔菌群中血链球菌(*Streptococcus sanguinis*)定植增多,并在小鼠中诱发BD样症状。其他与BD发病机制有关的细菌包括大肠埃希菌(*Escherichia coli*)、金黄色葡萄球菌(*Staphylococcus aureus*)、支原体(*Mycoplasma*)、幽门螺杆菌(*Helicobacter*)和分枝杆菌(*Mycobacteria*)。由于与BD相关的微生物种类繁多,因此推测BD患者的T淋巴细胞对所有细菌种类都有高反应[13]。关于BD与病毒,特别是与单纯疱疹病毒(herpes simplex virus,HSV)关系的研究,在BD患者血细胞、口腔和生殖器溃疡中检测出HSV DNA[19]。然而,对抗病毒治疗缺乏反应表明HSV可能在BD的发病机制中不起作用。

热休克蛋白(heat shock proteins,HSP)保护细胞免受损伤和过早死亡,在细胞应激反应中合成。HSP60在BD病变中高度表达[20]。此外,在BD患者中观察到高水平的HSP70和视网膜S抗原抗体[21-22]。因此,目前的研究主要集中在热休克蛋白在BD发病机制中的作用[13]。

BD还存在免疫系统功能障碍,其中T淋巴细胞[细胞毒性T细胞(γδ亚型)、Th1细胞、调节性T细胞和Th17细胞]起着关键作用。中性粒细胞异常在BD患者中也有报道,如过度活化、趋化性及吞噬作用增强、超氧化物产生和髓过氧化物酶水平增高,可能是由于T细胞和中性粒细胞之间的密切联系[13]。BD患者的其他异常包括内皮功能障碍和血栓形成[13]。

BD的不定期发作,固有免疫系统的参与和类似其他单基因自身炎症性疾病的特征表明BD与自身炎症存在相关性。BD完全符合IL-17相关的自身炎症性疾病范畴,但是,如上所述,后天免疫系统在BD的发病机制中也起着明显作用[23]。

临床特征　BD是一种反复发作的全身性疾病,几乎影响身体的每一个器官。临床表现多种多样,包括口腔溃疡、生殖器溃疡、丘疹脓疱病变、结节性红斑、坏死性毛囊炎、眼部、血管、神经、心脏和肺部病变、关节炎和血栓性静脉炎。儿童与成人BD有一定的临床差异。一项研究比较了83名青少年发病的BD患者和536名成人发病的BD患者,结果表明,两组患者临床症状出现的频率相似,只是青少年发病的BD患者神经系统和胃肠道受累更为常见[24]。另一项研究报告,与成人相比,儿童BD患者胃肠道症状、神经受累和关节痛的发生率明显升高[25]。儿童BD的发病年龄差别很大,甚至新生儿也可能发病[26]。

皮肤黏膜损害

复发性口腔溃疡(口疮)在成人和儿童BD患者中都是最常见的表现[24]。口疮位于非角化黏膜,主要是颊黏膜,以及舌的外侧和腹侧表面。口疮是一种以溃疡为特征的疼痛性病变,伴有红晕,被白色假膜覆盖(图150.1)。

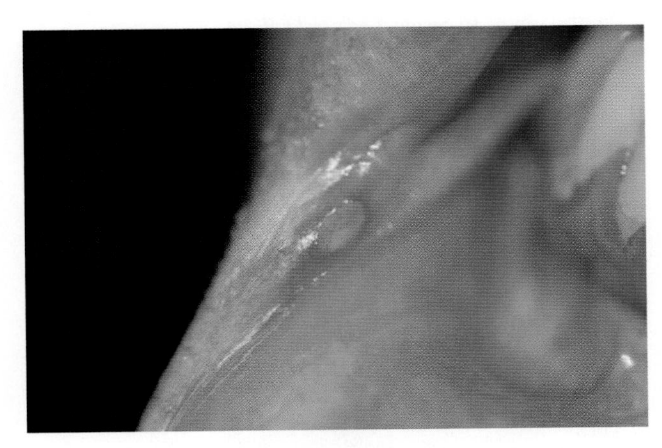

图150.1　口腔溃疡

生殖器溃疡最初表现为丘疹,迅速发展为疼痛的深在性溃疡,周围有红斑水肿(图150.2)。男性最常见的部位是阴囊和腹股沟区,女性则位于外阴和腹股沟区。2~4周溃疡愈合,>1cm的溃疡通常留下瘢痕。女性小阴唇和前庭的溃疡可以愈合而无瘢痕形成[27]。

儿童生殖器溃疡的报道频率为24%~94%[24,28-32]。在最近一项关于儿童BD的国际研究中,女性生殖器溃疡更为常见[33]。

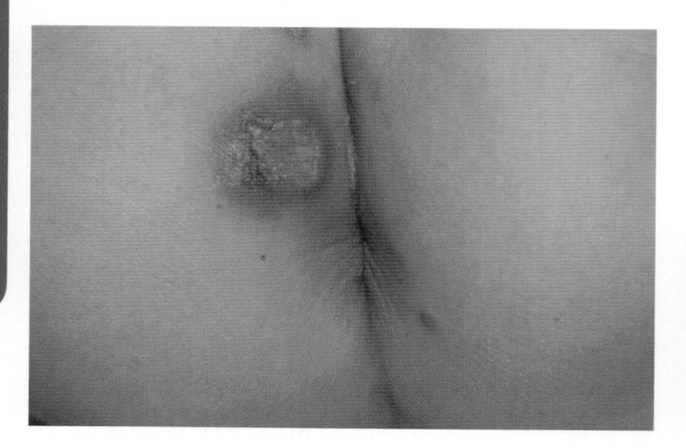

图150.2 白塞病生殖器溃疡

大约50%的成年BD患者存在结节性红斑(erythema nodosum,EN)。EN病变局限于下肢伸侧,以疼痛、红色和温暖的皮下结节为特征[27]。一项包括219名BD患儿的研究报告表明,18.7%的患儿有EN[33],而另一项包括83名儿童的研究报告提示EN发生概率为51.8%[24]。

据报道,丘疹脓疱病发生在30%~96%的成年BD患者中,而且在合并关节炎的患者中更常见[27]。表现为在毛囊或非毛囊部位出现丘疹或脓疱(图150.3)。它们通常是无菌的,但最近的一项研究从病灶中分离出凝固酶阴性葡萄球菌属(*Staphylococcus spp.*)和普雷沃菌属(*Prevotella spp.*)[34]。BD的其他皮肤表现包括坏死性毛囊炎和Sweet综合征样皮损[28,31]。

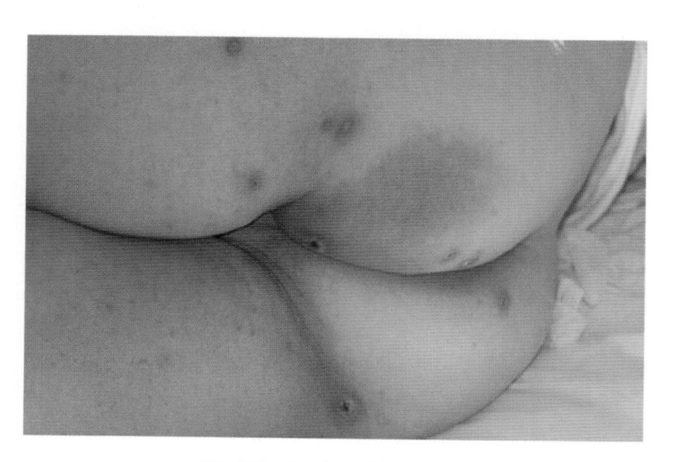

图150.3 坏死性毛囊炎

眼部受累

据报道,儿童BD眼部受累的患病率为30.9%~61%[24,28,35]。后葡萄膜炎和前葡萄膜炎是儿童最常见的眼部表现(图150.4)[28,33,35]。然而,一项研究报告指出,全葡萄膜炎是10岁以上儿童最常见的眼部表现,而10岁以下的BD患者中BD家族史更为常见[36]。据报道,BD患儿的眼部预后并不一致;一项研究报告指出,该病病程严重,尤其是男性[28],而另一项研究报告儿童的预后好于成人[37]。BD的其他眼部表现包括结膜炎、低眼压、虹膜后粘连、视网膜血管炎、视网膜炎、白内障、青光眼和视神经萎缩[25,33,35-36]。

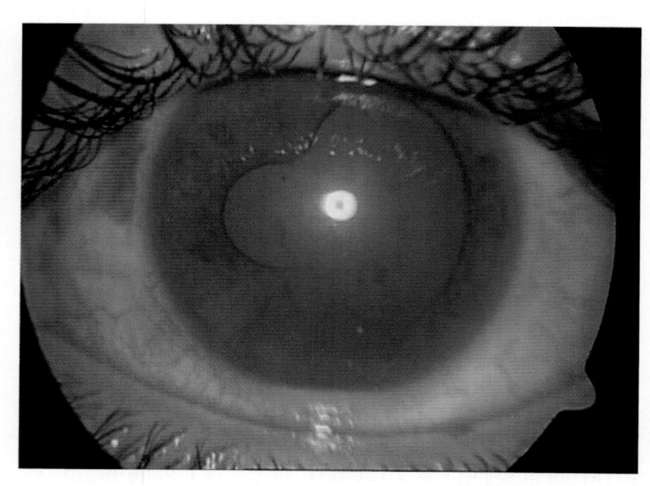

图150.4 葡萄膜炎伴虹膜后粘连和发育不全。资料来源:Courtesy of Prof. Dr Sibel Kadayıfçılar.

血管受累

BD患者的血管炎特点是与动脉或静脉血栓形成相关。静脉系统受累更频繁,通常以血栓形成的形式出现。浅静脉或深静脉血栓形成在成人常见,但只发生在5%~15%的儿童中。此外,动脉炎和动脉瘤也可能发生[38-40]。肺动脉血栓形成是罕见的,是BD最严重的特征之一,并且与高发病率和死亡率相关[41-42]。发生浅表血栓性静脉炎的患者更容易发展为大静脉闭塞,必须严密监测。据报道,血管受累最常见于欧洲以外的儿童[33]。

神经系统受累

神经系统受累是BD最严重的并发症。儿童神经系统受累的报告频率从7.2%至15%不等[24,28],然而,如果将孤立性头痛包括在内,这个频率可以增加到50%[43]。一项包括儿童BD患者的大型队列研究表明,欧洲患者的神经病变比非欧洲患者更常见[33]。神经系统受累主要有两种形式:血管炎性中枢神经系统疾病合并脑实质损害(脑神经麻痹、脑脊髓炎、癫痫、偏瘫和脑膜炎)和孤立性脑静脉窦血栓(cerebral venous sinus thrombosis,CVST)合并高颅压[44]。一项包含了伴有神经症状的儿童和成人BD患者的比较研究表明,儿童发生神经症状的年龄为11~15岁,男性比女性更容易受到影响,最常见的神经受累类型是CVST,儿童的预后比成人好。在成人中,脑实质受累是最常见的神经学表现[45]。因此,建议 BD 应该是青少年男性 CVST 排除的第一个诊断[44]。

胃肠道受累

BD 的胃肠道症状是非特异性的,包括腹痛、腹泻、呕吐及出血,因此容易被误诊为肠胃炎、便秘或食物过敏等常见的儿童疾病。因此,为了确诊肠道 BD,除了排除结核病、克罗恩病、非特异性结肠炎和药物相关性结肠炎的典型临床表现外,还必须观察典型的回肠末端椭圆形溃疡或小肠和大肠的溃疡或炎症[46]。儿童 BD 患者的胃肠道受累频率为 0~50%[47],据报道儿童比成人更常见[24-25]。此外,胃肠道受累在欧洲儿童 BD 患者中最为常见[33]。一项包括 20 名儿童 BD 患者的研究表明,初始出现胃肠道症状和肠道溃疡在 10 岁以下患者中更常见。此外,有胃肠道症状的患者更常有皮肤受累[47]。

关节受累

在成人 BD 患者中,50% 有关节受累[27]。关节痛或关节炎最常影响膝部、踝部、腕部和肘部。这类患者的关节炎不会引起畸形,可自行缓解。在儿童中,关节受累的频率为 22.7% ~76%[24,28,32-33,35];膝部和踝部最常受累[28]。一项研究表明,关节症状在欧洲儿童中比非欧洲儿童更常见[33]。

其他特点

在成人 BD 患者中,7% ~46% 有心脏受累[48]。最近回顾了成人 BD 患者的心脏病变:38.5% 有心包炎,26.9% 有心内膜炎,19.2% 有心内血栓,17.3% 有心肌梗死,1.9% 有心肌动脉瘤,因此也强调 BD 需要纳入以上这些疾病的鉴别诊断中[49]。此外,发热可见于儿童 BD 患者[33]。

诊断　由于缺乏特定的实验室检测方法,BD 的诊断仅基于临床特征。国际研究小组在 1990 年提出的诊断标准(表 150.1)[50]自发表以来已在世界范围内被广泛接受和使用。在 2014 年,同一小组发表了修订后的分类标准[51],然而,儿童的 BD 诊断仍然具有挑战性。因此,国际研究小组开始收集所有儿童 BD 数据,以描述儿童 BD 的特征[52]。初步结果显示,19% 的儿童 BD 患者有 BD 阳性家族史,表明早发性 BD 有较高的遗传因素。此外,只有 1% 的儿童没有口腔溃疡,并非所有儿童患者符合成人标准。越来越多的证据显示,有部分 BD 患者不符合诊断标准,血管及神经系统特征的重要性有所增加,以及儿童患者与基因的关联,均提示有必要修订儿童 BD 的诊断标准。其后,在 2015 年,提出了修订的儿童 BD 诊断标准,包括神经系统和血管症状(与成人标准一样)(表 150.2)。此外,它们不再包括阳性的皮肤针刺试验,虽然口腔溃疡仍然是一个诊断标准,但不再是儿童 BD 的强制性诊断标准;所有症状类别都具有相同的权重[33]。

表 150.1　国际研究小组的白塞病诊断标准[50]
(复发性口腔溃疡加上其他四项标准中的两项才可诊断本病)

复发性口腔溃疡	>3 次/年
复发性生殖器溃疡或瘢痕	
眼部病变	前/后葡萄膜炎,玻璃体细胞裂孔检查,视网膜血管炎
皮肤病变	结节性红斑,丘疹脓疱性病变,假性毛囊炎
皮肤针刺试验阳性	

资料来源:Adapted from International Study Group for Behçet disease 1990[50]. Reproduced with permission of Elsevier.

表 150.2　儿童 BD 共识分类[33]
(诊断必须符合六项标准中的三项)

复发性口腔溃疡	≥3 次/年
生殖器溃疡	通常伴有瘢痕
皮肤损害	坏死性毛囊性,痤疮样病变,结节性红斑
眼部受累	前/后葡萄膜炎,视网膜血管炎
神经系统受累	除外孤立性头痛
血管受累	静脉血栓,动脉血栓,动脉瘤

资料来源:Adapted from Koné-Paut et al. 2015[33] by permission from BMJ Publishing Group Limited.

皮肤针刺试验

国际研究小组的诊断标准中包括皮肤针刺试验阳性。根据地理位置不同,成年人群中皮肤针刺试验的阳性率不同,范围从 0%(英格兰)到 70%(土耳其)[53]。儿童发生针刺试验阳性率在 18% ~44.7%[24,28,33]。当针刺引发皮肤高反应性和炎症发生,可导致血管周围浸润,针刺试验阳性[54]。遗憾的是,目前还没有皮肤针刺试验的标准方法,一些研究人员只是用无菌针(20 号针)刺破皮肤,而其他人采用皮内注射生理盐水的方法[55]。这项测试是在无毛的前臂皮肤上进行的,因为据报道前臂的皮肤针刺试验阳性率最高[56]。无需消毒皮肤,将 20 号一次性针头呈 45°刺入皮内[57]。结果表明,当使用可重复使用的消毒钝针,以及使用数量 2 个及以上的针时[58],病理性皮肤针刺试验阳性率会提高。试验结果应在 48h 进行临床评估,直径>2mm 的丘疹视为阳性(图 150.5)。

鉴别诊断　BD 是一种基于临床诊断的多系统性疾病,因此,如系统性红斑狼疮、克罗恩病、溃疡性结肠炎、腹

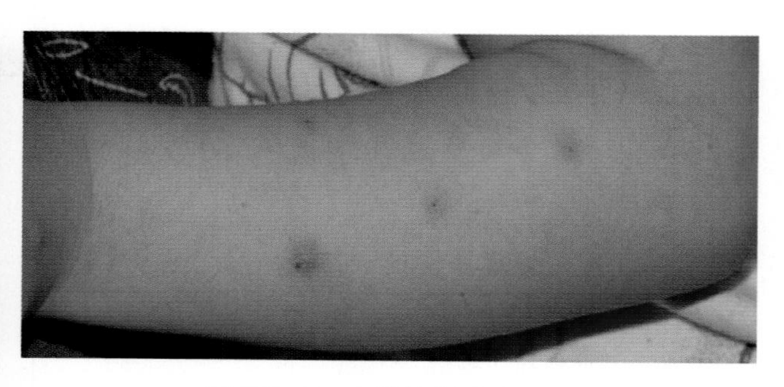

图 150.5 皮肤针刺试验阳性

腔疾病、结节病、高 IgD 综合征(甲羟戊酸激酶缺乏症)、周期性中性粒细胞减少症、SAPHO[滑膜炎(synovitis)、痤疮(acne)、脓疱病(pustulosis)、肥胖症(hyperostosis)、骨炎(osteitis)]综合征、MAGIC 综合征(软骨炎伴口腔、生殖器溃疡)、抗中性粒细胞胞质抗体(ANCA)阳性血管炎、多发性硬化症、结核、艾滋病和恶性肿瘤等其他疾病,都应排除在最终诊断之外。

复发性口腔溃疡是 BD 最常见的表现。然而,它们也可以发生在 SLE、脊柱关节病、类风湿性关节炎、炎症性肠病、高 IgD 综合征、HSV 和 HIV 感染、Stevens-Johnson 综合征、大疱性皮肤病、扁平苔藓、周期性中性粒细胞减少症、维生素 B_{12}、铁和叶酸缺乏症,以及对药物的反应(甲氨蝶呤和化疗药物)[59]和特发性口炎(轻型或重型)。

治疗 遗憾的是,由于缺乏多中心的儿童 BD 研究,没有针对儿童患者的治疗指南。欧洲风湿病联盟(European League Against Rheumatism,EULAR)发布的成人 BD 患者治疗建议[60]被用作成人和 BD 患儿的指南[61]。

口腔和生殖器溃疡

改善口腔卫生是治疗 BD 相关性口腔溃疡的关键。应首先尝试外用糖皮质激素、硫糖铝和氯己定漱口水。虽然秋水仙碱治疗口腔和生殖器溃疡的疗效不一致,但当局部治疗失败时,秋水仙碱是第一线治疗。当外用糖皮质激素或硫糖铝无效时,秋水仙碱也可用于治疗生殖器溃疡[59]。如果秋水仙碱失败,硫唑嘌呤是一种替代品。

皮肤病变

一项研究表明,秋水仙碱在女性 BD 中可降低生殖器溃疡、EN 和关节炎的发生率,而在男性 BD 中仅降低关节炎的发生率[62]。一项随机双盲研究报道,秋水仙碱显著改善口腔和生殖器溃疡、假性毛囊炎和 EN[63]。其他治疗 BD 相关皮肤病的有效药物包括硫唑嘌呤、抗肿瘤坏死因子、IFN-α 和沙利度胺[59]。

眼部病变

硫唑嘌呤是 BD 相关性葡萄膜炎的一线治疗药物,系统糖皮质激素治疗用于急性发作。环孢素是眼部受累的另一种替代药物,抗 TNF 药物和 IFN-α 用于治疗难治性眼部病变[59]。

神经系统受累

与 BD 相关的脑实质性疾病可用大剂量全身性糖皮质激素和硫唑嘌呤治疗。神经系统受累的其他替代药物包括甲氨蝶呤、吗替麦考酚酯、环磷酰胺、他克莫司和 IFN-α。对于严重病例,抗 TNF 药物是可行的选择。在脑血管血栓形成的病例中,需要积极的免疫抑制[59],而没有证据表明抗凝有益[61]。系列病例显示,硫唑嘌呤治疗伴有血管受累的儿童 BD 患者是有效的[64]。

胃肠道受累

与 BD 相关的胃肠道疾病通常用糖皮质激素、美沙拉嗪、硫唑嘌呤和抗 TNF 药物进行经验性治疗。系列病例显示,沙利度胺可显著改善伴有胃肠道受累的儿童 BD 患者的胃肠道症状[65]。

预后 儿童 BD 患者的预后优于成人 BD 患者。在成年 BD 患者中,眼部、血管和神经系统受累与高发病率和高死亡率有关。据报道,15~24 岁患有 BD 的土耳其男性死亡率比年龄和性别匹配的对照组高 10 倍[66]。只有皮肤黏膜受累的女性 BD 患者预后较好[59]。

参考文献 150.1

见章末二维码

复发性多软骨炎

要点

- 复发性多软骨炎以复发性炎症和软骨破坏为特征。
- 复发性多软骨炎最常累及耳部和鼻部。
- 儿童呼吸道受累、肋软骨炎和非典型毁损性关节炎较成人更严重、更常见。
- 根据临床表现可以诊断该病。
- 复发性多软骨炎可以快速进展和暴发。

引言 复发性多软骨炎(relapsing polychondritis,RP)是一种多系统疾病,表现为复发性炎症和软骨破坏。耳部和鼻部最常受累,但是关节、眼、心血管系统及呼吸道也可受累[1]。除了软骨以外,富含蛋白多糖的组织如动脉中膜、眼结膜和巩膜也可受累。在儿童中,呼吸道受累、肋软骨炎和非典型的毁损性关节炎比成人更常见、更严重[2]。

历史和流行病学 RP由Jaksch-Wartenhorst在1923年首先描述为"多发性软骨病"[3]，由于其独特表现[4]，1960年Pearson等[1]将其命名为RP。RP是一种罕见疾病，成人的发病率估计为3.5/100万[5]。白人和女性最常发生[1]。由于仅有少数关于儿童RP的文献，因此儿童流行病学数据有限。儿童发病年龄从1.7个月到17岁不等[6]。

发病机制 RP的发病机制尚不清楚，RP和其他自身免疫性疾病相关（30%），系统应用糖皮质激素和免疫抑制剂治疗有效，组织病理学表现为软骨$CD4^+$T细胞浸润，以及其与抗Ⅱ/Ⅸ/Ⅺ型胶原、基质蛋白和软骨寡聚基质蛋白（cartilage oligomeric matrix proteins，COMP）抗体相关，上述这些均表明自身免疫假说[7]。虽然RP和HLA-DR4的相关性已经被提及，但遗传因素似乎在RP发病中不起作用[8]。一项纳入22例RP患者的研究表明细胞介导的免疫应答和单核细胞、巨噬细胞的活化参与RP发病[9]。RP的诱发因素包括外伤、穿刺、妊娠、结核分枝杆菌和黏液瘤病毒[7]。

临床表现 成人中耳软骨炎是最常见的表现（80%～89%）[1,5]，表现为伴疼痛、压痛的红斑（图150.6），耳廓水肿，耳垂部很少受累。软骨反复受累导致耳部松垂或呈菜花样。在既往报道的44例儿童RP病例中，27%的表现耳软骨炎[2]。

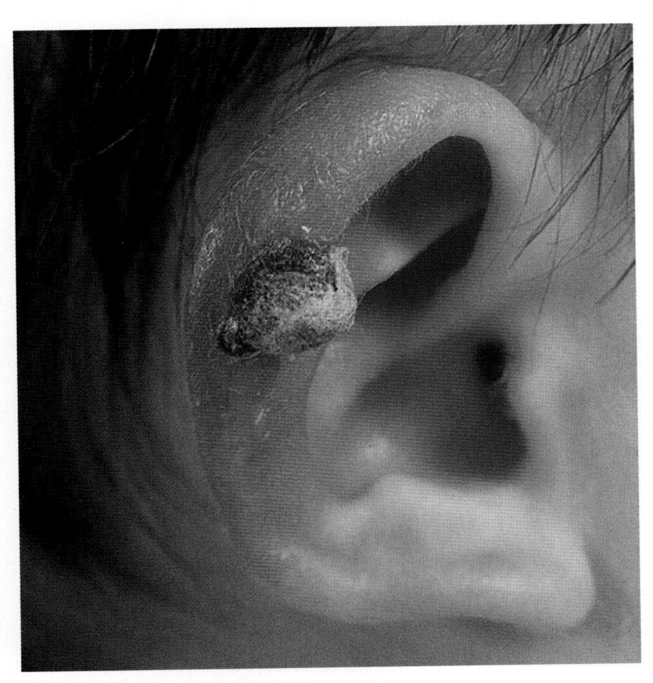

图150.6 复发性多软骨炎的耳部表现。资料来源：Courtesy of Professor Paul A，Brogan，UCL Institute of Child Health，London，UK.

关节炎是RP第二常见的临床表现，腕部、膝部、髋部、掌跖关节及近端指间关节均可受累。在成人中，RP表现为游走性、非侵蚀性单发/多发关节炎，无关节畸形。关于儿童RP的最大样本的研究表明，关节炎是最常出现的症状（36%）[2]。此外，RP相关的关节炎也可以是毁损性的，累及骨骺[10]。

在成人和儿童患者中，鼻软骨炎是另一常见的表现，常急性发作、伴疼痛。鼻部肿胀、流涕、鼻出血是典型表现。由于鼻软骨破坏，可形成鞍鼻[1]。在50%～60%的成人和儿童RP患者中，眼部受累表现为巩膜外层炎、巩膜炎、角膜炎、结膜炎、葡萄膜炎或虹膜炎[2]。

17%～36% RP患者伴有皮肤表现[11]，包括口腔溃疡（最常见）、生殖器溃疡、紫癜、血管炎、多形红斑、离心性环状红斑、持久性隆起性红斑、脂膜炎、荨麻疹样损害以及Sweet综合征[5,11]。此外，已有躯干上部的丘疹和固定型环状荨麻疹样皮疹的报道，组织病理学表现为淋巴细胞性血管炎[12]。

心血管受累导致血管瓣膜功能不全、心律失常、传导阻滞、动脉瘤以及心包炎[1]，通常发生于男性患者，是RP患者第二常见的死亡原因[5]。有50%的成人患者发生肺部疾病，累及喉部和支气管。由于喉、气管及支气管梗阻或狭窄，肺部受累可能非常严重。表现为咳嗽、呼吸困难、喘鸣和喘息。气管狭窄、塌陷和肺部感染导致的声门下炎症使得RP的治疗更加困难，甚至导致死亡。事实上，气道并发症是RP患者最常见的死亡原因[1,5]。相比于成人患者，儿童RP患者呼吸道受累更为常见、严重[2]，常需要气管切开。

RP患者的神经系统表现主要包括脑神经受累，也有血管炎的报道[1]。肾脏受累罕见，最常表现为IgA肾病或肾小球肾炎，其预后不良[1,5]。耳前庭受累可以导致听力损失（包括传导性和神经性）、耳鸣或者眩晕[1]。

诊断 遗憾的是，目前缺乏能够明确诊断的实验室检查方法。RP的组织病理学改变是非特异性的，但是通常显示软骨基质的嗜碱性染色，软骨被炎症和纤维组织替代。因为组织病理学表现为非特异性的，同时活检会导致软骨损伤，所以在诊断困难的病例中才会采用活检的方法[1,2,5]。尽管如此，RP可以根据临床标准明确诊断，该标准最初由McAdam等[13]在1976年提出，Damiani和Levine[14]在1979年进一步补充，Michet等[15]在1986年进行修订（表150.3）。

红细胞沉降率可升高，并且和疾病活动度相关。可以出现贫血、白细胞增多、嗜酸性粒细胞增多。疾病急性发作时会引起尿黏多糖升高。胸部X线、肺功能、螺旋CT、MRI和喉支气管造影可用来评估RP的气道

表 150.3 复发性多软骨炎的诊断标准

McAdam 等[13]	诊断需满足≥3 条标准 双侧耳软骨炎 鼻软骨炎 气道软骨炎 非侵蚀性、血清反应阴性的关节炎 眼部炎症 耳前庭损害
Damiani 和 Levin[14]	3 项 McAdam 等的标准;或者 1 项 McAdam 等的标准+ 组织病理学明确;或 2 项 McAdam 等的标准+氨苯砜或糖皮质激素治疗有效
Michet 等[15]	诊断需要满足 2 项主要标准,或者 1 项主要标准+2 项次要标准 主要标准: 耳软骨炎 鼻软骨炎 喉气管软骨炎 次要标准: 眼部炎症 听力丧失 前庭功能障碍 血清反应阴性的关节炎

受累情况[1,5]。PET-CT 是一种用于评估多系统受累情况及疾病活动度的检查方法[5]。

鉴别诊断 耳软骨炎需要和细菌性蜂窝织炎、耳部丹毒、昆虫叮咬、冻伤和先天性梅毒进行鉴别。耳软骨炎通常双侧受累,很少累及耳垂。鼻软骨炎导致的鞍鼻也可见于麻风、先天性梅毒、利士曼病、SLE、副球孢子菌病、曲霉病、鼻硬结病、韦格纳肉芽肿以及淋巴瘤。RP 相关的关节炎是非侵蚀性、暂时性的,可与反应性关节炎类似。RP 患者气道受累类似于支气管哮喘或韦格纳肉芽肿,血管受累表现可类似于结节性多动脉炎、多发大动脉炎、BD 和抗磷脂抗体综合征[1,5]。

治疗 由于缺乏 RP 治疗的随机试验,所有的数据来自病例报告和系列病例。对于轻度或局部受累患者,可以采用非甾体抗炎药。系统性糖皮质激素(口服或静脉)仍主要用于治疗急性发作或器官受累的患者。还可采用糖皮质激素联合免疫抑制剂治疗,包括环磷酰胺、硫唑嘌呤、甲氨蝶呤、环孢素和秋水仙碱[1-2,5]。另外,已有使用抗肿瘤坏死因子药物、IL-1 受体拮抗剂、托珠单抗、阿巴西普和英夫利西单抗成功治疗成人 RP 患者的病例报道[16-19]。已有关于采用英夫利西单抗、阿达木单抗、阿那白滞素和利妥昔单抗治疗儿童 RP 后缓解的病例报道[16,20-21]。

预后 RP 的病程长短不同,可以快速进展和暴发性发作。在成人中,平均生存期 5~7 年,死亡率大约 30%。在儿童中,损毁性软骨炎、耳聋、视力下降及死亡病例已有报道。儿童患者死亡的原因包括气管塌陷和急性瓣膜关闭不全[2,6]。

(鲁智勇 译,张卉 校)

参考文献 150.2

见章末二维码

第151章 红斑性肢痛症

Nedaa Skeik

摘要

红斑性肢痛症是一种罕见的疾病，可引起间歇性疼痛性红斑、皮温升高和水肿，下肢最常受累，多因热刺激和久站加重，并可能导致严重残疾。原发性红斑性肢痛症被认为是由家族性或散发性 *SCN9A* 基因突变引起，该基因编码电压门控的钠离子通道；继发性红斑性肢痛症则可能继发于各种不同的疾病，包括骨髓增生、血液和自身免疫性疾病等。鉴别诊断包括周围神经病、复杂的局部疼痛综合征、皮炎、皮肤感染、累及皮肤的自身免疫性疾病、骨髓炎、动脉或静脉功能不全和 Fabry 病。红斑性肢痛症的治疗非常困难，具有挑战性，应该多学科联合治疗。目前尚没有一个有效的方法治疗红斑性肢痛症。治疗原则包括患者教育、控制并发症和潜在因素、冷温技术以及选择性的药物治疗，如针对骨髓增生性疾病使用阿司匹林。

要点

- 红斑性肢痛症是一种非常痛苦的神经血管性疾病，可能是由编码电压门控钠离子通道的 *SCN9A* 基因突变导致，患肢出现间歇性疼痛性红斑、皮温升高和肿胀。
- 诊断通常是临床性的，治疗比较顽固。

定义 红斑性肢痛症是一种罕见的神经血管性疾病，以间歇性红斑、皮温升高、疼痛为特征，肿胀多累及下肢，但也可累及上肢、面部或身体其他部位[1]。症状多因热而加重，因冷而减轻[1-2]。红斑性肢痛症可分为家族性或散发性，家族性表现为常染色体显性的遗传方式[3-4]。两者都可根据起病时间进一步分为青少年型(多在20岁之前出现症状)或成人型[3-4]。已报道的继发性红斑性肢痛症的发病原因包括骨髓增生性和血液性疾病、药物、感染、恶性肿瘤、结缔组织病与自身免疫性疾病[1]。

历史 四肢发热疼痛症状最早由 Graves 在 1834 年记载[5]。红斑性肢痛症(erythromelalgia)，曾名 Mitchell 病，最初由 Weir Mitchell 命名，之后于 1878 年改名为 erythromelalgia(红斑性肢痛症)，原因是 erythros 表示红色，melos 表示肢端，algos 表示疼痛[6]。1932 年，Brown 提出了对"灼热的红色充血性四肢"的原发性疾病的 5 项基本诊断标准[7-8]：

1. 出现手足双侧或对称性的灼痛。
2. 疾病因站立或遇热诱发或加重。
3. 症状可通过抬高患肢和遇冷而缓解。
4. 疾病发作时，患肢潮红充血，局部皮温升高。
5. 发病机制尚不清楚，对于原发性红斑性肢痛症尚没有治疗方法。

Smith 和 Allen 用"erythromelalgia"而不是"erythermalgia"表示红斑性肢痛病，以显示热(therme)的重要性[9]。该病在文献中还有其他不同的名称，包括 acromelalgia 取自 acro(extremity，肢体)；erythralgia(红痛)；erythermomelelgia(红热痛)；erythroprosopalgia(红斑性面痛)，其中 prosopon 为面部(face)[10]。2004 年，*SCN9A* 基因突变被确定为原发性红斑性肢痛症的主要遗传因素[11]。

病因 红斑性肢痛症可分为原发性或继发性。原发性红斑性肢痛症是由家族性或散发性的 *SCN9A* 基因突变引起，该基因编码电压门控钠离子通道[1]。家族性以常染色体显性遗传方式遗传。家族性和散发性的病例都可根据发病年龄进一步分为青少年型和成人型。青少年型多在 20 岁之前起病，多数在 10 岁之前[1,3,12]。继发性红斑性肢痛症的病因可能包括骨髓增生性疾病、恶性血液病、药物、感染、恶性肿瘤、结缔组织病和自身免疫性疾病、细胞贮存性疾病、神经源性疾病和一些摄入性物质(框图 151.1)[1]。

红斑性肢痛症是一种罕见的疾病。2009 年在美国明尼奥姆斯特德县(Olmsted County，MN，USA)平均发病率为 1.3/10 万人，女性患病率略高[13]。新西兰的另一项研究表明发病率可高达 15/10 万人[14]。

发病机制 红斑性肢痛症确切的病理生理学特点尚不完全清楚，原发性和继发性两个主要类型的发病机制有所不同[15]。已有足够的文献资料表明原发性(遗传

框图 151.1 已报道过的继发性红斑性肢痛症的原因

骨髓增生性疾病和血液疾病
自发性血小板增多症
真性红细胞增多症
骨髓增生异常综合征
恶性贫血
血栓性和免疫性血小板减少性紫癜
药物
环孢素(cyclosporine)
戊脉安,异搏定(verapamil)
硝苯苄啶(nicardipine)
尼非地平(nifedipine)
去甲麻黄碱(norephedrine)
溴隐亭和培高利特(bromocriptine and pergolide)
感染性疾病
人类免疫缺陷病毒
乙肝疫苗
流感疫苗
传染性单核细胞增多症
痘病毒
结缔组织病
系统性红斑狼疮
血管炎
神经源性疾病
糖尿病神经病变
周围神经病
神经纤维瘤病
Riley-Day 综合征
多发性硬化
肿瘤
副肿瘤综合征
星形细胞瘤
恶性胸腺瘤
其他
食用蘑菇
汞中毒

性)红斑性肢痛症是一种常染色体显性遗传性疾病,由 *SCN9A* 基因功能获得性突变引起,该基因编码 $Na_v1.7$ 钠离子通道,主要表达于背根神经节的交感神经和伤害性小直径感觉神经元,导致功能性改变[1,16]。在原发性红斑性肢痛症的患者中发现了大约 20 个突变[1]。大多原发性红斑性肢痛症相关突变基因的功能研究显示:相关突变使通道在激活和缓慢失活的功能上产生超极化转变,并增强对小的去极化刺激的反应,由此能使含有这些通道的细胞具有过度兴奋性的变化[1,17]。交感神经细胞功能的改变导致微血管症状,伤害性神经元功能的改变导致严重的灼痛,这是红斑性肢痛症的特征性表现[1,3]。尽管血流增加(激光多普勒测量),但低经皮氧分压(transcutaneous oxygen pressure, Tc-PO_2)值可反映出局部缺氧,可能是在微血管水平的动静脉分流所致[18]。继发性的病理生理学尚不清楚,考虑可能由一些潜在疾病引起的神经病理和微血管功能性变化导致[19]。

组织病理学 目前尚没有发现红斑性肢痛症诊断性的病理表现。原发性先天性红斑性肢痛症患者的皮肤组织病理学表现为非特异性,甚至完全没有任何潜在的病理变化[20-21]。另外,少数重度原发性红斑性肢痛症患者的皮损环钻显示血管周围轻度单一核细胞浸润,血管基底膜增厚和血管周围水肿明显[22]。已报道的其他研究结果包括动脉周围和汗腺丛中乙酰胆碱酯酶阳性和含有儿茶酚胺的神经末梢密度降低[21-22]。

临床特征 患者通常出现间歇性红斑、疼痛、皮温升高和肿胀,这可能会因热刺激、运动和站立肢体下垂而加剧,并通过降温和抬高患肢而缓解(图 151.1)[2]。红

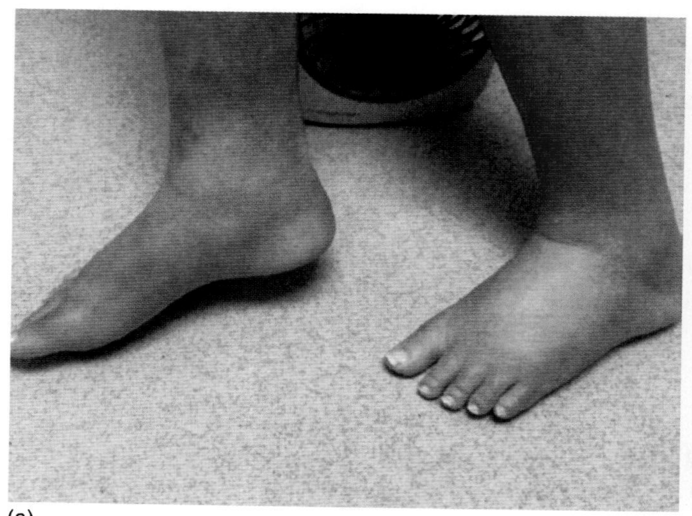
(a)

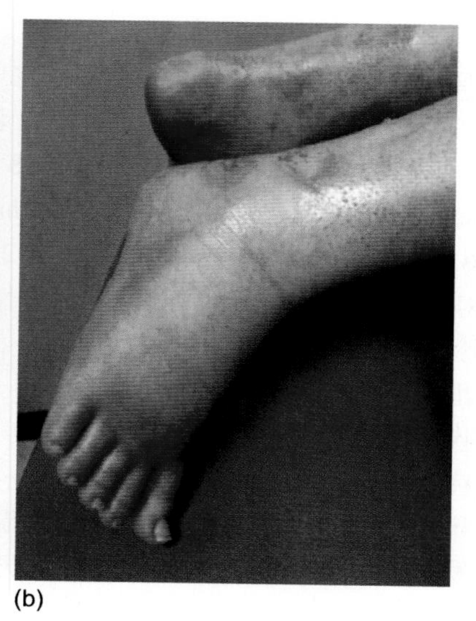
(b)

图 151.1 一个患红斑性肢痛症女孩的下肢有显著红斑、水肿(a)以及溃疡(b)

斑性肢痛症主要波及下肢,但偶尔会波及手部,罕见累及耳部和面部[23]。疼痛通常被描述为灼痛或刺痛,有时非常严重甚至活动受限[1]。症状通常是间歇性的,但可以是持续性不同程度的疼痛。症状可以持续几分钟或几天[23]。夏季症状更为常见,可因高温、行走、运动、坐姿、站立肢体下垂、穿鞋或戴手套而加重[24]。低温可以减轻症状,在某些病例中会短暂症状消失。有些患者通过冰敷或冷敷患肢、置身于冷空调环境中或抬高和暴露患肢来缓解症状[25]。疾病可能导致溃疡、感染、肢体缺血甚至截肢[26-27]。

详细的病史和体格检查对于诊断红斑性肢痛症至关重要,因为到目前为止还没有诊断性的实验室检查依据[1]。血管检查可能显示正常的动脉多普勒信号,在低 $TcPO_2$ 下,皮肤温度和激光多普勒值增加[28]。自主反射屏测试异常与小纤维性疾病有关[28]。基因检测有助于原发性疾病的诊断[3,12]。对于 *SCN9A* 基因突变的检测尚无共识指南。当继发性红斑性肢痛症诊断可能性不大时,可以考虑在有阳性家族史的年轻患者中进行基因检测。基因检测也可能会影响到生育计划,因为出生的孩子有50%的概率继承突变而患相同疾病。通过基因检测可以证实是遗传性而不是继发性红斑性肢痛症,避免为查找继发病因而反复进行全面又昂贵的检查[1]。

鉴别诊断 周围神经病变、复杂的区域疼痛综合征、蜂窝织炎、丹毒、皮炎、骨髓炎、系统性红斑狼疮、动脉或静脉功能不全、痛风和 Fabry 病等都需要与该病进行鉴别诊断[1,28]。

反射性交感神经营养不良的特点是慢性致残性疼痛、肿胀、血管舒缩不稳定以及活动受限,通常累及下肢。患者四肢常常皮温低、异色以及疼痛。症状不会因站立和遇热诱发。患者可以经交感神经阻滞剂而改善症状[29-30]。

神经运动综合征(Angiodyskinesia 综合征)是主要见于年轻女性的一种疾病,表现为早期静脉回流、动脉痉挛和下肢疼痛。当站立时,患者通常会出现斑点状红斑,伴感觉异常或灼痛。治疗可能包括血管扩张和交感神经切除术,效果不明确[29]。

Fabry 病是一种以 α-半乳糖苷酶 A 缺乏为特征的 X 连锁鞘脂储存障碍性疾病,可导致血管角皮瘤、角膜营养不良、二尖瓣疾病和肾衰竭。在运动、情绪紧张以及温度或湿度的剧烈变化之后,会出现急性疼痛[29,31]。

治疗 本病治疗非常困难,具有挑战性。目前还没有一种有效的方法治疗红斑性肢痛症。建议采取多学科联合治疗。治疗包括患者教育、控制并发症以及潜在的病因、避免诱发因素、降温治疗和选择性药物治疗[1,32]。阿司匹林可有效治疗由骨髓增生性疾病引起的继发性红斑肢痛症[28,32]。根据案例研究,静脉注射硝普钠对儿童和青少年患者可能有效[33-36],该治疗通过舒缓小动脉和静脉的平滑肌以及抑制血小板聚集而起作用。已报道的应用剂量由最初的 1μg/(kg·min)增加到 5μg/(kg·min)[29]。根据一篇报道,5例患者中4例采用这个剂量治疗后症状完全消失[37]。没有证据表明在上述剂量连续使用几天后有血小板数目异常或出现硫氰酸盐毒性反应。硝普钠的作用在 1~2min 内最强[25,29]。血管活性药物包括 β 受体阻滞剂、镁、前列腺素 E_1、伊洛前列素(前列环素类似物)和麦角生物碱均被报道可以缓解症状[28,32]。有关钙通道阻滞剂的作用存在一些相互矛盾的报道[28]。神经活性药物包括选择性5-羟色胺再摄取抑制剂(selective serotonin reuptake inhibitors,SSRIs)、三环类抗抑郁药、加巴喷丁、普瑞巴林和苯二氮䓬类药物也有一定的疗效[28,32]。谨慎使用非甾体抗炎药(non steroidal anti-inflammatory drugs,NSAIDs),其他镇痛药和麻醉剂可能有助于缓解疼痛[28]。外科手术包括交感神经切除术和交感神经阻滞术等可用于尝试治疗顽固性病例[28,38]。其他针对青少年和成人的治疗方法如针灸、生物反馈技术、催眠术和磁性物体疗法等的疗效尚存有争议[19,39]。目前正在设计一种针对 $Na_v1.7$ 的特定异构体阻滞剂[11]。在啮齿动物模型中,基因治疗在缓解神经病理性疼痛方面取得了一些成功。以单纯疱疹病毒为载体,将 $Na_v1.7$ 序列传递到小鼠背根神经节的神经元上,这可能为红斑性肢痛症的治疗开辟一个新的时代[40]。

预后 现有的治疗反应很不理想。许多儿童期已诊断的患者在成年后仍有症状。疾病可能会变成慢性并致残[19,29]。保守治疗以及针对病因的治疗可能会缓解疾病,尤其是继发性红斑性肢痛症患者。相反,也有报道患者由于剧烈疼痛出现截肢和自残,甚至自杀行为[22,41]。

产前诊断 有特定 *SCN9A* 突变的家庭可进行产前 DNA 检测[29,42]。

(余红 译,鲁智勇 校)

参考文献

见章末二维码

第三十二篇　系统疾病的皮肤表现

第152章　代谢性疾病与皮肤

Fatma Al Jasmi, Hassan Galadari, Peter T. Clayton, Emma J. Footitt

摘要

代谢性疾病，包括先天性和获得性，是由于酶的缺乏或过量导致特定代谢产物的贮积或缺乏引起的。通常为多系统的疾病，常伴有皮肤特征性表现。儿童皮肤科医生对这些皮肤特征性表现的认识和识别有助于疾病早诊断、早治疗。证据显示，早期干预可能会改善某些疾病的预后。本章讨论的是代谢性疾病的皮肤表现和治疗方法。

要点

- 先天性代谢缺陷是由于缺乏某种酶或辅因子。
- 先天性代谢异常大多为常染色体隐性遗传病，可在任何年龄段发生。
- 苯丙酮尿症的表现是黑色素合成障碍导致的皮肤和头发苍白。
- 酪氨酸尿症Ⅱ型的典型表现是疼痛性、边界清楚的掌跖部角化过度。
- 在尿黑酸症患者中，皮肤色素沉着为首发的诊断性体征，主要累及腋窝、腹股沟和耳部，还可累及颈部、鼻部和手背等部位。
- 经典型同型胱氨酸尿症是一种多系统疾病，表现为晶状体异位、马方综合征样体型、早发性骨质疏松症、鸡胸、精神发育迟缓、血栓栓塞、颧部潮红、皮肤和头发苍白，以及头发稀疏易脆。
- 丙酸尿症的并发症为异亮氨酸缺乏所致的脱发、系统性念珠菌病和肠病性肢端皮炎样综合征。
- 生物素酶缺乏症的临床表现为癫痫、肌张力降低、发育迟缓、皮损和脱发。
- 儿童期的光敏感和烟酸缺乏症样外观通常是哈特纳普病(Hartnup disease)的首发症状。
- 戈谢病(Gaucher disease)2型可出现先天性鱼鳞病。皮肤表现先于严重的神经系统表现，从轻度皮肤剥脱、鳞屑到“火棉胶婴儿”的表现。
- 溶酶体贮积症，如α-N-乙酰半乳糖苷酸酶缺乏症、法布雷病、岩藻糖苷贮积症和Farber病可能会出现血管角化瘤。
- 黏多糖贮积症(mucopolysaccharidoses，MPS)患者有多毛症和皮肤增厚的表现。
- 与MPS Ⅰ型不同的是，MPS Ⅱ型表现为肩胛骨区散发的、呈网状分布的、对称的、坚实的、无痛的、肉色至象牙色的丘疹和结节。
- 转醛醇酶缺乏症的皮肤表现为皮肤干燥、皮肤松弛、鱼鳞病、毛细血管扩张和血管瘤。
- 氨酰基脯氨酸二肽酶缺乏症的特点是严重的下肢慢性、顽固性、疼痛性皮肤溃疡。
- 家族性高脂蛋白血症的临床特点为早发性动脉硬化和黄色瘤，可出现于纯合家族性高脂蛋白血症患者的儿童期。
- 肠病性肢端皮炎的典型三联征为锌缺乏所致的肢端皮炎、脱发和腹泻。

引言

先天性代谢缺陷(inborn errors of metabolism，IEM)是由于酶或其辅因子的缺乏或异常导致的特定代谢产物贮积或缺乏。IEM患者的最佳结局取决于对代谢疾病的症状和体征的早期识别及早期治疗[1-3]。

大多数IEM是常染色体隐性遗传病。疾病的表现可以在任何年龄出现，如宫内、新生儿期、婴儿期，甚至青春期或成年期。本章介绍与皮肤和头发有关的IEM的关键症状(表152.1和框图152.1)。卟啉病、高脂血症和鱼鳞病详见其他章节。

表 152.1 代谢性疾病的皮肤症状及相关的代谢性疾病

皮肤异常	类型/部位	疾病	首发时间
自残	—	莱施-奈恩综合征	—
牙齿萌发迟缓,牙齿松动,黏膜色素沉着	—	尼曼-皮克病	—
大疱和糜烂,牙齿变红	—	先天性红细胞生成性卟啉病(congenital erythropoietic porphyria,ECP;Günther disease)	—
痘疮样瘢痕,大疱,结痂,皮肤增厚	—	红细胞生成性原卟啉病(EPP,erythropoietic protoporphyria)	—
牙齿发育不全,罕见综合征表皮痣和疣状生长(Oranje 综合征)	维生素 D 依赖性佝偻病	—	—
臀部黄色丘疹	发疹性黄色瘤	**Ⅰ、Ⅳ和Ⅴ型高脂血症**	儿童期以后
膝、肘部伸侧黄红色丘疹性病变	结节性黄色瘤	**Ⅱ和Ⅲ型高脂血症**	可能发生于儿童期
柔软的黄色斑块	扁平黄色瘤	**50%病例患有高脂血症**	可能发生于儿童期
色素减少,红斑/脱屑,皮肤苍白	湿疹,色素减退	**苯丙酮尿症**	婴儿期
黑尿,蓝色色素沉着	深灰/蓝尿布	尿黑酸症	婴儿期
色素沉着	口腔黏膜色素沉着	**肾上腺脑白质营养不良**	儿童期
色素沉着	面、颈、手部弥漫性色素沉着	**戈谢病**	儿童期
黄色斑块;皮肤黄色质硬;特殊面容	腋窝黄色瘤,躯干和腿蜡状硬结	尼曼-皮克病	儿童期
掌跖部角化过度和糜烂	皮肤角化病	**酪氨酸血症Ⅱ型**	儿童期
脸颊发红	颧部潮红,网状青斑,溃疡	**同型胱氨酸尿症**	儿童期
脐周和腿部红色针尖样皮损;四肢和腹部疼痛	血管角化瘤	**法布雷病**	儿童期后期或成年期
红色针尖样皮损;特殊面容	血管角化瘤	岩藻糖苷贮积症	婴儿期
红色针尖样皮损;特殊面容	血管角化瘤	β-甘露糖苷贮积症	
红色针尖样皮损;特殊面容	血管角化瘤	G_{M1} 神经节苷脂贮积症	儿童期
红色针尖样皮损;特殊面容	血管角化瘤	半乳糖唾液酸贮积症	儿童期
红色针尖样皮损;特殊面容	血管角化瘤	天冬氨酰葡糖胺尿症	儿童期
粉色尿;皮肤糜烂和皮肤异色症(面部、手部)	粉色尿布	先天性红细胞生成性卟啉病	婴儿期
对称性腔口周围和肢端红斑水疱样皮损;脱发	肢端湿疹	**肠病性肢端皮炎,锌缺乏症**	新生儿期
新生儿红皮病;尿布区和腹股沟区边界锐利的红斑	红皮病或脂溢性皮炎样	全羧化酶合成酶缺乏症	新生儿期
脱发,与上述相同的皮肤异常	肠病性肢端皮炎样	**生物素酶缺乏症**	新生儿期
尿布区、肢端和腔口周围红斑鳞屑性发疹;烫伤样皮肤	脂溢性皮炎或葡萄球菌烫伤样皮肤疹	**丙酸血症**	新生儿期
	—	**甲基丙二酸血症**	新生儿期
皮肤出生即鱼鳞状脱屑	鱼鳞病/火棉胶婴儿	神经病性戈谢病	新生儿期

续表

皮肤异常	类型/部位	疾病	首发时间
皮肤鱼鳞状脱屑;身材矮小;性腺功能减退症;精神发育迟滞	鱼鳞病,X 连锁	类固醇硫酸酯酶缺乏症(X 连锁鱼鳞病)	新生儿期至儿童早期
皮肤鱼鳞状脱屑;精神发育迟滞;身材矮小	鱼鳞病	多种硫酸酯酶缺乏症	新生儿期至儿童早期
		植烷酸贮积症(雷夫叙姆病)	
皮肤出生即鱼鳞状脱屑	鱼鳞病	舍格伦-拉松综合征;脂肪醇氧化缺陷	新生儿期
皮肤线状或带状的鱼鳞状脱屑	鱼鳞病	Conradi-Hunermann 综合征;X 连锁点状软骨发育不良;CHILD 综合征	新生儿期
鱼鳞病	鱼鳞病	**丝氨酸合成缺陷**	
	鱼鳞病	糖类缺陷糖蛋白(carbohydrate-deficient glycoprotein,CDG-1f)	
溃疡;红斑;瘀斑;紫癜;毛细血管扩张	红斑性紫癜性下肢溃疡	氨酰基脯氨酸二肽酶缺乏症	新生儿期
踝、腕、肘关节和摩擦部位结节样肿块	肉芽肿性肿瘤	**Farber 脂肪肉芽肿病(神经酰胺酶缺乏症)**	儿童早期
臀部脂肪垫,皮肤增厚;腿部线性脂肪萎缩	脂肪萎缩,脂肪过多症	糖类缺陷糖蛋白综合征 I 型	婴儿期
背部象牙色丘疹;特殊面容,鼻梁低平,手大,手指短	皮肤浸润	**黏多糖贮积症Ⅱ型**	—
脱发		**肠病性肢端皮炎**	婴儿期
		生物素反应性多种羧化酶缺乏症	
		钙化固醇代谢缺陷	
		先天性红细胞生成性卟啉病	
		Conradi-Hunermann 综合征	
		必需脂肪酸缺乏症	
		门克斯病	
		Netherton 综合征	
		甲基丙二酸和丙酸尿症	
毛发易脆;扭转发;结节性脆发病	毛干异常	门克斯病;铜缺乏症	婴儿期
结节性脆发病		Netherton 综合征	新生儿期
		精氨酸血症	儿童早期
		赖氨酸尿性蛋白不耐症	—
		精氨基琥珀酸尿症	—
		CDG Ⅰ型*	—

注:可治疗的疾病以粗体字显示。

* 数据来源 Silengo M,Valanzise M,Pagliardini S et al. Hair changes in congenital disorders of glycosylation(CDG type Ⅰ). Eur J Pediatr 2003;162:114-115.

框图 152.1　先天性代谢缺陷的分类

氨基酸代谢病
- 苯丙酮尿症
- 酪氨酸血症Ⅱ型(Richner-Hanhart 综合征)
- 碱性磷酸酶尿症
- 同型胱氨酸尿症

有机酸尿症
- 丙酸血症
- 甲基丙二酸血症
- 生物素酶缺乏症

转运缺陷
- 哈特纳普病

溶酶体贮积病
- 戈谢病
- α-NAGA 缺乏症/Schindler 病
- 法布雷病
- 岩藻糖苷贮积症
- 黏多糖贮积症
- GM1 Ⅰ型神经节苷脂贮积症
- Farber 脂肪肉芽肿病:神经酰胺酶缺乏症

其他:
- 转醛醇酶缺乏症
- 氨酰基脯氨酸二肽酶缺乏症

参考文献 152.1

见章末二维码

氨基酸代谢病

苯丙酮尿症

定义　苯丙酮尿症(Phenylketonuria, PKU, OMIM # 261600)是一种常染色体隐性遗传的氨基酸代谢病,因肝脏中 *L*-苯丙氨酸羟化酶缺乏引起[1]。

历史　20 世纪 30 年代,Asbjørn Følling[2]发现血液中苯丙氨酸水平升高(高苯丙氨酸血症)是神经心理障碍伴暴露部位典型的皮炎、肌张力减退和加入三氯化铁后尿液呈绿色的根本原因。20 世纪 50 年代,Horst Bickel[3]引入低苯丙氨酸饮食以治疗 PKU;20 世纪 60 年代,Robert Guthrie[4]引入针对高苯丙氨酸血症的新生儿筛查试验(Guthrie 试验)。

发病机制　PKU 是由苯丙氨酸羟化酶(*PAH*)基因突变引起的。PAH 将苯丙氨酸转化为酪氨酸,并需要辅因子四氢生物蝶呤(BH4)参与。PAH 活性丧失会导致血液中苯丙氨酸浓度增加,大脑中的毒性浓度升高,并导致酪氨酸酶被抑制,继而导致皮肤和头发色素减少。少数高苯丙氨酸血症患者(1%～2%)因辅因子缺陷可导致神经递质缺乏。由于神经系统后遗症,这类患者被诊断为"恶性 PKU"[5-6]。

不同国家的 PKU 患病率有所不同。土耳其的发病率很高(每 2 600 例活产中有 1 例)[7],而在芬兰则很低(每 20 万例活产中有 1 例)[5]。

临床特征　患有 PKU 的新生儿未显示任何体征。若不加以治疗,随年龄增长,儿童可能会出现小头畸形、癫痫、霉臭味、严重智力残疾和行为问题,磁共振成像上可见大脑结构改变[5]。

黑色素合成障碍导致皮肤和毛发苍白是 PKU 最典型的皮肤表现。患者通常具有光敏性,发生化脓性感染的概率增加,毛发角化病、脱发和湿疹的发生率增加[8]。

未经治疗的高苯丙氨酸血症/PKU 孕妇自发流产的风险较高(母体 PKU 综合征)。他们的后代通常表现为低出生体重、小头畸形、发育迟缓和心脏畸形[5]。

预后　在经典 PKU 中,早期苯丙氨酸限制性饮食可以预防精神运动迟缓和智力低下。

生物蝶呤生物合成缺陷的患者应严密监测神经系统症状。部分患者会经历相对良性的病程。但即使治疗得当,部分患者也有严重的神经系统后遗症。这些疾病的长期预后仍未知。由于经新生儿筛查及早期发现病情的这一代患者现已成年,预防母体 PKU 综合征将是不久后的主要问题。

鉴别诊断　在新生儿期以及早产儿和肝病患者中,血浆苯丙氨酸水平可能异常升高。其他代谢障碍如经典半乳糖血症或酪氨酸血症(请参阅下文)可能引起 PKU 筛查试验假阳性。PKU 的皮肤表现可模拟湿疹和硬皮病样改变,并伴有色素改变。

筛查和治疗　PKU 筛查已包括在许多国家的新生儿筛查项目中。用 Guthrie 卡采集新生儿足跟血,进行血斑筛查几乎可以 100% 检出[9]。

一旦确诊 PKU,应立即采取低苯丙氨酸和补充酪氨酸的饮食。应根据年龄和需要添加维生素、矿物质和钙。所有患者应终生保持这种饮食,或者至少至他们离开学校为止,育龄妇女应保持该饮食习惯以预防母体 PKU 综合征。一些中心在患者成年后开始限制其蛋白质饮食。在治疗期间,由于饮食中添加了酪氨酸,患者的头发颜色可能会变深(图 152.1)[5]。

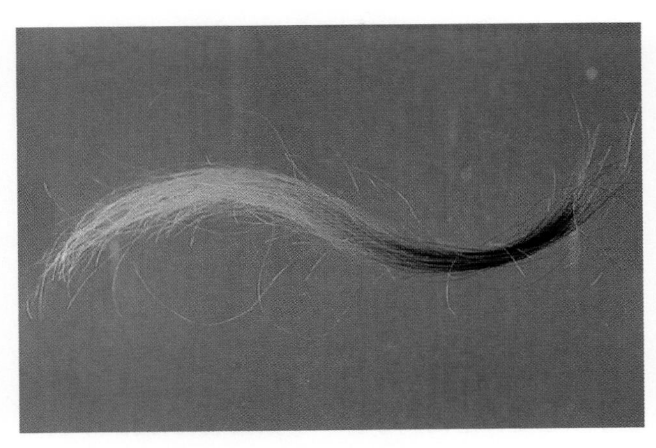

图 152.1 在发现较晚的典型苯丙酮尿症患者中，使用苯丙氨酸限制性和酪氨酸补充饮食后，头发色素增加。资料来源：Courtesy of Prof. F. J. van Sprang.

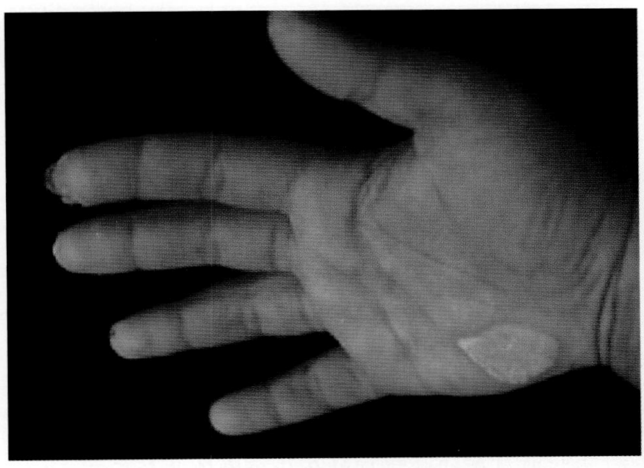

图 152.2 小鱼际和指尖边界锐利的淡黄色角化过度性斑块。资料来源：Charfeddine C et al. 2006[14]. Reproduced with permission of Elsevier.

酪氨酸血症Ⅱ型

定义 酪氨酸血症Ⅱ型（Richner-Hanhart 综合征，OMIM#276600）是由于肝细胞质氨基转移酶缺陷引起的酪氨酸分解代谢的眼皮肤疾病[10]，是一种常染色体隐性遗传病。

历史 1938 年 Richner 和 1947 年 Hanhart 认识到一种独特的眼皮肤综合征。1973 年，Goldsmith 等[11]指出酪氨酸血症Ⅱ型与眼皮肤综合征之间的相似性。

发病机制 由肝中磷酸吡哆醛依赖性细胞质酪氨酸氨基转移酶缺乏引起。该酶催化 *L*-酪氨酸转化为对羟基苯丙酮酸[12]。由于酪氨酸氨基转移酶缺乏，血浆酪氨酸和异常的尿酪氨酸代谢产物积聚。

有人提出细胞内结晶为组织损伤的机制。由于血浆中酪氨酸水平过饱和，因此表皮中氨基酸水平可能会超过血浆中的水平。皮肤病变局限于掌跖部，与多核细胞浸润有关。

临床表现 80% 的病例发生皮肤损害，发病年龄从出生第 1 周到 20 岁之间[13]。尽管掌部也可能不受影响，典型的皮肤表现为掌跖部边界清楚的疼痛性角化过度。掌部皮损通常累及指尖、大鱼际和小鱼际（图 152.2）。跖部皮损位于负重区。足底病变引起的疼痛足以使患者拒绝行走。病变可能初始表现为大疱和糜烂，然后发展为结痂的角化过度性斑块，通常与过度水合有关。

眼部病变通常发生在出生后 1 年内（通常在 10 岁内），表现为双侧糜烂并伴有畏光或治疗抵抗的角膜炎。因此，若无及时正确的诊断和治疗，可能会导致视力障碍。裂隙灯检查也可观察到眼中的酪氨酸晶体。智力和发育障碍则是酪氨酸血症Ⅱ型患者间差异较大的特征[14]。

预后 尽早采用低苯丙氨酸和低酪氨酸的饮食可迅速逆转眼和皮肤异常。早期发现、有效的饮食干预和密切的生化监测，该病预后良好[15]。

鉴别诊断 眼皮肤性酪氨酸血症的痛性水疱应与各种疱病鉴别，如不同形式的大疱性表皮松解症。

治疗 采用苯丙氨酸和酪氨酸限制性饮食治疗眼皮肤性酪氨酸血症具有眼部结晶的患者（因为从苯丙氨酸经 *L*-苯丙氨酸羟化酶催化向酪氨酸转化的途径未被阻断，所以饮食中苯丙氨酸的含量也应限制）。早期饮食干预通常可成功改善眼皮肤后遗症，以及生长和精神运动发育[15]。

尿黑酸症

定义 尿黑酸症（OMIM#03500）是一种常染色体隐性遗传病，由尿黑酸 1,2-双加氧酶（EC 1.13.11.5）缺乏所致。尿黑酸（homogentisic acid，HGA）在血液和组织中积聚，并以氧化形式的尿黑酸排泄到尿液中[16]。

历史 在关于遗传性代谢性疾病的观念发展中，对尿黑酸症的研究非常重要。1908 年，Archibald Garrod 在 Croonian 演讲中探讨了尿黑酸症[17]。1958 年发表的一项研究将该缺陷缩小至 HGA 氧化酶缺乏症[18]。该病的遗传基础，即 *HGD* 突变，于 1996 年阐明[19]。

发病机制 由于 HGA 氧化酶缺乏，HGA 蓄积并排泄到尿液中。HGA 是酪氨酸降解途径的中间产物[16]。

临床特征 尿黑酸症的3个主要特征是尿液中存在HGA、褐黄病(结缔组织中的蓝黑色色素沉积)以及脊柱和较大关节的关节炎。尿液中排出的HGA氧化产生黑色素样产物,并导致尿液静置后变黑。褐黄病仅在30岁以后发生,关节炎通常始于30岁。其他表现包括:掌跖部色素沉着、甲板变灰、耵聍和汗液发黑、巩膜蓝染、外耳和耳轮软骨的蓝色色素沉着、耳软骨钙化、主动脉或二尖瓣钙化或反流和偶见的主动脉扩张、肾结石和前列腺结石。皮肤表现是最早的诊断体征,表现为腋窝、腹股沟和耳部为主,并可累及颈部、鼻部和手背的色素沉着[8]。曾有一例病例报道为肢端角化病(沿指趾外侧线状排列的角化过度伴蓝色丘疹)并伴有尿黑酸症[20]。

预后 该病主要影响生活质量。许多尿黑酸症的患者都有致残症状,如疼痛、睡眠不足和呼吸道症状。这些症状通常从40岁开始。关节置换手术的平均年龄为50~55岁。患者发生动脉硬化所致心血管疾病的概率较高。

鉴别诊断 黑尿酸症所致褐黄病可能与长期使用石炭酸敷料治疗慢性皮肤溃疡所引起的获得性可逆性色素改变相混淆[21]。长期使用抗疟药Atabrine®[22]、亮肤剂氢醌或抗生素米诺环素[23]所致的化学诱导性褐黄病也曾有报道。慢性关节炎是慢性黑尿酸症的表现,类似于痛风性关节炎或类风湿性关节炎。

治疗 没有证据表明抗坏血酸治疗和/或蛋白质限制性治疗会产生长期疗效,但已有报道称使用抗坏血酸0.5~1g/d,且蛋白质的使用量限制在该年龄的最低需要量可改善症状[24]。尼替西农的试验性治疗则是另一种治疗选择[25]。

关节、心脏并发症的预防和对症处理似乎是主要的治疗目标。

同型胱氨酸尿症

定义 胱硫醚β-合酶(cystathionine β-synthase,CBS;EC 4.2.1.22)缺乏引起的同型胱氨酸尿症(OMIM #236200)是最常见的IEM[26]。

历史 1962年Gerritsen等首次对同型胱氨酸尿症进行临床描述后[28],Mudd等于1964年发现了其病因为酶的缺乏[27]。

发病机制 CBS缺乏症是一种转硫作用缺陷病,导致血浆同型半胱氨酸和甲硫氨酸水平升高、半胱氨酸水平降低[29]。CBS缺乏症是常染色体隐性遗传病。对吡哆醇有反应的患者体内酶活性可能高于无反应者[30],但不能依此准确地将反应者与非反应者区分开。

临床特征 患者具有多系统受累,包括:眼(晶状体异位)、骨骼(马方综合征样体型、早发性骨质疏松症、骨骼畸形如鸡胸、漏斗胸)、中枢神经系统(智力低下、癫痫和精神症状)、脉管系统(血栓栓塞)、皮肤和头发苍白、颧部潮红以及头发稀疏易脆。

据报道,某些接受过治疗的同型胱氨酸尿症患者色素减退是可逆的。尽管一些数据表明,同型半胱氨酸的酪氨酸酶抑制作用源于在酪氨酸酶活性位点上同型半胱氨酸与铜的相互作用[31],然而具体的机制尚不明确。未经治疗的患者颧部红潮表现为如农民一般的脸颊皮肤粗糙和发红(图152.3)。

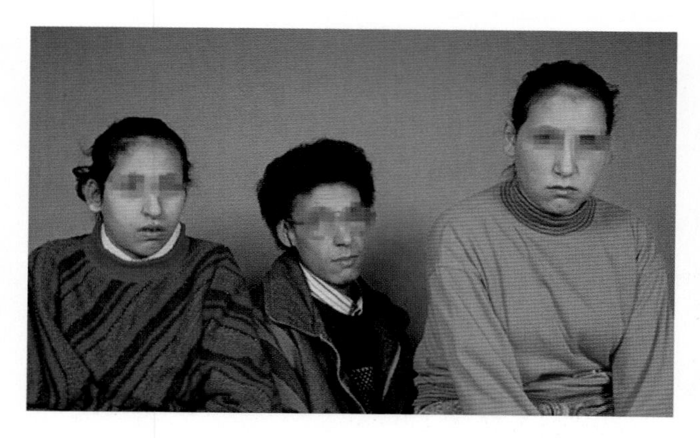

图152.3 治疗前的3个CBS(胱硫醚β-合酶缺陷型吡哆醇反应性同型半胱氨酸尿症)摩洛哥姐弟。男孩的晶状体已经脱落,年长的姐姐表现出颧部潮红

预后 该病临床表现多样,轻症病例可能直到发生严重并发症(如血栓栓塞)时才被诊断。即使是轻症的同型胱氨酸血症也与闭塞性血管疾病的高风险相关,与亚甲基四氢叶酸代谢部分相关。

鉴别诊断 同型胱氨酸尿症的经典表型常与表现为晶状体脱位、骨骼受累和血管并发症(主动脉瘤)的常染色体显性遗传病马方综合征相混淆。同型半胱氨酸尿症和马方综合征都是具有(不同)胶原异常的系统性疾病。与同型胱氨酸尿症不同的是,马方综合征不会出现智力低下。

治疗 在由CBS缺乏引起的同型胱氨酸尿症患者中约有1/2对药理剂量的吡哆醇有反应(每日3次,每次100~250mg,口服)。5-磷酸吡哆醛是CBS的辅因子,吡哆醇(维生素B_6)治疗会增加CBS缺乏症患者中吡哆醇无反应的同型半胱氨酸的转化。甜菜碱（二甲基甘氨酸，作为甲基供体）也用于治疗同型胱氨酸尿症，以刺激同型胱氨酸再甲基化为甲硫氨酸[29,32]。

高同型半胱氨酸血症的其他病因可能是叶酸或维生素 B_{12} 缺乏或钴胺素的先天性缺陷引起的。

参考文献 152.2

见章末二维码

有机酸尿症

丙酸血症

定义　丙酸血症（OMIM#606054）是常染色体隐性遗传的先天性支链氨基酸代谢缺陷。

历史　1961 年，Childs 描述了一个患有阵发性代谢性酮症酸中毒、蛋白质不耐受和血浆甘氨酸浓度升高的婴儿。此后报道了许多具有相似临床症状和生化检查的儿童。由丙酰辅酶 A（CoA）羧化酶缺乏和不同形式的甲基丙二酸血症引起的丙酸血症与上述症状相符，均表现为血浆甘氨酸浓度显著升高。

发病机制　必需氨基酸包括异亮氨酸、缬氨酸、甲硫氨酸和苏氨酸被代谢成丙酰辅酶 A。丙酰辅酶 A 羧化酶将丙酰辅酶 A 转化为甲基丙二酰辅酶 A。该酶的缺乏会引起丙酸血症[1]。

临床特征　丙酸血症和甲基丙二酸血症的临床特征相似。患者通常在生后几周内出现呕吐、代谢性酸中毒，生长受限、肌张力低下和智力低下，继而发生新生儿死亡。

在丙酸血症的病程中（即使在接受治疗的情况下），患者也会出现皮肤表面大面积脱屑，并出现类似于葡萄球菌性烫伤样皮肤综合征的表皮松解症。这种并发症可能是由营养或必需氨基酸的缺乏（主要是异亮氨酸缺乏）引起的，最近被描述为肠病性肢端皮炎样综合征[2]。泛发性念珠菌病常常发生。脱发通常发生在失代偿末期，并且是可逆的。如果蛋白质缺乏严重，则必须补充 200~400mg/（kg・d）的异亮氨酸。为减少肠道丙酸的产生，提倡在失代偿期或每月一次使用甲硝唑。由异常有机酸引起的骨髓抑制导致的全血细胞减少症是一个常见特征。

预后　急性新生儿丙酸血症的预后较差。用碳酸氢盐对症治疗以纠正酮症酸中毒，并进行血液透析或腹膜透析以清除蓄积的有毒代谢物，可使新生儿存活。但是，在任何年龄，每种代谢紊乱都可能危及生命，严重的精神运动发育迟缓是其共同特征。

晚发型患者通常需要终生限制一种或多种必需氨基酸的饮食，这些氨基酸是有毒代谢产物的前体。（半）合成配方可以提供每日所需的蛋白质摄入量。

鉴别诊断　通过气相色谱-质谱技术进行适当诊断，排除酮症性高糖血症的不同疾病形式，如甲基丙二酸血症和其他有机酸血症。

治疗　丙酰辅酶 A 羧化酶需要生物素（10mg/d）作为辅因子。可以采取特殊氨基酸混合物进行饮食治疗。甲硝唑是一种抑制结肠菌群的抗生素，已被发现对减少丙酸代谢产物的经尿液排泄特别有效。需使用多种维生素和钙剂进行支持治疗。需补充左旋肉碱 100mg/（kg・d）（由于酯化丙酰 CoA 经尿液流失引起的继发性缺乏）。若异亮氨酸缺乏，应补充 200~400mg/d[3]。生长激素可诱导蛋白质合成代谢。对于甲基丙二酸或丙酸血症患者，生长激素治疗使蛋白质摄入量增加且生长更好，从长远来看可能是有用的。

一些严重的新生儿病例已经进行了肝移植治疗。尽管对认知障碍改善较差，但该治疗对改善身体状况和生存方面似乎是有意义的[4]。

甲基丙二酸血症

定义　甲基丙二酸尿症（OMIM#251000）是一种常染色体隐性遗传的甲基丙二酰 CoA 变位酶活性缺陷。它是由许多不同基因座的突变引起的遗传异质性疾病。甲基丙二酸血症是最常见的有机酸尿症之一。

历史　1967 年首次描述了患有代谢性酮症酸中毒和发育迟缓的重症婴儿，其血液和尿液中蓄积大量甲基丙二酸。

早期的描述，结合新的知识，已经证明遗传的甲基丙二酸血症存在许多不同的生化基础，其中有突变酶脱辅酶的缺陷和腺苷钴胺素的合成缺陷。

发病机制　由甲基丙二酰 CoA 变位酶（分别为 mut0-酶的亚型或 mut-酶的亚型）的完全或部分缺陷，其辅因子腺苷钴胺素（cblA、cblB 或 cblD-MMA）的转运或合成缺陷引起的。钴胺素（维生素 B_{12}）运输或生物合成的缺陷影响腺苷钴胺素和甲基钴胺素的合成是其主要病因。由于甲基四氢叶酸的参与，一些具有特定突变的 C、D 和 F 型儿童也表现出同型半胱氨酸尿症。

临床特征 症状与丙酸血症相似，表现为：呕吐、生长受限、嗜睡、肌张力低下，以及酮症酸中毒和脱水发作。使用气相色谱分析技术通常可在尿液中发现丙酰 CoA 代谢产物，例如 1-甲基柠檬酸、3-羟基丙酸叔丁酯和 3-羟基异戊酸。必须排除维生素 B_{12} 缺乏症。

与丙酸血症一样，在失代偿期中也会出现皮肤疾病[5-6]。在代谢失代偿期间，可能会出现腔口周围和肢端的红斑鳞屑性皮损，并有板层状脱屑，常伴脱发和念珠菌病。

预后 早期诊断和饮食治疗影响预后[7]。

治疗 药理学剂量的维生素 B_{12} 试验性治疗，限制蛋白质或限制支链氨基酸（前体）的饮食，再加上左旋肉碱的辅助治疗，是首选的治疗方法。应避免空腹以防止酮症酸中毒。在不久的将来，肝移植或肝细胞移植可能是治疗的最终选择[8]。

生物素酶缺乏症

定义 生物素酶缺乏症（OMIM#253260）是一种罕见的常染色体隐性遗传病，可由血清中酶活性不足（不到血清中正常活性的 10%）诊断[9]。

临床特征 表现为癫痫、肌张力低下、共济失调、发育迟缓、皮损和脱发。其他症状包括视神经萎缩、听力下降、结膜炎和真菌感染，这可能是由于免疫调节异常引起的。

约 20% 的患者以脱发和/或皮损为首发症状，至少发生于 60% 的患者。脱发为非瘢痕性。常有口周糜烂、结膜糜烂和结痂。

预后 早期生物素治疗似乎可以预防神经和皮肤问题的发生[10]。

鉴别诊断 全羧化酶合成酶缺乏症和生物素酶缺乏症可表现出相同的临床特征，如呕吐、肌张力低下、皮损、脱发、癫痫、共济失调和代谢性酮症酸中毒。肠病性肢端皮炎也是鉴别诊断的一部分。

治疗 生物素是水溶性维生素 B 族复合物的一员，是该病的一种治疗选择，每日口服 10mg 可以显著改善临床状况。

参考文献 152.3

见章末二维码

转运障碍

哈特纳普病

定义 哈特纳普病（OMIM#234500）是一种常染色体隐性遗传病，导致局限于肾脏和小肠的中性氨基酸转运受阻。

历史 1956 年，哈特纳普病首次在 Hartnup 家族的两个同胞中得到描述。不久后，有人提出哈特纳普病是组织特异的肾脏和肠道中的中性氨基酸重吸收障碍引起的。

发病机制 尿氨基酸分析显示典型的中性高氨基酸尿症。尿中色氨酸丢失增加、色氨酸吸收减少，色氨酸的利用率降低导致烟酸合成减少[1]。

临床特征 大多数患者无症状。光敏性通常是第一个体征，呈类似糙皮病的外观，始于儿童期。皮损表现为曝光部位为主的红色鳞屑。暴露在阳光下会引起水疱，暴露在直射的阳光下会出现水疱和灼痛，继而发生皮肤剥脱、角化过度、裂隙和色素沉着。神经系统症状已有描述，如间歇性小脑性共济失调、锥体束症状和精神病性行为。一些患者表现为轻度智力障碍。

预后 通过对新生儿筛查确诊的哈特纳普病患者进行前瞻性和回顾性研究，并进行长期随访，发现即使不进行治疗，大多数患者也无症状。近来认为，哈特纳普病的病因是多因素的[1]。哈特纳普病似乎不会对怀孕产生不利影响，也不会对胎儿不利。

鉴别诊断 需鉴别幼儿期发生的光敏性疾病，如 Bloom 综合征、Cockayne 综合征、着色性干皮病、红斑狼疮和某些类型的卟啉病。

治疗 每日 4~6 次，总计 100~250mg 的烟酰胺治疗可清除皮损，并可能使共济失调减轻。

参考文献 152.4

见章末二维码

溶酶体贮积病

戈谢病

定义 戈谢病（Gaucher disease，GD，OMIM#230800，

#230900,#231000)是常染色体隐性遗传的葡萄糖脑苷脂酶(EC 3.2.1.45)(一种溶酶体酶)缺乏症。其涵盖从围产期致死到无症状类型的连续性临床表现。有三种主要的临床类型(1 型、2 型和 3 型)。1 型与 2 型、3 型的区别在于无中枢神经系统受累,2 型是急性神经病变,而 3 型是慢性神经病变。

历史　由法国医生 Philippe Gaucher 识别,最初于 1882 年对其进行描述[1]。1965 年该疾病的生化基础被阐明[2]。1988 年,描述了 2 例患有鱼鳞病和 2 型 GD 的来自澳大利亚的黎巴嫩人[3]。1991 年 4 月,美国食品药品监督管理局(US Food and Drug Administration,FDA)批准了 1 型 GD 的首个有效治疗方法,即阿糖脑苷酶(ceredase)。改良的药物伊米苷酶(cerezyme)已于 1994 年 5 月获得 FDA 的批准,并已取代阿糖脑苷酶。

发病机制　葡萄糖脑苷脂酶缺乏会导致葡萄糖脑苷脂和其他糖脂在巨噬细胞的溶酶体内积聚[4]。

临床特征　1 型 GD 表现为骨病(骨质减少、局灶性溶解性或硬化性病变和骨坏死)、肝脾大、贫血和血小板减少症以及肺部疾病。2 型 GD 于 2 岁之前发病,精神运动发育受限,病程迅速进展且到 2~4 岁死亡。3 型 GD 可能在 2 岁之前发病,但通常病情进展缓慢,可以生存至 30~40 岁[4]。

2 型 GD 可能伴有先天性鱼鳞病。皮肤表现先于严重的神经系统表现,可表现为迅速缓解的轻度皮肤剥脱和脱屑,也可表现为"火棉胶婴儿"。"火棉胶婴儿"是指包裹在胶膜样皮肤包裹物中的新生儿。这种坚韧的、发亮的、无弹性的火棉胶样薄膜会导致新生儿四肢无法活动并引起睑外翻。通常在出生后 2~3 周完成该膜脱落或剥脱。异常的皮肤呈红斑的、光亮的,可遍及全身,但更主要见于掌跖部或弯曲褶皱处。皮肤活检示致密的角化过度、表皮增生和炎症。在临床有或没有鱼鳞病的 2 型 Gaucher 病患者中均观察到上述改变。有人认为这种病理表现是由于皮肤最外层神经酰胺与葡萄糖神经酰胺的比率发生了变化[5-6]。1 型 GD 可能很少出现鱼鳞病(个人观察)。

鉴别诊断　鉴别诊断取决于出现的症状和体征,通常包括白血病、淋巴瘤、类风湿性关节炎等炎症性疾病,或诸如 A、B、C 型尼曼-皮克病和其他 saposin C 缺乏症等其他贮积症。鱼鳞病伴神经系统受累的鉴别诊断包括多种硫酸酯酶缺乏症、Sjögren-Larsson 综合征和植烷酸贮积症。

预后　1 型 GD 患者可能存活至成年。根据疾病的发作和严重程度,不同患者间的症状和严重程度可能会有很大差异。2 型 GD 患者通常在 2 岁时死亡,而 3 型 GD 患者则常存活至青少年和成年期。

治疗　1 型 GD 的治疗方案包括酶替代疗法和/或底物还原疗法。2 型 GD 主要是支持治疗。酶替代疗法无法穿透血脑屏障。目前没有可用的疗法可以显著改善破坏性的神经系统疾病进展。

α-N-乙酰半乳糖苷酶缺乏症

定义　Schindler 病(OMIM#609241)(α-N-乙酰半乳糖苷酶或 α-NAGA 缺乏症)是一种最近认识的、临床表现各异的溶酶体贮积病[7]。

历史　1985 年,Schindler 首次报道了 2 个原发神经系统受累的兄弟,并将这种神经退行性疾病描述为一种溶酶体贮积病。

发病机制　1986 年,van Diggelen 发现血液和培养的成纤维细胞中 α-NAGA 明显缺乏[7]。酶活性不足导致神经轴索病变,可能影响神经轴索转运,导致营养不良。

临床特征　已发现两种表型。Ⅰ型是婴儿期发病的神经轴索营养不良,伴快速进展的神经退行性病变和严重的精神运动发育迟缓、失明和肌阵挛性癫痫。Ⅱ型发现于一名患有轻度智力低下和弥漫性躯体性血管角化瘤的成年日本妇女[8]。该疾病的两种形式都具有由 α-NAGA 活性明显降低引起的尿糖肽蓄积的模式。两种类型都为常染色体隐性遗传。

鉴别诊断　赛特贝格病、哈勒沃登-施帕茨病和其他形式的遗传性神经轴索营养不良中也观察到类似的结构性病变。Ⅱ型应与其他和血管角化瘤相关的疾病鉴别,如法布雷病、涎酸贮积症、GM1 神经节苷脂贮积症和岩藻糖苷贮积症(请参阅下文)。

预后和治疗　已有精神运动性迟缓和癫痫的报道。唯一的治疗是适当的支持治疗。

法布雷病

定义　法布雷病(OMIM#301500)由溶酶体酶 α-半乳糖

第三十二篇

苷酶 A 的活性缺陷引起，是一种先天性糖鞘脂代谢缺陷。

历史 1898 年，英国的 Anderson 和德国的 Fabry 描述了第一批弥漫性躯体性血管角化瘤的患者[9-10]。

发病机制 X 连锁隐性遗传的酶缺陷导致这些糖鞘脂底物蓄积在体液以及心脏、肾脏、眼睛和其他组织的多种细胞类型中[11]。

病理 血管角化瘤的组织病理学表现为真皮乳头层内许多扩张的薄壁的毛细血管，内衬内皮细胞，血液充盈，其上表皮角化过度。内皮细胞、成纤维细胞和周细胞中可能存在含有脂质的细胞质液泡。

临床特征 儿童期或青春期的临床表现为四肢疼痛和感觉异常，以及血管角化瘤（皮肤毛细血管扩张）。早期表现如毛细血管扩张有助于儿童期的诊断。随着年龄增长，这些皮肤血管病变的大小和数量逐渐增加。皮损可能是平坦的，伴轻度角化过度。皮损的位置通常在膝部与脐部之间。髋部、背部、臀部和阴囊最为常见。少汗症在非典型的变异型中有所报道。角膜和晶状体混浊为早期表现。

法布雷病的标志性皮肤表现是血管角化瘤[12]。在约 40% 患有经典法布雷病的男性青少年（14～16 岁）中出现。随着年龄增长，这些皮肤血管病变的大小和数量逐渐增加。它们表现为直径 1～5mm、红色至蓝黑色的不褪色皮损，并不总是像它们的名字所示那样表面覆盖小的白色鳞屑，也可是斑片或刚刚可被触及，倾向簇集分布于脐部和游泳裤区周围。皮损还可存在于口周或身体其他部位如生殖器，累及男性的阴茎、阴囊和腹股沟。随后皮损可出现在唇部、脐部、甲周以及掌部[13]。部分患者没有皮肤血管病变，部分患者患有斑状血管瘤（樱桃状血管瘤）[14]。

毛细血管扩张是第二常见的皮肤表现，最常见于光损伤部位，如面部和颈部 V 字区。它们的出现比血管角化瘤晚，并可在不常见部位如侧腹部、腹股沟区、肘部和膝盖屈侧出现（图 152.4）[15]。皮肤血管病变（毛细血管扩张和/或血管角化瘤）的出现与较高的疾病严重程度评分和主要器官受累有关[13]。少汗症（出汗减少）是法布雷病中的另一个常见问题，既归因于对汗腺的主要影响，又归因于自主神经病变。超过 50% 的男性和 25% 的女性在儿童时期患有少汗症和/或热耐受不良[16]。

预后 肾衰竭和心脑血管疾病是死亡的主要原因。

鉴别诊断 考虑到 X 连锁遗传，法布雷病应与其他弥漫性躯体性血管角化瘤患者（例如 Schindler 病）鉴别。

治疗 可通过激光治疗去除血管角化瘤，几乎没有瘢痕[17]。静脉给予重组酶补充剂进行酶替代疗法是预防心肌病和肾功能不全的首选治疗方法。

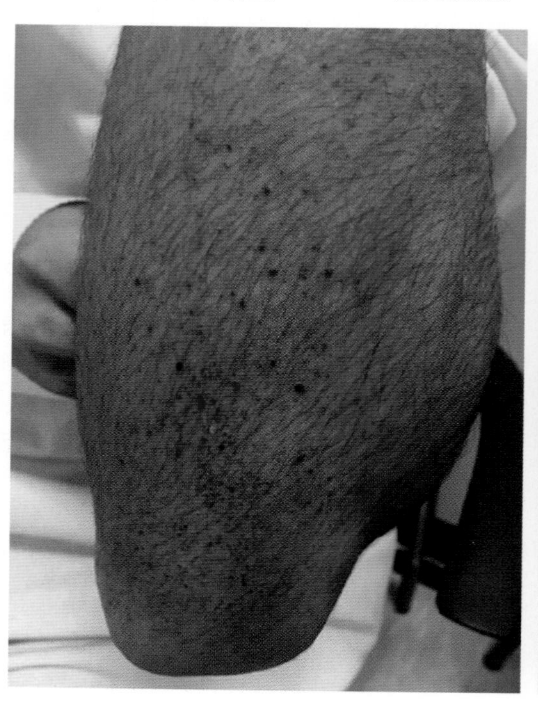

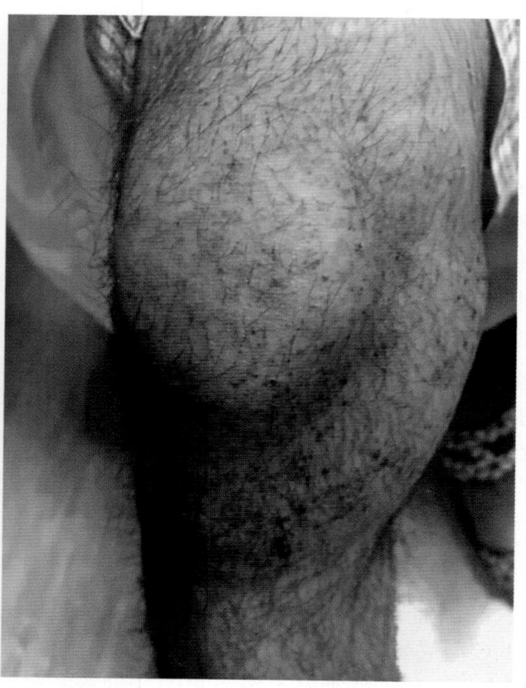

图 152.4 毛细血管扩张

岩藻糖苷贮积症

定义　岩藻糖苷贮积症(OMIM#230000)是一种由α-岩藻糖苷酶缺乏引起的溶酶体贮积病。

历史　岩藻糖苷贮积症在 20 世纪 60 年代后期被认识[18]。

发病机制　α-岩藻糖苷酶缺乏会导致糖蛋白、糖脂和寡糖的蓄积。

病理　岩藻糖苷贮积症的血管角化瘤表现为真皮乳头层中增生扩张的血管,内衬扁平的内皮细胞并充满红细胞,其上表皮增厚,呈乳头状瘤样增生,伴角质层增厚。电子显微镜检查可能有助于鉴别法布雷病和岩藻糖苷贮积症。在法布雷病中,内皮细胞和其他细胞类型中存在电子密度高的、层状(斑马状)内含物[19-20],而岩藻糖苷贮积症的血管角化瘤在皮肤以及其他组织(如肝脏、周围神经、直肠黏膜、眼和外周血淋巴细胞)中为电子密度低的空泡[18]。

临床特征　该病的严重程度不一。严重的患者在婴儿期即出现生长发育迟缓、精神运动发育迟缓、多发性骨发育不良和特殊面容。

血管角化瘤是主要的皮肤特征,见于 52% 的患者[19]。主要位于下腹部、外生殖器和会阴部[22](图 152.5)。其他皮肤表现包括广泛的毛细血管扩张、手足发绀、甲远端紫色横带、掌跖部血管增多、出汗异常(多汗症或少汗症)和皮肤干燥菲薄[23-24]。

预后　一项研究表明,超过 40% 的患者在 10 岁前死亡。汗液氯化钠值正常预示表型较轻。一项对 77 名患者的回顾性研究表明 20 岁以后死亡率为 41%[21]。

鉴别诊断　岩藻糖苷贮积症中的血管角化瘤与成人型α-NAGA 缺乏症中的血管角膜瘤无法区分。

治疗　干细胞移植在临床神经系统症状出现之前是有效的[25]。通过基因检测或生化分析进行产前诊断是可靠的,并已通过对绒毛膜绒毛活检标本或培养的羊水细胞的检测得到证实[26]。

黏多糖贮积症

定义　MPS 是一组溶酶体贮积疾病,由催化黏多糖(糖胺聚糖)逐步降解的酶缺乏引起(表 152.2)。

根据酶的阻断情况,硫酸皮肤素、硫酸乙酰肝素或硫酸角质素的分解代谢可能单一地或共同地受阻;可能影响硫酸软骨素。

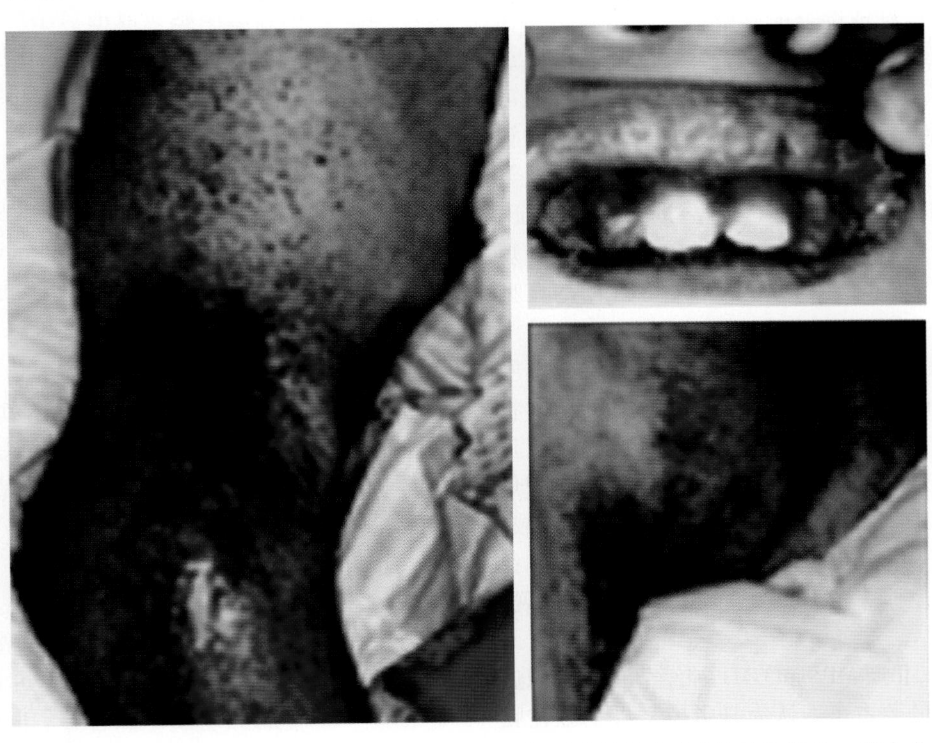

图 152.5　躯干(左图)、外生殖器(右下图)以及牙龈和唇部(右上图)的弥漫性血管角化瘤。资料来源:From[24]. Reproduced with permission from John Wiley & Sons.

第三十二篇

表 152.2 黏多糖贮积症的分类

类型	名称	尿排泄的 MPS 产物
Ⅰ H	Hurler	DS/HS
Ⅰ S	Scheie	DS/HS
Ⅰ H/S	Hurler-Scheie	DS/HS
Ⅱ	Hunter	DS/HS
Ⅲ A,B,C,D	Sanfilippo	HS
Ⅳ	Morquio	KS/CS
Ⅵ	Maroteaux-Lamy	DS
Ⅶ	Sly	DS/HS/CS

注:CS,硫酸软骨素;DS,硫酸皮肤素;HS,硫酸乙酰肝素;KS,硫酸角质素;MPS,黏多糖贮积症。

根据酶缺乏的情况,存在不同的临床特征。

历史 MPS 是由逐步降解葡胺聚糖(黏多糖)所需的溶酶体酶缺乏引起的一组疾病[27]。Hurler 综合征(Ⅰ型 MPS)和 Hunter 病(Ⅱ型 MPS)最初被描述为先天性多发性骨发育不良(和软骨营养不良)。后来人们对溶酶体贮积症伴 MPS 中的黏多糖尿的分类有了更深入的了解。

发病机制 溶酶体中未降解的糖胺聚糖分子的贮积最终导致组织和器官功能障碍。根据酶的缺乏情况,会发展出相应的综合征或综合征亚型。

临床特征 MPS 具有多种临床特征并累及多系统,可有肝脾大、多发性骨发育不良和特殊面容。严重的智力低下是 Hurler 综合征、严重的 Hunter 综合征以及婴儿后期的 Sanfilippo 综合征(Ⅲ型 MPS)的特征。Morquio 综合征(Ⅳ型 MPS)主要与骨骼有关。躯干短小、侏儒症、脊柱后凸和侧弯是 Morquio 综合征的典型骨骼异常。

MPS 患者患有多毛症和鼻翼、鼻中隔的皮肤厚度增加。患有 Hunter 病(Ⅱ型 MPS)的患者中可见网状分布的、对称性、坚实、无痛的、象牙白色(色素减退)丘疹和结节,直径 2~10mm(图 152.6)。皮损位于肩胛角和腋后线之间、胸部、颈部以及上臂和大腿外侧区域。这是该病的特征,并将其与 Hurler 病区分开。皮损在 2~3 岁开始出现,通常在 10 岁之前出现并缓慢进展,有时会自发消退[28]。

在Ⅰ型 MPS、Ⅱ型 MPS 和 GM1 神经节苷脂贮积症患者中出现泛发的蒙古斑。认为是由黑素母细胞在胚胎发育过程中的正常迁移被这些疾病蓄积的代谢前体所阻止或干扰所致[29]。

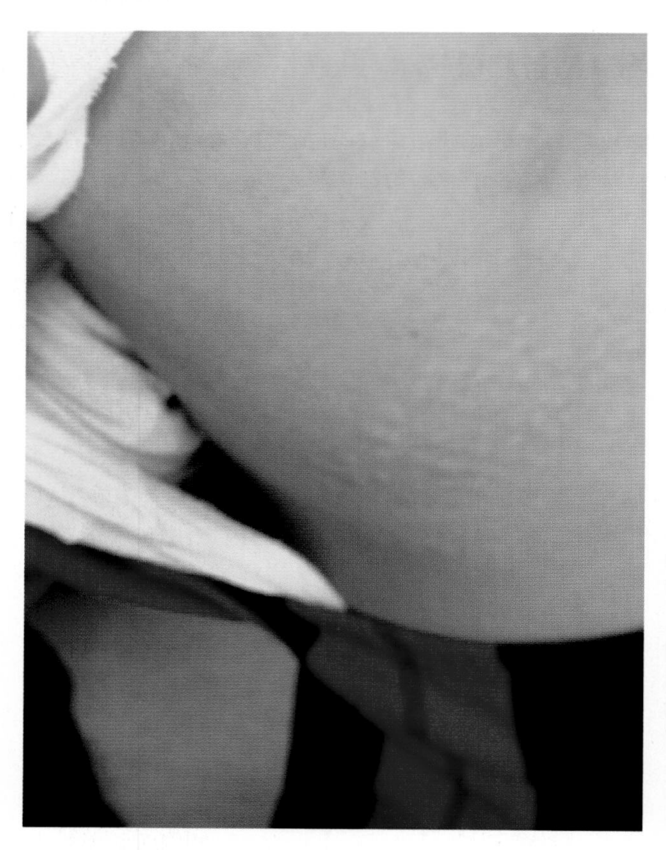

图 152.6 Hunter 综合征中网状分布的肤色丘疹

病理 病变以真皮网状层内细胞外黏多糖沉积为代表。丘疹被认为由细胞质液泡聚结产生,其随后将黏蛋白成分释放到细胞外间隙以形成丘疹和结节。这些皮肤病变是 Hunter 病的病理特征,但并非见于所有患者。

预后 该病呈慢性进行性病程,并累及多个系统。智力低下是一个常见特征,除了在 Morquio 病、Maroteaux-Lamy 综合征、Scheie 病和轻度 Hunter 病中。支持治疗、注意呼吸和心血管并发症,可以改善患者的生活质量。

鉴别诊断 尿糖胺聚糖检测可以区分糖胺聚糖的类别,但无法进行亚组分型。简易斑点试验价格便宜,可用于筛查,但可出现假阳性或假阴性结果。MPS 的诊断只能通过酶测定来确定。如果 MPS 检查为阴性,则应考虑黏脂贮积症和涎酸贮积症。

治疗 Ⅰ型和Ⅳ型 MPS 中的骨髓移植表明造血细胞可以提供足够的酶。酶替代疗法可用于Ⅰ型 MPS(Hurler-Scheie 病)、Hunter 综合征(Ⅱ型 MPS)、Maroteaux-Lamy 综合征(Ⅵ型 MPS)和 Morquio 病(Ⅳ型 MPS)。

GM1 神经节苷脂贮积症

定义 GM1 神经节苷脂贮积症（OMIM # 230500，#230600）是一种累及鞘脂的疾病。在儿童中有两种公认的疾病类型。Ⅰ型的特征是婴儿早期发作，2 年内致死。Ⅱ型发生在婴儿后期，通常在 3～10 岁死亡。

历史 GM1 神经节苷脂贮积症是已知的第二种神经节苷脂贮积病，第一种是泰-萨克斯病。最初被描述为 Landing 病：广泛性神经内脏脂肪沉积。

发病机制 O' Brien 等记录了 GM1 神经节苷脂的贮积[30]。主要是酸性 β-半乳糖苷酶的严重缺乏。神经内贮积主要位于基底神经节的神经元。

临床特征 出生后第一年，患有 GM1 神经节苷脂贮积症的婴儿精神运动发育受阻。许多患者的面部异常，包括前额突出、耳朵大而低垂、轻度巨舌和齿龈肥大。约有 50% 的患者出现樱桃红色斑点，与 Tay-Sachs 病相同。肝大通常出现于 6 个月后，大多数患者会出现脾大。皮肤多增厚、多毛、粗糙。

出生时的皮肤表现为广泛的石蓝色斑点，类似于蒙古斑，累及除面部、头皮、掌跖部外的所有皮肤。色素沉着斑的活检病理显示真皮中与蒙古斑一致的黑素细胞，但血管周围可见组织细胞浸润。血管角化瘤也曾报道见于一例患者[31-32]。

预后 婴儿 GM1 神经节苷脂贮积症表现为骨骼改变和神经系统损害，导致早夭。在青少年 GM1 神经节苷脂贮积症中可见到进行性精神运动性损害并伴有骨骼异常。

鉴别诊断 需与具有神经系统症状的溶酶体贮积病相鉴别。

治疗 目前仅有对症治疗。

Farber 脂肪肉芽肿病：神经酰胺酶缺乏症

定义 Farber 病（OMIM#228000）是与溶酶体酸性神经酰胺酶缺乏和神经酰胺的组织蓄积有关的脂质代谢疾病，是一种常染色体隐性遗传病[33]。

历史 1952 年，Sidney Farber 描述了第一例 14 个月大的婴儿 Farber 病。到目前为止，其表型已分为 6 个亚型。由于临床表现的多样性，很可能漏诊。

发病机制 在所有详细记录的病例中均报告了神经酰胺的蓄积。肉芽肿的形成和组织细胞反应似乎是神经酰胺蓄积的结果。

临床特征 主要的临床表现为关节附近和受压部位的皮下结节，以及进行性疼痛和变形的关节。喉部受累引起的声音嘶哑可导致失声、进食和呼吸困难、生长受限和间歇热。症状通常出现在 2 周龄～4 月龄。已有不同的亚型描述。

诊断可通过培养的皮肤成纤维细胞或白细胞中酸性神经酰胺酶的缺乏来确立。事实证明，通过基因检测或检测培养的羊水细胞中的酶活性可进行产前诊断[33-34]。

预后 该病通常在生命的最初几年致死，根据不同亚型，也可观察到更长的生命周期。

鉴别诊断 幼年型类风湿性关节炎和多发性透明蛋白纤维瘤病可与 Farber 病的临床表现相似[35]。组织病理学和酶学检查对于最终确诊是必要的。

治疗 支持治疗。酶替代疗法正在开发中。骨髓移植可能有益于神经系统受累之前的早期诊断患者[36]。

参考文献 152.5

见章末二维码

其他代谢缺陷

转醛醇酶缺乏症

定义 转醛醇酶缺乏症（OMIM#606003）是磷酸戊糖途径非氧化相的先天性缺陷，磷酸戊糖途径非氧化相可为核酸合成提供 5-磷酸核糖，为脂质生物合成提供烟酰胺腺嘌呤二核苷酸磷酸（nicotinamide adenine dinucleotide phosphate，NADPH）[1]。

历史 2001 年首次描述一例患有肝功能障碍和凝血异常的新生儿患者[1]。

发病机制 转醛醇酶催化三碳酮醇单位从 7-磷酸景天庚酮糖到 3-磷酸甘油醛的可逆转移，以构成 4-磷酸赤藓糖和 6-磷酸果糖[2]。在转醛醇酶缺乏症中，7-磷酸景天庚酮糖蓄积，而无法重复利用 5-磷酸核糖，这导致 NADPH 和谷胱甘肽（GSH）缺乏、脂质过氧化氢水平增加，以及线粒体跨膜电位丧失[3]。

临床特征 转醛醇酶缺乏症患者可能有多种临床表型,包括胎儿水肿、肝脾大、肝功能不全、血小板减少、贫血,以及肾功能、呼吸系统或心脏异常。畸形的特征包括眼裂下斜、低耳位和皮肤松弛症。所有患者的尿多元醇浓度异常,可用作诊断的生物标志物[1]。大多数报道的病例来自土耳其或阿拉伯地区的近亲家庭[4]。不同患者症状的严重程度和疾病结局差异很大。皮肤表现为干燥、皮肤松弛、鱼鳞病、毛细血管扩张和血管瘤[5]。

预后 患者之间差异较大,并且由于肝衰竭,某些患者的寿命通常很短。

鉴别诊断 取决于出现的症状和体征。

治疗 对于转醛醇酶缺乏症的有效治疗尚不明确。尽管存在复发风险,患者可能会受益于肝移植。因此,治疗方法可能旨在利用N-乙酰半胱氨酸增加谷胱甘肽(GSH)的产生,并使用抗氧化剂(如维生素C或E)以降低氧化应激[5]。

氨酰基脯氨酸二肽酶缺乏症

定义 氨酰基脯氨酸二肽酶缺乏症(OMIM#170100)是一种罕见的常染色体隐性遗传的泛种族性代谢疾病,由*PEPD*基因突变引起[6]。

历史 Powell等研究了两名表现为慢性皮炎、反复感染、脾大和大量亚氨基二肽尿的氨酰基脯氨酸二肽酶缺乏症儿童[7]。

发病机制 氨酰基脯氨酸二肽酶可通过C端羟脯氨酸或脯氨酸催化二肽和寡肽的水解。

临床特征 氨酰基脯氨酸二肽酶缺乏症是一种多系统疾病,临床严重程度差异较大,从无症状到重症均可见。据报道,2/3的患者出现智力低下,某些病例还报告了细微的面部畸形特征。

氨酰基脯氨酸二肽酶缺乏症的标志是重度慢性、顽固性、疼痛性皮肤溃疡,主要位于下肢,尤其是足部。有病例报道:面部、肩部和手部的毛细血管扩张;红斑鳞屑性斑丘疹;不伴血液系统异常的紫癜;和头发过早变白。

预后 严重程度各异:部分患者皮肤溃疡导致一个或所有脚趾截肢,部分患者则完全没有症状。

鉴别诊断 应考虑镰状细胞病、沃纳综合征和获得性下肢溃疡(包括动脉供血不足、静脉供血不足、压力性溃疡、血管炎、系统性红斑狼疮和感染性病因等)。

治疗 无治愈性疗法。皮肤、肺部和免疫学的治疗是支持性的。

参考文献 152.6

见章末二维码

高脂蛋白血症

定义 遗传性高脂蛋白血症是由脂蛋白或受体的结构成分缺陷所致,影响脂蛋白的合成或清除[1]。由一组以血清胆固醇和/或甘油三酯水平升高为特征的疾病组成。

历史 高脂蛋白血症通常根据Fredricksen分类进行分组。它们都是遗传性疾病。高脂蛋白血症分为五类,编号为Ⅰ~Ⅴ[2](表152.3)。

表152.3 高脂蛋白血症根据Fredricksen的Ⅰ~Ⅴ分类

	Ⅰ	Ⅱ	Ⅲ	Ⅳ	Ⅴ
遗传方式	AR	AD	AR	AD	AR
皮肤症状	发疹性黄色瘤	腱黄色瘤、结节性黄色瘤、扁平黄色瘤、睑黄瘤	扁平黄色瘤、结节性黄色瘤	发疹性黄色瘤、结节性黄色瘤	发疹性黄色瘤、结节性黄色瘤
年龄	婴儿、青少年	儿童	成人	成人(肥胖)	成人(肥胖)
实验室检查	VLDL、TG、CM升高;C、LDL升高		C、TG升高;LDL、HDL降低或正常	VLDL、TG升高	VLDL、TG、CM升高

注:AD,常染色体显性遗传;AR,常染色体隐性遗传;C,胆固醇;CM,乳糜微粒;HDL,高密度脂蛋白;LDL,低密度脂蛋白;TG,甘油三酯;VLDL,极低密度脂蛋白。

病因　脂蛋白是血液中转运脂质的复合物，包括：甘油三酯、胆固醇（酯化和未酯化）、磷脂和脂溶性维生素。主要的脂蛋白颗粒是乳糜微粒、极低密度脂蛋白（VLDL）、低密度脂蛋白（LDL）和高密度脂蛋白（HDL）。

脂蛋白疾病的主要后果是杂合或纯合的家族性高胆固醇血症（familial hypercholesterolaemia，FH）中过早的动脉硬化和动脉粥样硬化。致死性急性胰腺炎是未经治疗的高甘油三酯血症和高乳糜微粒血症的死亡原因，由脂蛋白脂肪酶（lipoprotein lipase，LPL）或载脂蛋白 CⅡ缺乏引起[3]。

组织病理学　组织病理学特征包括真皮上部非黄瘤样组织细胞浸润，浸润方式与临床特征相对应，如扁平样或丘疹或结节表现。根据病变时长和分化程度的不同，浸润的细胞有组织细胞、完全成熟的泡沫细胞和 Touton 巨细胞。在所有形式的黄色瘤中，泡沫细胞内的脂质都会被脂肪染料（如油红 O、猩红或苏丹红）染色。这些泡沫细胞是黄色瘤的特征。根据黄色瘤种类的不同，浸润细胞可混有淋巴细胞和中性粒细胞[4-5]。在腱黄色瘤中，陈旧的病变与纤维化相关，但在扁平黄色瘤中很少见。黄色瘤，尤其与弥漫性黄色瘤病相关，由 S100 阴性的非朗格汉斯组织细胞组成[6-7]。

临床特征　FH 最重要的临床特征是过早的动脉硬化和黄色瘤病。结节性黄色瘤可发生于跟腱以及肘、膝和手背部的肌腱。出现的年龄取决于疾病的杂合或纯合状态。睑黄瘤是眼睑疏松结缔组织中脂质的聚积，也是一种可识别的临床特征。

杂合 FH 患者在 30～40 岁出现黄色瘤和睑黄色瘤，而纯合 FH 患者在幼儿期就已经出现（高加索人群中的发病率为 $1/10^6$）。LPL 缺乏症（Fredricksen Ⅰ型）的特征是未经治疗的患者因胰腺炎引起急性腹痛，死亡率很高。

黄色瘤由含有脂质的丘疹、结节或肿瘤组成。有几种类型：扁平黄色瘤、发疹性黄色瘤、腱黄色瘤（图 152.7）、结节性黄色瘤和睑黄瘤（图 152.8）。扁平黄色瘤是扁平的或仅略微升高的斑块，通常位于掌部和指部的褶皱中。发疹性黄色瘤呈红黄色，成群出现，大多见于臀部或四肢。腱黄色瘤呈结节状，位于肌腱上，尤其是肘部、手部、膝部和脚部的肌腱。肿瘤为肤色或黄色。结节性黄色瘤是位于肘、手、臀部或膝部的伸侧的结节，呈肤色或黄色。

预后　未经治疗的纯合 FH 患者会在 10～20 岁因冠心病或脑血管意外而死亡。杂合 FH 在 20～40 岁发生冠心病和脑血管意外。

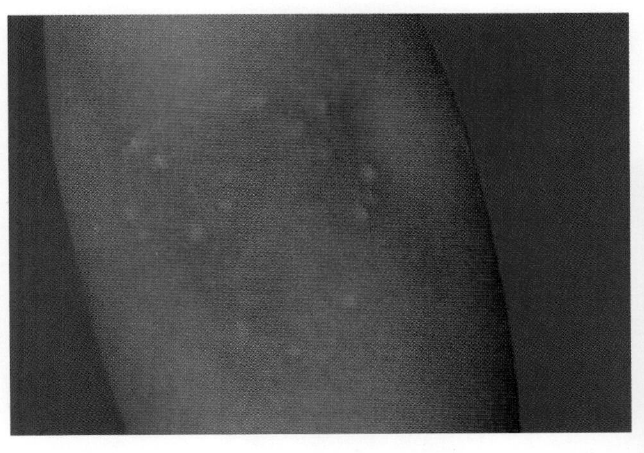

图 152.7　黄色瘤，见于一名纯合家族性高胆固醇血症男童

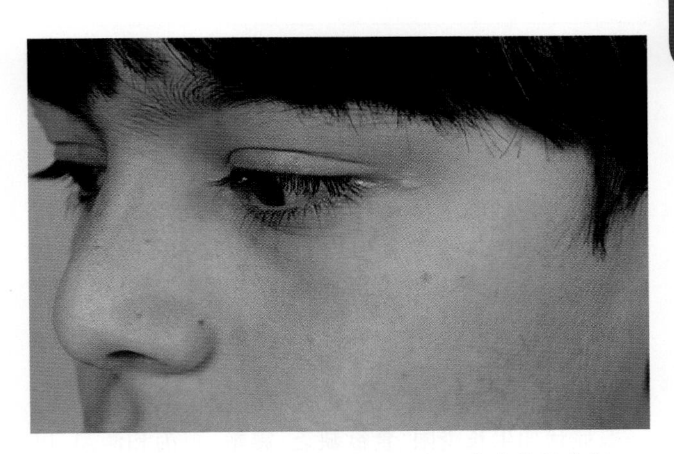

图 152.8　罕见的睑黄瘤，见于一名纯合家族性高胆固醇血症男童

鉴别诊断　必须排除继发性高脂血症，病因包括肝脏疾病、糖尿病、肾病综合征或甲状腺功能减退和药物诱发。

治疗　FH 患者应由经验丰富的营养师制订脂肪限制性和富含亚油酸的饮食，并结合富含纤维的饮食。应鼓励体育锻炼、戒烟和预防肥胖。

在纯合 FH 患者中，考来烯胺和羟甲基戊二酰辅酶 A 还原酶（HMG CoA 还原酶）抑制剂，如辛伐他汀或非常有效的阿托伐他汀，即使在年龄小的时候也是首选药物。但是，大多数病例需要进行 LDL 血液成分分离。难治病例也可采用肝移植[8]。最近，美国批准了两种新药作为辅助疗法：口服洛美他派（一种微粒体甘油三酯转运蛋白抑制剂）和注射用 Mipomersen（一种反义 RNA 疗法），两者均针对肝脏中动脉粥样硬化产生相关的载脂蛋白 B 的产生。他汀相关肌病是目前众所周知的他汀使用者的并发症。治疗可选择换药和控制肌酸激酶[9]。

在 LPL 缺乏症中，一种治疗选择为采用脂肪限制性和富含中链甘油三酯的饮食。

参考文献 152.7

见章末二维码

肠病性肢端皮炎

定义 肠病性肢端皮炎是由锌缺乏引起的金属代谢性生化疾病。患者无法从饮食中吸收足够的锌。

历史 该病由一位瑞典皮肤科医生于 1936 年提出。

病因和病理生理学 肠病性肢端皮炎是一种常染色体隐性遗传病。锌依赖酶的缺乏导致头发、肌肉和骨骼的典型临床特征。大量酶需要锌作为辅因子可能是症状异质性的基础。

血清碱性磷酸酶是一种含锌的酶，在各个年龄段的肠病性肢端皮炎患者中均下降，但这并不是该病的早期指标。锌稳态的紊乱是由肠道吸收部分受阻引起的[2]。

临床特征 肠病性肢端皮炎的临床症状同锌缺乏症。一般症状如生长受限、食欲缺乏、震颤、腹泻和淡漠，以及局部的头发和皮肤症状。经典的三联征是肢端皮炎、脱发和腹泻。患者出现皮损、脱发、头发易脆，及腔口周围水疱、大疱、脓疱和角化过度性皮炎。甲营养不良也可能发生[3]。在新生儿期后（大多数是在断奶后）出现症状。实验室检查显示血浆或血清锌水平降低。

预后 如果诊断正确且及时，则总体预后良好。

鉴别诊断 必须考虑生物素酶缺乏症、营养不良、几种类型的大疱性表皮松解症和严重的脂溢性皮炎。皮肤活检并非总具有诊断价值。必需脂肪酸缺乏症是最常见的鉴别诊断之一。由支链氨基酸异常降解引起的某些类型的有机酸血症，如丙酸血症和甲基丙二酸血症[4-5]（见前），会出现肢端皮炎样皮损。应注意，严重的低白蛋白血症与血清锌值低有关。

治疗 补锌通常可迅速改善临床症状。治疗初期必须提供至少每日正常需求量的 2 倍。该治疗将需要持续终生。

参考文献 152.8

见章末二维码

胡萝卜素血症

定义 胡萝卜素血症是血浆类胡萝卜素（主要是 β-胡萝卜素）的浓度升高，导致皮肤发黄变色（黄皮病）。类胡萝卜素是植物合成的色素，存在于诸如胡萝卜和所有绿色蔬菜中。它们通常是 C_{40} 四萜类化合物，由 4 个类异戊二烯单位连接而成，因此其构型在中心处为反向[1]。饮食中最丰富的类胡萝卜素是 β-胡萝卜素，其结构如图 152.9 所示。类胡萝卜素是维生素 A 的主要来源。儿童正常血浆 β-胡萝卜素和维生素 A 的浓度见表 152.4[2]。

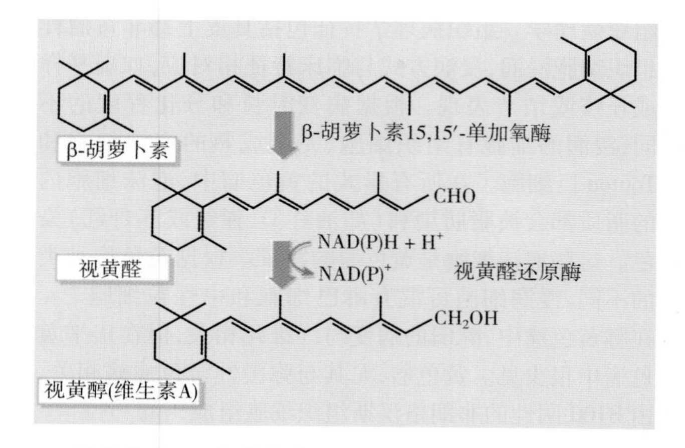

图 152.9 β-胡萝卜素向维生素 A 的代谢途径。类胡萝卜素 15、15′-加单氧酶位于小肠黏膜

表 152.4 儿童血清 β-胡萝卜素和维生素 A 浓度的正常范围（2.5%~97.5%）

分析物	血清浓度	
	μmol/L	μg/L
β-胡萝卜素	0.56~2.85	300~1 530
维生素 A	0.67~2.39	182~683

注：要将 μmol/L 转换为 μg/L，β-胡萝卜素乘以 537，维生素 A（视黄醇）乘以 286。

数据来源：Malvy et al. 1993[2].

历史 20 世纪以前，偶尔会观察到与黄疸不同的“柑皮症”和“胡萝卜素性黄皮病”等黄皮病。1926 年，Greene 和 Blackford[3]表明可通过用等体积的石油醚和无水乙醇震荡血清来区分黄疸和胡萝卜素血症。胡萝卜素使上层石油醚层着色，而胆汁色素位于中间的乙醇层中。以第二次世界大战的食物配给为背景，观察到了一系列饮食性胡萝卜素血症的病例。在英国，一项成功的运动促进了根茎类植物（尤其是胡萝卜和瑞典甘蓝）的消费。1941 年，Almond 和 Logan[4]描述了四名家庭主妇，连续 7 个月每周摄入 2.7kg 胡萝卜，其手掌和鼻唇沟出现橙色色素沉着。四名妇女中的一位正在哺乳，该婴儿也出现了色素沉着，换为人工喂养后色素沉着消退。1958 年，Birkenhead 的 Lord Cohen[5] 报告了在英国战时诊断的 50 例黄皮病，发现与每日摄入 1.8~3.6kg 生胡萝卜相关。黄皮病在 6~8 个月后出现，但是如果从饮食中规避胡萝卜，黄皮病则在 2~6 周内消退。Lord Cohen 还描述了类胡萝卜素血症的高脂血症状态（包括糖尿病、肾病综合征和黏液性水肿）。他是第一个描述血浆维生素 A 浓度低的胡萝卜素血症的病例，并推测是由于 β-胡萝卜素转化为维生素 A 的先天性缺陷所致[5]。

病因和发病机制　β-胡萝卜素的正常摄入量为 900~1 200μg/d。摄入的胡萝卜素通过类胡萝卜素 15,15′-单加氧酶和视黄醛还原酶在肠道黏膜中大量转化为维生素 A（视黄醇）（图 152.9）。一小部分以原形吸收。高脂饮食的受试者体内 β-胡萝卜素的吸收增加。血浆脂蛋白成分（LDL）中存在高度脂溶性色素，血清脂蛋白水平与血清 β-胡萝卜素浓度密切相关[6]。因此，由于过度摄入 β-胡萝卜素、维生素 A 转化不良（代谢性胡萝卜素血症）或高脂血症，可能导致胡萝卜素血症或高胡萝卜素血症。最近的一例病例报道描述了急性起病的胡萝卜素血症，并伴有免疫球蛋白轻链淀粉样变性[7]。成年患者的发病机制尚不清楚。

摄入过多的胡萝卜素

表 152.5 列出了 β-胡萝卜素含量高的食物[8]。摄入大量这些富含胡萝卜素的食物都可能引起胡萝卜素血症。重要的是，β-胡萝卜素也可用作食品添加剂，通常在包装上注明（如 β-胡萝卜素或 E160）。Prince 和 Frisoli[9] 研究了每日摄入大量色素的成人志愿者血浆和皮肤中 β-胡萝卜素的蓄积。血浆浓度在 9~10 天内上升到平台水平。皮肤中的蓄积又需要 2 周。停止摄入后，血浆胡萝卜素浓度下降，半衰期约为 15 天[9]。

高脂血症

当脂蛋白浓度升高时，血液中 β-胡萝卜素的浓度升高。已被证明可导致类胡萝卜素血症的疾病包括糖尿病（通常会导致血浆 VLDL 升高）、甲状腺功能减退症（LDL 升高）和肾病综合征（LDL 和 VLDL 升高）[5]。儿童期高脂蛋白血症的其他病因包括梗阻性黄疸、肝糖原贮积病、肾脏透析、急性卟啉症、胆固醇酯贮积病和原发性高脂血症[10]。在一些神经性厌食症患者中也有报道[11]。这些疾病导致高脂血症的机制不在本章范围之内。在甲状腺功能减退症中，β-胡萝卜素向维生素 A 的转化减少，这是胡萝卜素血症的另一种机制。

表 152.5　食物中胡萝卜素的含量

中（50~250μg/100g）	高（300~600μg/100g）	非常高（>600μg/100g）
蔬菜		
茄子	芦笋	白菜（开胃菜）
焗豆	西蓝花	胡萝卜
蚕豆	抱子甘蓝	辣椒（红色）
花椰菜	西葫芦	水芹
芹菜	青豆	羽衣甘蓝
茴香	扁豆	四季豆
骨髓	韭菜	甜椒（红色）
豌豆（糖）	豌豆（罐头/冷冻/新鲜）	欧芹
甜椒（绿色/黄色）	豌豆	磨盘南瓜
四季豆	橡子样南瓜	菠菜
瑞典甘蓝		嫩卷心菜叶
甜玉米		白胡桃南瓜
白心土豆		黄心土豆
		番茄（新鲜/罐头）[1]
		番茄酱[1]
		西洋菜
		薯蓣（黄心）
水果		
杏（听装糖浆）	桃（干）	杏（干）
香蕉	梅	哈密瓜（新鲜）
黑莓		西瓜[1]
黑加仑		
柑橘		

注：[1] 主要的胡萝卜素为番茄红素。

代谢性胡萝卜素血症

血清胡萝卜素浓度升高和血清维生素 A 含量低并存的情况表明，催化胡萝卜素转化为维生素 A 的酶之一存在缺陷。迄今为止，已在分子遗传学水平上描述了一种这样的疾病，其他疾病需要进一步阐明。

类胡萝卜素 15,15′-单加氧酶（*BCMO1*、*BCO1* 或 *CMO1*）；基因位点 16q21-q23　类胡萝卜素 15,15′-单加氧酶（CMO）催化饮食中维生素 A 原类胡萝卜素向维生素 A 转化的第一步，据报道有一位患者存在该基因突变[12]。该患者未摄入过量的饮食中的胡萝卜素，

除皮肤黄染外均健康，血清β-胡萝卜素升高，血清维生素A水平偏低至正常。该患者检测出单个T170M杂合错义突变，导致90%的*CMO1*酶功能丢失。尽管该苏氨酸残基的功能尚不了解，但用较大的疏水性甲硫氨酸残基取代小的亲水性苏氨酸会严重削弱酶的活性。由于该突变仅在该患者单个等位基因中发现，因此还分析了其他已知的与类胡萝卜素代谢和维生素A合成有关的基因，发现它们是正常的（类胡萝卜素9′,10′-单加氧酶、细胞视黄醇结合蛋白Ⅰ和Ⅱ以及视黄醇脱氢酶11、12和14型）。因此，*CMO1*的单一等位基因不足可能足以引起临床改变。其他几例[13-16]的临床表现类似的皮肤黄染、生化性高胡萝卜素血症和维生素A缺乏症，这些患者对补充治疗有反应，但均未对*CMO1*基因进行突变分析。

2009年的一项研究[17]显示，*CMO1*基因中存在两种非同义的单核苷酸多态性，可改变健康女性志愿者的β-胡萝卜素代谢。那些携带379V或267S+379V变体的人显示出β-胡萝卜素转化能力降低，并且空腹的β-胡萝卜素浓度较高，这可能对维生素A缺乏症的治疗有影响。2011年的一项研究表明，*CMO1*基因上游的单核苷酸多态性（rs6420424、rs11645428和rs6564851）也可以减少β-胡萝卜素向维生素A的转化[18]。

视黄醇结合蛋白4（*RBP4*）基因位点10q24 关于视黄醇结合蛋白（retinol-binding protein，RBP）缺乏是否会导致孤立性胡萝卜素血症尚不确定。Attard-Montalto等[19]描述了一个5岁的患有黄皮病的女孩，血清β-胡萝卜素升高和血清维生素A降低。血清RBP浓度处于正常范围的下限，维生素A补充治疗未能纠正血清维生素A水平。作者提出主要缺陷在于RBP：RBP缺乏是维生素A在小肠黏膜细胞和肝细胞以外转运不良的原因。这些细胞中维生素A的蓄积导致β-胡萝卜素向维生素A的转化不良[19]。尚未有直接证据证实该假设，并且RBP4的基因突变尚未见报道。

1999年，Seeliger等描述了2名由于*RBP4*基因的复合杂合错义突变而导致无法检测到RBP的患者[20]。他们的血清维生素A水平低，夜视问题和视网膜色素上皮进行性萎缩引起的“眼底眼干燥症”；而并无干眼病。所描述的唯一皮肤表现是痤疮，且未报告血清β-胡萝卜素浓度。现在，这种疾病被称为（常染色体隐性遗传）视网膜营养不良、虹膜缺损和粉刺痤疮综合征。*RBP4*的单等位基因突变可导致孤立性小眼畸形伴缺损[21]。

病理 当血液中β-胡萝卜素的浓度很高时，它会在表皮和皮下脂肪中蓄积。它对475nm、490nm和510nm的吸收光具有最大吸收能力，从而产生橙黄色的颜色改变[9]。尚无强有力的证据表明，β-胡萝卜素浓度升高会对皮肤或其蓄积的其他组织产生任何不利影响。Shoenfeld等在1982年[22]描述了一名21岁的患者，该患者在高胡萝卜素饮食时患有轻度中性粒细胞减少、齿龈和颊黏膜糜烂。中性粒细胞减少症通过低胡萝卜素饮食好转，并在继续摄入大量胡萝卜汁后又出现。Kaspar等在1991年[23]报道了两名儿童饮食性胡萝卜素血症和转氨酶升高，当饮食中的胡萝卜素摄入量正常化时，转氨酶下降。Gangakhedkar等描述了一个患有饮食性胡萝卜素血症的儿童，并发展为肝大，当其饮食中胡萝卜素的摄入量减少时，肝大缓解[24]。但是，在这些情况下绝不能确定肝损伤是由组织中高浓度的β-胡萝卜素或维生素A引起的，并且在大多数饮食性胡萝卜素血症的病例中，转氨酶是正常的（请参阅下文）。Nishimura[25]在1993年将82例“胆道运动障碍”患者的血清胡萝卜素水平与27名对照组的血清胡萝卜素水平进行了比较。胆囊收缩率异常的患者高血清胡萝卜素水平（>5.6μmol/L）的发生率高于对照组。具有胡萝卜素血症的患者被诊断为代谢性或高脂血症性胡萝卜素血症。Nishimura[25]提出代谢性胡萝卜素血症和胆道运动障碍存在密切的关系。这些发现尚未得到其他研究者的证实。近来对动物模型开展研究，敲除编码β-胡萝卜素代谢的两种酶之一的基因（*BCMO1*编码β，β-胡萝卜素15，15′-单加氧酶1和*BCDO2*编码β，β-胡萝卜素-9，10-双加氧酶）。研究表明β-胡萝卜素的转化可以影响小鼠胚胎和成年组织中类视黄醇依赖的过程，并且这些复合物的病理性蓄积可以诱导线粒体中的氧化应激和与疾病相关的细胞信号通路[26]。但是，仍然缺乏胡萝卜素血症对人造成严重不良影响的证据。

实际上，皮肤和组织中高浓度的β-胡萝卜素可能是有益的。类胡萝卜素被认为可以保护细胞免受自由基的有害影响。Someya等[27]已发现，在豚鼠中补充胡萝卜素可防止紫外线辐射引起的皮肤脂质过氧化。补充胡萝卜素用于治疗红细胞生成性原卟啉病和X连锁性原卟啉病，通过诱导胡萝卜素黄皮病以改善对阳光的耐受性。据推测，类胡萝卜素的自由基清除活性可能有助于预防动脉粥样硬化和癌症。血液中β-胡萝卜素水平达到正常范围上限的人比β-胡萝卜素水平较低的人发生癌症和心脏病的概率更低。相反的是，两项研究表明，补充β-胡萝卜素并不能预防营养良好的个体癌症和心脏病的发生，实际上，在高危人群（吸烟者和接触石棉的人群）中，补充β-胡萝卜素似乎会增加发病率和死亡率。但是，在补充期间达到最高血液中

β-胡萝卜素水平的患者中并没有过多的死亡和疾病发生[28]。

饮食性胡萝卜素血症(和某些高脂血症病例)会引起血浆中维生素 A 的轻度升高,但不足以引起中毒的迹象。肝功能检查正常[29]。代谢性胡萝卜素血症可能导致血浆维生素 A 浓度降低。在这样的个体中,通过仔细的视觉测试可能会发现暗适应不良[5]。在 RBP 缺乏症中,血浆中维生素 A 含量低会引起夜盲症,而不会引起眼干燥症[20]。从理论上讲,长期系统性维生素 A 缺乏症可能导致眼干燥症、角化过度和易于感染。迄今为止,这些问题尚未得到证明,但这可能是因为尚未在发展中国家的儿童中描述代谢性胡萝卜素血症。重要的是,这类儿童可能因饮食中维生素 A 摄入不足而易患维生素 A 缺乏症[30]。

临床特征 胡萝卜素血症会在皮肤上产生橙黄色的色素沉着,通常在掌跖部和鼻唇沟处最明显,而巩膜则无此现象(图 152.10 和图 152.11)。尿液和粪便颜色正常。

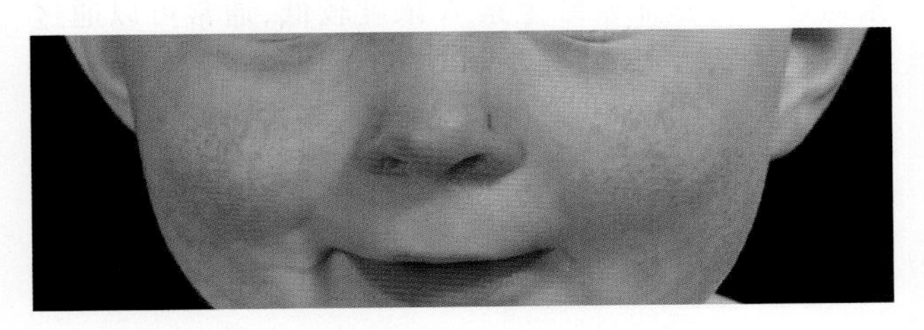

图 152.10 代谢性胡萝卜素血症婴儿的相貌。色素沉着在鼻尖、脸颊和耳廓的皮肤中最明显。注意巩膜中没有色素沉着

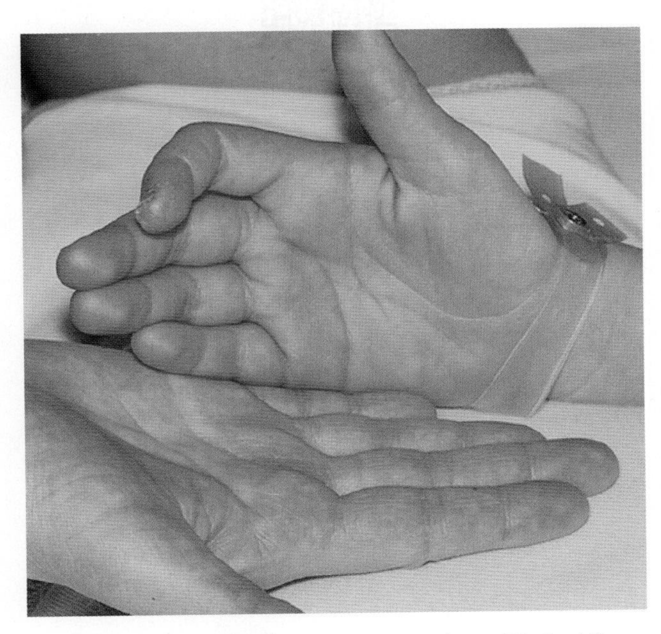

图 152.11 患有胡萝卜素血症的儿童(上部)和正常手掌(下部)的肤色比较

摄入过多

应详细记录饮食史。有记录表明,在每周摄入超过 1.5kg 的胡萝卜或每日摄入超过 10 个橘子的母亲母乳喂养的婴儿,出生后的第 1 年就出现了胡萝卜素血症[31]。在父母严格素食的婴儿中也有记载,他们认为胡萝卜汁比牛奶对婴儿更有益。此类婴儿也可能表现出生长受限。胡萝卜素血症也可能发生在由断奶到均衡固体饮食过渡困难的婴儿中,他们对胡萝卜泥和绿色蔬菜表现出明显的偏爱。持续 4 周每日摄入 2~4 个橘子的婴儿已被诊断出此病。年龄较大的儿童可能会选择 β-胡萝卜素含量高的素食,临床医生应考虑这可能是神经性厌食症的一部分[32]。在西非地区也记录到饮食性胡萝卜素血症,该地区使用红棕榈油(胡萝卜素含量很高)进行烹饪。最后应注意的是,β-胡萝卜素已被用于治疗诸如卟啉病等光敏性皮肤病,因此必须仔细询问药物史。实验室检查发现血浆 β-胡萝卜素浓度升高、血浆维生素 A 浓度略有升高。

高脂血症

应进行完整的病史和检查(包括尿液分析)。体重减轻可能是糖尿病或神经性厌食症的结果。多尿和烦渴的病史强烈提示糖尿病,可通过尿糖检测来证实。嗜睡、发育迟缓、便秘和生长缓慢应注意检查甲状腺功能减退的特征,如特殊面容、舌大、脐疝和心动过缓。眶周肿胀的病史应对水肿和腹水进行全面检查,并应检查尿液是否有肾病综合征特征性的大量蛋白尿。空腹低血糖症状(面色苍白、出汗、紧张不安、神志不清、抽搐)和生长缓慢提示一种肝糖原贮积症,这种诊断通常可由明显的肝大识别出。胆汁淤积和纯合性家族性高胆固醇血症的高脂血症可能与皮肤黄色瘤的发生有关。

实验室检查由临床表现决定,但可包括 β-胡萝卜素、维生素 A、胆固醇、甘油三酯、血糖、糖化血红蛋白、甲状腺功能、肝功能、血浆白蛋白和肾功能检查。

胡萝卜素先天性代谢缺陷

其色素沉着与过量摄入胡萝卜素产生的色素沉着相同。症状出现时间从 6 月龄到 24 岁不等。β-胡萝卜素摄入量正常或较低,一些年长的患者表现出对 β-胡萝卜素的厌恶,并采取低胡萝卜素饮食[15]。一些患病婴幼儿的父母描述了由于摄入含胡萝卜素的食物而经常导致的稀便。可能具有家族史。β-胡萝卜素的血浆浓度升高(5~22μmol/L),维生素 A 的血浆浓度可能正常或较低。现在可以在类胡萝卜素 15,15′-单加氧酶[12]和 RBP[20]中寻找突变。这可明确这些蛋白质的遗传缺陷是否是胡萝卜素血症的原因。

预后 尚无证据表明饮食性胡萝卜素血症有副作用。

第三十二篇

减少过多的胡萝卜素摄入可以消除皮肤色素沉着。在偶发中性粒细胞减少或转氨酶升高的情况下,减少胡萝卜素摄入也可好转。对于患有高脂血症相关的胡萝卜素血症的儿童,预后取决于高脂血症的病因。代谢性胡萝卜素血症是一种良性疾病。可告知父母,采取低胡萝卜素饮食可使β-胡萝卜素摄入有关的任何症状缓解。补充维生素A可以避免维生素A缺乏症的任何潜在影响。

鉴别诊断 皮肤黄染(黄皮病)最常由黄疸引起。偶尔会因摄入诸如苦味酸、西红花和米帕林等物质而导致皮肤黄染。与胡萝卜素血症相反,在这些情况下,巩膜也可出现黄染。通常可从病史和检查(如上所述)明确胡萝卜素血症的诊断及其病因,但通过测定β-胡萝卜素、维生素A和脂质的血浆浓度有助于鉴别诊断(表152.6)。

表152.6 胡萝卜素血症的鉴别诊断

病因	血浆胡萝卜素	血浆维生素A	血浆胆固醇和/或甘油三酯
饮食性胡萝卜素血症	↑	↑	N
代谢性胡萝卜素血症	↑	N/↑	N
高脂血症	↑	N/↑	↑

注:N,正常范围。

治疗 首先,父母和转诊医生应确认孩子没有黄疸或任何其他重大医学问题。应提供全面的饮食建议,确保孩子将来能获得均衡的饮食,还可告诉父母如何减少孩子过量摄入β-胡萝卜素,从而消除皮肤色素沉着。

高脂血症儿童应针对病因进行治疗。代谢性胡萝卜素血症是一种良性情况,患儿的父母应放心,可通过低胡萝卜素饮食减少或消除色素沉着。这包括避免或限制某些蔬菜和水果,以及避免含有E160类胡萝卜素添加剂的食物。表152.5中的水果和蔬菜中胡萝卜素含量很高,应完全避免。高含量的那些应限制为每周最多1份,但中等含量的那些每日可允许2份。患有代谢性胡萝卜素血症的儿童应避免食用胡萝卜汁、杏汁、芒果汁、番茄汁、南瓜或任何添加了β-胡萝卜素的碳酸饮料。饮食中可以自由食用肉、鱼、蛋和家禽,但应避免牛肝。红辣椒、彩椒、卡宴辣椒和咖喱粉中的β-胡萝卜素含量较高,应在饮食中规避。也应避免牛乳脂肪含量高的食物、黄油和人造黄油(不添加β-胡萝卜素的产品除外)。面粉、面包、意式面食和早餐谷物可以自由食用。应避免食用黄油或人造黄油制成的蛋糕和饼干,但以植物油为脂肪来源的蛋糕和饼干可食用。应检查黄色的糖果、甜点和果酱等中是否添加了β-胡萝卜素(如柠檬酱中含量高)。如果患有代谢性胡萝卜素血症的儿童血浆维生素A浓度较低,通常可以通过口服维生素A补充剂(2 500U/d)予以纠正。

(陈嘉雯 译,张卉 郭一峰 校)

参考文献152.9

见章末二维码

第 153 章　囊性纤维化

Roderic J. Phillips

摘要

囊性纤维化的特点是肺、胰腺、皮肤和其他器官功能障碍,在某些种族中是最常见的、潜在致死性的、常染色体隐性遗传性疾病。在把新生儿囊性纤维化作为常规筛查的国家,可以预先发现可能发生的临床症状,因此在很大程度上可以避免疾病的发生。在其他没有筛查的国家，疾病初发时表现为婴儿生长迟缓、水肿以及覆盖大部分身体的边界清楚的鳞屑性红色斑块。这一表现与因吸收不良而导致的恶性营养不良(kwashiorkor)有关,使用胰腺酶替代治疗有效。在年龄较大的囊性纤维化患儿中可以见到手掌的水源性皱纹,当然该皱纹也可见于正常的健康儿童。据现有的囊性纤维化的治疗方法,预期寿命将超过 50 岁。

要点

- 如果有新生儿筛查,并且在一个具有该病专业知识的医疗中心进行治疗,囊性纤维化患儿的临床症状将有效改善,预期寿命将延长。
- 婴儿出现难以诊断的皮疹,如果伴有生长发育迟缓或水肿,应该取粪便进行脂肪检测。如果阳性,则应该进行胰腺酶的试验性治疗。
- 口服异维 A 酸对囊性纤维化伴发痤疮的青少年患者安全有效。

定义　囊性纤维化是一种常染色体隐性遗传性疾病,其特征是肺、胰腺、肝脏、胃肠道、皮肤和输精管上皮表面的氯离子和钠离子转运异常。主要临床特征是慢性化脓性肺病、胰腺外分泌功能缺陷和经皮肤盐分丢失过多。

病因和发病机制　20 世纪 80 年代一项引人注目的医学成就是通过一项国际合作于 1989 年成功分离并克隆出了“囊性纤维化基因”[1]。该基因位于 7 号染色体的长臂上。该基因的 Phe508del 缺失突变约占全世界囊性纤维化突变的 70%。此外,也已经发现其他 2 000 个突变[2]。在白种人中,囊性纤维化是最常见的严重遗传性疾病,基因突变率是 1/25(即每 2 500 个新生儿中就有 1 个)。在其他种族中,这种情况并不常见[2]。

囊性纤维化基因编码一种蛋白质,即囊性纤维化跨膜电导调节因子(cystic fibrosis transmembrane conductance regulator,CFTR),它具有多种功能,包括调节氯离子在上皮细胞膜上的转运[3]。在汗腺中,当汗液沿着管道传递到皮肤表面时,氯化物通常会被重新吸收。在囊性纤维化患者中,这种重吸收出现异常,导致汗液中盐分丢失增加。

在其他器官中,氯化物向导管的运输受损会导致异常黏稠的分泌物,阻塞导管,出现进行性器官功能障碍。

临床特征　在缺乏新生儿筛查项目的国家中,大多数患有囊性纤维化的儿童会在出生之后的 2 年内出现胰腺功能不全的症状(如油腻的大便、体重增加不良和营养不良)。10% ~ 15% 患儿虽然保留了完整的胰腺功能,但通常会在儿童期出现肺部症状或其他症状。临床表现有较大的个体差异。具有相同基因突变的患儿表现出相当大的临床变异,尤其是肺部症状的差异,提示存在环境和次要遗传因素的影响[3]。

胃肠道

胰腺外分泌功能不全导致脂肪、蛋白质和碳水化合物消化不良和继发的吸收不良,是囊性纤维化的主要表现。在生命的最初几个月里,反复腹泻和生长发育迟缓的症状通常非常明显。吸收不良的症状往往在婴儿期非常严重,可能会继发贫血和水肿[4]。新生儿肠梗阻继发于厚胎粪(胎粪性肠梗阻)见于约 20% 的病例。大龄患儿可出现部分或完全梗阻,由肠套叠或粪便物质积累在低位肠道引起。儿童期可发生直肠脱垂,囊性纤维化是此年龄段发生这种情况的最常见病因。肝脏受累伴胆管黏液阻塞导致局灶性胆汁性肝硬化、广泛肝硬化、门静脉阻塞和食管静脉曲张,发生在约 10% 的病例中。唾液腺常表现为导管内分泌物浓缩,但不会发生进行性纤维化。

呼吸道

囊性纤维化的肺功能损害始于出生后,并在婴儿期和儿童期进行性加重[5]。由于黏液阻塞毛细支气管,初始症状表现为咳嗽和发作性喘息。随着时间的推移出现细菌感染,咳嗽变得越来越持久,并出现脓痰。金黄色葡萄球菌(*Staphylococcus aureus*)和流感嗜血杆菌(*Haemophilus influenzae*)是常见的早期病原体,铜绿假单胞菌(*Pseudomonas aeruginosa*)在儿童后期越来越常见。疾病后期,支气管扩张、严重肺气肿和慢性低氧血症可导致肺动脉高压、右心衰竭和死亡。幼儿出现鼻息肉应积极排除囊性纤维化,因为其在该病中常见。在年龄较大的囊性纤维化患儿中,鼻窦炎比较常见。

内分泌

囊性纤维化患者胰岛中的胰岛素分泌细胞可能受到累及而出现囊性纤维化相关的糖尿病,见于5%~10%的青少年病例,成人病例中可达1/3或更多[3]。骨质疏松也是儿童和成人囊性纤维化患者的并发症[3]。几乎所有男性囊性纤维化患者的输精管都因功能丧失而不育。

关节

由于治疗方法改进,患者预期寿命大大延长,因此可见到更多囊性纤维化患儿出现关节并发症。这种并发症状多见于10岁以上的患儿,约有5%的患者发生。通常表现为间歇性、无侵蚀性的关节炎,累及四肢大关节[6]。一过性关节疼痛也很常见。

皮肤

出生后不久,人体皮肤上的盐分就会增加。在炎热的天气里,盐分丢失的增加会导致皮肤起皱,伴低钠血症、低氯血症和碱中毒。一些基因突变引起的囊性纤维化可以导致汗液盐浓度异常升高,不累及其他器官[7]。反之,在罕见的情况下,其他器官出现了典型的囊性纤维化症状而汗液盐浓度正常[3]。虽然Ⅰ型假性醛固酮增多症患者汗液盐浓度升高,可能与汗腺导管的损伤和阻塞有关[8],但该病在囊性纤维化中还未见报道,该病患者的皮肤通常是正常的。

囊性纤维化的皮肤表现

病例报告描述了大约25个婴儿出现了泛发性红斑性皮疹,均被诊断为具有囊性纤维化[9-24]。在这个小样本婴儿群组中,红色丘疹通常始于尿布区,局部治疗无效。数周之后,皮疹变得广泛并融合,表现为边界清楚的鳞屑性红斑、斑块,覆盖大部分身体(图153.1、图153.2)。手掌和足跖可发生丘疹和脱屑。有报道出现银屑病样多环的斑块[22]。相关的发现还包括黏膜不受累、头发稀疏、水肿、嗜睡、贫血、严重的低蛋白血症、肝酶升高和微量元素水平下降。这一系列的研究结果被认为是由于恶性营养不良(kwashiorkor)继发于未被认知的吸收不良所导致[10]。皮疹可能是由皮肤中线粒体和脂质膜的自由基损伤引起,部分原因是多种营养缺乏,包括锌和必需脂肪酸。锌替代疗法(不添加酶或其他矿物质)可以改善皮疹,说明锌缺乏是诱发皮疹的一个因素[9-10,14]。这种罕见的表现与特定基因型的关联性不是很清楚。在上述婴儿中有12例通过DNA分析确认诊断。其中10例是纯合突变,1例是phe508del杂合突变,1例是其他基因突变[9-10,21,23-24]。因此,有这些症状表现的婴儿其phe508del突变频率与其在囊性纤维化中的频率大体上是一致的。

囊性纤维化和水中皮肤起皱

在20世纪70年代,许多儿科医生报道,与正常儿童比较,囊性纤维化的患儿的手足浸入水中后皮肤起皱更快,并建议把这种现象作为囊性纤维化的一个有用的诊断试验[25-26]。在后来几十年里,这种关联性被忽视了。许多病例报告出现在儿童和成人皮肤病学文献中,记录了患者手暴露在水中时,出现肿胀,白色皱纹增加,伴有灼热感或瘙痒感的临床表现。其中一些病例有囊性纤维化和/或多汗症[27]。这种表现被冠以各种名称,其中短暂性水源性手掌过度皱缩可能是最准确的。一篇病例报告描述了1例10岁男孩因为汗液氯化物水平升高被发现具有囊性纤维化,出现了短暂性水源性手掌过度皱缩,且有鼻息肉及糖尿病病史[25]。也有短暂性水源性手掌过度皱缩出现在囊性纤

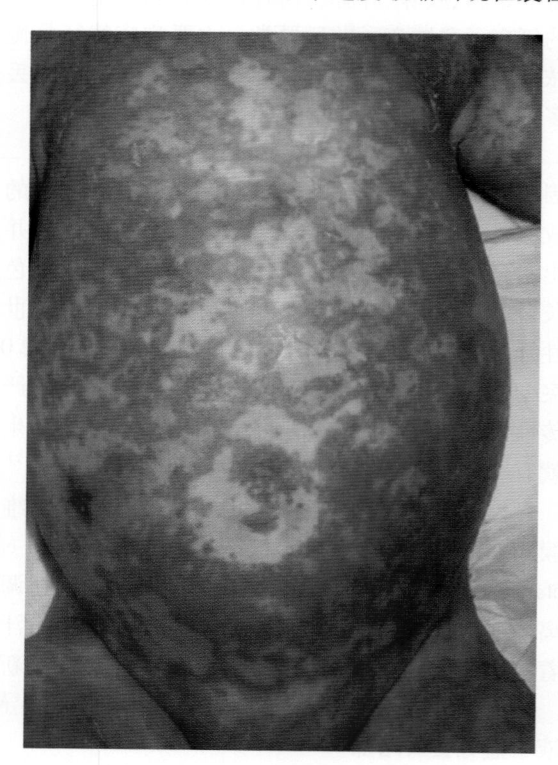

图153.1 3月龄的男孩腹部融合性红斑、鳞屑性皮损,诊断为囊性纤维化。资料来源:Reproduced from Phillips et al. 1993[10] with permission from the BMJ.

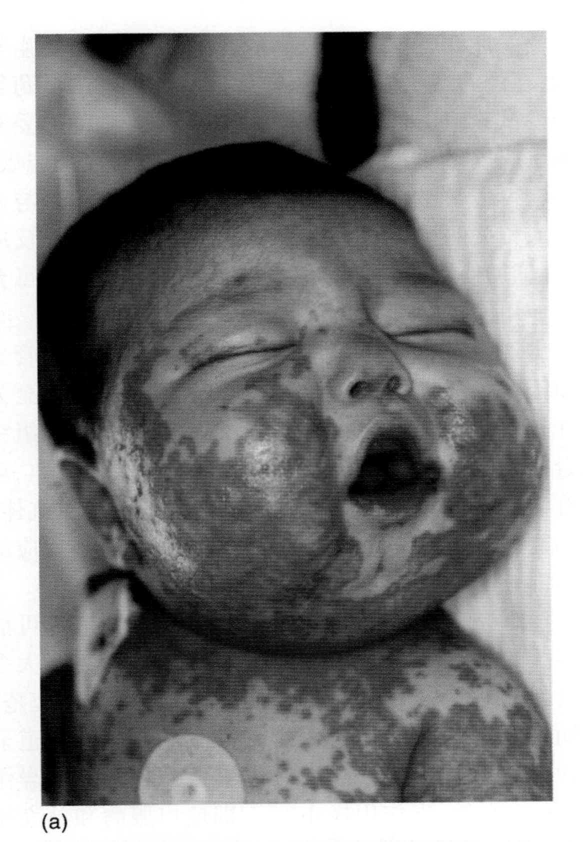

(a)

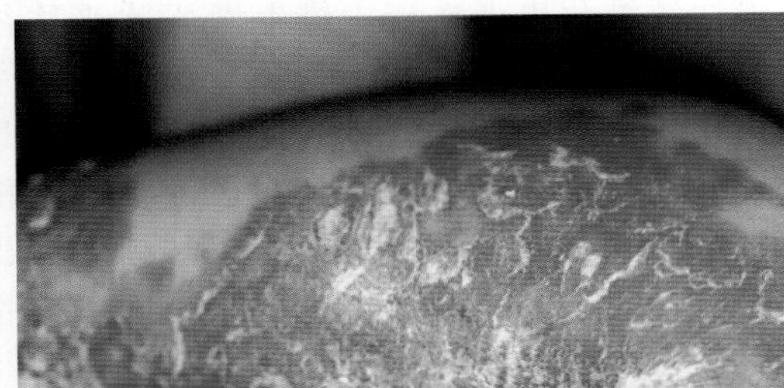

(b)

图 153.2 4 月龄的女孩被诊断为囊性纤维化。(a)面部和胸部鳞屑性红色斑片,黏膜不受累。(b)小腿红斑鳞屑。资料来源:Courtesy of Dr J. Crone.

维化杂合突变的儿童和成人中的报告。

囊性纤维化和酒精凝胶中皮肤起皱

快速过度的皮肤起皱,可能是水源性的,但也有报道手暴露于各种醇基洗手液凝胶后亦可发生[28]。

其他皮肤表现

新诊断为囊性纤维化的婴儿通常会在开始使用胰腺酶治疗时出现一种严重的甚至是糜烂性的肛周皮炎,原因可能是酶通过粪便排泄接触到皮肤所致,这种皮疹有自限性,只需外用一些屏障性软膏即可缓解。在治疗年龄较大的囊性纤维化患儿时,最常见的皮肤问题是在多种抗生素和其他治疗药物应用之后出现的红斑或紫癜样反应[29-31]。可触及的紫癜性皮疹提示血管炎可能与其他器官的血管炎有关,包括关节、肾脏和大脑[6]。喹诺酮和四环素类抗生素的光敏反应在囊性纤维化儿童中比较常见,甚至被低估。高达 50% 以上的成年囊性纤维化患者可能会对环丙沙星产生光敏反应,已有报道 1 例 12 岁女性患儿因室内荧光灯照明诱发了对环丙沙星的光敏反应[31]。

经过治疗的囊性纤维化大龄患儿,大约有 40% 的病例会并发关节炎及相关的皮疹。通常表现为红斑和斑丘疹,也可出现紫癜、血管炎性结节和结节性红斑[4,6,32]。皮肤对曲霉菌的过敏反应常见,尤其是肺部症状较为严重的患儿。患儿皮肤对特应性测试的其他过敏原的反应程度与正常人群一样[33-35]。在一组 102 例囊性纤维化的青少年患者中,痤疮发病率和严重程度均不高于普通人群。在另一项研究中,在一组 100 例儿童和成人囊性纤维化患者中,荨麻疹的发病率(报道中没有定义):急性荨麻疹为 9%,慢性荨麻疹为 7%[36]。

囊性纤维化与 Rothmund-Thomson 综合征[37]、日光性荨麻疹[38]和白化病[39]伴发的单个病例均有报道,这种情况可能是巧合。囊性纤维化伴川崎病有 2 例儿童的病例报道[40-41],但这 2 个病例中并不能确定川崎病的诊断。3 例男性青少年和 1 例女孩均出现下肢紫癜伴有高丙种球蛋白血症,4 人均在紫癜发病后的 2 年内死亡[42-43]。Mascaro 等[44]报道了 3 个兄弟姐妹,他们都患有泛发性毛囊错构瘤和囊性纤维化,父母为近亲结婚,提示这两种疾病之间可能存在着遗传相关性。

预后 未经治疗的囊性纤维化的患儿通常在婴儿期或儿童期死于吸收不良和/或肺部疾病。通过持续治疗,可以改善生活质量和延长寿命。大多数患儿在儿童期生命力活跃,在先进的治疗中心出生的患儿预期寿命超过 50 岁[3]。表现为生长发育迟缓以及营养不良而引发皮疹的婴儿被认为预后不良,容易发生治疗不充分[45],这种观点并不合理。这些婴儿对于充足的酶和其他替代疗法的起效反应往往很迅速[46]。

诊断 鉴别诊断取决于临床表现,包括其他原因引起的肺部疾病、吸收不良或生长发育迟缓。表现为泛发性皮疹和生长发育迟缓的婴儿,其鉴别诊断包括锌、生物素、必需脂肪酸、蛋白质和氨基酸缺乏引起的多种疾病(如先天性代谢缺陷病、饮食摄入不足、胃肠道或尿道丢失增加)和免疫缺陷病。

许多国家现在通过新生儿足跟采血,检测胰蛋白酶原水平升高与否来常规筛查囊性纤维化。这些国家中,诊断先于临床症状显现之前,因此提供了更好的短期[47]和长期[3]效果,降低了医疗成本[3,5,47]。在不做新生儿常规筛查的国家，症状出现后的实验室诊断有DNA分析，或有经验的实验中心可进行毛果芸香碱电离子导入试验（汗液试验）。结合适当的临床资料发现汗液试验是有高灵敏度和特异度的。然而，囊性纤维化的婴儿如果有脱屑性的皮疹和/或水肿，通常会出现假阴性的汗液试验结果[4,12]，这时需要在治疗吸收不良后重新进行测试。

在没有其他任何囊性纤维化临床表现的儿童或成人中检测到的暂时性水源性过度皱缩，并不意味着后期会出现囊性纤维化相关的症状。因此，这些个体不需要检测囊性纤维化。如果他们计划生育，可以考虑监测他们及其伴侣是否为囊性纤维化的携带者。

预防 可以为已有囊性纤维化患儿的家庭，在其随后的妊娠中提供产前DNA检测或酶分析。在囊性纤维化基因频率显著的人群中，家庭在生育前可以选择进行基因检测。

治疗 治疗需要一个多学科团队有效地针对消化不良、肺部和其他问题。消化不良可以通过胰酶替代、高脂肪高蛋白饮食和脂溶性维生素的补充来缓解。肺部疾病可采用胸部理疗和抗生素治疗。严重急性肺部疾病可能需要静脉注射抗生素10~14天。针对缺陷性CFTR蛋白的口服小分子生物制剂的出现令人兴奋。迄今为止，这些生物制剂的每一种都只对特定的基因突变有效[48]。肺移植可用于大龄儿童和成人终末期肺部疾病的治疗。基因替换治疗仍然处于研究阶段。随着目前生存期常规能到成年，关于生殖健康、男性不育、青春期延迟、怀孕和婚姻等一系列问题都需要在儿童期开始干预或治疗。

伴有严重红斑脱屑性皮疹的婴儿对锌反应良好[9,14]，并在纠正了潜在的吸收不良后而治愈[9-20]。不过，在诊断未明时，不应延迟针对性的治疗。胰酶治疗具有安全性。在囊性纤维化流行但却没有对该病进行新生儿筛查的国家，所有出现难以诊断性皮疹，伴有生长发育迟缓或水肿的婴儿，都应该进行脂肪的粪便检测。如果是阳性，应给予胰腺酶试验性治疗[46]。

泛发性红斑或荨麻疹样等药物反应通常由抗生素引起，在停药或更换致病药物后症状即可消失。药物再激发试验确认因果关系可以避免再发。1例因妥布霉素引起皮疹的儿童经过剂量逐渐递增而成功脱敏，使药物得以继续应用而不再出现任何问题[49]。与光敏反应相关的抗生素可能需要更换。然而，如果反应小、在辅助使用防晒霜和尽量减少光照的情况下可允许再使用该抗生素。

出现明显的可触及性紫癜性皮疹需要寻找血管炎的原因。血管炎可能仅限于皮肤，或为播散性，甚至为潜在致命性[6]。可能的原因包括超敏反应和结缔组织综合征。检查包括皮肤组织病理学检查、全血计数、动态红细胞沉降率、抗核抗体、抗中性粒细胞胞质抗体、肾功能评估和颅脑MRI[6]。任何可能引起超敏反应的药物都应停止。必要时需要全身性抗炎治疗。

伴有痤疮的囊性纤维化青少年患者，其痤疮可能对传统的局部外用治疗有反应。这些青少年患者大多数已经长时间服用抗生素，因此，假如出现重度痤疮，早期口服异维A酸是合适的。一项系列病例报道显示，9例伴有重度痤疮的青少年囊性纤维化患者，异维A酸治疗有效，副作用极小[50]。即使口服酶和补充维生素，囊性纤维化患者血清中维生素A水平往往很低[51]，由此可能出现眼部疾病，包括暗视野受损[52-53]，这也是异维A酸治疗公认的副作用。囊性纤维化患者口服异维A酸治疗期间可以进行家庭式视网膜功能测试和维生素A水平的监测[50]。1例单病例报告提出了一个有趣的可能性，即口服异维A酸可能改善囊性纤维化的肺部症状[54]。

（余红 译，鲁智勇 校）

参考文献

见章末二维码

第154章　内分泌疾病的皮肤表现

Devika Icecreamwala, Tor A. Shwayder

摘要

儿童内分泌疾病可导致皮肤、毛发、指甲和黏膜的改变。先天性和获得性甲状腺功能减退的皮肤症状包括干燥、皮肤增厚和面团状外观，以及毛发脆性增加。甲状腺功能亢进伴甲状腺肿大的皮肤症状包括面部潮红、多汗和皮肤温暖潮湿。血清皮质醇升高会导致满月脸、皮肤紫纹、痤疮、黑棘皮病和皮肤变薄。肾上腺功能不全时可导致色素沉着。雄激素过量会导致体重增加、阴毛和面部毛发增多、痤疮、体味明显和肌肉萎缩。雌激素过量则会导致乳房发育。垂体功能低下者，可见皮肤起皱，特别是眼周和口周皮肤，而巨人症/肢端肥大症与垂体功能亢进有关。甲状旁腺功能减退会导致皮肤干燥、脱发和指甲脆性增加。原发性甲状旁腺功能亢进可导致皮肤脱水、毛细血管充盈时间延长、黏膜干燥。

要点

- 儿童内分泌疾病可导致皮肤、毛发、指甲和黏膜的改变。
- 先天性和获得性甲状腺功能减退的皮肤症状包括干燥、皮肤增厚和面团状外观，以及毛发脆性增加。甲状腺功能亢进伴甲状腺肿大的皮肤特征包括面部潮红、多汗和皮肤温暖潮湿。血清皮质醇升高会导致满月脸和皮肤紫纹、痤疮、黑棘皮病和皮肤变薄。肾上腺功能不全时可见色素沉着。
- 雄性激素过量会导致体重增加、阴毛和面部毛发增多、痤疮、体味明显和肌肉萎缩。
- 雌激素过量会导致乳房发育。
- 垂体功能低下者，可见皮肤起皱，特别是眼周和口周皮肤，而巨人症/肢端肥大症与垂体功能亢进有关。甲状旁腺功能减退会导致皮肤干燥、脱发和指甲脆性增加。
- 原发性甲状旁腺功能亢进可导致皮肤脱水、毛细血管充盈时间延长、黏膜干燥。

甲状腺激素水平的改变

甲状腺功能减退

发病机制　先天性甲状腺功能减退最常见的原因是甲状腺发育不全、发育不良或异位。也可由甲状腺受体或甲状腺激素合成酶缺陷引起[1]。少见的原因包括地方性碘缺乏症[2]、下丘脑垂体功能障碍和甲状腺弥漫性病变，如朗格汉斯细胞组织细胞增生症[3]和胱氨酸病[4]。多发肝血管瘤患者易因3-碘甲状腺原氨酸脱碘酶活性升高而发生原发性甲状腺功能减退[5]。

暂时性先天性甲状腺功能减退可由多种原因引起，包括甲状腺功能障碍母亲的抗甲状腺抗体或甲状腺激素经胎盘转移至胎儿，某些药物如抗甲状腺药物、妊娠期摄入的胺碘酮或D-青霉胺，以及新生儿期开放性伤口应用聚维酮碘[6]。

在年龄较大的儿童中，获得性甲状腺功能减退最常见的原因是自身免疫性破坏，如桥本甲状腺炎[1]。患有白癜风和斑秃等自身免疫性疾病的儿童患病风险较高[7]。

临床特征　先天性和获得性甲状腺功能减退可导致各种皮肤症状。甲状腺激素通过刺激成纤维细胞直接影响皮肤中的蛋白聚糖合成。后者在毛发形成、皮脂生成和β-胡萝卜素转化为维生素A中是必不可少的[8]。

甲状腺功能减退患儿的皮温低、皮肤干燥。皮肤发黑、苍白和发黄常见。最终，皮肤会变厚，呈面团状松软触感[8-9]。

贫血、外周循环低灌注、真皮中水及黏多糖沉积等原因综合作用造成皮温低、皮肤苍白。外周血管收缩、表皮甾醇合成物减少、皮脂腺分泌减少和垂体功能减退共同作用导致皮肤干燥。低体温婴儿可出现明显的大理石样皮肤。胡萝卜素在角质层积累导致新生儿皮肤黄染和黄疸期延长。患儿的真皮层中有糖胺聚糖的积累，可导致非凹陷性、黏液水肿型皮肤增厚。皮肤增厚通常以眼周、口唇和肢端皮肤最明显，导致眶周水肿、口唇增厚和肢端肿胀。糖胺聚糖在舌内积聚时导致巨舌症[8-9]。

患儿的头发干燥、没有光泽、生长缓慢。可出现斑秃和持续性胎毛。然而，也有自身免疫性甲状腺炎导致多毛的报道。指甲脆性增加，生长缓慢。其他的特征包括鼻梁凹陷，轻度眶距增宽和牙齿萌出延迟[9]。

与先天性甲状腺功能减退类似，获得性甲状腺功能减退患者的皮温低、皮肤干燥苍白。掌跖皮肤和鼻黏膜皱襞发黄，并发“假性黄疸”，结膜不受累。典型的症状是眶周水肿、鼻梁增宽、口唇肿胀、巨舌、面部表情平淡。上睑下垂可能是由于上睑肌交感神经刺激减少所致。头发和体毛粗、易碎,可出现弥漫性或部分脱发。眉毛外侧 1/3 脱失是一个明显的特征。肿大的甲状腺在颈中部肉眼可见和/或可触诊到[10]。还可导致牙齿萌出延迟、性早熟和溢乳[11]。

实验室检查和组织学表现 怀疑甲状腺功能减退时,应完善血清促甲状腺素(serum thyrotropin,TSH)、游离甲状腺素(free thyroxine,T_4)及总 T_4 等相关实验室检查。大多数原发性甲状腺功能减退患者的血清游离 T_4 和总 T_4 会降低。原发性甲状腺功能减退患者 TSH 水平较高,而继发于下丘脑垂体功能障碍的甲状腺功能减退患者 TSH 水平较低。不需要测量三碘甲状腺原氨酸(triiodothyronine,T_3)[12]。

母体抗体经胎盘转移所致的短暂性甲状腺功能减退及自身免疫性甲状腺炎的患儿血清中可检测到抗甲状腺抗体[13]。超声和放射性核素扫描可用于明确甲状腺功能减退的原因,也可用于显示甲状腺组织的缺失或异位[14]。

甲状腺功能减退患者皮肤的组织学特征包括真皮有糖胺聚糖浸润,以附属器周围浸润明显。黏蛋白染色有助于明确诊断[15]。

治疗和预防 治疗先天性和获得性甲状腺功能减退可用左旋甲状腺素(LaFranchi)。剂量根据年龄、体重和甲状腺功能减退的原因所决定。在先天性甲状腺功能减退中,早期诊断和甲状腺激素补充治疗至关重要,延误诊治会加重认知延迟。先天性甲状腺功能减退新生儿期筛检计划使早期应用甲状腺素补充治疗成为可能。首选治疗方案包括在生后 10~13 天内明确诊断,在 3 周龄时,血清甲状腺激素水平恢复正常[11,16-17]。一旦甲状腺激素水平恢复正常,皮肤异常就会消失。

甲状腺功能亢进

发病机制 甲状腺功能亢进在儿童患者中并不常见。最常见的原因是 Graves 病。相对少见的原因则包括:甲状腺结节过度活跃、McCune-Albright 综合征、亚急性甲状腺炎、垂体功能异常、促甲状腺素受体突变、早期桥本甲状腺炎和碘暴露增加。新生儿甲状腺功能亢进占所有儿童甲状腺功能亢进的 1% 以下。大部分新生儿甲状腺功能亢进继发于 Graves 病母亲经胎盘传递的促甲状腺免疫球蛋白[19]。

临床特征 99% 的 Graves 病患者并发甲状腺肿大。皮肤症状包括面部潮红、多汗和皮肤温暖湿润。罕见的皮肤表现包括头发稀疏变薄、白癜风、第四、五指指甲分离和色素沉着[20-23]。皮肤温暖和潮红是由于皮肤血流增加和外周血管舒张。皮肤湿润是由于外周血管舒张和皮脂腺分泌增加的综合作用。色素沉着最常见于手掌、足底、牙龈和颊黏膜。目前认为色素沉着是由垂体肾上腺皮质激素的释放增加所致[24]。

Graves 病的皮肤表现(胫前黏液水肿)、严重眼病和甲状腺肢端病在儿童中极为罕见,发病率不到 2%。Graves 病的皮肤表现由真皮层透明质酸的沉积所致,表现为胫骨前区非凹陷性斑块和结节(图 154.1)。虽

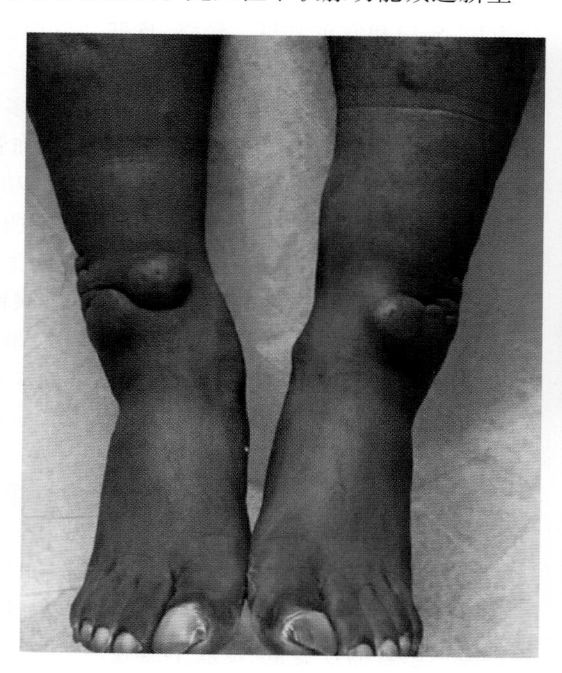
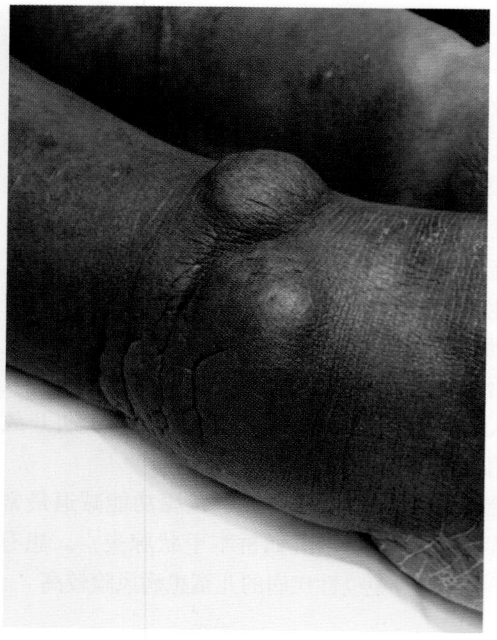

图 154.1 长期甲状腺功能亢进患者,20 岁时出现胫前黏液水肿

然大多数甲状腺功能亢进的皮肤表现继发于高代谢状态，但 Graves 病的皮肤改变与甲状腺素水平无关。Graves 病患者产生一种循环因子，刺激胫前和眶周区域成纤维细胞产生糖胺聚糖。严重的眼病表现为眼球突出和眼球运动减弱，由眼外肌肉和眶后组织的黏液浸润所致。甲状腺肢端病指由于软组织增生和骨膜下骨膜增生，引起肢体远端杵状改变和增粗（图 154.2）。新生儿甲状腺功能亢进可表现为黄疸和甲状腺肿大[19]。

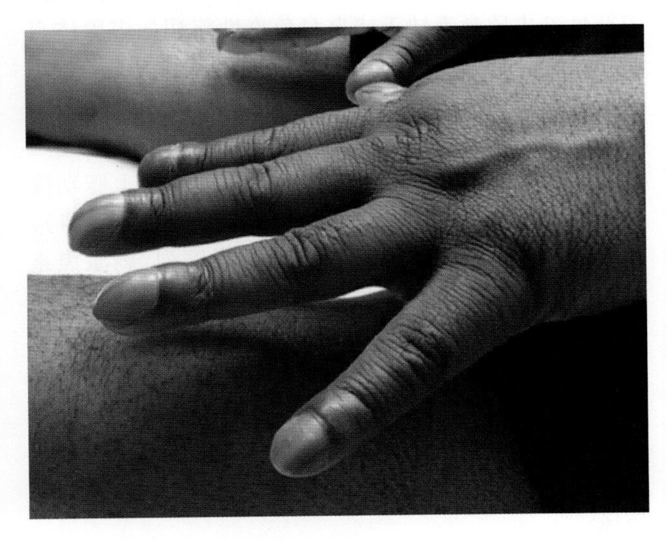

图 154.2　长期甲状腺功能亢进患者，20 岁时出现甲状腺肢端病

实验室检查和组织学表现　确诊所需的实验室检查包括游离 T_4、T_3、经树脂 T_3 摄取率和 TSH。Graves 病患者 T_4、T_3、经树脂 T_3 摄取率增加，TSH 水平降低[18]。Graves 病患者循环中可检测到促甲状腺抗体。

Graves 病皮肤异常的组织学特点为黏蛋白沉积在真皮中层和网状层。黏蛋白染色有助于明确诊断[25]。

治疗和预防　治疗方法包括抗甲状腺药物、放射性碘消融术和甲状腺切除术[26]。治疗方案的制订取决于患儿的年龄和疾病严重程度。监测复发性甲状腺毒性症状或甲状腺功能减退十分重要。

当甲状腺素水平恢复正常时，甲状腺功能亢进的非特异性症状和体征将消失。但 Graves 病的皮肤异常、严重眼病和甲状腺肢端病仍会持续。Graves 病皮肤异常的治疗目的是减少成纤维细胞产生透明质酸[27]。不幸的是，治疗很困难。外用类固醇激素封包、病灶内类固醇激素注射、系统应用类固醇激素、己酮可可碱、丙种球蛋白、血浆置换、手术切除和免疫治疗等治疗方法疗效不一[28-30]。

参考文献 154.1

见章末二维码

皮质醇水平改变

库欣病和库欣综合征

发病机制　库欣样外观是由于过多的糖皮质激素对身体组织造成影响。在库欣病中，垂体腺瘤产生的促肾上腺皮质激素（ACTH）分泌增加，肾上腺产生过多的糖皮质激素。库欣综合征是由肾上腺肿瘤、增生或其他自身免疫性肾上腺病变引起的肾上腺皮质产生糖皮质激素过量所致。库欣综合征也可由异位 ACTH 分泌性肿瘤引起[1]。异位 ACTH 分泌性肿瘤在儿童和青少年中很罕见，但已报道与支气管类癌、胸腺类癌、胰腺肿瘤、神经母细胞瘤、肾母细胞瘤、尤因肉瘤以及肾、肝、结肠和卵巢的肿瘤有关[2]。

库欣综合征可继发于长期或大量口服、局部外用、病灶内注射、吸入和/或鼻用类固醇皮质激素[3-4]。

临床特征　库欣综合征、库欣病和类固醇诱导库欣综合征的临床特征几乎相同。皮肤异常包括满月脸、宽大的紫纹、痤疮、皮肤脆性增加（如伤口愈合不良、皮肤变薄、容易擦伤）。黑棘皮病好发于颈部和腋窝，由糖耐量异常引起。与库欣病患者不同的是，库欣综合征患者也会出现雄激素介导的特征，如面部细绒毳毛、多毛症和颞部头皮退化。库欣病患者常出现色素沉着[1,5]。

大多数皮肤异常是由糖皮质激素对人体各组织的直接作用引起的。体表真菌感染好发，如花斑癣，继发于皮质醇诱导的免疫抑制和糖耐量异常。皮肤胶原异常可导致特征性膨胀纹。膨胀纹通常较宽、紫色，不同于体重迅速增加所致的粉色窄膨胀纹（图 154.3）。库欣病 ACTH 分泌增多而刺激黑素细胞引起色素沉着[1,5]。

体重增加、向心性肥胖、满月脸、水牛背和生长迟缓是库欣病、库欣综合征和类固醇诱导库欣综合征的共同特征[1,5]。

实验室检查和组织学表现　区分血清皮质醇升高是内源性或外源性十分重要。库欣病、库欣综合征和类固醇诱导库欣综合征的血清或尿液中皮质醇水平较高。明确其来源的方法包括尿游离皮质醇水平、低剂量地塞米松抑制试验（low dose dexamethasone suppression test）、晚间血清和唾液皮质醇水平以及地塞米松促皮

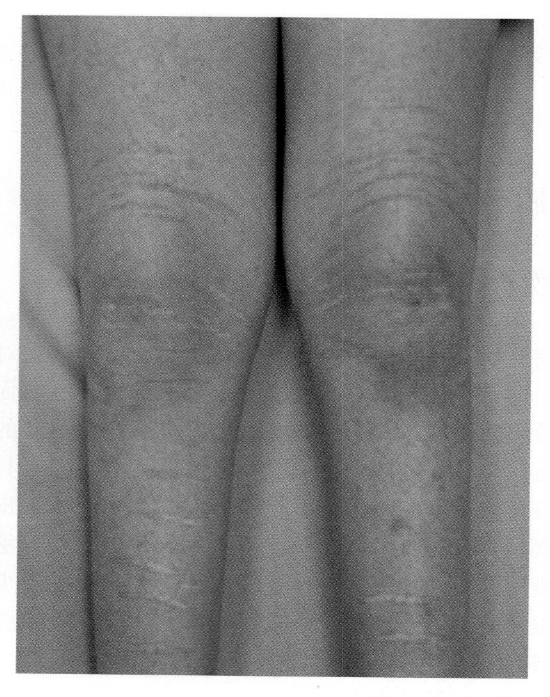

图 154.3 患有 Burkitt 淋巴瘤的 12 岁男孩因口服类固醇而出现紫纹

质激素释放激素试验(dexamethasone-corticotropin-releasing hormone test)[1]。

ACTH 水平测定可以区分 ACTH 依赖性疾病和肾上腺介导疾病。如果血清 ACTH 水平高,高剂量地塞米松抑制试验、促肾上腺皮质激素释放激素(corticotropin-releasing hormone,CRH)兴奋试验和岩下窦静脉取血(inferior petrosal sinus sampling)可区分垂体和非垂体来源的 ACTH。如果血浆 ACTH 水平正常或降低,且高剂量地塞米松抑制试验没有降低血浆皮质醇水平,则需要影像学检查。如果怀疑有原发性肾上腺病变,建议进行腹部计算机断层扫描(computed tomography,CT)。如果怀疑垂体产生 ACTH 过多,患者应进行垂体增强磁共振成像(magnetic resonance imaging,MRI)。如果怀疑 ACTH 异位产生,患者应进行胸部和腹部 CT 检查[1]。

治疗和预防 治疗取决于病因。垂体腺瘤引起的库欣病经蝶窦手术治疗。由肾上腺增生、肾上腺肿瘤或异位 ACTH 肿瘤引起的库欣综合征,则可通过手术治疗。类固醇诱导库欣综合征应用外源性类固醇应缓慢减停。虽然没有统一的方案,但截至目前已发布了数个减停方案。其目标是将治疗剂量迅速减少到生理水平(相当于氢化可的松每天 8~10mg/m^2)[6]。一旦皮质醇水平恢复正常,大多数皮肤症状会逐渐消失。然而,浅色膨胀纹可能持续存在[5]。膨胀纹的治疗很困难。局部使用视黄酸、硅酮、化学剥脱、磨削、非剥脱性激光、光疗、射频和激光表面修复都有报道可改善膨胀纹。有证据表明三叶皂苷乳膏、透明质酸乳膏、可可脂产品和橄榄油可防止膨胀纹的进展[7]。

肾上腺功能不全

发病机制 皮质醇水平降低可以是原发性的,如发生在肾上腺功能丧失时(称为 Addison 综合征),也可以是继发性的,如发生在垂体 ACTH 分泌减少时。获得性肾上腺功能不全可由感染、出血、手术摘除肾上腺、家族性糖皮质激素缺乏或自身免疫性疾病如多腺体自身免疫综合征引起。长期服用糖皮质激素是儿童 Addison 病最常见的病因[8]。

临床特征 ACTH 水平升高引起的原发性肾上腺功能不全可导致皮肤及黏膜表面色素沉着(图 154.4)。ACTH 分子包含 α-促黑素细胞刺激素序列,刺激黑素细胞生成。色素沉着常发生在乳晕、手掌、腋窝、瘢痕及创伤部位。常见累及黏膜表面包括牙龈、舌部、硬腭、口腔黏膜、阴道和肛门。弥漫的色素沉着可伴随发色加深、已有的黑素细胞痣颜色加深和甲板纵向色素条纹的发生和进展。由于缺乏肾上腺雄激素,腋窝或阴部毛发脱落。肾上腺自身免疫性疾病可伴发白癜风[8-10]。

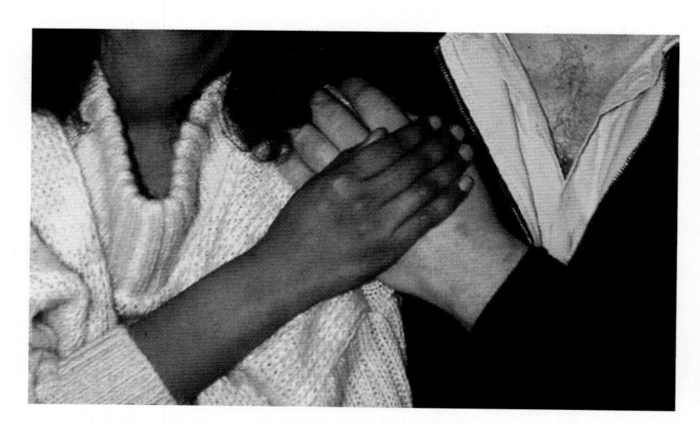

图 154.4 Addison 病女性患者的色素沉着,与她丈夫的正常肤色形成对比

实验室检查和组织学表现 低钠血症伴或不伴高钾血症常见于醛固酮分泌不足引起的原发性肾上腺功能不全患者。ACTH 刺激试验后检测血浆 ACTH 和血清皮质醇水平可区分肾上腺功能障碍和下丘脑垂体功能障碍。原发性低皮质醇症会出现 ACTH 水平升高和皮质醇水平下降,而继发性低皮质醇症会出现 ACTH 水平降低和皮质醇水平下降。外源性类固醇诱导的 Addison 病会导致 ACTH 水平升高。检测抗肾上腺抗体可协助诊断[8,10]。

腹部 CT 检查可正常，但继发于结核、真菌感染、肾上腺出血或肾上腺浸润性疾病的 Addison 病患者，腹部 CT 提示双侧肾上腺肿大。在特发性自身免疫性 Addison 病中，腹部 CT 提示肾上腺萎缩[11]。

治疗和预防　糖皮质激素补充治疗在所有类型的皮质醇减少症中都是必要的。急性肾上腺危象应给予糖皮质激素冲击剂量。只有原发性肾上腺功能不全时，才需要盐皮质激素补充治疗。一旦糖皮质激素和盐皮质激素水平恢复正常，大多数皮肤异常将消退。有自身循环抗体的患者，应监测是否有其他自身免疫性疾病发生[8,10]。

参考文献 154.2

见章末二维码

性激素异常

性腺功能减退症

发病机制　下丘脑-垂体-性腺轴的任何水平发生异常，均可导致性腺功能减退症。尽管性腺有足够的促黄体激素（luteinizing hormone，LH）和/或促卵泡激素（follicle-stimulating hormone，FSH），但一旦不能产生正常数量的性激素时，即导致高促性腺激素性性腺功能减退症。Turner 综合征与高促性腺激素性性腺功能减退症有关。低促性腺激素性性腺功能减退继发于 LH 和/或 FSH 水平降低。许多遗传性疾病，包括 Kallman 综合征和 CHARGE 综合征，可导致性腺功能减退[1]。性腺功能减退也可继发于中枢神经系统肿瘤和放射治疗后。

临床特征　性腺功能减退症在男性和女性、青春期开始前后的临床表现不同[1]。

青春期前女性性腺功能减退导致乳房发育迟缓。但由于肾上腺雄激素的产生和分泌没有改变，仍会长出阴毛和腋毛，体味明显，皮脂分泌增多和痤疮。当青春期后的女性发生性腺功能减退，乳房发育受到限制。Turner 综合征的临床表现包括身材矮小、蹼颈、第四掌骨短、乳头间距大和多发色素痣[1]。

男性胎儿宫内性腺功能减退症会导致尿道下裂、外生殖器性别不清或表型为女性（图 154.5 和图 154.6）。青春期前男性的性腺功能减退症，表现为外生殖器小、阴囊皱褶消失、类无睾症、肌肉含量减少、骨骺闭合延迟导致四肢增长，患儿体毛减少、痤疮少发、皮肤光滑柔软。如果雄激素缺乏到青春期仍没有得到纠正，由于肾上腺雄激素的部分作用，皮肤保持柔软，生殖器长大，躯干和面部出现毛发。如果发病在青春期后，临床症状是不易察觉的。患者可能不需要经常刮胡子，皮脂分泌和寻常痤疮会得到改善，皮肤会变得光滑[1]。

实验室检查和组织学表现　测定血清 FSH、LH、催乳素、睾酮、雌激素和甲状腺水平是必要的。FSH、LH 和性激素水平降低会导致性腺功能减退。高促性腺激素性性腺功能减退症患者的 FSH 和 LH 水平正常，但性激素水平降低。

如果怀疑肿瘤，需要影像学检查。如果临床表现指向 Klinefelter 综合征或 Turner 综合征或其他遗传性疾病，染色体检查可帮助诊断[2]。

治疗和预防　根据病因选择治疗方法，包括促性腺激素释放激素、促性腺激素或性激素补充疗法[2]。

Turner 综合征

Turner 综合征是一种女性常见的、散发性、遗传性疾病，由 X 染色体部分或全部缺失所致。临床三联征包括身材矮小、性发育障碍和不孕症。大多数女性患者有性腺发育不良和雌激素缺乏。患者常因没有经历青春期而初步怀疑 Turner 综合征，未经治疗的患者乳

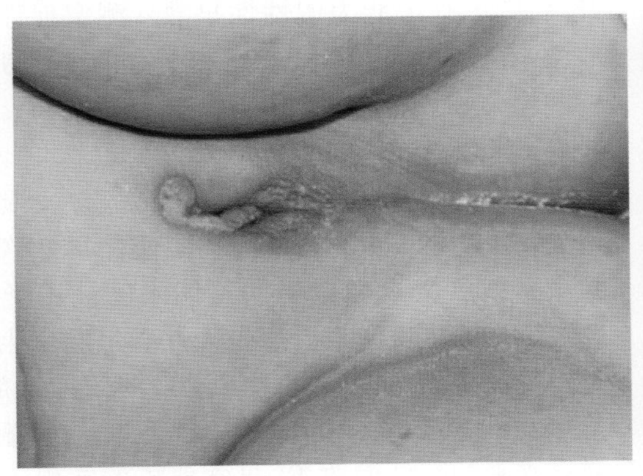
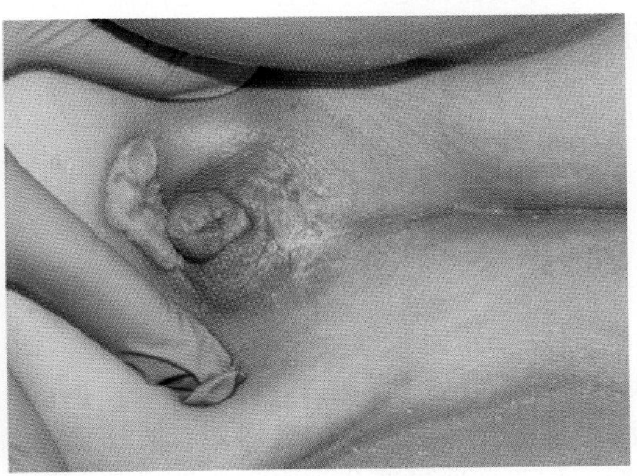

图 154.5　8 岁男孩表现为外生殖器性别不清

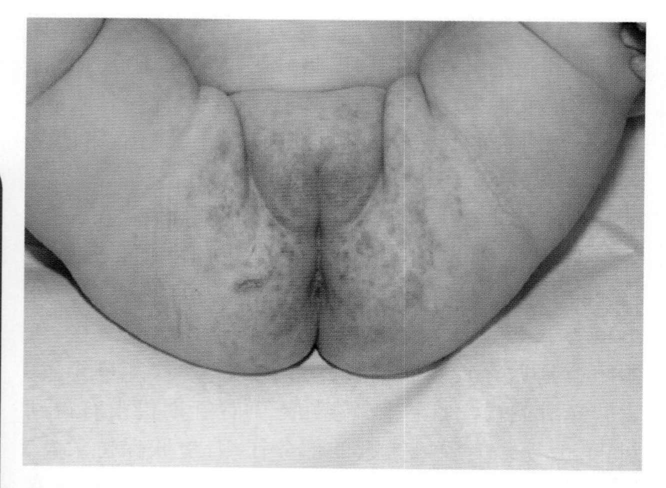

图 154.6 具有女性性征的 XY 基因型患者。患者有念珠菌感染

房通常不会发育。身材矮小是 Turner 综合征最常见的表现。在青春期前，骨龄通常是正常的，但在青春期后，由于雌激素减少，骨骼发育延迟。Turner 综合征的常见症状是淋巴循环异常，包括蹼颈、颈部褶皱过多、颈后发际线过低以及肢端先天性淋巴水肿等。淋巴水肿会影响指甲结构，导致指甲发育不全。在 Turner 综合征患者中，良性黑素细胞痣的发生率增加。同时，Turner 综合征患者易形成增生性瘢痕和瘢痕疙瘩。不规则斑片状分布的长短不一的头发也已报道。尽管腋毛和阴毛减少，面部仍为多毛。痤疮发病率降低。自身免疫性疾病在 Turner 综合征中很常见，甲状腺功能减退、早期胰岛素抵抗、炎症性肠病、斑秃和白癜风的发病率增加[3]。在儿童期，生长激素常用于预防身材矮小。雌激素治疗通常在 12~15 岁之间开始[4]。

Klinefelter 综合征

Klinefelter 综合征是最常见的染色体疾病，与男性性腺功能减退和不育有关。患者染色体核型为 47,XXY，代表多一条 X 或 Y 染色体。两个最常见的症状包括不孕症和男性乳房发育。由于雄激素分泌减少，患者可能缺乏第二性征。导致面部毛发、阴毛和腋毛稀疏，以及女性脂肪分布。在青春期，雌二醇水平升高导致男性乳房发育。可出现由血管性疾病导致的腿部溃疡。Klinefelter 综合征采用雄激素治疗，以纠正雄激素缺乏，对男性化有一定帮助[5]。

性早熟

发病机制 性早熟是指由于性激素分泌增多，导致青春期生理发育和激素信号提早出现。如果白人女孩在 7 岁前、非洲裔美国女孩在 6 岁前乳房发育或长出阴毛，则应进行评估[6]。性早熟分为中枢性性早熟和假性性早熟[7]。

中枢性性早熟依赖于促性腺激素，由垂体促性腺激素的过早释放引起。病因包括中枢神经系统肿瘤、感染、头部创伤、脑积水、严重甲状腺功能减退和 Addison 病。假性性早熟与促性腺激素无关，由自主分泌的性激素或使用外源性性激素引起。假性性早熟包括先天性肾上腺增生、性腺分泌肿瘤、肾上腺肿瘤和 McCune-Albright 综合征[7-8]。

临床特征 女性青春期发育的特点是，按顺序呈线性加速出现乳房增大、阴毛和腋毛发育，月经初潮。性早熟时，这些发育比预期的要早(图 154.7)。女性可能很早就出现严重寻常痤疮和体味加重。由于雄激素和雌激素增加，导致阴蒂增大和阴道黏膜颜色的改变，从深红色变为湿润的淡粉色[9-10]。

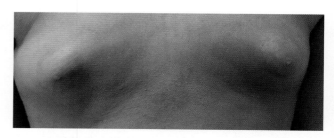

图 154.7 乳房早发育的 8 岁女孩，因性早熟就诊于内分泌科

男性青春期发育的特点是，按顺序出现睾丸增大，阴毛发育，阴茎增大，腋毛和面部毛发发育，声音低沉，肌肉质量呈线性加速增加。男性通常表现为肾上腺和性腺成熟。如果男性雄激素过多，但睾丸没有增大，需考虑假性性早熟的可能[9-10]。

实验室检查和组织学表现 血清 LH、FSH、睾酮、雌激素和甲状腺素水平的测定有助于确定性早熟的原因。LH 或 FSH 水平升高与性激素水平升高可能提示中枢性性早熟。如果 LH 和 FSH 水平较低，而性激素水平升高，则更有可能为假性性早熟。测定促性腺激素释放激素刺激后的 LH 和 FSH 水平有助于诊断。如果怀疑肿瘤，则需进行头部 MRI 检查[11]。

治疗和预防 如果性早熟是肿瘤引起的，应考虑手术切除。不幸的是，切除肿瘤不能使性早熟恢复。促性腺激素释放激素类似物和黄体酮已被用于假性性早熟[10-11]。糖皮质激素治疗先天性肾上腺增生。睾内酯是一种能将雄激素转化为雌激素的酶抑制剂，已用于治疗女性 McCune-Albright 综合征[12]。痤疮通常随性激素水平的降低而改善，寻常痤疮的常规治疗也可用于改善与青春期性早熟相关的痤疮[13]。

雄激素过量

发病机制 肾上腺或性腺疾病、高催乳素血症、肥胖患者外周雄烯二酮向睾酮转化增加、受体缺陷导致 ACTH 分泌增加可引起雄激素过量[14]。多囊卵巢综合征和先天性肾上腺增生伴有高雄激素血症[15]。

临床特征 雄激素过量可影响不同的组织和器官，导致不同的临床特征。女性通常表现为阴蒂肿大、阴唇融合和多毛（图 154.8）。乳房发育和月经初潮会延迟。男性通常表现为阴茎增大，但睾丸不增大。无论男女都会出现体重增加、阴毛和面部毛发增多、油性皮肤、严重的痤疮、体味明显、肌肉萎缩和声音加深。可能出现早期男性型脱发[14,16-17]。

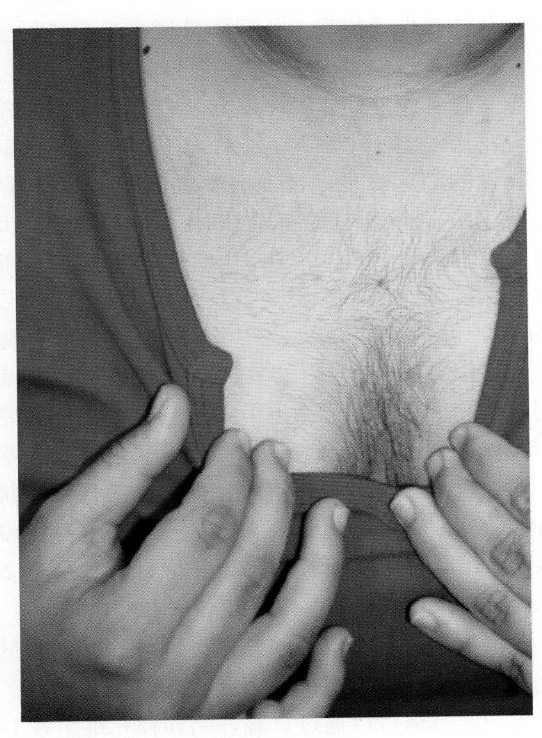

图 154.8 雄激素过量女性的多毛表现

雄激素能延长毛发的生长期，促进绒毛向终毛的转化。雄激素可增加毛囊皮脂腺单位的皮脂分泌，导致痤疮和体味明显[14,16-17]。

实验室检查和组织学表现 实验室检查包括血清游离睾酮、脱氢表雄酮（dehydroepiandrosterone，DHEAS）和雄烯二酮水平测定。游离血浆睾酮升高提示源于性腺，而 DHEAS 升高提示源于肾上腺。如果怀疑肿瘤，则需要进行超声、CT 和/或 MRI 检查[18]。

治疗和预防 治疗取决于雄激素过量的病因。肿瘤通常采用手术切除、化疗和/或放疗。卵巢诱导的高雄激素血症可口服含雌激素的避孕药[19]。多毛症可通过抗雄激素药物、螺内酯、非那雄胺、促性腺激素释放拮抗剂和/或局部应用依氟鸟氨酸（eflornithine）治疗[20]。激光脱毛也是治疗多毛症的一种选择。

先天性肾上腺增生

先天性肾上腺增生由涉及糖皮质激素和/或醛固酮合成的酶缺乏引起。血清糖皮质激素或醛固酮降低导致 ACTH 分泌增加。前体分子的积累导致睾酮增加，因此，先天性肾上腺增生是引起高雄激素血症的原因之一。先天性肾上腺增生多数病例由 21-羟化酶缺乏引起，少数病例由 11B-羟化酶缺乏或 3B-羟化酶缺乏引起[21]。

伴有严重酶缺乏的先天性肾上腺增生的女性患者表现为外生殖器性别不清和婴儿期 Addison 病危象。轻度酶缺乏的临床表现则较晚出现[15]。男性患儿通常有正常的生殖器，但阴囊可能有色素沉着。

静脉注射 ACTH 后 17-羟基孕酮水平升高即可诊断先天性肾上腺增生[21]。先天性肾上腺增生需要低剂量糖皮质激素治疗。

多囊卵巢综合征

多囊卵巢综合征（polycystic ovary syndrome，PCOS）的诊断标准包括以下三个：持续无排卵、高雄激素血症和卵巢多囊样改变。多囊卵巢综合征的临床症状通常要到青春期才会全部出现。皮肤表现包括多毛症、男性化改变、男性型脱发、严重的痤疮和黑棘皮病，由胰岛素抵抗所致。这类患者通常超重，并伴有月经不规律。实验室检查提示游离睾酮升高，LH/FSH 的比值>3。DHEAS 水平正常或略高。一线治疗是口服二甲双胍（超说明书用药），可同时口服避孕药。口服避孕药提高了性激素结合球蛋白水平，从而降低游离睾酮水平，抑制 FSH 和 LH 生成。螺内酯、亮丙瑞林和非那雄胺可用于拮抗雄激素。可使用选择性雌激素受体调节剂，如克罗米酚。局部外用依氟鸟氨酸常用于治疗多毛症[15]。

雌激素过量

发病机制 男性雌激素过量可继发于睾丸女性化综合征（也称为完全性雄激素抵抗综合征）或分泌雌激素的肾上腺或睾丸肿瘤。睾丸女性化是指睾酮和双氢睾酮不能与雄激素受体充分结合。过量的睾酮在外周血中转化为雌激素[22]。

女性雌激素过量可继发于口服避孕药、怀孕或 McCune-Albright 综合征等疾病所致的性早熟[23]。

临床特征 在睾丸女性化综合征中，婴儿出生时表型

第三十二篇

为女性,可在腹股沟管发现单侧或双侧肿块。青少年患者无阴毛及腋毛,无痤疮。由于睾酮转化为雌激素,乳房发育、女性脂肪分布和阴蒂会表现出典型的女性特征。腹股沟肿块在青春期会变得更加明显,可能被误诊为腹股沟疝[22]。

患分泌雌激素肿瘤的男性患者出现乳房发育和乳晕色素沉着。部分雌激素肿瘤也分泌雄激素,导致腋毛和阴毛生长、轻度痤疮和阴茎增大[24]。

女性儿童雌激素升高的临床表现在性早熟章节中进行了讨论。

实验室检查和组织学表现 血清睾酮、双氢睾酮、脱氢表雄酮、雄烯二酮、黄体生成素、卵泡刺激素和血清雌激素水平测定可确定高雌激素血症的病因。诊断睾丸女性化综合征的关键是染色体核型分析。在睾丸女性化综合征患者中,盆腔超声显示卵巢和输卵管的缺失[25]。有雌激素过量相关临床症状的女性,应进行妊娠试验。

治疗及预防 睾丸女性化综合征的患者多为女性。为防止恶性肿瘤,应切除睾丸,术后通常开始雌激素补充治疗。如果患者外观较男性化,且仅为部分雄激素抵抗综合征,可开始雄激素补充治疗[26-28]。分泌雌激素的肿瘤可通过手术切除[24]。

参考文献 154.3

见章末二维码

甲状旁腺功能障碍

甲状旁腺功能减退症

发病机制 甲状旁腺功能减退症是由甲状旁腺激素合成或分泌缺陷引起的。假性甲状旁腺功能减退症(pseudohypoparathyroidism)是对甲状旁腺激素的器官内抵抗。甲状旁腺功能减退可由先天性甲状旁腺缺失(如 DiGeorge 综合征)、抗甲状旁腺抗体(如自身免疫性多腺体综合征)或甲状腺医源性切除引起[1]。McCune-Albright 遗传性骨营养不良的特征是假性甲状旁腺功能减退。

临床特征 低钙血症导致反射亢进和手足搐搦。皮肤症状少见,包括皮肤和头发干燥、斑秃、眉毛稀疏和指甲脆性增加[2]。

实验室检查和组织学表现 监测血清钙(总钙和游离钙)、磷酸盐、镁和甲状旁腺激素。钙水平降低,同时血清磷水平升高,甲状旁腺激素水平降低[1]。

治疗和预防 低钙血症出现症状时需要补充足够的钙。急性期可能需要静脉补钙。口服钙和维生素 D 可以用于长期治疗。目前不推荐使用甲状旁腺激素(parathyroid hormone,PTH)或 PTH 类似物[1]。

自身免疫性多腺体综合征

Ⅰ型自身免疫性多腺体综合征(polyglandular autoimmune syndrome)(自身免疫性多内分泌病-念珠菌病-外胚层营养不良)的 3 个主要症状包括自身免疫性甲状旁腺功能减退、慢性皮肤黏膜念珠菌病和自身免疫性肾上腺功能不全。诊断需要 3 个主要症状中的 2 个即可。其他临床症状包括 1A 型糖尿病、性腺功能减退、恶性贫血、吸收不良、脱发和白癜风。本病是罕见的常染色体隐性遗传病。Ⅱ型和Ⅲ型自身免疫性多腺体综合征在儿童中很少见,主要见于成人[3]。

Ⅰ型自身免疫性多腺体综合征也称为自身免疫性多内分泌病-念珠菌病-外胚层营养不良。念珠菌病通常是首发的临床表现。常在 5 岁之前发病,念珠菌主要累及皮肤、几乎所有的指甲、口腔和肛门黏膜。其次是甲状旁腺功能减退,常在 10 岁之前发病。Addison 病发生最晚,通常在 15 岁之前。色素沉着继发于 Addison 病。包括斑秃(29% ~ 40% 的患者)和白癜风(8% ~ 25% 的患者)在内的其他自身免疫性皮肤病可能与本病相关。其他已报道但非特异性的皮肤异常包括:荨麻疹性血管炎、硬皮病、Sjögren 综合征和扁平苔藓。Ⅰ型自身免疫性多腺体综合征与人类白细胞抗原(human leukocyte antigen,HLA)无关,但与自身免疫调节因子 AIRE 的突变密切相关。Ⅱ型自身免疫性多腺体综合征与 HLA-DR3 和 HLA-DR4 相关[3]。

血清内分泌自身抗体的测定有助于诊断。皮肤黏膜念珠菌病需长期口服抗真菌药物如氟康唑治疗。甲状旁腺功能减退可以通过口服补钙和补充维生素 D 来治疗。Addison 病使用低剂量糖皮质激素进行治疗[3]。

假性甲状旁腺功能减退症

McCune-Albright 遗传性骨营养不良[多发性骨性纤维发育不良(polyostotic fibrous dysplasia)]的临床特征是 PTH 抵抗性低钙血症和高磷血症,由周围组织对 PTH 抵抗所致。这类患者身材矮小、脸圆、短指(第四和第五掌骨缩短)、肥胖、牙齿发育不全和软组织钙化(calcifications)/骨化(ossifications)。钙化/骨化可在出生时即出现,也可在婴儿期或儿童期出现,表现为蓝色斑疹、粟粒样丘疹、结节或斑块。好发于关节周围皮肤、受压部位和外伤部位。患者也可出现位于臀部和腰部的咖啡斑,通常不越过中线,阶段性分布,常被称为“缅因州海岸(Coast of Maine)”。甲状旁腺激素和磷水平升高,而钙水平降低。治疗目的是通过口服补充钙和维生素 D 来维持钙水平[4]。致病基因是编码刺激性 G 蛋白 α 亚基的 *GNAS1* 基因。

甲状旁腺功能亢进

发病机制 甲状旁腺功能亢进分为原发性、继发性和三发性。原发性甲状旁腺功能亢进可因基因突变、甲状旁腺增生、甲状旁腺腺瘤、甲状旁腺癌或新生儿重度甲状旁腺功能亢进所致。新生儿重度甲状旁腺功能亢进与钙感应受体基因失活突变相关。原发性甲状旁腺功能亢进可由黏膜多发性内分泌肿瘤综合征引起[5]。继发性甲状旁腺功能亢进继发于低钙血症或高磷血症,其原因包括肠道钙和维生素 D 吸收减少、慢性肾衰竭、维生素 D 摄入不足,如佝偻病、胆汁淤积性肝病和医源性因素。三发性甲状旁腺功能亢进是指甲状旁腺增生非常严重,祛除根本病因也不能消除甲状旁腺激素的异常分泌,肥大增生的主细胞继续自主分泌[5]。

临床特征 原发性甲状旁腺功能亢进的高钙血症可导致皮肤脱水,毛细血管再充盈时间延长,黏膜干燥。患者常出现肌张力下降。

有报道称终末期肾病所致的继发性甲状旁腺功能亢进患儿可出现转移性皮肤钙沉着和钙化防御。转移性皮肤钙沉着表现为大小不等的红斑性硬结节(图 154.9)。钙化防御最初表现为剧烈疼痛、网状青斑,直至皮肤溃疡[6-7](图 154.10)。继发性甲状旁腺功能亢进常导致骨骼畸形、肌张力降低、骨痛和身材矮小[5]。

实验室检查和组织学表现 应测定血清钙、磷和甲状旁腺激素水平。在原发性病变中,低磷血症导致血清钙和甲状旁腺激素水平升高。在继发性病变中,钙水平正常或较低,而甲状旁腺激素和磷水平升高[5]。

皮肤钙沉着的组织学表现为真皮中无定形和不规则的亲碱性钙盐沉积。Von Kossa 染色呈阳性。在钙化防御中,动脉和小动脉会出现管壁钙化,导致血管闭塞[6-7]。部分患者可出现多根血管钙化,对血管病变进行影像学检查是必要的。

治疗和预防 甲状旁腺次全切或全切术是原发性甲状旁腺功能亢进的一线治疗。药物治疗或联合手术切除是继发性甲状旁腺功能亢进的治疗选择[5]。

皮肤钙沉着和钙化防御可通过手术切除或药物治疗使甲状旁腺激素水平正常化并降低钙磷比。例如司维拉姆或其他膦酸盐结合物、维生素 D 类似物、血液低钙透析和限磷饮食[6-7]。

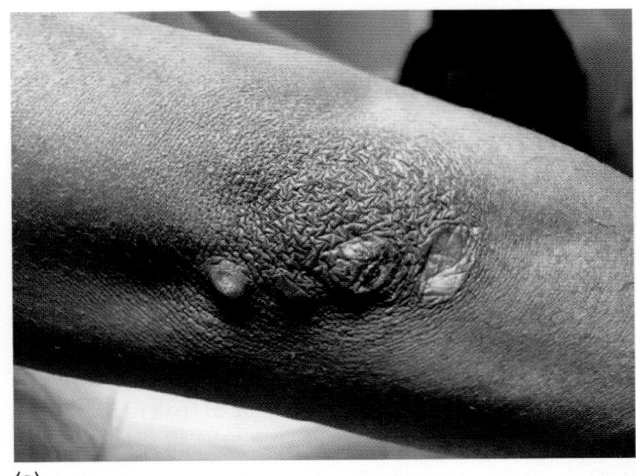

(a)

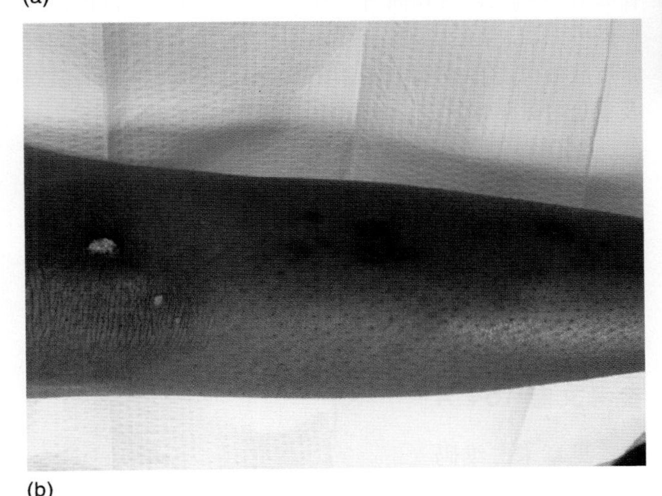

(b)

图 154.9 2 名患者出现皮肤钙沉着。肘部(a)和腿部(b)可见钙化结节

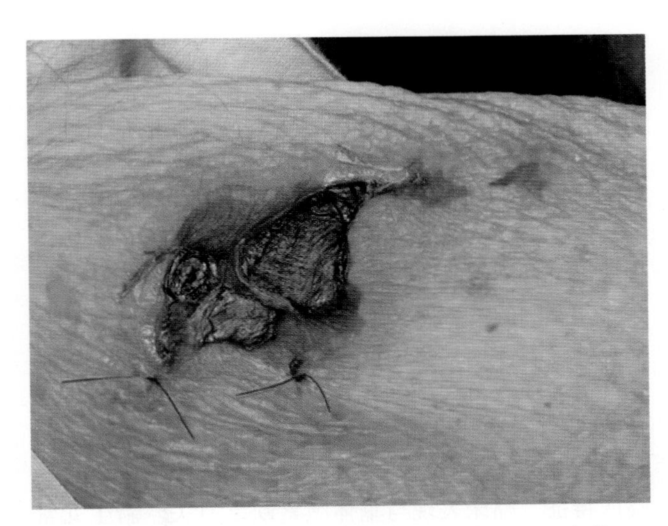

图 154.10 诊断为钙化防御的女性患者。红斑斑块上有结痂

MEN 综合征

多发内分泌肿瘤综合征(multiple endocrine neoplasia syndrome,MEN 综合征)分为 MEN 1、MEN 2a、MEN

2b。在 MEN 1(Werner 综合征)中,4 个甲状旁腺、胰岛和垂体前叶功能亢进。MEN 2a 指甲状腺髓样癌、嗜铬细胞瘤和甲状旁腺功能亢进[8]。MEN 2b(黏膜神经瘤伴内分泌肿瘤)指甲状腺髓样癌、嗜铬细胞瘤、黏膜神经瘤、马方型和角膜有髓神经纤维[9]。MEN 1 患者 *MEN1* 基因突变,导致 menin 核蛋白缺陷。MEN 2 则是由编码酪氨酸激酶受体的 *RET* 原癌基因突变引起的。

与 MEN 1 综合征相关的皮肤表现包括脂肪瘤、血管纤维瘤和胶原瘤。多发性牙龈丘疹、彩纸样色素减退斑和咖啡斑相对少见。MEN 2a 与黄斑和苔藓样淀粉样变、瘙痒和感觉异常性痛觉有关。淀粉样蛋白由甲状腺髓样癌分泌。MEN 2b 的特点是多发黏膜神经瘤,尤其在眼睑、结膜、口唇和前舌。神经瘤使嘴唇呈卵石状和增厚的外观,出生后出现,至婴儿期和幼儿期变得明显。正常皮肤中可能有神经纤维的增加。口唇和眼睑外翻,口周及手足可见色素沉着,可观察到环口痣、多毛和连眉[9-10]。

基因检测可确诊 MEN 综合征。由于早期治疗可改善 MEN 综合征患者的预后,因此对存在危险因素的患者应进行筛查[9]。

MEN 综合征通常需要手术联合药物治疗。MEN 2a 和 2b 应行预防性甲状腺切除。对于 MEN 综合征的皮肤改变尚无明确的治疗方法[9]。

参考文献 154.4

见章末二维码

垂体功能障碍

垂体功能减退

发病机制　垂体功能减退是垂体分泌激素的部分或全部减少。先天性因素包括围产期损伤、垂体柄中断、垂体缺失或异位、中枢神经系统发育缺陷和 Pallister-Hall 综合征[1]。遗传因素包括生长激素缺乏、多垂体激素缺乏、视-隔发育不良、促性腺激素缺乏和 Kallman 综合征[1-2]。

组织细胞增生症 X、肺结核、结节病和淋巴细胞性垂体炎等浸润性疾病可引起垂体功能减退。引起垂体功能低下的肿瘤包括颅咽管瘤、生殖细胞瘤、胶质瘤和垂体腺瘤。颅骨照射和血红蛋白沉着病也可能是病因[1-2]。

临床特征　临床表现与垂体激素缺乏有关。新生儿常表现为生殖器小、黄疸和苍白。年龄较大的儿童表现为因生长激素缺乏引起的生长受限和促性腺激素缺乏引起的青春期延迟或缺失。如果在青春期后出现垂体功能减退,青春期将无法发育。患者表现为腹型肥胖,头围正常,小面容,额部隆起。甲状腺功能减退和肾上腺功能不全可在病程后期出现[3]。

皮肤表现没有特异性,可能包括皮肤苍白、淡黄染、质地柔软、有皱纹,特别在眼周和口周的皱纹使患者显得更老。终毛缺失,皮脂腺功能减弱,毛发和指甲生长减慢、甲分离、甲板纵向隆起[3]。

实验室检查和组织学表现　所有的垂体功能减退症患者都应该做脑部 MRI 以排除肿瘤。测定血浆中各种垂体激素水平有助于诊断[4]。

治疗和预防　大多数患者需要终生激素补充治疗。如果病因与肿瘤有关,可能需要手术治疗[3]。

垂体功能亢进

发病机制　儿童垂体功能亢进少见,常继发于垂体大腺瘤。最常见的病因是催乳素瘤,其次是促肾上腺皮质激素瘤和促生长激素瘤。垂体大腺瘤导致的垂体激素分泌过多会干扰其他垂体激素功能[5]。

临床特征　催乳素瘤可通过抑制促性腺激素和/或生长激素分泌或局部压迫垂体导致性腺功能减退和/或生长发育障碍。男女患者均可见溢乳和乳房发育[5]。

促肾上腺皮质激素瘤可伴库欣样外观,儿童会出现体重增加及生长停滞,可能发生青春期发育停滞[5]。

生长激素瘤可分泌过多的生长激素。在骨骺闭合前过多的生长激素会导致巨人症,其特点为过度纵向生长而无相应的骨龄变化;在骨骺闭合后则会引起肢端肥大症和面部粗糙。肢端肥大的改变包括手、足、耳朵、鼻子、口唇、舌体和下颌骨肥大,皮肤也会增厚[5]。

实验室检查和组织学表现　通过监测垂体激素及影像学检查进行诊断[5]。

治疗和预防　催乳素瘤可用多巴胺激动剂进行药物治疗[5]。促肾上腺皮质激素瘤和生长激素瘤建议通过手术或消融治疗,术后通常需要激素补充疗法[5]。

参考文献 154.5

见章末二维码

胰岛素相关疾病

糖尿病

发病机制　儿童糖尿病患者通常为 1 型(胰岛素依赖

型)。然而,2 型糖尿病(非胰岛素依赖型)在肥胖儿童中的发病率也正在增加[1]。1 型糖尿病由胰岛细胞产生和分泌的胰岛素减少导致,其病因包括遗传因素、病毒性疾病、免疫因素或胰腺破坏。2 型糖尿病是由于胰岛素抵抗、胰岛素分泌不足、胰高血糖素分泌过多或不当所致[1]。

临床特征 1 型和 2 型糖尿病的临床特征相似,但 2 型糖尿病有肥胖相关表现。皮肤表现可分为四大类:①与糖尿病相关的皮肤病,如手部硬皮病样改变、类脂质渐进性坏死(necrobiosis lipoidica,NLD)和糖尿病性皮病;②皮肤感染;③糖尿病并发症的皮肤表现;④糖尿病治疗引起的皮肤反应[2]。

皮肤干燥和鱼鳞病样改变是儿童糖尿病患者最早期、最常见的表现之一,这可能与角质层的水合作用减弱及皮脂腺功能降低有关[3]。面颊静脉扩张和高血糖性微循环迟缓可导致面部潮红[4]。

约 28% 的儿童患者出现关节活动受限、皮肤蜡样增厚,其特点为近端指间关节屈曲挛缩、双手无法合十。病变严重程度不一,也可累及较大关节[5]。伴有明显关节活动受限的患者会有弥漫性或散在性蜡样皮肤增厚,手背及手指背侧通常也受累。皮肤增厚由大量糖基化胶原蛋白沉积造成[6]。

NLD 在儿童患者中也不常见。病变表现为不规则斑块,边缘呈粉红至紫红色,中央萎缩(图 154. 11)。皮损好发于胫前,但其他部位(如躯干、四肢、面部和头皮)也可出现。皮损通常为无痛、对称分布,可伴溃疡形成[7-8]。发病机制尚不清楚。若皮损活动,逐渐扩大或形成溃疡,外用或皮损内注射糖皮质激素治疗可能

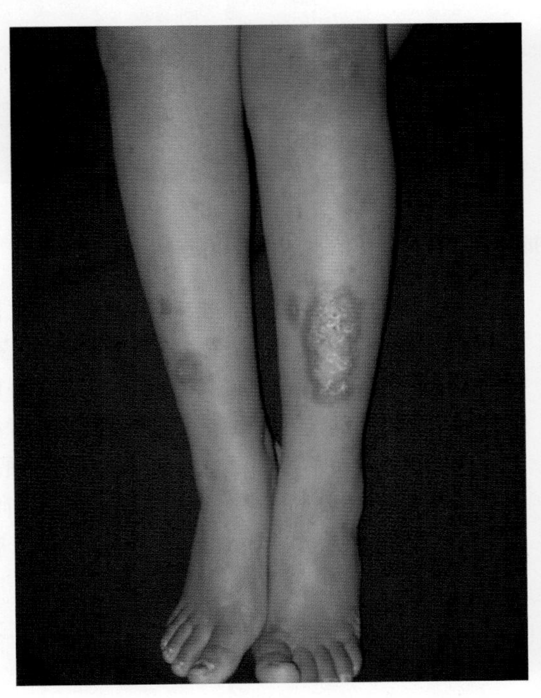

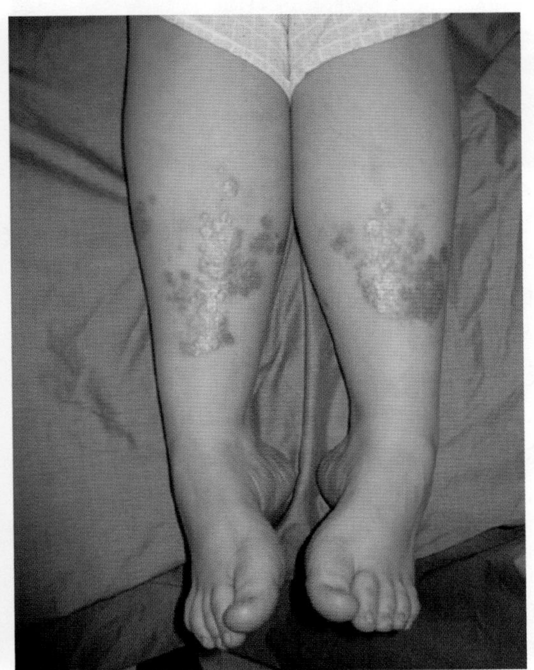

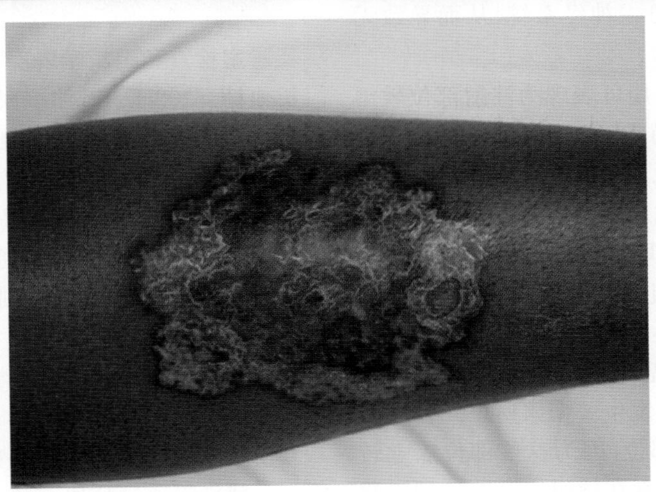

图 154. 11 多名脂质渐进性坏死患者,界限清楚的萎缩性斑块伴周围色素沉着

有帮助。应用己酮可可碱、视黄酸、牛胶原蛋白、高压氧和抗血小板等药物可有不同程度的改善作用，总的来说，NLD 对治疗反应不佳[9]。

糖尿病性皮肤病在儿童中少有报道[10]。

肥胖与 2 型糖尿病密切相关。2 型糖尿病患者通常伴有黑棘皮病（acanthosis nigricans，AN），其特征是后颈部、腋下和屈侧皮肤色素沉着（图 154.12），常与皮肤垢着混淆，生长因子受体激活是引起 AN 的原因[11]，可见多发性皮赘。超重患者高甘油三酯血症可导致发疹性黄瘤，好发于臀部。高胰岛素血症可导致卵巢源性高雄激素血症，青春期后期女性会出现多毛症、难以控制的痤疮、闭经及男性型脱发[12]。

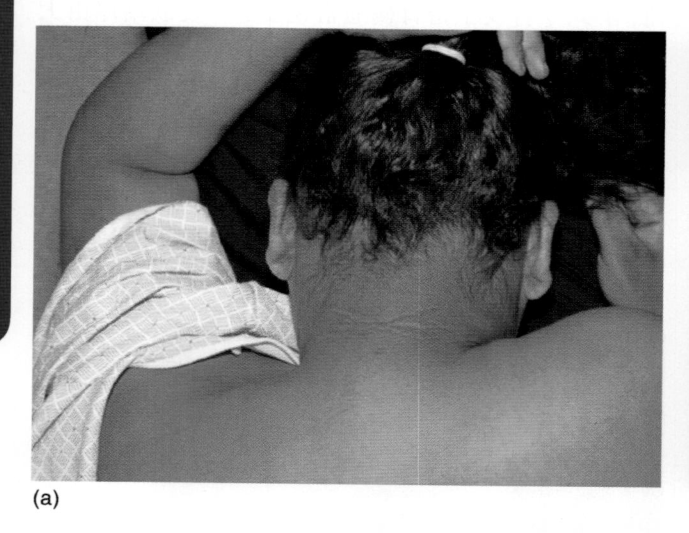
(a)

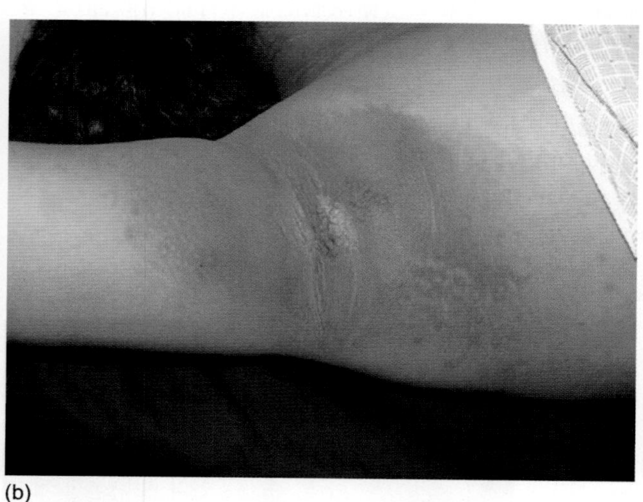
(b)

图 154.12 一名 11 岁女孩患胰岛素抵抗，颈部（a）、腋下（b）出现黑棘皮病

高血糖可影响免疫功能，因此血糖控制不良的糖尿病患者易发生感染[13]。常见的皮肤感染包括脓疱疮、毛囊炎、疖病、蜂窝织炎和丹毒。红癣在肥胖患者中很常见。铜绿假单胞菌引起的严重恶性外耳炎已有报道，白念珠菌感染通常表现为外阴阴道炎、龟头炎、口角唇炎、口腔内念珠菌病、间擦疹和/或甲沟炎。糖尿病控制不良的儿童易患毛霉病，表现为上呼吸道坏疽性溃疡[10,14]。

儿童皮肤微血管病变和神经病变少见。下肢微血管病变表现为下肢承重时出现皮肤变冷及斑驳状。年轻患者的神经病变可影响自主神经系统，从而导致无汗症（伴或不伴代偿性多汗）[10]。

胰岛素治疗的局部副作用可表现为注射部位软组织肥厚、脂肪萎缩或感染。局部超敏反应已有报道，表现为红斑、瘙痒和硬化。过敏反应可以是速发型或迟发型。胰岛素过敏的诊断可以通过皮肤胰岛素点刺试验阳性及血清中存在针对胰岛素的 IgE 抗体来明确[15]。

注射胰岛素引起的软组织肥厚表现为坚硬、无痛的皮色结节。该副作用发生后，选择不同部位注射可能使问题得以解决，但建议患者从一开始即在不同部位注射以预防软组织肥厚的发生。糖尿病患儿喜欢将软组织肥厚区域作为注射部位，因为这些部位痛觉较小，但应劝阻该行为，因胰岛素在软组织肥厚处的吸收是不明确的[5]。

由于使用高纯度胰岛素制剂进行注射，因此脂肪萎缩很少见[16]。若注射胰岛素时未遵守无菌原则，则可能导致局部脓肿、蜂窝织炎或丹毒。全身胰岛素过敏反应是罕见的，全身系统性过敏反应通常在刚开始治疗或重新开始治疗后不久出现。如果必须用胰岛素治疗，脱敏是必要的[17]。预防过敏的有效辅助手段包括在胰岛素注射剂中添加地塞米松或改用胰岛素泵治疗[18]。

截至目前，尚无儿童患者发生糖尿病性大疱病的报道。

实验室检查和组织学表现 糖尿病的诊断标准包括随机血糖≥200mg/dL 伴多尿、多饮或不明原因的体重减轻。口服葡萄糖耐量试验期间，血糖≥126mg/dL 或 2 小时血糖≥200mg/dL 也有诊断价值。自身免疫标志物如谷氨酸脱羧酶和胰岛细胞抗体通常在 1 型为阳性，2 型为阴性，空腹 c-肽通常在 2 型糖尿病中升高。

建议所有超重并伴有胰岛素抵抗症状的儿童患者进行 2 型糖尿病筛查[19]。

蜡样增厚皮肤的组织学检查显示胶原增加导致真皮增厚[6]。NLD 的组织学表现为肉芽肿呈层状分布、真皮及皮下组织可见胶原变性区[9]。

感染需通过病原菌培养确诊，毛霉病的诊断需通过活检发现坏死和无分支的分隔菌丝。

治疗和预防 1 型糖尿病采用胰岛素治疗。2 型糖尿病治疗包括饮食控制、运动、减重、二甲双胍和胰岛素（如有必要）。与 2 型糖尿病相关的黑棘皮病、发疹性黄瘤和高雄激素血症在减重后会得以改善。

胰岛素抵抗

发病机制 胰岛素抵抗可以是遗传性或获得性，遗传原因包括胰岛素受体突变、抗胰岛素受体的抗体、葡萄糖转运蛋白缺陷和信号蛋白异常[20]。与遗传性胰岛素抵抗相关的综合征包括 A 型胰岛素抵抗综合征、B 型胰岛素抵抗综合征、Rabson-Mendenhall 综合征、脂肪营养不良、共济失调毛细血管扩张、Werner 综合征和多诺霍综合征（矮妖精貌综合征）[21]。

获得性胰岛素抵抗最常见的病因是肥胖[20]。多囊卵巢综合征、Prader-Willi 综合征、强直性肌营养不良和性腺退化等综合征患者是获得性胰岛素抵抗的易感人群，其他还包括巨人症/肢端肥大症、库欣病和甲状腺功能减退[21]。

临床特征 向心性肥胖提示胰岛素抵抗的存在[22]。几乎各种病因导致的胰岛素抵抗均可伴随发生在屈侧及间擦部位的黑棘皮病，这是由于皮肤中存在高水平的胰岛素/胰岛素样生长因子。女性患者可出现高雄激素血症。患者可出现与高脂血症相关的特征，包括发疹性黄瘤、黄瘤和结节性黄瘤。

实验室检查和组织学表现 可通过检查血糖、糖化血红蛋白和胰岛素水平来诊断胰岛素抵抗。根据临床表现、检查结果进一步完善其他相关检查[23]。

治疗和预防 治疗取决于胰岛素抵抗的病因。二甲双胍能促使体重下降，降低肝葡萄糖输出量，以及增加外周组织对胰岛素的摄取。也可以使用其他胰岛素增敏药物。如果已明确胰岛素抵抗的原因，饮食和运动则可以降低胰岛素水平。

随着血清胰岛素水平的降低，黑棘皮病和高雄激素血症的症状将得到改善[24]。

参考文献 154.6

见章末二维码

伴有内分泌功能障碍的皮肤疾病

胰岛素抵抗和/或糖尿病

与没有银屑病的儿童相比，银屑病儿童胰岛素抵抗和代谢综合征的风险增加。建议早期监测代谢综合征和改变生活方式[1]。

先天性和获得性皮下脂肪营养不良综合征的特点是泛发性或局限性皮下脂肪缺失，这些综合征通常与胰岛素抵抗有关[2]。

皮下环状肉芽肿可能与胰岛素依赖型糖尿病有关。有报道称，糖尿病治疗后皮下环状肉芽肿消退[3]。

A 型胰岛素抵抗综合征常见于年轻女性，常表现为男性化、生长过度、其他高雄激素血症表现和肢端增大。由胰岛素细胞受体缺陷引起。B 型更常见于青春期女性，由循环中存在的胰岛素受体抗体引起[4]。

Rabson-Mendenhall 综合征是 A 型胰岛素抵抗综合征中一种罕见的常染色体隐性突变疾病。典型表现为胰岛素抵抗、牙齿发育不良和松果体增生。

许多与肥胖相关的综合征也可能与胰岛素抵抗及糖尿病相关。

甲状腺功能减退

色素失禁症可表现为先天性甲状腺功能减退[5]。马方综合征患者可发展为甲状腺功能减退。

性腺功能减退症

IBIDS 和 PIBIDS 属于毛发硫营养不良。IBIDS 指的是鱼鳞病（ichthyosis）、脆性毛发（brittle hair）、智力低下（impaired intelligence）、生育能力低下（decreased fertility）和身材矮小（short stature），PIBIDS 是光敏性 IBIDS，两者都有毛发异常。不孕症是由性腺功能减退引起的[6]。

垂体功能减退

据报道，蝶鞍区部分缺失引起的垂体功能减退与 PHACE 综合征［颅后窝畸形（posterior fossa malformations）、面颈部血管畸形（cervicofacial haemangiomas）、动脉畸形（arterial anomalies）、心脏结构异常（cardiac defects）、眼畸形（eye anomalies）和中线/腹部缺陷（midline/ventral defects）］有关[7]。

Oliver-McFarlane 综合征的特征是睫毛粗长、先天性垂体功能减退和视网膜变性[8]。

多种相关内分泌功能障碍

Carney 综合征及其亚型 LAMB 综合征和 NAME 综合征是以内分泌亢进和雀斑为特征的常染色体显性遗传综合征。在口唇、眼睑、结膜和口腔黏膜最常出现雀斑和色素沉着。肾上腺、性腺、甲状腺和胰腺可受到影响[9]。

Cowden 综合征（也称为多发性错构瘤综合征）可导致皮肤错构瘤，如毛细胞瘤、乳头状瘤样丘疹病和肢端角化病。它可能与多结节性甲状腺肿、甲状腺癌、乳腺癌和子宫内膜癌有关[10]。

结节性硬化症与血管纤维瘤、甲周纤维瘤、色素脱失斑、结缔组织痣、牙龈纤维瘤和彩纸样皮肤病变有关。据报道结节性硬化症与垂体和甲状旁腺肿瘤、库欣病和胰岛细胞肿瘤,特别是胰岛素瘤有关[11]。

1 型神经纤维瘤病儿童中枢性性早熟、间脑综合征、生长激素缺乏和生长激素高分泌的发病率增加。这些情况可能是视神经胶质瘤的并发症,但在不伴有视神经胶质瘤的患者中也有报道[12]。

朗格汉斯细胞组织细胞增多症可能与神经垂体功能缺乏引起的中枢性尿崩症有关。也有报道生长激素缺乏和性腺功能减退[13]。

POEMS 综合征表现为多发性神经病变(polyneuropathy)、器官肥大(organomegaly)、内分泌病(endocrinopathies)、M 蛋白和皮肤改变。最常见的内分泌疾病是性腺功能减退伴妇科肿瘤、胰岛素依赖型糖尿病和原发性甲状腺功能减退。色素沉着过度、多毛和增厚似乎是最常见的皮肤特征[14]。

Rothmund-Thomson 综合征的特征是婴儿期皮肤色素性改变。患者可能有性腺功能减退(25%)、甲状旁腺腺瘤、甲状腺功能紊乱和肾上腺功能不全[15]。

IPEX 综合征指的是免疫失调(immune dysregulation)、多内分泌病变(polyendocrinopathy)、肠病(enteropathy)及 X 连锁综合征(X-linked syndrome),可伴有糖尿病或甲状腺炎。皮肤表现包括特应性皮炎样皮损、银屑病样皮损、鱼鳞病样皮损、严重皲裂性唇炎、口周水肿、荨麻疹和甲营养不良[16]。

H 综合征是一种常染色体隐性遗传、自身炎症性皮肤病,表现为色素沉着的多毛性斑块,伴有潜在的炎症浸润。这些患者有促性腺激素减退、糖尿病、身材矮小和蹈趾外翻[17]。

Woodhouse-Sakati 综合征是一种罕见的常染色体隐性遗传疾病,其特征是脱发、性腺功能减退、糖尿病、智力残疾、感音神经性聋、锥体外系症状和胰岛素样生长因子 1 水平降低[18]。

白癜风和/或斑秃患者伴发其他自身免疫性疾病(包括甲状腺功能减退)的发病率较高。

内分泌肿瘤可表现为多种遗传性肿瘤综合征,如 1 型神经纤维瘤病、Peutz-Jeghers 综合征、Beckwith-Wiedemann 综合征、结节性硬化症、Li-Fraumeni 综合征、Gardner 综合征和 Cowden 综合征(PTEN 错构瘤综合征)[19]。

唐氏综合征、Turner 综合征、Noonan 综合征和 Klinefelter 综合征可以同时有内分泌和皮肤上的表现。

唐氏综合征

唐氏综合征以 21-三体为特征,典型表现为身材矮小、内眦赘皮、鼻梁扁平、突出的舌头、生长迟缓、身材矮小。唐氏综合征性腺功能紊乱和青春期延迟的发生率很高。女孩通常表现为初潮推迟或肾上腺功能初现;男孩表现为生殖器官不明确、隐睾、小阴茎和小睾丸。甲状腺功能减退和生长激素缺乏常与唐氏综合征有关[20]。

(何瑞　余霞 译,张斌　郭一峰 校)

参考文献 154.7

见章末二维码

第155章 自身炎症性疾病和淀粉样变性

Antonio Torrelo, Sergio Hernández-Ostiz, Teri A. Kahn

摘要

自身炎症性疾病(autoinflammatory diseases, AIDs),是一种固有免疫系统的遗传性疾病,由常见诱因如物理因素或感染因素引起的持久性炎症伴加重状态,其由不同的基因突变引起并表现为不同的临床症状。许多自身炎症性疾病常早发且伴随较多的皮肤表现,包括:荨麻疹、水肿、脓疱、黏膜损害、肉芽肿性皮损或血管病变。患儿如出现反复发热、皮疹、急性时相反应物升高及系统性症状均应考虑自身炎症性疾病的可能。早期发现自身炎症性疾病尤为重要,因为很多患者对靶向生物制剂治疗较为有效。儿童患者的淀粉样变性,常与慢性炎症以及持久存在的或控制不好的自身炎症性疾病相关。少数情况下,遗传因素引起的淀粉样变或常见于成年人的淀粉样变亚型,也可见于儿童患者。

要点

- 自身炎症性疾病是由多个控制固有免疫的不同基因突变引起的。
- 早发性的反复发热、皮疹及系统炎症应警惕自身炎症性疾病的可能。
- 自身炎症性疾病应早期发现并给予靶向生物制剂治疗。
- 淀粉样变性是未治疗的自身炎症性疾病的严重并发症。

自身炎症性疾病

引言

人类的免疫系统对于微生物、外界有害物质及细胞死亡的代谢物质等提供防护作用,这是一个涉及大量防御分子和细胞的复杂系统。免疫系统最复杂的分支是"适应性免疫",也是当前研究最广泛的课题。适应性免疫对多细胞生物提供保护,其经T或B细胞受体识别抗原,通过复杂的基因重排或体细胞突变进而适应新的病原体,产生一系列免疫记忆;从而直接针对变化了的微生物分子。近年来一种既见于单细胞生物,也见于多细胞生物的另一个免疫分支,称之为"固有免疫",正越来越受到广泛关注。固有免疫以抗原依赖的方式发挥作用,其通过识别感染性病原体相关分子(PAMPS,病原体相关分子模式)或损害(DAMPS,损害相关分子模式)而被激活。它们既可被胞外受体(Toll样受体)也被胞内受体(NOD样受体或NLRP受体)识别,激活多种炎性信号通路并募集固有免疫的细胞感受器,诸如巨噬细胞、中性粒细胞、肥大细胞和自然杀伤细胞。因此,固有免疫不需调整或适应,也不随年龄而改变,仅对抗存在了亿万年的不变的微生物或损害分子。固有免疫和适应性免疫并不独立作用,而是相互作用从而对于内、外部因素提供一个强有力的防御作用[1]。

免疫系统病理学可分为几大类。首先,与不充分的保护状态相关联的,其结果为免疫缺陷,或是固有免疫缺陷,或是适应性免疫缺陷,或是两者兼而有之。其次,适应性免疫"对于自身的过度反应"引起自身抗体的产生,从而引发众所周知的"自身免疫性疾病";最后,不恰当的固有免疫系统的过度激活状态,引起以持久的炎症状态为主要特点的疾病统称为"自身炎症性疾病"。这类疾病的主要特点是无法解释的反复发热、严重的非感染性的局限性炎症、肿瘤或高滴度的自身抗体[2]。然而值得提出的是,因固有免疫和适应性免疫在共同作用,自身免疫性疾病与自身炎症性疾病之间难有清晰的区分,且在很多炎症性疾病中常可见到两种类型疾病的特征,常以其中一种疾病的特点占主导。

炎症是一种防御反应,常引起局部或系统症状。固有免疫反应需要精细调控,允许对自身细胞的适度损伤,从而足以清除入侵的病原体,并确保细胞的最终存活及控制细胞凋亡,此即"细胞焦亡(pyroptosis)"。此外,抑制机制也需要精细调控,以确保病原体被破坏或清除后重回非炎症状态。任何调控机制的紊乱都会引起促炎性状态的疾病。在这种状态下,导致自身炎症的常见诱发因素(寒冷、压力、病原体、毒物接触史)将会导致持久才可平息的炎症风暴。在人类,已发现单基因突变可引起此类自身炎症性疾病。儿童皮肤科医生尤其需注意,因为此类自身炎症性疾病很多始发于婴儿及儿童早期,且在皮肤有首发或显著表现。

自身炎症性疾病(表155.1)根据致病基因、相应的发病机制以及累及的器官,可有不同的分类方法。

在本章节我们采用对儿童皮肤科医生最有益的方法进行分类,基于皮肤表现的种类,即:①荨麻疹和水肿性皮损;②脓疱性皮损;③黏膜受累;④组织细胞性和肉芽肿性皮损;⑤血管炎性皮损。

表 155.1 主要的自身炎症性疾病的关联基因总结

疾病	遗传模式	突变基因	突变蛋白
家族性地中海热	常染色体隐性	*MEFV*	脓素
甲羟戊酸激酶缺陷(高 IgD 综合征)	常染色体隐性	*MVK*	甲羟戊酸激酶
肿瘤坏死因子受体相关周期性综合征(TRAPS)	常染色体显性	*TNFRSF1A*	肿瘤坏死因子受体超家族 1A
周期热伴阿弗他溃疡、咽炎及淋巴腺炎综合征(PFAPA)	未知	未知	未知
PLCG2-相关抗体缺陷和免疫紊乱(PLAID)或自身炎症、PLCG2-相关抗体缺陷和免疫紊乱(APLAID)	常染色体显性	*PLCG2*	磷脂酶 CG2
家族性寒冷性自身炎症综合征	常染色体显性	*NLRP3/CIAS1*	冷炎素
Muckle-Wells 综合征	常染色体显性	*NLRP3/CIAS1*	冷炎素
新生儿多系统炎症性疾病(NOMID)	常染色体显性	*NLRP3/CIAS1*	冷炎素
IL-1 受体拮抗剂缺陷症(DIRA)	常染色体隐性	*IL1-RN*	IL-1 受体拮抗剂
IL-36 受体拮抗剂缺陷症(DITRA)	常染色体隐性	*IL36-RN*	IL-36 受体拮抗剂
化脓性关节炎、坏疽性脓皮病及痤疮综合征(PAPA)	常染色体显性	*PSTPIP1/CD2BP1*	脯氨酸/丝氨酸/苏氨酸磷酸酶交互蛋白 1
Majeed 综合征	常染色体隐性	*LPIN2*	类脂 2
Blau 综合征	常染色体显性	*NOD2/CARD15*	核苷酸结合寡聚结构域蛋白 2
H 综合征	常染色体隐性	*SLC29A3*	人平衡性核苷酸转运体 3
慢性非典型性嗜中性皮病伴脂肪萎缩及体温升高综合征(CANDLE)	常染色体隐性	*PSMB8*, *PSMB4*, *PSMB9*, *PSMB3*, *POMP*	i-蛋白酶 β5i 亚单位,蛋白酶 β7 亚单位,i-蛋白酶 β1i 亚单位,蛋白酶 α3 亚单位,蛋白酶成熟蛋白
Aicardi-Goutières 综合征	常染色体隐性(少数情况下常染色体显性)	*TREX1*(*AGS1*),*RNASEH2*(*AGS2-4*),*SAMHD1*(*AGS5*),*ADAR1*(*AGS6*),*IFIH1*(*AGS7*)	3′端核酸修复外切酶,RNASEH2 核酸酶切酶复合体,SAM 结构域和 HD-结构域包含蛋白-1,RNA 特异性腺苷脱氨酶-1,干扰素诱导螺旋酶 C 结构域包含蛋白-1
家族性冻疮样狼疮	常染色体显性	*TREX1*(*AGS1*),*SAMHD1*(*AGS5*)	3′端核酸修复外切酶,SAM 结构域和 HD-结构域包含蛋白-1
STING 相关婴儿期早发性血管病	常染色体显性	*TMEM173*	干扰素基因激活蛋白(STING)
腺苷脱氨酶 2 缺陷症(DADA2)	常染色体隐性	*CECR1*	腺苷脱氨酶 2

参考文献 155.1

见章末二维码

荨麻疹和水肿性皮损

在此组自身炎症性疾病中,皮肤表现主要是反复发作的皮肤肿胀伴红斑或风团。其包含一组具遗传异质性的疾病,虽然其大多均由 NLRP 炎症小体或相关控制蛋白的编码基因突变引起。

冷炎素相关周期综合征

冷炎素相关周期综合征(cryopyrin-associated periodic syndromes, CAPS）或称冷炎素病（cryoprinopathies），可由 *NLRP3* 基因上的不同突变引起（之前称为 *CIAS1* 基因）。*NLRP3* 基因编码的蛋白称冷炎素。冷炎素激活后引起半胱氨酸蛋白酶 1 激活，这相应地将 IL-1β 前体和 IL-18 前体转变为 IL-1β 和 IL-18，导致生物促炎效应。虽然体细胞嵌合突变在 CAPS 病例已获得认可[1]，但其主要以常染色体显性方式遗传。在所有病例中，自身激活性突变引起 NLRP3 炎症小体的组分激活。

三种主要的等位基因性疾病如下。

家族性寒冷性炎症综合征

家族性寒冷性炎症综合征（familial cold autoinflammatory syndrome, FACS）是 CAPS 中最轻型的[2-3]。临床表现常出现在暴露于寒冷中 2~7h 后。荨麻疹样皮疹是主要皮肤体征，可瘙痒、肿胀或刺痛。接触冷的物体未必会引起皮疹。皮肤组织病理学表现为轻度的真皮水肿和轻度的围血管性中性粒细胞浸润，未见血管炎[4-5]。荨麻疹样皮疹常伴随发热、结膜感染、关节痛、不适、头痛和肌痛。在避免寒冷后的 24h 内（症状）发作常缓解。暂时性白细胞增多通常为唯一的实验室异常表现。与其他型 CAPS 相比，淀粉样变很少发生。

Muckle-Wells 综合征

Muckle-Wells 综合征（Muckle-Wells syndrome, MWS）之前被称作荨麻疹、耳聋、淀粉样变三联征。其与 FACS 具有一些共同特征，但临床表型更严重。常于儿童早期发病且皮损与 FACS 有着类似的临床及组织病理表现[4]。发作期持久（长达 36h）且比 FACS 发作更频繁[6-7]。耳蜗炎和脑膜炎在儿童期引起进行性感觉神经性耳聋，并可能进展为完全性耳聋。目前认为慢性炎性状态也是继发性淀粉样变的病因，高达 25% 患者在晚期阶段发生淀粉样变[6-7]。

新生儿多系统炎性疾病

新生儿多系统炎性疾病（neonatal onset multisystemic inflammatory disorder, NOMID）少数情况下又被称为慢性婴儿神经-皮肤-关节综合征（chronic infantile neurological cutaneous and articular syndrome, CINCA），是 CAPS 中最严重的亚型，可致重度残疾和死亡[8-9]。发病常在 6 月龄前且在新生儿期频发。最早期的体征包括复发或持久的荨麻疹，约 2/3 受累新生儿出生时即可见（图 155.1）。组织病理学常表现浅、深层血管周围淋巴细胞、中性粒细胞及一些嗜酸性粒细胞浸润[10]，且在某些情况下可见嗜中性分泌性汗腺炎[11]。某些面部特征：扁平鼻、额部隆起、突眼为早期诊断提供线索[12]。组织病理学上出现荨麻疹表现、中性粒细胞浸润，同时出生时异常的面部特征可高度提示 NOMID，应及早行基因诊断，因早期治疗可预防严重的

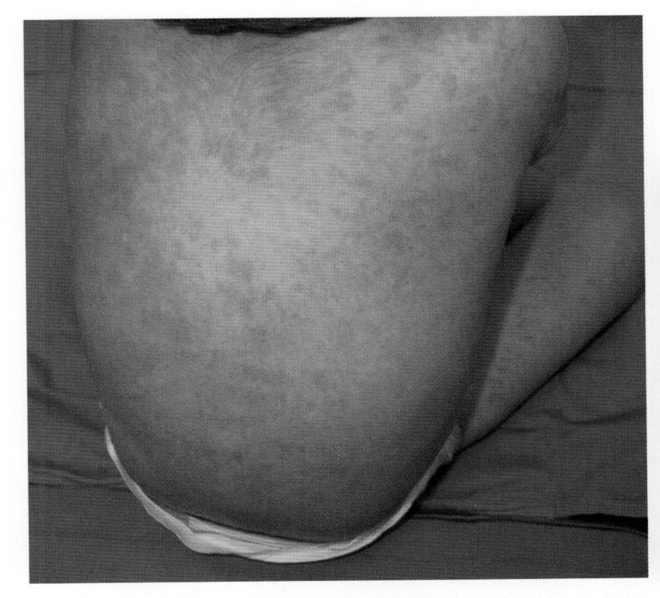

图 155.1　新生儿多系统炎性疾病儿童的荨麻疹发作

临床表现。短暂性周期性发热可在新生儿期出现但多晚发。

NOMID 严重的临床表现多随年龄增长逐渐出现，神经系统表现包括慢性无菌性脑膜炎、脑萎缩、感音性听力损失、颅内压增高和发育迟缓。前葡萄膜炎和视神经盘水肿可致失明[13]。在约 50% 的患儿早在 12 月龄即可出现严重的关节病，轻症病例仅表现关节疼痛和关节积液，但重症患儿则表现为活跃的软骨增生及类似于肿瘤的继发性骨化[14]。其他表现包括肝脾大、淋巴结肿大和继发性淀粉样变[4]。实验室检查常无助于诊断，仅可见轻度异常，如红细胞沉降率（简称血沉）、CRP 升高，白细胞增多症，血小板增多，嗜酸性粒细胞增多症及高丙种球蛋白血症。

CAPS 治疗

重型 CAPS 在应用抗 IL-1 生物制剂治疗后其预后显著改善。阿那白滞素（anakinra），即 IL-1 受体拮抗剂，可拮抗炎症反应，但需要每日皮下注射。其可减少继发性淀粉样变的发生，且有证据表明可预防耳聋发生。一旦诊断应及早应用，因其对 NOMID 不同临床表现的作用不尽相同[15]。康纳单抗（canakinumab）虽可能以增加感染为代价，但其是对 CAPS 有持久作用的人源性抗 IL-1β 单抗[15]。列洛西普（rilonacept），IL-1 受体拮抗剂，每周皮下注射，对 CAPS 治疗也有效[15]。

家族性地中海热

家族性地中海热（familial Mediterranean fever, FMF）最常报道于欧洲、北美和中东[16]。其为 *MEFV*（MEditerranean FeVer）基因的复合杂合突变或纯合突变引起的，该基因编码名为"脓素（pyrin）"的蛋白（或热蛋白 marenostrin）。这些突变多为错义突变，导致作

为 NLRP3 炎症小体主要控制组分的脓素失去功能[17-18]。多达 25% 的患者仅携带杂合突变且临床表现为轻症[19-20]。某些环境因素和遗传因素可能会改变 FMF 的表现[21]。

FMF 常于儿童期或青春期发病[22]。主要的皮肤表现是多发于下肢的、边界清晰的、直径达 15cm 的水肿性红斑。此被称为“类丹毒”样皮损且见于 15%~20% 的患儿[23-24]。组织病理学示显著的中性粒细胞浸润伴核尘[25]。其他皮肤表现包括紫癜和小叶性脂膜炎。Henoch-Schönlein 紫癜(过敏性紫癜)和结节性多动脉炎在 FMF 似乎更多见[26-29]。

FMF 的系统性症状包括间歇性发热,常伴随腹痛、胸膜炎、单/多关节关节炎和游走性关节疼痛[30]。少见症状包括心包炎和急性阴囊疼痛[31]。发作常呈自限性,持续常不超过 72h,患者在间歇期表现为无症状。锻炼、情绪压力、暴露在极端温度下及激素水平变化可诱发[30]。FMF 最严重的并发症为淀粉样蛋白 A 淀粉样变,这将引起肝肾功能障碍。淀粉样变与炎症攻击的频率或强度不一定相关[21]。

急性炎症期的实验室检查示 CRP、ESR、β_2-微球蛋白、血清淀粉样蛋白、纤维蛋白原水平升高,白细胞增多伴中性粒细胞数增多[30]。

持续应用秋水仙碱可降低炎症出现的频率、强度和持续时间,且可减少淀粉样变的发生。FMF 一旦诊断即应开始并终生应用秋水仙碱[30]。在秋水仙碱疗效不佳的患者,沙利度胺、抗 TNF-α 制剂如依那西普、英夫利西单抗和阿那白滞素可能有效[32-33]。

甲羟戊酸激酶缺乏症

甲羟戊酸激酶缺乏症(mevalonate kinase deficiency,MKD)曾被称为高 IgD 综合征(hyper-IgD syndrome,HIDS),但 IgD 升高并非出现在所有患者中且不是所有临床表现的原因。致病基因为甲羟戊酸激酶编码基因——*MVK* 基因[34],且多由该基因的杂合突变引起;而纯合突变致甲羟戊酸激酶功能的完全丧失引起甲羟戊酸尿[35]。甲羟戊酸激酶是胆固醇/类异戊二烯合成通路上的酶,也可负向调控 NLRP3 炎症小体中的细胞凋亡酶-1。MKD 中的 *MVK* 基因突变使得 MVK 酶成为温度依赖性酶,其活性在高温时受影响[36-37],因此可引起体温升高的因素均可诱发 MKD[38]。

MKD 多于一岁以内发病。MKD 的皮肤表现各不相同,但见于近 80% 的患者。最常见的是单个斑片融合形成的红斑,多见于下肢和肢端。其他少见的皮损包括丘疹、红斑性结节、荨麻疹样皮疹和瘀点。组织病理常显示内皮细胞水肿和血管周围炎性浸润。已报道见于 MKD 的皮肤损害主要有过敏性紫癜、持久隆起性红斑样皮损、Sweet 病样皮损、蜂窝织炎样皮损和深部血管炎[4,39-40]。

在 MKD,间歇性发热持续 4~7 天,每 4~8 周发作一次,其常伴前驱症状如头痛、疲乏、鼻塞。发作期可出现局限性或全身淋巴结肿大、腹痛、脾大且可累及多个关节[39]。但累及关节者很少造成关节破坏畸形。淀粉样变性是 MKD 不常见的并发症[40]。虽然皮肤和关节的症状持续时间比发热久,但患者在间歇期可无症状。实验室检查可示 IgD、IgA 水平高[39,41],但 IgD 水平也可正常。

发作期治疗多赖于非甾体抗炎药(nonsteroidal anti-inflammatory drugs,NSAIDs)。短期口服糖皮质激素在重症病例可能有用。秋水仙碱、环孢素、静脉用丙种球蛋白和沙利度胺常无效。依那西普常疗效不确切,部分病例对阿那白滞素有效[42]。

肿瘤坏死因子受体相关的周期性综合征

肿瘤坏死因子受体相关的周期性综合征(tumour necrosis factor receptor-associated periodic syndrome,TRAPS)或家族性爱尔兰热是编码肿瘤坏死因子受体超家族 IA 的基因突变引起的显性遗传性自身炎症性疾病[43-44]。肿瘤坏死因子受体对血液循环中的肿瘤坏死因子起拮抗作用,且在发热、恶病质、细胞因子产生、白细胞激活、黏附分子表达和防御细胞病原体等方面发挥作用。

TRAPS 可在婴儿期至成人期发生[45]。TRAPS 患者可有反复发热、远端放射性特点的肌痛、关节痛、腹痛和结膜炎[4,46]。发作常短于一个月。许多患者有皮肤损害,最常见的称之为“疼痛性红斑”,包括肌痛所在部位的皮下离心性环状红斑。疼痛性红斑常由近端向远端扩散且伴发肌痛。其他少见的皮损有荨麻疹样皮损、呈环形或匐行分布的红斑和融合丘疹。皮损病理示单核细胞在血管周围及间质浸润。也可见小血管炎症和脂膜炎[47]。

如其他自身炎症性疾病一样,TRAPS 实验室检查也仅表现 CRP、ESR 在发作期升高。抗核抗体和类风湿因子很少阳性[46]。多达 25% 的患者可出现系统性淀粉样变[48]。

TRAPS 对口服糖皮质激素反应较好,但对秋水仙碱反应欠佳。抗肿瘤坏死因子类药物则反应不一。如依那西普可减轻但无法完全消除症状,而英夫利西单抗则可能诱发(症状)发作。这提示 TRAPS 的发病机制是复杂的,这可能与细胞内错误折叠的肿瘤坏死因子受体 1 聚集或其他因素引起的信号通路持续激活有关[49]。重组 IL-1 受体拮抗剂阿那白滞素可能比 TNF 拮抗剂疗效更佳。

其他荨麻疹样或水肿性皮损表现综合征

自身炎症性综合征伴淋巴水肿(autoinflammatory syndrome with lymphoedema,AISLE)特点为泛发性荨麻疹样皮损、发热伴进行性下肢、阴囊水肿。组织病理学上可见淋巴管数目及大小的减少。AISLE 由 *MDFIC*(含 MyoD 家族抑制结构域)基因突变引起[50]。

NLRC4 炎症小体的编码基因的功能获得性杂合突变引起特征性的综合征,主要为红斑结节、荨麻疹、关节痛和迟发性的小肠结肠炎。该病部分患者对阿那白滞素疗效较好[51]。

PLCG2 相关的抗体缺陷和免疫紊乱(PLCG2-associated antibody deficiency and immune dysregulation,PLAID)表现为早发性非典型性寒冷性荨麻疹和伴随终生的免疫缺陷,包括抗体缺陷、反复感染和自身免疫。部分患者表现为皮肤肉芽肿性病变。此病因 *PLCG2* 基因杂合缺失突变引起,该基因通常位于阻止功能性酶功能的结构域中,从而引起磷脂酶 C 活性增强[52]。

参考文献 155.2

见章末二维码

脓疱性皮损

脓疱性皮疹可为某些自身炎症性疾病的显著表现。可表现为或多或少的红斑之上的发疹性脓疱,因此在临床及病理上类似于脓疱性银屑病。在其他疾病,痤疮样皮疹、脓皮病样皮疹、Sweet 病样皮疹或脓性血管病变均可出现。

IL-1 受体拮抗剂缺陷病

此自身炎症性疾病由 *IL1RN* 基因的双等位种系突变引起[1-2],这使得蛋白失去对于 IL-1 受体的拮抗作用。IL-1 信号通路的下调作用缺失将引起 IL-1 炎症通路的持久激活。杂合突变携带者常无症状或有轻症表现。IL-1 受体拮抗剂缺陷病(deficiency of the IL-1 receptor antagonist,DIRA)可出生即发病或见于婴儿早期,常伴皮损和发热。全身性红斑伴小的浅表性脓疱,最终致弥漫性皮肤剥脱,体征上类似于泛发性脓疱型银屑病。掌跖通常不受累,但指甲常表现点状凹陷和剥脱。疱疹性口炎和口腔溃疡也可见。部分病例表现为过敏[3-4]。皮损的组织病理也类似于脓疱型银屑病:角化不全伴微脓疡或海绵样嗜中性脓疱可见,真皮层也可见中性粒细胞浸润。伴发的浅表毛囊炎或嗜中性分泌性汗腺炎也可见。免疫荧光检查结果为阴性[3-4]。

随时间进展,未治疗的患者出现皮肤外症状。慢性复发性多灶性无菌性骨髓炎和骨膜炎可较早出现。其他骨骼异常可能伴随而来,包括骨质减少、关节肿胀、长骨骨骺过度增生、颈椎融合、锁骨和前肋末端扩展。反复发热和发育迟滞也可出现。DIRA 的其他少见临床表现有呼吸窘迫、肺部浸润、血栓形成和血管炎。若不治疗,DIRA 可能是致命的。实验室检查仅见 CRP 升高、轻度贫血、白细胞增多伴中性粒细胞增多[1-4]。

DIRA 须经遗传学检测确诊,且一经诊断即开始每天皮下注射阿那白滞素-重组 IL-1 受体拮抗剂。这种治疗往往能使多数患者的皮肤及骨关节症状完全缓解,在有些患者则为部分缓解[5]。长效抗 IL-1 制剂如卡那奴单抗(canakinumab)和列洛西普(rilonacept)可在日后考虑应用,一般获得临床控制后不用每日注射。

IL-36 受体拮抗剂缺陷病

IL-36 受体拮抗剂缺陷病(deficiency of the IL-36 receptor antagonist,DITRA)是一种与 DIRA 相似的疾病,主要因 IL-36 受体拮抗剂(IL-36RN)的双等位基因突变引起。有这些遗传异常的患者表现出泛发性或相对少见的局限性脓疱型银屑病的表型,而在脓疱型银屑病之前通常不表现斑块型银屑病皮损。它也被认为是许多家族性和散发性泛发性脓疱性银屑病的病因[6-7]。家族性 DITRA 常表现为常染色体隐性遗传模式。IL-36RN 是一种在皮肤高度表达的 IL-1 细胞因子家族的蛋白,为 IL-36 的竞争性抑制剂。在缺乏 IL-36RN 情形下,促炎性 IL-36 信号通路无法下调,引起持续或反复的炎症。IL-36 有着不同的功能且在 NF-κB 通路中有着重要的作用[6-7]。

DITRA 随病情进展皮损突发和/或复发性出现,且常伴发热、不适和无力(图 155.2)。少有累及其他器

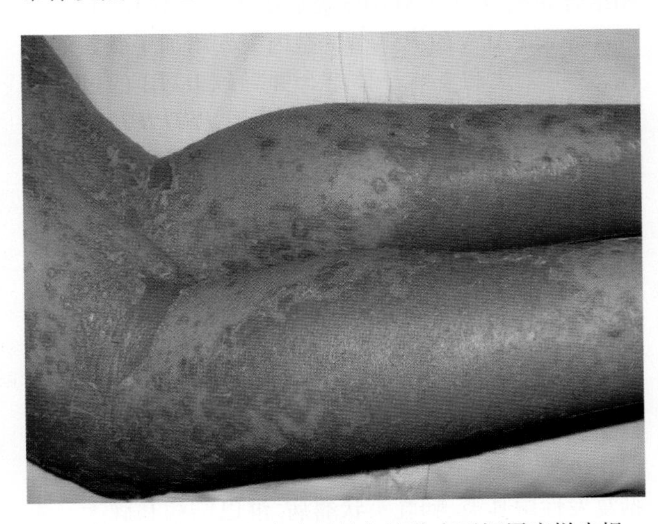

图 155.2　DITRA 患者表现的急性脓疱型银屑病样皮损

第三十二篇

官的报道，但DITRA可危及生命且发展至败血症的风险大增。常于婴儿或儿童早期发病，但年长后发病的病例也有报道。诱发因素包括细菌/病毒感染、经期、怀孕或药物[6-7]，可能还有心理压力或创伤等。DITRA的皮损与重症泛发性脓疱型银屑病往往难以区分，事实上，若对严重的泛发性脓疱型银屑病行基因诊断会发现很大一部分病例存在*IL-36RN*基因突变。其他病例可能有其他基因的突变，包括*CARD14*[8]。暴发性全身性脓疱常发于深红色或紫红色皮肤上。寻常型银屑病样皮损一般少见，但也可以出现。环形或弧形脓疱性皮损则可见于其他病例。每次发作时皮损形态可不尽相同。局限性脓疱性皮损和肢端脓疱性皮损伴甲剥离，如连续性肢端皮炎被认为和DITRA的遗传基础相同[9]。皮损组织病理示典型脓疱型银屑病特点：海绵样脓疱、银屑病样棘层肥厚和角质层的角化不全[7]。

DITRA的治疗较困难且常不满意。部分病例在使用阿维A、环孢素、糖皮质激素或甲氨蝶呤后可暂时缓解。目前还没有特定的生物制剂。阿那白滞素和阿达木单抗在部分病例可获较好疗效，但这种改善往往是短暂的。

化脓性关节炎、坏疽性脓皮病和痤疮综合征以及相关的自身炎症性综合征

化脓性关节炎、坏疽性脓皮病和痤疮综合征

化脓性关节炎、坏疽性脓皮病和痤疮综合征（pyogenic arthritis，pyoderma gangrenosum and acne syndrome，PAPA）是编码脯氨酸-丝氨酸-苏氨酸磷酸酶交互作用蛋白1（proline/serine/threonine phosphatase-interacting protein 1，*PSTPIP1*）基因的杂合突变引起的常染色体显性遗传病。*PSTPIP1*主要表达于造血细胞且调节T细胞的活化及细胞骨架的形成。此外，*PSTPIP1*与脓素相结合并相应调控NLRP3炎症小体和调节IL-1β的释放。导致PAPA的*PSTPIP1*基因突变增加了脓素的活性，这将无法和炎症小体结合并导致IL-1β的过度释放[10]。然而，部分PAPA病例并无*PSTPIP1*基因突变[11]，相反，已报道与PAPA表型存在重叠的PASH（坏疽性脓皮病、痤疮和化脓性汗腺炎）存在*PSTPIP1*基因的突变[12]。

临床上，PAPA随病情进展出现脓疱性皮损和反复发作的无菌性关节炎，常于儿童期发病。皮损包括严重的囊肿性痤疮样皮损，出现过敏反应现象。可发生类似坏疽性脓皮病的复发性无菌性溃疡，伴边缘破坏且留下瘢痕。部分患者表现更轻，类似于银屑病或玫瑰痤疮[10]。关节炎常为破坏性的。其他少见的表现包括复发性中耳炎、咽乳头状瘤病、淋巴结病和脾大。实验室检查示血小板减少症、高丙种球蛋白血症和溶血性贫血[10]。

SAPHO综合征［滑膜炎（synovitis），痤疮（acne），脓疱病（pustulosis），骨肥大（hyperostosis）和骨炎（osteitis）］和其他嗜中性自身炎症性综合征有许多相似特征。其主要累及年轻人且在发病平均4~5年后表现为自限性。与非感染性炎症性骨炎相关的皮肤表现包括：掌跖脓疱病、银屑病、重症痤疮（聚合性或暴发性痤疮）、坏疽性脓皮病、Sweet综合征和角层下脓疱性皮病[13]。已报道SAPHO综合征与炎症性肠病相关联[14]。尽管存在家系病例，但SAPHO综合征的遗传学病因仍未明确。可能涉及*PSTPIP2*、*LPIN2*、*NOD2*和*IL-1RNα*基因。促炎细胞因子IL-1β和TNF-α似乎也在SAPHO发病中起重要作用[15]。可能某些病原体如痤疮丙酸杆菌促发了固有免疫反应[16]且不能被适当的下调。

抗TNF-α药物是一线治疗，但并非所有患者都反应良好。阿那白滞素疗效不一。糖皮质激素对于关节炎有效，但对皮损无效。在SAPHO综合征中，多西环素、抗TNF-α药物和阿那白滞素均已被证实有效[17]。

Majeed综合征

此症表现为慢性复发性多灶性骨髓炎、先天性红细胞生成异常性贫血伴小红细胞症和炎症性皮肤病[18]。多于幼年（一般早于2岁）发病，与临床恶化相关的进展期表现有发热、疼痛和肿胀，主要在大关节周围。患者还出现生长迟滞和屈曲挛缩。Majeed综合征的皮损描述常不准确，主要包括"Sweet综合征""皮肤脓疱病"和"银屑病"。*LPIN2*的双等位基因突变引起Majeed综合征，但尚不明确该突变引起表型的机制[19]。

NSAIDs是Majeed综合征的一线治疗。口服糖皮质激素亦有帮助。也有病例报道阿那白滞素和卡那奴单抗有较好疗效[20]。

PASH、PAPASH和其他自身炎症性疾病

某些首字母缩写被用来描述一些具有重叠表现的自身炎症性疾病。包括PASH［坏疽性脓皮病（pyoderma gangrenosum）、痤疮（acne）和化脓性汗腺炎（suppurative hidradenitis）］、PAPASH［化脓性关节炎（pyogenic arthritis）和PASH］和PsAPASH（兼有银屑病的特点）[21-23]。尽管这些综合征与PAPA有明显的重叠，但少有病例与遗传有关。然而一些PAPASH患者携带*PSTPIP1*基因（PAPA的致病基因）突变，同时在其他基因（*NCSTN*、*MEFV*、*NOD2*）的突变也被报道，但其意义尚不明确[12]。

其他罕见的脓疱性皮损综合征

APLAID，或自身炎症、*PLCG2*-相关抗体缺陷、免疫

调节异常是PLAID（见前文）的等位基因疾病，由*PLCG2*基因的功能获得性杂合性突变引起[24]。患者表现早发性复发性的类似于大疱性表皮松解症的大疱性皮损，后来进展为红色斑块和水疱脓疱性皮损。皮肤病理示中性粒细胞、嗜酸性粒细胞、组织细胞和淋巴细胞密集浸润。其他症状包括间质性肺炎、关节痛、眼部炎症、小肠结肠炎、溃疡性结肠炎、角膜水疱和复发性肺窦感染。实验室检查示循环IgM、IgA抗体减少，经典转换记忆B细胞和NK T细胞数量减少。

一个新报道的显性遗传的综合征称脓素相关的自身炎症性嗜中性皮病（pyrin-associated autoinflammatory neutrophilic disease，PAAND），特点为嗜中性皮病伴面部脓疱和坏疽性脓皮病。相关症状有发热、C反应蛋白升高、关节痛、肌痛/肌炎[25]，由*MEFV*基因的杂合突变引起，涉及区域为脓素与脓素抑制蛋白（名为14-3-3）结合区域。最终脓素被不恰当地抑制并引起炎症小体的功能增强。

参考文献155.3

见章末二维码

黏膜受累

在很多自身炎症性疾病，黏膜损害是疾病的标志。最常见的表现是复发性、疼痛性口腔或生殖器溃疡或浅溃疡，常伴发其他皮肤表现。

周期热伴口腔炎、咽炎和淋巴腺炎综合征

周期热伴口腔炎、咽炎和淋巴腺炎综合征（periodic fever with aphtous stomatitis，pharyngitis and adenitis syndrome，PFAPA）可能是最常见的周期热综合征，然而PFAPA患者目前尚未发现致病突变，固有免疫的激活和IL-1β的释放增多可能参与发病[1-2]。主要为散发病例，也有家系病例报道[3]。

在PFAPA，发病常始于2~5岁且至10岁左右痊愈。骤然发热常持续3~6天且每3~4周复发一次。发热最常伴发的症状有口腔炎、渗出性或非渗出性咽炎、轻度颈部淋巴结肿大、肌痛、头痛和轻度腹痛[4]。口疮常较小，位于唇部或口腔黏膜且愈后不留瘢痕。见于40%~70%的患者。发作期非特异性皮损也有报道[5]。实验室检查示发作期中度白细胞增多，ESR、CRP在发作期升高，缓解期恢复正常值。

因PFAPA具有自限性且病情较轻，治疗常不确定。NSAIDs对于发热有效。系统应用糖皮质激素常使发热和咽炎症状迅速减轻，而对于口腔溃疡和淋巴结肿大疗效较差。口服西咪替丁在少部分病例可有助于减少复发。秋水仙碱可产生较长的无发作间期，但其不推荐作为常规治疗方法。扁桃体切除术对很多患者有效，但并非所有患者，并不能完全消除复发。因本病为良性疾病，故扁桃体切除术也不作为常规推荐治疗方法[5]。

白塞病和其他溃疡性疾病

白塞病（Behçet disease）是全世界最常见的自身炎症性疾病，虽然在儿童中并不常见。这在150章中讨论。

A20蛋白单倍体不足（haploinsufficiency of protein A20，HA20）是一种由*TNFAIP3*基因杂合性失功能性突变引起的罕见病。其编码的蛋白A20经去泛素化作用后是NF-κB通路强有力的抑制剂[6]。临床上，HA20与儿童白塞病有着许多共同特点，包括口腔、生殖器溃疡和脂膜炎[7]。

周期热-免疫缺陷-血小板减少症（periodic fever，immunodeficiency and thrombocytopenia，PFIT）由肌动蛋白调控基因WDR1突变引起，其编码蛋白控制肌动蛋白细胞骨架动力学[8]。皮肤表现可有严重的口腔溃疡致毁容性瘢痕和瘘口。发热、生长迟缓、感染和血小板减少症是伴发特征。

参考文献155.4

见章末二维码

组织细胞性和肉芽肿性皮损

对固有免疫刺激的显著的组织细胞性反应可出现于一些自身炎症性疾病中。发病机制和临床表型各不相同。

Blau综合征

Blau综合征与结节病有许多相同点，但发病较早，一般早于4岁。Blau综合征由*NOD2*基因突变引起，但成人结节病尚未发现此基因突变[1-3]。其为错义突变致核苷酸结合寡聚结构域蛋白2（nucleotide-binding oligomerization domain protein 2，NOD2蛋白）的组成性自我激活[4]。NOD2是涉及固有免疫系统的胞内受体，且有着炎症小体的功能，通过识别激活NF-κB并引起促炎基因的表达。*NOD2*基因的杂合的胚系突变和嵌合的体细胞突变均可引起Blau综合征[5]。

早发性多关节滑膜炎、急性肉芽肿性前葡萄膜炎和皮疹是特征性的三联征[5]。典型的皮损通常是在儿童早期观察到，表现为无症状的小的红色或棕褐色丘疹（图155.3），常全身泛发。组织病理学出现真皮及皮下组织的非干酪样肉芽肿伴多个上皮样细胞、多核巨细胞，难以与结节病区别[5]。Blau综合征的其他皮

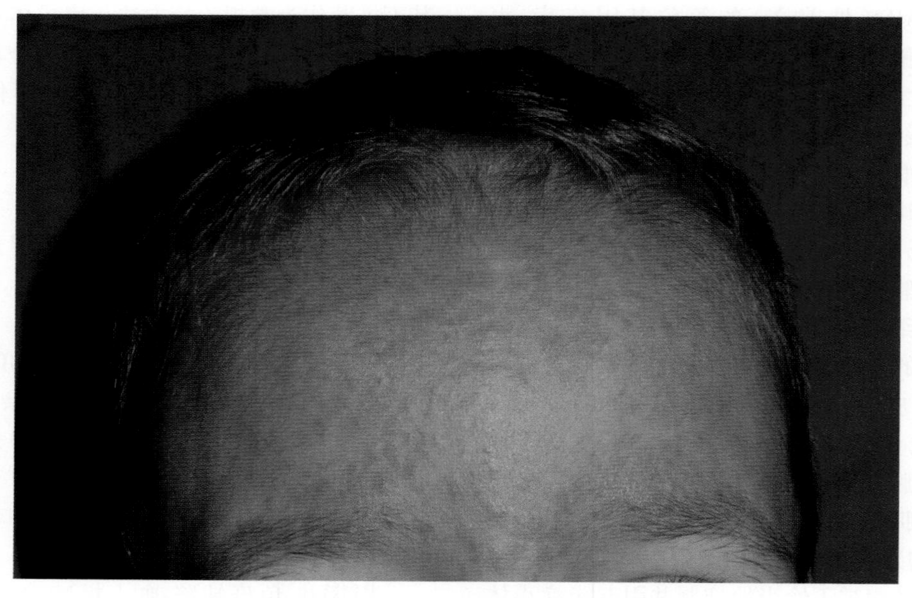

图 155.3 Blau 综合征患儿离散性分布的红斑性丘疹

肤表现还有反复的小叶性脂膜炎、白细胞碎裂性血管炎和主要分布于大腿的鱼鳞病样鳞屑。

关节疾病常在 10 岁之前出现，表现为伴巨大的多核细胞浸润的肉芽肿性滑膜炎[6]。临床上，缓慢进展的关节变形和囊性病变主要见于腕、踝、膝、肘关节。眼部并发症主要包括反复发作的前葡萄膜炎。Blau 综合征其他的表现有发热、肉芽肿性淋巴结病、肝脏上皮样肉芽肿、唾液腺肉芽肿性浸润、肺炎、肉芽肿性肾小球肾炎、间质性肾炎和脑神经病变[6]。

NSAIDs、糖皮质激素、甲氨蝶呤和抗 TNF-α 药物应用于 Blau 综合征是有效的。阿那白滞素在有些病例也是有效的[7]。

H 综合征

此病名得名于许多该病的主要临床表现都为带字母“h”或首字母为“h”的英文：色素沉着过度（hype pigmented）、多毛（hypertrichotic plaques）、肝脾大（hepatosplenomegaly）、心脏异常（heart anomalies）、听力损失（hearing loss）、性腺功能减退（hypogonadism）、身材矮小（low height）和高血糖（hyperglycaemia）[8]。

平衡性核苷转运体 hENT3 的编码基因 *SLC29A3* 双等位基因突变可引起 H 综合征[9]。此蛋白协调核苷酸自溶酶体转运至胞内，是核苷酸合成和回收再利用的关键蛋白。hENT3 失功能将导致核苷酸在巨噬细胞的溶酶体内集聚，引起巨噬细胞失功能、聚集及相应的临床表现。此外，hENT3 也存在于线粒体，且其失功能可引起与巨噬细胞浸润而无关的表现，如肝脾大、心脏病和高血糖[9-11]。

特殊的皮肤表现有色素沉着过度、多毛、腹部和下肢的硬化性斑块（图 155.4）。其在儿童期隐约出现并逐渐进展。组织病理学可见组织细胞在真皮和皮下组织浸润，表现为局灶性细胞伸入运动（emperipolesis）。此外，S100 蛋白染色可表现极类似于 Rosai-Dorfman 组织细胞增生症[12]。

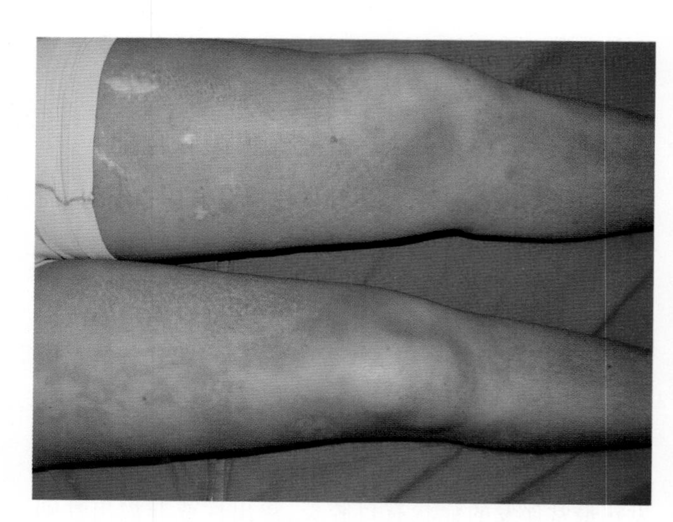

图 155.4 H 综合征患儿的色素沉着、多毛及硬化性斑块

患者可表现一系列的特征性皮肤外表现[8]：感音性听力损失、肝脾大、身材矮小、心脏异常、血管病变（静脉曲张、巩膜外血管扩张和面部毛细血管扩张）、眼球突出、男性乳房发育、轻度智障、阴囊肿块、双侧屈曲指、拇指和指间关节挛缩。实验室检查可出现轻度小细胞低色素性贫血、血沉加快、血糖升高、生长激素缺乏、促性腺激素相对升高、睾酮低于正常[8-11]。

口服糖皮质激素或甲氨蝶呤治疗仅获得部分缓

解。疾病本身呈进展性且致残。

CANDLE 综合征

CANDLE 是慢性非典型性嗜中性皮病伴脂肪萎缩和体温升高综合征(chronic atypical neutrophilic dermatosis with lipodystrophy and elevated temperature syndrome)的首字母缩写[13]。虽然髓系细胞被募集,且在皮肤和多器官浸润,但 CANDLE 综合征的缺陷多发生于巨噬细胞。虽然巨噬细胞在皮损处聚集,该病也在此讨论。CANDLE 综合征也可纳入Ⅰ型干扰素病讨论,因其具有显著Ⅰ型干扰素病特征,但 CANDLE 综合征并非 IFN 合成和通路的先天性缺陷。实际上 CANDLE 综合征是蛋白酶体/免疫蛋白酶体失功能的结果。编码蛋白酶或免疫蛋白酶体的不同蛋白亚单位的基因突变引起 CANDLE 综合征,故此疾病可为单基因病或双基因病。最常见的是编码免疫蛋白酶体 β5i 亚单位的 *PSMB8* 基因突变。其他少见突变发生于 *PSMB4*(编码 β7 亚单位)、*PSMB9*(编码 β1i 亚单位)和 *PSMA3*(编码 α 亚单位)基因[14-15]。蛋白酶体和免疫蛋白酶体在所有真核生物细胞均为多催化结构且由至少 28 种蛋白亚单位组装形成[16]。它们负责蛋白底物的裂解并产生短肽,呈递给适应性免疫系统,也可清除细胞代谢产生的废弃蛋白质。因缺乏正常的功能,废弃蛋白集聚在巨噬细胞并产生细胞应激,引起 IFN1 的过度生成。常见的诱发因素如寒冷、感染或应激造成代谢废物在细胞的进一步聚集,引起大量的 IFN1 释放和组织内的髓系细胞的聚集[14-15]。

CANDLE 综合征多于婴儿早期发病,表现反复发热和皮损,其特征性皮损包括复发性环状红斑或紫色斑块,主要累及躯干,也见于面部和肢体,可发展为紫癜样皮损,几周后消退,局部遗留色素沉着[13](图 155.5)。寒冷是可能的诱因,特别在婴儿肢端的皮损很像冻疮。皮损组织病理同样是特征性的,表现间质性或血管周围炎症,主要包括不典型和异型核的单核细胞,但无血管炎证据。亦可见成熟的多形核细胞且伴核碎裂[13]。免疫组化检查示过氧化物酶阳性的粒细胞和 CD163 阳性的巨噬细胞。CD123 阳性的浆细胞样树突状细胞(即Ⅰ型干扰素最有力的产生者)也显著可见[17]。

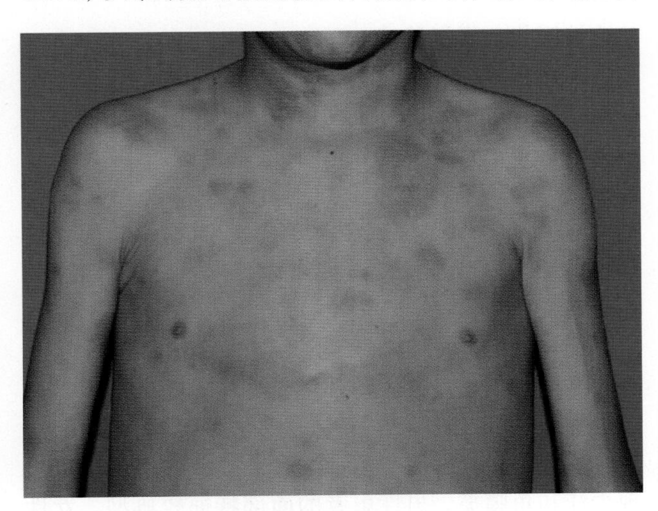

图 155.5 CANDLE 综合征患儿的皮肤紫红色斑块

患者后来出现一些奇特的表现。眼睑和口唇表现为紫红色水肿,可出现身体发育延迟、进行性脂肪萎缩、非炎性关节痛、肝脾大等[13]。皮下脂肪萎缩可能是复发性脂膜炎的结果。其他皮肤外表现为复发性多器官炎症,包括无菌性脑膜炎、结膜炎、结节性巩膜炎、耳鼻软骨炎、附睾炎、淋巴结病、中耳炎、肾炎和几乎所有器官的炎症[13]。急性炎症期可能是致命的。该病表现慢性、进展性病程,导致发育迟缓、四肢肌肉损耗、远端关节挛缩、全身严重脂肪营养不良以及生活能力下降。实验室检查几乎均无 CRP 和 ESR 升高、慢性贫血和肝酶轻度升高。

到目前为止,口服糖皮质激素或甲氨蝶呤治疗对 CANDLE 综合征的改善很小。应用 Janus 激酶(janus kinase,JAK)抑制剂巴瑞替尼(baricitinib)的临床试验显出可喜的疗效[18]。

参考文献 155.5

见章末二维码

血管炎性皮损

此组自身炎症性疾病包括一些综合征,其主要临床表现常因直接的血管损伤或类似"血管胶原病"引起。病理学上,其适应性免疫系统(自身免疫)和固有免疫系统(自身炎症)的边界是模糊的,临床表现则两者兼而有之。

Ⅰ型干扰素病

所有的Ⅰ型干扰素信号通路均经过膜相关性受体——α 干扰素受体(interferon-α receptor,IFNAR)作用。Ⅰ型干扰素与 IFNAR 结合激活 JAK-STAT(signal transducer and activator of transcription,STAT)通路,该通路激活后相应地增加上百种基因的表达[1]。Ⅰ型干扰素常涉及免疫反应的调控。Ⅰ型干扰素病既可因Ⅰ型干扰素反应通路的不恰当过度激活引起,也可因其下调缺陷引起[1-2]。

STING 相关的婴儿期发病血管病

STING 相关的婴儿期发病血管病(STING-associated vasculopathy with onset in infancy,SAVI)是由 *TMEM173* 基因的杂合性功能增强性突变引起,该突变导致干扰

素基因刺激物(stimulator of interferon genes,STING)持续激活,后者为调控IFN释放的关键分子[3,4]。细胞溶质DNA的识别导致STING的激活,这启动了干扰素诱导基因的表达。在SAVI综合征,Ⅰ型干扰素通路呈慢性、持续性的激活状态[3]。

SAVI综合征的皮肤表现包括分布于指趾、耳鼻、面颊的紫色鳞片性斑块、结节,可进展为溃疡、坏死、甲脱落或甲营养不良和鼻中隔穿孔[2]。如暴露于寒冷或其他刺激可加重。皮肤活检示局限于毛细血管的血管炎症,伴IgM、C3散在沉积。表-真皮交界处的混合性炎症细胞浸润也可见。

SAVI患者也可表现严重的间质性肺病,同时有肺血管系统的广泛的血管病变。系统性的血管病变也可见。SAVI综合征与一种称为"皮肤肺综合征"的疾病有着相似之处,后者是一种与MD5自身抗体[5]有关的后天疾病,目前认为其是皮肌炎的一个亚型。SAVI综合征的实验室检查主要异常是血沉和CRP升高[3-4]。

SAVI综合征无有效的治疗方法。JAK抑制剂巴瑞替尼(baricitinib)或鲁索替尼(ruxolitinib)可能会有效[3]。

Aicardi-Goutiéres 综合征

Aicardi-Goutiéres综合征(Aicardi-Goutiéres syndrome,AGS)是有遗传异质性基础、表型相似的一组疾病,包含多达7种不同的形式(AGS1-7)。AGS致病基因已发现于以下基因中:编码修复3′端核酸外切酶1基因(*TREX1*,*AGS1*),编码含蛋白1的SAM结构域和HD结构域基因(*SAMHD1*,*AGS5*),编码RNASEH2核酸内切酶复合物的3个基因(*AGS2-4*),编码RNA特异性的腺苷脱氨酶基因(*ADAR1*,*AGS6*),编码包含蛋白1的干扰素介导的螺旋酶C结构域基因(*IFIH1*,*AGS7*)[2]。这些酶大多是核酸内切酶,解链DNA或RNA分子,避免其被识别为外来遗传物质,因此减少了Ⅰ型干扰素的产生。若上述处理过程失败,这些核酸将引起Ⅰ型干扰素的持久性免疫激活,且不能下调Ⅰ型干扰素对病毒的反应[1,6]。

AGS常早期出现神经退行性疾病,但在临床和实验室检查方面存在较大的异质性[6-7]。皮损是最突出的神经系统外表现[8],包括冻疮和冻疮样皮疹、肢端青紫、甲异常伴甲周皮肤红斑。皮损多有肢端和耳垂分布的特点,可随寒冷性暴露而加重。其他表现有网状青斑和见于新生儿的蓝莓-松饼样皮疹[2]。

基底核和白质钙化,囊性脑白质营养不良,皮质-皮质下萎缩,胼胝体、脑干和小脑萎缩,慢性脑脊液淋巴细胞增多症,血清、脑脊液的IFN-α水平升高是诊断的线索[8-9],但确诊需基因检测。

AGS的治疗令人失望。硫唑嘌呤、糖皮质激素和静注免疫球蛋白均可使用。抗IFN-α药物和反转录酶抑制剂正在试用评估中[10]。

家族性冻疮

家族性冻疮(familial chilblain lupus)是皮肤型红斑狼疮的一种罕见亚型,常为散发。常出现于儿童早期,表现为常染色体显性遗传特点。最近发现在*SAMHD1*、*TREX1*基因存在致病突变[11],说明其与AGS的部分亚型遗传学基础相同。在某些家庭,两种疾病重叠的临床表现会出现。

皮损主要见于肢端,如指、趾、耳、鼻。包括疼痛性、寒冷诱发的、蓝-红色丘疹或结节,类似于AGS所见。关节痛和关节炎可见,有时可检测到抗核抗体。

治疗包括局部应用糖皮质激素、他克莫司和吡美莫司。治疗抵抗的皮损,可试用口服抗疟药、糖皮质激素、免疫调节剂和钙离子通道阻断剂[12]。

C1q 缺陷病

C1q除了激活补体系统,其还发挥抑制浆细胞样树突状细胞和外周血单核细胞分泌释放IFN-α的作用[13]。

C1q基因的失功能性突变在许多患者可导致系统性红斑狼疮样皮损[14]。C1q缺陷病的皮损包括面部蝶形红斑、盘状红斑狼疮样皮损和雷诺现象[15-16]。皮肤活检表现与SLE类似:基底层液化变性和IgM、IgG、IgA、C3沉积。C1q缺陷也引起类似于SLE的节段性系膜性肾小球肾炎和神经系统症状。此外可见由经典补体路径缺陷引起的严重的复发性感染。

实验室检查可见CH50活性和血清C1q水平接近零,但C2、C4、C1抑制剂水平常正常或增高。抗核抗体和抗Sm抗体阳性。

治疗C1q缺陷治疗需一种免疫缺陷的方法,但SLE则需要免疫抑制剂。造血干细胞移植也可作为一种疗法[17]。

X 连锁网状色素沉着病

X连锁网状色素沉着病(X-linked reticulate pigmentary disorder,XLPDR)是由*POLA1*基因的亚型突变(hypomorphic mutation)引起的,该基因编码DNA聚合酶-α的催化亚基,其为Ⅰ型干扰素反应的关键调控剂[18]。POLA1缺陷导致Ⅰ型干扰素生成过多,因此该病也被纳入Ⅰ型干扰素疾病谱内,虽然该病无明显的血管病变。

最早的表现可出现于婴儿期。患者出现反复肺炎、支气管扩张、慢性腹泻和生长迟缓。随后出现类似于炎症性肠病的小肠结肠炎。皮肤方面,儿童期即出现特征性、泛发性、网状色素沉着[19]。许多患者也可出现少汗和角膜炎。男性患者的面部特征较典型。女性携带者可出现沿Blaschko线分布的线状色素沉着[19]。

腺苷脱氨酶 2 缺陷病

腺苷脱氨酶 2(adenosine deaminase 2,ADA2)在脱氧腺苷转化为脱氧次黄嘌呤的过程起催化作用。ADA2 是一种分泌型蛋白,主要在单核细胞分化为巨噬细胞的过程中发挥作用,进而参与免疫反应。此外 ADA2 也有着参与血管发育的血管内皮生长因子的作用。ADA2 缺陷病(defficiency of ADA2,DADA2)为猫眼综合征染色体区域候选 1 基因(cat eye syndrome chromosome region,*CECR1*)的双等位基因的失功能性突变引起[21]。ADA2 活性缺失或减少会引起系统性炎症、血管病变和轻度免疫缺陷[21]。

DADA2 主要的皮肤表现包括网状青斑、葡萄状青斑、雷诺现象和坏死。这些为中小血管病变引起[20-21]。系统性症状包括间歇性发热、早发、复发性脑卒中(缺血性、出血性或腔隙性)、肝脾大和系统性血管病变。MRI 示脑梗和脑出血,血管造影可见动脉瘤、腹主动脉狭窄和肾皮质梗死[20]。DADA2 的血管病变与结节性多动脉炎有明显重叠[20]。

DADA2 可考虑抗 TNF 抑制剂治疗。新鲜的冷冻血浆置换治疗或重组 ADA2 为可期的疗法[20]。

参考文献 155. 6

见章末二维码

淀粉样变

定义　淀粉样变又称 β-纤维蛋白病,包括一组不同的疾病过程,由不同组织中纤维源性 β 折叠蛋白在细胞外沉积所致[1-3]。最常见的淀粉样变的亚型是原纤维中三种主要的蛋白之一沉积形成:淀粉样轻链蛋白,淀粉样蛋白 A(amyloid A,AA)或角质形成细胞源性淀粉样蛋白(K amyloid)[1-2,4]。淀粉样蛋白沉积的数量和位置决定是否有相关的临床表现或仅出现组织学变化。疾病分类基于淀粉样蛋白沉积的位置(系统性或局限性)及淀粉样蛋白沉积是原发性还是继发性过程(表 155.2)。皮肤淀粉样变儿童少见,发生于此年龄组的原发性局限性皮肤淀粉样变(primary localized cutaneous amyloidosis,PLCA)的最常见亚型是苔藓样淀粉样变或斑片状淀粉样变。系统性淀粉样变则更少见于儿童,常为自身炎症性疾病所致。

表 155. 2　淀粉样变分类

淀粉样变分型	淀粉样蛋白来源	淀粉样蛋白的组织分布
皮肤淀粉样变		
原发性局限性淀粉样变	角质形成细胞	真皮乳头层
苔藓样		
斑片状		
双相大疱型		
皮肤异色病样		
结节状	免疫球蛋白淀粉样轻链蛋白	真皮乳头层,网状层,皮下脂肪,外分泌腺和血管
继发性	角质形成细胞	肿瘤相关邻近组织
系统性淀粉样变		
原发性	免疫球蛋白淀粉样轻链蛋白	真皮,血管壁,皮下脂肪,内分泌腺和间叶组织
继发性		
幼年性类风湿性关节炎,霍奇金淋巴瘤,肺结核	血清淀粉样蛋白→淀粉样蛋白 A	真皮,血管壁,皮下脂肪,内分泌腺和实质器官
遗传性/家族性		
家族性地中海热	血清淀粉样蛋白→淀粉样蛋白 A	
Muckle-Wells 综合征	血清淀粉样蛋白→淀粉样蛋白 A	
亲神经性淀粉样变	甲状腺素转运蛋白(前白蛋白)	

病因 电镜下,淀粉样蛋白由直径 7.5~10nm 的直的、非分支的原纤维组成,呈“毛毡”样随意排列[1-3,5]。纤维按照反向平行(β 折叠)外形排列,这造成了淀粉样蛋白对棉染料的亲和力(如刚果红)[1-3,5]。目前已发现淀粉样纤维蛋白的几种来源。浆细胞在以下三种主要疾病状态下从完整的免疫球蛋白 G(IgG)轻链(主要是 λ)分泌淀粉样轻链蛋白(免疫细胞性淀粉样变):原发性系统性淀粉样变性、与浆细胞失稳相关的淀粉样变性(尤其是多发性骨髓瘤)和皮肤或其他器官的局限性结节性(瘤块样)淀粉样变[1,3,6]。血清淀粉样蛋白 A(serum amyloid A,SAA)是肝脏合成的正常血清蛋白,与高密度脂蛋白相关,其表现为急性期反应物。在炎性状态下,巨噬细胞吞噬 SAA 并将 SAA 转变为 AA 蛋白[1]。AA 蛋白既见于反应性(继发性)系统性淀粉样变,也见于家族性遗传性系统性淀粉样变[1]。角蛋白样淀粉样蛋白来源于破坏或退行的角质形成细胞(如补骨脂素或长波紫外线)[7],其是 PLCA 的主要淀粉样蛋白[8]。甲状腺素运载蛋白,一种转运甲状腺素和视黄醇结合蛋白的前白蛋白,是一些家族性遗传性亲神经性淀粉样变的淀粉样蛋白的来源[9]。

儿童皮肤淀粉样变可由遗传或环境因素造成。家族性皮肤苔藓样淀粉样变呈常染色体显性遗传。一种苔藓样淀粉样变与 Sipple 综合征(多发性内分泌瘤病 2A 型)伴发出现[15-17],目前认为 10 号染色体 *RET* 促癌基因突变引起以上一系列表现[18]。而家族性皮肤苔藓样淀粉样变无此基因的突变,因此不出现 Sipple 综合征[19]。斑片状淀粉样变常为苔藓样淀粉样变的早期形式,但其也可因尼龙刷、搔痒扒或锋利指甲的摩擦引起[20-21]。

病理 虽然淀粉样变的成因不同,但不同类型淀粉样变其组织病理学形态是一致的[1-3,5]。在 HE 染色下,淀粉样蛋白是无定形的、嗜酸性胞外聚合物,不伴炎症[1-3,5]。当仅有少量淀粉样蛋白出现时特殊染色有助于诊断。淀粉样蛋白用甲苯胺蓝、结晶紫、甲紫染色着色[1-3,5,22]。刚果红和其他棉染色在偏光灯下产生苹果绿双折射,这是发现淀粉样蛋白最特殊的染色。用硫黄素 T 染色,荧光显微镜下会发现黄绿色荧光[1-3,5]。电镜下,淀粉样蛋白由直径 7.5~10.0nm、直的、非分支的原纤维组成,呈“毛毡”样任意排列[1-3,5]。原纤维由两束扭曲的 β 折叠微粒组成,以反向平行的方式螺旋形排列,如 X 线晶体分析法所见[1-3,5]。

临床特征

皮肤淀粉样变(框图 155.1)

原发性局限性皮肤淀粉样变

苔藓样淀粉样变是原发性局限性皮肤淀粉样变(primary localized cutaneous amyloidosis,PLCA)最常见的形式。发病高峰在 40~60 岁,但也可见于儿童,常见于青春期[11-13]。苔藓样淀粉样变表现为直径 1~10mm 不等的、瘙痒性、肉色或灰色或黄棕色的丘疹。最常见于胫前,也可见于前臂伸侧、躯干、肩部和骶部(图 155.6)。

框图 155.1 儿童皮肤淀粉样变

原发性局限性皮肤淀粉样变

主要类型
- 苔藓样(散发/FPCA 晚期)
- 斑片状(散发/摩擦性淀粉样变/FPCA 早期)
- 双相型(散发/FPCA 早期)

少见类型
- FPCA 伴 Sipple 综合征
- 皮肤异色病样
- 大疱型
- 遗传学皮肤病伴斑片状

继发性皮肤淀粉样变
- 皮肤肿瘤相关

FPCA,familial primary cutaneous amyloidosis,家族性原发性皮肤淀粉样变

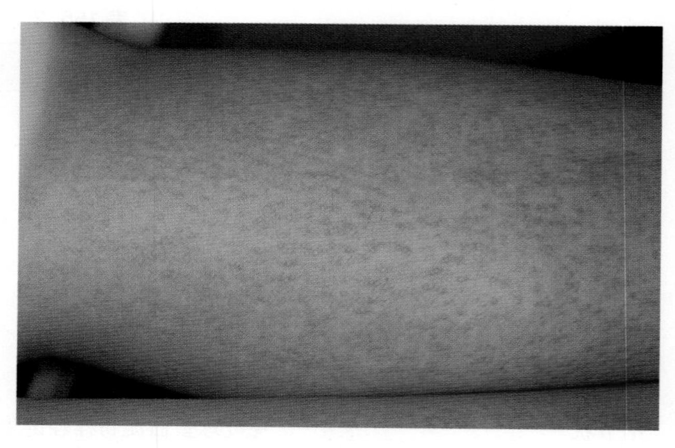

图 155.6 苔藓样皮肤淀粉样变,17 岁女患,小腿伸侧肉色丘疹

斑片状淀粉样变较苔藓样淀粉样变更多见于儿童[23],且更多见于拉丁美洲、亚洲和中东[20-23]。常于青春期发病,斑片状淀粉样变表现为轮廓模糊的色素沉着性斑片,或中度瘙痒性、线状分布的、聚集性灰棕色斑点。皮损常累及下肢、背中部或手臂(图 155.7)。用尼龙刷或搔痒扒摩擦上述部位引起的斑片状常称之为摩擦性淀粉样变[20-21]。

弥漫性双相型淀粉样变(diffuse biphasic amyloidosis)是同一患者同时存在苔藓样淀粉样变和斑片状淀粉样变。摩擦和搔抓可将斑片状转变为苔藓样,而皮损处应用糖皮质激素可将苔藓样型转变为斑片状

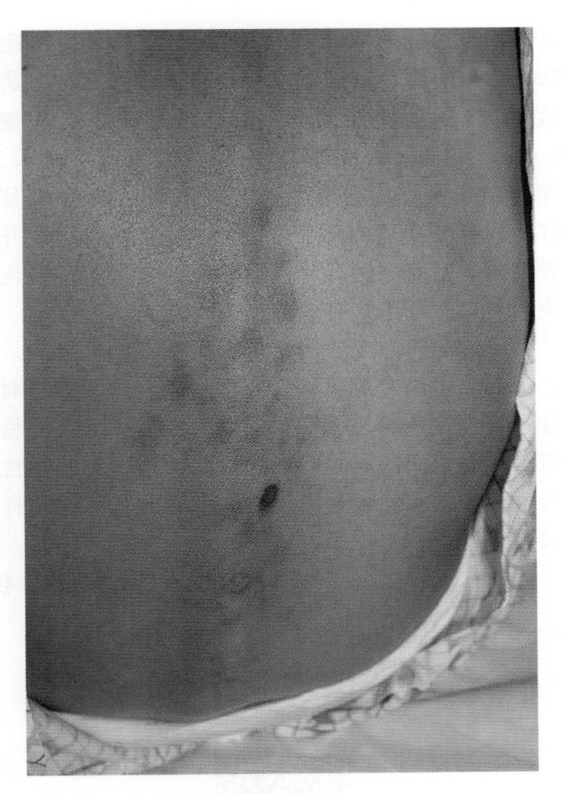

图 155.7　斑片状皮肤淀粉样变患者，12 岁，女，色素沉着型斑片，伴浅表糜烂

皮损[3,5,20-21]。

家族性原发性皮肤淀粉样变（familial primary cutaneous amyloidosis，FPCA）为伴不完全外显的常染色体显性遗传性疾病[10-14]，由 *OSMR* 基因的杂合错义突变引起，该基因编码抑癌蛋白 M 受体 β（oncostatin M receptor beta，OSMRbeta）——IL-6 家族细胞因子受体[24]。青春期发病，以斑片状或双相型形式出现，随年龄增长可进展为苔藓样型[10-14]。最常受累的部位是肩胛间区和胫前区。瘙痒的程度常甚于临床表现[13]。

所有的家族性或散发性苔藓样、斑片状或双相型淀粉样变均不太会进展为系统性淀粉样变[3,5]。然而有一种家族性原发性皮肤淀粉样变，其皮损常提示有发展为 Sipple 综合征或 MEN 2A 型的风险[15-17]。Sipple 综合征是一种常染色体显性遗传性疾病，以甲状旁腺增生、嗜铬细胞瘤和甲状腺髓样癌三联征为特点。在有些家系中，苔藓样或双相型皮肤淀粉样变表现为肩胛间区的剧痒性斑块。其皮肤表现常见于儿童或青春期出现，且早于肿瘤发生[15-17]。所以对于表现为肩胛间区淀粉样变及 10 号染色体 *RET* 促癌基因突变的年轻患者，应考虑进展为 MEN 2A 型的风险[18]。据报道，PLCA 也见于患甲状腺髓样癌的家庭，但无其他内分泌疾病[25]。

皮肤异色病样皮肤淀粉样变（poikiloderma-like cutaneous amyloidsis）为极罕见的常染色体显性遗传病，表现为皮肤异色、苔藓样淀粉样变丘疹、身材矮小和光敏。皮损生后不久出现，少数情况下可见掌跖角化病和大疱形成。淀粉样蛋白沉积可见于苔藓样和皮肤异色样皮损处[21,26]。

唯一一例大疱性淀粉样变病例报道，描述了分布于关节附近的青少年的大疱性皮损，发病于 10~13 岁。皮肤活检发现疱内有淀粉样蛋白[27]。尚未报道儿童结节状、肛骶部、白斑样淀粉样变。

遗传性皮肤病相关的淀粉样变包含几种综合征，其中无症状性斑片状淀粉样变可见于色素过度沉着的皮损内。Partington 综合征，或 X 连锁网状色素沉着伴系统性表现（之前称为 X 连锁皮肤淀粉样变[28]，见前文）。在男女患者均可见色素沉着性皮损内有淀粉样蛋白沉积[28]。一项为期 10 年的随访研究显示淀粉样蛋白沉积并非一致性结果[29]，其他报道已证实淀粉样蛋白并不总出现于相同的临床表现中，这导致了此综合征名称的改变[30-31]。其他与无症状性斑状淀粉样伴发的遗传性皮肤病有先天性厚甲症（Tidman-Wells-MacDonald 综合征变异型）[32]、大疱性表皮松解症（Weber-Cockayne 型）[33]、先天性角化不良（dyskeratosis congenita）[34]和 Nageli-Franceschetti-Jadassohn 综合征[35]。

继发性皮肤淀粉样变

皮肤肿瘤相关淀粉样变即在肿瘤内或肿瘤周围有淀粉样蛋白沉积。在儿童，主要为毛母细胞瘤、汗孔角化病和黑素细胞痣[3]。

系统性淀粉样变

原发性系统性或免疫细胞性淀粉样变在儿童很少见[23,36]。淀粉样蛋白沉积于舌头会引起巨舌，沉积于血管壁易引起压力性紫癜或做 Valsalva 动作后（捏鼻咽鼓管鼓气动作）的紫癜。蜡质样、光滑、有光泽的无症状性、琥珀色或黄色的丘疹可见于皱褶部位、面部正中、唇及口腔黏膜。狮面也可与手部硬皮病样改变伴发出现[3]，组织病理切片检查常为淀粉样变的诊断手段[3]。

反应性或继发性系统性淀粉样变常与慢性炎症性疾病伴发，包括幼年性特发性类风湿性关节炎、硬皮病、霍奇金病、肺结核和前文提及的许多自身炎症性疾病[37-41]。淀粉样蛋白沉积多累及肾脏、脾脏、肝脏、肾上腺和心脏，而皮肤很少累及。已报道隐性遗传性营养不良性大疱性表皮松解症伴发于系统性淀粉样变，主要累及心脏、胃、肾脏和甲状腺[42]。

嗜神经性淀粉样变是与淀粉样神经病变有关的常染色体显性遗传疾病，多发病于葡萄牙、瑞典、芬兰家庭[9,39,43]。患者有手部无痛性溃疡致断指、腕管综合征、吸收不良、玻璃体混浊和心脏损害等系列表现。神经病变可出现于青春期，其他皮肤表现包括色素沉着性萎缩性瘢痕、少毛症、大疱和硬皮病改变直到成年才出现[9,27,39,43]。

预后　局限性皮肤淀粉样变可持久不变化或缓慢进展。系统性淀粉样变时死亡率常与脏器受累情况相关，肾脏或心脏累及时病死率较高。

鉴别诊断　苔藓样淀粉样变可能与神经性皮炎、胫前黏液性水肿、融合性网状乳头状瘤病、黏液水肿性苔藓、胶样粟丘疹、淤积性皮炎和扁平苔藓相混淆[21,23]。斑片状淀粉样变与淤积性皮炎、炎症后色素沉着、色素性紫癜性皮病、花斑癣、持久性色素障碍性红斑和由内分泌疾病、药物或重金属引起的色素沉着表现相似[44]。皮肤异色病样皮肤淀粉样变需与 Rothmund-Thomson 综合征鉴别，Partington 综合征临床上则与色素失禁症类似。组织病理和特殊染色表现是特异性的，可据此区分并诊断淀粉样变。

治疗　总体上局限性皮肤淀粉样变的治疗并不是很满意。局部外用或皮损内注射糖皮质激素常可适度减轻瘙痒感，且常联用口服抗组胺药[3,21-23]。局部外用糖皮质激素联合中波紫外线治疗或局部补骨脂素联合长波紫外线治疗可能有效[45]。冷冻治疗、手术切除和电干燥法的疗效有限。磨削术或 CO_2 激光治疗对部分患者有效，虽然复发较常见[40,46]。局部外用二甲基亚砜（dimethyl sulphoxide，DMSO）对瘙痒有效但不持久，因难闻的大蒜味使其应用受限[47]。阿维 A 对于部分苔藓样淀粉样变患者有效[48-49]，但对于育龄期女性并不推荐使用。已有一例苔藓样淀粉样变合并重症特应性皮炎患者口服环孢素有效的报道[50]。

系统性淀粉样变的治疗是因疾病不同而异的。美法仑（melphalan，左旋美法仑）、泼尼松和腹膜透析对原发性系统性淀粉样变有效[2-3]。继发性系统性淀粉样变需治疗原发病的同时对系统性淀粉样变细胞毒性或支持治疗。秋水仙碱对家族性地中海的肾脏淀粉样变疗效很好[51]。

（倪成　译，梁键莹　校）

参考文献 155.7

见章末二维码

第156章 免疫缺陷综合征

Julie V. Schaffer, Melanie Makhija, Amy S. Paller

摘要

原发性免疫缺陷综合征代表一组异质性疾病，其特征是对感染的易感性增加，通常还有其他特征，如自身免疫、过敏和恶性肿瘤。皮肤黏膜表现通常是一种先兆，使医生疑诊本病并开始早期干预。对多种免疫缺陷病的潜在遗传和分子基础的理解，在某些情况下，已经可通过干细胞移植或靶向治疗来逆转疾病。

引言

原发性免疫缺陷综合征代表一组异质性疾病，其特征是对感染的易感性增加，通常伴有其他特征，如自身免疫、过敏和恶性肿瘤（综述见参考文献[1-4]）。自1990年以来，积累了大量信息以增加我们对原发性免疫缺陷综合征发病机制的了解。目前根据免疫功能障碍的主要类型，将免疫缺陷分为九大类[1]。这些进步大大提高了我们诊断患者和携带者、提供预后信息和进行产前检测的能力。早期诊断是最佳治疗和改善结局的关键。

免疫缺陷综合征通常伴有明显的皮肤黏膜异常，这有助于早期诊断[5-6]。除了由金黄色葡萄球菌、念珠菌属和人乳头状瘤病毒引起的最常见皮肤黏膜感染外，几种免疫缺陷综合征共有的非感染性皮肤黏膜特征包括肉芽肿、湿疹样皮炎、红斑狼疮样病变、小血管炎和溃疡（表156.1）[7-8]。复发性感染患者的其他皮肤表现可能提示特定的潜在诊断，例如共济失调性毛细血管扩张症中的毛细血管扩张、Chédiak-Higashi综合征和2型Griscelli综合征中的银发等。

一般来说，当患者反复感染的持续时间长和严重程度增加或由罕见微生物引起时，应怀疑免疫缺陷[9]。感染清除不完全或对抗生素治疗反应不佳可能代表其他迹象。免疫缺陷儿童的其他常见皮肤外异常包括：发育迟缓、慢性腹泻、肝脾大、淋巴结肿大或淋巴结缺失和血液学异常（尤其是免疫性血小板减少性紫癜和自身免疫性溶血性贫血）。恶性肿瘤是患有先天性免疫缺陷综合征儿童和成人的第二大死因（仅次于感染）[10]。

随着全外显子组测序技术的出现，诊断特定形式的原发性免疫缺陷变得更加容易，其可进行新基因突变的鉴定、加快已知疾病突变基因的鉴定。新生儿筛查现在是美国许多州的标准。通过干细胞移植和基因治疗对重症免疫缺陷患者的最终治疗已经优化变得更加成功[11-12]。

表 156.1 免疫缺陷综合征的皮肤黏膜表现

疾病	金葡菌感染		CMC	疣	湿疹样皮炎	肉芽肿(非感染性)	LE	SVV	溃疡(坏疽性脓皮病样)	其他表现
	浅表脓皮病	脓肿								
共济失调毛细血管扩张	+	+			+	+(经常溃疡)				眼皮肤毛细血管扩张,早衰性改变,CALM,BCC
软骨-毛发发育不全综合征				+						短肢侏儒症、水痘感染、BCC
Chédiak-Higashi 综合征	+	+							+	色素减少,阳光暴露部位色素过度沉着,银发,出血倾向,牙龈炎
慢性肉芽肿病	++	++	+		+	++(结节性、坏死性)	+		+	女性携带者中的 DLE、Sweet 综合征、口腔溃疡
CMC			++			++(念珠菌)				皮肤癣菌感染、白癜风、斑秃
常见变异型免疫缺陷	+	+	+	+	+	++	+	+	+	皮肤癣菌感染、白癜风、斑秃
补体缺陷	+	+	+				++	+	+	皮肌炎、荨麻疹、脂肪营养不良(C3)、JIA
DiGeorge 综合征			+		+	+				
高 IgE 综合征	++	++(冷)	+	2	++					婴儿嗜酸性毛囊炎[2]
高 IgM 综合征	+	+		+		+	+		+	口腔溃疡
IgA 缺陷	+	+	+		+		+	+	+	白癜风、远心性脂肪营养不良
IgM 缺陷	+	+		+	+		+			
IRAK4 缺陷	++	++(冷)	+							
IPEX 综合征	+				+					自身免疫性肠病和内分泌病
白细胞黏附缺陷		++(坏死)							++	伤口愈合不良,脐带脱落延迟,牙龈炎
SCID	+	+	+	+	+	+[1]				GVHD,红皮病(Omenn 综合征)
TAP 缺陷						++		+	+	
WHIM	+	+		++						
Wiskott-Aldrich 综合征	++	+			++	+		+		出血倾向
X 连锁无丙种球蛋白血症	+	++			+	+				皮肌炎样皮疹(由于埃可病毒);坏疽性臁疮

注:+,偶尔;++常见。BCC,基底细胞癌;CALM,咖啡牛奶斑;CMC,慢性皮肤黏膜念珠菌病;DLE,盘状红斑狼疮;GVHD,移植物抗宿主病;IPEX,X 连锁免疫失调-多内分泌疾病-肠病;IRAK4,IL-1 受体相关激酶-4;JIA,幼年特发性关节炎;SCID,严重联合免疫缺陷;TAP,与加工相关的转运体;WHIM,疣-低丙种球蛋白血症-感染和骨髓炎。

[1]在具有次形态 RAG1 或 RAG2 突变的儿童中已经报道了广泛的皮肤和皮外肉芽肿病。

[2]常染色体隐性遗传的高 IgE 综合征患者发生皮肤黏膜鳞状细胞癌和严重疣、传染性软疣和单纯疱疹或水痘-带状疱疹病毒感染的风险也增加。

资料来源:Adapted with permission from Bolognia JL,Schaffer JV,Cerroni L,eds. *Dermatology*,4th edn. London:Elsevier,2018.

参考文献 156.1

见章末二维码

共济失调毛细血管扩张症

要点

- 共济失调毛细血管扩张症是一种常染色体隐性遗传疾病，其特征是小脑共济失调、皮肤和结膜毛细血管扩张。
- 患者容易反复感染，尤其是窦肺感染。
- 本病可能发生染色体断裂综合征，对电离辐射超敏，患恶性肿瘤的风险增加，尤其是淋巴瘤。

引言和历史　20 世纪 50 年代，基于对患有家族性进行性小脑性共济失调、眼皮肤毛细血管扩张和频繁肺部感染儿童的报道，认为共济失调毛细血管扩张症（ataxia telangiectasia，AT）是一种独特的疾病。不久之后，人们发现这些患者有发展为淋巴网状恶性肿瘤的倾向，并具有可变的体液免疫缺陷和胸腺发育不全[1]。AT 是一种常染色体隐性遗传疾病，其特征为婴儿期开始的小脑性共济失调、进行性眼皮肤毛细血管扩张、复发性窦肺感染和对电离辐射超敏的染色体不稳定。

流行病学和发病机制　AT 的发病率约为 1/100 000～1/50 000。共济失调毛细血管扩张症是由共济失调毛细血管扩张突变（ataxia-telangiectasia mutated，ATM）基因的双拷贝功能丧失突变引起的，该基因编码一种类似于磷脂酰肌醇 3 激酶的丝氨酸/苏氨酸蛋白激酶[2-3]。MRE11-RAD50-NBS1 复合物有助于招募和激活 ATM 蛋白以应对 DNA 损伤，尤其是双链断裂[4-6]。ATM 随后磷酸化（从而激活）多个靶点，例如 p53、BRCA1、FANCD2、Artemis、MRE11 和 NBS1，这会导致细胞周期停滞在 G_1/S 期并促进 DNA 修复，或者在严重 DNA 损伤的情况下细胞凋亡。DNA 断裂不仅发生在暴露于电离辐射时，而且发生在生理过程中，例如淋巴细胞中的 V(D)J 重组、端粒维持和减数分裂，从而解释了 AT 患者对电离辐射的敏感性、免疫缺陷、过早老化和精子发生缺陷的原因。目前认为 AT 的渐进性神经功能恶化是由于这种无法复制的细胞群中的 DNA 修复缺陷所致。

临床特征　最初的表现通常是共济失调，通常在孩子开始走路时变得明显。然而，AT 的诊断常被推迟到发现毛细血管扩张时，通常在 3～6 岁。毛细血管扩张首先出现在眼角的球结膜上，并以红色对称水平条纹向虹膜延伸（图 156.1）。在接下来的几年里，患者开始出现皮肤毛细血管扩张，特别是在耳朵、眼睑、颧骨、颈部 V 区及肘窝和腘窝。手、脚和腭背面的毛细血管扩张不太常见。尽管眼部毛细血管扩张引人注目，但皮肤毛细血管扩张可能很细微，类似于细小瘀点，尤其是在面部以外的部位。

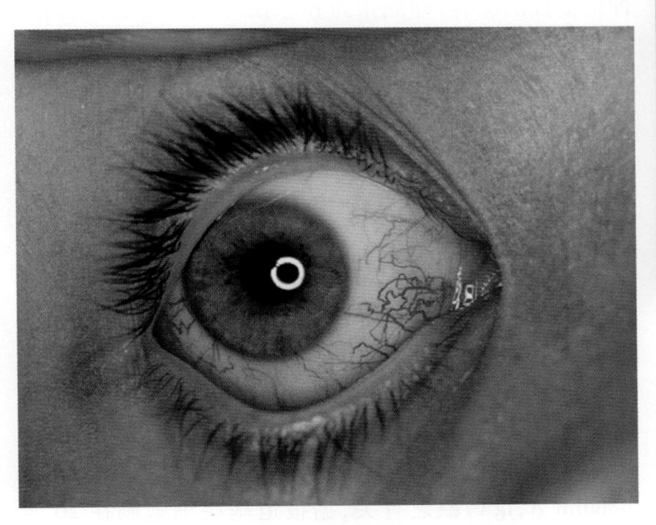

图 156.1　共济失调毛细血管扩张症中球结膜毛细血管扩张在眦部尤为突出

几乎 90% 的受累个体都发现了皮肤和毛发过早老化的证据[7]。皮下脂肪在童年时期丢失，面部皮肤趋于萎缩和硬化。幼儿期可出现银发，青春期可出现弥漫性银发。非感染性皮肤肉芽肿（图 156.2）经常发生并有形成溃疡的倾向[8]。与 AT 相关的其他皮肤表现是大的咖啡牛奶斑和其他形式的“色素嵌合”（可能反映染色体不稳定）、黑素细胞痣、面部丘疹鳞屑、皮肤异色症、多毛症（尤其是前臂）、脂溢性皮炎伴睑缘炎和湿

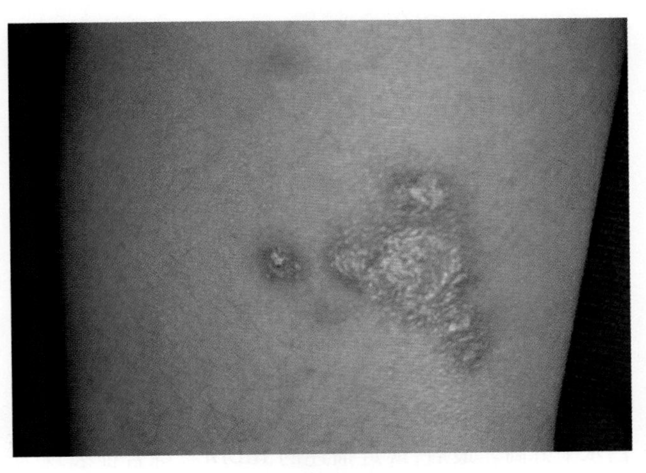

图 156.2　共济失调毛细血管扩张症中的皮肤肉芽肿是持续存在的，可能会发生溃疡

第三十二篇

疹样皮炎[9-10]。

AT 的共济失调起源于小脑，以头部和躯干的摇摆为特征。肌阵挛、舞蹈手足徐动症、眼球运动异常和构音障碍在年长儿中变得突出。眼部失用症，即无法用眼睛跟随物体，是典型的神经系统表现。还会伴发视力下降和眼球震颤。尽管肌肉力量相对保持不变，但患者通常到 11 岁时就只能坐在轮椅上。AT 会形成一种特征性的面容，即低张力和悲伤外观。之后，当出现早衰性变化时，面部变得像面具一样。

高达 80% 的 AT 患者会发生慢性和复发性窦肺感染，这是最常见的死亡原因，通常由支气管扩张和呼吸衰竭引起[11-12]。AT 其他表现包括躯体生长迟缓（70%）、发育迟缓和认知障碍（30%）以及内分泌异常，尤其是女性卵巢发育不全或性腺功能衰竭和胰岛素抵抗性糖尿病[13]。多达 1/2 的患者有葡萄糖耐受不良、高胰岛素血症和胰岛素抵抗的证据。在大多数受影响的个体中也观察到血清转氨酶升高。

恶性肿瘤，最常见的是 B 细胞淋巴瘤或 T 细胞白血病，在存活到青少年时期的 AT 患者中发生率高达 40%[14]。胃癌与 AT 患者的免疫球蛋白 A（immunoglobulin A，IgA）缺乏有关，据报道基底细胞癌在 20 岁后发生。同一 *ATM* 基因的杂合性突变导致大约 1% 的人群发生双等位基因突变，并使女性携带者患乳腺癌的风险增加 2~3 倍[15-16]。这些突变的单等位基因携带者死于癌症的风险也增加 2~3 倍，包括胃癌、结肠癌、肺癌以及乳腺癌，50 岁以下个体的死亡率更高[15]。

AT 患者的中位寿命为 20~25 岁[17-18]。超过 1/2 的患者死于进行性窦肺疾病，多达 1/3 的患者死于恶性肿瘤或与癌症治疗相关的并发症。尽管 AT 的神经系统表现通常是进展性的，但一些活到 30 岁或 40 岁的病情稳定患者，其神经系统功能和免疫学状态有所改善。

鉴别诊断 AT 的特征与 Nijmegen 断裂综合征（Nijmegen breakage syndrome，NBS）的特征相似，这是一种由 *NBS1* 基因缺陷引起的罕见的常染色体隐性遗传疾病（见发病机制）。NBS 的特点是身材矮小、"鸟样"脸、小头畸形、智力低下和染色体不稳定。与 AT 相比，NBS 患者患更严重免疫缺陷和恶性肿瘤的风险更高，但没有共济失调、毛细血管扩张症或甲胎蛋白水平升高。由 *MRE11* 基因缺陷引起的类共济失调毛细血管扩张症（ataxia telangiectasia-like disorder）（见发病机制），其特征是对放射敏感性和类似 AT 的神经系统表现，但无毛细血管扩张、免疫缺陷、癌症易感性或甲胎蛋白水平升高。最后，最近描述的 RIDDLE 综合征表现为放射敏感性（radiosensitivity）、免疫缺陷（immunodeficiency）、面部畸形（facial dysmorphism）、学习困难（difficulty learning）、运动控制异常（abnormal motor control）和身材矮小（short stature），由 RNF168 蛋白缺陷导致，该蛋白在 DNA 双链断裂位点介导泛素依赖性信号转导。

实验室检查和组织学表现 已经在 AT 患者中描述了多种免疫学异常[11-12]。体液缺陷包括免疫球蛋白 A（IgA）（70% 的患者）、IgG（尤其是 IgG2 和 IgG4；在 60% 的患者中）和 IgE（在高达 80% 的患者中）的血清水平降低或缺失。血清 IgM 水平偶尔会升高[19]，80% 的患者具有低分子量（8S）血清 IgM。大约 70% 的 AT 患者出现细胞免疫缺陷，包括 T 和 B 淋巴细胞减少症、皮肤试验无反应性和对抗原和有丝分裂原的体外淋巴组织增殖反应不足。患者倾向于相对缺乏 $CD4^+$T 细胞、过量的 γ/δ T 细胞及胸腺发育不全或缺失。与 ATM 蛋白活性较低的人相比，ATM 蛋白无活动的个体具有更严重的免疫缺陷[12]。对于有显著 T 淋巴细胞减少症的儿童，通过对异常新生儿进行有关重症联合免疫缺陷（severe combined immunodeficiency，SCID）的筛查后，报告了早期发现，这是由于 T 细胞受体减少或缺失引起的[20]。

AT 患者自发性染色体异常（如碎片、断裂、缺口和易位）的发生频率是正常人的 2~18 倍。7 号和 14 号染色体的重排特别常见，一些易位（特别是涉及 14q32 的易位）导致增殖优势，并可能预测淋巴恶性肿瘤的发展。AT 患者成纤维细胞中的 DNA 对博来霉素等放射模拟物以及电离辐射极为敏感。

几乎所有 AT 患者的血清癌胚抗原和甲胎蛋白水平升高，后者有助于确定 2 岁以上儿童的诊断。克隆存活率的放射敏感性测试、抗辐射 DNA 合成分析（指示异常 S 期检查点）、核型分析以识别 7;14 染色体易位、ATM 蛋白免疫印迹、ATM 激酶活性评估和 *ATM* 基因测序可用于确认 AT 的诊断。也可以进行基于 DNA 的产前诊断。

治疗和预防 AT 患者的治疗是支持性的。感染必须用适当的抗生素治疗，严重免疫缺陷的患者可能受益于预防性抗生素和免疫球蛋白替代[21]。避免日晒和使用防晒霜可能有助于预防光诱发的早衰变化。如果有支气管扩张的迹象，应进行物理治疗。早期物理治疗可能有助于预防与神经功能障碍相关的挛缩。应筛查患者是否发展为恶性肿瘤。尽管采用标准剂量化疗治疗 AT 患者淋巴系统恶性肿瘤，更可能达到缓解和提高生存率，但应避免使用放射模拟化疗药物（如博来霉素）和放射治疗。如有必要，放射剂量应限制在 20Gy 以下，部分<1Gy。AT 患者放射后红斑、组织坏死和放射诱发皮肤恶性肿瘤的阈值降低。

骨髓和胎儿胸腺移植并未使 AT 患者临床改善。已发现氨基糖苷类诱发的过早终止密码子通读，可恢

复 *ATM* 基因截短突变的个体细胞中功能性 ATM 蛋白的产生，为具有此类突变的 AT 患者的可能治疗方法提供了基础[22]。目前认为氧化应激是导致 AT 染色体不稳定、神经变性和恶性肿瘤的原因，并且已经证明用 N-乙酰半胱氨酸等抗氧化剂治疗可以降低淋巴瘤的发生率，并改善 *ATM* 缺陷小鼠的运动功能。然而，在最近使用抗氧化剂（α-硫辛酸加烟酰胺）试验研究中治疗 AT 患者时，注意到淋巴细胞计数增加的趋势，但未观察到神经或肺功能的改善[21]。

参考文献 156.2

见章末二维码

软骨-毛发发育不全综合征

> **要点**
>
> - 软骨-毛发发育不全综合征是一种常染色体隐性遗传病，主要是 T 细胞免疫缺陷。
> - 本病特点是干骺端软骨发育不良，伴头部大小正常但头发明显异常。

引言和历史　1964 年，McKusick 描述了患有侏儒症的 Amish 儿童对水痘感染的易感性，他将该综合征命名为软骨-毛发发育不全（cartilage hair hypoplasia，CHH）[1]。CHH 是一种常染色体隐性遗传病，其特征是干骺端软骨发育不良，这是一种短肢侏儒症，主要表现为 T 细胞免疫缺陷和浅色毛发[1]。

流行病学和发病机制　CHH 综合征是一种常染色体隐性遗传疾病，在芬兰（受影响最严重的欧洲人口）中的发病率为 1/20 000 活产婴儿，在美国 Amish 的发病率为 1.5/1 000 新生儿[2]。软骨毛发发育不全是由位于染色体 9p21-p12 的 *RMRP* 基因点突变引起的，该基因编码核糖核蛋白内切核糖核酸酶 MRP 的 RNA 成分，该酶切割负责线粒体 DNA 复制的 RNA 引物，并在核仁中处理前体 rRNA[2-4]。

临床特征　CHH 患者头发纤细、稀疏、色素减退，干骺端骨发育不全，导致短肢侏儒症。受累个体也可能有弹性组织退化的软面团样皮肤[5]。患者偶尔会出现 SCID（见下文）和 Omenn 综合征样红皮病、慢性腹泻、淋巴结病、肝脾大和嗜酸性粒细胞增多[6]。还描述了贫血（发育不良或自身免疫性溶血）、中性粒细胞减少症（发育不良或自身免疫性）、自身免疫性甲状腺疾病和 Hirschsprung 病（即先天性巨结肠）。10% 的患者发生恶性肿瘤，最常见的是非霍奇金淋巴瘤。受累个体患基底细胞癌的风险也增加[7]。

鉴别诊断　鉴别诊断包括其他常染色体隐性骨骼发育不良伴或不伴免疫缺陷，包括厌食性发育不良、干骺端不典型增生、脊柱后凸发育不良、Shwachman-Diamond 综合征、外胚层发育不良伴免疫缺陷等。

实验室检查和组织学表现　大多数患者表现出一定程度的细胞免疫缺陷，包括对水痘的易感性增加[6,8]。1/3 的患者存在体液免疫缺陷，最常见的是 IgA 或 IgG 缺陷，可能导致反复呼吸道感染和支气管扩张[9]。在芬兰一项对 88 名患者的研究中，实验室检查结果包括贫血（原发性或自身免疫性）伴或不伴巨细胞增多症（86%）、淋巴细胞减少（62%）和中性粒细胞减少（24%）[10]。

治疗和预防　CHH 的治疗取决于当前的表现。如果 T 细胞和抗体功能充足，所有患者都应接受所有疫苗接种，包括活病毒疫苗。如果 T 细胞水平和功能较低，则应避免接种活病毒疫苗。如果患者有抗体缺乏和低丙种球蛋白血症，可以使用免疫球蛋白替代治疗。可以使用水痘-带状疱疹免疫球蛋白和抗病毒药物进行预防和治疗。如果患者有 SCID 表型，干细胞移植可能有疗效，但不会影响其形态特征[11-13]。SCID 新生儿筛查计划有助于识别具有 RMRP 突变和严重免疫缺陷表型的患者[14]。

在成年期儿童淋巴瘤/白血病中，个体可能因严重的免疫缺陷缩短寿命。严重的支气管扩张也可能缩短寿命。

参考文献 156.3

见章末二维码

Chédiak-Higashi 综合征

> **要点**
>
> - Chédiak-Higashi 综合征是一种常染色体隐性遗传病，其特征是色素异常、银色头发、严重的反复感染和通常伴噬血细胞性淋巴组织细胞增生症。
> - 本病与囊泡运输异常有关。
> - 毛干检查表现为色素团块，血涂片显示白细胞中的颗粒状物，是快速筛选检测。
> - 必须与 Griscelli 综合征相区别，Griscelli 综合征是另一种主要伴有银发的疾病。
> - 早期干细胞移植是首选治疗方法。

引言和历史 Chédiak-Higashi 综合征(Chédiak-Higashi syndrome,CHS)是一种常染色体隐性遗传的囊泡运输异常性疾病,其特征是轻度眼皮肤白化病、银色头发、严重的反复感染和大多数患者伴有噬血细胞性淋巴组织细胞增生症[1-3]。

流行病学和发病机制 这种罕见的疾病是由溶酶体运输调节因子(lysosomal trafficking regulator,*LYST*,亦称*CHS1*)的突变引起的[4]。这导致细胞内溶酶体相关细胞器的分裂/融合失调,导致形成功能失调的黑素小体、血小板致密颗粒和白细胞溶细胞颗粒。由于巨大的白细胞颗粒不能将它们的蛋白水解酶和过氧化酶适当地释放到吞噬泡中,导致靶细胞杀伤无效。异常的抗原呈递、T 细胞活化调节和质膜修复也可能参与 CHS 的发病机制。导致截断蛋白的 *LYST* 基因突变与严重的表型和早逝有关,而错义突变会产生较轻的疾病,可存活至成年[5]。

临床特征 CHS 患者与其家庭成员相比,头发具有银色金属光泽,皮肤和眼睛有弥漫性色素减退。然而,具有相对较深的结构性色素沉着受累的个体,通常会在肢端和其他曝光部位出现青铜色至板岩灰色色素沉着过度,并且在这些区域也可伴有重叠的点滴状色素减退斑[3,6-7]。由于眼色素减少,可能会出现畏光、眼球震颤和斜视,视力通常正常。

复发性感染通常在婴儿期就已经开始。感染发作与发热有关,主要涉及皮肤、肺和上呼吸道。最常见的病原体是金黄色葡萄球菌、化脓性链球菌和肺炎链球菌。皮肤感染通常是浅表性脓皮病,但也有类似坏疽性脓皮病的深在性溃疡的报道。患者也可伴发牙龈和其他口腔黏膜部位的炎症和溃疡。CHS 的轻度出血倾向可导致瘀点、易伴发瘀伤和鼻出血。

高达 85% 的 CHS 患者经历噬血细胞性淋巴组织细胞增生症的"加速期(accelerated phase)",其特征是广泛存在内脏淋巴及组织细胞浸润,有时外观不典型。肝脾大、淋巴结病、全血细胞减少、黄疸、牙龈炎和颊黏膜假膜脱落是相关特征。血小板减少症和凝血因子的肝脏合成减少导致瘀斑、瘀伤和牙龈出血增加。Chédiak-Higashi 综合征在儿童期通常是致命的,这是由于加速期的大量感染或出血所致。EB 病毒感染与加速期 T 细胞失调和巨噬细胞活化有关[8]。

鉴别诊断 Chédiak-Higashi 综合征应与 Griscelli 综合征(Griscelli syndrome,GS)(表 156.2)相鉴别,Griscelli 综合征是一组常染色体隐性遗传病,亦表现为银发、轻度弥漫性色素减退和曝光部位皮肤呈古铜色[9]。Griscelli 综合征是一种囊泡运动和转移异常的疾病,由黑素细胞内溶酶体相关细胞器通过包括肌球蛋白 Va、嗜黑素和 Rab27A 在内的蛋白质复合物,附着到肌动蛋白细胞骨架的缺陷引起[10-12]。

表 156.2 Chédiak-Higashi 综合征(CHS)和 Griscelli 综合征(GS)的特征

	CHS	GS1[1]	GS2	GS3
基因缺陷	*LYST*	*MYO5A*	*RAB27A*	*MLPH*
基因表达的主要位点	黑素细胞、血小板、粒细胞、CNS	黑素细胞、CNS	黑素细胞、毒性 T 细胞	黑素细胞
细胞缺陷	囊泡运输(例如裂变/融合)		囊泡运动和转移	
皮肤色素减退[2]	+	+	+	+
银色/金属色头发	+	+	+	+
头发显微镜检查:黑色素团块	小,间隔规则		大,不规则分布	
黑素细胞	巨大的黑素小体		"塞满"了黑素小体	
中性粒细胞	巨颗粒		外观正常的颗粒	
眼病变	+	–	–	–
出血性腹泻	+	–	–	–
复发性感染	+	–	+	–
加速期	+	–	+	–
原发神经系统异常	+	+	–[3]	–

注:CNS,中枢神经系统。GS 是由细胞器与肌动蛋白细胞骨架的附着缺陷引起的。

[1]Elejalde 综合征(神经外胚层黑色素溶酶体病),表现为 GS 的色素特征加上严重的神经功能障碍,可能为 GS1 的变体。Elejalde 综合征与免疫缺陷无关。

[2]常伴有色素沉着过度+/-点滴状的肢端和曝光部位的色素沉着斑。

[3]可能出现继发于加速期噬血细胞综合征的神经系统症状。

活到第二个 10 年的 CHS 患者会出现进行性神经功能恶化,通常表现为笨拙、步态异常和感觉异常。周围神经和脑神经病变、脊髓小脑变性、帕金森综合征和痴呆可能使患有其他轻微疾病或在儿童时期接受造血干细胞移植的成人的 CHS 复杂化。

资料来源:Adapted with permission from Bolognia JL,Schaffer JV,Cerroni L,eds. *Dermatology*,4th edn. London:Elsevier,2018.

2 型 GS 是由 T 细胞以及黑素细胞中表达的 *RAB27A* 基因突变引起的;与 CHS 一样,特点是反复感染和噬血细胞性淋巴组织细胞增生症。2 型 GS 患者除了延迟型超敏反应和 NK 细胞活性受损外,还伴有低丙种球蛋白血症,也可能会出现继发性神经功能障碍,为加速期的并发症。1 型 GS 由在神经元和黑素细胞中表达的肌球蛋白 Va(*MYO5A*)基因突变引起。它表现为原发性神经系统异常而不是免疫缺陷。Elejalde 综合征(神经外胚层黑色素溶酶体病,neuroectodermal melanolysosomal disease)表现为 GS 的色素特征和严重的神经功能障碍,被认为是 1 型 GS 的一种变体。3 型 GS 由嗜黑素(melanophilin,*MLPH*)基因突变或 *MYO5A* F-外显子缺失引起的,两者均主要在黑素细胞中表达。因此,表型仅限于色素性表现[13-14]。

Hermansky-Pudlak 综合征(Hermansky-Pudlak syndrome,HPS)是一组常染色体隐性遗传病,伴有皮肤、头发和眼睛的弥漫性色素减退以及血小板功能障碍。特别是 HPS2(由 *AP3B1* 突变引起)在细胞毒性 T 细胞和自然杀伤(natural killer,NK)细胞中存在免疫异常;噬血细胞淋巴组织细胞增生症也有报道[15-17]。头发虽然有特殊的光泽,但不是 CHS 样银色。Trichohepato-enteric 综合征(婴儿表型腹泻,phenotypic diarrhea of infancy)是一种常染色体隐性遗传病,由 *TTC37* 基因突变引起,可表现为皮肤和毛发弥漫性色素减退、免疫缺陷和血小板异常。与 CHS 不同的是,它的特征还包括头发变脆、结节性脆发症、婴儿期顽固性腹泻、原发性肝病、面部畸形和心脏缺陷[18]。表 156.3 总结了在免疫失调情况下以淋巴增生为特征的其他遗传性疾病。银发也见于先天性胎儿水肿引起低蛋白血症的新生儿。随着临床改善,头发自发地重新着色[19]。

表 156.3 以免疫调节障碍和淋巴细胞增殖为特征的先天性疾病

疾病	遗传方式	基因	蛋白	临床特征
Chédiak-Higashi 综合征	AR	*LYST*	见原文	见原文
GS2	AR	*RAB27A*		
家族性噬血细胞性淋巴组织细胞增生症	AR	*PRF1*	穿孔素(CTL 细胞和 NK 细胞的主要溶细胞颗粒蛋白)	噬血细胞综合征 缺乏 NK 细胞的细胞毒性
	AR	*UNC13D*	Munc13-4(为分泌准备溶细胞颗粒)	若无造血干细胞移植在儿童早期可致命
	AR	*STX11*	Syntaxin 11(参与溶细胞颗粒运输和融合)	
	AR	*STXBP2*	Munc 18-2(参与细胞内运输和释放细胞毒性颗粒)	
X 连锁淋巴增生综合征(Duncan 病)和常染色体隐性遗传 EBV 相关淋巴增生综合征	XR	*SH2D1A*	淋巴细胞活化分子相关蛋白信号(调节蛋白调节 B 细胞、T 细胞和 NK 细胞功能;特别重要的对 EBV 的免疫反应)	在儿童期或青春期,严重 EBV 相关传染性单核细胞增多症(如发热、咽炎、LAN、HSM),通常与伴有麻疹样皮疹、紫癜和/或黄疸 缺乏 NK T 细胞
	XR	*XIAP*	X 连锁细胞凋亡抑制剂	+/-低丙种球蛋白血症
	AR	*ITK*	IL-2 诱导型 T 细胞激酶	致命的 EBV 相关 B 细胞淋巴瘤(未报道伴有 XIAP 缺陷) 淋巴细胞性血管炎
自身免疫淋巴增生综合征(Canale-Smith 综合征)	AD>AR	*TNFRSF6*	CD95(Fas;细胞表面凋亡受体)	大量 LAN 和/或脾大 $CD4^-/CD8^-$ α/β T 细胞增多
	AD	*TNFSF6*	CD95L(Fas 配体)	自身免疫性血细胞减少症、LE、小血管炎

续表

疾病	遗传方式	基因	蛋白	临床特征
	AD>AR	*CASP10*	Caspase 8 和 10(蛋白酶在细胞内凋亡级联反应)	反复细菌和病毒感染(*CASP*)
	AR	*CASP8*		
	AD	*NRAS*	NRAS(功能获得导致淋巴细胞凋亡减少)	淋巴瘤风险增加
	AR	*PRKCD*	PRKCD(调节 B 细胞增殖)	淋巴结病和可变自身免疫表现
	AD	*CTLA4*	CTLA4(活化的 T 细胞中的共刺激分子)	与自身免疫内分泌的风湿病有关
淋巴增殖性免疫缺陷	AR	*IL2RA*	IL-2 受体 α 链(胸腺中发育中的 T 细胞凋亡)	细菌、病毒和真菌感染 肝脏、肺、肠和骨骼的广泛淋巴细胞浸润 自身免疫性内分泌病、肠病、血细胞减少症和湿疹样皮炎

注:AD,常染色体显性;AR,常染色体隐性;CTL 细胞,细胞毒性 T 淋巴细胞;EBV,EB 病毒;HSM,肝脾大;LAN,淋巴结病;LE,红斑狼疮;NK 细胞,自然杀伤细胞;XR,X 连锁隐性。

资料来源:Adapted with permission from Bolognia JL,Schaffer JV,Cerroni L,eds. *Dermatology*,4th edn. London:Elsevier,2018.

实验室检查和组织学表现 CHS 的标志性实验室表现是黑素细胞(黑素小体)、血小板(致密颗粒)和白细胞(溶细胞颗粒)内的巨大颗粒。外周血涂片显示粒细胞核周区巨大颗粒有助于确诊。在显微镜下,CHS 的银发显示出规则间隔的黑素团块。CHS 患者的免疫异常包括中性粒细胞减少、白细胞趋化性降低、NK 细胞活性受损、抗体依赖性细胞介导的细胞毒性减弱以及细胞毒性和调节性 T 细胞功能降低。来自 GS 患者的黑素细胞“充满”了许多黑素小体,但中性粒细胞具有外观正常的颗粒。GS 患者毛干的显微镜检查显示黑素团块往往比 CHS 患者中看到的更大且分布更不规则。

治疗和预防 造血干细胞移植(haematopoietic stem cell transplantation,HSCT)可以纠正 CHS 的免疫缺陷,预防或(免疫化疗后继用依托泊苷、糖皮质激素和环孢素)治疗加速期[20-23]。已成功使用低强度药物进行调节,尤其是在加速期发生之前进行移植的住院患者。目前认为细胞毒性 T 细胞功能的缺失可预测稍后发生的噬血细胞淋巴组织细胞增生症,并且可能是早期移植的生物标志物[23]。移植不会改变色素表现或阻止神经变性退化。CHS 的管理在很大程度上是支持治疗,预防性使用抗生素来避免复发性感染。

参考文献 156. 4

见章末二维码

慢性肉芽肿病

要点

- 一组 X 连锁和常染色体隐性遗传疾病,其特征是不能通过产生氧化代谢物杀死细胞内生物体。
- 本病特点是反复感染(尤其是皮肤、肺和肛周区域)、淋巴结肿大、肝脾大、肉芽肿形成和其他炎症表现(包括一些患者的皮肤红斑狼疮和 X 连锁形式的女性携带者)。

引言 慢性肉芽肿病(chronic granulomatous disease,CGD)是一组疾病,其特征是由于白细胞无法通过产生氧化代谢物来杀死被吞噬的病原体,从而导致严重的反复感染和炎症表现。烟酰胺腺嘌呤二核苷酸磷酸(nicotinamide adenine dinucleotide phosphate,NADPH)氧化酶复合物的功能降低是所有形式的 CGD 发病的基础。

流行病学和发病机制 这种疾病的发病率估计为 1/200 000 活产婴儿。该病最常见遗传模式为 X 连锁隐性遗传模式,也存在几种常染色体隐性遗传模式[1-3]。导致 CGD 的分子缺陷涉及吞噬细胞 NADPH 氧化酶的 5 个成分:

1. *CYBB* 基因编码的膜结合 $gp91^{phox}$(约 70% 的患者,X 连锁隐性)。

2. *CYBA* 基因编码的膜结合 $p22^{phox}$（≤5% 患者，常染色体隐性遗传）。

3. 由 *NCF1* 基因编码的细胞质 $p47^{phox}$（约 20% 的患者，常染色体隐性遗传）。

4. 由 *NCF2* 基因编码的细胞质 $p67^{phox}$（≤5% 的患者，常染色体隐性遗传）。

5. 由 *NCF4* 基因编码的细胞质 $p40^{phox}$（罕见，常染色体隐性遗传）。

膜结合成分代表黄素细胞色素 b_{558}，的亚基，被 NADPH 氧化酶激活后，它们与细胞质成分结合。无论哪个成分受到影响，残留 NADPH 氧化酶活性的存在与疾病病情较轻和存活期更长有关[4-5]。

CGD 特征性的杀灭微生物能力不足，是由于在吞噬作用后电子无法从 NADPH 转移到分子 O_2（呼吸爆发），无法快速产生毒性氧自由基（reactive oxygen species，ROS）。NADPH 氧化酶还可激活吞噬体内参与抗菌的蛋白酶，进而形成"中性粒细胞胞外陷阱（neutrophil extracellular traps）"发挥杀菌作用[6-7]。除了杀死和降解微生物外，通过 NADPH 氧化酶活性产生的 ROS 参与诱导中性粒细胞凋亡，这通常可以防止炎症部位的组织损伤，并调节细胞因子的合成。CGD 的动物模型表明，缺乏 ROS 可通过降低调节性 T 细胞的活性、γ/δT 细胞异常激活和刺激细胞因子（如白细胞介素 IL-1β、IL-8 和 IL-17）的产生而导致过度炎症[8-9]。NADPH 氧化酶还具有调节 B 细胞呈递 MHC Ⅱ类抗原的作用[10]。

临床特征 CGD 最常累及的身体部位是那些经常受到细菌侵袭的部位，尤其是皮肤、肺和肛周区域。引起 CGD 患者感染的常见微生物包括金黄色葡萄球菌（*S. aureus*）（尤其是脓皮病、脓肿和腺炎）、诺卡氏菌属（*Nocardia spp.*）、洋葱伯克霍尔德菌（*Burkholderia cepacia*）、克雷伯菌属（*Klebsiella spp.*）、黏质沙雷氏菌（*Serratia marcescens*）（尤其是骨髓炎）、念珠菌属（*Candida spp.*）、曲霉属真菌（*Aspergillus spp.*）（尤其是肺炎）和分枝杆菌（包括严重/播散性卡介菌感染）[11]。ROS 的产生是吞噬细胞杀死这些生物所必需的。X 连锁型 CGD 往往更严重，诊断时的平均年龄（3 岁）比常染色体隐性遗传（8 岁）更早[2]。

CGD 的首发表现通常是新生儿期耳周和鼻周皮肤的金黄色葡萄球菌感染[12]。这些局部脓皮病在婴儿期有可能进展为泛发性化脓性皮病伴局部淋巴结肿大。亦有人描述新生儿期 CGD 的最初表现为坏疽性臁疮[13]。皮肤脓肿很常见，尤其是在肛周区域，金黄色葡萄球菌是最常见致病菌。黏质沙雷氏菌（*S. marcescens*）感染也可表现为皮肤脓肿或慢性溃疡[14]。皮肤肉芽肿呈结节状且常坏死，发生率低于皮肤感染。在轻微皮肤创伤部位往往会出现化脓性炎症反应，愈合缓慢并伴有瘢痕形成，并有类似 Sweet 综合征的报道[12]。脂溢性皮炎、毛囊炎和口腔黏膜溃疡（类似于阿弗他口炎）、口周和其他部位皮肤受累也有报道。CGD 患者可能会出现急性或慢性红斑狼疮的皮肤特征，尤其是盘状皮损[15]。此外，X 连锁 CGD 的女性携带者偶尔会出现盘状红斑狼疮、光敏性皮疹、Jessner 淋巴细胞浸润、雷诺现象、阿弗他口炎和肉芽肿性唇炎[16]。

CGD 皮肤外受累器官包括淋巴结、肺、肝脏、脾脏和胃肠道。化脓性淋巴结炎最常累及颈部淋巴结，伴有脓肿和瘘管形成。腋窝、腹股沟、肠系膜和纵隔淋巴结也常受累。肺炎几乎发生在所有 CGD 患儿，对抗菌治疗反应不佳，可导致脓肿形成、空洞和脓胸。80%～90% 的患者可见肝脾大，超过 1/3 的受累个体发展为肝脓肿。肺、肝、脾、胃肠道和泌尿生殖道肉芽肿很常见，可能表现为肠梗阻或尿道梗阻。过度炎症反应可导致其他非感染性并发症，例如伤口裂开、肺炎、噬血细胞性淋巴细胞增生症和类似炎症性肠病的临床表现（例如腹泻、肛瘘；40%～80% 的患者）、结节病、类风湿性关节炎和 IgA 肾病[1,15,17-18]。

鉴别诊断 实验室测试证明有呼吸爆发实验缺陷可将 CGD 与其他以对细菌和真菌感染易感性增加为特征的疾病区分开来。表 156.4 总结了其他遗传性吞噬细胞疾病。

实验室检查和组织学表现 CGD 患者的实验室异常包括白细胞增多、贫血、T 淋巴细胞减少、高丙种球蛋白血症和红细胞沉降率升高。作为趋化性和吞噬作用的研究，迟发型超敏反应的皮肤试验是正常的。四唑氮蓝（nitroblue tetrazolium，NBT）还原试验可用于确诊 CGD。NBT 在可溶性的氧化形式下呈黄色；当被还原后，染料沉淀并变成蓝黑色（甲瓒沉淀，formazan precipitate）。与 80%～90% 未受累个体的中性粒细胞和 50% X 连锁 CGD 携带者的中性粒细胞相比，只有 5%～10% CGD 患者的中性粒细胞能够在吞噬过程中降低 NBT。二氢罗丹明 123（dihydrorhodamine 123）测定和高铁细胞色素 c（ferricytochrome c）减少测定能更准确和定量地测量呼吸爆发，也可以用来验证诊断[19]。

免疫印迹分析可能表明缺乏 $gp91^{phox}$ 和 $p22^{phox}$ 蛋白，同时必须进行 DNA 分析以确定哪个基因受到影响，因为导致两者之中任何一个蛋白质缺失的突变，都会导致这两种蛋白质不存在。相比之下，免疫印迹分析显示 $p47^{phox}$ 或 $p67^{phox}$ 蛋白缺乏，也可以表明该基因有缺陷。

表 156.4 吞噬细胞和 Toll 样受体信号通路的遗传缺陷

疾病	遗传方式	基因	蛋白(缺陷或功能)	临床特征
以中性粒细胞减少症或中性粒细胞缺陷为特征的特定疾病				
重型先天性中性粒细胞减少症	AD	*ELANE*	中性粒细胞弹性蛋白酶(弹性蛋白酶运输和积累异常)	中性粒细胞减少症 MDS、AML
	AD	*GFI1*	弹性蛋白酶的转录抑制因子(异常弹性蛋白酶积累)	中性粒细胞减少症、淋巴细胞减少症 循环髓系祖细胞
	AR	*HAX1*	线粒体 HS1 相关蛋白 X1(在骨髓细胞中防止细胞凋亡)	中性粒细胞减少症、骨髓细胞凋亡增加 神经系统异常
	AD	*CSF3R*	粒细胞集落刺激因子受体	中性粒细胞减少症、严重髓系发育不全
	AR	*G6PC3*	葡萄糖-6-磷酸酶催化亚基 3(葡萄糖代谢)	中性粒细胞减少症、血小板减少症 泌尿生殖系统和心脏畸形 躯干/四肢静脉扩张
周期性中性粒细胞减少症	AD	*ELANE*	中性粒细胞弹性蛋白酶	21 天交替周期(中性粒细胞减少症和单核细胞减少症) 严重时伴发热和口腔溃疡
X 连锁中性粒细胞减少症	XL	*WASP*	WASP(功能获得性;见正文,Wiskott-Aldrich 综合征)	中性粒细胞减少症
p14 缺陷	AR	*LAMTOR2*	内体衔接蛋白 14(p14;内体生物发生)	中性粒细胞减少症 肺炎球菌感染 皮肤和头发的弥漫性色素减退 身材矮小,粗糙面容
Shwachman-Bodian-Diamond 综合征	AR	*SBDS*	SBDS 蛋白(核糖体 RNA 代谢)	中性粒细胞减少症>全血细胞减少症 MDS、AML 外分泌胰腺功能不全 软骨发育不良
伴中性粒细胞减少症的皮肤异色症,Clericuzio 型	AR	*USB1*	U6 snRNA 生物生成磷酸二酯酶 1	中性粒细胞减少症 皮炎→皮肤异色症、角化性丘疹 复发性皮肤和呼吸道感染
中性粒细胞特异性颗粒缺陷	AR	*CEBPE*	C/EBPε转录因子(粒细胞分化)	双叶中性粒细胞 反复细菌感染
髓过氧化物酶缺乏症	AR	*MPO*	髓过氧化物酶(粒细胞杀死微生物)	念珠菌和金黄色葡萄球菌感染 通常无症状
白细胞黏附缺陷和相关疾病				
白细胞黏附缺陷 Ⅰ	AR	*ITGB2*	LFA-1、CR3 和 p150 的整合素 β2 链亚基(见正文)	中性粒细胞增多;组织中性粒细胞↓ 坏死性脓肿、溃疡
白细胞黏附缺陷 Ⅱ	AR	*SLC35C1* (*FUCT1*)	GDP-岩藻糖转运蛋白 1(表达 sialyl-Lewis X;见正文)	伤口愈合不良,脐带残端脱落延迟 牙龈炎

续表

疾病	遗传方式	基因	蛋白(缺陷或功能)	临床特征
白细胞黏附缺陷Ⅲ	AR	*FERMT3*	RAS 鸟苷酸释放蛋白 2(整合素激活缺陷;见正文)	出血特质(LAD-Ⅲ) 骨硬化症(LAD-Ⅲ)
Rac2 缺乏	AD	*RAC2*	Rac2 GTPase(功能失调的 NADPH 氧化酶,整合素依赖性黏膜和中性粒细胞迁移)	
导致易患特定感染的缺陷				
IL-12/IFN-γ 轴的缺陷	AR	*IL12B*	IL-12 和 IL-23 的亚基(刺激 IFN-γ 产生)	严重分枝杆菌±沙门氏菌感染
	AR	*IL12RB1*	IL-12 和 IL-23 受体 β1 链	播散性卡介苗感染
	AR,AD	*IFNGR1*	IFN-γ 受体(配体结合)	慢性皮肤黏膜念珠菌病(RORC,IL12RBA>IL12B)
	AR	*IFNFR2*	IFN-γ 受体(信号)	病毒感染(STAT1、TYK2)
	AR、AD	*STAT*[1]	信号转导和转录激活因子(IFN-α/β/γ 受体信号通路)	高 IgE 综合征(TYK2;见正文)
	AR	*TYK2*	酪氨酸激酶 2(IFN-α/β/γ、IL-12 和其他细胞因子信号通路)	
	AD	*IRF8*	干扰素调节因子 8(IL-12 信号通路)	
	AR	*ISG15*	IFN-α/β 诱导型泛素样修饰剂	
	AR	*RORC*	RAR 相关孤儿受体 C(IFN-γ 和 IL-17 信号传导)	
TLR 信号通路缺陷	AD	*TLR3*	TLR3(产生 IFN-α/β 信号)	单纯疱疹脑炎(TLR3、TRAF3、TICAM1 和 UNC-93B 缺陷)
	AR	*UNC93B1*	UNC-93B(TLR3 所需的内质网蛋白信号通路)	复发性化脓性窦肺和皮肤感染,分别为肺炎链球菌和金黄色葡萄球菌(IRAK4 和 MYD88 缺陷)
	AD	*TRAF3*	TNF 受体相关蛋白 3(TLR3 信号通路)	
	AD,AR	*TICAM1*(*TRIF*)	TLR 适配器分子 1(TLR3/4 信号通路)	
	AR	*IRAK4*	IRAK4(IL-1 受体和 TLR 信号通路)	
	AR	*MYD88*	髓系分化初级反应基因 88(招募 IRAK4 至 IL-1 受体和 TLR)	
MonoMAC 综合征/GATA2 缺陷	AD	*GATA2*	GATA 结合蛋白 2	单核细胞减少症、B/NK 淋巴细胞减少症、骨髓增生异常、髓系白血病 分枝杆菌和真菌(如组织胞浆菌病)感染 顽固性疣 淋巴水肿 肺泡蛋白沉积症

注:见表 156.2 和 Chédiak-Higashi 综合征和慢性肉芽肿病的正文。AD,常染色体显性;AML,急性髓系白血病;AR,常染色体隐性;IFN,干扰素;IL,白细胞介素;IRAK4,IL-1 受体相关激酶-4;MDS,骨髓增生异常综合征;STAT,信号转导和转录激活剂;TLR,Toll 样受体;WASP,Wiskott-Aldrich 综合征蛋白;XR,X 连锁隐性。

[1]STAT3 缺陷是常染色体显性高 IgE 综合征的基础(见正文),*STAT1* 中的功能获得性突变导致慢性皮肤黏膜念珠菌病(见正文)和/或对地域性双态性真菌感染的易感性,以及 STAT5B 缺陷(参与 IL-2 和生长激素受体信号)导致生长激素不敏感、调节性 T 细胞减少、病毒感染和湿疹样皮炎的 AR 综合征。

资料来源:Adapted with permission from Bolognia JL,Schaffer JV,Cerroni L,eds. *Dermatology*,4th edn. London:Elsevier,2018.

NBT 还原试验和二氢罗丹明 123 测定试验可用于确定 X 连锁 CGD 患者的姐妹和其他女性亲属的携带状态，这对于孕前遗传咨询很重要。使用上述检测或基于 DNA 的检测方法对 CGD 进行产前诊断也是可能的。

治疗和预防 抗生素的使用显著降低了 CGD 的发病率和死亡率[20-21]。皮肤和淋巴结感染通常很明显。然而，机体内部的局部感染，无论伴或不伴发热，都难以检测。通过放射影像、超声检查、计算机断层扫描（computed tomography，CT）、磁共振成像（magnetic resonance imaging，MRI）、正电子发射断层成像（positron emission tomography，PET）对肺、肝和骨骼进行全面的定期检查。骨扫描常可发现炎症或感染的隐匿病灶。应进行病原学培养以确定传染源，并且可能需要侵入性方法以获得足够的组织样本。在等待培养结果或无法获得培养组织的情况下，有感染证据的患者应经验性给予涵盖金黄色葡萄球菌和革兰氏阴性菌的广谱胃肠外抗生素进行治疗。静脉治疗应持续至少 10～14 天，之后继续口服抗生素数周。较深的感染可能需要手术干预，如清创、冲洗和延长引流时间。

长期预防性使用复方新诺明治疗，可降低 CGD 患者细菌感染的发生率[22]。同样，伊曲康唑的预防性给药可减少曲霉菌感染的发生[23]。CGD 患者在使用 γ 干扰素后临床症状得以改善[24]，这可能会增强不依赖于氧化剂的抗菌途径。输注粒细胞用于治疗快速进展的、危及生命的感染[21]。短期系统性糖皮质激素治疗有益于改善支气管肺、胃肠道或泌尿生殖道阻塞性肉芽肿[20-21]。对 CGD 的炎症表现有潜在益处的其他免疫调节疗法包括硫唑嘌呤、羟氯喹、阿那白滞素、沙利度胺、吡格列酮（增加 ROS 产生和胞吞作用），可能还有西罗莫司[25-26]。抗肿瘤坏死因子（antitumour necrosis factor，TNF）药物可能会改善结肠炎，但会增加感染风险。

造血干细胞移植是 CGD 的潜在治愈性疗法，近年来其在该类患者中的使用有所增加[20-21,27-29]。虽然在移植时没有感染的年轻患者有更好的结局（存活率>95%），但使用降低强度的预处理方案可以成功治疗高危患者，如成人和顽固感染或炎症的个体[30]。CGD 患儿合并反复严重感染或糖皮质激素依赖的炎症性疾病，应在不可逆的器官损害发生前考虑移植。与保守治疗的儿童相比，接受移植的 CGD 儿童的生长发育有所改善，感染、手术干预和入院的次数亦明显减少[31]。

基因治疗首先在 5 名患有 $p47^{phox}$ 缺陷型 CGD 的成人患者中进行。单次输注转导的 $CD34^+$ 外周血干细胞可使校正粒细胞在 3～6 周内达到峰值，并持续长达 6 个月[32]。随后，2 名患有 X 连锁 CGD 的年轻男性，先接受了非清髓性调节，再输注体外转导的 $CD34^+$ 外周血干细胞，该细胞用表达 $gp91^{phox}$ 的反转录病毒载体进行了体外转导。这导致功能校正的吞噬细胞的持续植入和感染的初步解决。然而，由于病毒启动子甲基化导致 2 名患者的转基因被沉默，并且在几年内出现了由嗜病毒整合位点的插入激活引起的骨髓增生异常[33]。为了提高 CGD 基因治疗的安全性和有效性，目前的研究正在利用诸如自失活慢病毒载体、转基因靶向整合到基因组“安全港”位点或成簇的规则间隔短回文重复序列（clustered regularly interspaced short palindromic repeat，CRISPR）-Cas9 位点特异性核酸系统等方法，通过同源重组促进内源基因修复[34-35]。

参考文献 156.5

见章末二维码

慢性皮肤黏膜念珠菌病

要点

- 一组异质性疾病，其特征是皮肤、指甲和黏膜的复发性和进行性念珠菌感染。
- 本组疾病是由白介素-17 反应受损引起的，该反应在机体对念珠菌的免疫防御中起关键作用。
- 可能会出现其他自身免疫性和感染性表现。

引言 慢性皮肤黏膜念珠菌病（chronic mucocutaneous candidiasis，CMC）是一组异质性疾病，其特征是皮肤、指甲和黏膜的反复、进行性白念珠菌（*Candida albicans*）感染[1]。CMC 患者对念珠菌的免疫防御无效，具有更严重免疫缺陷的个体，往往发生更早且更严重的皮肤念珠菌感染。

流行病学和发病机制 CMC 患者对念珠菌的 T 细胞反应功能缺陷。在某些个体中，该缺陷是对念珠菌特有的，而在其他个体中，对其他生物体的免疫反应也异常。

自身免疫性多内分泌病-念珠菌病-外胚层发育不良（autoimmune polyendocrinopathy-candidiasis-ectodermal dystrophy，APECED；也称为自身免疫性多内分泌综合征，Ⅰ型或 APS1）为常染色体隐性遗传，由自身免疫调节基因（autoimmune regulator gene，*AIRE*）功能缺失突变所致[2-3]。AIRE 蛋白是一种转录因子,可调节胸腺髓质上皮细胞内自身抗原的异位表达,从而通过自身反应性 T 细胞的阴性选择和抗原特异性调节性 T 细胞的产生,参与外周免疫耐受的发展[4-6]。在 APECED 患者中,未能清除外周组织特异性自身反应性 T 细胞,因而导致自身免疫性疾病[7]。

导致 APECED 和非 APECED 的 CMC 患者选择性易感念珠菌的免疫缺陷涉及 Th17 细胞,其在针对念珠菌的免疫防御中具有关键作用[8-9]。已经在 APECED 患者和胸腺瘤相关 CMC 患者中发现了靶向中和 Th17 相关细胞因子(例如 IL-17A/F、IL-22)的自身抗体[10-11]。孤立性 CMC 可由以下突变机制介导:*IL17F* 基因杂合显性负性突变导致 IL-17F 缺陷;*IL17RA* 或 *IL17RC* 双等位基因突变破坏 IL-17 受体功能;*TRAF3IP2*(*ACT1*)双等位基因功能丧失突变阻止 IL-17 受体与 TRAF3 相互作用蛋白 2 衔接分子的相互作用[12-14]。信号转导和转录激活因子 1 基因(signal transducer and activator of transcription 1 gene,*STAT1*)中的杂合功能获得突变已成为 CMC 的最常见原因[9,15-16]。由此产生的 STAT1 激活导致干扰素-α/β 和-γ 信号转导增加以及 IL-17 产生的抑制,临床表现可能包括易患其他感染、自身免疫反应和动脉瘤[17-18](表 156.5)。

第三十二篇

表 156.5　慢性皮肤黏膜念珠菌病(CMC)的变异型

皮肤黏膜特征	其他特征
自身免疫性多内分泌病-念珠菌病-外胚层发育不良[1](APECED)综合征(自身免疫性多内分泌综合征,1 型)	
平均 3 岁发生皮肤黏膜念珠菌感染[2] 念珠菌肉芽肿 皮肤自身免疫性疾病 • 斑秃(30%) • 白癜风(20%) • 荨麻疹[3](高达 60%) • 狼疮样脂膜炎	常染色体隐性>*AIRE* 基因显性突变 芬兰人、伊朗犹太人和撒丁岛人的患病率较高 自身免疫性内分泌病(可能直到青春期或成年期才会发生) • 甲状旁腺功能减退[2](90%) • 原发性肾上腺皮质功能减退病[2](80%) • 性腺功能减退(30%~50%) • 甲状腺疾病(20%) • 1 型糖尿病(20%) • 垂体功能减退(如生长激素缺乏症;15%) 其他自身免疫性疾病 • 恶性贫血(20%) • 角结膜炎(20%) • 肝炎(15%~40%) • 脾功能减退(15%) • 肺炎(15%~40%) • 干燥综合征(20%~40%) 其他表现 • 牙釉质发育不全 1(70%) • 慢性腹泻(20%~80%) • 肾小管间质性肾炎(10%) • 高血压(15%) • 口腔/食管鳞状细胞癌(10%的患者年龄>25 岁) 抗 I 型干扰素抗体(几乎 100%) 抗肾上腺、甲状腺球蛋白和壁细胞抗体;类风湿因子 常染色体显性 CMC+自身免疫性甲状腺疾病可由于显性负效应 *AIRE* 突变而发生,并且也与一个家族的 2p 染色体有关
孤立性 CMC	由于白细胞介素 17F 基因(*IL17F*)突变导致的常染色体显性遗传 由于白细胞介素 17 受体 A 或 C 基因突变导致的常染色体隐性遗传(*IL17RA* 或 *IL17RC*)或 TRAF3 相互作用蛋白 2 基因(*TRAF3IP2*;*ACT1*)
CMC 伴分枝杆菌易感性	由于 RAR 相关孤立受体 C(*RORC*)基因突变导致 IL-17 和 γ 干扰素产生减少 属于常染色体隐性遗传

续表

皮肤黏膜特征	其他特征
STAT1 信号通路增强导致的 CMC 平均 1 岁发生皮肤黏膜念珠菌感染-口咽(>95%)、指甲(60%)、皮肤(50%) 皮肤和/或指甲的皮肤癣菌感染(15%) 皮肤自身免疫性疾病(如白癜风、斑秃;10%)	由于 *STAT1* 基因的功能获得性突变,常染色体显性遗传[4] 自身免疫(40%) • 甲状腺疾病(25%) • 1 型糖尿病(5%) • 细胞减少症(5%) • 结肠炎或乳糜泻(5%) • 系统性红斑狼疮(2%) • 肝炎(2%) 其他感染(多变) • 金黄色葡萄球菌皮肤 • 细菌性肺炎(如肺炎球菌、假单胞菌;50%)、中耳炎、鼻窦炎 • 复发/严重病毒(如单纯疱疹、水痘-带状疱疹、EBV、CMV、羊痘;40%) • 侵入性真菌(如念珠菌、曲霉菌、隐球菌、地方性双相真菌、毛霉菌病,镰刀菌;10%) • 分枝杆菌(结核,非结核;5%) 动脉瘤(如脑动脉瘤、主动脉瘤;5%) 鳞状细胞癌(皮肤黏膜;5%) 牙釉质缺陷
CARD9 缺乏症 慢性口腔和外阴阴道念珠菌病 皮肤癣菌病	由于 CARD9 基因突变,常染色体隐性遗传 侵袭性真菌感染,包括念珠菌病(尤其是大脑)、皮肤癣菌病和暗色丝孢霉病
Dectin-1 缺乏症 慢性/复发性外阴阴道念珠菌病 甲真菌病	由于双等位基因多态性导致 dectin-1 蛋白截短
慢性局限性念珠菌病(念珠菌肉芽肿) 通常在 5 岁时发病 厚的黏着性痂多见于头皮和面部 口腔念珠菌病常见	
迟发性 CMC 童年后期或青春期的初始感染 病程较轻	有效治疗后对念珠菌的反应可能会恢复正常
家族性慢性甲念珠菌病 念珠菌病的婴儿期发病仅限于手和脚的指(趾)甲	在一个意大利五代家庭中定位到 11p12-q12. 1 的 CMC 常染色体显性遗传形式与低血清细胞内黏膜分子-1 水平的相关
与其他综合征相关的 CMC 免疫缺陷疾病 • STAT3 和 DOCK8 缺陷导致的高 IgE 综合征 • 严重联合免疫缺陷 • DiGeorge 综合征 • 白细胞介素 12 受体 β1 和白细胞介素 12B(p40)缺陷(见表 156. 4) • 常染色体显性遗传性少汗性外胚层发育不良伴免疫缺陷(*NFKBIA* 突变) 代谢紊乱 • 多种羧化酶缺乏症 • 肠病性肢端皮炎 • 外胚层发育不良-缺指畸形-唇裂综合征	

注:[1]"外胚层发育不良"主要是指牙釉质发育不全。

[2]这三种表现中的两种是诊断的经典要求。

[3]平均发病年龄为 1. 5 年;组织学上,显示局灶性空泡界面皮炎加上浅表和深部真皮血管周围炎症,混合浸润包括淋巴细胞和中性粒细胞浸润,伴有核破裂。

[4]功能丧失性 *STAT1* 突变导致对分枝杆菌和病毒感染的易感性(见表 156. 4),而功能获得性 *STAT1* 突变会削弱对 γ 干扰素再刺激的反应,导致对地方性二相真菌的易感性。

资料来源:Adapted with permission from Bolognia JL, Schaffer JV, Cerroni L, eds. *Dermatology*, 4th edn. London: Elsevier, 2018.

此外，caspase 募集域家族成员 9 基因（caspase recruitment domain family member-9 gene，*CARD9*）中的双等位基因突变导致念珠菌属（尤其是累及中枢神经系统）、皮肤癣菌和暗色丝孢霉菌的皮肤黏膜和侵袭性感染的倾向[19-20]。在另一个 CMC 变异体中，在患有复发性外阴阴道念珠菌病和甲真菌病的几个兄弟姐妹中发现了编码 dectin-1 的纯合突变基因[21]。dectin-1 模式识别受体（在白细胞和上皮细胞上发现）与念珠菌细胞壁中的 β-葡聚糖结合，它向 CARD9 发出信号以激活免疫级联反应，刺激产生 IL-17 的 T 细胞发育。目前认为中性粒细胞功能下降也是导致 CARD9 缺陷患者侵袭性真菌感染的原因[20]。CMC 的其他病因列于表 156.5。

临床特征　CMC 受累的严重程度和范围是可变的，从复发性鹅口疮（图 156.3）、局部鳞屑性斑片和一些营养不良的指甲，到严重的广泛结痂的肉芽肿斑块（图 156.4）。皮肤斑块最常发生在间擦和口周部位以及头皮上，可能导致瘢痕性脱发。受累的指甲变厚、变脆并变色（图 156.5），甲沟区域常有红斑、肿胀和触痛。口腔是黏膜改变最常见的部位，通常表现为鹅口疮和角化过度性斑块。生殖器、食管和喉黏膜也可能受到影响，这些部位的慢性感染可导致狭窄形成。系统性念珠菌病通常不会发生在 CMC 患者中。

大约 80% 的儿童期 CMC 患者经历过念珠菌以外的病原生物复发或严重感染，包括细菌性败血症[22]。CMC 患者也特别容易患皮肤癣菌病。儿童期和青春期发病的主要类型 CMC 的临床特征见表 156.5[2,23-24]。

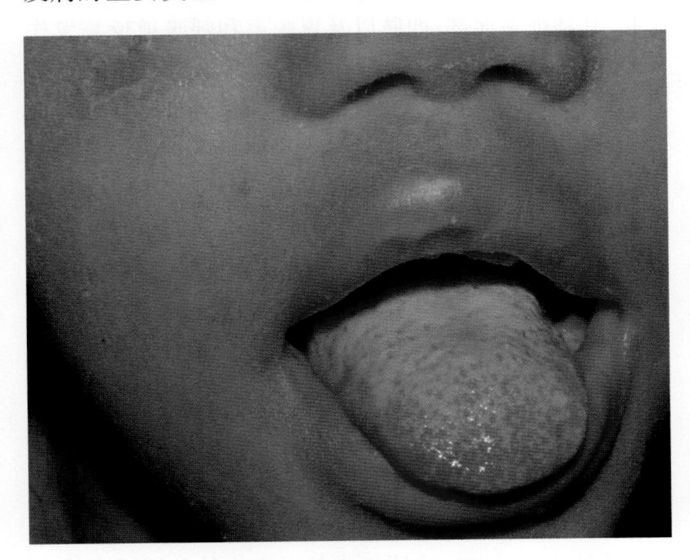

图 156.3　复发性鹅口疮和皮肤癣菌感染，以及发育迟缓、慢性腹泻和自身免疫性血小板减少症，是这名 6 岁儿童的主要表现，该儿童患有 *STAT1* 杂合的功能获得性突变

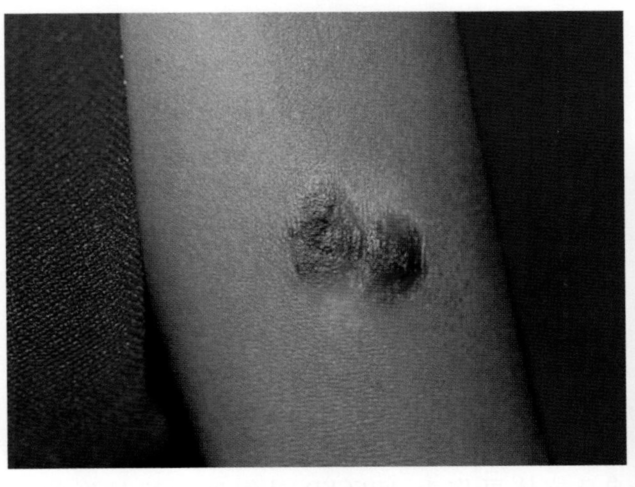

图 156.4　皮肤念珠菌肉芽肿是慢性皮肤黏膜念珠菌病的严重形式的特征

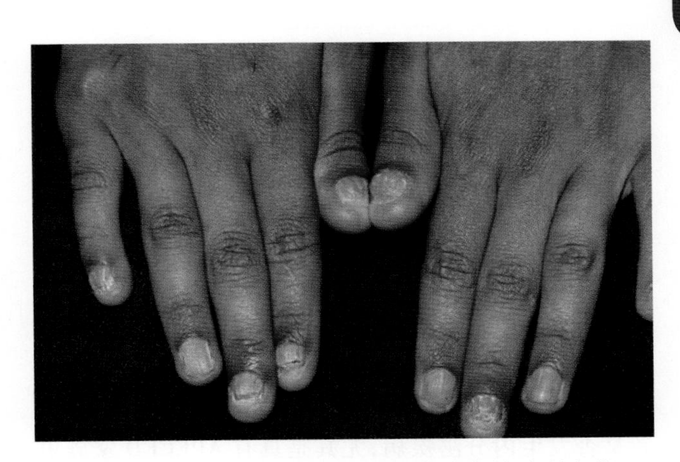

图 156.5　APECED 患者的念珠菌感染导致所有指甲变厚、变色和营养不良。注意手部皮肤色素沉着过度，特别是覆盖在关节上，与其伴有原发性肾上腺皮质功能减退病有关

与铁代谢异常或（如前所述）胸腺瘤相关的慢性皮肤黏膜念珠菌病也可能发生在成人中。

鉴别诊断　念珠菌感染，尤其是鹅口疮，在婴儿相对常见。幼儿复发性鹅口疮可能反映了因频繁使用抗生素治疗中耳炎等疾病引起的口腔菌群变化。反复出现或顽固性念珠菌感染提示应考虑 HIV 感染以及 CMC。

IPEX 综合征（immune dysregulation，polyendocrinopathy，enteropathy，X 连锁免疫失调-多内分泌疾病-肠病）可表现为自身免疫性疾病和内分泌疾病以及反复感染，但病原体通常是细菌而非念珠菌[25]。也有报道自身免疫内分泌疾病和细菌、病毒和真菌感染的易感性为 IL-2 受体 α 链（CD25）缺乏的表现（见表 156.3）[26]。

实验室检查和组织学表现　皮肤或黏膜病变的刮屑和

培养物显示念珠菌。来自皮肤斑块的皮肤活检标本组织学检查显示角化过度、乳头状瘤病以及淋巴细胞、浆细胞、中性粒细胞和异物巨细胞在真皮浸润。念珠菌生物体通常局限于角质层。

大约75%的CMC患者有免疫缺陷的实验室证据，包括皮肤测试无反应性和对念珠菌抗原反应的体外淋巴细胞增殖或细胞因子释放不足，以及非特异性发现，如异常白细胞趋化性或吞噬作用、低IgA水平和补体功能障碍。这些发现的显著变异性反映了CMC潜在的异质性。念珠菌多糖可能作为抑制免疫反应的血清因子，并且一些患者在抗真菌治疗后对念珠菌抗原的迟发型超敏反应已经恢复。已显示针对Ⅰ型干扰素的自身抗体可作为APECED灵敏度和特异度的标志物[27]。

治疗和预防 CMC患者对局部抗真菌药物反应不佳，皮肤肉芽肿特别难以治疗。大多数患者需要长期使用全身抗真菌药物，如氟康唑和伊曲康唑。伏立康唑（与光毒性有关）、泊沙康唑、棘白菌素和两性霉素B。念珠菌分离株对氟康唑的敏感性降低[28-29]。辅助治疗可能包括粒细胞集落刺激因子（可能增加IL-17产生）、指甲拔除、脓肿引流和厚痂皮的斑块进行清创术[30]。使用Janus激酶（Janus kinases，JAK）抑制剂如鲁索替尼治疗可能有益于功能获得性*STAT1*突变患者的感染和自身免疫性疾病[31]。应至少每年评估患者是否发生内分泌疾病，尤其是具有APECED家族史的患者。

参考文献 156.6

见章末二维码

补体缺陷症

要点

- 早期补体成分的缺乏或功能障碍会增加包膜细菌引起的化脓性感染和自身免疫性疾病（尤其是系统性红斑狼疮）的易感性。
- 晚期补体成分的缺乏导致脑膜炎球菌感染的风险显著增加。
- 遗传性血管性水肿是一种常染色体显性遗传性血管性水肿，由补体C1酯酶抑制剂缺乏或功能障碍导致，较少见，由Ⅻ因子的结构性活化引起；本病特点是面部、四肢、胃肠道和呼吸道反复发作的非瘙痒性肿胀，不伴荨麻疹。

补体系统是先天免疫反应的重要效应器，在抵御微生物病原体、调节炎症和协调多种体液和细胞免疫功能方面发挥作用。三个主要途径可以触发补体激活的酶促级联反应：经典、替代和凝集素（图156.6）。孤立的补体成分缺乏症可能导致自身免疫性疾病以及对某些生物体感染的易感性增加[1-3]。

C2缺乏症是最常见的遗传性补体缺陷疾病，纯合子形式的C2缺乏症发生率在1/40 000～1/10 000。C1q、C1r、C1s和C4的纯合缺陷较少发生，但受累个体比纯合C2缺陷的个体更容易患自身免疫性疾病[4]。杂合性补体缺陷通常是无症状的，因此大多数补体缺陷症为常染色体隐性遗传。遗传性血管性水肿（hereditary angioedema，HAE）是一种主要由C1-酯酶抑制剂（C1-esterase inhibitor，C1-INH）缺乏或功能障碍引起的显性遗传性疾病，是一个重要的特例，将在后面的章节单独讨论。

与经典补体途径中纯合缺陷相对较低的流行率和较高的临床外显率相反[3]，5%～10%的人群*MBL2*基因具有多态性，导致甘露糖结合凝集素（mannose-binding lectin，MBL）功能降低，从而启动补体激活的凝集素途径[5]。尽管受影响的个体通常无症状，但MBL缺乏被认为对群体免疫和自身免疫有重大影响。

遗传性血管性水肿

引言 遗传性血管性水肿（hereditary angioedema，HAE）是一种潜在致命的血管性水肿形式，作为常染色体显性遗传病具有不完全外显率。该病由补体C1-INH的缺乏（Ⅰ型；85%）或功能障碍（Ⅱ型；15%）引起，其特征是面部、四肢以及胃肠道和呼吸道反复发作的非瘙痒性肿胀，不伴荨麻疹[6-8]。以前曾用术语“Ⅲ型HAE”和“雌激素依赖性HAE”描述一种罕见的、显性遗传的血管性水肿，其中C1-INH正常且所有受影响的个体几乎都是女性[9]。这种情况现在被称为“具有正常C1-INH的HAE”，是由编码凝血因子Ⅻ的基因杂合激活突变引起的[10]。

流行病学和发病机制 HAE发生率大约为1/150 000，女：男为1.5：1，受累女性的病情更严重[8]。Ⅰ型和Ⅱ型HAE是由编码C1-INH蛋白的丝氨酸蛋白酶抑制剂G1（serpin peptidase inhibitor G1，*SERPING1*）基因杂合突变引起的。在Ⅰ型HAE中，突变导致截短或错误折叠的蛋白质不能有效分泌。C1-INH水平通常仅为正常值的5%～30%，表明正常基因产物的分泌减少或分解代谢增加。在Ⅱ型HAE中，位于或靠近活性位点的错义突变导致正常分泌的蛋白质功能障碍。

C1-INH在调节血管通透性和炎症方面具有重要

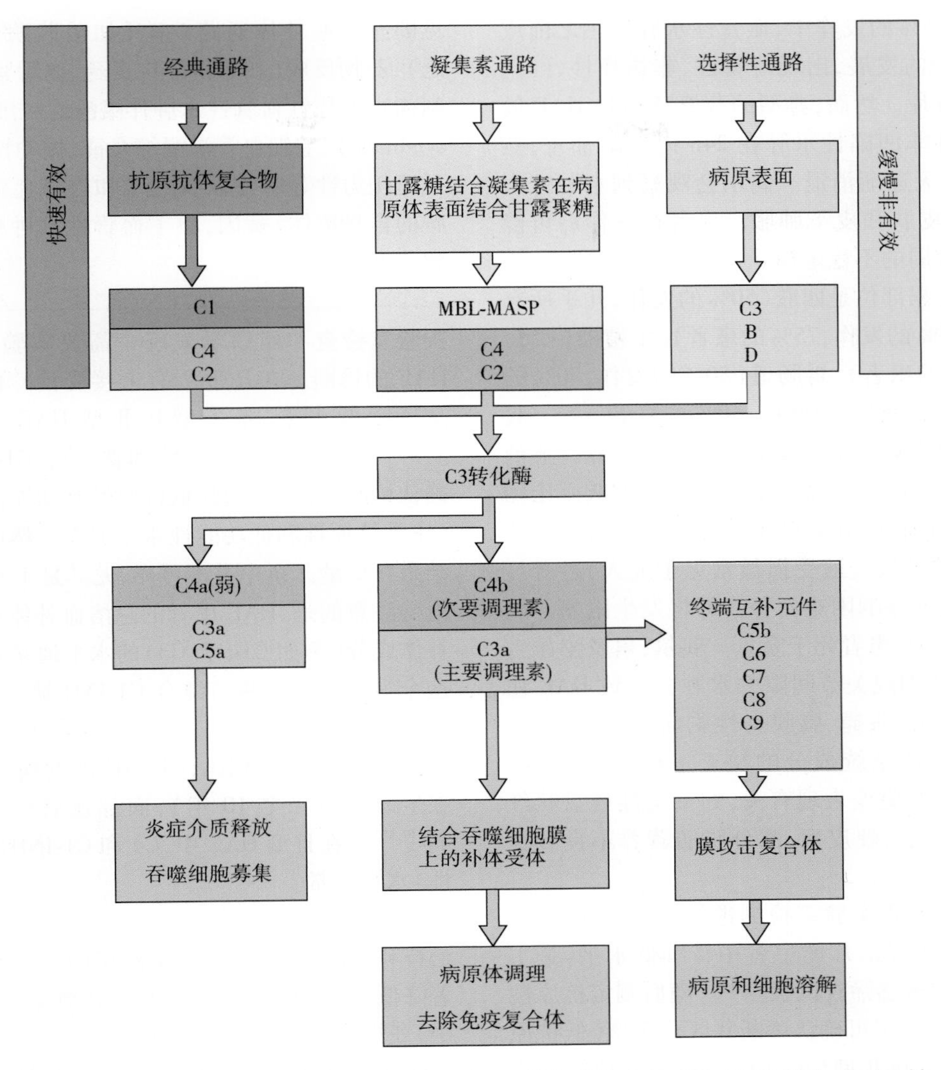

图156.6 补体的主要成分和效应作用。与C3转化酶结合的C3b与C5结合，使C3转化酶产生C5b，C5b与细菌膜结合并触发后续效应。MASP，MBL相关丝氨酸蛋白酶；MBL，甘露糖结合凝集素。资料来源：Adapted from Janeway CA et al. 2005. Reproduced by permission of Garland Science/Taylor & Francis Group LLC.

作用。C1-INH的多种功能包括抑制以下级联反应：接触激活（Ⅻa因子和激肽释放酶），“内在”凝血（Ⅺa因子），纤溶（纤溶酶）和经典（C1r和C1s）、替代（C3bBb转化酶）和凝集素（MBL相关丝氨酸蛋白酶）的补体激活途径。虽然之前认为HAE的血管性水肿反映了补体激活途径的失控，积累的数据表明主要介质是接触激活产物缓激肽，它是一种血管通透性的有效诱导剂，其由于Ⅻa因子和激肽释放酶的活性增加而过量生成[11-12]。

*F12*基因杂合子的功能获得性突变产生更容易激活的Ⅻ因子，是具有正常C1-INH的HAE亚型[13-15]。与Ⅰ型和Ⅱ型HAE一样，这种缺陷会导致缓激肽的产生增加[13]。*F12*基因的转录被雌激素增强，这解释了此形式的HAE在女性中占显著优势。

临床特征 血管性水肿首次发作通常发生在儿童早期。患者通常会在外伤后出现四肢肿胀，常被忽视。发作的频率和严重程度通常在青春期增加。尽管未接受治疗的患者平均每1~2周发作一次，其频率可从每隔几天到每隔10年发作一次[6,16]。发作的周期性尚未发现。该病发作可能是自发的，但约50%是由身体创伤、情绪压力或感染引起的。HAE患者的牙科治疗可引发危及生命的喉咽水肿，而血管紧张素转换酶抑制剂的使用可加重病情。女性患者通常报告其发作次数增加与月经或口服避孕药的使用有关。然而，在妊娠的最后两三个月，发作频率通常会下降，分娩时发生血管性水肿极为罕见。

肿胀发生前，患者可能会有疲劳、恶心或局部皮肤刺痛，但血管性水肿的发生也可能是突然的，没有前驱症状。在高达25%的发作中,血管性水肿发生之前或伴随血管性水肿的发展,出现短暂性、非瘙痒性、红色边缘的匐行状斑片。然而,典型的荨麻疹不是HAE的特征。非瘙痒性非凹陷性水肿在24h内逐渐加重,然后稳定,经2~3天逐渐消退。偶尔会观察到水肿性大疱,伴有严重的皮肤和皮下肿胀。患者在发作后可能会经历数天至数周的不稳定期。

最常见的受累部位是四肢(50%的发作,几乎所有患者)、面部(<5%的发作,75%的患者)、生殖器(<5%的发作,约50%的患者)、胃肠道(50%的发作,90%的患者)和口咽黏膜(<2%的发作,50%的患者)[16]。腹部受累通常表现为类似于急腹症的痉挛或绞痛。上消化道受累常表现为呕吐和血容量不足导致的低血压体征(如头晕),而下消化道受累往往以腹泻和腹胀为特征[17]。喉部水肿导致气道受损最常见于成人,患者可能会因声音变化或吞咽困难而警告即将发生阻塞。既往大约25%的HAE患者死于窒息。偶尔,累及泌尿生殖道、脑、胸膜、肌肉或关节间隙的水肿会导致HAE住院患者出现尿潴留、头痛、胸膜炎性胸痛、肌痛或关节痛[16]。与其他补体系统成分的缺乏一样(见下文),HAE也可能与自身免疫表现有关,如系统性或盘状红斑狼疮、干燥综合征、硬皮病、部分脂肪营养不良和肾小球肾炎。

HAE的诊断需要实验室检测进行确定。血清C4水平在几乎所有未经治疗的患者中持续低水平,是Ⅰ型和Ⅱ型HAE的敏感筛查试验[9,18]。随后测定抗原性和功能性C1-INH水平可确认诊断并区分Ⅰ型(低抗原性和功能性水平)和Ⅱ型(正常抗原性和低功能性水平)[18]。然而,这些测试的结果在低龄幼儿中并不可靠,尤其是那些<1岁的婴儿[19]。值得注意的是,总溶血补体(total haemolytic complement,CH50)和其他补体成分(例如C1q和C3)的水平在HAE住院患者中通常是正常的,尽管迄今为止报道了两名纯合C1-INH缺乏患者的C1q水平较低[20]。

正常C1-INH的HAE发病年龄较晚(通常在生命的第二个10年),面部血管性水肿的发生频率高于经典HAE[10,21]。在Ⅲ型HAE中,C4和C1-INH(抗原性和功能性)水平是正常的。

鉴别诊断 当患者主诉血管性水肿伴复发性腹痛,并具有阳性家族史时,很容易诊断HAE。然而,所有出现复发性血管性水肿但不伴荨麻疹的患者都应考虑HAE的可能性。获得性血管性水肿通常发生在患有潜在B细胞淋巴增生性疾病的成人中,可以通过极低水平的C1q、C4和C1-INH(功能性±抗原性)来区分。无荨麻疹的复发性血管性水肿的鉴别诊断还可能包括其他罕见的遗传性补体通路缺陷(如羧肽酶N或因子Ⅰ缺乏)、药物反应(如非甾体抗炎药、血管紧张素转换酶抑制剂)、发作性血管性水肿伴嗜酸性粒细胞增多(Gleich syndrome)、毛细血管渗漏综合征、振动性血管性水肿和延迟压力性荨麻疹以及过敏和自身免疫(通过释放组胺的自身抗体)病因,除了血管性水肿外,通常还会导致荨麻疹。

实验室检查和组织学表现 需要实验室检测来确认HAE的诊断。在几乎所有未接受治疗的患者血清C4呈持续低水平,是Ⅰ型和Ⅱ型HAE的敏感筛查试验[9,18]。随后测定抗原性和功能性C1-INH水平可以确认诊断并区分Ⅰ型(低抗原性和功能性水平)和Ⅱ型(正常抗原性和低功能性水平)[18]。然而,这些测试的结果在低龄儿童中并不可靠,尤其是1岁以下婴儿[19]。值得注意的是,HAE患者的总溶血补体(CH50)和其他补体成分(例如C1q和C3)的水平通常是正常的,尽管迄今为止报道了两名纯合C1-INH缺乏患者的C1q水平较低[20]。

与经典HAE相比,C1-INH的发病年龄较晚(通常在生命的第二个10年),面部血管性水肿发生率更高[10,21]。在Ⅲ型HAE中,C4和C1-INH(抗原性和功能性)水平正常。

治疗和预防 HAE的发病率和死亡率可以通过治疗显著降低,治疗方法包括短期和(在频繁严重发作的患者中)长期预防方法和急性发作的治疗[7,9,22-23]。C1-INH浓缩液的静脉给药适用于牙科工作或侵入性手术前的短期预防。C1-INH对急性发作也非常有效,在注射后30~60min内症状得到改善。血浆衍生和重组形式的C1-INH浓缩物经FDA批准,可静脉给药应用于急性发作和(对于前者)短期或长期预防;经常在家中自行给药,因此不会延迟治疗[24]。新鲜冷冻血浆过去曾用于HAE患者的急性发作和短期预防,但它可能含有接触激活蛋白以及C1-INH,并可能使病情恶化。其他批准用于治疗HAE急性发作的药物包括激肽释放酶抑制剂伊卡兰肽(ecallantide)和缓激肽B2受体拮抗剂艾替班特(icatibant)[7,22-23]。虽然,肾上腺素可能会使肿胀轻微的暂时性减少,但对急性发作治疗没有帮助。抗组胺药和糖皮质激素不能改善或预防HAE的发作。疼痛性胃肠水肿经常需要积极的补液和使用麻醉性镇痛药。气道受累时如果药物治疗不可用或无效,气管内插管或气管切开术可以挽救生命。

除了持续每3~4天应用一次C1-INH外,有两大类药物已用于长期治疗HAE:①抗纤维蛋白溶解剂,如ε-氨基己酸(ε-aminocaproic acid,EACA)和氨甲环酸

(tranexamic acid);②17α-烷基化("减毒")雄激素,如达那唑、司坦唑醇(stanozolol)和氧雄酮(oxandrolone)[19,25-26]。抗纤维蛋白溶解剂抑制纤溶酶原激活,从而减少C1-INH的消耗。它们具有相对有利的风险/收益特征,潜在的副作用包括胃肠道症状、肌肉疼痛、直立性低血压和血栓形成(少见)。通过诱导肝细胞中的mRNA合成,雄激素刺激C1-INH的合成,并可降低HAE发作的频率和严重程度。妊娠期禁用17α-烷基化雄激素,其不良反应可能包括体重增加、肝毒性、脂质异常、月经不调、儿童男性化和线性生长下降。

其他补体缺陷

发病机制 涉及经典补体途径早期成分(C1、C4、C2)的缺陷会导致自身免疫性疾病的风险增加,尤其是系统性红斑狼疮(systemic lupus erythematosus,SLE)。编码这些补体成分的基因,包括C4的4个高度多态性基因(C4A和C4B各2个),位于6号染色体的HLA区域内。C4等位基因缺失与SLE相关,C4A基因在与SLE密切相关的高加索人扩展单倍型(HLA A1、B8、DR3)中被删除。

含有自身抗原的凋亡细胞的清除受损可能在补体缺乏相关SLE的发病机制中发挥作用[27-28]。当角质形成细胞经历UVB诱导的细胞凋亡时,细胞会在质膜囊泡中显示自身抗原,如Ro抗原。C1q与囊泡和核仁的结合导致经典补体途径的激活和凋亡细胞的吞噬作用[29]。在不存在Clq的情况下,自身抗体有机会与Ro抗原结合,导致B细胞和T细胞的活化以及免疫耐受性的丧失。与SLE发病机制相关的其他补体功能包括在淋巴细胞发育过程中消除自身反应性B细胞、清除免疫复合物和调节细胞因子(如Ⅰ型干扰素)的产生。

与补体缺乏相关的复发性感染强调了补体对细菌的防御作用。早期经典成分的缺乏与易受包裹的细菌感染有关,尤其是肺炎链球菌(*Strep. pneumoniae*)。由于C3b形成缓慢且不足,细菌的调理作用可能对这些补体疾病无效。然而,这种经典途径缺陷通常不会在严重感染中表现出来,因为凝集素途径和替代途径可以绕过早期经典成分在C3水平产生级联相交(见图156.5)。C5缺乏症患者通常不会产生趋化因子,因此,中性粒细胞功能可能不足。C5-C9(膜攻击复合物;membrane attack complex,MAC)、备解素和D因子缺乏症患者往往会在青少年时期发生复发性奈瑟球菌感染。这反映了杀菌MAC和替代补体途径(需要备解素和D因子)对于防御这些微生物的重要性[30,31]。在MAC缺乏的情况下,脑膜炎球菌感染的死亡率实际上低于免疫功能正常的个体,并且推测血清裂解活性的缺乏限制了脂多糖和其他细菌产物的释放,这些产物可以引发破坏性的细胞因子反应。相比之下,备解素或D因子缺乏的患者根本无法通过调节吞噬作用来清除奈瑟菌,因而患有严重的疾病。

临床特征 经典补体途径(C1、C4、C2)早期成分纯合缺陷的个体,患SLE的风险范围从超过90%(C1q缺陷)到10%~20%(C2缺陷)[4]。C2缺乏相关性SLE的中位发病年龄约为30岁(尽管儿童常受累),女性患者多见,通常具有光敏性、皮肤损伤(尤其是亚急性皮肤红斑狼疮)、关节痛/关节炎、发热和抗Ro抗体[32]。大约1/2的患者会出现口腔溃疡和白细胞减少症。尽管皮肤受累通常很广泛并且对治疗有抵抗力,但C2缺乏相关性SLE患者整体病情常较轻。大多数患者无或低滴度的ANA抗体、轻微或无肾病。在C1q/r/s或C4缺乏的情况下,SLE通常发生在儿童期,男女发病率相同,常伴肾病和掌跖角化病以及光敏性。

一些缺乏经典补体成分的患者会出现由包裹性微生物引起的复发性肺炎,如肺炎链球菌,C3缺乏者感染更严重。最近,丹麦的全国性研究发现,40%的不明原因复发性侵袭性肺炎球菌疾病的儿童患有C2缺乏症[33]。备解素、D因子和MAC成分缺乏的个体在青春期前后有发生复发性奈瑟菌感染的倾向[34]。剥脱性皮炎与生长发育迟缓、慢性腹泻和婴儿期反复感染(Leiner表型)有关,已在C3或C5缺陷患者和C5功能障碍患者中有所描述,但这种临床表现对这些病症来说并非特异性。表156.6中总结了补体缺乏的其他自身免疫性、炎症性和感染性并发症。

除HAE之外,补体缺陷中CH50显著降低或无法检测到。替代途径裂解试验(AP50)可用于筛选该途径中成分的缺陷,灵敏度低于CH50。免疫沉淀试验(如放射免疫扩散或ELISA)可以确定特定补体成分的水平,个别成分的功能研究可能在抗原水平正常的情况下提供信息[35-36]。

甘露糖结合凝集素缺乏可能导致6~18个月大的婴儿急性呼吸道感染性疾病的风险增加,其母体抗体已消失,但还不能对包膜细菌的糖类抗原产生有效的抗体反应[5]。在一些研究中,MBL缺乏与发生SLE或皮肌炎的可能性增加有关,以及与SLE免疫抑制治疗中感染的可能性增加有关。

治疗和预防 保守治疗对补体缺陷患者的自身免疫表现通常是有效的。使用防晒产品和局部糖皮质激素可能足以治疗皮肤红斑狼疮。考虑到可能与补体缺陷相关的感染风险增加有关,更严重的皮肤病或SLE患者需要使用抗疟药、全身性糖皮质激素和其他免疫抑制药物。使用血浆输血来替代缺乏的补体成分可能会矛

表 156.6 补体缺陷

补体成分	自身免疫/炎症性疾病	易感性
经典通路		
C1q	SLE(>90%),GN	包膜细菌
C1r,C1s	SLE(~50%),GN	包膜细菌
C1 酯酶抑制剂	遗传性血管水肿>>系统性红斑狼疮,GN,干燥综合征,部分脂肪营养不良,血管炎	
C4	SLE(~75%)合并掌跖角化瘢痕、HSP、GN、荨麻疹,JIA(部分缺乏)	包膜细菌
C2[1]	SLE(10%~20%),SCLE,DLE,皮肌炎,HSP,其他血管炎,萎缩性皮肤病,寒冷性荨麻疹,JIA(杂合子),炎症性肠病、动脉粥样硬化	包膜细菌,特别是肺炎链球菌
凝集素通路		
MBL[2]	SLE,皮肌炎,动脉粥样硬化,慢性肺病	包膜细菌,特别是脑膜炎奈瑟菌
MASP-2	SLE,IBD	包膜细菌,特别是肺炎链球菌
C3 和转换通路		
C3	SLE,血管炎,部分脂质营养不良,GN,Leiner 表型	包膜细菌(严重感染)
H 因子	SLE,HUS,GN,年龄相关性黄斑变性	包膜细菌
Ⅰ因子(C3b 抑制剂)	SLE,HUS,水源性荨麻疹,血管性水肿	包膜细菌
膜共因子蛋白	HUS	
备解素[3]		奈瑟菌(暴发性脑膜炎球菌感染)
D 因子		奈瑟菌[4]
膜攻击复合物		
C5 功能障碍	Leiner 表型	革兰氏阴性菌
C5 缺陷	SLE	奈瑟菌[4],肺炎链球菌
C6	SLE,JIA,GN	奈瑟菌[4],布鲁氏菌,弓形虫
C7	SLE,局限性系统性硬化症,强直性脊柱炎	奈瑟菌[4]
C8α	SLE,发热伴 HSM,嗜酸性粒细胞增多,高 γ 球蛋白血症	奈瑟菌[4]
C8β	SLE,JIA	奈瑟菌[4]
C9		奈瑟菌

注:除非另有说明,受影响的个体通常具有双等位基因缺陷。包膜细菌包括肺炎链球菌、化脓性链球菌、流感嗜血杆菌和脑膜炎奈瑟菌。
[1]最常见的纯合补体缺陷症。
[2]极低的外显率。
[3]X 连锁隐性。
[4]>50% 会发展为脑膜炎奈瑟菌感染,通常在青春期前后复发。
DLE,盘状红斑狼疮病变;GN,肾小球肾炎;HSM,肝脾大;HSP,过敏性紫癜;HUS,溶血性尿毒症综合征;IBD,炎症性肠病;JIA,幼年特发性关节炎;MBL,甘露糖结合凝集素;MASP,MBL 相关丝氨酸蛋白酶;SCLE,亚急性皮肤红斑狼疮;SLE,系统性红斑狼疮。
资料来源:Adapted with permission from Bolognia JL,Schaffer JV,Cerroni L,eds. *Dermatology*,4th edn. London:Elsevier,2018.

盾地激活级联反应,加速免疫复合物沉积并促进炎症。早期、积极的抗生素治疗适用于补体缺陷患者的细菌感染。建议早期补体缺陷的个体接种肺炎球菌疫苗,C3、C5~C9、备解素、D 因子或 H 因子缺乏的个体推荐接种脑膜炎球菌疫苗。

参考文献 156.7

见章末二维码

DiGeorge 综合征

要点

- DiGeorge 综合征是一种属于 22q11 缺失综合征谱的疾病。
- 可变特征包括心脏异常、面部畸形、胸腺发育不良、甲状旁腺功能减退引起的低钙血症。
- 有不同程度的免疫缺陷。

引言和历史 Angelo DiGeorge 于 1965 年首次描述了 4 名无胸腺或甲状旁腺的患者。其中一名患者 T 细胞免疫缺乏、正常的免疫球蛋白以及抗体产生不足[1]。DiGeorge 综合征(DiGeorge syndrome,DGS)被定义为先天性 T 细胞免疫缺陷,伴有心脏动脉圆锥干异常、低钙血症(有时还有手足搐搦)、面部畸形和胸腺发育不全。这种疾病可能未得到充分诊断,因为某些患者的表型可能很轻微。DGS 患者可分为两种亚型——部分型 DGS 或完全型 DGS。部分型 DGS 包括大多数具有可变性但不严重的免疫缺陷的患者。完全型 DGS 患者具有 SCID 表型且无胸腺组织。

流行病学和发病机制 DGS 是最常见的染色体微缺失综合征,据一项基于人群的研究报告,美国每 5 950 例新生儿中就有 1 例发生[2]。DGS 属于由染色体 22q11.2 半合子缺失引起的一组疾病(包括腭-心-面综合征)[3]。这种缺失导致 *TBX1* 基因单倍体不足,该基因编码第四咽弓动脉发育所需的 T-box 转录因子[4]。在 2%~5% 的患者中,发现了染色体 10p13-14(DGS Ⅱ 基因位点)中的杂合缺失。这些患者比 DGS Ⅰ 有更多的感音神经性听力损失,但也有心脏异常、肾脏异常和甲状旁腺功能减退[5-6]。

临床特征 DGS 的特征是胸腺和甲状旁腺异常(源自第三和第四咽囊)、动脉圆锥干异常(尤其是法洛四联症)、腭裂和面部畸形(眼距过大、人中短和耳低位畸形)[3]。受累婴儿可能会出现低钙血症和甲状旁腺发育不全引起的抽搐。

DGS 住院患者出生时胸腺阴影消失或减少。T 细胞异常通常不会随着年龄的增长而改善,范围从轻度(部分型 DiGeorge)到重度[7]。体液免疫通常是正常的。患者经常会经历复发性皮肤黏膜念珠菌感染,通常在出生后不久开始,并且对病毒、肺孢子虫(*Pneumocystis jiroveci*)和其他真菌感染的易感性增加。接受非辐照血液制品的婴儿可能会发生移植物抗宿主病(graft-versus-host disease,GVHD)。非感染性皮肤肉芽肿和湿疹样皮损的组织学特征为海绵状皮炎、卫星细胞坏死以及嗜酸性粒细胞和寡克隆自体 T 细胞浸润[8]。

DGS 的其他表现包括约 10% 由免疫失调引起的自身免疫性疾病表现[9-11]。恶性肿瘤,尤其是 B 细胞淋巴瘤,在那些具有更严重 T 细胞缺陷的患者中更为常见。其他自身免疫性疾病,包括幼年特发性关节炎和血细胞减少症,与过敏性疾病一样,在这一人群中似乎也更常见。包括语言发育延迟在内的发育和行为问题在 DGS 中很常见。可能会出现正常智力到中度智力障碍。患有 DGS 的成年人可能容易出现精神问题,包括精神分裂症、分裂情感性障碍和重度抑郁症。精神或智力障碍以及面部特征或腭异常可能是未在儿童时期接受治疗的成人的主要症状[12]。

鉴别诊断 DGS 的鉴别诊断包括其他先天性综合征,包括 22q11 缺失综合征、Zellweger 综合征、CHARGE 综合征和其他形式的 T 细胞免疫缺陷,包括各种形式的 SCID。

实验室检查和组织学表现 疑似 DGS 的新生儿应立即进行心脏评估、钙和磷水平以及甲状旁腺激素检测。CBC 可能表明完全型 DGS 中存在严重的淋巴细胞减少症。通过荧光激活细胞分选(fluorescence-activated cell sorting,FACS)对 B、T 和 NK 细胞亚群进行流式细胞术评估,利用淋巴组织增殖研究以评估 T 细胞功能。此外,免疫球蛋白水平以及抗体功能测试对于已接种疫苗的大婴儿和儿童很有用。22q11.2 缺失或 10p 缺失的基因检测[荧光原位杂交(fluorescence in situ hybridization,FISH)或微阵列]可辅助明确诊断[13]。

治疗和预防 DGS 新生儿的紧急治疗包括心脏问题、低钙血症、喂养和吞咽问题的治疗。免疫治疗包括预防使用未经辐照或巨细胞病毒阳性的血液制品。如果患者为完全型 DGS,则可能需要进行胸腺移植;如果不具可行性或可能性,可以进行 HSCT。部分型 DGS 患者应随访其免疫缺陷。如果 T 细胞功能完好,可以接种活病毒疫苗。部分型 DGS 患者的预后良好。未接受移植的完全型 DGS 患者死亡率很高。T 细胞低下或缺失的患者可通过新生儿严重联合免疫缺陷筛查计划中使用的 TREC(T-cell receptor excision circle,T 细胞受体切除环)分析进行挑选[14-16]。

参考文献 156.8

见章末二维码

高免疫球蛋白 E 综合征

要点

- 多数病例为常染色体显性遗传，由 *STAT3* 基因突变引起，导致炎症和感染并发症。
- 其特点是反复皮肤和窦肺感染、早发性特应性皮炎和极高的 IgE 水平。
- 最早的表现通常是面部丘疹和婴儿期脓疱。
- 常染色体显性遗传形式还具有牙齿异常、脊柱侧弯和骨折风险增加的特点。
- 常染色体隐性遗传形式通常具有严重感染，特别是皮肤病毒感染和神经系统并发症。

简介和历史 高免疫球蛋白 E 综合征(hyperimmunoglobulin E syndromes，HIES)的特征是复发性皮肤和窦肺感染、婴儿期或幼儿期开始的湿疹样皮炎以及极高的 IgE 水平[1-3]。除了 HIES 的其他特征外，Job 综合征代表了一个浅肤色、红头发和关节过伸的女性患者亚组[3]。HIES 的经典形式是一种常染色体显性遗传疾病，具有可变的表型。临床和分子上不同的常染色体隐性遗传形式的 HIES(autosomal recessive forms of HIES，AR-HIES)也有报道[4-6]。

流行病学和发病机制 HIES 的常染色体显性遗传形式是由信号转导和转录激活因子 3(signal transducer and activator of the transcription 3，*STAT3*)基因杂合突变引起的[7-8]。受体相关的 JAKs 和 STAT 蛋白在细胞因子信号的转导中起关键作用。在被 JAKs 磷酸化后，STAT 蛋白二聚化，转移到细胞核并激活靶基因的转录。HIES 的感染性和炎症性并发症反映了某些细胞因子信号转导途径的破坏。产生 IL-17 的 $CD4^+$T 细胞(Th17 细胞)的分化受损，需要其他 STAT3 依赖性细胞因子(例如 IL-6、IL-21 和 IL-23)，可导致 HIES 患者对细菌和念珠菌易感[9]。缺乏对 IL-22(由 Th17 细胞产生并通过 STAT3 传导信号)产生的 β-防御素的刺激，可能是 HIES 皮肤反复感染的一个特殊因素。STAT3 对 IL-6(促进急性期反应并充当热原)和 IL-10(一种抗炎细胞因子)的其他功能也很重要，这些细胞因子的信号减弱分别为“冷脓肿”和破坏性炎症(如在皮肤和肺中)提供了潜在的解释。促炎活性的增加反映了在用特定激动剂刺激后，白细胞分泌细胞因子(如 TNF-α 和 γ 干扰素)的增加[7-8]。HIES 的骨质减少可能与 STAT3 依赖性破骨细胞分化下调的丧失有关。HIES 中 IgE 水平极度升高的确切机制尚未确定，但认为与免疫系统细胞和皮肤之间的相互作用有关。

已在 AR-HIES 患者中鉴定出胞质分裂蛋白 8(dedicator of cytokinesis 8 protein，*DOCK8*)基因中的双等位基因突变[5-6]。DOCK8 蛋白是 DOCK180 相关非典型鸟嘌呤核苷酸交换因子家族的成员，其调节细胞骨架重排，这些重排在 T 细胞扩增和抗体反应等免疫功能中具有重要作用。酪氨酸激酶 2(tyrosine kinase 2，*TYK2*)基因编码 JAK 家族的一个成员，其纯合突变已在类似于 HIES 的常染色体隐性遗传病患者中发现[10]。这种分子缺陷还导致其他信号通路的中断，包括 IL-12 和 IFN-α/β 的信号通路(见表 156.4)。然而，其他几名 TYK2 缺陷患者的病毒感染和分枝杆菌感染增加，但没有出现 HIES[11]，表明 HIES 不是 TYK2 缺陷的内在特征。具有升高的 IgE 水平、特应性、自身免疫和神经认知问题的 HIES 样 AR 疾病与磷酸葡萄糖变位酶 3(phosphoglucomutase 3，PGM3)(一种糖基化酶)的双等位基因突变有关[12-14]。

临床特征 在出生后的第一个月，超过 80% 的 HIES 患者会出现非感染性丘脓疱疹性皮疹，好发于面部、头皮、躯干上部、腋窝和尿布区域[15-16]。慢性或复发性皮肤念珠菌病可能是 HIES 的初始感染表现，最终影响约 85% 的患者。金黄色葡萄球菌的皮肤感染也开始于婴儿期，可表现为结痂斑块、耳后裂隙、脓疱、疖、脓肿、蜂窝织炎、淋巴管炎和甲沟炎，导致甲营养不良[17]。皮肤脓肿最常累及颈部(图 156.7)、头皮、眶周区域、腋窝和腹股沟。这些病变通常很大，但往往比预期的红肿轻、皮温不高和疼痛较轻，因此被称为“冷脓肿”。脓肿和其他感染患者经常不发热或只有轻度体温升高。其他生物如化脓性链球菌(*Strep. pyogenes*)引起的复发性皮肤感染也可能发生。

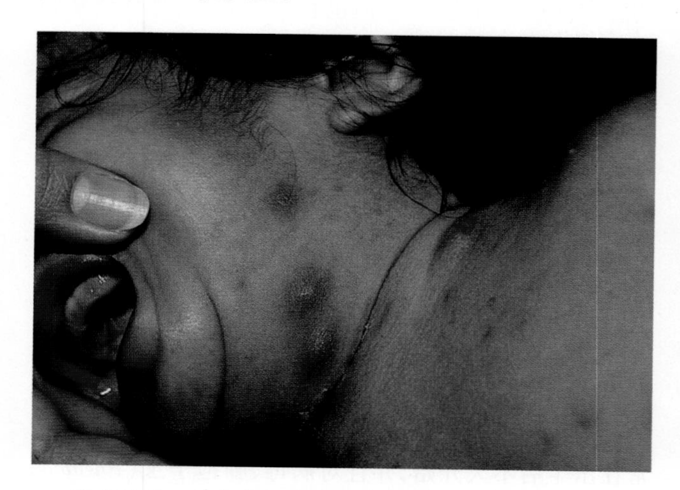

图 156.7 患有高免疫球蛋白 E 综合征的婴儿颈部多发葡萄球菌脓肿

大多数HIES患者有复发性支气管炎和肺炎，常由金黄色葡萄球菌（*S. aureus*）、肺炎链球菌（*Strep. pneumoniae*）或流感嗜血杆菌（*Haemophilus influenzae*）引起，并经常导致脓胸、支气管扩张和肺气肿形成。肺孢子菌（*P. jiroveci*）肺炎也可发生在患有HIES的婴儿和儿童中。气腔往往会持续存在，并成为细菌（通常是铜绿假单胞菌）或真菌（通常是曲霉属）进一步感染的部位，这些是发病率和死亡率高的主要原因。患者很少会发生大咯血。其他常见的感染部位包括耳、口腔黏膜、鼻窦和眼睛。肺部以外的内脏感染是不常见的。

HIES的湿疹样皮炎与特应性皮炎共有几个临床特征，包括极度瘙痒和苔藓样变以及葡萄球菌重叠感染。皮炎几乎总是出现在患有HIES的婴儿和幼儿中，但可能会在青春期或成年期消失。尽管可能发生其他形式的特应性，但STAT3缺陷型HIES与花粉症或哮喘没有密切关联[18]，不显示出Th2细胞优势，并且IgE不是过敏原特异性的。此外，已发现其皮肤屏障功能是正常的，与特应性皮炎相反[19]。

HIES患者出现不典型的面部外观，部分原因可能是面部脓肿变形，面部逐渐变粗糙，鼻子宽阔，眼睛深陷，前额突出，面颊和下巴不成比例；这些面部变化通常在青春期变得明显。面部皮肤通常厚而松软，有大的毛囊口和凹陷性瘢痕。骨质减少很常见，患者骨折的风险增加[20-21]；60%的HIES青少年和成人至少有三处长骨、肋骨或骨盆骨折，通常是由于无法识别或轻微的创伤所致。75%的16岁或以上患者发生脊柱侧弯，70%的患者发生关节过伸。大约1/2的受累个体有高腭弯，与HIES相关的牙齿异常包括乳牙残留和恒牙不萌出[22]。大约20%的HIES患者存在Chiari Ⅰ畸形。在HIES患者中观察到冠状动脉瘤和腔隙性梗死或脑MRI局灶性白质高信号的证据，后者见于约50%的18岁或年轻患者和约80%的成年患者[23]。高免疫球蛋白E综合征还与B细胞来源的非霍奇金淋巴瘤的风险增加有关。

常染色体隐性HIES是一种独立的疾病，与经典HIES有一些共同的表现，包括血清IgE水平显著升高、外周嗜酸性粒细胞增多、慢性湿疹样皮炎和皮肤（包括冷脓肿）、呼吸道的复发性葡萄球菌感染[5-6]。然而，AR-HIES患者有严重病毒性皮肤感染（如传染性软疣、疣、单纯疱疹和水痘-带状疱疹，总体为44%）（图156.8）和机会性感染的风险，而不是肺膨出、骨质减少和牙齿异常[10]。只有28%的患者会发生黏膜皮肤念珠菌病。仅24%的DOCK8缺陷型HIES患者出现新生儿期皮疹[17]。食物过敏（70%）[18]，尤其是牛奶（通常会导致过敏反应）、哮喘（47%）、自身免疫、中枢神经系统血管炎、皮肤黏膜鳞状细胞癌和淋巴瘤也有报道。该类疾病的死亡率为48%，主要是肺炎和败血症，中位年龄为10岁[24]；在另一个病例系列中，1/2的患者在20岁前死亡，主要死于感染或癌症，尽管预防性使用抗生素、静脉注射免疫球蛋白（intravenous immunoglobulin，IVIG）和IFN-α进行了积极治疗，但大多数患者在25年时出现了至少一种危及生命的并发症[6]。

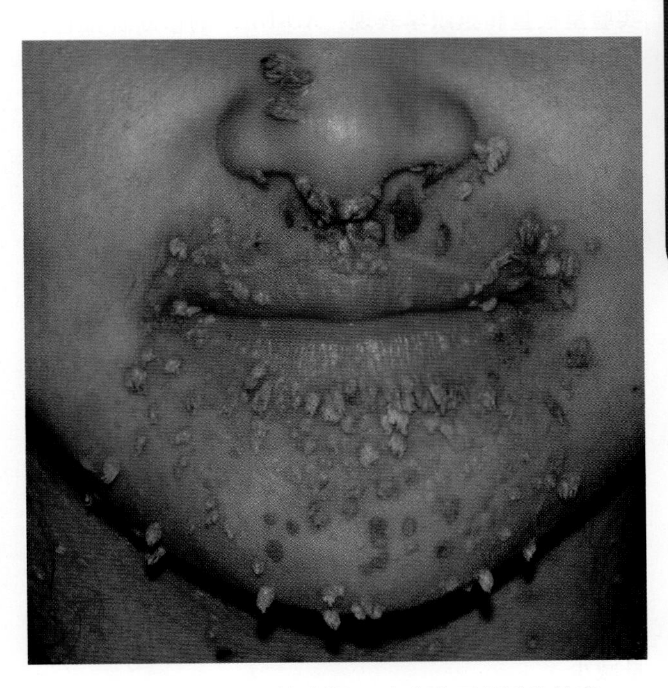

图156.8 DOCK8缺陷的10岁女孩面部泛发的疣

鉴别诊断 高免疫球蛋白E综合征必须与许多其他以IgE水平升高和皮炎为特征的疾病相鉴别，包括特应性皮炎、Wiskott-Aldrich综合征（WAS）、Netherton综合征、Omenn综合征、DGS、IPEX综合征、IL-1受体相关激酶-4（IL-1 receptor associated kinase-4，IRAK-4）缺乏、腓氨酸酶缺乏和GVHD。特应性皮炎和WAS最容易与HIES混淆，因为频繁的葡萄球菌感染、湿疹样皮炎和高IgE水平。面部粗糙、骨质减少、复发性肺炎和冷脓肿有助于将AD-HIES与这些疾病区分开来，血小板异常也有助于区分WAS。一项为期10年的对70名血清IgE水平超过2 000U/mL的儿童患者的研究发现，69%患有特应性皮炎，只有8%患有HIES；没有观察到IgE水平与HIES诊断之间存在相关性[25]。IRAK-4缺陷导致Toll样受体信号转导缺陷和对疫苗接种的抗体反应受损。受累个体会出现复发性化脓性窦肺和皮肤感染，包括冷脓肿，但不会出现湿疹样皮炎。早期念珠菌感染可能会增加黏膜皮肤念珠菌病的可能性。有趣的是，*STAT3*体细胞嵌合突变可以表现为复发性皮肤黏膜念珠菌病，即使是有正常的 Th17 细胞[26]。脯氨酸酶缺乏症是一种常染色体隐性遗传病，由编码肽酶 D 的基因缺陷引起。除了湿疹样皮炎和频繁的化脓性感染外，脯氨酸酶缺乏症还具有慢性腿部溃疡、面部畸形和发育迟缓等特征[27]。虽然细菌性和念珠菌性脓肿是慢性肉芽肿病和髓过氧化物酶缺乏症的特征，但 IgE 水平升高不是这些病的特征。

实验室检查和组织学表现 AD-HIES 的诊断标准包括 IgE>1 000U/mL 和 5 个临床特征的加权评分（典型新生儿皮疹、复发性肺炎、病理性骨折、特征性面容和高腭弓）[28]；这些特征加上缺少 Th17 细胞或检测到杂合 *STAT3* 突变，分别进行可能的或明确的诊断。新生儿和婴儿脓疱性皮疹的组织学特征包括嗜酸性粒细胞性海绵样水肿、嗜酸性毛囊炎和皮肤血管周围浸润有大量嗜酸性粒细胞。HIES 患者的多克隆 IgE 血清水平显著升高，通常达到 2 000U/mL 以上，成年期有时会下降。患者会出现特别高水平的抗葡萄球菌和抗念珠菌 IgE，并且在进行皮肤点刺试验时，对各种食物和吸入的过敏原以及细菌和真菌抗原通常会立即出现风团和红斑反应。IgG、IgA 和 IgM 的血清水平通常是正常的。许多患者有外周血和痰的嗜酸性粒细胞增多，偶见中性粒细胞和单核细胞趋化性异常。细胞介导的免疫通常是异常的，表现为对皮肤测试无反应和对特定抗原的体外淋巴细胞增殖反应受损。Th17 细胞数量减少。

AR-HIES 与联合免疫缺陷相关，其特征是淋巴细胞减少（CD4 T 细胞缺陷>CD8 T 细胞>B 细胞）、低 IgM 水平和可变的 IgG 水平以及升高的 IgE 水平和外周血嗜酸性粒细胞增多症。与 STAT3 缺陷的 HIES 相比，其存在 Th2 细胞优势[18]。DOCK8 表达的缺失可以通过流式细胞术来证明[29]。

治疗和预防 HIES 的主要治疗方法是良好的皮肤护理和积极治疗感染，特别是使用抗菌剂（如次氯酸钠稀释液）、抗生素（治疗性和预防性）以及脓肿切开和引流。预防性抗生素给药（如氟康唑和复方新诺明）可以有效。目前证明 γ 干扰素可增加中性粒细胞趋化性并可能有助于控制感染[30]，并且 α 干扰素已有效治疗 DOCK8 缺陷型 HIES 中的大量疣[31]和严重疱疹病毒感染[32-33]。IVIG 治疗可改善皮炎，降低细菌性肺炎的发生率，降低 IgE 水平[34]。目前已证明阿仑膦酸钠（alendronate）用于治疗骨质减少[21]。有报道称使用奥马珠单抗（一种针对 IgE 的单克隆抗体）可改善 HIES 的湿疹样皮炎[35]。干细胞移植通常用于 DOCK8 缺陷型 HIES[36-38]，但在 STAT3 缺陷型 HIES 的几个重症病例中取得了成功[39]。

参考文献 156.9

见章末二维码

免疫球蛋白缺乏

> **要点**
>
> - 受累个体会反复发生窦肺细菌感染。
> - 抗体反应不佳或缺失。
> - 本病是一组异质性 B 细胞或体液免疫缺陷，包括常见变异型免疫缺陷、IgA 缺陷、高 IgM 综合征、X 连锁无丙种球蛋白血症等。

原发性免疫缺陷的特点是免疫球蛋白水平低。受累个体 6 月龄前通常不会出现复发性细菌感染的症状，直到 6 月龄后，当母体来源的抗体水平下降时才会出现复发性细菌感染。下文讨论了免疫球蛋白缺乏的主要形式，表 156.7[1-3]中提供了有关此类和其他疾病的更多信息。

免疫球蛋白 A 缺乏

选择性 IgA 缺乏（selective IgA deficiency，sIgAD）是最常见的免疫球蛋白缺乏，全世界的患病率范围由阿拉伯半岛的 1∶143[4]到日本的 1∶18 500[5]。在美国，估计患病率：社区研究中 1∶223 至 1∶1 000、健康献血者中 1∶333～1∶3 000[6]。10%～15%的受累个体有临床表现，通常是细菌性窦肺感染和贾第鞭毛虫（*Giardia*）胃肠炎，但也有黏膜皮肤念珠菌病、自身免疫性疾病和特应性表现。选择性 IgA 缺乏可能会发展为常见变异型免疫缺陷（common variable immunodeficiency，CVID）。与 IgA 缺乏相关的其他免疫缺陷，包括由 RAG 1 和 RAG 2 缺陷引起的共济失调毛细血管扩张症、DGS 和 SCID。对 4 岁以上其他免疫球蛋白水平（IgG 和 IgM）正常的患儿，sIgA 缺乏症是排除性诊断。由于半数患者循环中存在抗 IgA 抗体，因此 sIgA 缺乏症患者不得接受 IVIg 或其他含有 IgA 淋巴细胞的血液制品。使用此类血液制品会发生致命的过敏反应。

高免疫球蛋白 M 综合征

高免疫球蛋白 M 综合征（hyperimmunoglobulin M syndromes，HIMS）代表一组以免疫球蛋白类别转换重组缺陷为特征的疾病，这会导致 IgM 产生增加，但其他同种型免疫球蛋白的合成减少[7-12]。通常是 X 连锁遗

表 156.7　原发性免疫球蛋白缺陷疾病

疾病	基因	蛋白(功能)	Ig 水平	B 细胞	感染病原及皮肤外表现	皮肤表现
在 B 细胞前至 B 细胞前过渡阶段阻断 B 细胞分化						
X 连锁(Bruton)丙种球蛋白血症	*BTK*	Bruton 酪氨酸激酶[前 B-细胞受体(BCR)信号]	全部降低	↓↓	肺炎链球菌、金黄色葡萄球菌、卡他莫拉菌、流感嗜血杆菌、铜绿假单胞菌和支原体的复发性感染 乙型肝炎和肠道病毒感染 淋巴瘤(~5%)	疖和蜂窝织炎 坏死性脓疮 湿疹样皮炎 淋巴组织细胞浸润导致的丘疹性皮炎 感染性肉芽肿 皮肌炎样疾病 慢性埃可病毒脑膜脑炎
AR 无球蛋白血症	*IGHM*	IgM 的 μ 重链(前-BCR 的组成部分)				
	CD79ACD79B	Igα 链,Igβ 链(结合 μ 重链)				
	IGLL1	λ5(pre-BCR 的替代轻链)				
	BLNK	B 细胞连接蛋白(结合 Bruton 酪氨酸激酶)				
AD 无球蛋白血症	*LRRC8A*	富含亮氨酸重复序列的 8 个家族成员 A				
类转换重组缺陷(例如从 IgM 到 IgG、IgA 或 IgE)和体细胞超突变						
常见变异型免疫缺陷(CVID)	*ICOS*	激活 T 细胞上的诱导共刺激因子(T 细胞辅助 B 细胞分化)	IgG,A↓;+/-IgM↓	NL 或↓	肺感染包膜细菌 贾第氏和弯曲杆菌性肠胃炎 自身免疫性疾病,特别是血小板减少性紫癜和溶血性贫血 肠病 肺、肝、脾和胃肠道的非感染性肉芽肿/淋巴增生 淋巴瘤和胃癌的风险增加	脓皮病和黏膜皮肤念珠菌病 广泛疣(图 156.10)和皮肤真菌感染 湿疹样皮炎 非感染性肉芽肿 自身免疫性疾病,如白癜风、斑秃和血管炎 皮肤克隆性 CD8⁺淋巴细胞浸润
	TNFRSF13B(AD 或 AR)	跨膜激活剂和 CAML 相互作用剂(TACI;B 细胞同形转换)				
	TNFRSF13C	B 细胞激活因子受体(BAFFR;B 细胞同形转换)				
	CD19[1]	CD19 抗原(B 细胞存活和分化)				
	MSH5(AD)	错配修复蛋白(调节开关重组)				
选择性 IgA 缺乏症	*TNFRSF13B*(AD) *MSH5*(AD)	参见上文	IgA↓;抗 IgA 抗体在~50%	NL	仅 10%~15%有临床表现 类似于 CVID 哮喘和过敏 鼻结膜炎	皮肤黏膜念珠菌病 湿疹样皮炎 自身免疫病,如系统性红斑狼疮、白癜风和腹部离心性脂肪营养不良
选择性 IgM 缺乏症	?	?	IgM↓	NL	复发性细菌感染 自身免疫病	广泛的疣 湿疹样皮炎 SLE

续表

疾病	基因	蛋白(功能)	Ig 水平	B 细胞	感染病原及皮肤外表现	皮肤表现
X 连锁高 IgM 综合征 AR 高 IgM 综合征	*CD40LG* *CD40*	CD40 配体(T 细胞上) CD40(B 细胞上)	IgM ↑ 异血凝素 ↑;IgA,IgE,IgG ↓↓	NL	反复发生的化脓性细菌和机会性病原体(例如耶氏肺孢子菌)引起的窦肺和胃肠道感染 中性粒细胞减少症 小淋巴结 自身免疫性疾病,尤其是血细胞减少症 淋巴瘤和胃肠道癌症风险增加	脓皮病 泛发疣 口腔溃疡(图 156.9)和肛门-生殖器溃疡 非感染性肉芽肿 自身免疫性疾病,如 SLE
	AICDA *UNG*	激活诱导胞苷脱氨酶 尿嘧啶 DNA 糖基化酶			如上,但有大面积 LAN(伴生发中心),HSM,无机会性感染	脓皮病
无汗性外胚层发育不良伴免疫缺陷	*IKBKG*(*NEMO*)(X 连锁隐性)	NF-κB 必要调节因子(激活 NF-κB,参与 CD40 信号转导)	IgM ↑;+/-IgA ↑;+/-IgG ↓	NL	化脓性细菌和机会性感染 NEMO 患者亚型 骨硬化病 淋巴水肿	脓皮病 外胚层发育不良
	IKBA(*NFKBIA*;AD,功能获得性)	κBα 抑制因子(抑制 NF-κb)				
异常的 DNA 甲基化导致缺陷的 B 细胞阴性选择和终末分化						
免疫缺陷(中心点不稳定和面部异常(ICF)综合征	*DNMT3B*	DNA 甲基转移酶 3B	全部 ↓	NL 或 ↓	细菌窦肺和胃肠道感染 面部异常,MR	毛细血管扩张(罕见) 痣样色素沉着过度
趋化因子的信号异常						
WHIM[疣(warts)、高丙种球蛋白血症(hypogammaglobulinaemia)、感染(infections)、先天性骨髓粒细胞缺乏症(myelokathexis)]综合征	*CXCR4*(AD,功能获得性)	CXC 趋化因子受体 4(结合 CXCL12;骨髓稳态和淋巴细胞迁移中的关键作用)	IgG ↓;+/-IgA、M ↓	↓	复发性细菌窦肺感染 先天性骨髓粒细胞缺乏症(成熟的中性粒细胞不能从骨髓移出)	蜂窝织炎和脓皮病 泛发性寻常疣和尖锐湿疣感染
辅助 T 细胞功能的延迟成熟						
婴儿期一过性低丙种球蛋白血症	?	?	IgG,IgA ↓(至 2~3 岁恢复)	NL	在婴儿期成长障碍 复发性窦肺和胃肠道感染,通常开始于 6 个月大时 母体抗体水平下降	复发性脓皮病和脓肿

注:[1]CD81 是 CD19 表达所必需的,据报道,在一名低丙种球蛋白血症和自身免疫性血管炎患者中,编码 CD81 的基因发生了纯合突变。值得注意的是,CD20 基因的纯合功能缺失突变可导致复发性窦肺感染,伴低 IgG 水平、B 细胞总数正常、记忆 B 细胞减少和 T 细胞非依赖性抗体反应差有关。常染色体隐性遗传(AR)除非另有说明。

AD,常染色体显性;CAML,钙调节环蛋白配体;HSM,肝脾大;Ig,免疫球蛋白;IKBKG,B 细胞 κ 轻多肽基因增强子抑制剂,激酶 γ;LAN,淋巴结病;MR,智力低下;NL,正常;SLE,系统性红斑狼疮。

资料来源:Adapted with permission from Bolognia JL,Schaffer JV,Cerroni L,eds. *Dermatology*,4th edn. London:Elsevier,2018.

传，由染色体 Xq26.3 上 CD40 配体基因突变引起的，但也有常染色体隐性遗传报道[13]。估计流行率为 1∶1 000 000[14]。患者多有由化脓性细菌和机会性致病菌（在某些形式的 HIMS 中）引起的复发性皮肤、窦肺和胃肠道感染。其他皮肤黏膜表现包括口腔（图 156.9）和肛门生殖器溃疡、泛发性疣和非感染性肉芽肿[15]。受累个体也易患自身免疫性疾病，最常见的是血细胞减少症[16]，并且患淋巴瘤的风险增加。具有免疫缺陷的少汗型外胚层发育不良是 HIMS 的一种形式，通常以 X 连锁隐性方式遗传，由 NF-κB 必需调节剂（NF-κB essential modulator，*NEMO*）基因突变引起，该突变比色素失禁症中男性致死性 NEMO 缺陷的危害小。其他形式的原发性免疫缺陷也可能表现为 IgM 水平升高，包括 AT、Nijmegen 断裂综合征、Cerunnos 缺陷和先天性风疹综合征[13]。

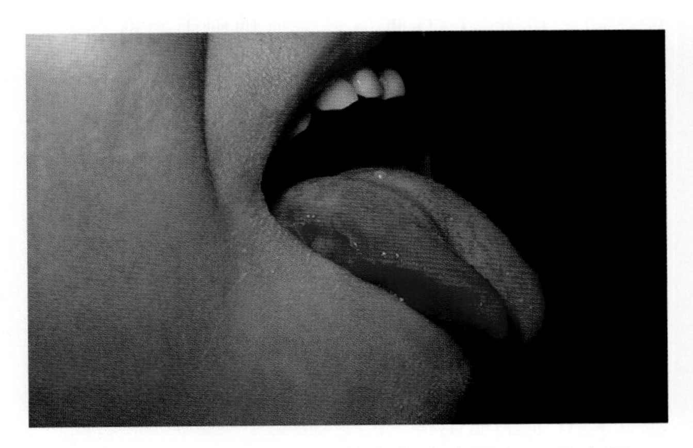

图 156.9　一名患有 X 连锁高免疫球蛋白 M 综合征的小男孩舌侧大溃疡。口腔溃疡经常发生在中性粒细胞减少期间

治疗方法是干细胞移植。XHIGM 患者的总体预后达到 25 岁的平均存活率为 20%，并且不受干细胞移植的影响[14]。

全低丙种球蛋白血症

全低丙种球蛋白血症人群发病率大约 1/25 000，分为两大类：

①CVID：最常见的异质性 B 细胞缺乏症；②无丙种球蛋白血症（90% 为 X 连锁隐性 Bruton 异型），由于 B 细胞分化失败导致[17-18]。

CVID

常见变异型免疫缺陷（common variable immunodeficiency，CVID）是儿童和成人中最普遍的体液或 B 细胞免疫缺陷形式。CVID 可以以常染色体显性或隐性方式遗传，其特征是 T 细胞功能的可变缺陷以及至少两类免疫球蛋白（IgG，IgA>IgM）水平降低[19-21]。只有一小部分（2%～10%）的病例在单个非冗余基因中发生致病突变[22-23]。全外显子组测序有助于确定散发性 CVID 患者的免疫通路[24]。一些 CVID 患者的家庭成员有选择性 IgA 缺乏。

CVID 的临床发病有两个高峰：一个是学龄期儿童，另一个是年轻成人[25]。本病最早可以在 2 岁时出现，但在幼儿中将 CVID 与短暂性婴儿期低丙种球蛋白血症（表 156.7）区别开来可能很困难。CVID 患者容易发生细菌性窦肺感染、胃肠炎（尤其是贾第虫病）和皮肤感染，包括脓皮病、念珠菌病、皮肤癣菌病和疣（图 156.10）。临床表现包括湿疹样皮炎、皮肤和内脏的非感染性肉芽肿、自身免疫性疾病（尤其是血细胞减少症）和炎症性肠病[26]。

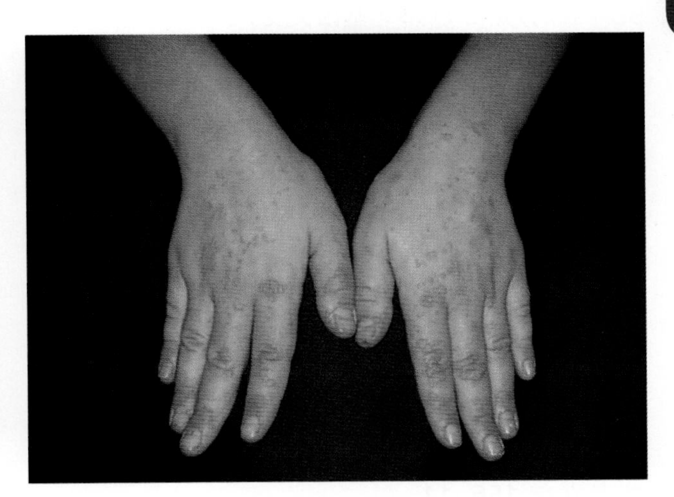

图 156.10　一名患有常见变异型免疫缺陷的少女身上的无数顽固性疣

无丙种球蛋白血症

无丙种球蛋白血症（agammaglobulinaemia）患者通常在婴儿期发生复发性细菌感染，通常在出生后 6 个月左右开始。在出现假单胞菌（*Pseudomonas*）菌血症时，坏疽性脓皮病可能是其表现[27]。皮肤是最常见的感染部位，其他皮肤表现包括湿疹或肉芽肿性皮炎以及与慢性埃可病毒性脑膜脑炎相关的皮肌炎样疾病。感染的常见原因包括包膜细菌（肺炎链球菌、流感嗜血杆菌、假单胞菌）。肠病毒感染如埃可病毒和柯萨奇病毒感染也很常见[28]。大约 5% 的患者会发生淋巴瘤。

淋巴细胞的流式细胞分析显示 Bruton 酪氨酸激酶（Bruton tyrosine kinase，BTK）缺失，可以确诊 X 连锁无丙种球蛋白血症。女性携带者可以通过分析 B 细胞 X 染色体失活模式来检测，这被认为是突变 X 染色体失活的细胞优先存活的反应。当已知家庭成员中存在遗传缺陷时，基于 DNA 的产前诊断是可能的。鉴别诊断包括常染色体隐性无丙种球蛋白血症，特别是在不携带 BTK 突变的女性和男性中。

低丙种球蛋白血症（无丙种球蛋白血症和 CVID）的治疗包括用 IVIG 或皮下免疫球蛋白替代抗体和积极抗生素治疗感染[29-30]。TNF 抑制剂已成功用于治疗 CVID 患者的非感染性肉芽肿。

参考文献 156. 10

见章末二维码

IPEX 综合征

IPEX 综合征（immune dysregulation，polyendocrinopathy，enteropathy，X-linked，X 连锁免疫失调-多内分泌疾病-肠病）是由 *FOXP3* 基因突变，导致调节性 T 细胞发育异常引起的 X 连锁隐性疾病。受累个体通常在婴儿期出现与自身免疫性肠病相关的严重腹泻，并发展为多种自身免疫性内分泌病，最常见的是早发性 1 型糖尿病和甲状腺炎，以及血细胞减少症。大多数 IPEX 患者在婴儿早期会出现广泛的湿疹样皮炎和 IgE 水平升高，这通常会并发葡萄球菌重复感染和败血症。IPEX 的皮肤表现还包括银屑病样皮炎、唇炎、指甲营养不良和自身免疫性皮肤病，例如斑秃、慢性荨麻疹和大疱性类天疱疮[1]。自身免疫性内分泌病、肠病和湿疹样皮炎也见于 IL-2 受体 α 链（CD25）缺陷患者（见表 156.3）[2]。

参考文献 156. 11

见章末二维码

白细胞黏附缺陷

白细胞黏附缺陷（leucocyte adhesion deficiency，LAD）是一组常染色体隐性遗传疾病，影响中性粒细胞、单核细胞和 T 细胞黏附到血管内皮细胞，并迁移到组织损伤和感染部位的能力[1-3]。已经报道了 3 个主要亚组：LAD-Ⅰ、LAD-Ⅱ和 LAD-Ⅲ（也称为 LAD-Ⅰ异型）。

发病机制 白细胞的黏附涉及一组共享 95kDa β2 亚基（CD18）的细胞表面糖蛋白（整合素）。CD18 β2 整合素亚基可以与不同的 α 链连接形成三种不同的细胞表面糖蛋白：CD11a［淋巴细胞功能相关抗原 1（lymphocyte function-associated antigen 1，LFA-1）］、CD11b［补体受体 3 型（iC3b 受体或 CR3）、Mac-1］和 CD11c［补体受体类型 4（complement receptor type 4，CR4），p150，95］。这些糖蛋白的主要配体是细胞内黏附分子 1（intracellular adhesion molecule 1，ICAM-1），其在皮肤和其他组织炎症的发生和演变中具有关键作用。LAD-Ⅰ是由编码 CD18 的 *ITGB2* 基因突变引起的，它表现为所有三种糖蛋白的功能障碍。这导致白细胞与血管内皮的牢固黏附和外渗到炎症部位的功能严重受损，以及中性粒细胞和单核细胞的趋化性和吞噬作用缺陷。

LAD-Ⅱ是由 *FUCT1* 基因突变引起的，*FUCT1* 基因编码 GDP-岩藻糖转运蛋白，这是形成 sialyl-Lewis X 所必需的[4]。白细胞表面的岩藻糖基化 sialyl-Lewis X 在系链和滚动过程中通常与内皮细胞上的 E 选择素和 P 选择素相互作用，将白细胞靶向迁移至炎症部位。LAD-Ⅱ患者白细胞与血管壁之间的这些接触存在缺陷。

为了进行牢固的黏附和随后的外渗，循环白细胞需要原位激活细胞表面整合素，从而增加它们对内皮配体的亲和力。LAD-Ⅲ患者造血细胞中的整合素活化受损，导致白细胞 β1 和血小板 β3 整合素以及白细胞 β2 整合素缺陷。已在来自土耳其近亲亲属中相同 LAD-Ⅲ患者中发现 11q13 染色体上的 2 个基因异常，这两个基因都编码造血细胞中整合素激活的效应子：①RAS 鸟苷释放蛋白 2（RAS guanyl releasing protein 2，*RASGRP2*）中的假定剪接位点突变；② kindlin-3（*FERMT3*）中的无义突变[5-6]。

然而，已发现其他 LAD-Ⅲ患者在 *FERMT3* 中有无义突变，而在 *RASGRP2* 中没有突变，表明 *FERMT3* 突变是 LAD-Ⅲ的原因[6]。

临床特征 LAD 患者有频繁的皮肤感染（最常见于面部和肛周区域）、中耳炎和由化脓性细菌引起的肺炎。受累个体通常表现为蜂窝织炎和脓液相对较少的坏死性脓肿。可能会发生危及生命的细菌、真菌或（较少见的）病毒感染。大约 80% 的重度 LAD-Ⅰ（<正常 CD18 水平的 1%）患者在生命的前 5 年内死亡，而中度 LAD-Ⅰ（正常 CD18 水平的 1%～10%）患者中约有 1/2 活到 30 岁[3]。

LAD 最常见的临床表现是牙龈炎伴牙周炎，可能导致牙齿脱落。患者还经历伤口愈合不良和萎缩性瘢痕，脐残端脱落延迟的病史是诊断的线索。轻微的皮肤损伤可以迅速扩大到形成类似于“烧伤”的坏疽性脓皮病样大面积慢性溃疡。

LAD-Ⅱ患者还有其他表现，如生长发育和智力低下、小头畸形、肌张力减退和面部畸形[4,7]。LAD-Ⅲ具有出血倾向、发育迟缓、骨硬化和肝脾大[8-9]。皮肤造血功能可能导致 LAD-Ⅲ婴儿和儿童出现“蓝莓松饼”外观[8]。

鉴别诊断　编码 Rac2 GTPase 的基因发生突变，该基因在吞噬细胞 NADPH 氧化酶激活以及整合素依赖性黏膜和中性粒细胞迁移中起作用，可导致 LAD 的临床特征，如脐带残端脱落延迟、伤口愈合不良、中性粒细胞增多和直肠周围复发性的产生极少脓液的脓肿（见表 156.4）。

实验室检查和组织学表现　白细胞黏附缺陷的特征是显著的外周血中性粒细胞增多（比正常值高 5～20 倍），但组织中性粒细胞相对缺乏。流式细胞术分析显示 LAD-Ⅰ患者的白细胞 CD18 表达显著降低。由于缺乏 H 血型抗原，LAD-Ⅱ患者具有 Bombay 红细胞型，而 LAD-Ⅲ患者具有异常的血小板聚集和（较少见的）贫血。

治疗　LAD 患者的软组织感染需要长时间的抗生素治疗，在某些情况下，需要手术清创。严格的口腔卫生对于降低牙周炎的严重程度很重要。给予补充岩藻糖可改善部分 LAD-Ⅱ患者的免疫功能[10]。HSCT 目前是 LAD 唯一的确定疗法，但其疗效受到感染并发症和 GVHD 的限制[1,11]。

2 名严重 LAD-Ⅰ患者在没有预调节的情况下接受了输注自体造血干细胞的治疗，该细胞已在体外通过编码 CD18 的反转录病毒载体进行了纠正，但其 $CD18^+$ 细胞在循环中的持续时间不到 2 个月[3]。最近，犬 LAD-Ⅰ成功地用非清髓性调节治疗，然后体内输注泡沫病毒载体转导的、表达犬 CD18 的自体造血干细胞[12]，其 LAD 表型完全逆转，并在输注后持续了 2 年多。使用的泡沫病毒载体被认为具有比以前在基因治疗方案中使用的反转录病毒载体更小的基因毒性潜力。

参考文献 156.12

见章末二维码

重症联合免疫缺陷

要点

- SCID 是一组异质性、遗传性免疫缺陷。如果不及时治疗，会导致早期死亡。
- 新生儿筛查计划极大地改善了 SCID 婴儿的预后。

介绍和病史　重症联合免疫缺陷（severe combined immunodeficiency，SCID）是一组异质性疾病，其特征是细胞免疫和体液免疫功能明显缺陷[1-3]。所有类型的 SCID 患者都有严重的 T 细胞免疫缺陷和抗体损伤，并在生命的最初几个月出现反复或持续感染、慢性腹泻和生长障碍。

流行病学和发病机制　一项针对 SCID 的新生儿筛查计划的研究发现，典型 SCID、渗漏性 SCID 和 Omenn 综合征的发生率为 1/58 000（95% 置信区间：1/80 000～1/46 000）[4]。在近亲血缘很常见的文化中，虽然流行病学数据很少，但其发病率更高[5]。几乎 1/2 的受累个体具有 X 连锁隐性的 SCID，这通常是由编码 IL-12 受体共同 γ（γ_c）链的基因缺陷引起的。其他形式的 SCID 具有常染色体隐性遗传，包括腺苷脱氨酶（adenosine deaminase，ADA）缺乏症（占 SCID 的 20%）和 JAK3 缺乏症（约占 SCID 的 5%）。表 156.8[1-2,6] 总结了可导致 SCID 表型的分子缺陷。

表 156.8　重症联合免疫缺陷（SCID）

疾病	基因	蛋白功能和特殊临床表现	细胞
细胞因子受体和其信号通路缺陷			
X 连锁 SCID	*IL2RG*	IL-2、4、7、9、15 和 21 受体的共同 γ 链（γ_c）	$T^-/B^+/NK^-$
JAK3 缺陷	*JAK3*	酪氨酸激酶通过 IL-2、4、7、9、15 和 21 受体参与信号转导	$T^-/B^+/NK^-$
IL-7 受体缺陷	*IL7R*	IL-7 受体的 IL7R α 链；对 T 细胞的发育和分化至关重要；偶尔 Omenn 样表型	$T^-/B^+/NK^+$
淋巴细胞±其他造血细胞凋亡增加			
由于嘌呤途径酶缺陷而积累的有毒代谢物			
ADA 缺陷	*ADA*	嘌呤回收途径中的酶；胸部 X 线上肋软骨连接处的杯型/点彩；偶尔 Omenn 样表型	$T^-/B^-/NK^-$
PNP 缺陷	*PNP*	嘌呤回收途径中作用于 ADA 下游的酶	$T^-/B^-/NK^-$

续表

疾病	基因	蛋白功能和特殊临床表现	细胞
干扰线粒体能量产生的缺陷			
网状发育不全（白细胞增多症）	*AK2*	腺苷酸激酶2，一种调节白细胞 ADP 水平的线粒体酶；严重的中性粒细胞减少和感音神经性聋	$T^-/B^-/NK^-$
破坏肌动蛋白聚合的缺陷			
Coronin 1A 缺陷	*CORO1A*	Actin 调节器表达于 T 细胞前体	$T^-/B^+/NK^+$
（前）TCRs +/−BCRs 及其信号传递缺陷			
Omenn 综合征	*RAG1*、*RAG2*	介导 BCRs（免疫球蛋白）和 TCRs 编码基因的 V（D）J 重组；剥脱性红皮病，肝脾大，淋巴结肿大，嗜酸性粒细胞增多	$T^-/B^-/NK^+$
Artemis 缺陷	*DCLRE1C*（*Artemis*）	DNA 交联修复蛋白，修复 V（D）J 重组和电离辐射中发生的 DNA 双链断裂；对电离辐射易感；偶尔 Omenn 样表型	$T^-/B^-/NK^+$
PRKDC 缺陷	*PRKDC*	DNA 激活蛋白激酶催化亚基对 V（D）J 重组至关重要；对电离辐射易感	$T^-/B^-/NK^+$
LIG4 综合征	*LIG4*	修复 DNA 双链断裂所需的 DNA 非同源端连接机制中的 LIG4 连接酶成分；对电离辐射易感；严重程度可变，偶有 Omenn 样表型；小头畸形，鸟类样面容，光敏性和毛细血管扩张	$T^-/B^-/NK^+$
NHEJ1 综合征	*NHEJ1*	DNA 双链断裂修复所需的非同源端连接因子；对电离辐射易感；不同的严重程度；小头症和鸟类样面容	$T^-/B^-/NK^+$
TCR 缺陷	CD3γ、CD3δ、CD3ε 和 CD3ζ	TCR 相关蛋白用于细胞表面表达和信号转导；T 细胞缺陷在 CD3δ 缺陷中最为严重	$T^-/B^+/NK^+$
CD45 缺陷	*PTPRC*	TCR 信号通路中作用的跨膜酪氨酸磷酸酶	$T^-/B^+/NK^+$
ZAP-70 缺陷	*ZAP-70*	TCR 信号通路中作用的酪氨酸激酶；淋巴细胞增多；不同的严重程度和表型，偶有 Omenn 样表型	$CD4^+CD8^-/B^+/NK^+$
CD8 缺陷	*CD8A*	在 TCR 信号通路中发挥作用的、识别 MHC Ⅰ类相关肽的 TCRs 协同受体；比真正的 SCID 更温和	$CD4^+CD8^-/B^+/NK^+$
钙通道缺陷	*ORAI1*	TCR 信号通路中作用的、钙通道孔形成亚基；无汗性外胚层发育不良和肌病	$T^+/B^+/NK^+$
	STIM1	TCR 信号通路中作用的钙通道成分；肝脾大，淋巴结肿大，自身免疫性细胞减少，牙齿发育不良，肌病	$T^+/B^+/NK^+$
抗原呈递缺陷（裸淋巴细胞综合征）			
MHC Ⅱ类缺陷	*CIITA* *RFXANK* *RFX5* *RFXAP*	转激活 MHC Ⅱ类启动子；MHC Ⅱ类分子是胸腺 $CD4^+$T 细胞的阳性选择和抗原呈递给 $CD4^+$T 细胞所必需的	$T^+/B^+/NK^+$；更少的/功能障碍的 $CD4^+$ T 细胞
MHC Ⅰ类缺陷	*TAP1*、*TAP2* 和 *TAPBP*	TAP 和 TAP 结合蛋白（tapasin）；在内质网将多肽从细胞质转移到 MHC Ⅰ类分子；比真 SCID 更温和；皮肤肉芽肿	$CD4^+/CD8^-/B^+/NK^+$
胸腺发育缺陷			
翼状螺旋结构（叉头盒 N1）缺陷	*WHN*（*FOXN1*）	转录因子对胸腺发育很重要；先天性脱发和指甲营养不良（人类相当于“裸鼠”）	$T^-/B^+/NK^+$

注：软骨-毛发发育不全（见正文）偶尔表现为具有 Omenn 样表型的 SCID。ADA，腺苷脱氨酶；BCR，B 细胞受体；IL，白细胞介素；MHC，主要组织相容性复合体；NK，自然杀伤细胞；PNP，嘌呤核苷磷酸化酶；TAP，与抗原加工相关的转运蛋白；TCR，T 细胞受体；V（D）J，可变区/D 区/J 链。

资料来源：Adapted with permission from Bolognia JL，Schaffer JV，Cerroni L，eds. *Dermatology*，4th edn. London：Elsevier，2018.

临床特征 SCID 患者通常在生命的最初几个月内开始出现反复感染、慢性腹泻和生长障碍。早期感染包括黏膜皮肤念珠菌病、持续性病毒性胃肠炎和由细菌、病毒或卡氏肺囊虫(*P. jiroveci*)引起的肺炎。皮肤感染通常由金黄色葡萄球菌、化脓性链球菌和念珠菌属引起。尽管经常发生感染,SCID 患者通常缺乏扁桃体和可触及的淋巴组织。

患有 SCID 的婴儿可能出现麻疹样或脂溢性皮炎样皮疹[7-8],这通常反映了母胎 GVHD(见第 175 章)。SCID 患者的皮肤 GVHD 也可能类似于扁平苔藓、肠病性肢端皮炎、朗格汉斯细胞组织细胞增生症、鱼鳞病样红皮病或硬皮病。皮肤活检标本显示 GVHD 的组织病理学特征。Omenn 综合征患儿可能会在没有 GVHD 的情况下发生泛发的湿疹样皮炎或严重的剥脱性红皮病,通常伴脱发。Omenn 综合征的其他特征包括淋巴结病、肝脾大和外周嗜酸性粒细胞增多[9]。

大约 50% 的 SCID 婴儿可检测到母体 T 细胞植入(母体细胞占外周血白细胞的 1% 以上)[8]。在大多数情况下,这些母体 T 细胞的存在是无症状的;在 30%~40% 的患者中,出现轻微症状,如麻疹样皮疹、皮肤红斑鳞屑、肝转氨酶升高和嗜酸性粒细胞增多。与更严重的 GVHD 形成对比,暴发性或致命性母胎 GVHD 很少见,而更严重的 GVHD 可继发于 SCID 患者输注未辐照的血液制品,在出生后接种同种异体淋巴细胞。

鉴别诊断 必须将重症联合免疫缺陷与获得性严重免疫缺陷区分开来。HIV 感染可以通过正常或升高的免疫球蛋白水平、$CD4^+$T 细胞的相对缺乏和存在抗 HIV 抗体来区分。其他联合免疫缺陷也在鉴别诊断中,包括完全 DGS、Zap-70 缺陷、WAS、X 连锁高 IgM 综合征。独特的实验室和临床特征有助于区分这些形式的免疫缺陷。然而,分子检测有时是必要的。

实验室检查和组织学表现 大多数 SCID 患者表现为 T 细胞严重缺乏和绝对淋巴细胞计数明显降低。通过对有丝分裂原和抗原的 T 细胞增殖来衡量,其 T 细胞功能很差。根据荧光激活细胞分选仪分析的结果,将患者进一步分类为有和没有 B 细胞和 NK 细胞的患者。特定形式的 SCID 的诊断可以通过基因检测、使用针对细胞表面缺失的特定蛋白质(如 γ_c 或 JAK3)的抗体对外周血单核细胞进行流式细胞术分析,或测量酶(如 ADA)或嘌呤代谢物缺陷的红细胞水平来确定。对于有患病兄弟姐妹的家庭,SCID 的产前诊断已通过胎儿 DNA 分析和 ADA 检测进行。TREC 分析(在胸腺内的 T 细胞基因重排或最近的胸腺迁移过程中被切除并形成稳定 DNA 环的种系 DNA)是新生儿筛查计划中使用的主要检测。新生儿 SCID 筛查已被大多数美国地区采用,目前正在世界各国实施[4,10]。

治疗和预后 SCID 患者通常在 1 岁时死于 HSCT 或其他确定性治疗。如果可能,在接种活疫苗或未经辐照的血液制品之前,必须尽早诊断出 SCID。随着新生儿筛查、患者的早期识别和移植的开展,SCID 预后有很大改善[4,10]。患有 SCID 的婴儿必须保持保护性隔离并监测需要立即进行积极治疗的感染迹象。应开始进行 IVIG 治疗及对卡氏肺囊虫肺炎的预防。如果存在口腔念珠菌病,应使用氟康唑预防或治疗。帕利珠单抗(Palivizumab)是一种抗呼吸道合胞病毒(respiratory syncytial virus,RSV)的单克隆抗体,应在 RSV 流行季节使用[11]。应避免接种活病毒疫苗。所有血液制品都必须经过辐照、使白细胞去除和巨细胞病毒阴性。

婴儿期 HSCT 是 SCID 的治疗选择[12-14]。这会导致供体 T 和 NK 细胞的移植,但通常不会移植 B 细胞。由于患者的免疫系统无法排斥移植的细胞,因此不需要清髓性的条件。对于 HLA 相同的同胞供体,T 细胞重建通常在 3~4 个月内发生,GVHD 不常见,长期存活率高于 90%。半相合亲代干细胞的移植,可以耗尽胸腺后 T 细胞以降低 GVHD 的风险,通常需要一些化疗条件来促进移植,并导致 80% 或低于 80% 的存活率。子宫内注射半相合 $CD34^+$ 细胞也已用于治疗 X 连锁 SCID[15]。SCID 患者通常需要 IVIG 替代治疗来治疗 HSCT 后持续的 B 细胞缺乏症,并且 T 细胞功能可能会随着时间的延长而下降。来自干细胞供体或第三方供体的病毒特异性 T 淋巴细胞可能有助于治疗和预防 SCID 患者 HSCT 后的病毒感染[16]。

通过注射聚乙二醇偶联 ADA 进行酶替代治疗,已可使 ADA 缺陷的婴儿免疫功能得到改善。利用反转录病毒载体离体转导自体 $CD34^+$ 细胞的基因治疗,已在 50 多名 X 连锁 SCID 或 ADA 缺陷儿童中取得成功[14,17-19]。对其中 19 名患者(治疗后 4 个月~4 年)的随访研究表明,反转录病毒优先整合到循环 T 细胞和输注前转导 $CD34^+$ 细胞活性基因的转录起始位点和编码区。T 细胞中大约 25% 的整合聚集在共同位点,这表明在体内转导细胞的选择具有更高的植入、存活和增殖能力[20]。尽管 T 和 NK 细胞功能恢复,但至少有 5 名 X 连锁 SCID 患者在治疗后 2~6 年出现 T 细胞白血病,这似乎与反转录病毒载体激活 *LMO2* 等原癌基因有关[21]。这引起了对基因治疗安全性的担忧,导致了其方案的修改和替代方法的探索,如慢病毒载体和原位基因转移。

参考文献 156.13

见章末二维码

Wiskott-Aldrich 综合征

要点

- Wiskott-Aldrich 综合征是一种 X 连锁隐性疾病，典型表现为复发性细菌和病毒感染、血小板减少导致的出血和血小板功能障碍和顽固性特应性皮炎。
- 早期干细胞移植是首选治疗方法，尽管基因治疗方法显示出潜力。

引言和历史 Wiskott-Aldrich 综合征（Wiskott-Aldrich syndrome，WAS）是一种罕见的 X 连锁隐性疾病，典型表现为复发性化脓性感染、血小板减少导致的出血和血小板功能障碍以及顽固性湿疹性皮炎[1-2]。这种完整的三联征在少数的受累个体中发现，血小板异常是最恒定的特征。

流行病学和发病机制 大多数患者是男孩，但女孩偶尔会在未累及的 X 染色体选择性失活或轻度纯合突变的情况下患病。在欧洲人群中，WAS 的发病率约为 1/250 000，这种疾病在黑人和亚洲人中较少见。

WAS 是由 *WASP* 基因功能丧失突变引起的，*WASP* 基因在造血谱系细胞中结构性表达。WAS 蛋白（WASp）将信号从细胞表面转导到肌动蛋白细胞骨架，并调节其重塑。这导致肌动蛋白聚合激活并促进免疫突触形成、T 细胞活化、吞噬作用和细胞极化和迁移等过程[3]。WASp 还在外周 B 细胞的稳态和调节性 T 细胞的激活中发挥作用，从而促进 WAS 自身免疫表现的发展[4-7]。

来自 WAS 患者的血小板体积小且结构异常，并且由于脾脏的部分破坏增加，它们的半衰期被缩短。一些研究表明，由于伪足小体（podosome）形成缺陷，过早地促使血小板从骨髓中释放出来。*WASP* 基因功能丧失性突变也是孤立性 X 连锁隐性血小板减少症的基础，而 *WASP* 功能获得性突变可导致 X 连锁隐性先天性中性粒细胞减少症（见表 156.4）。

临床特征 血小板减少症和生后即有的血小板功能障碍，因此 WAS 的早期临床症状通常包括鼻出血和瘀点（图 156.11）或皮肤和口腔黏膜的瘀斑。呕血、黑便和血尿也是常见的表现。

湿疹性皮炎通常发生在出生后的前几个月，符合特应性皮炎的诊断标准。面部、头皮和褶皱区域受到的影响最严重，尽管患者通常出现广泛的进行性苔藓样变（图 156.12）。剥脱的区域通常有浆液性结痂和瘀点或紫癜。其他并发症包括继发性细菌感染、疱疹性湿疹和传染性软疣。

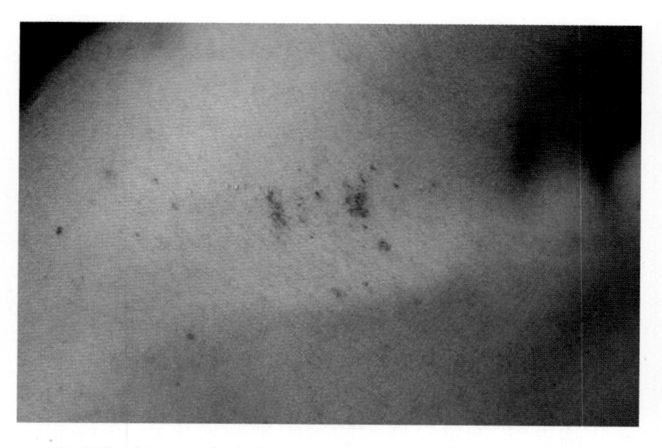

图 156.11 一名患有 Wiskott-Aldrich 综合征男孩的大量瘀斑，提供了血小板减少症和血小板功能障碍的证据

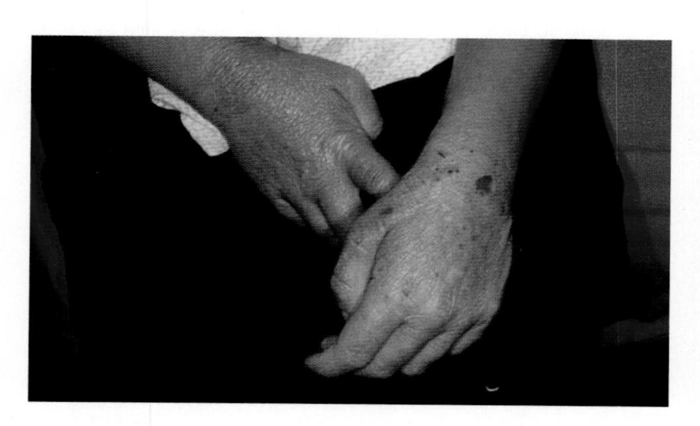

图 156.12 患有 Wiskott-Aldrich 综合征男孩的特应性皮炎伴有明显的苔藓样变和覆有浆液性血痂的糜烂面

复发性细菌感染在婴儿期开始，因为胎盘传递的母体抗体水平下降，并且包膜生物如肺炎链球菌、流感嗜血杆菌和脑膜炎奈瑟菌占主导地位。患者常出现疖病、外耳道和中耳炎、肺炎、鼻窦炎、结膜炎、脑膜炎和败血症。他们还对卡氏肺囊虫和单纯疱疹病毒的易感性增加。

大多数 WAS 儿童会患上一种或多种自身免疫性疾病，例如皮肤小血管炎（通常与疼痛性水肿相关）、关节炎、血细胞减少症、炎症性肠病和中枢神经系统血管炎[2,4]。WAS 患者还容易发生食物过敏、哮喘、肝脾大和淋巴结病。大约 20% 的 WAS 患者发生非霍奇金淋巴瘤，成人和有自身免疫性疾病病史的患者风险更高。结外和脑部受累的弥漫性大 B 细胞淋巴瘤（类似于艾滋病相关淋巴瘤）特别常见。

WAS 的临床病程是进行性的，通常至青春期死亡。在未接受 HSCT 的患者中，最常见的死亡原因是感染（40%）、出血（25%）和恶性肿瘤（25%）[7]。流式细胞术或免疫印迹法分析外周血单核细胞中未检测到

WASp 的患者倾向于有更严重的病情和更短的生存期。

鉴别诊断　其他几种免疫缺陷的特征是湿疹样皮炎以及对感染的易感性增加（见表 156.1），但 WAS 通常可以通过出血倾向和微血小板减少症（microthrombocytopenia）的实验室证据来区分。

实验室检查和组织学表现　WAS 的特点是持续性血小板减少症（通常为 1 000/mm^3～80 000/mm^3）和低平均血小板体积（3.5～5.0fL）。淋巴细胞减少和嗜酸性粒细胞增多是偶发表现，白细胞趋化性有缺陷。IgM 和 IgG_2 的血清水平通常较低，但 IgA、IgE 和 IgD 往往升高。对多糖抗原的抗体反应严重减弱，老年患者可能会出现皮肤试验无反应性，并对有丝分裂原的体外反应下降。WAS 的女性携带者可以通过淋巴细胞和血小板中选择性失活的异常 X 染色体来检测[8]。

治疗和预防　HSCT 是 WAS 的首选治疗方法。完全移植可使血小板数量和功能正常，免疫状态正常化，如果 T 细胞移植，则皮炎清除[7,9-12]。5 岁以下儿童接受 HLA 相同供体（兄弟姐妹或非亲属）移植的存活率超过 85%；相比之下，老年患者和供体不匹配的患者移植存活率约为 50%。使用慢病毒转导、WAS 重组、自体 $CD34^+$ 细胞进行基因治疗的临床试验显示，大多数接受治疗的患者具有持续的临床益处，皮炎消退和感染易感性降低，以及自身免疫性疾病改善[7,10,12]。由于早期试验中插入性肿瘤导致白血病的发展，故正在进行的试验使用了自我失活的慢病毒载体。最近，使用锌指核酸酶纠正来自 WAS 患者的诱导性多能干细胞，这表明了纠正 WAS 细胞的非病毒方法[13]。

使感染和出血并发症最小化是 WAS 支持治疗的主要目标。预防性使用抗生素和 IVIG 可以降低严重感染的发生率，并可能改善湿疹样皮炎[4,8]。然而，外用糖皮质激素仍然是治疗后者的主要方法。尽管脾切除术可以降低 WAS 的出血倾向，但它会增加包膜微生物感染的风险[14]。应在手术前和严重出血的情况下输注血小板。

（田晶　杨舟 译，郭一峰 校）

参考文献 156.14

见章末二维码

第 157 章　移植物抗宿主病

John Harper, Paul Veys

摘要

在临床中,移植物抗宿主病(graft-versus-host disease,GVHD)常见于接受骨髓移植(bone marrow transplant,BMT)的患者。供者组织(移植物)中的免疫细胞(白细胞)将受体(宿主)识别为外来物(非自身的),并攻击宿主的体细胞。发生的基本条件是:①受体的细胞免疫功能严重下降(否则会排斥移植物);②患者必须接受了足够数量的免疫活性淋巴细胞的同种异体移植;③在宿主组织中有被移植物识别为外来物的抗原。GVHD 是造血细胞移植中常见且严重的并发症。皮肤症状通常是 GVHD 最早的表现。GVHD 主要的靶组织是皮肤、胃肠道和肝脏。急性临床特征包括:红斑性皮疹(常累及掌跖)、发热、腹泻和肝功能异常(包括高胆红素血症)。GVHD 的慢性皮肤表现包括扁平苔藓样皮疹、色素改变和硬化。慢性 GVHD 也可表现为多种自身免疫或结缔组织病,与硬皮病、红斑狼疮、皮肌炎、多肌炎、干燥综合征、白癜风、原发性胆汁性肝硬化和慢性活动性肝炎等可有重叠。目前已发表了预防和治疗 GVHD 的最新指南。在过去的 20 年,急性 GVHD 的治疗取得了显著的进展,显著改善了骨髓移植患者的预后。然而,慢性 GVHD 治疗仍具挑战,目前的治疗主要依赖于免疫抑制疗法,一些新的治疗方法正在出现,特别是体外光分离置换疗法。最后,GVHD 并非完全无益,供体细胞可攻击白血病细胞,产生"移植物抗白血病效应"。

要点

- 在临床中,GVHD 常见于接受骨髓移植的患者。
- 皮肤症状通常是 GVHD 的最早期表现。
- 皮肤、胃肠道和肝脏是主要靶组织。
- GVHD 分为急性和慢性。
- 急性 GVHD 临床特征包括常累及掌跖的红斑性皮疹。慢性 GVHD 临床特征包括扁平苔藓样皮疹、皮肤色素改变和硬化,也可能表现为多种自身免疫性或结缔组织病。
- GVHD 也可能产生有益的"移植物抗白血病效应"。

定义　GVHD 是指移植物抗宿主反应(graft-versus-host reaction,GVHR)引起的临床表现和组织病理学改变。当移植物中免疫活性细胞与免疫抑制的组织不相容受体组织发生反应时,就会发生 GVHR。尽管这种反应已经被认识多年,并在几种动物身上进行了研究,但它作为造血细胞移植(haematopoietic cell transplantation,HCT)的主要并发症,已成为人类的临床问题。HCT 现在被广泛用于治疗血液恶性肿瘤、骨髓衰竭、免疫缺陷、代谢和胃肠疾病。

Billingham[1]对该反应发生的基本条件描述如下:

1. 受体细胞免疫功能严重下降(否则会排斥移植物)。

2. 患者必须接受了足够数量的免疫活性淋巴细胞的同种异体移植。

3. 在宿主组织中有被移植物识别为外来物的抗原。

组织不相容性差异可能是主要的因素:人类主要组织相容性复合体(major histocompatibility complex,MHC)携带的 HLA 系统的组织相容性抗原,也可能是更难定义的微小差异(例如在 HLA 相同的兄弟姐妹中,尽管移植物和受体具有相同的主要 HLA 抗原,仍可能发生 GVHR)。

GVHD 可能发生的临床情况

GVHD 可能发生在先天性细胞免疫缺陷的胎儿中,母体淋巴细胞经胎盘进入胎儿体内产生 GVHD(母体 GVHD)[2]。淋巴细胞在出生前或出生时会穿过胎盘屏障,并对胎儿抗原产生反应。

Rh 血型不相容输血(胎儿成红细胞增多症)可在子宫内产生 GVHD(输血相关性 GVHD)[3]。在严重免疫缺陷的新生儿或婴儿中,输注全血或血液制品如红细胞、血小板乃至新鲜血浆均可能引起输血相关性 GVHD[4-5]。播散性恶性肿瘤患者也可能发生输血相关性 GVHD,这些患者的免疫系统因恶性肿瘤本身和细胞毒性药物而受到抑制[6-7]。在此类易感人群中必须认识到这种风险,并且应该辐照所有血液制品以预防 GVHR。在英国,输血相关性 GVHD 的风险可能已经降低,因为他们在输血前对所有红细胞和血小板进行了降白细胞处理。这项措施是 2001 年引入的,当时目的是减少克雅氏病的潜在传播。

GVHD 发生于接受造血细胞(即骨髓、胎盘血[8]、肝和胸腺)移植治疗的患者。GVHD 是 HCT 常见且严重的并发症,也是临床上最常见的并发症。

历史

移植物抗宿主病的实验动物模型

1916 年,Murphy[9]首次描述了 GVHR。他观察到,用成年鸡供体的某些组织(脾脏和骨髓)碎片接种幼龄(7 天)鸡胚的绒毛尿囊膜,可导致宿主脾脏增大。这种效应被误解为脾刺激,直到 20 世纪 50 年代,才被充分认识。

将成年动物具有免疫功能的细胞注射到不同血统的新生动物体内时,受体的免疫不成熟使得移植物被接受,随之发生 GVHD,这最初被 Billingham 和 Brent[10]描述为栾特病(Runt disease)。

给两个纯品系之间杂交产生的第一代亲代杂交动物注射其父母任一方的淋巴细胞,也会发生类似的情况。"继发性疾病"一词是指受到致命辐射的动物注射外源性血液细胞重组后发生的 GVHD。该实验模型称为辐射嵌合体。

研究最多的动物是啮齿动物:小鼠、大鼠和仓鼠。在所有这些 GVHD 实验模型中,都观察到皮肤损伤,其严重程度因动物种类而异。

人类 GVHD 的历史概述

20 世纪 50 年代和 60 年代见证了人类 HCT 的早期尝试,包括自体移植和异体移植。异基因造血细胞 HCT 最初受到移植物排斥和 GVHD 的免疫问题的困扰,早期异基因骨髓移植(allogeneic bone marrow transplants,BMT)中只有 1/10 的患者临床有改善[11]。许多早期的开创性工作是由 Thomas 和他的同事[12]完成的,他们用狗来制订有效的全身照射计划,并引入甲氨蝶呤来预防 GVHD。HLA 系统的鉴定开启了 HCT 的新时代,在相匹配的同胞供体和受体之间进行移植。

在整个 20 世纪 70 年代和 80 年代,由于引入了环孢素预防 GVHD,异基因 HCT 手术的数量迅速增加[13]。在 20 世纪 80 年代和 90 年代,随着从供体骨髓中去除 T 细胞的各种负耗竭策略的引入,GVHD 在预防方面取得了重大进展。通过使用磁珠分选(high-gradient magnetic-activated cell sorting,MACS)方法从大量外周血前体细胞中分选 CD34$^+$前体细胞,间接实现了非常高水平的 T 细胞耗竭,解决了半相合(亲代)供体环境中 GVHD 的主要问题[14]。最后,GVHR 的抗白血病特性已经得到认可,并且在一些白血病易感患者中有意采用移植物抗白血病(graft-versus-leukaemia,GVL)效应。

发病机制

急性 GVHD

基本假说是 GVHD 的发生是由于供体 T 淋巴细胞与受体组织不相容抗原相互作用的结果。T 淋巴细胞被受体抗原激活,在体内分化,然后直接或通过二级机制攻击受体细胞,从而产生急性 GVHD(acute GVHD,aGVHD)的临床症状。在 HCT 中,供者的淋巴细胞被注入严重受损的宿主体内。潜在疾病、前期感染和调节机制的影响可能导致内皮细胞和上皮细胞大量的促炎性改变。供体细胞不仅会迅速识别外界环境,而且还会通过增加黏附分子[15]、细胞因子和细胞表面识别分子[16]的表达来促进炎症细胞的活化和增殖。免疫恢复期间的免疫失衡也可能在 GVHD 中起作用,如 T 细胞亚群恢复期间的失衡和自体移植患者注射环孢素后出现皮肤 GVHD[17]。

aGVHD 的发作取决于输注的淋巴细胞增殖和分化所需的时间。成熟的供体 T 细胞识别抗原呈递细胞表面上的受体肽——HLA 复合物(异体抗原),其中 HLA 分子和结合肽均为外界抗原。这些肽代表次要组织相容性抗原(mHAs),其中有一些已经被明确[18-20]。在 GVHD 的小鼠模型中,CD4$^+$细胞诱导 GVHD 向 MHC Ⅱ类(HLA-DR、HLA-DP、HLA-DQ)分化,CD8$^+$细胞诱导 GVHD 向 MHC Ⅰ类(HLA-A、HLA-B、HLA-C)分化[21]。在 HLA 匹配的 HCT 中,GVHD 可由其中一个亚群诱发,也可由两者同时诱发。针对同种异型抗原产生的细胞因子主要由 T 细胞的 CD4$^+$亚群(辅助性 T 细胞 1 型,即 Th1 型)分泌[22]。白介素 2(interleukin 2,IL-2)和 γ 干扰素(interferon-γ,IFN-γ)再进一步激活 T 细胞,诱导细胞毒性 T 淋巴细胞(cytotoxic T lymphocytes,CTLs)和自然杀伤(natural killer,NK)细胞反应,并在引发供体和残余单核吞噬细胞产生 IL-1 和肿瘤坏死因子 α(tumor necrosis factors-α,TNF-α)[23]中都起着核心作用。Th1 和 Th2 细胞因子的平衡对于 aGVHD 的发生(或预防)至关重要。

在早期和已发生的 GVHD 中角质形成细胞表达 HLA-DR 抗原。IFN-γ 可在体外诱导角质形成细胞表达 HLA-DR[24],提示 GVHD 中,激活的 T 淋巴细胞释放细胞因子,诱导 HLA-DR 的表达。然后,诱导的 HLA-DR 成为针对Ⅱ类抗原的 CTLs 的靶点。

导致 GVHD 中组织损伤的机制复杂。除了 CTL 和 NK 细胞造成的细胞损伤外,炎症细胞因子也起着重要的作用。TNF-α 可以通过诱导靶细胞坏死而引起直接的组织损伤,也可以通过凋亡或细胞程序性死亡来诱导组织破坏。在激活 TNF-α-Fas 抗原途径后,诱导细胞凋亡[25]。

GVHD 的靶器官证实了感染与 GVHD 之间的密切

关系。皮肤、胃肠道和肝脏都暴露于内毒素和其他可触发并放大局部炎症的细菌产物下。这些组织中有大量的抗原呈递细胞,例如巨噬细胞和树突状细胞,它们可能增强 GVHR。同样,接受 HCT 的患者经常发生病毒感染,特别是巨细胞病毒(cytomegalovirus,CMV)、疱疹病毒和 EB 病毒(Epstein-Barr virus),并可能触发或加重 GVHD。被病毒感染的细胞可以在其表面产生新抗原。即使被感染的细胞和具有免疫学功能的供体细胞都具有相同的组织相容性抗原,免疫系统也可能会将这些细胞识别为外来细胞并摧毁它们。

慢性 GVHD

慢性移植物抗宿主病(cGVHD)是异基因 HCT 后发病和死亡的主要原因[26]。在过去的 5 年,基于小鼠模型和临床研究,我们对 cGVHD 发病机制的认识有了显著的提高。现在认为 cGVHD 是由初始 T 细胞介导的,主要分化成高度炎症性的辅助性 T 细胞 17/细胞毒性 T 细胞 17 和滤泡辅助性 T 细胞,从而导致胸腺损伤和影响抗原提呈。这导致 T 细胞和 B 细胞异常激活和分化,它们协同产生分泌抗体的细胞,从而导致针对受体和供体共同的多态性和非多态性抗原抗体(同种抗体或自身抗体)的沉积[27-28]。

皮肤硬化的机制很可能与细胞因子对胶原合成的影响有关。体外实验表明,在植物血凝素(phytohaemagglutinin,PHA)刺激的淋巴细胞培养上清中存在的细胞因子,可促进成纤维细胞的胶原合成[29-31]。致病性 B 细胞和巨噬细胞反应分别导致抗体形成和 TGF-β 分泌,导致纤维化[28]。

Holmes 等[32]报道了一名播散性癌症患者,其皮肤和全身特征与 cGVHD 相似。作者认为,GVHD 样反应可能是由恶性肿瘤引起的"自身抗原"改变引起的。这一病例支持了 GVHR 不仅仅局限于骨髓移植或血液制品输血患者,也可能在自身抗原发生改变的情况下发生。这种自身抗原的改变可能是由病毒感染、恶性疾病或某些药物引起的。GVHD 这一更广泛概念可能有助于我们进一步理解所谓的"特发性"疾病的发病机制,如扁平苔藓、中毒性表皮坏死症(toxic epidermal necrolysis,TEN)和硬皮病。

病理

组织病理学

GVHD 皮肤活检的组织病理学特征分为 4 个阶段(表 157.1)。最早的病理学改变是血管周围的淋巴细胞袖套样浸润,通常见于扩张的血管和肿胀的内皮细胞周围。这些变化发生在最初 24h 内。下一阶段特征为基底细胞局灶空泡化,真皮上部和表-真皮交界处有轻-中度淋巴细胞浸润。GVHD 发生后的特征是基底细胞广泛空泡化,基底膜破裂,淋巴细胞迁移到表皮,表皮细胞间水肿(海绵水肿)(图 157.1)。退化的角质形成细胞(单个细胞坏死)可散在于整个表皮中,其中一些细胞核固缩,细胞质嗜酸性透明质化。这些坏死的角质形成细胞有时与一个或多个卫星淋巴细胞相毗邻,称为卫星细胞坏死[24](图 157.2)。在暴发性 GVHD 中,表-真皮交界处出现表皮分离,皮肤广泛剥脱,表皮坏死。

表 157.1　急性皮肤移植物抗宿主反应的组织病理学分级

分级	定义
1	基底细胞的局灶性或弥漫性空泡化
2	基底细胞空泡化;表皮细胞海绵水肿和角化不良
3	与海绵水肿和角化不全有关的表皮下裂隙的形成
4	表皮完全剥脱

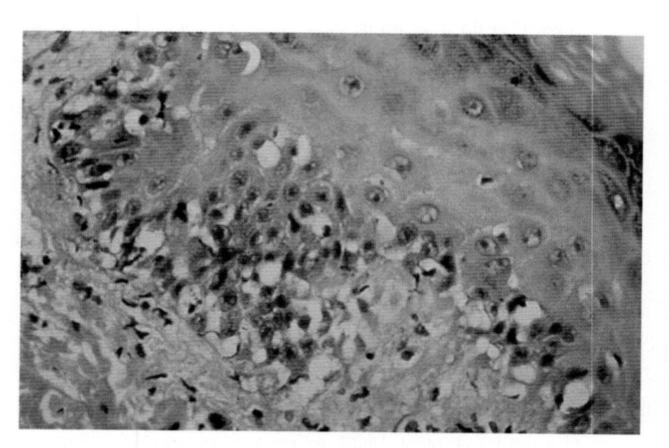

图 157.1　已确定的移植物抗宿主病:皮肤组织病理显示基底细胞空泡化、淋巴细胞浸润和单个角质形成细胞坏死(2 级)(HE 染色)

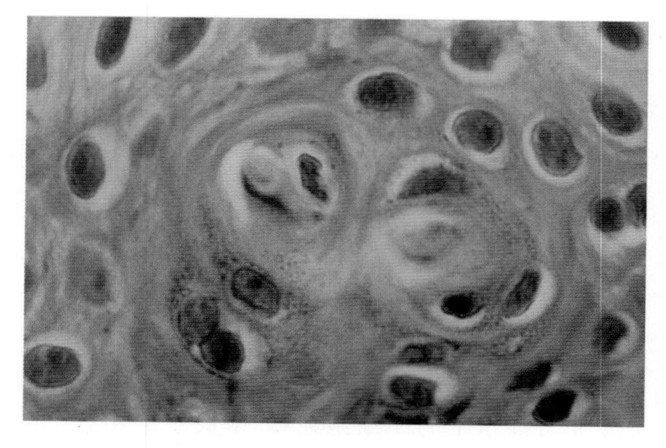

图 157.2　移植物抗宿主病中的卫星细胞坏死(HE 染色)

cGVHD 的组织病理学特征为表皮萎缩、角化过度、基底膜增厚、真皮上部结缔组织致密/均匀。基底层空泡变性、罕见或无炎症和嗜酸性小体形成。真皮增厚,胶原束透明样变伴有附属器结构的破坏。

在BMT中,皮肤活检是诊断GVHD和监测其病程的首选方法。虽然GVHD可在红色丘疹性皮损时被早期诊断,但目前还没有一种临床或病理特征能对GVHD进行特异性诊断[33]。全身放射治疗[34]和各种细胞毒性药物[35-36]均可诱发单个角质形成细胞坏死。使用甲氨蝶呤和羟基脲治疗银屑病的研究表明,细胞毒性药物可产生轻微的表皮损伤,包括偶见角质形成细胞坏死,稀疏的淋巴细胞浸润和基底细胞的空泡改变[37-38]。博来霉素、阿霉素和环磷酰胺也有类似的变化[36]。作者的研究结果显示,17例移植前的皮肤活检中有7例异常[39]。Sale博士和Seattle团队对aGVHD组织学特征的特异性提出了质疑[36]。三位病理学家对来自异基因、同基因或自体骨髓的骨髓移植患者的约49份皮肤活检标本进行了编码和"盲法"研究。这些作者得出以下结论:

1. 早期的皮肤组织学改变不能诊断GVHD,除非在其病程进展的后期(35~40天后),此时细胞毒性药物的作用通常已消失。

2. 嗜酸性小体伴或不伴卫星淋巴细胞是一个必要的标准,但由于它可能是由细胞毒性药物引起的,因此不足以确定GVHD的诊断。然而,在仅接受环磷酰胺和全身放射治疗的患者中,这种情况在第19天之后很少见。

3. 在某些情况下,需要每隔几天重复一次皮肤活检。如果表皮病变持续存在,则它们由细胞毒性药物引起的可能性降低,GVHD可能性增加。因此,GVHD的组织学诊断必须考虑全面。作者的发现强调了以移植前皮肤活检为基线检查的重要性。

免疫病理学

在作者(J. H.)和同事的一项研究中,利用一组单克隆抗体,采用间接免疫过氧化物酶技术对14例GVHD皮肤组织进行了检测[40]。对照组包括移植前皮肤、正常健康志愿者皮肤、扁平苔藓患者和皮肤T细胞淋巴瘤患者的皮肤。结果表明,皮肤GVHD具有以下免疫病理特征:

1. aGVHD的淋巴浸润以T淋巴细胞为主。

2. 供体来源的辅助性($CD4^+$)T淋巴细胞出现较早,并在血管周围积聚。

3. 抑制性/细胞毒性($CD8^+$)T淋巴细胞主要分布在表-真皮交界处和表皮中(图157.3)。

4. 在aGVHD中可检测到的朗格汉斯细胞数量显著减少。

5. aGVHD与角质形成细胞的HLA-DR表达相关(图157.4)。

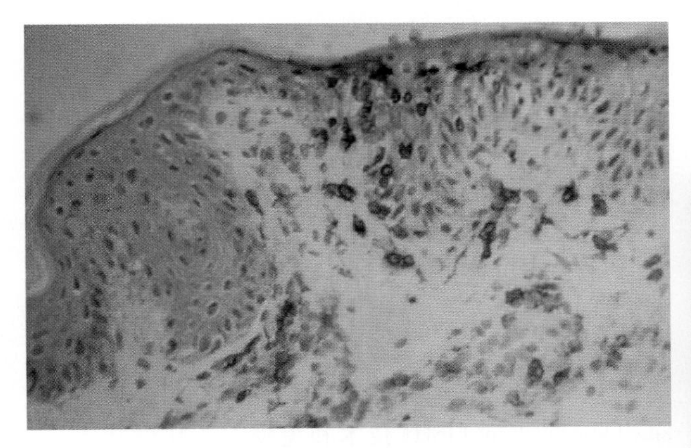

图157.3 间接免疫过氧化物酶技术显示,表-真皮交界处和表皮中存在$CD8^+$ T淋巴细胞

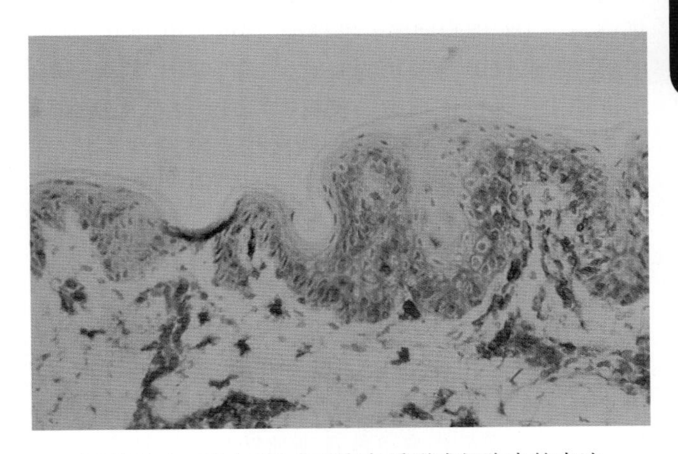

图157.4 HLA-DR在基底角质形成细胞中的表达

6. cGVHD中血管周围辅助性($CD4^+$)T淋巴细胞的数量持续增加。

$CD8^+$细胞与受损的角质形成细胞接触,强烈提示这些细胞具有细胞病变潜能。抗Leu-7染色标记的NK细胞和$CD8^+$细胞亚群的数量较少。

在aGVHD、扁平苔藓和2/6例皮肤T淋巴瘤患者中,均见角质形成细胞的HLA-DR(Ⅰa)染色。在正常或移植前皮肤活检中未观察到HLA-DR的表达。对大鼠的研究表明,在接触超敏反应过程中,皮肤可诱发Ⅰa染色,但皮肤受到机械或化学损伤后却不会出现这种染色[41]。Scheynius和Tjernlund[42]已经证明,结核菌素反应可诱导角质形成细胞表达HLA-DR。这些事实表明,角质形成细胞的HLA-DR或Ⅰa染色是细胞免疫的结果。Breatnach和Katz[43]研究显示,在急性皮肤GVHD的小鼠模型中,角质形成细胞在aGVHD中合成了Ⅰa抗原。

Lampert等[44]以及Mason等[45]在F1杂交大鼠及人GVHD中[46]观察到aGVHD中朗格汉斯细胞数量的减少。然而,在这些研究中没有对照组。作者的研究(J. H.)证实,在aGVHD皮肤活检中可检测到

CD1a⁺树突状细胞(朗格汉斯细胞)数量显著减少,尽管移植前皮肤活检与正常对照组相比朗格汉斯细胞数量略有减少,但推测这可能与化疗有关。这些结果表明,朗格汉斯细胞可能是皮肤 GVHD 的主要靶标[39-40]。当体内使用阿仑单抗(alemtuzumab,Campath-1H,针对 CD52 的单克隆抗体)来耗尽移植物中的 T 细胞时,它也可以通过从受体中去除朗格汉斯细胞来降低 GVHD。

这些免疫病理结果在最近的一项更详细的研究中得到了再现,该研究利用荧光原位杂交(fluorescent in situ hybridization,FISH)技术和免疫组织化学技术,研究了 7 例性别不匹配的同种异体 HCT 患者皮肤免疫功能的变化。诊断为 aGVHD 时,表皮中存在供体来源的细胞,且 CD8⁺细胞增多。移植前、移植后第 14 天、移植时(除非 aGVHD 与移植同时发生)和 aGVHD 未受影响的皮肤中均无供体细胞。表皮内 CD1a⁺朗格汉斯细胞在第 14 天的活检中被耗尽,在接受全清髓性移植/全身照射的患者中最低,计数与 aGVHD 的存在没有差异[47]。

临床特征 GVHD 的主要靶组织包括皮肤、胃肠道和肝脏上皮细胞。皮肤症状通常是 GVHD 最早的表现[39,48-50]。传统上将临床表现分为急性期和慢性期,分别发生在移植第 100 天之前和之后。这种区别很难精确定义,因为急性病变可能逐渐地转化为慢性病变,而类似于 aGVHD 的综合征也可能在第 100 天后出现,这在最近引入的极低强度的骨髓移植手术后被特别描述。因此,cGVHD 诊断标准是根据实际的临床表现来定义,而不是根据其发生的时间[51]。

作者(J. H.)[39]研究的 100 例 BMT 患者中,76 例发生了 GVHD(表 157.2)。76 例(100%)均出现发热和皮疹,46 例(61%)有急性胃肠道症状,28 例(37%)有肝脏受累。76 例患者中,23 例(30%)出现了 GVHD 的慢性皮肤改变。

表 157.2 骨髓移植后患者移植物抗宿主病(GVHD)的发生率

	患者数量	GVHD
再生障碍性贫血	16	12
白血病		
急性淋巴细胞白血病	50	42
急性髓细胞白血病	5	3
范科尼贫血	3	3
免疫缺陷病	11	4
先天性代谢缺陷	15	12
总数	100	76

资料来源:Harper 1985[39].

急性 GVHD

aGVHD 最常见的表现是躯干和四肢出现红色丘疹(图 157.5),通常从面部开始,亦影响掌跖。通常,aGVHD 出现在造血重建时,即移植后 10~14 天。在作者的系列文章中,aGVHD 出现在从移植后 5~60 天不等。更严重的 aGVHD 表现为红皮病,随后出现表皮分离以及大疱。Peck 和同事报告了 TEN 为 aGVHD 的暴

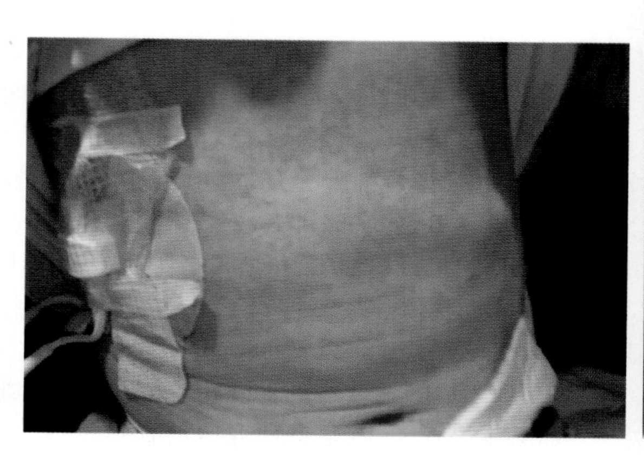

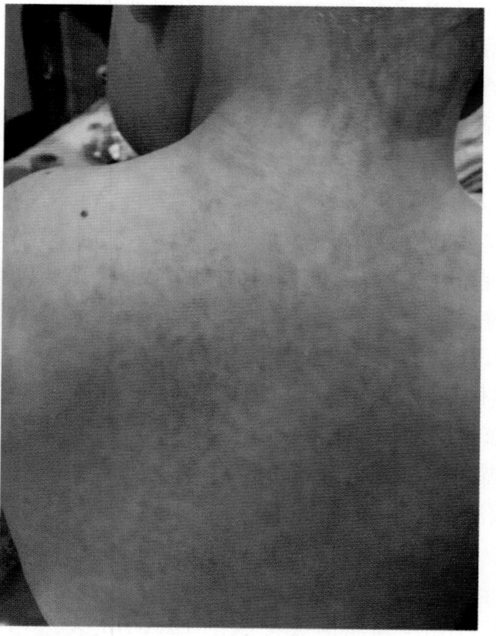

图 157.5 急性移植物抗宿主病:早期表现为麻疹样皮疹

发性表现[52]，100 例患者中发现了 3 例 TEN，死亡率高：在 100 例患者中，1 例死于严重的 aGVHD，另 2 例死于败血症。在水疱形成的区域，真表皮分离，类似于药物诱导的 TEN。aGVHD 的严重程度取决于组织不相容的程度，当使用不匹配的供体时，其病情更严重。

aGVHD 的其他表现包括发热、胃肠道和肝功能紊乱。肠道受累表现为腹泻、恶心和呕吐。腹痛和肠梗阻是疾病严重的表现。肝脏受累导致谷草转氨酶（aspartate transaminase，AST）和谷丙转氨酶（alanine transaminase，ALT）升高，结合型高胆红素血症和碱性磷酸酶升高。

各个器官系统分级和总 GVHD 分级的计算分别见表 157.3 和表 157.4。严重程度为Ⅰ级或Ⅱ级的 GVHD 患者，其 6 个月的移植相关死亡率与没有 GVHD 的患者相似。然而，Ⅲ级 GVHD 患者在 6 个月时有 50% 的死亡率，而Ⅳ级 GVHD 通常是致命的[53]。

表 157.3　临床医生对移植物抗宿主病的分级：个体系统

皮肤（皮疹，%BSA）	GI[腹泻，mL/(kg·d)]	肝脏（胆红素，μmol/L）	分级
<25	8~15	12~20	1
25~50	16~25	20~50	2
>50	>25	>50	3
表皮剥落	疼痛/肠梗阻	AST/ALT 升高	4

注：BSA，体表面积；GI，胃肠道。

表 157.4　临床医生对移植物抗宿主病的分级：总体分级

皮肤	胃肠道	肝脏	分级
1~2	—	—	Ⅰ
1~3	1	1	Ⅱ
2~3	2~3	2~3	Ⅲ
2~4	2~4	2~4	Ⅳ

虽然 GVHD 的发生仍存在相当程度的不可预测性，但仍有许多公认的危险因素。这些包括：供者和受者之间的 HLA 差异，微小的 MHC 抗原差异（例如，接受经产女性骨髓移植的男性受者的 Y 染色体[54]），移植前治疗的强度[49,54]，供者和受者年龄的增长，以及移植后的病毒感染[55]。在脐带血（umbilical cord blood，UCB）移植受者中，HLA 匹配或与一种或两种抗原不匹配的受者没有严重程度大于Ⅰ级的 aGVHD[56]。根据所有这些因素，GVHD 的风险可在 15%~70%[57]。

慢性 GVHD

Socié 和 Ritz 在 2014 年发表了一篇综述，着重介绍了 cGVHD 的病理生理学和诊断分类标准方面所取得的进展[58]。当患者在 aGVHD 和其他并发症（尤其是感染）中幸存下来时，皮肤病变要么完全消失，要么逐渐发展并演变成 GVHD 的慢性表现。cGVHD 的发生率为 30%。所有发生慢性皮肤改变的患者都有过急性表现。Seattle 团队研究的一系列移植患者中[59]，92 名存活 150 天或更长时间的患者中有 19 名（21%）出现 cGVHD，这表明其是一个严重的问题；其中 5 名患者的 cGVHD 没有出现过急性反应。GVHD 的慢性皮肤表现包括扁平苔藓样病变、色素改变和硬化。

在作者的系列文章中，从移植后第 29 天到第 350 天，发生了各种各样的苔藓样病变。颊黏膜受累是常见表现。Saurat 和 Gluckman[60] 指出，口腔病变总是先于 cGVHD 的皮肤病变。然而，作者的观察并没有证实这一点。黏膜病变与特发性扁平苔藓相似，颊黏膜、牙龈、舌和腭呈白色网状纹。生殖器扁平苔藓病变也有报道[59-60]，并在作者的系列报道中出现过一例。皮肤上出现的扁平苔藓丘疹与特发性扁平苔藓[61-63] 相似，具有多边形，紫罗兰色，有光泽的丘疹和 Wickham 纹。尽管病变在本质上仍然是苔藓样，但比起扁平苔藓不那么典型。病变通常呈网状分布，尤以四肢多见，提示与血管网有关。当皮损广泛时，一般不会出现在特发性扁平苔藓的好发区域，例如手腕屈侧部位。

类似毛发扁平苔藓的毛囊性病变是 cGVHD 的早期表现。在作者报道的苔藓样病中 2 例有 Koebner 现象。有人认为苔藓样病变多发生在先前出现 aGVHD 皮疹的区域。作者没有观察到任何证据支持这一观点，尽管有一名患者的手掌上确实出现了微小的苔藓样丘疹，这在特发性扁平苔藓中是不常见的。2 例患者发生了指甲受累。典型表现是指甲变脆、开裂并出现嵴状突起[64]。Touraine[61]、Saurat[63] 以及 Shulman[59] 等报告了瘢痕性脱发，但在作者的研究中没有注意到这一点。头发会变脆甚至脱发，甚至在儿童中也会发生。头发过早变白也很常见。

色素沉着是 cGVHD 常见的表现，可表现为弥漫性、网状或毛囊性。病变可能有皮肤异色改变[59,61,66]。色素减退少见。色素变化先于硬化的发生。

皮肤硬结和硬化是 GVHD 的晚期表现。病变往往是局限性的[2,67-68]，或进展为广泛性硬化（泛发性硬皮病）。可表现为结节/瘢痕疙瘩样病变[69]。可能会出现溃疡（尤其是在受压点[61,64,70]）和使关节活动受限的屈曲挛缩[71-72]。在作者的系列文章中，有 4 例患者的皮肤出现了类似硬斑病样的改变，其中一个男孩的皮损很广泛。在这些患者中，皮损病变稳定或逐渐改善，没有患者发展到更严重的后遗症。这可能与他们长期使用泼尼松龙和硫唑嘌呤有关。Saurat 等[63] 认为这些晚期的变化更像是硬化萎缩性苔藓，特别是生殖器部位的皮损。Shulman 等[59]注意到他们的 19 例患者中有 2 个有包茎，这一观察结果可能会支持 Saurat 的假设。然而，食管受累[73]和皮下钙化[74]提示本病的病程更像硬皮病。

慢性 GVHD 的其他表现

慢性 GVHD 可表现为多种自身免疫或结缔组织疾病[29]，与硬皮病、红斑狼疮、皮肌炎、多肌炎、原发性胆汁性肝硬化和慢性活动性肝炎有重叠的特征。干燥综合征(Sjögren syndrome)的发生是有据可查的[59,74]。在作者的研究中，有一位 cGVHD 的苔藓样病变的患者，同时观察到眼干燥症、结膜炎和口干症。Gratwhol 等[74]报道了一例移植术后 19 个月的患者，其皮肤表现在临床和组织学上类似盘状红斑狼疮。作者曾见过与 cGVHD 相关的白癜风和多肌炎。cGVHD 的内脏表现主要是吸收不良和慢性肝炎。慢性肝损伤伴进行性胆管破坏可导致原发性胆汁性肝硬化[75]或类似慢性活动性肝炎的综合征。大多数 cGVHD 患者往往有长期的体液和细胞免疫缺陷，更容易受到细菌、病毒和真菌感染。cGVHD 实验室检查可发现肝功能异常、嗜酸性粒细胞增多、低丙种球蛋白血症伴多克隆免疫球蛋白 G(immunoglobulin G, IgG)或 IgM 升高，以及多种循环自身抗体，特别是抗核抗体、抗平滑肌抗体和抗线粒体抗体。

鉴别诊断 急性皮肤移植物抗宿主病的鉴别诊断包括放疗反应、药物反应、湿疹、铁过载和感染。通常，这些可以在临床上区分，但诊断的主要实际问题包括：①由于免疫抑制或抗生素导致的药物性皮炎；②由于乙型肝炎或 CMV 引起的病毒血症，可能是引起皮疹的原因。如组织学一节所述，GVHD 没有明确的诊断标准；然而，皮肤活检可提供有用的信息以支持诊断。已明确了可能有助于 cGVHD 的诊断和监测的候选生物标志物[76]。最近一项研究[77]回顾了多中心“慢性 GVHD 联盟”前期报道的 cGVHD 标志物的准确性，并表明一小部分 RNA 生物标志物(IRS2、PLEKHF1 和 IL1R2)结合特定的临床变量(受体 CMV 血清状态和调节方案强度)，可以提高 cGVHD 诊断的准确性。

治疗和预防

预防

对于适当选择 GVHD 的预防措施有一些指导原则：同卵双胞胎移植不需要 GVHD 预防；16 岁以下儿童标准风险匹配的同胞供者移植中使用环孢素和短疗程甲氨蝶呤或霉酚酸酯(mycophenolate, MMF)[78]；而在非相关供体移植中，通常使用阿仑单抗(alemtuzumab)或抗胸腺细胞球蛋白使体内 T 细胞耗竭。对于单倍型不匹配(亲本)移植，需要大量的 4~5 对数 T 细胞消耗，这一点现在很容易通过 CD34 选择技术(例如 CliniMACS)实现，这通常可以确保移植体返回的 $CD3^+$ 细胞数量不超过 1×10^5/kg。最近一种单倍体相合移植的方法是在干细胞移植(stem cell transplant, SCT)后的第 3 天和第 4 天给患者注射高剂量环磷酰胺，以达到体内同种异体反应细胞的耗竭[79]。在没有慢性 GVHD 的情况下，预防性免疫抑制可在 SCT 后约 3~6 个月且无并发症时停止，这表明最初注入的识别宿主同种抗原异体的 T 细胞的寿命有限，或者出现了防止 T 细胞造成免疫损伤的调节机制。SCT 后在宿主胸腺中发育的 T 细胞不会引起 GVHD，因为宿主胸腺上皮细胞能诱导 T 细胞失活和进行阴性选择。在某种程度上，GVL 效应可能与 GVHD 平行，因此完全废除 GVHD 可能是不可取的[80-81]。

急性 GVHD

几种药物已用于治疗 aGVHD，并取得了不同程度的成功。大剂量糖皮质激素，如静脉注射大剂量甲泼尼龙，对 aGVHD 产生显著疗效，被广泛用作一线治疗[82]。虽然皮肤 GVHD 对药物反应迅速，但肝脏和肠道 GVHD 可能具有耐药性，有些患者对糖皮质激素药物不敏感。糖皮质激素难治性 GVHD 的治疗策略尚不明确[83]，疗效仍令人不满意。抗胸腺细胞球蛋白和各种单克隆抗体，包括阿仑单抗、抗 IL-2 受体[84-85]、抗 CD5[86]、抗 CD2 和抗肿瘤坏死因子(英夫利西单抗)已经在难治性病例中取得一些效果。对于侵袭性较低的疾病，他克莫司可以代替环孢素[87]，或者可以与任一种药物联合 MMF。最近，西罗莫司(雷帕霉素)[88]、间充质干细胞/间质细胞[89]和 JAK1/2 抑制剂鲁索替尼(ruxolitinib)[90]已被用于激素难治性 GVHD，并取得了一定的疗效。

慢性 GVHD

cGVHD 的治疗目的是减轻疾病症状、控制症状、预防损伤和残疾。随着免疫耐受的逐渐发展，控制 cGVHD 所需的治疗强度逐渐降低。治疗中存在着过度治疗、药物相关毒性以及治疗不足的风险。因此，对 cGVHD 的适当治疗需要进行持续的再校准，通过一系列的尝试来降低免疫抑制治疗的强度[91]。

局部用药可能足以治疗某些 cGVHD 症状。事实上，根据美国国立卫生研究院(National Institutes of Health, NIH)的共识标准，如果 cGVHD 较轻，建议首先尝试局部治疗[51]。对于需要强烈 GVL 效应的高危恶性肿瘤患者，也建议首选局部治疗(见下文)。有效的局部治疗包括环孢素溶液漱口水[80,92]及强效糖皮质激素吸入剂(如倍氯米松)治疗口腔糜烂性扁平苔藓，强效或超强效外用糖皮质激素软膏(丙酸氯倍他索)用于包茎或其他部位的局限性cGVHD。其他的方法包括人工泪液用于眼部受累和定期涂抹防晒霜。

对于中度或重度cGVHD患者，首选泼尼松龙治疗，开始剂量为1mg/kg，持续2周，逐渐减量至隔日使用泼尼松龙1~2个月。硫唑嘌呤常被用作激素应用间歇期药物。添加钙调神经磷酸酶抑制剂，如环孢素，也可能是有益的[92]。在停止环孢素预防后发生的cGVHD在重新使用药物时通常会消退，但一些患者在环孢素治疗期间出现cGVHD[13]。局部硬斑病样损害可能逐渐改善[39]。然而，严重的进行性消耗性疾病伴免疫缺陷、肝损害和硬皮病并非总是可以控制的；硬皮病可能会产生永久性畸形，在GVHD消退后，这种畸形仍然存在，需要积极的物理治疗和职业健康干预。

当一线治疗对cGVHD无效时，有许多挽救治疗方法可供选择，大部分数据来自成人患者：利妥昔单抗[93]、西罗莫司[94]、沙利度胺[95-96]和高剂量甲泼尼龙[97]。Jacobshon[92]回顾了包括儿童数据的挽救疗法，包括MMF[98]、戊抑素[99]和羟氯喹[100]，在临床效果的基础上，有希望减少50%糖皮质激素使用量。然而，主要的缺点仍然是增加感染的风险，因此，必须仔细监测感染情况；必须使用足够的抗病毒和抗真菌药物。

伊布替尼（ibrutinib）是一种新的小分子药物，它与Bruton酪氨酸激酶（Bruton's tyrosine kinase，BTK）蛋白结合，后者对B细胞的活化有重要作用。它用于治疗慢性淋巴细胞白血病、Waldenstrom巨球蛋白血症。2017年8月，美国FDA批准伊布替尼用于治疗在一种或多种其他全身治疗失败后的成人cGVHD[101]。这是FDA首次批准治疗cGVHD的疗法。

体外光分离置换疗法（extracorporeal photopheresis，ECP）对患有激素难治性GVHD的儿童（急性和慢性GVHD）[106]均有疗效[102-105]，与其他挽救性治疗相比，其感染风险可能更低。ECP是指采集自体外周血单个核细胞，与光活性药物8-甲氧沙林（该药物诱导淋巴细胞凋亡）一起孵育，然后输注回体内。ECP的免疫效应以耐受性调节为特征，包括诱导调节性T（Treg）淋巴细胞，这些T细胞抑制GVHD活性，但不会进一步免疫抑制，有助于减少免疫抑制治疗[107]。

光化学疗法（photochemotherapy，PUVA：补骨脂素和UVA）可能有助于治疗经全身治疗不能完全控制的苔藓样GVHD[108]。PUVA治疗硬皮病性GVHD的疗效更具争议性，且存在一定的皮肤恶性肿瘤的风险[109]。

疗效反应取决于单器官或多器官系统是否累及，血小板计数低于50×10^9/L预后较差[110]。

移植物抗白血病效应

有几项证据表明，同种异体活性供体细胞可以发挥重要的抗白血病作用[111]。这种GVL效应的一个机制是通过细胞毒性T细胞识别受体细胞上主要和/或次要的组织相容性抗原介导的。因此，它也可能涉及导致GVHD的细胞，尽管其他GVL机制可能更具白血病特异性[112]。GVL反应在GVHD存在和/或供体与受体HLA差异增大时更为明显，例如在来自不相关供体的移植中[113]。GVL效应似乎也是疾病特异性的，在慢性髓系白血病中GVL效应最强，在急性淋巴细胞白血病中GVL效应最小，这可能是由于靶抗原的共表达或非共表达所致[114]。Gale和Fuchs[115]回顾了这一主题，并讨论了GVL是由于白血病的免疫特异性，或者是由于供体免疫细胞与白血病细胞上不同受体HLA和非HLA组织相容性抗原反应的结果，或两者兼而有之。

为什么移植物抗宿主病对皮肤科医生来说很重要

GVHD是HCT的常见并发症，致死率高。皮疹通常是GVHD的第一个征象，早期识别和治疗是必需的。对皮肤的影响可能是主要的致病因素，如TEN。最后，GVHD是其他“特发性”皮肤病的生物学模型，如扁平苔藓、TEN和硬斑病/硬皮病。对GVHD相关机制的了解将有助于更好地理解这些“特发性”疾病的病理生理学。

（顾艳 译，余红 校）

参考文献

见章末二维码

第三十三篇 口腔

第 158 章 口腔黏膜与舌

Jane Luker, Crispian Scully

摘要

本章介绍了口腔黏膜、舌和牙龈黏膜的病变，这些病变可以仅仅是口腔局部的病变，也可以是系统性疾病或感染性疾病的局部表现。主要描述常见疾病如复发性阿弗他口炎，以及如何鉴别与之相关的系统性疾病，以及可能诱发、加重口腔溃疡的缺陷性疾病。本章还将描述一些医生不熟悉，但可能会引起幼儿父母关注的正常变异，如毛舌、游走性红斑、Fordyce 斑点（福代斯斑点）等。

要点

- 儿童复发性口腔溃疡的最常见原因是复发性阿弗他口炎。
- 儿童口腔溃疡可与急性感染相关，偶与系统性疾病或综合征相关。
- 儿童鹅口疮可能提示潜在血液或免疫问题。
- 学龄前儿童的牙龈炎罕见，应注意排查是否存在系统性疾病。
- 对口腔皮疹存在疑虑时，应咨询口腔科医生的意见。

引言

口腔黏膜皮损可单独发生，既可以是单一疾病，也可能是系统性疾病的口腔表现，或者可能由医源性因素或者外界抗原刺激诱发。口腔皮损可作为系统性疾病的临床表现或者主要特点。本章介绍了皮肤科医生会在门诊中被咨询或者患者在体检中被皮肤科医生发现的口腔皮疹。因本章篇幅有限，对所涉及的皮疹的所有细节难以完全详述，具体细节可在口腔黏膜专科书籍中查阅。本章不涵盖牙齿相关疾病。

口腔溃疡

口炎是用于描述口腔黏膜炎症的术语，可呈急性或者慢性病程。口腔疼痛多由某种形式的口炎引发，其中最常见的原因为口腔溃疡，口腔溃疡的定义是口腔黏膜的局部不完整。本节所涉及的口腔溃疡可由包括系统性疾病在内的多种原因诱发。

复发性阿弗他口炎

定义 复发性阿弗他口炎（recurrent aphthous stomatitis, RAS）发病率高达 20%，是最常见的口腔疾病之一，仅次于龋齿、牙周疾病和创伤性溃疡。该病通常起病于儿童期，成年后自发减轻，以间歇性发作的浅表痛性溃疡为特征。依据 RAS 的定义，其仅有口腔表现，无任何其他临床症状。类似于 RAS 的溃疡被称为阿弗他溃疡（aphthous-like ulceration, ALU），可由多种因素引发，例如周期综合征等自身炎症性疾病。

病因 RAS 的病因尚未完全阐明[1]。该病具有一定的遗传易感性，研究发现 1/3 的 RAS 患者有阳性家族史，且 HLA-A2、HLA-A11、HLA-B12 和 HLA-DR2 的表达频率增加。有关免疫现象的报道均未经证实或存在争议，目前为止仍无证据提示 RAS 为典型的自身免疫性疾病。部分患者发病与压力相关，部分女性患者黄体期溃疡的现象提示该病与激素水平存在联系，部分患者的发病与奶酪或巧克力等特定食物的摄入有关。在接受调查的溃疡患者中，约有 10%～20% 患者存在潜在的血液异常，通常是血清铁蛋白、维生素 B_{12} 或红细胞叶酸水平过低[2]。大约 3% 的 ALU 患者存在乳糜泻。其他可能导致吸收不良并伴有溃疡的胃肠道疾病包括克罗恩病和恶性贫血等。ALU 还与人类免疫缺陷病毒（human immunodeficiency virus, HIV）感染、白塞综合征、自身炎症性疾病和 Sweet 综合征有关。

病理 虽然少见，但溃疡形成之前可伴有基底细胞层淋巴细胞浸润、真皮内血管周围单核细胞聚集。一旦上皮发生溃疡，其表面有纤维素样渗出物(屑痂)覆盖伴浅层中性粒细胞浸润，单核细胞主要浸润在更深层位置。

组织病理学不是诊断性的，诊断主要依赖于临床病史。

临床特点 如表 158.1 所示，RAS 可分为三种临床类型。

表 158.1 复发性阿弗他口炎的临床特征

	轻型	重型	疱疹样
发病率	80%	10%	10%
年龄/岁	10~19	10~19	20~29
性别(女:男)	1.3:1	0.8:1	2.6:1
所在部位膜	非角化性黏膜	任何区域	任何区域
数量	1~5	1~5	1~100
大小	<10mm	>10mm	1~2mm
持续时间/天	7~10	7~10	7~10
瘢痕	8%	64%	32%
复发	1~4 个月	<1 个月	<1 个月
疾病持续时间/年	<5	>15	>5

轻型阿弗他口炎

同义词

Mikulicz 溃疡

轻型阿弗他口炎占 RAS 的 80%，是最常见的类型。溃疡通常在儿童期或青少年时期起病，男女比例约为 1:3。溃疡直径多在 10mm 以内，平均直径约 3~4mm，常发生于口底、颊部或唇部等非角化性活动性黏膜上，通常 1~5 个溃疡。每隔 1~4 个月复发一次，溃疡浅表，为圆形或卵圆形的、有白色凹陷、伴有红色炎症性晕环。病变在 7~10 天内愈合，很少遗留瘢痕(8%)。溃疡可频繁发作，无法彻底治愈。随着孩子年龄的增长，轻微的 RAS 发生的频率变低，不构成严重困扰。

重型阿弗他口炎

同义词

Sutton 溃疡，复发性坏死性黏膜腺周炎

重型阿弗他口炎约占 RAS 的 10%，比轻型阿弗他溃疡大得多，直径约>10mm，多为 1.5~3.0cm。1~6 个溃疡可同时出现于口腔任何区域，疼痛程度较轻型阿弗他溃疡明显加剧。除了皮疹有坚实的隆起边缘及面积较大的特点外，其他临床表现与轻型阿弗他口炎相似(图 158.1)。重型阿弗他口炎的愈合伴随纤维化，会导致瘢痕形成(64%)，愈合时间约 1 个月或更长。不同于轻型阿弗他口炎，重型阿弗他口炎复发的时间间隔较短(4 周内)。

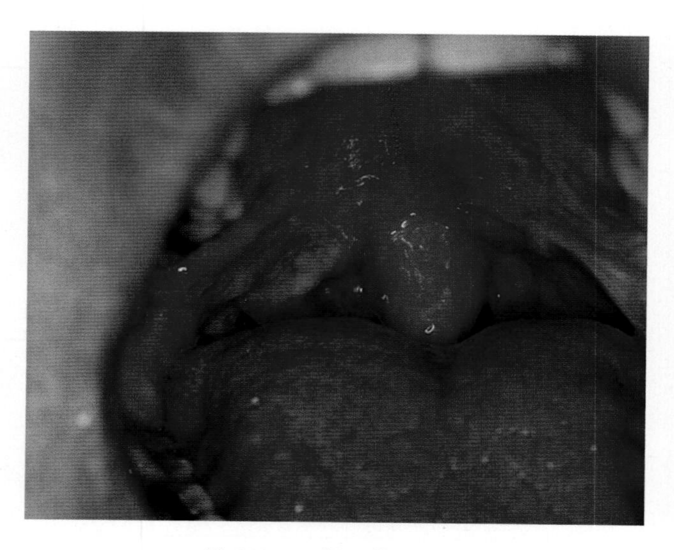

图 158.1 腭阿弗他口炎

疱疹样溃疡

较前述两种溃疡，疱疹样溃疡发病人群年龄较大(20~29 岁)。临床特征如表 158.1 所示。

鉴别诊断 RAS 的诊断依靠临床表现及病史。重要的是要除外潜在的易感因素，如血液病或腹腔疾病，并应询问是否存在生殖器溃疡，以排除白塞综合征。组织活检不在诊断条件之列，但需对无法愈合的重型阿弗他口炎进行活检以排除肿瘤。

治疗 儿童 RAS 的治疗[3]大多是对症处理，效果不佳，除非发现和纠正潜在的易感因素。大多数患者的 RAS 会随着年龄的增长而自然消退，如需对症治疗，最好是系统地进行治疗，建议从无副作用或者副作用小的局部外用药物开始尝试，直至找到可以缓解症状的药物。

通常从葡萄糖酸氯己定(0.2%)或盐酸苄达明漱口水或漱口水喷雾开始尝试，大多可以明显缓解症状，喷雾制剂尤其适用于儿童。

将 250mg 四环素胶囊溶于 5mL 水中制成的四环素漱口水可能有效控制溃疡，特别是疱疹样溃疡。但因为四环素的部分摄入会导致幼儿牙齿变色，因此不适用于幼儿。外用糖皮质激素如琥珀酸氢化可的松微丸(Corlan 2.5mg，每日 4 次)通常有效。贝多肽吸入剂

(50μg 或 100μg)可用作口腔局部喷雾剂,每日喷 4~6 次。使用可溶性倍他米松片(0.5mg)加入 15~20mL 水中制成的漱口水,每次含漱 3 分钟,每日 4 次,可能对青少年有效,但不适用于幼儿。

极罕见情况下,需要全身性糖皮质激素或其他免疫抑制剂(如硫唑嘌呤或秋水仙碱)来控制溃疡的情况,只有在别无他法的情况下方可用于儿童,且必须予以仔细监测。甘草酮、苯达明、氨苯砜、色甘酸钠、左旋咪唑和抗肿瘤坏死因子药物(如戊氧氟林或沙利度胺)等多种"疗法"可用于 RAS 的治疗,但它们疗效或不确切,或有严重的不良反应。

自身炎症性疾病

自身炎症性疾病是由固有免疫系统的原发性功能障碍引起的疾病,包括周期性综合征、克罗恩病以及白塞综合征等,通常表现为口腔溃疡,伴或者不伴反复发作的发热、腹痛、关节炎或皮疹,症状可重叠,多种表现在一定程度上会不利于准确诊断。

白塞综合征

定义　白塞综合征(Behçet 综合征)是一种多系统疾病,多数患者有口腔受累,表现为 RAS。生殖器、眼睛、皮肤和关节也可能受累。白塞综合征的临床诊断取决于至少存在 3 种可能的临床表现,例如口腔生殖器溃疡和葡萄膜炎(见第 150 章)。

病因　白塞综合征的病因不明。尽管越来越多的证据提示免疫学病因,但是因为免疫学结果差异较大,无法应用于诊断或者疾病管理。研究表明,HLA-B5、HLA-BW51 和 HLA-DR7 与白塞综合征相关。

白塞综合征可发生在包括儿童时期的任何年龄段,最常见的是 30 岁左右的成年男性。患者多有家族史,在日本、中国、地中海和中东等特定地理区域的人群中患病率也较高[4]。

临床特征　最常见的临床特征是口腔溃疡(90%~100%),最易累及后咽部,临床表现和组织病理学与 RAS 无法区分。溃疡可能发生肛门和生殖器等部位。皮损常见表现包括结节性红斑、脓疱及针刺反应阳性。病程短暂,可自发缓解。

鉴别诊断　复发性口腔溃疡可能是白塞综合征的首发甚至唯一症状,但只有极少数复发性口腔溃疡患者发展为白塞综合征。然而,在考虑诊断 RAS 时必须始终注意除外白塞综合征,因为与 RAS 不同,它是一种系统性非自限性疾病。

口腔和生殖器溃疡亦可能是由叶酸缺乏引起,并与眼部损害、多形红斑或者溃疡性结肠炎同时发生。

治疗　口腔溃疡可以像 RAS 一样对症处理。其他临床表现需要进行免疫抑制剂治疗。环孢素和氨苯砜的使用尚无定论,秋水仙碱可能有效。由于沙利度胺的致畸性,使用需要高度谨慎,权衡利弊可考虑用于顽固性口腔生殖器溃疡。

MAGIC 综合征

MAGIC 综合征与白塞综合征存在重叠,可导致大关节病变。MAGIC 是口腔和生殖器溃疡合并软骨炎(mouth and genital ulcers with inflamed cartilage)的英文首字母缩写[5]。

口腔溃疡的局部诱因

外伤、辐射、热或化学因素均可导致溃疡。

外伤性溃疡

口腔黏膜处的外伤很常见,比如锋利的牙齿折断、牙科矫治器或自身创伤,尤其是先天性疼痛不敏感、Lesch-Nyhan 综合征、癫痫、手足徐动症和学习障碍等导致的自身创伤等均可导致溃疡发生,在去除致病因素后,症状会自行消失。

临床特征　创伤性溃疡的临床表现取决于病因。身体创伤会引起类似于轻型或者重型阿弗他口炎的局部溃疡。咬舌头或咬脸颊会引起形状更不规则的溃疡,多伴有角化边界。摄入温度高的食物或饮用腐蚀性/酸性物质而造成的热和化学创伤会引起更广泛的溃疡,常见于舌头和腭。特别是在结缔组织缺少的情况下,溃疡会形成瘢痕性愈合。

口腔溃疡也可能是由非意外伤害引起的。非意外损伤引发的口腔溃疡多伴发口外或口腔周围的其他病变,可能累及唇黏膜,特别是唇系带。当试图用手捂住患儿口部使其安静下来时,唇系带可能会继发撕裂和溃疡。

鉴别诊断　如本节所述,应始终考虑其他原因引起口腔溃疡的可能性。

治疗　通常情况下,除了安慰性措施外,不需要任何治疗。盐酸苄达明可以作为漱口水或喷雾剂以解决疼痛问题。由尖锐牙齿或正畸器具引起的溃疡应通过专科医生作适当处理。聚乙烯咬合夹板可能有帮助减轻自残引起的伤害。如果溃疡在去除致病因素后 2~3 周内不能愈合,应进行活检以除外肿瘤。

如果怀疑虐待儿童的可能性,应根据当地政策采取适当措施。

感染

多种感染可能导致口腔溃疡/口炎,主要分为病毒、真菌和细菌三类。

病毒感染

儿童的急性病毒感染可能会引发口腔溃疡。累及口腔的急性病毒感染症状非常相似,但皮损分布可能有所不同。一般情况下,若怀疑病毒感染,可根据临床表现和流行病学资料进行诊断。只有在病毒鉴定很重要的时候(例如在免疫功能低下的患者中)才进行培养和聚合酶链反应(PCR)研究来鉴定病毒种类。

疱疹性龈口炎(见第 50 章)

病因 单纯疱疹病毒 1 型及日益增多的单纯疱疹病毒 2 型可引起原发性疱疹性龈口炎。原发性疱疹最常见于幼儿(2~4 岁),通常是亚临床表现;儿童期未获得对病毒的免疫力,会导致年轻人中原发性疱疹感染的发病率增加。社会低收入群体中原发性疱疹病毒感染的发生率是常见疾病的 2 倍。单纯疱疹病毒可经原发或继发感染的唾液传播。潜伏期为 3~7 天。

病理 表皮上部细胞中有边界清晰的充满液体的囊泡,囊泡一旦破裂,可感染表皮全层,经病毒破坏的表皮细胞脱落形成溃疡。

临床特征 皮损由直径约 2mm 的边界清晰的水疱组成,融合形成较大的不规则皮损,多见于舌背和硬腭,可分布于整个口腔黏膜和牙龈。水疱迅速破裂,形成圆形、边界清晰的浅表溃疡,底部为灰黄色,边缘为红斑(图 158.2)。溃疡疼痛明显,牙龈边缘增生伴炎症,常伴有颈部淋巴结肿大、发热、全身不适等症状。可据临床特征进行诊断。

鉴别诊断 急性溃疡性牙龈炎、多形红斑和白血病偶尔会出现类似手足口病和疱疹性咽峡炎(见后文)的临床表现。牙龈增生可见于儿童急性白血病,尤其是髓系白血病。

治疗 在大多数情况下,感染会在 7~10 天内自然消退。大多数患者应以支持治疗为主,包括使用解热止痛药(如对乙酰氨基酚)、卧床休息和充足的液体摄入等。0.2% 葡萄糖酸氯己定漱口水或喷雾剂有助于预防溃疡处继发感染。

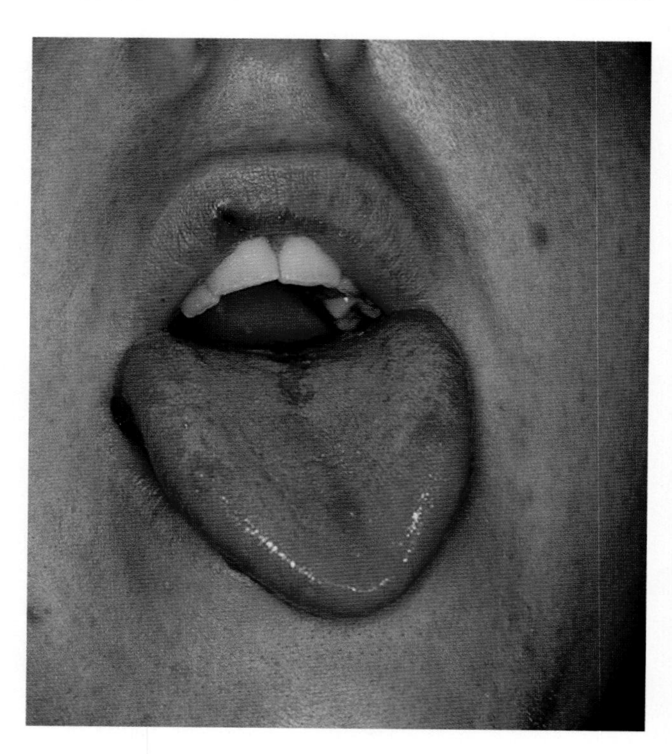

图 158.2 原发性疱疹病毒感染引发的舌溃疡和唇黏膜溃疡

系统性使用阿昔洛韦或类似的抗病毒药物虽然可加快恢复,但只有在发病的前 3 天内,即感染的水疱期使用才真正有效[6]。大多数病例处于溃疡期,所以并不推荐。值得注意的是,若患者处于免疫功能受损、合并罕见的如脑炎和神经疾病等并发症的情况,此时阿昔洛韦确实可以发挥作用。

复发性单纯疱疹

初次感染疱疹病毒后,病毒会潜伏在三叉神经节内。约 1/3 的患者会反复发生疱疹,最常见为唇疱疹(图 158.3)。日晒、普通感冒等感染、压力和创伤等为常见诱因。

口腔内复发性单纯疱疹通常表现为舌头或腭部的树突状溃疡。这种类型的慢性溃疡或结节状病变可能发生在免疫抑制的个体中,可能需要系统性阿昔洛韦治疗。

耐阿昔洛韦型单纯疱疹病毒感染

免疫功能严重受损的儿童,如接受骨髓移植后,可能会引发耐阿昔洛韦的单纯疱疹病毒感染,皮疹往往典型,可根据皮疹直接诊断(图 158.4 和图 158.5)。皮损为边界清楚的口腔溃疡,表面覆有特征性的、黏着性的、皮革质地的灰白色蜕皮[7]。

无论是原发性疱疹还是复发性疱疹,通常不出现常见的口腔特征。多数患者有唇疱疹病史,几乎所有患者曾使用阿昔洛韦作为预防性治疗[8]。对于被用于治疗的更昔洛韦和具有肾毒性的膦甲酸钠,疱疹病毒

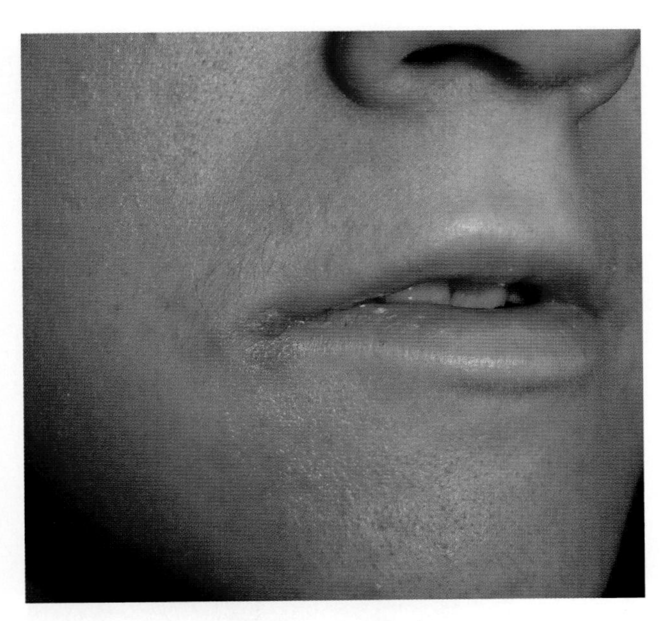

图 158.3　唇疱疹

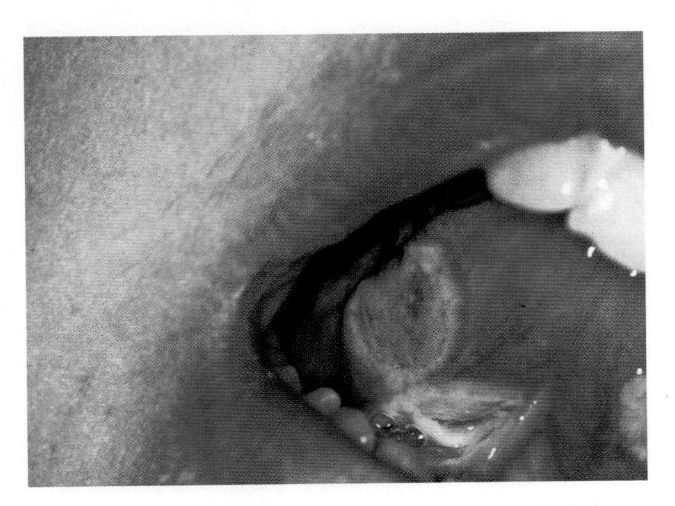

图 158.4　骨髓移植后儿童舌背部出现耐阿昔洛韦型疱疹。注意皮疹边界清晰，周围无明显炎症

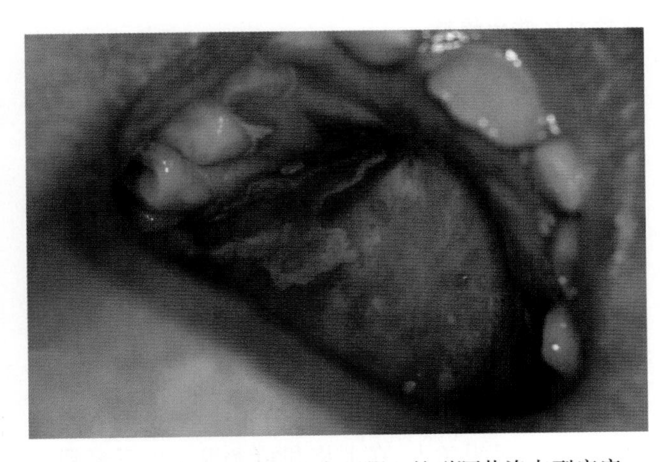

图 158.5　骨髓移植后儿童硬腭上的耐阿昔洛韦型疱疹

也可能产生耐药性。此种情况下，万乃洛韦和西多福韦可作为替代选择。有研究表明，耐阿昔洛韦的单纯疱疹病毒感染是由 HIV 感染和 Wiskott-Aldrich 综合征等疾病引起的免疫功能不全的表现[9]。

水痘病毒

水痘是由水痘-带状疱疹病毒感染引起的。皮损主要发生在躯干，也可发生在口腔内。口腔皮损为水疱，继而形成散在的、界限清楚的溃疡。这种损害通常比原发性疱疹少，且无相关的牙龈肿大。

带状疱疹

若三叉神经的上颌支或下颌支受累，带状疱疹会引起口腔病变。首先出现牙痛样疼痛感，继而在受累神经的分布区域出现不超越中线的溃疡。除非存在免疫功能缺陷或者母亲怀孕期感染了带状疱疹，儿童很少出现带状疱疹。

基孔肯雅病毒

基孔肯雅病毒（Chikungunya virus，CHIKV）是主要经蚊媒传播的列维病毒（lavivirus），类似于登革热，也会引起发热和关节疼痛。CHIKV 可引起口腔或者鼻腔的出血性损害，超过 50% 的 CHIKV 感染者出现牙龈出血症状。

埃博拉病毒

埃博拉病毒（Ebola virus，EBOV）是一种高致死性的黄热病毒。通过蝙蝠和哺乳动物（猴子和猿）等传播，可引发人类出血热、口腔溃疡以及出血。

肠道病毒

目前已鉴定出至少 70 种可感染人类的肠道病毒（enteroviruses，EV）血清型，包括柯萨奇病毒、人类肠道致细胞病变孤儿病毒（enteric cytopathic human orphan，ECHO）和脊髓灰质炎病毒。最近，肠道病毒属被重新分类为 5 个亚型：人类肠道病毒 A、B、C、D 以及脊髓灰质炎病毒。肠道病毒与多种可累及口腔的疾病相关，常见的包括疱疹性咽峡炎、手足口病（hand，foot and mouth disease，HFMD），罕见但可能发生的并发症有肺炎、脑膜炎以及脑炎等。

疱疹性心绞痛　疱疹性心绞痛通常由柯萨奇病毒 A1～6、8、10 和 22 引起。其他病例由柯萨奇病毒 B 组（1～4 株）、ECHO 病毒和其他肠道病毒引起。临床表现通常没有明显皮疹，口咽部丘疹水疱样皮损进展为溃疡。

与感染肠道病毒 71 型（EV71）的儿童相比，感染柯萨奇病毒 A2 的儿童大多只患有疱疹性咽峡炎，且中枢神经系统并发症较少，预后较好。

感染通常局限于儿童，表现为急性咽炎，伴有淋巴结病变和发热。口腔病变局限于软腭，与原发性疱疹感染相似，牙龈不常受累，10～14 天自愈。同原发性疱疹的处理,以支持性治疗为主。

手足口病 手足口病(hand, foot and mouth disease, HRMD)通常会在学龄儿童中引起小流行,由柯萨奇病毒A组感染引起的,通常是柯萨奇A10或A16,偶为柯萨奇病毒B组或其他肠道病毒引起。

手足口病临床表现轻微,为手足皮疹伴发热和口腔病变。主要由柯萨奇病毒A16或EV71引起,偶由柯萨奇病毒A4~7、A9、A10、B1~B3或B5引发,超过100种血清型肠道病毒可引起手足口病。EV71在亚洲是一个重要的公共卫生问题,密切接触者易感染,可能累及中枢神经系统,症状重但死亡率低。

临床上,口腔病变类似于原发性疱疹,但数量较少,几乎无症状。与疱疹性咽峡炎一样,牙龈不受影响。皮疹常常累及手足,为指趾表面或根部深在性的小水疱,外有红晕。疾病治疗与疱疹性咽峡炎相同。

传染性单核细胞增多症

传染性单核细胞增多症是由Epstein-Barr病毒(EBV)引起的。在西方国家,青少年和年轻人中更为常见,但也可能发生于儿童。口腔症状包括喉咙痛和腭部明显瘀点,偶发严重的咽喉溃疡,也可能发生较轻微的非特异性口腔溃疡和冠周炎。

巨细胞病毒感染

巨细胞病毒(cytomegalovirus, CMV)可引起腺性热,但很少引起口腔溃疡。巨细胞病毒引起的溃疡已经在免疫抑制患者部分进行了介绍[10]。免疫抑制患者的持续性口腔溃疡应该进行活检,并行组织病理学检查、微生物培养和PCR DNA测序。

人类免疫缺陷病毒

HIV阳性的儿童可能会发生口腔溃疡,临床表现类似阿弗他口炎[11],可能会被当作阿弗他口炎来治疗。然而,应始终考虑另一种感染性原因的可能性,例如CMV[12]。

寨卡病毒

寨卡病毒(Zika virus, ZIKV)是一种蚊媒传播的黄热病毒感染引起的疾病,主要与吉兰-巴雷综合征有关,该病毒感染可引发胎儿小头畸形和阿弗他型口腔溃疡。

真菌感染

在西方国家,除非是免疫功能低下或虚弱的患者,口腔真菌感染很少引起口腔黏膜溃疡。热带地区的健康人偶尔会出现由地方性深部真菌病引起的口腔溃疡真菌病变。

深部真菌病

深部真菌病在英国并不常见,但在拉丁美洲和美国南部的一些地区可以见到。口腔病变在组织胞浆菌病和副球孢子菌病中最常见,但在所有真菌病中都有描述。口腔病变表现无特异性,诊断通常依靠活检。

下述深部真菌病可能会发生在免疫受损的儿童,特别是那些接受细胞毒性药物化疗或骨髓移植的儿童,或获得性免疫缺陷综合征(acquired immune deficiency syndrome, AIDS)患者中引发口腔溃疡。在免疫功能低下的时候,应该始终将他们纳入鉴别诊断的范畴,并在必要时行组织病理活检予以排查。

曲霉病常引发硬腭黑色坏死性溃疡(图158.6),感染通常起源于上颌窦的感染,直接侵犯腭部。通过鼻旁窦的活检和X线检查诊断。治疗通常是静脉注射伊曲康唑或两性霉素。

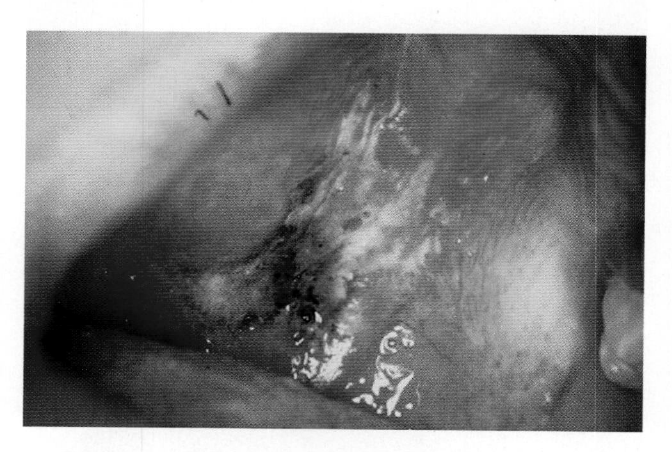

图158.6 骨髓移植术后儿童胃窦曲霉病引起的硬腭坏死性溃疡

毛霉菌病(接合菌病,藻菌病)是一种与发霉的面包相关的真菌感染,常与糖尿病控制不佳有关,临床症状类似曲霉病感染。

组织胞浆菌病口腔病损不常见,常见于慢性播散性组织胞浆菌病,表现为无特异性的溃疡或者斑块。

细菌感染

急性溃疡性牙龈炎

急性溃疡性牙龈炎(acute ulcerative gingivitis, AUG)是一种少见的儿童疾病,可能与如艾滋病和细胞毒性药物化疗等免疫缺陷有关。在营养匮乏的国家,AUG可以表现为坏疽性口炎,造成大规模的软组织破坏。目前认为该病是革兰氏阴性厌氧菌奋森疏螺旋体和梭形杆菌这两种正常的口腔共生菌的增殖引起的。

经典的AUG始于龈乳头的尖端,伴剧烈的疼痛和口臭,可自发牙龈出血。局限性溃疡沿牙龈边缘蔓延。在免疫功能低下的儿童,溃疡的破坏性更大,会累及腭部和颊沟。组织学上,在上皮和结缔组织可观察到严重的炎症和破坏。

当发生在年幼儿童时，原发性疱疹性龈口炎可能会出现类似的牙龈表现，但溃疡很少发生在牙龈。通常在原发性疱疹中全身症状更为严重。

AUG对甲硝唑治疗反应迅速，剂量取决于年龄，一日3次，持续3天。免疫功能受损的儿童可能需要更长的疗程和更高的剂量。因地制宜采取措施，如改善口腔卫生和使用抗菌漱口水(例如0.2%的葡萄糖酸氯己定)。

其他细菌感染

肺结核和梅毒是慢性口腔溃疡的罕见原因。

与肿瘤的相关口腔溃疡

口腔癌在儿童中极为罕见。偶有口腔溃疡提示恶性病变，多见于淋巴瘤或组织细胞增多症。因此任何没有明显致病因素的儿童慢性口腔溃疡都应该取活检排查肿瘤。

与系统性疾病相关口腔溃疡

口腔溃疡可能是系统疾病的表现特征，本部分将阐述口腔溃疡与系统性疾病的关系，但仅讨论系统性疾病的口腔特征。

血液疾病和免疫性疾病

血液疾病前文已述。无论是先天的还是后天的免疫缺陷均可导致口腔溃疡。这些溃疡通常类似于复发性阿弗他口炎，但如果存在中性粒细胞减少，则会像周期性或遗传性良性中性粒细胞减少症一样无炎性红晕(图158.7)。

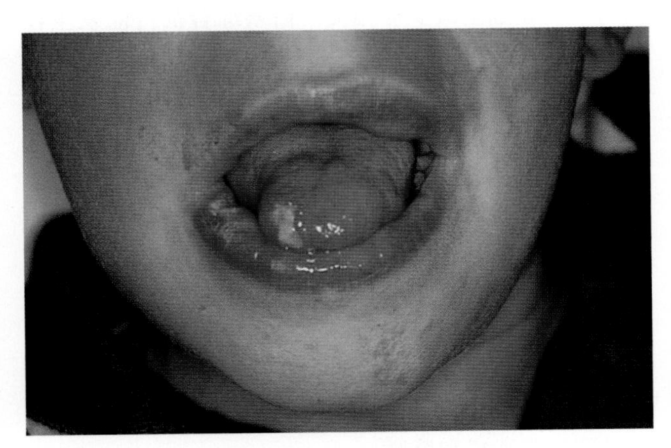

图158.7 家族性慢性中性粒细胞减少症患儿的中性粒细胞减少性溃疡。注意溃疡周围没有炎症

胃肠道疾病

正如介绍RAS时所讨论的，贫血等血液学异常可能会引起口腔溃疡，因此任何引起吸收障碍的胃肠道疾病都容易使儿童发生口腔溃疡。

乳糜泻(麸质敏感性肠病)

患有原因未明的乳糜泻的较大儿童和青少年偶尔会出现口腔疼痛。口腔表现包括复发性溃疡、舌炎、口角炎和牙齿发育不良，与潜在的血液学异常、维生素缺乏有关。

炎症性肠病

此部分包括与克罗恩病和溃疡性结肠炎有关的口腔表现[13]。

克罗恩病　与克罗恩病相关的口腔病变在儿童中很常见，包括面部或唇部肿胀(口面部肉芽肿)。口腔溃疡面积可以很大，外观表现或参差不齐，或呈线状，黏膜增生呈鹅卵石状。溃疡和舌炎可能是由营养不良引发，也可能只是巧合。

口腔损害可发生在胃肠道症状之前，可经活检确诊。组织学检查显示真皮内非干酪样肉芽肿，表皮可正常或溃破。鉴别诊断需考虑口面部肉芽肿、结节病和肺结核。口腔病变的治疗取决于是否有活动性胃肠道疾病。对活动性胃肠道疾病使用系统性糖皮质激素或氨基水杨酸，也可改善口腔病变；如果口腔病变仍发作或独立发生，可采取局部控制症状的措施(同RAS治疗)。

口面部肉芽肿是指由肉芽肿反应引起的唇部或牙龈肿胀，目前没有找到任何系统性疾病如克罗恩病、结节病的证据，但一些口面部肉芽肿患者在发病一段时间后继发系统性疾病。在其他情况下，肉芽肿反应被认为是由食物过敏引起的，特别是对含有肉桂的食物过敏。从患者的饮食中去除肉桂后症状可消退。短期大剂量或病灶内局部使用糖皮质激素可以减轻肿胀[14]。

溃疡性结肠炎　多达1/3的溃疡性结肠炎的儿童有口腔受累，包括阿弗他口炎和舌炎，可能与贫血有关。其他包括黏膜出血性溃疡、慢性口腔溃疡、坏疽化脓性口炎和增殖性脓性口炎等口腔病变很少见，植物化脓性口炎临床上类似于皮肤坏疽性脓皮病，引发口腔黏膜增生，皱褶间形成微小脓肿或裂隙，黏膜上有多个黄色脓疱。

口腔病变的鉴别诊断应考虑白塞综合征。口腔病变会随肠炎的加重而进展，治疗方法同克罗恩病。

皮肤疾病

皮肤病很少导致儿童口腔溃疡。在累及口腔的皮肤病中，皮疹通常可以帮助诊断。

扁平苔藓、苔藓样反应和慢性移植物抗宿主病

扁平苔藓在儿童时期很少见，应该纳入到儿童口腔白色病变的鉴别诊断中，尤其是在亚洲血统的儿童[15]。药物可引起苔藓样皮疹，尤其与抗炎药、抗高血压药和抗疟药的使用有关。器官或骨髓移植后的移植

第三十三篇

物抗宿主病(graft-versus-host disease,GVHD)也可能引起苔藓样皮损。

临床上可以观察到多种形式的扁平苔藓。网状和丘疹状扁平苔藓多对称分布于颊黏膜和舌侧缘,通常无症状。可似鹅口疮,尤其是在外观为斑块的情况下。无症状的白色扁平苔藓通常无需治疗。

萎缩性或糜烂性扁平苔藓是有症状的,可见于GVHD。它表现为腐蚀性溃疡,通常为线状,可分布于除舌头和颊部黏膜以外的任何部位(图 158.8)。多数情况下其不是 GVHD 的唯一临床表现。皮肤和肝脏GVHD 常同时发生的,需要使用免疫抑制剂治疗。免疫抑制疗法不能解决所有口腔 GVHD,局部糖皮质激素治疗有效,如倍他米松吸入剂(50μg 或 100μg)作为局部口腔喷雾剂,结合可溶性倍他米松 0.5mg(倍乃醇)作为漱口剂(溶于 25mL 水中),在口腔中停留 2~3min,一日 4 次。盐酸苄达明漱口液或喷雾剂也可作为对症处理的方法。保持口腔清洁以防止继发感染也很重要。因刷牙时可伴明显疼痛,可使用 0.2% 葡萄糖酸氯己定漱口水或每日 2 次喷雾。若免疫抑制治疗有效,口腔症状通常会消失。

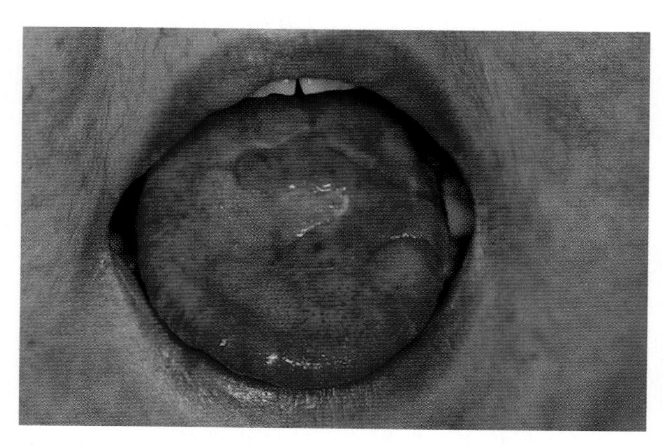

图 158.8 由移植物抗宿主病引起的舌部糜烂性扁平苔藓样损害。要注意舌头的退化

水疱大疱性疾病

寻常型天疱疮和黏膜类天疱疮等引发口腔水疱的皮肤病,在儿童期是很少见的(见第 74 章)。

大疱性表皮松解症

多数大疱性表皮松解症会在口腔黏膜上形成大疱。口腔大疱通常出现在婴儿期,可能与吸吮乳汁有关。水疱破溃形成溃疡,愈合缓慢,通常伴有瘢痕,可累及舌。由于黏膜对创伤的敏感性,口腔卫生通常很差,因此龋齿和牙周病的发病率很高。大疱性表皮松解症在第 76 章中有更详细的介绍。

疱疹样皮炎和线状 IgA 病

疱疹样皮炎可能发生在青春期,常与麸质敏感性肠病有关。口腔损害可表现为红色丘疹、斑疹、瘀点、水疱、大疱和糜烂。类似的口腔病变可能发生在线状 IgA 病中。口腔损害很少孤立发生,通常对皮损治疗有反应,如氨苯砜或磺胺吡啶。诊断基于组织病理检查结果。疱疹样皮炎的详细介绍见第 75 章。

多形红斑

口腔特征包括肿胀、出血、口唇结痂和广泛的口腔溃疡。该病首先出现红斑,然后形成水疱,因水疱迅速破溃,所以很少看到完整水疱,水疱破溃后形成边界不清的溃疡。舌表面覆盖舌苔,可有局部淋巴结炎。口腔损害可单独发生或伴有皮疹,其特点是由"靶形"损害和眼部受累组成。

口腔损害、皮肤损害和结膜炎的组合被称为 Stevens-Johnson 综合征。

对不典型的病例,病理活检是必要的,以排除其他水疱大疱性疾病和白塞综合征。

阿昔洛韦可能对预防疱疹病毒感染引起的多形红斑有利。多形红斑的介绍详见第 66 章。

结缔组织病

结缔组织病可引起口腔溃疡,如系统性红斑狼疮和盘状红斑狼疮。幼年特发性关节炎可能与贫血有关,贫血患者易感 RAS。Felty 综合征最易产生溃疡,推测与中性粒细胞减少症相关。白塞综合征可能发生在儿童时期,前文已述。

医源性口腔溃疡

口腔溃疡常由某些药物引发,如细胞毒性药物。溃疡的外观通常为阿弗他样,但若同时伴有中性粒细胞减少,则可能缺少炎性晕圈。它有自限性,7~10 天痊愈。由于现在甲氨蝶呤治疗的同时常规补充叶酸,因此甲氨蝶呤治疗引发的口腔溃疡已经不多见。长期使用苯妥英钠或复方新诺明等药物因干扰叶酸代谢易发生阿弗他溃疡。药物可能引发再生障碍性贫血,从而导致口腔溃疡和紫癜。

头颈部的放射、骨髓移植前的全身辐射会导致黏膜炎,往往在头颈部接受放射治疗后 7~10 天发生,治疗结束后黏膜炎依然继续持续 4 周。那些接受全身照射的患者在 5~10 天内出现黏膜炎,经治疗在 2~3 周内痊愈。多种药物被用于减轻减少黏膜炎以及促进愈合,然而,除了冰块局部降温外,没有一种药物是疗效显著的。因此,仍以对症治疗为主。盐酸苄达明和氯已定漱口水可能有助于缓解症状。

参考文献 158.1

见章末二维码

白斑(白斑病)

白斑的定义

临床上用“白斑”来描述口腔黏膜的慢性白色病变。然而,它实际应该仅限于那些没有明确原因或潜在疾病的白色病变。

正常解剖学

福代斯斑点或颗粒

福代斯斑点(Fordyce spots)是出生即有的位于口腔黏膜下方的皮脂腺,但青春期才逐渐显现。通常在颊黏膜上表现为无症状、轻度隆起的淡黄色结节,恰好位于接合处或唇侧和磨牙后的黏膜。可以是离散或者融合的。

诊断可根据临床表现。治疗应予以解释安慰,因其为口腔黏膜的正常特征。

婴儿牙龈囊肿(Epstein 珍珠和 Bohn 结节)

婴儿牙龈囊肿常见于新生儿。它们可能自行消失或者自发破裂,出生 3 个月后多不明显。Epstein 珍珠是来自牙槽上的牙板残留物,Bohn 结节是来自于融合部位如腭中线的上皮包裹体。其在临床上表现为牙槽嵴顶部或腭中线上直径 2~3mm 的白色结节。无需治疗,可自行消退。

白斑的先天性/遗传性病因

白色海绵状痣(家族性白色皱褶龈口炎)

为常染色体显性遗传的罕见病。张力丝结构异常导致口腔黏膜形成广泛的白色斑块,也可累及其他部位的黏膜。表皮增生伴有一层厚而不规则的角化不全,由于上皮水肿,角化不全呈“网篮”样外观。白色海绵痣是由 *KRT3* 或 *KRT14* 基因突变引起的。

临床表现非常独特,通常首次发现于儿童期。口腔黏膜不规则增厚、皱褶,呈白色外观。与其他白色病变不同的是,它与正常黏膜逐渐融合,边界不清,甚至累及整个口腔黏膜,但大多不累及附着的牙龈。一般通过临床表现足以诊断,家族史有助于诊断。不典型病例需要活检以排除其他原因。该病无症状且为良性,确诊后可予以解释安慰,不需要其他治疗。

Darier-White 病(毛囊角化不良)

这是一种常染色体显性遗传的角化性疾病,发生在青春期早期(见第 130 章)。约 1/2 患者出现口腔损害,损害外观与皮肤受累度无关。

临床上,皮损最初为扁平红色丘疹,丘疹融合后形成鹅卵石样外观。皮损逐渐演变为苍白色,最后呈现白色,多发生在舌、腭部和牙龈处[1]。腭部病变可类似烟碱性口炎。

胼胝症(掌跖角化病)和 Clouston 综合征

胼胝症是常染色体显性遗传疾病,在第 128 章详细介绍。在大多数累及口腔的儿童中都有白斑前期病变[2]。弥漫灰色病变随着年龄的增长,逐渐形成非特异性白斑,目前未发现有潜在恶性。

Clouston 综合征(多汗型外胚层发育不良)也会引起掌跖角化过度和口腔白斑[3]。

先天性厚甲症

先天性厚甲症详情见第 128 章。约 60% 的患者发生口腔损害,表现为口腔黏膜局限性或广泛性灰白色增厚,无恶性风险[4],也可发生水疱和溃疡性口腔病变。累及口腔的患者中,10% 患口角炎,这一群体患慢性念珠菌病的风险也会增加。16% 的个体有新生儿牙齿[5]。

先天性角化不良

这是一种罕见的疾病,可能为性连锁遗传或者隐性遗传。主要特征包括口腔黏膜发育不良、皮肤色素沉着、甲营养不良和再生障碍性贫血(见第 140 章)。

口腔病变通常发生在 5~10 岁,通常影响腭部或舌部,水疱或糜烂后出现白色斑片[5-6],也可能表现为小片红斑。组织活检提示不典型增生,恶变风险很高。定期复查和再次组织活检是必要的。

遗传性良性上皮内角化不良

这是一种罕见的常染色体显性遗传病。口腔病变发生于儿童期,青春期加重。主要累及口腔黏膜、嘴唇和舌腹,表现为乳白色、光滑的半透明斑块。活检是必要的,需要与白色海绵状痣和其他白色病变相鉴别。无需处理。

获得性一过性白色病变

创伤性/摩擦性角化病

摩擦性角化病是口腔上皮的慢性刺激引起的过度

角化。通常是由锋利的牙齿或修复治疗引起,或是由咬面颊之类的习惯引起的。临床上,应确定角化病与致病因素的关系。一旦去除了致病因素或停止不良习惯即可消除。

口腔黏膜的化学损伤也可能导致一过性白色病变。儿童偶尔会因摄入腐蚀性或酸性物质,如家用清洁剂,导致表皮细胞死亡,出现质地柔软的白色斑片。不应给儿童服用阿司匹林,因为阿司匹林放置在疼痛牙齿旁时会引起灼伤。在这种情况下,白色斑块是局限的。

白垢

在未经清洁的口腔中,牙龈上聚集的白色物质碎片类似鹅口疮,被称为白垢。

毛舌/多毛舌

见舌部病损部分。

Koplik 斑

是麻疹的口腔表现,为颊黏膜上类似于盐颗粒的点状白斑。Koplik 斑先于皮肤皮疹 1~2 天出现。在实施麻疹免疫计划的地区,麻疹是一种罕见的儿童传染病。

念珠菌病

这是一种急性或慢性口腔黏膜感染,由念珠菌丝侵入上皮后引起增殖反应并导致斑块形成。念珠菌在 1/2 人群中是正常的口腔共生菌,其中最常见的是白念珠菌。克柔假丝酵母菌(*Candida krusei*)、吉列尔蒙氏假丝酵母菌(*C. guilliermondii*)、热带假丝酵母菌(*C. tropicalis*)和近红假丝酵母菌(*C. parapsilosis*)也可能存在,尤其是在免疫功能低下的患者中。如果口腔环境的平衡受到破坏(如全身感染、使用正畸或其他牙科器械、细胞免疫抑制、缺铁、糖尿病),念珠菌可能会增殖并引起感染。念珠菌病是艾滋病最常见的口腔受累表现。

慢性皮肤黏膜念珠菌病的特征是持续的念珠菌感染,通常始于儿童早期,累及皮肤、黏膜和甲。50% 的患者在念珠菌病发病前通常有相关的内分泌疾病。20% 的患者有家族史。

口腔念珠菌病的临床表现取决于感染的急慢性。以下进行临床实例讨论。

急性假膜性念珠菌病(鹅口疮)

鹅口疮通常见于免疫系统尚未完全发育的新生儿,也可能出现于其他原因导致免疫抑制的儿童。病变通常是无症状的,表现为厚厚的乳白色斑块,容易被拭去,之后留下红斑。病变通常发生于软腭和咽喉,也可发生在口腔的任何部位(图 158.9)。

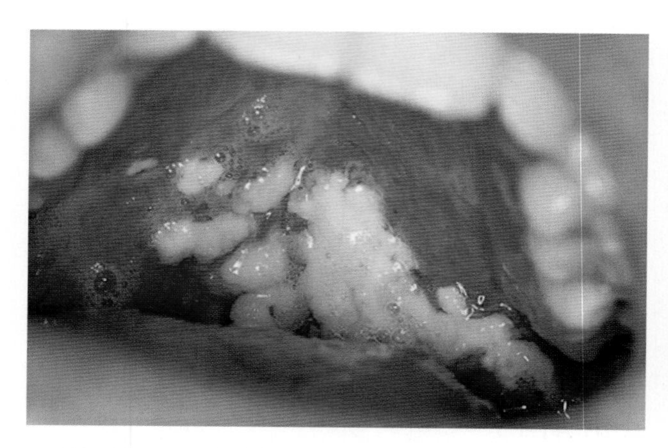

图 158.9 一名因急性白血病接受化疗的患儿出现急性假膜性念珠菌病

直接涂片革兰氏染色或过碘酸希夫反应(PAS)染色,可见大量念珠菌丝和少数酵母细胞。菌斑是由于上皮对念珠菌丝侵袭进行反应性增生而形成的。斑块由上皮细胞组成,上皮细胞被炎性浸润而分隔,因此斑块变得易碎。深层上皮是增生性的,并且在结缔组织中有急性炎症反应。PAS 染色切片显示念珠菌丝向下生长穿过上皮。

如果没有明显的诱因,应进行检查以确定病因,例如贫血、糖尿病或免疫缺陷。如果已知儿童免疫功能受损,重要的是培养除白念珠菌以外的其他菌种的感染,如对部分抗真菌药物具有耐药性的克柔假丝酵母菌[7]。

多数情况下,局部抗真菌治疗有效。可使用制霉菌素混悬剂或片剂,也可以使用两性霉素 B 含片或咪康唑口腔凝胶,一日 4 次,疗程 10~14 天。若皮损对局部抗真菌药物无效,应考虑系统使用氟康唑或伊曲康唑。

红斑性念珠菌病

念珠菌感染可能导致红斑损害,如慢性义齿口炎、口干、局部糖皮质激素吸入相关的念珠菌病。然而,术语"红斑性念珠菌病"现在经常被用来描述与 HIV 感染相关的红色斑片性皮损。治疗同鹅口疮。

慢性萎缩性念珠菌病(慢性义齿口炎)

这种情况常见于上颌义齿的贴合面下,因此被称为"义齿相关性口炎"。也可发生在可拆卸的正畸矫正器下。该病黏膜外表鲜红,明显局限于器具覆盖区域。可以从矫治器的黏膜和多孔的器具表面分离出来念珠菌菌丝。持续戴矫治器不利于被覆盖黏膜的清创,并形成有利于念珠菌繁殖的温暖潮湿的环境,导致感染。

组织学表现为表皮棘层肥厚伴浅层水肿，真皮结缔组织内有慢性炎症细胞浸润。

如果可以做到每天将矫治器从口腔中取出几个小时，彻底清洁，并浸泡在氯己定或温和的次氯酸盐溶液（如 Milton）中，慢性萎缩性念珠菌病通常可痊愈。如果做不到以上几点，可以将咪康唑凝胶涂抹在贴合矫治器的黏膜表面，一天涂抹4次。停止器械使用时念珠菌病会自行消退。

口角炎

口角炎描述的是口角部位的炎性病变。通常是双侧的，可无症状或伴疼痛。口角炎通常见于戴牙科器械的地方，如果没有器械刺激的诱因，则可能存在潜在的免疫或血液系统缺陷，或糖尿病（图158.10）。可以并发口腔内念珠菌病，但念珠菌病不是唯一的感染原因，来源于鼻腔的金黄色葡萄球菌也可能导致口角炎。口角炎也可以是非感染性的，可能是由于持续的唾液浸渍组织所致。

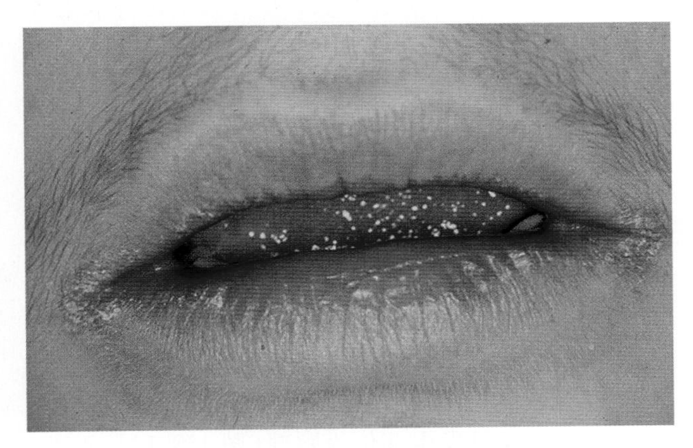

图158.10 与糖尿病相关的口角炎

对致病微生物的诊断需要微生物拭子，看是否能培养出金黄色葡萄球菌或假丝酵母菌。

治疗取决于致病因素[8]。咪康唑凝胶对念珠菌和葡萄球菌感染都有效。若可分离出葡萄球菌，用夫西地酸乳膏同时治疗口腔黏膜及鼻腔起效更快。如病因是浸渍，无法分离出病原体，屏障软膏会取得疗效。

获得性持续性白色病变

慢性增生性念珠菌病（念珠菌白斑）

儿童时期的慢性增生性念珠菌病很少见，最常见于黏膜及皮肤念珠菌病、先天性免疫缺陷和艾滋病。口腔病变都有相似的临床特点：白色、质地坚韧、牢固附着于黏膜上。白斑常见于颊黏膜和舌背，厚度和轮廓通常不规则。慢性皮肤黏膜念珠菌病的临床变异型主要有四种：

- 念珠菌性白斑（特发性限制型）
- 家族性慢性皮肤黏膜念珠菌病
- 弥漫型慢性皮肤黏膜念珠菌病
- 内分泌念珠菌病综合征

这些均会引起持续的念珠菌病，此时口腔是唯一或主要的感染部位。皮损对局部抗真菌治疗无效。

组织学特征与鹅口疮相似。斑块由被念珠菌菌丝感染的厚层角化不全上皮组织组成。炎性浸润集中在斑块底部，底部表皮增生，真皮有慢性炎症改变。慢性增生性念珠菌病的诊断需由活检证实。

本病治疗困难，局部抗真菌药很少有效。系统抗真菌治疗如氟康唑或伊曲康唑是有效的，但如果诊断为皮肤黏膜念珠菌病综合征，可能需要继续预防性治疗。如果长期使用唑类抗真菌药物而出现复发，应对复发的皮损进行培养以明确其对唑类药物的耐药性。

扁平苔藓、苔藓样病变和慢性移植物抗宿主病

见前述口腔溃疡章节。

银屑病

银屑病很少累及口腔。若有累及，口腔黏膜表现类似于游走性红斑（见后文）或呈半透明斑块的形式，也可为斑疹、弥漫性红斑或脓疱。

红斑狼疮

红斑狼疮这种结缔组织病在儿童时期很少见，但可能会引起类似扁平苔藓样的口腔病变，特别是萎缩性扁平苔藓。皮疹分布不对称，呈离心辐射状白纹。

毛状白斑

毛状白斑可见于有严重免疫缺陷的儿童，尤其是HIV感染的儿童。可找到EBV存在于表皮的证据，有报道阿昔洛韦治疗可消除病变。组织学特征包括严重的角化不全、表皮增生、空泡样细胞，无炎性浸润。

临床上，病变外观上看更多的是皱褶而非多毛，最常见于舌侧缘[9]。既无任何症状，也不需要治疗，必要时需要活检确诊。

慢性肾衰竭

尿毒症患者常出现口腔炎，黏膜白斑也有报道[10]。尽管病变边界清楚，但临床上病变类似于先天性白色海绵状痣。舌腹通常是受累的主要部位。

不明原因的白斑

在儿童时期并不常见。临床表现和皮疹面积变异

度很大(图 158.11)。组织学上,病变范围从单纯角化过度到萎缩性角化不全伴严重不典型增生。虽然临床外观并不能反映潜在的组织学改变,但有斑点的病变更能提示发育异常的变化。

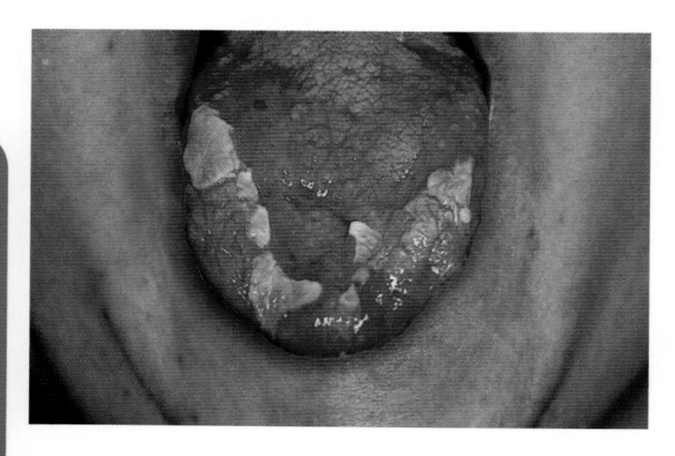

图 158.11 舌部白斑。临床类似于扁平苔藓,但组织学上仅表现为角化过度。这名 17 岁的患者在 8 年前曾接受过骨髓移植,提示病变最初可能是由移植物抗宿主病引起的

任何原因不明的白斑都应该做组织活检,并每 3 个月定期复查。如果病变性质改变,则应重新活检以除外恶变可能。

参考文献 158.2

见章末二维码

红斑以及色素性皮疹

局限性病变

汞合金和石墨文身

汞合金文身可发生于任何年龄段,是口腔局限性色素沉着的最常见原因,是由于放置银汞合金修复体或拔除包含银汞合金修复体的牙齿期间对口腔黏膜造成轻微损伤,导致银汞合金颗粒能够渗透到上皮中。汞合金颗粒沉积在真皮中。约 55% 的病例会出现异物巨细胞反应或巨噬细胞聚集。

临床上,汞合金文身最常见的部位是牙龈、牙槽黏膜、口底和颊黏膜。表现为无症状的蓝黑色斑块,边缘清晰或弥散。大小不一,可从 1mm 到 20mm 不等。类似损害可能是由铅笔创伤造成的,主要见于腭穹窿处。

多数病变是不透射线的,因此 X 线检查可有助于诊断。若对诊断有疑虑,应行组织活检。

口腔色素痣

相比于皮肤色素痣,口腔色素痣很少见(见第 105 章)。女性发病率大约是男性的 2 倍,多在 30~50 岁发病,也可能在儿童期出现。皮损大小从 1mm 到 30mm 不等,大多数<6mm,颜色可为灰色、棕色、黑色或蓝色,约 20% 是无色素性的,硬腭和颊黏膜是最常见的发病部位。

组织学上,痣有几种类型:交界型、复合型、黏膜内型、蓝色口腔黑色素斑型和黑棘皮瘤型,均为良性。恶性黑色素瘤型在儿童时期很少见。可通过活检确诊。

婴儿黑色素性神经外胚层肿瘤

这是一种罕见的肿瘤,发生于 1 岁内。普遍认为该肿瘤起源于神经嵴组织。临床上,病变发生在上颌骨前部,表现为逐渐增大的无痛性黑色肿块,增长速度可以很快。放射学检查显示发育中牙齿的潜在放射性和移位。病变是良性的,保守性手术切除可治愈。

Peutz-Jeghers 综合征

这种常染色体显性遗传疾病包括肠息肉、面部和口腔黑色素沉着(见第 141 章)。口腔色素沉着通常局限于下唇和颊黏膜。

血管瘤和血管畸形

儿童的血管瘤均为局限性血管性肿瘤(详见第 119 章)。临床上,口腔血管瘤表现为浅紫蓝色结节或受压变白的斑疹,常见发生部位为唇部(图 158.12)、舌部、上颚及颊黏膜。

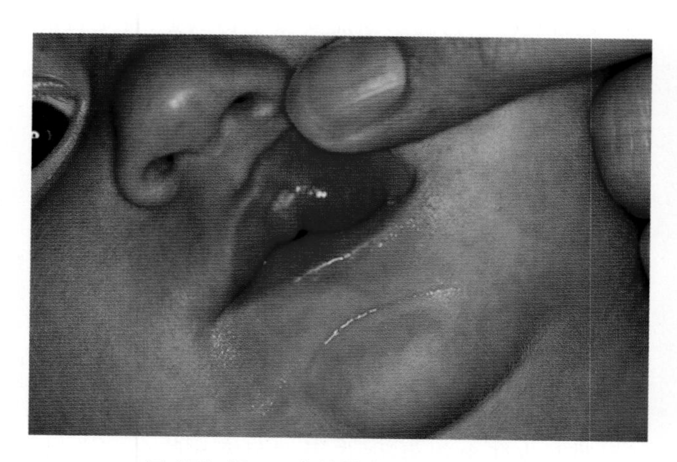

图 158.12 6 个月婴儿的上唇血管瘤

口腔内毛细血管或毛细血管静脉畸形也与某些综合征有关,包括 Sturge-Weber 综合征(图 158.13)、Klippel-Trenaunay-Weber 综合征和 Maffucci 综合征。

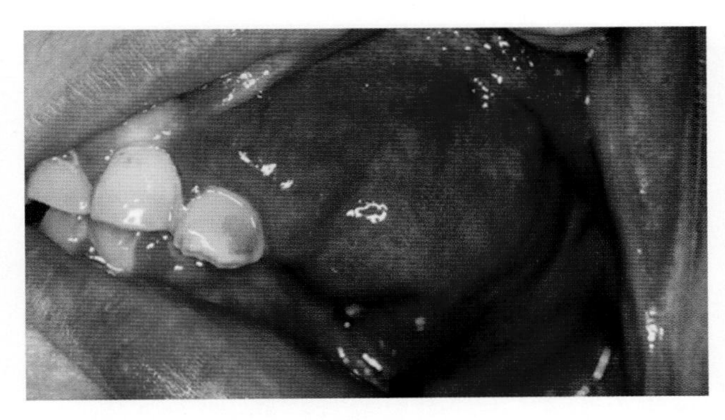
图 158.13　同时患有癫痫和学习障碍 Sturge-Weber 综合征患儿

若诊断不明或者皮疹在进行性增大，为排除肿瘤可能，手术切除或者活检是必要的。反复出血也是手术或者冷冻治疗的指征。较大的静脉畸形的切除难度较大，硬化疗法反而可能较为合适。存在风险的血管瘤口服普萘洛尔效果好（见 119 章）。

遗传性黏液上皮发育不良

这是一种罕见的常染色体显性遗传导致的桥粒和间隙连接异常。口腔病变在婴儿期出现，表现为腭部和牙龈上的红色斑丘疹，无痛，可持续终生。

游走性红斑

见后述舌部病损的介绍。

Kaposi 肉瘤

Kaposi 肉瘤罕见，可发生在非性途径感染 HIV/艾滋病的儿童口腔内，特别是在非洲[1]。病变最常见于腭部或牙龈，表现为紫红色斑疹或结节。它们很少需要特殊治疗。

慢性萎缩性念珠菌病

见前述获得性一过性白色病变（念珠菌病）。

牙龈炎

牙龈炎在学龄前儿童中并不常见（急性病毒感染除外），应与潜在系统疾病相鉴别，特别是免疫缺陷病，如中性粒细胞减少症（图 158.14）。

在年龄较大的儿童中，牙龈炎通常伴随着口腔卫生不良；然而，如果与牙周组织（牙齿的支持组织）破坏有关，应治疗潜在的系统疾病，特别是糖尿病和免疫缺陷[2]。该病可能存在其他疾病基础，如唐氏综合征、组织蛋白酶 C 缺乏（Papillon-Lefevre 综合征）、白细胞黏附缺陷（LAD）和低磷酸盐血症。

牙龈炎临床表现为牙齿周围的牙龈发红，通常是

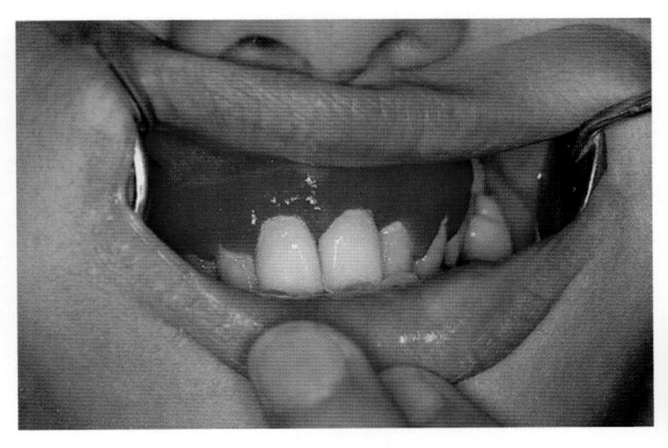
图 158.14　家族性慢性中性粒细胞减少症患儿的急性牙龈炎和牙周炎

无痛的，儿童可能诉有刷牙时牙龈出血。通常牙颈周围有大量的菌斑堆积。

治疗包括清除菌斑，维持口腔清洁，一日 2 次使用 0.2% 葡萄糖酸氯己定漱口水，直到牙龈炎痊愈。

过敏性龈口炎

牙龈炎偶可由于过敏反应引发，往往病变泛发但口腔卫生环境佳。常见的致病因素包括含有肉桂的牙膏、部分口香糖和薄荷糖。去除致病因素后病变就会消失，相同的刺激因素可导致复发。

系统性皮疹

种族色素沉着是儿童和成人口腔黏膜泛发色素沉着的最常见原因；然而，后面会讨论到其他原因，应从鉴别诊断中除外。其他少见的引起全身性口腔色素沉着的原因包括血色素沉着症、神经纤维瘤病和色素失禁症。

种族色素沉着

种族色素沉着主要发生在黑人、亚洲人或地中海人后裔和 5% 的白人中。颜色从浅棕色到黑色不等，可发生在口腔的任何地方，特别是牙龈和舌部。

药物引起的色素沉着

抗惊厥药物、细胞毒性药物（尤其是白消安）、促肾上腺皮质激素（adrenocorticotrophic hormone，ACTH）治疗和口服避孕药可能会引起口腔棕色色素沉着。抗疟药会产生从黄色到蓝黑色的一系列颜色的黏膜色素沉着，具体取决于使用的药物。米诺环素可能会引起牙龈边缘的蓝灰色染色[3]。

Addison 病

Addison 病或异位 ACTH 产生可出现口腔色素沉

着，颜色可从浅棕色到几近全黑。色素分布多样，通常会累及软腭、颊黏膜、舌侧缘、牙龈和唇。Addison 病可能与慢性皮肤黏膜念珠菌病有关（见上文）。

Albright 综合征

口腔黏膜色素沉着在 Albright 综合征中已有报道，该综合征包括多发性骨纤维发育不良（25%的病例影响面部骨骼）、皮肤色素沉着和女性性早熟。

遗传性出血性毛细血管扩张症（Osler-Weber-Rendu 病）

这是一种常染色体显性遗传病，特征是皮肤和黏膜的多发性毛细血管扩张，可严重影响口腔的任何部位。正常情况下，病变在 20 或 30 岁才会变得明显。小血管扩张引发红色斑疹或蜘蛛样皮损，压之褪色。创伤会引发出血，出血难以控制，可激光治疗。

口腔毛细血管扩张也可见于硬皮病，或头颈部放疗后。

血小板减少性紫癜

无论血小板减少的病因（特发性、药源性等）如何，在血小板计数低于 50×10^9/L 时，均可引发口腔紫癜或瘀斑。病变多发生在舌、腭、颊黏膜等易受创伤的黏膜。它们呈紫红色，大小不一（图 158.15），压之不褪色。口腔紫癜可以是白血病、再生障碍性贫血或艾滋病的首发临床表现。

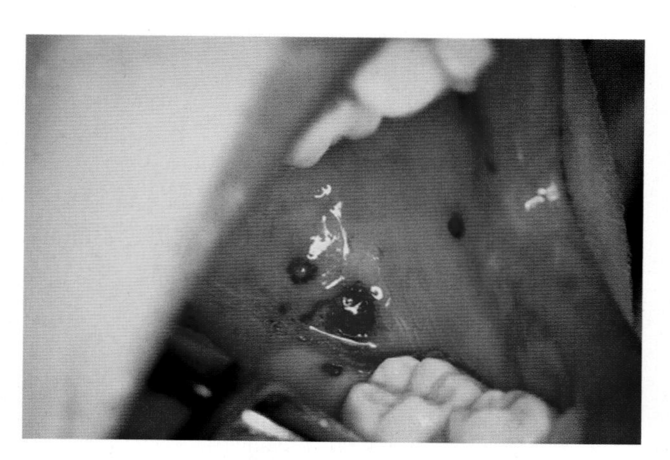

图 158.15 因 Wiskott-Aldrich 综合征引起的血小板减少性口腔紫癜

牙齿色素沉着

牙齿色素沉着或变色可源于内源性或外源性因素（框图 158.1，图 158.16）。

框图 158.1 牙齿色素沉着的原因

外源性
- 产色细菌
- 葡萄糖酸氯己定
- 铁剂

内源性
- 牙釉质发育不全
- 牙本质发育不全
- 四环素染色
- 氟中毒
- 卟啉症
- 胎儿红细胞增生症
- 年轮性发育不全
- 创伤

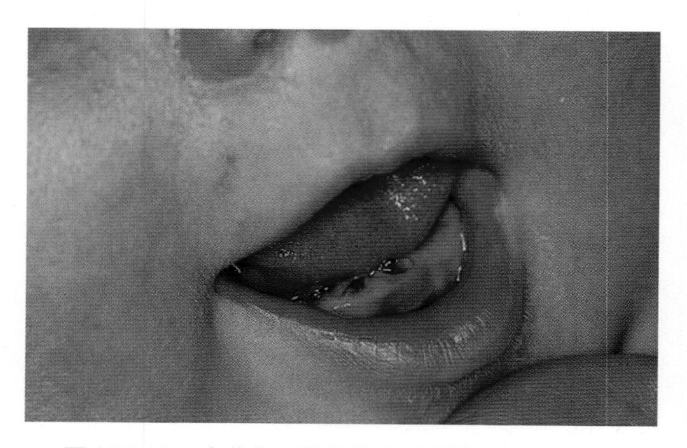

图 158.16 卟啉症。婴儿萌出下颌第一切牙，牙质上有卟啉沉积引发的红色改变

参考文献 158.3

见章末二维码

口腔内外的肿胀/肿块

口腔中的肿块可能有多种原因，从正常的解剖结构到肿瘤。本章节将其分为三组：软组织肿胀、骨性隆起和牙龈肿胀。

发育性软组织肿胀

新生儿先天性颗粒细胞龈瘤

这是一种罕见的肿瘤，发生在牙槽嵴上，顾名思义，出生时就存在。表现为柔软、圆形、带蒂的肿块，直径数毫米，或者大到突出口腔以外。病因尚不清楚，主要认为起源于间叶细胞，可能是一种错构瘤。80%发生在女性，上颌牙槽嵴比下颌更常见。治疗方法是切除，复发非常少见。

舌部异位甲状腺

见后述舌部病变部分。

皮样囊肿

见后述舌部病变部分。

舌部异位扁桃体

见后述舌部病变部分。

萌出性囊肿

萌出性囊肿是儿童萌牙时产生的，特别是乳牙或恒磨牙牙冠上方形成的软组织滤泡性囊肿。在牙槽嵴上表现为圆形光滑的蓝色肿块，通常是无症状的，当牙齿萌出时会自发消退。若出现症状或感染，需要进行造袋术。

淋巴管瘤

淋巴管瘤与海绵状血管瘤结构相似，但内含的是淋巴液而非血液。多在出生时出现，通常在 10 岁之前显现。口腔内淋巴管瘤并不常见，最常见发在舌部。临床上，它们表现为苍白透明的、表面有细小结节的固着性肿胀。若病灶出血，外表可能变黑，有类似血管瘤的外观。如果病变有症状并涉及硬化治疗或手术切除，则需要治疗。

血管瘤

见前述红斑以及色素性皮疹。

神经纤维瘤病（见第 142 章）

该综合征包括多发性神经纤维瘤、咖啡牛奶斑样皮肤色素沉着和骨骼异常。大约 10% 的病例可出现口腔神经纤维瘤，可能累及任何口腔软组织。

结节性硬化症（见第 143 章）

结节性硬化症中的口腔病变由口腔黏膜的纤维状突起组成，常累及前牙龈[1]。

Cowden 综合征（见第 141 章）

该综合征中包括颊部黏膜的乳头状瘤状突起和腭部、嘴唇和牙龈的丘疹。其他口腔病变可包括舌裂和上颌、下颌和悬雍垂发育不良。

获得性软组织肿胀

脓肿

口腔内脓肿几乎都是牙源性的，通常起源于龋齿。表现为牙龈或颊沟的疼痛性波动性软组织肿胀，偶尔出现在腭部（图 158.17）。可能发生相关蜂窝组织炎导致面部肿胀。脓肿先于牙痛出现，病牙多为龋齿，对压力敏感。

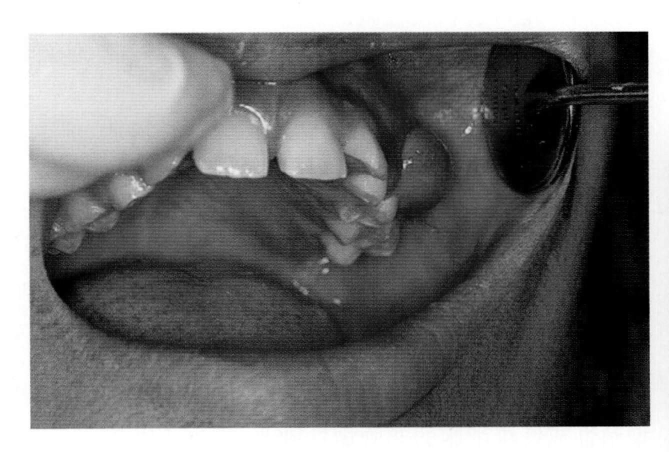

图 158.17　12 岁儿童牙脓肿引起左上象限软组织肿胀

诊断基于临床表现，治疗包括通过牙齿本身或软组织引流脓肿。如果治疗不及时或存在相关区域淋巴结病变，则需要抗生素。治疗年龄较小的儿童时可能需要全麻。

纤维上皮息肉/结节

纤维上皮息肉或结节是口腔中最常见的肿块样肿胀类型（图 158.18）。它们通常被认为是由慢性轻度创伤引起的，常无法确认创伤的来源。

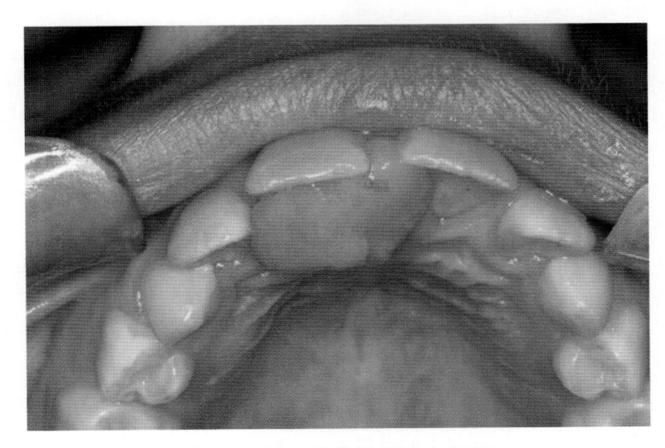

图 158.18　纤维性肿块（龈瘤）

组织学上，这些病变由复层鳞状角化上皮和与真皮连续的致密的胶原结缔组织束组成。无包裹，可有炎性渗出物，偶有营养不良钙化。

临床表现为无蒂或有蒂的、柔软的、粉红色的肿块。可发生在牙龈、腭部和颊部黏膜或舌部，通常是无痛的。治疗方法为手术切除，需同时刮除下方骨膜以

第三十三篇

防止复发。

化脓性肉芽肿

化脓性肉芽肿是一种软组织肿胀,血管丰富,有出血倾向。是口腔黏膜轻微损伤引起的对非特异性感染的组织反应。组织学上表现为疏松的、中等细胞的纤维基质中含有大量的薄壁血管。

临床上,通常表现为牙龈边缘的无痛性肿胀,但也可发生在颊黏膜或者腭部等其他部位。肿胀可能是无蒂或有蒂的,表面光滑,呈分叶状或疣状,呈红色的,触之柔软。大小从数毫米到数厘米不等。鉴别诊断包括纤维上皮息肉和巨细胞息肉。治疗措施为手术切除。

巨细胞龈瘤/肉芽肿

巨细胞肉芽肿是在含有多核巨细胞的血管基质中增殖性成纤维细胞的非肿瘤性肿胀,多见于儿童,病因不明。表现为深紫红色的软性肿胀,通常出现在恒切牙或前磨牙附近的牙间(图 158.19)。当诊断出含有巨细胞的病变时,应考虑排查甲状旁腺功能亢进症(棕色瘤)。治疗方法是手术切除和刮除底层骨。

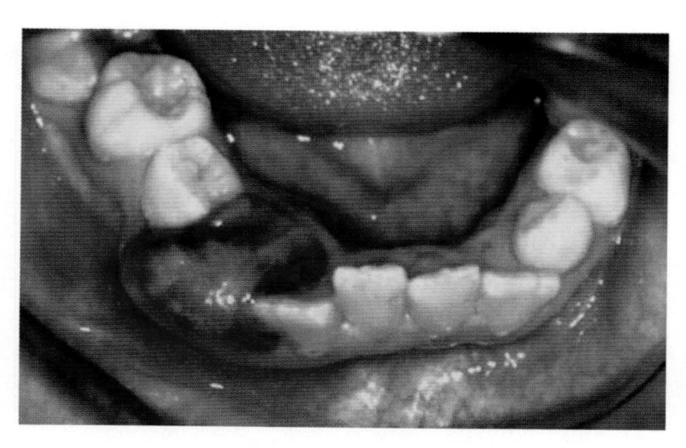

图 158.19 巨细胞肉芽肿

鳞状细胞乳头状瘤

鳞状细胞乳头状瘤是由人乳头状瘤病毒(HPV)引起的常见的口腔良性病变,可发生于任何年龄。临床表现为边界清楚、表面有疣的外生肿块。表皮角化时呈白色。可发生在口腔任何地方,最常见于软硬腭的交界处。口腔乳头状瘤类似于纤维上皮息肉,应予以手术切除,并行活组织学检查以确诊。治疗方法是全切除以防止复发。

人乳头状瘤病毒也可能引起常见的疣和口腔乳头状瘤,特别是在唇部皮疹常与皮肤寻常疣有关。HPV-13 和-32 与局灶性上皮增生(Heck 病)有关,在某些种族中,如因纽特人,通常表现为下唇和颊部黏膜的多个无蒂软丘疹。

传染性软疣(见第 48 章)

传染性软疣因自身接种,偶尔会影响口腔,尤其是嘴唇。面部和口周传染性软疣常见于艾滋病患者。

口腔面部肉芽肿和克罗恩病

详见前述胃肠道疾病。

Melkersson-Rosenthal 综合征

见后述舌部病变部分。

淋巴瘤

淋巴瘤是儿童第三大常见恶性疾病,尽管发生在口腔和颌部少见(Burkitt 淋巴瘤除外)。它可表现为软组织增大,溃疡无法愈合,偶有牙齿松动,放射性检查可存在骨吸收。大多数 10 岁以下的儿童淋巴瘤是非霍奇金型的。

任何原因不明的口腔组织肿胀都应该做组织活检。

Burkitt 淋巴瘤

在非洲,Burkitt 淋巴瘤通常影响青春期前儿童,并与 EBV 密切相关。下颌,尤其下颌骨是常见的表现部位。临床表现为明显肿胀,可出现口腔溃烂。

朗格汉斯细胞组织细胞增生症(组织细胞增生症 X,嗜酸性肉芽肿)(见第 90 章)

指朗格汉斯细胞肿瘤性增生。朗格汉斯细胞组织细胞增生症的范围包括自发消退的孤立病变到广泛的致死性疾病。多灶性嗜酸性肉芽肿多见于幼儿,常引起颅骨和下颌骨的溶骨性病变,可导致口腔软组织肿胀。治疗取决于疾病的扩散程度,可能涉及手术、化疗和放射治疗。

肉瘤及相关疾病

口腔面部肉瘤是少见的儿童肿瘤,最常见的是横纹肌肉瘤。局部侵袭性肿瘤,如婴儿纤维瘤病,也可能引起口腔内肿胀,表现为逐渐增大的肿块。对于诊断不明的病变应始终进行活检,以除外肿瘤。唾液腺肿瘤在儿童时期也不常见,但在鉴别诊断中应予以考虑,特别是在涉及上唇的肿胀中,因上唇黏液囊肿罕见。

骨性隆起

儿童口腔内骨隆起大部分是由未萌出的牙齿、多生的牙齿、囊肿和多牙引起的。

Tori

Tori 是显性遗传的生长缓慢的外生性肿物。腭隆突位于硬腭中线,下颌环舌侧位于下颌前磨牙区;80% 的病例为双侧。虽然可能在儿童时期出现,但高发年龄在 30 岁左右。

纤维发育不良

包括家族性纤维发育不良(家族性巨颌症)和 Albright 综合征中的单纯性或多发性纤维发育不良,均可引起颌骨扩张性病变。在骨骼成熟时,病变往往停止生长(另见前面的红斑以及色素病变部分)。

牙源性囊肿

是指一组来源于牙板上皮的颌骨囊肿。滤泡囊肿是儿童时期最常见的牙源性囊肿(见前述萌出性囊肿)。Gorlin-Goltz 综合征是一种常染色体显性遗传疾病,表现多变,包括多发性基底细胞癌、儿童时期明显的牙源性角化囊肿、分叉肋骨和大脑镰钙化(见第 139 章)。

Gardner 综合征

Gardner 综合征是一种常染色体显性遗传病,包括常发生恶变的结肠息肉、表皮样囊肿或皮脂腺囊肿、皮样瘤、多发多余牙和阻生牙,以及可能导致颌骨或颅骨肿胀的骨瘤。

骨囊肿

骨囊肿,如动脉瘤样骨囊肿和孤立性骨囊肿,几乎仅见于儿童和青少年。它们偶尔表现为下颌骨的骨性肿胀,多数是在常规的颌骨 X 线检查中偶然发现。

骨髓炎

累及颌骨的骨髓炎在英国很少见,但偶见于由头颈部放射治疗导致的闭塞性动脉内膜炎。颌部骨肉瘤可能发生在因肉瘤而接受颌部放疗的儿童。

青少年活动性骨化性纤维瘤

青少年活动性骨化性纤维瘤偶见于 15 岁以下儿童,不同于成人的骨化性纤维瘤,其呈细胞性和局部侵袭性。

泛发性牙龈肿胀

牙龈炎是泛发性牙龈肿大的最常见原因。张口呼吸等局部因素可能会加重牙龈肿大。如果没有明显的口腔卫生不良,或者发生于在学龄前儿童中或在其他情况下,可能提示系统性疾病,例如再生障碍性贫血(图 158.20)或结节病。

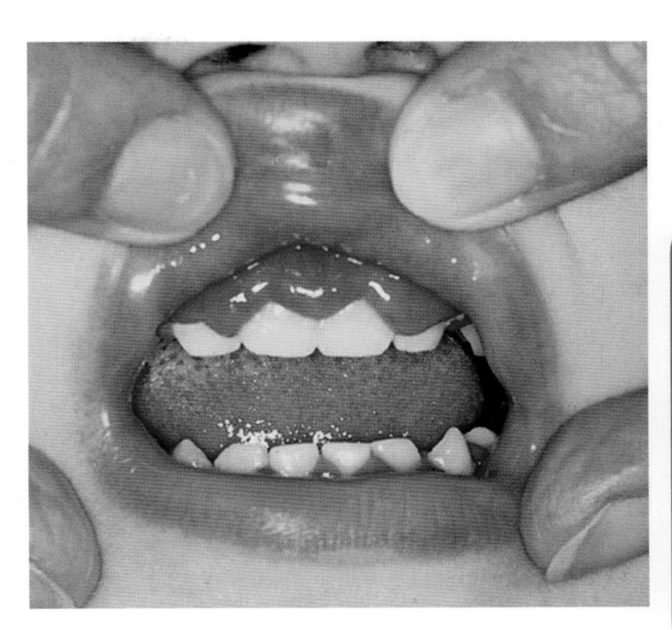

图 158.20 3 岁再生障碍性贫血儿童因急性炎症引起的牙龈肿大

遗传性牙龈纤维瘤病

是一种常染色体显性遗传病,表现为牙龈纤维性增大、多毛和面部特征粗糙。有时与癫痫、学习障碍和骨骼异常有关[2]。临床上,牙龈在牙齿萌出时开始增大。牙龈通常是坚硬的、粉红并有斑点的,口腔卫生差可能会并发炎症(图 158.21)。牙齿最终可能被牙龈掩盖。治疗方法是保持良好的口腔卫生,在美学上必要时,可进行牙龈切除术。青春期过后,牙龈的生长会减慢。

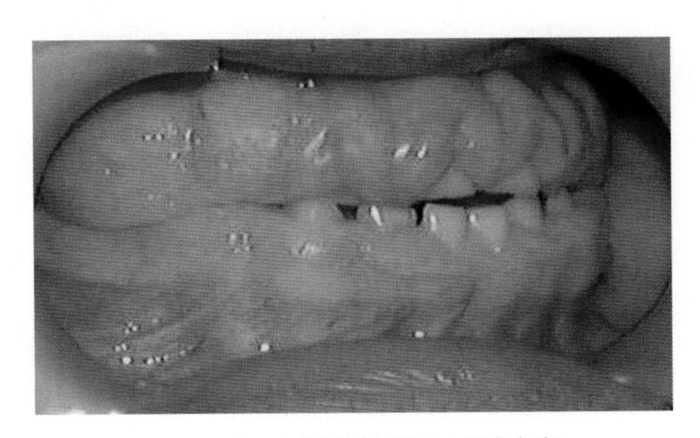

图 158.21 家族性牙龈增生(纤维瘤病)

药物诱导的牙龈增生

药物诱导的牙龈增生与苯妥英钠、环孢素、钙通道阻滞剂如硝苯地平和地尔硫䓬等药物有关。

临床表现类似于遗传性牙龈纤维瘤病，但是牙龈增生在牙间乳头特别明显，而且牙龈点彩显著(图158.22)。口腔卫生不良会加剧增生。病史和临床特征应有助于将其与遗传型区分开来。

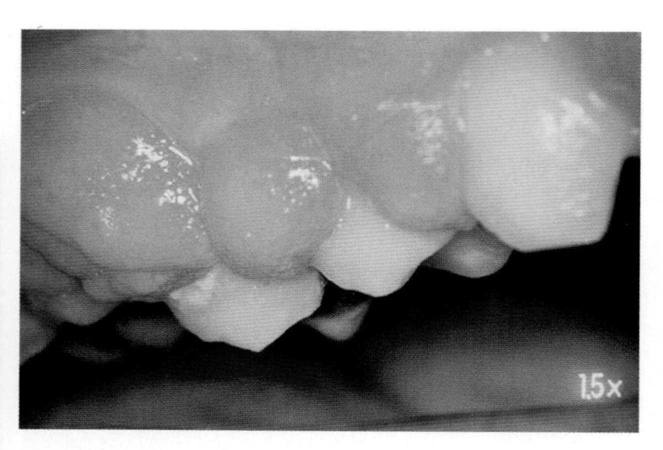

图 158.22 药物性(苯妥英钠)牙龈增生。值得注意的是，牙间乳突的增大尤为明显

急性白血病

泛发性牙龈肿胀可发生于急性白血病[3]。多与急性髓系白血病有关，但也可见于急性淋巴细胞性白血病等其他类型。肿胀是由白血病细胞对牙菌斑中细菌的浸润引起的。牙龈肿胀、柔软，可呈蓝紫色(图158.23)。周围黏膜苍白(贫血引起)，伴瘀斑或紫癜(血小板减少引起)。

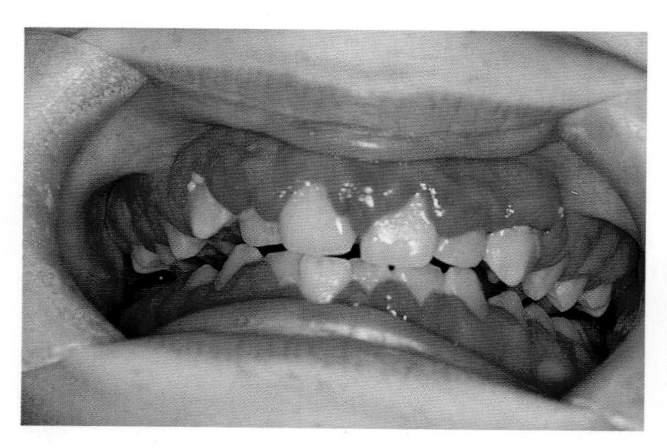

图 158.23 急性髓系白血病患儿的泛发性牙龈肿胀

唾液腺肿胀

从历史上看，儿童唾液腺肿大最常见的原因是流行性腮腺炎。然而，随着西方世界引入麻疹/腮腺炎/风疹(MMR)疫苗，流行性腮腺炎现在很少见。

流行性腮腺炎感染通常会引起双侧腮腺肿胀、耳垂外翻，偶有初始单侧肿胀。腮腺炎可能由柯萨奇病毒A组、ECHO病毒、副流感病毒、EBV和CMV等其他病毒引起，需要对症治疗。唾液腺肿胀的其他原因将在以下段落中讨论，并在框图158.2[4]中列出。儿童唾液腺恶性肿瘤很少见[5]。

框图 158.2 儿童唾液腺肿胀的原因

- 流行性腮腺炎
- 慢性复发性唾液腺炎
- 腮腺炎加重
- 结石
- 艾滋病
- 囊性纤维化
- Sjögren 综合征
- 结节病合并其他肉芽肿病
- Mikulicz 病
- 流涎
- 药物，如氯己定、磺胺、碘
- 唾液腺肿瘤，如青少年血管瘤
- 淋巴瘤

慢性复发性唾液腺炎

慢性复发性唾液腺炎表现为一个或多个主要唾液腺(通常是腮腺)反复疼痛肿胀。发作频率各不相同，两次发作之间腺体可能会继续增大。病因尚不清楚，但可能与EBV有关。症状通常会在青春期自行消退。

黏液囊肿/舌下囊肿

黏液囊肿是黏液渗出性囊肿，通常由小唾液腺损伤引起。该病常见，通常发生在下唇(图158.24)，也可发生在腭部、上唇和颊部黏膜。通常表现为紧张的、局限的、充满液体的肿胀。病变可能会因牙齿周围的创伤而破裂。复发很常见，可能会导致纤维化。

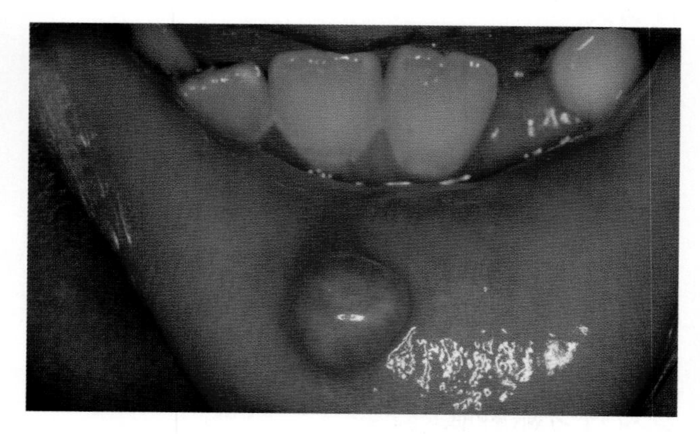

图 158.24 最常见部位的黏液囊肿

通常根据病史和临床表现作出诊断。治疗方法是冷冻手术或手术切除囊肿和被侵犯的小唾液腺。

舌下囊肿是一种出现在口底的黏液滞留囊肿，通常累及舌下唾液腺。它可能会引起口内和口外肿胀（图 158.25），多以造袋术治疗。

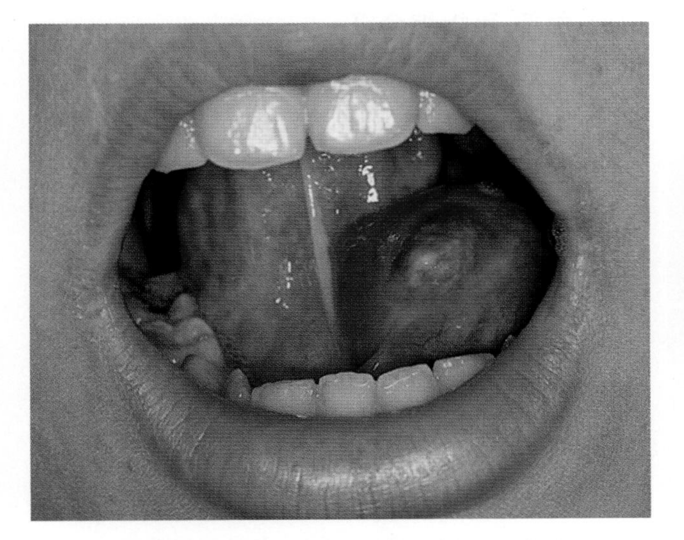

图 158.25　舌下囊肿-舌下黏液潴留性囊肿

HIV 感染

主要唾液腺的囊性肿大可见于艾滋病，同时出现淋巴细胞浸润，组织学上出现 Sjögren 综合征，可致口干症。因淋巴瘤进展的风险增加，应定期观察该性质的肿胀。

囊性纤维化

囊性纤维化患者偶见唾液腺肿大，特别是下颌下腺肿大。

结节病

结节病是一种病因不明的慢性肉芽肿性疾病，详见第 81 章。在 6% 的结节病病例中可有大唾液腺无症状增大，面神经受累可能导致面瘫。也可发生牙龈肿大。病变牙龈或小唾液腺活检提示典型的肉芽肿改变。

参考文献 158.4

见章末二维码

舌部病变

先天性/发育性病变

巨舌症

大多数巨舌症、舌肿大都是先天性的，最常见与综合征相关，如先天性甲状腺功能减退症、唐氏综合征、Beckwith-Wiedemann 综合征（图 158.26）、Hurler 综合征和 Rubenstein-Taybi 综合征等。先天性巨舌症是由肌肉肥大引起的。继发性巨舌症可能由肿瘤、沉积物或错构瘤引起，其中最常见的是儿童期的淋巴管瘤。先天性巨舌症通常不需要治疗，唯一的方法是手术。

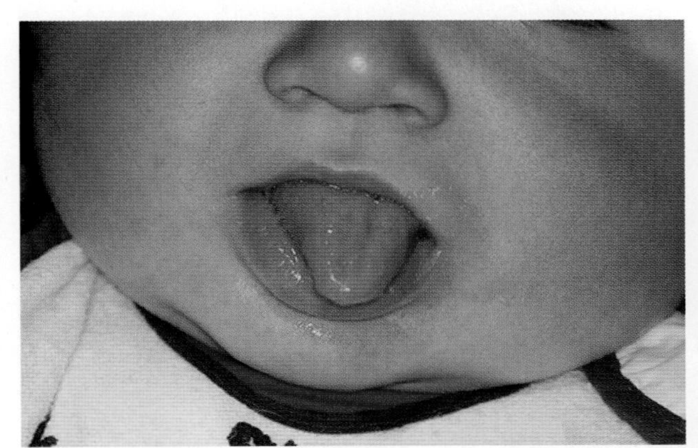

图 158.26　Beckwith-Wiedemann 综合征婴儿的巨舌症

小舌症

小舌症是一种罕见的先天畸形，偶致言语吞咽困难，仅有数例失语症报道。

舌系带过短症

多达 1.7% 的儿童有舌系带过短症，通常是由舌系带短引起的。因后果轻微，且不影响言语表达，所以很少需要手术干预。但是舌头的清除功能可能会受到损害。

裂纹舌/阴囊舌

舌背部有多个小裂隙或凹槽，可呈阴囊样外观（图 158.27）。发生于大约 1% 的儿童，是一种发育异常，4 岁之前少见。据报告成年人的发病率为 3%～5%，表明它可能不是发育性的。患有学习障碍的儿童中，尤其是唐氏综合征，发生的频率也在增加。

裂纹舌是 Melkersson 综合征的特征之一，其他特征包括面部肿胀和面瘫。

裂纹舌的组织病理基本正常。临床上，裂纹舌通常是无症状的，除非食物和碎屑聚集在裂隙中引起刺激。游走性红斑（地图舌）常与此相关。若出现刺激，应通过拉伸和压平裂缝来清除食物和杂物，然后使用牙刷、纱布或海绵清洁伤口表面。

舌部甲状腺异位

甲状腺组织偶尔可见于舌根部和盲肠孔部位。临

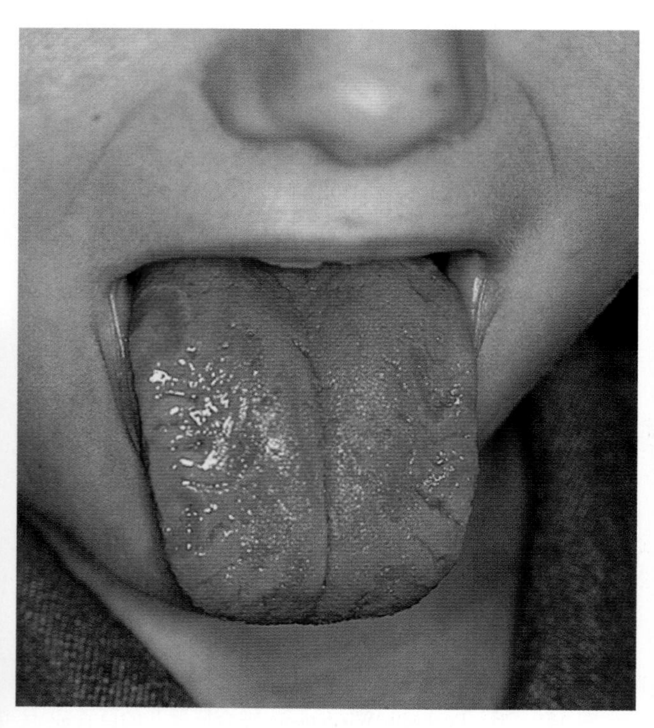

图 158.27 儿童轻度舌裂纹合并游走性红斑，舌的右侧边缘最明显，位于接合处的前方

床表现为表面光滑的肿块，通常无症状，可引发吞咽困难。如需手术，首先要确保颈部有正常的甲状腺组织。

舌部扁桃体异位

舌部扁桃体异位是一团淋巴组织，由中线韧带分成两部分，位于会厌和环状乳头之间。舌扁桃体增大，如扁桃体炎或特应性体质患者，可能会出现咽喉肿块、呼吸困难和发音困难等症状。这种情况可以通过其部位、对称性和中线韧带与其他舌部病变相区别。

侧缘的叶状乳头也含有淋巴组织，在上呼吸道感染期间可能会发生反应性增生，导致乳头增大并与牙齿摩擦，引起炎症（叶状乳头炎）。

舌下皮样囊肿

这是一种来源于胚胎生发上皮的发育性囊肿。舌下皮样囊肿通常发生在舌骨肌的中线以上。虽然它不在舌头上，但会导致舌头抬高，并可能与吞咽困难和发音困难有关。与其他皮样囊肿不同，发生在口底的皮样囊肿很少在出生时出现，往往在 20 岁变得明显。

皮样囊肿的组织学形态多种多样。通常被复层鳞状上皮和淋巴组织包裹。囊壁可含有汗腺、皮脂腺以及毛囊。它的成分可能包括角蛋白、皮脂和杂乱的毛发。

临床上，病变大小不一，随着触诊而波动，或有一种“面团样”的感觉，取决于囊肿的内容物。

部分病变类似舌下皮样囊肿，包括舌下囊肿、下颌下腺管梗阻、甲状舌管囊肿、囊性水瘤、鳃裂囊肿和口底蜂窝织炎。

口腔-面部-手指综合征

口腔-面部-手指Ⅱ型或 Mohr 综合征的特征是面部畸形，上唇正中裂，手足畸形以及舌部错构瘤，舌脂肪瘤也有报道[1]。

获得性病变

舌肿胀

舌部可能因过敏反应（血管性水肿）、炎症、血肿形成、沉淀物（如淀粉样变性）或肿瘤而引起肿胀。

舌炎

舌炎描述的是舌部的急性炎症反应。它可以局限于舌部的特定区域，也可以泛发，有或无伴随症状。

正中菱形舌炎

这是位于终沟前面的中央菱形舌乳头缺失区，儿童中很少见。

正中菱形舌炎累及 0.2% 的人群，病因仍存在争议。它最初被认为是结核菌的持续存在造成的发育异常。然而，由于成人发病高于儿童，因此发育性病因可能性不大，被认为是由念珠菌感染引发（40% 的病变存在念珠菌定植）。然而皮疹的一致定位确实支持发育性病因学，目前也有假说认为该区域可能存在血管异常。

组织学上，上皮乳头状突起消失，出现角化不全伴棘层增厚，皮突下延，浅层上皮可见多形核淋巴细胞，可能存在念珠菌菌丝。其下方结缔组织内的血管周围可见慢性炎症细胞浸润。

临床表现通常是无症状的，也可能伴有疼痛，特别是在食用了咸的或辛辣的食物之后。病变表现为紧靠终沟前方的菱形舌乳头缺失区。颜色可以从浅粉色到鲜红色不等。周围的舌上皮外观正常（图 158.28）。

念珠菌培养时应用棉拭子检测。如果发现念珠菌，应予以局部抗真菌药治疗，如咪康唑凝胶、制霉菌素混悬剂或片剂，或两性霉素 B 含片。如果分离出念珠菌，则应消除导致易感念珠菌的潜在系统性疾病因素。

营养缺乏症

西方国家儿童时期营养缺乏罕见，多因吸收不良导致。血液缺乏（维生素 B_{12}、铁蛋白、叶酸）可能导致

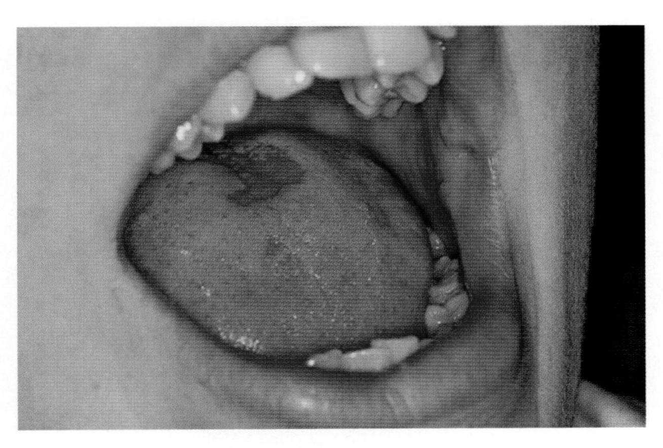

图 158.28　使用吸入糖皮质激素治疗哮喘的儿童正中菱形舌炎。在这种情况下，病变是由舌黏膜的念珠菌感染引起的

舌痛和萎缩性舌炎，症状可能先于临床表现出现。通常维生素 B_{12} 缺乏会导致舌头粗糙结实。其他口腔症状可能很明显（见前述口腔溃疡和念珠菌感染）。如果怀疑为营养缺乏，重要的是确定儿童正在获得足够的膳食摄入量（不是素食或厌食症），并除外克罗恩病、乳糜泻等吸收不良原因。如果怀疑有营养缺乏症，要谨慎地监测全血细胞计数、血红蛋白、血清铁蛋白、血清维生素 B_{12} 和红细胞叶酸，因为在贫血症状出现前，血液中营养物质缺乏可能会引起口腔症状和舌炎。

感染

猩红热、化脓性链球菌感染和病因不明、可能与感染有关的川崎病（黏膜皮肤淋巴结综合征[2]）均会导致舌苔和菌状乳头突出，即“草莓舌”。猩红热患者的舌苔迅速脱落，舌头变得光滑，呈深红色（杨梅舌）。感染假结核耶尔森氏菌也会有类似临床表现。

游走性红斑（地图舌，良性迁移性舌炎）

这是一种良性疾病，舌头有明确的舌乳头萎缩缺失区域，游走性指的是在不同的部位愈合和复发。游走性红斑是一种常见的疾病，影响 1%～2% 人群。病因不清，通常有阳性家族史，常与舌裂纹有关，也可能与银屑病有关[3]。

组织学上，游走性红斑与口腔银屑病有惊人的相似之处，表现为表皮变薄，表皮突延长，表皮浅层中性粒细胞浸润。可发生在任何年龄，通常无症状，也可有酸痛，进食咸或辣的食物通常会加重这种症状。典型的游走性红斑在舌背上表现为清晰的舌乳头缺失区，周围有轻微隆起的白色边缘（见图 158.27）。病变通常呈锯齿状，外观呈地图状，但也可能呈圆形或扇形。皮损的排列可能每天都会改变，因此称为“迁移性”。游走性红斑很少见于其他部位，如唇黏膜和腭部[4]。通常根据病史和临床表现可以作出诊断。可以用盐酸苄达明漱口或喷雾缓解症状。

儿童局限性舌肿大

最常见的原因是咬舌引起的急性炎症。持续性局限性肿胀少见，最有可能是由淋巴管瘤（见前述软组织肿胀）或血管瘤（见前述红斑和色素病变）引发。

毛舌

毛舌在儿童少见，多由舌背部丝状乳头的过度生长引起，这可能由于慢性刺激引发，也可能是特发性的，尤其是对于幼童（图 158.29）。无明显症状，如果引起美学问题，用牙刷刷舌背，吮吸桃核或将维生素 C 泡腾片放在舌头上可有帮助。

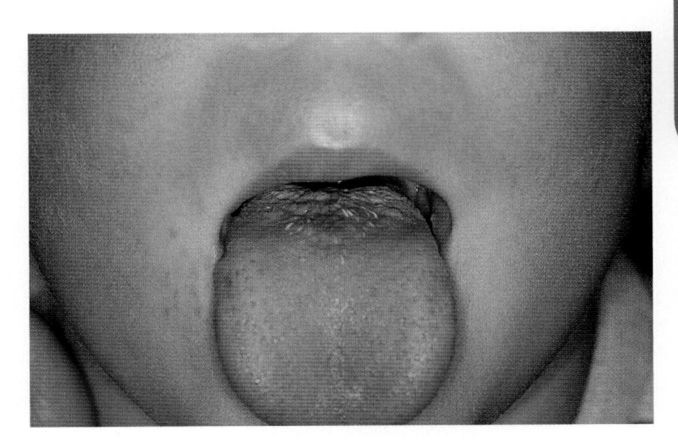

图 158.29　学龄前儿童的毛舌

在健康的儿童中，由于鳞屑堆积而导致的毛舌很少发生，常与急性系统性疾病有关，特别是猩红热。这是由于缺乏机械清创和口腔菌群的变化，可使用广谱抗菌剂治疗。

无论是舌毛还是舌苔，都可能出现棕色或黑色变色。这种染色可能是由口腔内的产色细菌引起的，也可能是由外在因素引发，如补铁剂或葡萄糖酸氯己定，或彩色糖果、烟草或槟榔。

（黄林婷　译，余红　校）

参考文献 158.5

见章末二维码

第三十三篇

第三十四篇　毛发、头皮和甲病

第 159 章　毛发疾病

Elise A. Olsen, Matilde Iorizzo

摘要

本章深入综述了医生在儿童人群中可能会遇到的秃发或毛发过度生长相关疾病的潜在病因。章节起始部分整体介绍了毛发的胚胎学和生长周期，然后综述临床诊断毛发疾病所必需的细节，如全身的查体，尤其针对头皮的检查，对牵拉发或拔发的显微镜检查、皮肤镜检查，如何以及何时需要进行头皮活检。与毛发生长初期的各种阶段异常相关的脱发疾病（外胚层发育不良、毛囊角化过度伴头皮脱发、少毛症相关综合征）；毛干异常相关疾病包括头发断裂（如结节性脆发症、毛发硫营养不良、套叠发、扭曲发、念珠状发等），发干不规则（如不可梳发综合征、羊毛状发、Marie-Unna 型遗传性少毛症）以及其他各种因素所致的发干异常；毛发生长周期异常相关脱发（如生长期和休止期脱发、生长期毛发松动综合征）；毛囊微小化（雄激素性脱发）和各类局限性瘢痕性和非瘢痕性秃发。最后，本章阐述了各种弥漫性和局限性多毛症的病因。在描述每一种类型的脱发或多毛症时，对其临床表现、潜在的遗传相关性（如果已了解）和可用的治疗方法都一一进行了综述。常见的疾病如斑秃、拔毛癖和头皮感染性疾病在其他章节介绍。

要点

- 儿童期的脱发可能是遗传异常的线索，表现形式多样。
- 通过头皮的体格检查和皮肤镜检查、拉出或拔出毛发的显微镜分析和头皮活检进行评估，可能是获取各种毛发疾病特征的必要条件。
- 每一个有脱发症状的儿童都应该评估头发、指甲、牙齿以及是否能/易出汗。
- 扭曲发和结节性毛发发育不全不是特定的诊断，而是诊断许多不同综合征的临床线索。
- 多种基因异常可能导致不规则毛发：不可梳发综合征可能由至少三种不同基因（包括 *PAD13*、*TGM3* 和 *TCHH*）所致，羊毛状发可能由角蛋白 74、*LIPH*、*PTPN11* 和 *HRAS* 基因缺陷所致。
- 羊毛状发的患者需要检查是否有潜在的心脏疾病。
- 潜在的代谢问题，如精氨琥珀酸尿或瓜氨酸血症，或某些遗传条件导致无法吸收关键饮食元素，可导致脱发。
- 对于表现为多毛症的患者，应注意多余毛发的位置和长度，以及任何面部畸形、牙齿异常、牙龈肥大、精神或身体发育迟缓，因为这些将有助于区分潜在的遗传关联。
- 背中部多毛症可能是神经系统存在潜在异常的信号，在没有事先评估脊髓和脊柱潜在因素的情况下（最好是通过影像学检查），不应进行切除或其他操作。

引言

儿童期的脱发通常伴随着父母的过度担忧，担心脱发是否会是永久的或者给患儿留下心理创伤。相反，医生会更关注与脱发相关的潜在医学问题。两者的担忧都是有意义的。诊断一个特定的儿童脱发病例有很大的价值，因为其可能是诊断一个难以理解的多系统疾病的必要线索，或者可能是原因不明的发育迟缓的解释。儿童时期出现的脱发确实包括目前尚无法治疗的疾病，但在许多情况下，特定的治疗方法可以逆转脱发或使头发更易管理，从而达到在美观上更易被接受。

Hypertrichosis 译为“多毛症”，特指毛发密度或长度超过特定年龄、种族和性别的正常范围；Hirsutism 亦译为“多毛症”，但指毛发在特定区域的分布或激素相关病因所致。多毛症（hypertrichosis）可以是全身性的或局限性的，可由胎毛、毳毛或终毛组成。儿童多毛症的出现可能意味着潜在的生理异常、相关的代谢紊乱、遗传性多系统综合征或仅仅是一个美观问题。

本章介绍了一种有效的方法来诊断儿童时期出现的各种类型的脱发和多毛症。本章将简单提及脱发或多毛症的病因，其他章节中会详细介绍，读者可参考其他信息来源。具体来说，第 160 章讨论了常见且可能可逆的斑秃。

儿童期毛发的正常生长与脱落

要全面了解儿童时期脱发或毛发过度生长的情况,必须掌握头发正常生长的基本知识,包括头发的胚胎学和毛发周期。在子宫内,毛发的发育在9~12周开始,毛囊单位由上皮来源细胞和间充质细胞相互协调生长组成,上皮来源细胞发育为毛囊,间充质细胞发育为毛乳头[1](图159.1)。妊娠18~20周时,胎毛(无色素、无光泽的细毛,可长到几厘米长[2-3])覆盖头皮,并沿头-脚方向发展,最终覆盖整个胎儿。这构成了第一个生长期(生长),随后是休止期(静止期),最终在妊娠第7个月或第8个月时头发脱落[2,4]。身体上的胎毛被毳毛取代,头皮的胎毛被毳毛和终毛所取代。

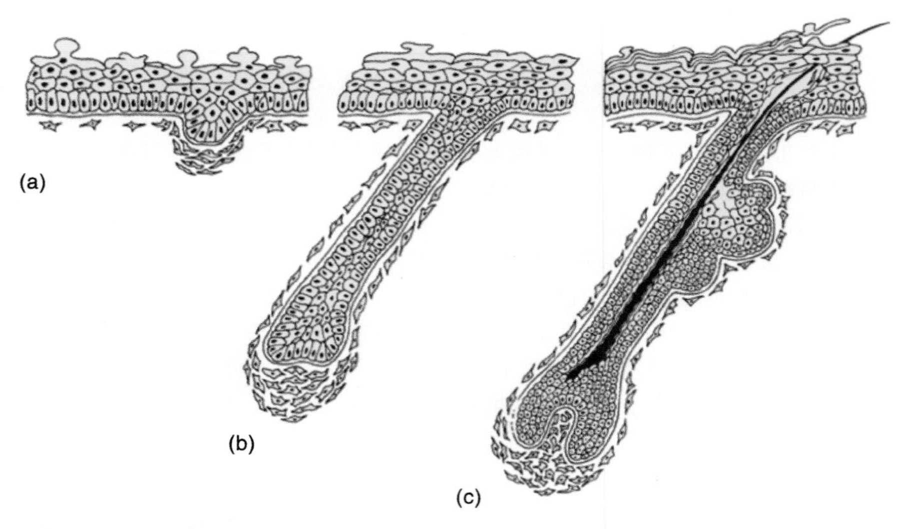

图159.1 毛囊胚胎学。(a)毛囊胚芽,显示表皮衍生毛囊细胞近端凝聚的间充质。(b)毛囊生长期,显示毛囊中角质形成细胞的组织,毛囊鞘和毛乳头的间充质。(c)球茎状毛囊生长阶段,显示分化毛囊的区域。右侧上部凸起代表皮脂腺和导管。竖毛肌将插入的"凸起"区域在此下方

然而,枕部毛发从生长期到休止期的转换波是延迟的,预期枕部毛发的休止期脱落发生在产后2~3个月[2,4],这是该年龄段婴儿常见枕部脱发的原因(图159.2)。正常发育的足月新生儿的四肢和肩部也可以看到胎毛(lanugo hair),但在1~2月龄时应该会脱落。

在出生后第一年的其余时间里,头皮毛发的生长是同步的,只在第一年结束时才呈现成人的镶嵌分布模式(mosaic pattern)[2]。毛囊的数量在出生后并没有改变,相反,随着皮肤扩展覆盖增大的体表区域,毛囊的密度会降低[4-5]。出生后1~2年,头皮上的毛发逐渐从毳毛(vellus hair)(无髓、轻度着色的、长度<2cm[5])过渡到终毛(terminal hair)(通常着色、有髓、较粗,生长期较长,因此长度较长)。头发的颜色随着年龄的增长而变深[6]。

人的所有头发都在不同的生长阶段规律地循环。在生长期或活跃生长期,毛球包裹真皮或皮下组织中的毛乳头(图159.3)。基质的分裂和成熟(位于毛球中心与毛乳头相邻的细胞)产生细胞柱,这些细胞柱表面的细胞进入毛球的中心部分,然后进入毛囊的直线区域[7]。这些蛋白质组装成角蛋白细丝,然后形成更大的聚集体,随着轴向上移动并远离毛球,聚集体逐渐变得更紧密[8]。对于毛囊的大部分长度,毛干附着在

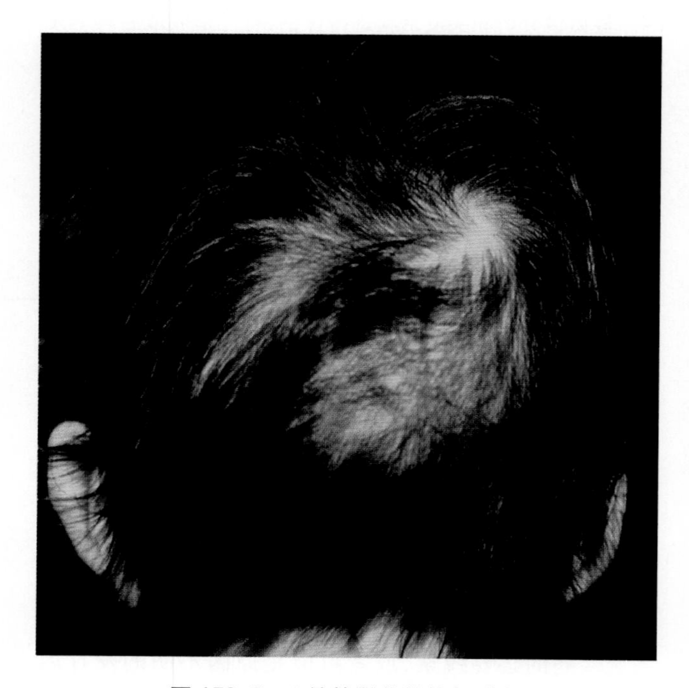

图159.2 4月龄婴儿的枕部脱发

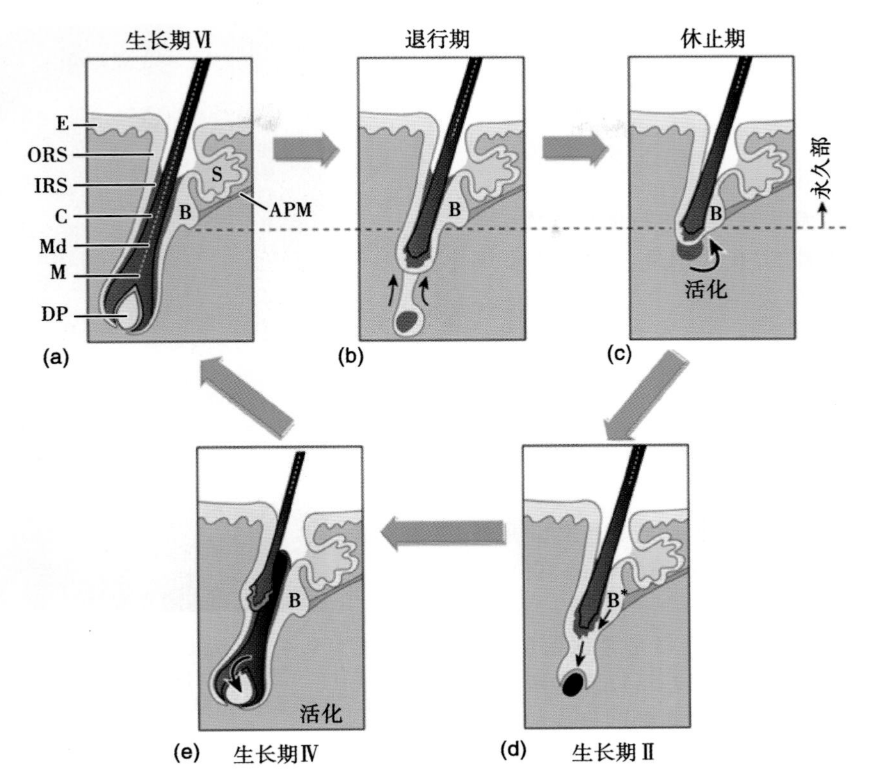

图 159.3 (a~e)头发的正常生长周期。虚线上方的毛囊结构构成毛囊的永久部。当生发上皮向下增殖并再次接近毛乳头时,生长周期再次开始。当新的头发开始其生长周期,前面的头发因压力或牵引丢失,也将脱落。APM,立毛肌;C,皮质;E,表皮;IRS,内毛根鞘;M,基质;Md,髓质;ORS,外根鞘;S,皮脂腺

一层层的毛根鞘上,这些毛根鞘既起到固定作用,又能塑造新形成的毛发。根据毛发所在的身体区域,生长期持续特定的时间;头皮毛发的正常生长时间比其他身体部位更长,变化也更大[9]。

当一根特定的头发完成了其在生长期(anagen)中的停留,它就开始了向静止期(休止期,telogen)头发过渡的过程。毛球在真皮中向上移动,毛乳头不再与其紧密相连,而是落在下面(见图 159.3)。生长末期和休止期开始之间的过渡期称为退行期(catagen),持续2~4周。休止期随身体部位不同而不同,正常头皮休止期为3~4个月。在休止期,毛根鞘与发干的连接会松脱,这意味着头发可以通过压力或牵引而脱落。毛囊外毛根鞘中立毛肌插入的部位,即隆起区,此部位的细胞是生长周期恢复所必需的慢循环干细胞。一旦休止期结束,生长期又开始了,毛囊向下生长,基质和下部毛根鞘再生[9-10]。休止期毛发的自发脱落,被称为脱出(exogen)[11],通常表明毛囊中存在新生的毛发。

参考文献 159.1

见章末二维码

脱发

儿童脱发的评估

病史 对头皮脱发儿童的评估应始终包括病史、体格检查和毛球和/或毛干的显微镜检查。皮肤镜评估提供了额外的信息。病史询问应该能将头发未曾完整生长与曾经覆盖头皮但后来丢失或脱落的情况区分开来。然而,无论是所谓的“第二次毛发(second pelage)”(即第二波生长期头发),还是从毳毛到终毛的转变延迟到1岁,都完全在正常范围内,而这些儿童易被误认为患有先天性脱发。

具有遗传基础的弥漫性脱发通常在出生后的第一年或第二年表现出来,但在某些遗传性疾病中,相关的脱发要在疾病后期才会明显表现(例如先天性角化不良[1]、Jorgensen 综合征[2]、Beare-pili-torti[3]、雄激素性脱发)。显然,家族史是确定疑似遗传性疾病确切遗传方式的关键,但家族成员可能只出现特定综合征相关的部分临床特征,而脱发可能不在其中。因此,当怀疑某遗传性综合征,或当疑诊脱发作为组成部分同时潜在多种异常的综合征时,应该询问多系统的症状和体征。由于这组疾病统称为外胚层发育不良,通常涉及

脱发(以及对牙齿、指甲和出汗的影响),因此应特别关注这组疾病。

检查

体格检查

所有病因不明的脱发儿童均应进行体格检查。必须考虑到综合征的可能性,寻找和记录多系统异常;外胚层来源的器官(牙齿、耳朵、眼睛、中枢神经系统、乳腺)、骨骼、唇裂和/或腭裂常与脱发有关。应特别注意儿童的面部特征以及是否存在特殊面容。

头发和头皮检查

头皮检查应首先确定脱发是弥漫性(或全头皮)还是局灶性(图 159.4)。弥漫性脱发可继发于毛囊或发干发育的遗传异常,或是斑秃、生长期脱发或休止期脱发的表现。局灶性脱发不太可能是遗传性的,更可能是获得性的。

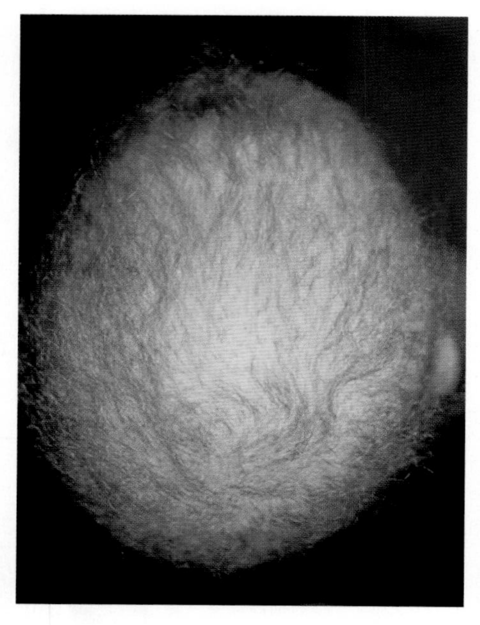

图 159.4 Rosselli-Gulienetti 综合征(腭-腘翼状胬肉综合征)患儿弥漫性(全身性)脱发,该综合征包括 1、2、3 和 4 型外胚层发育不良

脱发区域的头皮应评估毛囊开口是否保留(意味着非瘢痕性的可逆性的过程,图 159.5a),而光滑无孔的皮肤则表明毛囊单位的磨损和潜在的不可逆或瘢痕形成过程(图 159.5b)。在瘢痕或瘢痕性脱发的病例中,皮肤镜检查有助于显示毛囊开口是否缺失以及是否伴有炎症。瘢痕性脱发在儿童中很少见,除了患有先天性局灶性头皮异常、肿瘤或外伤的儿童。

进一步鉴别毛发生长异常的不同原因:①不能启动生长期;②头发的脆性导致断裂;③蓬发(unruly hair);④生长期过早缩短或中断(毛发周期异常),导致毛发脱落增加。要确定头发生长速率是否受到影响,可以开展简单的头发观察窗口期。在这个过程中,任意确定的目标区域内的头发被剪成与头皮齐平(通常在头皮的枕部,以防止患者操作),并且划定不太可能自然出现的形状(例如方形或长方形),几周后观察该区域的头发长度。即使存在潜在的使头发无法长出的毛干脆性问题,头发也应该能够在 2~3 周内达到 0.5cm 长(1cm/月是正常的头发生长速度)。

为确定是否发生了头发异常脱落,只需进行简单的拉发试验。用拇指和示指捏住大约 50~100 根头发的根部,从近端到远端轻轻拉动。至少在头皮的 5 个

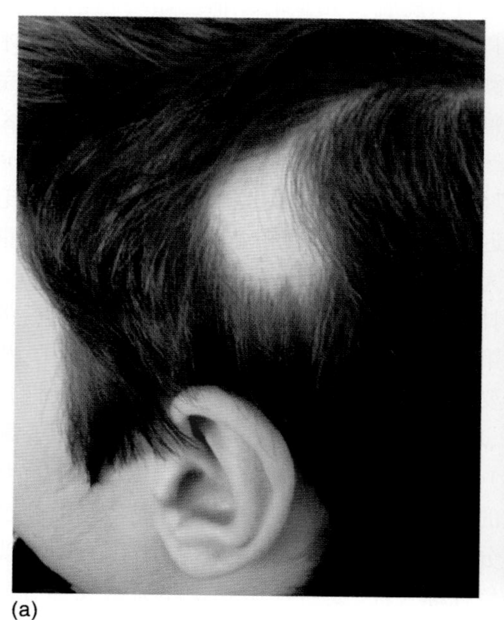

(a)

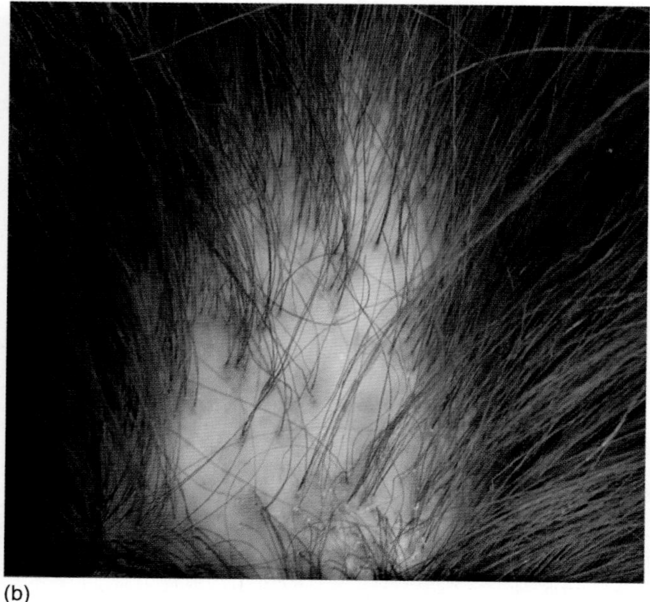

(b)

图 159.5 (a)局限性非瘢痕性斑秃。(b)扁平苔藓儿童瘢痕性(永久)脱发

不同部位重复这个过程。计算脱落毛发的数量和类型:通常应该只有休止期毛发。如果在拉发试验的过程中力度过大,那么在非常年幼的儿童可以看到"松动的生长期"毛发[4],其他儿童中应该是正常的,而在青春期后期儿童的拉发试验中发现这种毛发应该考虑潜在的毛发病理机制。拉发试验阳性是指,5次拉发试验中的至少3次(假设每次拉扯至少50根头发)获得3根以上头发,或者从头皮不同部分的5个拉发试验中获得超过10根头发[5]。

毛发的显微镜检查

光学显微镜是评估儿童脱发的关键一线调查工具[6-7]。如果毛发脱落增加,则应在光学显微镜下检查拉发试验收集的毛发近端。将1~2滴氰基丙烯酸酯胶放在载玻片上,将近端发干/毛球排列在胶中,并在其上放置盖玻片:这样可以减少扭曲,并提供有关头发的永久记录。然后检查毛球以确定脱发是休止期还是生长期。休止期毛球无色素,呈圆形,无附着的毛根鞘(图159.6a)。正常的生长期毛发不容易通过拉发试验获得,但如果有一根或两根,它们通常具有附着的毛根鞘(图159.6b)。如上文所述,在正常幼儿、生长期毛发松动综合征患者或其他原因所致的生长期毛发功能障碍(如斑秃)的患者中可以看到松动的生长期毛发(loose anagen hairs),这些生长期毛发缺乏毛根鞘,并且附着的角质层有皱褶或松软的袜子状外观(图159.6c)。休止期和生长期的脱发应该引发截然不同的处理。

如果没有异常毛发脱落,而是由于单纯外伤(在易感患者中,手指之间摩擦头发是导致这种情况的一种方式)导致的头发折断,或者有异常质地或粗糙导致蓬松,则应剪下患处头发样本,并在显微镜下观察远端部分。大多数发干异常可以通过这种方式诊断,尽管有些需要通过扫描电子显微镜进一步检查,以确认仅在光学显微镜下提示的结果(例如纵向沟槽)。当光学显微镜下看到毛干脆裂的特殊表现时,需进行偏光学显微镜检查,无论伴或不伴结节性脆发症,都有诊断毛发硫营养不良的可能。通过对头发进行硫含量的化学分析和/或单个氨基酸的定量分析,可以进一步了解头发脆裂的病因。

皮肤镜检查

在许多情况下,皮肤镜检查可以增加关键信息,这有助于明确诊断儿童脱发或避免更多的侵入性检查。已经证明,皮肤镜的镜头(放大率高达×160)比肉眼能够更好地观察头皮/发干的形态[8]。此外,如果皮肤镜连接到照相机,则可捕获和存储所观看的图像。皮肤镜是一种无创、无痛的工具,不仅有助于诊断,而且可以监测脱发的进展和治疗效果,并且可以帮助确定具有诊断价值的活检部位。

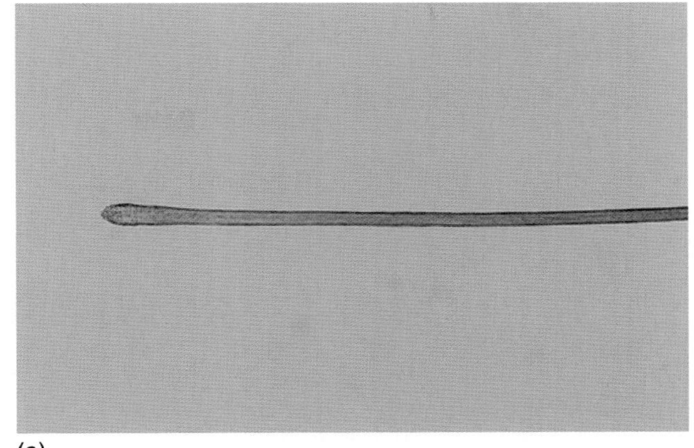

(a)

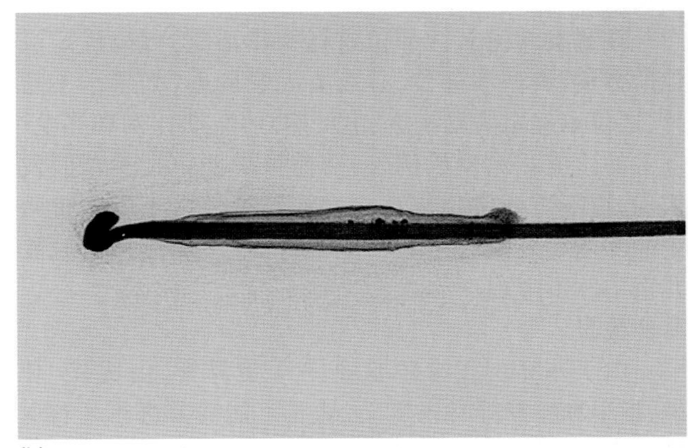

(b)

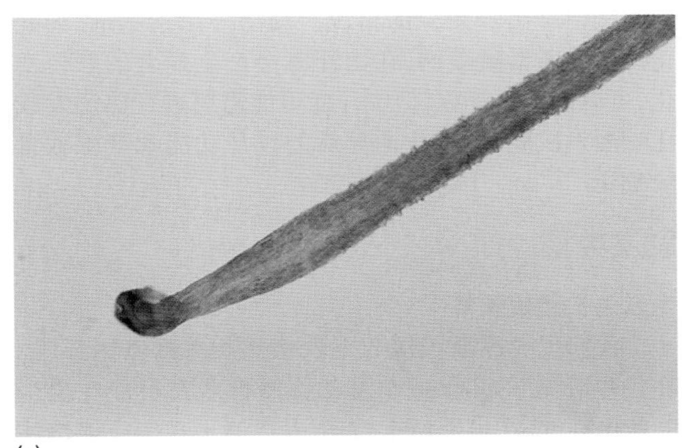

(c)

图159.6 (a)休止期毛球(光学显微镜照片,×40)。(b)生长期毛球(光学显微镜照片,×40)。(c)生长期毛发松动综合征(光学显微镜照片,×100)。资料来源:Reproduced from Olsen EA. Clinical tools for assessing hair loss. In:Olsen EA,ed. Disorders of Hair Growth:Diagnosis and Treatment,2nd edn. New York:McGraw-Hill,2003:59-69.

皮肤镜可以通过以下三种方式来评估毛发疾病[9]:

- 非偏振光皮肤镜检查(nonpolarized dermoscopy):这需要镜头和皮肤之间有一个液体界面。这是三种方法中应用最广泛的一种,也是第一种用于描述毛发疾病诊断特征的方法[10]。但是,由于液体界面无法评估头皮脱屑,因此在这些情况下并非首选方式。

- 镜片和皮肤接触的带交叉偏振滤光片的偏振光皮肤镜(polarized dermoscopy),允许从深层反射的光到达观察者的眼睛。
- 镜片和皮肤之间无接触的带交叉偏振光滤镜的偏振光皮肤镜检查。此方法推荐用于评估发干异常。

这些方法不是等同的,而是互补的。

头皮活检

在脱发的代表性部位进行头皮活检,可以确定炎症的数量、类型和部位,是否有毛囊脱落,如果水平切片,还可以确定头发密度、生长期/休止期比例和终毛/毳毛的比值。除少数例外,活检很少能单独诊断脱发疾病,诊断需要将临床与病理相结合。由于手术过程中的疼痛和儿童潜在的不配合行为,头皮活检在脱发儿童中并不常用。

其他检查

由于外胚层发育不良是一大类异常,由头发、牙齿、指甲和排汗异常来定义,幼儿可能需要进行牙科X线检查,以排除牙齿受累,并且可能需要进行正式的汗液测试记录出汗减少的情况。局部外用指示剂,如碘化淀粉或茜素磺酸钠,在出汗时会产生显著的颜色变化,可以确定无汗症,但少汗症可能需要进行热激发或化学激发试验,以量化诱导后的排汗功能和汗腺数量的变化[11-13]。

脱发类型

毛发生长起始异常

我们现在逐渐了解与毛发疾病相关的基因异常。在一些情况下,几乎或全部的弥漫性脱发可能在出生时就出现,或在出生后1~2年内逐渐出现。应谨慎注意,头发异常是否为独立表现,因为其他合并症可能会随着时间的推移逐渐出现。例如,无毛基因突变的患者可能单独出现头皮脱发[14],但在脱发3~18年后才出现特征性的充满角蛋白的表皮囊肿[15-16]。这种综合征(伴有丘疹性损害的脱发)通常是一种常染色体隐性遗传的特征[17]。据报道,与无毛基因相关但无其他症状的全秃可以为常染色体显性、常染色体隐性或X连锁相关的多种遗传方式[14,18]。常染色体隐性遗传性维生素D依赖性佝偻(vitamin D-dependent rickets,VDDRII)患者在出生后的第一年内也会出现全秃或接近全秃的脱发,但随后会出现佝偻病和皮肤囊肿[19],其相关的遗传异常是维生素D受体的突变。

普秃(universal alopecia)可能发生于:①伴发精神发育迟滞,作为脱发-精神发育迟滞综合征(alopecia-mental retardation syndrome,APMR)的一部分,*APMR1*基因定位于染色体3q26.3-q27.3,*APMR2*基因定位于染色体3q26.2-q26.31,*APMR3*基因定位于染色体18q11.2-q12.2;或②伴发精神发育迟滞和癫痫,属于Shokeir综合征一部分(脱发、精神运动性癫痫、脓漏和精神亚正常状态),或者脱发-精神反射综合征,表现为脱发伴抽搐和促性腺功能亢进性性腺功能减退;两者病因均不明确[20]。X连锁(Xq27.3-qter区域)隐性遗传病Mendes da Costa-van der Valk皮肤病患者在出生时或出生后几个月内出现普秃,面部和四肢出现网状棕红色色素沉着[20-21]。在生命的最初几年,这些患者会出现复发性非外伤性表皮内水疱,并可能伴有肢端发绀症、小头畸形和智力低下、侏儒症、短圆锥指和指甲营养不良[21-22]。

毛囊角化过度可能与婴儿期全秃相关的情况见表159.1[23]。

以下列出一些已知遗传缺陷的在婴儿期表现为普秃或几乎全秃的外胚层发育不良疾病:

- 与毛发、指甲和出汗有关的疾病。例如伴有脱发的齿龈软骨发育不良(*WNT*基因突变)[2,49-50]、毛囊性鱼鳞病-脱发-畏光[ichthyosis follicularis,alopecia and photophobia,IFAP综合征:膜结合转录因子蛋白酶位点2(membrane-bound transcription factor protease site 2,*MBTPS2*)基因的错义突变][51]和由*plakophilin-1*基因突变引起的外胚层发育不良/皮肤脆性综合征(McGrath综合征)[20]。
- 与毛发、牙齿和出汗异常等表型有关的少汗性外胚层发育不良,与致核因子κB(nuclear factor κB,NF-κB)激活的信号级联中的遗传异常有关。包括EDAR(外胚层发育不良受体,ectodysplasin receptor)基因(常染色体隐性)或EDAR相关死亡域基因(EDAR-associated death domain gene,EDARADD)(常染色体显性),或外胚层发育不良A基因(ectodysplasin A,EDA-1)、EDA-2受体和NF-κB必需调节因子(NF-κB essential modulator,NEMO)中的X连锁缺陷,后者也与免疫缺陷有关[52]。
- 与头发和指甲异常相关的疾病。例如常染色体隐性掌跖角化病和先天性脱发(也称为白内障-脱发-指端硬化)[20,53]。

普秃是斑秃中唯一有完全可逆倾向的秃发,尽管其可能出现在婴儿期,但在出生后第一年内仍很罕见。第160章对此进行了更全面的讨论。

表159.1 头皮脱发伴毛囊角化过度

	遗传方式	头发	牙齿	甲	出汗	皮肤	其他	参考文献
伴丘疹性损害的先天性无毛症	AR	出生时头皮被正常或部分头发覆盖或缺失,但体毛缺失	正常	正常	+/-	2岁起出现角质填充表皮囊肿	精神运动迟缓;共济失调;性腺功能减退;所有症状可能会延迟几年	[14-17]
毛囊性鱼鳞病	AD或X连锁隐性	头发稀疏、短或无头发;睫毛、眉毛和体毛稀疏或缺失	正常	+/-儿童营养不良(继发于感染)	正常	广泛性毛囊性角化过度;慢性皮肤感染伴四肢、手及腹股沟伸侧角化斑块	明显畏光+/-结膜炎、眼睑炎、角膜异常; +/-听力丧失	[24-26]
秃发性小棘毛囊角化病	X连锁隐性或者AD	进行性瘢痕性秃发;儿童和青少年时期头发、睫毛、眉毛和体毛的脱落	正常	正常	正常	全身性毛囊性角化过度,明显堵塞,尤其是头部,手和手指的背侧;这些可能在青春期萎缩;掌跖角化过度;面颊和眉毛后期可能出现毛细血管扩张性色素沉着	特应性;结膜炎;畏光症;角膜缺损	[24,26-28]
秃发、毛周角化症、白内障和银屑病	AD	无炎症或病变的儿童期脱发→瘢痕性脱发;稀疏的睫毛、眉毛和体毛	龋齿	甲小且伴凹点	正常	儿童银屑病;面部和头皮弥漫性毛囊性角化过度	角膜结膜炎;白内障	[29]
Marie-Unna少毛症	AD	出生时头皮毛发稀疏或缺失,幼年时毛发粗大,青春期时头发散在脱落(尤其是头顶);毛干:角质层异常,纵嵴,不规则扭曲;眉毛、睫毛和体毛稀疏或缺失	无	正常	正常	弥漫性毛囊角化过度伴面部粟丘疹样病变	+/- 特应性体质	[30-33]
Perniola syndrome	AR	接近普秃伴稀疏易断的毳毛	正常	正常	正常	角化过度性毛囊丘疹	癫痫发作+/-感音神经性聋	[34]
侏儒症、脑萎缩和毛角化病	X连锁	几近全秃	出牙延迟	正常	正常	全身角化性丘疹	身体和精神运动迟缓、侏儒症	[35]

续表

	遗传方式	头发	牙齿	甲	出汗	皮肤	其他	参考文献
角膜炎-鱼鳞病样红皮病-耳聋综合征（KID 综合征）	AR 和 AD	头皮弥漫、细、稀疏或无头发，+/-斑片状瘢痕性脱发；稀疏的睫毛和眉毛；毛干：结节性脆发症	+/-龋齿；易碎的畸形的，延迟的	白甲，+/-发育不良	+/-或减少	出生时弥漫性毛囊角化过度；生下来的革质红皮病（无鳞），包括角皮病；婴儿面部的斑块；膝上疣状角化过度	感音神经性聋；角膜炎，皮肤黏膜感染易感性增加	[20,36-39]
伴中性粒细胞减少的甲癣毛发发育不良（Cantu 综合征）	AR	脆弱、无光泽、稀疏、短而卷曲的头发；眉毛、睫毛和体毛稀少；显微镜检查头发：结节性脆发症；青春期阴毛和腋毛稀疏至无	正常	营养不良；口疮与甲分离	正常	毛囊性角化过度	慢性中性粒细胞减少和复发性感染；轻度低血压	[3,40,41]
先天性厚甲症	AD	全身毛发稀少，头发干燥	初生牙；+/-龋齿；畸形	黄棕色变色；增厚的指甲（远端 2/3），边缘挤压，远端尖端向上倾斜（所有病例）；甲沟炎感染	增加	掌跖角化过度；毛囊性角化，尤其是膝盖和肘部；脂肪沉积；手掌和足底疼痛的大疱或溃疡；四肢疣状病变+/-表皮囊肿	白内障；声音嘶哑+/口腔黏膜白斑；角膜角化不良	[42-44]
囊性眼睑、掌跖角化病、牙缺失和多毛症（Schöpf-Schulz-Passarge 综合征）	AR	明显的毛少，尤其是头皮；眉毛和睫毛粗糙、稀疏	牙缺失；中切牙	甲骨营养不良；纵嵴；分裂；甲分离	正常	毛囊性角化过度；掌跖过度角化；晚期发生眼睑大汗腺汗囊瘤	生长发育迟缓、并指、青少年白内障	[23,45]
念珠状发	AR、AD 或自发突变	出生时头发正常或缺失，婴儿期头发出现脆性断裂；可能仅包括枕骨或延伸至整个头皮、睫毛、眉毛和第二性征毛发	正常的	偶尔出现脆性和凹点甲、纵线	正常	头皮和颈部最常见的毛囊性角化过度，也包括四肢伸侧和脐周		[46-48]

注：AD，常染色体显性；AR，常染色体隐性。

资料来源：Adapted from Olsen 2003[23].

婴儿期有很多种少毛症,不表现为全秃。少毛症可能继发于毛囊发育不全或毛干发育不良和断裂。头皮单纯性少毛症与编码角化桥粒素蛋白的基因突变有关,始于5岁左右,到30岁几乎完全脱落[20]。例如,患有常染色体隐性遗传性局限性少毛症(头皮毛发受累,受性激素影响的第二性征毛发大部分不受影响)的个体表现为出生时毛发稀疏,再生不良或根本不再生;其可能与染色体3q27上的*LIPH*(607365)基因突变、染色体18q12上的*DGL4*或染色体13q14.12-q14.2上的*P2RY5*基因突变有关[20,54-56]。其他疾病引发的脱发可能会稍晚表现出来。

许多外胚层发育不良与少毛症有关,但遗憾的是,大多数毛干异常特征未被准确描述;异常头发在临床上通常被描述为"脆弱""稀疏"或"无光泽"(第134章详细讨论了外胚层发育不良)。

其他非外胚层发育不良综合征在婴儿期表现为稀疏、无光泽的头发,是多器官异常的一部分(例如:软骨-头发发育不良-*RMRP*基因突变)[20,57]。口-面-指综合征的多个亚型大多为常染色体隐性遗传,但Ⅰ型是*CXORF5*基因的X连锁显性遗传。后者的头发干燥发硬或呈弥漫性或镶嵌型脱发[20,58]。在这些病例中,原发疾病的诊断很少是由毛发异常所提示,可能是由于缺乏毛发异常的有效信息。

然而,有一些情况可以通过对毛干的显微镜评估来诊断。根据毛干异常的类型,通常可表现为脆弱或不规则的头发。在后续章节,将根据其显微镜下的描述进行介绍。

参考文献159.2

见章末二维码

表现为毛发断裂的毛干异常

结节性脆发症

导致头发断裂的最常见的发干缺陷是结节性脆发症[1]。主要的异常是毛小皮的局部缺失,导致皮质纤维暴露并最终磨损[2-3]。最初,这在显微镜下表现为结节状肿胀,随后毛发断裂,暴露纤维呈现扇形样张开排列(图159.7)。皮肤镜检查可反映这些变化,包括病灶区域的多个纵向裂口、沿发干的白色结节和远端刷状磨损(图159.8)[4]。结节性脆发症可发生在因滥用而重复暴露于化学物质或物理性创伤的正常头发中,但更常见于天生脆弱的头发受到轻微创伤(如刷、梳头)后。

尽管结节性脆发症在出生时可表现为一个孤立的问题[5],或伴有牙齿和/或指甲异常[6],但在婴儿或幼

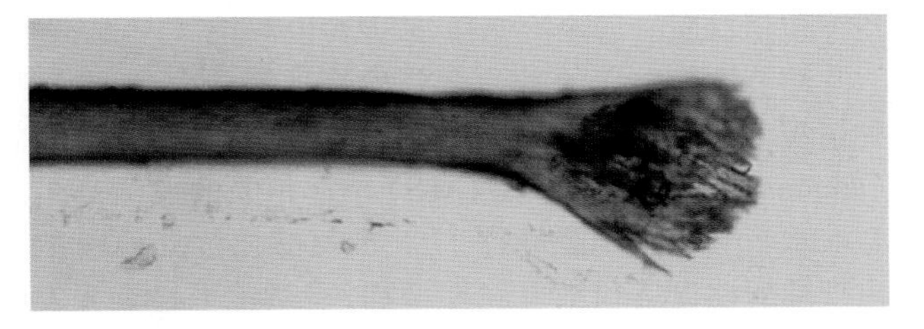

图159.7 结节性脆发症(光学显微镜,×100)

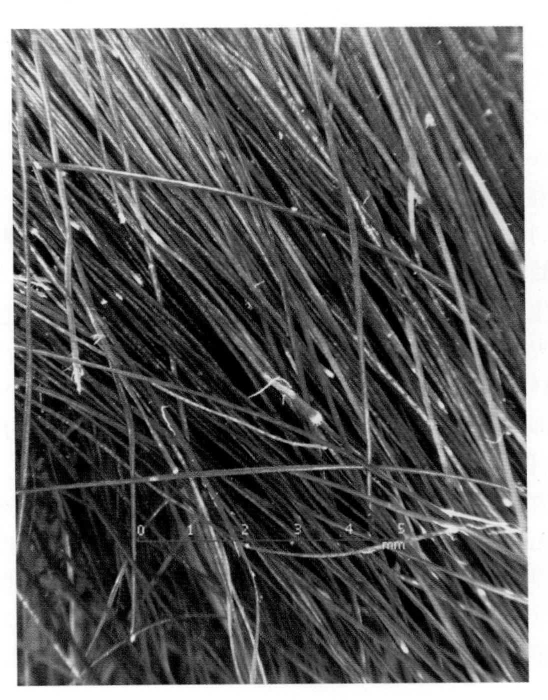

图159.8 皮肤镜下结节性脆发症:沿发干白色的结节以及磨损的毛发远端

儿期出现应寻找其潜在的代谢问题。其中一种与精氨琥珀酸尿症有关,精氨琥珀酸尿症是一种由影响尿素循环的常染色体隐性疾病,致病基因位于染色体7q11.21[7];精氨琥珀酸裂解酶(argininosuccinate lyase,ASL)通常将精氨琥珀酸分解为精氨酸和富马酸,而在精氨琥珀酸尿症中,由于ASL缺乏,导致酸中毒、高氨血症、低血清精氨酸,血清和尿液中瓜氨酸和精氨酸琥珀酸(ASS)增加[8-9],后两项检查可诊断该疾病[10]。当面临模棱两可的生化结果时,ASL或ASL酶活性的分子遗传学检测可能会有帮助。在ASL缺乏的儿童中,癫痫和肝大可能在婴儿期开始,而精神运动迟缓、共济失调和干枯脆发(伴有显微镜下的结节性脆发症)的症状可能在2岁后首次出现[11-12]。有人提出,缺乏ASL与一氧化氮合成减少有关,这可能有助于解释即使在低氨血症或无氨血症的情况下,该病的其他症状(肝功能损害、高血压)也存在[13]。如果及早开始饮食管理,限制蛋白质摄入和精氨酸的补充,可能会改善症状,并且在某些情况下已经证明可以逆转头发异常[10]。其他

治疗包括口服氮清除治疗和/或原位肝移植。

结节性脆发症的另一合并症是瓜氨酸血症，在这种情况下，受累儿童也可能有与精氨琥珀酸合酶（argininosuccinate synthase，ASS）异常相关的血清高瓜氨酸水平和低精氨酸水平[14]。瓜氨酸血症儿童可能出现鳞屑性皮疹和头发脆性增加，显微镜下检查头发时会出现结节性脆发症和卷曲发[15-17]。

Menkes 综合征或毛发灰质营养不良是一种 X 连锁铜转运障碍疾病，在显微镜下检查头发时也会出现结节性脆发症和扭曲发[18-19]。缺陷基因 *MKN* 或 *ATP7A* 编码一种铜转运膜蛋白——三磷酸腺苷酶（adenosine triphosphatase，ATP 酶），它扰乱细胞内铜稳态和含铜酶的功能[20-21]。系统性铜缺乏是由于一些组织，特别是肠、肾、成纤维细胞和红细胞中的铜被捕获，导致铜无法输送到其他组织[22-25]。受累儿童的头发在出生时是正常的，但在婴儿早期即被稀疏、脆弱、色素缺失的头发所取代，感觉像钢丝样发，因此被称为“钢丝样发综合征”[25-27]（图 159.9）。患儿皮肤苍白松弛，面部表情呆滞，昏昏欲睡和/或无精打采。可能伴有低温、智力低下以及脑、小脑、骨和结缔组织的退化。低血清铜蓝蛋白可诊断 Menkes 综合征。用铜治疗通常是无效的，大多数受影响的患儿在 3 岁死亡[28]。产后立即用铜-组氨酸进行治疗，已显示可减少该病典型的严重神经退行性变[20]，但导致 Menkes 病的基因异常不能简单地通过铜替代注射来纠正。

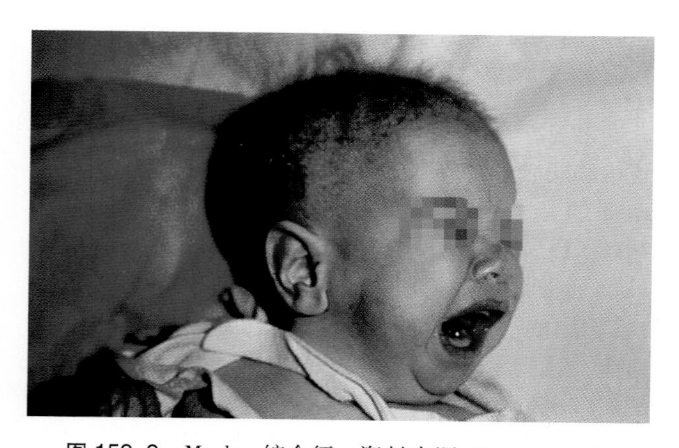

图 159.9　Menkes 综合征。资料来源：Courtesy of Dr Janet L. Roberts.

其他与结节性脆发症相关的疾病包括肝肠毛综合征（*TTC37* 或 *SKIV2L* 两个拷贝的突变）[29]、Kabuki 综合征[7]和生物素酶缺乏[30]。据报道，在一例接受肿瘤坏死因子 α 治疗的慢性斑块型银屑病患者中，也出现了结节性脆发症[31]。

温和的头发护理是目前唯一有用的可改善结节性脆发症外观的治疗。

裂发症

裂发症（trichoschisis）是整个发干的明显横向折断（图 159.10）。在光学显微镜下，受累毛发通常呈扁平状，也可能折叠起来[32]。也可能出现结节性脆发症。在扫描电子显微镜下，折断区域与局部毛小皮缺乏有关[32]。裂发症虽然不是绝对病理性的，但是只有在毛发硫营养不良的情况下才规律地出现。

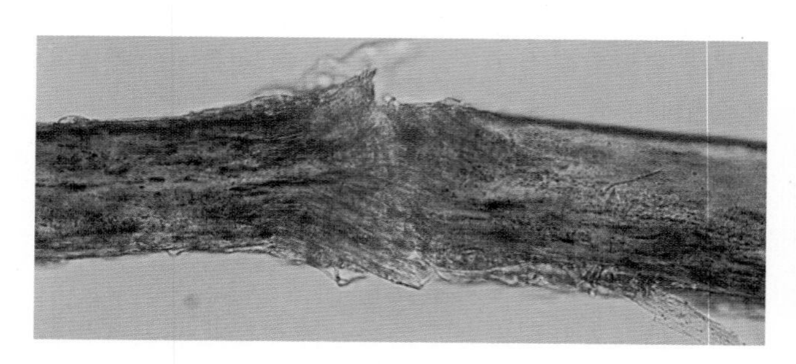

图 159.10　裂发症（光学显微镜照片，×400）。资料来源：Reproduced from Whiting 2003[57].

毛发硫营养不良（trichothiodystrophy，TTD）是一种常染色体隐性遗传疾病，其特征为缺乏硫的脆弱易断的毛发，可单独出现或合并其他神经外胚层异常[33]。毛发异常可识别一组遗传性疾病，其中首字母缩略词可识别特定的毛发外表现（表 159.2）。临床上，从婴儿早期开始，毛发硫营养不良患者的头发、睫毛或眉毛就短而脆（图 159.11）。头发中的胱氨酸含量约为正常值的 1/2，这主要是由于高硫基质蛋白的大部分减少和成分的改变[51-54]。受累毛发的偏振光检查特征性地显示出交替的暗带和明带（虎尾毛）特征（图 159.12），可能继发于硫含量分布不均匀[49]。尽管皮肤镜检查可用于识别待剪取的特定毛发，即具有波浪形轮廓和“沙粒”外观的毛发，但光学显微镜和皮肤镜的表现是非特异性的[55]。头发的硫含量和/或氨基酸分析是具有诊断价值的。

对于 TTD 患者，应寻找其他异常表现（见表 159.2），尤其是光敏性。TTD 患者，约 50% 伴有光敏性，其可能在紫外线损伤后的切除修复方面存在缺陷，但不会增加皮肤癌的发病风险[56]。已经确定，光敏性 TTD 和着色性干皮病的各种临床表现和 DNA 修复特征与 19 号染色体上 *ERCC2/XPD* 位点的突变相关，该突变编码转录/修复因子 TFIIH 的两个解旋酶亚基，其中毛发硫营养不良主要由影响 *ERCC2*（TTD1）转录作用的亚基突变引起，着色性干皮病主要由改变 *ERCC2* 修复作用的亚基突变引起[7,57]。光敏性毛硫营养不良也可能与 2 号染色体上 *ERCC3/XPB*（TTD2）和 6 号染色体上的 *TTD-A*（*TFB5* 基因，TTD3）基因突变有关[58]。非光敏性毛发硫营养缺陷突变已被定位到染色体 7p14

表 159.2 与毛发硫营养不良相关的综合征

分组	脆发	脆甲	智力损伤	生育能力降低	矮小	鱼鳞病	光敏感	中性粒细胞减少	其他表现	首字母缩略词/同名词
(a) 单纯头发缺陷	+									Trichoschisis[34]
(b) 头发和甲营养不良	+	+								Trichoschisis/onychodystrophy[32,35]
(c) 同上并伴有精神发育迟缓和不孕	+	+	+	+					散光、苍白视盘、视网膜病变	Sabina syndrome[36-37]
(d) 同上并伴生长发育迟缓	+	+	+	+	+				四肢瘫痪、癫痫、小头畸形	BIDS, Amish brittle hair syndrome[38-39]
(e) 同上并伴有鱼鳞病	+	+	+	+	+	+			异常牙齿、舌斑、白内障、VSD	IBIDS[40-41], Tay syndrome[42-43], Pollitt syndrome[44]
(f) 同上并有光敏感	+	+	+	+	+	+	+		紫外线诱导 DNA 损伤的异常修复	PIBI(D)S[45-48]
(g) 同上大多数为慢性中性粒细胞减少症	+	+	+		+	+		+	复发性感染、毛囊炎、结膜炎	ONMR[38,49] Itin syndrome
(h) Marinesco-Sjögren 综合征	+	+	+		+				共济失调、构音障碍、白内障、牙齿异常(主要为非外胚层)	Marinesco-Sjögren syndrome[15-16,50-51]

注:BIDS,脆发、智力受损、生育能力下降和矮小;IBIDS,鱼鳞病,脆发,智力低下,生育能力下降和身材矮小;ONMR,甲毛发营养不良,中性粒细胞减少,智力发育迟缓;PIBI(D)S,光敏性、鱼鳞病、脆发、智力受损(生育能力下降)和身材矮小;VSD,室间隔缺损。

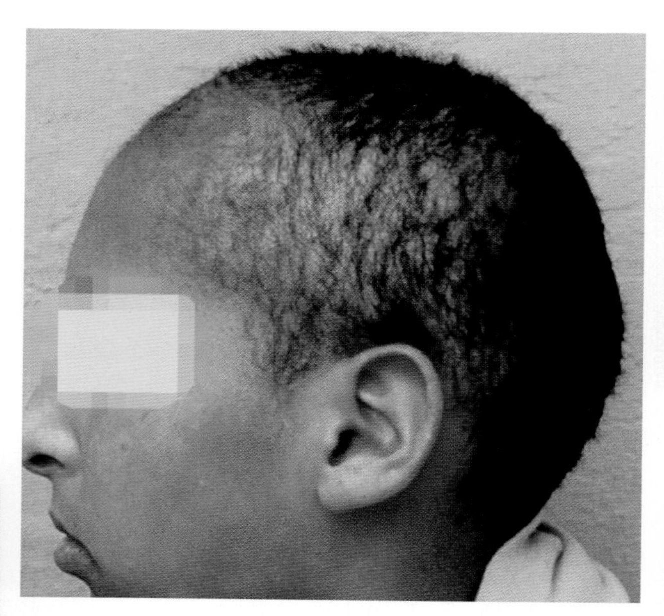

图 159. 11 毛发硫营养不良。资料来源:Reproduced from Whiting 2003[1].

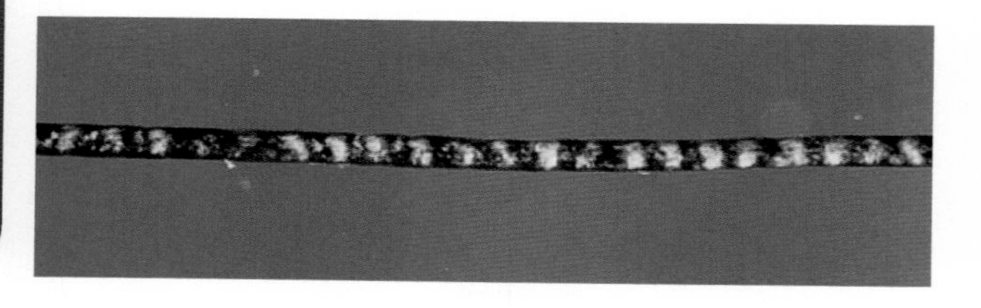

图 159. 12 毛发硫营养不良(偏振光显微镜,×40)。注意交替改变的明暗带。资料来源:Courtesy of Dr David A. Whiting.

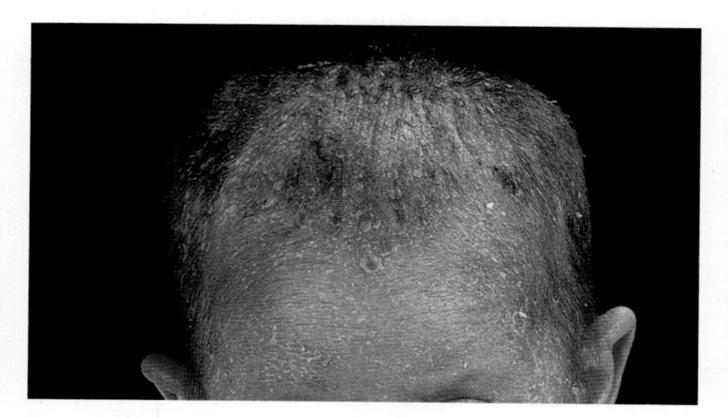

图 159. 13 Netherton 综合征。资料来源:Courtesy of Professor John Harper.

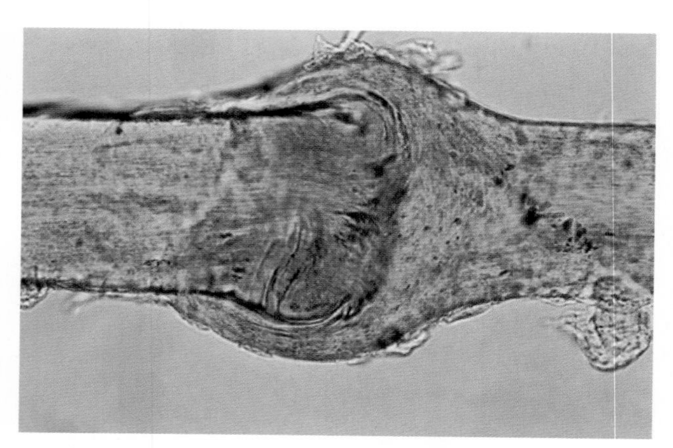

图 159. 14 套叠性脆发症(光学显微镜,×400)。资料来源:Reproduced from Whiting 2003[1].

的 *C7ORF11* 基因(TTD4)、染色体 X24 上的 *RNFII3A* 基因(TTD5)和染色体 8p12 上的 *GTF2E2* 基因(TTD6)变异[7]。

套叠性脆发症

套叠性脆发症(trichorrhexis invaginata)(竹节发 bamboo hair),婴儿期临床表现为短而脆且稀疏的毛发[59](图 159. 13)。原发性缺陷是角化区毛干的异常角化,使得完全角化的硬毛干远端套叠进入不完全角化的软毛干近端部分[60-61]。这会导致近端杯状或窝状扩张,呈"抱球"状,出现典型的"球和窝"畸形(图 159. 14)。该区域发干折断很常见,但也可能会出现远端"球"脱节,将高尔夫球座或郁金香形的末端留在异常的头发上[62](图 159. 15)。这些变化也可以通过皮肤镜观察到,也可表现为"火柴棍样发(matchstick hairs)",表现为顶端膨胀的短发干[63]。套叠性脆发症也可出现扭曲发(pili torti)和结节性脆发。套叠发中硫含量正常。由于异常毛发可能只出现在头皮的某些部位,因此需要对头皮的多部位进行评估,以作出明确诊断。如果未发现头发有可疑异常,应对眉毛和/或睫毛进行评估,因为它们经常受到影响。

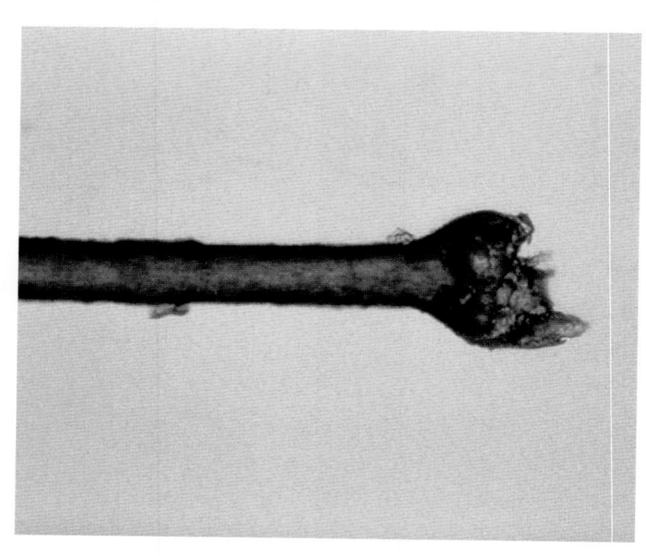

图 159. 15 套叠性脆发症,高尔夫球座式的断裂端(光学显微镜,×200)。资料来源:Reproduced from Whiting 2003[1].

套叠性脆发症很少发生在受外伤的正常头发或其他先天性发干异常中。然而,通常情况下,这种头发异常与 Netherton 综合征有关，Netherton 综合征是一种常染色体隐性遗传性疾病，由鱼鳞病、特应性体质和套叠发三联征组成[58,64-65]。鱼鳞病最常见为迂回性线状鱼鳞病，是一种多旋回的、不断变化的鳞屑状皮疹，前缘呈双轨状鳞屑[61,66]（图 159.16）。然而，一些套叠发病例却与板层鱼鳞病或较少见的寻常鱼鳞病或 X 连锁鱼鳞病有关[65,67]。特应性体质通常包括持续性皮肤干燥，也可能包括红皮病[64,68]。对伴有头发稀疏的“火棉胶样儿”，Netherton 综合征的诊断应该始终受到重视。在 Netherton 综合征中，复发性感染、身材矮小和智力低下的报道很少[69]。Netherton 综合征是由染色体 5q33.12 上 *SPINK5* 基因突变引起的，该基因编码淋巴上皮 Kazal 型抑制物（lymphoepithelial Kazal-type inhibitor，LEKTI），LEKTI 是一种丝氨酸蛋白酶抑制物，多种激肽释放酶是其靶点[70]。已经证明，LKTI 缺乏导致未活化的激肽释放酶 5 活性升高，进而促使角质层分离并激活 PAR 2 信号通路，导致促过敏和促炎介质的产生；这有助于解释皮肤屏障缺陷和特应性体质[71]。

套叠发没有特效的治疗方法。据报道，视黄酸（etretinate）和光化学疗法（窄波 UVB）具有一定的价值，随着年龄的增长，病情可能会自发改善[72-74]。较新的治疗方法，如奥马珠单抗[75]、英夫利西单抗[76]、IVIG[71]和一种局部软膏具有疗效，该软膏是由 $NaHCO_3$、含有 40% 氧化锌的鱼肝油和羊毛脂现用现配的，拟通过抑制激肽释放酶发挥作用，因为锌和碱性 pH 对皮肤蛋白酶有抑制作用[77]。

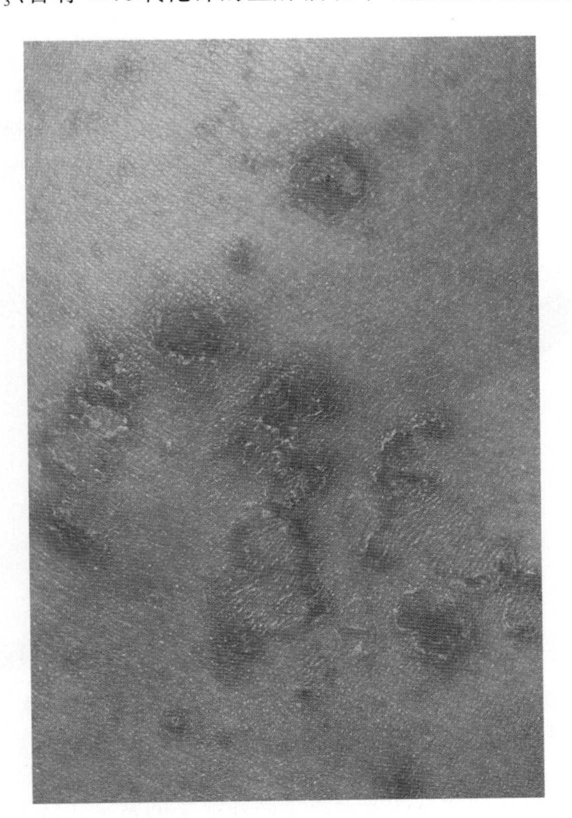

图 159.16 迂回性线状鱼鳞病。资料来源：Courtesy of Dr Neil S. Prose.

扭曲发

扭曲发（pili torti）患者通常表现为短而脆的头发，也可累及眉毛和睫毛[1,78]。显微镜下，头发在自己的轴上变平和扭曲，从 90° 至 360°[79]。头皮上的扭曲发在白种人中偶见，非洲人后裔的头发和两个种族的阴毛/腋毛中是常见的。对于扭曲发的诊断，头发上必须有不规则的、间隔进行的多次扭转（图 159.17），每次扭转的宽度通常为 0.4～0.9mm[79]。在皮肤镜检查中也可以看到同样的不规则扭转（图 159.18）。受累头发通常会因扭转而断裂。

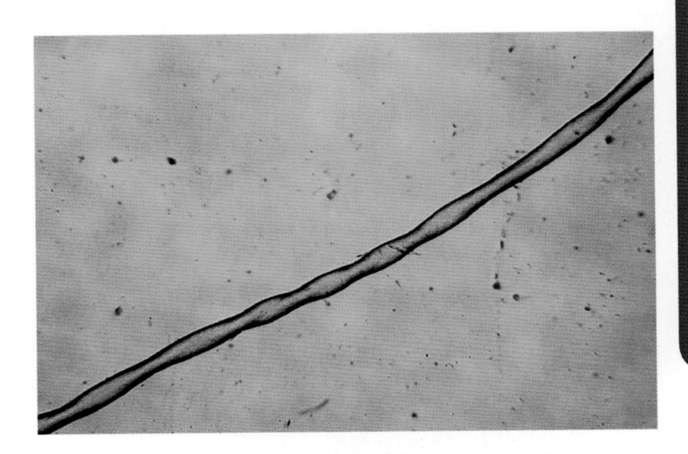

图 159.17 扭曲发。资料来源：Reproduced from Whiting 2003[1].

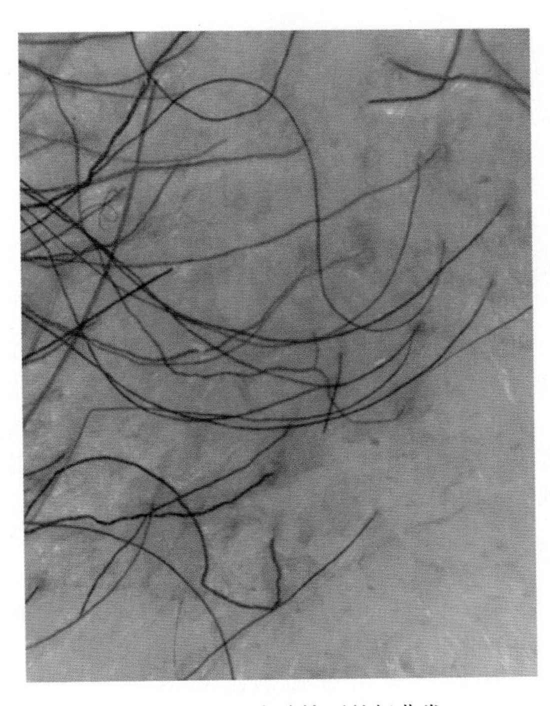

图 159.18 皮肤镜下的扭曲发

扭曲发可能是一个独立的表现，或者像结节性脆发症一样，作为某种遗传性或者后天获得性疾病的表现，发生于存在其他毛干异常的情况下。它也存在于许多不同的综合征中（框图 159.1）。在经典的 Ronchese 型扭曲发中，孤立的毛发异常表现主要发生在婴儿期的金发上，通常为常染色体显性遗传，但常染色体隐性遗传和散发性病例也有报道[82-85]。据报道，扭曲发与念珠状发[86]、假念珠状发[87]、羊毛状发[88]、裂发症[89]、结节性脆发症[3]和套叠发[90]有关。头发异常通常出现在婴儿期[90]；然而，与许多遗传性毛发异常一样，第一波和第二波毛发可能是正常的，直到第二年才发生扭曲发。许多病例中报道了感音神经性聋，所有患有扭曲发的儿童都应进行早期听觉测试[91-92]。

框图 159.1　伴扭曲发表现的婴儿脱发

- 外胚层发育不全：
  - Rapp-Hodgkins 综合征
  - Solamon 综合征
  - 关节炎与外胚层发育不良
  - 外胚层发育不良伴并指畸形
  - 毛发-牙齿-甲发育不良伴扭曲发
  - 扭曲发伴牙釉质发育不良（Ronchese 型）
  - 扭曲发和甲发育不良（Beare 型）
  - 睑球粘连-外胚层发育不良伴唇腭裂综合征
  - 毛发异型增生-干皮病[7]
  - 掌跖角化病，致残，伴有腔口周围角化斑块[80]
- Björnstad 发育不良
- Salti 和 Salem 综合征
- Crandall 综合征
- Menkes 综合征
- Tay 综合征与其他毛发硫营养不良
- 点状软骨发育不良
- Bazex 综合征
- 幼年性黄斑营养不良伴少毛症[81]
- 瓜氨酸血症

Adapted from Olsen 2003[95].

扭曲发可能会无限期持续或在青春期改善。它也可能表现为局部区域的异常头发，通常继发于外伤或头皮潜在瘢痕性疾病。据报道，两名表皮松解性角化过度[93]和神经性厌食症[94]患者使用系统性视黄酸后出现了扭曲发。

念珠状发

念珠状发（monilethrix）可在婴儿期到青少年的任何时间出现。念珠状发的临床表现非常独特，可看到毛囊角化性丘疹中出现的极短而脆的毛发（图 159.19）。毛囊性丘疹在枕骨和颈项尤其明显，眉毛和

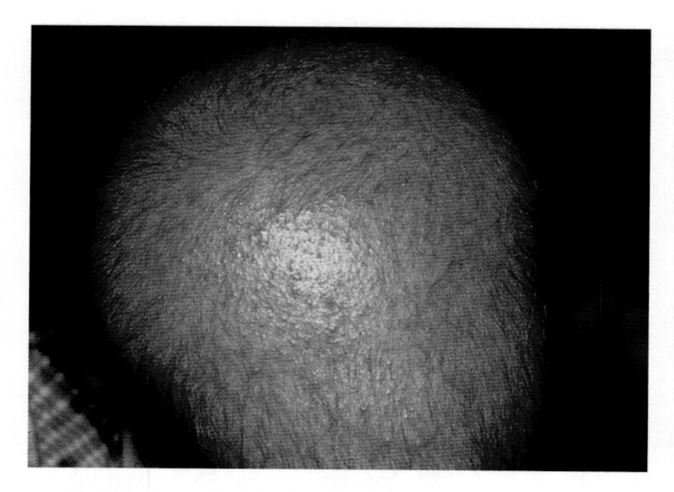

图 159.19　念珠状发。资料来源：Reproduced from Whiting 2003[1].

睫毛也可受累。表现多种多样，具有局限性至全部性脱发的病谱[96]。

诊断完全基于显微镜检查结果。因此，从头皮不同部位采集足够的短发样本进行评估非常重要。这应该通过切割而不是拔毛来实现，以减少评估中引入伪影的可能性。皮肤镜检查在选择合适的标本进行显微镜检查方面很有价值。从宏观上看，念珠状发的毛发呈串珠状，在皮肤镜下，它们看起来像“规则弯曲的肋骨”[55,97]。显微镜下，每隔 0.7~1mm 就有规则周期性的椭圆结节[1]（图 159.20）。在两个节点之间，发干收缩，也是在这些位置，头发通常会断裂。在显微镜下，扭曲发由于毛发长轴扭曲致发干直径变化，常常被缺乏经验的人误认为是念珠状发。念珠状发在扫描电镜下，角化区的皮层和角质层都存在结构异常[98]。

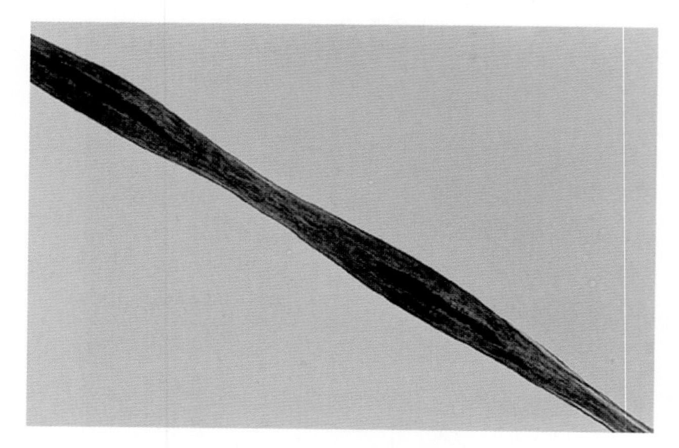

图 159.20　念珠状发（光学显微镜，×100）。资料来源：Courtesy of Dr David A. Whiting.

大多数念珠状发家系呈高外显率的常染色体显性遗传[85,99]。这种疾病已发现与染色体 12q13 上的Ⅱ型角蛋白基因簇相关联（已经报道 *KRT81*、*KRT83* 和

KRT86 基因的一些突变），提示本病发病与毛细胞角蛋白基因的结构或调控区域突变有关。隐性遗传病例已被报道，与桥粒蛋白 4 基因（desmoglein 4 gene，*DSG4*）缺陷有关，该基因位点与常染色体隐性遗传性少毛症相同[7,100-101]。

念珠状发的毛发缺陷可单独出现，也可与毛囊角化病、肢体发育迟缓、并指畸形、白内障和指甲/牙齿异常有关[102]。据报道，一名患有 Holt-Oram 综合征（肢体和心血管缺陷）的儿童出现了这种情况[103]。头发脆性在夏季和随着年龄的增长可能改善。阿维 A 酯/阿维 A 酸和外用的 2% 外用米诺地尔可能有潜在的效果[104,105-108]。与其他以脆性高为特征的发干疾病一样，防止过度梳刷、造型和编织等创伤是避免头发断裂的关键。

假性念珠状发

假性念珠状发（pseudomonilethrix）是沿着发干的不规则的微小串珠，与念珠状发[85]中的规则串珠正相反。尽管在脆发症患者中有假性念珠状发的报道[85,109]，但在两个玻片之间将两根头发压缩在一起，可以在正常头发中产生假性念珠状发[110-111]。故很有可能，假性念珠状发患者的结节是人工所致[1]。

泡沫状发

泡沫状发（bubble hair）不是遗传性头发异常，而是头发护理过程中损伤引起的断裂。产生的毛发具有特征性的显微外观（图 159.21）。在正常头发中，通过过热可以重现显微镜下的发现[1,112]。停止不当的护发技术通常能解决问题。

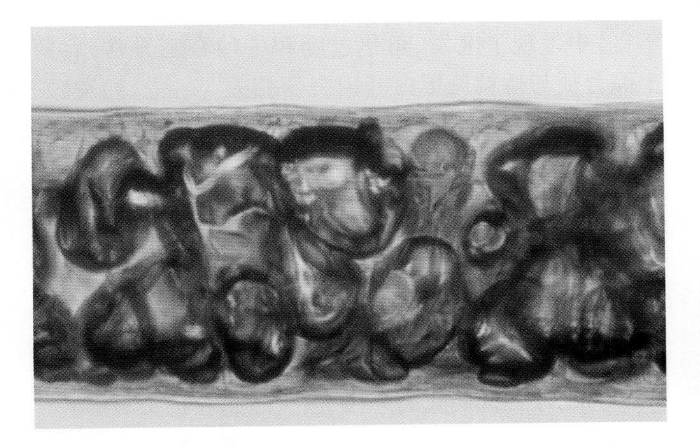

图 159.21　泡沫状发；发干成排相邻的“泡沫”。资料来源：Reproduced from Whiting 2003[1].

参考文献 159.3

见章末二维码

与头发不规则有关的发干异常

蓬发综合征

患有蓬发综合征（uncombable hair syndrome，UHS）的儿童从婴儿期到青春期都有生长缓慢的银色“玻璃丝”头发，头发杂乱无章，难以管理[1-4]（图 159.22）。就其本身而言，三角形小管发（pili trianguli et canaliculi）不会导致头发脆弱。在光学显微镜和皮肤镜下，毛发可能看起来正常，或者可能中线有一定程度变暗，这暗示了扫描显微镜下典型的纵向沟槽，是诊断的金标准[5-7]。纵向沟槽本身是一种相对常见的发干异常，见于正常头发和许多外胚层发育不良以及其他发干异常[8]。UHS 的头发在扫描电子显微镜下，纵向沟槽通常与横截面的三棱形相结合，这是术语“三角形小管发（pili trianguli et canaliculi）”产生的基础[4]（图 159.23 和图 159.24）。UHS 可与外胚层发育不良、视网膜发育不良、青少年白内障、手指畸形、牙釉质异常、少牙症和指骨骨骺发育不良有关。

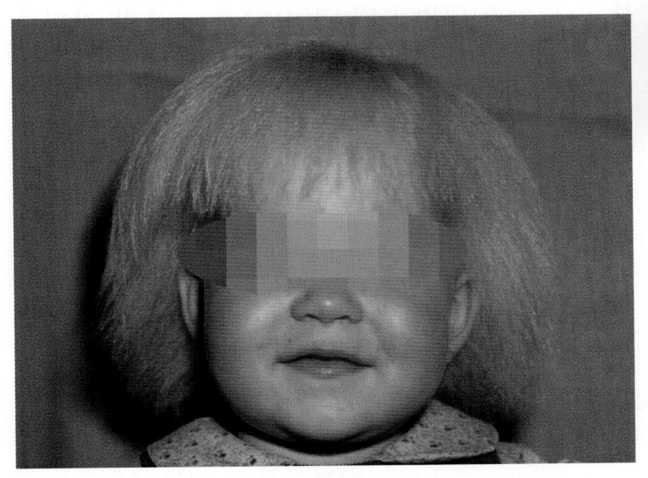

图 159.22　不可梳毛发综合征

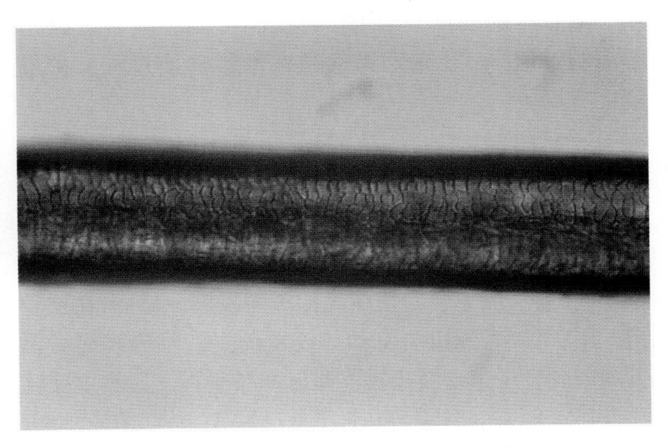

图 159.23　纵沟（光学显微镜，×400）。资料来源：Courtesy of Dr David A. Whiting.

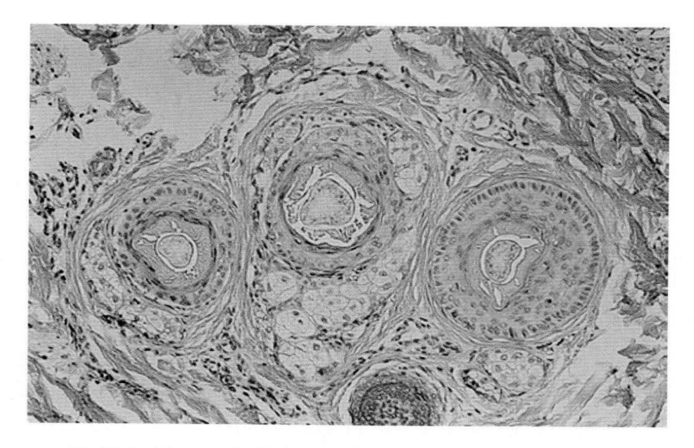

图 159.24 一名患有不可梳毛发综合征的儿童头皮活检的横切面。注意受累头发的三角形截面(横向切片,HE 染色)。资料来源:Courtesy of Dr David A. Whiting.

蓬发综合征在大多数病例中是常染色体隐性遗传,尽管有散发和常染色体显性遗传的报道[5,9-10]。最近的研究表明,至少有 3 个编码发干蛋白的基因发生了致病突变,这些基因会破坏彼此之间的顺序相互作用:染色体 1p36 上的 *PADI3*(UHS1)基因、染色体 20p12 上的 *TGM3*(UHS2)基因和染色体 1q21 上的 *TCHH*(UHS3)基因[10]。*PADI* 基因编码肽基精氨酸脱氨基酶家族的一个成员,在钙离子存在下通过将精氨酸残基转化为瓜氨酸来催化蛋白质的翻译后脱氨基。PADI3 酶在毛囊形成过程中调节头发结构蛋白,如毛囊中的丝聚糖蛋白和内根鞘中的毛透明蛋白(www.ncbi.nlm.nih.gov/gene/51702)。*TGM3* 基因编码谷氨酰胺转氨酶 3,该酶参与表皮和毛囊细胞膜形成的后期(www.ncbi.nlm.nih.gov/gene/7053)。*TCHH* 基因编码的蛋白质——毛透明质蛋白(trichohyaline),与角蛋白中间丝形成交联复合物,为毛囊内毛根鞘提供机械强度。最近的一份报告显示,UHS 伴先天性无甲症与 *RSPO4* 和 *PADI3* 基因突变有关[11]。

随着年龄的增长,UHS 的状况可能会改善。据个案病例报道[12],补充生物素通常不影响该过程。护发素很有用。

羊毛状发

羊毛状发(woolly hair)是指在其他种族人群的头皮上出现的类似于非洲后裔的头发。显微镜下,头发是紧密卷曲的,一般不会向扭曲发的极端发展。然而,在这种情况下,可以看到扭曲发和环纹发(金发,临床和显微镜下观察到发干上交替出现亮带和暗带)[13]。虽然皮肤镜检查显示发干的断裂,出现"爬行蛇"现象[14],但这种方法不足以诊断,必须进行详细的临床评估。

羊毛状发是不规则的,很难管理,但可能不会比非洲裔深色皮肤人的头发更难管理。异常的头发生长始于出生或婴儿时期,卷发过密,使头发显得浓密或卷曲。头发的长度可能会因脆性而变短,这在非洲裔的头发中很常见。随着孩子年龄的增长,羊毛状发可能会从卷曲变成波浪状。有人描述了一种弥漫的部分羊毛状头发,其中头皮上有两个发干群:直的和波浪的,相互交错[15];这被称为羊毛状发痣(woolly hair naevus, WHN)。仅在与表皮痣相关的 WHN 的卷发中发现 *HRAS p G125* 突变[16],在 WHN 伴表皮痣相关的色素性角化性斑痣性错构瘤中发现 *BRAF p. Lys601Asn* 突变[17],表明 WHN 代表一种由突变位置决定表型的镶嵌性 RAS 病(mosaic RASopathy)。

羊毛状发通常是一个孤立的疾病。据报道,常染色体显性型(MIM 194300)与染色体 12q13(OMIM)连锁,并且由于编码内毛根鞘(inner root sheath, IRS)特异性上皮(软)角蛋白 74 的缺陷导致角蛋白中间丝的破坏[18-19]。已发现一种常染色体隐性遗传形式的羊毛状发(MIM278150),与染色体 17q21 连锁,表现为 *LIPH* 基因(编码产生 2-酰基溶血磷脂酸的磷脂酶)和 *P2RY5/LPAR6* 基因(编码溶血磷脂酸的 G 蛋白偶联受体)的缺陷,这两组基因都在 IRS 中表达[18]。据报道,羊毛状发可伴发釉质发育不全[20]、眼部缺陷[21-22]、耳聋和寻常鱼鳞病[23]、萎缩性毛囊角化病(keratosis pilaris atrophicans)[24]和 Noonan 综合征(身材矮小、面部畸形和先天性心脏缺陷,与 *PTPN11* 基因的异质突变有关)[25-26]。

在 Naxos 综合征(plakoblobin 基因突变,基因图谱 17q21 位点,致心律失常性右心室心肌病)、Carvajal 综合征(基因图谱位点 6p24,扩张型心肌病)和 Naxos 样综合征(基因图谱位点 6p24,致心律失常性右心室发育不良)中发现了毛发、角化过度和各种心脏异常,后两个综合征与桥粒斑蛋白基因突变相关[8,26-27]。卷发、发育迟缓、发育障碍和心脏异常见于 Costello 综合征,认为其与生殖系 HRAS 杂合子突变有关,其表型与 Noonan 综合征和心-面-皮肤综合征重叠[26]。已报道皮肤脆性增加和无心脏异常的羊毛状发与另一个桥粒斑蛋白基因突变有关[26]。

在不属于非洲后裔的婴儿中,头发过于卷曲,还必须考虑以下综合征:毛齿-骨综合征(trichodento-osseous syndrome,小而间隔宽的牙齿、额头凸起和长头畸形)[28]和 CHAND[卷曲头发(curly hair)、睑球粘连(ankyloblepheron)、指甲发育不良(nail dysplasia)]综合征[29-30]。

Marie-Unna 遗传性少毛症

Marie-Unna 遗传性少毛症(Marie-Unna hereditary hypotrichosis, MUHH)是一种常染色体显性遗传疾病,

其脱发类型因患儿年龄不同而异[31-34]。出生时头发稀疏或缺失，不同程度的粗糙，儿童期头发再生，青春期可能再次出现脱发（图 159.25）。体毛普遍少。粗硬的扭曲发很有特征。毛干检查显示不规则扭曲，扫描电镜下可见纵嵴和毛小皮脱落。可出现弥漫性毛囊角化过度伴面部粟粒样丘疹。最近的研究证实了在染色体 8p21（MUHH1）上的一个抑制性上游 ORF（U2HR）突变，该 ORF 靠近编码人类无毛同源物的基因[8,35-37]。此外，还发现了在染色体 1p21-1q21.3（MUHH2）上的突变[38]。

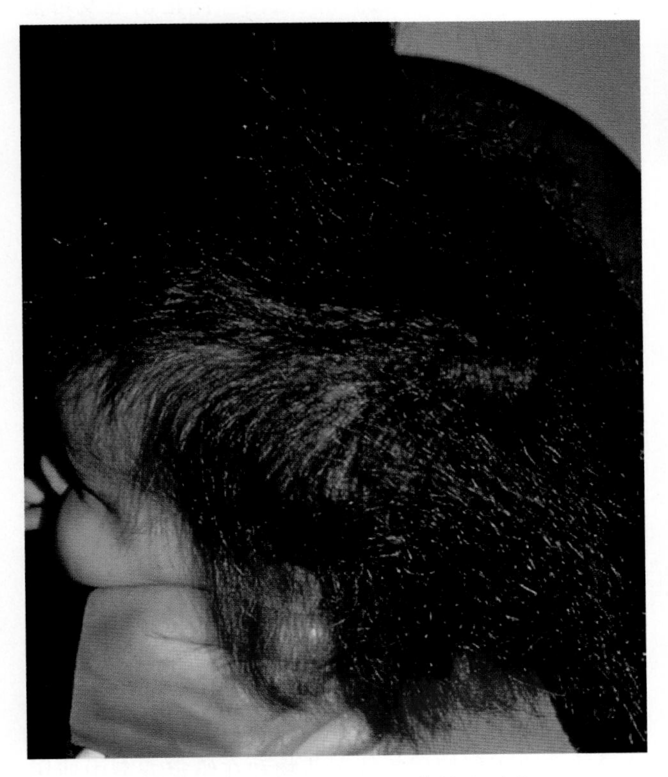

图 159.25　Marie-Unna 遗传性少毛症

导致儿童期毛发稀疏的其他原因包括与 3q27 处 *TP63* 基因缺陷相关的情况。所有这些都以少汗症和唇腭裂为特征，并由其他合并的相应异常表现来确定：Rapp-Hodgkin（无其他症状）、EEC3（先天性缺指畸形）和 AEC（睑球粘连）[8,39]。

获得性局限性不规则头发

局部片状头发不同于该个体正常头发的质地有四种可能的非遗传因素。最常见的是与 X 射线治疗相关的，治疗（和脱毛）后再生的头发质地与治疗前不同。局限性羊毛状发痣，仅发生在非非洲人后裔中，通常在出生后的 2 年内发生（尽管这在青少年时期首次报道），受影响的头发比其他头发更细、更轻、更卷曲[40]（图 159.26）。显微镜下，毛发可能表现为结节性脆发、纵向沟槽、扁平和扭曲[41-43]。几乎 50% 的羊毛状发

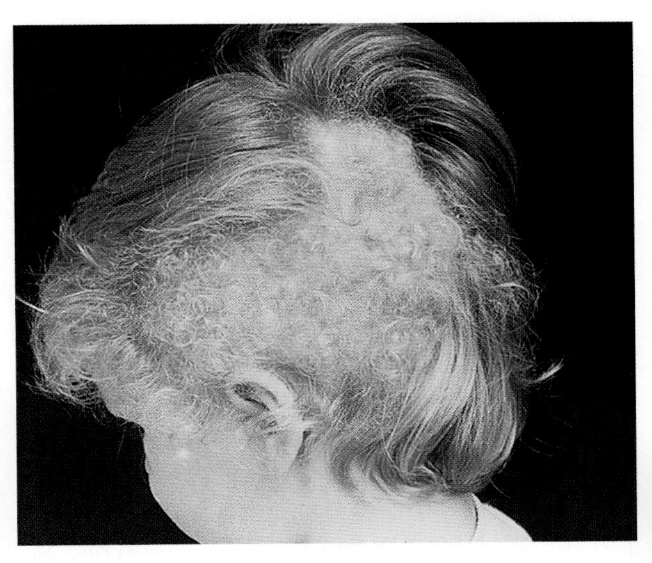

图 159.26　羊毛状发痣。资料来源：Courtesy of Dr Vera H. Price.

痣患者有一个潜在的线性表皮痣或色素痣，通常不在头皮上[44-45]。

直发痣（straight hair naevus），通常卷曲或扭结头发的局部是直的，只在非洲人后裔中发现。其也可能与潜在的表皮痣有关[46-47]。获得性进行性扭结发生在青春期后，通常发生在男性雄激素性脱发患者中，表现为额部、颞部、耳廓和头顶部毛发逐渐卷曲和变暗[48-51]。显微镜下，获得性进行性扭结的毛发较短，有结节和扭曲，并可能显示纵向沟槽。

参考文献 159.4

见章末二维码

混杂因素的毛干异常

环纹发（pili annulati）

临床上，环纹发的外观呈环状，仅在轻度着色的头发中可见，在婴儿期随时可能出现[1]。这是一种常染色体显性遗传或散发性疾病，通常作为一种孤立的表现存在，但也可见于斑秃、羊毛状发和蓝痣。显微镜下对受累毛发的评估显示，毛发皮质的大纤维单位之间存在异常的充满空气的空洞，导致反射光散射。头发一般不易折断，但如果断裂，通常是在异常带处。该病基因位点已定位到染色体 12q24.32-24.33[2]。

假性环纹发（pseudopili annulati）

假性环纹发是正常头发的一种变体，其特征是头发在反射光下呈带状[1]。它通常只出现在金发上，没

有增加头发的脆性。在假性环纹发中，如果光线以与头发长轴成直角的角度照射头发，则仅在横向照明下才能看到带状发。而在环纹发中，无论光线照射头发的方向如何，都可以看到带状发。

局部毛发簇(localized tufts of hair)

在多生毛(pili multigemini)中，2~8个毛囊毛球的毛发从一个毛囊管中冒出，每个毛球都有自己的内毛根鞘，但周围有一个共同的外毛根鞘[3]。在儿童中，这种情况可能表现为孤立的头皮问题，也可能发生在典型的扭曲发[4]或锁骨颅骨发育不良[5]。虽然复合毛囊可能看起来类似于多生毛，但在这种情况下，2个或3个不同的毛干，每个毛干都有自己的内毛根鞘和外毛根鞘，最终从同一个毛囊开口处出现。这两种非瘢痕性疾病必须与丛状毛囊炎(tufted folliculitis)有所区别，在丛状毛囊炎中，头皮炎症突出，并导致局灶性瘢痕，由10~15根头发组成，每根头发产生于各自的毛囊，看起来是从单个毛囊管中冒出一簇头发[6-7](图159.27)。

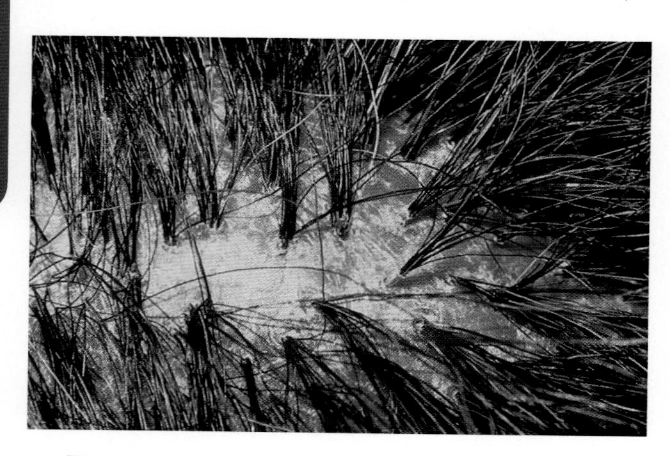

图159.27 丛状毛囊炎。资料来源：Tong and Baden 1989[7]. Reproduced with permission from Elsevier.

参考文献159.5

见章末二维码

毛发周期异常导致的脱发

为了便于诊断，生长期提前中断主要有两种结局，因此，有两种类型的脱发：生长期脱发和休止期脱发。临床表现为毛发异常脱落，两种情况都应怀疑，并通过近端毛干/毛球的组织学评估来证实。然而，这两种情况的鉴别诊断、评估和治疗有很大的不同。

生长期脱发

生长期脱发

生长期毛发脱落通常是不正常的，除生长期毛发松动综合征(loose anagen syndrome)和斑秃外，头皮生长期脱发(anagen effluvium)通常意味着接触有毒物质。最常见和最容易识别的生长期脱发原因(或脱发)是X线治疗或化疗。在这两种情况下，基质中的代谢活性都可能降低，从而导致发干变脆弱，并在距头皮表面几毫米处断裂(图159.28)。如果毒物接触是持久的或其毒性很大，头发生长可能会被完全中断且营养不良的头发会出现脱落。由于多达90%的头发在任何时候都处于正常生长期，因此生长期脱发往往是很严重的，通常发生在几天到几周之内。休止期毛发可能会保持在原来的位置，直到它们通常的脱落时间。

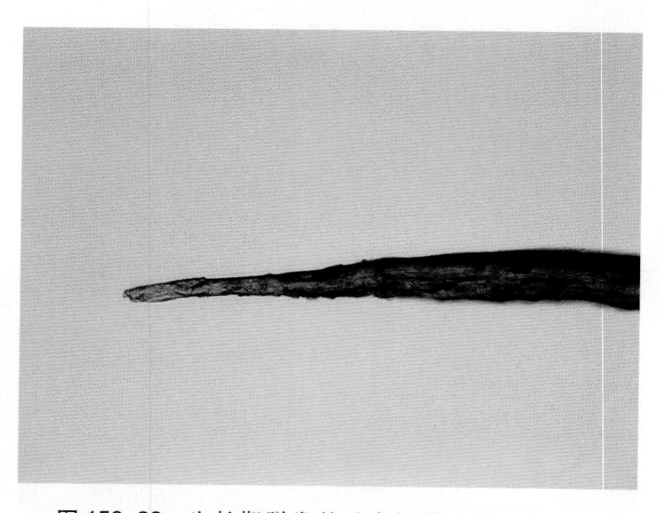

图159.28 生长期脱发的毛发锥形近端和断裂点(光学显微镜，×100)。资料来源：Courtesy of Dr David A. Whiting.

一般来说，停止化疗后脱发是可以逆转的。然而，这最终取决于所使用的特定药物和在给定方案中使用的多种药物的毒性。X射线治疗后再生的可能性取决于X射线的类型、深度和剂量分级。化疗或X射线治疗后的再生发可能会与治疗前有不同的颜色、卷曲度或质地。

生长期脱发的其他原因包括生长期毛发松动综合征、斑秃和硼酸或重金属中毒。生长期毛发松动综合征不表现为突然弥漫性脱发，但极少情况下斑秃会这样。通常，斑秃可能会导致一些局部脱发或感叹号发(exclamation point hairs)的表现，这可能有助于区分其他原因的生长期脱发。硼酸(boric acid)是一些常见家用杀虫剂的主要成分，在一些家用产品中也用作防腐剂[1-2]。硼酸中毒的依据包括胃肠道、中枢神经系统和肾脏症状、皮肤剥脱、红皮病和大疱以及出血倾向[1,3-4]。可通过测量血液中的硼酸水平来确诊[3]。

汞(mercury)中毒主要是由于长期工业接触、饮用工业污染的水或食用受影响的海鲜，或无意中接触用作杀菌剂或防腐剂的汞[5]。脱发可能伴有或不伴有汞中毒的其他常见症状(特别是神经症状)[6-8]。肢端痛是一组特殊的表现(腹部、四肢和关节疼痛、手掌和足底有粉红色鳞屑、头痛、畏光、易怒、多汗和脱发),可在长期接触无机汞时发生[9]。汞中毒的诊断是通过测量尿液、血液或头发中的汞含量来进行的[8,10]。

砷(arsenic)的急性毒性可能发生在自杀或有杀人企图的事件中,或意外摄入或暴露[5]。无机砷化合物存在于杀虫剂、灭鼠剂、杀菌剂、除草剂和木材防腐剂中[10]。急性砷中毒表现为胃肠道症状、低血压、呼吸急促、中枢神经系统改变、溶血和急性肾小管坏死[11]。大约 6 周后,所有指甲上都会出现白色横纹(Mees' line)。头发在诊断中的重要性并不在于脱发(这是罕见的),而是因为砷集中在头发中,暴露后数月内仍可检测到(而不是暴露后 7~10 天可在尿液中检测到),即使症状改善或患者死亡后也有助于诊断[11-12]。

急性铊(thallium)中毒的症状是失眠、易怒、手脚疼痛和腹痛[13]。暴露 2~3 周后,所有头发急剧脱落,并伴有外周和自主神经系统症状。后期指甲上会出现白色横纹(Mees' line)。血液和尿液中的铊水平是诊断依据,但由于铊水平往往迅速下降必须尽快测量。

非常严重的蛋白质营养不良也可能引起生长期脱发,就像接触秋水仙碱一样。摄入一些植物,如钩藤(*Lecythis ollaria*)和银合欢(*Leucaena glauca*),也可以导致生长期脱发[5]。

生长期毛发松动综合征

生长期毛发松动综合征(loose anagen syndrome, LAS)一词最初是用来在儿童中描述一种表现为头发稀疏,长得不长,常有成片无光泽毛发的疾病,在受累儿童中,异常的生长期毛发很容易被拔出。这些生长期头发有畸形的毛球,没有毛根鞘,且角质层皱褶[14-16]。生长期毛发松动综合征一词也包含了这些异常毛发的易拔出性,这些异常毛发出现在头发斑驳、不规则的儿童(LAS B 型)(图 159.29a)或头发临床表现正常但脱落增加的任何年龄段个体(LAS A 型和 C 型)[17](图 159.29b)。潜在的异常是内毛根鞘的结构缺陷所致,内毛根鞘通常起锚定生长期头发的作用。

生长期毛发松动综合征通常出现在 6 岁以下的儿童中,最常见于女孩(男女比例为 1∶36)[18],但这可能是因为男孩的发型相对较短,对头发的整体牵引力较低[19]。大多数患者都是金发或浅棕色头发的白种人,尽管有报道称黑皮肤人种亦有 LAS[20]。通常的主诉是头发稀疏,不需要修剪或不会长得很长。脱落增加不太常见。

生长期毛发松动综合征是一种外显率不完全的常染色体显性遗传病,但也有散发病例报道。Chapalain

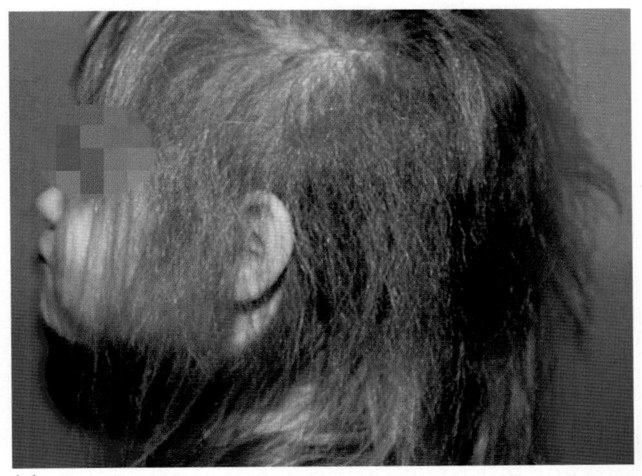

(a)

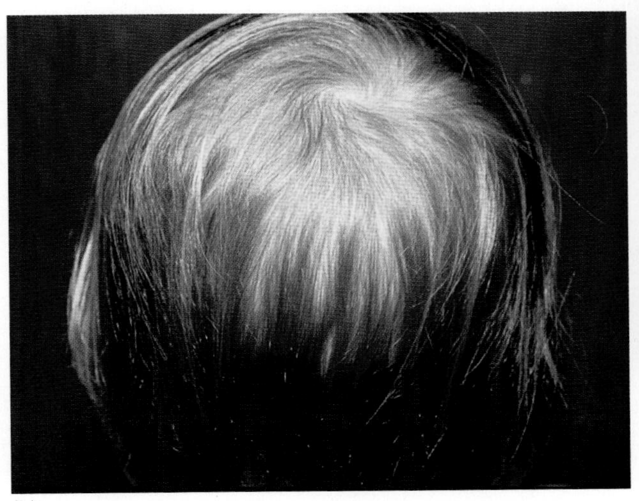

(b)

图 159.29　生长期毛发松动综合征患儿。(a)不规则发。(b)容易拉下。资料来源:Olsen et al. 1999[4]. Reproduced with permission from Elsevier.

等人报道了一种 K6HF 角蛋白突变,该突变可能引起内毛根鞘过早角化,并导致内毛根鞘角质层与相邻层之间的黏附受损[21];这是否为 LAS 的遗传学异常还有待证实。生长期松动的毛发是一种疾病的独特标志,还是多种表型重叠疾病的共同终点尚不清楚。据报道,LAS 与多种综合征有关,包括 Noonan 综合征和 Noonan 样综合征伴生长期毛发松动[18,22],但每个报告中使用的 LAS 定义尚不清楚,或者在非常年幼的儿童中,可能存在过多拉扯毛发的人为因素而引起的牵拉性毛发松动。

目前很明确的是,正常青春期前的儿童在轻轻地牵拉头发时可能会发现一些松散的生长期毛发,诊断 LAS 的标准必须包括指定数量的松动的生长期毛发(每次拉发试验 3~10 根[17,23])或拉发试验时获得的所有毛发的百分比(建议为 50%)[24]。除松动的生长期毛发外,LAS 中还可见到其他毛干异常,包括结节性脆发症和虎尾发[25]。在斑秃患者中生长期松动毛发和生长期营养不良毛发在拉发时都很常见，但除了弥漫型斑秃外，LAS 和斑秃的临床表现有很大的不同。皮肤镜检查有助于区分 LAS 与斑秃和休止期脱发：71% LAS 患者、8% 斑秃患者有矩形黑色颗粒结构，而休止期脱发中则无。50% LAS 患者、24% 斑秃患者和 8% 休止期脱发患者毛发中可见孤立的黄点[26]。头皮活检对诊断不明确的病例也有帮助；LAS 的 IRS 异常，Henle 层弯曲且不规则肿胀，角质层细胞不规则角化，Huxley 细胞肿胀[27]。

基于临床表现的生长期毛发松动综合征的鉴别诊断，取决于表型[17]。在 B 型 LAS 患者中，如果患者出现不规则的片状毛发，其主要鉴别诊断为羊毛状发痣。在 A 型 LAS 患者中，主要鉴别诊断为短生长期综合征[28]。利用显微镜将拉发试验获得的毛发进行评估，可区分后两种情况；短生长期综合征毛发近端通常显示休止期毛发的比例增加，而未剪的毛发的远端通常呈锥形尖端，这表明有新的生长，因此证实了脱落的毛发具有较短的生长期。

休止期脱发

在生长期毛囊上触发休止期脱发所需的压力比生长期脱发要轻，它没有触发对基质的损伤，而是促成了从生长期毛发到休止期毛发的突然转变。在休止期脱发，约 10% ~40%（极少数情况下会更多）生长期头发突然通过物理转变一致进入到休止期，然后在经过休止期的必要时间之后一起脱落。因此，休止期脱发患者通常会在诱发刺激出现 3~4 个月后突然出现弥漫性脱发增加。在病因已经消除的情况下（例如从严重感染中恢复），休止期脱发受累毛囊中的生长期毛发在随后的 6~12 个月内的再生。在病因仍然存在的情况下（如未经治疗的甲状腺疾病），即使脱落的休止期头发被正常生长期毛发替代，对生长期毛囊的持续影响将导致休止期毛发比例持续增加，头发密度持续降低。一旦消除了刺激因素，休止期脱发通常会在接下来的 6~12 个月内缓解。

多个区域拉发试验阳性，且脱落的头发均是休止期头发，可证实休止期脱发的诊断。总的来说，每天有 50~100 根休止期头发脱落，这反映了在任何时候都有 10% ~15% 的头皮毛发处于休止期[29]。在急性休止期脱发中，每天有 200~300 根头发脱落并不少见，在特定的时间内，20% ~50% 的头发可能处于休止期。与成人相比，儿童休止期脱发少见，更可能与突发性和暂时性疾病有关，而与药物和激素波动无关，后者通常是成人患者的诱发因素（框图 159.2）。必须强调的是，任何药物都可能引发休止期脱发，就像任何药物都可能引起皮肤过敏反应一样。然而，有些药物比其他药物更容易引起这种情况，这些药物列于框图 159.2。

框图 159.2 儿童与青少年休止期脱发的原因

- 医学疾病
  - 严重感染，通常伴有高热
  - 其他急性或慢性全身疾病
  - 甲状腺功能减退或甲亢
- 产后
- 手术
- 药物（包括下列，但不局限）
  - 抗凝药物
  - β 受体阻滞剂
  - 锂
  - 口服避孕药：使用中或停用后
  - 视黄酸类或过量维生素 A
  - 丙戊酸
- 营养
  - 卡路里或蛋白质的急剧减少
  - 铁缺乏
  - 锌缺乏
  - 必需脂肪酸缺乏
  - 生物素缺乏
- 心理压力

休止期脱发是为数不多的、血液检查可能有助于确定诊断毛发疾病之一；甲状腺功能不全、贫血和缺铁应进行筛查。只有那些与营养有关的休止期脱发的原因将在这里进一步讨论。

蛋白质营养不良（kwashiorkor）和热量营养不良（消瘦）通常同时发生，在发展中国家的儿童中很常见[30-31]。受累个体的毛发生长缓慢、稀疏且呈色素不良（图 159.30）。休止期毛发比例增加伴随生长期毛球的相对萎缩，毛干直径变小和稳定性减弱[31-35]。

儿童锌缺乏会导致头发稀疏和生长缓慢。血清锌水平低可由常染色体隐性遗传的肠道锌吸收障碍（肠病性肢端皮炎）引起，也可由全身肠道吸收不良、锌替代不足所致[36]。脱发可能伴有肢端和肛周水疱大疱或湿疹样斑块、舌炎、口腔炎、指甲营养不良和腹泻[37]。口服补锌将逆转所有的表现。

儿童必需脂肪酸缺乏症通常发生在长时间的肠外营养而补充必需脂肪酸不足时。头发变得稀疏，色素减少，可能会出现全身性和腔口周围皮炎和血小板减少[38-41]。静脉注射必需脂肪酸或局部亚油酸治疗后，皮肤可在数周内恢复正常，头发可在数月内恢复正常[39]。

生物素缺乏可能继发于饮食缺乏，包括饮食中过量摄入不可逆地结合生物素的抗生物素蛋清糖蛋白，

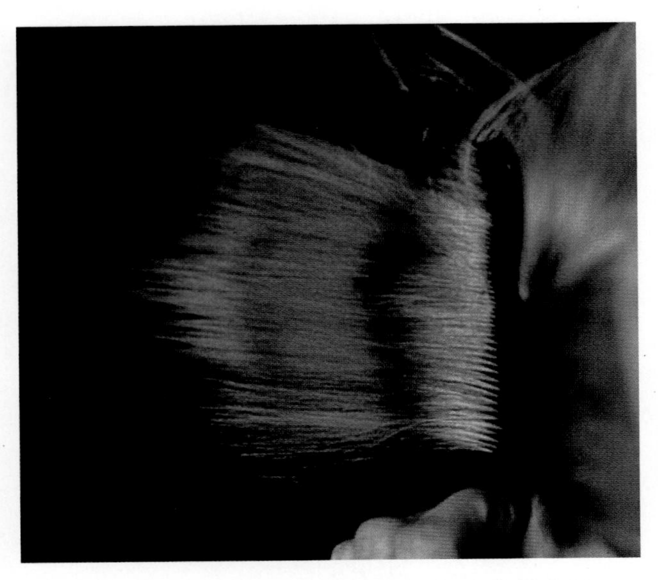

图159.30　蛋白质营养不良：旗帜征。资料来源：Courtesy of Dr Nancy B. Esterly.

或由遗传性多种羧化酶缺乏引起。新生儿患者通常继发于全羧化酶合成酶缺乏症，常是致命的，尽管少数症状轻微的病例可能在几个月大时出现症状[41-42]。代谢性酸中毒和有机酸尿提示本病；血清生物素水平可能正常[43-45]。在晚发性婴儿型多种羧化酶缺乏症中，患儿在2~3个月大时出现首发症状[43,46-48]。

常染色体隐性遗传异常方式是生物素酶缺乏（<5%正常）的常见遗传方式，导致生物素吸收和再利用受损[46,48-49]。迄今为止，在染色体3p25上的生物素酶基因中已经发现了100多个突变[50]。头发可能稀疏而细，面部、腹股沟和腔口周围可能出现一种独特的、边缘明显的皮炎，使人联想到肠病性肢端皮炎（图159.31），并伴有中枢神经系统功能障碍和反复感染。生物素酶的部分缺乏（正常的15%~40%）可能存在，且症状较轻，即轻度脱发和湿疹[49]。诊断是通过发现

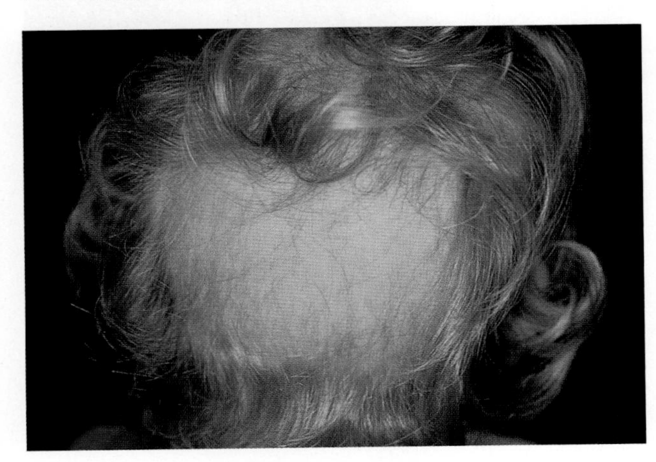

图159.31　生物素缺乏症。资料来源：Courtesy of Dr Nancy B. Esterly.

高氨尿、酮症酸中毒和乳酸酸中毒和/或低血清生物素（然而，生物素水平可能正常）[43,47]。生物素缺乏症可以通过生物素替代物来克服，如果生物素缺乏症得到早期治疗，大多数不良反应都会得到逆转，尽管某些神经系统改变可能是持续的[43,45]。

参考文献159.6

见章末二维码

微小化

雄激素性脱发

雄激素性脱发（androgenetic alopecia，AGA）或模式性脱发的特点是真皮乳头和相应基质微小化、生长期缩短、休止期比例增加以及休止期后出现相关滞后期，从而延缓受累毛囊下一个生长周期的开始[1]。最近的研究证实，AGA是一种复杂的多基因疾病，涉及X连锁易感雄激素受体（androgen receptor，AR）基因和染色体20p11上的非雄激素依赖性常染色体位点[2-3]。每个位点携带一个风险等位基因的男性发生AGA的*OR*值>7，这意味着两者之间存在潜在的功能联系[3]。

AGA的最初表现可能在青春期后立即出现。一般来说，脱发在男孩和女孩都表现为头皮中央毛发稀疏，伴或者不伴额头脱发加重。皮肤镜检查是避免可疑病例头皮活检和区分AGA与休止期脱发的有效辅助手段。研究指出，超过20%的头发直径多样性是AGA的早期迹象[4]。Rakowska等人提出了AGA的毛发镜检查标准；符合2个主要标准或一个主要标准加2个次要标准，可诊断AGA，特异度为98%。主要标准为：①额叶区4幅图像中4个以上黄点；②额叶区的平均毛发密度低于枕部；③额叶区域超过10%的细毛（<0.03mm）。次要标准：①额枕部单一毛发的毛囊皮脂腺单位比例增加；②毳毛；③毛囊周围变色[5]。在AGA中，经常观察到毛周征——毛囊开口周围有一个棕色晕[6]。

对于女性AGA患者，应及时检查是否有多毛症、严重痤疮和黑棘皮病的症状，并进行血液筛查，包括甲状腺功能检查、全血细胞计数、游离睾酮和硫酸脱氢表雄酮（dehydroepiandrosterone，DHEA）。如果证实有高雄激素血症，为排除多囊卵巢综合征（polycystic ovarian syndrome，PCOS）中的糖尿病和胰岛素抵抗，应进行17-羟孕酮试验（最好在月经周期的第4~10天早晨进行）和2小时葡萄糖耐量试验，同时检测胰岛素水平；基线胰岛素水平>20U/mL或葡萄糖/胰岛素比值<4.5提示胰岛素抵抗[7]。头皮活检如儿童终毛/毳毛<3∶1有助

于诊断 AGA，而成人 AGA 该比值<4∶1[8-9]。

儿童 AGA 的治疗是对成人推荐治疗方法的一种改进[10]。青春期男孩的治疗通常应从局部使用米诺地尔开始，这既会减少毛囊微小化，也会增加生长期头发的百分比。局部使用米诺地尔有全身吸收的可能性，可能需要调整最大日剂量；作者建议局部外用 2% 米诺地尔，从每天 1mL 开始，对于体重<40kg 的人，每天滴定 2 次。5% 米诺地尔外用溶液或泡沫剂比 2% 米诺地尔外用溶液更有效，对于那些接近成人的青少年患者更为理想。FDA 批准非那雄胺用于 18 岁以上的男性，长期使用可显著降低脱发率。

女孩的治疗也应该从外用米诺地尔开始。对于那些患有高雄激素血症的女孩，应该考虑治疗潜在的疾病，无论是先天性肾上腺增生症、多囊卵巢综合征还是其他疾病。通常情况下，需要口服避孕药，既能降低卵巢的雄激素分泌，又能防止怀孕，同时服用可能导致男性胎儿女性化的药物（所有抗雄激素药物都有这样的风险）。在美国，螺内酯是常用的抗雄激素药物，每天服用 100mg 的起始剂量是合理的，在开始服用药物后检查钾水平，以确保没有出现高钾血症。在欧洲，醋酸环丙孕酮可用作口服抗雄激素的替代品，主要对有高雄激素血症的妇女有价值[11]。

参考文献 159.7

见章末二维码

局灶性瘢痕性脱发和非瘢痕性脱发

局灶性瘢痕性脱发

局灶性脱发既可能是暂时性的非瘢痕性脱发，也可能是永久性的瘢痕性脱发。婴儿局灶性瘢痕性脱发的主要原因有五种：创伤（包括导致缺血的长期压力）、潜在的痣（或肿瘤）、深部真菌感染、综合征的一部分或先天性皮肤发育不全。与局灶性瘢痕性脱发相关的疾病见框图 159.3，下文会详细地讨论先天性皮肤发育不全。

先天性皮肤发育不全（aplasia cutis congenita，ACC）是表皮和/或其他皮肤层的局部缺失，毛囊受到不同程度的影响[1]。据估计，发病率为 3/10 000 新生儿[2]。85% 的 ACC 病例出现在头皮上，70% 的患者只有一个病灶[1,3]。通常情况下，ACC 的病变是小而圆的，除非它们覆盖在一条颅缝线上，在这种情况下，病变面积可能相当大，可以延伸到硬脑膜或脑膜。出生时，ACC 可能出现头皮溃疡、结痂、瘢痕或继发于子宫内愈合的羊皮纸样膜[1]（图 159.32）。临床上，可以区分两种不同类型的 ACC：膜性 ACC，由于外胚层融合线不完全闭合，通常带有“领圈征”；非膜性 ACC，认为是由于张力引起的皮肤破裂，而大脑在发育过程中造成

框图 159.3 儿童局限性瘢痕性脱发相关情况

- 睑球粘连-外胚层缺损-唇/腭裂综合征
- 先天性皮肤发育不全
  - 单一异常
  - 伴其他异常：
    - 伴肢体异常
    - 46，XY 基因型/性腺发育不全
    - “肿块”头皮综合征
    - 13-三体综合征
    - 4p 综合征
    - Carey 外胚层发育不良
    - Tuffli 外胚层发育不良
    - Hallermann-Streiff 综合征
    - ANO THER 综合征
    - 局灶性真皮发育不全
    - Johanson-Blizzard 综合征
- 出生创伤
- 面部先天性外胚层发育不良
- 点状软骨发育不良
- 表皮或器官样痣：CHILD 综合征（先天性半身发育不良伴鱼鳞病样红皮病和肢体缺损）
- 大疱性表皮松解症
- 色素失禁症
- 棘状秃发性毛囊角化病
- 脓癣
- KID 综合征（角膜炎-鱼鳞病样红皮病-耳聋综合征）
- 肿瘤
- 持续压力
- 原发性皮肤疾病
- 簇状毛囊炎

资料来源：Reproduced from Olsen 2003[21].

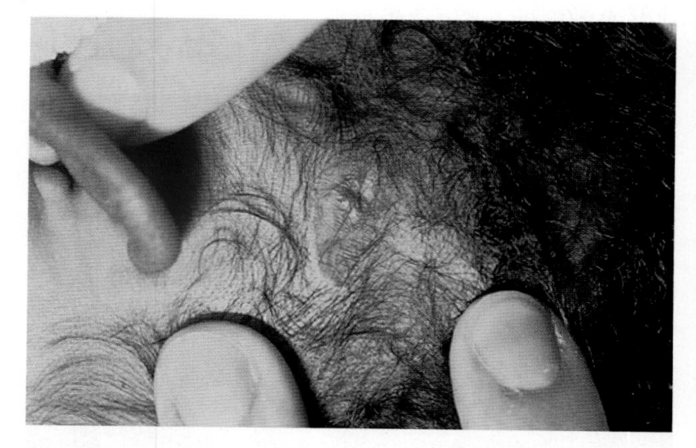

图 159.32 先天性皮肤缺损。资料来源：Courtesy of Dr Neil S. Prose.

的张力最大[2]。家族性 ACC 多为非膜性,而膜性 ACC 多为散发性。

ACC 的诊断主要依靠临床,皮肤镜检查没有黄点征有助于将其与皮脂腺痣区分[4]。皮肤镜检查,通过毛发边缘的半透明表皮可以看到细长的、放射状排列的毛球,这是 ACC 特有的[5]。

先天性皮肤发育不全可能单独出现或伴有各种其他异常,包括 13-三体综合征、4p 综合征、Adams-Oliver 综合征、眼神经皮肤综合征、SCALP 综合征、Setleis 综合征、大疱性表皮松解症、纸样胎儿和各种外胚层发育不良[2,6,7-18]。ACC 的 Frieden 分类系统解决了许多此类临床关联(框图 159.4)[1]。也有人认为,ACC 可能与子宫内接触抗甲状腺药物甲巯咪唑/卡比咪唑有关[19]。

框图 159.4 Frieden 分类系统的 ACC 亚型[1]

第 1 组	头皮 ACC 伴其他异常
第 2 组	头皮 ACC 伴肢体异常(Adams-Oliver 综合征)
第 3 组	ACC 伴表皮痣或器官样痣
第 4 组	胚胎畸形基础上的 ACC,如脑膜膨出、腹裂或脐腔
第 5 组	ACC 伴纸样儿或胎盘梗死
第 6 组	ACC 伴大疱表皮松解症
第 7 组	ACC 局限于肢体,无水疱形成
第 8 组	特殊致畸剂所致的 ACC
第 9 组	ACC 伴畸形综合征

资料来源:Adapted from Frieden 1986[1]. Reproduced with permission of Elsevier.

Browning 提出了一种基于 ACC 的膜性和非膜性亚型的治疗策略[2]。Silberstein 等人提出了基于缺损的大小、累及的层面和累及的静脉对 ACC 的分类系统及治疗方法[20]。他们建议对于较大的缺损或有大静脉或矢状窦暴露的缺损立即进行中厚皮片移植。

棘状秃发性毛囊角化病

最常见的原发性瘢痕性脱发——红斑狼疮、扁平苔藓、秃发性毛囊炎和 Brocq 假性秃发[22]——在儿童中很少见。然而,以毛囊角化病和瘢痕性脱发为特征的一组疾病,Rand 和 Baden 称之为萎缩性毛囊角化病(keratosis pilaris atrophicans)[23],通常在儿童时期发病。其中一种是棘状秃发性毛囊角化病(keratosis follicularis spinulosa decalvans,KFSD),以婴儿期出现毛囊角化症发病,并伴有畏光、角膜改变和头发、眉毛和/或睫毛进行性瘢痕性脱发[23-24]。

典型的 KFSD 是 X 连锁(位点 Xp21.2-22.2)遗传[25],在编码 MBTPS2 的基因中发现了致病基因的错义突变,MBTPS2 是一种锌金属蛋白酶,其功能是切割甾醇调节元件结合蛋白[26]。在 IFAP 综合征和 Olmsted 综合征中也发现了 *MBTPS2* 的突变[27]。一种罕见的常染色体显性 KFSD 已经被报道[28-29]。显著的面部红斑、广泛的毛囊炎和甲真菌病是常染色体显性遗传变异型的典型表现,而掌跖角化病和早年发病则主要是 X 连锁型典型表现。最近,在 KFSP 和严重头皮瘙痒的患者中发现神经肽 P 物质水平升高[30]。

已经尝试了多种局部和全身治疗,但效果不显著,其中系统使用异维 A 酸治疗似乎是最有希望的[31]。

局灶性非瘢痕性脱发

大多数导致局灶性非瘢痕性脱发的情况是常见的,包括斑秃、头癣、牵拉性脱发和拔毛癖,这些在本书的其他地方讨论过。另一个不常见的局灶性非瘢痕性脱发的原因是石棉状糠疹,它表现为局部鳞屑黏附在受累的头发上,这可能与脂溢性皮炎或银屑病有关,通常对角质溶解剂和时间有反应[32]。然而,需要告知家长,不要试图从体表去除石棉状糠疹,因为这样做会导致受累毛发的脱落和受累毛囊的永久性丧失。在手术室或重症监护室,由于头皮局部长期持续受压而引起的压力性脱发是可逆的,除非发生缺血。

三角形秃发

三角形秃发(triangular alopecia)也是一种局灶性脱发,通常出现在儿童早期,但也可发生在任何年龄[33-34]。颞部是最常受累的部位,病变可为单侧或双侧。脱发区域大致呈三角形、椭圆形或柳叶刀形(图 159.33),可能

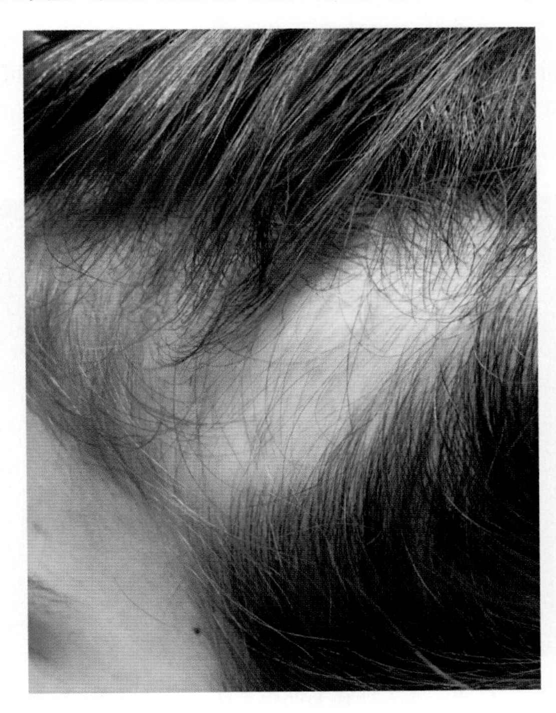

图 159.33 三角形脱发

无毛，也可能有毳毛。组织学上，毛发从终毛向毳毛转变。

临床上，三角形秃发与斑秃或拔毛癖的鉴别可能比较困难，尤其是当三角形秃发位于额颞部发际线附近时。皮肤镜检查有助于避免活检；据报道先天性颞部三角形秃发皮肤镜表现为有白发、头发直径多样性、空毛囊和白点征[35]，并在正常毛囊开口有细长毳毛[36]。

三角形秃发通常是持续性的[37]，但局部使用米诺地尔可能会改善[38]。

家族性局灶性秃发（familial focal alopecia）是针对一对母女头皮上出现头发密度减低的斑片状非瘢痕区域而命名的[39]。活检发现休止期停止，炎症消失并保留皮脂腺上皮细胞。

参考文献 159.8

见章末二维码

多毛症

泛发性多毛症

先天性泛发性多毛症

先天性毳毛性多毛症（congenital hypertrichosis lanuginosa）意味着一种罕见的、在所有的毛发生长区都有毳毛普遍性和融合性过度生长（或持久生长）的疾病[1-4]。目前认为本病是常染色体显性遗传，表型差异大[4-6]。增多的毛发通常为银灰色到金色，在出生时或生后前几个月内都很明显（图 159.34）。儿童除可能有牙齿发育异常外，其他方面一般正常[1]。随着年龄的增长，多毛症可能会持续、减少或增加[1]。

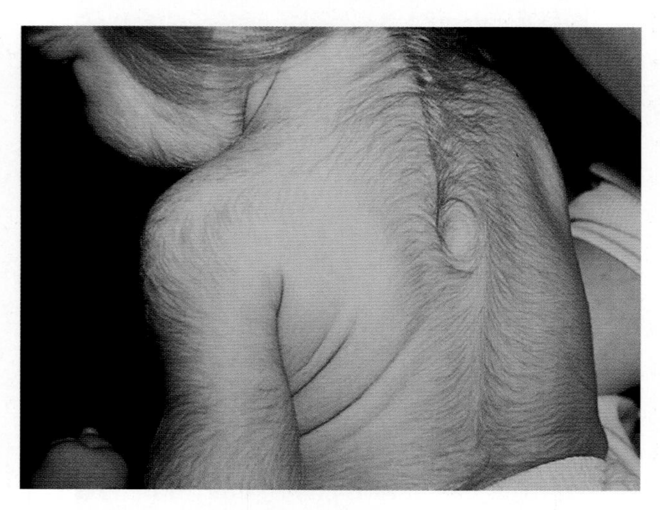

图 159.34 先天性毳毛性多毛症。资料来源：Reproduced from Olsen 2003[7].

儿童期出现的其他类型的遗传性泛发性多毛症通常没有先天性毳毛性多毛症所见的均匀融合的毛发生长。有三种形式的先天性泛发性多毛症（congenital generalized hypertrichosis，在人类孟德尔遗传网站上简称 HTC）[5]。常染色体显性遗传 HTC1（Ambras 综合征）的婴儿，出生时可能有全身性多毛症，但面部、耳朵和肩部的毛发通常更长更厚，并且在背部的中线处聚集[6]。常有面部畸形和牙齿畸形。HTC1 已被定位到 8 号染色体的新发中心周围倒置，表明该表型是由位置效应引起的，而不是基因的破坏[5]。毛鼻指骨综合征 1（trichorhinophalangeal syndrome 1，TRPS1）是第二种常染色体显性遗传型 HTC（HTC3 伴或不伴牙龈增生），主要表现为粗犷的面容，面部可见终毛。研究注意到染色体 17q24.2-q24.3 上的微缺失或微重复或 *ABCA5* 基因的位置效应与本病有关[5]。X 连锁先天性泛发性多毛症（HTC2）表现为在出生时面部和上身终毛增多，毛发较 Ambras 综合征短且卷曲，通常男性比女性多毛明显，女性可能仅表现为斑片状多毛。HTC2 可能发生耳聋和牙齿异常。据报道，在 Xq27.1 的一个外基因回文位点有 389kb 的染色体间插入[7]。

遗传性牙龈纤维瘤病以明显的牙龈肥大为特征，通常出现在婴儿期[8-11]，偶尔可与眉毛、面部、四肢和背中部毛发过度生长有关。常染色体显性遗传性 Zimmerman-Laband 综合征，伴有发育不良的指骨、肝脾大和面部畸形[11]，最明显的特征是与多毛症相关，并与染色体 1q32 上的 *KCNH1* 基因和染色体 8p21 上的 *ATP6V1B2* 基因的错义突变有关[5]。

Cornelia de Lange 综合征（CDLS）中的毛发不像先天性毳毛性多毛症中那样融合，而是由额头、颈后、背部、肩部和四肢持续增多的毳毛组成[12-14]。眉毛浓密而融合，睫毛很长。患有 CDLS 的儿童有特殊的面容、智力和生长迟缓、肢体异常和低沉的哭声[15-16]。典型的实验室检查结果是高谷氨酸血症、低氨基酸尿、血清酮戊二酸升高。80% 的 CDLS 病例为常染色体显性遗传，继发于染色体 5p13（CDLS1）上 *NIPBL* 基因的杂合突变[5,14]，最近发现相当一部分突变明显阴性的病例是同一基因的嵌合突变[17]。已鉴定出较温和的 CDLS 变异：①*SMC3* 基因（CDLS3）或 *RAD21* 基因（CDLS4）突变引起的常染色体显性变异；②*SMC1A* 基因（CDLS2）或 *HDAC8* 基因（CDLS5）突变引起的 X 连锁变异，*HDAC8* 基因编码 SMC3 的脊椎动物组蛋白脱乙酰基酶[14]。CDLS 的所有突变位置都编码内聚蛋白复合物的成分。

患有常染色体隐性遗传 Hurler 综合征的儿童也有独特的“石像鬼（gargolye）”样面相，他们的躯干和四肢可能覆盖着浓密的胎毛[18]；这是由于染色体 4p16 上编

码 α-*L*-尿苷酶的基因发生纯合或复合杂合突变所致[5]。“组织细胞增生-淋巴结病综合征”或“SLC29A3 谱系障碍”中的两种情况，由 *SLC29A3* 基因突变引起，该基因编码平衡核苷转位 hENT3，与多毛症有关联：PHID 综合征（色素性多毛症伴胰岛素依赖型糖尿病，pigmented hypertrichosis with insulin-dependent diabetes mellitus）和 H 综合征［皮肤色素沉着过度（cutaneous hyperpigmentation），多毛症（hypertrichosis，身体中下部色素沉着性质硬斑块）、肝大（hepatomegaly）、心脏异常（heart anomalies）、听力丧失（hearing loss）、性腺功能减退（hypogonadism）、身高偏低（low height），跗趾外翻（hallux valgus）和足趾和近端指间关节的固定性屈曲挛缩（fixed flexion contractures of the toe and proximal interphalangeal joints）以及偶尔的高血糖（hyperglycaemia）］[19]。

不同类型卟啉症患者可发展为全身性多毛症。患有常染色体隐性遗传性红细胞生成性原卟啉症的儿童通常在 5～6 岁时出现广泛的多毛症[20]。增多的毛发通常主要分布在四肢和躯干，它可能柔软或粗糙，且通常是着色的。其他皮肤表现包括光敏性和水疱性病变。多毛症在迟发性皮肤卟啉症中也很常见，在太阳穴、面颊、眉毛和发际线上比躯干和四肢更常见[21]。尽管这种遗传性酶紊乱的表现通常首先出现在成年期，但在任何年龄都可能出现继发于无意摄入六氯苯或氯化苯酚的后天性皮肤迟发性卟啉症中[21-22]。变异型卟啉症可能引起与迟发性皮肤卟啉症相似的皮肤症状，但在暴露于某些刺激性药物后表现为间歇性胃肠和神经症状。变异型卟啉病与迟发性皮肤卟啉症具有不同的尿液和粪便卟啉谱。卟啉症在第 78 章会详细讨论。

获得性泛发性多毛症（药物相关）

泛发性多毛症，典型的是毳毛（vellus）而不是胎毛（lanugo hair），可能是由几种药物引起的后天性问题。米诺地尔是一种用于治疗高血压的哌啶嘧啶衍生物，可导致大约 70% 的全身用药者出现多毛症[23-24]。增多的毛发在面部、肩部和四肢尤为突出，并在开始治疗后数周至数月内出现（图 159.35）。多毛症在停药数月内消退。

高达 60% 的服用环孢素预防器官排斥反应的患者出现多毛症[25]。在接受环孢素治疗的移植物抗宿主病或胰岛素依赖型糖尿病患者中更为常见[26-27]。毛发生长是弥漫性的，在开始用药 2～4 周后出现。儿童和青少年患者发生中重度多毛症的风险最大[22]。通常，多毛症在停药 1～2 个月后就会消失[25,27]。

二氮嗪是一种苯并噻二嗪，用于治疗儿童特发性低血糖。胎毛生长在儿童中很常见，通常在开始治疗

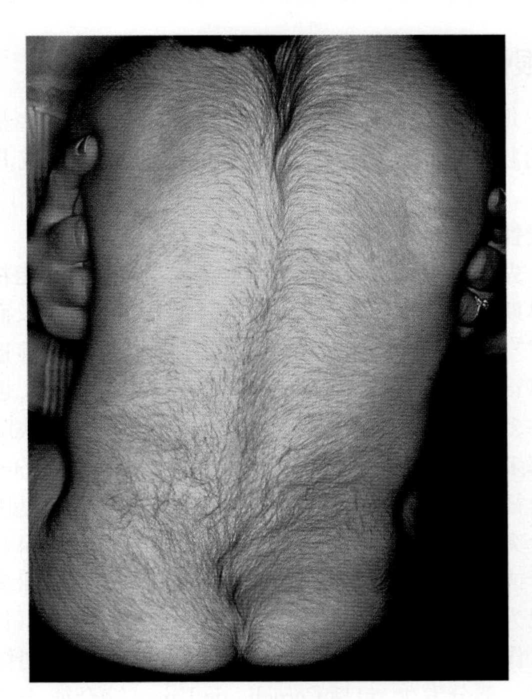

图 159.35　米诺地尔诱导的多毛症。资料来源：Courtesy of Dr Nancy B. Esterly.

后 6 周出现，最突出的部位是前额、颈背、眉毛、睫毛以及躯干和四肢的背侧[28-31]。过量的毛发生长通常在停药 2～5 个月后消退，但可能需要更长的时间。妊娠期服用二氮嗪治疗高血压的妇女所生的婴儿，其头发异常的发生率很高，包括毳毛性多毛症和局灶性秃发[32]。

5%～12% 服用苯妥英钠的患者出现多毛症，通常最明显的是四肢，而不是面部和躯干[33-34]。毛发生长通常在治疗结束后一年内消退，但也可以持续[35-36]。

虽然补骨脂素和紫外线 A（psoralens and ultraviolet A，PUVA）[37-38]和乙酰唑胺在儿童中不常使用，但据报道都会引起多毛症[39]。链霉素用于治疗肺结核也会并发多毛症[40]。

其他与多毛症相关的疾病/状况

某些后天性疾病会合并弥漫性多毛症。POEMS 是周围神经病变（peripheral neuropathy）、器官肿大（organomegaly）、内分泌失调（endocrine dysfunction）、单克隆丙种球蛋白病（monoclonal gammopathy）和皮肤改变（skin change）的缩写，皮肤改变包括主要累及躯体伸侧、颧骨区域和前额的多毛症[41-43]。甲状腺功能减退、肢痛（汞中毒）、肺结核或头部外伤的患者也可出现广泛多毛症[3]。有多例关于患有各种胃肠道疾病的儿童毛发增多的报告，包括腹腔疾病、婴儿脂肪过多和发育不良，其主要机制尚不清楚[3]。患有青少年皮肌炎的儿童可能伴有多毛症，这种多毛症可随着皮肌炎的治疗而减轻[44-45]。

局限性多毛症

儿童期局限性多毛症有多种病因，其中一些是孤立的疾病，而另一些则反映潜在的解剖异常或其他异常。

先天性局限性多毛症

先天性肘部多毛，通常在出生时为胎毛，可能在儿童早期变为终毛，更加密集，然后随着年龄的增长而退化[46-47]。肘部的先天性多毛可以在常染色体显性遗传性 Wiedemann-Steiner 综合征作为单一缺陷遗传，也可合并多种异常（身材矮小、面部特征一致、智力缺陷和背部多毛）。常染色体显性遗传性 Wiedemann-Steiner 综合征与染色体 11q23 上 *MLL*（也称为 *KMT2A*）基因的杂合突变有关[5]。在一些太平洋岛民或 XYY 综合征患者或糖尿病母亲的后代中，儿童先天性外耳廓多毛被视为一种孤立的异常现象[48-50]。先天性睫毛粗长症可以作为一个孤立的事件发生，也可以作为下列综合征的一部分发生，包括 Cornelia de Lange 综合征、Rubinstein-Taybi 综合征、先天性多毛症以及 Oliver 和 McFarlane 描述的包括侏儒症、智力低下和视网膜色素变性的综合征[3,51]。

先天性脱发的头皮病变周围的局限性黑发环称为领圈征（hair collar sign）。这些头皮病变通常由异位神经组织构成，后者可能与颅骨或大脑相通，因此在进行任何活检前应先进行影像学检查[52]。痣样多毛症是一种罕见的先天性疾病，通常由在孤立区域生长的终毛组成，但很少在正常皮肤上出现多个多毛性区域[53]。然而，局限性多毛可能与潜在的异常有关，应通过活检进一步评估。出生时局部区域的多毛或脱发可能提示原发性皮肤脑膜瘤[54]。这些可能发生在头皮、背部或面部的中线或椎旁区域。组织学上，这些细胞呈多角形到多核的梭形细胞，嗜酸性胞质、胞核规则、无砂粒体。临床上，这些是良性肿瘤。

先天性平滑肌错构瘤和先天性黑毛痣均可见局限性多毛和色素沉着。这两种情况在临床和组织学中都很容易区分[55]。先天性平滑肌错构瘤的组织学表现为大小、形状和方向不同的平滑肌束。临床上，病变可能是单个或多个（图 159.36），通常是硬化的结节，摩擦后出现短暂隆起（伪 Darier 征）[55-56]。

与此相反，先天性黑毛痣的组织学表现为痣细胞痣。它们通常是孤立的，没有硬化结节，并且假性的 Darier 征阴性[3]（图 159.37）。先天性黑毛痣往往持续存在，并可能恶变。

据报道，Gorlin 综合征中也出现了斑片状多毛[57]。Winchester 综合征也可能表现为不规则增厚的皮肤斑块、过度色素沉着和多毛，但活检显示成纤维细胞增

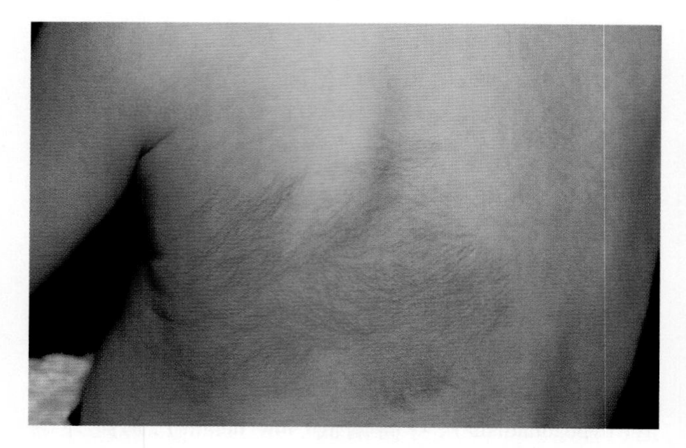

图 159.36 先天性平滑肌错构瘤。资料来源：Courtesy of Dr Nancy B. Esterly.

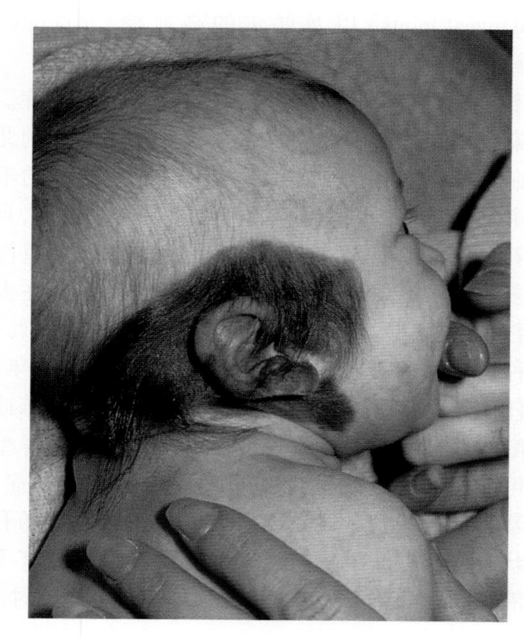

图 159.37 先天性黑毛痣。资料来源：Courtesy of Dr Nancy B. Esterly.

生，胶原束均质化[58]。受累儿童会因继发骨质疏松、骨溶解、关节周围和关节内关节侵蚀而表现为身材矮小。这是一种由膜 1 型金属蛋白酶（membrane type-1 metalloproteinase，MT1-MMP 或 MMP14）纯合子突变所致的常染色体隐性遗传疾病[59]。Torg 综合征也与基质金属蛋白酶（在本例中为 MMP2）的突变有关，也报道伴有局限性多毛症[60]。

局限性脊柱多毛症的存在，最常见于腰椎或骶骨区域，是一个值得关注的问题。出生时有“羊尾（faun tail）”的婴儿（图 159.38）可能有隐性脊柱裂、脊柱裂、牵引带或脊髓纵裂[3,61]。牵引带可以将脊髓或其附件或马尾通过与脑膜的连接或通过一个紧密的终丝拴在骨骼或皮肤上[62]。脊髓纵裂是指脊髓孔的复制或分裂，骨刺或纤维带穿过脊髓孔并向前附着在椎体或向

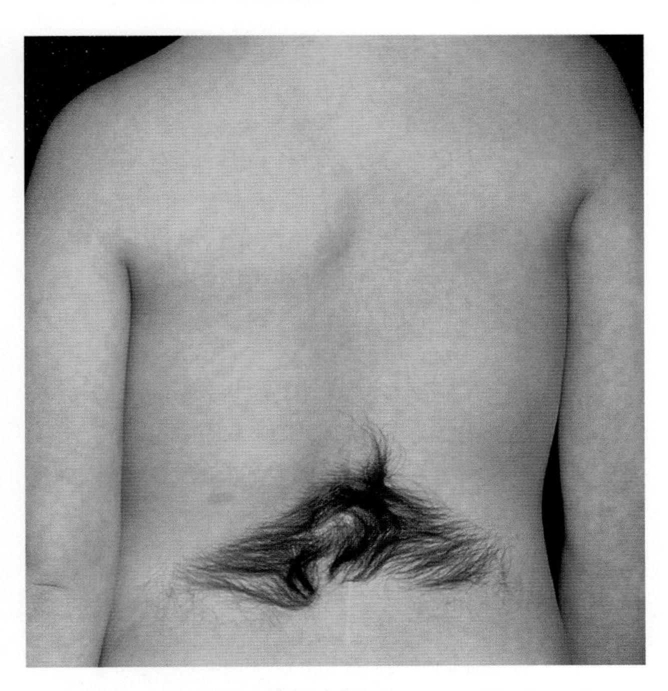

图 159.38 羊尾。资料来源：Courtesy of Dr Janet L. Roberts.

后附着在神经弓[63]。在后两种情况下，神经症状可能直到孩子开始学步或更大年龄时才出现，此时脊髓及其骨性外壳生长的不同步，导致脊髓在脊柱中位置上升[62-63]。因此，如果确实伴有局部多毛，其位置可能并不是神经损伤的水平位置[64]。

背中部多毛症可能伴随着其他皮肤异常，这些异常可能是潜在的原发性或继发性（来自压力）神经系统异常的信号。真皮窦常伴有毛发从窦内凸出、色素沉着或葡萄酒色斑，可延伸至椎管内，也可扩张为表皮样囊肿或真皮囊肿。中线脂肪瘤常附着于脊髓、马尾、终丝或脊髓圆锥。对这些病变的不小心操作可能导致感染进入中枢神经系统或导致神经功能缺损。在未采用无创技术对脊髓或脊柱进行评估的情况下，不得对脊柱上的多毛区域进行切除或操作。

获得性局限性多毛症

任何反复的刺激、炎症或创伤都可能通过毳毛向终毛的转化引起局限性多毛症[3]。典型的例子是在重塑的附属器部位发生的局限性多毛症。当重塑刺激消失后，其头发增长就会消失。虽然局限性多毛症可见于硬斑病[3]，但一般来说，慢性皮肤病不会刺激毛发生长。

婴儿阴囊多毛症可能出现男性化（阴茎大小或睾丸体积异常），或是一种正常但不常见的变异而不伴有男性化。在后者，阴囊毛发在 2~7 月龄时出现，然后在 18 月龄时消退[65-67]。据推测，这与 1~6 月龄男婴正常的促性腺激素/雄激素激增或“微小青春期（mini puberty）”有关。

干扰素和环孢素都与局限性睫毛多毛症有关，对于环孢素来说，这并不奇怪，因为这种药物常常与弥漫性多毛症有关[68-70]。据报道，获得性免疫缺陷综合征（acquired immune deficiency syndrome，AIDS）患者的耳朵、眉毛和/或睫毛的局部毛发长度增加，但病因尚不清楚[71-73]。前列腺素 F 类似物在眼内或眼睑边缘应用时可诱导睫毛生长；FDA 已批准外用比马前列素（bimatoprost）治疗睫毛不足。当其用于治疗青光眼时，会使蓝色虹膜颜色变暗，并引起眼周色素沉着[74]。

色素性毛表皮痣（Becker's naevus）通常首先出现在青春期，但从婴儿期到中年都有报道[75]（图 159.39）。这些病变很少有家族聚集性发病。术语“痣”是一个误称，因为在组织学上没有痣细胞，而是在表皮基底层有不同程度的角化过度和明显的色素沉着，在真皮乳头层有不同数量的噬黑素细胞[75,76]。毛囊正常或增大[75,77]。有些病例还可能表现为平滑肌束增多，此时临床上即可能表现为毛囊周围丘疹[76,78]。为什么这些病变出现在青春期可能与受累区域存在雄激素胞质受体有关，类似于生殖器皮肤[79]。

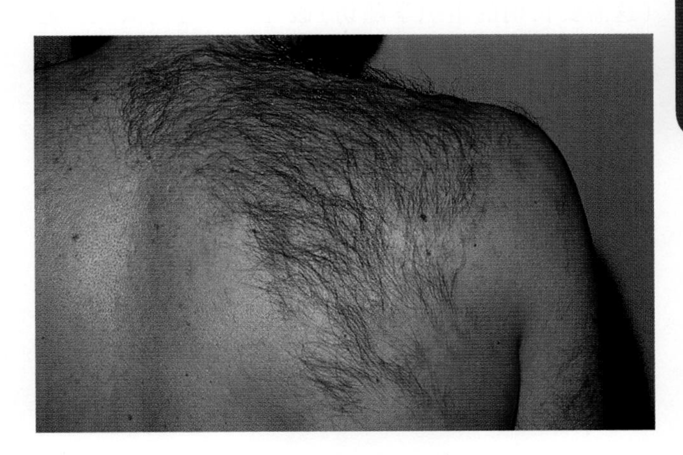

图 159.39 Becker 痣

色素性毛表皮痣的过度色素沉着通常首先出现，并可能随着时间的推移而消失[78,80]。相关的局部多毛症可能需要数年的时间发展而来[76,80]。男性更易受影响。病变通常位于肩部周围，至少手掌大小，但少数情况下，少见的大小或位置会引起其与痣的混淆。大多数情况下，不合并其他相关的问题或异常，尽管可能发生同侧肢体或乳房发育不全，漏斗胸、脊柱裂和副阴囊也可能发生[3,75,81]。

多毛症的治疗

继发于药物或潜在疾病的后天性多毛症，去除诱发因素即可使毛发生长减少，恢复正常的毛发类型、长度和周期。遗传性或发育异常性多毛症病例，治疗必须针对心理接受度或美容去除过多的毛发。剃须和化学脱毛可以暂时去除视线中的毛发,而不会影响毛发的生长。拔毛和脱毛只是暂时的,会很痛苦。对于那些头发卷曲或扭结发的人来说,每一种技术都有患假毛囊炎的风险,化学脱毛会非常刺激。

电解是指通过热分解(交流电流在局部产生热量破坏头发)或“混合”,即热分解和直流电流的组合(局部产生碱液和氢气破坏头发),对毛囊进行电化学破坏[82-83]。使用的电流通常是低强度和高频率的,以尽量减少组织破坏和疼痛。电解术因技术、机器和探头的不同而不同,永久脱毛的可能性也大不相同。潜在但可控的副作用包括疼痛、瘢痕、感染和毛囊炎。

几种不同的激光(红宝石、二极管、翠绿宝石、Nd:YAG)用于脱毛[1,83]。激光在活性介质中变化,因此产生的单色光的波长也不同。所有这些激光都是通过选择性地瞄准毛囊管的内容物来去除毛发的,上面列出的前三种激光选择性地针对毛干的黑色素,在大多数情况下是 Nd:YAG 激光针对吸收到毛囊管的物质。在任何情况下,特定发色团对激光的吸收将能量转化为热量,热量可能转化为暂时性脱毛或毛囊微小化,或者(这需要长期的组织学随访)破坏处理过的头发。通常,需要多次治疗来诱导永久性脱发,FDA 对永久性脱发的定义是:“在一个给定的治疗区域内,治疗后头发的持续脱发时间大于头发的完整周期”。尽管针对黑色素的激光不区分部位,表皮黑色素也会受到影响,但可以采取措施尽量减少对表皮黑色素的影响,而更具体地针对头发黑色素。这些措施包括在激光治疗前立即冷却表皮、预先在治疗局部使用氢醌和使用更长波长的激光。此外,还有一种基于闪光灯的脱毛系统,它能产生宽而非单色波长的光脉冲光谱(从技术上来说,它不属于激光状态),可以通过一组滤光片调整到更窄的焦点。

使用上述任何设备(包括闪光灯设备)进行激光脱毛的潜在副作用是疼痛、局部水肿和红斑以及由于无意中对表皮黑色素产生影响而导致的色素减退、水疱或紫癜。

(程茹虹 译,孙玉娟　张霞　闫明 校)

参考文献 159.9

见章末二维码

第160章 斑秃

Kerstin Foitzik-Lau

摘要

斑秃(alopecia areata,AA)是一种具有遗传学背景和环境诱发因素的自身免疫性疾病。它表现为非瘢痕性脱发,范围从少数圆形秃发区(斑片状斑秃)到头部完全秃发(全秃)或全身秃发(普秃)。约2%的人一生中罹患一次斑秃。儿童期发病高峰在10岁前。斑秃遗传特性复杂,仍未完全清楚。事实上,全基因组关联研究已经对AA的发病机制有了更深入的了解,并开辟了新的治疗选择。现在人们普遍认为,毛囊免疫豁免崩溃,使得免疫细胞攻击毛囊是AA发病的原因。首个使用JAK激酶通路抑制剂的研究显示出其在治疗AA中的前景。

要点

- 斑秃(alopecia areata,AA)是一种具有遗传学背景和环境诱发因素的自身免疫性疾病。
- 它表现为非瘢痕性脱发,范围从少数圆形秃发区到头部或全身秃发。
- 2%的人一生中罹患一次斑秃,儿童期发病高峰在10岁前。
- T细胞驱动的免疫豁免崩溃是疾病激活的原因。
- JAK激酶抑制剂在治疗AA的研究中显示出良好的应用前景。

引言 斑秃(alopecia areata,AA)是一种自身免疫性疾病,具有遗传背景和环境诱因[1]。它是一种非瘢痕性的、可逆的毛发生长异常疾病,最初表现为片状脱发,可发生在身体任何毛发生长的部位。它可局限于少数圆形秃发区(a few circular bald areas,AAC),也可导致全头秃发(全秃,alopecia areata totalis,AAT)或全身完全秃发(普秃,alopecia areata universalis,AAU)。虽然斑片状脱发对局部治疗反应良好,但更严重的类型往往对治疗有抵抗。因此,有观点提出是否这些亚型有不同的致病机制,或者AAU和AAT是否只是AAC的加重形式[2]。

流行病学 斑秃是一种非常常见的毛发生长异常疾病,在普通人群中的终生患病风险约为2%。儿童群体终生患病风险为6%,明显高于成人[4]。男女发病无差异,AA可以影响任何年龄的人。与以往的报道相反,AA最常见的发病年龄是30~40岁[5]。在儿童中AA的发病高峰年龄有相反的研究结果,平均发病年龄分别在1~5岁和5~10岁[5-6]。而且该病发病越早,脱发严重程度越重。

遗传 斑秃是一种具有遗传背景的自身免疫性疾病。遗传特性复杂,发病是多因素的,仍然没有完全清楚,但过去10年的遗传学研究对该病有了更多认识[2]。家庭和双胞胎研究支持遗传背景和遗传基础假说。同卵双胞胎发病一致性为55%,表现出相似的AA发病和脱发模式[4]。在不同的研究中,10%~40%的AA患者至少有一个亲属患病的阳性家族史[7]。阳性家族史取决于AA的发病。早发患者中(30岁以前发病)其阳性家族史较高(37%);晚发患者中(30岁以后发病)阳性家族史仅为7.1%[8]。另一项研究报告估计,兄弟姐妹患AA的终生风险为7.1%,父母为7.8%,子女为5.7%[9]。

已经报道了几种与AA有相关性的人类白细胞抗原(human leucocyte antigen,HLA)。以往的研究表明,染色体6p21上编码HLA的主要组织相容性复合体(major histocompatibility complex,MHC)基因是T细胞介导的疾病的主要决定位点,包括AA[10]。在HLA-D基因中,HLA-DQB1 * 03似乎是普遍的易感基因[11]。在散发性AA中,92%的AAT/AAU患者和80%的AA患者存在HLA-DQB1 * 03(* 0301- * 0305)等位基因。所有类型AA患者的HLA-DRB1 * 1104等位基因表达也增加[12]。非经典MHC Ⅰ类链相关基因A(MHC class Ⅰ chain-related gene A,MICA)是一种应激诱导性抗原,可激活自然杀伤(natural killer,NK)细胞,NK细胞在AA患者的病变中增加。MICA与AA和其他自身免疫性疾病有关[13]。

后来进行了基于家族的连锁研究和全基因组关联研究(genome-wide association study,GWAS)分析,确定了许多其他染色体上的连锁或关联[3]，证实了 AA 是一种复杂的多基因疾病。

大多数携带易感 MHC 等位基因的个体不会发生 AA，因此 MHC 基因座对于疾病的发展似乎是必要的，但不充分。Wassermann 等人[14]假设其他调节免疫系统的基因可能参与 AA 的诱导、维持和病程。事实上，已发现其他非 HLA 基因与 AA 有关。最近的 GWAS 已经确定了几个影响免疫反应的基因位点，这些基因也与其他自身免疫性疾病有关，如 1 型糖尿病、银屑病、类风湿性关节炎和肠道疾病[2,15]，支持自身免疫性疾病的共同病因假说。只有 ULBP3 和 ULBP6 仅与 AA 有关，而与其他自身免疫疾病无关，两者是自然杀伤细胞受体 D(NKG2D)的配体。CD8NKG2D$^+$T 细胞是 AA 的主要效应细胞，这一事实表明这些基因在斑秃的发病机制中起着关键作用[3,16]。此外，在由 JAK 激酶介导的 AA[2-3]中发现了 IFN-γ 链细胞因子和细胞毒性 T 细胞特征。

Jabbari 等人假设 AA 亚型中存在不同的基因表达，并开发出斑秃疾病严重程度指数(Alopecia Areata Disease Severity Index，ALADIN)，该指数通过基于微阵列的基因表达分析差异基因表达度来区分 AAC、AT、AU 和正常对照[2]。他们发现，与 AC 样本和健康对照组相比，AT 和 AU 样本具有较高的免疫活性和较高的 CD8$^+$ T 细胞浓度。使用这一指数有助于将来确定哪种治疗对特定患者是合理的，哪种药物是顽固的。

发病机制 斑秃的发病机制尚不完全清楚，AA 是一种自身免疫性疾病的证据仍然缺乏。由于黑色素生成仅限于生长期毛球，且深色生长期毛发比白发更易发生 AA，因此假设斑秃的抗原靶点与黑色素生成有关[1]。

最近的数据表明，病毒感染、压力或疫苗接种等诱发因素可在遗传易感患者中诱发 CD8$^+$NKG2D$^+$T 细胞驱动的自身免疫性疾病，目前认为这些 T 细胞是引起疾病的主要原因，其释放的 IFN-γ 导致毛囊免疫豁免的丧失，进一步诱导白细胞介素-15 的产生，随后细胞毒性细胞攻击毛囊，导致急性脱发[16,17]。

免疫豁免丧失引起疾病激活

AA 患者毛囊免疫豁免的丧失是目前公认的关键驱动因素[1]。几乎所有的有核细胞都表达可以被 NK 细胞识别的 MHC Ⅰ类分子，而毛囊仅表达极低水平的 MHCⅠ类分子，且生长期毛囊下部不表达 MHCⅡ类分子。同时强有力的免疫抑制分子，如转化生长因子 β1(transforming growth factor β1，TGF-β1)、胰岛素样生长因子 1(insulin-like growth factor 1，IGF-1)和黑素细胞刺激素 α(melanocyte-stimulating hormoneα，α-MSH)建立免疫抑制环境，防止自身抗原呈递给 NK 细胞(CD56$^+$/NKG2D$^+$)破坏毛囊[1]。免疫豁免存在于生长期毛囊，但在退行期和休止期毛囊则丧失。到目前为止，认为免疫豁免丧失只发生在具有免疫遗传倾向的个体中。一些研究表明，IFN-γ 通过上调 MHC-Ⅰ分子表达是导致免疫豁免崩溃的主要因素[1,3,17]。最初的研究证明，下游信号 JAK/STAT 激酶的抑制剂对 AA 患者的治疗是有效的[18]。

然而，最近在 SCID 小鼠的健康人头皮皮肤异种移植中诱导了 AA 损伤，而自身反应性 T 细胞的抗原特异性自身免疫攻击和遗传易感性缺失[19]。这些结果表明，AA 皮损可能是一种典型的反应模式，任何生长期毛囊在毛囊免疫豁免丧失和过量的 IFN-γ 信号导致细胞毒性损伤毛囊时都会出现这种应答模式[1,17]，这种情况也可能在没有遗传倾向的情况下发生。

不管这些发现如何，以下事件必须同时发生才能诱发 AA 脱发[20]。

- 生长期毛球周围出现炎症。
- 诱导毛囊营养不良，导致头发发干脱落和产生功能不全的发干。
- 通过 CD8$^+$T 细胞识别生长期毛囊自身抗原，并向毛囊迁移和浸润，使毛球免疫豁免丧失。

临床特征 斑秃有多种临床表现形式。最常见的是头皮上突然出现孤立的、境界清楚的秃发斑，除偶尔头皮瘙痒外，没有任何明显的炎症性临床征象。生长期毛囊突然转变为休止期毛囊[11,14]。病变内有 AA 特征性的感叹号发和黑点征。感叹号发是一种近端变细的短的毛发，黑点征是头发长到头皮表面后即折断的表现。它们具有特征性，但又不仅存在于 AA 中。秃发斑可以出现在身体任何毛发生长部位，包括睫毛和眉毛，但头皮是最常受累部位(>90%)(图 160.1)[11]。这些秃发斑可以扩大并影响全头皮(全秃，alopecia areata totalis，AAT)，也可以累及所有体毛，则被称为普秃(alopecia areata universalis，AAU)。匍匐型是 AA 的一种临床分型，指脱发沿着后枕部和颞部头皮延伸，预后十分不良。有些人把匍匐型脱发的逆向形称为“sisaihpo”(为“匍匐型 ophiasis”的字母颠倒过来)。在罕见的情况下，AA 看起来像头发弥漫性减少的休止期脱发。

再生的毛发一开始通常是白色的，随着时间的推移会变黑。显然，黑素细胞受到炎症的影响并需要时间来恢复。这与黑发比白发更容易被接受的观察结果

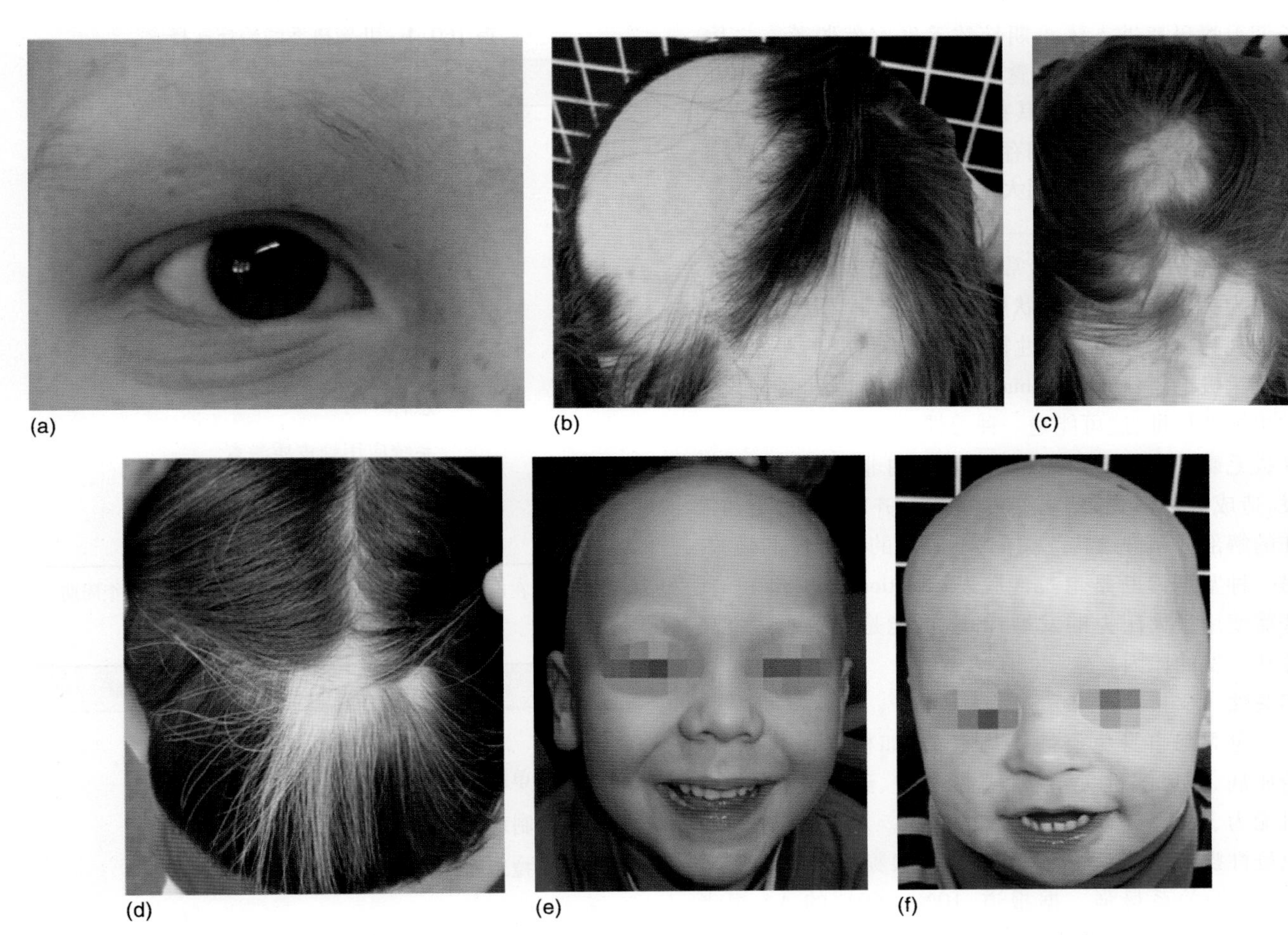

图 160.1 (a)累及眉毛和睫毛的斑秃;(b)广泛范围的 AA;(c)枕后的 AA;(d)AA 伴有灰色的再生毛发;(e)全秃;(f)唐氏综合征患儿的普秃

一致。据报道,成人一夜间白发(overnight greying of hair)是急性弥漫性 AA 的结果,这种 AA 只影响到黑色头发,而白发则不受影响。这一临床和组织学发现支持黑素细胞及生长期相关自身抗原在 AA 发病机制中起关键作用的假说[21]。然而,由于也有报道称 AA 患者出现非色素性脱发,因此色素性头发似乎更易受影响,但并非仅其受影响。

指甲受累是 AA 的另一个特征。AA 的典型症状是小凹点、点状白甲和横嵴或纵嵴。严重时,20 个甲均表现为营养不良。甲受累可以先于或继发于 AA,通常发生于更广泛和复发的 AA。

AA 的病程是不可预测的。急性脱发通常伴随着自发的毛发再生。一处秃发斑恢复,另一个秃发斑出现。脱发可以持续多年或终生。斑秃是非瘢痕性脱发,毛囊通常保留,且头发多年后也可以再生。斑秃预后取决于几个因素(框图 160.1)。不利的预后因素包括发病早、家族史阳性、合并特应性皮炎和广泛的弥漫性甲状腺肿。

框图 160.1 斑秃的预后特征

- 阳性家族史
- 首次发病出现于青春期前
- 特应性皮炎
- 指甲表现
- 病程长
- 匍匐型脱发
- 弥漫性脱发
- 唐氏综合征
- HLA 单倍体型

组织学表现 早期 AA 的典型特征是退行期和休止期毛囊数量增加。毛囊下部(毛球)周围,可以看到"蜂群"样的炎性淋巴细胞浸润。毛球周围以 $CD4^+$T 细胞的浸润为主,$CD8^+$T 细胞位于毛囊内。毛囊上部含有毛囊干细胞的隆突区无炎症浸润。这是 AA 为非瘢痕性脱发的原因,甚至毛囊在数年后仍有潜在再生能力。

浸润多深入皮下组织达毛囊终末端。受影响的生长期毛囊迅速进入休止期导致毛发突然脱落。之后，毛囊重新进入下一个毛囊周期，但干扰生长期的淋巴细胞浸润仍然存在。尤其在反复发作的AA中，毛囊可发生微小化[22]。在长期存在的AA中，淋巴细胞浸润是可变的，并且可以看到大量微小化的毛囊。

鉴别诊断 在儿童中，最常见的鉴别诊断是头癣，通常表现为头皮的孤立性片状脱发，但与AA相比，头皮通常表现为烫伤样和炎症性特征。同样重要的是要考虑到儿童拔毛癖(trichotillomania)。拔毛癖是一种对发干的机械性拉扯，这可能是一种习惯或心身疾病的征象。在拔毛癖中，通常可以观察到病变内非常短的再生毛发，造成一种模式，即病变内参差不齐的毛发，是与潜在的解剖或镶嵌结构无关的、不寻常的或奇怪的模式。另一种鉴别诊断是牵拉性脱发(traction alopecia)。一些需使用很大压力的发型样式，可能是导致永久性斑片状脱发的原因。

相关性

斑秃与自身免疫性疾病有关，如桥本甲状腺炎、糖尿病、类风湿性关节炎、恶性贫血、红斑狼疮、重症肌无力、扁平苔藓、乳糜泻和白癜风。AA患者中自身免疫性疾病的患病率为16%。甲状腺疾病和白癜风与AA的关系最强。据报道，10%~60%的AA患者患有过敏性疾病，如哮喘、特应性皮炎和花粉症[23-24]。唐氏综合征患者(10%)也观察到与AA有很强的相关性。

治疗 AA的治疗仍然是一个挑战，往往令人沮丧，幼儿比成人更难治。免疫抑制剂或免疫调节剂用于斑秃的治疗，但疗效不一或仅暂时性有效，仍然没有确切的治愈本病或防止复发的方法。由于AA一年内自发缓解率很高(34%~50%)，很难将成功的毛发再生归因于特定的治疗。此外，迫切需要双盲安慰剂对照研究，纳入广泛性AA、AAT和AAU患者。鉴于AA是一个令人感到羞耻的疾病，在儿童早期对心理社会的影响很大，必须提供心理支持以帮助患儿和其家庭应对这一目前视为无法治愈的疾病。

一般来说，根据脱发的程度和持续时间以及孩子的年龄来选择治疗是合理的。虽然局限性的AA不一定需要治疗，但它们对各种治疗的反应良好；长期存在的AAT和AAU，以及与特应性疾病伴发、早发和合并甲受累的AA，对治疗反应差且难以治疗(表160.1)。糖皮质激素具有很强的抗炎作用，有几种给药方式：病灶内给药、局部和系统用药。表160.2列出了治疗AA无效的制剂。

表160.1 儿童斑秃的治疗选择

年龄	治疗方法
<10岁	蒽林
	局部外用糖皮质激素
	系统应用糖皮质激素*
>10岁	局部外用致敏剂
	局部外用超强效糖皮质激素
	皮损内注射糖皮质激素
	蒽林
	系统应用糖皮质激素
	紫外线光疗(UVB)
	小剂量甲氨蝶呤

注：* 仅在近期发生的快速脱发少数病例中应用，仅3个周期。

表160.2 治疗无效的制剂

治疗	参考文献
他克莫司	[49]
依法利珠单抗(efalizumab)	[58]
TNF-α抑制剂	[59]
局部外用拉坦前列素(latanoprost)	[60]
5-氟尿嘧啶	[61]

局部外用糖皮质激素

过去50年来，皮损内糖皮质激素注射治疗(如曲安奈德)已用于成人AA的治疗，一些研究报道注射部位毛发成功再生，但缺乏安慰剂对照研究。在儿童，也有糖皮质激素局部注射治疗的报道[25]。在局限性AA中使用糖皮质激素治疗，80%的患儿表现出>50%的改善。然而，可能出现皮肤萎缩的副作用，且皮损内注射是痛苦的，特别是考虑到缺乏持久的治疗反应，因此一般不推荐用于12岁以下的患儿。许多报告糖皮质激素或其他抗炎药治疗成功的研究尚缺乏对照组，或者没有报告长期随访的结果。

局部外用糖皮质激素在治疗局限性AA中非常流行，但是在成人中只有两项使用0.05%氯倍他索软膏的安慰剂对照研究。在多灶性AA中，0.05%氯倍他索泡沫剂对30%患者有效，而AAT和AAU患者无反应。通过封包，17%的AAU和AAT患者对治疗有反应[26-27]。另一组比较了0.05%氯倍他索和1.0%氢化可的松对42例儿童局限性AA的疗效，结果显示，氯倍他索组在24周内脱发显著减少，无任何副作用[28]，考虑到治疗AAU和AAT的难度，这是一个很好的结果。另一项研究报告，戊酸倍他米松泡沫是一种对轻中度

AA有效且耐受性良好的治疗方法[29]。儿童皮肤萎缩的风险高于成人,不建议连续6个月使用Ⅳ类糖皮质激素进行不间断治疗。因此,需要对Ⅱ类和Ⅲ类糖皮质激素进行进一步的安慰剂对照研究。

系统应用糖皮质激素

自1952年以来,人们就知道系统应用糖皮质激素治疗AA[30]。经验证明,每天服用大剂量糖皮质激激素数月会导致多种副作用,如高血压、糖尿病、免疫抑制和骨质疏松症。因此,为了减少潜在的副作用,20世纪70年代开始采用不同的冲击疗法。糖皮质激素口服或静脉注射,每月1次,至少3个疗程。研究均没有设置对照组,大多数对治疗有反应的患者为斑片状AA。

只有极少数研究调查了儿童冲击治疗影响。Sharma和Muralidhar[31]研究了16名18岁以下的广泛AA患者。12~18岁的患者每月口服300mg泼尼松;年龄在3~11岁的患儿每月口服倍他米松磷酸钠可溶性片剂或相当于泼尼松龙5mg/kg的糖浆剂型。冲击剂量的糖皮质激素至少持续3次,或直到获得可接受的美观的毛发生长。6个月时评估的15名患者中有9名(60%)毛发生长良好。在平均16.4个月和33.7个月的随访中,13名患者中有4名(随访超过12个月)出现局部复发。糖皮质激素冲击治疗的副作用很小,有2名患者发生不良反应(一名患者有短暂的头晕和头痛,另一名患者有上腹部灼热痛)。Kiesch等人[32]用糖皮质激素冲击法治疗了7名患有严重、快速进展的AA儿童,病程在3~44周、脱发面积超过30%的头皮,其中一名为AAT患者,静脉使用甲泼尼龙(5mg/kg,每日2次),连续3天,未发现严重副作用,在12个月的随访中,5名患者(71%)出现完全再生,AAT患者无再生。

Assouly等人[33]纳入了66名年龄在9~60岁广泛AA患者。给予甲泼尼龙500mg/d,连续3天或在儿童患者予以5mg/kg,每天2次,连续3天的治疗。分别在4周和8周后重复冲击治疗。匍匐型斑秃治疗无效,1/4的AAU患者反应良好(>80%),半数患者复发,有1/2的AAT患者反应良好。63.8%的斑秃患者有良好的疗效(若为首次发病则约78%有效,若病程<3个月即开始此治疗,则90.5%患儿有效)。重复冲击似乎没有增加应答者的数量。

综上所述,大剂量冲击治疗可有效治疗近期迅速起病的广泛性AA,且在所回顾的研究报告的患者中未显示任何严重的副作用。然而,Smith等人研究了18例病程较短的严重AA患儿,使用甲泼尼龙冲击治疗是否对病程有好处。他们证实,经过4个月的治疗,75%的患者头发再生,有积极效果,但观察到大多数患者在8个月后复发[34]。另一组治疗65例AA皮损面积超过30%的儿童,每4周口服一次地塞米松(相当于泼尼松5mg/kg)。患者接受6次、9次或12次治疗。0.05%丙酸氯倍他索软膏在塑料膜封包下每周涂抹6天。治疗6~12个月后,56.9%的患者出现>75%的毛发再生[35]。

系统应用糖皮质激素是有效的,但有不同的副作用,且中断治疗往往导致疾病复发。其可能在治疗初始阶段或低剂量与其他治疗相结合时很重要。

局部免疫治疗

局部免疫治疗是接触性过敏原应用于受影响的皮肤后诱导过敏性接触性皮炎。接触致敏剂如何诱导AA毛发再生的确切机制尚不清楚。病变内毛囊周围淋巴细胞浸润改变。在接触致敏剂治疗后,IFN-γ降低,IL-10升高,此外,MHCⅠ类和Ⅱ类分子在毛囊上皮中的表达显著下调。这些发现表明接触致敏剂可能能够恢复毛囊的免疫豁免[14]。

局部致敏剂包括方酸二丁酯(squaric acid dibutyl ester,SADBE)和二苯基环丙烯酮(diphenylcyclopropenone,DPCP)。患者首先用2%的溶液在头皮的一小块区域致敏。2周后,开始每周1/2头皮治疗,逐渐增加浓度。治疗持续几个月,直到可以观察到毛发再生。最初的毛发再生通常在8~12周后出现。较轻的副作用包括轻度湿疹和轻度耳后淋巴结肿大。严重的副作用包括水疱或大疱反应、播散性过敏性接触性皮炎、荨麻疹和多形性反应。

在各种研究中,接触致敏剂在治疗AA方面的效果一般。在不同的研究中,30%~70%接受该治疗患者达到美容上可以接受的头发再生[36]。50%的患者在停止治疗后复发[36]。涉及儿童的研究受到限制[37-38]。Schuttelaar等人[37]观察到,在26名接受治疗的儿童中,有32%的儿童获得美观上可接受的毛发再生。研究结束时,15名AAT儿童中有4名(27%)和10名AA儿童中有4名(40%)出现了美观上可接受的再生。在另一项研究中,28名年龄在10~35岁的广泛的AA患者接受了为期6个月的DPCP治疗。22.2%(6/27)达到完全缓解(90%~100%终毛再生),59.3%(16/27)达到部分缓解(10%~90%终毛再生)。随访6~12个月后,50.9%(13/22)的患者出现部分复发[39]。Tan等人[25]用SADBE治疗了58名6~15岁的儿童。6个月后,74%的头发达到50%以上再生。副作用包括瘙痒性皮炎、水疱和淋巴结肿大。

Chiang等人研究了DPCP治疗应该持续多久。在他们的研究中,DPCP治疗的中位持续时间为3年,47%的患者在DPCP治疗的前6个月经历了第一次毛发再生,20%的患者在6个月~1年,8%在1~2年。71%的全秃患者和56%的普秃患者的毛发再生达到50%以上,44%的患者出现复发。作者建议DPCP治疗持续2年[40-41]。

Kuin等人回顾了11项研究，包括500名患者，研究了生活质量和患者满意度。在1/2的患者中，DPCP似乎有效，有暂时性的副作用，如接触性皮炎、水疱、眼睑水肿、头痛和流感样症状。如果治疗满意，效果维持一年以上。总之，作者发现DPCP治疗有效性的证据质量很低[42]。

一般来说，这些方案是为脱发50%或以上的成年人和10岁以上的儿童准备的[42]。此外，应该注意的是，DPCP和SADBE是超说明书使用的治疗药物。

蒽林

蒽林（anthralin）是一种局部刺激物，常用于治疗AA。到目前为止，尚无安慰剂对照的双盲研究用于儿童AA的治疗。在一项研究中，30名患有慢性、严重、难治性AA的儿童在一侧头皮上用1%蒽林软膏治疗12个月。首次新发生长的平均时间为3个月，获得最大疗效的平均时间为9个月。在最初的12个月期间，10名患者（33.4%）对治疗完全有效，11名患者（36.6%）部分有效。在第一年结束时出现部分缓解的11名患者中，有6名在研究结束前出现完全缓解[43]。

在患AA样疾病的C3H/HeJ裸鼠中研究了蒽林对毛发生长的影响。在AA的C3H/HeJ小鼠背部一侧皮肤上每天用0.2%蒽林治疗10周，另一侧用安慰剂治疗。在9/14小鼠的实验侧的皮肤上观察到毛发再生。4只老鼠毛发几乎完全再生。蒽林治疗成功的小鼠中TNF-α和TNF-β的表达受抑制[44]。副作用包括瘙痒、皮肤刺激、脱屑和色素沉着。

对于10岁以下的儿童，蒽林是一种治疗选择，但需要安慰剂对照研究来进一步证明其安全性和有效性。

米诺地尔

米诺地尔因其在雄激素性脱发中有效刺激毛发生长的作用而闻名。它在AA中的作用是非常有争议的。几位作者描述了局部使用3%米诺地尔溶液治疗AA的积极效果。在Price等人[45-46]的一项安慰剂对照研究中，90名年龄在7~63岁的弥漫性AA患者（25%~100%的头皮受累）接受了3%的米诺地尔治疗一整年。米诺地尔治疗的患者比安慰剂治疗的患者反应更好。治疗耐受性良好，无血压变化[45-46]。然而，在所有安慰剂对照研究中，米诺地尔治疗前3个月的疗效与安慰剂相比并不显著[47-48]。因此，米诺地尔不能常规推荐用于儿童AA的治疗。

他克莫司

他克莫司是一种局部钙调神经磷酸酶抑制剂，对AA无效。在一项研究中，所有AA患者（10%~75%头皮受累）外用0.1%他克莫司软膏，每天2次，24周内都没有毛发生长。治疗失败可能与软膏制剂的渗透深度不够且患者选择不够理想有关[49]。

补骨脂素联合紫外线A

已有几项研究开展关于补骨脂素联合紫外线A（PUVA）治疗AA，在不同的研究中，53%~85%的患者毛发再生成功。除了在这些研究中缺乏对照以及在没有持续治疗的情况下脱发复发外，接受PUVA治疗的患者患皮肤癌的风险也增加了。因此，PUVA不是儿童的推荐治疗方案。

UVB光疗的经验比较有限；一些早期数据表明，在接受窄波紫外光激光治疗（308nm或311nm）形式的UVB光疗的亚组患者中有一些疗效[50]。

甲氨蝶呤

一些针对成人和儿童的研究已经发表，表明系统性甲氨蝶呤对顽固性斑秃患者有积极作用[51]。14名年龄在8~18岁（平均14.7岁）的AA患儿（8名女孩和6名男孩），平均病程为5.7年，每周治疗一次，共14.2个月。在13名儿童中，有5名接受甲氨蝶呤治疗的儿童头发再生率超过50%，而其余8名儿童治疗失败。无严重副作用报道。因此，当无其他替代治疗时，甲氨蝶呤可作为顽固性脱发的治疗选择[52]。然而，因为没有报告长期随访结果和相应对照组的结果，这项研究的结果必须谨慎解读。

假发

有些孩子在主动不干预方面做得很好，出于社会原因，可以戴假发。美国的Love Locks等组织可以提供符合人体解剖结构的假发（hairpieces）（假发，prostheses），这些假发可以根据经济需要以折扣价提供。

对未来治疗方案的展望 遗传关联性研究和一些AA小鼠模型揭示了AA发病机制以及相关细胞和细胞因子受体（如JAK/STAT激酶）的下游通路，这创造了新型靶向治疗药物的可能性，其中一些已经在小型研究中显示了有前景的结果。

JAK激酶抑制剂

一个重要的治疗前景是发现抑制JAK/STAT激酶可以逆转小鼠的AA[16]。有三种不同的JAK激酶抑制剂：鲁索替尼（ruxolitinib，JAK 1和2抑制剂）、托法替尼（tofacotinib，pan-JAK抑制剂）和巴瑞替尼（baricitinib，JAK 1和2抑制剂）[3]。虽然口服鲁索替尼3个月的治疗结果是受试者有75%的头发再生[53]，托法替尼在两项研究中也有效，但程度较低[54-55]。在这两项研究中，停止治疗导致脱发复发。因此，需要更大规模的安慰剂对照研究来评估这些有前景的新药的疗效和安全性。

抗体和生物制剂

磷酸二酯酶抑制剂 4（PDE4，阿普斯特，apremiast）可降低炎症细胞因子，如 IL-23 和 IFN-γ。在一个仅有 3 位患者的小型试验中 PDE4 成功地治疗了弥漫性 AA[55]。正在进行的阿贝西普（abatacept，一种 CTLA4-Ig 融合蛋白，已证明其可防止小鼠模型中 AA 的诱导）、IL-15 抗体和 IL-17、IL-23 抗体（ustekinumab 和 secukinumab）的研究令人感兴趣。所有这些都会影响 AA 毛球周围炎症浸润中免疫细胞的下游通路。对小鼠模型和银屑病等其他疾病治疗的初步研究表明，对 AA 具有积极作用[3,56-57]。

恢复毛囊免疫豁免的细胞因子，如 α-MSH 和 IL-10，也可以通过下调 MHC Ⅰ分子成为未来的候选治疗方案[1]。此外，对 AA 患者进行富含血小板血浆治疗的研究也是有利的，需要进一步阐明。

总结　综上所述，儿童 AA 的治疗选择仍然非常有限，目前还没有治愈疾病和预防复发的方法。

治疗方案和副作用必须根据年龄、病程和脱发程度进行个体评估，新的分子靶向治疗方案有望在不久的将来问世。这种疾病对年轻患者的心理影响往往很高，应告知支持组织如全国斑秃基金会（National Alopecia Areata Foundation）、儿童脱发项目（Child Alopecia Project）和 Locks of Love。

（王雪　译，刘元香　张斌
孙玉娟　闫明　张霞　校）

参考文献

见章末二维码

第161章　甲病

Antonella Tosti, Bianca Maria Piraccini

摘要

儿童甲病虽然罕见,但也会引起患者焦虑,应尽可能予以识别和治疗。儿童甲病可能是先天性和遗传性的,也可能是后天获得的。在前两种情况下,甲损害在出生时就有或在新生儿期出现,有时是某种综合征或系统性疾病的征兆。获得性甲营养不良典型的发病年龄在5~10岁,通常由银屑病或感染引起。甲肿瘤罕见。

要点

- 婴儿和儿童甲病并不常见。
- 先天性和遗传性甲病在出生时就有或在新生儿期出现,有时是某种综合征或系统性疾病的征象。
- 儿童获得性甲营养不良常由炎症性或感染性疾病引起。
- 甲肿瘤在儿童中少见,恶性肿瘤极罕见。
- 儿童甲疾病的治疗应考虑年龄和疾病严重程度。

引言

因甲病到儿童皮肤科就诊并不常见。甲病可能在出生时就有或后天获得。先天性和遗传性甲病的甲损害通常在儿童早期出现,其存在可能是诊断综合征或系统性疾病的线索。虽然儿童后天性甲病的皮损与成人相似,但有些疾病的患病率在不同年龄组可能有所不同[1]。例如脓疱性角化不全和20甲营养不良(twenty-nail dystrophy, TND)只发生或主要发生于儿童。而其他疾病,如甲癣,在10岁以内的儿童就很少见。常见病和外伤性甲损害占儿童所有甲异常的90%~95%。

本章回顾了在儿童时期最常见的甲病,和一些虽然不常见但具有诊断意义的甲病。

甲解剖学和生理学

甲单位由四种高度特化的上皮细胞组成:甲母质(nail matrix)、甲床(nail bed)、近端甲皱襞(proximal nailfold)和甲下皮(hyponychium)(图161.1)。甲母质是一种有发育分化潜能的上皮结构,它产生完全角质化的多层角化细胞片:甲板(nail plate)。在纵向截面中,甲母质由近端和远端区域组成。由于指甲基质细胞的垂直轴呈对角和远端定向,近端甲母质细胞产生甲板的上部(背侧),而远端甲基质细胞产生甲板的下部(腹侧)[2]。甲母质角质化的特殊动力学解释了为什么近端甲母质疾病导致甲板表面异常,而远端母质疾病导致腹侧甲板或甲游离边缘异常或两者都有。

甲板角质细胞由桥粒和复杂的指状突起紧密连接。甲板呈半透明的长方形结构,因下面有甲床的血

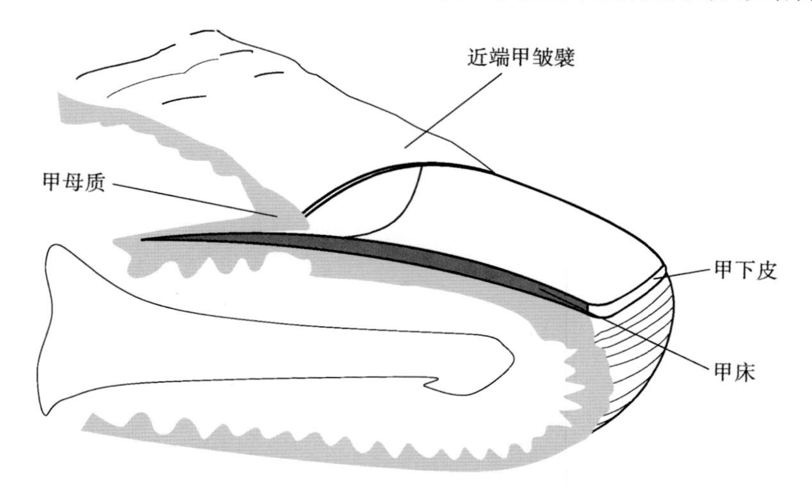

图161.1　甲单位的结构

管而呈现粉红色。甲板的近端,尤其是拇指的指甲,可见白色、不透明、半月形的区域,即甲半月(lunula),对应于远端甲母质的可见部分。甲半月的形状决定了甲板游离缘的形状。甲板牢固地附着在甲床上,这一定程度上有助于甲沿长轴生长。甲床毛细血管的纵向排列解释了甲床线状模式出血的原因。

甲板近端和侧缘被甲皱襞包围。近端甲皱襞的角质层形成手指甲或足趾甲根部的甲小皮,紧密地黏附于甲板下方,并防止其与近端甲皱襞分离。在远端,甲床延续为甲下皮(hyponychium),这标志着甲板与手指的分离。甲板在一生中匀速地不断生长,手指甲的平均生长速度(每月 3mm)比足趾甲(每月 1~1.5mm)快。

新生儿的甲又薄又软,经常会出现一定程度的匙状甲(koilonychia),尤其是足趾甲。由于大趾甲的甲板可能相对较短,一旦甲生长,通常会观察到轻微的远端嵌入。这是暂时的,除非有先天性排列不良。新生儿的近端甲皱襞经常出现短暂的浅褐色或赭色色素沉着,并可能持续数月[3-4]。

儿童的甲生长速率与年轻人相似,甲生长速度在 10~14 岁之间达到峰值(每天 1.5mm)。甲板的厚度和宽度在出生后的前 20 年迅速增加[5]。生命最初几天出现短暂生长停滞也可能涉及甲单元,并导致甲生长出现短暂停滞,出现 Beau 氏线,Beau 氏线大约在 4 周龄后在指甲根部可见。然而,这些生理性的线是一种不稳定的现象,只发生在大约 20%~25% 的健康新生儿中[6]。

常见的甲病

一过性反甲

诊断标准:边缘外翻、薄而凹的甲。

治疗:无需治疗。

鉴别诊断:甲粗糙脆弱导致的甲变薄。

一过性反甲是儿童趾甲的一种生理现象。甲板平、薄、软,边缘外翻,形成匙状的外观(图 161.2)。可能会发生甲侧向或远端嵌入并出现轻微的向内生长。当甲板随着年龄的增长而变厚时,这种情况会自发恢复。

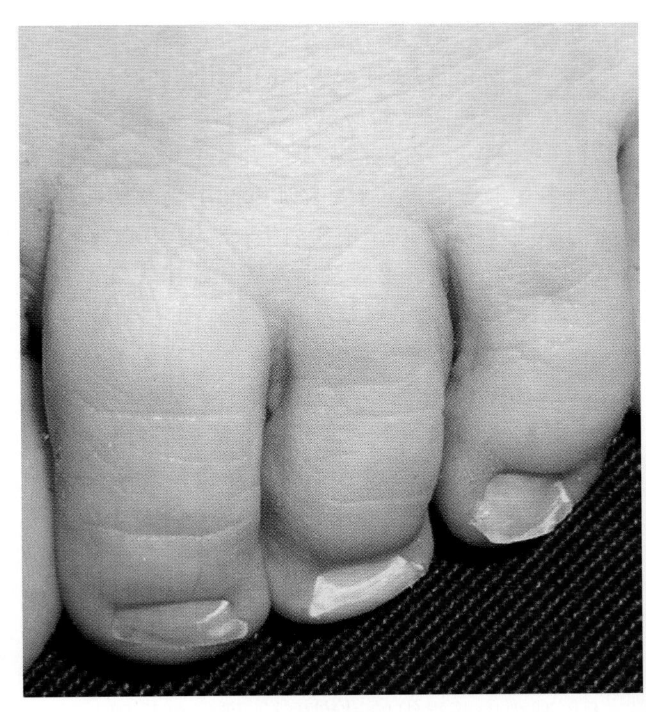

图 161.2 年幼婴儿的足趾甲一过性反甲,甲板薄、软,外缘内翻,呈匙状外观

先天性大趾甲排列不齐

诊断标准:趾甲的纵轴与趾骨的纵轴不平行。

治疗:除极严重病例需手术外,其他无需治疗。

鉴别诊断:甲内向生长。

该病趾甲的甲板从远节指骨的纵轴向外侧偏离[7-8]。这种情况常由于外侧或远端甲的嵌入而变得复杂。由于反复的创伤,受累甲经常表现出营养不良:由于间歇性的甲母质损伤,甲板可能增厚而呈黄褐色,并出现横向隆起、Beau 氏线和甲脱落(onychomadesis)(图 161.3)。甲剥离(onycholysis)也常见。伴有趾甲营养不良或趾甲内生的儿童应考虑到本病。

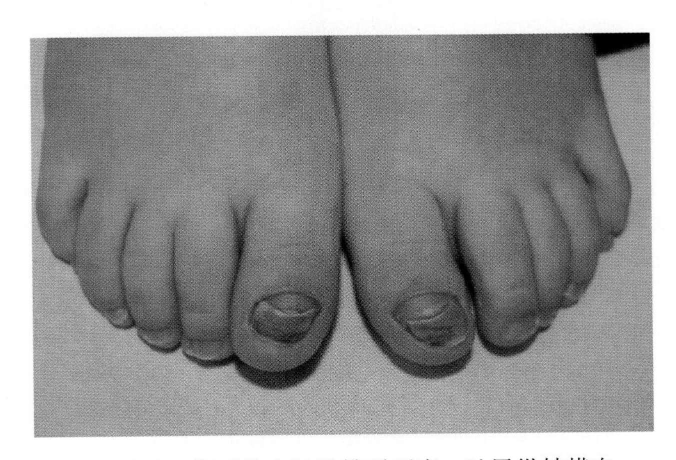

图 161.3 先天性大趾甲排列不齐。趾甲纵轴横向偏移,甲板增厚,呈淡黄色,伴有外伤后的甲脱落和甲剥离

本病可自愈。需手术时,在 2 岁前进行外科处理效果最佳[9]。

嵌甲

诊断标准:甲缘嵌入外侧甲皱襞引起甲沟炎及化脓性肉芽肿。

治疗：去除嵌甲，治疗炎症，甲基质侧缘苯酚化。

鉴别诊断：药物或外伤引起的甲化脓性肉芽肿。

嵌甲是一种常见的疾病，常见于青少年和年轻人的大趾甲。诱发因素包括先天性大趾甲排列不齐和先天性外侧甲皱襞肥厚，后者大趾甲的甲周软组织肥厚并部分覆盖甲板，有利于甲向内生长[10]。甲修剪不当、外伤和鞋小导致了嵌甲的发生发展。临床表现可分为3个阶段：

- 第一阶段：在外侧甲皱襞内嵌入的甲板引起疼痛性红斑和甲皱襞肿胀。常保守治疗，拔除嵌入的甲板，并在甲的侧角下插入一包非吸收性棉，每隔几天更换一次。或者患者本人用贴带持续下拉外侧和远端皱襞，使甲板脱离[11]。
- 第二阶段：这一阶段的特征是覆盖在甲板上的肉芽组织形成。病甲非常疼痛，甲皱襞出现化脓性肉芽肿并伴有浆液性脓性渗出物。常伴多汗（图161.4）。在这一阶段，强效糖皮质激素局部封包数天可减少肉芽组织的过度生长，然后可采用与第一阶段相同的保守治疗。
- 第三阶段：肉芽组织被外侧甲皱襞新形成的表皮所覆盖。这一阶段需要通过手术选择性地破坏甲基质侧缘，或用苯酚进行化学破坏。

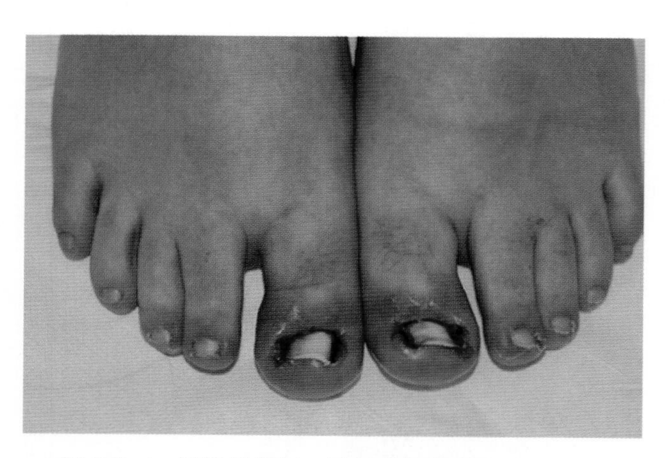

图161.4 踇趾甲嵌甲。甲板的侧向嵌入引起外侧甲皱襞的明显炎症和化脓性肉芽肿。注意所有趾甲的远端边缘不规则，表明患儿有撕扯指甲的习惯

由于抓握反射，新生儿可出现多个指甲嵌甲并伴有甲沟炎[12]。其发病机制是在抓握过程中，指甲外侧缘反复压迫外侧甲皱襞的软组织。大约3月龄时，抓握反射消失，病情会自动恢复。

人字形甲

年幼儿童指甲受累非常常见，甲板表面呈现纵向竖纹凸起，这些竖纹凸起自甲半月向远端边缘对角地穿过甲表面，呈V形图案[13]。

急性甲沟炎

诊断标准：急性疼痛性甲周炎症，常有脓液流出。

治疗：脓液引流，局部抗生素。

鉴别诊断：脓疱性银屑病，单纯疱疹病毒感染。

急性甲沟炎通常由金黄色葡萄球菌引起，也可能由其他细菌和单纯疱疹病毒引起。感染前常有轻微的创伤。儿童指甲受累很常见，因为此阶段儿童有咬指甲和吮吸手指的习惯，会导致甲周皮肤的损伤和浸渍。受累手指甲皱襞呈急性炎症改变，伴有红斑和肿胀，常一侧炎症明显，伴有疼痛，偶尔还伴有脓肿形成。有条件的应进行培养以确定病原体。Tzanck涂片细胞学检查有助于排除疱疹和其他原因引起的甲沟炎[14]。

治疗包括及时切开和引流脓肿[15]，根据病原体，局部使用抗生素和全身使用抗生素或阿昔洛韦。

疣

诊断标准：甲皱襞或甲床的疣状丘疹。

治疗：局部角质层分离术。

鉴别诊断：皮肤干燥症，甲下外生骨疣。

甲周疣和甲下疣是儿童的常见病。这种类型的疣常影响2个或2个以上的手指，且经常复发。咬甲习惯可使甲周疣扩散到其他手指。甲周疣可表现为典型的“疣状”外生性外观，也可表现为甲皱襞的角化过度（图161.5a）。皮肤镜检查对于诊断非常小的疣十分有用，它可以观察到疣不规则的表面和极细小的出血点（图161.5b）[16]。稍大型的甲下疣可能会使甲板抬起并引发疼痛。

据报道约有30%的病例皮损自行消退，故对于年幼的儿童，应避免外科手术，尽可能保守治疗[17]。含有水杨酸和乳酸的外用溶液是治疗的首选。强致敏剂[方酸二丁酯（squaric acid dibutylester，SADBE）或二苯基环丙烯酮（diphenylcyclopropenone，DPCP）]的局部免疫疗法是治疗多发性、顽固性疣的一种有效且无痛的方法[18]。对于顽固性病例，可以考虑皮损内注射博来霉素（bleomycin）。与身体其他部位的疣相似，甲周疣在治愈后可能会复发。

咬甲和剔甲癖

诊断标准：伴有脱屑和血痂的甲沟炎，甲短而不规则。

治疗：局部外用气味难闻制剂，N-乙酰半胱氨酸。

鉴别诊断：其他原因引起的甲沟炎。

咬甲在儿童时期很常见，尤其是3~4岁以后，6岁

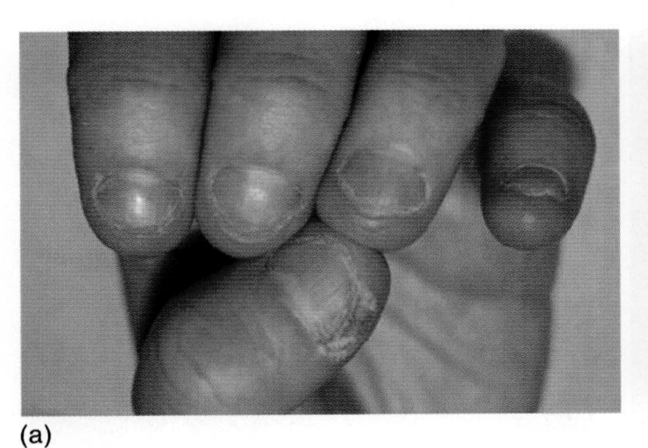
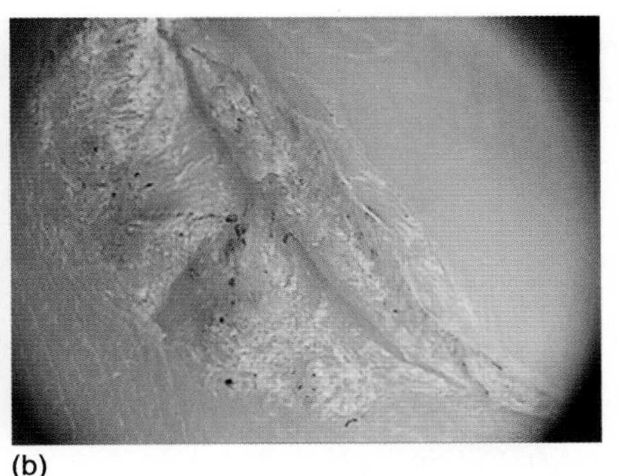
(a)　(b)

图 161.5　拇指指甲的甲周疣。侧甲皱襞疣状角化过度(a)。皮肤镜检查显示增厚的上皮细胞表面不规则,伴有点状出血(b)。注意,由于咬甲习惯,指甲甲板较短,这也有利于疣在指甲之间的传播

儿童的患病率为 25%。其病因是无聊或处理困难问题,而并非焦虑。与之相反,剔甲癖在儿童时期很少见,通常伴有潜在的心理疾病。咬指甲会使指甲短而不规则,出现凹陷、划痕和远端分裂(图 161.6,亦可见图 161.5a)。抠、咬或啃近端甲皱襞皮肤的习惯会导致甲沟炎和因甲母质损伤而造成的甲板异常和黑甲。常见并发症有甲周疣和甲周组织继发性细菌感染。其他不常见的并发症包括口腔菌群(肠杆菌科 Enterobacteriaceae)失调和牙根吸收、牙槽破坏和咬合不正、颞下颌关节疾病和牙龈损伤等牙齿问题。咬甲导致的严重甲营养不良也会给患儿及其父母带来负面的社会和心理影响。大多数儿童长大后不再咬指甲。经常在指甲和甲周皮肤上涂抹味道不佳的外用制剂(通常含有辣椒),可阻止患者咬和啃指甲。N-乙酰半胱氨酸(N-acetyl-cysteine,NAC)600mg 每日 2 次[60mg/(kg · d)]可作为一种辅助治疗[19]。

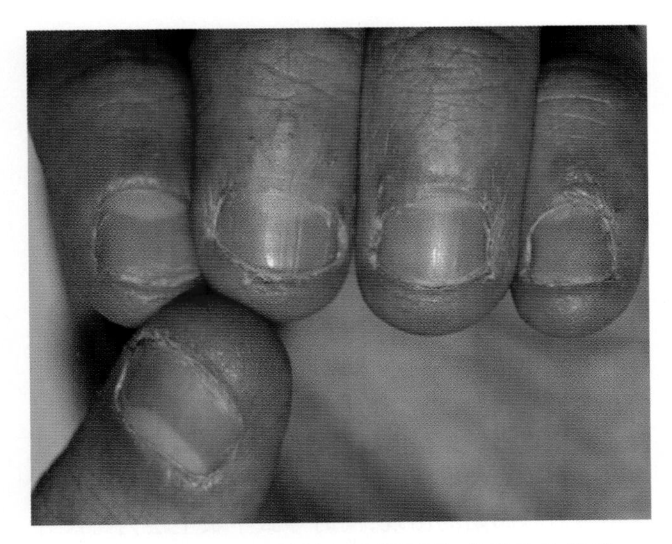

图 161.6　咬甲。甲板短,远端开裂,有明显的甲皱襞。注意由于近端甲皱襞皮肤的剥脱而导致的甲周脱屑和血痂

点状白甲

诊断标准:甲板上小的白色斑点。

治疗:不需要进行治疗。

鉴别诊断:药物性白甲。

点状白甲是一种外伤性指甲异常,几乎只见于儿童。常由甲母质的重复性轻微创伤引起,与儿童的指甲很薄有关。这一过程造成了甲母质正常角化的紊乱和腹侧甲板角化不全。创伤改变了甲板的透明度,表现为白色斑点。病甲表现为单个或多个小的不透明的白点(图 161.7a),白斑随着甲生长向远端移动,且通常在到达远端游离缘之前消失。白斑的皮肤镜检查显示白色斑点与甲板内的角化不全细胞簇相对应(图 161.7b)。点状白甲可累及少数或全部指甲,可有数量不等的白色不透明斑点。尽管人们通常认为这是由缺钙引起的,但该病与指甲中的钙含量之间并无已知的关系。

避免创伤,点状白甲可自行消退。

特应性皮炎

诊断标准:包括手和甲周皮肤在内的皮炎。

治疗:局部抗炎药。

鉴别诊断:接触性皮炎。

特应性皮炎患儿的甲通常表现为近端甲皱襞湿疹(图 161.8),可伴有与湿疹样改变累及甲母质而导致的甲板表面异常,包括不规则的凹陷和 Beau 氏线。由于指端湿疹的影响,偶尔会出现甲分离。

脓疱性角化不全

诊断标准:单一手指甲分离和鳞屑。

治疗:局部外用糖皮质激素。

鉴别诊断:银屑病、湿疹。

脓疱性角化不全是一种仅累及儿童的慢性疾病,

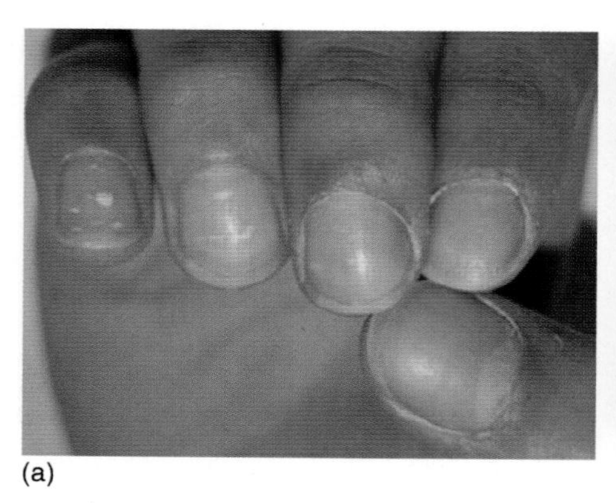
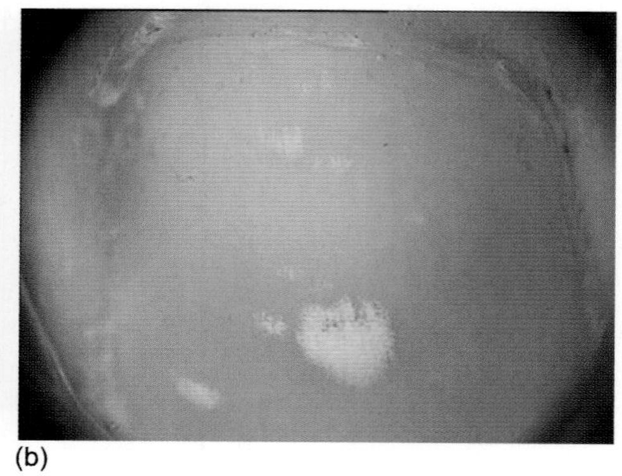

图 161.7 点状白甲。多个小白点(a),在皮肤镜检查时,在甲板内呈白色簇状颗粒(b)

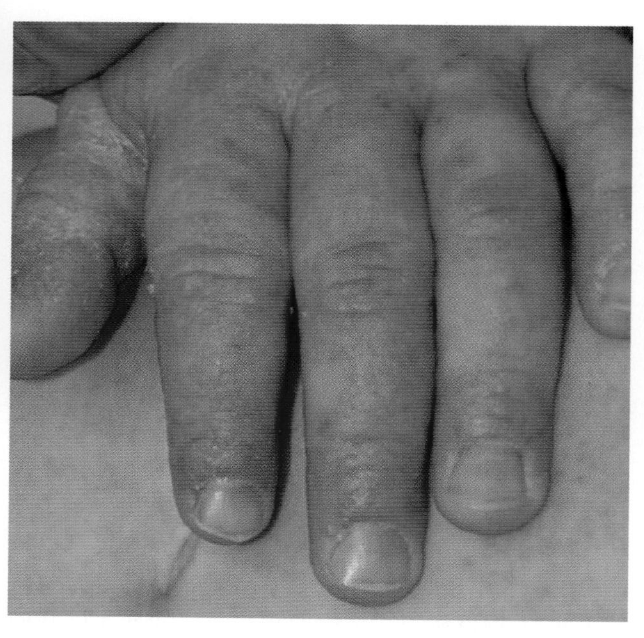

图 161.8 特应性皮炎。手背和手指皮肤湿疹,累及近端和外侧甲皱襞

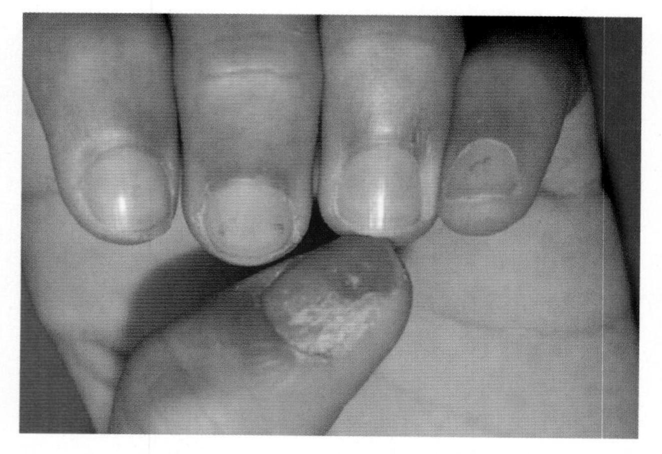

图 161.9 脓疱性角化不全。拇指指甲显示一侧甲板呈银屑病样指甲

一般在 5~7 岁,通常涉及单根手指,最常见的是拇指或示指[20]。在疾病早期,受累手指表现为湿疹样改变,伴有轻度远端甲下角化过度和甲分离。指甲异常通常在指甲一角更明显(图 161.9)。甲板可能出现凹痕。脓疱性角化不全到底是一种局限性的甲银屑病,还是接触性皮炎和特应性皮炎等其他疾病的临床表现,这是一个有争议的问题。根据作者的经验,大多数患有脓疱性角化不全的儿童在成年后会发展为轻微的指甲银屑病[21]。由于脓疱性角化不全和甲银屑病所致的甲病变临床表现类似,脓疱性角化不全的诊断是基于甲损害局限于单个手指,而不是基于甲损害的形态。对于局限于单个手指的银屑病样指甲改变的患儿,应考虑到这种诊断。斑贴试验有助于排除接触性皮炎。

指甲损伤通常会自行消退。局部外用糖皮质激素和/或视黄酸进行治疗可能会使指甲病损部分缓解。

银屑病

诊断标准:不规则凹陷,甲床呈橙红色斑块,伴边缘红斑的甲分离。

治疗:去除分离的甲板后,在甲床上局部使用维生素 D 衍生物或他扎罗汀。

鉴别诊断:甲癣,斑秃。

根据我们的经验,仅有 0.11% 的儿童到皮肤科咨询,15.5%(19.4%)患有其他临床形式银屑病的儿童有指甲受累[22]。

儿童甲银屑病的临床表现与成人非常相似,但儿童病变通常较轻,经常被儿童和父母忽视[23]。手指甲比足趾甲更易受累。甲板点状凹陷是儿童银屑病最常见的表现。近端甲母质的局灶性银屑病炎症反应导致了甲板点状凹陷的出现,同时导致甲板上层内持续存在角化不全的细胞簇。因为能反射光线,点状凹陷通常看起来有光泽。银屑病的点状凹陷通常大而深,随机散布在甲板上(图 161.10)。足趾甲受累少见。甲板

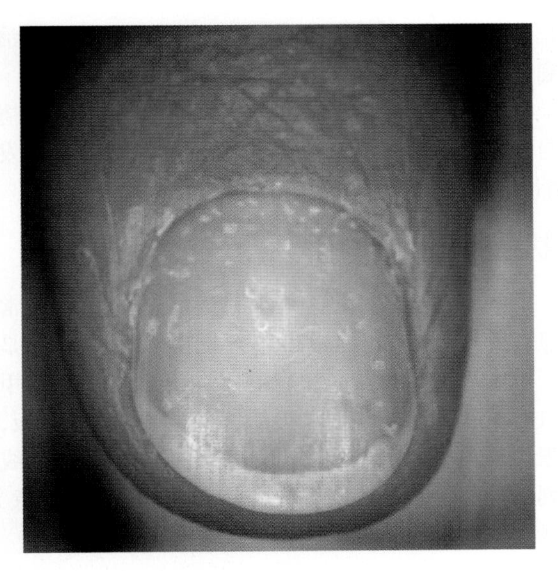

图 161.10 甲银屑病。甲板上大小不等、分布不规则的银屑病样点状凹陷

点状凹陷可能是甲银屑病的唯一表现，也可能伴有远侧甲松解和甲床的橙红色斑块。

儿童甲银屑病的第二个常见症状是甲分离，并伴有甲下角化过度，可见于手指甲，但足趾甲更明显。甲分离是指甲板从甲床上剥离。由于分离的甲板下存在空气，因此甲分离区看起来发白。在银屑病中，典型的甲分离区域与正常甲板之间有一红斑为界限。橙红色红斑边界（油滴征）通常围绕银屑病的甲分离区域，该表现在患儿足趾甲中可缺失或几乎不可见，这使在缺乏其他银屑病皮肤受累的特征的情况下诊断困难（图 161.11）。

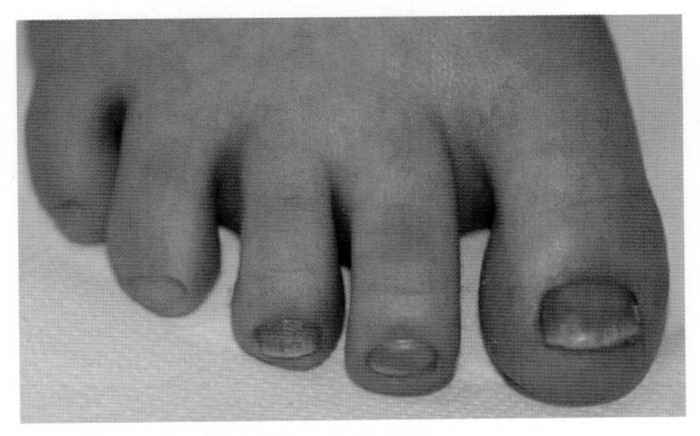

图 161.11 甲银屑病。在足趾甲中，甲下角化过度伴黄色色素异常和轻度甲剥离，通常是唯一的症状

真菌学检查或 PAS 染色可帮助鉴别甲银屑病与甲癣。甲银屑病透过透明甲板很容易看到呈淡黄色或橙红色的油性斑块，这是由于局灶性银屑病炎症累及甲床所致。裂片状出血表现为纵向线状红褐色出血区，几乎只出现在手指甲中，通常位于甲板的远端。这是甲床的局灶性受累所致。裂片状出血是银屑病炎症累及甲床毛细血管袢的结果，这些毛细血管袢沿着甲床真皮皮嵴纵向走行。

儿童甲银屑病主要与湿疹和脓疱性角化不全鉴别。虽然甲真菌病的甲病变与甲床银屑病非常类似，但在儿童中少见。

甲银屑病病程难以预测，大多数情况下呈慢性，完全缓解罕见。环境因素（如阳光）的有益作用不像皮肤银屑病那样明确。应激性事件可能导致疾病复发。目前还没有一致有效的治疗儿童甲银屑病的方法。含尿素的乳膏或涂剂可能有助于减轻趾甲增厚，而局部应用卡泊三醇或他扎罗汀可能对甲床银屑病有用。

二十甲营养不良

诊断标准：过多的纵向条纹而导致的粗糙指甲。

治疗：含尿素的润肤剂。

鉴别诊断：银屑病、湿疹。

二十甲营养不良（twenty-nail dystrophy，TND），或称厚甲症（trachyonychia），描述了一系列导致甲板粗糙的甲板表面异常。尽管名叫“二十甲营养不良”，但这种疾病并不一定会影响所有的指甲，甚至可能仅限于一个指甲。病甲失去光泽，出现过多的纵向条纹（垂直条纹砂纸甲）（图 161.12）。可能伴有匙状甲和角质层角化过度。包括斑秃、扁平苔藓和银屑病在内的几种炎症性甲病的临床表现都可以出现这种甲表现。可通过甲组织病理学检查寻找扁平苔藓或银屑病的典型特征来明确诊断这些疾病，或斑秃甲受累引起的海绵状水肿表现来明确诊断[24-25]。

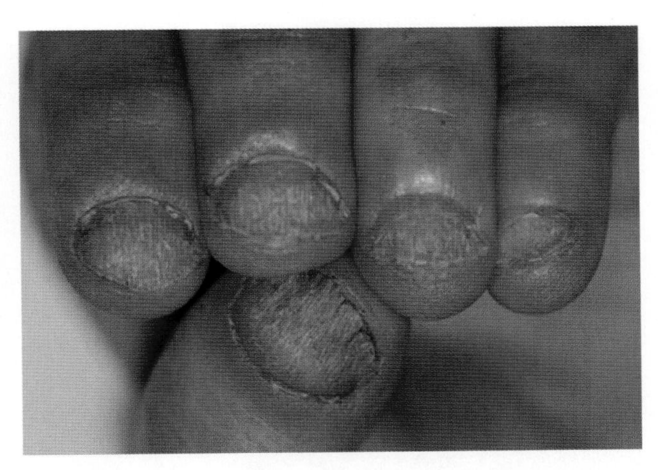

图 161.12 厚甲症。由于多个纵向条纹，甲板变薄且不透明。注意相关的匙状甲和角质层过度角化

TND 患者可分为两大组：

- 有斑秃病史或临床表现的患者。高达 12% 的斑秃儿童患有二十甲营养不良，可发生于斑秃出现前或斑秃发生几年后。

- 单纯指甲受累的患者(特发性厚甲症,idiopathic trachyonychia)。特发性厚甲症的发病率尚不清楚,几乎仅见于儿童。它可能代表一种局限于指甲的斑秃,偶尔也与其他自身免疫性疾病如白癜风有关。该疾病无症状,患者仅主诉甲脆性大和不美观。

二十甲营养不良是一种良性疾病,通常数年后自然消退。无需治疗。局部使用润肤剂可以改善指甲的脆性。

少见的甲病

扁平苔藓

甲扁平苔藓(lichen planus,LP)在儿童中很少见,通常不伴有皮肤或黏膜症状[26]。儿童甲扁平苔藓有三种不同的临床表现:

- 典型的LP:该型与成人的LP相似,其特征是指甲变薄,并伴有纵向隆起和裂隙。甲床受累导致甲分离(图161.13)。近端甲皱襞皮肤的V形延伸形成的背侧翼状胬肉较为罕见。
- 甲LP引起的厚甲症(即二十甲营养不良):在临床上与由其他炎性甲病引起的厚甲相似。即使是LP引起的厚甲,病程也是良性。
- 特发性甲萎缩:是一组罕见的、急性的、进展迅速的甲LP,引起无痛性弥漫性甲破坏。常见于印度裔人群。由于背侧翼状胬肉和甲母质萎缩,甲板完全或几乎完全缺失[27]。

当甲板变薄伴有纵向隆起和裂隙时,应考虑到典型甲扁平苔藓。与甲银屑病和其他炎症的鉴别诊断可能很困难,因此在处方治疗前,可取甲活检来确定诊断。首选纵向甲活检,并需要患者的配合,对幼儿不得不进行镇静。系统应用糖皮质激素(如肌内注射曲安奈德0.5mg/kg,每月1次,持续3~6个月)可有效治疗甲扁平苔藓并防止甲母质破坏[28]。

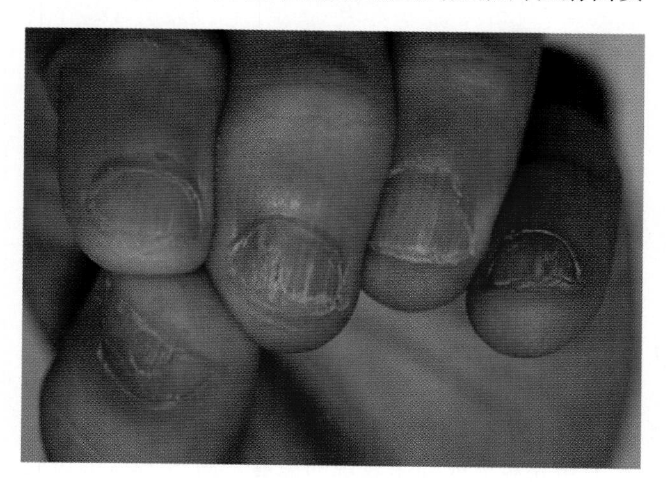

图161.13 甲扁平苔藓。甲母质受累导致的甲变薄、纵向隆起和远端裂隙,与甲床受累导致的甲剥离相关

由LP引起的TND通常无需治疗,因为这种情况会自发改善并且不会有瘢痕。然而翼状胬肉和特发性萎缩是不可逆的,治疗无效。

线状苔藓

甲线状苔藓很少见,几乎只发病于儿童。通常伴随患肢的典型皮损,但也可单独发生[29]。几乎总是局限于单个甲。甲异常包括伴有纵向隆起和裂隙的甲变薄,这与甲扁平苔藓非常类似,但不涉及整个甲板,最常限于其内侧或外侧部分(图161.14)。沿患肢线状排列、有时伴有疣状鳞屑的丘疹,对诊断有提示意义。其病理改变与扁平苔藓相似。

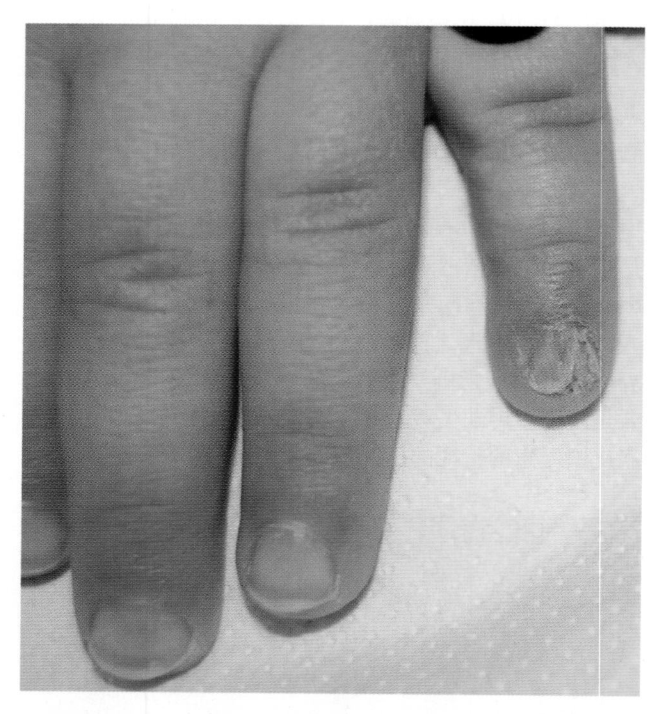

图161.14 甲线状苔藓。第五个指甲显示甲板变薄、纵向隆起和裂隙,仅限于外侧部分甲板

尽管最近报道了一些病程较长的病例,一般情况下皮损几年内可自行消退[30]。局部使用他克莫司或联合使用视黄酸类药物和糖皮质激素有助于皮损的恢复[31]。

甲周纤维瘤

儿童的甲周纤维瘤通常是结节性硬化症(Koenen瘤)的一个临床表现。多见于足趾甲,通常起源于近端甲皱襞,表现为粉红色丝状或结节状皮色包块(图161.15)。瘤体对甲母质的压缩使得甲板上出现纵向凹槽,也可发生甲下病变。在结节性硬化症中,Koenen瘤发病率高达50%,在青春期前后出现,该肿瘤也是主

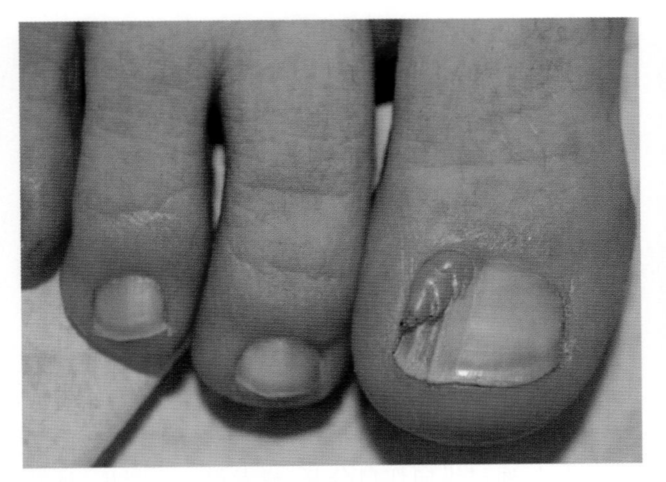

图 161. 15　甲周纤维瘤。始于近端甲皱襞的细长结节性病变，甲板纵向凹槽与甲母质受压有关。

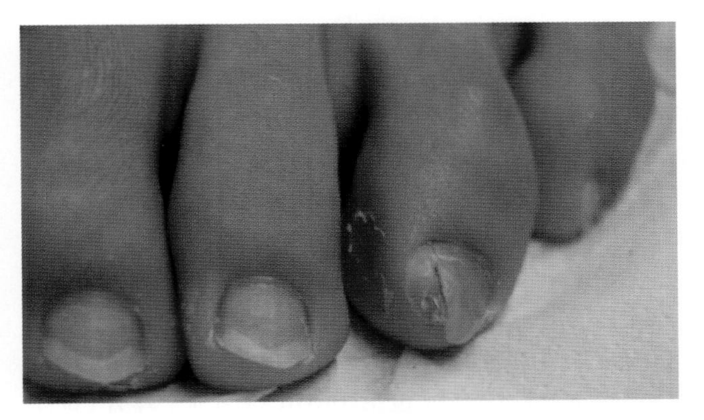

图 161. 16　第四趾甲下外生骨疣。表面角化的甲下结节

要的诊断标准，结节性硬化症的诊断取决于 2 个主要特征或一个主要特征加上 2 个或 2 个以上次要特征。

甲周纤维瘤无症状，通常不需要治疗。大的甲周纤维瘤可以手术切除。

甲下外生骨疣

甲下外生骨疣是指骨远端的良性肿瘤。在青少年中很常见，而且容易受到创伤的影响。几乎只累及足趾甲，尤其是踇趾，常局限于远节指骨的背内侧。甲下外生骨疣表现为坚实、质韧的甲下结节，被结节抬高的甲板导致远端或外侧甲与甲床分离（图 161. 16）。结节的表面通常是角化的，但大结节可能会出现溃疡。由于多余的骨头逐渐增大，甲板可能会变形或被破坏。X 线检查显示远端指骨有外生性病变，可作为诊断依据。

病变应手术切除，最好的方法是通过鱼嘴进行完整的边缘切除。复发率仅有 4%，术后效果良好[32]。

甲母痣

白种人的甲母痣并不常见，通常见于儿童[33-34]。可能是先天性的，也可能在 2~4 岁时发病，常表现为单个甲板的一条纵行色素带（纵行黑甲）（图 161. 17a）。甲母痣在手指甲中比在足趾甲中更常见，约 1/2 的病例为拇指受累。甲板色素沉着可能与甲周皮肤的痣（良性 Hutchinson 征）有关。纵行黑甲的大小和色素沉着的程度在不同患者之间有很大差异。在大多数情况下，痣呈一条色素较重的条带，但也有一条几乎没有色素的浅色或棕色条带的情况，甚至可能会自发褪色，尤其是在儿童中，这表明痣细胞的活性降低[35]。该条带的色素沉着也可能会增加。

对于单个手指纵行黑甲的儿童，应考虑甲母痣或雀斑样痣的诊断。涉及手足指（趾）甲的多条黑甲通常是由于黑素细胞的良性活化所致，这可能是药物所致或种族因素。最常见的药物有羟基脲（在接受该药物治疗的地中海贫血患儿中约有 10% 的儿童会出现指甲色素沉着）、癌症化疗药物和齐多夫定。

临床上用于评估成人单个手指指甲黑色素沉着的皮肤镜特征[36]并不适用于儿童，在儿童中皮肤镜检查通常显示不规则的线条和黑点（图 161. 17b），这可能是成人黑色素瘤的特点[37]。甲活检对于明确诊断是必要的，但通常不建议，因为儿童的指甲黑色素瘤很少

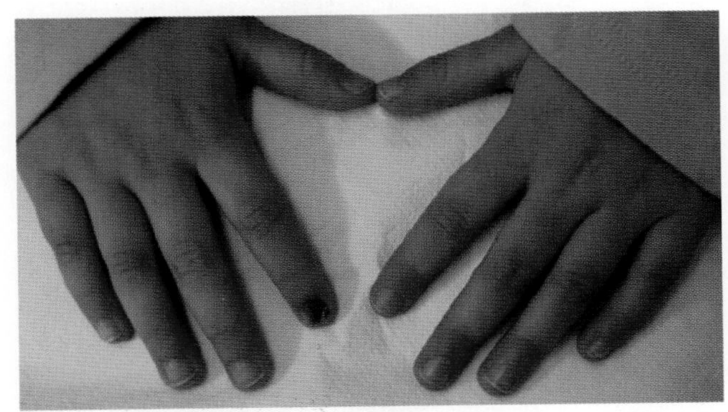

(a)

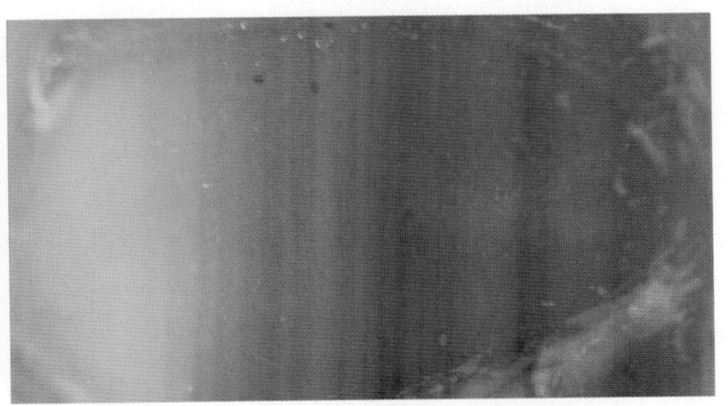

(b)

图 161. 17　右手第二个指甲的甲母痣引起的纵向黑甲。累及 3/4 指甲的黑色素沉着，与远端分裂有关（a）。皮肤镜检查（b）显示棕色背景，边缘模糊，厚度沿长轴变化的多个色素条带，以及黑色素颗粒

见,尤其是在白种人中[38]。作者建议当色素性病变具有特定的临床特征(例如在短时间内增大和/或颜色加深的条带)时进行切除。

无甲/小甲症

出生时指甲完全或部分缺失很罕见。这可能是胎儿在妊娠早期接触系统应用药物的结果,也可能是遗传综合征的征象。母亲接触抗惊厥药物、酒精或华法林的儿童会出现指甲和末端指骨发育不全。与无甲症相关的先天性综合征包括 DOOR 综合征[耳聋(deafness)、甲-骨营养不良(onycho-osteodystrophy)、精神发育迟滞(mental retardation)]、Iso-Kikuchi 综合征和一些外胚层发育不良。

Iso-Kikuchi 综合征

这种先天性指甲畸形影响一个或 2 个示指,偶尔也影响其他手指[39-40]。受影响的指甲最常见的表现是小甲或甲半弯曲(钩甲),也可表现为无甲。本病诊断标准包括:单侧或者双侧示指指甲发育不全或者其他指甲,包括足趾(最严重时手足均可无甲);影像学可见患指末节指骨的异常;本病先天性发生,可以散发或者遗传。侧位 X 线显示末节指骨的 Y 形分叉。

甲-髌骨综合征

本病是由于位于染色体 9q34.1 的 *LMX1B* 基因突变所致[41-42],并以常染色体显性模式遗传,伴不同程度的外显率,指甲发育不全伴随骨和肾脏发育异常。指甲异常可能仅限于拇指或累及所有手指甲。当多个指甲受累时,拇指表现最严重。受累手指表现为甲板缺如或发育不全,通常在甲板中间部分更明显[43]。三角形甲半月常具有特征性(图 161.18)。甲-髌骨综合征的骨骼畸形包括髌骨缺如或发育不良、桡骨头异常和髂嵴外生骨疣。儿童骨盆 X 线检查发现髂嵴外生骨疣可诊断为甲-髌骨综合征。在所有甲-髌骨综合征的病例中,有 40% 合并肾病。总体而言,5.5% ~8% 的患者最终因肾功能不全而需要血液透析。

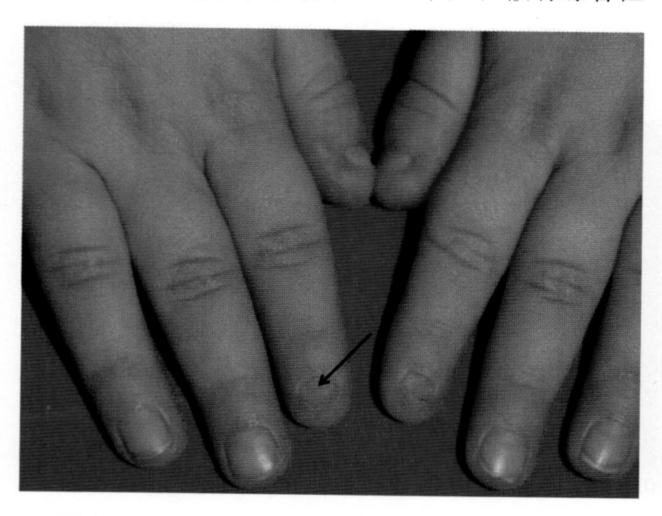

图 161.18 甲-髌骨综合征:甲发育不全和三角形弧影。拇指受到的影响更为严重

多指/趾畸形

手部多指畸形的发生率约为 0.37%;比足部多趾更常见。拇指重复畸形是先天性多指畸形的一种表现,也是手部最常见的畸形之一[44]。1 型(远节指骨分叉)和 2 型(重复)拇指多指畸形的患者可能有 2 个不同的指甲,通过纵向切口分开,或者仅一个指甲,远端边缘有一个中央凹痕。在这种情况下,骨重复仅限于末节指骨[45]。拇指多指畸形可能是散发性的,也可能是常染色体显性遗传的,具有不同的外显率。X 线显示骨分叉。

早期外科干预很有必要,以最大限度地恢复功能和纠正缺陷。

大疱性表皮松解症

大疱性表皮松解症(epidermolysis bullosa,EB)是一组遗传性水疱性皮肤病,分为三种不同类型:表皮型、交界型和营养不良型。显性遗传性大疱性表皮松解症发病于出生时,而隐性遗传性大疱性表皮松解症在 5~8 岁发病。甲受累常见,但特定类型 EB 其甲改变无特异性,其由于甲母质及甲床形成水疱和瘢痕所致,创伤会使得症状加重。最常见的体征包括甲水疱、糜烂、无甲、甲萎缩、甲弯曲、甲增厚和鹦鹉嘴状甲畸形(图 161.19)[46]。大量和反复地起水疱可能会导致永久性的甲脱落。甲营养不良或缺失,甲周围有肉芽组织,提示 Herlitz EB。显性遗传性营养不良型大疱性表皮松

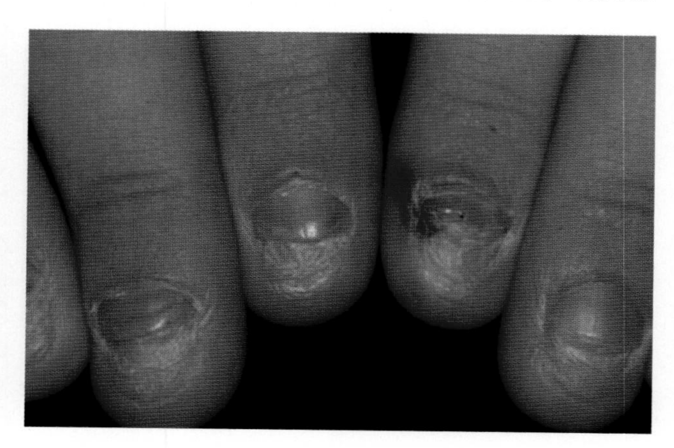

图 161.19 大疱性表皮松解症:出血起疱和短而厚的甲

解症有时可表现为孤立性甲营养不良，其特征为甲增厚和发黄[47]。迟发性交界型大疱性表皮松解症是常染色体隐性遗传性交界型 EB 的一种亚型，表现为 5~8 岁间发病。甲病变通常先于其他临床表现出现。甲表现为厚而短，并进展为反复性甲周和甲下出血性水疱。

外胚层发育不良

外胚层发育不良的患者表现为甲营养不良，甲受累是这组疾病分类的主要标准（亚类 3）。甲受累表现不同，这取决于外胚层发育不良的具体形式。甲发育不全常伴有甲板增厚（图 161.20）。

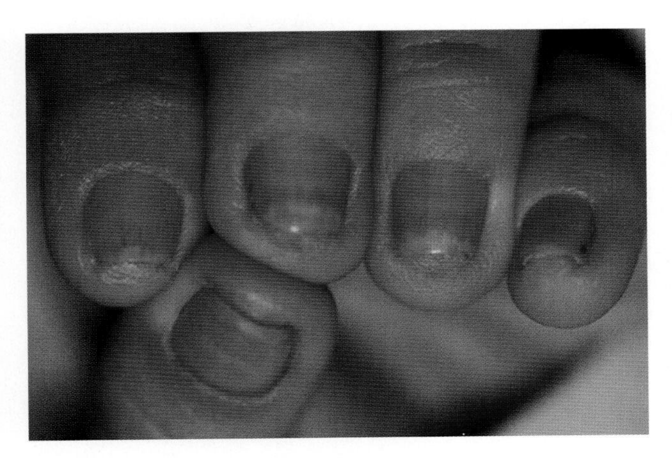

图 161.20 有汗性外胚层发育不良（Clouston 综合征）。指甲短而厚，过度横向弯曲，轻度甲松解。注意多处出血

先天性厚甲症

先天性厚甲症（pachyonychia congenita）是一种由 4 个角蛋白基因（*KRT6A*、*KRT6B*、*KRT16*、*KRT17*）突变引起的常染色体显性遗传病，其特征为早年发生的甲床角化过度导致甲增厚、弯曲度增加，并伴有疼痛性掌跖角化病。仅有 50% 的病例出生时出现甲和皮肤病变，到 5 岁时，超过 75% 的儿童会出现[48]。到 10 岁时，疼痛是一种常见的伴随症状，严重影响生活质量[49]。趾甲增厚是最常见的表现，伴有严重的甲下角化过度和修剪甲困难（图 161.21）。

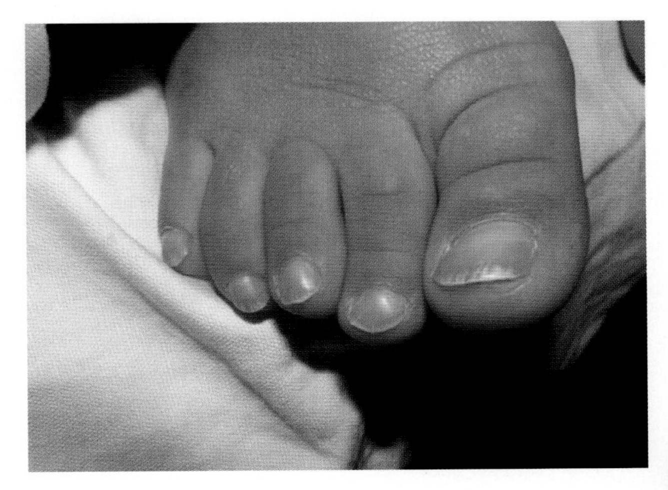

图 161.21 先天性厚甲症。一名 6 月龄的婴儿出现轻度甲增厚并伴有甲下角化病

黄甲综合征

黄甲综合征（yellow nail syndrome，YNS）是一种罕见的，以黄甲、呼吸系统问题和淋巴水肿三联征为特征的疾病。这 3 个特征并不总是同时存在，当 2 个特征同时存在时可以作出诊断，甚至仅指甲改变时就足以作出诊断。本病发病机制不清。诊断 YNS 的甲特征包括：甲生长速度停止或减慢、甲板增厚、角质层缺乏、黄绿色改变和甲板横向弯曲增加。YNS 在儿童中极罕见，一般认为本病是一种先天性或后天性疾病。先天性 YNS 是一种常染色体显性或隐性遗传性疾病，常伴有其他异常，包括非免疫性胎儿水肿、面部畸形、精神发育迟滞、癫痫发作、腹股沟疝、耳聋、大理石样皮肤和眼部改变[50]。在兄弟姐妹中也有先天性 YNS 的报道，伴或不伴精神发育迟滞。

（张振华 译，刘元香 张斌 张卉 校）

参考文献

见章末二维码

第三十五篇 儿童肛门-生殖器疾病

第162章 儿童生殖器疾病

Gayle O. Fischer

摘要

儿童生殖器疾病包括炎症性皮肤病、感染性疾病，包括痣和畸形在内的一系列先天性病变以及肿瘤。虽然这些情况大多数也可以出现在生殖器以外的其他部位，但有些是最常发生在生殖器部位，还有一些是只发生在生殖器部位。生殖器部位炎症性疾病比如特应性皮炎、刺激性皮炎、脂溢性皮炎及银屑病等会在生殖器浸渍部位表现不同，相同的这些疾病发生在其他部位可能有不同的起因，其中硬化性苔藓在儿童几乎只局限在生殖器部位。感染性疾病并不常见，其感染的病谱也与成人不同，其中A组链球菌感染无论在男性还是女性中都最为常见。水疱和溃疡在儿童生殖器疾病中较为罕见，但考虑到儿童性虐待可能是这种表现的一个因素，辨认这一点十分重要。对于皮肤科医生来说，了解生殖器部位可能出现的解剖畸形和系统疾病或综合征在生殖器部位有哪些表现是十分重要的。最后，生殖器部位的皮肤病对儿童及其家长和看护人心理方面提出了特别的挑战。

要点

- 儿童生殖器部位最常见的皮肤病是湿疹/皮炎、银屑病和硬化性苔藓。
- 生殖器念珠菌病在健康的青春期前儿童中很少见；但在患有尿布皮炎的婴儿中很常见。
- 许多单纯性的皮肤损伤和皮肤病被误认为是儿童性虐待的表现。
- 年轻女孩的硬化性苔藓可能留下永久性的瘢痕。
- 女孩硬化性苔藓不会在青春期消退。
- 男孩硬化性苔藓是引起包皮过长的常见原因之一。
- 硬化性苔藓的治疗为局部外用糖皮质激素，以达到缓解和维持。
- A组链球菌感染是男性和女性生殖器感染性疾病最常见的原因。
- 阴唇融合在年轻女孩中并不少见，通常可以自愈。
- 生殖器部位疾病会严重影响情绪。
- 儿童性虐待可能没有明显的体征。
- 克罗恩病可出现在生殖器部位，任何生殖器的持续水肿都应该考虑到该疾病。
- 化脓性汗腺炎可能会在青春期前起病。
- 非典型尿布皮炎可表现为结节、水疱和溃疡。
- 青春期前儿童的任何血性阴道分泌物都应该进行检查。
- 女孩的非性获得性的生殖器溃疡是阿弗他溃疡的一种类型，主要表现为急性和严重的女阴溃疡。

引言

与成人相比，儿童生殖器皮肤病较为少见，尽管许多成人的生殖器疾病也会发生于儿童，但在成人和儿童之间存在一些显著差异。无论是成人还是儿童，无论男性还是女性，湿疹/皮炎和银屑病都是慢性生殖器皮疹最常见的原因。硬化性苔藓也很常见，特别是在女性患者中[1]。然而，急性反复发作和慢性念珠菌病是成人女性外阴疾病的重要因素，这些在未雌激素化的儿童外阴和阴道中一般很少见。在成年男性中常见的股癣在儿童中也罕见[2]。生殖器部位的胎记，特别是血管瘤，在儿童中是一个比较重要的疾病，而在成人中大多数已经消退或者已经被诊断。阴唇融合发生在年龄较小的女童中，是一种自限性的疾病，在成人中仅在伴有硬化性苔藓或者严重的扁平苔藓的情况下出现。在男童中包皮过长常由于包皮和龟头的硬化性苔藓导致。A组β溶血性链球菌性外阴阴道炎、龟头炎和肛周蜂窝织炎主要发生在儿童，除此之外，其他生殖器感染性疾病在儿童中比较罕见。性虐待是任何儿童中出现生殖器表现应该考虑的问题，但实际上，它是引起生殖器皮肤病比较罕见的原因。与成人不同，儿童生殖器皮肤的恶性肿瘤也罕见，如果表现很不寻常，需要考虑到恶性肿瘤。

在儿童人群中，生殖器皮肤病似乎在女孩比男孩更常见。很少有关儿童生殖器疾病的研究文献发表，相对于女性，男性相关的研究就更少了。现有的大部分研究集中在感染性疾病、解剖异常性疾病和皮肤肿瘤。实际上，解剖异常和肿瘤在日常的临床中罕见，甚至感染也并不常见。

在关于儿童外阴疾病的文章中，一般认为青春期前的外阴皮肤因未被雌激素化而脆弱和敏感。然而事实上，并没有证据支持这一观点。儿童外阴雌激素水平低是一种生理现象，而且儿童患外阴皮肤病的概率要比成人小得多，这一事实并不支持儿童外阴皮肤容易患病的假设。实际上雌激素会使得成人更容易感染阴道炎，尤其是念珠菌性阴道炎。此外，儿童使用含有雌激素的霜剂常发生刺激反应。

另外一种观念认为儿童生殖器及肛周的疾病发生是由于卫生环境较差及粪便排泄物的污染。这也是一个草率的论断，没有事实支持这一说法，从而轻视和污名化了这一问题。实际上，母亲一般对待孩子的生殖器卫生非常一丝不苟，更可能过度清洁，而并非清洁不够。

在检查患有生殖器疾病的儿童或青少年时，要注意到儿童和父母的尴尬和恐惧。告诉他们你将做什么，让他们能够主动配合检查，以及在有些情况下尽量不要触摸，这些非常重要。可以允许父母拨开女孩的阴唇或男孩的包皮来协助检查，大年龄的儿童可以协助检查。小年龄的儿童最好坐在父母的膝盖上接受检查。在检查之前告诉孩子你只是看一看，并不会有疼痛，这是一个很重要的保证。尤其是疾病需要持续密切观察的时候，获得孩子的信任是十分重要的。

参考文献 162.1

见章末二维码

生殖器部位的炎症性皮肤病

生殖器部位的炎症可以是由任何发生在该部位的皮肤病引起，也可能是全身性皮疹的一部分。在女孩中，由于炎症变化、上皮继发感染和糜烂导致皮肤浸渍渗出而使得内衣污染，经常会被误诊为阴道分泌物。在婴儿期和儿童期，最常见的生殖器皮肤病是湿疹/皮炎、银屑病和硬化性苔藓[1]。湿疹类疾病包括刺激性接触性皮炎、婴儿脂溢性湿疹和特应性皮炎。变应性接触性湿疹相对于成人是罕见的。检查其他屈侧、指甲和头皮也非常重要，帮助明确是否有累及其他部位的证据。硬化性苔藓是生殖器部位最常见的瘢痕性皮肤病，常仅发生于该部位，儿童生殖器外的皮损并不常见。儿童扁平苔藓罕见，报道的大多数病例发生在10岁以后，亚洲儿童更常见发生在该年龄段，仅有很少一部分累及生殖器。

皮炎

发病机制 虽然人们普遍认为念珠菌感染是生殖器皮疹的常见原因，但湿疹/皮炎才是导致儿童生殖器瘙痒和皮疹更常见的原因。虽然在男童中还没有已发表的研究证实这一点，但至少30%的外阴瘙痒症儿童患有皮炎，其中66%的患者为特应性皮炎[1-2]。尽管如此，医学文献中很大程度上忽略了皮炎，特别是当它发生在生殖器部位，许多病例被单纯描述为“非特异性”皮疹[3]。

年龄较大的儿童晚上穿戴纸尿裤可能会发展为刺激性接触性皮炎。刺激性接触性皮炎也可由于经常接触粪便而发生，通常发生在患有慢性腹泻或慢性便秘的儿童身上。淋浴的儿童可能不会有效地清洗外阴区域，而从后往前擦拭的儿童可能会将粪便弄脏外阴区域。然而，儿童中最常见的刺激性接触性皮炎的原因是过度使用肥皂或泡沫浴液、在洗澡时使用沐浴露，以及在含氯的游泳池中游泳[1-2,4]。对于部分儿童，特别是尿便失禁的儿童，可以发生持续性和非典型的刺激性接触性皮炎。这种情况有不同的名称，比如假性疣状丘疹、结节和婴儿臀部肉芽肿[5-6]（图162.1），它表现为结节、丘疹和水疱。生殖器部位非典型刺激性接触性皮炎（成人也会发生）的发病机制尚不清楚，组织学为非特异性炎症，没有任何真正的肉芽肿。在过去，婴儿臀部肉芽肿被认为是外用激素所致，但最近的观点认为所有这些疾病，包括Jacquet糜烂性皮炎（见下文），都是疾病谱的一部分[7]。与其他刺激性接触性皮炎病例类似，去除刺激物后，皮疹就会消退。

过度使用药物和香料产品引起的刺激在成人中很

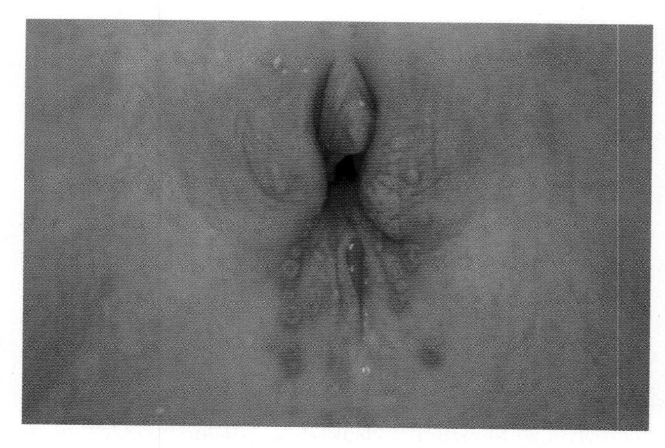

图162.1 （尿便）失禁儿童发生的水疱性刺激性接触性皮炎

常见,但在儿童中比较少见,主要是因为他们不常接触这些产品。然而,儿童使用抗真菌乳膏治疗念珠菌病并不少见,这可能会导致接触性刺激性皮炎。真正的肛门-生殖器部位的变应性接触性皮炎最常见的原因是外用糖皮质激素、防腐剂和香料[8],任何持续发作、对治疗抵抗的患者都应考虑到该因素。

临床特征 由于使用尿布时的水合作用,特应性皮炎的婴儿在该部位的皮肤表现并不明显,一般是在不使用尿布以后外阴部皮炎才会显现。

生殖器部位皮炎表现为瘙痒、刺痛、疼痛、排尿困难和波纹状皮疹。这些症状通常由接触刺激物引起,并因过度清洗和外用抗真菌药而加重。孩子的搔抓行为常引起家长尴尬局面,在学校里也会受到不友好的注意。这些症状会影响睡眠,而且外阴瘙痒的儿童在夜间常常因为夜惊而醒来。一些女孩诉小便或接触洗澡水时会感到灼烧感和刺痛感。皮疹分布区域通常在女孩的大阴唇、男孩的阴茎和阴囊的底部。

检查通常无明显异常,父母有时候很难说服医生确实存在问题。仔细检查会发现轻微红斑、鳞屑。女孩的大阴唇会有轻微褶皱,小阴唇会有红斑和脱屑的表现(图 162.2)。严重的患者可出现红斑、水肿、糜烂和皲裂。如果皮疹持续存在,可能会出现苔藓样变。剥脱的鳞屑可能因弄脏孩子的内裤而被误认为是阴道分泌物。如果皮疹严重,可以蔓延至腹股沟和臀部。相反,它也可以局限于阴道前庭,特别是泡泡浴刺激所致的。皮肤可发生金黄色葡萄球菌的浅表感染,但并不伴有阴道炎,阴道拭子和尿培养也均为阴性。

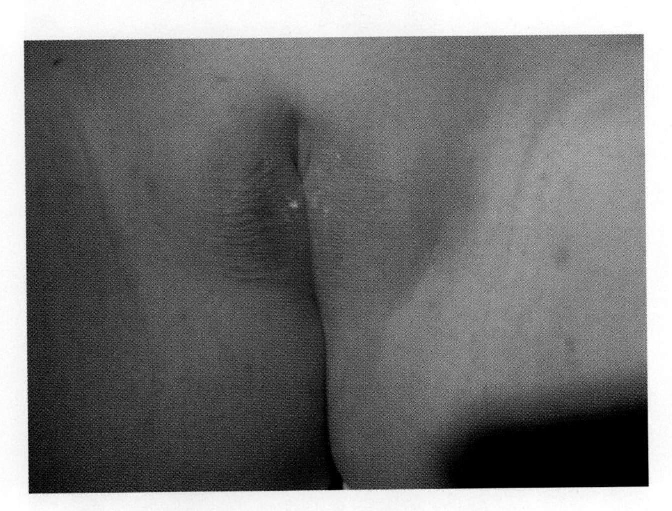

图 162.2 大阴唇部位的特应性皮炎

鉴别诊断 生殖器部位皮炎的鉴别诊断包括所有可以导致红斑、鳞屑性皮疹的疾病。包括银屑病、癣、肛周链球菌感染性皮炎和蛲虫感染。治疗后的硬化性苔藓表现为红斑而不是白斑[9]。

如果检查发现境界不清的鳞屑性红斑,即使症状轻微,皮炎都是最可能的诊断。如果皮疹表现为境界清楚的红斑,特别是累及肛周时,寻找银屑病的征象并询问家族史非常重要[10]。

检查 如果出现渗液或脓疱,应在皮损部位进行细菌拭子检查。如果出现阴道分泌物,可以用湿棉签在阴道口处取拭子,但青春期前的儿童对阴道取拭子抵抗,不建议进行该检查。如果怀疑真菌感染,则应进行刮取皮屑进行真菌镜检。除非有排尿困难,否则不需要尿液培养。一般无需行斑贴试验。

预后 生殖器部位皮炎的预后良好,特别是当明确刺激来源后,皮炎可以很容易恢复。即使存在发展成特应性皮炎潜在可能,疾病也很容易得到控制。根据刺激物的暴露程度,皮疹会时好时坏,但是大多数父母会很快学会处理应对。对于存在尿失禁的儿童,治疗更具挑战性,预后也更加不确切。

治疗 许多生殖器部位瘙痒都是由于皮炎引起,是由于特应性因素还是来自衣物和日常用品的刺激所致。通常,与皮肤的其他部位相比,生殖器部位疾病对情绪造成的影响更大。因此,父母和孩子所经历的痛苦程度可能不完全与实际疾病成正比。目前对于生殖器疾病的了解仍有不足,患者在没有得到令他们满意的解释和有效治疗前,他们通常会多次就诊。因此,父母经常感到愤怒和沮丧。这可能会让医生难以进行病史询问,也会感到惊讶为何在没有明显异常的情况下,患者的情绪反应会如此强烈。

治疗生殖器部位皮炎的第一步是针对生殖器部位给父母详细的卫生环境建议。建议患者选择盆浴而不选择淋浴;不宜使用肥皂或洗泡泡浴;在洗澡时应使用沐浴油,如果孩子淋浴,应使用肥皂替代品,父母需要解释阴唇应该分开冲洗。对于 3 岁以上的男孩,需要在监护下翻开包皮进行清洗。孩子洗完澡后,应将沐浴露或肥皂等冲洗干净。

孩子参加任何体育活动应该尽量避免穿紧身莱卡面料的衣服,至少在练习期间,建议穿宽松的棉质衣服。虽然这对于表演和比赛来说是不可能的,但是要向家长们解释,必须做一些妥协。即使是作为校服的尼龙紧身裤也可能不得不丢弃,家长们可能需要给学校写信进行情况说明。

如果孩子要去上游泳课,含氯的游泳池水可能是一个比较强的刺激物。在游泳前涂抹凡士林(凡士林油)或含有锌的霜剂可以有助于避免刺激,应建议家长在孩子回家前及时沐浴。

如果孩子不能自主控制尿便，无论是遗尿或便，这些情况都需要处理。应当尽量避免夜间穿戴尿布。父母会觉得这些事情难以启齿不愿意主动去提，也通常不会将尿便失禁和生殖器刺激症状联系在一起，需要医生主动询问病史。

医生应该仔细询问患者使用过的外用非处方药物，父母一般只认为这些药物治疗无效，而忽视了潜在的致病因素。要询问有香味产品的使用，比如卫生纸和湿纸巾等，应避免使用这些产品。

对于理想的衣物的选择，建议宽松的棉质内衣，晚上避免穿内裤，尤其是尼龙材质的。

只要生殖器部位的环境得到改善，大多数外阴皮炎对外用1%氢化可的松治疗反应较好。软膏比乳膏更加推荐，因为乳膏可能会引起刺痛。如果皮疹比较严重，可以在初期选择作用更强的不含氟的外用糖皮质激素，比如0.1%的醋丙甲泼尼龙或0.05%的地奈德，持续使用直到皮炎消退。当皮疹消退后，可调整为外用1%氢化可的松。如果皮疹持续不退，需要考虑是否更改诊断。

如果怀疑儿童存在蛲虫感染应予以治疗。

许多家长非常担心孩子局部外用糖皮质激素，尤其在生殖器部位。他们担心外用激素会使皮肤变薄，或影响未来的性功能甚至生育能力。实际上，外用激素治疗是非常安全的。我们需要充分地解释沟通，以消除家长的疑虑。

如果皮肤拭子检查提示感染，通常是葡萄球菌感染，应给予适当的抗生素治疗。如果是A组β溶血性链球菌感染，需要应用青霉素或红霉素治疗，疗程为10天。

当皮肤病累及患者生殖器部位时，往往比其他皮肤区域受累更需要心理安慰。同时，对于性传播疾病和儿童虐待方面的疑虑进行针对性询问也是很重要的。

最好的处理方法是让患者父母理解生殖器部位只是皮肤的一部分，他们的孩子仅仅是皮疹发生在这个部位而已。让他们意识到如果他们自身焦虑，孩子也很快会出现焦虑，聪明的孩子可能会利用这一点来吸引外界的注意力或逃避上学。

生殖器部位的银屑病

发病率　儿童银屑病的发病率和自然病程尚不清楚。然而，银屑病在儿童和成人中的表现类型和模式是不同的[11]。此外，关于生殖器部位银屑病的资料很少。目前公认银屑病可以仅局限在腹股沟部位而其他部位没有任何银屑病的表现。

如果将患有生殖器疾病的儿童作为一个群体，那么银屑病是一个相对常见的病因，约占患儿童外阴疾病的10%。无论男性还是女性患者，生殖器部位持续性的皮疹鉴别诊断时都应该考虑银屑病[1-2,12]。2001年的一项研究表明，8.9%的儿童银屑病会累及生殖器[11]。在2岁以下的儿童中，最常见的银屑病类型是播散型的尿布疹[11]。

临床特征　在婴儿中，银屑病最初可能表现为持续性的尿布皮炎。这个年龄段的银屑病特点包括皮疹边界清晰，累及腹股沟褶皱部位，但在尿布下缺乏典型的银屑病的表现。皮疹可能仅局限于尿布区，也可能累及躯干、四肢和头皮这些典型的银屑病发病部位[1-2,4,13]。

在年龄较大的儿童中，皮疹的形态基本相同，表现为红色、界限清楚、对称分布的瘙痒性斑块。此外，鳞屑较少。然而在女孩小阴唇和大阴唇之间的间隙中可能很明显。可累及外阴、阴茎、会阴、肛周区和臀沟（图162.3～图162.5）。可能无明显自觉症状，家长可能会主诉该区域存在持久性的红斑[10,14]。

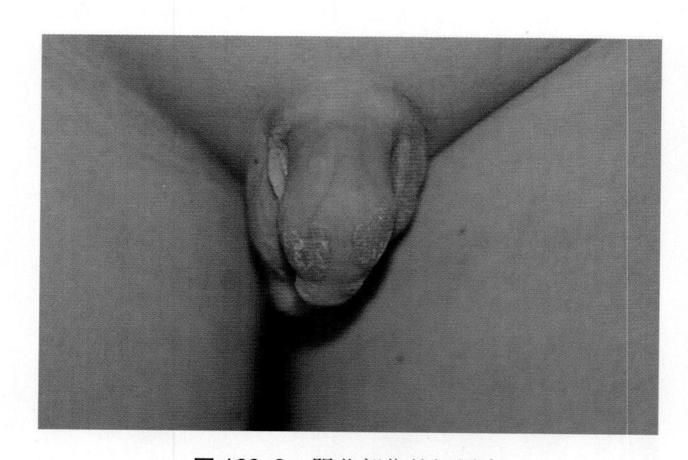

图162.3　阴茎部位的银屑病

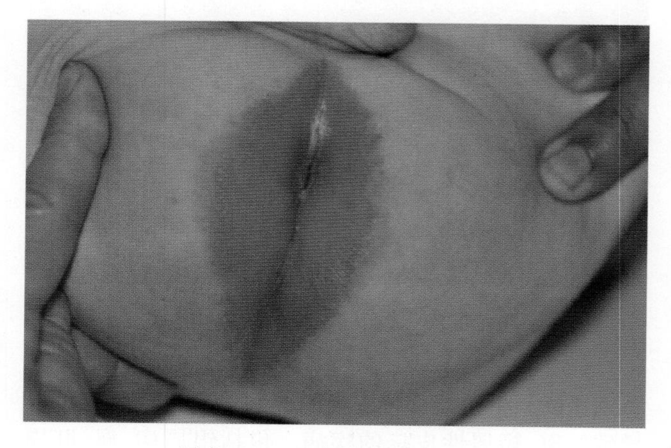

图162.4　肛周皮肤的银屑病

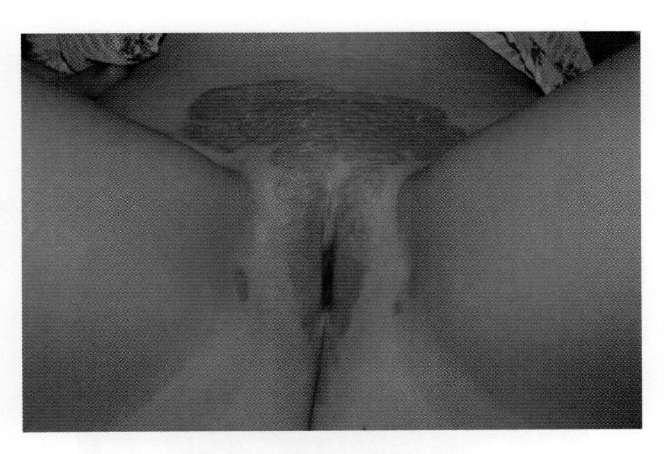

图 162.5 女阴部位银屑病

如果银屑病仅局限于生殖器部位，除非有其他诊断线索，否则很难作出明确的诊断。乳痂或婴儿期难愈的尿布皮炎、指甲针尖样的凹陷、耳后或头皮皮疹以及银屑病家族史这些有助于辅助诊断[15]。

检查 如果出现渗液或炎症，则需要取皮肤拭子进行细菌学检查。与其他部位的银屑病一样，A 组链球菌会使银屑病加重并出现治疗抵抗。其他检查是非必要的。

预后 关于儿童银屑病的预后缺乏数据资料。银屑病样的尿布皮炎是否为儿童或者成人银屑病的先兆尚不清楚，儿童生殖器银屑病的自然病程也尚不清楚[11]。

鉴别诊断 鉴别诊断包括皮炎、红色的硬化性苔藓和链球菌感染性肛周皮炎。

治疗 银屑病往往比皮炎更难治疗，即使是银屑病性尿布疹也可能对 1% 氢化可的松治疗抵抗。弱效糖皮质激素在部分患儿有效，并常被推荐用于生殖器部位。需要强效糖皮质激素才达到减轻瘙痒的情况并不常见[16]。外用吡美莫司和他克莫司可能有效[17]，但在生殖器部位的显著副作用是会出现刺痛，在开始其他治疗之前，通常首先需要外用糖皮质激素进行控制病情。

含有低浓度焦油的制剂，例如在润肤剂基础上使用 2% 的煤焦油溶液，对生殖器部位皮疹有效，特别是用于维持治疗阶段。对于肥厚的斑块，使用低浓度的地蒽芬可以取得良好的效果。针对生殖器部位的全面皮肤护理措施（如上述皮炎章节中概括的）也是治疗的辅助手段。

参考文献 162.2

见章末二维码

女性硬化性苔藓（硬化萎缩性苔藓）

定义 硬化性苔藓（lichen sclerosus，LS）是一种慢性、进行性的炎症性皮肤病，特征性表现为有光泽、白色、萎缩性的斑块，好发于生殖器和肛周皮肤。1887 年由 Hallopeau 首先报道为扁平苔藓的一个变异型[1]。硬化性苔藓在女性中发病率更高，女性与男性的比例为 10∶1[2]。发病高峰年龄为青春期前儿童和绝经后妇女[3]。据估计，青春期前女孩的患病率为 0.1%，所有病例中约 5%～15% 发生在儿童[4-5]。在儿童中，硬化性苔藓几乎均累及生殖器部位，只有约 6% 的患者累及生殖器外的区域[6]。12%～17% 的病例有家族史[7-8]。

病因和发病机制 本病病因尚不清楚，包括自身免疫、遗传和其他可能但尚未被证实的因素。越来越多的证据表明，这是一种自身免疫相关的疾病，许多成年女性患者存在细胞外基质蛋白和基底膜成分的循环自身抗体（BP180/XⅦ型胶原和 BP230 抗体），以及其他器官特异性自身抗体，特别是甲状腺自身抗体[9-11]。在一个纳入 70 名患者的队列研究中，15% 的患者同时患有自身免疫性疾病，65% 的患者有自身免疫性疾病的家族史。该病与其他自身免疫性疾病相关，最常见的是白癜风、斑秃和甲状腺疾病。然而，循环抗体的检出比出现自身免疫功能障碍更为常见，后者在儿童中并不常见。

关于硬化性苔藓与特定 HLA 分型相关性的证据尚存在争议，但是在成人和儿童中发现该疾病与 DQ7 的相关性增加[12]。最近，研究者报道 4 个患有硬化性苔藓的兄弟姐妹中同时存在 HLA B08 和 HLA B18，而另一个未患病的姐妹则没有携带这些等位基因[13]。另一组研究者比较了 16 名硬化性苔藓患者的外阴皮肤组织和 16 名正常对照外阴皮肤组织，发现脂质过氧化产物明显增加，特别是在表皮基底细胞内，并与 ECM-1.17 共定位。有学者还证明了锰超氧化物歧化酶的表达显著降低，锰超氧化物歧化酶是一种线粒体酶，催化超氧化物阴离子与过氧化氢的反应。该酶表达减少引起的氧化应激增强，可能是一些患者自身免疫性疾病或肿瘤相关的致病因素[14]。

与伯氏疏螺旋体有关的报道似乎取决于地域，但该关联仍不清楚且有争议[15]。报道硬化性苔藓在 Turner 综合征中较为常见[16]。

病理 组织病理学特征由 Darier[17] 和 Hewitt[18] 先后报道。典型的组织学表现包括表皮变薄,伴或不伴有角化过度。靠近表皮下方的真皮网状层可见一条宽的均质化胶原带,其下方可出现淋巴细胞浸润(图 162.6)。在某些部位,炎性浸润可出现在表-真皮交界处,与扁平苔藓类似,基底层可见液化变性。

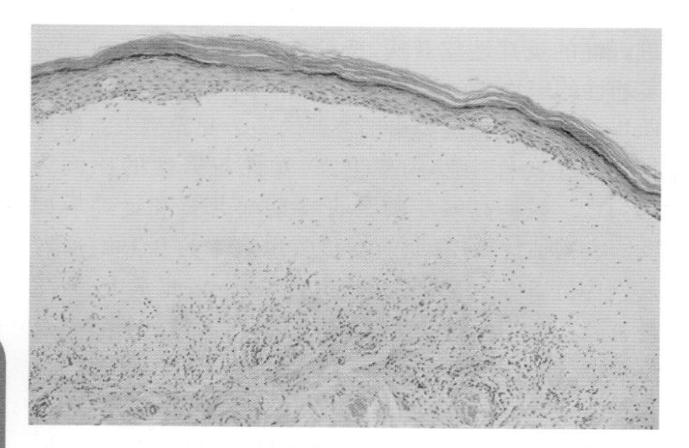

图 162.6 硬化性苔藓的组织病理。表皮变薄,真皮浅层透明样变,其下可见淋巴细胞浸润带

临床特征 儿童硬化性苔藓的平均发病年龄为 5 岁,通常延迟诊断长达 2 年。女性的主要症状是瘙痒和疼痛,但当外阴或肛周出现皲裂时,可有排尿困难和便秘。大约 5% 的患者可能无明显症状,而且皮损是偶然发现的。典型的分布是围绕外阴、会阴和肛周皮肤,呈 8 字形,但临床表现具有多样性。女性硬化性苔藓不累及阴道(图 162.7),男童一般不累及肛周。

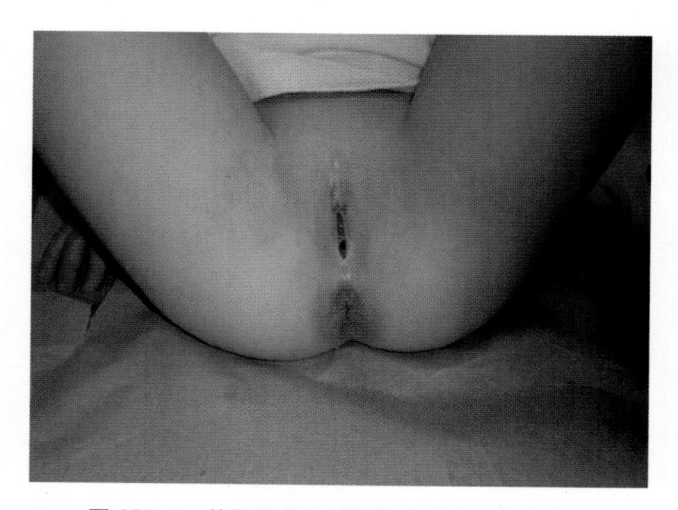

图 162.7 外阴硬化性苔藓呈典型的 8 字形分布

在女性中,最初的皮损表现是红斑、糜烂和苔藓样变(图 162.8),逐渐发展为瓷白色、界限清晰的斑块,呈卷烟纸样褶皱的外观(图 162.9)。因为该疾病可出

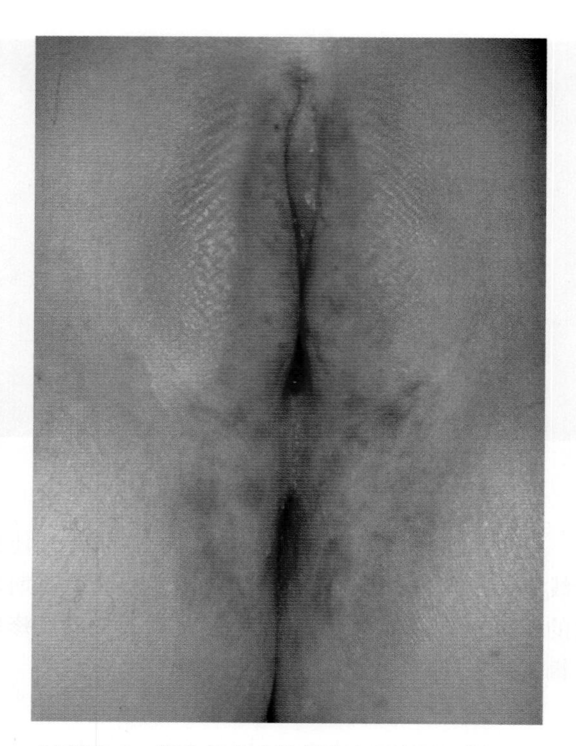

图 162.8 硬化性苔藓的早期红斑阶段,累及外阴和肛周皮肤呈 8 字形

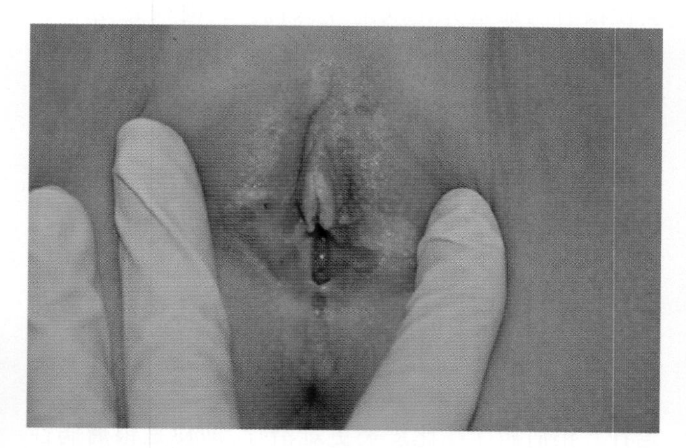

图 162.9 外阴硬化性苔藓,具有典型的卷烟纸样皱褶和糜烂

现水疱、紫癜和广泛的瘀斑,可能会被误认为是儿童虐待[19](图 162.10)。硬化性苔藓可以发生同形反应,这种情况虽不常出现但确实存在,如果一个孩子被虐待,可能会加剧该疾病的症状和体征[20]。

虽然比较罕见,但水疱形成后可继发形成粟丘疹[21]。随着时间的推移,未经治疗的患者会出现生理结构的畸形[22]。小阴唇可能因瘢痕而发育不全或萎缩消失。阴蒂帽可能包在阴蒂头端,并完全闭合。儿童阴唇融合与硬化性苔藓有关[23]。排尿困难在硬化性苔藓中比较常见。如果肛周受累严重,伴有皲裂时会导致排便时疼痛,进而可导致便秘和粪便滞留。在儿童中 LS 很少累及生殖器以外的区域,发生率在 10% 以下。

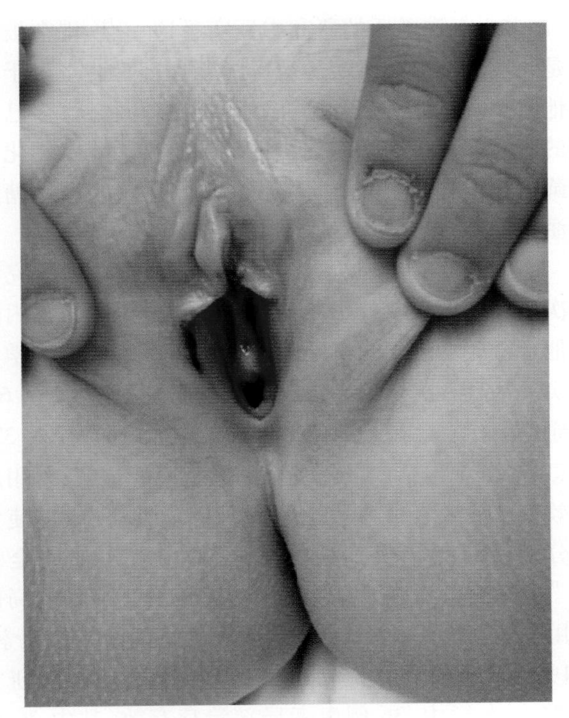

图 162. 10 阴道前庭瘀斑

并发症

瘢痕

如果不进行治疗,大约 50% 硬化性苔藓的患者会逐渐形成瘢痕并伴有小阴唇和阴蒂缺失[22]。小阴唇融合可导致阴道口狭窄,引起排尿困难。如果阴道内有显著狭窄,可能会影响成年后的性生活[24]。这在儿童硬化性苔藓的报道中未得到重视,但这一方面是非常重要的。经治疗后可以阻止瘢痕的形成,此外,治疗可以逆转早期瘢痕(见本章节下文)。阴蒂的假性囊肿可能是由于融合的阴蒂下角质物堆积形成的。

恶性肿瘤

鳞状细胞癌(squamous cell carcinoma,SCC)可发生在成年女性生殖器硬化性苔藓患者中,发病率为 4% ~ 5%。儿童恶性鳞状细胞癌的风险尚不清楚,但几乎可以忽略不计。然而,在 10 ~ 30 岁的年轻人中有一些 SCC 的罕见报道,这些患者可能在儿童时期患有硬化性苔藓[3,25-26]。黑色素瘤与儿童硬化性苔藓的相关性很少被报道[27]。

预后 儿童患者对治疗反应良好,但此前认为这种疾病在青春期会恢复的观点早在 1987 年就受到了质疑[28]。毫无疑问,它可能会持续到青春期[29]。研究表明,尽管症状可能有所改善,但至少 75% 的患者疾病仍然存在[30]。如果在治疗之前已经出现瘢痕形成和结构改变,这些将无法恢复[22]。大多数情况下,瘢痕不会影响以后的性功能、怀孕或正常的阴道分娩;然而,它可能因局部外观改变而造成严重的心理影响。如果不予治疗,这种疾病可以持续多年。局部治疗无效的包茎患者需要行包皮环切术。

鉴别诊断 在早期炎症阶段,这种疾病可能被误诊为银屑病或湿疹,但一旦发生典型的白斑表现,这些疾病很容易被排除(图 162.11)。银屑病可与硬化性苔藓同时发生,造成临床表现更易混淆。如果发生水疱,会考虑到外阴大疱性类天疱疮。外阴扁平苔藓在儿童中极为罕见,但当出现瘢痕导致外阴结构变形时应和硬化性苔藓进行鉴别。白癜风是白色的,但不会导致皮肤的结构改变或瘢痕形成(图 162.12)。白癜风和硬化性苔藓可同时发生(图 162.13)。如前所述,如果有糜烂和/或广泛的

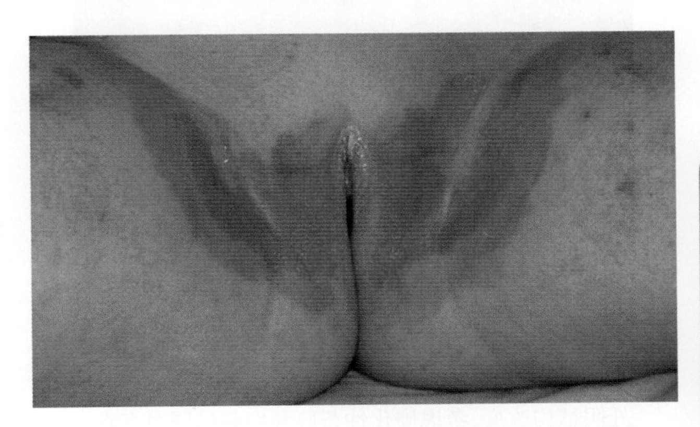

图 162. 11 鉴别诊断:累及生殖器腹股沟区的银屑病

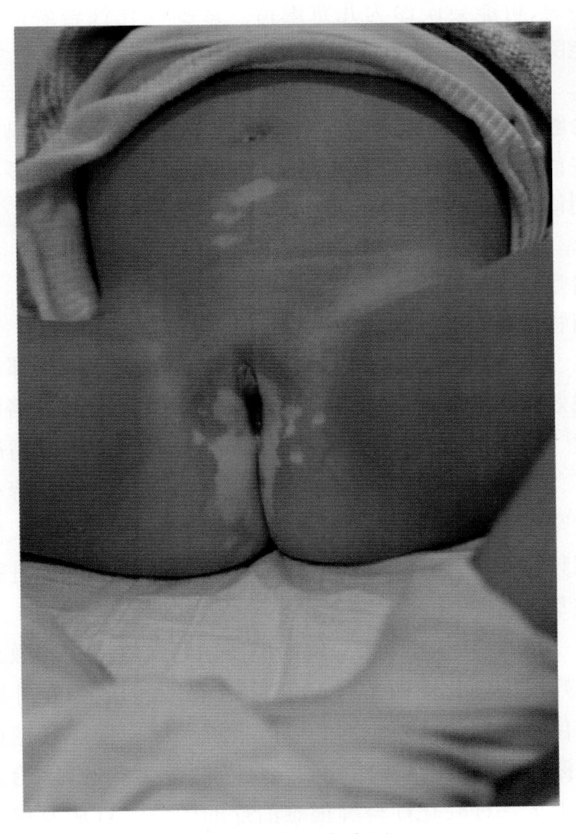

图 162. 12 白癜风

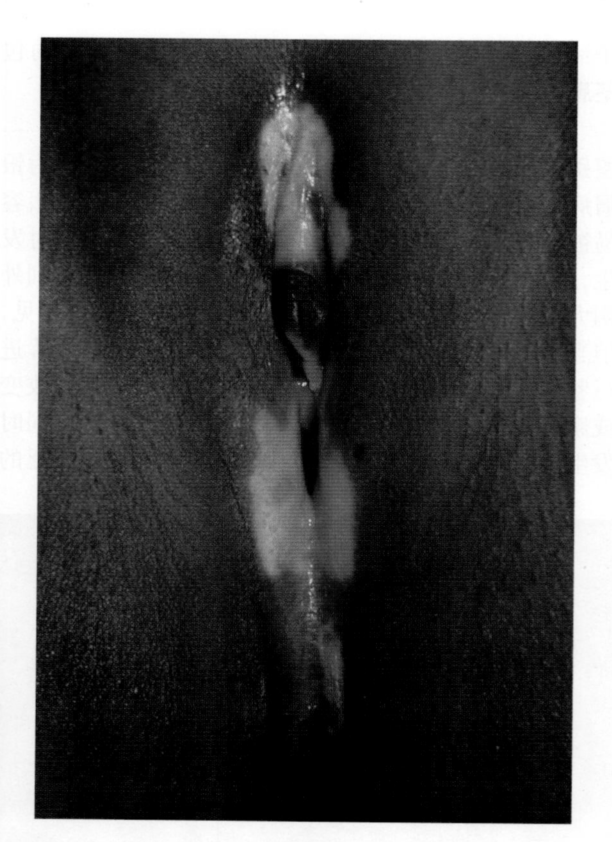

图 162.13 鉴别诊断：白癜风导致色素脱失，右侧外阴结构改变，考虑硬化性苔藓和白癜风同时存在

瘀斑，可能会误诊为儿童虐待。诊断硬化性苔藓既不能除外性侵犯的可能性，也不能证明存在性侵犯。

诊断 在儿童中，硬化性苔藓通常通过临床诊断，只有在诊断有疑问时才需要活检。虽然在成人中有许多鉴别诊断，包括恶性肿瘤，但在儿童中并非如此。

治疗

药物治疗

外用糖皮质激素 治疗硬化性苔藓应选择局部超强效糖皮质激素。大多数研究应用 0.05% 丙酸氯倍他索[31-34]。然而，它不是唯一有效的药物，在大多数情况下，不必要使用这种强度[22]。由于儿童硬化性苔藓相对罕见，没有随机对照试验比较糖皮质激素的强度、使用频率或治疗疗程。目前报道的病例系列不适合进行荟萃分析。

1991 年报道了第一例局部使用超强效糖皮质激素治疗成人硬化性苔藓[35]。在此之前，人们认为在外阴部位不宜使用强效制剂。以前报道局部使用弱效糖皮质激素、睾酮或孕酮治疗硬化性苔藓是无效的，这给人留下了一种硬化性苔藓很难治疗的印象。自从发现外用强效糖皮质激素治疗硬化性苔藓疗效迅速、可靠之后，许多学者在随后的研究中证实了这一点，现在被认为是儿童和成人患者疾病缓解的金标准疗法。由于氯倍他索是 1991 年首次报道成功的治疗药物，许多已发表的研究都对该药物的使用进行了研究。儿童硬化性苔藓治疗没有必要用氯倍他索，任何强效的外用糖皮质激素都是有效的。

澳大利亚的研究人员在 11 名患者的队列研究中首次描述使用强效外用糖皮质激素制剂 0.05% 二丙酸倍他米松成功治疗儿童外阴硬化性苔藓[36]。美国学者证实了每日 2 次外用高强效局部糖皮质激素，使用 6~8 周可有效治疗硬化性苔藓[37]。最近，一项针对 327 例患者（其中包括 74 例女童）的大型研究证实，外用超强效糖皮质激素可有效治疗外阴硬化性苔藓，可使大部分患者的症状得到缓解，23% 的患者皮损完全缓解[38]。在这项研究中，患者接受了至少 3 个月的局部外用强效糖皮质激素治疗，包括 0.05% 丙酸氯倍他索、0.1% 倍他米松和 0.05% 的丁酸氯倍他松。在该研究的 74 例女童中，36 例患者局部治疗有效，其中 26 例（72%）症状消失，9 例（25%）部分好转，1 例（3%）疗效较差。在另一项研究中，丙酸氯倍他索使用 2~4 周是治疗初潮前外阴硬化性苔藓安全有效的方法[39]。然而，在这项研究中，疾病复发比较普遍（82%），大多数女童再次治疗仍有效，只有 18% 无复发，46% 有偶尔复发，36% 有频繁复发。

虽然指南建议最初使用超强效外用糖皮质激素治疗 3 个月，但已经证实，当治疗持续至异常体征和症状均消失时，疗效最好[22]，这可能需要超过 3 个月的时间。虽然延长治疗可能增加局部糖皮质激素的副作用，如红斑和毛细血管扩张，但这些副作用均会随着局部糖皮质激素使用的减少而自行恢复。

口服糖皮质激素既没有必要也没有效果，如果出现外用强效糖皮质激素药膏治疗无效，需要考虑到患者是否未遵医嘱用药、其他诊断或性虐待这些可能性。肥皂替代品和润肤剂是有效的辅助治疗。

局部外用钙调磷酸酶抑制剂 钙调磷酸酶抑制剂，如他克莫司和吡美莫司，已经被报道可能在儿童和成人硬化性苔藓的治疗中发挥潜在作用。2006 年，一个多中心研究小组公布了 0.1% 他克莫司软膏治疗硬化性苔藓安全性和有效性评估的Ⅱ期试验结果[40]；84 例患者（49 例成年女性、32 例成年男性和 3 例女童），年龄在 5~85 岁，长期处于疾病活动期的硬化性苔藓患者，外用 0.1% 的他克莫司软膏治疗，每日 2 次，在治疗 24 周时 43% 的患者活动期症状消失，34% 的患者达到了部分清除,最佳疗效是在治疗的第 10~24 周。随访 18 个月,无不良事件发生。

一项前瞻性随机双盲研究,在 55 例患者中比较局部外用 0.05% 丙酸氯倍他索和 0.1% 他克莫司软膏的疗效,其中 5 例患者在 18 岁以下,在治疗的 3 个月期间,两组患者症状和体征均有改善,但氯倍他索组硬化性苔藓症状和体征消失的患者数量更多[41]。对于这种需要长期治疗的疾病,钙调神经磷酸酶抑制剂是否和糖皮质激素一样安全尚不清楚。

由于局部免疫抑制理论上存在恶变的风险,这是一个需要考虑的重要因素,已明确报道了外阴硬化性苔藓与恶性肿瘤的关系。有报道称,成人硬化性苔藓患者发生 SCC 与吡美莫司和他克莫司的治疗有关[42-43]。目前没有足够的数据更推荐钙调神经磷酸酶抑制剂治疗硬化性苔藓,特别是在长期安全使用弱效糖皮质激素的情况下。

长期维持治疗　目前关于儿童和成人硬化性苔藓维持治疗仍然缺乏依据。许多已发表的研究,尤其是儿童研究的不足之处在于随访时间不够长。儿童长期治疗结果的现有数据表明,虽然在有症状时给予治疗可以使得大约 75% 的患者病情得以控制,但其中只有不到 1/2 的患者能够达到疾病的长期控制,约 40% 的患者会出现瘢痕[22]。由硬化性苔藓导致的外阴畸形所造成的心理影响从来没有被研究过,该影响具有潜在的不确定性。

最近的两项研究(成人和儿童各一项)已经阐明了在硬化性苔藓中维持治疗的重要性,并表明早期干预可以保持皮肤正常结构,防止瘢痕形成[22,44]。由于本病不太可能在青春期缓解,父母需要从一开始就了解长期治疗的重要性。确保青少年长期的依从性并予以监督是比较难的,许多人因为尴尬而失访。

维持缓解的原则是局部糖皮质激素的强度根据个体化需求逐级调整,使皮肤结构和颜色恢复正常。一旦外用强效糖皮质激素达到缓解,降低激素强度维持 3~6 个月。患者需定期复查以调整激素强度和剂量。从长期来看,使用弱-中效的糖皮质激素通常可以维持缓解状态,而且实际应用中这些药物副作用很小,最常见的是轻微的红斑和毛细血管扩张(图 162.14)。理想情况下,儿童每年应就诊 1~2 次,以增加依从性和调整药物的强度[22]。虽然没有试验对不同外用糖皮质激素制剂进行比较研究,但是实际可能并不需要。重要的是临床疗效,任何能够维持皮肤正常的药物就是合适的治疗药物。

安慰也十分重要,父母现在可以在互联网上获得医疗信息,有些信息以偏概全,可能会带来极大的担忧。在患者咨询时需要讨论这些问题,以避免不必要的担忧。大多数经规范治疗的硬化性苔藓的女孩不会影响以后的性生活,并且可以进行正常的经阴道分娩。

随访　当青春期前儿童出现硬化性苔藓时,患者的长期治疗和随访十分重要。因此,需要告知患者及其父母,青春期不是治疗的终点。青少年接受外生殖器检查会令他们感到尴尬和焦虑,所以医生与患者需要相互信任,并在青春期前巩固彼此信任关系。这将会使得疾病达到明显缓解后,整个青少年时期也能够持续地进行随访。

手术

年轻女孩的硬化性苔藓很少需要手术治疗,因为手术切除可能会导致术后的同形反应和疾病的恶化。在极少数的病例中,如果排尿或月经受到影响,可能需要手术分离融合的小阴唇。如果阴蒂假性囊肿进行性增长,需要手术去除潜在堆积的角质物[45]。

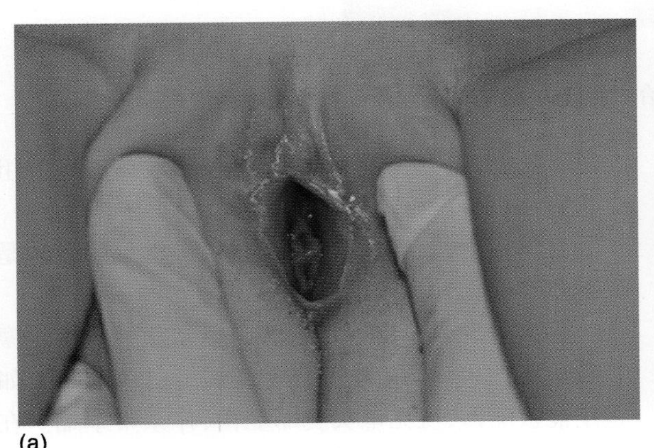

(a)

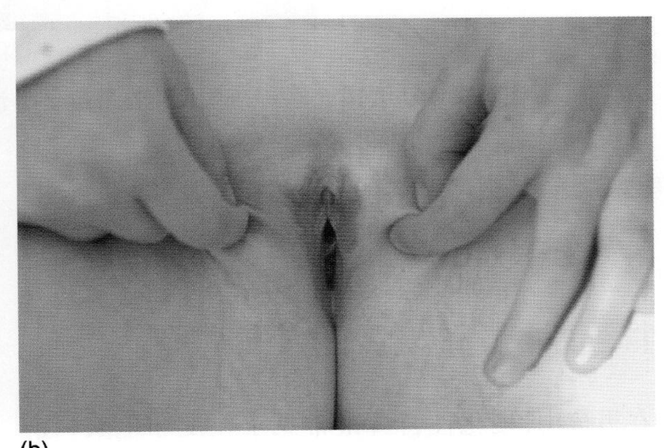

(b)

图 162.14　(a)外用强效皮脂类固醇激素治疗前,可见外阴硬化性苔藓伴瘢痕。(b)外用中效皮脂类固醇激素维持治疗中;副作用可见少许红斑。

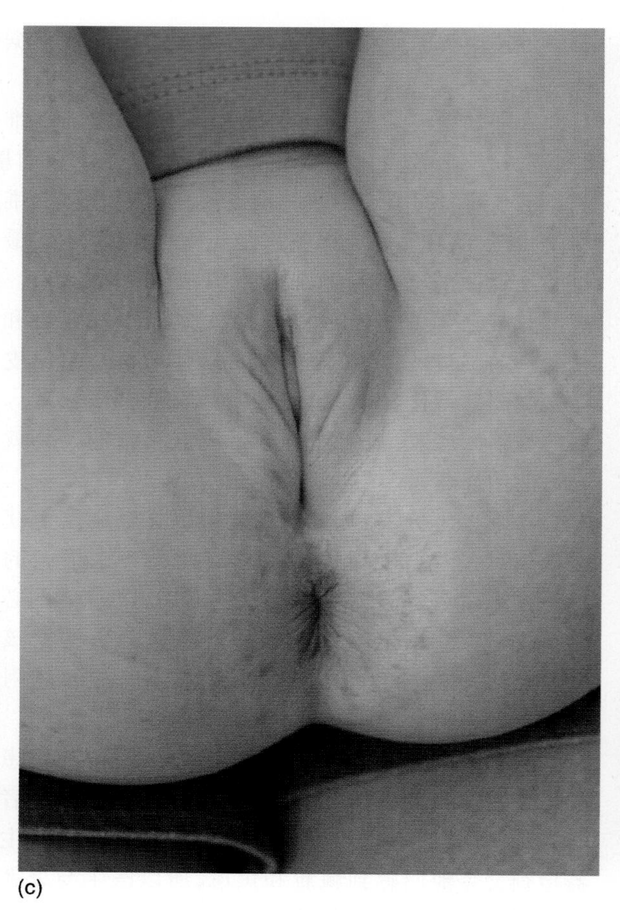
(c)

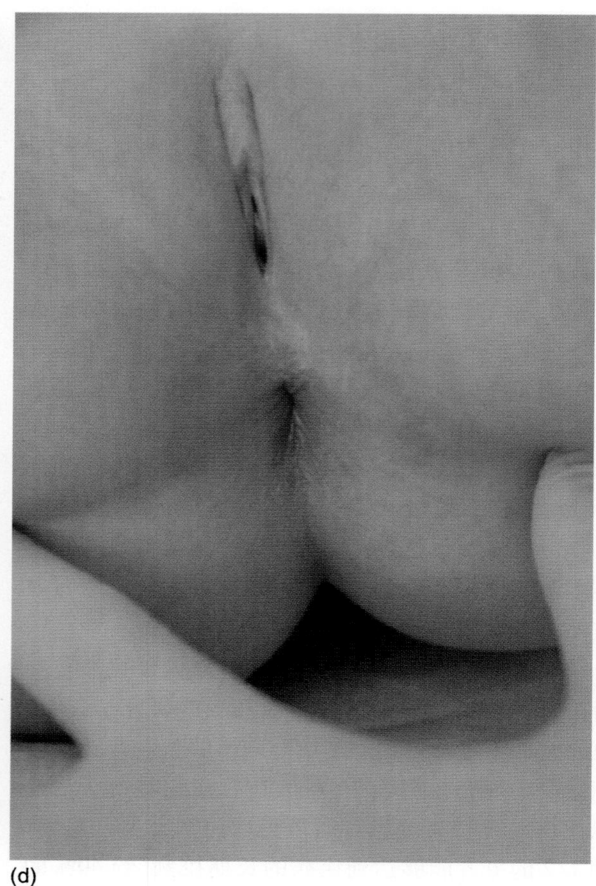
(d)

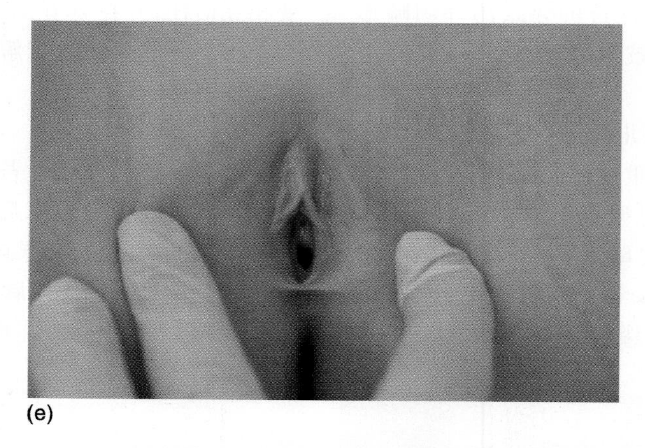
(e)

图 162.14(续) (c~e)外阴硬化性苔藓;(c)治疗前;(d~e)外用中效糖皮质激素维持治疗中

参考文献 162.3

见章末二维码

男性硬化性苔藓(闭塞性干燥性龟头炎)

在男孩中,硬化性苔藓最常见于包皮和龟头(图 162.15),也可累及尿道口。这种情况在女孩中要少见得多;然而,该疾病有可能没有得到充分认识,其被认为是获得性包茎的主要原因[1]。可能比以往认为的更常见,因为并不是所有的包皮环切标本都进行了组织学检查用以排除硬化性苔藓[2]。

在男童中,该病通常没有症状;最常见的表现是排尿困难和获得性包皮缩回障碍。

临床表现为包皮远端皮肤白色硬化性改变。瘢痕导致进行性包茎,用力回缩会显露出白色的环。如果包皮能被缩回,可见龟头变厚变白,伴系带挛缩。在严重的病例中,会发生尿道口狭窄,但很少会累及尿道。

文献中有在兄弟和同卵双胞胎中发生硬化性苔藓的相关报道[2]。然而,几乎没有家族性发病的相关证

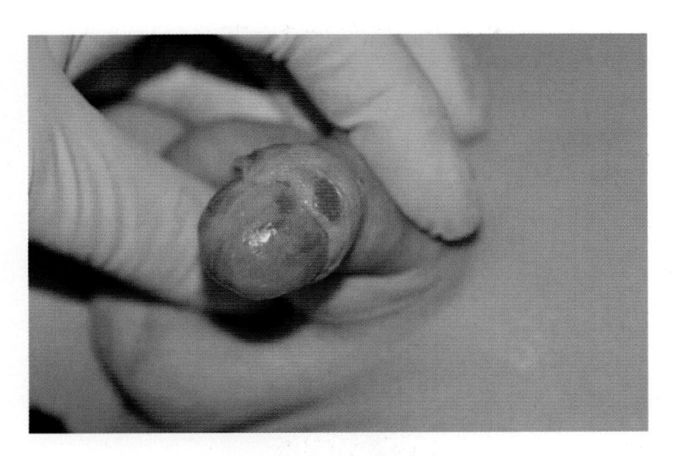

图 162.15　龟头硬化性苔藓

据。在男童患者中，尿道下裂较为常见[3]。硬化性苔藓成年男性患者中有 3%～4%伴发阴茎癌，在男童患者中没有阴茎癌的报道。在成年男性中，有效治疗可以降低阴茎癌的风险[4]。与女童一样，尚不清楚儿童期起病的硬化性苔藓是否更易于早期诱发生殖器肿瘤。

硬化性苔藓均在未行包皮环切术的男性中发病，推测包皮下潮湿的环境可能是其发病原因[4-5]。支持原因是完全包皮环切术（而不是部分）更能成功治疗本病[2]。

治疗　男孩硬化性苔藓对强效局部糖皮质激素有效；然而，与女童一样，这种治疗通常需要后续的维持治疗。这是目前的一线治疗，成功率为 50%～60%[4]。包皮环切术可以治愈大多数患者，但有可能术后复发。包皮环切标本应进行组织病理学检查，如病理提示硬化性苔藓，应继续随访。有一些病例报道称包皮环切术后出现不明原因的尿道口狭窄。

参考文献 162.4

见章末二维码

生殖器部位胎记

发生在生殖器部位的特殊疾病

胎记可发生在生殖器部位和皮肤的其他任何部位，这个位置的皮损的重要性是可能会被误认为更加凶险的疾病。例如，色素痣发生在其他地方，可能并不在意，但是发生在生殖器部位的色素痣经常被怀疑是黑色素瘤；生殖器部位的表皮痣可能被误认为是疣或难治型湿疹。任何溃疡性的皮损都可能被怀疑性虐待[1]。血管瘤和脉管畸形[2-11]在书中其他章节有详细论述（参见第 118 章和第 119 章）。

黑素细胞痣

色素痣可发生在生殖器和肛周区域；它们可出生即有，也可在儿童的任何年龄段出现（图 162.16）。先天性皮疹往往比后天性皮疹更大。生殖器部位的色素痣一般没有问题，但它们确实经常引起人们对黑色素瘤的恐惧[4]。

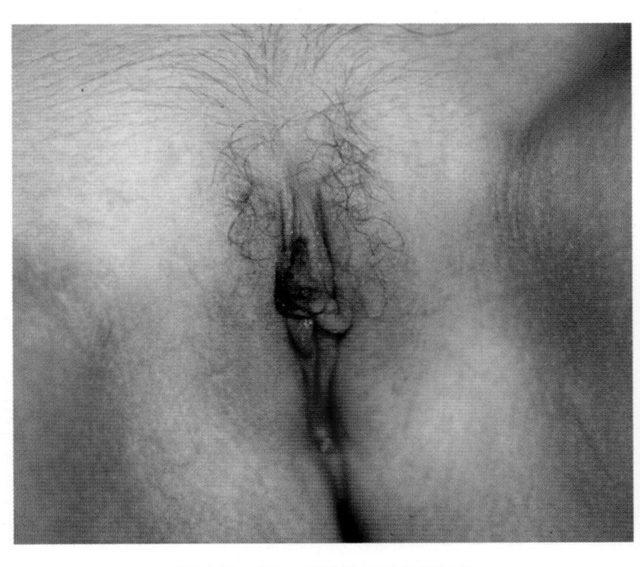

图 162.16　阴蒂黑素细胞痣

尽管如此，儿童黑色素瘤极为罕见，很少有关儿童生殖器黑色素瘤的报道[12]。没有文献证明生殖器部位的色素痣会有更高的潜在恶变倾向[13]。生殖器区皮肤可发生组织病理学表现为非典型的色素痣，但一项 2008 年的研究证实，生殖器部位的色素痣病程良性，并警告不要过度诊断黑色素瘤[14]。

Bannayan-Riley-Ruvalcaba 综合征（Ruvalcaba-Myhre-Smith 综合征）OMIM 153480

PTEN 错构瘤肿瘤综合征的临床症状包括至少两个临床表现不同但又有重叠的癌症易感性综合征：Cowden 综合征和 Bannayan-Riley-Ruvalcaba 综合征。这两种疾病均为常染色体显性遗传，由位于染色体 10q23.3 上 *PTEN* 抑癌基因的胚系突变引起的[15-16]。

Bannayan-Riley-Ruvalcaba 综合征是由 Ruvalcaba 等人[17]于 1980 年首次报道，表现为经典的三联征：结肠多发息肉、阴茎色素斑和巨颅。多发性息肉可能要到成年后才会出现，可能会累及整个胃肠道，也有报道累及舌部。表现为无痛性便血，有时表现为肠套叠。

该综合征的其他特征包括发育迟缓、肌张力减退、肌病、眼部异常、咖啡牛奶斑、脂肪瘤、血管瘤以及脉管畸形、面部疣状或黑棘皮样皮疹以及颈部、腋下和腹股沟的多发皮赘[18]。也有关于肌肉骨骼变化和神经病变的报道[19]。

色素斑在儿童期或青春期出现,然后持续表现为阴茎或外阴点状黑子[20]。该综合征与 Peutz-Jeghers 综合征的鉴别点在于后者存在唇和颊黏膜有色素斑。

表皮痣

表皮痣并不常见,虽然大多数患者在生后一年内出现,但约 50% 的患者在出生时并无表现,该疾病也很少在 7 岁以后出现。在首次出现之后,它们可能会继续进展达 5 年[21]。疣状痣通常表现呈疣状,排列呈螺旋状或条纹状,沿 Blaschko 线分布。疣状痣和炎性表皮痣均可累及生殖器,它们可局部发病,也可是更大皮损的一部分,可延伸到下肢和臀部。

疣状表皮痣表面呈疣状角化过度(图 162.17),常有色素沉着,但当它们延伸到会阴或小阴唇的浸渍皮肤时,它们可能会呈白色外观。在某些区域可呈乳头状瘤样外观(图 162.18)。

炎性表皮痣(inflammatory epidermal naevi,ILVEN)呈线状,表面有鳞屑和红斑,因瘙痒剧烈经常被误认为是顽固性湿疹。ILVEN 累及腹股沟和生殖部位比较少见[21-22]。有 ILVEN 累及男童阴茎阴囊和腹股沟的相关报道,也有累及女童的外阴部位的报道[23]。

因为表皮痣有随时间蔓延的趋势,所以可能会与炎症性皮肤病相混淆。如果皮损变大,会影响正常生理功能,尤其是在肛周区域。表皮痣可能会被误诊为

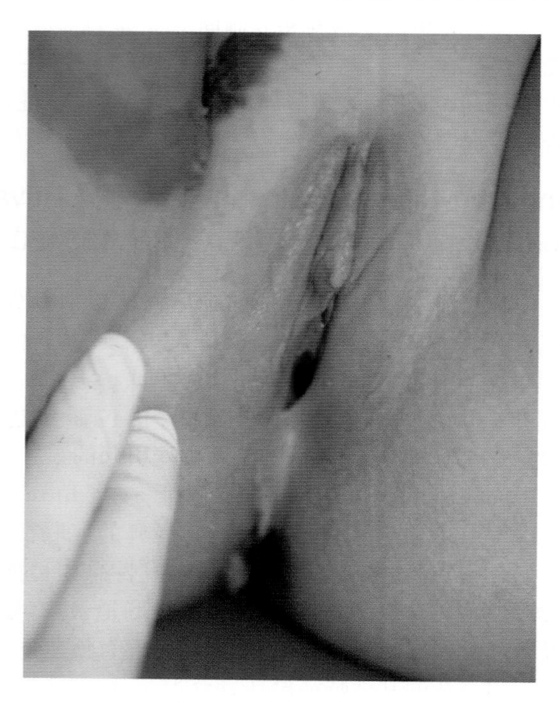

图 162.17 线状疣状表皮痣

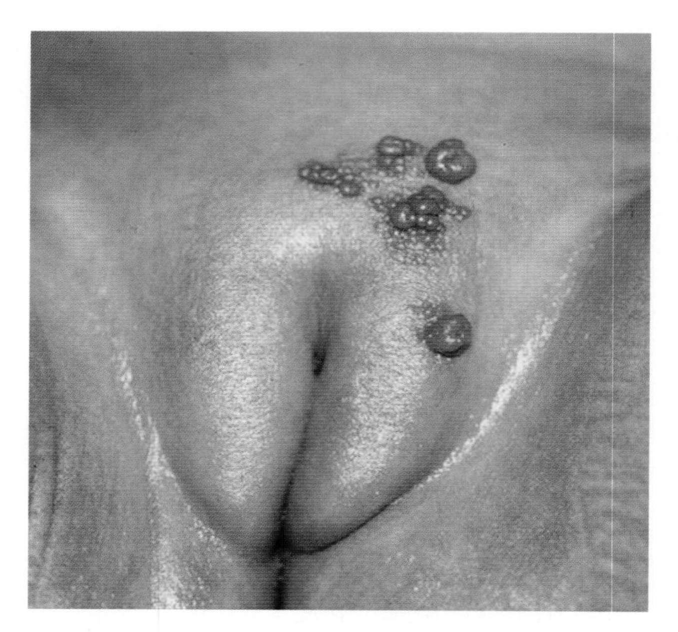

图 162.18 线状疣状表皮痣呈乳头状瘤样

疣,进而怀疑是儿童虐待。如果很痒,可被误认为是治疗抵抗的苔藓化湿疹或尿布皮炎[4,22]。目前已有外阴部位黑头粉刺痣的报道[24]。

治疗 生殖器部位明显瘙痒的表皮痣可能对局部治疗抵抗[22],生殖器部位的表皮痣引起的困扰常需要至少部分切除来解决。例如,肛周疣状皮损最好切除,有时只有通过手术切除病变才能缓解顽固性瘙痒。然而,如果它们没有引起困扰,除了安慰患者,最好不做任何处理。疣状痣也没有明显恶变的潜质。

脉管性痣

生殖器部位的血管瘤在男女中都很常见,在泌尿生殖系统和会阴脉管异常的病例系列中,血管瘤是迄今为止最常见的皮损[25]。常见的问题是溃疡形成(图 162.19),溃疡可以超出原发皮损的边界,可与儿童虐

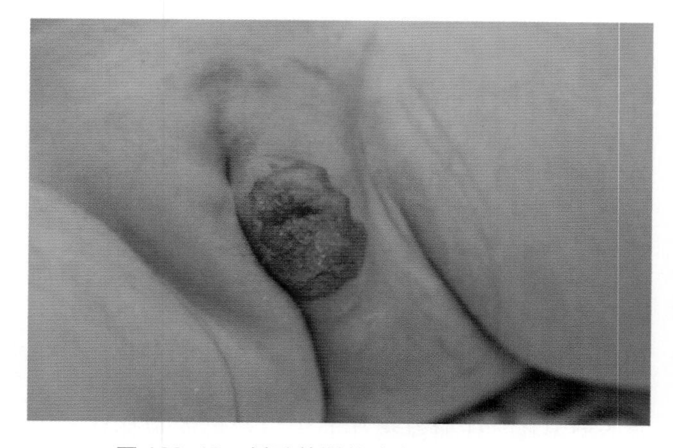

图 162.19 累及外阴的溃疡性婴儿血管瘤

待相混淆。婴儿血管瘤的详情讨论在第 119 章。

儿童中有许多生殖器部位脉管病变的相关报道，包括静脉、淋巴管和静脉淋巴管混合畸形(图 162.20~图 162.22)。阴囊淋巴管瘤已有报道[26-27]，这些病例表现为阴囊肿物，并可能与其他生殖器畸形有关。淋巴

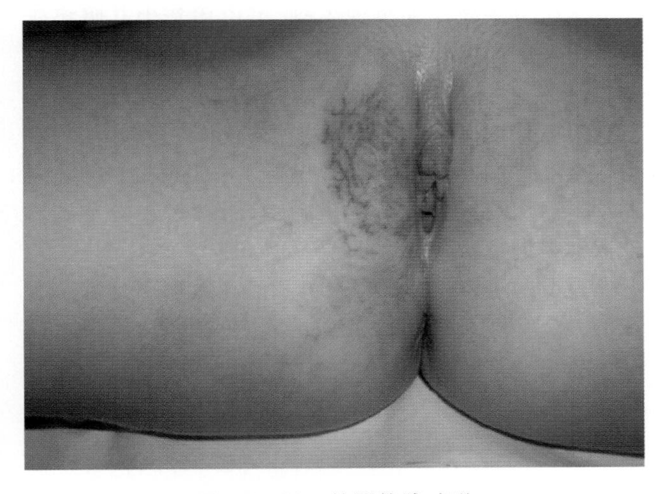

图 162.20　外阴静脉畸形

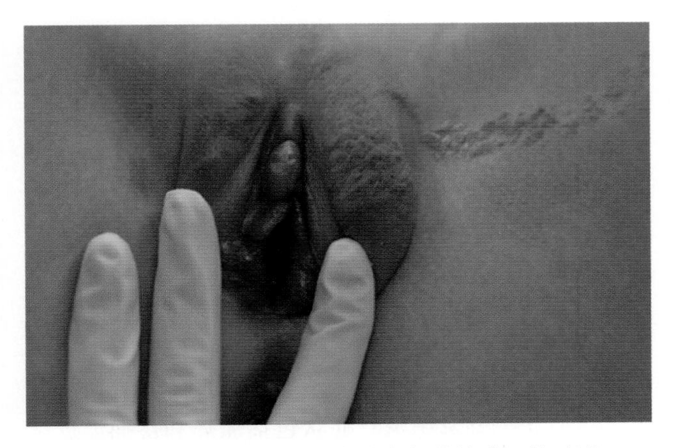

图 162.21　与线性疣状表皮痣相关的淋巴管畸形

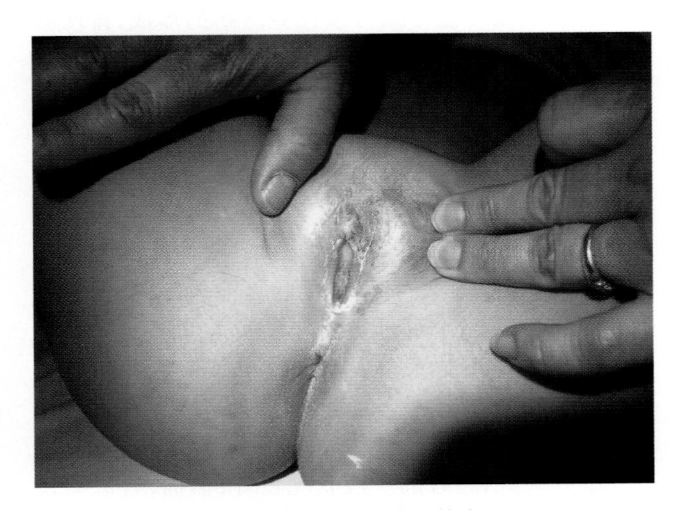

图 162.22　外阴淋巴管瘤

管瘤也可表现为阴茎和外阴部位肤色丘疹[28-29]，文献还曾报道过一例龟头疣状血管瘤[30]。有报道称血管瘤可导致阴蒂肥大[31]。

在一项大型脉管异常的女性患者系列研究中，2.6% 的患者有生殖器外皮损，表现为皮肤斑点、肿胀、畸形、出血、渗出和感染[32]。血管病变的大小在青春期时可能增加[33]。

Klippel-Trenaunay 综合征患者，以毛细血管、静脉和淋巴管畸形与软组织和骨骼肥大为特征，常累及泌尿生殖系统，包括皮肤和解剖学上的生殖器畸形，据报道总体发病率为 30%。这些患者生殖器病变可能会出血或出现血尿，其中大约 1/2 的患者泌尿生殖系统的并发症需要手术干预[34-35]。

治疗　除了婴儿局限性血管瘤外，生殖器脉管性病变通常需要磁共振成像、超声、血管造影和妇科检查以充分明确诊断。病变常累及骨盆[25]。治疗极具挑战性，对患者及其家属来说往往是毁灭性打击。切除这些病变可能是非常困难的，然而，根据患者的年龄，手术治疗包括从局部切除术到外阴切除术[36]。有报道用直接静脉注射硬化疗法成功治疗外阴部静脉畸形[37]。未来对于伴有生殖器部位病灶的患者，系统应用西罗莫司可能是无法切除的淋巴管畸形患者的有效治疗手段[38]。

外阴丘疹性棘层松解性角化不良

外阴丘疹性棘层松解性角化不良(papular acantholytic dyskeratosis of the vulva)是一种罕见的表现为外阴部丘疹的疾病[39]。皮疹散在分布，呈肤色至白色，轻微角化性丘疹，伴有浅表糜烂，位于大阴唇。

临床特征　该疾病在儿童时期表现为分布在双侧大阴唇处的白色丘疹和糜烂。可伴有瘙痒，但也有报道无明显自觉症状[40]。随着时间的推移，瘙痒和其他临床表现均可缓解[41]。

既往的大多数病例都是发生于成人，但已经有一例儿童病例被报道[41]。本病为非家族性的。

组织学表现　组织病理具有特征性改变，可见角化过度、棘层松解、类似圆形小体的角化不良细胞和不规则增生的基底样细胞。免疫荧光阴性[41-42]。

鉴别诊断　该疾病虽然罕见，但很重要，因为它可与多发性生殖器扁平疣或丘疹性硬化性苔藓相混淆。组织学上需与 Hailey-Hailey 病、Darier 病及疣状角化不良瘤进行鉴别。表皮痣(包括累及外阴的表皮痣)可见棘层松解，但通常单侧分布[43]。

治疗 该疾病呈慢性病程。到目前为止，该病的治疗效果并不如意。对于儿童患者还没有特效的治疗方法，所需要做的只有告知患者本病为良性疾病。

参考文献 162.5

见章末二维码

外阴阴道炎

定义 外阴阴道炎（vulvovaginitis）是指同时累及外阴和阴道上皮的炎症。然而，在临床实践中，这个术语经常被错误地应用于只有外阴炎症的情况，就是所谓的外阴炎。阴道的炎症（阴道炎）很少孤立发生，因为其分泌物常常会污染会阴区，继而导致外阴刺激和炎症。

外阴阴道炎伴阴道分泌物

阴道分泌物可以是生理性的，如在新生儿中其阴道上皮仍受母体雌激素的影响，在月经初潮期的儿童中也可能是生理性的。生理上的分泌物不太可能导致阴道或外阴的炎症，当炎症存在时，很可能就是病理性的了。

病理性的分泌物可以与以下因素有关：感染、化学刺激比如泡泡浴导致阴道前庭产生渗出物、先天畸形比如输尿管异位时尿液会是分泌物产生的原因、罕见的肿瘤比如淋巴管瘤产生淋巴液[1,2]、内分泌异常或异物[3-4]。然而，大多数青春期前女孩的外阴阴道炎是非特异性的，大约1/3的病例由感染所致[5]。已知的致病菌包括A组β溶血性链球菌、流感嗜血杆菌、大肠埃希菌和金黄色葡萄球菌[5-9]。链球菌性阴道炎也被报道称与便秘[10]和肾小球肾炎[11]有关。也有报道提示埃可病毒和柯萨奇病毒同时感染的外阴阴道炎[12]。与外阴阴道炎相关的肠道病原体是志贺氏菌[13]和鼠疫杆菌[14]，前者可不伴有腹泻。

外阴阴道炎的微生物种类会随着女性的发育成熟而改变。在青春期之前，A组β溶血性链球菌是最常见的孤立病原体，在青春期月经初潮之前可见念珠菌感染[15]。念珠菌感染在青春期前少见，只见于青春期后的儿童，这是由于雌激素对阴道上皮的作用，增加了前庭和阴道上皮细胞的糖原以及乳酸杆菌的含量[16]。念珠菌可能是正常的阴道共生菌。新生儿期念珠菌感染罕见，可能是由于母体雌激素仍然对从出生到2个月的婴儿阴道黏膜有一定影响。但是，念珠菌的过度增长可能会加重较大儿童的尿布皮炎和/或外阴皮炎，特别是合并有胃肠道微生物定植时。在这种情况下，念珠菌病是一种继发改变，治疗潜在的皮肤病后，念珠菌病就可以随之缓解。

诊断 任何分泌物都必须用拭子取标本并做培养进行充分检查，包括毛滴虫、加德纳菌和念珠菌，并进行革兰氏染色和细菌培养。如果怀疑是单纯疱疹，则应进行病毒培养和涂片电镜检查以及血清学检测。任何阴道样本都可以用简单无创的方法获取，例如用拭子取阴唇系带分泌物。如果取不到，可以用新生儿吸痰管或者导管术中用到的导管[17]。在这种技术中，剪断蝶形输液器的针尖末端，保留前端11.25cm的导管，穿入已剪短至长约10cm的FG12号膀胱导管远端。然后蝶形输液器一端连接一个1mL充满无菌生理盐水的注射器。未剪切的导管近端插入阴道，用盐水轻轻冲洗后抽取标本进行检查和培养。

重要的是要注意正常菌群和潜在致病菌是混杂存在的，发现微生物并不一定意味着它是致病的原因[2]。

参考文献 162.6

见章末二维码

儿童非性获得性生殖器感染

链球菌性蜂窝织炎、外阴阴道炎和龟头炎

发病机制 A组β溶血性链球菌是导致青春期前儿童急性外阴阴道炎和龟头炎最常见的原因[1]。有趣的是，成人很少对这种菌易感。由A组β溶血性链球菌引起的肛周皮炎和龟头炎很少发生于成人[2]。

肛周链球菌性皮炎（也称为蜂窝织炎）是儿童慢性和急性发作的慢性肛周皮损的常见病因，男童中更为常见。表现为持久的肛周红斑、肿胀、鳞屑和皲裂，它并不是真正的蜂窝织炎。症状包括瘙痒和疼痛。皮损表现为非浸润性的斑块，可从肛门边缘向外延伸数厘米。擦拭表面可能导致持续性分泌物的形成，排便时疼痛感可能会导致慢性便秘，而慢性便秘又可能导致排便时出血[3]。

患有外阴阴道炎的女童，临床表现为外阴和阴道突然出现红斑、肿胀、疼痛，并伴有稀薄黏液样分泌物。患有龟头炎的男童，临床表现为龟头急性红斑（图162.23）。在此之前可能有过同一种病原体的咽喉部感染或肛周皮炎。有时感染症状可能较轻，类似于肛周疾病，表现为亚急性外阴炎[4]。

据报道，疾病的反复发作是由于咽部慢性定植[5]。这种感染往往不能自愈，症状往往会持续存在直到作出诊断并进行适当的治疗[6]。

总体来说，患者的一般状况良好；然而，有肛周疾病相关的发热、猩红热样皮疹继而出现肢端脱屑的相

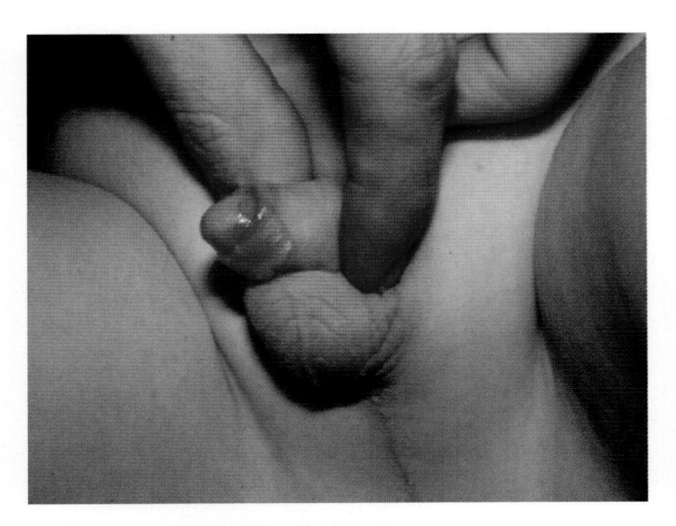

图 162.23　链球菌感染性龟头炎

关报道。在此种情况下，推测感染病原体产生链球菌致热性外毒素[7]。点滴型银屑病可以因生殖器部位的感染而诱发，生殖器部位的链球菌感染可以诱发生殖器银屑病[8-9]。

这种感染通过阴道前庭和肛周的拭子检查很容易诊断。没有必要将拭子插入阴道，因为儿童通常会感到是有创伤的，尤其是伴有疼痛时。此外也可应用快速抗原检测[10]。

鉴别诊断　虽然在成人中，本病应该与急性念珠菌病鉴别，但在儿童中则不需要。本病需要和银屑病、皮炎，尤其是亚急性外阴炎相鉴别。对于反复发作的链球菌感染应考虑阴道内异物的可能性[1]。此外，阴道血性分泌物也可能提示异物存在[11]。志贺氏菌可引起慢性、复发性外阴阴道炎，并伴有腹泻。有鼠疫杆菌性阴道炎合并肠胃炎的相关报道[12]。

在鉴别诊断中，导致急性外阴炎的更为罕见的一个原因是固定性药疹。多形红斑也可累及外阴，但在儿童中通常是整体疾病的一部分。

治疗　任何急性外阴炎或龟头炎和持久性的肛周皮疹都应该考虑到该病；这些患者应进行拭子检查并口服青霉素或阿莫西林治疗。如果对青霉素过敏，可服用大环内酯类抗生素治疗。治疗疗程必须满 10 天，否则可能会复发。联合局部外用莫匹罗星将有助于防止复发。当治疗反应较差，以及感染控制后症状仍持续存在时，通常提示存在潜在疾病，如皮炎、银屑病或阴道异物[1,4]。文献病例报告提示慢性无症状咽部定植导致疾病反复发作，应用利福平和阿莫西林治疗后可缓解[5]。

反复发作的毒素介导的会阴红斑（猩红热样）

本病最初在年轻男性中报道，临床表现为急性咽炎后出现复发性会阴和腹股沟区红斑伴脱屑（图 162.24）。可伴有肿胀、红斑、手足脱屑及草莓舌。这种皮疹一般和产毒素的金黄色葡萄球菌和 A 组 β 溶血性链球菌感染相关[13]。这一现象被认为是一种超抗原相关的疾病[14]。

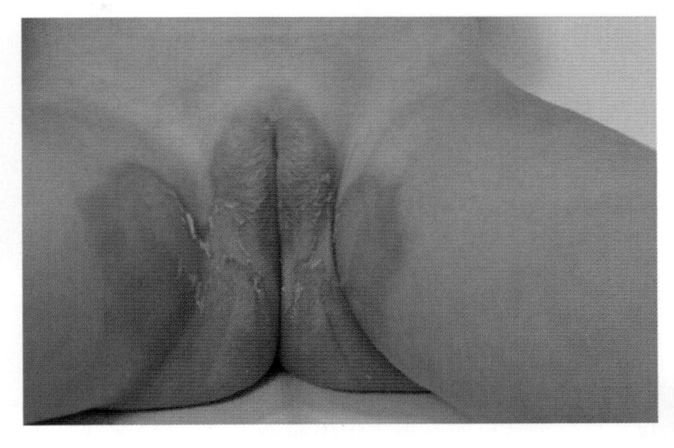

图 162.24　毒素介导的会阴红斑伴脱屑

2001 年的病例系列报告了 11 例儿童，包括 7 例男童和 4 例女童，表现为急性发作的会阴红斑。在这个病例系列中，4 例患者的手足伴有红斑，7 例患者伴有草莓舌。其中只有 3 例患者皮疹反复发作。尽管不是通过会阴部培养检测得出的，但所有患者均有 A 组 β 溶血性链球菌感染，口服抗生素治疗，所有患儿治疗后均好转，实验室检查正常[15]。

在幼儿中，这种疾病需要与川崎病相鉴别。

金黄色葡萄球菌感染性毛囊炎和脓疱疮

金黄色葡萄球菌感染性毛囊炎常见于儿童臀部，特别是有湿疹或夜间使用尿布的儿童。皮疹有时可蔓延到外阴或腹股沟，或可主要分布在外阴或腹股沟（图 162.25）。脓疱疮有时也可发生在生殖器和肛周部位。

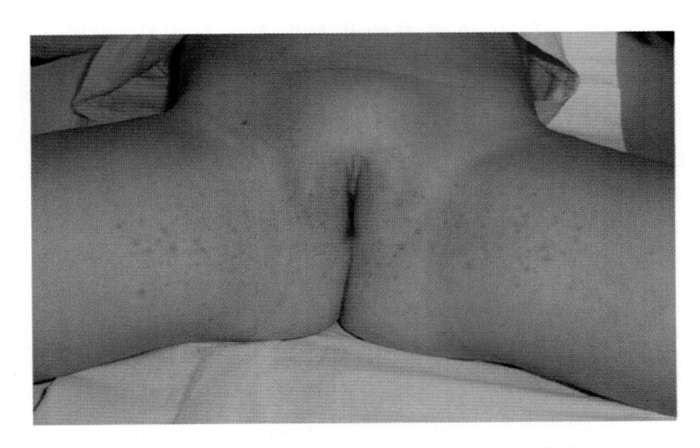

图 162.25　金黄色葡萄球菌感染性毛囊炎

临床表现为脓疱和结痂,通常伴有痒和刺激症状,而不是疼痛。通过细菌拭子检查进行诊断。

治疗 通常抗葡萄球菌抗生素对脓疱疮起效迅速,毛囊炎往往代表一种定植状态,可持久存在。外用药物治疗通常效果更好,比如含氯己定或三氯生的沐浴产品和2%莫匹罗星霜。内衣和其他直接接触生殖器皮肤的衣物,例如游泳衣、睡衣、床单和毛巾,应该用热水清洗,夜间去除纸尿裤的各种方法。如果有湿疹,也应该进行治疗。

葡萄球菌性烫伤样皮肤综合征

这是一种表皮剥脱性的皮肤病,通常是由葡萄球菌感染产生剥脱性毒素所致。临床表现为发热、烦躁,皮疹通常为广泛的红斑,屈侧更严重。随着病情的发展,表浅的水疱逐渐形成糜烂,特别是在口周、腋窝和生殖器部位。皮疹最初可能发生于生殖器部位,可见疼痛性红斑伴表浅的水疱(图 162.26)(另见第 37 章)。

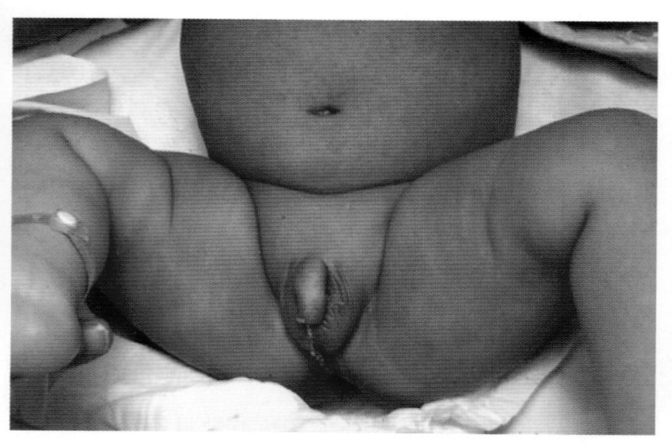

图 162.26 葡萄球菌性烫伤样皮肤综合征表现为红斑表面浅表水疱

蛲虫(蠕形住肠线虫)

虽然许多感染蛲虫的儿童患者没有症状,当晚上蠕虫迁移到皮肤上产卵时,有时表现为肛周和外阴瘙痒。皮肤可以是正常的,也可出现湿疹样皮疹,也可出现阴道分泌物和刺激症状。众所周知,蛲虫感染是导致儿童生殖器瘙痒的原因之一,许多儿童在就诊前,父母或药师已经对他们进行了治疗[16]。

通过晨起将透明胶带按压粘贴在肛周皮肤,显微镜下检查胶带上是否有虫卵(图 162.27)来帮助诊断。这种检测并不总是可靠的,如果症状和体征提示蛲虫感染,可以根据经验进行治疗。

治疗需要口服甲苯达唑 100mg 或双羟萘酸噻嘧啶 11mg/kg,最大剂量为 1g。建议 2 周内进行第 2 次治疗,以杀灭第 1 次治疗中已孵化的蠕虫[17]。

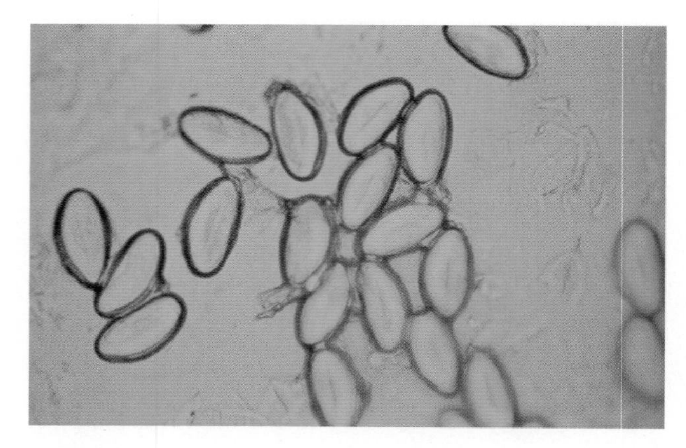

图 162.27 蛲虫虫卵

疥疮

疥疮结节常见于生殖器,但通常是全身性皮疹的一部分。疥疮结节常发生于女童的外阴、男童的龟头和阴囊(图 162.28)。

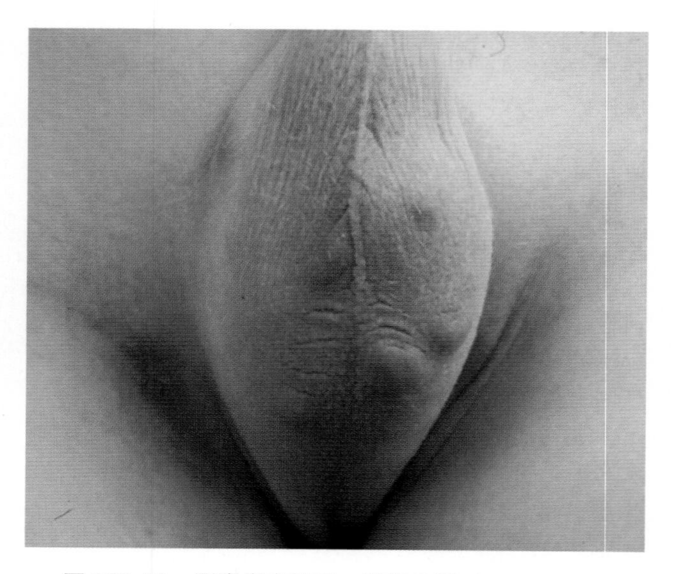

图 162.28 阴囊疥疮结节。资料来源:Courtesy of Dr M. Rogers.

传染性软疣

传染性软疣是一种大的双链 DNA 痘病毒。DNA 分析显示了四种主要的病毒类型[18]。这种病毒编码了许多蛋白,这些蛋白通过阻断免疫识别和清除而逃避免疫系统[19]。

这些病毒性皮损在儿童中很常见。病毒通过密切的身体接触、污染物和自体接种传播。公认在水中的可以传播,这就解释了为什么好发于下半身,因为儿童通常坐在浴缸里洗浴[20]。因此,在生殖器部位发现传染性软疣并不罕见,通常是作为泛发皮疹的一部分[16](图 162.29)。

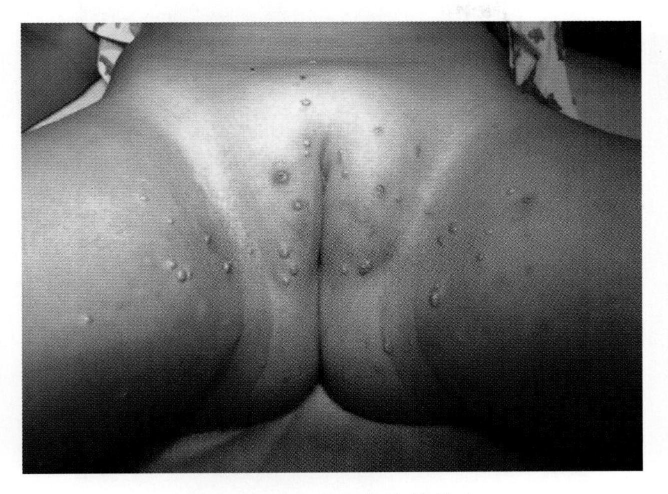

图 162.29 外阴传染性软疣

有时,外阴传染性软疣很难与尖锐湿疣区分,需要用放大镜或皮肤镜仔细检查才能看到典型的中央软疣小体。如果对诊断有怀疑,可以用苏木精-伊红进行涂片染色检查,已有报道可以用 PCR 技术对病毒进行基因型分析[21]。明确区分两者很重要,因为传染性软疣不同于尖锐湿疣,它通常不是通过性传播途径感染的。虽然不常见,但传染性软疣却也可通过性传播[22-23]。此外,研究表明通过性传播的传染性软疣在儿童和成人中的基因型也有所不同[24],生殖器软疣很少只累及生殖器部位而不累及其他部位。这些病变的外观有时不具有特异性,比如可表现为丘疹而没有明显的软疣小体,或表现为一个大而孤立的皮赘。

泛发性非典型的皮损可见于伴有艾滋病和其他免疫缺陷的儿童患者[25]。然而,对于大多数具有广泛皮损的患者,他们的免疫功能是正常的[26]。有巨大型传染性软疣儿童病例的相关报道[27]。

在大多数情况下,生殖器传染性软疣没有必要治疗。去除不敏感皮肤部位皮损的软疣小体还可以耐受,但在生殖器部位,施行该治疗非常困难。避免洗澡和游泳似乎可以减少自体接种,如有瘙痒,局部外用糖皮质激素可以减轻。应该避免使用吡美莫司和他克莫司,因为有报道会导致皮疹播散[28]。传染性软疣一般可以自行消退。到目前为止,还没有针对儿童生殖器传染性软疣外用疗法的相关研究发表。

带状疱疹和单纯疱疹

水痘常累及生殖器部位,黏膜表面可出现水疱,导致阴道或阴茎血性分泌物。皮损可能局限于尿布区域,尤其是当该区域有尿布皮炎或其他皮肤病时,其他地方几乎没有水疱表现(图 162.30)。带状疱疹也可以单侧出疹的形式累及生殖器部位。

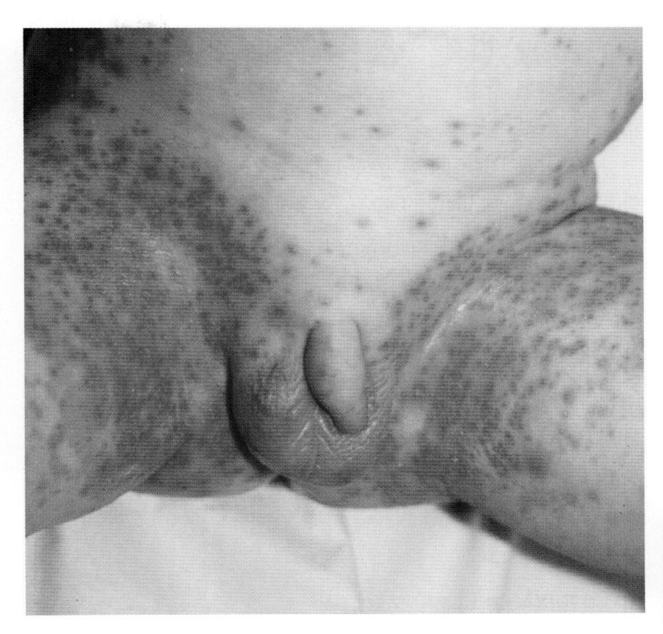

图 162.30 局限于尿布区的水痘。资料来源:Courtesy of Dr M. Rogers.

单纯疱疹可使潜在的皮肤病(如尿布皮炎和特应性皮炎)恶化,也可单独发生在儿童生殖器部位(图 162.31)。它表现为小水疱,破溃后留下浅表糜烂面。根据该病毒的 PCR 检测结果阳性可进行诊断。在儿童中生殖器疱疹不一定是通过性接触传播的,即使在分离出 HSV2 的情况下,也可能是通过与父母面部或手指上的病变密切接触而获得的,尤其是当 HSV2 被分离出的时候要考虑到这种可能性。

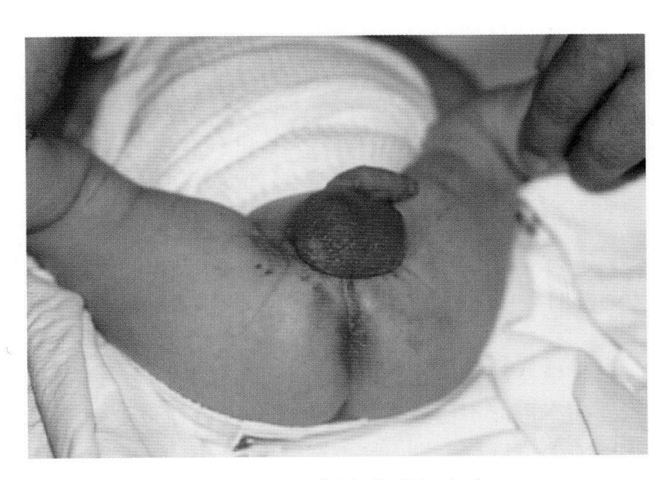

图 162.31 新生儿单纯疱疹

真菌感染

癣是男性腹股沟皮疹的常见原因,有时会导致女性外阴皮疹，但很少发生于儿童的生殖器部位。当该疾病发生在儿童腹股沟区域时，常缺乏典型的特征，这通常是由于外用糖皮质激素治疗的结果。它比人们想象的更常见，因为很多生殖器皮疹被认为是念珠菌病，用咪唑类乳膏治疗。在大多数儿童病例中，这也偶尔治疗了癣。

在未使用抗真菌药物的情况下，皮疹被视为皮炎、外阴或腹股沟部位的癣以及婴儿尿布皮炎治疗，常表现为治疗无效。当高度怀疑该诊断时才往往被确诊，通过皮肤鳞屑检查很容易被证实。

另一方面，念珠菌病往往不会发生在不用尿布的儿童。约15%具有慢性外阴症状的成年女性患有念珠菌病，但免疫系统正常的儿童婴儿期以后不会出现这种雌激素依赖性疾病[29-30]。这点很重要，因为对于患有皮炎和银屑病的儿童来说，常伴发鹅口疮并用抗真菌乳膏进行治疗，这可能会导致刺激症状，特别当患有皮炎时[31]。

非典型分枝杆菌感染

阴茎和外阴结核，被描述为生殖器结核疹，在成人中有报道。然而，一篇病例报告中报道了一例11岁儿童发生在外阴部的瘰疬性皮肤结核[32]。也有一例女性婴儿的外阴瘤型麻风的病例报道。

参考文献 162.7

见章末二维码

儿童性传播感染

儿童性传播疾病见于性行为活跃的青少年或遭受性虐待的幼儿（见第164章）。在这种情况下，最常见的细菌病原体是淋病奈瑟菌、沙眼衣原体和滴虫。两种病毒感染分别为单纯疱疹病毒和人乳头状瘤病毒，当这两种病毒感染发生于儿童时，应高度怀疑性传播。但是，这些病毒并非总是通过性传播的。

水疱和溃疡

生殖器部位的水疱、溃疡在任何年龄都不常见，儿童发病率可能不比成人低。应对金黄色葡萄球菌感染和单纯疱疹进行鉴别。

糜烂和/或大疱性的尿布皮疹

Jacquet 刺激糜烂性皮炎描述的是婴儿外阴大阴唇溃疡性丘疹和脓疱，认为是由于长期接触有污渍的尿布（图162.32）。随着一次性纸尿裤的使用，以及纸尿裤所使用材料的吸水性的提高，这种情况越来越少见。严重的刺激性接触性皮炎也可能引起水疱（见图162.1）。

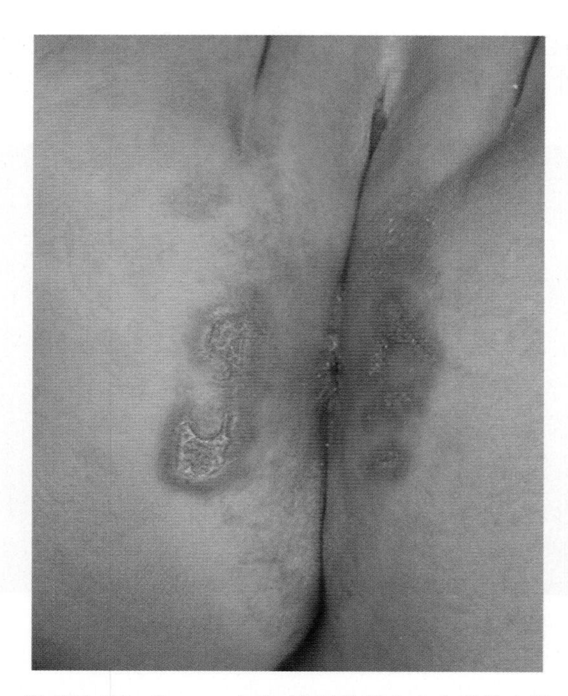

图162.32 Jacquet 皮炎，溃疡性结节愈合后的皮损

免疫性大疱性疾病——外阴大疱、瘢痕性天疱疮和儿童线状 IgA 病

大疱性类天疱疮在儿童中罕见，若发生可局限于外阴和阴茎[1-2]。儿童临床表现为疼痛及瘙痒性的水疱。在小阴唇、大阴唇、龟头和肛周区域出现迅速糜烂的水疱[3-4]（图162.33）。局限性外阴大疱性类天疱疮

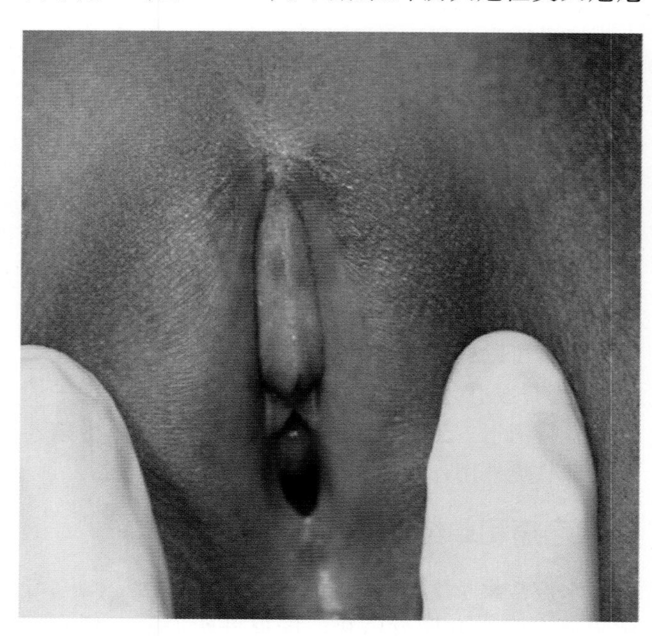

图162.33 外阴大疱性类天疱疮

可能是儿童大疱性类天疱疮的一个独特亚型。该疾病有自限性,预后良好,不遗留瘢痕。对局部外用糖皮质激素治疗反应良好[2]。

大疱性类天疱疮可被误诊为单纯疱疹、硬化性苔藓或性虐待[5]。任何部位的活检表现均为典型的大疱性类天疱疮的病理改变,有 C3 和免疫球蛋白 G(IgG)呈线状沉积[4]。

瘢痕性类天疱疮或良性黏膜类天疱疮主要影响黏膜表层,愈合时伴有瘢痕形成。当累及外阴时,瘢痕可导致外阴结构变形,可类似硬化性苔藓出现阴唇融合和向内挛缩[6]。有报道显示皮损仅局限于儿童外阴[6]。本病需要进行眼科检查以排除眼部受累。

局限性瘢痕性类天疱疮有自限性,外用强效糖皮质激素和他克莫司很容易控制[7]。然而,严重的病例可能需要系统应用泼尼松和免疫抑制剂治疗[8]。

线状 IgA 病(儿童期慢性大疱性皮病)也可能累及生殖器部位,在一项研究中,20 例患有线状 IgA 疾病的女童中有 16 例累及生殖器部位,其中一例误诊为单纯疱疹病毒感染,另一例误诊为性虐待[9]。

非性传播获得性生殖器溃疡(NSAGU)

急性非性传播获得性外阴溃疡由 Lipschutz 于 1913 年首次报道。然而,关于它的文献相当混乱,直到最近几年,人们对该病越来越感兴趣。

急性非传染性溃疡既可以反复发作(最常被认为与口腔溃疡或白塞病及克罗恩病有关),也可以单次发作。后一种情况称为 Lipschutz 溃疡、外阴溃疡、Miculicz 溃疡和 Sutton 溃疡[10]。

急性非性传播获得性生殖器溃疡通常见于青春期早期的女孩,研究发现平均年龄为 11.5 岁[11]。临床表现为浅表的、界限清楚的溃疡,可见黄色纤维素样的基底,周围绕有红晕。在一些患者中,基底可能出现坏死(图 162.34)。溃疡是突然发生,通常起病前有发热[12]。这些溃疡可能较大,直径可达 2cm,疼痛剧烈并伴有小阴唇水肿。由于在没有镇静的情况下检查非常困难,溃疡可能会被漏诊。疼痛可能会使患者丧失行为能力,导致排尿和行走障碍,病变愈合可能需要数周至数月的时间。如果病变深在或有坏死,有时会留下瘢痕。这种临床表现具有警示意义,如无意外这些女童通常患有原发性生殖器疱疹,需完善生殖器疱疹和其他性传播疾病的相关检查(图 162.35)。

这些损害常与 EB 病毒(EBV)有关,一项纳入 13 例患者的研究提示 4 例与 EB 病毒有关[12-13]。用 PCR 方法从溃疡中分离出了 EB 病毒。血清学改变可以在其他感染征象之前出现,在溃疡早期血清学检测不一定呈阳性。其他感染病原体包括腮腺炎病毒、巨细胞病毒、肺炎支原体、链球菌、肠道病毒、细小病毒 B19、副伤寒病毒和 A 型/B 型流感病毒[14-15]。然而,大量的检查也可能发现不了一个特定的致病因素,这种情况并不罕见。因此,这似乎是多种因素导致的反应模式。

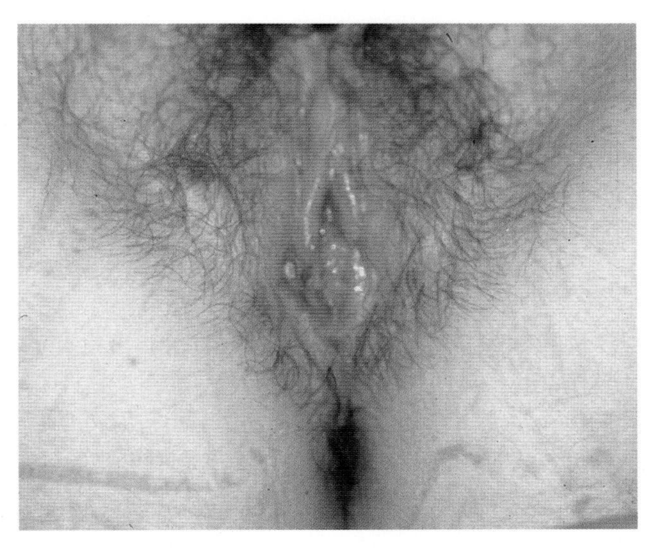

图 162.34 外阴部位阿弗他溃疡

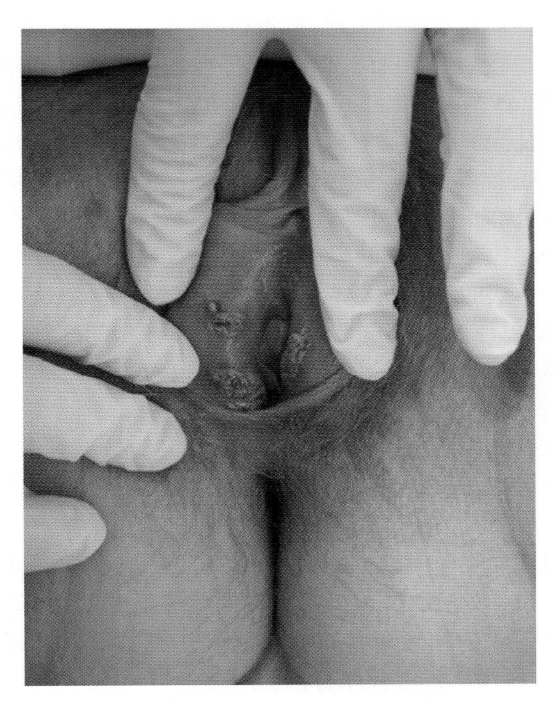

图 162.35 外阴坏死性阿弗他溃疡

严重的非性传播获得性生殖器溃疡的急性发作表现为发热后出现溃疡,不同于口腔溃疡,本病很少反复发作。急性非性获得性生殖器溃疡是一种临床诊断。活检是非特异性的,也没有明确的提示。重要的是它没有得到充分的报道和认识。这往往导致对年轻女孩进行有创的和不必要的检查来排查性传播疾病和性虐待。在采取任何措施之前,这个年龄的女孩的急性生殖器溃疡需要皮肤科医生紧急检查。检查应尽可能少,仅限于细菌拭子和单纯疱疹病毒 PCR。

治疗通常包括住院进行止痛治疗,有时需要导尿。口服泼尼松龙 0.5mg/(kg·d)可迅速缓解疼痛,并促进一些重症患者的康复[15-16]。然而,如果患者可以正常活动,可以外用强效糖皮质激素。

阿弗他溃疡

阿弗他溃疡通常是小的疼痛性的皮损,可以开始于儿童或青少年,间歇发作,时而频繁,时而少发,有时影响活动功能。口腔阿弗他溃疡很常见,但是外阴或阴囊部位皮损不常见。认识这些皮损是很重要的,因为它们通常被误认为是生殖器单纯疱疹和其他性传播疾病[13,17]。

病因　阿弗他溃疡与铁、铁蛋白、叶酸和维生素 B_{12} 缺乏、白塞病、克罗恩病、乳糜泻、周期性中性粒细胞减少症、PFAPA(周期性发热、阿弗他溃疡、咽炎、淋巴结炎)综合征和 HIV 感染有关[18-22]。严重的反复发作的口腔和生殖器黏膜的阿弗他溃疡,在没有系统表现的情况下,被称为复杂性阿弗他溃疡。它可能是白塞病[23]的一个顿挫型,但这只是推测。

本病的发病机制尚不清楚。与各种感染性病原体,如单纯疱疹病毒、巨细胞病毒、EBV、幽门螺杆菌和链球菌等均有关联,但未进行重复分离[10,17]。

临床特征　溃疡通常小,呈圆形或卵圆形,病灶表浅,边界清晰,边缘有红斑,基底呈黄色或灰色。当它们发生在外阴时,通常在小阴唇的黏膜表面。在男性中,皮损通常发生于阴囊。1~2 周内自行愈合,愈后不留瘢痕。在儿童中生殖器部位阿弗他溃疡很少见,但在 20 例 10~19 岁的患者中,5 例为月经初潮前期,在这组患者中,有 1/2 的患者伴有口腔阿弗他溃疡,1/3 的患者溃疡反复发作[17]。

鉴别诊断　阿弗他溃疡的诊断是一种临床诊断,对于表现为巨大的生殖器溃疡的儿童患者,这是一个重要的诊断,为排除性传播病很可能会予以有创检查和不必要的活检,这些都没有诊断意义。反复发作的和大的阿弗他溃疡应与白塞病和克罗恩病进行鉴别。通常建议对这些患者进行铁、叶酸和维生素 B_{12} 缺乏的筛查,但根据作者的经验,此类检查往往没有任何帮助。需要询问有无肠道疾病、全身不适、关节疼痛和眼部症状的病史,必要时应进一步检查以除外白塞病和克罗恩病。儿童复发性生殖器溃疡的其他原因包括黏膜多形红斑、生殖器疱疹和生殖器固定性药疹。

治疗　小的阿弗他溃疡可予以安慰和外用强效糖皮质激素或局部外用四环素类药膏。发生在儿童生殖器,伴有大而疼痛的皮损,予泼尼松每天 0.5~1mg/kg 口服,溃疡可迅速缓解。溃疡会在一周内愈合,糖皮质激素可以迅速减量。

8 岁及以上反复发作的儿童患者可以口服低剂量四环素控制(英国国家处方集建议 12 岁以上儿童使用),8 岁以下儿童可以口服红霉素。其他有效的药物包括氨苯砜、秋水仙碱和沙利度胺[24]。

固定性药疹

固定性药疹是一种不常见的药物反应,当发生在非生殖器部位时,表现为在一个固定的位置出现境界清楚的圆形或椭圆形斑块。皮疹可能累及一处或多处。通常在发疹前 12h 内使用致敏药物,有时服药 30min 内就会出现皮疹。皮损分布通常是不对称的。在恢复期,常出现色素沉着。

任何年龄都可能发生生殖部位的固定性药疹。在这个部位,女童表现为累及双侧外阴对称分布的糜烂性皮疹,可能蔓延到腹股沟和臀部。在男童中,通常表现为阴茎和/或阴囊红斑、肿胀和水疱[25-26](图 162.36)。皮疹伴有瘙痒和疼痛,可能与排尿困难和尿潴留有关。可突然起病,约 2 周可自行消退。在生殖器部位,一般没有色素沉着[27]。皮疹对称分布和生殖器部位无炎症后色素沉着可使诊断困难。当持续应用某种药物时,生殖器固定性药疹可能表现为对治疗抵抗、持续性的糜烂性皮疹。

鉴别诊断包括急性链球菌性外阴炎和龟头炎、急性接触性皮炎和复发性会阴红斑。

在儿童中最常涉及的药物包括对乙酰氨基酚、复

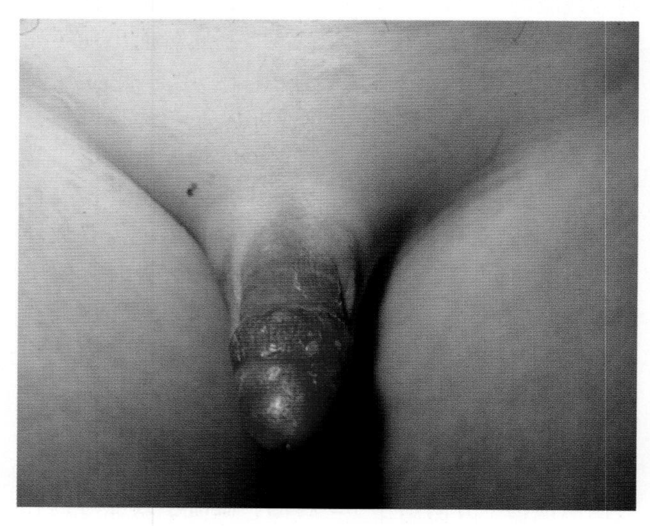

图 162.36　阴茎固定性药疹。资料来源:Courtesy of Dr M. Rogers.

方新诺明、羟嗪和哌甲酯[25]。

多形红斑和中毒性表皮坏死松解症

多形红斑常累及儿童的黏膜部位,在单纯疱疹病毒感染时可反复发作,其他诱因包括肺炎支原体感染和药物反应。它通常是全身病变的一部分,也可仅累及黏膜[28-29](图 162.37)。外阴受累表现为糜烂性外阴阴道炎。据推测,肺炎支原体引起的多形红斑是一种特殊的类型,这种类型黏膜症状突出而皮肤症状轻微,大多数病例报道累及泌尿生殖系统[30]。

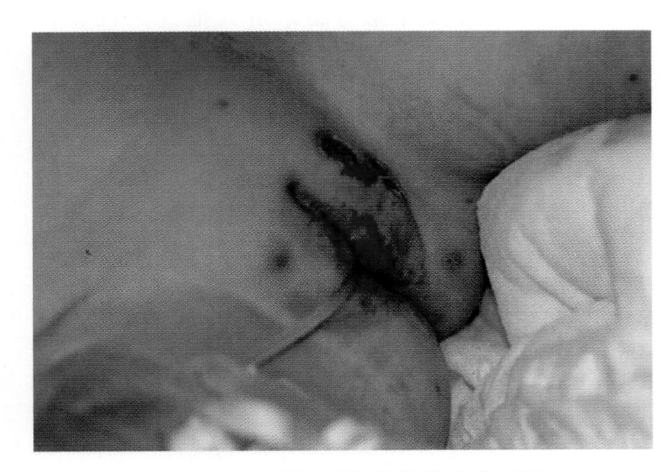

图 162.37　累及外阴部位的多形红斑

中毒性表皮坏死松解症是一种更为严重的多系统疾病,伴有严重的皮肤水疱和糜烂。在大多数情况下,这是一种药物反应。生殖器部位病变与多形红斑类似。

上述两种疾病中如果黏膜受累严重,则可能发生阴道粘连[31-32]。据报道,黏膜糜烂和溃疡可持续至急性发作后一年以上[33]。有病例报告一例 3 岁儿童因中毒性表皮坏死松解症而需要重建外阴阴道手术,该报道强调了在急性期生殖器受累的重要性,即使是年幼儿童[34]。

化脓性汗腺炎

化脓性汗腺炎(hidradenitis suppurativa,HS)是一种慢性化脓性瘢痕性疾病,它是由大汗腺非感染性炎症引起。因此,它好发于腋窝和肛门生殖器部位,但也可能发生在臀部、乳房和头皮。虽然该病通常见于年轻人和老年人,但也可发生于儿童,特别是接近青春期和处于青春期的儿童,估计有 2% 的 HS 发生于儿童。这种疾病在女童中比男童更常见,报道最小的患者是 5 岁[35]。HS 儿童患者比成人更常伴有激素失衡,那些因肾上腺增生或代谢综合征、肥胖、肾上腺功能早现或青春期发育而雄激素过多的人会更早受累[36-37]。HS 阳性家族史在早发型病例中更常见[38]。

发病机制　疾病的真正病因仍不清楚,大汗腺分布区皮肤的毛囊闭塞可能是主要原因。毛囊破裂可造成促炎环境,并可能伴有微生态失衡。毛囊中 Notch 信号通路相关的基因突变与之有关[39]。在大多数病例中表现为雄激素依赖,并推测这些患者末梢器官对雄激素敏感。据报道,肥胖与吸烟均为该疾病的加重因素[40]。在成人中吸烟和本病之间的联系,可以在被动吸烟的儿童中体现。

临床特征　本病的最初症状是疼痛性的皮肤结节,可进展为化脓和瘢痕(图 162.38)。随着时间的推移,可形成窦道、瘘管、黑头粉刺和纤维性瘢痕。虽然细菌拭子检查通常是阴性的,但反复感染可能导致复发性蜂窝织炎和水肿[41]。腹股沟和腋下持续疼痛的结节常令人焦虑。早发型 HS 病变常更为广泛[39]。用于成人 HS 的 Hurley 严重性分级也适用于儿童。

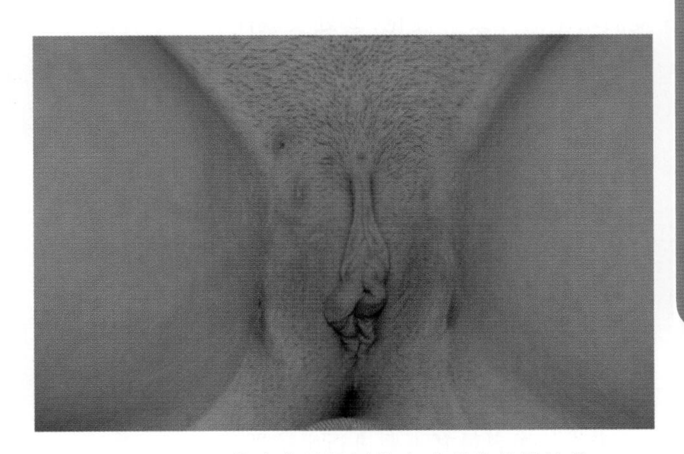

图 162.38　儿童化脓性汗腺炎表现为外阴结节

鉴别诊断　该疾病可能不容易被考虑到,尤其是在儿童中,最初通常被诊断为复发性毛囊炎或葡萄球菌感染性疖肿。然而,反复细菌拭子检查不支持预期的葡萄球菌感染,最终其特征性的表现会帮助明确诊断。

治疗　本病治疗困难,并严重影响生活质量。治疗措施包括:治疗任何代谢或内分泌疾病并控制体重。应进行内分泌评估。对于轻度 Hurley Ⅰ期的儿童,一线治疗是局部外用 1% 克林霉素和 15% 壬二酸。

口服抗生素用于中度 HS、Hurley Ⅱ期的儿童患者,最常用的是口服克林霉素 10~25mg/(kg·d),分 3 次服用[35]。利福平与克林霉素联合已成功应用于成人患者,儿童中也有零星报道[41]。对于 8 岁以上的儿童患者,可应用多西环素(英国国家处方集建议 12 岁以上儿童使用），红霉素适用于任何年龄。已经有使用异维A酸的报道，但疗效不佳。对于严重的Hurley Ⅲ期的患者，据报道非那雄胺对3例儿童患者有效，其中2例是青春期前，无明显副作用[42]。

许多生物制剂在HS治疗中是有用的，阿达木单抗在一些国家被批准用于成人患者治疗；然而，在儿童中缺乏相关的临床试验[43]。二线治疗为手术和激光烧灼治疗，这些治疗方法在儿童中已有报道[35]。

参考文献 162.8

见章末二维码

解剖学异常

外阴异常

出生时出现的女性生殖器异常有两个最常见的原因：①由于类固醇激素合成缺陷导致的先天性肾上腺皮质增生而导致男性化；②处女膜闭锁。尽管这些患者通常不就诊于皮肤科，但需在阴唇融合疾病诊断中进行鉴别，如下所述。

小阴唇和阴蒂发育不全[1]，以及阴囊和大阴唇发育不全都是先天性异常[2]。小阴唇肥大是一种良性疾病，可单侧或双侧发生（图162.39）。通常无症状，但可能会影响功能[3]。青春期女孩会对阴唇肥厚以及青春期可能出现的阴唇不对称生长产生极大焦虑[4]。因此越来越多的患者在青春期前进行手术治疗[5]。然而，小阴唇边缘受神经高度支配，阴唇成形术可能会导致感觉障碍，甚至影响性唤起[6]。因此，除非有病理改变，未成年患者最好不要进行生殖器手术。

如果出现外生殖器性别不清，需要转给儿科医生进行评估[7-8]。

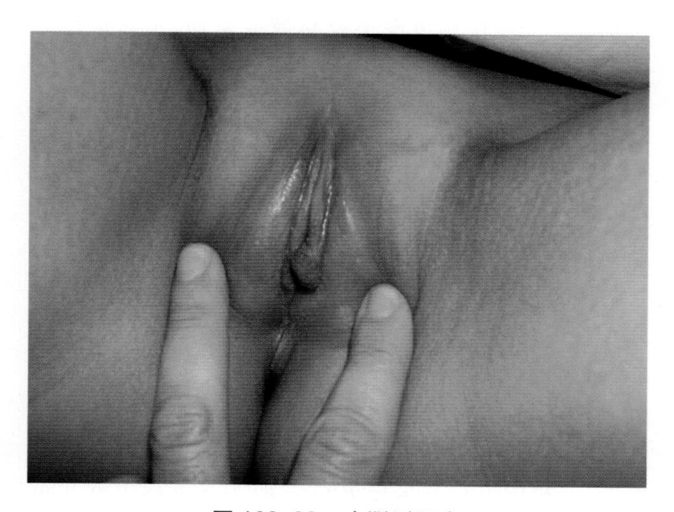

图162.39 小阴唇肥大

阴茎异常

鞘状突（睾丸下降的通道）中液体积聚引起的先天性鞘膜积液是一种常见的先天性异常。它会导致阴囊轻度肿胀并具有透光性。患儿通常伴有腹股沟斜疝[9]。

阴茎下弯和尿道下裂也相对常见，会导致阴茎外观异常。尿道下裂是尿道开口的腹侧移位，通常与包皮的腹侧部分缺失有关。阴茎下弯会导致阴茎向腹侧弯曲，由于阴茎白膜发育异常所致，伴或不伴尿道下裂。这两种异常都可能与泌尿道其他先天性异常有关[9-10]。

CHARGE综合征（OMIM 214800）

CHARGE综合征最初由Pagon报道[11]，包括眼缺损、心脏缺陷、先天性后鼻孔闭锁、生长发育迟缓、男性生殖器发育不全、耳畸形和耳聋。面神经麻痹、气管食管瘘、低血钙和淋巴细胞减少也有报道。

大多数患者有染色体8q12.1上的*CHD7*基因突变[12-13]。

曾报道此病会伴有女性子宫发育不良，但外生殖器异常发生于男性患儿，其中隐睾症和小阴茎最常见[13]。

珍珠样阴茎丘疹

发病机制 珍珠样阴茎丘疹是位于阴茎冠状沟的小的光滑赘生物。一般无症状，属于正常的生理现象。在青春期后更为常见，儿童少见。可见于所有种族[14-15]。

组织病理学 病理改变类似血管瘤，其核心为结缔组织，包含血管网以及伴有轻度淋巴细胞浸润。表面覆盖正常表皮，外周棘层轻度肥厚[16]。

临床特征 症状仅表现为丘疹，常被认为是生殖器疣。皮损表现为1~3个呈环状分布的丘疹，部分或完全环绕龟头的冠状沟，很少会累及整个龟头[17]。丘疹通常很小，直径1~3mm，颜色从肤色至白色。通常没有症状。

治疗 无需治疗，应消除父母顾虑，告知其这不是一种疾病。一些学者建议用CO_2激光或冷冻疗法治疗，但是本书作者认为没有必要[15,18]。

阴唇融合

发病率 发病年龄通常在3岁及以下。不会在成年期发病，除非患有瘢痕性皮肤病（如硬化性苔藓）。阴唇融合常常是在婴儿期到 6 岁以前被发现，但发病最高在 13～23 月龄。粘连一般会持续或复发直到青春期[19]。

病因 病因未明，可能是与某些皮肤病（如皮炎、湿疹）相关的炎症和水肿有关。通常伴有外阴硬化性苔藓，也有报道称与皮肤钙盐沉着有关[20]。阴唇融合不是一种先天畸形而是后天形成的，但是发病较早，甚至出生时即有。

临床特征 从阴蒂的尖端到后方的阴唇系带之间，小阴唇或大阴唇不同程度地融合于中线。这可能导致外阴外观异常，没有明显的阴道开口，或者外阴看起来相对正常，但分开大阴唇似乎有一层膜覆盖阴道[21]（图 162.40）。

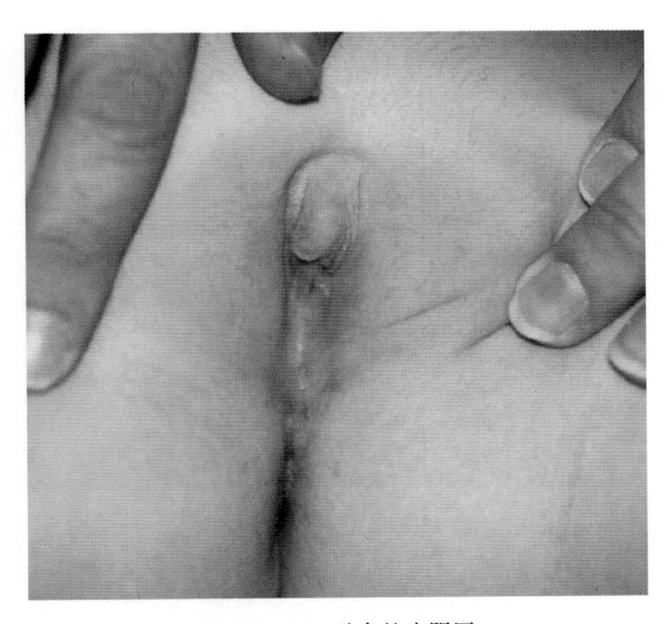

图 162.40 融合的小阴唇

并非所有患有阴唇融合的患儿都有症状，有些儿童患者因为尿液积聚浸渍引起刺激而感到疼痛、瘙痒。然而，很少发生尿路感染。

鉴别诊断

诊断生殖器性别不清和处女膜闭锁需要除外阴唇融合，可以征求妇科意见。中线融合线的表现有助于诊断。

治疗 这是唯一一个需要给予青春期前儿童外用雌激素治疗的疾病。药膏的使用频率为每天 1 次，可以在 2～6 周内使融合的阴唇分开。阴唇分离后仍需继续局部应用润滑剂和 1% 氢化可的松治疗，避免使用肥皂。病情反复很常见，需要重新治疗，尤其当融合严重时[22]。雌激素药膏容易产生刺痛，导致孩子不配合治疗。青春期前女童长期使用雌激素乳膏可能会导致乳房早发育和毛发增多[13,23]。局部外用强效糖皮质激素可能有效，而且比雌激素刺激性小，双药联合使用可能比单独使用雌激素更有效[24]，但是长期使用均会引起可逆性红斑。

当雌激素治疗无效时，可能需要手术分离[25]。局部或全身麻醉下进行手术分离，尤其是在已经形成致密的纤维黏连的情况下，否则会对孩子造成很大伤害。这种病在青春期往往会自发消退。手术治疗的指征是出现症状，如排尿困难、活动性疼痛、尿潴留以及前庭几乎完全闭塞导致尿液从异常部位的细小开口中流出[26]。

对无症状的阴唇融合进行治疗存在争议。如果孩子没有症状，治疗不是必需的，只需消除父母顾虑，该病最终会自愈[27]。如果融合很小则不需要治疗。阴唇几乎完全融合可能会使插入导尿管困难，因此大的融合需要治疗[28]。

阴蒂囊肿

表皮样囊肿是一种良性病变，可以发生在身体各部位皮肤，也是儿童阴蒂肿大的一个不常见的病因。可能继发于创伤或自发出现[29]，比如在女性生殖器损伤后[30]。病变的性质可以通过 MRI 证实。皮损可通过手术切除。鉴别诊断包括阴蒂血管畸形、良性肿瘤和毛发止血带综合征。

包茎

出生时包皮附着在龟头上不易缩回。只有 4% 的男孩在出生时有可缩回的包皮，6 个月时有 15%，1 岁时有 50%，3 岁时有 80%～90%。到 17 岁[31]时包皮应该均可以完全上翻缩回。皮肤科医生应注意这一时间规律，尤其是对于先前回缩过的包皮，出现包皮无法回缩，可能是龟头炎的征兆。

包茎的程度可以从包皮缩回困难到无法缩回。超过年龄依然存在包茎会导致龟头炎反复发作。

包茎可以是先天性或后天性的。2002 年的一项研究发现，在先天性包茎的人群中，有 30% 患有硬化性苔藓，在获得性包茎的人群中，这一比例上升到 60%。而其余患儿的组织活检往往提示炎症[32]。因此，如果不是继发于硬化性苔藓，病因可能类似于女童的阴唇粘连。包茎与龟头的扁平苔藓有关[33]，扁平苔藓在儿童中非常少见,所以这种情况罕见。

治疗 尽管包皮环切术过去曾被认为是包茎治疗的首选方法,但最近的研究表明,外用中效糖皮质激素和柔和的手法治疗可以作为手术前的一线治疗[34-36]。

婴幼儿肛周锥状突起

尽管婴幼儿肛周锥状突起最近才在文献中被列为一组疾病[37],但这可能并不罕见。它在婴儿期表现为肛周或会阴部正中的无症状赘生物,女孩多见[38]。病变通常在肛门前,但也可能在肛门的后面(图162.41)。上覆皮肤是正常的。一些病例与硬化性苔藓[39-41]和慢性便秘有关[42]。有在家族中聚集发病的相关报道[43]。

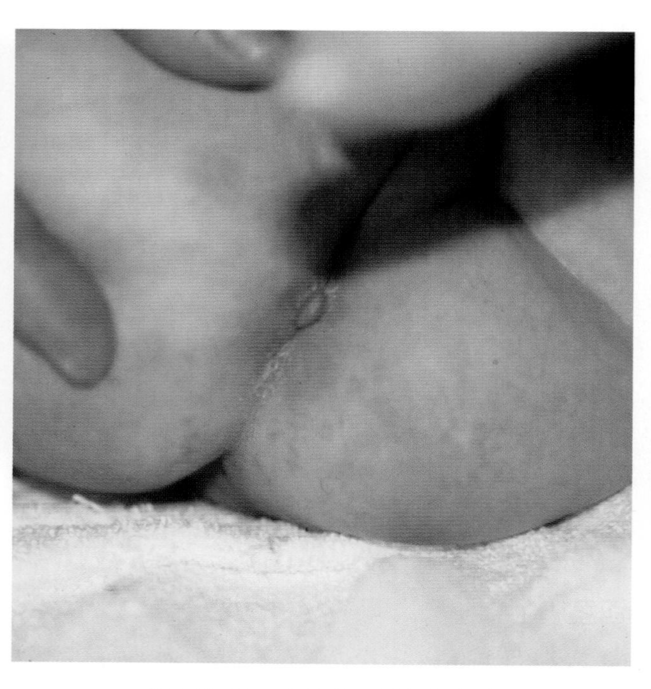

图 162.41 婴幼儿肛周锥状突起

和许多良性的生殖器病变一样,该病可能被误认为是生殖器疣或性虐待[42]。另外还需要与前哨痔相鉴别。

本病无需治疗。童年后期的皮损转归目前尚不清楚。

阴茎和阴囊中线囊肿

男性生殖器的中线囊肿起源于胚胎发育异常。通常在出生时就存在,但直到成年后症状明显[44]。它们被认为是胚胎发育中出现的先天性改变。

病理 囊肿位于真皮,外层为假复层上皮,内含由酸性黏多糖组成的无定形物质[45]。

临床特征 表现为包含半透明内容物的活动性肿物,单发或多发(图162.42)。可发生于尿道和肛门之间的任何部位(图162.43)。通常没有症状。发病年龄通常在10岁后,但已有幼儿的病例报道[46-47]。

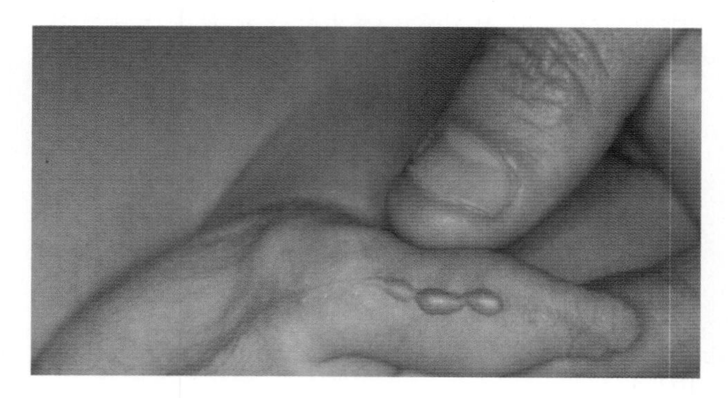

图 162.42 阴茎的多发中线囊肿。资料来源:Courtesy of Dr M. Rogers.

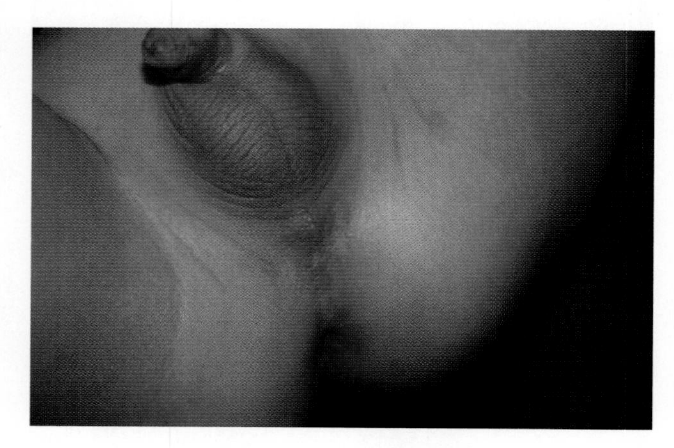

图 162.43 会阴中线囊肿

鉴别诊断 包括表皮样囊肿、皮样囊肿、尿道憩室和藏毛囊肿。

治疗 切除以减少摩擦[48-49]。

参考文献 162.9

见章末二维码

异物

尽管在文献中经常提到阴道内异物引起外阴疾病,但事实上并不常见。异物通常是卫生纸或绒毛的碎片,少见小型玩具[1]。

青春期前儿童阴道出血强烈提示存在异物[2]。另一个常见表现是持续性的脓性分泌物,重到足以引起外阴皮肤浸渍。慢性浸渍会产生一条沿着大阴唇尖端的色素沉着线伴结痂和红斑，有时会发生苔藓化。脓性分泌物拭子检查提示反复的细菌感染，抗生素治疗有效，但很快复发[3]。一项对 24 例出现阴道分泌物或出血的青春期前女童进行的研究发现，有 7 例是由外来异物引起的。然而，有 6 例女童患有恶性肿瘤，其中 3 例是横纹肌肉瘤，3 例是内皮窦肿瘤，还有 2 例是良性米勒氏乳头状瘤[4]。

异物可能存在数周至数年才出现症状[5]。

大多数阴道异物无法被放射和超声技术检测到。诊室内可使用生理盐水冲洗阴道。但是许多孩子必须在麻醉下才能进行阴道镜检查和盐水冲洗。细小碎片也会引起临床症状，所以灌洗液里通常看不到什么异物[3,5-6]。对于所有持久性、难治性、复发性的阴道出血，都需要充分评估以排除异物或其他阴道或盆腔疾病。

阴茎尿道的异物很少见。临床表现有排尿困难、尿道分泌物或出血。可能需要内镜检查以定位和去除异物，极少需要进行手术[2]。

毛发止血带综合征

毛发止血带综合征是一种被详细描述的疾病，其发病机制为毛发或绳子紧紧缠绕在生殖器末端导致灌注不足和淋巴引流减少，引起水肿、疼痛甚至坏死和绞窄器官的自动截断。阴茎[7]、阴蒂[8]和阴唇[9]等生殖器部位均有报道。当阴蒂受累时，表现为明显的阴蒂肥大[10]。本病属于紧急情况，需要及时进行手术干预。

参考文献 162. 10

见章末二维码

肿瘤

儿童的生殖器肿瘤比较少见。增大的外生殖器肿物相关的鉴别诊断广泛，需要及时排除。这就包括了一系列间充质来源的肿瘤、胚胎残余和恶性肿瘤[1]。

恶性肿瘤

朗格汉斯细胞组织细胞增生症可表现为糜烂性、紫癜性和脓疱性的顽固性尿布皮炎，通常伴有系统病变[2]（图 162. 44）。然而，也有报道仅表现为生殖器溃疡，容易与性虐待相混淆[3]。青春期外阴发疹性皮疹也有报道[4]。

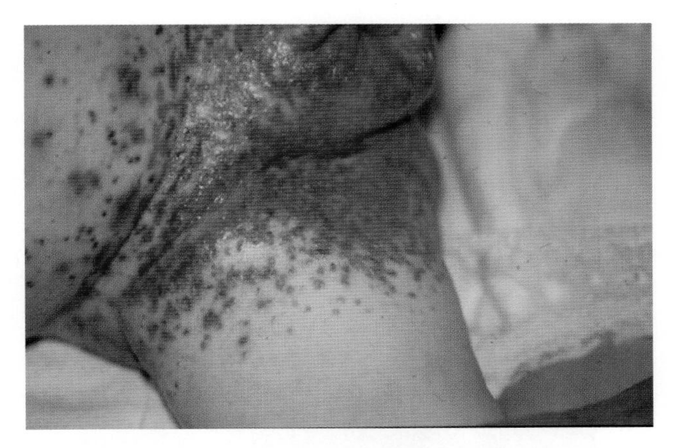

图 162. 44　被误诊为难治性尿布皮炎的朗格汉斯细胞组织细胞增生症

外阴黑色素瘤在儿童和青少年中鲜有报道，其中有 6 例与儿童硬化性苔藓有关[5-7]。

横纹肌肉瘤是儿童下泌尿生殖道最常见的肿瘤，表现为阴茎、会阴和阴道的无痛性实性肿物或突向阴道的肿块并伴有阴道出血[8-9]。阴茎上的恶性神经鞘瘤也有报道[10]。

在儿童[8]和青少年中，宫颈细胞学异常和外阴上皮内癌变已有报道[11]。在垂直感染 HIV 的 12 岁女孩[12]以及在 16 岁的肝移植受者[13]中，有报道显示鲍温样丘疹病的基础上发生外阴鳞状细胞癌。从后者的肿瘤组织中提取出了少见的人乳头状瘤病毒亚型，这提醒我们应该对免疫抑制的器官移植儿童患者进行更仔细的外阴和宫颈情况监测。

生殖器部位原发性恶性淋巴瘤很少见，有一例 4 岁男性患儿的 B 细胞非霍奇金淋巴瘤累及阴茎[14]，以及一例感染 HIV 的患儿出现外阴部位的浆母细胞性淋巴瘤[15]。

良性肿瘤

颗粒细胞瘤是一种罕见的起源于施万细胞的良性软组织肿瘤[16]，已有报道可发生于儿童的外阴、阴茎和阴囊部位，表现为缓慢生长的孤立性结节或表面光滑或角化过度的斑块[16-20]。儿童的外阴汗管瘤已有报道[21]，也有 Bazex-Dupre-Christol 综合征出现多发性生殖器毛发上皮瘤的报道[22]。还有一例发生于儿童龟头的大汗腺汗囊瘤的报道[23]。非典型性纤维黄瘤、幼年性黄色肉芽肿和孤立性肥大细胞瘤（图 162. 45）[24-25]也可能发生在外阴部位[26]。

平滑肌瘤可发生在龟头、阴囊、外阴和包皮处，儿童的阴茎肌纤维瘤也曾有报道[27-28]。

神经内分泌肿瘤如小细胞神经内分泌癌在女性中

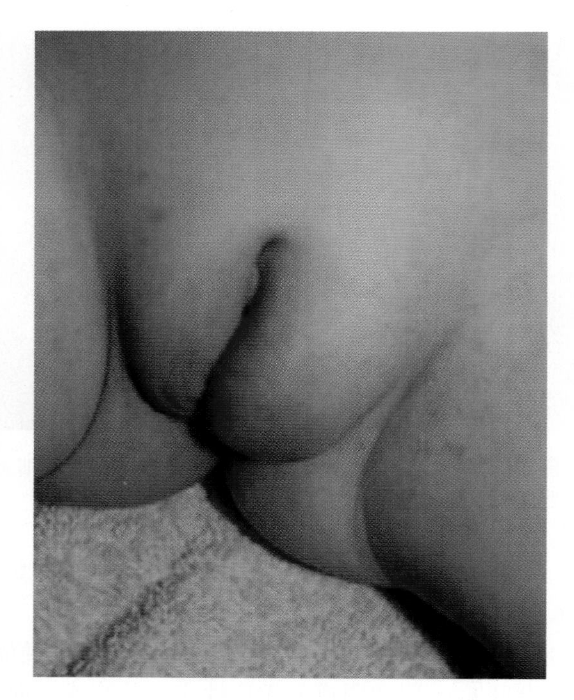

图 162.45　表现为外阴红斑水肿的孤立性肥大细胞瘤

更常见，但很少以肿块的形式出现于阴茎、阴囊和外阴上[29]。神经鞘瘤可表现为阴茎干部位多发肿物。神经纤维瘤可发生于阴茎和阴囊[30-32]。表现为阴蒂肿块[33]和阴唇肿块[34]的良性施万细胞瘤已有报道。神经纤维瘤病患者可能会伴有生殖器丛状神经纤维瘤[35]。女性神经纤维瘤病的生殖器受累最常见的体征是阴蒂肿大并形成假阴茎，而在男性中最常表现为阴茎增大[36]，女性很少累及阴唇[36]。

一种发生于青春期前女性的间充质肿瘤被称为"青春期前外阴纤维瘤"[37]，表现为单侧阴唇肿块，直径为2~8cm。这是一种良性病变，病理表现为黏液样基质中有梭形细胞，切除后可能会局部复发。免疫组化示波形蛋白和 CD34 染色呈阳性。这种病变组织学上可能很难与软组织肉瘤区分开[38]。

成人生殖器部位的表皮样囊肿并不罕见，在儿童中也有报道[39]。曾有儿童外阴纤毛囊肿的报道[40]。"珍珠样丘疹"是包皮下的良性病变，发生于未接受包皮环切的男童，病变主要表现为龟头边缘的丘疹，丘疹顶端圆而光滑。包皮需要定期缩回以清洁龟头和冠状沟，否则容易在包皮下积垢。它们有时可模拟囊肿但可人为区分[41]。

婴儿纤维错构瘤是一种躯干部位罕见的皮下增生性病变，通常于 2 岁前发病。也有报道在外阴和阴囊出现此种病变[42]。

女童的外阴脂肪瘤表现为阴唇境界清楚的质软肿块、外阴带蒂皮损或外阴肿胀[43-44]，男童表现为阴茎和会阴部肿块[45]。有报道一例先天性会阴脂肪瘤曾被诊断为外生殖器性别不清[46]。影像学检查可诊断脂肪瘤，首选治疗为手术切除。曾报道一例发生于 13 月龄女童的外阴脂肪母细胞瘤，这是一种后天性、生长迅速但呈良性的病变[47]。

青春期前单侧大阴唇纤维性增生

青春期前单侧大阴唇纤维性增生是一种近来刚被认识的疾病。表现为无症状的快速生长的大阴唇肿大，常呈单侧，有时为双侧[48-49]。

临床特征　肿块质软，边界不清。表面轻度色素沉着，呈橘皮样外观。发生于肾上腺功能初现时，是对青春期前和青春期早期激素激增的一种反应性改变，表现为不对称的生理性肿大，可以自行消退。

病理　病理显示细胞成分稀少的纤维组织。免疫组化示成纤维细胞上雌激素和孕激素受体阳性。

鉴别诊断　由于其生长迅速，需与浸润性肿瘤鉴别[49]。

参考文献 162.11

见章末二维码

阴囊疾病

特发性阴囊钙沉着症

可在儿童时期起病。阴囊上出现多个灰色或白色坚硬结节，可排出石灰状内容物，无自觉症状[1-2]。

无全身性代谢紊乱，血液钙磷水平正常。

病理显示无定形的钙沉积物被肉芽肿性炎症与异物巨细胞围绕。

营养不良性钙沉着症可继发于局部创伤或感染。

可通过手术切除病变。

急性阴囊水肿

急性阴囊水肿和紫癜可能发生于过敏性紫癜和婴幼儿急性出血性水肿[3-4]。

双侧阴囊无痛性水肿可能是肾病综合征的表现(图 162.46)。

特发性阴囊水肿是一种青春期前儿童罕见的自限性疾病，表现为无痛或中度疼痛的阴囊肿胀和红斑[5]，单侧或双侧分布，可能会复发。这是 10 岁以下男童阴囊急性疾病中最常见的病因，可能是一种过敏现象[6]。超声显示阴囊皮肤水肿，但睾丸和附睾的大小正

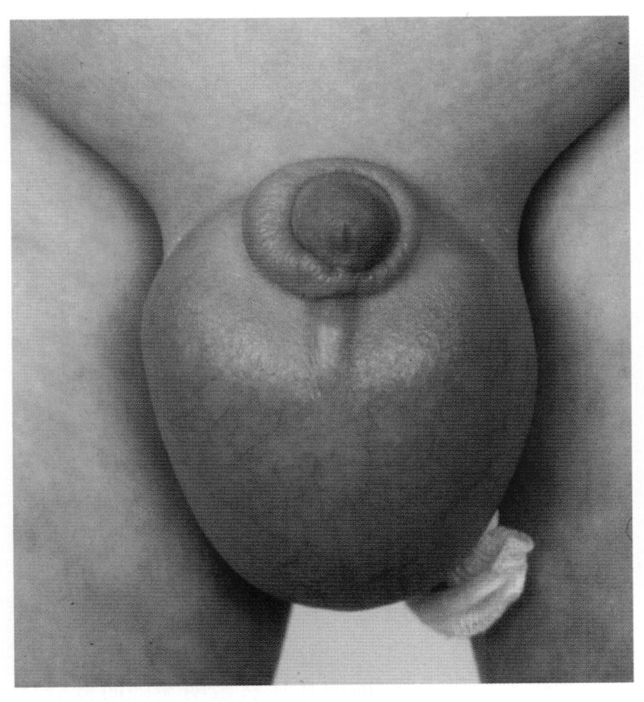

图 162.46　肾病综合征的阴囊急性水肿。资料来源：Courtesy of Dr M. Rogers.

常[7-8]。急性阴囊水肿的患者必须进行睾丸扭转筛查。

参考文献 162.12

见章末二维码

系统性疾病在生殖器的表现

克罗恩病

克罗恩病是一种慢性复发性炎症性肠病，通常具有皮肤表现。有些克罗恩病的患者同时患有结节性红斑或坏疽性脓皮病。肠道损害和皮肤损害的联系可以是特异性或非特异的，如果皮肤病理提示存在与肠道的肉芽肿性炎症类似的病理表现，可见巨细胞、巨噬细胞、淋巴细胞和浆细胞浸润，则可以诊断为转移性克罗恩病，该病并不常见[1]。

克罗恩病可能会累及儿童的生殖器部位，并且比成年人更普遍[2]。可能是因为与肠道相邻，伴有肛周或生殖器损害[3-4]，可以在肠道病变之前发病[5]。常见的症状是酸痛和不适感，女性常伴有质硬的阴唇水肿和肥大，男性则表现为阴茎和阴囊的水肿肥大，可发生溃疡。通常会出现肛周糜烂和裂隙、水肿、瘘管、皮赘和红斑[6]。外阴水肿具有特征性，有时是唯一的体征[7]。这些皮肤表现提示存在克罗恩病（图 162.47）。有时伴发唇炎[8]。外阴和肛周受累可能早于胃肠道病变[2]。

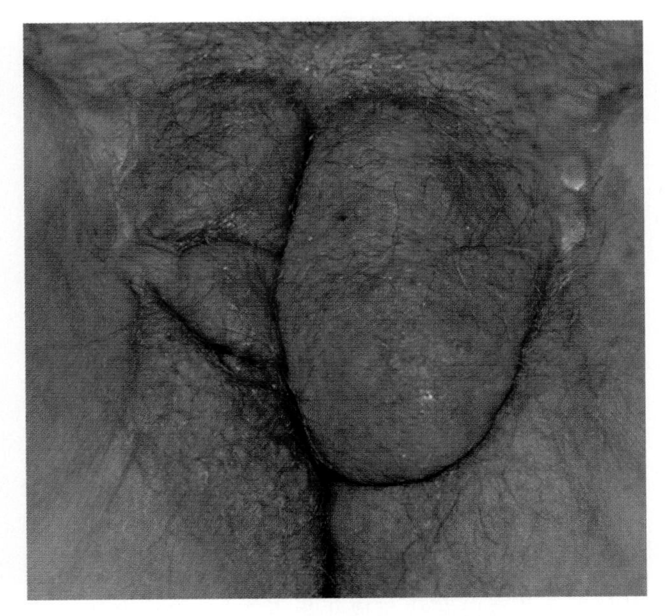

图 162.47　克罗恩病的巨大外阴水肿

这种情况的初步处理应是转诊至消化科医生排查肠道病变。皮损往往对口服抗生素如甲硝唑和柳氮磺吡啶治疗抵抗，通常需要泼尼松诱导缓解。据报道，局部应用他克莫司可治疗儿童生殖器克罗恩病[9]。长期治疗可能需要口服硫唑嘌呤[2]。

口面部肉芽肿和肛门生殖器肉芽肿

口面部肉芽肿表现为无痛的口唇硬结，伴有阴茎、阴囊和肛周类似皮疹，而不伴有肠道疾病。活检显示结节性肉芽肿伴淋巴管扩张[10]。肛门生殖器肉芽肿组织学表现一致，表现为弥漫性阴茎、阴囊、外阴或肛周肿胀[11]。

该病可能是克罗恩病的不完全表现型[12]，但一些患者似乎对一些食物过敏原表现出Ⅳ型超敏反应，这可以通过斑贴试验来证实[13]。

患有本病的儿童应筛查克罗恩病。首选治疗为限制饮食与局部外用糖皮质激素[14]。

2002 年的一份报道记录了 3 名患有肉芽肿性口周皮炎的患儿，其皮损同时累及大阴唇[15]。在这些患儿中，组织病理学表现为非干酪性毛囊周围肉芽肿。临床表现为红斑、丘疹，而不是克罗恩病典型的肿胀和裂隙改变，但由于病理学上相似仍需排除克罗恩病。一般无系统受累。

Melkersson-Rosenthal 三联征是一种罕见的肉芽肿性疾病，临床表现以反复的唇面水肿、周围性面瘫、皱襞舌为特征。已有一例 12 岁男孩患者的报道，同时伴发生殖器肿胀，病理显示为非干酪性肉芽肿[16]。

白塞病

白塞病是一种自身免疫性疾病，会累及各种大小血管，但主要是小静脉。它的特点是复发性口腔和生殖器溃疡及眼部炎症性疾病。除此之外，关节、胃肠道、中枢神经系统和皮肤是常受累部位。随着性别、种族和发病年龄的不同，临床表现也多种多样[17]。有一种称为MAGIC综合征（口角和生殖器溃疡并伴有软骨炎）的变异型，临床表现为白塞病伴发软骨炎，类似于复发性多软骨炎。

在报道的儿童白塞病的病例中，生殖器表现包括附睾睾丸炎[18]和生殖器溃疡[19-20]。童年发病提示具有很强的遗传因素。

青少年白塞病发病年龄约为12岁，最常累及皮肤黏膜和关节。有综述指出，所有儿童白塞病中均存在口腔溃疡，90%的病例伴有生殖器溃疡，一般位于外阴、阴囊和肛周部位。45%的儿童白塞病为家族聚集性发病，这一比例显著高于成年发病的患者。但是在其他方面儿童白塞病与成年患者类似，治疗方法也相同[21]。目前重症病例中TNF-α抑制剂是首选治疗，阿普斯特也有治疗效果。硫唑嘌呤、秋水仙碱、口服糖皮质激素和其他免疫抑制剂也被用于控制炎症[17]。

锌缺乏症

锌缺乏症发生于患有肠病性肢端皮炎的患儿出生时或断奶后，或者在母乳中锌含量低的全母乳喂养6~9个月时出现。临床表现为双侧外阴皮疹，境界清楚（图162.48）。口腔周围也有类似皮疹[22]。

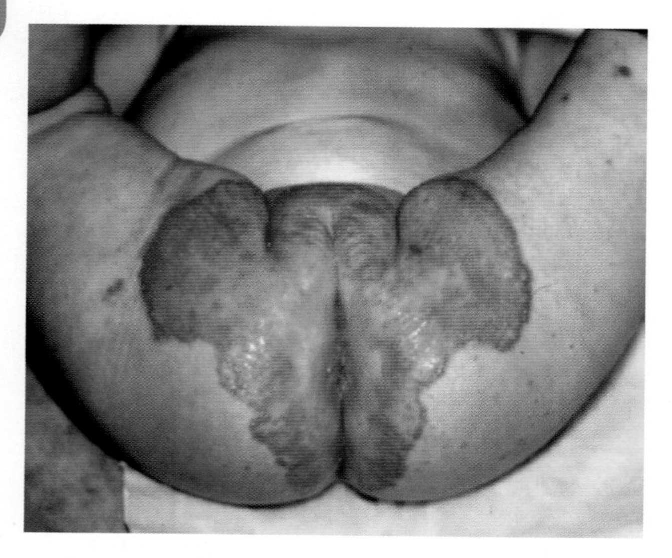

图162.48 肠病性肢端皮炎境界清楚的糜烂性损害

过敏性紫癜

过敏性紫癜是一种免疫介导的系统性血管炎，多见于儿童。表现为血管性紫癜性皮疹，最常累及下肢和臀部，伴有关节炎、腹痛和肾脏并发症。在男童中，阴囊水肿很常见，阴茎干和龟头也可伴有紫癜性病变。睾丸扭转是严重的并发症，有时难以鉴别[23]。

参考文献162.13

见章末二维码

心理因素导致的儿童生殖器疾病

成年人有时主诉生殖器不适却不伴有异常体征，这一人群数量小却不容忽视。尽管其中有一部分患者患有精神症状，导致行为不当或躯体形式障碍，但还有更大一部分是神经症或牵涉痛。曾有报道服用三环类抗抑郁药使一例青春期前女孩的神经性外阴痛得到缓解，虽然这种情况比成年人少得多[1]。患有神经性外阴痛的儿童的描述与成年人类似：不能穿紧身的衣服、感到刺痛及灼痛。他们会通过按压疼痛部位来缓解疼痛。

当孩子出现症状，即使在症状最明显的时候查体也没有体征时，很有可能就是心理因素导致的，尤其是当他们提供了一些神经症相关的症状描述以后。常见的情况就是看到内衣上有污渍后就认为是生殖器的分泌物来就诊，但是没有症状，并且分泌物拭子以及尿液培养均为阴性。

有时孩子一直诉说外阴不适，却找不到任何痛苦相关的体征。孩子很快意识到诉说外阴疼痛会吸引很多大人的注意，特别是在学校和公共场合，但这种情况常令父母感到尴尬。老师会担心被指控性虐待，所以总是把他们从学校送回家，并向父母解释这种行为。这样做的孩子知道这是一种有效的寻求注意力的方式，却不知道他们给周围人造成了很大困扰。解决该问题的最佳方法通常是不再关注，但有时需要精神科医生的帮助。

在某些情况下，有外阴问题的母亲也可能会将自己的担忧投射到孩子身上，而不管实际是不是真的存在问题。可以通过询问家族史获取这方面信息。在某些情况下，只需要让家长放心，但母亲更深层次心理问题可能需要心理辅导。

手淫的孩子在被父母发现时可能会谎称自己是因为感到疼痛而为之。父母应了解这是正常行为，无需担忧。

在大多数情况下，不干预、不关心和不顺从于寻求注意的行为是最好的治疗方法。但是，这也可能会遗漏真正需要关注的问题。

大多数患有各种外阴问题女童的父母都考虑过性虐待的可能性，即使他们通常在初诊时不提及。他们这样做是可以理解的，因为儿童性虐待和恋童癖在各种媒体上广泛传播,却从来没有提供过性虐待相关的证据细节。根据法律规定,与儿童有关的专业在雇佣前需要提供既往犯罪记录,其中虐待儿童是一个非常重要的问题。所以对于教师或者护理人员来说,他们对于孩子不断搔抓外阴并诉说外阴疼痛这样的行为感到担忧是正常的。毕竟家长会在孩子出现外阴疾病后怀疑是由那些代替他们照顾孩子的人造成的。

儿童性虐待很普遍,其中女童的性虐待更为普遍,最常见的年龄为 13~17 岁。尽管研究报告的发病率各不相同,但大约有 20%~30% 的女性和大约 10% 的男性在童年时期经历了某种形式的强迫性的性行为。数据表明,有 95% 以上的案例没有被披露[2]。

性虐待诊断非常困难,如果没有儿童或亲属提供的证据也无法证明。即使在儿童保护部门进行调查和访谈之后,许多案件仍未被解决[3-4]。

事实上大多数遭受性虐待的孩子没有任何症状,因为性虐待行为不一定会产生严重创伤,往往只有淤青,很快就可以痊愈。即使存在严重创伤,如果父母不知道皮损产生的原因,它可能被诊断为“人工性皮炎”(图 162.49)[2-4]。典型的生殖器疣(图 162.50)或生殖器疱疹都可能提示性虐待,但不能证实是性虐待,因为两者均可通过非性传播途径患病。体格检查也不能确认或排除青春期前女孩生殖器外伤是否为由于既往性虐待所致[5]。在没有其他可疑特征的情况下,出现皮疹(如湿疹、银屑病或硬化性苔藓)都不应怀疑是性虐待造成。

当患儿出现外阴皮损时,父母常常对性虐待有担忧但不言明,这时候需要进行仔细询问。在得知是单纯的皮肤病后,父母往往会感到宽慰。有许多皮肤病被误认为是性虐待的案例,其中包括硬化性苔藓、溃疡性血管瘤和罕见的皮肤病如大疱性类天疱疮,这些都可能会导致生殖器溃疡[6-9]。

非专业人士经常将外阴问题归因于性虐待。尽管皮损表现不能将其除外,但仅仅是基于家庭情况,父母的担忧以及存在性传播疾病和儿童的异常行为就怀疑性虐待是理由不足的。

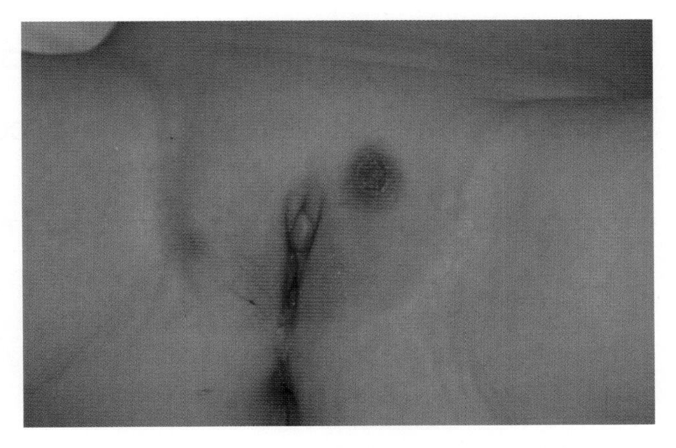

图 162.49 疑似香烟灼伤导致的生殖器溃疡

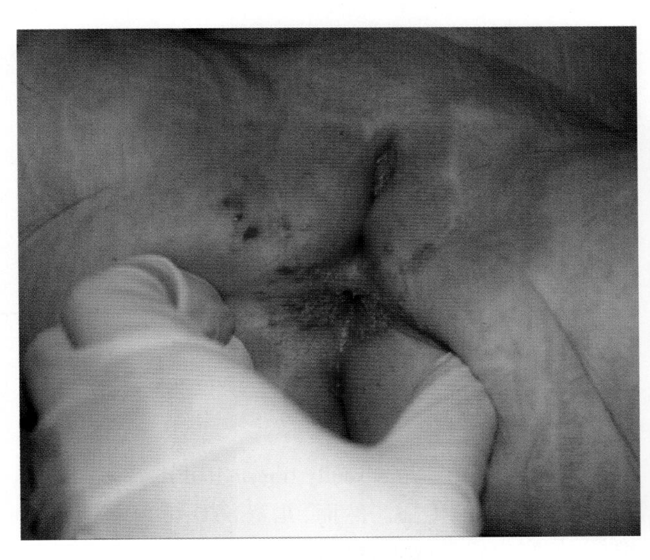

图 162.50 幼儿生殖器疣

(张珍 译,冯晓博 校)

参考文献 162.14

见章末二维码

第三十五篇

第 163 章　儿童青少年性传播疾病

Arnold P. Oranje, Robert A. C. Bilo, Nico G. Hartwig

摘要

成人性传播疾病（sexually transmitted diseases, STD）可由非性传播途径（如宫内感染或垂直）和性传播途径（自愿和非自愿的性接触）传播给儿童。从临床和法医学角度来看，“可通过性传播的疾病”是该类疾病更合理的术语。STD 患儿诊疗需要特别关心及专业指导，包括疾病诊断、传播模式的正确判定，以及与父母及患儿就诊断和传播途径的沟通。

要点

- 儿童性传播疾病可由宫内感染、垂直传播、性虐待和自愿的性接触（青少年）引起。
- 宫内感染和垂直传播的潜伏期在不同感染类型间有所差别。
- 在大多数性传播疾病中，没有证据表明可通过年龄来排除垂直传播的可能性。
- 对于患有性传播疾病的青春期前儿童，在排除先天传播和产后非性接触传播的可能性后，应考虑性传播。
- 青春期儿童在考虑性虐待和/或因怀疑性虐待实施干预前应首先排除双方自愿的性接触。
- 性传播疾病在青少年间非常普遍。
- 自 2015 年起，淋病和衣原体感染的发病率有所下降，而一期梅毒和二期梅毒的发病率有所上升致使先天性梅毒发病率升高。

引言

成人性传播疾病（sexually transmitted diseases，STD）几乎仅由性接触传播。然而，儿童 STD 可由非性传播途径（如宫内感染或垂直传播）和性传播途径（自愿和非自愿的性接触）传播[1]。

妊娠期的性传播疾病有其特殊性[2-3]，既可因绒毛膜羊膜炎或羊水过多引起早产，也可对胎儿和新生儿构成威胁。许多 STD（如梅毒）能通过胎盘引起胎儿感染。新生儿经产道分娩过程中也可感染，包括沙眼衣原体（*Chlamydia trachomatis*，CT）、淋病、人类免疫缺陷病毒（human immunodeficiency virus，HIV）和原发性生殖器单纯疱疹病毒（herpes simplex virus，HSV）。新生儿也可能通过母乳喂养感染 HIV 或通过接触唇疱疹患者感染 HSV。诊断新生儿 STD 应调查其密切接触者及母亲的性伴侣，这些调查会给临床工作者带来其他问题。

产后感染 STD 则有多种途径，包括与感染成人的日常接触，如非性传播的密切物理接触或其他非性接触传播、医疗干预和自愿或非自愿的性接触。理论上 STD 还能通过日常的性探索行为在感染儿童和非感染儿童间传播[4]。青少年则可能通过同龄人性接触传播感染 STD，但如若 STD 发生在低龄儿童，则必须考虑性虐待的可能。文献报道 STD 在受虐儿童中发生率在 2%～10%[5-7]。感染有时呈现相应的临床表现，但多数从疑似儿童性虐待（child sexual abuse，CSA）案例常规体格检查中偶然发现，处理这些案例时需要特别谨慎和专业知识（见于本章后续“儿童虐待和性虐待的皮肤表现”）。

受虐待感染性传播疾病的风险受多种因素影响，家庭外性虐待较家庭内性虐待更易感染。此外，不同文化背景间的差异是评估儿童感染 STD 途径的重要因素，例如 Whittle 等人[8]研究发现发展中国家目前乙型肝炎最常见的传播模式是儿童间的水平传播，而其他国家的流行病学调查提示母婴垂直传播则更为常见。HIV 感染见第 53 章。

在成人、儿童和青少年 STD 诊疗中需遵循“CCC”原则[9-10]：

- 正确诊断（correct diagnosis）。
- 必要时追踪接触史（contact tracing if necessary），实施虐待者并非简单的性伴侣，但也需要接受治疗。
- 咨询和教育（counselling and education）。

儿童 STD 方针

儿童如存在以下情况应接受完善的 STD 诊断检查：

- 疑似或被证实儿童性虐待。
- STD 的临床表现和症状。

- 无保护的双方自愿的性行为。
- 肛门生殖器损伤。

儿童性传播疾病有两个重要含义：

- 快速正确诊断和后续及时恰当的治疗非常重要。
- STD 提供了调查其传播模式的线索，其中性虐待必须考虑在内。因此，处理儿童 STD 需要多学科合作（框图 163.1）。

从公共卫生和流行病学角度，追踪（性）接触史都是必要的，其基本目的是有助于 STD 诊断和治疗，并阻止其进一步传播[9-10]。

框图 163.1　儿童 STD 的方针

第一阶段

- 转诊给（儿童）皮肤科医生和/或儿科医生，甚至是（儿童）妇产科医生
- 如果疑似性虐待或性虐待不能除外（表 163.1 和表 163.2）：
  - ○ 向儿童虐待相关领域医生或儿科法医咨询
  - ○ 询问患儿并告知其自我保护建议（如果指出应立即提供儿童保护）

第二阶段

- （儿童）皮肤科医生和/或儿科医生，甚至是（儿童）妇产科医生对 STD 的检查、正确诊断和治疗（表 163.3 和表 163.4）包括：
  - ○ 传染源
  - ○ 传播途径
  - ○ 排除其他 STD
  - ○ 检查患儿父母及其他家庭成员
- 由儿科医生和（医学）社工合作对患儿其他生理疾病和心理问题的补充检查和治疗
- 指导：
  - ○ 住院观察，必要时进行适当的儿科心理检查
  - ○ 由（儿童）妇产科医生在少女中进行妇科检查和调查，注意任何先天异常或可能由性接触/性虐待引起的异常

第三阶段

- 如果性虐待不能除外：
  - ○ 由儿童虐待相关领域医生或儿科法医作进一步调查
  - ○ 向儿童传授保护知识

表 163.1　性传播疾病（STD）传播途径[11]

	青春期前	青春期	垂直传播*
细菌性 STD			
沙眼衣原体（CT）	最可能由性接触感染。确诊 CT：CSA 可能	最可能由性接触感染 双方自愿的性行为也应考虑在内	并无证据提示可通过年龄来排除垂直传播的可能性
淋病奈瑟菌	最可能由性接触感染。确诊（非眼）淋病：CSA 可能		
梅毒螺旋体	最可能由性接触感染		>4 月龄的一期梅毒或>2 岁的二期梅毒患儿最可能是获得性感染
细菌性阴道炎	可能由性接触和非性接触感染		?
病毒性 STD			
肛门生殖器疣 单纯疱疹病毒 乙型肝炎和丙型肝炎病毒 人类免疫缺陷病毒	CSA 应首先考虑 自身接种和 CSA 应首先考虑 在排除垂直/围产期传播、母婴传播和血液传播的情况下应考虑 CSA	最可能由性接触感染 双方自愿的性行为也应考虑在内	并无证据提示可通过年龄来排除垂直/围产期传播的可能性
其他 STD			
阴道毛滴虫（TV）	CSA 应首先考虑	双方自愿的性行为应考虑在内	并无证据提示可通过年龄来排除垂直传播的可能性 >2 岁感染 TV 的患儿可能是围产期感染

注：* 母亲 STD 诊断阳性并不能排除 CSA；CSA，儿童性虐待。

第三十五篇

表 163.2 性传播疾病(STD)和儿童性虐待(CSA)之间的关系和儿童 STD 诊断含义[10-11]

	在性虐待儿童中?	如发现,确诊为 CSA 的数量?	含义
细菌性 STD			
沙眼衣原体(CT)	不常见	CT 患儿数量显著	13 岁以下儿童需高度怀疑:向 CPS* 报告
淋病奈瑟菌	不常见	淋病患儿数量显著	高度怀疑:向 CPS* 报告
梅毒螺旋体	不常见	梅毒患儿数量显著	高度怀疑:向 CPS* 报告
细菌性阴道炎	在无症状青春期前女童中患病率极低。在受性虐待的青春期前女童中更多见	没有足够数据提示 CSA 人群中的显著性	医学随访
病毒性 STD			
肛门生殖器疣	不常见	肛门生殖器疣患儿数量显著	疑似:考虑向 CPS 报告**
单纯疱疹病毒(HSV)/生殖器疱疹	不常见	HSV 患儿数量显著	疑似:向 CPS 报告***
乙型肝炎和丙型肝炎病毒	不详	没有足够数据提示 CSA 人群中的显著性	医学随访
人类免疫缺陷病毒	不常见(取决于当地成人患病率)	在排除其他传播途径情况下大多数儿童	高度怀疑:向 CPS 报告*
其他 STD			
阴道毛滴虫	不常见	患阴道毛滴虫病的青春期前少女中数量显著	青春期前儿童高度怀疑:向 CPS 报告 青春期儿童:医学随访

注:* 如果不是宫内感染或围产期感染。如果是,医学随访。
** 在大多数情况下不是性传播。如果是,医学随访。
*** 除非有明确的自身接种史。如果是,医学随访。
CPS,儿童保护服务。
资料来源:Adapted from CDC 2015[10] and RCPCH 2015[11].

表 163.3 小于 16 岁儿童性传播疾病(STD)诊断试验的质控标准[11]

	好	中	差
细菌性 STD			
沙眼衣原体	核酸扩增检测阳性 培养	酶免疫分析法/免疫荧光(仅阳性)阳性 核酸扩增检测阴性	酶免疫分析法/培养/免疫荧光/革兰氏染色阴性
淋病奈瑟菌	核酸扩增检测阳性 培养	核酸扩增检测阴性	
梅毒螺旋体	完善的血清学检查 核酸扩增检测阳性	暗视野显微镜 仅有 VDRL 试验和/或酶免疫分析法阳性 核酸扩增检测阴性	
细菌性阴道炎	青春期后:Amsell 标准、Nugent 评分 青春期前:线索细胞,混合厌氧菌		阴道加德纳菌
病毒性 STD			
肛门生殖器疣	肉眼诊断		
单纯疱疹病毒(HSV)	培养 核酸扩增检测阳性	核酸扩增检测阴性,HSV-2 特异性血清学实验阳性	肉眼诊断 HSV-1 特异性血清学实验阳性

续表

	好	中	差
乙型肝炎和丙型肝炎病毒	血清学检查 核酸扩增检测阳性		
人类免疫缺陷病毒	实验室血清学检查 核酸扩增检测阳性	快速血清学试验	
其他 STD			
阴道毛滴虫	培养 阴道毛滴虫悬滴法 核酸扩增检测阳性	核酸扩增检测阴性	吖啶橙

资料来源:Adapted from Royal College of Paediatrics and Child Health 2015[11]. Reproduced with permission of the Royal College of Paediatrics and Child Health. The RCPCH is not responsible for any changes of practice since the date of original publication.

VDRL,性病研究实验室。

表 163.4　小于 16 岁儿童 STD 治疗[1,9-11]

	治疗
细菌性 STD	
沙眼衣原体(CT)	儿童: • <8 岁,红霉素 50mg/(kg・d),7~14 天 • >8 岁,阿奇霉素 1g 顿服 • 多西环素 100mg/次,2 次/d,7 天(替代)
新生儿 CT	• 口服红霉素 50mg/(kg・d),10~14 天 • 克拉霉素 20mg/(kg・d),10~14 天 • 阿奇霉素 20mg/(kg・d)(替代)
淋病奈瑟菌	儿童: • 体重<45kg 头孢曲松钠 125mg 单次治疗 • 体重>45kg 头孢曲松钠 250mg 单次治疗,环丙沙星 20mg/(kg・d),5~7 天(替代)
新生儿淋病奈瑟菌性眼炎	头孢曲松钠 25~50mg/kg 静脉滴注或肌内注射,单次治疗
梅毒螺旋体	见框图 163.4
细菌性阴道炎	• 等待观察(自愈) • 甲硝唑 30mg/(kg・d),分 3 次口服,7 天 • 阿莫西林 50mg/(kg・d),分 4 次给药,7 天(替代)
病毒性 STD	
肛门生殖器疣	• 等待观察(75% 在 3 年内自发消退) • 5% 咪喹莫特软膏 • 冷冻疗法 • 针对大的(持续性)肛门生殖器疣:CO_2 激光、脉冲染料激光、外科切除
单纯疱疹病毒	无(无合并症的病例)
生殖器疱疹	伐昔洛韦 500mg/次,2 次/d,5 天
新生儿疱疹	阿昔洛韦静脉滴注 20mg/(kg・8h),14~21 天
播散性,中枢神经系统	阿昔洛韦静脉滴注 20mg/(kg・8h),21 天
皮肤,黏膜	阿昔洛韦静脉滴注 20mg/(kg・8h),7~14 天
乙型肝炎和丙型肝炎病毒	• 由具备感染性疾病专业知识的儿科医生进行治疗
人类免疫缺陷病毒	• 最好在暴露后 72h 内尽快预防性治疗 • 由具备感染性疾病专业知识的儿科医生进行治疗
其他 STD	
阴道毛滴虫	• 甲硝唑 500mg/次,2 次/d,5~7 天 • 甲硝唑 2g 顿服(替代)

参考文献 163.1

见章末二维码

梅毒

定义 梅毒是由梅毒螺旋体引起的多系统感染，分为先天性梅毒和获得性梅毒。

历史 1498年Caspar Torella发现婴儿可被患有梅毒的乳母感染[1]。Paracelsus在16世纪早期认为梅毒可从宫内感染，将其描述为“遗传性梅毒”。这个术语延续到了1901年，Carpenter仍提及“遗传性梅毒”[2]。直到1905年，Schaudinn和Hofman才认识到先天性梅毒的发病机制与先天性梅毒和获得性梅毒间的清晰区分，1906年von Wassermann发明了梅毒血清学检查。1906—1940年的文献大多显示儿童梅毒发生在出生后前几年或首次性行为后。出生后前几年感染梅毒可能是先天性梅毒或获得性梅毒。大多数首次性行为后的梅毒是获得性梅毒，而不太可能是先天性梅毒。

然而，如果梅毒表现为神经系统病变，则通过血清学检查难以明确是先天性梅毒的后遗症还是获得性梅毒。1920—1930年报道的部分发生在第一年和开始性行为之后的儿童梅毒病例与性虐待相关。

尽管淋病和衣原体的发病率有所下降，一期梅毒和二期梅毒的发病率则呈现上升[3-4]，先天性梅毒也呈现相似的趋势[3]。

病理 梅毒螺旋体感染的典型表现是血管炎和浆细胞浸润，但在胎儿死亡或二期梅毒中可有不典型表现[5]。在疑似病例中发现梅毒螺旋体可确诊[6]。

先天性梅毒的临床特征 先天性梅毒是胎传梅毒，分为早期先天性梅毒（<2岁）和晚期先天性梅毒（≥2岁）。先天性梅毒的表现可以是梅毒死胎、出生时即有典型症状的梅毒婴儿及在生后几个月出现迟发性梅毒表现的婴儿。晚期先天性梅毒可表现为间质性角膜炎等特征性改变。据文献报道，晚期先天性梅毒可没有任何早期先天性梅毒的表现和症状[7]。

先天性梅毒是由母亲梅毒引起，如果母亲在分娩时没有梅毒血清学阳性的证据，那么患儿的梅毒表现并非先天性梅毒。婴儿出生时非特异性梅毒螺旋体抗体阳性提示母体抗体的被动转移，婴儿脐带血和血清的假阳性和假阴性结果的比率表明，只有分娩时母体梅毒检查阴性才能排除婴儿先天性梅毒的诊断[8]，但在这个方法中有两个缺陷：如果母体滴度极高，可能出现假阴性结果（前带效应）。因此，在婴儿有先天性梅毒的临床表现和症状且母亲血清学实验阴性时，应对母体血清连续稀释后再次检查；也有可能母亲为梅毒潜伏感染、血清学实验阴性但患儿感染梅毒，患儿在出生时无相应表现，随着时间出现相应症状，其母体血清学检查呈阳性[9]。

自青霉素问世，几乎所有的先天性梅毒死亡都见于死胎或婴儿出生时即表现为梅毒。尽管晚期先天性梅毒的诊断并不及时，但因在患儿疾病严重之前常能诊断明确，故多数患儿可成功治疗。而在青霉素发现以前，治疗手段没有青霉素有效，一些婴儿在出生后前几个月死于先天性梅毒，在20世纪早期，先天性梅毒的死亡率高达80%[2]。

死胎先天性梅毒诊断可通过检验生育死胎的母亲的梅毒血清学进行推断。血清滴度如提示近期梅毒感染（快速血浆反应素试验>1∶64）可能支持死胎由梅毒导致[7]。然而，梅毒所致的死胎也可与低滴度相关，在死胎组织中检测到梅毒螺旋体可确诊。

梅毒可累及多系统器官，先天性梅毒与二期梅毒临床表现相似，常有皮疹、肝脾大和中枢神经系统受累。骨损害在二期梅毒较少见，但在先天性梅毒中较为常见，可在先天性梅毒出现其他临床表现前帮助诊断[7]。

先天性梅毒的皮疹可表现为类似二期梅毒的丘疹鳞屑样损害（图163.1）和扁平湿疣的特征性改变。掌跖部位的梅毒疹具有一定特征性（图163.2）。此外，不同于二期梅毒，先天性梅毒可出现水疱、大疱样损害[3,10]。在青霉素出现前，导致鼻塞的鼻黏膜类黏液，有时或为血性分泌物常被报道，但近年来已不常见[11]。皮损和鼻分泌物可检出梅毒螺旋体，成为感染原，因此在检查和治疗感染患儿时应小心谨慎。肝脾大、肝酶异常和胆汁淤积也可见于先天性梅毒[11]。肝功能异常可能在治疗后加剧[12]，通过肝功能异常来区分先天性

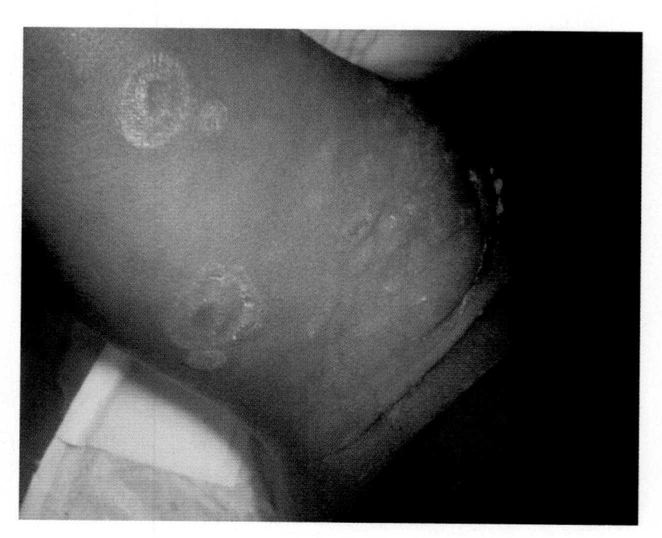

图163.1 先天性梅毒：丘疹鳞屑样皮损，与二期梅毒疹类似

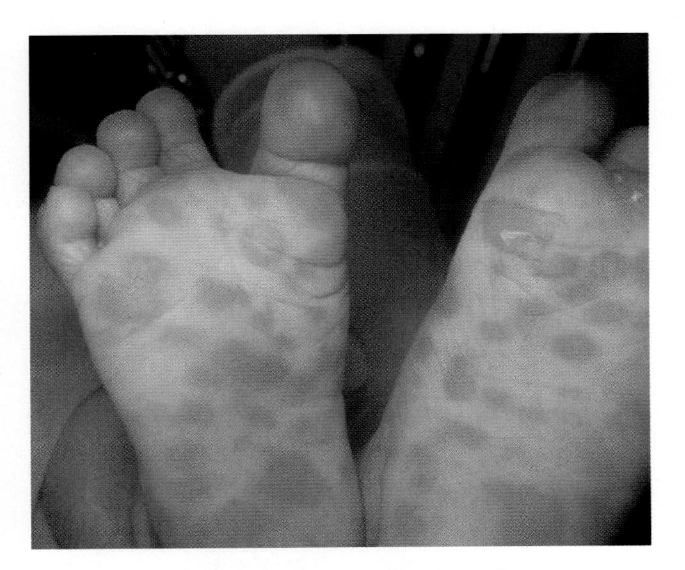

图 163.2　先天性梅毒：累及足底

梅毒和其他先天感染无特异性。

新生儿脑脊液（CSF）VDRL 试验阳性支持诊断先天性梅毒，但鉴于 CSF 细胞计数和蛋白测定在梅毒和非梅毒患者间有较大重叠，故仅用 CSF 细胞计数和蛋白测定没有意义[13]，直接检出梅毒螺旋体具有诊断意义[14-15]（图 163.3）。先天性梅毒的骨损害主要是长骨透亮性增加、骨密度增高的干骺端炎，后期发展为骨侵蚀，胫骨侵蚀即"猫咬征"或"Wimberger 征"，骨膜受累在先天性梅毒亦可见到[16]（图 163.4）。先天性梅毒的骨炎症会引起疼痛和活动受限，又称 Parrot 假性瘫痪。偶可见骨折，儿童虐待中可见类似情形。弥漫性骨损害提示先天性梅毒，不对称骨损害更倾向于创伤[13]。有典型骨病理损害表现的婴儿大多梅毒血清学实验阳性。

晚期先天性梅毒表现为持续感染或者红斑。多数先天性梅毒的红斑可通过适当的治疗加以避免，但部分患者早期从未出现典型症状，60% 的先天性梅毒患儿仅从依据血清学检测发现异常，导致治疗失败或不

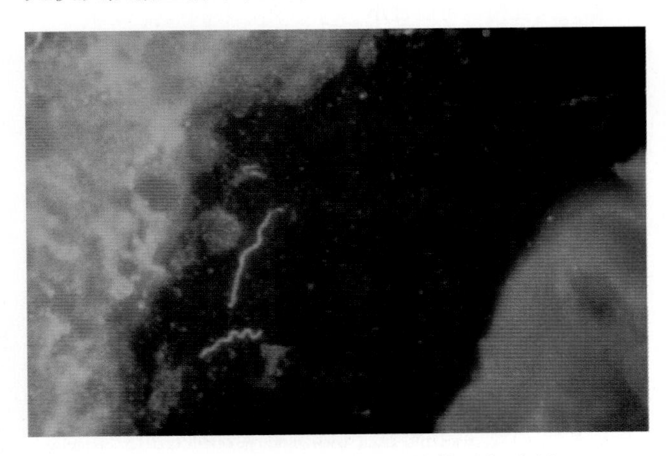

图 163.3　依据检测梅毒螺旋体进行诊断

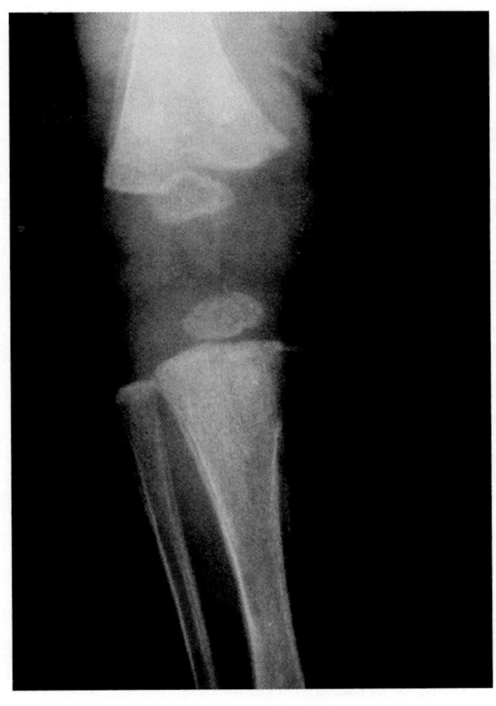

图 163.4　梅毒性骨膜受累

足，特征性损害出现。这些晚期先天性梅毒相关表现由美国公共卫生服务机构总结如下：

- 间质性角膜炎，可引起双目失明，容易在青春期进展。
- Hutchinson 齿，为上颌和下颌中切牙发育异常，由于咬合面中央有缺口且小所致齿间隙增宽。
- 桑葚齿，为第一磨牙牙尖发育不良，形如桑葚。
- 第Ⅷ对脑神经受累所致的耳聋，罕见表现，常在青春期出现。
- 神经梅毒，有获得性神经梅毒所有表现，包括脑膜血管梅毒、脑实质梅毒和树胶肿性神经梅毒。
- 骨损害包括硬化性（佩刀胫、前额隆起）和溶骨性损害（树胶肿引起鼻中隔或腭破坏）。
- 梅毒性鼻炎愈合后皮肤损害（口周皲裂或裂隙）。
- 心血管损害同获得性梅毒，但罕见。
- Clutton 关节，无痛性膝关节积液。

Hutchinson 三联征包括间质性角膜炎、Hutchinson 齿和神经性耳聋。Clutton 关节、间质性角膜炎和神经性耳聋不具有传染性且对青霉素反应差。

获得性梅毒的临床特征　出生后通过直接接触感染性皮损而致病，梅毒通常通过性接触传播但理论上可通过非性接触传播，如在非生殖器部位出现原发性硬下疳时需考虑此种可能。颈部硬下疳可由接吻引起。除性接触传播外，还可通过母婴传播和血液传播。

>4 月龄的一期梅毒和>2 岁的二期梅毒极有可能是获得性梅毒，儿童获得性梅毒的症状与成人表现相似，以下关于一期和二期梅毒的临床表现基于成人数

据，并在必要时列举儿童典型案例。

一期梅毒

获得性梅毒最主要的症状是无痛性硬下疳，常见于接触部位。因常由性接触传播，故好发在阴茎、阴道和肛门，也可见于口唇和乳房。经过9~90天的潜伏期（平均3周），在接种部位可见单个皮损（偶可多发），开始时为一红色斑疹，之后变为丘疹，很快形成溃疡。典型的硬下疳境界清楚，质韧，常伴局部无痛性淋巴结肿大。硬下疳不经治疗可在6~12周自然消退[7]。儿童硬下疳较成人小，不易察觉。部分成人和儿童硬下疳表现十分不典型，可能因为皮损不典型或隐匿（如宫颈或直肠部位）而漏诊。

二期梅毒

二期梅毒的皮疹是因梅毒螺旋体的广泛播散所致，一般发生在硬下疳后6周（2~6周）。二期梅毒疹发生的时候可仍伴有硬下疳。二期梅毒疹早期表现为斑疹，可进展为丘疹鳞屑性皮疹，屈侧和伸侧均可受累。其他皮损表现包括间擦部位尤其是会阴部扁平湿疣，梅毒性脱发亦见于二期梅毒。发热及乏力等全身症状也较常见[10]。

儿童获得性梅毒表现包括与成人分布一致的掌跖部位的丘疹和丘疹鳞屑性损害、肛周扁平湿疣和口腔黏膜斑[17-19]，皮疹常为儿童获得性梅毒的常见主诉，但二期梅毒也可无症状[20]。

潜伏梅毒

定义为二期梅毒疹消退后的无症状梅毒。依据传播水平分为早期潜伏梅毒（<1年）和晚期潜伏梅毒（>1年），晚期潜伏梅毒传染性较低。尚无儿童潜伏梅毒的明确报道。

梅毒和儿童性虐待 如果儿童有梅毒表现，在明确排除先天传播和出生后非性传播时，应考虑性传播，儿童获得性梅毒报道罕见[7,17,19,21-23]。大多数青春期前儿童获得性梅毒与包括儿童性虐待在内的性传播相关，部分有明确的非虐待传播相关证据。由于对旧文献的现代解释强烈表明大多数儿童梅毒与虐待相关，所以多数对性虐待的评估都包含对梅毒的评估。

由于感染梅毒螺旋体和检测到其非特异性抗体间存在延迟，建议在虐待事件发生后6周检测血清学反应。然而，由于多数性虐待事件是长期进行的，故在此类儿童中仅通过一次梅毒血清学检查就能发现部分梅毒患者的现象是很常见的。

Rimsza和Niggemann[23]在3年内对311名急诊就诊的受性虐待儿童实行医学检查，对104名接受阴交或肛交患者进行VDRL试验，无一阳性，后续也未做梅毒血清学检查，值得注意的是这311名患者中有83人应用抗生素，可能对梅毒螺旋体产生影响。

De Jong[24]在3年内对532名性虐待受害者在初诊和随访时均进行梅毒检测，其中只有1人患有梅毒。

White[25]等人评估了409例性侵患者，在北卡罗来纳州的威克县99例中的62例进行了梅毒的检测，在其他县对310例中的46例进行了该检查，威克县有5人诊断为梅毒，其他县1人确诊梅毒。由于其中4名儿童有其他性传播疾病表现，另一儿童有硬下疳，因而进行了梅毒检查，并未进行后续随访检查[25]。

诊断 妊娠期和分娩时妇女广谱筛查可以检出先天性梅毒高危新生儿[26-28]，母亲梅毒反应阳性时很难排除新生儿先天性梅毒的诊断，尤其在没有之前测试结果的情况下。地方螺旋体病血清学检测不能与梅毒螺旋体鉴别开，可能引起误诊（见第44章），地方螺旋体病不引起先天感染，往往被动获得抗体。没有详细病史的情况下，母体血清学反应和高滴度都不能判断是否具有传染性[28-29]。根据美国疾病控制中心（American Centers for Disease Control，CDC）对STD的诊断标准，可能会对部分患儿过度治疗但几乎不会遗漏任何病例[7]，该标准可发现无症状感染婴儿（框图163.2）[7]。

框图163.2 先天性梅毒：2015年疾病预防与控制中心关于性传播疾病的报告

确诊或高度怀疑先天性梅毒

任何有以下表现的新生儿：

- 与先天性梅毒表现一致的体检异常或
- 定量非梅毒螺旋体抗原血清试验滴度高于母体滴度4倍以上（抗体滴度<4倍不能排除先天性梅毒）或
- 暗视野显微镜检查阳性或皮损体液PCR阳性

可能诊断先天性梅毒

体格检查正常且定量非梅毒螺旋体抗原血清试验≤母体滴度4倍并伴以下任一情况的新生儿：

- 母亲未经治疗或治疗不充分或没有相关治疗史
- 母亲红霉素治疗或其他非指南推荐的治疗（如非青霉素G治疗）（未按指南推荐治疗者应列为未治疗）或
- 母亲在分娩前<4周内接受推荐治疗

诊断先天性梅毒可能性小

体格检查正常且定量非梅毒螺旋体抗原血清试验≤母体滴度4倍并伴同时满足以下两种情况的新生儿：

- 母亲在妊娠期接受了符合感染阶段的治疗，并在分娩前>4周前进行治疗
- 母亲没有再感染或复发的证据

不诊断先天性梅毒

体格检查正常且定量非梅毒螺旋体抗原血清试验≤母体滴度4倍并伴同时满足以下两种情况的新生儿：

- 母亲在妊娠前足量治疗并且
- 在妊娠期和分娩时母体非梅毒螺旋体抗原血清试验滴度低且稳定（如血清固定）（VDRL<1:2，RPR<1:4）

资料来源：CDC，available from www.cdc.gov/std/tg2015/congenital.htm

非特异性抗体(非梅毒螺旋体抗体)阳性并经特异性抗体(梅毒螺旋体抗体)阳性证实或找到梅毒螺旋体可确诊梅毒。非梅毒螺旋体抗原血清试验有快速血浆反应素环状卡片试验(RPR)和 VDRL 试验,可做定量和定性试验,结果由特异性梅毒螺旋体试验证实。特异性梅毒螺旋体试验具有诊断意义。

梅毒螺旋体抗原血清试验包括荧光螺旋体抗体吸收试验(FTA-ABS)和梅毒螺旋体血凝试验(MHA-TP),在欧洲,免疫球蛋白 G(IgG)和 IgM 酶免疫测定(EIA)也用于梅毒诊断,一些研究者使用非标准化的印迹实验诊断梅毒[14-15]。IgM 可用于发现先天性梅毒和获得性梅毒,但不能检出还没有出现临床症状的先天性梅毒[15]。在发展中国家或其他意义上难以接触的人群可开展即时医疗检测(POC),这样无需相应的实验室设备[30]。

梅毒螺旋体可通过暗视野显微镜检查、免疫荧光染色、聚合酶链反应和家兔感染实验进行检测,这些手段特异度高达 100%,但灵敏度有限,在先天性梅毒和获得性梅毒的早期阶段极具诊断价值,家兔感染实验是衡量其他检测方法的标准,但仅用于研究。对高度怀疑梅毒的患儿应进行全面的检查(框图 163.3)[7]。

框图 163.3　确诊或高度怀疑先天性梅毒的婴幼儿推荐评估

- 直接暗视野检查或免疫荧光抗体检测或其他皮损、淋巴结或体液特异性检查
- 血清定量非梅毒螺旋体以及梅毒螺旋体血清学检测,高度推荐进行血清 IgM 检测
- 全血细胞计数及分析以及血小板计数
- 脑脊液 VRDL、细胞数及蛋白检测
- 其他根据临床进行的检查(长骨放射线检查、胸部 X 线、肝功能、颅骨超声、眼科检查)

预后　先天性梅毒和获得性梅毒未经治疗会引起相似的后遗症,早期足量治疗预后较好[28]。青霉素治疗晚期先天性梅毒的经验不足,病例报告提示青霉素疗效不佳[31]。青霉素足量治疗先天性梅毒失败者未见报道,但有苄星青霉素短期治疗失败的报道,所有患者都需要再次进行合理治疗[32]。所有可能患先天性梅毒的患儿都要仔细随访并确保其治疗有效[7]。

鉴别诊断　梅毒是模仿大师,当儿童获得性梅毒以硬下疳为表现时,应与治疗抵抗的细菌性皮肤感染鉴别,其他的鉴别诊断还包括单纯疱疹病毒感染和软下疳。二期梅毒疹需要与丘疹鳞屑性疾病鉴别,尤其是玫瑰糠疹。获得性梅毒的系统表现没有特异性,除非有肱骨外上髁淋巴结肿大。

先天性梅毒和获得性梅毒都伴有脑脊液细胞增多,通过脑脊液检测很难区分梅毒和脊髓痨。

先天性梅毒的水疱样皮损要与大疱性表皮松解症、疱疹样皮炎、金黄色葡萄球菌感染和肥大细胞增多症相鉴别[33]。肝脾大表现需与包括弓形虫感染、风疹或巨细胞感染等先天感染相鉴别。先天性梅毒的贫血需要与引起胎儿水肿的所有疾病鉴别,尤其是细小病毒感染。先天性梅毒的骨损害需与其他感染或儿童虐待鉴别。

治疗(框图 163.4)　青霉素 G 肠外给药是各期梅毒的推荐治疗[7,10],首选治疗包括苄星青霉素 G 50 000U/kg 肌内注射,最大为成人剂量 240 万 U,极少出现治疗无效[31-32]。对有神经梅毒或眼梅毒症状、体征的患者应做脑脊液分析和眼科裂隙灯检查,所有患者都要检查 HIV[8]。肌内注射苄星青霉素会引起疼痛,用 1% 盐酸利多卡因稀释青霉素可缓解疼痛[34]。

框图 163.4　儿童获得性梅毒和先天性梅毒的推荐治疗方案

先天性梅毒婴儿

先天性梅毒的新生儿:青霉素 G 20 万~25 万 U/(kg·d),分 2 次静脉滴注(第 1 周),分 3 次静脉滴注(2~4 周)或分 4 次静脉滴注(>4 周),疗程 14 天,新生儿梅毒发生吉-海反应(Jarisch-Herxheimer reactions)较稍大婴儿和儿童少见。

儿童

苄星青霉素 5 万 IE/kg 肌内注射(最大剂量:240 万 IE/次),其他非青霉素补充治疗无效。红霉素(儿童)和多西环素或四环素(仅成人)有效,但这些药物在 CDC STD 指南中未提及,头孢曲松钠[12 岁以下儿童:30~80mg/(kg·d),1 次/d,疗程 10 天;较大儿童:1~2g/d 静脉滴注,1 次/d,疗程 10 天]可作为替代,尚无证据显示其有效性不如青霉素[31]。在近期的一项荟萃分析中指出头孢曲松钠是青霉素过敏人群替代青霉素治疗的良好选择[36]。

先天性梅毒治疗包括:

- 母亲妊娠前足量治疗。
- 母亲妊娠期间给予足量治疗,最好在妊娠前 6 个月,但确保在妊娠最后 1 个月前必须足量治疗,或
- 婴幼儿分娩时或出生后在症状出现时给予足量治疗。

任何包括孕产妇的治疗都要包括她所有的性伴侣防止母亲再感染,足量母体治疗即单剂苄星青霉素(240 万 U)治疗早期梅毒(一期梅毒和二期梅毒)或每周 1 次苄星青霉素治疗 3 周,总剂量达 720 万 U,相应治疗后,早期梅毒患者非梅毒螺旋体抗原血清试验滴

度下降 4 倍及以上或转阴，晚期梅毒患者血清固定或滴度降至等于或低于 1∶4[10]。

大多数妊娠期梅毒血清学试验阳性的妇女不属于上述类别，通常是因为分娩前没有相应的滴度下降证据。由于母亲的充足治疗具有不确定性，故许多患先天性梅毒高风险患儿需按先天性梅毒治疗。

先天性梅毒治疗方案为静脉给予青霉素 G[出生后第一周 5 万 U/(kg·次)，每 12h 1 次，此后每 8h 1 次]，疗程 10~14 天。尽管静脉青霉素 G 是一种治疗选择，但笔者应用肌内注射普鲁卡因青霉素 5 万 U/(kg·d)，疗程 10 天的临床经验显示该方案亦有效。青霉素 G 或普鲁卡因青霉素均未出现治疗失败的报道，而单次注射苄星青霉素则导致了一些治疗失败的案例[31-32]。

与获得性梅毒相似，非梅毒螺旋体抗原血清试验治疗后应有相应下降，在疾病晚期接受治疗的患儿血清学试验可能永不转阴，15% 早期梅毒患儿接受推荐治疗后无法达到非梅毒螺旋体抗原血清试验滴度下降 2 倍[7,10]。非青霉素治疗先天性梅毒的疗效未经评估，临床不应采用，目前认为适当剂量的氨苄西林与青霉素等效[7,10]。应注意存在治疗失败的可能。

推荐对被高风险者(STD 感染史、性伴侣感染、HIV 感染和近一年>4 个性伴侣)性侵的儿童进行梅毒筛查(12 周后重复)[35]。

参考文献 163.2

见章末二维码

淋病

定义 淋病是由淋病奈瑟菌引起的感染，淋病奈瑟菌是无鞭毛、无芽孢的革兰氏阴性球菌(双球菌)，病程呈急性或亚急性，好发于生殖器、直肠和口咽。

历史 淋病是最古老的人类疾病之一，在《旧约》中就有对尿道分泌物的描述，到公元前四五世纪，希波克拉底提及淋病，直到 Galen 在 100 年后用“淋病(流动的种子或精液)”这一术语。奈瑟从新生儿眼炎中发现了病原体，并在 1879 年确定淋病奈瑟菌是其致病原因。1882 年 Leistikow 和 Loeffler 首次培养出淋病奈瑟菌，在 1881 年 Credé 开始用硝酸银灌注预防致盲性新生儿淋病奈瑟菌性眼炎，硝酸银灌注法可有效减少新生儿淋病奈瑟菌性眼炎的发病率，从 10% 降至 0.5%[1]。

20 世纪早期在青霉素出现前女性流行性外阴阴道炎是一种常见疾病，传染性极高，当时认为仅通过浅表接触即可引起传播[2]，但是在一定环境内对感染女性仔细研究发现淋病性外阴阴道炎并不具有传染性(尽管当时并无有效的治疗措施，但病房内未见由感染患者传播给非感染患者的现象)[2]。感染的成人或儿童和非感染儿童间的密切接触才能导致疾病的传播，此结论延续至今。

病因和发病机制 淋病是一种感染性疾病，成人仅通过密切接触感染，通常是性接触[3-4]，人类是淋病奈瑟菌的唯一天然宿主，通过直接黏膜接触传播[4-6]。

儿童淋病感染可以是围产期从母亲传染给新生儿(垂直传播)或密切接触(几乎都是通过性传播)。

污染物在疾病传播中的作用尚不明确，但可能极少以此途径传播。唯一较明确的通过非性途径传播的淋病感染记录是通过污染的直肠体温计引起院内暴发新生儿淋病奈瑟菌感染[7]。

病理 淋病感染始于微生物通过菌毛或其他表面蛋白黏附于黏膜细胞，复层鳞状上皮细胞能抵御侵入，但柱状上皮细胞易感，这就解释了常见的感染分布：女性尿道、斯基恩氏腺(Skene gland)和巴氏腺(Bartholin gland，又名前庭大腺)、宫颈和输卵管；男性尿道、前列腺、精囊和附睾；还有两性均有的直肠、咽和结膜。青春期前女性由于缺乏雌激素致阴道碱性 pH 对淋病易感，而青春期后女性阴道不易感但宫颈易感，致病菌通过细胞内吞形成液泡，复制后离开上皮细胞基底层进入皮下组织[8]，接种部位可见明显的中性粒细胞浸润等炎症反应、表面脓性分泌物和黏膜下小脓肿形成。

播散性淋病奈瑟菌感染(disseminated gonococcal infection，DGI)的皮损病理包括出血、血管炎和中重度炎细胞浸润，大多为中性粒细胞伴不同程度单核细胞浸润[9]，真皮小血管血栓形成，上皮轻度水肿伴少数中性粒细胞和红细胞形成皮下水疱或脓疱，仅 10% 的病例可在皮损部位通过革兰氏染色或培养检出病原菌[10]，但 57% 的病例皮损通过免疫荧光染色可检测到病原菌[10]。

临床特征

婴儿感染

新生儿围产期患淋病主要是因分娩时经直接接触母体宫颈分泌物污染的产道感染婴儿黏膜部位(结膜、咽)所致。

在不采取预防措施的情况下，42% 的淋病母亲分娩的新生儿发生淋病奈瑟菌性结膜炎，7% 的新生儿发生口咽部淋病奈瑟菌感染[11-12]。母体淋病患病率取决于当时当地淋病患病率。在多数美国人群中淋病患病率低于 5%，但这个数据在非洲明显更高(5%~10%，甚至更高)。产前筛查和治疗可有效预防高危人群的新生儿发生感染,另外,新生儿眼部预防性治疗可减少83%~93%因母亲淋病所致的新生儿淋病奈瑟菌性眼炎的发病率[13]。在发达国家母亲发生淋病奈瑟菌感染并不常见(<1%),故对所有妊娠妇女进行筛查和新生儿眼预防性治疗成本较高。美国采取母亲筛查和新生儿眼病预防来降低新生儿感染淋病的风险,在一些州法律规定进行新生儿淋病奈瑟菌性眼病预防治疗。

结膜炎是新生儿最常见的临床表现[14],通常在生后2~5天出现(0~28天),起初为结膜水性分泌物,后快速形成脓性分泌物并增多,也可以是血性的分泌物。结膜和眼睑水肿如不治疗可进展为角膜炎、虹膜炎、角膜溃疡穿孔,甚至导致失明。新生儿淋病的其他临床表现包括局部感染如头皮脓肿(与头皮电极有关)或淋病奈瑟菌血症所致的系统性感染和细菌播散,如败血症、关节炎、脑膜炎和肺炎。

淋病奈瑟菌感染也可无症状,但口咽部、生殖器/阴道和直肠淋病奈瑟菌培养阳性。新生儿最常见的系统感染表现是关节炎,通常发生在生后1~4周。在最大的病例系列报道中[7],新生儿常表现为易激惹且发热,也可仅表现为关节肿胀而无系统症状[15]。有些患儿在关节炎出现前存在皮损(未描述)和浅表脓肿。关节炎通常累及多关节,腕、膝和肩关节最常受累。

大龄儿童

大龄儿童淋病感染通常是局部感染(阴道炎、尿道炎和结膜炎),播散性感染不常见,也可发生于青春期前儿童,以关节炎和播散性淋病奈瑟菌感染最常见。然而,许多淋病奈瑟菌感染是无症状的,15%~44%儿童外阴淋病感染无症状[16-17]。

最常见的临床表现是外阴阴道炎,表现为大量脓性分泌物,呈白色、乳酪样、黄色或绿色,内裤可染色。然而阴道分泌物也可少量与生理性分泌物混淆[18-19]。还可表现为瘙痒、外阴红斑和排尿困难[19-20],少数青春期前女孩下腹疼痛伴发热和淋病奈瑟菌性阴道炎,提示上行性盆腔感染[19-21],上述症状通常不超过1周(中位数3天),也有患儿在就诊前症状可能持续2周以上甚至1个月。淋病奈瑟菌感染在男童中较少见,常见的症状是与尿路感染相关的尿道分泌物增加[22],分泌物可多可少,罕见情况下可伴阴茎水肿[22]或附睾炎相关的睾丸水肿[20],还可表现为排尿不畅。

淋病奈瑟菌性结膜炎也可出现在新生儿期以后,通常是生殖器感染后自身接种所致。症状常较重,伴大量脓性分泌物、球结膜水肿、眼睑水肿和溃疡性角膜炎,与眼部蜂窝织炎表现相仿[23]。少数情况下,结膜炎是淋病奈瑟菌感染的唯一表现,这种显然是从他人感染所致,通常是家庭成员[23-24],这类患者的传播途径尚不明确,但非性传播可能性较小。

咽部和直肠感染也相当常见,但在不同人群中患病率有所差异[20,25],可能与性交方式有关。咽部感染见于15%~54%淋病奈瑟菌感染儿童[12,20,25-27]。几乎所有咽部感染和直肠感染都无症状,一般在可能受性虐待或有生殖器分泌物的患儿常规检查中发现[28],极少数咽部感染有症状[24,29]。直肠感染在女童中较常见,可能是因为肛门与阴道位置邻近,由阴道分泌物污染肛门所致。50%阴道淋病奈瑟菌培养阳性的患儿直肠淋病奈瑟菌培养也阳性[26]。大多数直肠感染无症状,少数有症状[30],表现为直肠脓性分泌物伴疼痛、粪便带血或黏液、肛周瘙痒或灼痛。有症状的直肠感染通常与尿道直肠瘘有关。直肠感染在男童中罕见,常与肛交相关。

青春期发生淋病奈瑟菌感染临床表现与成人近似,女童主要表现为宫颈炎、DGI、肝周炎(Fitz-Hugh-Curtis综合征)、输卵管炎,偶见直肠炎[31];男童主要表现为尿道炎、附睾炎,偶见直肠炎。青春期女童最严重的并发症是输卵管炎和盆腔炎症性疾病(pelvic inflammatory disease,PID),见于15%感染淋病奈瑟菌的青春期女性。DGI也可见于青春期,但更常见于成人,15~35岁最易发生DGI,女性比男性更好发,在经期前几天和妊娠期更易发生。DGI常继发于宫颈、尿道、肛管、咽部和结膜等任一部位的原发性感染。DGI临床表现常为皮炎或关节病或两者都有。50%~70%的DGI患者有皮肤累及[31-32],皮损常呈多形性,如红斑、斑丘疹、水疱、出血、脓疱或坏死,常从丘疹进展为脓疱、出血或坏死,不同时期的皮损同时出现是DGI典型表现[31-32]。皮损好发于肢端,数量为1~40不等,直径为1~20mm[31,33]。

超过90%DGI患者的首发症状是关节表现[31-32],最常累及膝、踝、腕、肘关节和手足小关节。多关节痛常见,可为游走性。症状轻重不一,包括非炎症性关节痛、关节炎伴滑膜积液及关节破坏,腱鞘炎亦常见[34]。推测DGI早期伴菌血症如未经治疗可引起脓毒性关节损害[31-32,34],但不是所有患者都符合该推断。一些细菌学检查与该推断一致,如早期血培养常为阳性,后期关节液培养阳性,血培养和关节液培养通常只有一个阳性[34-36]。

淋病和儿童性虐待

淋病在受性虐待的儿童中相对不常见,在非性侵儿童中更罕见[37]。

没有证据提示可通过年龄来排除垂直传播的可能性[37],但是如果垂直传播可被排除,那么青春期前儿童感染几乎都是性传播引起,通常是被成人性虐待。

受性虐待的青春期前儿童中有0~4%患淋

病[38-41]，而0~18岁受性虐待儿童中有0~7%儿童患淋病[17,42-44]。

对患淋病的儿童进行性虐待评估时发现大量儿童有性受虐史。青春期前淋病患儿约有35%~80%受到性虐待[16,38,41,45-48]，0~18岁淋病患儿有40%~75%受到性虐待[49-50]。性虐待比例可作为评估社区淋病患病率的工具。另外，近年来对性虐待的高度怀疑让更多无症状患儿接受评估，从而明显降低了淋病的患病率。

对45名1~9岁淋病患儿仔细询问发现44名有过性接触病史[51]，类似地，5~12岁淋病患儿中90%~100%有过性接触史，1~5岁中该比例为35%~75%[16,46]。共情且有技巧的医生通过反复询问在获取性侵病史中是必要的[38]，有时性虐待的病史数年后才被发现[52]。

对稍大的青春期儿童，双方自愿的性行为是常见的感染方式，尽管性行为仍可能伴随虐待[53]。

有语言能力和没有语言能力的儿童，性接触都是他们最常见的传播模式。

也有儿童间传播的报道，如儿童间性游戏[41-42]，这些案例通常是感染淋病的大孩子通过对小孩子的虐待和利用而导致其感染[54]。

诊断　因为儿童淋病的诊断有严肃的法医学含义，所以使用标准培养来进行诊断是必要的[35-36]，非培养的淋病检测如革兰氏染色、酶免疫分析和DNA探针不应用于儿童淋病的诊断。尽管标本革兰氏染色在临床实践中有用并被推荐用于筛查，但不具备确诊意义[35-36]。对淋病的简易POC检查是有必要的[36]，但淋病核酸扩增检测用于POC存在大量假阳性的结果[55]。

淋病奈瑟菌需要复杂生长条件，在巧克力琼脂培养板上生长良好，使用含抗菌成分的选择性培养基可在病变部位从大量腐生菌中分离淋病奈瑟菌，抗菌成分抑制腐生菌生长但对大多数淋病奈瑟菌无影响，因此阴道、尿道、咽部、直肠和结膜的标本需种在选择性培养基上用于分离淋病奈瑟菌，选择性培养基包括Thayer-Martin培养基或改良的Thayer-Martin培养基。滑膜液、血液或脑脊液等无菌部位采集的标本只能种在非选择性培养基上（巧克力琼脂培养基）。如果时间允许，标本采集后应尽快室温接种在培养板上，置于二氧化碳丰富的环境（石蜡油瓶或二氧化碳培养箱）培养。鉴定淋病奈瑟菌至少需要两种不同的检测方法，如生物化学、酶底物反应或血清学手段。淋病奈瑟菌鉴定错误时有发生，因此在明确性虐待指控前必须确定分离株[56-57]。此外，所有分离标本应保留好以备复检或额外检查，这在单发案件或暴发情况下寻找感染源或罪犯十分有用[4,6,20,35]。所有分离的淋病奈瑟菌都应检测β-内酰胺酶的产生，并筛查对青霉素和四环素的耐药性。

预后　大多感染淋病的患儿预后良好，不过并发症时有发生，尤其是儿童没有及时进行治疗的情况下。新生儿淋菌性结膜炎及时治疗后正常视力几乎不受影响，先前新生儿淋菌性结膜炎是致盲的重要原因，现在这种情况很少见。青春期前儿童由性虐待感染淋病预后也很好。患淋菌性阴道炎的年轻女性很少有并发症，上行性盆腔感染也对静脉抗生素反应良好。不幸的是，性虐待导致的心理后遗症和怀疑指控产生的家庭关系破裂的影响并不明确但可维持终生，青春期女孩患淋病的预后不佳，许多淋菌性感染与输卵管炎相关，可导致异位妊娠和不孕。即使有明显的关节累及，DGI后遗症亦不常见。

鉴别诊断　新生儿期淋病奈瑟菌性结膜炎要与其他细菌、病毒甚至是预防性眼球滴注治疗引起的化学性结膜炎相鉴别，最常见的引起新生儿结膜炎的病原体是CT，其他细菌包括金黄色葡萄球菌、嗜血杆菌、肺炎链球菌、A组链球菌、假单胞菌和革兰氏阴性肠道菌。病毒性结膜炎可由HSV1型和2型引起，与角膜炎关系更密切。

青春期前女性淋病奈瑟菌性外阴阴道炎需与A组链球菌、脑膜炎奈瑟菌、流感嗜血杆菌、致病性肠道微生物如志贺菌及耶尔森鼠疫杆菌感染以及卫生状况差或阴道的条件性肠道致病菌生长所致非特异性感染所致的阴道炎鉴别，外源性微生物感染阴道也可出现类似表现，如线虫（蛲虫）感染。

男性淋病奈瑟菌性尿道炎和附睾炎要与其他STD鉴别，如CT、解脲支原体和肠道革兰氏阴性菌感染。

青春期宫颈炎、输卵管炎和PID也可见于CT和厌氧菌感染。

治疗　在产β-内酰胺酶淋病奈瑟菌传播前，青霉素治疗曾是首选的方案，如今第三代头孢菌素是儿童淋病一线治疗方案且疗效可观，成人一线治疗是喹诺酮类药物，但由于动物实验中发现该药物对软骨发育有影响，故在18岁以下的儿童中未批准使用。

患新生儿淋病奈瑟菌性眼炎的婴儿推荐头孢曲松钠25~50mg/kg单剂静脉注射或肌内注射，单剂不超过125mg[4,35,55,57-59]，尽管单剂头孢曲松钠足以治疗淋病奈瑟菌性结膜炎，儿科医生推荐继续使用抗生素直到培养转阴48~72h。推荐经常局部生理盐水冲洗眼球，局部使用抗生素则没有必要[35]。

儿童播散性淋病奈瑟菌感染同样以头孢曲松钠 25~50mg/kg 每日单剂静脉注射或肌内注射治疗，但需维持 7 天，如有脑膜炎则需维持 10~14 天。替代治疗为头孢曲松钠 25mg/kg 每 12h 静脉给药维持 7 天，脑膜炎时维持 10~14 天[55,57-59]。

未经治疗的淋病母亲分娩的患儿感染风险高，推荐使用单剂头孢曲松钠 25~50mg/kg（不超过 125mg）预防性治疗[55,57-59]。

在美国要对所有新生儿进行新生儿淋菌性眼炎的预防，在大部分州是法律强制的，推荐的预防包括红霉素（0.5%）眼膏或阿奇霉素（1%）软膏，单次缓慢滴入眼部，无论何种分娩方式，在新生儿分娩后尽快应用[35]。

稍大的青春期前儿童淋病如单纯性的外阴阴道炎、宫颈炎、尿道炎、咽炎或直肠炎，低于 45kg 的患儿单剂 125mg 头孢曲松钠，高于 45kg 患儿单剂 250mg 头孢曲松钠，对头孢曲松钠过敏的患儿可用大观霉素 40mg/kg（最大剂量 2g）单剂肌内注射替代。2015 年 CDC 指南建议联合使用头孢曲松钠和阿奇霉素作为一线治疗，尽管该方案会导致多重耐药淋病奈瑟菌出现[57]。

儿童 DGI 伴菌血症、关节炎或脑膜炎，推荐低于 45kg 患儿头孢曲松钠单剂 50mg/（kg·d）（最大剂量 1g）每天肌内注射或静注，疗程 7 天，伴脑膜炎的患儿单剂最大 2g，疗程 10~14 天[55,57-59]。

尽管再感染并不常见，足量治疗后对感染部位采样复查培养很重要。胃肠外第三代头孢菌素或大观霉素是儿童淋病的推荐治疗药物。口服头孢菌素虽在成人中疗效不错，但在因儿童淋病中尚未得到充分评估进而暂未推荐应用于儿童。除了对儿童淋病奈瑟菌感染足量治疗外，还需评估患儿共感染其他 STD 的情况，尤其是 CT 和梅毒[35]。

参考文献 163.3

见章末二维码

沙眼衣原体感染

定义和微生物学 沙眼衣原体（*Chlamydia trachomatis*, CT）是可引起男性尿道炎和女性尿道炎及宫颈炎的细菌感染，并发症包括上行性感染。沙眼衣原体是专性胞内菌，形态学上分为繁殖型和感染型，所有种类的衣原体都有革兰氏阴性荚膜但没有肽聚糖，有种属特异性脂多糖抗原，利用宿主三磷酸腺苷（ATP）合成衣原体蛋白[1]。种类包括鹦鹉热衣原体和肺炎衣原体，CT 共有 15 种血清型。

衣原体的发育周期包括感染性、代谢不活跃的细胞外形式（原体）和非感染性但代谢活跃的细胞内形式（始体），原体直径为 200~400nm，通过静电结合黏附于宿主，不依赖微管系统内吞入胞，宿主细胞内原体形成吞噬体，吞噬体不会与宿主细胞溶酶体融合，36h 后始体分化为原体，48h 细胞溶解或胞外分泌会使原体排出宿主细胞[1]。

儿童 CT 感染可以是围产期从感染母亲处获得（垂直传播）或通过双方自愿的性接触或性虐待传播。

历史 20 世纪初并没有对怀疑 STD 的母亲的筛查，也没有预防性眼部治疗和对已感染人群的抗生素治疗，新生儿眼炎是淋菌性结膜炎的代名词，在硝酸银预防性治疗控制新生儿眼炎后，其他类型的新生儿眼炎“夹杂性蓝斑”引起了关注，Lindner、Halberstader、von Prowazek 等人发现母体生殖器感染和新生儿结膜炎与上皮内的内含体有关[2]，直到 1950 年从新生儿脓眼症中分离出 CT[3]，1967 年 Schachter 等人进一步强调了性传播在衣原体结膜炎患儿的父母中的关系[4]。

CT 引起的婴儿呼吸道感染由 Botsztejn 在 1941 年首次报道，被称为百日咳样嗜酸性肺炎[5]，但直到 1975 年 Schachter 等[6]人才从肺炎患儿呼吸道中分离出 CT，1977 年 Been 和 Saxon 进一步描述了婴儿衣原体肺炎的症状，CT 可能是目前世界上最流行的可治愈的性传播疾病。WHO 预计在 2012 年，成人感染 CT 的数目将达到 1.31×10^{8}[8]，衣原体感染的患病率与社会经济水平、城市/农村居住环境和人群/种族间的关系不及淋病和梅毒那样密切，CT 在门诊就诊的性活跃人群中的患病率高于 5%，但与国家地区、诊所位置（城市/农村）和人群种族无关，在性活跃人群中患病率普遍高于 10%，部分可能超过 20%[9-10]，首次性交年龄提前和晚婚是 CT 感染率增高的重要原因。

临床特征

婴儿感染

宫颈感染 CT 的妊娠期妇女可能会将感染传播给婴儿引起新生儿结膜炎和肺炎，流行病学证据显示婴儿可从母亲产道（通过接触感染的宫颈分泌物传播）感染衣原体[11-12]，剖宫产后感染罕见，通常发生在感染患者羊膜早破后，没有证据提示可在出生后从母体或其他家庭成员处感染，将近 50%~75% 经感染产妇分娩的儿童会在一个或多个解剖部位发生感染，如结膜、鼻咽、直肠和阴道。

衣原体结膜炎

沙眼衣原体是新生儿结膜炎最常见的感染原因，衣原体结膜炎也是新生儿衣原体感染最常见的临床表现,近 30%~50% 衣原体阳性的母亲分娩的患儿会发生结膜炎,<1 月龄表现为结膜炎的患儿有 30%~40% 会检出 CT[13-15],潜伏期为出生后 5~14 天,在胎膜早破的情况下会提前。至少 50% 衣原体结膜炎的患儿伴有鼻咽部感染,表现从轻微的少量结膜分泌物到严重的大量脓性分泌物、结膜水肿和假膜形成不等,结膜变得异常脆弱,棉棒轻微擦拭可引起出血。

衣原体结膜炎要与婴儿淋菌性眼炎鉴别,尤其是未经产前诊断、妊娠期患有淋病和滥用药物的母亲分娩的患儿,两者的潜伏期和临床表现均有重叠,此外共感染 CT 和淋病在成年女性和婴儿中并不少见。

肺炎

出生后衣原体感染最常见的部位是鼻咽部,近 70% 的感染患儿鼻咽部衣原体培养阳性,大多数此类鼻咽部感染症状轻微,可持续 3 年或更久[11,15-17],衣原体肺炎仅发生在 30% 鼻咽部感染的患儿,在这群有衣原体肺炎的患儿中,其临床表现十分典型,好发于 4~12 周的婴儿,少数病例报道出生后 2 周发病,但未见超过 4 月龄的衣原体肺炎患儿。婴儿常表现为咳嗽和鼻塞但不伴发热,体检见患儿呼吸急促,肺部听诊闻及啰音,喘息不常见,除通气过度没有典型的影像学表现[7,18],典型的实验室检查包括外周血嗜酸性粒细胞增多(>300/cm^3)和血清免疫球蛋白升高[18]。

其他部位感染

衣原体阳性母亲分娩的患儿也可发生直肠和阴道感染[15,19],这些部位感染可以完全无症状,但较晚发现需与其他疾病鉴别。Schachter 等人[19]发现 14% 衣原体阳性妇女分娩的患儿有亚临床的直肠和阴道感染,部分婴儿在 18 月龄时仍培养阳性,Harrison 等人[18]追踪了 22 名衣原体培养阳性确诊母亲分娩的患儿,发现最迟出生后 28.5 个月衣原体培养仍呈阳性:这是生后感染衣原体的最长时间并发生在鼻咽部和口咽部,9 名婴儿患有直肠或阴道感染,持续时间略超过 12 个月。也有报道生后直肠、阴道和鼻咽部感染衣原体可持续 3 年以上[16,20-21],这些在评估儿童可疑性虐待病例时应考虑[16,21]。

大龄儿童感染

在大婴儿和儿童中衣原体感染可无特异的临床症状,这个群体感染 CT 需更多关注其与性虐待之间的关系,在无性活动前直肠或生殖器分离到 CT 是性虐待的标志,其他方式的传播(如通过污染物)在衣原体感染中缺乏证据,围产期母婴传播会导致阴道和/或直肠感染,最长感染时间长达 3 年。

沙眼衣原体感染和性虐待

性接触是青春期前和青春期儿童感染 CT 最主要的传播途径[22]。

青春期儿童,双方自愿的性接触是主要的传播途径[22],青春期前儿童感染 CT 应对其是否受性虐待作完整评估,如果对 CT 感染患儿评估受性侵史,与淋病类似,CT 患儿也存在大量受性虐待病史,75% 青春期前儿童感染 CT 是通过性传播[22]。

但是与淋病相似,沙眼衣原体感染,在受性虐待的青春期前儿童中较少见,在未受性虐待的青春期前儿童中更少见[22]。

1980 年前,青春期前儿童阴道感染 CT 报道少见,可能是因为当时对性接触的讨论不多,1981 年 Rettig 和 Nelson 报道了 33 名青春期前淋病患儿中有 9 人(27%)同时或继发感染衣原体[23],这个比例在成人中为 11%~62%,但在 31 名非淋菌性尿道炎或阴道炎患儿中并未检出 CT,Rettig 和 Nelson 也未提及性活动在其中的作用。研究显示 2%~13% 受性虐待的儿童在做常规病原微生物培养后可检出直肠生殖道 CT 感染,这些衣原体感染大多数是无症状的。

在两项有对照组的研究中,对照组中可见相似的感染比例[20-21],其中一项研究的对照组儿童进行了性侵评估,发现他们及兄弟姐妹并没有受性侵史,这类患儿的平均年龄是 4.5 岁,而有性接触史的为 7.5 岁,提示存在不了解幼年患儿性接触史的偏倚。第二项研究的对照组来源于健康儿童门诊,其中 3 个女孩衣原体培养阳性,2 名阴道培养阳性的患儿是姐妹,受到了为期 3 年的性虐待但未进行抗生素治疗,这就说明这些儿童感染 3 年但没有临床症状,剩下的 1 名患儿在咽喉和直肠检出 CT,但无性接触史。Ingram 等人[24-25]做的更大规模的研究发现阴道衣原体感染与性虐待史的关系更为密切,与咽部感染的关系不大,直肠感染在 124 名受性虐待的儿童中仅发现 1 例。

Hammerschlag 等人的研究表明受性虐待的儿童中由于围产期感染导致阴道或直肠感染的可能性很小[17],因为在初检时衣原体培养呈阴性,2~4 周复查后检出感染,2 名女孩在被陌生人单次性侵后感染衣原体,在受家庭成员长期侵犯时很难发现感染。即使是受性虐待的青春期儿童和成人,CT 感染也并不常见——少于 2%[20,26-27]。1993 年 STD 治疗指南推荐受性虐待的儿童常规取咽部和尿道分泌物做 CT 培养[28-29],主要是因为尿道检出率低、咽部感染持续时间长和可能与肺炎衣原体混淆。

诊断 衣原体诊断的金标准是结膜、鼻咽、阴道或直肠分离培养出 CT,1993 年 CDC 定义了衣原体培养,即从组织中分离培养出病原体并通过抗体荧光染色确证[28],FDA 批准了若干非培养方式诊断衣原体结膜炎,包括 EIA,特别是 chlamydiazyme、Pathfinder 和 Sure-

Cell 和直接荧光抗体实验（包括 Syva Micro Trak 和 Pathfinder）。这些检查对检出结膜标本非常适用，与培养相比，灵敏度达 90%，特异度超过 95%[30]，但对鼻咽部标本检测效果较差，肺炎患儿中灵敏度为 79%，结膜炎患儿鼻咽部标本中仅为 30%～60%，近期批准的 PCR 扩增仅用于成人生殖器部位检测。

研究表明 PCR 检测结膜标本与培养相当，在检测呼吸道标本时可能优于培养[31-32]，非培养检测不用于儿童直肠或阴道部位，也不用于青春期儿童和成人法医检测，这些检测手段会出现大量假阳性结果[33-35]，排泄物会对 EIA 产生假阳性结果，不批准成人使用 EIA 检测阴道直肠部位的衣原体。常见的肠道微生物包括大肠埃希菌、变形杆菌，阴道微生物包括 B 组链球菌和阴道加德纳菌，甚至呼吸道菌群如 A 组链球菌都能使 EIA 产生假阳性反应[35]，这些检查可用于青少年和成人高发人群（患病率>7%）的筛查[28]。DNA 探针的报道少见，似与 EIA 在生殖器标本中检出的特异度和灵敏度相似。

另一个用 EIA 检测呼吸道标本的弊端是它们同时检测肺炎衣原体，尽管培养是金标准，CT 培养在不同实验室的灵敏度差异甚大[32]。

聚合酶链反应目前更为可信[27]，PCR 是成人诊断的金标准。PCR 与核酸扩增检测（NAAT）有时是矛盾的，CDC 建议对怀疑受性虐待的儿童组织分离培养 CT 作为金标准[27]，阳性出现在分离 2～7 天后。血清学检测因其可靠性差在儿童病例中诊断意义不大，儿童咽部培养出 CT 因可能与肺炎衣原体混淆也不具备持续性围产期感染的诊断意义[27,36]。

总之，衣原体非培养检测因存在假阳性结果不宜用于诊断[36]，在调查案件和性虐待的法律评估中尤为重要[29,37-38]。

治疗　因为生长周期长，衣原体感染治疗需要多剂量方案，不推荐单剂淋病治疗来治疗 CT。

婴儿衣原体结膜炎和肺炎治疗

推荐口服红霉素混悬液（乙基琥珀酸盐或硬脂酸盐）50mg/(kg·d)，持续 10～14 天，可快速有效缓解结膜炎和鼻咽部感染，还可预防肺炎进程。克拉霉素［15mg/(kg·d)，每天 2 次，维持 14 天］亦有效[8,39]，局部治疗没有必要[40]，这种治疗的有效性达 80%～90%，20% 的患儿需接受其他治疗[40]。婴儿衣原体肺炎使用相同剂量红霉素 2～3 周可缓解临床症状并从呼吸道清除病原体，替代治疗为阿奇霉素 20mg/(kg·d) 单剂使用[8,30]。

大龄儿童治疗

口服红霉素 50mg/(kg·d)，一天分 4 次服用，最大剂量 2g/d，维持 7～14 天用于治疗衣原体感染，大环内酯类抗生素阿奇霉素在治疗男性和非妊娠期妇女非复杂性衣原体尿道和宫颈感染有效[8,28-29,37]，单剂阿奇霉素对青春期和大龄儿童有效[28,37]，对>8 岁的儿童，口服单剂 1g 阿奇霉素或 100mg 多西环素一天 2 次，维持 7 天。

参考文献 163.4

见章末二维码

尖锐湿疣（见第 49 章）

定义　尖锐湿疣（condyloma acuminata，CA）是由人乳头状瘤病毒（human papillomavirus，HPV）引起的肛门生殖器疣（图 163.5），通常是 6 型、11 型、18 型 HPV，罕见 31 型 HPV，2 型 HPV 感染常见于 3 岁以上儿童，大多通过手部传播[1-3]。

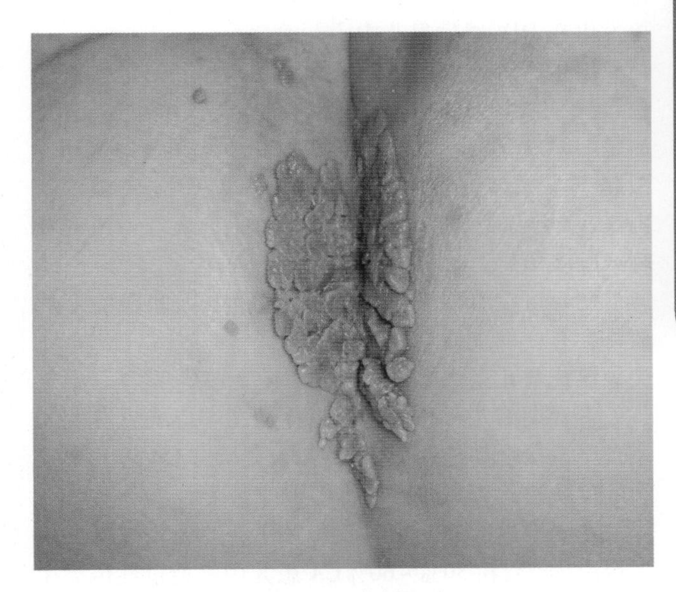

图 163.5　尖锐湿疣

病因　人乳头状瘤病毒感染是儿童中最常见的性传播疾病，大多并非通过性接触传播。在医学文献中，垂直传播、非性途径传播（自身接种或异体接种）和性传播都是儿童中可能的传播途径[1]。

大多数儿童经阴道分娩垂直传播的 CA 患儿<3 岁，但在该年龄段，有些 CA 通过性虐待传播，这部分数据难以估计。非性传播途径包括自身接种（经手传播），即将病原体从非生殖器部位疣带到肛门生殖器，见于 2 型 HPV 感染。儿童间非性接触传播或儿童间性探索相关的性传播理论上都有可能，还可通过成人与儿童间非性途径的亲密接触传播，如感染成人与患

儿的手——生殖器接触[1,4]，卫生条件差如毛巾等物件污染理论上也可引起传播。

临床特征 HPV感染的潜伏期从1.5个月到8个月不等，最常见的是3个月，但也有报道长达20个月[2]，如此长的潜伏期对明确病原学诊断带来困难[3]，平均生后潜伏期约为3个月，最长2年。

通常CA没有明显不适，常由父母或医生在体检时无意发现[5]，好发于皮肤黏膜交界部位或间擦部位如肛门生殖器、会阴、阴唇、阴道入口、肛周和直肠，在幼女阴道中罕见，此外还可发生在口腔、喉腔和趾缝间，主要发生在肛周（57%的男孩CA，37%的女孩CA），23%的女孩CA发生在阴唇，17%的男孩发生在阴茎和阴囊[5]，女性发病率高于男性（2:1~5:1），多数在3岁以内发病[6]。CA也可发生在唇部、舌头和腭，因为HPV可通过施害者和患儿间口交传播[7]。

疣通常呈菜花样或带蒂，偶见扁平状，呈红色、粉色或皮色，青少年和成人可呈亚临床感染，极大的CA可发生在HIV感染患儿中[8]。

出生后感染尖锐湿疣好发于喉部和肛门生殖器部位，青少年呼吸道（口腔、声带、会厌、气管和肺）乳头状瘤是HPV感染少见的临床表现，由6型和11型HPV引起[9-10]，大多数青少年乳头状瘤在1~3岁时被诊断出来，症状出现在更大的年龄段[1]，感染表现为声音嘶哑或呼吸障碍。

病毒可在看似正常的皮肤上潜伏，因此在治疗后数月会有新发皮损[6]。

尖锐湿疣与儿童性虐待

青春期前儿童和青春期儿童受性虐待或青春期儿童自愿性接触都是性传播的方式，在所有CA患儿中仔细的皮肤科检查和儿科检查都十分必要。

在受性虐待的儿童（0~18岁）中，少于3.2%发生尖锐湿疣[11]，在30%~60%CA患儿中是通过性传播途径感染[11]，对青春期前CA患儿应全面评估其是否受性虐待，青春期儿童可能是通过自愿的性行为感染。

所有型别的HPV都能感染肛门生殖器上皮、口腔黏膜和毗邻的皮肤，推荐对肛门生殖器部位疣HPV进行分型，用甲醛固定或更建议冷冻切片辅以PCR来分型，如果HPV型别为6型、11型、16型、18型或（极少数）31型时，提示感染可通过性传播的HPV[1-3]，但并不是性接触或性虐待传播途径的证据。

青春期前儿童患肛门生殖器疣，除上述型别外，2型也很常见，通常这类HPV发生在手部，通过性虐待过程中手-生殖器接触传播[1,3]。

治疗 CA治疗很困难，对是否有必要治疗也存在争议，常用的治疗包括鬼臼树脂（对婴儿有毒性）和液氮冷冻，液氮治疗疼痛，毒素（鬼臼树脂）疗效有限，因复发率高，这两种治疗不做推荐[1,12-13]。咪喹莫特是一种咪唑喹啉杂环胺，作为免疫反应调节剂，局部5%咪喹莫特乳膏在CA成人中治疗有效[12]，儿童5%咪喹莫特乳膏治疗CA成功的案例已见报道[13-14]，但是“等待观察”策略（姑息疗法）在CA中有优势，因为CA与寻常疣有相似的自然消退过程[15]，对特别大的CA应手术切除、烧灼或二氧化碳激光或脉冲染料激光治疗[16]，绿茶提取物（茶多酚E）每日3次局部用于生殖器疣至少12~16周也有效，但这些治疗都不能完全解决CA[17]。

预后 3年内超过1/2的尖锐湿疣可以自行消退，因此“等待观察”疗法是可行的[1,18]，儿童CA恶变还没有报道。人乳头状瘤病毒疫苗有望消灭生殖器HPV感染[19]。

参考文献 163.5

见章末二维码

儿童乙型肝炎

定义 乙型肝炎是由乙型肝炎病毒（hepatitis B，HBV）引起的肝脏感染，HBV属于肝脱氧核糖核酸病毒科，以通过RNA中间物产生部分双链DNA和依赖反转录酶活性复制为特点。完整的具有感染性的HBV颗粒呈球形，直径42mm，中央包含RNA、部分双链DNA和反转录酶，周围包绕核蛋白，包膜围绕病毒周围。病毒包括至少三种抗原：乙型肝炎表面抗原（HbsAg）、乙型肝炎核抗原（HBcAg）和乙型肝炎早期抗原（HbeAg），其中一种或多种抗原的抗体可诊断慢性携带者[1]。

病因和发病机制 乙型肝炎病毒是人类临床上最重要的病毒感染，世界上近1/3的人群感染HBV，2亿5 000万人呈慢性感染，在亚洲、南欧、非洲和南美更常见。

乙型肝炎病毒是嗜人类肝细胞，肝细胞上有特定的受体可以帮助病毒进入细胞启动复制，病毒进入细胞后不立即产生临床症状，仅在宿主免疫反应启动后出现。

乙肝病毒可通过体液传播，如血液、精液和阴道分泌物，对献血者血液筛查前，输血是常见的传播方式，如今性传播是最常见的传播方式，潜伏期为6周~6个月。

临床特征 乙肝病毒感染起病隐匿，表现为黄疸、精神萎靡和荨麻疹，黄疸持续数周至数月，有时HBV感染伴关节痛或关节炎。乙肝病程分为三种情况，第一种免疫反应足够清除感染，发生在大多数患者中；第二种感染进展为慢性感染，发生在 10%～20% 的成年患者和近 90% 慢性活动性乙肝妇女分娩的新生儿；第三种少于 1% 的患者发展为急性肝衰竭，致死或需要肝移植。

乙型肝炎（丙型肝炎）与儿童性虐待

儿童 HBV 感染可经胎盘传播、围产期传播、性传播和非性途径传播，唾液和尿液会含有少量病毒但通常不足以引起传播。非性传播常发生于黏膜、轻微擦伤的皮肤或未发现的伤口暴露 HBV，偶尔 HBV 也可通过心理障碍的患儿日常撕咬传播，大多数 HBV 感染都是通过与感染的同龄或成人间非性接触方式传播[2]。

根据 2015 年 RCPCH 的报告，乙型肝炎（丙型肝炎）与儿童性虐待的关系并无充分的证据[3]，但在排除其他方式传播的情况下也应考虑到儿童性虐待[3]，针对以下情况的乙型肝炎（或丙型肝炎）患儿应怀疑是否受性虐待：

- 同性或异性性侵者有多个性伴侣，或者
- 性侵者存在静脉药物滥用或其性伴侣存在静脉药物滥用[2]。

诊断　如查到 HBV 抗原（HbsAg，HbeAg，HBcAg）和/或上述抗原的抗体可确诊 HBV 感染，此外血浆标本 PCR 技术也可对病毒定性定量，多数情况下宿主在产生症状后不久产生抗体，抗体可能用于清除病毒。慢性 HBV 感染的患者循环血中没有或存在低滴度抗 HBs 抗体，而 HbsAg 和 HbeAg 可长期存在（数年）。

在怀疑性虐待的病例中，受侵犯后立即检出 HBV 抗原或抗体不太可能，2 个月后 HBV 抗原可以检出，如果患儿没有接受被动免疫，在出现临床症状后不久可出现抗体，如果患儿检出 HbsAg 和 HbeAg 阳性，患儿的直接（非性途径）接触者也应接受检测。

预后　慢性 HBV 感染可能导致慢性活动性肝炎，最终导致肝硬化和肝衰竭，肝细胞肝癌也是晚期并发症。慢性 HBV 感染的发病率取决于感染年龄，近 90% 围产期感染 HBV 的儿童成为慢性携带者，但只有 20% 的年龄较大儿童如此，成人感染 HBV 后 5%～10% 成为慢性携带者。

治疗　乙肝抗病毒治疗近年来取得巨大成效，尽管多数患者还在实验研究阶段，治愈已经成为可能[4]。被动和主动免疫也是目前最有效的预防措施[5]。如果已有 HBV 感染的风险，建议使用 HBV 免疫球蛋白和 HBV 疫苗进行被动免疫，对 HBV 阳性的母亲分娩的儿童常规进行免疫和疫苗预防[6]。

参考文献 163.6

见章末二维码

生殖器单纯疱疹感染（见第 50 章）

定义　生殖器单纯疱疹病毒（herpes simplex virus，HSV）感染是由 2 型 HSV，少见 1 型 HSV 引起的感染，两者都能引起生殖器和口（周）感染。

病因　HSV（两种型别）可通过多种途径传播，如宫内（垂直或上行性感染）、分娩时或分娩后通过性接触或非性接触传播。

出生后的传播主要通过与感染患者的皮损、黏膜或分泌物密切接触，不产生临床表现的皮损也具备传染性[1]。

通过手指从嘴到生殖器的自身接种也可引起传播，如果原发性感染或复发性感染已经痊愈，则自体接种的可能性较小[1]，自身接种时，生殖器感染与口腔感染同时发生或稍晚于口腔感染，需注意的是同时发生口腔和生殖器感染也可能是口-生殖器接触或生殖器-生殖器接触。

单纯疱疹病毒可以在内镜、玻片或塑料橡胶物品上分别存活 24h、72h 和 4h[2-4]，但是通过这些物品传播的可能性极小，存活的病毒和黏膜或受损的皮肤间直接接触在感染中是必要的[2]，HSV 在室温或干燥环境下迅速失活。

临床特征

新生儿疱疹

分娩后数日至数周的新生儿 HSV 感染有以下一个或多个症状，其中发热并不明显：

- 局部皮肤感染（水疱）、眼部（角膜结膜炎）和/或口腔。
- 新生儿脓毒症表现的弥漫性感染。
- 伴意识减退、惊厥和/或周身不适的脑膜脑炎。
- 伴（严重）呼吸道症状（咳嗽、呼吸急促）的肺炎[5]。

后三种情况死亡率高，因为“HSV 感染”的诊断可能不及时，在抗生素治疗效果不佳时经验性的诊断，延误诊断导致治疗不足[6]，尤其是发生脑膜脑炎或弥漫性感染后诊断[7]。在局部感染后，10% 的病例在没有神经异常且脑脊液正常的情况下出现神经损伤[7]，2 型 HSV 感染的后遗症通常比 1 型 HSV 感染严重。

75% 患有新生儿疱疹的患儿的母亲并不存在生殖器疱疹[7]，一些新生儿感染时由于生后 HSV 传播所致。

获得性 HSV 感染

获得性 HSV 感染的潜伏期为 4～20 天，可引起疼痛性水疱、皮肤黏膜溃疡，常伴发热，有时瘙痒。

儿童获得性感染好发于口和手指，生殖器 HSV 感染在儿童中少见，有报道表现为急性尿布皮炎和外阴溃疡。

生殖器单纯疱疹病毒感染和儿童性虐待

儿童获得性生殖器单纯疱疹病毒感染应考虑性接触包括儿童性虐待，尤其是青春期前儿童（如果其他传播途径可以明确除外）[8]，根据 2015 年 RCPCH 的报告，性接触是儿童最常见的传播途径，但是仅在 1% 受性虐待的儿童中发现生殖器疱疹[8]，如果怀疑儿童性虐待且 PCR 检测阳性，培养分型 HSV 并没有意义，因为两种型别的 HSV 都可通过性传播。

诊断 原则上儿童获得性 HSV 感染和新生儿感染诊断标准相同（见第 7 章和第 50 章）。

治疗 非复杂性生殖器 HSV 感染通常无需治疗。有严重症状的原发性感染口服 500mg 伐昔洛韦，一天 2 次，维持 5 天。对特别严重的症状，如新生儿感染，必须静脉使用阿昔洛韦[10mg/(kg・次)，一天 3 次，维持 5～10 天]，新生儿疱疹静脉使用阿昔洛韦治疗[9]，对确诊或可疑新生儿疱疹推荐 20mg/kg 的阿昔洛韦静脉使用，每 8h 1 次，弥漫性感染和中枢神经系统疾病维持 21 天，局限在皮肤和黏膜部位的维持 14 天[9-10]。

参考文献 163.7

见章末二维码

人类免疫缺陷病毒（见第 53 章）

定义 感染人类免疫缺陷病毒可引起人类免疫缺陷病毒感染和儿童获得性免疫缺陷综合征[human immunodeficiency virus infection and paediatric acquired immune deficiency syndrome，HIV/(P)AIDS]。

病因 儿童人类免疫缺陷病毒感染可以是先天的由宫内感染或垂直传播，也可以是获得性的，通过母婴传播（母乳喂养）或院内传播，如输入感染的血制品、静脉药物滥用和性接触，HIV 不通过唾液或手部接触传播。

儿童人类免疫缺陷病毒感染在排除垂直传播和接触未检验的血制品时，应高度怀疑性传播。

临床特征 在感染到出现首发症状间的潜伏期为数年，在儿童中可缩短。

起初 HIV 感染表现为急性病毒感染但症状隐匿，若没有及时诊断和治疗最终可进展为(P)AIDS。(P)AIDS 有 AIDS 相似的表现，如消瘦、机会性感染、脑病和恶性肿瘤[1]。

人类免疫缺陷病毒和儿童性虐待

自 1989 年，数个报告关注儿童性虐待所致的 HIV 感染[2-4]，在大多数国家，性侵引起的 HIV 感染风险仍然很小，取决于当地流行病学[5]。

女童感染 HIV 的风险略高于成年女性，因为青春期前阴道上皮较薄且宫颈上皮异位，单次无保护性交传播 HIV 的概率为 1/10 000～1/3 000，在有外伤和黏膜撕裂时概率更高[6]，需注意同一施害者可能长时间对某一儿童施加性虐待。

目前在当地成人 HIV 患病率不高的地区，对怀疑性虐待的儿童并不常规检测 HIV。在母婴传播和血液传播明确排除的情况下，性接触（自愿或非自愿的性虐待）是儿童感染 HIV 最常见的方式[7]，多数病例被证实由性传播[7]。

按标准诊断 HIV 十分必要。儿童 HIV 诊断标准[5]如下：

- 受害者、父母或监护人请求。
- 高度怀疑 HIV 感染。
- 因为感染 HIV 产生症状的患儿。
- 施害者或怀疑实施性虐待的嫌疑人血清学检测阳性或可疑阳性。
- 施害者静脉药物滥用。
- 经常发生性交/肛交等性虐待。
- 其他"未知的"施害者（如儿童卖淫）。
- 施害者或嫌疑人来自高危地区如泰国和菲律宾，或在高危地区发生性接触。

治疗 如果儿童检测阳性，没有确切的治疗方案。建议终身治疗，但会遇到很多问题，因此儿童在向没有他人咨询和没有适合的引导时不能接受检测，仅在父母或监护人允许的情况下检测。

暴露后预防（postexposure prophylaxis，PEP）要在侵害发生后 72h 内尽早启动，推荐用于已知施害者确诊或可疑 HIV 感染[6]，PEP 给药 28 天，包括 2～3 种抗反转录病毒的药物，以当地方案为准。给予 PEP 后要在 3 个月后复查 HIV 来判断是否感染 HIV。

儿童 HIV 感染的治疗必须由有感染性疾病诊疗经验的儿科医生拟定，皮肤损害由儿童皮肤病医生或有儿童皮肤病诊疗经验的皮肤科医生治疗。

参考文献 163.8

见章末二维码

阴道毛滴虫感染

定义 阴道毛滴虫病是由阴道毛滴虫(trichomoniasis, TV)引起的感染,阴道毛滴虫是一种有鞭毛的原生动物,成人中通常是经性传播,TV 仅见于尿道生殖器,与其他侵犯口腔和肠道的毛滴虫不同[1],潜伏期目前尚不明确,报道称成人潜伏期从 5~28 天不等。

病因 Pokorny[2]报道成人 TV 感染率低,以至于很难在儿童中发现该疾病,皇家医生会报道 TV 感染在青春期后的女性中非常常见[3],对儿童感染 TV 也有一些解释[3]。

分娩时会对鼻/喉腔和阴道形成污染,垂直传播后 TV 可以持续多久目前不清楚,但<2 月龄的幼女感染 TV 多由垂直传播引起[4]。

获得性 TV 感染在青春期前少见,因为青春期前阴道环境(肥厚的上皮、没有糖原储存和碱性环境)都不适宜 TV 的营养供给,生长和定植困难。如果感染,多由性接触传播(自愿或非自愿的性虐待),非性传播在青春期前儿童极罕见,因为该微生物具有组织特异性[2]。

但是原则上,对怀疑性虐待的病例,因为卫生条件差等非性传播应排除在外,TV 能在潮湿的毛巾和衣物上存活数小时感染妇女[2],在尿液和精液标本中也可存活数小时[2]。

临床特征 一过性的外阴阴道炎是青春期前女性最常见的主诉,青春期女性表现为外阴阴道炎伴脓性分泌物、宫颈炎、尿道炎和膀胱炎,可表现为下腹部疼痛、生殖器部位潮红肿胀。

男童表现为附睾炎,男性 TV 感染常呈一过性,因为 TV 需要有雌激素的黏膜生长[4]。

TV 感染可呈无症状,但不推荐对无症状的人群进行筛查[1]。

阴道毛滴虫与儿童性虐待

发生在 2 月龄至青春期孩子的 TV 感染应怀疑是儿童与成人间的性接触引起,TV 不能在青春期前的阴道长期存活,因此考虑性接触是最近发生的。据报道,受性虐待的青春期前和青春期女孩中<3% 感染 TV[4],许多感染 TV 的儿童在遭受性虐待[4]。

诊断 阴道毛滴虫检测通过直接检测分泌物(用生理盐水蘸湿的棉棒取拭子),取样应快速,直接检查的灵敏度中等,但特异度极高,TV 培养的灵敏度为 95%[5]。

治疗 青春期前感染 TV 因为阴道环境不适合 TV 生长,几乎都能在不治疗的情况下痊愈,如果必须治疗,口服甲硝唑 30mg/(kg·d),分三次服用,维持 7 天是首选方案,对>12 岁的患儿,口服甲硝唑 500mg,一天 2 次,维持 5~7 天(首选)或甲硝唑 2g(单次)[6]。

参考文献 163.9

见章末二维码

细菌性阴道炎

定义和临床特征 细菌性阴道炎(bacterial vaginitis, BV)常见于成年女性,是育龄期女性阴道分泌物异常最常见的原因[1],BV 可由多种微生物紊乱引起,细菌包括阴道加德纳菌、厌氧菌(拟杆菌和消化球菌)、动弯杆菌和人型支原体过量而乳酸杆菌锐减。

成人和儿童的发病机制并不十分清楚,BV 能否通过分娩传播也不明确,BV 无症状感染的时长也不知道。BV 能引起外阴阴道炎、稀薄的灰白色至黄色的均质分泌物和特殊气味。

细菌性阴道炎和儿童性虐待

青春期前女孩可感染细菌性阴道炎,但患病率极低[2],受性虐待的青春期前女孩感染 BV 且有分泌物的略高一些[2-3],因此感染 BV 并不是性虐待的有力证据[2-6]。

诊断和治疗 如果存在均质分泌物,pH 高于 4.5,胺试验阳性,分泌物涂片找到线索细胞,即可诊断细菌性阴道炎。青春期后女孩检测阴道 pH 是唯一有意义的手段,对小女孩检测 pH 不可信,因为通常她们的阴道 pH 值高于 4.5,培养加德纳菌在诊断中不必要,该病可能自愈[1]。

如考虑治疗,首选口服 30mg/(kg·d)甲硝唑,分 3 次服用,维持 7 天,阿莫西林 50mg/(kg·d),分 4 次服用,维持 7 天作为替代疗法。

(孙沛昳 译,冯晓博 校)

参考文献 163.10

见章末二维码

第三十六篇　儿童虐待和性虐待的皮肤症状

第 164 章　虐待：躯体虐待和性虐待

Bernhard Herrmann

摘要

儿童虐待和忽视是一种普遍存在的现象，严重影响着儿童及其照护者之间的关系。除了造成人身伤害外，受虐待的儿童和青少年还经常出现严重的心理、情感、认知和行为障碍，导致严重的精神压力及情绪异常，对未来生活造成不可磨灭的影响。因此，医生对儿童虐待的诊断和治疗显得尤为重要。治疗需要考虑到方方面面，应将医学专业知识与周全的儿童保护意识相结合。身体虐待的相关医学检查对诊断儿童虐待有重要意义，有助于发现虐待的关键线索以及与意外事故和其他疾病进行鉴别诊断。评估患儿的症状和体征是否与病史相符，是否能够合理解释，是诊断虐待最基本的方法。然而，大多数的儿童性虐待仅通过体格检查很难发现关键证据，又很少会借助专科检查及法医鉴定。对疑似性虐待的患儿进行评估及医疗救助是非常重要的。儿童虐待的诊断主要基于病史，医生需要以专业且非诱导性的询问方式收集病史。另外，应对儿童虐待相关的病史询问和专科检查进行高质量的专业培训。

要点

- 儿童虐待和忽视(child abuse and neglect，CAN)会导致严重的身体、精神和情感伤害、压力以及持久后遗症。
- CAN 的发生率远远超过实际诊断数，需要对疑似者保持高度怀疑。
- 医疗专业人员在诊断 CAN、评估可疑伤害、排除鉴别诊断和为儿童提供多专业的保护方面起着重要作用。
- 医生在可疑 CAN 病例的评估和诊断方面需经过专业培训，并促使其发展为高度专业的医学领域。
- 在身体虐待中，关键在于根据病史判断虐待的潜在可能性。
- 对于儿童性虐待，医疗设施可先提供全面治疗，而不是等待法律鉴定诊断。
- 大多数受害者在医学检查中无异常发现，因此体格检查的目的是通过发现部分受害者的异常特征，用于明确诊断。

定义、背景和共识

儿童虐待现在没有一个系统的定义。不同社会和文化团体、不同国家、时期以及专业人士和机构对成人和儿童之间的关系及与儿童相处的可接受程度及发展理念有所差异。儿童虐待和暴力的概念常被通用，被定义为“儿童虐待和忽视(child abuse and neglect，CAN)”。CAN 既包括法律意义上的“虐待”，即造成伤害或潜在伤害的身体或情感行为，也包括不作为(忽视)，其行为是指未照顾到儿童基本的生理、情感或教育需求或未能保护儿童免受伤害或潜在伤害。WHO 将儿童虐待和暴力定义为“通过监护、信任或权力对儿童的健康、生存、发展或尊严造成实际或潜在损害的一切形式身体和/或情感虐待、性虐待、疏忽或过失行为以及商业或其他形式剥削”[1]。美国联邦法律在《儿童虐待预防和处理法》(Federal Child Abuse Prevention and Treatment Act，CAPTA)中将 CAN 定义为：“父母或监护人任何行为或不作为导致儿童死亡、严重的生理或心理伤害、性虐待或性剥削，或未及时采取行动致使给儿童带来严重伤害及使其处于危机的边缘”。

CAN 很少在社会公共场合机构中出现，多发生在家庭中，对监护人和儿童的关系造成了广泛严重的负面影响。除了多数可治疗的生理伤害外，受虐待的儿童和青少年还饱受严重的心理、情感、认知和行为障碍的困扰。这些疾病给患儿的日常社交带来了严重的精神和情感痛苦、侮辱和抵抗心理及生活负担。CAN 不利于患儿产生安全感，给心理健康带来深远的负面影响。神经生物学研究表明，CAN 的脑电图有慢性紊乱，可能是由于长期虐待所致的应激反应，出现下丘脑-垂体-肾上腺轴失调，会影响大脑发育，进而导致脑容量的减少[2]。世界卫生组织关于暴力与健康的世界报告中指出，有不少在成年人中出现的慢性身心疾病，被证明是儿童时期因虐待所遗留的后遗症，在“全球疾病负担研究”中占据不小比例[1]。除了身心痛苦之外，暴力还会产生难以预估的社会和经济代价。

流行病学 由于定义不同、严重漏报以及诊断不足，CAN 的真正数据尚不清楚。根据提交给美国儿童保护服务机构的报告，有 324 万儿童因虐待或忽视而接受调查，其中有 702 000 份报告得到了证实，75.0% 的受害者受到忽视对待，17.0% 的人受到身体虐待，8.3% 的人受到性虐待。2014 年，全美范围内估计有 1 580 名儿童因 CAN 死亡，相当于每 10 万名儿童中有 2.13 人死亡。更多的儿童死于忽视对待而不是身体虐待[3]。

医疗介入的作用

儿童虐待的诊断和保护儿童措施在医疗领域中已成为一个复杂而具有挑战性的亚专业。美国儿科学会（American Academy of Pediatrics，AAP）设立了经董事会认证的“儿童虐待方向儿科医生”岗位。德国医学保护儿童协会（Deutsche Gesellschaft für Kinderschutz in der Medizin，DGKiM）在 2017 年创立了“儿童保护方向医生”（Kinderschutzmediziner）岗位和儿童保护团队，并进行专业化的培训及认证。医院的儿科医生和儿童保护团队在协调利用其他医护人员专业知识方面发挥关键作用。根据虐待形式不同划分专业领域，角色和技能也有所不同。但是每位儿科医生都需要具备发现可疑 CAN 的能力，儿童皮肤科医生也需要学会鉴别其他皮肤疾病和掌握虐待所致皮肤特点。CAN 会给患儿心理、社会和家庭造成不良后果，因此需要重视对儿童 CAN 的忽视和对家庭的错误判断所带来的潜在破坏性后果。因此，医生有责任为儿童保护的多学科支持提供专业领域的知识技术[4]。在美国，医生还需强制性地去学习和掌握相关的法律法规。

参考文献 164.1

见章末二维码

躯体虐待

诊断性评价

在儿童虐待的所有形式中，生理虐待在医学上最具有诊断价值。诊断性评价需要仔细和完整的询问病史、完整的体格检查、细致的文字记录和照相文件、按需采取附加诊断程序、发现虐待的关键证据以及鉴别诊断，与其他非医学专业人士一起制订详尽且可靠的诊断。诊断和除外虐待诊断的基本原则是对疑似虐待的病例进行回顾性研究，确定临床症状和体征是否与病史相吻合并具有相关性[1-2]。

病史

建立系统方案有助于医生完善相关病史，着重于伤害本身及疾病细节发现，寻找相关证人，系统审查既往医疗记录，了解患儿社会和家庭情况并提供儿童保护服务。在意外伤害中，如果出现不合理且模糊的病史、迟迟不愿寻求医学救助都是可疑的行为。绝大多数情况下，意外事故都会有较为完善的就诊记录，但在儿童虐待案例中有约 40% 存在病史缺失的情况。虽然意外伤害也可能发生在家庭中，但是像婴儿从床上跌落摔伤等意外事件，很难导致如骨折一般的重大创伤[3]。

体格检查

对疑似受虐儿童进行全套的身体、神经和生殖器检查，包括生长参数是至关重要的。所有发现都需要以书面形式进行描述和记录，如带有测量结果的图形，描述位置、类型、大小和范围的照片，进行聚类、描述图案和颜色。所有发现均应使用专业的测量设备照相，最好是法医尺或照相刻度尺（如 ABFO2 号咬痕量表）。照片记录应遵循技术考虑和构图规则（即详细的照片和概述、间接闪光、垂直视图等）进行。

影像学和其他诊断方式

在虐待儿童的情况下，影像学的作用是判断身体伤害的类型和程度以明确诊断。对于所有 2 岁以下、可疑身体虐待的病例，必须根据当前的指南和建议以及确诊和可疑标准，按照既定规程进行系统的放射线骨骼检查[4-6]，对于可能的急性虐待性颅脑外伤（acute abusive head trauma，AHT）应进行无静脉造影的脑计算机断层扫描（cerebral computed tomography，cCT）。尽管在急救中存在一些局限性，MRI 仍然是全面评估颅内损伤的最佳方式，包括颅外损伤、椎间盘内出血、挫伤、剪切伤和脑肿胀或水肿。超声检查是脑部和腹部成像的有力辅助手段，但不应作为唯一的诊断手段。对于怀疑 AHT 的患儿，必须进行全面的眼科检查，由专业眼科医生行散瞳和间接眼底镜检查。实验室检查在排除某些鉴别诊断（例如凝血功能障碍或代谢疾病）中的作用有限，有时在尿检中还会误诊为腹部内伤或食物中毒[7-8]。

参考文献 164.2

见章末二维码

儿童虐待的皮肤表现

挫伤

挫伤、瘀伤是最普遍的伤害,大约 60% ~90% 的受虐待儿童被诊断为挫伤、瘀伤。为了评估造成瘀伤的可能性,位置、分布、类型、构成、大小和范围、聚集度,皮损图案和患儿年龄等标准尤为关键。不寻常部位群集出现多处大块瘀伤、双侧瘀伤、花纹状瘀伤、伴有瘀点的瘀伤以及发生在不会自主活动婴儿身上的瘀伤,具有很强的提示作用。最近研究和系统回顾显示,还没有足够的数据支持可以通过颜色确定瘀伤发生的时间。不同颜色的瘀伤可能是由单个事件引起的,但也可能是因为变化速率不一而产生不同颜色。瘀伤的出现和消退取决于组织的性质,也会因其深度不同而呈现出不一样的表型。对颜色指示唯一确定的是,在 18h 以内的瘀伤中从未报告过黄色[1-3]。

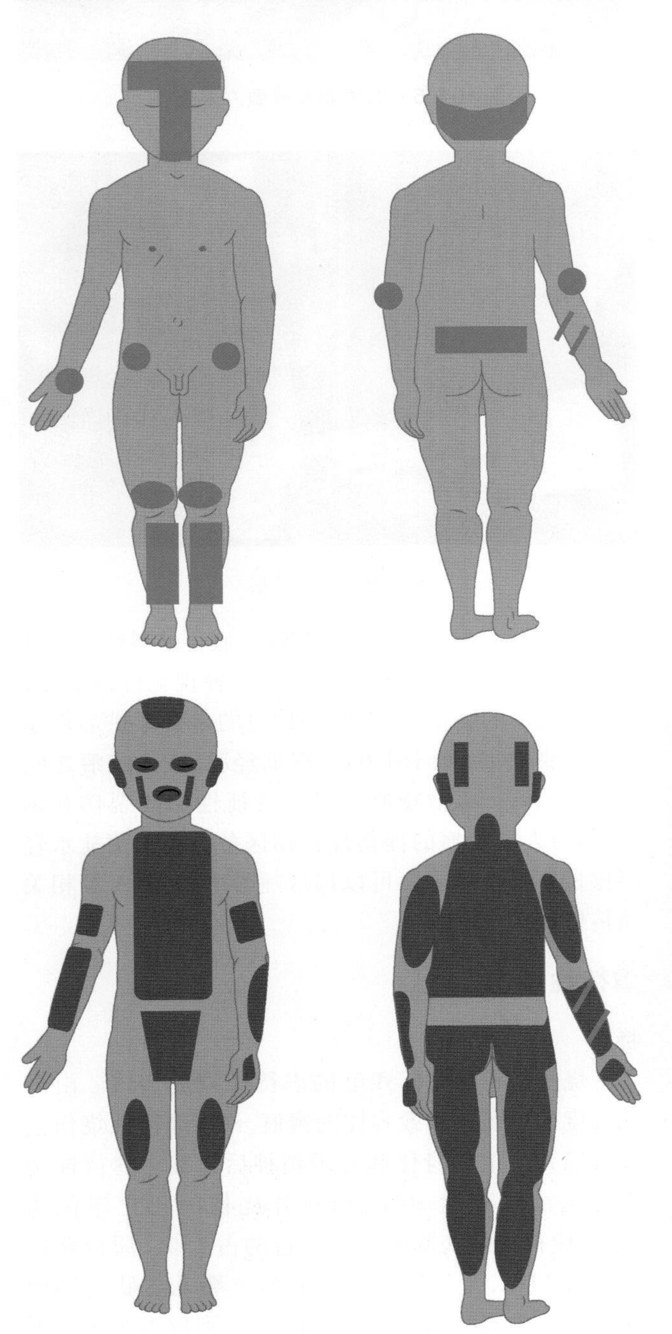

图 164.1 意外挫伤与故意挫伤的典型位置。绿色,意外;红色,故意

意外事故所致挫伤——年龄和部位

在不会自主活动的婴儿中意外挫伤极为罕见(“不动,哪来磕磕碰碰”),据报道,意外事故挫伤在 6 个月以下的婴儿中有 0.6% ~1.5%,在 9 个月以下的婴儿中有 1.7%,在所有不会自主活动的婴儿中约占 2.2%。瘀伤的数量不多及其面积较小(<1cm),常见于额骨的骨性标志处。20% 具有爬行能力和 50% 具有慢走能力的婴儿偶然出现瘀伤,通常位于下肢。在胸部、腹部、骨盆、臀部、颏部、脸颊、眶周区域、耳朵或颈部等其他部位发现不到 2%。意外挫伤通常位于下肢“前缘”,最常见于膝盖和胫骨,头部后部和“面部 T 字区”(前额、鼻子、上唇和颏部,图 164.1),主要由滑倒、跌倒所致[2,4-5]。

儿童虐待所致挫伤

和意外事故所致挫伤不同的是,儿童虐待所致挫伤最常见于面部(“面部 T 字区”之外)、左面颊和左耳(图 164.2)、颈部、上臂、手、胸背部、大腿前侧、臀部(图 164.3)和生殖器。据研究发现,躯干、耳或颈

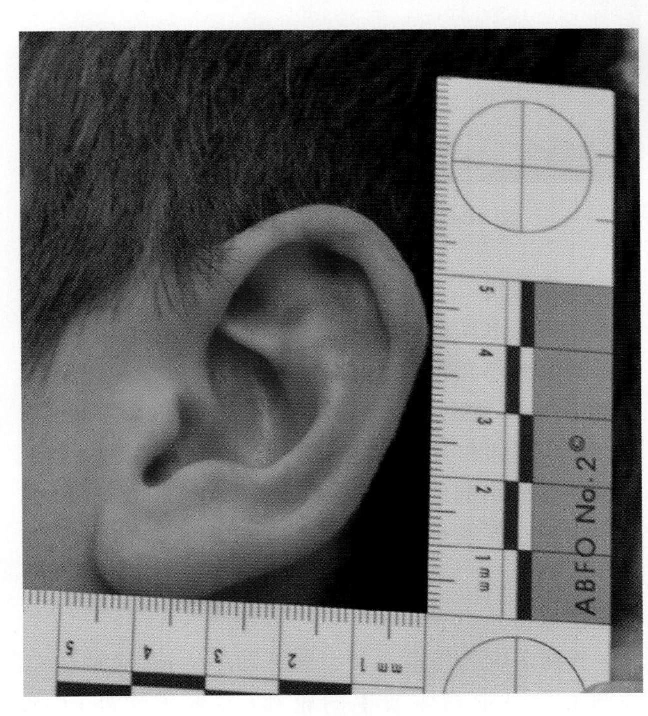

图 164.2 右手拍耳导致左耳瘀伤

第三十六篇

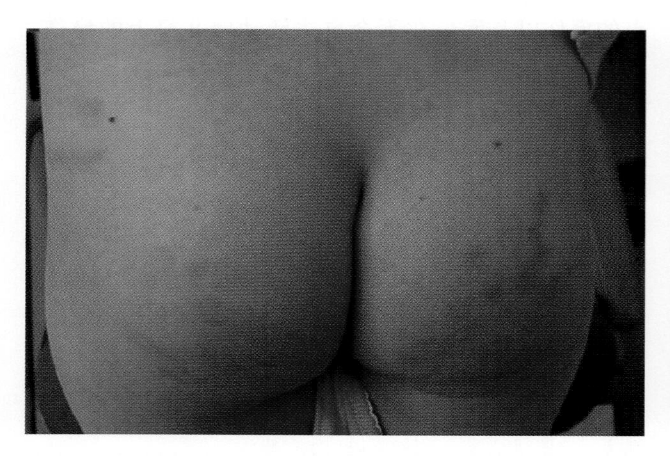

图 164.3 故意伤害所致臀部瘀伤

部的瘀伤为儿童虐待所致的灵敏度为 97%，特异度为 84%。多个大而群集的瘀伤（图 164.4）和瘀点瘀斑（图 164.2）更为普遍［阳性预测值（PPV）为 80%］。在 25%的病例中还有其他的颅骨骨折和/或损伤[1,3,6-8]。

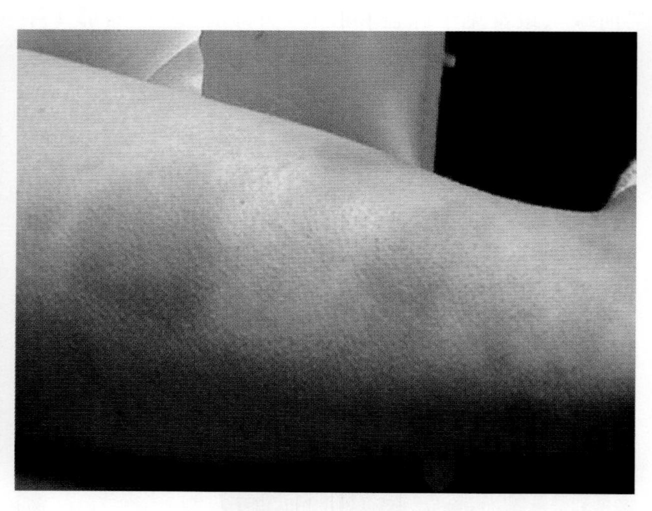

图 164.4 多处、大片聚集性的瘀伤

残疾儿童挫伤

残疾儿童具有不同于先前描述的常见挫伤特征。意外所致挫伤经常累及膝盖、颏部和胫骨少见。不同于健康儿童，残疾儿童在可疑受虐部位（例如手足、手臂、骨盆、腹部和大腿）也会有挫伤痕迹，可能是由于骨科辅助器械引起的，但是小腿、耳、颈、颏部、胸部和生殖器少见。需要根据残障的类型和程度个体化评估挫伤[9]。

标记性挫伤

外物造成的伤害通常会留下图形标记，通常在左脸颊上会显示物体或手的轮廓（左撇子除外）（图 164.5），它们多与暴力虐待有关。棍棒伤会留有典型的“双轨”轮廓标记，内部呈浅灰色，血管破裂致血液外渗形成外部轮廓。典型的咬痕是一种视觉性诊断，特征是椭圆形的瘀伤，常由两个相对的半月形拱形伤痕伴有中央缺如（图 164.6）。根据经验，成人咬痕之间的距离>3cm，动物咬痕会留下特征性的撕裂伤和刺伤，易与人类咬痕的挫伤性损伤区分。用无菌盐水轻轻擦拭新鲜咬痕表面可以提取唾液中的 DNA 等相关遗传信息[10-11]。

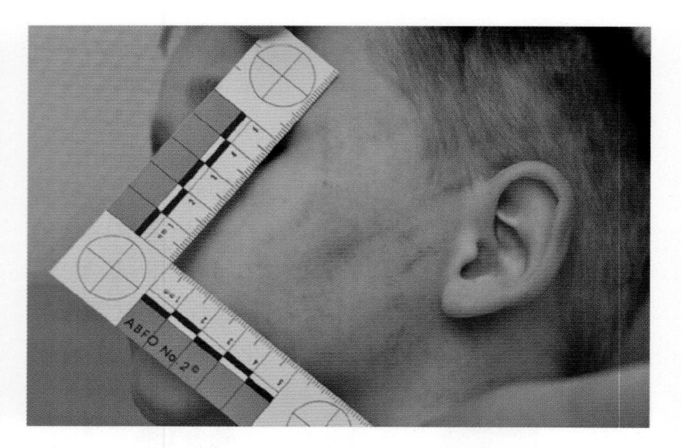

图 164.5 右手施暴导致左颊瘀伤

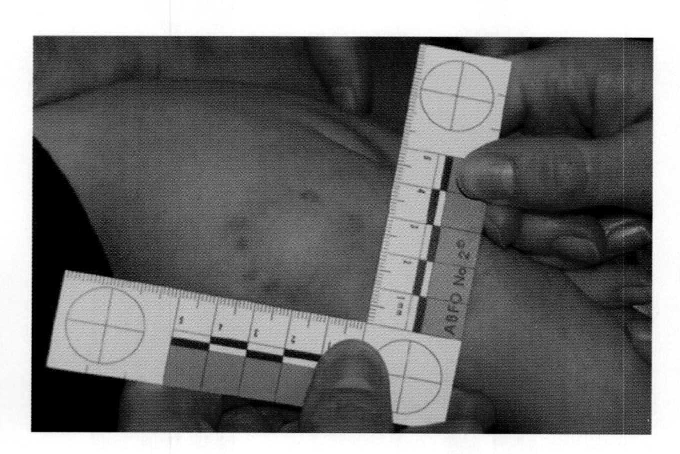

图 164.6 咬痕

虐待性烧伤

特点

烧伤是一种尤其残酷的虐待儿童的方式。由于其高度的疼痛感和毁容性的瘢痕，许多虐待性烧伤会导致患儿严重的身体和心理精神后遗症。虐待性烧伤的死亡率高达 30%，而意外烧伤的死亡率仅为 2%。虐待性烧伤同时伴有骨折的占 15%，尿液药检阳性占 14%，合并脑损伤占 10%。婴儿皮肤的厚度几乎仅是成人的 1/2，到 5 岁时才达到成人水平。下文系统描述了虐待致性烧伤的典型特征，以区分意外烧伤[12-13]。

意外烫伤

厨房中的热液体(饮料、沸腾的开水)从上方泼洒到儿童身上,通常会出现面部、头部、颈部、前肩、上臂和胸部不规则且不对称的飞溅和滴落状灼伤伤痕,根据液体流动的方向,由上向下烧伤程度递减。

虐待性烧伤

虐待性烧伤通常是通过外力强行将患儿浸入到热水中,常见于上肢、下肢或臀部的孤立浸没式烧伤,特征是在手足、臂、小腿、躯干或生殖器上境界清晰、均匀且通常对称的手套或袜套样外观,没有飞溅痕迹(图 164.7)。有时臀部、足底或屈肌皱褶处可以幸免。高度提示虐待的线索还有其他的虐待儿童方式、虐待既往史、家庭暴力、儿童性格内向且面露恐惧的、大量陈旧瘢痕以及一个被烫伤的兄弟姐妹。既往烧伤史、疏忽、不同的历史记录、缺乏父母的关心、有诸如弄脏床单或遗尿诱因以及被社会服务机构已知的儿童更应该引起大家的重视[12]。

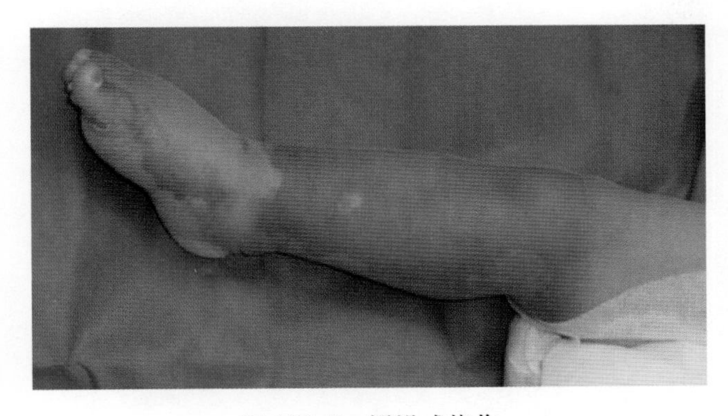

图 164.7　浸没式烧伤

虐待性接触性烫伤

将高温物体压在皮肤上(通常是背部、肩膀、前臂、手背和臀部),产生典型的图案花纹,通常是呈几何形状的干燥烧伤,遗留所用物品的轮廓。香烟灼伤呈圆形,大小和深度均一,约为 8mm,范围为 7.5~10mm(图 164.8)。其他物品可能包括吹风机、烫发钳、家用熨斗等。意外接触性灼伤的边缘较不清晰,并且往往更表浅和模糊[14]。

参考文献 164.3

见章末二维码

儿童虐待的皮损特点

全面周到的鉴别诊断应作为虐待儿童评估的一部分,有助于医生抓住儿童虐待的关键性证据和可疑点,

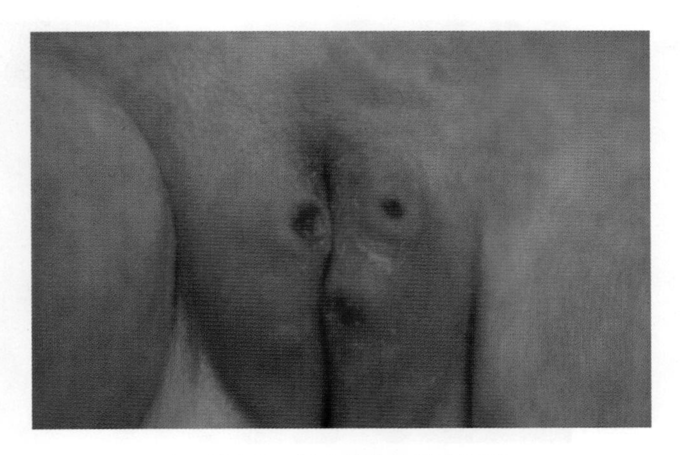

图 164.8　烟头所致的灼伤图案

是有经验的儿科医生或儿童皮肤科医生需要掌握的技能。

虐待性挫伤的鉴别诊断

经常出现淤青挫伤需要引起重视,可能与凝血功能障碍相关,也可能继发于肿瘤(图 164.9)。在临床诊断中需要鉴别,由于司法原因,需在常规基础上进行适当的实验室评估加以排除[1]。最普遍的血管性疾病是过敏性紫癜(Henoch-Schönlein purpura, HSP)(图 164.9c),通常在双侧下肢和臀部出现明显的丘疹,但在不常见的部位可能表现出非典型症状(阴囊血肿、阴茎肿胀或儿童出血性水肿,请参见第 145 章)(图 164.9d)。先天性疾病包括血管瘤和真皮黑色素增多症(蒙古斑,图 164.9e),在某些种族(如黑人、拉丁裔、亚洲人、近东、美洲原住民)的儿童中更常见,这些皮损可以发生在任一儿童的任何部位,包括头皮,而不仅仅是典型的骶尾部和背部。需要与瘀伤相鉴别的色素性疾病有太田/伊藤痣、色素失禁症、色素性荨麻疹和肥大细胞增多症。结缔组织病,例如 Ehlers-Danlos 综合征,也容易出现瘀伤、血肿、频繁撕裂伤、伤口愈合不良和多处瘢痕。萎缩纹易与线性图案瘀伤相混淆。另一组需要鉴别诊断的是超敏反应综合征,例如多形红斑、过敏性接触性皮炎、脂膜炎、结节性红斑、冻伤(冻疮)和血管性水肿。其他需要考虑的有植物日光性皮炎(通常与烧伤鉴别)、化学药品、墨水或染料接触性变色。足趾止血带综合征(图 164.10)主要是由于护理人员的头发意外缠绕在足趾上(也存在影响阴蒂的病例)而导致瘀伤,但个别案例也与虐待有关。

与烧伤鉴别诊断的皮肤病很多,具体已归纳在框图 164.1 中。

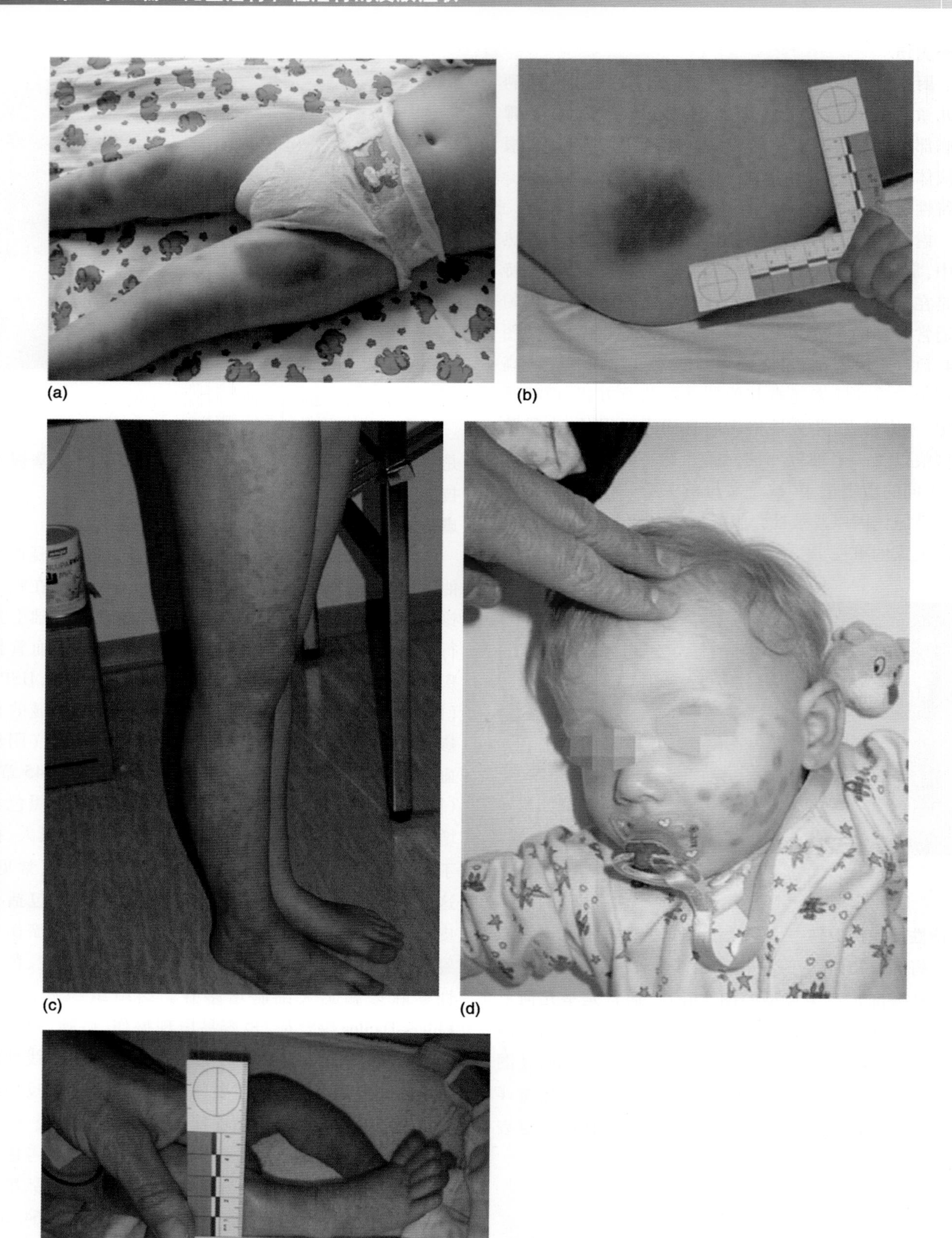

图 164.9 造成瘀伤的鉴别诊断:(a)特发性血小板减少性紫癜;(b)急性淋巴细胞白血病;(c)过敏性紫癜;(d)儿童出血性水肿;(e)蒙古斑

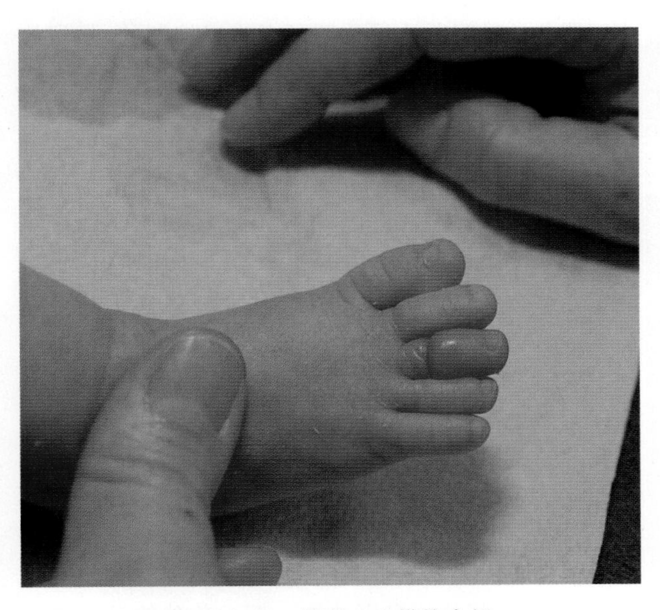

图 164.10　脚趾止血带综合征

框图 164.1　与烧伤相鉴别的皮肤病[2-3]
疱疹样皮炎
脓疱疮
臁疮
植物日光性皮炎
药疹
水痘
点滴状银屑病
苔藓样糠疹
接触性皮炎
大疱性表皮松解症
葡萄球菌性烫伤样皮肤综合征
Stevens-Johnson 综合征
坏疽性脓皮病
带状疱疹或单纯疱疹
天疱疮
虫咬性皮炎

参考文献 164.4

见章末二维码

儿童虐待性骨折

与意外创伤相关的可信病史缺失、多发骨折、低龄(尤其低于 18 月龄)和活动能力下降,都与儿童虐待可能性增加相关。同时,在康复的不同阶段再次出现多处骨折、干骺端骨折、肋骨骨折,尤其发生在 4 月龄以下的婴儿时,极有可能是虐待所致。

40%的虐待性骨折是临床上意想不到的,与虐待的其他表现有相当大的关联,遗憾的是骨折的具体时间可能不明确,因此只能给出粗略的时间范围[1-2]。

流行病学证据　儿童虐待致骨折占儿童骨折的 8%~12%、婴儿和低龄儿的 12%~20%。一岁以内儿童中 55%~70%的骨折是由虐待所致,其中大部分是在不会自主活动的婴儿中出现。18 月龄以下的儿童中只有 2%发生意外骨折,但在超过 5 岁的儿童中占到了 85%。超过 50%的受虐儿童有多处骨折(三处或更多),与之区别的是意外骨折有 80%仅一处骨折,19%有两处骨折[3-4]。

病史　骨折作为重伤需要很大的外力所致。据报道,仅有 3%~5%的病例是从婴儿桌(85~100cm)、沙发和床跌落引起单纯顶骨骨折,几乎不会导致严重的颅内损伤(在无并发症的小硬膜下血肿中发生致命性硬膜外血肿的病例不到 1%)。迄今为止,尚未有由于自发转动或卡在婴儿床的扶手上而致骨折的病例报道。

干骺端骨折(classic metaphyseal lesion,CML)　意外所致的干骺端骨折偶有报道,通常是由于拉扯扭曲肢体或通过摇晃肢体对干骺端施加扭力和剪切力而致,提示虐待的可能性极大。尽管在放射学上被描述为"角骨折"(或称为"桶柄骨折"),但它们并不是传统意义上骨膜附着部位的撕脱,而是干骺端毗邻的微骨折。

骨膜反应或骨膜下新骨形成(periosteal reaction or subperiosteal new bone formation,SPNBF)　剧烈晃动、扭曲或抓握引起的骨膜下钙化出血,没有骨折表现。

螺旋形骨折　在儿童虐待中出现的可能性不高。

颅骨骨折　在事故中更常见。在巨大的外力作用下颅骨缝处可出现多个复杂的剥脱性骨折,应该引起重视。

肋骨骨折　具有最高的特异度,发生于 70%的 1 岁内儿童虐待和 30%的 2 岁内儿童虐待。在 18 月龄儿童身上,虐待致肋骨骨折的阳性预测值(positive predictive value,PPV)为 66%,优势比(odds ratio,OR)为 23.7。与虐待需要鉴别的是,进行心肺复苏几乎不会发生肋骨骨折,意外事故所致肋骨骨折也很少见,如严重的汽车事故这一类伴有很大的冲击力的意外事件。

肱骨骨折　在 18 月龄以下儿童中与虐待显著相关($P<0.001$,PPV 为 43.8%,OR 为 2.3),是最常见虐待受累的骨折之一。

桡骨/尺骨骨折　是儿童时期的常见伤害,但在婴儿中很少发生。在 18 月龄以下儿童出现提示可能有虐待行为($P<0.001$)。

股骨骨折　在 18 月龄以下的儿童中,PPV 为 51.1%,OR 为 1.8。在 12 月龄以下的婴儿中,这些骨折 60% 是虐待所致。

胫腓骨骨折 儿童虐待大多数可伴有远端干骺端骨折：OR(<18 月龄)为 12.8，$P<0.001$。婴儿胫骨骨折中有 50% 以上是由于虐待所致[3-7]。

鉴别诊断 最需要鉴别诊断的是意外事故。当儿童开始行走时，不经意的磕碰可能会导致(有些是未察觉的)胫骨细微的螺旋形或倾斜性骨折，称为“幼儿骨折”，股骨骨折也有类似发生机制。需要鉴别的是如果累及到多处骨骼的功能异常需要考虑成骨不全症。通过完善病史、辅助检查和临床信息，误诊的可能性很小。此外，亚临床的维生素 D 缺乏不会增加骨折概率[8]。

参考文献 164.5

见章末二维码

面、耳、鼻和喉部受伤

在受虐待的儿童中，有 65%～75% 出现面、颈、耳或口腔受伤。打耳光所致面颊(通常有花纹与瘀斑)和耳朵的外伤和挫伤最为常见，两者在左侧更常见(左撇子除外)。口腔黏膜撕裂、唇或齿龈内部挫伤以及唇系带或舌系带撕裂等口腔内部损伤很容易被忽略，虽然根据系统评估后者本身不能被认定为虐待，但在婴儿中应该引起高度怀疑。文献中记载的唯一损伤机制是直接击打口腔，最常见的损伤是口腔撕裂伤或唇瘀斑[1-2]。

牙齿 直接暴力施加或疏忽牙齿管理都会导致牙齿损伤。直接击打会导致牙齿断裂及变色，意外跌落或强制灌食可能会导致牙齿误入上颌骨。拉扯诸如奶嘴之类的物体来导致牙床挤压碰撞也是常见的虐待形式。

牙齿管理疏忽 最普遍的是会导致龋齿，其中很多是“哺乳期龋齿”或早期龋齿，牙痛是另一个症状。许多儿童因龋齿会出现疼痛不适或感染风险，这种龋齿需要拔除，然而这一类儿童的父母通常未能或延迟为子女寻求牙科治疗，未遵循牙医建议以及未能提供基本的口腔护理。当然不能仅因为龋齿就认定是牙齿管理疏忽，但是因龋齿导致疼痛不适、社交困难或并发症的儿童应予以及时治疗[3]。

参考文献 164.6

见章末二维码

虐待性头部创伤

虐待性头部创伤(abusive head trauma，AHT)在所有虐待伤害中的发生率和死亡率最高(占所有虐待儿童死亡的 66%～75%，死亡率为 11%～33%)。通常是由于婴儿长时间哭泣导致照顾者难以抑制的、强烈的沮丧和愤怒，一时冲动击打其头部。常见可能发生的情况包括：1 岁以下的婴儿(大部分为 2～5 月龄)、男婴、患有协调障碍的儿童、困难家庭儿童以及年轻单身母亲的儿童。在<2 岁的儿童中，发病率为每 10 万名儿童 14～30 例，在 6 月龄以下儿童中每 10 万名儿童有 36 例。剧烈摇晃是最普遍但并非唯一的致伤原因。“摇晃婴儿综合征”等历史术语以及“非意外性头部受伤(non-accidental head injury，NAHI)”等其他术语最近已被“虐待性头部创伤”(abusive head trauma，AHT)取代。AHT 导致的高死亡率主要是由于强行摇晃被抱在手臂或胸部的孩子。犯罪者对儿童的摇晃通常非常剧烈，因此症状会立即出现[1-2]。

诊断 AHT 需要基于症状诊断，将病史、临床症状、影像学、眼科和其他信息汇总在一起。单独的发现例如视网膜出血(retinal haemorrhages，RH)不能诊断，因此支持诊断的手段越多，与其他疾病混淆的可能性就越小。AHT 特征是有硬脑膜下血肿(subdural haematomas，SDH)的外伤性脑病(77%～90%)，主要会伴有广泛性视网膜出血(74%～92%)，具有严重的脑损伤往往提示预后不良。AHT 典型的特点是缺少或有细微的外部创伤迹象。病史缺如的颅脑外伤患者是虐待所致的特异度 97%，PPV 为 92%[3-4]。

AHT 并非遵循全有或全无的原则，而是存在从轻度亚临床伤害到严重损害甚至死亡的连续过程。在轻症病例中，症状可能是非特异性的，可出现烦躁不安、胃肠道、病毒感染或血源性感染，甚至危及生命。在一项研究中发现 173 名儿童中有 31.2% 的 AHT 被误诊。在确诊前有 27.8% 出现了二次受伤，其中 40.7% 出现并发症，80% 的死亡可以通过早期诊断得以预防[5]。在对父母的不记名调查中，有 2.6%～5.6% 的人承认至少剧烈摇晃过孩子一次，并且没有去就医。有猜想甚至认为，AHT 可以解释儿童中很大比例的神经系统障碍[6]。

证据 无诱因的硬脑膜下血肿与虐待密切相关(OR 为 9.18，$P<0.00001$)。大脑半球硬脑膜下血肿的 OR 为 8.3，多发性硬脑膜下血肿的 OR 为 6.01。在 3 岁以下的颅内损伤和呼吸暂停患儿中 PPV 为 93%(95% 置信区间：73%～99%)，优势比为 17.1(95% 置信区间：5～58，$P<0.001$)。合并视网膜出血的 PPV 为 71%(OR 为 3.5)，合并肋骨骨折(rib fractures，RF)的 PPV 为 73%(OR 为 3)。六种并发症(呼吸暂停、肋骨骨折、视网膜出血、长骨骨折、癫痫发作、头颈部瘀伤)并存的 OR 为>100，PPV>85%。同时伴有 3 个或更多的并发

症 OR>100,PPV>85%[3-4]。临床诊断标准使用呼吸暂停、头颈部血肿、双侧或半球性 SDH 和任何非单侧、顶叶和孤立的颅骨骨折这四个因素。灵敏度为 96%,特异度为 46%,PPV 为 55%,阴性预测值为 93%,用于筛查诊断困难的 AHT 儿童[7]。

症状与检查　可能出现食欲缺乏、进食困难、情绪低落、烦躁不安、嗜睡、呕吐、肌张力低下、癫痫发作、呼吸困难、呼吸暂停、反应迟钝、昏迷和心肺功能衰竭。除了上臂或胸部的青肿和震动造成的头皮青肿外,其他外伤容易被忽视。检查所见颅内出血主要是 SDH(77%~90%),偶有颅骨骨折(摇动冲击下)、RF(胸部受压)、干骺端骨折(摇动引起旋转创伤),RH(74%~92%)、玻璃体积血、视神经断裂和视神经出血。RH 主要是双侧的,但有 15% 是单侧广泛性的,延伸到周围,并影响视网膜前、中、下层[8-9]。

病理生理学　旋转力和剪切力导致桥接静脉(SDH 致病机制)和视网膜血管(RH 致病机制)撕裂。SDH 和 RH 虽是临床指标,但与脑损伤和预后无关。急性重症 AHT 的特征是弥漫性脑损伤,并伴有明显的急性神经系统症状。中重度 AHT 的患者会出现急性起病、后迅速缓解再持续异常[10]。与精确度欠佳的 MRI 相比,准确记录症状发作对诊断的意义更高。目前所知的是延髓脊髓交界处的轴突损伤引起局部和弥漫性神经元损伤以及创伤性呼吸暂停与复杂的神经代谢级联通路、血管失调和继发性炎症反应有关,进而导致脑水肿和神经元损伤[11-12]。

诊断与评估　在急性情况下,颅脑 CT 是首选的影像学检查方式,尤其是对于重症儿童。由于 MRI 的灵敏度较高,在患儿病情稳定后 2~3 个月应立即进行 MRI 检查。不建议使用脑超声检查,容易漏诊轻度的 SDH。临床经验丰富的眼科医生应对其进行全面的眼科及眼底检查。所有 2 岁以下的儿童都必须进行骨骼检查。

鉴别诊断

视网膜出血　较少见。通常见于在事故、凝血障碍性疾病、1 型戊二酸尿症、血管疾病、白血病、成骨不全症、一氧化碳中毒、严重高血压、严重脑膜炎和脑炎以及巨细胞病毒性视网膜炎中,严重程度通常较低。先天性 RH 占据新生儿的 21%~40%;1~2 周后绝大多数可缓解。

硬膜下血肿　创伤性的病因均可导致。轻度跌倒(<1.2~1.5m 高度)可导致轻症 SDH(<1%),无神经功能障碍。临床上与出生有关的无症状性 SDH 发生率高达 25%,一般在 4 周后消失。其他鉴别诊断包括凝血障碍性疾病(SDH 或 RH 并非唯一和主要症状)、新生儿晚期维生素 K 缺乏性出血、疱疹病毒脑炎和 1 型戊二酸尿症。

预后　约 1/3 的受害者患有严重的神经系统疾病、视觉、听觉和言语能力受损、癫痫发作、智力低下和脑瘫,11%~33% 的受害者死亡。影像学检查可显示脑萎缩,慢性 SDH、硬脑膜下淋巴管瘤、小头畸形、多囊性脑病和脑穿通畸形。1/3 受害者有中等程度后遗症,1/3 则几乎没有或没有后遗症,只有 15% 无症状表现。即使是早期无症状,也可能会出现后遗症,例如认知或行为障碍、知觉障碍、晚期癫痫发作和垂体功能低下[13-14]。

参考文献 164.7

见章末二维码

腹部外伤

腹部损伤是儿童虐待的第二大死因,仅次于头部损伤,死亡率为 45%~53%,而意外事故的死亡率则低至 2%~21%。与明显的内脏创伤相比,腹部外伤通常缺少外部体征,高死亡率的原因通常是由于病史有误而耽误了诊治。超过 90% 的事故受害者在 3h 内出现体征,超过 3h 以后,所有受害者均出现体征。从解剖学上分析,儿童的腹部相对较小,器官比例较大并排列拥挤,腹壁肌肉组织欠发达,缺乏对内脏的保护。年幼儿童由于哭泣频率较高,往往会产生较多的肠道气体,更容易出现空腔脏器穿孔。虐待受害者比意外事故受害者年龄要小得多(分别为 2.5 岁和 7.7 岁),还经常伴有其他虐待迹象[1-2]。

由钝力、猛击或踢打引起的外伤会导致实质脏器挫伤或撕裂。约 1/2 患者伴有中空器官穿孔和肠壁内血肿(主要是十二指肠和空肠近端),这一类伤在意外事故中则很少出现。肝裂伤(多数为左叶)是最常见的实质器官损伤。胰腺损伤较少见,常与肝和十二指肠损伤相伴;还可伴有尿道和肾脏损伤。肝酶显著升高(谷草转氨酶>450U/L,谷丙转氨酶>250U/L)是肝外伤的特异性指标[3],应行尿常规筛查血尿。超声检查可筛查出腹腔内出血,但不适合作为唯一的诊断方式。腹部 CT 双对比造影检查是可以考虑的诊断方法,也可以考虑使用 MRI。

参考文献 164.8

见章末二维码

儿童性虐待

定义、背景及共识

儿童性虐待（child sexual abuse，CSA）是一个严重的健康问题。当医务工作者看到虐待有关的皮肤临床表现，特别是当这些症状与行为或精神健康问题同时发生时，需要有专业的判断技能，并给受害者提供全面检查。在某些情况下，具备专业知识的儿科皮肤科医生会帮助鉴别与虐待无关的皮肤症状，从而增加诊断的可靠性并减免一些不合理的质疑和不必要的程序。

大多数（>90%）受到性虐待的儿童和青少年缺乏身体上的典型表现，主要是因为普遍的家庭（或亲密人士）虐待对身体的虐待程度轻，体格检查时往往没有发现伤害或可能已痊愈，因此，除了极少数受到急性攻击的病例外，医学检查很少能够明确诊断或达到法律鉴定的目的。通过完善医学检查来证实身体正常及完整，有助于促进和帮助受害者恢复情绪。体检的目的是发现异常，确定和保证患儿处于正常状态，及时提供医疗服务是首要的。

世界卫生组织（World Health Organization，WHO）将CSA定义为“儿童在未充分理解并知情同意的情况下参与性活动，或者儿童未具备发生性行为的能力而发生性行为，是一种违反社会的法律或社会禁忌的行为”[1]。

CSA涉及成年人对儿童或青少年实施的各种不同性行为，包括从非侵入性行为（无接触）到或多或少的侵入性行为，例如有意抚摸（接触）到侵入性行为。大多数受害者是和关系亲密的人或监护人以及其他一些人发生长期性行为。陌生人的案件约占所有案件的10%，通常为单次发生的性行为，被称作为“性侵犯”或“强奸”更确切。性虐待可能始于儿童早期，会一直持续到青春期。大多数CSA案件是由男性犯下的（约90%），对男童实施性暴力的女性施暴者也较多（高达25%）。至少有20%~25%的犯罪者是青少年，强调了包括治疗犯罪者在内的早期干预的重要性。有20%的青少年互联网用户是在线性骚扰的受害者。目前的研究和大量的系统回顾显示，全球范围内CSA的发生率约为12.7%（女孩18%~20%，男孩7%~8%），远高于儿童期的恶性肿瘤（0.2%）、青少年糖尿病（0.15%）和先天性心脏病（0.1%）发病率的总和[2-4]。在美国卫生和公众服务部2014年的《儿童虐待》报告中，在702 000名儿童虐待和忽视受害者中，有8.3%是性虐待受害者[5]。

CSA会给受害者带来长期精神上的恐惧、压力、痛苦，长期遭受性虐待会使其产生罪恶和羞耻感，自尊心受损，从而被家庭和社会孤立。CSA与受害者后期精神机能障碍显著增加有关，可以出现严重精神异常或无症状（约20%），这取决于虐待的严重程度、性暴力的次数和施虐程度、受害者与犯罪者的关系亲密程度以及频率和持续时间，其他因素包括儿童的年龄、是否有心理疾病、其他并存的身体虐待或在其他方面的忽视。专业干预的效果可以“雪中送炭”，如处理不当也可能“雪上加霜”，需要以温和的、非强制性的、专业和周全的方式进行，避免给被害者带来更大的创伤，不同的处理办法得到的结果也可能完全不同。专业干预致力于希望通过外界的保护让受害者得到部分心理慰藉，这种保护力是指个体通过家庭内或家庭外支持适当适应压力和逆境的能力。各种报告都强调了心理健康问题（例如抑郁症、自杀、多人格障碍、创伤后应激障碍、进食障碍、焦虑症、药物滥用）、身体健康问题（例如功能性胃肠道疾病、慢性盆腔痛、痛经）和心理性功能障碍（即滥交、青春期怀孕、二次伤害、卖淫）。对于CSA受害者，人际关系恢复可能是个漫长而艰辛的过程[6]。

参考文献 164.9

见章末二维码

医学介入——可能性和局限性

90%~95%的受害者在儿科、青少年和法医相关检查中均未有发现证据，不过“正常才是正常的”[1]。这些检查结果很少用于诊断或鉴定目的。明确诊断则需要以专业且非诱导性的方式收集病史。仅在极少数紧急情况下，才会使用相关的检查为诊断提供依据。但是在大多数情况下，除了身体接触以及虐待产生的身体后遗症，一般虐待在身体上产生的伤痕较小甚至没有（或者是不可见的情感伤害）。此外，受害人的曝光往往在距最后一次虐待事件发生后很长的时间才出现，很多潜在的生理伤害已经完全康复，像肛门生殖器组织具有快速和完全自愈的能力。医务工作者要有这样的意识，即没有物理证据并不表明没有虐待，并将其传达给所有照顾性虐待儿童和青少年受害者的专业人员[2]。

此外，大多数儿童很难来确切地描述到底发生了什么。他们可能会将肛门生殖器区域的任何弥漫性疼痛解释为侵入或穿透的感受（“他在我的屁股上用刀刺了一下！”）。目前尚不清楚哪个年龄段的儿童是否能够区分侵犯的程度，如“上面”和“里面”。另外，医学上对“插入”的理解是指穿透处女膜进入阴道，但法律上认为是从大阴唇之间的轻微插入。儿童性虐待的结果和本质并不在于是否发生了性侵或导致创伤的医学迹象。具有专业性的医护人员会在第一时间充分理解

第三十六篇

被害儿童的阐释并予以必要关键的体格检查用于明确诊断，往往经验欠缺、资历不够的检查人员在检查中出现假阳性结果可能性更高。另外，需要给予被检查儿童足够周到的慰藉和心理准备，提供充足的缓和时间，适当合理使用检查工具（主要是阴道镜）以帮助诊断[3-4]。

在某些患者中，医学检查有助于诊断 CSA，治疗相关损伤、感染或预防发生性传播感染（sexually transmitted infections，STI）或怀孕的可能性（事后避孕），缓解受虐待儿童和青少年对身体异常的担忧有助于促进其身心健康的恢复。医生，作为“身体专家”在使儿童接受 CSA、帮助其恢复日后正常健康生活中发挥着巨大作用，将治疗信息整合到后续 CSA 康复程序中发挥具有巨大的潜力，对可能遭受性虐待的孩子首先应提供医疗帮助和必要治疗。非医学专业人士会误认为医学检查会对孩子造成不必要的阴影和困扰，可能导致“二次伤害”。同时他们在意处女膜的完整性进而忽视了体格检查对诊断 CSA 的重要性，因此医学人士必须通过其专业知识和必要的沟通来获取被害人的信任和配合。对患者而言，最好的结果是既可以辅助家庭给予儿童必要的医疗服务，又可以帮助其恢复心理健康和实现被保护的需求。因此，给 CSA 疑似受害儿童提供体格检查的医生必须经过规范严格的性虐待专业培训以保证医疗服务质量[5]。

参考文献 164.10

见章末二维码

儿童性虐待的病史和检查

在进行病史询问和体格检查时，应该将儿童的需求放在第一位，在儿童配合的情况下再行鉴定验伤相关的体格检查，禁止使用任何武力强迫疑似受虐儿童，优先进行无创性检查。

值得注意的是，受害者陈述的病史内容可能包含一些含有身体感官、精神及行为异常等特定陈述和提示暗含其中的性侵犯内容。在行体格检查之前，缓解儿童的恐惧尤为重要，应避免强迫或使用外力强制儿童接受体格检查。检查医生应充分展现善意友好，以耐心温柔的态度营造出客观舒适的氛围博取儿童的信任，这是能够顺利检查辅助诊断的关键因素。根据特殊儿童保护中心的经验和相关报告表明，一次记录清晰、信息充分的体格检查可以避免重复检查导致的二次伤害。值得注意的是，儿童对体格检查的情绪反应可能并不仅受体检本身固有因素的影响，还涉及其他先决因素，如广泛焦虑、既往就医经历、年龄和发育状况等。当然，经过规范严格的性虐待专业培训且经验丰富的医生则可以帮助儿童更好地应对体格检查[1]。

病史

进行病史询问时应在获取最大信息量的同时避免对受害者产生二次伤害。基于既往收集到的信息，不一定要对虐待的所有细节重复询问，这可能会使其感到不适或尴尬，但在某些情况下具体细节的信息可能有助于发现关键线索。最近的研究表明，充分博取儿童的信任有助于进一步挖掘信息（他们会说：“我可以告诉你，因为你是医生……”）。特别是儿科医生，在面对处境艰难的儿童交谈时具有丰富的经验，同时建议与孩子和监护人分开记录病史。病史要包括情绪和精神状态、行为症状、社会状态、所属院校、既往病史、系统检查、儿科妇科疾病史以及有关虐待和当前主诉的信息（即排尿困难可能表明最近在尿道周围或外阴有性侵史）[2-3]。

向儿童询问病史时尽可能问题要简单，不要有诱导性或者暗示答案。严谨逐字的记录对于进一步的诉讼程序和儿童的信誉至关重要。在行生殖器相关检查时，询问尽可能简洁易懂，如：是否有人在“该区域”触摸过。病史的记录也有利于评估虐待后导致的心理障碍及心理创伤，这与创伤后情绪应激疾病相关。公开讨论性虐待相关话题时，应该在诊疗过程中加以言辞的慰藉，如“你能这样说出来很好”“发生这种事情不是你的错”“我还认识其他孩子和你有一样的遭遇，你不是一个人”等[4]。

医学检查

最新发布的经过修订和同行评审后的儿童及青少年虐待诊断指南中，再次强调了医学检查的重要性，根据距离上次发生虐待的时间长短，按照优先级划分紧急、次紧急和非紧急三级[5]。大多数受害儿童会在虐待事件发生后的几周、几个月或几年内出现心理及情绪问题，这样分级旨在区分可能因后期监护人和机构施与医疗检查或服务导致的心理压力和困扰。大多数的受害儿童可以按需安排必要的医学检查，尽量避免其与未经培训、经验欠佳的检查人员在夜晚共处。进行紧急检查的目的旨在解决医学、精神或安全方面的问题，如急性疼痛或出血、自杀倾向、涉嫌人口贩卖、青春期前儿童在 24h 内和青少年在 72h 内遭遇袭击事件、需要收集鉴定证据时间、涉及性传播感染或艾滋病的紧急避孕或暴露后预防。如果初诊人员缺乏专业培训和经验，初次检查的结果可能存疑，应考虑进行后续评估以进一步检测 STI 并随访是否有症状好转或治愈[5-6]。最新修订版《Adams 指南》基于现有发现提出了新的分类方法，分成三大类（体格检查、感染和性接触诊断），每个部分会根据 CSA 的可疑性和收集的证据进一步区分[7]。

排除儿童对检查的恐惧对于身体检查的顺利进行至关重要。年幼的孩子很少有羞耻感,但是他们非常害怕痛苦和未知的过程,在查体过程中严禁使用任何形式的武力或胁迫,应给孩子尽可能多的选择,以确保他们有安全感。为了让孩子放心,告知其检查的目的是证实一切是否都“正常”,确保他们是健康的。临床经验表明,至少对于青春期前的儿童,检查的方式和态度是影响其精神和情绪的重要因素,远比检查者性别更重要[8]。

非儿科医生也必须进行全面检查,切勿只关注生殖器区域。怀疑青春期前儿童遭受性虐待时的肛门生殖器检查,主要是通过不同的分离、牵引和定位技术进行外部观察。它不需要触诊肛门或阴道或使用内镜,这在青少年中是可行的检查,但通常不是强制性的。标准技术规范(分离、阴唇牵引和胸膝体位)显著提高效率,并且最新指南提出其对诊断虐待是必不可少的。包括用于可视化检查的阴道镜已成为“金标准”,结合出色的光源、最佳放大倍率和高质量的文件记录(图164.11),这有助于同行评审(包括诊断虐待)、教学和研究,并避免了重复检查。

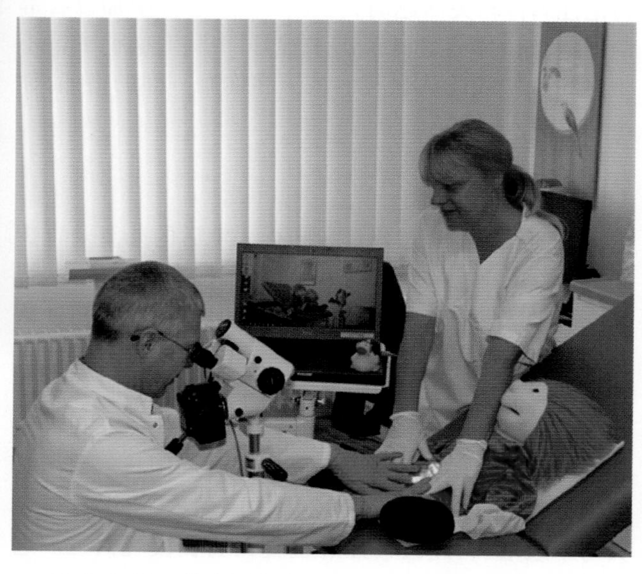

图164.11 带有阴道镜和数字文档记载的检查配置

参考文献164.11

见章末二维码

儿童性虐待的生殖器检查

注意事项和检查发现

儿童性虐待诊断需要对受虐待和未受虐待的儿童生殖器解剖学外观有透彻的了解。肛门生殖器的描述应该使用标准化术语,诸如“正常生殖器”之类的泛泛通用名词不能出现,“外阴”也缺乏特异性,“处女膜完整”“阴道口”“破处”“外阴开口”或“扩阴”等不精确、不专业且不具有描述性的术语应严格避免使用。

生殖器的外观变化,尤其是处女膜受年龄和激素因素的影响很大,还受被受检体位、检查技术、外力和肌肉放松程度等影响,因此每次检查结果都可能会有差异。受到母体雌激素的影响,新生女婴的处女膜呈白粉色,大多呈环状,质地较厚并伴增生。随着雌激素的撤离,处女膜外观发生了明显变化,呈现出最常见的新月形、半月形,在3岁以上的儿童中最为典型。随着儿童进一步生长发育及血管形成,处女膜质地变薄,呈现出半透明偏红外观,直到青春期雌激素再次升高,处女膜由于纤维形成颜色进而变浅粉色。典型的处女膜有以下几种:

- 环型(圆形、同心形)——多见于新生儿和婴儿(图164.12a)
- 新月型(半月形、后缘型)——青春期前女孩中最常见的形态(图164.12b)。
- 纤维型(齿状,雌激素型)——主要见于新生儿、婴儿和青春期(图164.12c)。
- 正常型,包括套筒状(已婚型)、分隔型(图164.13)或微孔处女膜。

处女膜具有高度弹性,允许手指甚至阴茎通过而不会破裂。它不像一张完整的纸覆盖在阴道口,会因外物的穿透不可逆地“破处”。使用卫生棉条可能会导致处女膜开口增大,但就像手淫一样不会造成处女膜被破坏。体操、跑步、跳跃或劈叉等体育活动更不会导致处女膜受损。

同时需要认识到处女膜本身存在大量正常先天性变异,用于由其他医学状况引起临床症状以及对CSA的特异性鉴别诊断(Ⅰ类Adams指南报告[1-3])。

儿童性虐待相关研究

只有3%~8%的CSA受害者具有典型表现,这是因为绝大多数的CSA导致的身体伤害较轻,或者仅仅只是肢体接触和抚摸,不致伤残,同时累及肛门生殖器的CSA由于器官黏膜的修复能力极强,在短时间内可以迅速痊愈。CSA的诊断通常较为滞后,明确诊断需要花费很长时间,随着时间的推移和受害部位的逐渐恢复往往容易证据不足。调查结果会因虐待性质、施暴物体、施虐程度、儿童年龄和虐待频率有很大变数。如果施虐频率很高并伴有疼痛受伤的病史,则诊断的概率会大大增加。肛门生殖器检查结果进行分类量表旨在将结果和虐待或其他鉴别诊断相互关联,帮助评

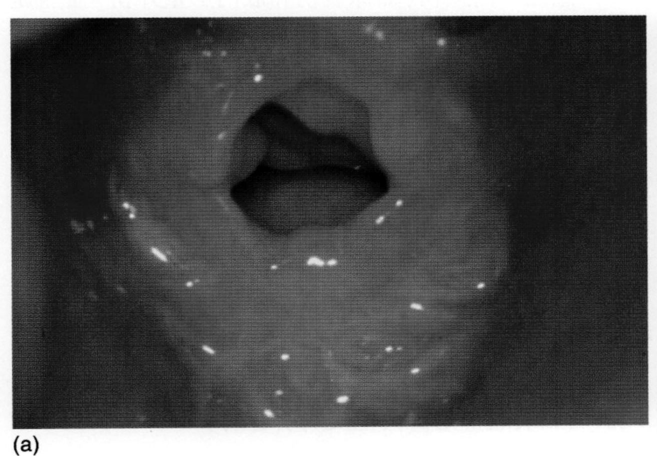
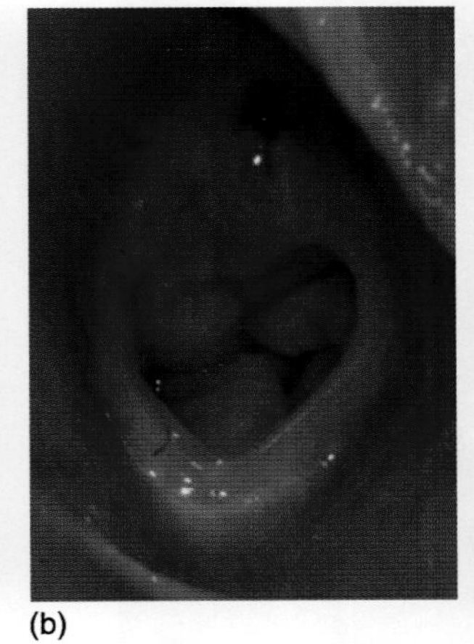
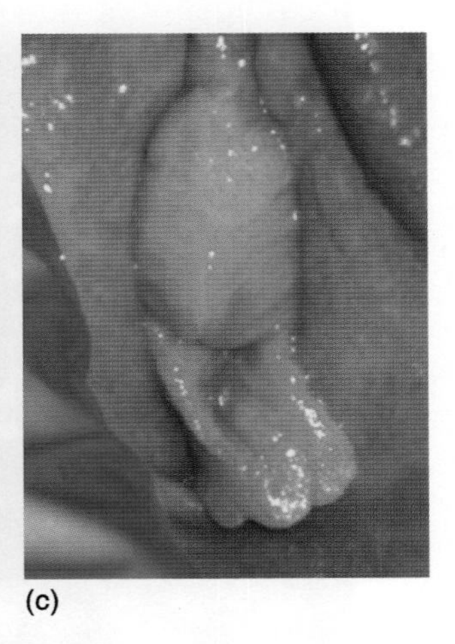

(a)　(b)　(c)

图 164.12　(a)正常的环形处女膜；(b)正常的月牙形处女膜；(c)正常的雌激素型、纤维状处女膜

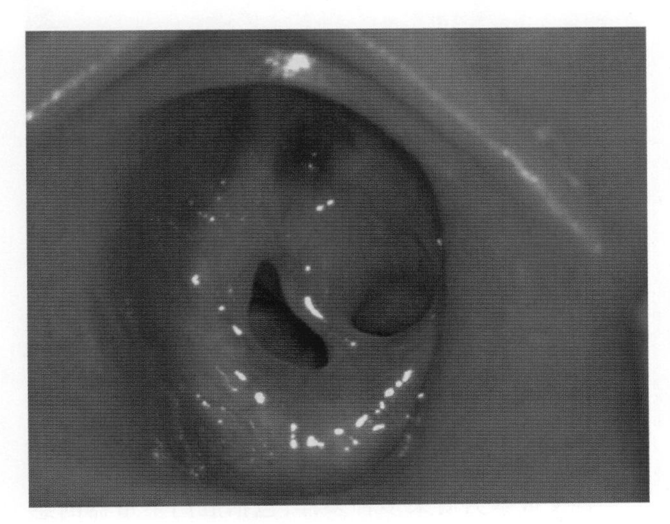

图 164.13　处女膜

估虐待程度，但不具有严格指导意义，与其他医学学科一样，不能满足于当前的知识状态并深谙局限性，要不断对 CSA 诊断的专业性和全面性进行更新。在过去的 10 年中，Adams 分类法已经成为诊断标准并在共识的“疑似虐待儿童的医学评估和护理指南”基础上进行完善。2016 年，基于该研究结果进一步被归类为Ⅰ类（正常或鉴别诊断）、Ⅱ类（没有专家共识；可能会支持儿童性虐待证据，如果存在的话，但应谨慎鉴别）和Ⅲ类（由以下原因引起的发现：创伤和/或性接触；支持性虐待，即使没有明确证据也强烈提示性虐待）。在 2018 年指南中对分类进行了再次修正[3]。

处女膜检查

医学术语“处女膜完整”常用于描述正常完整处女膜的临床表现，这表明发生性虐待或性侵的概率很低。然而根据 Kellogg 等人的研究显示，在 36 名怀孕的青少年受害者中仅有 2 名通过妇科检查明确有处女膜穿透性损害，有 4 名诊断尚不明确，这均违背了上述概念（可谓“眼见不一定为实”[4]）。加拿大的一项研究发现，在一系列遭受性侵犯的无性经历成年女性中，只有 9% 被检查出了有处女膜穿透性损害[5]。另一项在有性行为史的儿童和青少年患者中的研究发现，只有 11% 有处女膜穿透性损害，在青春期前的年龄组别中没有任何发现[6]。这些研究均表明，“处女膜完整”不仅是一个误导性的术语，而且可能对受害者在法庭和其他情况下的信誉造成威胁，应严格避免使用。

儿童性虐待中生殖器检查结果的特征

虐待伤口常见于 9 点至 3 点交界线以下的下部/后部，损伤范围及深度差异很大，可以从浅表的黏膜损伤和划痕到肛门生殖器组织的横断性贯穿裂伤。如果外力较小，伤害往往较表浅的，并且大多数在 2~3 天内即可痊愈。一项多中心回顾性研究证实了这一点：几乎所有非处女膜损伤和大多数处女膜损伤都能迅速治愈，在非处女膜损伤中，擦伤在 2~3 天内消退，瘀斑在 24h 内消退，黏膜下出血和血肿在 7~14 天内消退。处女膜擦伤、瘀斑、轻度黏膜下出血和血肿在 2~3 天内也可以完全治愈。生殖器创伤很少留下瘢痕，处女膜伤中更为少见。在青春期前处女膜处出现撕裂伤就有 75%，但有 90% 可完全愈合或留下局部切口，形态上可以从 V 形转变到 U 形，被称为凹形处女膜[7-8]。伤口累及处女膜全层深度 50% 以下是轻微的，累及深度的 50%~100% 被认为是Ⅱ类证据，属于高度怀疑但无确凿证据。创伤后遗留的陈旧性横切伤痕会累及到处女膜底部（图 164.14）或延伸到阴道壁，有高度虐待嫌疑，但也可能是意外产生的，这一类伤害会留下永久的缺陷或间隙（图 164.15）。狭窄的处女膜边缘和处女膜开口大小（阴道口）不能作为诊断儿童性虐待的标准[1-3]。

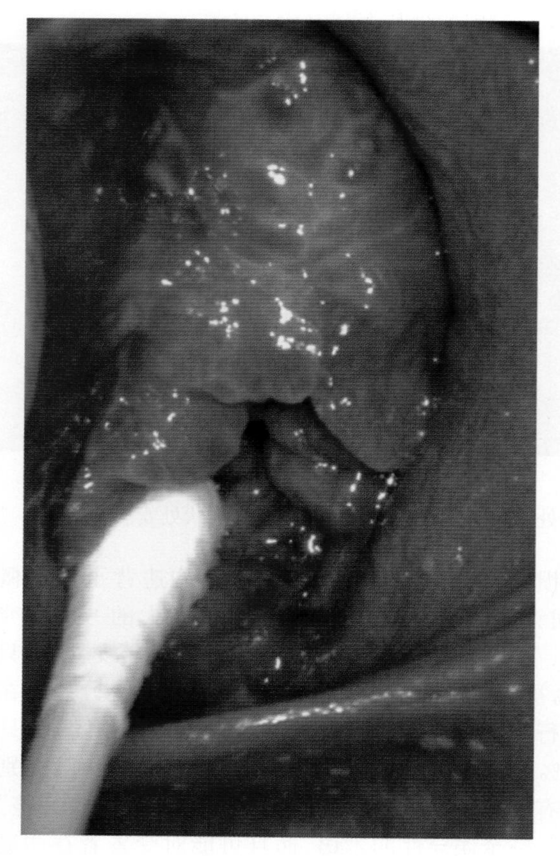

图 164. 14 在 4 点钟～5 点钟方向的处女膜的横断式伤痕

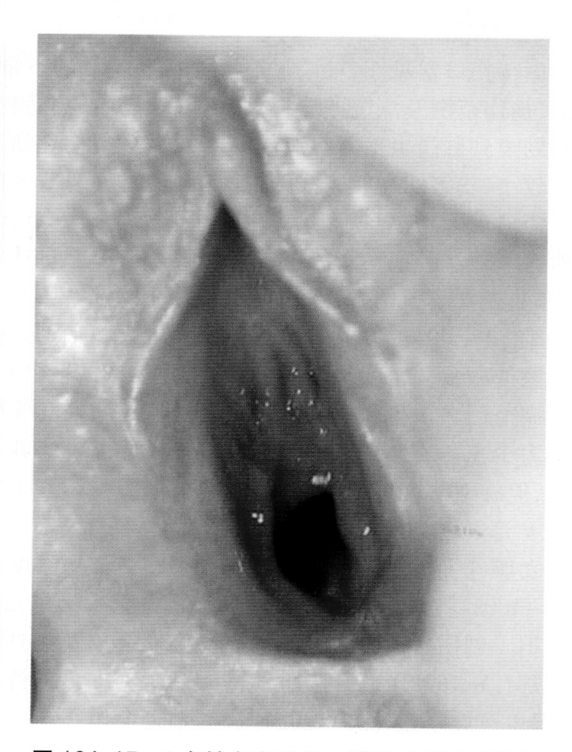

图 164. 15 6 点钟方向的处女膜完全裂开或缺损

急性肛门损伤(如深裂伤和肛门严重外伤)强烈提示肛交(图 164. 16)。肛门镜检可以帮助医生进一步识别肛门内黏膜损伤以及收集到肛交遗留的精子。在没有典型症状和临床表现时不建议使用肛门镜检做筛查,大量排便致使肛门括约肌的扩张能力增强,所导致的慢性肛门扩张征会误导诊断。影响肛门扩张的因素有很多,包括进入物体的尺寸、力度强弱、受害人年龄、有无使用润滑剂、肛交的频率和肛交后的间隔时间等。有关"肛门反射性扩张(reflex anal dilatation,RAD)"的说法存在争议,若作为唯一的体征,不应该被用于解释 CSA。目前,无明显粪便的肛门完全扩张被列为Ⅱ类发现,而肛裂通常是由其他疾病引起的。

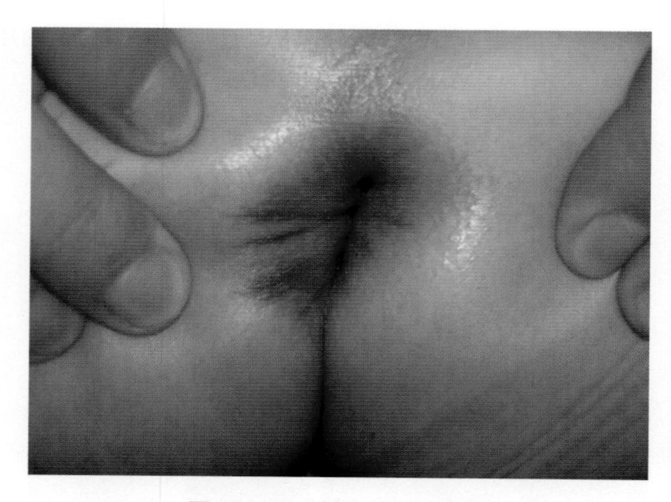

图 164. 16 暴力致肛门瘀伤

性交或暴力后果多种多样,包括肛门生殖器的急性撕裂伤、挫伤或愈合后二次伤害,还有处女膜裂隙损伤、生殖器感染、怀孕等,往往可以在受害儿童体内直接提取到残留的精液标本。

参考文献 164. 12

见章末二维码

性传播感染

在某些病例中,性传播感染(sexually transmitted infections,STI)可能是 CSA 的唯一诊断依据。在新生儿期以后的儿童中,性传播感染强烈提示 CSA,疾病不同,解释不同。在美国,1%～5% 的受虐儿童和 5%～24% 的受虐青少年中诊断出 STI。由于无症状儿童的阳性结果率非常低,建议仅在选定的病例中进行筛查。筛查的标准包括:在近期病史或检查中发现异常生殖道分泌物、犯罪者有已知性病或是高危行为者、有性虐待病史、有性接触/性交史(或肛交史)、患者或护理者担忧或特殊生殖器病变。以前的筛查包括用于淋病

(gonorrhoea,GO)和衣原体(chlamydia,CT)的阴道和肛门培养物以及用于阴道滴虫(trichomonas vaginalis,TV)的阴道涂片检查。核酸扩增检测技术(NAAT)也逐渐被应用于儿童检测中。尿液采集检测对淋病和衣原体感染均有效,青少年的检测应选择较低的诊断标准,这涉及之后的法律和社会因素,若出现阳性结果,应行确认性检查排除假阳性可能[1-2]。

除先天性感染外,确诊为淋病或者获得性梅毒及HIV的血清学阳性结果均为CSA的明确证据。衣原体可以在生殖器部位潜伏长达2年,咽部潜伏长达3年。出生后2年(尤其是第一年)出现支原体感染和阴道滴虫感染都是CSA的可靠性证据。如果在儿童的生殖器或肛门区域没有其他性虐待迹象,微生物培养或聚合酶链反应(polymerase chain reaction,PCR)测试为1型或2型单纯疱疹,是一个不确定的结果[3]。

生殖器疣、尖锐湿疣和人乳头状瘤病毒

由人乳头状瘤病毒(human papillomavirus,HPV)感染引起的生殖器疣或尖锐湿疣(condylomata acuminata,CA)(图164.17)可能是与CSA有关,这是(儿科)皮肤科医生共同关心的问题。由于HPV主要在成人中通过性传播感染,因此,过去人们对儿童通过肛门生殖器黏膜感染HPV的担忧很高。然而,越来越多的证据表明,HPV存在其他的传播途径。虽然,围产期的传播和长达3年的迟发感染的数据互相矛盾,但至少表明垂直传播的可能性也较低。母亲可能会是潜伏感染或者无症状感染者,这一类患者通常没有生殖器疣感染病史或宫颈刮片(PAP)阴性。家庭接触和自体接种是常见的HPV传播方式。一项挪威研究发现,在5~6岁的非虐待女孩中,生殖器拭子HPV DNA检出的阳性率为3.4%,肛门拭子为1.2%。HPV始终是性虐待儿童中最常被诊断的性传播感染之一[4-5]。

出现肛门生殖器疣的儿童应立即考虑CSA,但切勿过早定论为虐待。当前的指南指出,在没有其他虐待指标的情况下,生殖器或肛门CA属于Ⅱ类证据,首次出现在5岁以上儿童中的病变很可能是性传播导致的[3]。全面系统地医学评估包括:合格的肛门-生殖器检查以发现CSA的进一步体征、鉴别其他STI疾病、帮助儿童和监护人回忆既往史、母亲的CA和异常宫颈刮片检测数据及与其他家庭成员接触致皮肤疣感染的病史。

HPV与儿童时期广泛的皮肤和黏膜感染有关。不同类型的HPV会引起普通疣以及生殖器疣。临床上通常通过肉眼检查来诊断肛门生殖器CA,不需要活检,目前还没有一种治疗方案具有最大的疗效。尖锐湿疣具有自我清除功能,但其会长期潜伏在体内,有复发倾向。常见的治疗方法有手术切除、二氧化碳激光手术和外用咪喹莫特(一种局部免疫抑制剂),根据年龄、病变程度、瘙痒、疼痛及出血症状来制订手术方案。

参考文献 164.13

见章末二维码

儿童性虐待鉴别诊断

除了正常发现、正常变异和非特异性发现之外,还有许多皮肤病变和鉴别诊断需要考虑,涉及儿童皮肤病学专业知识。

意外的生殖器伤害　值得担忧的是,由于虐待所致的意外伤害存在病史的伪造和篡改,受伤的类型和病史的记载有助于鉴别诊断。意外跌落致生殖器部位撞击到自行车横杆或者家具边缘等坚硬物体,通常导

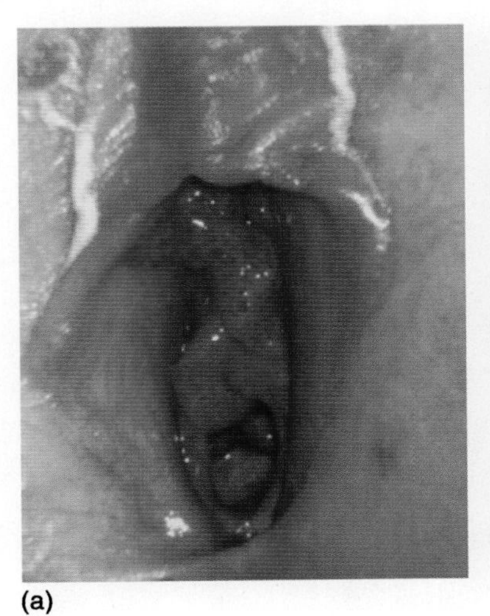
(a)

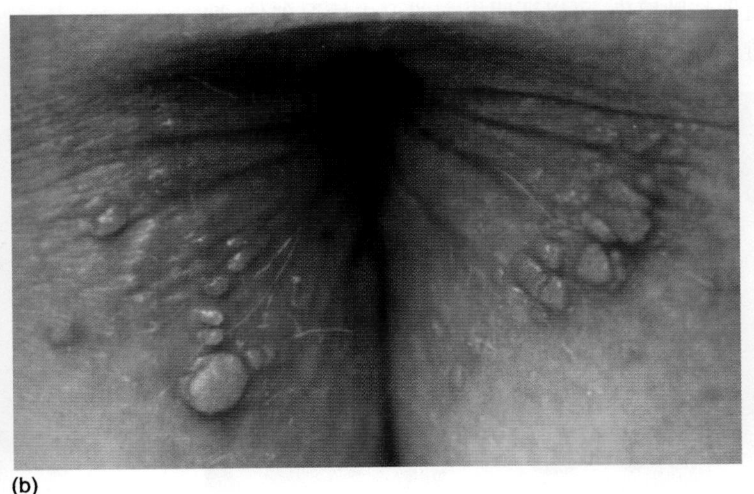
(b)

图 164.17　(a)生殖器疣或尖锐湿疣;(b)肛门疣或尖锐湿疣

致的骑跨伤会使该部位出现挤压伤，主要累及大阴唇、小阴唇和阴蒂，很少有深部组织受累，例如处女膜和后阴唇系带。意外生殖器损伤多为轻度和浅表性损伤，位于前、外部和单侧。除了极少数的意外穿透伤害外，处女膜通常不会受伤（图 164.18）[1]。

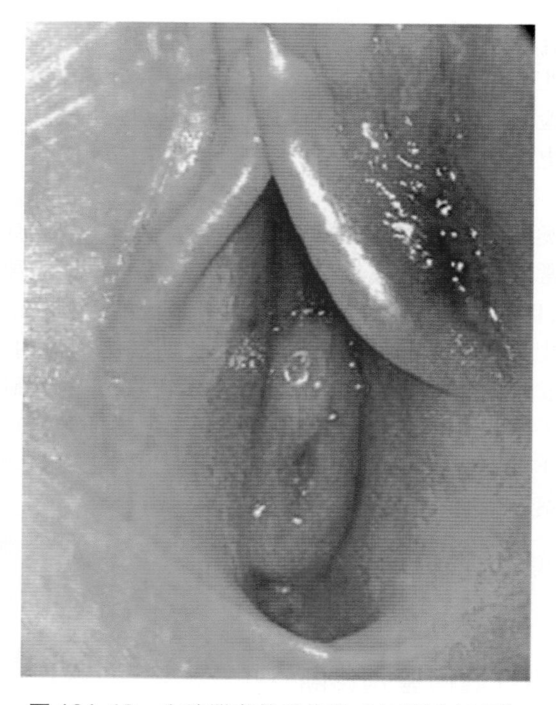

图 164.18 生殖器意外受伤造成的阴唇旁裂伤

皮肤表现 包括非特异性皮肤刺激或感染中的红斑和表皮脱落、尿布皮炎（图 164.19）、卫生问题、刺激性物质接触（气泡浴成分、美容护理产品）、念珠菌病、生殖器疱疹和蛲虫病。反复的阴道炎症是个棘手的问题，尤其是在监护权辩论中。在儿童监护权辩护的法庭中就有提出，儿童在与离异的父亲周末相聚后出现了生殖器红肿感染，可以证明男方的卫生情况欠佳，抑或是避免被指控有性虐待嫌疑而拒绝清洗护理孩童的

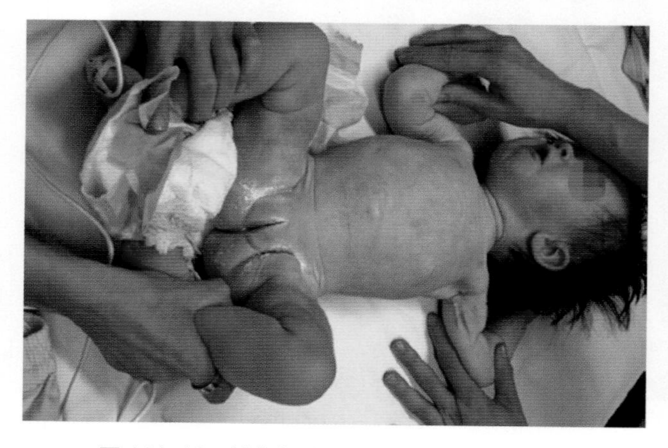

图 164.19 被忽视患有严重尿布皮炎的患儿

生殖器部位。尽管离异可能存在有不为人知的虐待经历，但阴道炎症的确是目前最普遍的妇儿健康问题，需要去排除其他鉴别诊断。原因不明的复发性阴道炎应引起关注并作进一步检查，包括阴道镜的辅助检查[2]。

A 组溶血性链球菌感染（图 164.20）可能引起阴道充血肿胀或肛周炎症外观，有时伴有各种形式的分泌物：稀薄、浓稠、浆液状、带血丝、乳白色、白色、黄色或绿色。由于链球菌不会在常规培养基上生长，因此必须要求特殊培养。治疗方法同咽部链球菌感染，口服青霉素，疗程 7 天。

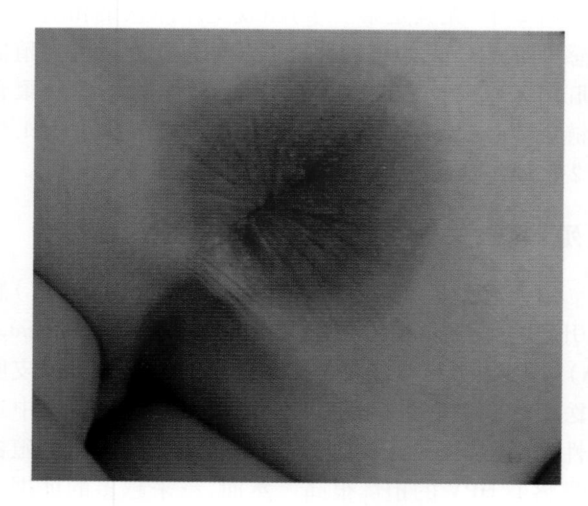

图 164.20 A 组溶血性链球菌感染

CSA 常会与患有肛门生殖器硬化萎缩性苔藓混淆（图 164.21）。硬化萎缩性苔藓最初的白色丘疹形成白色斑块后，皮肤会变得脆弱进而萎缩，因此遭受轻微创伤（例如用厕纸擦拭）后，易引起裂痕或较多的表皮

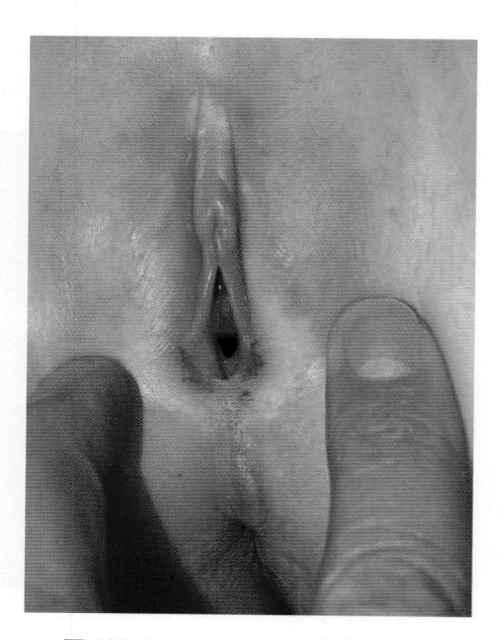

图 164.21 肛门生殖器硬化性苔藓

下出血和自发性出血。典型皮损表现是在大阴唇和肛门周围形成“沙漏或 8 字图形”色素减退斑。

皮肤出血　也可能是由白血病、弥散性血管内凝血、暴发性紫癜或其他凝血障碍引起的。

尿道出血　与 CSA 相比,更常见的原因有尿道脱垂(在非裔美国女孩中更为普遍)、息肉、血管瘤或乳头状瘤。

阴道出血　需要仔细挖掘病因。最常见的是由阴道炎引起(约 70%)。其他不常见的原因包括性早熟、葡萄状肉瘤(胚胎性横纹肌肉瘤)、体内或体外应用激素或非特异性特发性出血[3]。

男孩的生殖器病变　可能是由于性行为(阴茎上的吸吮痕迹)或身体虐待(绑扎、捏痕)引起的。鉴别诊断包括(如女孩一样)意外伤害、感染和硬化萎缩性苔藓导致的包皮出血。在过敏性紫癜中,约有 13% 的男孩可进展为阴囊血肿,可能被误认为是虐待性外伤或扭转。有病例报告紫癜引起的阴茎肿胀和颜色变化(图 164. 22)伴随的其他皮肤症状可能缺失或较轻[4]。

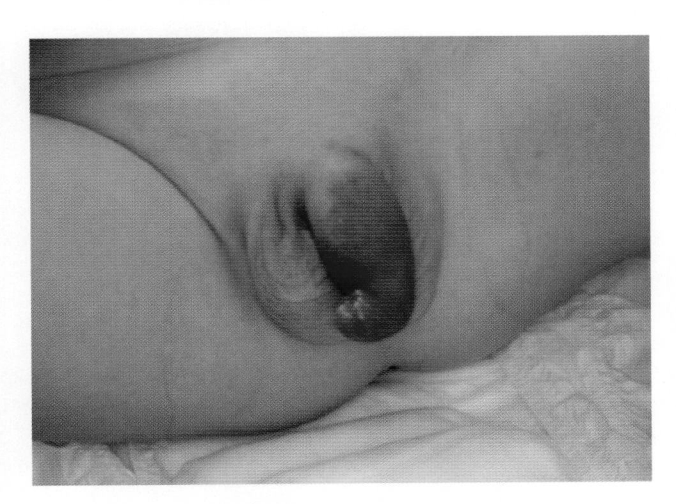

图 164. 22　非典型性过敏性紫癜引起的阴茎肿胀和颜色变化

先天性疾病　性虐待的鉴别诊断包括处女膜、阴道和阴唇的血管瘤,偶尔伴流血或溃疡。尿道中线融合缺陷是先天性缺陷,类似于瘢痕组织,有时会与肛门前部相结合,容易与虐待致伤的相关发现混淆。

肛门病变　需要与虐待区别的是慢性便秘、克罗恩病、直肠脱垂或 A 组链球菌性蜂窝织炎[2-3]。

参考文献 164. 14

见章末二维码

儿童性虐待的综合评估

虐待的医学证明较为特殊,当出现没有明确原因的意外创伤史、淋病或梅毒(不包括先天性感染)、怀孕、急性肛门生殖器创伤儿童体内有精液、精子、酸性磷酸酶或精子特异性糖蛋白 p30 的情况需考虑评估虐待的可能性。

系统评估并诊断虐待需要严谨,必须包括所有必要的体格检查结果、实验室检查以及病史。专业医生为判断 CSA 的可能性和解决多学科难题提供了足够充分且可靠的证据。在 CSA 中,必要及时的医学干预尤为重要,包括对受伤、感染或性传播感染的治疗以及紧急避孕。在确保不对身体产生二次伤害的情况下行必要的体格检查。明确诊断的情况下,专业医生还参与治疗、家庭心理情感指导以及给法律流程提供协助。这体现了广泛跨学科和多学科合作与咨询对 CSA 诊断的重要性。

医学在诊断和治疗 CSA 方面发挥了重要作用,但我们始终要牢记,具有专业资格的临床医生获取受害儿童的病史信息是诊断的基础。

医学和多学科全面管理

对于怀疑有 CSA 的孩子,必须详细书面记录有关身体情感的异常,最好附上照片和图纸,详细记录受伤情况和病史,有需求的可以保留一部分用于法医鉴定的标本。给予受害者必要及时的治疗措施也是全方面管理和改善预后的重要手段。

根据伤害的严重程度、CSA 诊断的倾向性以及有关儿童安全的风险评估,可以采取不同的策略。对于那些私人行为所导致的轻微亚临床伤害,需要专业医生和监护人共同关注,并进行密切监视以获取更多相关信息。与儿童虐待方向儿科专家或法医专家咨询可能有助于解决棘手的难题。高度疑似 CSA 或重伤儿童在入院期间需要儿童保护团队的帮助,采取多学科方法行结构化的诊断和干预。处理所有怀疑或诊断出 CAN 的病例须与儿童保护服务和/或相关咨询机构合作行进一步治疗和康复。在某些国家/地区例如美国,法律要求医生和其他卫生专业人员向儿童保护服务机构定期报告。在大多数国家/地区,医疗和其他儿童保护专业人员应负责评估法院的刑事诉讼是否有助于确保儿童的安全和福祉,或者选择其他措施(例如家庭法院)来保护儿童。最新有关医学中基于证据的儿童保护贡献是“新版德国 2019 AWMF S3 +儿童虐待指南”,它结合了相关的非医学专业,对诊断、诊断程序、鉴别诊断、干预和多学科合作进行了条理清晰的详细描述。

(张文青　译,冯晓博　校)

第三十七篇 皮肤病对儿童心理的影响

第 165 章 生活质量评估与评分

Andrew Y. Finlay

摘要

测量皮肤病对儿童生活质量的影响对指导临床决策、研究和检查以及证明皮肤病相较其他疾病的影响非常重要。儿童生活质量的衡量标准被设计成特定疾病、皮肤科专用或通用版，适用于许多专业。有针对青少年和婴儿的应对措施。对皮肤病有严重影响的生活变化可以被记录下来。调查问卷可以衡量家庭中有皮肤病患儿对其他家庭成员的生活质量的次要影响，这是一个经常被忽视的因素。这些措施也针对特定的疾病、皮肤病或非特定疾病。目前正在制订实用措施，以计算皮肤病对儿童的经济影响。

要点

- 生活质量测量在临床、研究、审计和证明儿童皮肤病的重要性方面非常重要。
- 对儿童的影响有具体疾病、专业和一般措施，可供儿童及其父母或护理人员使用。
- 还有一系列类似的措施来评估儿童皮肤病对家庭的影响。
- 最常用的儿童皮肤病生活质量测量方法是儿童皮肤病生活质量指数(Children's Dermatology Life Quality Index，CDLQI)。

引言

在过去，皮肤病对受影响儿童生活的明显影响是临床实践中很大程度上被忽视的一个方面。有一种合理的假设，改善这种影响的唯一方法是改善皮肤状况，所有关注重点应该是医疗治疗方面。这种思想与没有其他方法可以改善生活质量(quality of life，QoL)的观点相结合是没有任何意义的，更不用说去衡量了。

但目前这种情况已经改变了。医学的方向发生了重大转变，朝着“以患者为中心”的方向发展。人们也认识到对于医生和患者而言，衡量相关的信息的能力对于改善患者护理方面的循证进展是至关重要的。对于大多数皮肤病的患儿而言，疾病对他们日常生活的多个方面的影响都是至关重要的。这种意识是本章中描述的生活质量评估的必要性。

“生活质量”是什么意思?

评估皮肤病对患者的影响是至关重要的，以便于解决患者真正的需求[1]。虽然“生活质量”的概念似乎简单明了，但要定义并不容易[2]。简而言之，生活质量是由个人评价生活中最重要的方面来判断的。为了便于应用，我们假设对患者重要的影响因素是基本相同的。然而，在现实中我们应该记住每个人都有自己的一套价值观，这些价值观构成了他们对生活质量的态度。不可避免的是，任何评估这一概念的方法，由于受到年龄、文化和个人态度的巨大影响，只能是对一个无法评估的概念的近似值。健康相关生活质量(health-related quality of life，HRQoL)的相关概念关注于健康受损对生活质量的具体影响。

如果用分数来评估 QoL 或 HRQoL，那么就需要关于分数绝对意义的信息，以及分数变化的解释。

为什么评估生活质量很重要

评估皮肤病对儿童的影响对临床、研究、统计和与资源分配有关的“政治”原因都很重要。在临床中，现实了解 QoL 对于适当的管理决策至关重要。正式的结构化评估也可以确定儿童生活中需要的额外支持，包括患者报告结果评估(patient-reported outcome measures，PROMs)，如 QoL 评估，在儿童皮肤病临床监测中，提供了一个独特的补充，可以说是与治疗成功与否最相关的指标。在临床中使用 QoL 评估可以通过向患者、家长或护理者明确表明卫生专业人员对儿童健康方面有更广泛的关注，从而加强医患关系。

在评估新的治疗方法时，如治疗特应性皮炎的新药及新的护理方式(如发展护士主导的诊所)，从患者角度 QoL 的应用对以上干预措施的有效性提供了更多的意义。虽然没有理由不将生活质量评分用作主要的预后指标,但在研究时,生活质量指标通常不会取代体征或症状的标准指标,但可以补充这些指标。目前 QoL 已经被用来评估教育干预措施对儿童和成人的影响[3]。

在审核临床服务时,重要的是使用与服务患者相关的衡量标准,不是简单处理就诊患者数量等标准。QoL 在以上情况时是一种理想的选择,主要因为时间短、易操作。

所有医疗保健领域中,不可避免地存在着对有限资源的竞争。皮肤病领域在这种竞争中往往表现不佳,部分原因是很难提供皮肤病对儿童及其家庭产生严重影响的证据。QoL 可以提供这样的证据。在皮肤病学中,也认为应集中更多的资源用于支持和研究那些对 QoL 有最大影响的条件问题。例如,尽管传染性软疣的患病率很高,但它并没有引起广泛的研究兴趣,但有证据表明超过 10% 的受影响患儿的生活质量[4]受到重大影响,这可能会激发人们对这一疾病的更多关注。

欧洲皮肤性病学会生活质量工作组确定了评估皮肤病学常规临床实践中 QoL 对医生和患者都有利的方法(框图 165.1)[5]。在另一项研究中,该工作组修订了儿童皮肤病的 QoL 措施[6]。2008 年[7]对儿童和青少年的通用治疗相关仪器进行了系统回顾,仅确定了两种皮肤病学专用工具:儿童皮肤病生活质量指数(Children's Dermatology Life Quality Index,CDLQI)和婴儿皮炎生活质量(Infants' Dermatitis Quality of Life,IDQoL)问卷。

框图 165.1 EADV 工作小组确定了在临床使用 QoL 评估可能具有优势的主要方法[5]

告知临床决策	**通知会诊**
辅助治疗决策	预测结果和预后
指导使用	依从性
共同决策	筛查
治疗目标	检查
随访时的治疗调整	教育
出院的决策	其他转诊服务
医患沟通	**临床服务管理**
医患关系	指南开发
医患间加强交流	评估/临床评估
对临床医生和患者的影响	管理/政策
对临床医生的影响	**临床医生的认知意见**
对患者的影响	背景

资料来源:Finlay et al.[5] Reproduced with permission of John Wiley & Sons Ltd.

有一些综述总结了儿童皮肤科和普通儿科 QoL 的相关问题[8-10],描述了影响皮肤病的三个不同维度[11]——对儿童、父母和兄弟姐妹的目前(现今)影响、长期影响以及对与患者最亲近的人生活的影响(图 165.1),这

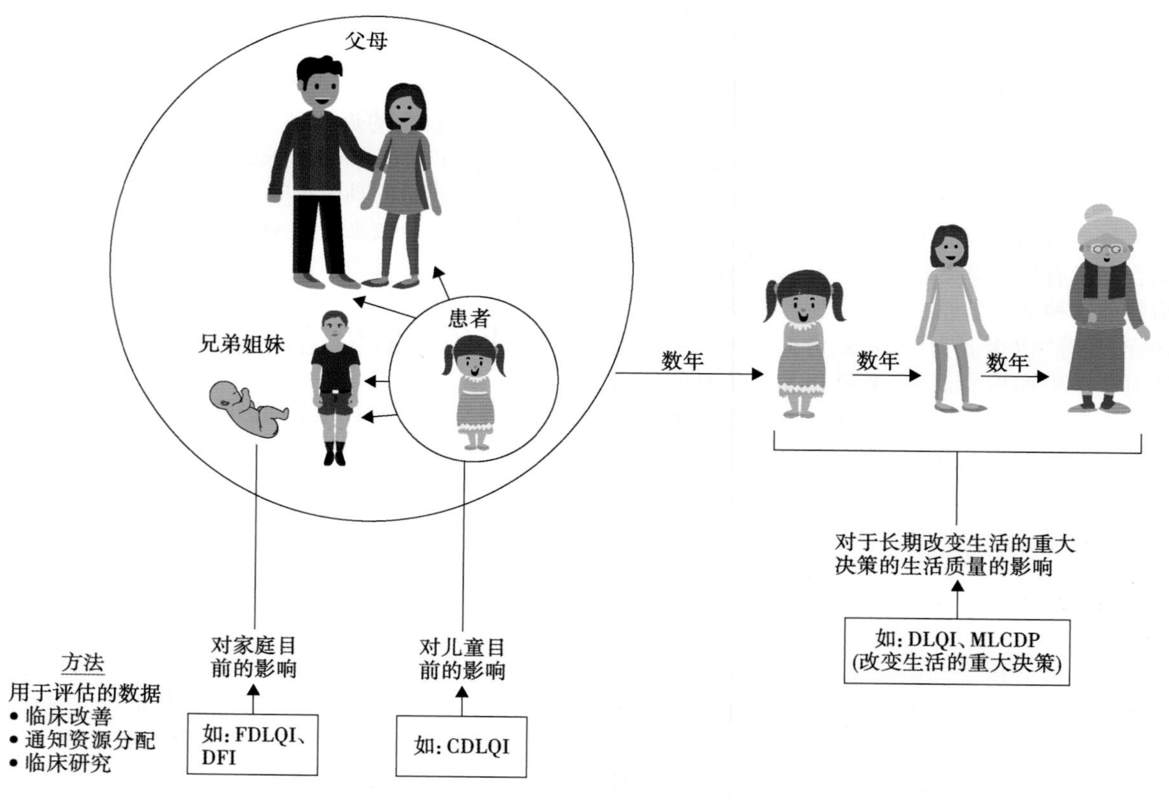

图 165.1 儿童期皮肤病生活质量影响的三个维度:现在、长期和家庭[11]。FDLQI, Family Dermatology Life Quality Index,家庭皮肤病生活质量指数;DFI, Dermatitis Family Impact,皮炎家庭影响

三个维度都有测量方法。

评估生活质量的方法

自 1987 年首次将皮肤病特异性 QoL 方法[12]应用以来，已经描述了大量的评估方法，其中一些专门用于儿童。CDLQI 为儿童皮肤病使用的第一个通用的 QoL 问卷[13]，目前仍然是使用最广泛的评估方法[14]。对湿疹治疗的随机对照试验的系统回顾证实，儿童和护理者最常用的评估方法为 CDLQI、IDQoL 和皮炎家庭影响(Dermatitis Family Impact，DFI)[15]。

生活质量评估通常是由患者完成调查问卷，或患者父母、护理者协助，有时主要由父母、护理者完成。这些调查问卷旨在专门用于单一疾病，以及跨越特定专业的一系列疾病(如 CDLQI) 或所有疾病。

与医疗进步的许多方面一样，最初的重点是为成人制订 QoL 评估，总结经验后才应用于儿童。已经开发了各种有效方法，特别是基于使用 EQ-5D 数据和方法，如已经用于成人的标准样本；针对儿童的有效方法目前正在研究中。

在评估皮肤病对儿童生活质量的影响方面存在许多挑战，而最明显的是，患儿在不同年龄阶段的生活是不同的。儿童发育的速度以及社会和文化因素对儿童生活细节有着重要且深远的影响，因此，使用任何标准都不可避免地需要折中，必须开发多个版本的量表以适应每个发展阶段或社会环境，以及在很多不同的情况下实际使用标准量表之间取得平衡。鉴于此，令人惊讶的是在较大的年龄跨度和迥异的文化环境下，一种皮肤病学评估方法(CDLQI) 被广泛采纳；这表明核心领域的皮肤病经验可能是通用的。

与 QoL 测量有关的另一个问题是，文献[16]中报告对 QoL 数据的标准很差。使用的 QoL 评估的名称可以省略，分数变化的百分比可以得出，但不能给出绝对分数，因此很难判断是否发生了临床相关变化，或可以报告纯描述性的结果，完全省略分数。应该鼓励皮肤病学杂志的编辑以一种读者能够完全理解的方式来呈现数据，例如发表评估的实际得分和可识别名称的相关内容。

儿童的生活质量应由谁评估?

理想情况下，当评估皮肤病对儿童生活的影响时，儿童应能够自己直接记录自己的观点，为评估 QoL 影响而创建的工具设计应该改进这一点。相比于使用纸笔记录，卡通会更有趣[17]。现在，电子版 QoL 具有巨大的潜力，以吸引和鼓励参与者，特别是儿童。想象力会限制评估方法，希望这方面在今后几年会取得重大进展。

婴儿显然不能完成问卷；为了在患儿很小的时候进行评估，问卷应由父母或护理人员设计完成。非常年幼的孩子可能无法完成问卷，但问卷可适当地在与父母谈话时完成。不同完成能力和年龄的儿童需要不同成人协助完成，在设计适当的情况下大部分年龄偏大的儿童应独自完成问卷。

生活质量测量的验证

如本章所述，有许多不同的 QoL 评估指标可用于儿童皮肤病。选择使用哪种方法在一定程度上取决于环境和实用性，但理想情况下，应该只考虑那些已被证明满足某些方面验证的措施。在计划对湿疹患者的生活质量评估进行系统综述时，正在制订关键的质量标准[18]。然而，经常在没有达到质量保证的情况下发布和使用这些措施。作者可能有意进行额外的验证，但有时从未发生或未发表。

也许在创建 QoL 测量时最重要的初始概念是在该测量中提出的问题来源。在某些程度上，常见问题是由“专家”发现的，通常是由照看患者的临床医生或从出版的文献发展而来。然而，确保 QoL 问卷的内容是恰当和有意义的，唯一方法是将问题直接基于患者本身的信息，最好是前瞻性研究。其他信息来源可以在以后的阶段用来检查所有区域是否被覆盖。当制订质量措施时，因素分析和 Rasch 分析均可用于确定最合适的方法。因素分析和皮疹分析有助于删除测量相同事物的冗余项目，并测试分数是否适合合并在一个总分数中。

基于共识的健康状态测量工具检查表选择标准(Consensus-based Standards for the Selection of Health Status Measurement Instruments Checklist，COSMIN) 总结了健康相关患者报告结果属性验证的重要方面，该标准由国际 Delphi 研究开发[19]。

- 内部一致性：这涉及项目之间的相互关系。
- 内容有效性：与健康相关的 PRO 仪器的内容能充分反映被测结构的程度。
- 构建有效性：健康相关专业工具的评分与各种假设一致的程度。
- 假设检验：关于相关或差异的方向和大小是否与基于所测量的构造的预期值相似。
- 标准有效性：健康相关专业仪器的分数充分反映“黄金”标准的程度。
- 响应性：与健康相关的 PRO 仪器检测待测量结构中随时间变化的能力。

有效性的其他方面包括复测可靠性，即在相同条件下重复使用时的稳定性。另一个是特异度，即在适当的情况下，一份问卷能够衡量特定疾病或疾病类型的影响。例如，如果设计一份问卷是为了测量如银屑病等疾病对生活质量的影响,那么问卷的措辞应确保参与者回答时不太可能涉及另一种伴随疾病的影响。还有许多其他问题会影响到使用 QoL 评估的应用,这些问题包括表面有效性,即问题对于被调查者的相关性和恰当性;易用性,这是给被调查者的负担;有明确的使用说明;分数是有意义的、可解释的;以及可用性和成本。

以电子形式发送的生活质量问卷反映出了进一步的有效性问题。大多数 QoL 指标,最初为纸张使用而设计,当以电子方式发送时,并没有以该格式进行验证;只是假设该测量将类似地完成[20]。如果以电子格式重新开发了一种新的测量方法,那么验证将以该格式适当地进行,并且没有问题。然而,理想情况下应该有前瞻性的确认,以不同格式交付的 QoL 测量具有类似的测量特征,如卡通 CDLQI 所述[17]。

生命质量评估不仅在创建时需要得到"验证",而且还需要保持有效性。不同人员在不同情况下使用的任何书面文档,特别是在翻译时,都会面临因复制或翻译不准确或新用户调整问题而引起的微小但累积的变化,从而引起而降级的风险。这就是为什么维护版权,对于一种获得和保持广泛接受的措施是如此重要[21]。

医学是一门国际科学,测量技术需要在不同的国家、不同的文化背景和不同的语言中使用。对于跨国试验和分数的解释,评分系统应该是有效的,并且在国家之间可以互换。对于客观测量,通常不是问题,但在评估生活质量时,必须考虑文化差异和翻译问题。

对于 QoL 评估方法的翻译,仅仅从原文翻译到第二语言是不够的。可能会出现多个错误,尤其是因为译者有一种"改进"措辞的诱惑,从而改变问题的含义。理想情况下,作为经过验证的翻译的最低要求,问卷应该由两个不同的翻译人员独立翻译,之后应该协商并创建一个商定的翻译版本。然后由第三位和第四位译者独立翻译后,问卷的发起者需要对这两份反向翻译进行检查。这个过程几乎总会突显多个错误,需要重复翻译,直到后面的翻译尽可能接近原文。

更有挑战性的是创造一种"文化"上有效的翻译。问卷中的一些概念在其他文化中可能不相关或不合适,或者在另一种文化中可能忽略了其他关键方面。定性研究需要涉及其他文化的患者,征求他们对翻译问卷的意见,并在必要时作出改变。

皮肤病学特定的生活质量评估

儿童皮肤病生活质量指数

1995 年[13]推出的 CDLQI 有 10 个问题,每个问题都有 4 个可能的答案(图 165.2)。这些问题是基于儿童提供的关于皮肤病如何影响他们生活的信息,这些信息详见框图 165.2。该调查问卷大约需要 2min 才能完成。孩子们可以自己完成,也可以得到其父母或监护人的帮助。年幼的孩子更喜欢卡通片版本的 CDLQI[17],平均完成速度比纯文本版本更快,需要 1.5min(图 165.3)。CDLQI 有超过 44 种语言可供选择,包括 6 种文化改编版本;卡通版本有 10 种语言[22]。CDLQI 被验证用于 4~16 岁的儿童。它已经被使用在这个年龄段之外;16~18 岁年龄组与成人 DLQI 得分密切相关,但平均 DLQI 得分略低[23]。

CDLQI 已经在 28 个国家的 102 个临床研究中使用[14]。它已被用于 14 种皮肤疾病和评估 11 种外用药物、9 种系统药物、13 种治疗方法和 2 项流行病学及其他研究。有证据表明其内部一致性高,重测可靠性高,对变化的反应性好,与其他主观和客观测量有显著相关性[14]。

CDLQI 评分是通过将每个问题相加计算得出的,评分范围为 0~30 分,分数越高表明对生活质量的影响越大。评分描述范围已有解释[24];如果超过 13 分,说明皮肤病对孩子的生活产生了很大的影响(框图 165.3)。值得注意的是,CDLQI 评分描述与成人 DLQI[25]的评分描述不同,而且 CDLQI 评分不应与 DLQI 评分[26]合并。CDLQI 评分描述赋予了评分的临床意义,从而使 CDLQI 在临床上有意义,以支持或告知有关治疗的临床决策。

了解 CDLQI 评分的最小临床重要差异(minimal clinically important difference,MCID)是很有意义的;尽管在 3~5 分的范围内,CDLQI 的 MCID 可能与成人 DLQI[27]的 MCID 顺序相似,但这一信息尚未获得。在一项使用 CDLQI[28]的 67 项研究的调查中,大多数皮肤状况对 QoL 的影响平均较"小"(图 165.4)。然而,报告的评分范围很广,许多患有常见皮肤疾病的儿童生活质量受到很大影响。

框图 165.2 CDLQI 中询问的 10 个方面[13]。Lewis Jones SM, Finlay AY, 1994

1. 症状	6. 体育
2. 尴尬	7. 学校节日/活动
3. 友谊	8. 取笑
4. 衣服	9. 睡眠
5. 玩	10. 治疗

Adapted from Lewis-Jones and Finlay[13]. Reproduced with permission of John Wiley & Sons Ltd.

第三十七篇

儿童皮肤病生活质量指数

医院
姓名：　　　　　　　　　　诊断：　　　　　　　　　　儿童皮肤病生活质量指数评分：☐
年龄：
地址：
　　　　　　　　　　　　　日期：

这个调查问卷的目的是评估在过去一周你的皮肤问题多大程度上影响你。请在相应的格子内打勾。

1. 在过去的一周，你的皮肤瘙痒、麻木、灼热或疼痛的程度如何？
   - 非常严重 ☐
   - 严重 ☐
   - 一点 ☐
   - 无 ☐

2. 在过去一周，你因为自己的皮肤问题而感到难为情或不自在、苦恼或忧伤的程度如何？
   - 非常严重 ☐
   - 严重 ☐
   - 一点 ☐
   - 无 ☐

3. 在过去一周，皮肤问题对你和朋友交往的影响程度如何？
   - 非常严重 ☐
   - 严重 ☐
   - 一点 ☐
   - 无 ☐

4. 在过去一周，你因为皮肤问题而改穿不同或特殊衣/鞋的影响如何？
   - 非常严重 ☐
   - 严重 ☐
   - 一点 ☐
   - 无 ☐

5. 在过去一周，皮肤问题对你外出、玩要或享受兴趣爱好的影响如何？
   - 非常严重 ☐
   - 严重 ☐
   - 一点 ☐
   - 无 ☐

6. 在过去一周，你因为皮肤问题而避免游泳或其他运动的影响程度如何？
   - 非常严重 ☐
   - 严重 ☐
   - 一点 ☐
   - 无 ☐

7. 在过去一周 → 如果是上课时间，皮肤问题影响你学校功课的程度如何？
   - 严重到不能上学 ☐
   - 非常严重 ☐
   - 严重 ☐
   - 一点 ☐
   - 无 ☐

   或

   在过去一周 → 如果是假期，皮肤问题干扰你享受假期的程度如何？
   - 非常严重 ☐
   - 严重 ☐
   - 一点 ☐
   - 无 ☐

8. 在过去一周，因为皮肤问题，他人骂你、嘲笑你、欺负你、问你问题或躲避你，这种困扰的程度如何？
   - 非常严重 ☐
   - 严重 ☐
   - 一点 ☐
   - 无 ☐

9. 在过去一周，皮肤问题对你的睡眠的影响程度如何？
   - 非常严重 ☐
   - 严重 ☐
   - 一点 ☐
   - 无 ☐

10. 在过去一周，治疗对你产生的困扰如何？
   - 非常严重 ☐
   - 严重 ☐
   - 一点 ☐
   - 无 ☐

请检查是否回答了所有问题，谢谢

图 165. 2　儿童皮肤病生活质量指数©[13]。资料来源：Reproduced with permission of the authors M. S. Lewis-Jones and A. Y. Finlay.

皮肤疾病的困扰

这个调查问卷的目的是评估在过去一周，皮肤问题对你造成困扰的程度。请在相应的格内打勾。

在过去一周

非常严重 □
严重 □
一点 □
无 □

1 你的皮肤瘙痒、麻木、灼热或疼痛的程度如何？

在过去一周

非常严重 □
严重 □
一点 □
无 □

2 你因为自己的皮肤问题而感到难为情或不自在、苦恼或忧伤的程度如何？

非常严重 □
严重 □
一点 □
无 □

3 皮肤问题对你和朋友交往的影响程度如何？

非常严重 □
严重 □
一点 □
无 □

4 你因为皮肤问题而改穿不同或特殊衣/鞋的影响如何？

非常严重 □
严重 □
一点 □
无 □

5 皮肤问题对你外出、玩耍或享受兴趣爱好的影响如何？

非常严重 □
严重 □
一点 □
无 □

6 你因为皮肤问题而避免游泳或其他运动的影响程度如何？

儿童皮肤病生活质量指数

图 165.3 儿童皮肤病生活质量指数©卡通版[17]。资料来源：Reproduced with permission of the authors M. S. Lewis-Jones and A. Y. Finlay.

或

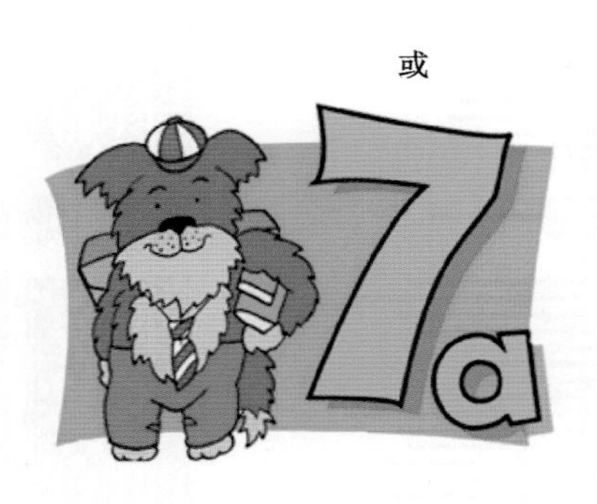

如果是上课时间，皮肤问题影响你学校功课的程度如何？

在过去一周

非常严重 □

严重 □

一点 □

无 □

或

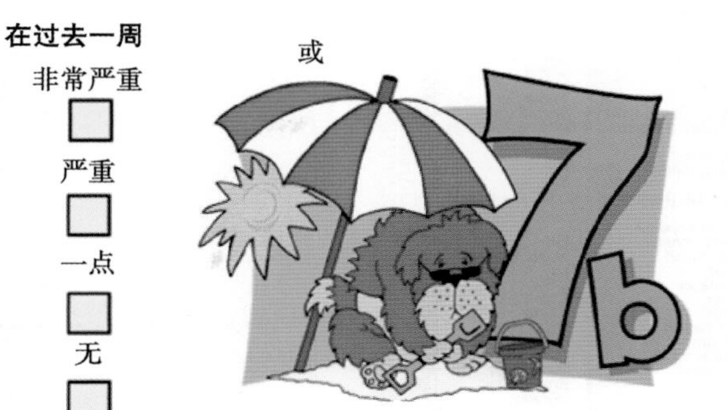

如果是假期，皮肤问题干扰你享受假期的程度如何？

在过去一周

非常严重 □

严重 □

一点 □

无 □

8

因为皮肤问题，他人骂你、嘲笑你、欺负你、问你问题或躲避你，这种困扰的程度如何？

在过去一周

非常严重 □

严重 □

一点 □

无 □

9

皮肤问题对你的睡眠的影响程度如何？

医院：
姓名：
年龄：
地址：

诊断：
日期：
儿童皮肤病生活质量指数评分：

非常严重 □

严重 □

一点 □

无 □

治疗对你产生的困扰如何？

请检查是否回答了所有问题，谢谢

图 165.3（续）

框图 165.3　CDLQI 的评分描述范围[24]

0~1＝对儿童的生活没有影响
2~6＝影响小
7~12＝影响中等
13~18＝影响非常大
19~30＝影响极大
资料来源：Waters et al[24].

第三十七篇

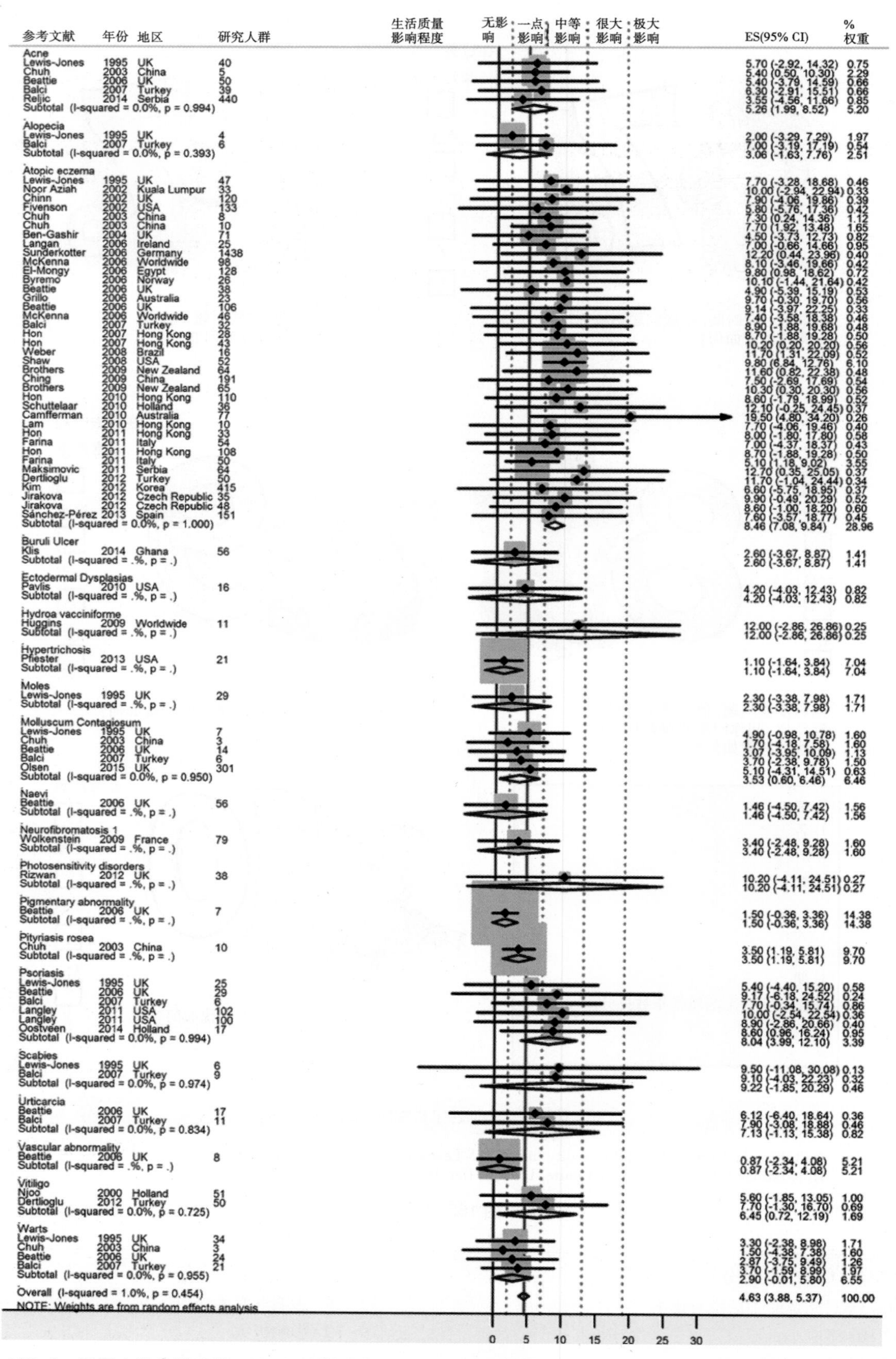

图 165.4 根据皮肤状况比较 CDLQI 平均评分。注:67 项研究报道了 CDLQI 评分。每条水平线表示分数的范围,并标明平均值。垂直实线表示总体平均值。虚线垂线划分分带描述:0~1 为对生活质量无影响,2~6 为影响小,7~12 为影响中等,13~18 为影响非常大,19~30 为影响极大。资料来源:Olsen et al[28]. Reprinted with permission of John Wiley & Sons Ltd.

青少年

青少年生活的许多方面明显不同于成人或儿童[29]。独立生活和人际关系的发展以及新出现的性行为是可能受到皮肤病影响的突出方面，但为儿童或成人设计的 QoL 评估可能没有捕捉到这些方面。Skindex-Teen 是一份为青少年设计的调查问卷[30]，基于临床专业知识、文献综述和专家意见，并随后在青少年身上进行了试验。另一份单独开发的调查问卷——青少年生活质量（Teenagers Quality of Life，T-QoL），是基于直接采访患有皮肤病的青少年采集的信息[31]。

Skindex-Teen

Skindex-Teen 是一份包括了 21 个问题的调查问卷，评估皮肤病对 12～17 岁青少年的生活影响[30]，具有结构性、内容有效性、表面有效性以及重测可靠性和响应性[30]，它已被用于评估结节性硬化症对受累个体的影响[32]。

青少年生活质量

T-QoL 评估了皮肤病对 12～19 岁青少年生活的影响[31]。共有 18 个条目，分为三个领域：自我形象、身体健康和未来、心理影响和人际关系（框图 165.4）。有证据表明，本方法与 Skindex-Teen 具有内部一致性、重测可靠性和对变化的反应性。

框图 165.4　在 T-QoL 问卷中询问青少年生活的 18 个方面[31]。MKA Basra，MS Salek，AY Finlay 2011

自我形象
自我意识
困扰
外观差异
被人注视
尴尬
与人接触不舒服
避免去公共场合
遮盖皮肤
身体健康和未来
工作/学习
为未来职业担忧
疼痛/不适
睡眠
心理影响和人际关系
郁闷
过多在乎皮肤问题
避免与人见面
不友好的评论
与朋友的关系
亲密关系

Adapted from Basra et al[31]. Reproduced with permission of the authors，MKA Basra，MS Salek and AY Finlay.

针对疾病特定的生活质量措施

有一些针对儿童皮肤病的特殊问卷，包括针对痤疮、婴儿特应性皮炎和婴儿血管瘤的问卷。使用特定疾病问卷的好处是，问题更有针对性，因此患者认为它们是相关的、有洞察力的。但是，针对特定疾病的问卷得分只能与同一患者或同疾病的其他患者的得分进行比较，因此收集的数据价值有限。

Cardiff 痤疮伤残指数

Cardiff 痤疮伤残指数（Cardiff Acne Disability Index，CADI）是一个包含 5 个条目的简单问卷[33]，由更长的、更复杂的痤疮伤残指数衍生而来[34]。这些问题来自痤疮患者的经历，问题涉及负面情绪、社会生活和人际关系、公共更衣设施的使用、对皮肤外观的感觉和关于严重程度感知的问题。CADI 可用于青少年和成人。它有 15 种语言，已经在 15 个国家使用[22]。

痤疮的心理和社会影响评估

痤疮的心理和社会影响评估（Assessments of the Psychological and Social Effects of Acne，APSEA）问卷[35-36]有 15 个问题，其中一些与痤疮的整体影响有关，一些与近期影响有关。

痤疮生活质量指数

痤疮生活质量指数[37]是一份包含自我认知、情绪角色、社会角色和痤疮症状的问卷，由 19 个条目组成。通过将每个部分的分数相加计算出来总分；得分越高，生活质量越好。

特应性皮炎

有几种专为儿童特应性皮炎设计的 QoL 评估方法，包括 CADIS[38-39]。在指南中描述了 QoL 评估在特应性皮炎管理中的应用[40]。特应性皮炎的父母生活质量指数（PIQoL-AD）[41]是一份基于对 3 个国家受影响儿童父母访谈的问卷，由 28 个条目组成。该评估名称中的“父母”指的是父母对特应性皮炎对孩子的影响的评价，而不是对父母的二次影响。

婴儿皮炎生活质量（IDQoL）调查问卷

IDQoL 是通过采访特应性皮炎患儿的父母，询问他们认为自己的孩子的生活质量受到皮肤病的影响而制订的[42]。这是根据父母对特应性皮炎对子女生活影响的认识进行的问卷调查，而且由于子女年龄尚小，因此由父母自行完成的问卷调查，因此属于“替代”问卷。

我们对发表的51篇使用IDQoL的文章进行了回顾[43]。IDQoL已经被翻译超过26种语言[22]，在18个国家使用，包括两个跨国研究。已有31项研究证明了它的心理测量特性，如重测可靠性、内部一致性、有效性、变化反应性和可解释性。然而，没有研究调查维度、因素分析或描述该方法的最小临床重要差异。8项研究使用IDQoL来评估治疗方法的有效性，如宣教方案、咨询和湿包裹疗法，而7项研究描述了IDQoL在局部干预中的使用[43]。

婴儿血管瘤

婴儿血管瘤生活质量量表（Infantile Hemangioma Quality of Life，IH-QoL）是一份由婴儿血管瘤患儿的父母或护理者填写的问卷，由29个条目组成[44]。分为4个部分，分别讨论儿童的体征、儿童的社会交往、父母的情感功能和父母的社会心理功能。因此，该方法结合了关于孩子和父母的信息，而不是专注于患者或家庭成员。内容有效性和重测有效性已建立。

TNO-AZL生活质量问卷是另一种针对婴儿血管瘤的工具，但其适用年龄范围比IH-QoL[45]更广。TAPQoL适用于6个月~6岁的儿童，TACQoLCF适用于6~15岁的儿童。令人惊讶的是，使用这些评估方法，婴儿血管瘤患儿的生活质量得分与同龄健康儿童相似或更好，这可能是因为对受影响儿童给予了更多的关注。

通用的生活质量评估方法

有各种各样的通用工具可以用来评估皮肤病患儿或任何疾病患儿的生活质量[7-8]。例如，儿科症状检查表（Pediatric Symptom Checklist）[46]由父母回答的35个问题组成，已被用于儿科皮肤科诊所的社会心理学筛查。

Varni等人回顾和比较了可用于儿童的其他评估方法[47]，包括儿童健康问卷（Child Health Questionnaire，CHQ）、儿童健康和疾病概况（Child Health and Illness Profile，CHIP）、功能状况测量［Functional Status Measure，FSII（R）］和儿童生活质量量表（Pediatric Quality of Life Inventory，PedsQL™）。赫尔曼等人[48]对CHQ、PedsQL、DISABKIDS慢性通用测量（DISABKIDS Chronic Generic Measure）、KINDL-R和我的生活质量问卷（Quality of My Life Questionnaire，QoML）进行了有用的总结。

为儿童设计的通用测量的概念性内容已经被严格地审查了[49]，显示了有关身体功能、活动和参与以及环境的重点领域的高度可变性。许多文书没有反映世界卫生组织对生活质量的定义。

使用通用标准的优点是可以与非皮肤病患者的评分进行比较。这些数据可能有助于解释皮肤病的重要性，例如，严重炎症性皮肤病儿童的评分与全身性疾病儿童的评分相似或更高。此外，通用方法通常更适合用于经济分析目的的效用计算（见“效用评估”）。

重大的生活变化决策

几乎所有测量疾病对质量影响的方法都关注患者目前所经历的影响，这是临床实践中需要注意的最直接的方面，也是评估短期变化最相关的方法。然而，皮肤病可以通过其对重大生活改变决定（MLCD）的影响产生更持久的影响，如选择学校或大学、选择职业或发展体育专业技能的能力[50-51]。一种记录成年人受影响的MLCD数量的方法已经被开发出来，即MLCD简况（MLCD Profile，MLCDP）[52]；该概念与儿童同样相关，但需要进一步探讨这方面的问题。对MLCD的影响是应用于慢性银屑病患者生命过程损害概念的一个关键方面[53-54]。

家庭影响

皮肤病不仅影响儿童的生活，还可能对他们最亲近的人，他们的父母、照顾者和兄弟姐妹产生深远的影响。在临床实践中，这一点在父母为孩子的特应性皮炎寻求帮助时表现得最为明显；他们经常明显地感到疲惫和焦虑，他们自己的生活也被孩子的病情所打乱[55]。然而，儿童皮肤病的这种“继发性”负担并不局限于特应性皮炎；当对其他皮肤病患者的家庭成员进行访谈时，这种负担的许多隐藏方面就会暴露出来[56]。在临床实践中，疾病对他人的影响往往在很大程度上被忽视；重点是改善患者，并假设这将减少次要负担。然而，通过使用结构化问卷解决一些次要问题，可以改善医患关系并增强对治疗的依从性。

家庭影响的评估方法

对于患者已完成的QoL评估，有特定疾病、皮肤病特定的和通用的评估方法，旨在测量家庭成员、护理人员和（成人）伴侣对皮肤病QoL的影响。在这方面，“护理者”一词通常指照顾的家庭成员，而不是指专业的协助者。

疾病特定的家庭措施

疾病特异性的评估方法包括皮炎家庭影响（Dermatitis Family Impact，DFI）问卷、特应性皮炎儿童主要照顾者的生活质量(Quality of Life in Primary Caregivers of Children with Atopic Dermatitis,QPCAD)、银屑病家庭影响(Psoriasis Family Impact,PFI)问卷和婴儿血管瘤的 IH-QoL。

皮炎家庭影响(DFI)调查问卷

DFI 是通过采访 3 岁以下特应性皮炎患儿的 34 名父母产生的[55],共有 10 个问题,由受影响儿童的成人家庭成员完成,问卷涉及家务、食物准备、睡眠、家庭休闲活动、购物、支出、劳累、情绪困扰、人际关系以及辅助治疗对主要护理者生活的影响。

截至 2012 年,DFI 已被用于 50 项已发表的研究[57]。DFI 有 20 个经过验证的翻译[22],它已在超过 16 个国家被使用。有证据表明复测可靠性、内部一致性、变化敏感度和与其他措施联合有效性。9 项使用 DFI 的临床研究评估了五种不同的局部药物和一种益生菌补充剂的有效性。两项研究评估了皮肤科护士和皮肤科医生的护理的有效性。由于过去缺乏其他类似评估方法,DFI 被不恰当地应用于其他疾病,DFI 仅被证实可用于特应性皮炎[57-58]。

特应性皮炎的其他家庭评估方法

在 CADIS 量表中[38-39],儿童和父母生活质量的影响均被测量。QPCAD[59]是对 33 名特应性皮炎患儿的主要照顾者进行访谈后得出的 19 项问卷,包含 4 个范畴:疲惫、担心特应性皮炎、家庭合作和成就。特应性皮炎的父母生活质量指数(Parents' Index of Quality of Life in Atopic Dermatitis,PIQoL-AD)[41]是一份基于对 3 个国家 AD 患儿父母的访谈所得出的 28 项问卷。该指标名称中的“父母”指的是父母就特应性皮炎对孩子影响的评价,而不是对父母的继发影响。

银屑病家庭影响调查问卷

银屑病家庭影响调查(Psoriasis Family Impact,PFI)问卷是通过调查 63 名成年银屑病患者的家庭成员而发展起来的[60]。进一步验证的 PFI 有 14 个条目[61]。虽然以成年人为基础,表面上这些问题似乎也适用于儿童的成年家庭成员,然而,在理想情况下,需要根据儿童银屑病家庭的经验采用新的儿童银屑病家庭评估方法。

婴儿血管瘤

IH-QoL 的 4 个部分中,有 2 个部分分别涉及父母的情感功能和父母的心理社会学功能[44]。

皮肤病学特异性评估方法

对特应性皮炎的家庭影响的初步探索[55],促使我们调查其他皮肤病是否可能有类似的影响。我们提出了“更多耐心”的概念,包括患者和亲密的家庭成员,以强调和关注皮肤病给家庭成员和成年患者伴侣造成的巨大而隐匿性的负担[56]。

家庭皮肤病生活质量指数

家庭皮肤病生活质量指数(Family Dermatology Life Quality Index,FDLQI)是通过采访 50 名各种皮肤病患者的家庭成员而创建的[62],该问卷旨在供成年家庭成员或患者伴侣使用,包括儿童患者。它有 10 个问题(框图 165.5),并与其他评估方法进一步验证了内部一致性和收敛有效性[63]。FDLQI 有超过 17 种语言的版本[22],并已被用于几种皮肤病,包括作为二线疗效评估方法。

框图 165.5 家庭皮肤病生活质量指数,涉及 10 个方面问题。MKA Basra,AY Finlay,Cardiff University 2005

1. 情绪困扰
2. 身体健康
3. 人际关系
4. 其他人的反应
5. 社会生活
6. 娱乐/休闲活动
7. 时间辅助治疗家务
8. 家务
9. 工作/学习
10. 支出

Adapted from Basra et al. 2007[62]. Reproduced with permission of MKA Basra and AY Finlay

对家庭影响的通用评估方法

在过去 40 年的 QoL 评估发展中,起初采用的是通用的测量方法,如 SF-36 或疾病影响概况(Sickness Impact Profile)。然而,为了解疾病对家庭的影响而采用的方法,采取了相反的模式,即首先创建了疾病特异性的评估方法,而非通用方法。

家庭报告的结果评估

这项包含了 16 个条目的评估方法是根据对来自 26 个医疗专业的 133 名患者的伴侣或家庭成员的采访得出的信息[64-65]。家庭报告的结果评估(Family Reported Outcome Measure,FROM-16)由成年家庭成员完成,但患皮肤病的人可以是任何年龄。由于这一方法可用于所有医学专业，它为皮肤病患者对家庭成员生活质量的影响，提供了比较数据的可能性。

效用评估

在成人皮肤病学中，效用评估的概念已经充分明确。例如，QALYs 的计算通常基于 EQ-5D 数据，用于监管机构评估新的系统疗法，例如国家卫生和保健研究所等监管机构（National Institute for Health and Care Excellence）[66]。然而，在儿童方面，适当工具的开发速度较慢，但这种效用评估和可能方法的建议已被认可[67]。在 Aledan 效用研究[67]中，孩子们认为最重要的三件物品是宠物、喜欢的玩具和与朋友一起玩耍。

Stevens 等人[68]通过采访特应性皮炎患儿的父母，得出了 16 种健康状态。该健康状态分类和价值观可用于评估特应性皮炎儿童治疗方法的成本效益中的 QALYs 计算。儿童健康效用 9D（Child health Utility 9D，CHU9D）和 EuroQol 五维问卷青年版（EuroQol five-dimensional questionnaire Youth version，EQ-5D-Y）[69]，这两种基于一般偏好的青少年健康相关生活质量评估方法，可作为青少年干预措施经济评价的基础[70]，这些均有用于皮肤科的潜力。

总结

QoL 评估和评分的科学仍处于初级阶段，或者更准确地说，是“新生儿期”。然而，现在可以衡量皮肤病对儿童和家庭成员生活的影响。已经有了广泛的可用方法。这门科学发展的挑战是确保所使用的方法得到适当的开发（基于实际的患者经验）和验证。如果 QoL 测量具有临床价值，则必须解释分数，且分数有意义。原始评分本身在临床设置中无价值。儿童皮肤病学对 QoL 测量的关注度不断提高，提供了更适当的治疗和护理框架。

（修冰玉 译，尉莉　闫明 校）

参考文献

见章末二维码

第 166 章　应对疾病的负担

Sarah L. Chamlin

摘要

儿童皮肤病可能给患病的儿童及其家庭带来心理、生理和功能上的负担。许多关于这种皮肤病负担的定量和定性研究都集中于特应性皮炎、痤疮和婴儿血管瘤。值得注意的是，负担因受影响儿童的年龄和皮肤病的类型而异。应对疾病负担的重要资源包括患者宣教小组和心理服务机构。

要点

- 有充分的证据表明，皮肤病会降低受影响儿童及其家庭的生活质量，有许多生活质量量表可以衡量这一负担。
- 据报道，症状性皮肤病，如伴瘙痒的特应性皮炎，对生活质量的影响比其他症状较少的皮肤病或皮肤损害更大。瘙痒和睡眠障碍是特应性皮炎患者生活质量受损的核心。
- 据报道，患有寻常痤疮的青少年会增加焦虑、尴尬、社交孤立和羞耻感。痤疮也与抑郁和自杀意念的增加有关。
- 据婴儿血管瘤患儿的父母报告，随着他们孩子血管瘤的增长，他们会有社会耻辱感和恐慌。对这些父母来说，虐待儿童的指控并不罕见。
- 许多拥护和支持患者的团体为皮肤病患者服务，并被广泛认为是有益的。在某些情况下，这些团体可能是儿童及其家庭的主要支助来源。
- 皮肤病患者可能需要疾病医学方面以外的支持，而且他们往往依赖医疗提供者向宣教团体推荐心理服务和支持。

引言

生活质量、疾病负担和疾病羞耻感是与皮肤病高度相关的结果。生活质量是指患者享受正常生活活动的能力。更确切地说，与健康有关的生活质量是一种超越传统的死亡率和发病率观点的结果，包括症状、功能以及社会和心理影响的健康层面[1]。对于儿科患者来说，这一结果不仅与受影响儿童有关，而且与他们的父母、照顾者和兄弟姐妹也有关。疾病负担是指一种疾病如何影响生活的数量和质量。最后，疾病耻辱感描述了一个概念，即某人因为自己的疾病而感到缺少存在价值或丢脸，皮肤病中的耻辱感测量正在成为一个重要的可测量结果。耻辱感与改变外观的皮肤病特别相关。皮肤病患儿的临床医生必须采取行为和心理上的应对策略，以改善儿童及其家庭的生活质量[2]。

儿童皮肤病的负担

儿童皮肤病对儿童及其家庭的影响可以使用生活质量工具进行测量。皮肤病儿童生活质量量表从通用、皮肤特异性或疾病特异性的角度评判疾病的转归[1]。此外，对于儿童群体来说，许多量表是针对年龄的，以便更准确地衡量疾病的影响。近年来，许多这样的量表已经得到了开发和验证[2]。

儿童皮肤病生活质量指数（CDLQI）是一种专门针对 3~16 岁儿童皮肤疾病影响而开发的工具，目前已被广泛使用。在此量表中，与色素痣[3]相比，疥疮、湿疹、银屑病和痤疮对患儿的生活质量影响最大。直观的感觉，症状较严重的疾病对生活质量有更大的影响。另一个皮肤特定的量表是 Skindex-Teen，该量表已在 12~17 岁患有皮肤疾病的青少年中得到证实，其中特应性皮炎、局限性硬皮病、痤疮和银屑病的评分最高（损害最大）[4]。

疾病特定的生活质量量表也已开发出来。例如，对于特应性皮炎，这些包括皮炎家庭影响（DFI）、婴儿皮炎生活质量（IDQOL）、儿童特应性皮炎影响量表（CADIS）和父母特应性皮炎生活质量指数（PIQoL-AD）[5-8]。此外，具体来说，皮肤病对家庭的影响是可以被量化的，为此开发了皮肤特异性家族皮肤学生活质量指数[9]。虽然疾病特异性量表（如 DFI 和 CADIS）可测量特应性皮炎对家庭的影响，但 FDLQI 量表可用于测量任何儿童皮肤病的这一重要结果[5,7]。

心理障碍评估也用于儿童和成人皮肤病患者。一项包括痤疮、银屑病和特应性皮炎的青少年和成人的研究报告称，患有皮肤病的个体表现出更高水平的轻微心理障碍和公众自我意识，并且比对照组患者更神经质[10]。这种自我意识增强的发现在其他几项对皮肤病患者的调查中也有报道。

自尊的定义是一个人对自己的实际看法和他希望成为什么样的人之间的区别[11]，这对于患有影响他们外表的疾病的人来说是一个重要的指标。在患有皮肤病（主要是寻常痤疮）的青少年和年轻人中进行了关于自尊和其他心理后遗症的调查，结果显示自卑、自我意识、沮丧、愤怒、抑郁症状增加、自我形象受损、无用感、尴尬、焦虑、自尊心减少、自我价值感降低[12-13]。此外，与外表相关的戏弄和欺凌对一些患有痤疮、银屑病和湿疹的儿童来说是一个相当大的问题，在这一人群中发病率尚未得到充分认识，也很少被报道[14]。此外，一些患者也有因皮肤病而产生自杀意念的报道[15]。

特应性皮炎的负担

特应性皮炎（AD）在处于身体和心理社会发育关键时期的儿童早期非常常见[16]，在此期间出现 AD 可能会扰乱正常睡眠模式、行为和关系的建立。AD 的多方面影响不仅涉及患儿，还会影响到整个家庭。AD 影响儿童的症状（主要是瘙痒和睡眠障碍）、活动限制和行为改变，并通过造成睡眠障碍、情感负担和对家庭、社会功能及活动施加限制来影响父母。如前所述，已经开发了几种特定于疾病的生活质量量表来量化这种对儿童及其家庭的多维影响[5-8]。值得注意的是，随着疾病严重程度的增加，生活质量损害加重[18]。

特应性皮炎以年龄依赖性的方式影响儿童的情绪和行为。据报道，患有 AD 的幼儿最常见的情绪症状包括易怒、烦躁和哭闹，家长通常将这些情绪归因于瘙痒症状，这可能是生活质量损害和 AD 负担的核心。例如，瘙痒引起的睡眠障碍会影响白天的行为和生产力[19]。此外，年幼患儿的父母描述他们的孩子更黏人、恐惧和沮丧、更希望被抱[17,20]，这些心理障碍可能随着疾病的严重程度而增加[20-21]。值得注意的是，2009年[22]出版物中提出了注意缺陷/多动障碍（attention deficit/hyperactivity disorder，ADHD）和湿疹之间的联系。虽然作者认识到这种关联可能继发于其他疾病相关因素，如瘙痒、睡眠障碍或其他社会心理障碍，但这一发现进一步确定了受影响儿童及其家庭潜在的 AD 生活负担增加[23]。进一步的研究也报道了 AD 和 ADHD 之间的这种联系[24-26]。

目前有关 AD 对青少年心理社会影响的资料有限。青春期是自我认同和自我发展的关键时期，在这个发展阶段，因皮肤疾病而外观不同会对青少年产生不利影响。患有 AD 的青少年可能有较高的抑郁、自杀意念、焦虑和行为障碍等患病率[28-29]。

与对儿童的影响相一致的是，儿童期 AD 会影响父母的情感、经济和社会福利[30-31]。据 AD 幼童患者的母亲报告，她们在家庭以外的工作机会减少，社会支持差，育儿压力大，管教困难。此外，AD 患儿的父母对疾病诱因和药物使用有许多担忧，包括害怕使用局部皮质类固醇[32]。AD 疾病严重程度的增加与对家庭受到更大的影响密切相关，值得注意的是，随着疾病严重程度的减轻，家庭影响也会降低[30,33]。此外，孩子的瘙痒、失眠和父母感受到的压力是生活质量受损程度更高的重要预测因素[34]。这些发现强调了理解和衡量疾病对整个家庭负担的重要性。

寻常痤疮的负担

痤疮在青少年和年轻人中相当普遍，超过 90% 的男性和 80% 的女性在 21 岁时受到影响[35-36]。青春期是自尊发展的一个关键时期，当痤疮或其他毁容性疾病发生在这一阶段时，会对自尊、自信和其他上述心理问题产生负面的影响[37-40]。

据报道，患有寻常痤疮的青少年和成年人焦虑、尴尬、人际交往困难、社交孤立、羞愧和自我意识增加[37-39]。与痤疮[15]相关的抑郁和自杀意念也有关联，这在轻度和中度痤疮病例中都有显示[41]。其他的社会心理疾病，包括因社会抑制和孤立而感到尴尬，也有报道[42]。此外，慢性压力和焦虑被认为是加剧疾病过程本身的原因[43]。

与疾病相关的 Cardiff 痤疮伤残指数（Cardiff Acne Disability Index，CADI）已被用于评估痤疮患者的生活质量，该量表为此目的进行了开发和测试[44]。Skindex-Teen 结果也显示其影响相当于患有银屑病[4]。该量表和其他指标，如痤疮残疾指数（Acne Disability Index）和痤疮 QoL（Acne-QoL）等量表已被用于临床试验，以评估治疗的反应[44-47]。

婴儿血管瘤和先天性畸形的负担

血管瘤是最常见的先天性缺陷之一，大多数病变发生在头部和颈部的一个可见位置。一位母亲悲伤地描述了她的经历，她的孩子面部有很大的血管瘤："我们几年的生活围绕在就诊、陌生人的凝视、粗鲁的评论和怜悯的目光中。"评论说："你在怀孕期间做了什么导致了这种情况的发生"，这种情况每天都在发生[47]。

患有先天性缺陷儿童的父母和孩子本身都存在复杂的社会心理问题，患有毁容性血管瘤的孩子可能与患有其他先天性缺陷（如唇腭裂）的孩子相当[48]。Drotar 等人研究了先天性畸形患儿父母的反应模式和应对机制，在一项对 20 名各种畸形患儿父母的研究中，作者注意到父母的反应有一个可预测的过程。尽管潜在畸形的类型各不相同，但每个父母都经历了 5 个阶段：震惊、否认、悲伤和愤怒、逐渐适应和最终的治疗，每个阶段花费的时间和治疗后的成功程度各不相同。一些父母报告说,他们很难与这些孩子建立联系,并担心不能很好地照顾他们的孩子。一些人继续无休止地寻找原因,并被孤立失去支持,而另一些人接受畸形是偶然发生的,能够从朋友、家人和支持团体寻求支持[49]。

畸形儿童出生后,父母的感受包括不幸、内疚、悲伤和对预期正常孩子的失落感[49-50]。畸形的异质性和不确定和往往不可预测的过程可能导致焦虑感和失去控制。陌生人对先天性畸形儿童的反应是父母压力和焦虑的另一个重要来源。这种父母的焦虑,加上认为孩子由于畸形而更容易受到伤害的看法,可能会引发对受影响孩子的纵容和过度保护行为的发展[51]。关于外貌对行为和自尊的影响的研究表明,有颅面畸形的儿童与没有这些缺陷的儿童受到不同的对待。研究表明,受影响的儿童被证明比不受影响的儿童更内向,表达更消极的自我概念,这些消极的自我认知和缺乏自尊在他们长大成人后继续给那些先天性异常的儿童带来问题[52-53]。这些社会心理困难对社会功能和生活质量有负面影响。

Tanner 等人试图了解血管瘤患儿及其父母的应对和适应机制[50]。父母的反应与 Drotar 观察到的患有上述各种畸形孩子的父母的反应相似,包括失落感和悲痛感,尽管事实上血管瘤通常遵循良性的过程,并最终消退。在这项和其他类似的研究中,家长们发现,陌生人的反应是一个特别令人苦恼的方面。除了陌生人对孩子外貌的负面反应外,很多父母也陈述了虐待儿童的事实。这种社会耻辱感,以及与血管瘤存在相关的恐慌或恐惧感,对这些父母有重大的心理影响[54]。父母可以选择尽量少和陌生人接触,而尽量多和熟悉的成年人接触,作为他们自己和孩子的应对机制。

血管瘤对儿童及其父母生活质量的不良影响已经通过血管瘤特异性调查进行了描述和量化[55-59]。其中一项经过验证的调查——婴儿血管瘤生活质量量表(IH-QoL)报告称,对于头颈部血管瘤患儿的父母,在增殖期和需要治疗的儿童,其生活质量有更大的影响[58]。另外一项研究表明,年龄较大的儿童和他们的父母患血管瘤的心理负担有所减轻。

儿童皮肤病对家庭的影响

父母、护理者、兄弟姐妹、亲戚等经常受到儿童皮肤病的影响,这些影响可能是情绪、躯体和功能性的,并可能严重损害健康的家庭功能。皮肤病患儿的父母和护理者经常报告压力、焦虑、内疚和自我责备。当一个胎记或皮肤病被陌生人看到时,这些父母报告说,由于经常出现的凝视和漠不关心的评论[47],他们失去了隐私。一些父母报告说,他们无法有效地管教患有疾病的孩子[20]。此外,经济上的担忧可能会加重照顾者的压力。例如,门诊、药物和治疗的费用,包括保险未涵盖的非处方药治疗费用,以及与护理相关的大量时间,对护理人员来说尤其沉重[60]。患有慢性皮肤疾病的儿童的父母都报告了工作时间损失、工作效率下降和有必要放弃工作的情况,并对家庭单位以外的社会产生更广泛的影响。

皮肤病中的生物-心理-社会理论

大多数父母都期待着一个健康孩子的诞生,并没有真正理解抚养孩子的日常挑战和压力。此外,当一种改变生活或外貌的障碍被诊断出来时,对完美孩子的期望就破灭了,必须做出心理调整。与任何损失一样,当孩子长大后,他们的父母通常都会经历一个悲伤的过程,伊莉莎白·库伯勒罗斯(Elisabeth Kübler-Ross)在她的《论死亡与临终》(*On Death and Dying*)[61]一书中对此进行了最好的描述。悲伤的这些阶段并不一定以特定的顺序发生,包括否认、愤怒、辩驳、沮丧和接受。它们可以适当地应用于疾病的诊断,因为这基本上是一种理想状态的死亡,不仅影响患者,也影响他们的亲人,通过这些阶段可以让个人应对诊断和随后的生活变化。

1977 年,精神病学家 George Engel 提出了生物-心理-社会模型,作为解决疾病多层面因素的框架[62]。这个模型认识到,疾病不仅仅是一个病理生理过程,或者是所谓的生物医学模型。生物-心理-社会模型提出,必须扩大生物医学观点,以考虑到社会、心理和行为方面的因素。这种对疾病过程的有力观点提供了一个更全面的框架,在这个框架内,医生在治疗过程中可以给予帮助。

在认识到生物-心理-社会模式的重要性后,最近的应对和调整模式扩展,评估了促进应对的机制。包括早期父母关系在内的行为与压力环境中的积极应对技能有关[63-64]。也有人提出,孩子的自尊与父母和孩子的关系以及父母对孩子疾病的反应有关[65-66]。对于患有皮肤病的儿童,了解和应用生物-心理-社会模型尤为重要。它确保了更广泛的治疗视野,其中医生护理患者团队认识到以人为本的观点的重要性,而不仅仅是病理生理疾病过程的治疗。这些模型支持这样一种观点,即鼓励早期父母关系和积极的亲子关系等干预措施可能会改善或改变结果。考虑到儿童皮肤病诊断可能对患者、家庭和社会产生潜在沉重的影响,需要更广泛地了解疾病的病程。

此外,还必须认识到儿童在应对挑战时的自然复原力以及促进这种复原力的因素。弹性是由获得心理、社会和经济资源的能力决定的。积极的父母和家庭心理健康已被证明可以减少受影响儿童出现焦虑、抑郁和社交退缩的可能性[65]。提高整体幸福感可能会减少这些沉重、负面的影响。

儿童皮肤病的多维护理始于临床检查期间,评估疾病严重程度,以便进行适当的治疗。然而,医生在改善生活质量方面的作用并不仅仅基于对疾病的医学治疗。同样重要的是要解决患者和照顾者的社会心理负担,评估潜在的精神疾病,特别是焦虑和抑郁。根据检查结果,建议精神科转诊。然而,即使精神科转诊是不必要的,其他的支持治疗也是必要的。

应对策略

存在许多类型的应对策略,包括解决问题的策略——积极努力缓解压力的发生,以及以情绪为中心的应对策略——努力调节压力事件的情绪后果[67]。虽然大多数人使用这两种策略,但人们可能会由于个人风格和经验以及压力事件的类型,其中一种可能占主导地位。不太可控的压力源(如慢性疾病),经常会触发关注情绪的应对方式。此外,应对可以是积极的或回避的,积极的策略被认为是处理压力事件较好的方法[68]。

虽然一些人认为情绪压力的增加与疾病的活动有关,但另一些人则报告说,疾病的严重程度和生活质量之间的相关性较差[2]。因此,针对每个患者和家庭的方法应该进行个性化处理,以考虑到不同的应对策略。除了传统的医疗治疗外,还可以向患者和家属提供社会心理支持,包括教育、患者宣传团体和转诊以接受正式的精神支持和评估。

许多患有慢性疾病的家庭需要对疾病的过程、治疗和结果进行广泛的教育。如果没有这样的教育和支持,患者可能会去"医生商店(doctor shop)",尝试非传统或不安全的治疗方法。此外,当最容易获得的信息来源是互联网、父母、朋友和杂志时,误解很可能会出现[69]。可以为患有毁容性皮肤病或先天性病变的儿童提供基于学校的同伴教育,因为外表的变化会增加儿童被欺负的风险[70]。

患者宣教团体

尽管缺乏支持性证据,但专家和患者普遍认为,患者倡导和支持团体对患有慢性疾病的儿童及其父母有益[71]。如表 166.1 所示,存在许多这样的群体,在本书的特定疾病章节中可以找到许多这样的群体的链接。大多数患者倡导组织以多种形式提供教育和支持,如会议、支持小组、时事通讯、小册子和培训人员。这些群体可能是那些患有罕见或复杂皮肤病、无法获得三级护理中心的个人的主要支持来源。

表 166.1 患有皮肤病的儿童及其家人的宣传团体

疾病	机构	网站
白化病	国际白化病及色素减退性疾病组织(National Organization for Albinism & Hypopigmentation, NOAH)	www. albinism. org
斑秃	国际斑秃基金会(National Alopecia Areata Foundation, NAAF)	www. naaf. org
基底细胞癌痣综合征/Gorlin 综合征	BCCNS 生命支持网络	www. bccns. org
瘢痕性脱发	瘢痕性脱发研究基金会(Cicatricial Alopecia Research Foundation, CARF)	www. carfinti. org
皮肤淋巴瘤	皮肤淋巴瘤基金会	www. clfoundation. org
营养不良性大疱表皮松解症	美国营养不良性大疱性表皮松解症研究协会	www. debra. org
外胚层发育不良	外胚层发育不良协会(Ectodermal Dysplasia, ED) 国际外胚层发育不良基金会	www. ectodermaldysplasia. orgwww. nfed. org
湿疹样/特应性皮炎	全国湿疹协会(National Eczema Association, NEA)	www. nationaleczema. org
先天性结缔组织发育异常综合征	国际 Ehlers-Danlos 综合征基金会	www. ednf. org
大疱性表皮松解症	大疱性表皮松解症医学研究基金会 EB 信息世界	www. ebkids. orgwww. ebinfoworld. com

续表

疾病	机构	网站
化脓性汗腺炎	化脓性汗腺炎基金会	www. hs-foundation. org
鱼鳞病	鱼鳞病及其相关皮肤类型研究基金会(Foundation for Ichthyosis and Related Skin Types,FIRST)	www. firstskinfoundation. org
色素失禁症	色素失禁症国际基金会	www. ipif. org
Klippel-Trenaunay 综合征	Klippel-Trenaunay 综合征互助小组	www. k-t. org
红斑狼疮	美国红斑狼疮基金会	www. lupus. org
肥大细胞增多症	儿童肥大细胞增多症组织	www. mastokids. org
神经纤维瘤病	国际神经纤维瘤基金会	www. ctf. org
色素痣	色素痣服务有限公司(Nevus Outreach Inc.)	www. nevus. org
先天性厚甲症	先天性厚甲症项目	www. pachyonychia. org
Parry-Romberg 综合征	Parry-Romberg 综合征资源	www. prsresource. com
头虱	国际虱病协会	www. headlice. org
天疱疮和类天疱疮	国际天疱疮与类天疱疮基金会	www. pemphigus. org
PHACES 综合征	PHACES 综合征社区	www. phacesyndromecommunity. org
毛发红糠疹	PRP 互助组	www. prp-support. org
弹性假黄瘤(PEX)	国际弹性纤维假黄瘤协会	www. pxe. orgwww. napeusa. com
银屑病	国际银屑病基金会	www. psoriasis. org
Sturge-Weber 综合征	Sturge-Weber 综合征基金会	www. sturge-weber. com
结节性硬化	结节性硬化症协会	www. tsalliance. org
血管畸形	国际血管畸形组织(National Organzation of Vascular Anomalies,NOVA)	www. novanews. org
血管性胎记	血管性异常基金会(Vascular Birthmarks Foundation, VBF)	www. birthmark. org
白癜风	国际白癜风基金会 白癜风国际互助小组	www. mynvfi. orgwww. vitiligosupport. org
着色性干皮病	着色性干皮病家庭互助组	www. xpfamilysupport. org

夏令营

此外,在美国,有针对皮肤病儿童的夏令营[72-73]。据了解,轻微的皮肤病对儿童的生活质量也有很大的影响,因此,患有不同严重程度皮肤病的儿童也可以参加。许多患有慢性疾病、皮肤病或其他疾病的儿童由于医疗需要而无法参加传统夏令营,而这种夏令营对那些可能会错过夏令营体验的儿童来说具有巨大的潜在好处。研究和衡量了为患有慢性疾病的儿童设立营地的好处。营地可能会在一段时间内提高与健康相关的生活质量,包括生理、心理、认知和社会影响,但这方面还需要进一步研究[74]。

总结

本章描述了皮肤病对患者及其家庭的负担,重点关注特应性皮炎、痤疮和婴儿血管瘤。基于管理医疗和心理社会需求的理论和实践经验,提出了一种多维度的护理患者及其家庭的个性化方法,支持以患者为中心的护理趋势。策略包括支持父母关系和牢固的亲子关系,以家庭和学校为基础的教育,以及针对受影响儿童设立的宣传团体和夏令营。

(修冰玉　译,尉莉　闫明　校)

参考文献

见章末二维码

第 167 章　生理习惯、自残和佯病症

Arnold P. Oranje, Jeroen Novak, Robert A. C. Bilo

摘要

由儿童自己、父母（一方或双方）或看护人的行为造成，而不是疾病本身所致的皮损的鉴别诊断非常具有挑战性。如果怀疑这种情况，应由皮肤科医生、儿科医生和（儿童）精神科医生共同诊治。大多数幼儿都有吸吮拇指、拔头发和咬指甲等生理习惯。在儿童和青少年中，这种行为会变得病态，演变成自残行为，如强迫性吮指、剔甲癖、咬甲癖、皮肤损伤（皮肤行为症）、拔毛癖、强迫性过度洗手和表皮剥脱性痤疮（少女痤疮）。自残行为需与佯病症鉴别。自残行为是故意改变或破坏自己的身体组织，满足内心的需要，而不是装病。佯病症的行为目的是欺骗和装病。佯病症中的"肇事者"可以是儿童自己（佯病症）或父母/看护人之一（代理型佯病症）。

要点

- 自残导致的皮损发生于为满足其有意识或无意识的心理需求，故意造成损伤的意识正常的儿童。
- 在儿童和青少年中，吮指、咬甲癖、剔甲癖、皮肤损伤（皮肤行为症）、拔毛癖、强迫性过度洗手和表皮剥脱性痤疮（少女痤疮）是比较常见的行为习惯。
- 在智力低下、孤独症和抽动秽语综合征的儿童中可以看到刻板的自残行为。约 58% 的抽动秽语综合征患者为家族性发病。它可表现为神经生物学紊乱的症状，如 Lesch-Nyhan 综合征、Prader-Willi 综合征、家族性自主神经障碍或 de Lange 综合征。

引言

定义　皮肤、黏膜（口腔、生殖器）、头发和指甲是人体最显露的部位，最能体现一个人的个性。大多数情况下，我们可以从一个人的某些外部特征认出他。因此，许多人通过化妆、整容手术、文身和穿孔改善美观。因此，这些身体部位成为个人损伤自己的行为问题的直接目标便不足为奇。这种靶向性可造成（儿童）皮肤科医生能观察到的可视性病变。

皮肤心理学已经成为皮肤病学和精神病学的一个重要分支学科。在许多医疗机构，需心理医生和皮肤科医生合作对患者进行诊疗。

皮肤心理性疾病可分为以下 5 类[1-2]：

1. 由潜在的原发性精神疾病导致的皮肤病。
2. 主要由病理性压力导致的身心性皮肤病（如慢性单纯性苔藓）。
3. 由情绪因素决定病程的皮肤病（如特应性湿疹）。
4. 精神药物引起或加重的皮肤病。
5. 皮肤病用药引起的精神问题。

自残和佯病症（假装或诱发的疾病）属于第一类。自残导致的皮损是意识正常的儿童为满足其有意识或无意识的心理需求而故意造成的损伤。

捏造或诱发疾病，也称为佯病症或病理模拟（模拟严重的已知疾病），以前被称为孟乔森综合征（Munchausen syndrome）[2-3]。儿童的佯病症可能由父母或其他看护人捏造或诱发：代理型佯病症、看护人捏造或诱发的疾病、伪造儿童疾病、儿童医疗虐待（以前称为孟乔森代理综合征）。

在儿童和青少年中，吮指、咬甲癖、剔甲癖、皮肤损伤（皮肤行为症）、拔毛癖、过度强迫洗手和表皮剥脱性痤疮（少女痤疮）最为常见[4]。

在许多儿童中，拔头发（拔毛癖）、咬指甲和吮吸拇指是自发和无意识的习惯[5-6]。

历史　在 20 世纪 50 年代以前，皮肤心理学仅限于研究心理因素在皮肤病中的作用，荨麻疹和单纯性苔藓等疾病是最常见的研究目标[7]。20 世纪 50 年代和 60 年代之后，研究的特点从个例描述转变为通过标准化方案进行大型病例系列分析[8]。

1889 年，Hallopeau 提出"拔毛癖"（trichotillomania，希腊语"thrix"的意思是头发，"tillein"的意思是拉，"mania"的意思是疯狂）的概念，他认为拔毛癖是健康个体的一种强迫行为[9]。

关于皮肤行为症和自残行为发展历程的报道很少。Tuke（1892）指出，自残"并不少见"[10]。这种行为主要发生于精神病或智力低下的患者。有个例报道其发生与饮食失调有关[11]。

1951 年,Asher 用孟乔森综合征来描述表现出可疑症状和广泛诊断评估愿望的患者[12]。冯·孟乔森男爵是 18 世纪的一名雇佣兵,他从俄罗斯-土耳其战争中归来后,在余下的岁月里编造了他冒险的故事。Meadow 引入孟乔森代理综合征来描述父母捏造或诱导孩子出现疾病的行为[13]。1984 年,Millard 提出病理模拟的概念,是孟乔森综合征或孟乔森代理综合征的同义词[14]。

目前,佯病症(美国)和捏造或诱发疾病(英国)为孟乔森综合征的同义词。儿童佯病症(美国)、儿童医疗虐待(美国)和代理型佯病症(英国)为孟乔森代理综合征的替代术语。

参考文献 167.1

见章末二维码

生理习惯

生理习惯定义为与年龄相关的行为,可视为特定年龄段的正常发育阶段。例如,吮指在幼儿非常常见,很快就会成为一种习惯,但很少持续到成年[1-2]。这些习惯并不罕见,是自我安慰的行为。这些习惯可在任何时候发生,如当孩子感到疲倦、不舒服或经受压力时。有些生理习惯甚至可以发生在睡眠时。

生理习惯不是强迫症,当它们失去功能时就会消失。持续到一定年龄后可能是病态的。生理习惯本身或继发因素会导致皮肤损伤,如甲沟炎和咬甲疣。

表 167.1 概述了生理习惯及其病理性的年龄段[1]。

表 167.1 皮肤行为症、习惯现象与强迫症

生理习惯/病理性习惯	年龄组			
	婴儿期	童年	青春期	成年
摇晃身体,撞击头部,滚动头部	++F	+P	-	-
吸吮拇指	++F	+F	+P	+P
吸吮手指	++F	+F	+P	+P
咬指甲	+/-P	+F/P	++F/P	+P
剔甲癖	-	+F/P	++F/P	+P
拔毛癖	+P	++F/P	+P	+P
舔嘴唇/咬嘴唇	-	+F/P	+F/P	+P
咬面颊	-	-	+P	+P
强迫性洗手	-	+P	+P	+P
皮肤行为症	-	+P	+P	+P
剥脱性痤疮	-	-	+P	+P
磨牙(磨牙症)	+	+	+P	+P

注:F,生理性;P,病理性;-,不发生;+/-,偶尔;+,经常;++,频繁。

吮指

13%~45%的儿童养成了吮指习惯[2]。几个月的婴儿到 4 岁的儿童(高峰年龄约 20 个月)的吮指习惯属于生理性表现。

病因 吮指的原因尚不完全清楚[1]。它给人一种温暖、愉悦和确定的感觉。幼儿的拔毛癖常与吮指伴发。在拔毛癖患者中,吮指表明其存在内心冲突。

临床特征 吮指可能导致指尖浸渍。在儿童中,吮吸拇指是甲沟炎最常见的病因。吮吸手指时一个手指或拇指与其他手指异常分离,从而导致手指径向角畸形[1](图 167.1 和图 167.2)。

如果这种习惯持续下去,牙齿也会出现并发症[1]。在 4~14 岁之间,吮指可能会对牙面发育产生有害影响[1-2]。长期母乳喂养为保护因素,尤其是预防奶嘴吸吮[3]。

预后 预后通常很好。这种习惯很少会持续到成年。

鉴别诊断 由于这些行为习惯很容易被发现,因此非

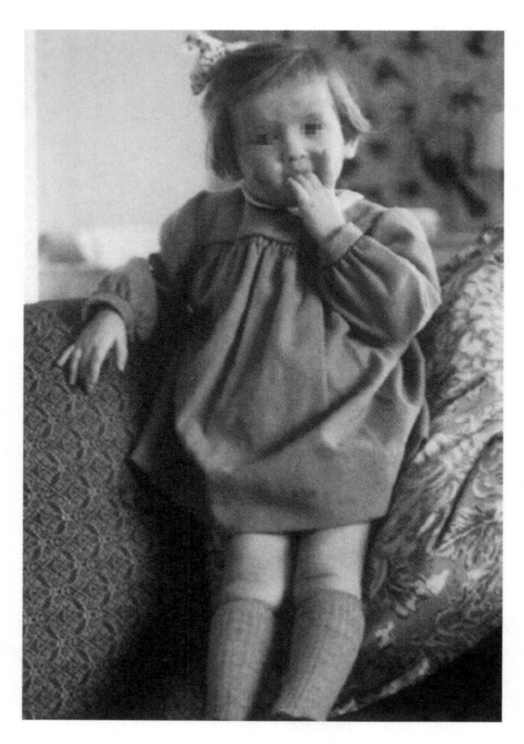

图 167.1　3 岁女孩吸吮手指

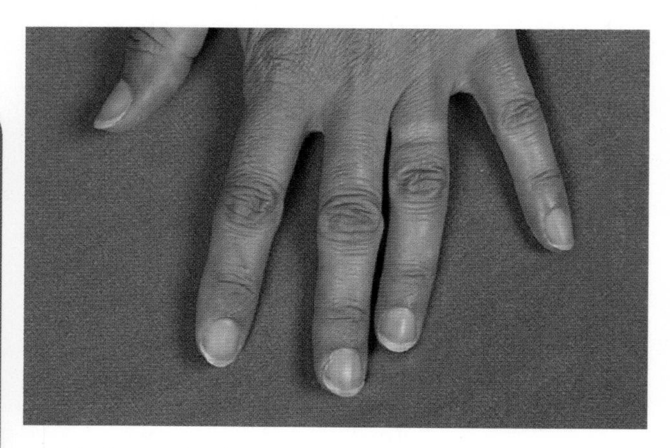

图 167.2　与图 167.1 为同一女孩(已为成人),长时间吸吮导致的手指畸形

常容易诊断,无需鉴别诊断。

其他生理习惯

新生儿可出现反射性微笑、“哭泣”和肌阵挛的生理习惯。1 岁以内的婴儿可出现吮吸拇指、手指、脚趾和嘴唇等常见生理习惯。此外,其他常见习惯包括手淫、摇摆和滚动(头部撞击)和磨牙。通常,头部撞击很疯狂,让其他家庭成员感到不安。父母经常问的问题是:①“它会导致大脑损伤吗?”(答案总是否定的);②“它与情绪障碍有关吗?”(在大多数情况下,答案是否定的)[1]。这些习惯持续到幼儿期以后或与其他习惯同在时,才具有病理学意义。

1 岁以上的儿童可能会出现咬指甲、挖鼻子和习惯性抽动。除咬指甲、挖鼻子外,其他症状可能是病理性的,因此需引起注意。男性更容易有习惯性抽动。需要识别和处理一切压力因素。习惯性咳嗽是青少年典型的抽动表现。慢性抽动可能是抽动秽语综合征的首发症状[4]。抽动秽语综合征患者在 2~15 岁可发生不同强度的运动和发声抽动。

预后　许多重复的习惯随着年龄的增长而消失,没有病理意义。然而,持续存在的重复行为问题可能是心理压力、药物副作用或身体疾病的表现。

鉴别诊断　由于这些习惯易被观察到,因此诊断往往很简单。临床医生必须区分生理性和病理性行为。早期诊断抽动秽语综合征可能很困难[4]。

咬甲癖和剔甲癖

尤其在儿童,咬指甲(咬甲癖)和剔指甲(剔甲癖)非常常见[5]。据报道,儿童咬指甲的发生率为 33%,在青少年中为 45%[6-8]。在 10 岁以前,男女咬指甲的发生率相同。此后,男孩更常见[9]。成人的发病率要低得多。

病因　焦虑和压力为咬指甲重要的病因[6]。在大多数情况下,咬指甲不能归类为心理或精神疾病。咬指甲可能与拔毛癖伴发,但儿童发病罕见[10]。

临床特征　角质层损伤、指甲周围出血、远端甲剥离和短而不规则的甲板是临床证据(图 167.3)。严重和长期的咬甲癖或剔甲癖可出现指甲营养不良。还可出现继发性甲周细菌感染的并发症。

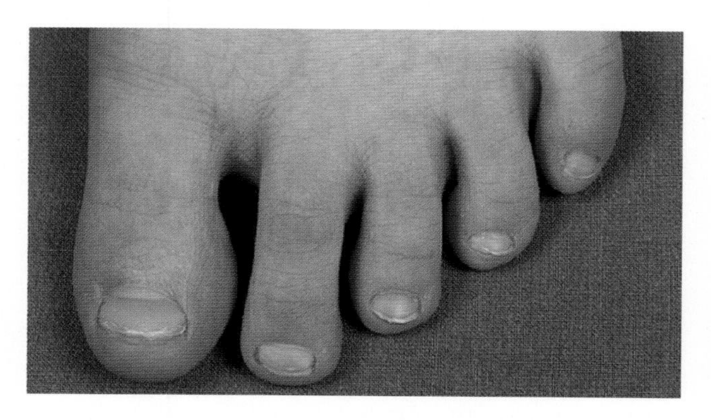

图 167.3　踻趾甲咬甲癖

持续咬指甲的其他后遗症包括甲沟炎、甲周疣、黑甲和骨髓炎[5,11-12]。咬指甲可能会使指甲生长增加 20%[6]。

用同一只手的示指摩擦拇指甲和近端甲襞可导致典型的甲正中营养不良，表现为整个甲板中央纵向凹陷（图 167.4）。

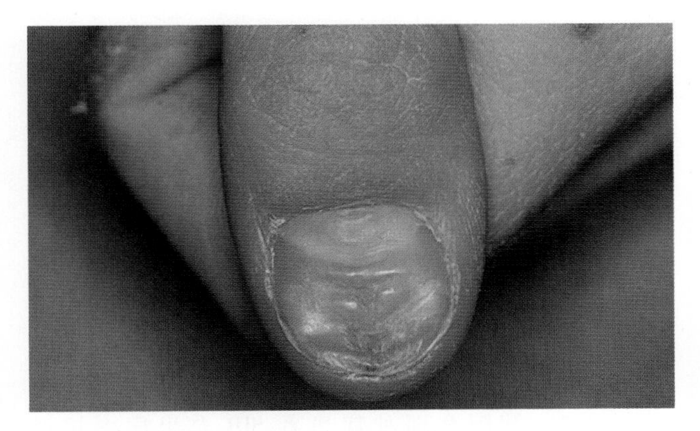

图 167.4 导致甲正中营养不良的习惯

预后 本病好发于儿童和青少年。这种习惯通常在成年早期即可消失。

鉴别诊断 咬伤引起的指甲改变应与其他物理或化学创伤、先天性畸形和后天性疾病相区别。甲正中营养不良应与先天性管形甲正中营养不良相区别[11]。在大多数情况下，诊断并不困难，病史有助于诊断。

拔毛癖

儿童拔毛癖的发病率是成人的 7 倍，女孩发病率是男孩的 2.5 倍[13-15]。它是继拇指或手指吮吸后最常见的一种人为疾病[16]。发病率目前尚不清楚，在一家儿科咨询诊所，500 名儿童中诊断出 3 例拔毛癖[17]。

病因 在幼儿，拔毛癖与吮指和咬指甲一样是一种习惯现象，不是严重的心理疾病。从心理学角度看，大龄儿童拔毛癖更为严重，尤其是长期存在的拔毛癖。头发是生物成熟的重要标志，因此，拔毛癖可能意味着无意识的、象征性地拒绝成熟[14]。

病理 用标准的显微镜检查方法检查发根（毛发显微镜），可见休止期或退行期毛发很少，但发育不良和/或营养不良的毛发增加[18]。

拔毛癖的特征是在完全正常的头发中存在空毛囊。提取的部分残余碎片为外伤的证据。在被破坏的毛囊内可见成团的黑色素和角化物（毛软化症），为拔毛癖的特征性表现[14,19]。还可看到角蛋白碎片堵塞毛囊。毛囊下段的毛干较小，有时呈螺旋状。有时在表皮和毛囊周围可见渗出的红细胞。除非继发感染，否则，通常没有白细胞浸润。在受累区域存在完全正常的生长期毛囊。

临床特征 可累及一个或多个区域的头皮。这些区域可非常小，也可累及整个头皮[13]。在大多数情况下，脱发的区域无清楚的边界。眉毛和睫毛有时也会受到影响。大多数情况下，脱发区域与患者的惯用手相反。头皮上有时可见表皮剥脱和结痂。最典型的模式是斑片状脱发斑边缘有一圈正常毛发。由于这种脱发模式类似僧侣的发型，故称为模式性脱发或“修士塔克”征[15,20]（图 167.5）。

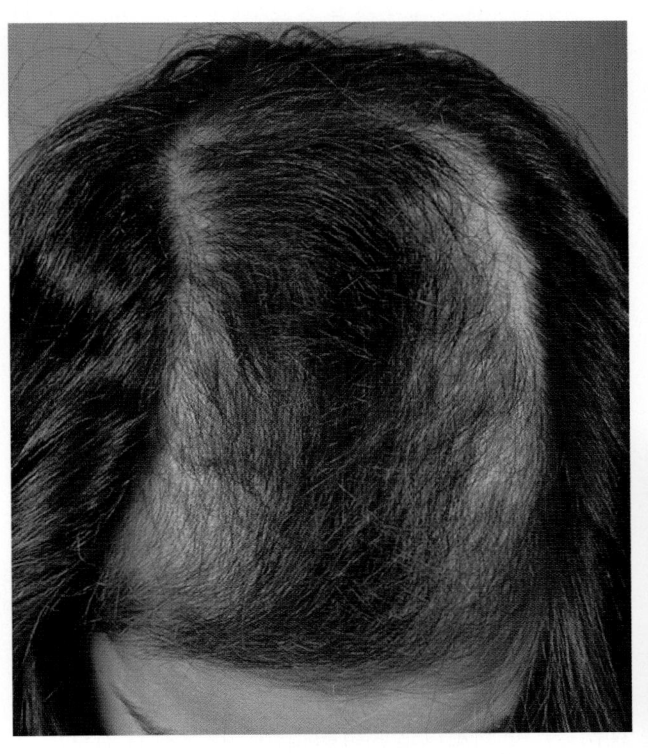

图 167.5 有“修士塔克”征的拔毛癖

拔毛癖的并发症是对毛发的永久性损伤和毛发的摄入（食毛症），导致胃中出现毛球（毛石症）。毛石症可导致腹痛、恶心、呕吐、口臭、厌食、便秘、肠胃胀气、贫血、胃溃疡、肠梗阻或穿孔、肠出血、梗阻性黄疸和胰腺炎[20]。有文献描述有重达 412g 的毛石[21]。

尽管在儿童，拔毛癖通常表现为一种孤立的症状，但它可能与严重的精神疾病有关，如智力低下、抑郁、边缘性障碍、精神分裂症、孤独症、强迫症和药物滥用[20]。然而，在幼儿中它通常是一种焦虑状态，很容易治愈[14]。

鉴别诊断 鉴别诊断包括斑秃、银屑病和头癣。在某些情况下，拔毛癖很难与斑秃鉴别。对于非常年幼的儿童，父母可描述患儿拔头发的习惯，而对于大孩子，通常采集不到拔头发的病史[14]。初发病时脱发区域即完全脱发的更可能是斑秃。感叹号发、拔发试验阳性(从秃发区周边牵拉毛发可拔掉5根以上毛发)、指甲凹点以及大孩子再生毛发脱色的特点支持斑秃的诊断。实验室检查可排除头癣。

预后 在多数情况下,当孩子洞察到潜在的心理问题,并获得适当的情感支持时,这些症状可消失。然而,拔毛癖不会自发消失,需要仔细的随访来确定治疗方案[14]。在一项选定的人群观察中,1/2的患者需要心理治疗和指导[14]。长期持续的严重患者,需要进行心理治疗。

反复拔毛发会导致卷发、结节性脆发症、发干折断,最终导致瘢痕性脱发。

治疗 如果症状没有自发消失,精神科医生和皮肤科医生应共同参与治疗。行为疗法在治疗拔毛癖方面有着悠久的历史。最近,各种药物治疗也得以研究。精神药理学药物包括抗抑郁药、5-羟色胺和抗精神病药。选择性5-羟色胺回吸收抑制剂(selective serotonin reuptake inhibitors,SSRIs)可有效治疗抑郁症、焦虑症和强迫症,也可以有效治疗拔毛癖[22]。对于年幼儿童,无需口服药物。

参考文献 167.2

见章末二维码

自残

自残是指在没有任何自杀意图的情况下故意改变或破坏自己的身体。损伤是由自己而非他人造成的,且伤势严重到足以造成组织损伤。排除有自杀意图或与性唤起有关的行为[1-2]。

自残的同义词是自我虐待行为或自我伤害行为。在皮肤病学中,皮肤行为症是自残的同义词。然而,也可指由代理型佯病症患者对儿童造成的皮肤损伤。

分类

自残可分为几个亚型。Hollender和Abram描述了3个亚型。第一型是有习惯性自我攻击行为和合理动机的患者,或者是神经质的人,他们很容易承认自己的皮肤受到了损害。第二型是歇斯底里和强迫症患者。第三型为经常有他人在场的情况下自残的智障者或精神病患者[3]。有寄生虫病妄想症的患者也可能自残。

目前,全球公认的自残分类是由Favazza提出的,即表层性(强迫性和冲动性)、刻板性和严重性自残[4]。

将Hollender和Favazza的分类进行比较,发现Hollender第一型为表层性自残中冲动型的人(或儿童),第二型为表层性自残中的强迫型,第三型为刻板性自残。寄生虫病妄想患者可以属于表层性或严重性自残。

孤独症或发育障碍儿童的自我伤害行为(self-injurious behaviour,SIB)通常没有故意伤害自己身体的意图,因此与自残行为不同。

身体组织损伤可能源于重复的刻板行为、刺激过度或刺激不足引起的压力、沟通能力的损害、敏感性的损害、身体问题(如听力问题或视力问题)和创伤。发育障碍儿童的SIB由神经生物学和环境变量之间的复杂相互作用造成[5]。智障儿童的SIB从早期开始:68%患者在6岁前开始。孤独症儿童的SIB患病率为24%~43%;智障和孤独症患者SIB总患病率超过70%。治疗包括行为治疗或精神药物治疗,这取决于改变患者行为的可能性[6-7]。

基于成人患者提出了一种新的分类方法:

1. 狭义的无意识的皮肤行为症/不同于自残的皮肤行为症。

2. 皮肤行为症 承认自伤。

3. 装病 有意识地模拟伤害和疾病以获取物质利益。

4. 特殊形式 如Gardner-Diamond综合征、佯病症(孟乔森综合征)和代理型佯病症造成的儿童损伤[8]。

本章的作者不确定这种分类是否适合儿童。

表层性自残

表层性自残是最普遍的自残形式。据估计,发病率为每年0.75%~1.4%(750~1 400人/10万人)[9-10]。据估计,15~35岁的青少年和青年发病率甚至更高,每年每10万人中有1 800例发病。住院青少年的发病率约为40%[11]。

表层性自残在不同种族和社会经济背景的人群中均有描述。然而,女性的自残率是男性的3倍。典型的自残患者是一名中上层阶层的白人女性,从十几岁开始自残行为,一直持续到二三十岁。

大约50%的患者也有饮食失调[10]。Ensink所做的一项调查显示,在遭受性虐待且众所周知其有自残行为的女性中,大约35%的患者自残发生于12岁前。而总的来说,约50%的女性自残发生在18岁前[12]。有文献报道,3岁以下的儿童(主要是虐待儿童)因表层性自残而导致皮肤损伤[13]。Van der Kolk等人得出结论,虐待开始得越早,自残行为就越严重[14]。

病因 目前有多种假说解释表层性自残的病因,包括心理分析理论、发展理论、人格理论和生化(血清素)理论[15]。这些疾病最严重的形式可能与身体、情感和性虐待有关[16]。

心理分析理论强调了早期情感创伤的重要性,如疾病、与父母分离以及母子关系紊乱[17]。发展障碍(例如在学校中应对的问题及外表缺乏吸引力的问题)也发挥了作用。Van der Kolk 等得出结论,忽视是自残行为最有力的预测因素[14]。他们认为,童年时期的创伤是导致自残行为的重要原因,而缺乏安全的依恋会使自残行为持续存在。

发育障碍会导致自我形象不佳或缺乏自尊。孩子对自己的身体缺乏积极的感觉(即使他们没有意识到这个问题)。孩子把攻击性转向了自己。

在儿童中,大多数自残行为与父母-子女关系的扭曲有关。另一个重要因素是由一个重要的人(如父母)实施的家庭成员之间的暴力(身体上的、性的或情感上的)或双重表现(如同一个人的关爱和暴力)。暴力和双重表现可导致精神错乱和父母与子女关系中断或丧失。

动机　Malon 和 Berardi 认为,由一系列的情感导致了自残[19]。开始是一种分离、拒绝或失望的威胁。一种巨大的紧张和孤立感,源于对被抛弃的恐惧、自我仇恨和无法控制对自我侵略的恐惧占据主导地位。这种焦虑会在一种不真实感和空虚感中增加并达到顶点,从而产生情感麻木或去人格化[20]。自残是一种对抗去人格化和紧张情绪的方法。它也是处理焦虑、愤怒或悲伤情绪的一种方式。这是一种重要的应对机制[21]。控制感通过平静感得以加强,这种平静感是刺激作用的结果,如割腕对体内内啡肽产生刺激作用[22-23]。

潜在的精神问题　许多精神病患者有自残行为。有文献报道,自残行为可发生于人格障碍(边缘性和反社会性人格障碍)、创伤后应激障碍、饮食障碍(厌食症、贪食症)、情绪障碍(抑郁症、双相情感障碍)、强迫症、分离障碍和冲动控制障碍患者[15,24]。这些障碍中,大部分都与童年不良经历有关,例如:①亲子关系扭曲;②家庭暴力;③遭受身体、情感和性虐待或情感忽视。

表层性自残的亚型　浅表型自残包括两种亚型:强迫性和冲动性(偶发性和重复性)行为。

强迫性自残

强迫性自残与强迫症密切相关[4]。强迫-冲动症的特点是强迫和/或冲动。强迫症是指一种侵入性的思想或冲动,是令人厌恶的、非理性的和自我张力障碍。强迫症是重复的,通常是仪式化或程序化的行为[17,25]。强迫症的行为是为了缓解紧张或预防负面事件,可以是有意识的或潜意识的。

强迫症可能很难与表层性自残的其他原因区分开来[15]。大多数强迫性自残的行为是拔毛癖、剔甲癖、咬甲癖和表皮剥脱性痤疮,而这些行为仅见于少数强迫症患者[18,24]。

这种强迫-冲动行为可见于某些拔毛癖患者,他们拔出确切数量的头发,平均分布在头的两侧(从前到后,从左到右),以防止负面事件的发生。反复洗手往往是一种强迫-冲动症,这可能导致刺激性手湿疹。如果突然出现这种洗手倾向,应该排除糖尿病。手部湿疹的鉴别诊断还包括皮肤真菌感染和过敏性接触性湿疹。1%的儿童和青少年患有强迫症[26-27]。

虽然这种行为不会危及生命,但强迫性自残和强迫症的预后很差,而且病情往往随着年龄的增长而恶化。皮肤科医生在诊断和治疗时应寻求儿童心理科医生的帮助。新的药物疗法,如氯丙咪嗪和氟西汀,对强迫症有一定的疗效[24]。

冲动性自残

冲动性自残可以是偶发性的或重复的。这种行为可以从儿童早期开始,并持续多年。

偶发的自残通常被视为一种心理障碍的症状。偶发自残行为的人通常不认为自己是自残者。最常见的偶发自残行为是切割、烧伤、针刺、骨折和干扰伤口愈合。

重复性自残可能是偶发自残行为的结果,如果这种偶发自残行为能够缓解压力或解决其他触发因素,患者可能会确信这是解决问题的唯一方法。它会导致对自残行为的"上瘾",患者无法再抵抗这种冲动。这种行为本身就是一种心理疾病,而不是潜在心理疾病的症状。患者会把自己看成一个自残者。重复性自残行为表现与偶发性自残行为相同。

偶发性和重复性行为是冲动性的,可能是对任何积极或消极触发因素的反应[15]。

鉴别诊断

文身和穿孔

在文化和社会上可接受一定形式的自残行为。这些行为可定义为仪规和惯例。仪规反映了社会传统,通常具有潜在的象征意义。惯例用于化妆或(亚)文化识别,不具潜在的象征意义[4]。文身和穿孔均可属于两者。这些做法在社会上的接受程度各不相同,有人认为其为极度残害。然而,这种行为并不是典型的自残行为。大多数想要文身或穿孔的人都接受这个过程中的痛苦,以获得成效。自残的人寻求痛苦是为了感受痛苦,或者将血液视为逃避无法忍受的感觉的一种方式[28]。

自杀行为

自杀和自残似乎有相同的目的，即停止痛苦。对于自杀的人来说，最终的目的是通过自杀来结束所有的感情。对于那些自残的人来说，目的不是结束生命，而是在自残之后感觉更好。自残便是一种应对机制和生存手段，在这种情况下，自杀不可避免地成为摆脱痛苦的唯一方式[29]。

伴病症

自残应与伴病症区分开来。两种情况下的行为动机完全不同。在自残中，残害行为是用来减轻痛苦的。这种行为通常是私下秘密进行的。在伴病症中，损伤是故意造成的，意在产生症状，引起他人（如医生）的注意，并最终住院治疗。尽管患者会否认自己损伤的行为，但皮损无法隐藏。

临床特征 根据患者所采用的方法，自残导致的损伤表现为：疼痛、溃疡、紫癜或大疱[3,30]（图 167.6～图 167.9）。方法包括机械刺激（如摩擦、吸吮、咬、使用瓶子、吸吮杯、抓挠、挑、切割、划伤、刨削和刺穿）、热刺激（用物体燃烧）和化学刺激（如使用具有腐蚀性或热性物质以及注射各种物质，如牛奶）。

皮损可以是单个或多个，发生在优势手可及的范围。然而，病灶可表现为双侧对称分布，尤其是既往经历过单侧病灶诊治的患者。一个重要的特点是奇怪的形态及规律的分布。病变没有任何前驱表现。

除有目的的自残患者外，本病以女性（成人和儿童）多见。任何年龄均可发病，但青少年和年轻人最常见[18]。以下是自残的主要表现形式：

- 切割：最常见的自残形式可能是切割或雕刻整个身体，尤其是手腕等身体部位。切割可以用剃须刀、玻璃等锋利的物体完成。

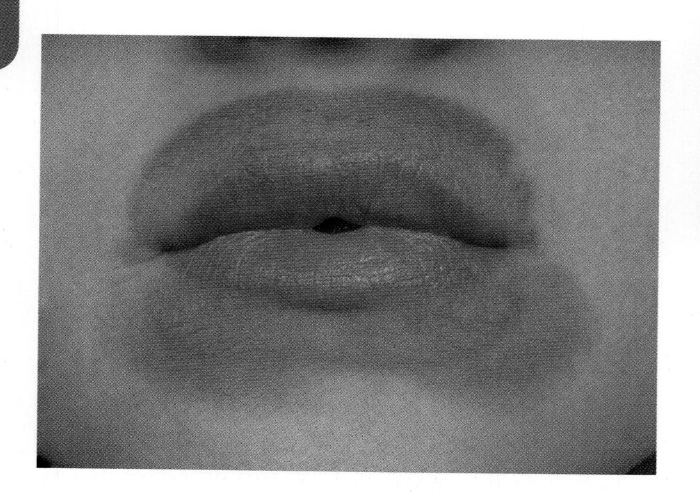

图 167.6 舔唇皮炎

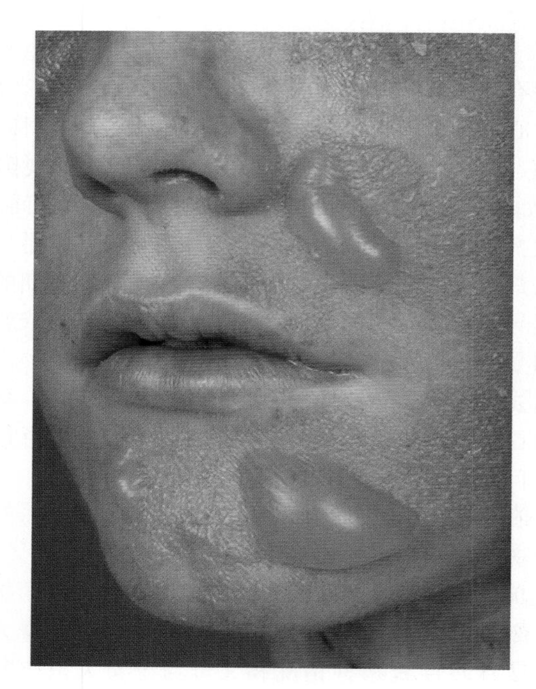

图 167.7 在皮肤上涂抹腐蚀性物质后的大疱性皮肤病

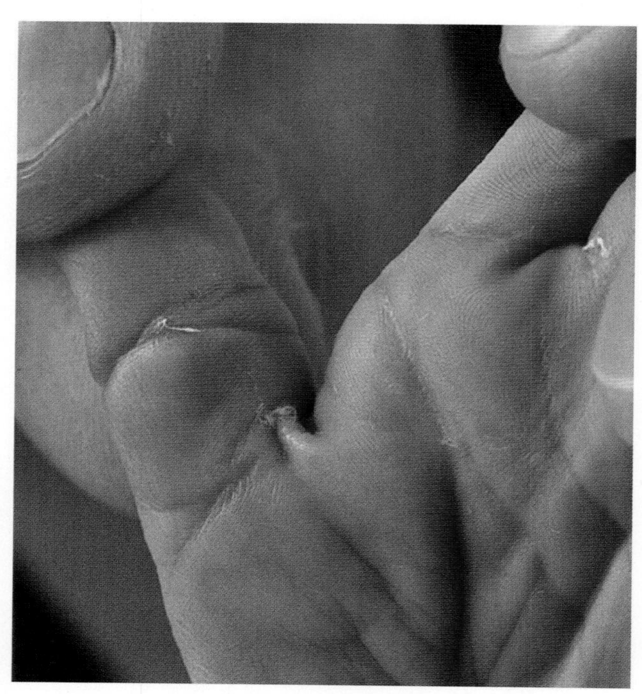

图 167.8 结扎导致的拇指周围分界

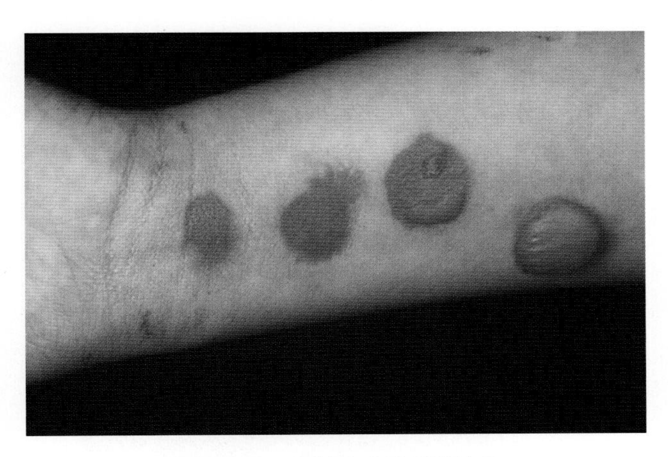

图 167.9 自行造成的手臂灼伤

- 抓痕:抓痕可能是自残中最常见的。病变有时深到足以引起溃疡和瘢痕。病变通常局限(局部)、边界锐利、深、线形和结痂。
- 痤疮:痤疮患者经常在他们的皮损处抠抓。大多数患者为有意识的行为,并承认他们的行为,被称为神经质的破坏者。在极端情况下,抠抓更严重。通常,发生于患轻微痤疮的青春期女孩。通过他们的抠抓,皮损出现表皮剥脱或溃疡,最终遗留瘢痕或炎症后色素沉着。
- 紫癜:通过吮吸、拔火罐、摩擦或咬皮肤,或用瓶子或坚硬物体快速移动,可诱发紫癜。
- 烧伤:自发烧伤是精神障碍的严重表现。皮肤通常被热的物体(如香烟)灼伤。大多数严重的自发烧伤发生在青少年,有时也可发生在儿童[31]。也可以观察到摩擦烧伤。应用腐蚀性或热性物质以及注射各种物质可导致烧伤样病变[3]。儿童烧伤通常由他人造成,是儿童虐待或孟乔森代理综合征的表现(见本章其他部分)。
- 其他表现:舔嘴唇是一个常见的轻微问题。结扎手指、四肢或阴茎可能导致水肿、溃疡或极度分界,甚至截肢。还可表现为鼻出血和牙龈等其他黏膜表面出血[32-33]、头部撞击或用物体撞击头部或身体、自行造成眼睛(刺激、受伤)、鼻子、嘴巴或舌头的损伤。通过刮除外阴和肛门周围的皮肤或将尖锐的物体插入阴道和/或肛门造成生殖器损伤较少见。

刻板性自残

刻板性自残是单调、重复的,有时是有节奏的行为,比如头部撞击。有些行为与生理习惯非常相似。此外,还可以观察到其他行为,如戳眼睛、殴打自己和咬自己。

刻板的自残行为见于智力低下、孤独症和抽动秽语综合征的儿童。约 58% 的抽动秽语综合征患者为家族性发病[34]。它被视为 Lesch-Nyhan 综合征、Prader-Willi 综合征、家族性自主神经障碍或 de Lange 综合征等神经生物学疾病的症状[34-38]。在 Lesch-Nyhan 综合征中,手部和嘴唇的病变尤为明显。Lesh-Nyhan 综合征是一种 X 连锁隐性遗传病,由次黄嘌呤鸟嘌呤磷酸核糖转移酶活性缺乏引起[37]。Prader-Willi 综合征的病因尚不清楚,有文献报道,与第 15 号染色体异常(父系起源)和父系接触碳氢化合物有关[36,39]。

Ellis 等研究表明,自残行为的发生率与智力水平呈负相关:智力越低下,自残行为发生率就越高[37]。1985 年,Griffin 等人对 10 000 名智障患者进行研究,发现 13. 6% 的患者有刻板的自残行为[40]。大多数情况下,患者的自残行为是无意识的,没有任何象征意义。有时,它可以解释为自我刺激行为或抑制压力的行为。制度化似乎是相关因素之一,这一事实支持了后一个观点。

严重性自残

严重性自残很少见。它是指导致身体实质性和持久性损伤的自残行为:自我阉割、严重生殖器损伤、眼球摘除、手指、手或完整肢体截肢。严重性自残被视为精神疾病的一部分,如精神病、急性酒精和药物滥用等。

严重性自残在未成年人中罕见,仅发生于严重疾病或创伤导致的严重精神问题或脑损伤的情况。1933 年,Goodhart 和 Savitsky 描述了一个 16 岁的女孩不明原因地摘除了双眼。据知,她在事件发生的 8 年前患有慢性脑炎[41]。

严重性自残之一为“代理型”,即父母不仅残害自己,还残害自己的孩子,如在一些非洲国家作为文化仪规,对女性进行生殖器切割[42]。

自残的一般特征

病理 自残无特征性组织病理学模式,与刺激性皮炎一致,严重程度取决于患者使用的方法。

预后 自残可发生于任何年龄,儿童更常见,且预后较好。在一些患者中,临床症状和体征在诊断前已经存在多年。需仔细随访。有时,成人自残的严重案例起源于儿童时期。但大多数儿童预后很好,可完全康复。

诊断 皮损形态和病史可提示诊断。应排除器质性病变和系统性疾病。当患者否认自残时,可以通过仔细查体以确定诊断。

紫癜性皮损也可由压力、皮肤脆性、药物副作用以及在皮肤上使用仪式性的装置(例如在越南用 *cao gio*

或硬币摩擦）作为文化治疗方式而引起。紫癜可以是血小板减少症、“疼痛性瘀斑”综合征或血管炎的症状，也可能是儿童虐待的结果。

治疗 自残没有单一的治疗方案，可能是因为自残是多种不同原因和动机的结果。最重要的是，这是患者与周围环境相互作用的结果。自残的治疗方法可分为四类：

- 行为矫正。
- 治疗装置和保护性干预措施。
- 药物治疗。
- 心理治疗。

在治疗开始前，首先必须分析家庭和社会环境、学校和社会影响以及宗教信仰。治疗应针对诱发压力的原因[43-44]。简单的问题可以由皮肤科医生处理[18]。如果问题严重或早期治疗失败，应咨询精神科医生或心理学家。

行为矫正

行为矫正的第一步是建立孩子的自信和自尊[43-44]。接下来的步骤是：

- 消除任何惩罚的威胁。
- 提高洞察力和理解力。
- 维护权威。
- 解决症状。
- 认识到积极的自我。

父母在这些治疗阶段起重要作用。父母和孩子之间的互动应该受到监控，记日记可能会有所帮助。安排任务和改变态度可能会对自残行为产生积极影响[43]。

到6岁时，患儿经历了大多数儿童所经历的心理发展过程。口腔习惯在婴儿期和幼儿期较常见，属于生理性的，病理意义不大[43]，仅需有限的治疗干预。在拔毛癖中，行为干预可能有效[45]。在幼儿中，拔毛癖常伴吮吸拇指。行为干预可能针对吮吸拇指，如厌恶性味觉治疗和反应依赖性警示[46-47]。然而，拔毛癖并不总伴吮吸拇指。在这些情况下，行为疗法仍然有效，如催眠疗法或强化亲子互动（增加身体接触、经常表扬、避免批评和预防讨论反应）[48]。咬指甲可以用苦味厌恶性物质和竞争疗法来治疗[49]。

应用保护性干预工具

重复性习惯障碍患者需要使用工具治疗。可让拔毛癖患者从毛茸茸的玩具中挑选毛发[18]。针对伴吮吸拇指的拔毛癖患者，也可用干扰性指包裹[47]。防护策略（例如给用手敲打头的患者戴头盔）只是支持性对症保护，并不能增加学习更有效的应对压力或不便的策略。

药物治疗

药物治疗包括氯丙嗪、地昔帕明、氟西汀和匹莫齐特。一项针对25名严重咬甲癖患者的研究，发现氯丙嗪效果优于地昔帕明[50]。一项对严重拔毛癖的长期治疗研究也报告了同样的结果[51]。尽管个例报道表明氟西汀是有效的，但在对21例成人拔毛癖患者进行的安慰剂对照双盲交叉研究中，其疗效未得到证实[52]。几项研究表明，口服N-乙酰半胱氨酸可影响中枢谷氨酸代谢，可能作为治疗这些行为的有效辅助手段，但部分研究认为无效[53-56]。有文献系统综述[57]，包括N-乙酰半胱氨酸在内的谷氨酸对儿童和青少年强迫症有潜在治疗价值。

认知行为治疗可以与药物治疗相结合。有文献报道其有效性，甚至对于孤独症也是有效的[58]。

心理治疗

在上述方法无效或在心理分析确定存在严重的精神病时，需进行心理治疗。通常，可与药物联合治疗。心理治疗更常用于治疗皮肤行为症和强迫症患者。

参考文献 167.3

见章末二维码

伴病症

伴病症（以前称为孟乔森综合征）

孟乔森综合征最早由Asher于1951年描述[1]：“这里描述一种常见的综合征，大多数医生都见过，但未描写过。像著名的冯·孟乔森男爵患该病，他总是到处旅行；他们的故事，就像那些属于他的故事，充满戏剧化且不真实。因此，该综合征被赋予男爵，并以他的名字命名。”

根据美国精神病学协会的研究，伴病症的特征有以下3个标准：①患者故意假装身体或精神上的症状或体征；②患者这种行为的明显动机是扮演患者的角色；③不存在其他动机，如装病（获得经济利益、报复或逃避法律责任）[2]。可以通过有意识地自我伤害和/或编造症状来假装生病。

以前，大部分报道都是成人孟乔森综合征。近几年，有少数儿童和青少年报道。Libow综述文献，描述了42例儿童伴病症[3]。最常伪装或自导的症状是发热、酮症酸中毒、紫癜和感染。伪装范围从编造虚假症状到主动注射、擦伤和吞食。Libow说：“儿科医生在对原因不明的持续性疾病进行鉴别诊断时，应考虑伪造病症、身心症、装病和虐待所致的孟乔森代理综合征”。这也适用于儿童皮肤科医生。Libow认为，更好地理解和识别儿童伴病症可能有助于防止其发展为成人伴病症。

在几个世纪前,人们就已经熟知了一些捏造或诱发的疾病症状。2001 年,Bjornson 和 Kirk 报告了一例 12 岁女孩人工咯血的病例[4]。在中世纪时期,即有人工咯血。众所周知,歇斯底里症患者会在嘴里放水蛭来模拟咯血。他们还擦伤皮肤来模拟皮肤病[5]。

有目的的自残造成的伴病症需与满足心理需要的自残症鉴别(见本章前面)。

在监狱、学校和精神病院,人们描述了群体发生的传染性自残行为。这种情况在女性中更为常见[6],也可发生在没有明确精神疾病的年轻人中[7]。

Libow 报道一个案例:一位孩子面部有和母亲前臂和小腿的皮肤行为症同样的损伤[8],以说明伴病症和代理型伴病症的关系。

代理型伴病症,以前称为孟乔森代理综合征

Meadow 在 1977 年首次描述了孟乔森代理综合征[9]:“一些患者不断地制造故事和捏造证据,使他们自己到医院进行不必要的检查和手术。这里描述的父母,通过伪造,导致他们的孩子进行了无数有害的医疗程序——一种代理型孟乔森综合征”。

在医学文献中,孟乔森代理综合征这一术语已被代理型伴病症[2,10-11]、强加给他人的伴病症[12]、儿童伪造性疾病[11]、医疗性儿童虐待[12]以及看护人编造或诱发的疾病所代替[13]。Schreier 认为[11],儿童伪造性疾病描述了儿童自己伪造或由父母/看护人的代理行为造成的伴病症。

这种形式的儿童虐待可以描述为一种特殊形式的身体和心理虐待,即父母(主要是母亲)或看护人在儿童身上捏造或诱发疾病。虐待者的行为导致儿童反复到医院就诊,进行医疗检查,并最终进行治疗。症状和体征可能是主动或被动诱发的。被动诱导包括伪造病史和/或伪造异常症状。主动诱导为造成实际存在的异常或伪造病历[10]。

英国皇家儿科与儿童健康学院(Royal College of Pediatrics and Child Health)的研究表明,看护者编造或诱发的疾病(fabricated or induced illness,FII)为看护者将健康儿童视为生病或残疾,或将生病或残疾儿童视为比他/她实际情况更严重的问题,让儿童因此遭受伤害[14]。

美国精神病学协会将强加给他人的伴病症的诊断标准定为:①在他人身上伪造身心症状或体征,意在欺骗;②将他人(受害者)作为病患或残疾呈现给其他人;③行为目的不为获利;④不能用另一种精神障碍如妄想信念系统或急性精神病解释。根据《行政程序法》,符合所有四项标准方可诊断。这是对施虐者的诊断,而不是受害者。

如果这些伪造的疾病/异常涉及皮肤,那么可能会出现各种各样的表现,包括从通过病史(对于皮肤病)可清楚识别的自残病变,到频繁、非常持久的“实际”皮肤病。如前所述,这些疾病包括从易于识别的皮肤行为症到复杂的皮肤感染[10]。

医生可实际观察到或患者报告的儿童伪造性疾病(和伴病症)的皮肤和黏膜上异常情况,包括以下表现[10,12,14-18]:

- 出血倾向/凝血障碍/瘀斑。
- 皮肤脓肿(无菌或感染)。
- 青紫。
- 发汗。
- 不明原因的皮肤行为症/皮疹。
- 湿疹。
- 红斑。
- 表皮剥脱。
- 阴道分泌物和其他异常,如阴道或肛门出血和/或肛门生殖器区域异常。
- 口腔异常。
- 水肿。
- 外耳炎。
- 水疱(簇状,慢性)。
- 食物过敏和其他过敏反应的皮肤异常。
- 皮肤彩绘(可能模仿紫癜性蜂窝组织炎)。

(孙娟 译,杨舟　李化国 校)

参考文献 167.4

见章末二维码

第三十八篇 儿童皮肤病的治疗原则

第168章 局部治疗

Johannes Wohlrab

摘要

儿童皮肤表现出与局部应用活性物质相关的功能特征。有关角质层的理化性质以及皮肤药代动力学的基本知识，对于专业应用外用制剂是必不可少的。此外，还需要药理学配方和相互作用的基本概念，以便评估和避免风险，如局部耐受性、刺激性效应，特别是乳化剂的刺激性，以及毒理学相关的系统性生物利用度增加。使用未经许可用于儿科的药物(超说明书使用)时必须特别小心。在这里，法律体制要求特别谨慎地选择适当的治疗。

要点

- 所用活性物质的皮肤生物利用度不仅取决于它们的理化性质，还取决于其与角质层的相互作用。
- 解剖变异(厚皮肤和薄皮肤)和病理改变(表皮增生或分化功能障碍)的微观形态学条件对药代动力学曲线有直接影响。
- 自载体上解离(释放)后，活性物质可以扩散到角质层(扩散)或穿过角质层(渗透)。
- 局部外用制剂的最佳配方和应用方式必须始终针对特定皮肤病情况进行定制。
- 如果根据儿童皮肤的特殊要求进行调整，预防性屏障保护疗法可以特别有效。
- 如有可能，应避免在一种制剂中联合局部外用制剂。

治疗原则

儿童皮肤与成人皮肤的区别，与其说是形态特征，不如说是功能差异，这与局部治疗有很大的相关性[1-3]。评估这些功能差异需要皮肤微观解剖学的基本知识，特别是作为局部制剂和真皮之间间隔的角质层(stratum corneum,SC)的分子结构。活性物质以其特有的理化性质与载体系统及皮肤相互作用。治疗效果是由皮肤生物利用度、靶目标中活性物质浓度-时间曲线以及载体系统的内在效应共同作用的结果。因此，为了达到最佳治疗效果，不仅要选择正确浓度的活性物质，还要在选择合适载体时，考虑其与活性剂的相互作用及内在效应。

外用药代动力学原理

所用活性物质的皮肤生物利用度不仅取决于其理化性质，而且主要取决于它们与SC的相互作用[4]。从药理学的角度来看，SC的两个相互矛盾的特性对药物的活性至关重要：屏障功能和贮存功能。SC不是一个均质结构，而是在颗粒层之后有一层致密层(stratum compactum)，然后通过酶控制的脱屑过程(分离层，stratum disjunctum)使其松动[5]。致密层具有最大的屏障功能，而分离层具有最大的贮存功能。因此，SC是皮肤外用制剂释放相的主要受体。SC可降低深层皮肤的浓度峰值，并减缓渗透过程，这对活性剂的动力学非常重要。同时，即使在相对较短的使用时间内，大量活性物质也可被吸收，成为生物可利用的物质。很明显，关于解剖变异(厚皮肤和薄皮肤)和病理改变(表皮增生或分化功能障碍)的微观形态学条件对药代动力学曲线有直接影响[6]。

角质层结构

SC由三个基本要素-独立微环境共同构成屏障[7]。由角质形成细胞分化产生的角质细胞具有高度的代谢活性。它们被一个复杂的膜结构(角化包膜，cornified envelope)所包围，该结构具有低渗透性，特别是对于亲水相，从而确保了角质细胞的完整性。另外，细胞间隙充满了各种脂质、蛋白质和水的混合物，其理化性质与屏障和贮存功能有关。SC的屏障功能是由各种分子基团和细胞成分之间的复杂相互作用建立起来的半渗透系统[8]。根据目前的认识，不仅是单个组分的数量和质量，并且它们的分子排列对屏障功能也至关重要。在生理条件下，复杂的物理化学和生物条件会影响屏障。对于病理性皮肤病，还必须考虑皮肤的改变和疾病的阶段。

SC 的亲脂性成分

角质形成细胞的脂质合成在很大程度上是自主的。除了胆固醇和胆固醇衍生物外，还会产生不同链长的游离脂肪酸和甘油三酯[9]。此外，神经酰胺是在角质形成细胞内质网中合成的，其非均质性分子结构与其他脂类分子有着本质的区别。神经酰胺由于其长链分子内电荷的差异，能够自发形成易溶的中间相，如液晶膜结构。与磷脂不同，神经酰胺有两条长度不同的可移动烷基链，根据水合程度的不同，其结构不同。不同的角质包膜模型及其多态相行为描述了膜断面的复杂网络。随着科学地深入了解，这一复杂系统的动态组成对先进载体系统的发展越来越重要。

SC 的亲水性成分

屏障功能的另一个重要部分是微环境中亲水相的数量[10]。SC 微组分中的水至少以两种形式存在：自由水（free water）和结合水（bound water）。后者包括固定水（fixed water）和在一定情况下可以动员的水。这里的命名是针对各个组分之间的亲水性价态的动态交换。固定水为受强吸湿力（由蛋白质水解生成的氨基酸传递）影响而结合的水的比例，它的运输会受到阻碍。在一定条件下，结合水可以被溶胀膜组分动员起来，然后转化为自由水。这是 SC 上最重要的功能性水相。自由水通过吸湿分子——即所谓的“天然保湿因子”（natural moisturizing factor，NMF）——保存在各种微组分中，并与表皮的水相和环境（经皮水流）相互作用。NMF 的基本成分为氨基酸、吡咯烷羧酸、乳酸、尿素和无机离子[11]，均由角质形成细胞合成并根据分化程度的不同而释放出来。

药代动力学过程

从载体中解离（释放）后，活性物质可以扩散到 SC（扩散）或通过 SC（渗透）（图 168.1）。大多数物质通过所谓的胞间通路沿着众多的亲水性桥粒结构渗透到 SC 中（图 168.2）。亲脂性物质倾向于沿着非极性的亲脂性路线，通过沿 SC 脂类的亲脂性碳氢链的侧向扩散来渗透[12]。然而，假设根据活性物质和载体的物理化学性质以及渗透过程中浓度的变化，可能发生与路径相关的再分配[5]。

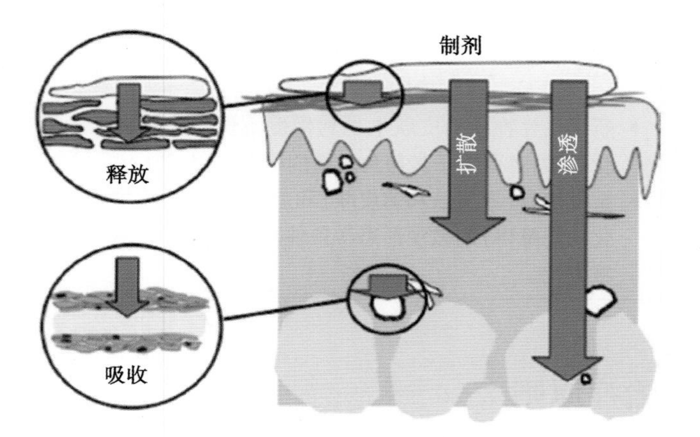

图 168.1　扩散过程中活性物质侵入和通过皮肤的术语描述（解离＝从载体释放，扩散＝扩散到一层，渗透＝穿过一层，吸收＝进入血管或淋巴管）

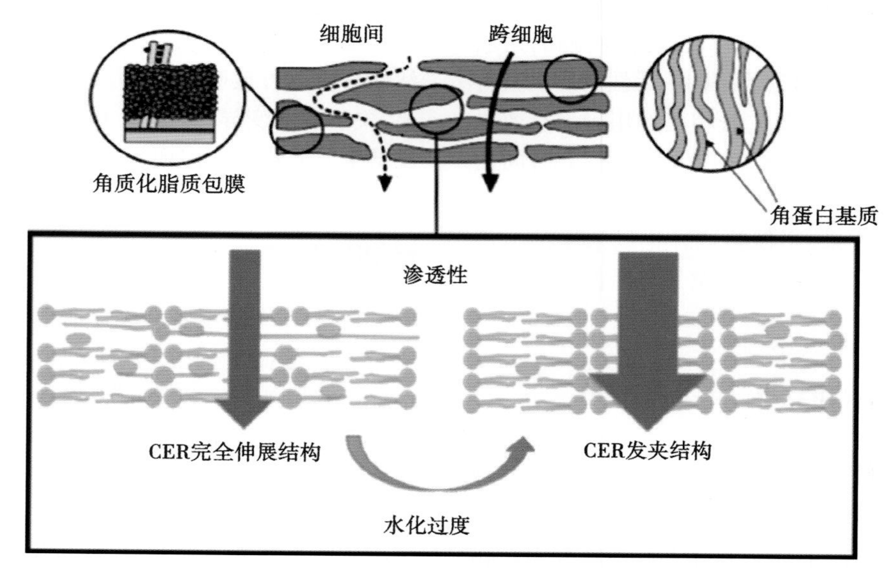

图 168.2　角质层的微环境、主要扩散途径和神经酰胺（ceramides，CER）取决于水化程度（渗透性）的分子排序

Fick扩散定律描述了影响渗透的主要因素。虽然也有其他因素影响渗透（特别是在胶态载体系统中），但药物优化的关键点在于制剂与皮肤之间的浓度差异、制剂中活性物质的释放、皮肤的扩散特性以及制剂与皮肤的接触时间[13]。

局部制剂的一般概念

为了优化活性物质在各个靶间隔的生物利用度，可以设计符合分子条件的特定载体系统，其内在效应是有效地影响整个物理化学环境[14-15]。选择优化的治疗制剂需要明确定义不同皮肤病的发病机制，即必须确定药物靶点和药物配方。此外，为了弄清楚载体与皮肤之间的相互作用，还必须考虑活性物质的物理化学性质。因此需要皮肤科和制药部门之间的合作。除了成品药，即所谓的专业药品和医疗器械，还有可以为患者个体化合成的药物。此外，建议将化妆品制剂作为基础治疗（也称为支持性护理治疗，supportive care therapy），以减少外部诱因的影响，并通过屏障替代主动抑制疾病活动。

药物配方和载体系统

有关载体系统组成的详细知识以及合理稳定地处理活性物质的可能性属于药剂师的能力范围。虽然原则上，医生有权自由选择治疗方案，但他们不得开出不合理、低效或过时的个别药物。因此，有个别制剂使用载体系统的规范——即所谓的标准化临时制剂。使事情变得更加困难的是，载体系统的命名在药学和皮肤病的术语不同。就术语“软膏”的使用来说明，药剂师认为“软膏”是一种不含水分的脂质混合物，而皮肤科医生则认为它更侧重是一种亲脂性乳膏。由于成品药成分的申报往往与药品名称并不相关，这一混乱情况变得更为严重。

局部外用制剂的配方决定了活性物质的皮肤生物利用度及其内在效应。基本上可以说，局部治疗时间越长，载体的内在效应越强。初期需要在靶室具有快速的生物利用度，这意味着载体应该能够将活性物质迅速释放到SC中。

载体系统

在日常临床实践中，使用了更实用的载体类型分类，该分类针对治疗相关性而非制药细节（图168.3）。

软膏（ointments）基本上为无水制剂，即亲脂性软膏、无水吸收基和亲水性软膏。然而，霜剂（creams）被理解为由亲水相、油相和乳化相组成的三相体系。根据连续相的类型，可识别亲水性乳膏（水包油型）、亲脂性乳膏（油包水型）和两亲性乳膏（具有水包油和油包水两种相的双连续乳膏）。一种特殊的变体即乳液（quasi emulsion），也被称为冷霜（cold cream）。这些软膏在室温下是稳定的，具有高黏性，含有吸收的水滴（不含乳化剂）。涂抹在皮肤上，软膏融化并释放出水分，起到降温作用。另一方面，凝胶（gels）由基质形成剂组成，基质形成剂具有三维结构，与水或油一起形成一种具有可变黏度的半固体制剂。膏状物（pastes）含有分散在软膏或乳霜中的固体不溶性颗粒。

除此之外，还存在其他各种具有显著制药优势的载体亚型，如胶体系统（colloidal systems）。脂质体（liposomes）大多是包裹在脂质膜中的水相，可以呈现层状结构[16]。微乳液（microemulsions）是所谓的牛顿流体，由水相和油相以及乳化剂/助乳化剂混合物组成，因此具有特殊的热力学性质[17]。最后，必须提到纳米颗粒（nanoparticles），它们大多是非常小的聚合物，可以通过包裹液滴，或者以海绵状多孔颗粒的形式吸收液体[18]。

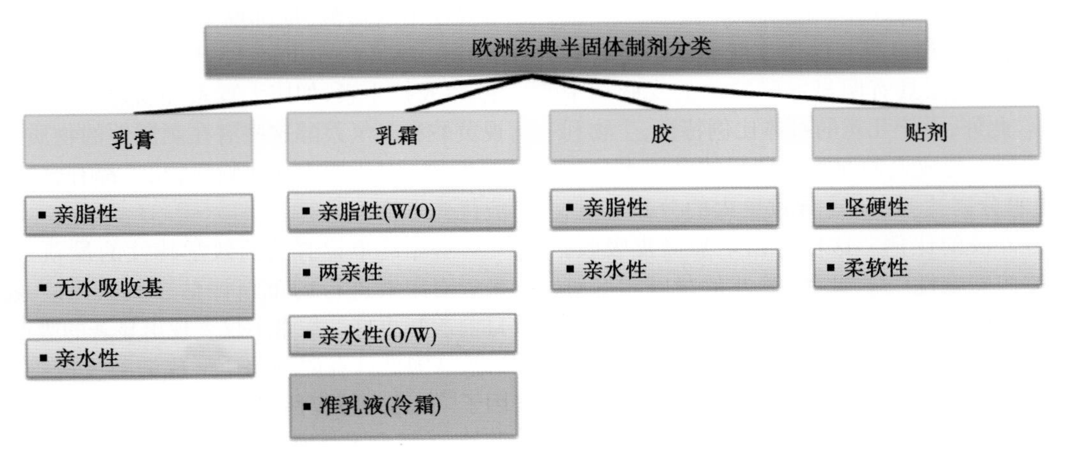

图168.3 欧洲药典（European Pharmacopoeia，Ph. Eur.）半固体制剂分类的简化描述。溶解度是指可以被结合的物质的性质。W/O，油包水；O/W，水包油

载体的内在效应

将特定的载体系统运用到某些特定的临床表象是合理的[14-15]。实践证明，将亲水性载体用于急性炎症的治疗和亲脂性载体用于慢性炎症的治疗是合理的。然而，专业治疗应优先选择适当的活性物质。在某些情况下，由于活性物质的特殊物理化学性质，可能需要改变载体的成分。局部制剂的最佳配方和使用方式常常必须根据特定的皮肤疾病进行定制。

儿童皮肤病治疗的特点

除了生命最初的几个月，健康儿童皮肤与成人皮肤在表皮形态上无临床相关的明显差异[2]。然而，考虑到活性物质的局部外用，可以假定屏障功能有局限性。特别是，皮脂腺的活性会因激素水平的不同而有很大的不同[19]。这有可能产生新的特殊策略，特别是预防性基础治疗[20]。目前关注的焦点为某些具有强抗菌内在作用的脂肪酸[21]。

功能容量较低

即使在出生一年后达到与成人皮肤表型相同的水平，婴儿表皮的成熟仍未完成[22]。皮肤系统的功能容量仍然受到限制，这反映在 SC 的渗透率较高、对环境变化的补偿能力较低以及贮存功能低。关于外用物质的动力学，可以预期更高的最大浓度，但有效浓度的维持期较短。因此，应该使用较低的初始浓度，但必须更频繁地给药。影响皮肤环境的外部因素，如乳化剂、封包或水合状态变化，应谨慎使用。这意味着如果根据儿童皮肤的特殊需求进行调整，预防性屏障保护治疗可以特别有效[23]。

系统毒性风险

病理性皮肤的渗透过程与健康皮肤的渗透过程有很大不同，这一事实在具有明显屏障缺陷的皮肤病中尤其重要[24]。此外，由于儿童的身体比例特征，生物利用度更容易达到。与成人约 50%～60% 的身体水分相比，儿童体内水分高达 80%，这导致更大的分布容量，并增加了细胞外液的比例。这样可以增加经皮吸收，从而影响物质的安全性[25]。此外，婴儿的肾脏和肝脏清除能力明显低于成人。在 9 月龄前，这种限制程度在不同的个体间有很大的波动。因此，不可能对药代动力学和毒理学特征作出统一的描述——每个病例都需要进行个体风险-效益评估[26]。原则上，医生应该谨慎对待婴儿的局部治疗，特别是对早产儿和新生儿患者。

通过加热增加渗透性

调节屏障功能的另一种可能方法是加热 SC，迄今为止，这种方法在实践中很少受关注[27]。相变温度超标可导致易溶中间相发生变化，从而增加渗透性，尤其是对亲水相。当加热 SC 至 42℃ 以上时，渗透率有望增加。一方面，这可能会导致大量水分流失，从而导致功能失代偿；另一方面，它改变了药物动力学条件，导致更高的皮肤和全身生物利用度。这可以有目的地利用，但也有中毒风险。

乳化剂的刺激作用

当将亲水性和亲脂性相结合时，总是需要表面活性物质（tensides）才能产生稳定的复合物。这些所谓的乳化剂可以在大多数多相体系中找到。在皮肤上涂抹后，会启动一个物理化学重排的动态过程，在此过程结束时，各相进行重组[28]。在此过程中，乳化剂变得具有生物活性并扩散到更深层皮肤中。它们与 SC 内或细胞膜上的其他表面活性结构竞争。根据浓度、亲水性-亲脂性平衡（hydrophilicity-lipophilicity balance，HLB 值）和环境因素的不同，可能会产生刺激性或毒性效应[29]。临床上可以表现为炎症或激发已有的皮肤病。因此，在儿童中使用乳化剂时，浓度应限制在必要的最低限度。此外，应优先考虑具有良好皮肤相容性的物质（如糖表面活性剂）。当推荐化妆品用于病理性皮肤时，应选择专为儿童设计的制剂。

安全性有限的物质

在儿童皮肤病学中，对儿童的药物常偏向安全且无害的，但不确定。这一点尤其适用于高浓度和中长期使用。针对未成年患者的安全性，并非所有的建议药物都经过毒理学和过敏学验证。必须特别警告医生不要使用水杨酸、局部麻醉剂、防腐剂聚维酮碘（antiseptics povidone-iodine，PVP）、环喹酚、六氯酚和三氯生，以及抗生素，如庆大霉素和新霉素。此外，像尿素、视黄酸和二氢萘醇这些潜在刺激性的物质也应谨慎用于儿童。对于所有这些物质，几乎都有合适的替代品，应优先选择。

应始终牢记有关药效学特性的最新知识。例如，最近对尿素进行的重新评估表明其风险-效益评估比目前所知更好。尿素不仅表现出显著的吸湿效应，而且已被认为是具有调节角质形成细胞蛋白质合成的作用因子[30]，这为特应性皮炎患者的治疗开辟了新的领域。此外，关键点不是尿素的用量，而是其中具有生物活性的比例。根据药理特性，具有相同尿素含量的不同制剂之间可能会出现差异。正如许多医生的推荐，尿素和甘油浓度达 5% 的组合似乎是一个合适的基准。

适当封包

如软膏、防水贴片和绷带这样的无水载体严重影响 SC 内、SC 与环境之间、SC 与真皮之间的亲水价交换[31]。SC 的过度水化在临床上表现为浸渍：神经酰胺的亲水性头部基团被推开，空间构型被改变。这一过程也被称为“链式翻转转换”，将亲脂侧链的直线构型（完全伸展）转变为平行排列（发夹结构）[32]。这反过来导致更高的渗透性，特别是对于亲水性物质。

为了减少亲脂性载体的封包效应（“外封包”），同时仍提供丰富的亲脂性，开展了“内封包”原理[28]。与神经酰胺性质相似的双极性分子（通常是磷脂），通过特殊的高压技术加工成膜。形成矩形的、扁平的、椭圆形的脂质体结构，涂抹后会导致 SC 内的分离相，从而形成内部扩散屏障。这一原则在实践中已被证明是成功的，特别是在屏障功能不足的情况下。

皮肤代谢

近年来，分子生物学研究表明，角质形成细胞是代谢高度活跃的细胞[33]。在皮肤外用药物的代谢清除中起着重要作用。根据化学结构、分子量和包括致病条件在内的其他因素，分解代谢酶的活性会发生变化。目前的热点是细胞色素 P450 系统，该系统成员 CYP2C19 的活性模式随年龄变化（但不随性别变化）[34]，这是否会影响某些药物的清除率仍是一个假设。但是，在使用由 CYP2C19 代谢的药物或影响其活性的药物时，应该考虑这种可能性。

超说明书使用

在循证医学时代，以质量为导向的医疗实践的既定标准自然也适用于儿科治疗。众所周知，大多数局部治疗药物都没有开发或许可用于儿童。符合 GCP 指南的临床试验很少。从药理学和法律的角度来看，皮肤科医生的现状都不令人满意。所谓药品的“超说明书使用”仍然是一种治疗选择，但是必须在道德规范和国家法律的范围内加以考虑。当所有的替代治疗——包括不治疗——都被排除后，应根据循证医学证据和最新的指导原则选择治疗方案。在考虑儿童特定药理学的个体风险-效益评估后，应调整剂量。获得父母的知情同意是强制性的。如果可能，应当邀请同行共同参与决策。

固定剂量组合

如果可能，应避免在一种制剂中联合应用局部外用制剂。固定-剂量的组合总是存在不可预测的相互作用风险，因此只能在特定的治疗条件下才能接受。这里不仅存在潜在的药效学相互作用和不相容性的问题，还存在有关配方的必要兼容性问题。

然而，在某些情况下，药物的联合应用可能合理。例如，寻常痤疮局部治疗（过氧化苯甲酰联合克林霉素或阿达帕林）、严重炎症性葡萄球菌感染的治疗（糖皮质激素联合抗生素或杀菌剂）、严重炎症性皮肤癣菌病的治疗（糖皮质激素联合抗真菌药物）和一些银屑病治疗（糖皮质激素联合维生素 D 衍生物或水杨酸）。含有不同成分的局部外用制剂按照一定顺序给药到同一部位，可能在皮肤上或皮肤内混合，导致不必要的相互作用。因此，如果需要外用不同的制剂，建议两者间隔至少 30min。从药理学的角度来看，三价或四价制剂（如糖皮质激素联合抗生素/抗菌剂和/或杀真菌药物和/或局部麻醉剂）的使用存在很大的问题。这样的治疗方案无法计算风险，特别是对于中长期使用的风险。

治疗计划

有效的治疗计划必须基于对有效性和安全性的了解。评估时应考虑到治疗的适应证和患者的个人情况（年龄、受累的体表面积、急性或慢性疾病状态、既往治疗、合并症、生活质量）。治疗计划应包括制剂/医药产品的选择、给药剂量方案、安全性、潜在的超说明书使用、成本效益和确保患者依从性的措施[35]。清晰易懂的交流对于医生和患者双方接受治疗计划非常重要[36]。

优先考虑选择一种或多种进行局部治疗的活性物质。然后，选择一个合适的载体。首先使实际药物达到最佳皮肤生物利用度，然后通过其内在效应达到支持治疗的作用。

在治疗的初始阶段，药物、剂量、使用频率和周期的选择针对疾病的急性期而定。通常，仅此一项就足以永久性纠正皮肤的病理状况。随后的维护阶段包括中长期使用药物和/或基础治疗。上述所有标准也适用于此。

常用外用治疗药物

综上所述，收敛剂、防腐剂、止痒剂、皮肤屏障修复剂、冷却剂、紫外线保护剂和角质松解剂，可作为初级、辅助或后续药物使用。局部活性剂应在任何其他辅助治疗前约 30 分钟使用，以避免可能的药物间相互作用。也有例外，如角质松解剂可作为角化过度性疾病的前驱治疗，以便于其他药物的治疗，例如抗炎药物。特殊适应证可能需要特殊的给药方式：药剂可以通过冲洗或水浴、贴膏、接触或涂抹封包等方式渗透。给药和应用辅助设备包括梳子、刷子、勺子和刮勺、蒸发器、泡沫喷雾器和给药投放器。活性成分可以分为几类（部分重叠），如：抗炎药（糖皮质激素、钙调神经磷酸酶抑制剂、抗生素类抗炎药、非甾体消炎药、视黄酸），抗菌药（抗真菌药物、抗生素、抗病毒药物、抗寄生虫药、防腐剂），抗增殖剂（维生素 D 衍生物、地蒽酚）、免疫调节剂（所谓的“免疫反应调节剂”、细胞毒性药物）。

（余霞　译，冯晓博　校）

参考文献

见章末二维码

第169章　儿童皮肤病的系统治疗

Blanca Rosa Del Pozzo-Magana, Irene Lara-Corrales

摘要

局部用药的治疗作用一般仅限于用药部位，而系统治疗能够到达全身各个部位，因此起效更快、效果更好，有时可能更有优势。治疗皮肤病常用的系统药物包括口服药物（片剂、胶囊、药丸和糖浆）和注射制剂（静脉注射、肌内注射或皮下注射）。选择系统用药时，需考虑患者的诊断、年龄、受累体表面积、药物的费用、可获得性、禁忌证和副作用等。在皮肤科，尤其是儿童皮肤科，系统治疗的药物种类繁多。本章回顾了儿童皮肤科最常用的系统用药，包括适应证及用于儿童时的特殊注意事项。

要点

- 四环素类、磺胺类和大环内酯类抗生素除抗菌作用外还具有抗炎特性，可用于痤疮、玫瑰痤疮、苔藓样糠疹、口周皮炎和玫瑰糠疹等非感染性皮肤病。
- 目前，克林霉素和甲氧苄啶-磺胺甲噁唑为治疗耐甲氧西林金黄色葡萄球菌（methicillin-resistant *Staphylococcus aureus*，MRSA）所致皮肤感染的一线治疗。
- 葡萄糖-6-磷酸脱氢酶（glucose-6-phosphate dehydrogenase，G6PD）缺乏症患者应用氨苯砜或其他砜衍生物发生溶血的风险更高。
- 儿童真菌感染的系统治疗应仅用于难治性感染或以下情况，如头癣、皮肤黏膜念珠菌病、甲真菌病和系统性真菌感染或免疫缺陷患者的真菌感染。
- 阿昔洛韦的系统用药适应证包括新生儿疱疹、摔跤手疱疹、口唇疱疹、疱疹性牙龈炎、疱疹性瘭疽、Kaposi 水痘样疹（疱疹性湿疹）和预防单纯疱疹病毒（herpes simplex virus，HSV）相关多形红斑。
- 伊维菌素治疗儿童疥疮、虱病和幼虫移行症的安全性和有效性已被广泛报道。
- 对应用糖皮质激素超过14天的儿童，应在治疗结束后3个月内避免接种病毒活疫苗。
- H1抗组胺药是治疗儿童慢性荨麻疹的一线用药。
- β受体阻滞剂目前是治疗复杂型婴儿血管瘤的一线用药。
- 妊娠是女性患者应用系统视黄酸治疗的绝对禁忌证，患者应在停药1~3个月以上再妊娠。
- 依那西普、英夫利西单抗和利妥昔单抗为过去用于治疗儿童皮肤病的生物制剂。目前已有多种新型生物制剂在研发中。度普利尤单抗是第一个被批准用于治疗成人中重度特应性皮炎的生物制剂。儿童的临床试验目前正在进行中。
- 儿童应用甲氨蝶呤时，应每周补充叶酸以降低其副作用发生风险。
- 有证据证明，西罗莫司治疗儿童复杂型血管畸形（如伴或不伴卡梅现象的卡波西型血管内皮瘤）能显著改善临床症状。
- 新出现的药物，如Janus激酶（Janus kinase，JAK）抑制剂似乎有望成为治疗儿童斑秃的有效方法。

抗生素

抗生素是儿童皮肤科治疗感染性疾病及非感染性疾病的重要药物。包括一大类化学物质，种类繁多，其主要目的是抑制细菌的生长或杀灭细菌。此外，一些抗生素还具有公认的抗炎特性，因此将其用于感染性皮肤病以外的疾病[1-2]。

皮肤软组织感染是全世界儿童中一个常见的问题，其发生率在不同医院环境（住院/门诊）和不同地域有很大差异，文献报道其发病率在12.1%~43.5%[3-8]。细菌性皮肤感染是儿童常见的皮肤病，包括脓疱疮、毛囊炎、疖、痈、伤口感染、脓皮病、脓肿、蜂窝织炎、丹毒、猩红热、急性甲沟炎和葡萄球菌性烫伤样皮肤综合征[9-12]。总的来说，金黄色葡萄球菌和化脓性链球菌是儿童细菌性皮肤感染的主要病原菌，因此，通常应针对这些细菌进行经验性治疗。然而，由于耐甲氧西林金黄色葡萄球菌（methicillin-resistant strains of Staph，MRSA）感染逐渐增多，根据风险因素及当地病原菌耐药模式，治疗需更多选择针对MRSA的特定药物[13-14]。同时，抗生素也是许多性传播感染性疾病（sexually transmitted infections，STI）的主要治疗手段[15]（见第163章）。

除了抗菌作用外，一些抗生素还具有抗炎特性和免疫调节功能。早在20年前，人们用某些大环内酯类抗生素治疗肺部疾病(如弥漫性泛细支气管炎、慢性阻塞性肺疾病、囊性纤维化)时,就发现了抗生素的这些特性。目前,这些用途已扩展应用于包括儿童皮肤病学在内的其他医学领域。可用抗生素的抗炎特性和免疫调节作用治疗的皮肤病包括玫瑰糠疹、脂溢性皮炎、口周皮炎、痤疮、玫瑰痤疮、嗜中性皮肤病(坏疽性脓皮病、角质下脓疱病、Sweet 综合征)、荨麻疹性皮损和各种大疱性疾病[寻常型天疱疮、大疱性类天疱疮、瘢痕性类天疱疮、线状 IgA 大疱性皮病(儿童慢性大疱病)、大疱性表皮松解症、疱疹样皮炎][16]。

β-内酰胺类

β-内酰胺类抗生素由一大组药物组成,广泛应用于各种感染性疾病,包括青霉素类、头孢菌素类和碳青霉烯类抗生素。它们有一个共同的结构(β-内酰胺环)和作用机制(抑制细菌细胞壁的肽聚糖合成)[17]。虽然耐 β-内酰胺酶和耐甲氧西林的细菌明显增多,β-内酰胺类抗生素依然有助于治疗某些特定传染病(梅毒、莱姆病、丹毒),对于可疑为甲氧西林敏感的金黄色葡萄球菌或化脓性链球菌的感染,如脓疱疮、疖、毛囊炎、蜂窝织炎以及丹毒等,β-内酰胺类抗生素通常为一线药物[9,13,17],其使用可能因药物不良反应发生率较高而受限。据报道,β-内酰胺类抗生素在儿童药物过敏发生率为 5%~12%[18]。其他不良反应包括腹泻、恶心和呕吐[19]。

大环内酯类

红霉素及其半合成衍生物、克拉霉素、阿奇霉素、泰利霉素均属于大环内酯类抗生素。它们为抑菌剂,含有一个大环附着在一个或多个脱氧核糖上的内酯环上,通过与 50S 核糖体亚单位可逆结合而抑制蛋白质合成。需氧革兰氏阳性球菌和杆菌、葡萄球菌和链球菌对大环内酯类药物敏感,然而耐药菌株的出现限制了它们的应用。即便如此,大环内酯类抗生素还是为青霉素过敏的丹毒和蜂窝织炎患者提供了一种合理的替代治疗[20]。另外,阿奇霉素可用于治疗由淋病奈瑟菌和沙眼衣原体引起的性传播感染[19]。有趣的是,大环内酯类药物还具有抗炎和免疫调节作用。有证据表明,该类药物可抑制 IL-1、IL-6、IL-8、肿瘤坏死因子 α 等促炎症细胞因子的产生。多项研究已经证实其在治疗痤疮、口周皮炎、玫瑰痤疮、玫瑰糠疹、苔藓糠疹等炎症性皮肤病方面的效果[2,21-26]。大环内酯类药物主要的副作用为胃肠道症状,如上腹痛、恶心、呕吐、腹泻等,其他不良反应包括胆汁淤积性肝炎、心律失常以及较少见的发热、嗜酸性粒细胞增多症和皮疹[20]。

四环素类

由于四环素在幼儿中报告的牙齿变色、骨延迟生长及假性脑肿瘤等不良反应,其在儿童皮肤病中的应用仅限于年龄较大的儿童(>8 岁)和青少年[20]。四环素类抗生素由 4 个融合的六元环构成,作用机制包括通过与细菌核糖体 30S 亚基结合而抑制细菌蛋白质合成,产生抑菌作用[27]。常见用途包括治疗各种感染,如梅毒(苍白密螺旋体)、莱姆病(伯氏疏螺旋体)和 MRSA 所致感染[28]。与大环内酯类药物一样,四环素类药物也具有抗炎作用,抗炎机制可能为抑制 COX-2 介导的前列腺素 E_2 以及一氧化氮的产生[27]。四环素类作为一种抗炎药物,已被广泛应用于各种皮肤病,能不同程度改善症状,最常用于痤疮和玫瑰痤疮。此外,还有应用四环素类药物治疗大疱性皮肤病、营养不良型大疱性表皮松解症、化脓性汗腺炎、苔藓样糠疹等其他炎症性皮肤病的报道[28]。四环素、多西环素和米诺环素是三种在皮肤科应用及研究最多的四环素类药物。除报道的在年幼儿童中的副作用外,四环素还可引起胃肠不适(如上腹痛、恶心、呕吐和腹泻)[20]、增加曝光患者皮肤的光敏性、甲亢和甲板色素沉着[29]。

克林霉素

克林霉素是一种林可酰胺,是反式 1-4-n 丙基水杨酸的衍生物,可结合到细菌核糖体 50S 亚单位,进而抑制细菌蛋白合成。其抗菌活性与红霉素相似,对化脓性链球菌、草绿色链球菌和甲氧西林敏感的金黄色葡萄球菌敏感。因此,它是一种治疗皮肤软组织感染(soft tissue infections,SSTI)的合理选择,尤其对 β-内酰胺类抗生素过敏的社区获得性 MRSA 感染患者的替代药物[20]。最近研究表明,克林霉素在急性期治疗和预防 SSTI(在复发的情况下)效果优于甲氧苄啶-磺胺甲噁唑和 β-内酰胺类抗生素。此外,细菌对克林霉素的耐药性比其他抗生素低[30]。有研究表明,口服克林霉素联合利福平治疗成人和青少年化脓性汗腺炎有效[31]。与其他抗生素一样,克林霉素也具有胃肠道副作用,包括导致艰难梭菌相关腹泻的可能。据报道,高达 10% 的患者应用克林霉素引起皮疹和过敏综合征[32]。

甲氧苄啶-磺胺甲噁唑

甲氧苄啶-磺胺甲噁唑(trimethoprim-sulfamethoxazole,TMP-SMX)是两种抗生素的复方制剂,对白喉棒状杆菌(*Corynebacterium diphtheriae*)、肺炎链球菌(*Strep. pneumoniae*)、金黄色葡萄球菌(*Staph. aureus*)、表皮葡萄球菌(*Staph. epidermidis*)、化脓性链球菌

(*Strep. pyogenes*)、草绿色链球菌(*Strep. viridans*)、大肠埃希菌(*Escherichia coli*)、海洋分枝杆菌(*Mycobacterium marinum/fortuitum*)和诺卡菌(*Nocardia asteroides*)在内的多种病原菌均有效[33]。其作用机制为两种抗生素的联合应用,磺胺可抑制对氨基苯甲酸(*para*-aminobenzoic acid,PABA)转化为叶酸,甲氧苄啶可阻止二氢叶酸还原为四氢叶酸,这是细菌核酸合成过程必不可少的环节[17]。此外,TMP-SMX 可能具有抗炎和抗抑郁作用。有报道表明,它能减少淋巴细胞的增殖[33]。TMP-SMX 因其严重不良反应导致其应用在一定程度上有所减少,包括胃肠道不耐受、血细胞减少、严重全身用药过敏综合征、Stevens-Johnson 综合征(Stevens-Johnson syndrome,SJS)和中毒性表皮坏死松解症(toxic epidermal necrolysis,TEN)(图 169.1)。然而,随着最近 MRSA 发病率的增加,TMP-SMX 作为一种有效的治疗重新成为备选药物。Miller 等人对 524 例皮肤感染患者的治疗进行研究,儿童占 30%,发现克林霉素和 TMP-SMX 的疗效或副作用无显著性差异[34]。有学者建议在克林霉素耐药率高的地区,TMP-SMX 可作为治疗皮肤感染首选的经验性治疗[35]。没有 TMP-SMX 用于治疗其他儿童皮肤病的证据。Michalek 等最近进行的综述建议将 TMP-SMX 作为诺卡氏菌病、类鼻疽、海洋分枝杆菌感染及猫抓病治疗的一线用药[33]。也可用于寻常痤疮、腹股沟肉芽肿、性病性淋巴肉芽肿和坏疽性脓皮病常规治疗无效时备选用药。

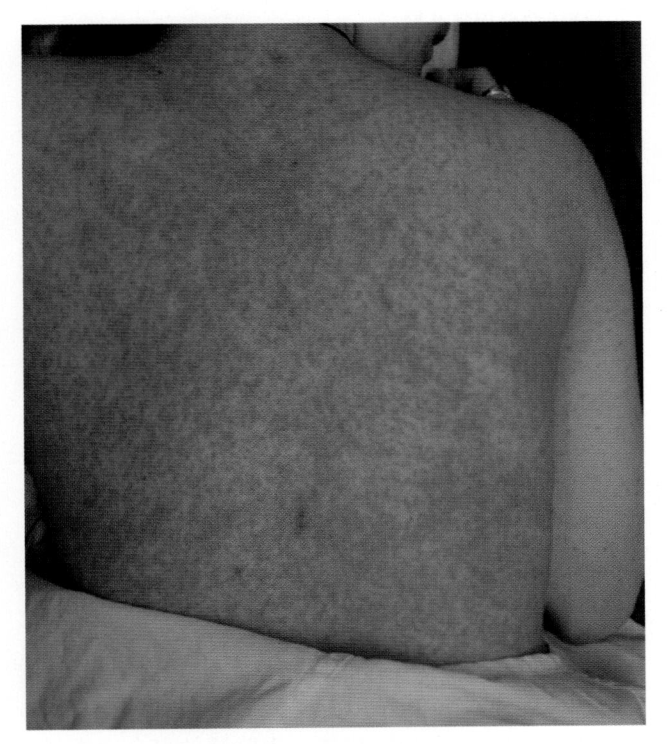

图 169.1 甲氧苄啶-磺胺甲噁唑引起的药物超敏反应综合征

氨苯砜

氨苯砜,也称为 4′-二氨基二苯砜,属于磺胺类抗生素。它是一个 PABA 结构类似物,可竞争性抑制叶酸合成途径中的二氢蝶酸合酶,具有抗菌、抗叶酸、抗真菌和抗炎作用。后者可抑制中性粒细胞髓过氧化物酶和溶酶体酶,中和中性粒细胞产生的自由基。它也可抑制中性粒细胞向炎症性皮损迁移[36]。氨苯砜最初用于链球菌、淋病奈瑟菌、分枝杆菌和麻风的抗感染治疗。因其抗炎作用,之后用于治疗疱疹样皮炎和其他由中性粒细胞介导的自身免疫性皮肤病[37-38]。目前认为,氨苯砜是治疗疱疹性皮炎、角质下脓疱病、持久性隆起性红斑、婴儿肢端脓疱病和线状 IgA 大疱性皮病的一线用药[39]。已有证据证明,氨苯砜治疗其他儿童皮肤病也有效,如 Sweet 综合征、大疱性系统性红斑狼疮、落叶性天疱疮和脓疱性银屑病等[40-42]。该药的主要副作用为溶血等血液学异常。葡萄糖-6-磷酸脱氢酶(G6PD)缺陷患者应用氨苯砜发生溶血的风险更高,因此,G6PD 酶缺陷为氨苯砜的禁忌证[43]。另一常见不良反应为高铁血红蛋白血症;少数情况下,NADH 依赖性血红蛋白还原酶基因缺陷患者应用氨苯砜可导致严重的高铁血红蛋白血症[36]。其他副作用有氨苯砜超敏综合征,其特征是发热、皮疹和系统受累(肝脏和血液异常)[44]。因此,强烈建议用药前进行 G6PD 测定,用药时预防性服用叶酸、铁和维生素 E,同时监测全血细胞计数、差异、肝肾功能[37]。

抗真菌药

皮肤真菌感染是一种全球常见的皮肤病,患者可就诊于儿科或皮肤科。最常见的致病菌为皮肤癣菌,包括毛癣菌(*Trichophyton*)[断发毛癣菌(*tonsurans*)、紫色毛癣菌(*violaceum*)、须癣毛癣菌(*mentagrophytes*)、雪兰属(*schoenleinii*)、苏丹毛癣菌(*soudanense*)、疣状毛癣菌(*verrucosum*)]和小孢子菌(*Microsporum*)[犬小孢子菌(*canis*)、鸡小孢子菌(*gallinae*)、奥杜尼属(*audouinii*)、长角小孢子菌(*langeronii*)],皮肤癣菌感染可能累及皮肤、头发和指甲,但不累及黏膜。其次为念珠菌[白念珠菌(*C. albicans*)],属于酵母属,通常在人类胃肠道(包括口腔)内共生,当宿主免疫异常时可致病[45]。总的来说,皮肤真菌感染通常不会危及生命,免疫力正常的患者,外用药治疗即可。因此,对于免疫力正常的儿童,系统抗真菌治疗应仅限于局部治疗无效的难治性真菌感染。一线治疗为系统用药的情况包括头癣、皮肤黏膜念珠菌病、甲真菌病和系统性真菌感染的重症患者或免疫功能低下的患者。此外,深部真菌病，如孢子丝菌病、组织胞浆菌病、隐球菌病和曲霉病，也需要系统抗真菌治疗，这些感染通常在发达国家不常见，但免疫抑制和全球化让这些感染在发达国家变得更普遍了[46]。系统抗真菌药种类繁多，但并非所有药物都适用于儿童。儿童及青少年最常用的抗真菌药包括特比萘芬、伊曲康唑、氟康唑和灰黄霉素[47-48]。用药选择取决于当地真菌耐药情况、药物是否可获得及费用。

特比萘芬

特比萘芬是一种丙烯胺，具有杀菌和抑菌作用，作用机制为抑制角鲨烯环氧化酶，从而导致真菌细胞膜中麦角甾醇的合成减少，而角鲨烯堆积[45]。特比萘芬对皮肤癣菌和霉菌均有效，儿童甲真菌病的治愈率高达 80.4%[49]。在治疗由毛癣菌感染引起的头癣时，特比萘芬效果优于灰黄霉素[50]（图 169.2）。有证据表明儿童应用特比萘芬的疗效和安全性一直很好，但有报告表明成人应用特比萘芬可引起肝脏损伤，估计发病率为 1/120 000[51]。因此，有些医生建议在系统用药前查天冬氨酸氨基转移酶（aminotransferase，AST）和丙氨酸氨基转移酶（aminotransferase，ALT）[52]。在系统用药前，可询问病史，进行体格检查，筛选有无合并的肝病。其他不良反应包括过敏反应、鼻咽炎、头痛、呕吐、SJS、系统性红斑狼疮加重、抑郁症及血液学异常[45]。近年来，毛癣菌对特比萘芬耐药的报道越来越多，尤其是在印度。

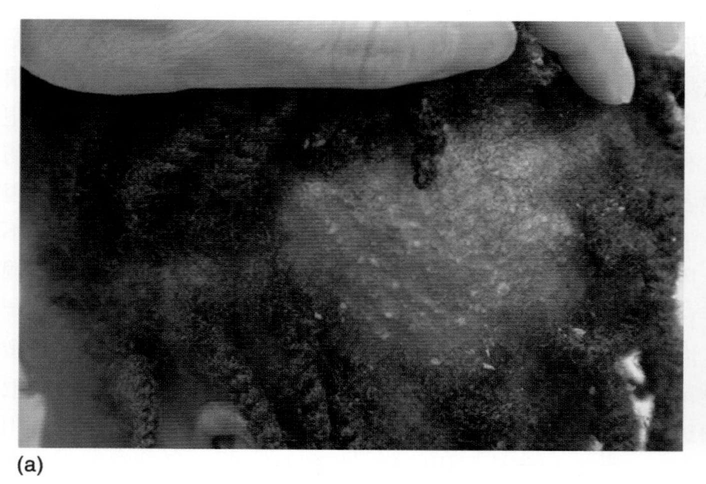
(a)

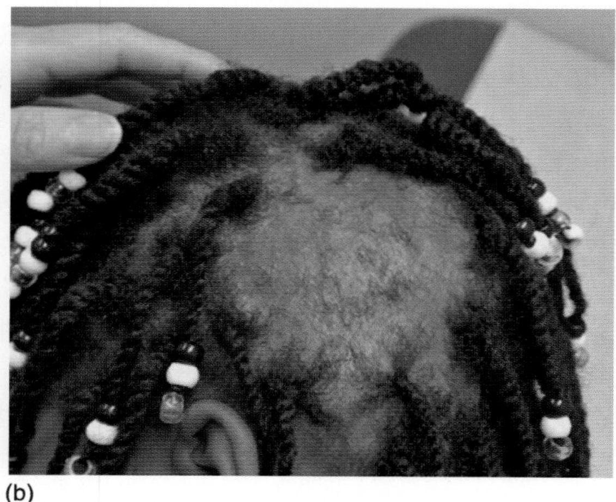
(b)

图 169.2 头癣：（a）诊断时；（b）特比萘芬治疗 4 周

灰黄霉素

灰黄霉素用于头癣的治疗已有 50 余年的历史[53]。该药源于一种霉菌，即灰黄青霉菌，对多种皮肤癣菌有抗菌活性，如毛癣菌、小孢子菌和表皮癣菌[54]。灰黄霉素是一种有丝分裂抑制剂，可干扰皮肤癣菌核酸、蛋白质和细胞壁的合成。然而，它不能扩散到角质层或毛囊中。因此，要达到临床和真菌学治愈需治疗数周，通常在 6 周以上。随着灰黄霉素耐药率升高，建议使用更高剂量的灰黄霉素治疗头癣[45]。最近的研究表明灰黄霉素可有效治疗头癣，治愈率高达 96%[53]。治疗小孢子菌引起的头癣时，效果优于特比萘芬[50]。一般来讲，儿童应用灰黄霉素是安全的，不良反应轻微，包括头痛、胃肠道反应、皮疹[55]。由于肝细胞色素 P450 酶的诱导代谢，灰黄霉素可提高华法林的代谢率，因此，应用华法林的患者服用灰黄霉素时，应调整华法林剂量[56]。

伊曲康唑

伊曲康唑是一种抑菌剂，属于唑类（三唑类）抗真菌药，作用机制为抑制羊角甾醇 14α-脱甲基酶，进而损害细胞膜麦角甾醇的生物合成，从而抑制真菌的生长[56]。伊曲康唑抗菌谱极广，包括皮炎芽生菌、组织胞浆菌、巴西芽生菌、球孢子菌、曲霉菌和皮肤癣菌[45,56]，对念珠菌感染也有效[52]。有系统综述表明，在治疗儿童皮肤癣菌感染时，伊曲康唑与特比萘芬治愈率相当（>80%），尤其是小孢子菌[49]。有研究表明，伊曲康唑冲击疗法可有效治疗儿童甲真菌病[57]。在成人，伊曲康唑可出现严重副作用，如肝毒性、药物相互作用、心力衰竭。然而，儿童用药不良反应发生率低于 2%，包括恶心、呕吐、皮疹、头痛、头晕、嗜睡、肝功能异常（通常为轻度一过性）[49]。

两性霉素 B

两性霉素 B（amphotericin B，AmB）是一种具有抗真菌活性的多烯大环内酯类化合物，这类化合物目前已有 200 多种[56]。其作用机制为 AmB 与真菌细胞膜内的麦角固醇分子结合，形成一个跨膜的聚合通道，细胞质内容物可从该通道流出，导致细胞死亡[58]。AmB

抗菌谱广泛，可抗念珠菌和其他真菌，如曲霉菌、申克孢子丝菌、球孢子菌和巴西芽生菌。有研究表明，AmB 可有效对抗一些原生动物，如利什曼原虫[56]。在儿童，AmB 已有效用于治疗新生儿念珠菌病[59]和某些皮肤及系统利什曼病[60]。虽然 AmB 抗真菌效果好，但由于发热、恶心、呕吐、肾毒性、心脏毒性、溶血和肝损伤等不良反应，其应用受到限制[61]。已开发出几种 AmB 脂基衍生物（AmB 脂质体、AmB 胶体分散体和 AmB 脂质复合物），以减少不良反应，但其价格较普通 AmB 明显昂贵[62]。

抗病毒药

病毒感染性皮肤病在儿童很常见，可表现为局部的皮肤黏膜感染或伴多系统受累。总的来说，病毒感染性皮肤病通常具有自限性。但是，当感染复发或与伴有免疫缺陷时，病毒感染可能导致严重的并发症，甚至危及生命，尤其是疱疹病毒。有研究表明，这些情况下，抗病毒药物可缩短病程、减少复发和降低发病率和死亡率[63-69]。儿童皮肤科常用的治疗疱疹病毒感染的抗病毒药包括阿昔洛韦及其衍生物，如伐昔洛韦和泛昔洛韦。有研究表明，利巴韦林（在儿童批准用于治疗呼吸道合胞病毒）可有效预防和治疗儿童手足口病（由多种柯萨奇病毒引起）[70-71]，但仍需更多证据来证明其在治疗手足口病中的有效性。

阿昔洛韦

阿昔洛韦选择性抑制病毒感染细胞的 DNA 复制，可与病毒 DNA 聚合酶结合形成不可逆的复合物，导致 DNA 聚合酶失活[72]。阿昔洛韦用于治疗多种单纯疱疹病毒（herpes simplex virus，HSV）和水痘-带状疱疹病毒（varicella zoster virus，VZV）感染，包括免疫功能低下患者的复发性单纯疱疹、免疫功能正常患者的生殖器单纯疱疹严重的初次发作、免疫功能低下或免疫功能正常儿童的单纯疱疹和免疫功能正常儿童的水痘-带状疱疹病毒急性感染[73]。阿昔洛韦可用于特定的儿童单纯疱疹病毒所致的皮肤感染，如新生儿疱疹、摔跤手疱疹、口唇疱疹、疱疹性牙龈炎、疱疹性瘭疽、Kaposi 水痘样疹（疱疹性湿疹）、预防 HSV 相关的多形红斑、疱疹性舌炎、儿童烧伤患者的单纯疱疹病毒感染以及 HSV 引起的毛囊炎[63]。阿昔洛韦耐受性良好，有一些轻微不良反应的报道，包括恶心、腹泻、皮疹、头痛。罕见的严重不良反应包括白细胞减少、肾功能不全和神经毒性[74]。

伐昔洛韦

伐昔洛韦是阿昔洛韦的 *L*-戊基酯类产物。与阿昔洛韦相比，伐昔洛韦生物利用度有所提高[75]，从而减少了给药频率，因此更为方便[72,76]。伐昔洛韦的抗病毒活性与阿昔洛韦相同，可用于初发或复发的生殖器单纯疱疹、免疫功能低下患者反复发作的口唇疱疹和 VZV 感染[75]。最近有研究对阿昔洛韦与伐昔洛韦治疗儿童水痘的效果进行比较，发现阿昔洛韦能显著缩短热程，两者在预防新发病灶或不良反应发生率方面无显著差异[77]。与阿昔洛韦相比，伐昔洛韦成本高，可能在一定程度上限制了其应用。

泛昔洛韦

泛昔洛韦是喷昔洛韦的双乙酰 6-脱氧产物，可抑制病毒 DNA 合成[74]。对 HSV-1、HSV-2 和 VZV 有效，因此用于治疗带状疱疹、复发性生殖器疱疹和复发性口唇疱疹[75]。泛昔洛韦治疗儿童活动性 HSV 和 VZV 感染，症状缓解率达 90% 以上[78]。不良反应轻微，包括恶心、腹泻和头痛[72]。泛昔洛韦在婴儿用药安全性好[79]。

抗寄生虫药

寄生虫病影响着全球 20 多亿人，尤其是世界上最贫穷的人群，其发病率和死亡率均很高[80]。体外寄生虫生活在宿主的表面，通常在进食时附着于体表。引起皮肤病的寄生虫包括各种各样的节肢动物和蠕虫。儿童头虱和疥疮是世界范围内最常见的体外寄生虫感染，这些疾病虽然不威胁生命，但可能由于瘙痒引起高度不适并导致继发感染，如脓疱疮[81]。其他累及皮肤的寄生虫病包括如幼虫移行症、蝇蛆病和沙蚤病是典型的地域病，见于非洲、拉丁美洲和加勒比地区。但是，国际贸易的增长、旅游和移民的增多，导致这些疾病向世界各地传播[82]。除虫菊酯、氯氰菊酯、马拉硫磷、硫黄和林旦等局部用药是该类疾病的一线治疗，但随着耐药和复发的出现让治疗倾向新选择，如口服阿苯达唑和伊维菌素[81,83]。

阿苯达唑

阿苯达唑是苯并咪唑的氨基甲酸酯衍生物，具有广泛的抗寄生虫活性，可治疗肠道线虫（如蛔虫）、绦虫（如脑囊虫病）、系统性线虫（如皮肤幼虫移行症）[84]。其作用机制为与真核细胞骨架蛋白 β-微管蛋白相互作用，抑制其聚合成微管[85]。阿苯达唑是儿童和成人幼虫移行症的一线治疗，尤其在没有伊维菌素的国家[86]。有研究表明，阿苯达唑在婴儿早期应用安全有效[87]，耐受性好。有学者报告其副作用轻微，治疗儿童蓝氏贾第鞭毛虫病时，主要副作用为胃部不适和苦味[88]；然而在长期大剂量应用时（例如，在治疗棘球蚴病时）副作用显著，可出现脱发、皮疹、头痛、肝脏和血液学异常[84]。硫苯达唑为另一种抗寄生虫药，通常用于治疗类圆线虫病，对幼虫移行症和头虱病也有效[89]。噻苯达唑与阿苯达唑的作用机制相似，但毒性（尤其是胃肠道）更为显著。甲苯达唑为另一种苯并咪唑类药物，在没有阿苯达唑和噻苯达唑的国家，可用甲苯达唑治疗幼虫移行症；但其口服制剂生物利用度差（系统吸收率不足10%），导致其有效性低于其他抗寄生虫药，因此，经常需要阿苯达唑或伊维菌素重新治疗[86]。

伊维菌素

伊维菌素是一种广谱的大环内酯类抗寄生虫药（阿维菌素）的合成衍生物。其结构与大环内酯类相似，但无抗菌活性。伊维菌素作用于谷氨酸和γ-氨基丁酸的氯离子依赖通道，中断无脊椎动物的神经传递[90]。由于其广泛的抗寄生虫活性，伊维菌素广泛用于治疗世界范围内动物和人类体内寄生虫和体外寄生虫感染。自有研究表明伊维菌素能有效治疗疥疮和头虱，该药在皮肤科领域的应用逐渐受到关注。一些国家已批准伊维菌素用于治疗蠕虫感染。尽管已证明其有效性，FDA未批准伊维菌素用于疥疮和头虱的治疗。在美国和许多其他国家，其适应证外用药逐渐增多[91]。目前，伊维菌素在皮肤科的应用包括治疗疥疮、虱病、蠕形螨病、皮肤幼虫移行症、皮肤幼虫匐行疹、蝇蛆病、丝虫病、盘尾丝虫病和罗阿丝虫病[92]。已有大量研究表明，伊维菌素治疗儿童疥疮、虱病和幼虫移行症安全有效[86,90,93-94]。对于地方性疥疮人群的大规模用药，伊维菌素治疗初发疥疮及继发脓疱疮的效果比二氯菊酯更好[95]。尚未发现严重不良反应，有研究报告其轻微不良反应，包括发热、头痛、发冷、关节痛、皮疹、嗜酸性粒细胞增多和厌食症。建议幼儿和孕妇慎用[96]。

糖皮质激素

儿童应用系统糖皮质激素通常仅限于严重炎症性疾病和自身免疫性疾病。糖皮质激素可减少促炎症因子合成，抑制前列腺素和白三烯产生。它们还具有抗增殖作用和抑制单核细胞、淋巴细胞功能。抗炎作用和免疫抑制作用广泛多样[97]。特定皮质类固醇的效力取决于钠离子潴留的程度（肾上腺效应）和对糖代谢的影响（抗炎效应），反映了对不同受体的选择性。因此，根据作用靶点不同，皮质类固醇分为盐皮质激素和糖皮质激素[98]。在皮肤病学中，选择盐皮质激素活性最小的糖皮质激素，如泼尼松或泼尼松龙，对最大限度地发挥预期的抗炎和免疫抑制作用至关重要[99]。在儿童皮肤科，全身系统用皮质类固醇一般用于以下疾病：中重度药物不良反应，如SJS和TEN；大疱性疾病，如儿童多形红斑、儿童大疱性皮肤病（线状IgA皮病）、大疱性扁平苔藓、天疱疮、类天疱疮；急性过敏反应，如过敏性休克、血管神经性水肿、多发性蜜蜂或黄蜂叮咬、有毒动物咬伤、严重接触性皮炎；结缔组织病的皮肤表现，如系统性红斑狼疮、皮肌炎等；血管炎；中性粒细胞性皮肤病，如Sweet综合征和坏疽性脓皮病；斑秃[97,100-104]。尽管糖皮质激素以前为婴儿血管瘤的一线治疗，但由于有证据表明β受体阻滞剂治疗婴儿血管瘤的安全性和疗效更好，口服糖皮质激素已基本被β受体阻滞剂代替[105]。在特应性皮炎中，一般仅在其他系统治疗或光疗正在启用和/或优化时，系统性使用糖皮质激素，限于个别病例的短期使用[106]。

长期系统糖皮质激素治疗虽然非常有效，但可出现广泛的副作用，因此在用药前进行风险-效益评估至关重要。在系统用糖皮质激素的广泛副作用中，已报告的常见不良反应包括胃炎、白内障、精神异常（易怒、情绪不稳定、抑郁）、甲状腺功能减退、女性闭经、体液和电解质失衡（水肿、高血压和低钾血症）、代谢紊乱（血糖升高、胰岛素敏感性降低、糖异生增加）、脂肪再分布、多毛、痤疮、库欣综合征、骨质疏松与生长抑制（继发于生长激素的减少）[107]。有助于减少副作用的措施包括选择盐皮质激素效应最小的种类、长期使用选择中等半衰期及对类固醇受体亲和力低的种类（如泼尼松）、用生物活性形式替代物（如泼尼松龙代替泼尼松）和使用甲泼尼龙冲击（高效、低钠潴留效应）[108-109]。推荐早上8点左右用药，可减少下丘脑-垂体-肾上腺轴的损伤。短期应用，每天2~3次给药比单次给药抗炎效果更好。对于长期用药，减少用药频率，如隔日给药可以减少副作用发生。在停用前，缓慢减量；然而，当疗程在2~3周内，可快速减量[97,110]。应用系统糖皮质激素治疗的儿童停药3个月内应避免使用活病毒疫苗[111]。

抗组胺药

抗组胺药是皮肤科常用的治疗瘙痒和其他过敏性及炎症性疾病的药物。抗组胺药为组胺受体的拮抗剂，通过与组胺竞争组织受体，从而防止组胺的正常药理作用[112]。组胺可由多种人类细胞（嗜碱性粒细胞、肥大细胞、血小板、组胺能神经元、淋巴细胞和肠嗜铬细胞等）合成和释放，并通过结合4个受体（H1、H2、H3及H4）发挥作用，这些受体可分布于神经细胞、气道和血管平滑肌、内皮细胞、嗜酸性粒细胞、骨髓和外周血细胞、肺、T 细胞和 B 细胞等[113]。组胺通过 H1 受体(H1R)调节瘙痒因子,通过 H4 受体(H4R)激活嗜酸性粒细胞、肥大细胞、嗜碱性粒细胞和 Th2 细胞诱导过敏性炎症。传统上,H1 和 H2 抗组胺药已广泛用于治疗多种皮肤病,疗效各异。目前,一种新的 H4R 靶向治疗(JNJ39758979,H4R 拮抗剂)似乎对瘙痒和过敏性炎症有很好的疗效[114]。

H1 抗组胺药

H1 抗组胺药最初按化学结构分类,分为烷基胺类(氯苯那敏)、乙醇胺类(苯海拉明)、乙二胺类(丙胺)、吩噻嗪类(异丙嗪)、哌嗪类(羟嗪、西替利嗪、左西替利嗪)和哌啶类(酮替芬、氯雷他啶、地氯雷他啶)。目前,H1 抗组胺药通常分为第一代和第二代[115]。

第一代 H1 抗组胺药是亲脂性药物,很快被吸收和代谢,需要每天给药 3~4 次。它们对 H1R 的受体选择性很差,可结合毒蕈碱受体、胆碱能受体、α 肾上腺素能受体、5-羟色胺受体以及离子通道[116]。它们也能透过血脑屏障,导致特征性的中枢神经系统(central nervous system,CNS)镇静和嗜睡等作用[117]。因此,它们通常被用作瘙痒性皮炎患者的辅助治疗,以促进睡眠和减少夜间抓挠。近期有文献报道镇静类抗组胺药可能会对睡眠质量产生不利影响,从而影响儿童和成人的学习和工作效率[118]。目前,第一代 H1 抗组胺药在 2 岁以上的儿童主要用于治疗特应性皮炎、荨麻疹和其他过敏反应(包括昆虫叮咬)引起的皮肤瘙痒。一些最常见的药物包括氯苯那敏、苯海拉明、羟嗪和异丙嗪[116]。多塞平为一种三环的抗抑郁药,也是第一代 H1 抗组胺药。它是一种有效的 H1 受体拮抗剂,同时具有重要的 H2 受体拮抗效力[119]。多塞平可有效治疗某些过敏性疾病,在患有慢性荨麻疹和瘙痒成人患者中似乎比苯海拉明等其他抗组胺药更有效[120-122]。多塞平可引起嗜睡,有抗胆碱能作用,高剂量可引起心脏节律紊乱,在儿科使用受限。此外,尚无儿童应用多塞平治疗皮肤病安全性和有效性的证据。

对第二代 H1 抗组胺药研究很多。它们的半衰期比第一代 H1 抗组胺药长,可每日 1 次给药。一般来说,第二代 H1 抗组胺药为渗透性糖蛋白(permeability glycoprotein,P-gp)底物,镇静作用较小。但是,有文献报道成人应用西替利嗪可出现剂量相关(>10mg)中枢神经系统副作用,如镇静[115]。第二代 H1 抗组胺药是组胺的非竞争性抑制剂,而且因为它们对 H1R 有更高的特异性,很少发生抗胆碱能副作用[117]。儿童常用的第二代 H1 抗组胺药包括西替利嗪、氯雷他啶、非索非那啶、左西替利嗪、地氯雷他定、奥洛他定、阿伐斯汀和氮卓斯汀。西替利嗪、氯雷他啶和非索非那啶是儿童食物过敏所致荨麻疹、过敏性鼻炎和慢性自发性荨麻疹的一线治疗[116]。与第一代 H1 抗组胺药相比,第二代 H1 抗组胺药单一治疗湿疹/特应性皮炎饱受争议,一些作者支持用第二代 H1 抗组胺药预防瘙痒,认为其不出现第一代 H1 抗组胺药影响睡眠质量的副作用[106,118,123]。系统综述表明,有镇静作用和/或无镇静作用的 H1 抗组胺药联合 H2 抗组胺药均能有效控制儿童肥大细胞增多症患者的瘙痒及风团[124-125]。已报告的不良反应包括过敏反应及与其他药物(特非那啶、红霉素和酮康唑)相互作用[113,126]。

H2 抗组胺药

H2 抗组胺药(如西咪替丁和雷尼替丁)一般用于控制胃酸分泌,可用于长期系统应用糖皮质激素患者预防胃并发症。有研究表明,西咪替丁可能具有止痒作用,并可能增强细胞免疫[127]。西咪替丁也可用于治疗常见变异型免疫缺陷病[128-129]、高 IgE[130],并逆转与克罗恩病相关的皮肤过敏。西咪替丁可能对其他儿童皮肤病有效,包括皮肤黏膜念珠菌病[131]、带状疱疹和多种 HPV 感染,如扁平疣、寻常疣和/或足底疣[127,132]。雷尼替丁联合 H1 抗组胺药可用于辅助治疗严重或伴介质释放症状的婴儿肥大细胞增多症[100]。

抗疟药

氯喹和羟基氯喹是两种最常见的治疗红斑狼疮和其他皮肤病(如皮肌炎、多形日光疹、迟发性皮肤卟啉症和结节病)的抗疟药[36]。抗疟药通常用于治疗疟疾(恶性疟原虫感染);然而,第二次世界大战期间,两位士兵因预防疟疾应用抗疟药后,他们的狼疮得到了改善,从而发现了抗疟药更广泛用途[133]。目前,它们治疗自身免疫性疾病的作用机制尚不清楚,但已知他们具有免疫调节、抗炎、抗增殖以及光保护作用。另外,该类药物具有抗血栓、降脂和降糖作用,可影响骨代谢[134]。目前,羟基氯喹和氯喹为儿童和成人皮肤红斑狼疮和狼疮脂膜炎的一线治疗[133,135]。氯喹和羟基氯喹常见副作用包括胃肠道不适(恶心、呕吐、腹泻)、头痛和皮肤色素沉着;高达 30% 的患者可发生。色素沉着通常出现在面部、硬腭、前臂和小腿;头发和指甲也可能受影响。少见但严重副作用包括视力模糊、复视和视网膜病变。因此,建议在治疗前和治疗期间,进行眼科评估。接受大剂量抗疟药治疗的患者,可出现精神异常(精神病、易怒、抑郁、失眠)、溶血(G6PD 缺乏症)、再生障碍性贫血、白细胞减少和肌病[134,136]。

β 受体阻滞剂

β 受体阻滞剂(β-blockers,BB)是一类以抑制肾上腺素 β_1(心肌和肾脏)和 β_2(心外血管、骨骼肌和肺)受体为特征的药物。在心内,BB 通过部分激活 β-受体而阻止去甲肾上腺素和肾上腺素与受体结合,导致心率和收缩力下降。BB 还干扰血管系统中环磷酸腺苷(cAMP)和细胞内钙的增加,诱导平滑肌松弛。虽然 BB 一般只用于治疗心脏疾病,但最近发现其可影响在肿瘤诱导血管生成过程中起重要作用的血管内皮生长因子(vascular endothelial growth factor,VEGF)与成纤维细胞生长因子(basic fibroblast growth factor,bFGF)的作用,因此,BB 的用途有了很大拓展。然而其作用机制尚不清楚[137]。2008 年,Léauté-Labréze 等人描述了 BB 在儿童皮肤科的应用,她观察到一个孩子在应用普萘洛尔控制口服糖皮质激素副作用的过程中,这个孩子鼻部婴儿血管瘤(infantile haemangioma,IH)颜色和质地的变化[138]。从此,普萘洛尔成为 IH 的一线治疗。有证据表明,其他 BB,如醋丁洛尔、阿替洛尔和纳多洛尔也可有效治疗 IH[139-140](图 169.3)。IH 是这个时代最常见的良性肿瘤,可发生于 4% 的婴儿。IH 的特点是血管内皮细胞大量增殖,虽然本病可自行消退,但可能会出现一些并发症,如溃疡、瘢痕和毁容。目前,婴儿血管瘤尚无系统应用普萘洛尔的标准适应证,但一般来说,可用于危及生命的呼吸道受累、面部大血管瘤、溃疡和眶周或鼻部受累的患者[141]。自 BB 治疗儿童 IH 的效果被首次描述以来,已有诸多研究证实其有效性(主要是普萘洛尔)。虽然 BB 安全及耐受性好,但对于长期应用的安全性仍有待进一步研究[142-143]。在一项回顾性研究中,635 名儿童接受普萘洛尔治疗,其副作用总发生率为 2.1%;常见不良反应为腹泻、高钾血症和心动过缓[144]。亦有文献报道低血压、低血糖和支气管痉挛等不良反应[145]。一项多中心随机双盲研究中,460 名患者(1~5 个月大)应用普萘洛尔[3mg/(kg·d)]治疗 IH 比安慰剂更有效,几乎没有副作用[146]。普萘洛尔是高度亲脂性,能透过血脑屏障,因此可出现中枢神经系统不良反应,如噩梦和睡眠障碍[147]。在一项单盲队列研究中,比较纳多洛尔和普萘洛尔治疗 IH,Pope 等发现纳多洛尔效果优于普萘洛尔,并指出纳多洛尔脂溶性小,理论上减少了 CNS 方面不良反应[140,148-149]。阿替洛尔为另一种长效 BB,每天 1 次,可有效治疗 IH,脂溶性小,对中枢神经系统的影响小[150]。尽管它们能安全有效地治疗 IH,但使用 BB 时应谨慎考虑,评估是否利大于弊。

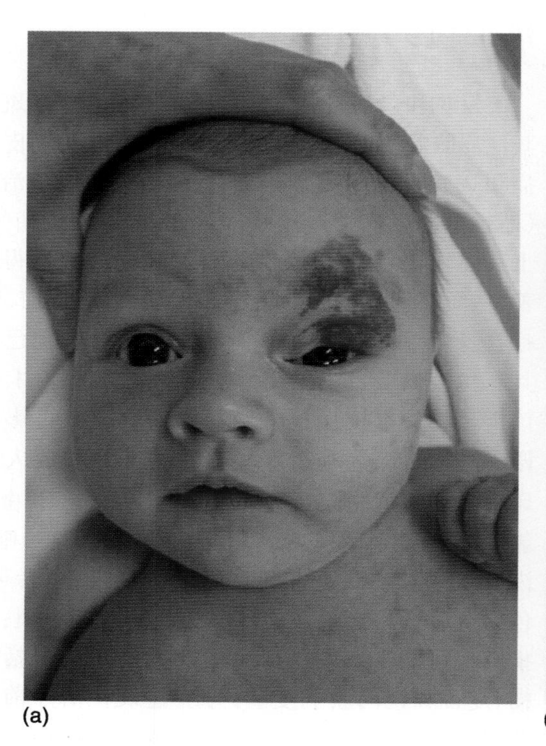
(a)

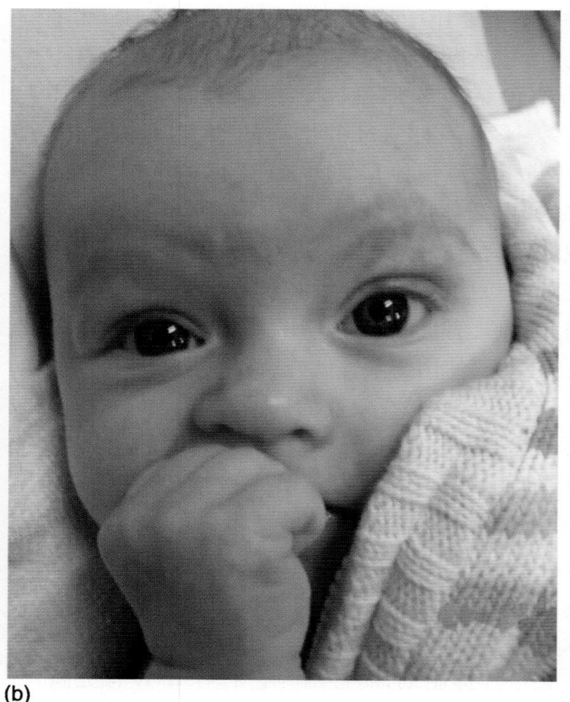
(b)

图 169.3　婴儿血管瘤:(a)纳多洛尔治疗前;(b)治疗 4 周后

视黄酸

视黄酸是一种有维生素 A 生物活性的天然合成化合物。它们与核受体结合,在细胞分裂、增殖和分化、骨生长、免疫防御和抑制肿瘤起着重要作用[36]。儿童皮肤科系统应用的视黄酸包括异维 A 酸和阿维 A。在儿童中,可用于治疗痤疮、银屑病和各种各样的角化性皮肤病[151]。

异维 A 酸

异维 A 酸(13-顺式视黄酸)是第一代视黄酸,半衰期为 10~20h,可有效治疗严重、顽固性、结节性痤疮,1982 年被 FDA 批准痤疮的适应证[36]。异维 A 酸能缩小皮脂腺的大小,改变漏斗部腺体的角化;它还可抑制巨噬细胞释放花生四烯酸,起到抗炎作用[152]。0.5~1.0mg/(kg·d),用药 16 周,85% 患者的痤疮可达到完全清除[153]。累计剂量低于 100~120mg/kg 的患者更易复发[154]。复发患者可考虑在初始治疗结束后再用异维 A 酸,至少 8 周,治疗结束后 2 个月内可观察到改善[151]。异维 A 酸治疗其他皮肤病,如各种鱼鳞病和 Darier 病,可能有效[155]。异维 A 酸有助于预防皮肤癌高危人群(如有砷杀虫剂接触史的人、痣样基底细胞癌综合征或着色性干皮病患者)发生皮肤恶性肿瘤[156-157]。异维 A 酸常出现皮肤和黏膜副作用,如眼干燥症、唇炎、结膜刺激、皮肤脆弱和脱发。其他潜在副作用包括肝酶升高、肝毒性、白细胞减少、假性脑肿瘤、乳头状水肿、恶心、呕吐、视觉障碍和关节痛(通常由骨质增生和肌腱钙化所致)。其他与异维 A 酸相关的不良事件包括在开始治疗期间出现严重痤疮(如聚合性痤疮)、肠道炎症性疾病、抑郁/焦虑/情绪变化、心血管后遗症(高甘油三酯血症)、骨矿化(骨骺过早闭合和病理性骨折)、瘢痕和金黄色葡萄球菌定植。然而,迄今为止无足够的证据证明异维 A 酸与这些不良事件的相关性。不管怎样,需进行常规血液检查(甘油三酯、胆固醇和转氨酶)、监测生长、胃肠道症状和情绪变化[158]。为患者使用系统性异维 A 酸治疗时需考虑致畸风险,这非常重要[155]。怀孕是绝对的禁忌,停药至少 1 个月后方可妊娠。文献报道几例母亲怀孕期间应用异维 A 酸,所生婴儿出生时即患多发畸形[159]。已报道的婴儿畸形包括中枢神经系统、耳朵和大血管异常,以及胸腺和甲状旁腺发育不全的特定综合征[160]。此外,有文献报道,接受异维 A 酸治疗的患者做整容磨削手术后出现异常瘢痕,因此建议在服用异维 A 酸期间和停药 6~12 个月内应避免进行择期手术。然而,最近的研究表明,既往报告的是特殊个例,建议等待治疗后 6~12 个月应重新评估。需要良好的对照研究来证实这一观点[161-162]。

阿维 A

阿维 A 是一种维生素 A,半衰期约 55~60h;饮酒可导致其母体化合物的逆向代谢,导致半衰期显著延长。因此,建议服药期间避免饮酒[152,163]。阿维 A 因其对表皮分化和角化的作用,可有效治疗严重银屑病。国家银屑病基金会认为阿维 A 是治疗脓疱性银屑病的一线药物[164]。一项系统综述发现,在治疗儿童脓疱性银屑病时,阿维 A、环孢素和甲氨蝶呤的处方率相当,短期疗效无差异[165]。由于阿维 A 可在体内长期蓄积,并保持生物活性,因此用于治疗儿童银屑病时,需仔细权衡,尤其是少女,需考虑长期的致畸风险。异维 A 酸可更快地清除,且有证据证明其可有效治疗脓疱性银屑病,因此也可选择异视黄酸治疗脓疱性银屑病[166]。除银屑病外,阿维 A 还可治疗多种角化性皮肤病,包括可变性红斑角化病[167]、掌跖角化-牙周破坏综合征[168],表皮痣综合征[169]、角膜炎-鱼鳞病-耳聋(keratitis-ichthyosis-deafness,KID)综合征[170]、先天性厚甲症、表皮松解性角化过度[171]、Darier 病、板层鱼鳞病和非大疱性鱼鳞病样红皮病,也有成功治疗丑胎鱼鳞病的报道[172]。对于遗传性疾病,停药后的缓解率不明确,可能需要长期治疗。需权衡长期用药的风险和治疗的收益。阿维 A 的耐受性良好,副作用与异视黄酸相似。已报告的不良反应包括:皮肤脆弱、干燥、一过性高甘油三酯血症、轻度肝酶升高和致畸[151]。Pardo 等人随访了 12 例角化性疾病患者,他们系统应用阿维 A 酯和阿维 A 治疗 7~68 个月,发现所有患者均出现唇炎和皮肤干燥,肝酶升高者不到 50%,随着时间的推移或药物减量,这些不良反应都改善了。未观察到骨化或其他严重不良反应[171]。

生物制剂

在过去 10 年,随着生物制剂的产生,许多自身免疫性疾病和炎症性疾病的治疗都发生了巨大变化。这些药物的特点是靶向特定的炎症介质,从而刺激或抑制免疫反应的特定成分。生物制剂在皮肤科已得到广泛应用,其中治疗银屑病的研究最多,但其应用范围目前已多达 40 多种皮肤病,并不断有新报道[173]。在儿童中,最常用的生物制剂为依那西普、英夫利西单抗和利妥昔单抗,可用于特应性皮炎、幼年型毛发红糠疹、严重药物反应(SJS/TEN)、移植物抗宿主病(graft-versus-host disease,GVHD)、化脓性汗腺炎、落叶型天疱疮、寻常型天疱疮、大疱性类天疱疮、原发性皮肤 B 细胞淋巴瘤、坏疽性脓皮病、口面部肉芽肿、化脓性关节炎、脓皮病、坏疽性脓皮病和痤疮(pyoderma gangrenosum and acne,PAPA)综合征[174]。

有许多新的生物制剂正在研发中。度普利尤单抗是第一个被批准用于成人中重度特应性皮炎的生物制剂。目前儿童临床试验正在进行中(详见第19章)。

尽管生物制剂对许多皮肤病都很有效,但由于其潜在副作用,且费用高昂,可能会造成沉重的经济负担,应用前需仔细权衡利弊。据估计,用依那西普或乌司奴单抗治疗银屑病(包括诱导治疗及维持治疗),每年可能花费55 000美元[175]。

依那西普

依那西普是一种肿瘤坏死因子α抑制剂。多项研究表明,该药治疗儿童及成人中重度银屑病安全有效[176]。在Paller等进行的一项为期48周的研究中,青少年每周给药0.8mg/kg,用药2周开始,病情可减轻[177]。有研究报道,依那西普可有效治疗青少年类风湿性关节炎、银屑病性关节炎、青少年毛发红糠疹和TEN[173-174]。已报告的副作用包括上呼吸道感染(鼻咽炎、链球菌性咽炎)、细菌性败血症、结核、肺炎、局部皮肤反应、肝酶升高、头痛、皮疹、恶心、呕吐、腹痛、血液学异常(如白细胞减少和血小板减少)、头晕和脱发[36,176,178]。虽然依那西普与儿童淋巴瘤风险增加的相关性存在争议,但建议用药期间密切监测[179]。儿童用药的安全性需更长期的安全数据来证实[180]。

英夫利西单抗

英夫利西单抗是靶向肿瘤坏死因子α的嵌合型IgG1单克隆抗体,被FDA批准用于克罗恩病和溃疡性结肠炎。其他超说明书的适应证包括类风湿性关节炎和强直性脊柱炎。儿童皮肤科,有一些个例报告和小系列病例报道,显示英夫利西单抗可有效治疗银屑病关节炎、斑块型银屑病、化脓性汗腺炎、川崎病、白塞病、坏疽性脓皮病、特应性皮炎和TEN[174,181-183]。幼年特发性关节炎和炎性肠病的临床试验和大系列病例报道,证明英夫利西单抗耐受性良好。然而,Northcutt等报告其严重不良事件发生率至少为33.3%,包括腹腔内脓肿、阑尾炎、肺炎和假膜性结肠炎[184]。总的来说,已报告的最常见的不良反应包括上呼吸道及胃肠道感染、机会性感染、胃肠不适、癫痫发作、银屑病、咽炎、输液反应、乙型肝炎病毒再激活、肝毒性、血细胞减少和狼疮样综合征[184-185]。此外,据报道,7.7%~38%应用英夫利西单抗治疗的患者可发展为抗核抗体或ds-DNA抗体阳性,且对治疗无效[185]。与依那西普类似,有文献报道英夫利西单抗有潜在的致恶性肿瘤风险,因此,建议密切监测[186-187]。

利妥昔单抗

利妥昔单抗是一种针对成熟、正常和恶性B淋巴细胞表面标志CD20的嵌合型单克隆抗体。它通过细胞凋亡、细胞毒性和激活补体的方式耗竭B淋巴细胞[188]。利妥昔单抗传统上用于治疗非霍奇金淋巴瘤,其应用已扩展到多种自身免疫性疾病,如类风湿性关节炎[189]。在儿童皮肤科,利妥昔单抗可有效治疗多种皮肤病,如大疱性类天疱疮、GVHD、寻常型天疱疮、落叶型天疱疮、获得性大疱性表皮松解症、青少年皮肌炎、原发性皮肤边缘B细胞淋巴瘤与淋巴瘤样肉芽肿所致的非愈合性皮肤溃疡[174,190-191]。使用利妥昔单抗治疗的淋巴瘤患者的副作用发生率似乎低于自身免疫性疱病患者[187]。已报告的发生于儿童的不良事件包括局部输液反应、严重感染、继发于脓毒症的死亡、持续性低丙种球蛋白血症和银屑病[174,189-190,192]。应用利妥昔单抗治疗的患者需要监测肺结核和淋巴瘤。禁忌证包括怀孕、哺乳和活动性感染,患者用药期间应避免接种活疫苗[188]。

静脉注射免疫球蛋白

静脉注射免疫球蛋白(intravenous immunoglobulins,IVIG)由分泌的人免疫球蛋白组成,主要是IgG以及可能有IgA、IgE和IgM。目前,其治疗自身免疫病的确切作用机制尚不清楚,有人认为与IVIG免疫调节活性有关[187]。在儿童,IVIG主要用于治疗川崎病。在过去的10年,IVIG在治疗SJS和其他疾病中已得到广泛应用。有研究表明,在治疗重症药疹(SJS/TEN)时,IVIG优于系统性糖皮质激素。然而,更多的研究结果与之相反,认为系统性糖皮质激素效果更好[193-194]。一项系统综述显示应用系统性糖皮质激素和IVIG治疗儿童SJS/TEN,预后差异无统计学意义[195]。尽管如此,IVIG仍是治疗SJS/TEN的一个选择。尽管仍存争议,静脉注射丙种球蛋白联合系统性糖皮质激素治疗可提高疗效和改善预后,如降低死亡率[196-197]。其他可应用IVIG治疗的皮肤病包括自身免疫性疱病(大疱性类天疱疮、妊娠类天疱疮、瘢痕性类天疱疮、获得性大疱性表皮松解症、线状IgA皮病)、结缔组织病(皮肌炎、系统性硬化)、过敏性疾病(特应性皮炎、慢性荨麻疹)和血管炎(特发性血小板减少性紫癜,坏疽性脓皮病)[198]。静脉注射免疫球蛋白不良反应发生率约10%,大部分为轻微反应,如输液反应(主要见于低丙种球蛋白血症患者),已报道的严重不良反应包括肾衰竭、无菌性脑膜炎、脑卒中、感染、溶血、深静脉血栓形成及过敏反应[199]。输液反应包括头痛、恶心、发热、呕吐、咳嗽、不适、肌肉酸痛、关节痛、腹痛、潮红、荨麻疹和心率/血压异常[198]。

干扰素

干扰素(interferons,IFN)是一种调节细胞生长的蛋白质分子,具有抗原性、抗病毒、抗增殖和免疫调节作用[200],可分为IFN-α2a和IFN-α2b。在皮肤科的适应证包括HPV感染(疣)、VZV和HSV感染、皮肤癌症(包括黑色素瘤)和其他色素性疾病[201]。此外,皮下注射IFN-α2a和IFN-α2b可成功治疗儿童血管瘤[202-203];然而,现在人们认识到其发生持久性神经并发症的风险,如婴儿用药可出现不可逆的痉挛性双瘫,因此,已停止婴儿用药的适应证。

化疗药和免疫调节剂

甲氨蝶呤(MTX)

甲氨蝶呤(methotrexate,MTX)是一种氨基蝶呤(叶酸拮抗剂)的类似物,用于治疗儿童和成人急性白血病已有60多年的历史[204]。1958年,因成功治疗银屑病,而首次报道其在皮肤科的应用[205]。如今,MTX已广泛用于治疗各种皮肤病,包括银屑病、毛发红糠疹、皮肤结节病、皮肌炎、皮肤红斑狼疮、大疱性类天疱疮、线状IgA皮病、天疱疮、Hailey-Hailey病、皮肤T细胞淋巴瘤、苔藓样糠疹、淋巴瘤样丘疹病、特应性皮炎、掌跖脓疱病、白塞病、硬斑病、扁平苔藓、坏疽性脓皮病、普秃和白癜风[206-210]。MTX除了具有抗肿瘤作用外,还具有通过诱导细胞外基质释放腺苷起抗炎作用,从而抑制中性粒细胞趋化和黏附、超氧阴离子形成及分泌促炎细胞因子[205]。在儿童皮肤科,甲氨蝶呤是公认的治疗特应性皮炎和银屑病的系统药物。虽然文献较少,一项系统综述推荐将MTX作为儿童中重度斑块型银屑病的治疗选择[211]。Kaur等报告24例严重的银屑病(顽固性斑块型银屑病或红皮病或泛发脓疱性银屑病)患儿,接受系统MTX治疗,22例患者反应良好,即银屑病面积及严重度指标(psoriasis area and severity index,PASI)下降>75%,治疗的前5周PASI下降50%[212]。除银屑病外,美国科学院皮肤科推荐MTX作为难治性特应性皮炎的治疗选择[106]。一项回顾性研究中,31例特应性皮炎患者(<18岁)应用MTX治疗,平均疗程14个月(2~38个月),8~12周内临床症状改善,有效率高达75%[213]。与肿瘤学高剂量适应证不同,小剂量甲氨蝶呤治疗皮肤病相对安全[213-214]。最常见的不良反应为胃肠道不适(恶心、呕吐、腹泻),但也有血液学异常(包括贫血、白细胞减少、血小板减少和全血细胞减少)、肝毒性、免疫抑制和严重药疹(如TEN)的报道[206]。补充叶酸可以降低发生副作用的风险。建议用药期间监测全血细胞计数和肝功能[215]。

环孢素

环孢素是一种钙调磷酸酶抑制剂,具有很强的免疫抑制作用。它抑制活化T细胞的核因子及其依赖性细胞因子(如IL-2)的磷酸化,这是T细胞活化所必需的[216]。在皮肤科,环孢素被FDA批准用于治疗银屑病,还可用于多种适应证外的皮肤病,如特应性皮炎、斑秃、获得性大疱性表皮松解症、寻常型天疱疮、大疱性类天疱疮、扁平苔藓、坏疽性脓皮病、Sweet综合征、慢性荨麻疹、皮肤红斑狼疮、皮肌炎和SJS/TEN[217]。除儿童银屑病和特应性皮炎外,环孢素治疗其他疾病的文献报道很少。Di Lernia等描述了38例用环孢素治疗的斑块型银屑病患儿,39%的患者用药第16周达到完全缓解(>75%的PASI改善),且副作用轻微[218]。Bulbul Baskan等报告22例应用环孢素治疗的重症银屑病患儿,17例表现出良好的临床疗效,中位完全缓解时间为4周[219]。美国皮肤病学会认为,对于局部治疗无效的特应性皮炎患者,环孢素可作为适应证外的治疗选择。有研究证明,环孢素可以在初始治疗2~6周内改善特应性皮炎的严重程度[106]。与其他系统治疗相比,环孢素与甲氨蝶呤一样,可有效减轻儿童特应性皮炎的严重程度[220]。除银屑病和特应性皮炎,环孢素还可有效治疗SJS/TEN。有研究表明,环孢素对成人SJS/TEN患者有效,儿童相关报道较少。一些报道表明,环孢素在减少并发症、降低死亡率方面,可能优于IVIG[221]。虽然小剂量环孢素安全、耐受性良好,但仍可出现血肌酐、胆红素、肝酶和血尿素氮升高,以及动脉高血压、镁降低、牙龈增生、感觉异常、头痛、肌肉酸痛和全身性多毛症的不良反应。长期用药可能诱发淋巴增生性疾病和其他恶性肿瘤[217]。另外,与其他免疫抑制药物一样,环孢素可增加细菌、病毒、真菌或其他机会性感染[217]。肾功能异常、未控制的高血压、恶性肿瘤、对环孢素过敏及怀孕者禁用环孢素。用药期间应避免接种活疫苗[106]。为降低肾毒性和长期用药的其他副作用,建议每周一次维持治疗作为一种有效的治疗选择[222]。

西罗莫司

西罗莫司是吸水链霉菌的衍生物,最初作为抗念珠菌的抗真菌药物被分离出来。后来证实,其具有抗肿瘤和免疫抑制特性[223],可有效抑制抗原诱导的T细胞、B细胞增殖和抗体产生。其作用机制为与细胞内蛋白(FKBP12)形成免疫抑制复合物,该复合物可阻断哺乳类动物细胞周期中雷帕霉素(mTOR)的特异性激酶靶点的激活,导致细胞周期阻滞在 G_1 期和 S 期。还可通过抑制生长因子介导的非免疫细胞的增殖,表现出显著的抗淋巴管生成活性[223]。事实证明,西罗莫司对肾移植患者、某些恶性肿瘤和淋巴转移患者有效。最近的文献表明,西罗莫司在治疗复杂的血管性疾病(如伴或不伴卡梅现象的卡波西型血管内皮瘤)中发挥重要作用[224]。Kai 等报道了6例应用西罗莫司治疗的卡波西型血管内皮瘤患儿,发现所有患者临床症状均有明显改善,平均起效时间为(5.3±1)天,疗程(5.5±5.5)个月(1~12 个月),且副作用轻微,未发现复发[225]。西罗莫司还可有效治疗卡波西型淋巴管瘤[226]。西罗莫司治疗其他血管病变也可能有效,Kaylani 等报道了一例 PHACE 综合征患儿(颅后窝脑畸形、面部血管瘤、动脉异常、心脏异常和眼睛异常),应用系统性糖皮质激素、普萘洛尔和长春新碱治疗失败,但西罗莫司治疗有效[227]。还有学者推测,西罗莫司可抑制角质形成细胞中角蛋白 6a 的表达,因此可能有助于治疗伴先天性厚甲症的掌跖角化病[228]。一项包括61例复杂血管畸形患者(中位年龄 8.1 岁)的大型研究证实西罗莫司有较好的耐受性[224]。不良反应包括高甘油三酯血症、高血糖、高胆固醇血症、血液和骨髓异常(如血小板减少)、胃肠道症状(包括恶心和腹泻)和肺部感染[224,229]。

硫唑嘌呤

硫唑嘌呤为嘌呤类似物的前体,可抑制嘌呤合成和选择性抑制淋巴细胞,尤其是 T 淋巴细胞[230],是一种免疫调节剂,最早用于治疗白血病和器官移植。目前,硫唑嘌呤作为类固醇节制剂用于多种自身免疫性疾病和炎症性疾病,包括寻常型天疱疮、大疱性类天疱疮、皮肌炎、特应性皮炎、慢性日光性皮炎、红斑狼疮、银屑病、坏疽性脓皮病、血管炎和白塞病[231-232]。在儿童皮肤科,硫唑嘌呤可超说明书用于治疗顽固性特应性皮炎[106]。虽然有效,硫唑嘌呤可导致一些副作用,包括肝酶升高、胃肠道紊乱、严重骨髓抑制及感染风险增加,长期治疗也可诱发恶性肿瘤[215]。用药期间应监测全血计数和肝酶。因硫唑嘌呤可增加患者对 UVA 的光敏性,建议用药期间主要避光[28,215]。硫唑嘌呤代谢时间取决于硫嘌呤甲基转移酶(thiopurine methyltransferase enzyme,TPMT)的活性。TPMT 活性降低的患者发生严重免疫抑制和副作用的风险更高,而 TPMT 活性增加的患者用常规剂量治疗可无效。建议对 TPMT 活性进行基线检测[230]。

其他

霉酚酸酯(eycophenolate mofetil,MMF) 一种传统用于肾移植的免疫抑制剂,可有效治疗多种皮肤病,尤其是由淋巴细胞介导的疾病,包括自身免疫性大疱性皮肤病、特应性皮炎和银屑病[233]。在儿童中,MMF 可用于治疗严重顽固性特应性皮炎[215]。怀孕期间用药可能导致先天畸形和流产,因此,在美国,育龄期女孩和妇女必须注册风险评估和缓解策略(risk evaluation and mitigation strategy,REMS)计划[234]。

长春新碱和依托泊苷 鬼臼毒素的衍生物,非常有效的化学药,儿童用药可出现严重副作用,应该选择性应用。据报道,两种药物均可有效治疗儿童多系统受累的朗格汉斯细胞组织细胞增生症[235-236]。他们的起效时间和病情缓解时间大致相当。不幸的是,这些药物可导致严重副作用,如白细胞减少和长期后遗症,包括尿崩症[235]。

长春新碱 一种长春花生物碱,通过抑制有丝分裂起到抗肿瘤作用,可有效治疗卡梅综合征。然而,它可出现许多副作用,如胃肠道症状(腹痛、便秘、肠梗阻、恶心、呕吐)、神经系统症状(自主神经病变、深部肌腱反射丧失、外周感觉异常、共济失调)和代谢异常(低钠血症和抗利尿激素分泌失调综合征)[237]。通常,长春新碱需要静脉给药,每周 1 次。

JAK 抑制剂

JAK 抑制剂是一类新的以细胞激酶 JAK 为靶点的药物,用于治疗类风湿性关节炎时,比甲氨蝶呤和肿瘤坏死因子抑制剂(阿达木单抗)更有效[238]。在撰写本文时,JAK 抑制剂尚未被批准用于皮肤病,但多项研究表明其对斑秃患者有效,多见于成人。在一项针对儿童的研究中,Craiglow 等人治疗了 13 名不同类型的斑秃青少年患者(12~17 岁),每天 2 次,每次 5mg。77%的患者对治疗有反应,58%的患者临床症状改善 50%以上[239]。虽然未发现严重副作用,但长期用药安全性尚未得到证实。现在,JAK 抑制剂似乎是治疗儿童斑秃很有前景的药物。为减少系统用药的副作用,欧洲正在开发 JAK 抑制剂的外用制剂,如托法替尼、鲁索替尼和巴瑞替尼等。

其他

秋水仙碱

秋水仙碱是一种三环脂溶性生物碱,半衰期为20~40h。众所周知,它具有抗有丝分裂的特性,可与游离微管蛋白二聚体结合,扰乱微管聚合和解离,从而抑制囊泡细胞的运输,细胞因子分泌、吞噬、迁移和细胞分离[240]。秋水仙碱还有抗炎作用,作用机制为通过抑制细胞内信号分子和趋化性而损害中性粒细胞的功能,进而阻碍 T 淋巴细胞活化及其与内皮细胞的黏附[241]。此外,有证据表明,秋水仙碱能降低半胱天冬酶-1 的活性,从而阻断前白细胞介素(IL)-β 转化为有活性的 IL-1β,进而减少 TNF-α 和 IL-6 等细胞因子[240]。此外,秋水仙碱可调节热蛋白的表达、抑制肥大细胞释放组胺、降低细胞分泌前胶原和增加胶原酶活性[240-241]。有证据表明,秋水仙碱可有效治疗家族性地中海热、急性痛风性关节炎和其他炎症性疾病,包括皮肤受累的疾病。在儿童,秋水仙碱被推荐为白塞病的一线治疗药物[242]。另外,秋水仙碱还可用于各种疾病的二线治疗,如线状 IgA 皮病、复发性阿弗他口炎、PFAPA(周期性发热、阿弗他口炎、咽炎、宫颈腺炎)综合征、Sweet 综合征、疱疹样皮炎、复发性大疱性过敏性紫癜、硬皮病、淀粉样变、坏疽性脓皮病等[241,243-244]。秋水仙碱耐受性良好;常见的不良反应包括胃肠道反应(恶心、呕吐和腹泻),发生率约 10%[240]。秋水仙碱中毒症状包括胃肠紊乱、血流动力学不稳定、肾衰竭、弥散性血管内凝血、全血细胞减少和中枢神经系统异常(包括精神抑郁、困惑、谵妄、癫痫、肌神经病和昏迷)[245]。

必需脂肪酸

必需脂肪酸(essential fatty acids,EFA)是那些不能由人类合成,必须从食物中吸收的脂肪酸。人体主要必需脂肪酸包括亚油酸及其产物、γ-亚油酸和花生四烯酸。

饮食中缺乏 EFA 可导致鳞屑性皮炎和皮肤屏障功能受损[246-247]。口服摄入可能促进特应性皮炎患者皮肤的临床症状改善[248]。二十碳五烯酸(eicosapentaenoic acids,EPA)是一种多不饱和脂肪酸,在鱼油中含量丰富。长期食用富含 ω-3 脂肪酸的鱼油,可能会改善银屑病的严重程度,提高联合用药的疗效。口服和静脉注射补充 ω-3 和 ω-6 脂肪酸对成人银屑病患者有效[249]。因为 EPA 可能有保护肾脏的作用,因此,建议应用环孢素治疗的银屑病和其他皮肤病患者可联合 EPA 辅助治疗[250]。

(冯晓博 译,李化国 校)

参考文献

见章末二维码

第三十八篇

第 170 章　治疗皮肤病的新遗传学方法

Stephen Hart, Amy Walker

摘要

基因治疗可以广义地定义为出于治疗目的的核酸转移。皮肤中的基因转移具有许多潜在的应用,范围从已知遗传性皮肤病的治疗或治愈到伤口愈合和疫苗种的新方法。高效递送是任何基因治疗成功的关键,皮肤是治疗性核酸局部应用的靶标之一。然而,角质层的屏障特性限制了细胞在下层表皮中的转染效率,因此正在研究各种方法来改善皮肤基因的传递。在体内,局部方法主要集中在非病毒方法的使用上,包括例如与脂质体、聚合物纳米颗粒或生物材料一起配制核酸,而皮内注射和其他基因传递的物理方法(包括超声和电穿孔)则主要集中在裸核酸。皮肤基因治疗的另一种主要方法涉及对细胞进行离体基因修饰,然后扩增细胞进行皮肤移植。反转录病毒和慢病毒载体是用于细胞介导疗法的角质形成细胞和表皮干细胞离体修饰的首选方式。尽管这种方法劳动强度大,可能会限制其在更多患者中的应用,但已证明该方法尤其对于治疗某些类型的大疱性表皮松解症(epidermolysis bullosa, EB)有益。

要点

- 基因疗法在治疗单基因疾病、癌症、慢性伤口和疫苗接种途径方面具有潜在的应用。
- 基因传递方法仍然是成功进行皮肤基因治疗的关键技术障碍。病毒载体和纳米颗粒制剂正在研究中,每种都具有特殊的机制和优势。
- 体内方法包括局部应用纳米颗粒、皮下注射病毒载体(例如 AAV)和使用超声波和电穿孔促进基因传递的跨皮肤传递的物理方法。
- 离体基因治疗涉及在实验室中用慢病毒或反转录病毒载体校正患者衍生的角质形成细胞,然后将细胞扩增成可移植到患者的移植物。这种方法已经成功地用于大疱性表皮松解症。
- 基因编辑为皮肤基因治疗的新方法提供了前景,前提是可以解决安全性和效率问题。

引言

皮肤中基因治疗的原理与人体其他地方相同,并且取决于每种疾病的遗传基础。用最简单的话说,在蛋白质水平上,如果蛋白质缺失,则需要对其进行替换,这可以通过基因编辑,引入替代基因(基因替代疗法)或 RNA(信使 RNA 疗法)来校正 DNA 来实现,或替换蛋白质本身。如果蛋白质异常,则需要对其进行纠正,去除或沉默处理,这可以在 DNA 或 RNA 水平上进行。本章将回顾应用于皮肤疾病的基因治疗中涉及的主要分子策略和传递载体(表 170.1),以及迄今为止该领域的主要进展。

高效递送是任何基因治疗成功的关键,皮肤是治疗性核酸局部应用的靶标。然而,角质层的屏障特性限制了转染效率,因此正在研究各种方法来改善皮肤基因的传递。在体内,局部治疗方法主要集中在非病毒方法的使用上,包括核酸制剂,例如脂质体、聚合物纳米粒子或生物材料,而皮内注射和其他物理方法进行基因传递,包括超声和电穿孔[1-2],主要集中在裸核酸上。

表 170.1　用于皮肤基因治疗的载体的性质

特点	腺相关病毒	反转录病毒	慢病毒	纳米颗粒
基因组	ssDNA	ssRNA	ssRNA	DNA 或 RNA
感染非分裂细胞	是	否	是	是
基因组整合	是/否	是	是	否
表达模式	6~12 个月	>12 个月	>2 个月	数天
表达水平	中度	中度	中度	低
克隆能力	3.5~4kb	7~8kb	7~8kb	不限
免疫反应	低	中等	低	低
病毒滴度/产品产量	低	中等	中等	高

注:ss, single strand,单股。

第三十八篇

皮肤基因治疗的另一种主要方法包括对细胞进行离体基因修饰，然后扩增细胞以进行皮肤移植[3-4]。反转录病毒和慢病毒载体是细胞介导疗法对角质形成细胞和表皮干细胞进行离体修饰的首选方法[5]。尽管该方法劳动强度大，可能会限制其在更多患者中的应用，但已证明尤其对治疗某些形式的大疱性表皮松解症(epidermolysis bullosa，EB)有益。

使用病毒载体的皮肤疾病遗传疗法

反转录病毒和慢病毒载体

慢病毒载体(lentiviral vectors，LVs)和反转录病毒载体(retroviral vectors，RVs)主要用于离体细胞介导的皮肤基因治疗方法[5](图 170.1)。转导是使用病毒载体将遗传物质引入生物体的过程。由于慢病毒载体具有预整合复合物(preintegration complex，PIC)穿过核膜的能力，慢病毒载体可以转导分裂细胞和非分裂细胞，而反转录病毒载体只能转导有丝分裂细胞。两种病毒都具有 RNA 基因组，该基因组被反转录成 DNA，然后通过酶整合到转导细胞的基因组中。反转录病毒载体和慢病毒载体整合到基因组中可为细胞的整个生命周期提供长期的基因表达优势，但也存在插入相关肿瘤发生的风险，就像在基于反转录病毒载体的 X 连锁严重联合免疫缺陷病(X-SCID)[6-7]。

然而，最新一代的 RVs 和 LVs 包含自灭活(self-inactivating，SIN)长末端重复序列，降低了其激活基因组中癌基因的能力，并且迄今为止被证明更安全[8-9]。还

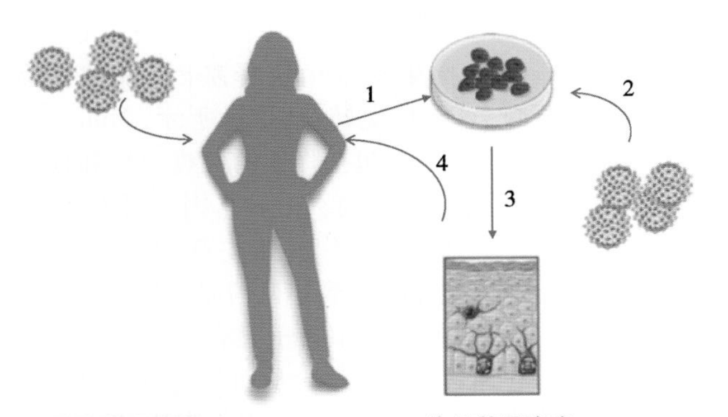

图 170.1 体内和体外基因治疗。在体外基因治疗中，首先要进行皮肤活检，并在细胞培养物中扩增表皮干细胞(1)。然后，用整合病毒(例如反转录病毒或慢病毒)对祖细胞进行转导(2)，并在细胞培养中分化并扩增种群以制备皮肤移植物(3)。然后将经过校正的自体皮肤移植物应用于患者的皮肤损伤区域(4)。体内基因治疗涉及直接使用 AAV 载体或纳米颗粒制剂中包装的基因，无需细胞培养或皮肤移植即可在原位校正细胞

开发了整合缺陷型 LVs，其遗传物质从 RNA 反转录为 DNA，但没有整合到染色体中，而是游离地维持在核内，还已经开发出来用于通过基因编辑进行角质形成细胞的离体修饰(本章稍后讨论)。对于皮肤基因治疗，LVs 和 RVs 已于离体应用，其中从穿孔活检中获得角质形成细胞或表皮祖细胞，然后用所需的治疗基因进行转导，然后在塑料或血纤蛋白片上扩展为移植物，然后植入患者，如报道的交界性大疱性表皮松解症(junctional epidermolysis bullosa，JEB)[3]。

通过用鼠莫洛尼白血病病毒(murine Moloney leukaemia virus，MMLV)载体编码 LAMB3[称为层粘连蛋白 332 或层粘连蛋白 5(LAM5)的异三聚体蛋白的 β_3 链]，转导 JEB 患者的自体角质形成细胞，首次证明了对 JEB 的体外基因治疗。转导的细胞在几天内扩增，并植入患者腿部的一小块区域中[3]。8 天后移植完成，附着的表皮恢复了至少一年，没有起疱、感染或炎症，对移植物没有免疫反应。亦观察到处于正常水平的完全组装的功能性 LAM5(疾病状态下为缺失蛋白)的合成。这项研究随后进行了一项开创性研究，该研究将来自自体表皮干细胞的全部功能齐全的表皮在体外培养，并移植给一例 7 岁的 JEB 儿童[4]。新表皮对机械应力具有抵抗力，并在 21 个月的随访中保持健康，这证明了 JEB 的体外基因治疗的巨大潜力，以及该技术在其他遗传性皮肤病中的应用潜力。

腺相关病毒

腺相关病毒(adeno-associated virus，AAV)是细小病毒家族的成员，并且衍生自 AAV 的载体现已成为从血友病到色素性视网膜炎等医学领域中最广泛使用的体内基因治疗传递系统之一[10-11]。它们可以通过长期的基因表达高效地转导分裂细胞和非分裂细胞。与野生型病毒不同，AAV 载体的染色体整合频率非常低，但作为附加体保留在细胞核内，DNA 分子独立于染色体，可以实现持续性表达，从而在数周至数月内提供治疗性替代蛋白[12]。对于代谢性疾病脂蛋白脂肪酶缺乏症，AAV 疗法成为了欧盟批准的第一个基因疗法产品，Alipogene Tiparvovec 或 Glybera，而最近，美国 FDA 批准了 AAV 疗法，用于色素性视网膜炎的 Luxturna™，是一种由 *RPE65* 突变引起的视网膜病变，这也是美国首个批准用于单基因疾病的基因治疗产品。AAV 血清型 2 是 AAV 原型，但是现在已经评估了许多其他血清型，这些血清型显示了不同组织的趋向性。例如，AAV 血清型 6(AAV6)的角质形成细胞转导频率比 AAV2 高 5 个对数[13]。AAV 衣壳还可以进行工程改造，因此可以对人工衣壳进行改造，从而进一步扩大了趋向性，包括对人类角质形成细胞的趋向性[14]。

最初报道了通过 AAV 在皮肤中进行体内基因转移(见图 170.1),这是通过向猪皮肤内皮内注射重组 AAV 颗粒实现的,从而实现了表皮角质形成细胞、毛囊上皮细胞和内分泌汗腺的转导,并且持续表达时间达 6 周以上,由于免疫反应,重新给药后的表达效果较差[15]。其他体内基因治疗的研究包括糖尿病伤口模型,通过皮内注射 AAV 载体表达血管内皮生长因子(vascular endothelial growth factor,VEGF)165[16-18]或成纤维细胞生长因子 4(fibroblast growth factor-4,FGF-4)[19]。因为人体已经广泛存在对 AAV 的免疫力,所以 AAV 的免疫原性可能会影响其在皮肤中的临床应用,超过 90% 的人群对包括 AAV2 在内的最常见的 AAV 血清型都具有免疫力[20-21]。

腺相关病毒还具有体外基因治疗的潜力,是通过对角质形成细胞进行基因编辑实现的。一种高度重组的 AAV 血清型 AAV-DJ 作为新疗法被开发用于 *LAMA3* 的常染色体隐性突变引起的 Herlitz-交界性大疱性表皮松解症[22]。AAV-DJ-LAMA3 角质形成细胞离体转导可实现具有临床相关效率的基因靶向性,且随机及脱靶整合率低。对 Herlitz-交界性大疱性表皮松解症患者细胞的校正可恢复其黏附表型,从而消除了进行任何进一步遗传选择的需要,因此提高了该方法的安全性。这种治疗完全逆转了裸鼠中校正后的患者细胞的皮肤移植物中的起疱表型[22]。

纳米颗粒和非病毒方法

纳米颗粒(请参阅表 170.1)通常是核酸的合成制剂,具有不同种类的材料,能够形成通常直径为 100nm 或十亿分之一米的粒子。通常,非病毒纳米颗粒由阴离子核酸的自组装制剂和脂质、聚合物和肽等阳离子试剂组成[23-26]。也可以使用肽、蛋白质、抗体片段或碳水化合物将靶向特性掺入纳米颗粒中,这些肽、蛋白质、抗体片段或碳水化合物被设计成可归巢到特定细胞类型上的特定细胞表面受体[26]。通过精心设计配方和自组装方法,可以制备约 100nm 或更小的稳定纳米颗粒。纳米粒子的自组装是由静电荷相互作用驱动的,这意味着与病毒载体一样,核酸包装没有特定的大小限制,因此,可以通过非病毒方法提供多种核酸技术,包括质粒和小环 DNA[27-30]、siRNA 和 mRNA[25,31-35],以及 CRISPR/Cas9 基因编辑制剂[36-37]。脂质和质粒 DNA 制成的纳米颗粒已被用于作用于皮肤的局部传递,如最近综上所述[2]。

尽管已观察到轻微的瞬时炎症反应,但与病毒载体相比,脂质体的临床和临床前试验已经表明纳米颗粒制剂是安全的,耐受性好和无免疫原性的,例如用于囊性纤维化的脂质体[38]。尽管局部传递至皮肤的方法具有其非侵入性和可覆盖大的体表面积的优势,但该方法由于角质层的存在而效率较低,角质层由角质化的无核的角质形成细胞和丰富脂质填充细胞间隙而组成的"砖墙"结构构成[1]。但是,这种屏障并不是完全不可渗透的,对纳米粒子(如包含被 siRNA 包被的金核的纳米粒子)的改进正在提高局部应用于保湿剂中的核酸递送效率[39-40]。

通过每天 1 次,连续 3 天将编码报告基因绿色荧光蛋白(GFP)的脂质体 pDNA 喷洒在小鼠或人类皮肤上的局部应用显示,尽管可以检测到信使 GFP mRNA 和蛋白,但通过荧光显微镜或流式细胞术无法观察到荧光细胞[41]。相反,皮内注射脂质体 pDNA 稍好一些,但仍仅达到约 4% 的转染效率。正在研究将核酸与其他生物材料结合以增强皮肤转染,例如电纺丝支架和编码角质形成细胞生长因子(keratinocyte growth factor,KGF)的 pDNA 的结合[42]。与没有支架的 pDNA 相比,接受 KGF 质粒支架的动物表现出更好的上皮发育、角质形成细胞增殖和肉芽伤口愈合反应[42]。壳聚糖伤口敷料与外泌体组合用于将 microRNA(miRNA)递送至大鼠慢性伤口模型的研究表明外泌体的缓慢释放可使糖尿病大鼠模型中皮肤缺陷愈合[43]。

其他有希望的将质粒递送到皮肤的方法亦有报道。相关报道包括应用空心纳米针物理穿透皮肤并沉积抗原编码的核酸[44-45],以及空心微针装置通过流体动力学效应来递送质粒 DNA[46]。

Minicircle DNA

Minicircle DNA 与 pDNA 的不同之处在于,几乎所有细菌 DNA(包括抗生素细菌选择基因)都被去除了[30,47-48]。如肺气道上皮转染实验所示,Minicircle DNA 除具有较小的长度(包括降低的免疫原性和提高的转染效率)以及在体内更持久的转基因基因表达外,还具有比质粒更多的优势[27]。在皮肤中,Minicircle DNA 已被用于通过皮下注射到小鼠糖尿病相关的皮肤伤口中,将由精氨酸接枝的阳离子聚合物树状大分子制成的纳米颗粒递送 VEGF[49]。从而使伤口组织中活跃增殖的细胞中高水平的转染 $VEGF^{165}$ 表达,伤口在 6 天内愈合,并恢复了结构良好的真皮结构。将 Minicircle DNA 传递到糖尿病伤口的另一种方法是通过皮下注射编码 $VEGF^{165}$ 的裸露 Minicircle DNA,随后通过超声辐射,从而促进伤口中局部 Minicircle DNA 的吸收,加速伤口修复[50]。与编码同样抗原的质粒相比,通过皮内文身传递的编码肽抗原的 Minicircle DNA 能够在小鼠中引起针对李斯特菌的更强的抗原特异性 $CD8^+$T 细胞反应,表明其具有在疫苗应用的潜力[51]。

基于 DNA 的皮肤疾病基因治疗的局限性是用 pDNA 转染皮肤上皮的有丝分裂后或缓慢分裂的细胞，由于需要质粒进入细胞核以及通过核膜的微孔吸收的 pDNA 的高度选择性，这种方法效率不高[52-53]。但是，RNA 试剂(如 siRNA、microRNA 和信使 RNA)在细胞质中具有功能，因此提供了比质粒更大的活性，可能在皮肤治疗上具有更大的潜力。

siRNA 和球形核酸

干扰 RNA(RNAi)作为调节基因表达的天然机制于 20 世纪 90 年代被发现。很快人们开始利用合成的双链短干扰 RNA(siRNA)分子开发 RNA 的治疗潜力。作用机制在其他地方已有很好的描述[54]，但从本质上讲，siRNA 引导链被募集到 RNA 诱导沉默复合物(RNA induced silencing complex，RISC)中，RISC 是一种胞质多组分核糖核蛋白复合物，其中 siRNA 的引导链可通过同源碱基配对，然后通过 Argonaute 蛋白成分切割 mRNA。总体效果是，与突变或不需要的蛋白质相对应的特定 mRNA 在被转录为蛋白质之前已被降解。

siRNA 已在针对癌症、遗传疾病和感染的临床试验中应用，并且有望在 2018 年成为首个被批准用于罕见遗传疾病转甲状腺素蛋白淀粉样变性病(transthyretin amyloidosis，TTR)的 siRNA 产品[32]。在皮肤疾病中，靶向针对角蛋白 6a(keratin 6a，K6a)基因的 N171K 突变体的等位基因特异性 siRNA 为治疗先天性厚甲症(pachyonychia congenital，PC)正在研发中，PC 是一种罕见的常染色体显性遗传综合征，伴有致残性的足底角化过度[55]。在用于 PC 的Ⅰb 期临床试验中，通过皮内注射给药的 siRNA 特异性强力沉默 K6a 突变体 mRNA，而不会影响野生型，经 siRNA 治疗的足部角化过度出现消退迹象，而在对照治疗组则没有此迹象[56]。该试验是第一个在临床环境中使用等位基因特异性 siRNA 的试验，也是第一个在人皮肤中使用 siRNA 的试验。

在另一种方法中，将 siRNA 配制成球形核酸(spherical nucleic acids，SNA)，经化学修饰后上面涂有致密的高度定向 siRNA 层[40]。SNA 纳米共轭物(SNA nanoconjugates，SNA-NCs)中的表皮生长因子受体(epidermal growth factor receptor，EGFR)siRNA 局部应用于无毛小鼠，几乎完全沉默了 EGFR 表达并使表皮厚度减少了近 40%，在人类皮肤中的结果相似。该疗法对皮肤没有不良影响，并且在内部器官中几乎无法检测到[40]。在保湿剂中局部应用 SNANC 可以传递 siRNA，后者可通过沉默神经节苷脂 GM3 合酶来逆转糖尿病小鼠受损的伤口愈合[39]，也可以通过局部应用 SNA 沉默 EGF 和 EGFR 的产生，减少细胞增殖，进而治疗银屑病[56]。

MicroRNA(miRNA)与 siRNA 相似，但序列特异性一般较低[54]。miRNA 靶向 mRNA 的半保守 3′非翻译区，因此许多具有相同基序的 mRNA 可能被沉默。此外，沉默的机制似乎是在翻译水平(使蛋白质沉默)而不是转录水平(使 mRNA 沉默)。miRNA 在表皮发育、银屑病、皮肤鳞状细胞癌和皮肤再上皮化中起重要作用，因此具有广泛的可能用于生物标志物和治疗，例如皮肤伤口修复[57-59]。由过表达 miR-126-3p 的滑膜间充质干细胞(synovium mesenchymal stem cells，SMSC-126-Exos)制备的外泌体以剂量依赖性方式刺激人真皮成纤维细胞和人真皮微血管内皮细胞(human dermal microvascular endothelial cells，HMEC-1)的增殖，并且也增加 HMEC-1 的迁移和管的形成[43]。在糖尿病大鼠模型中，掺入 SMSC-126-Exos 的壳聚糖伤口敷料能够在体内加速伤口修复，证明了这种方法的巨大潜力[44]。

体外转录 mRNA

体外转录的信使 RNA 作为蛋白质生产的模板是蛋白质替代疗法的一种相对较新的方法。从 5′到 3′的 mRNA 的结构包括 5′帽、5′非翻译区(untranslated region，UTR)、编码区、3′UTR 和聚腺苷(poly A)尾巴。化学修饰，特别是化学修饰的碱基(例如假尿苷、甲基胞嘧啶等)，可在体外合成 mRNA，稳定性及翻译效率得到了改善，免疫原性降低[60]。mRNA 模板未翻译区域的研发也同等重要，包括使用抗逆转加帽试剂(anti-reverse capping reagents，ARCA)的 5′加帽程序，降低解盖速率的加帽类似物[61]，5′的结构和 3′UTR 和 poly A 区域，Sahin 等人进行了相关综述[62]。编码区本身可以通过模板 DNA 中的密码子优化而优化，表达水平更高；这可以确保使用具有较高浓度的转移 RNA(transfer RNA，tRNA)的密码子和相关的反密码子。有趣的是，这种方法并不总是导致更高的表达[63]，mRNA 的翻译发生在细胞质中，因此与质粒 DNA 不同，核被膜不是转染的障碍，因此表达水平可能更高。从安全性的角度来看，mRNA 无法整合到基因组中，所以插入诱变的风险被消除了，质粒 DNA 的插入致癌或种系传播的风险较低，但不容忽视。尽管对 mRNA 的化学修饰降低了炎症毒性[64]，并提高了稳定性[60]，但与基于质粒的表达相比，mRNA 的表达是短暂的，因此需要更频繁地给药。然而，在皮肤中，mRNA 的瞬时表达可用于疫苗接种[65]或伤口修复[66]。

基因编辑

基因编辑为各种皮肤遗传疾病提供了精确和特定

基因修复提供可能。体内穿过皮肤屏障递送的困难意味着离体治疗策略目前更有可能在短期内有效。可以使用锌指核酸酶(zinc finger nucleases,ZFN)和转录激活子样效应核酸酶(transcription activator-like effector nucleases,TALEN)进行基因编辑,这两种方法都涉及通过蛋白质结构域靶向特定的DNA序列。靶向蛋白与二聚体FokI核酸酶融合,后者可诱导双链断裂(double strand breaks,DSB)[67]。

2002年首次使用具有簇状规则间隔回文重复序列(clustered regularly interspaced palindromic repeats,CRISPR)和CRISPR相关(CRISPR-associated,Cas)核酸酶的基因编辑功能(图170.2a)[68]。靶向基因组编辑是由Charpentier Doudna[69]实现的,此后不久被证明CRISPR可用于人类细胞工程[70]。CRISPR比ZFN和TALEN具有优势,因为它是RNA引导的,因此使用起来更加简单[67]。CRISPR核糖核蛋白复合物由Cas9核酸酶以及名为单向导RNA(single guide RNA,sgRNA)的非编码RNA元件组成,该元件对核酸切割的特异性进行编程。Cas9首先与原间隔子相邻基序(protospacer adjacent motif,PAM)结合,在化脓性链球菌(streptococcus pyogenes,SpCas9)Ⅱ型CRISPR系统中,该序列是任何5'-NGG序列,其中"N"是任何核苷酸,"GG"表示两个鸟嘌呤,直接位于上游[71]。在Cas9识别PAM序列后,DNA会在PAM的上游展开,从而使向导RNA与单链DNA序列结合。指导RNA与靶序列结合后,Cas9在PAM序列的上游3个碱基处使DNA双链断裂(见图170.2a)。

所有这三种基因编辑方法都引入了双链DNA断裂,并且在没有模板DNA的情况下,内源性、非同源末端连接(nonhomologous end-joining,NHEJ)修复途径介导了DNA修复,这是一种不精确的途径,可能导致DNA中的插入或缺失突变(indels),可能过早终止密码子使基因失活(图170.2b)。在存在外源模板供体DNA(以质粒DNA,双链或单链寡核苷酸DNA[71]或通过AAV[72]提供)的情况下,同源定向修复(homologydirected repair,HDR)途径可能会在切割位点募集供体DNA,具有修复基因突变的潜力(见图170.2b)。但是,HDR途径的效率有限,并且主要在有丝分裂细胞中活跃[73]。因此,利用非HDR途径的策略在体内基因编辑中越来越受到关注,包括利用微同源介导的末端连接[74]的PITCh(precise integration into target chromosome,精确整合入靶染色体)和利用NHEJ途径的HITI(homology independent targeted integration,同源独立靶向整合)[75]。

皮肤遗传疾病的基因编辑尚处于发展的早期阶段,迄今为止主要涉及HDR纠正遗传缺陷的方法[76]。ZFN[77]证实了对角质形成细胞进行基因编辑的潜力,同时使GFP沉默,同时保留了角质形成细胞的干细胞样特性。在下一阶段,通过ZFN介导的同源重组实现了GFP基因在AAV整合位点1(AAVS1)"安全港"位点的靶向整合[78]。非选择性的ZFN转导的角质形成细胞的小鼠皮肤移植物在上皮干细胞的AAVS1位点含有高频率整合的GFP阳性菌落。有人提出,用基因校正的自体皮肤移植物比反转录病毒转导的角质形成细胞移植物提供了更安全的方法来治疗遗传性皮肤病[78]。

已经探索了通过TALEN编辑基因的潜力,可以通过NHEJ途径[79]和具有供体模板DNA[80]的HDR来纠正与隐性营养不良性大疱性表皮松解症(recessive dystrophic epidermolysis bullosa,RDEB)相关的Ⅶ型胶原蛋白缺陷基因(collagen Ⅶ,*COL7A1*)。TALEN构建体用于诱导位点特异性DSB,目的是在一定比例的病例中通过indel的形成恢复阅读框。indel的一个子集确实恢复了*COL7A1*的阅读框,导致突变型或截短的Ⅶ胶原蛋白表达。在皮肤表-真皮交界处表达[79]。HDR途径对源自RDEB患者的诱导性多能干细胞(inducible pluripotential stem cells,iPSC)有效,从而导致原代成纤维细胞中*COL7A1*基因的校正[80]。

在另一项关于RDEB的研究中,AAV被用于递送TALEN和供体DNA并用于基因编辑修复*COL7A1*基因中的c.6527insC突变[79]。基因编辑克隆的分析显示,COL7A1 mRNA和Ⅶ型胶原蛋白的生理相关水平升高。此外,用不含供体模板DNA的TALEN转导患者角质形成细胞可通过与c.6527insC突变邻近的NHEJ引起插入缺失(插入/缺失突变),恢复了一部分细胞中*COL7A1*的阅读框,进而表达大量突变或截短的Ⅶ型胶原蛋白[79]。角质形成细胞克隆通过校正基因组HDR或NHEJ能够通过在真表皮连接处恢复的Ⅶ型胶原蛋白再生皮肤。这些新颖的方法可能为将来的临床研究提供可能。

CRISPR/Cas9基因编辑也已用于通过HDR通过使用野生型Cas9或D10A剪切酶治疗患者来源的角质形成细胞来修复*COL7A1*[81]。鉴定出正确的单细胞克隆,其产生的Ⅶ型胶原水平与对照角质形成细胞相似。与未经校正的角质形成细胞相反,免疫缺陷小鼠中由校正的角质形成细胞制成的皮肤移植物在基底膜上显示出Ⅶ型胶原的典型定位,而皮肤层显示出正常的分化和结构而没有起疱。因此,TALEN或CRISPR的基因编辑已证明了离体角质形成细胞校正和随后的全功能皮肤移植的潜力,从而提供了一种精确且特异性的基因校正更安全的疗法。

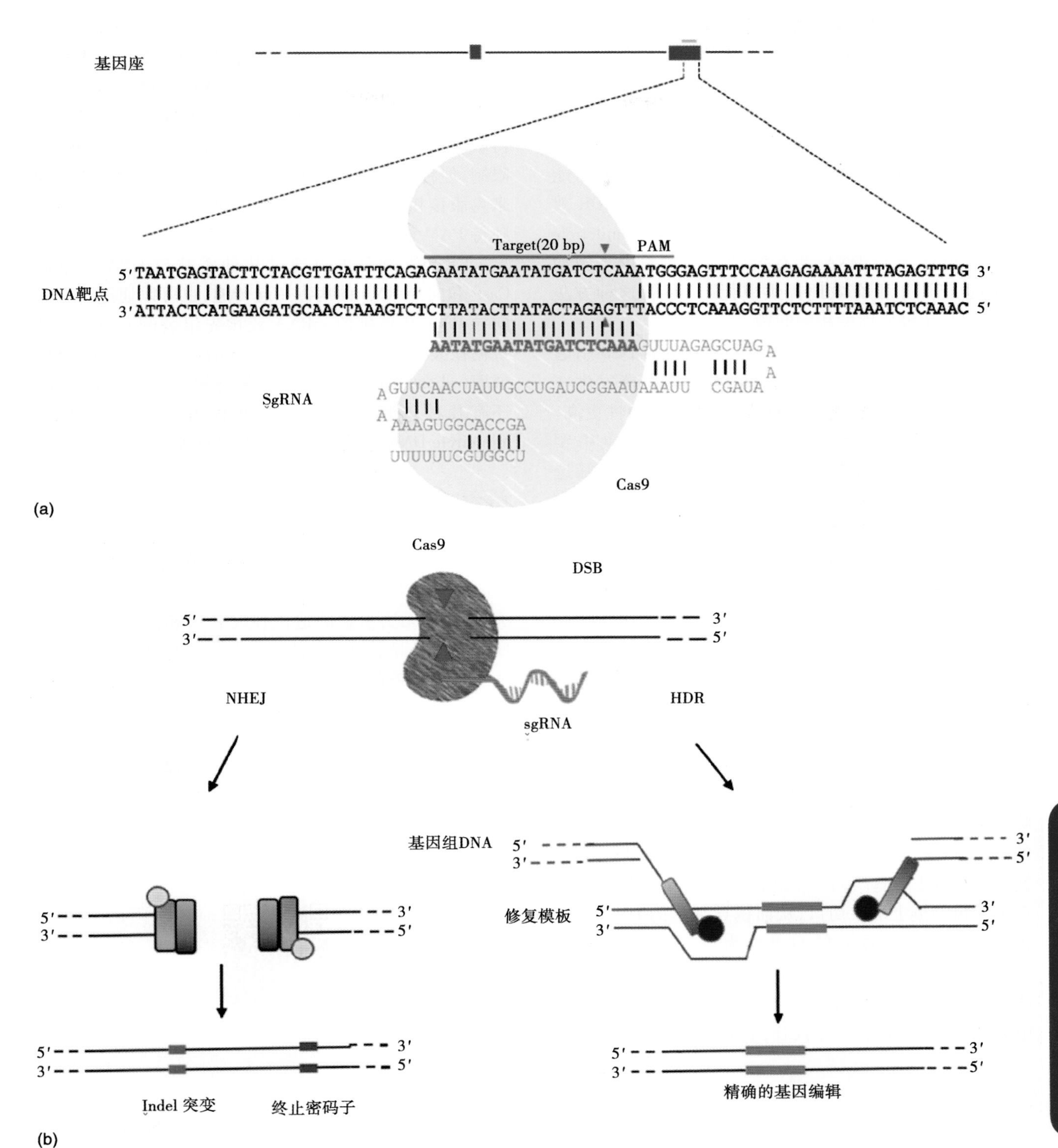

图 170.2　RNA 引导的 Cas9 核酸酶示意图。Cas9（蓝色）通过由 20 个核苷酸的引导序列（红色）和支架（蓝色）组成的 sgRNA 靶向基因组 DNA。指导序列与 5'-NGG 原间隔子相邻基序（protospacer adjacent motif，PAM）上游的 DNA 靶配对。Cas9 介导 PAM（红色三角形）（a）上游 3bp 的双链断裂（double-strand break，DSB）。Cas9 诱导的 DSB（蓝色）通过两种途径之一修复。在 NHEJ 中，末端通过内源 DNA 修复机制重新连接，导致连接位点的插入缺失突变。提供供体 DNA 模板可利用 HDR 途径，从而实现高保真度和精确的编辑（b）。资料来源：Adapted from Ran et al[71]. Reproduced with permission of Springer.

向导 RNA 和 Cas9 均可通过编码质粒 DNA 来递送，但是如上所述，转染不分裂上皮的困难将限制体内效率。纳米颗粒制剂中与 Cas9 mRNA 一起递送的合成 gRNA 可能为皮肤基因编辑策略提供最佳途径，因为 mRNA 产生的瞬时转染效率高于 DNA。但是，模板 DNA 仍需要传递到细胞核中。短的寡核苷酸模板可能比质粒更容易进入细胞核，并可能提供更高的 HDR 效率[82]和特异性，而对于较大的 DNA 供体，minicircle DNA 模板比质粒 DNA 更有效[75]。病毒载体（例如 AAV）也可用于更有效地提供模板[83]，尽管这种方法具有 AAV 免疫原性的相同问题。

脱靶效应是由在替代 PAM 位置发生的 DSB 引起的，随后是 NHEJ 修复引入的 indel。这些可能发生在潜在的 PAM 下游位置，其与向导 RNA 的同源性更高。全基因组测序表明，脱靶作用的频率在小鼠中罕见[84]，但是已经描述了更简单、更廉价的基因组筛选方法[85-88]。已经引入了 Cas9 的转基因版本，从而最大程度地减少脱靶的 DSB，包括“双切口酶”方法，在该方法中，Cas9 被设计成切割一条 DNA 链而不是制备 DSB。因此，需要两个相反链上的两个向导 RNA 来将核酸酶紧紧定位以实现 DSB，从而降低脱靶 DSB 的可能性[89]。

完全避免 DSB 的最新方法包括 DNA 碱基编辑方案[90-91]。在这些方法的第一种方法中，工程改造了 Cas9 融合蛋白以使突变 C 能够被 T 取代，而 Cas9 剪切酶融合是用胞苷脱氨酶、APOBEC1 和尿嘧啶糖基化酶抑制剂（uracil glycosylase inhibitor，UGI）进行的[92]。胞嘧啶脱氨酶催化的胞嘧啶（C）脱氨基导致尿嘧啶（U）的产生，尿嘧啶（U）具有胸腺嘧啶（T）的碱基配对特性。UGI 防止细胞酶对 U 的切除。然后，突变体 Cas9 在未编辑的链上形成切口，从而诱导细胞的 DNA 修复机制，将原来与 C 配对的 G 替换为与新 T（U）配对的 A[93]。在进一步的发展中，用通过体外定向进化选择的 tRNA 腺苷脱氨酶制备 Cas9 融合构建体，以将 DNA 中的腺嘌呤（A）转化为肌苷，其作用类似于 G 与 C 配对[91]。

因此，碱基编辑结构现在可以对单个碱基（从 C 到 T，从 A 到 G，从 T 到 C 和从 G 到 A）进行精确编辑，其效率要比 HDR 更高，并且插入缺失形成和脱靶事件低得多。但是，该方法的使用受到合适的 PAM 可用性的限制，但将来可能会通过使用原始 Cas9 的替代核酸酶来克服该核酸酶可识别与 *Sp* Cas9 序列和长度不同的独特 PAM 序列。

CRISPR 组分可以通过几种质粒与 DNA 或编码 Cas9 和向导 RNA 的病毒一起传递，也可以通过与合成向导 RNA 共转染的 mRNA 或预先组装的 Cas9/gRNA 核糖核酸（既可以通过 Cas9 核酸酶也可以通过 Cas9 核酸酶（ribonucleoprotein，RNP）复合物[36,94]。如上所述，还有几种包装 DNA 修复模板的方法，例如质粒或 minicircle DNA 或通过病毒载体例如 AAV。

总结

包括 siRNA、mRNA 和基因编辑在内的新型核酸策略的发展，以及更为传统的质粒 DNA 和病毒 DNA 疗法，为目前无法治愈的遗传性皮肤病和慢性伤口以及疫苗接种开辟了新的方法。克服体内传递的障碍仍然是一个主要挑战，尽管在某些遗传条件下，离体校正、细胞扩增和皮肤移植的方法为皮肤基因治疗的未来潜力提供了新的视角。

（陈付英 译，李明 校）

参考文献

见章末二维码

第171章　手术治疗

Julianne A. Mann, Jane S. Bellet

摘要

在对儿童进行皮肤手术操作时需要具备良好的耐心、出色的沟通能力以及扎实的皮肤科手术操作基础。大部分皮肤科操作可以通过分散儿童的注意力来完成，如果需要，也可以在操作前进行局部麻醉。当儿童的年龄、解剖位置或手术方式不适合局麻时，需要选择全身麻醉。常见的手术指征包括：寻常疣、先天性和获得性的色素痣、皮脂腺痣、毛母质瘤、化脓性肉芽肿、婴儿血管瘤和表皮痣。只有掌握好详细的解剖学知识和正确的手术方式才能取得好的疗效，并且最大限度地减少手术并发症的发生。

要点

- 对儿童进行皮肤科手术操作需要具备良好的耐心、出色的沟通能力、对儿童生长发育的了解和出色的手术技术。
- 大部分儿童皮肤科手术操作都可以通过分散注意力在局麻下完成。
- 择期（预防性）的切除需要考虑美观和心理因素，同时还要评估婴幼儿全麻的风险。

引言

在对儿童实施皮肤科手术操作时，医生不仅要掌握专业的技能，还必须对患儿和家属充满同理心、态度温和，并鼓励他们。对成年人来说，穿刺活检通常是一种直接而简单的操作，但对儿童而言，仅仅是活检的想法就可能会引发焦虑。因此，通过清晰、坦诚的沟通，并运用符合患儿年龄特点的方法来耐心解释，从而赢得孩子的信任至关重要。对儿童心理发育的透彻理解使医生能够有效地运用分散注意力、幽默和麻醉的定制组合，确保每个患儿都有一个正面舒适的体验。

沟通

当与患儿及其家属讨论皮肤手术时，一定要考虑到儿童的年龄和所处的发育阶段。术前必须详细地给患儿及家属介绍手术过程。我们用简单的语句来鼓励年幼的孩子们，比如“我们会帮你捉掉身上的小虫子哦，你的爸爸妈妈会一直陪在你身边，并且整个过程其实就像睡了一觉，当你醒来的时候，可以吃一根冰棒，然后就回家啦”。而对于学龄前儿童和学龄期儿童，就需要提供稍微多一点的细节，告诉他们真相，但要注意避免使用任何可能令孩子害怕的词语（如“锋利的”“切”“打针”）。这个年龄段的孩子往往喜欢将魔幻思维融入沟通中，例如，在谈到全身麻醉时，可以把孩子比作睡美人（个体沟通，Annette Wagner）。高年级的学生和青少年可能想要知道一个更详细的手术过程，但仍应谨慎避免惊吓到他们的字眼。所有年龄段的患儿都应该有机会提出任何问题和表达任何担忧，这样可以减轻他们的恐惧。需要提醒父母的是，患儿的兄弟姐妹不应该参与这个过程，因为医院往往没有儿童看护。

麻醉和分散注意力的技巧

环钻和刮片活检大多可以在诊室局麻下进行。学龄期儿童的较大病灶通常也可以在局麻下切除；而敏感部位（面部、生殖器部位）的病灶则更适合全麻切除。对所有年龄的患儿来说，如果手术是在局部麻醉下进行的，一个宁静和安心的环境是最重要的。术前应用治疗巾盖住手术托盘，以便隐藏器械和包扎材料。在等待手术开始时看一部电影是帮助孩子和父母放松的好方法。即使是青少年也可以用电影来分散他们的注意力从而放松心情。

安装在推车上的 DVD 播放机和 DVD 库或流媒体设备，可供所有年龄的患儿选择，是非常有用的工具（图 171.1）。在操作过程中，播放器可以放置在术者对面、靠近孩子一侧的位置，而父母则应该被安排在孩子头部的另一侧。家长应该坐着（而不是站着），因为即使是有经验的家长偶尔也会在观看自己孩子的手术时感到眩晕。播放影片时可以调高音量，以掩盖手术过程中出现的噪声，如金属器械的叮当声，或外科医生和助手之间的交谈声。或者可以用父母的智能手机或平板电脑来播放娱乐视频、舒缓的音乐或简单的游戏。对于像疣的冷冻治疗这样简单快速的操作，父母或助手手中的泡泡或点亮的魔法棒都可能有助于分散孩子的注意力。

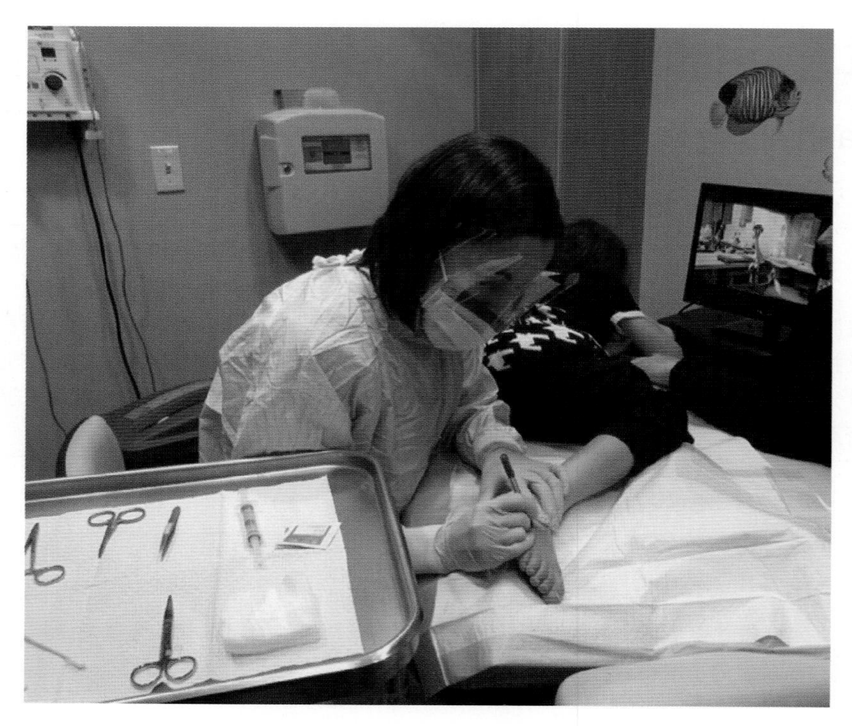

图 171.1　将 DVD 机和家长安置在患儿的头侧,远离手术部位

对于 2~12 岁的儿童,在术前 1~2h 外用一粒葡萄大小的利多卡因乳膏,如 4% 的 LMX® 霜,再使用如 Tegaderm® 的敷料封包进行皮肤表面麻醉,之后在使用 30 号的注射针穿刺时大多数儿童感觉不到疼痛。4% LMX 乳霜和 Tegaderm 敷料是一起在柜台上出售的成套产品,可以在网上或许多药店买到,无需处方。有的医生会让家长在手术前 1~2h 在家使用以利多卡因为基础的局部麻醉药膏,而另一些医生则会让助手在诊室使用。应该告知父母正确的用药量,以尽量减少利多卡因中毒的风险。医生可以倒数 3 下,然后插入针这样可以让孩子做好打针准备。在注射利多卡因的时候,再和孩子一起从 1 数到 10,帮助孩子知道刺痛的感觉会持续多久。利多卡因可以缓慢推注以减少麻醉注射时的刺痛感。

另外,可以准备一个装满小奖品和贴纸的宝物盒,在手术完成后让孩子选择小礼物,这有助于激发孩子的合作精神,并让整个过程以积极的方式结束。

固定

婴儿和刚开始学步的孩子可能需要在手术过程中固定,以保证儿童和手术小组的安全,并使手术尽可能快地完成。在开始治疗前,应跟家长沟通需要固定小朋友的原因。固定的动作应该由医生和他们的助手(而不是家长)来完成,这样家长才能集中精力安抚和分散孩子的注意力。如果很好地分散注意力,学龄前儿童和学龄期儿童通常可以配合完成手术,并且他们通常太大、太强壮而不能通过固定来完成手术。

儿童皮肤科手术适应证

寻常疣

寻常疣通常可以通过冷冻或药物进行治疗。对于保守治疗无效或影响外观部位的寻常疣,可以考虑用电灼去除。大多数儿童的寻常疣会在 5 年内自行消失,因此一般不建议手术切除[1]。最重要的是要告诉父母,任何疣的外科治疗都有留下瘢痕的风险,而疣自行消失或通过药物治疗通常不会留下瘢痕。

炎症性或感染性皮肤病

对于临床不能明确诊断的疾病,皮肤活检是非常好的工具。在大多数情况下,环钻活检就可以取得真皮和部分皮下组织。对于大疱性疾病的诊断,环钻活检也是至关重要的。

先天性色素痣

先天性色素痣的切除适应证包括:痣内出现快速生长的丘疹或结节、新的溃疡、出血、疼痛或其他明显的外观变化。这些变化可能预示着痣内黑色素瘤的出现,虽然在儿科人群中很少见,但也可能发生。先天性色素痣发生黑色素瘤的风险与其大小成比例,较大和巨大的先天性色素痣的恶变风险较高[2]。首选的方法是切除整个病变，但如果不能完全切除，则应切除相关区域和至少部分背景痣。这种情况下病理诊断比环钻活检更准确。

如果孩子自己意识到因影响美观的痣而被取笑，那么可以选择切除这些小-中等大小痣。有些父母也会在儿童早期选择切除先天性的痣，这样孩子就不会对手术有持久的记忆，并且也避免了后期因多毛、凸起而引起的社交心理问题。其他患儿家长会选择在孩子成年以后自行决定是否进行手术切除。大部分情况下，中小型的痣可以在诊室局麻下手术切除。发生在弹性较小区域（头皮、面部、小腿及手足）的病变在早期组织弹性最高时最容易切除。而巨大的先天性痣通常是由外科医生进行治疗，可能需要组织扩张器或者分次切除。

获得性色素痣

儿童时期大多数色素痣都是良性的，但如果有相关特征（包括快速生长、疼痛、出血、溃疡、形状或颜色改变），则应进行活检。活检方式取决于痣的大小和临床医生及患者的选择。大多数小的痣都可以通过削剥法（有时也称为碟形手术）完整去除，只要操作达到真皮深层并包括痣边缘1～2mm的正常皮肤即可。环钻工具可以用来祛除一些色素痣（尤其是那些有累及皮肤附属器的皮损），但为了尽量降低复发风险，需要选择一个足够大的环钻，切除包括痣周1～2mm正常皮肤的范围。更大的病变或怀疑黑色素瘤的病变通常更适合传统的梭形切除。

仅仅因为外观原因而切除面部获得性色素痣应谨慎，特别是当患者是学龄期儿童或未成年人时。虽然有些儿童不喜欢他们的面部色素痣，但这种观点经常随着年龄增长和逐渐成熟而改变。对于大多数年幼的孩子来说，很难完全理解切除痣后留下的不可避免的永久瘢痕。因此我们建议尽可能推迟到青春晚期或成年早期再对良性面部色素痣进行美容切除。

值得注意的是，由于许多Spitz痣有大量的真皮成分，我们建议切除活检，以便尽可能完全切除病变。一些皮肤科医生认为，在切除良性Spitz痣后，即使边缘显示阳性，仍可以进行临床观察而不必再次手术，但通常建议任何具有非典型组织病理学特征的Spitz痣都需要完全切除，并确定切缘阴性[3]。初次手术切除应最大限度地降低阳性边缘的可能性，从而避免儿童接受两次手术的可能性。

皮脂腺痣

皮脂腺痣，尤其是发生在面部或头皮可见部位的皮脂腺痣，可能会引起心理上的困扰，可以考虑切除。尤其自青春期开始，由于激素对皮脂腺的刺激，许多皮脂腺痣会变得更凸起，呈疣状增生。在青春期初始阶段虽然发生各种类型肿瘤的概率很低，但仍有潜在的风险，如果皮脂腺痣内出现的新结节都需要切除。皮脂腺痣通常在青春期后会继发基底细胞癌[4]，所以一些家庭选择在婴儿期或儿童期预防性地切除这种胎记。临床医生应该注意的是，从统计学角度来说，皮脂腺痣内的新结节更有可能是良性附属器肿瘤，但由于在临床上几乎无法与基底细胞癌区分，因此必须进行活检。近1/4未经治疗的皮脂腺痣患者皮损在成年后会继发附属器肿瘤[4]。

目前对于皮脂腺痣的最佳手术时机仍有争议。出生时宽于1.5cm的头皮皮脂腺痣，如果在1岁以后手术，则需要分次切除（通讯作者，Annette Wagner），但如果在6～12月龄进行手术，由于头皮弹性更好，可以一次性完整切除。在儿童后期或青春期，只要临床医生有外科辅助设备能处理头皮手术常见的出血，小的皮脂腺痣可以在局部麻醉下切除。需要注意的是必须告知父母，手术后瘢痕性秃发是不可避免的，并且随着孩子的成长，瘢痕可能随着头皮的扩张而变大。

毛母质瘤（钙化上皮瘤）

毛母质瘤不会自行消退，所以往往只能选择手术切除。只要毛母质瘤存在，这种类型的囊肿就会继续生长，并且随着时间的推移，可能会感染或破裂。因此大多数儿童皮肤科医生建议，在确诊毛母质瘤后尽快切除，以让瘢痕最小化，尤其是发生在面部的毛母质瘤。而对于发生在躯干和四肢的毛母质瘤，如果大小稳定，只需告知父母囊肿有破裂和增大的风险，就可以选择临床观察。

化脓性肉芽肿（分叶状毛细血管瘤）

典型的化脓性肉芽肿生长迅速，并经常出血，使患儿及家属感到烦恼和痛苦。大部分化脓性肉芽肿可以在诊室剪除或刮除，或者用环钻切除然后电凝止血。如果由于体积大或位置原因需要环钻或切除活检，则必须事先处理可能的细菌感染或定植。

婴儿血管瘤

普萘洛尔治疗对增殖期婴儿血管瘤非常有效[5]，临床有效率高达98%[6]。因此，在婴儿时期，这些胎记很少需要手术切除。累及深层的婴儿血管瘤如未经治疗（或在婴儿期后期或学步时才开始治疗）则可能会发生纤维化甚至留下瘢痕影响美观。

考虑手术切除婴儿血管瘤时，应该等到血管瘤完全萎缩后切除，这样能让瘢痕最小化。虽然传统的经验是约 50% 的血管瘤在 5 岁时达到稳定[7]，但新的分析表明大多数婴儿血管瘤在 3.5 岁后外观即不再有明显改善[8]。因此，如果血管瘤消退后留下了巨大的、外生的、明显影响美观的纤维化组织或瘢痕，从社会心理学的观点来看，最好在学龄期前切除。

表皮痣

暴露部位的表皮痣可能会引起美观问题，因此对于小的损害，可以选择手术切除。如果表皮痣是一个完整的小斑块，可以选择梭形切除。而对于沿 Blaschko 线排列的小丘疹组成的表皮痣，单个小丘疹可以在局麻下剪除，并且在此基础上电凝处理剪除后的基底可降低复发率。

择期（预防性）手术的时机

对于可择期的手术，应该告知父母，患儿手术时的年龄越小，伤口愈合和瘢痕的外观越好。另一方面，全身麻醉的潜在风险也必须考虑。医生应该意识到，尽管全身麻醉即使在婴儿时期也是非常安全的，特别是在儿科麻醉医生完成操作的情况下[9-11]，但一些研究表明，在 3~4 岁前实施全麻，尤其是在长时间或重复麻醉的情况下，可能增加后续的神经发育延迟的风险[12-13]。然而，需注意的是，关于这个问题的研究都是回顾性的，因此难以建立因果关系，并且许多研究都存在样本量小、低效能和对照组匹配不佳的缺陷[14]。另外，还有学者指出，因没有麻醉和镇痛而导致的痛苦性刺激亦会对幼儿产生有害的压力反应，这种反应本身也会对发育中的大脑产生有害影响[15]。大多数由儿童皮肤科医生进行的手术都是一期完成，或者最多分两期完成，所以风险是非常低的。关于这个问题的深入讨论超出了本章的范围，但是医生应当谨慎回顾当前的文献以便为家长可能提出的任何问题做好解释工作。

包扎

大多数面部、躯干和肢体的包扎，可在纱布上覆盖透明的 Tegaderm 膜，或使用皮肤胶水、减张胶带（Steri-Strips）和纱布的组合，以便家长能观察是否有出血、渗出或红肿的表现（图 171.2）。对于面部的小切口，有时只使用无菌的减张胶带或凡士林油纱（Vaseline®）。建议在头皮肿物切除术后使用加压敷料（图 171.3）。

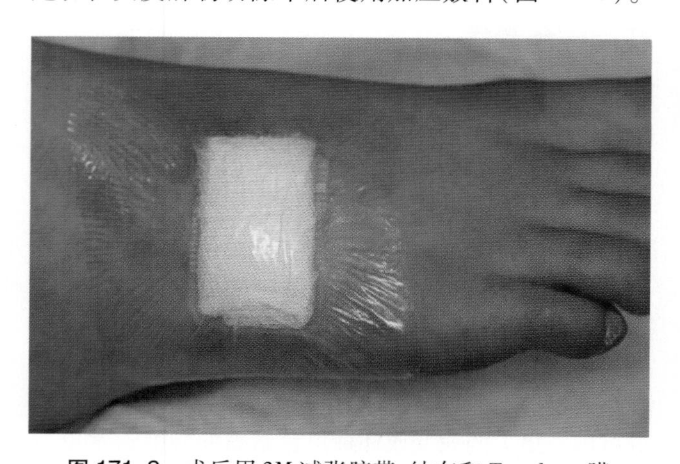

图 171.2 术后用 3M 减张胶带、纱布和 Tegaderm 膜包扎

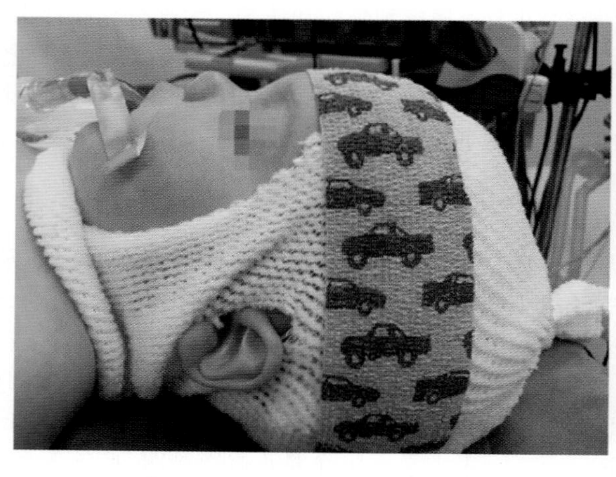

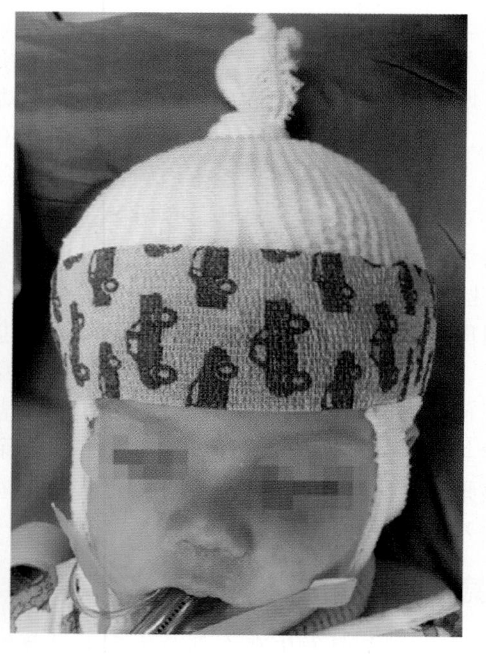

图 171.3 头皮加压包扎，包括凡士林、不粘垫、绷带、头套和 Coban®弹力绷带

手术当天应告知家长,术后敷料必须保持完全干燥,直到医生在 1~2 周后将其去掉,因此在此期间应避免淋浴或泡澡。唯一的例外是头皮部位的手术,通常在手术后 48~72h 后去掉敷料。头皮上的伤口可以每天清洗一次,然后涂抹凡士林油或抗生素软膏。

治疗过程

冷冻治疗

冷冻治疗是利用液氮冷冻并破坏组织。这种方法对皮肤科的许多疾病都有效,例如疣的治疗(包括寻常疣和扁平疣)。一些医生用冷冻治疗传染性软疣和皮赘。大龄儿童能很好地耐受冷冻治疗,3~4 岁的幼儿有时也能配合治疗。由于没有随后的组织学评估,因此对诊断有疑问的病变不能使用冷冻治疗。

冷冻技术可采取多种工具:棉头敷料器、镊子和喷剂。对于幼儿来说,通常使用棉签是最不具威胁的,而且也最有可能让他们忍受多次治疗。尽管棉签没有喷枪那么可怕,但一些小孩仍然害怕从液氮中冒出的"烟"。因此在开始治疗前,允许他们吹烟或把手举到装液氮的杯子上方感受一下能缓解孩子们的恐惧。首先通过拉动棉花来"弄松"棉签,让液氮能够浸透棉签尖部。然后将棉签浸入杯中,根据病灶的大小,接触 5~15s。然后棉签离开病灶[16],等病变解冻,再重复操作。为了彻底治疗皮损,通常每次治疗都需要反复操作,并且治疗数次(间隔 2~4 周)[17]。

使用精细的镊子进行冷冻操作特别适用于带蒂的丘疹,尤其是面部的皮损。将带齿或不带齿的精细钳如 Castro-Viejo 或 Fine Adson 钳在一杯液氮中浸泡 10s,然后用冷钳捏住丘疹的基底。根据组织反应的不同重复操作,通常为 3~15 次(间隔 2~4 周)。

喷雾冷冻疗法可以使用大量的液氮,因此是最有效的技术之一,并可用于年龄较大的儿童和青少年。在治疗前演示冷喷雾可以减轻患儿的恐惧。使用短脉冲式治疗直到病变和周围 1~2mm 的正常皮肤变白。然后等待皮损融化,再重复这个过程。通常要连续治疗 3 次。术前应告知父母和患儿,疣或其他病变在 1~2 天内可能会有一点压痛,在冷冻治疗的部位可能会出现"血疱"或黑色血肿,尤其是疣的治疗。这是正常的术后反应,最终都能愈合。一些疣可以通过一次冷冻治疗解决,但大多数需要多次治疗。父母和医生们可能因此失去信心,这就是为什么冷冻治疗需要耐心并应联合其他的手段使用。

活检(框图 171.1)

皮肤活检在需要明确诊断时非常有用,因为可以取得组织病理,也可以将组织送培养(细菌、病毒、真菌)。在某些情况下(当病灶<6mm),整个皮肤病灶可以完整切除来用于诊断和治疗。在其他临床情况下(炎症或自身免疫性疾病),活检的首要目标是获取组织以进行诊断。病变累及的深度或病变的发展过程决定了皮肤标本需要的深度。通常,环钻活检是一个不错的选择,环钻活检通常可以取得表皮和真皮,在身体某些部位亦可获得浅层脂肪。需要特别注意待活检部位的解剖结构特点,即使是最小的活检,如果在不恰当的位置进行,也会造成严重的问题,例如在头皮未闭合的囟门上活检(有脑膜破裂的风险)或在鼻子中央(在可能患鼻胶质瘤的情况下)。中线部位的先天性病变的活检都需要考虑潜在的闭合不全。

框图 171.1　皮肤环钻活检

1. 选择部位。在选择部位时应考虑到皮损部位、孩子的活动性、术后瘢痕的隐匿性。在没有神经外科医生指导的情况下,避免在新生儿或婴儿囟门部位进行活检,有破坏脑膜的风险。如果孩子很难控制,则不应在手背或足背进行活检,以免损伤肌腱
2. 对孩子进行稳固的制动
3. 局部浸润麻醉
4. 将环钻牢牢地旋入皮肤。要注意深度,取样必须足够深,但不要太深。很少在儿童使用到环钻的全部深度
5. 用镊子轻轻地取下标本的底部,用锋利的眼科剪刀剪断底部粘连
6. 将标本放在甲醛中固定以备组织学检查,如果需要进行培养或直接免疫荧光则应放在装有生理盐水浸湿的纱布上再放入尿杯中。如果分离标本需同时进行组织学检查和培养,则应先准备培养标本,以避免标本沾染甲醛
7. 缝合止血。通常使用 5-0 不可吸收缝线,4-0 可用于较大的儿童
8. 局部涂抹凡士林或抗生素软膏
9. 包扎

如果怀疑病变累及脂肪层,可采用"双孔环钻法"活检,即首先获得一个样本,然后通过相同的切口获得第二个更深的样本[18]。通常先用较大尺寸的环钻穿孔,然后再用较小尺寸的环钻穿过缺损区,这样环钻就不会卡在初始缺损区的表皮边缘上。例如先用 6mm 的环钻,再用 4mm 的环钻得到第二个标本。标本可以放在单独的甲醛瓶中。这种方法只适用于有大量皮下脂肪的身体部位,如腹部、背部或腿和手臂的外侧。手足背侧和踝关节没有足够的皮下组织,这种活检方法

可能损伤神经、血管或肌腱,因此不建议使用。

如果皮肤病变表现为多种形态,则可能需要对每一种形态的病变进行活检。如果需要对活检组织进行培养,那么要注意组织和器材都不能接触甲醛,因为它会导致所有有机体失活,使培养失败。因此,如果标本需同时进行组织学检查和培养,建议先获取培养标本,以避免无意中污染。标本应放在用无菌生理盐水浸泡过的无菌纱布上并置于无菌容器内。

活检后的伤口通常通过缝合来止血。对于新生儿或幼儿,通常使用5-0不可吸收缝线,如尼龙或聚丙烯缝线。一些医院会用快速吸收铬肠线或聚卡普隆缝线来缝合儿童伤口,这样无需拆除缝线。对于学龄期儿童和青少年来说,最好使用4-0不可吸收缝线,以确保伤口能很好地愈合。有些医院则会使用明胶海绵。但是,1~2针缝合的时间通常可以忽略不计,并可能使瘢痕更小更美观。

削除活检可以应用于不太深的病变,只能取得表皮和浅层真皮组织。削除活检产生的瘢痕比全层环钻活检瘢痕恢复更好。但削除活检也存在一些缺陷,包括瘢痕更宽,以及需要重新切除初始病变时瘢痕会变长。与环钻活检相比,头皮的削除活检更容易导致肉芽组织增生。

剪断切除术

对于小的带蒂丘疹,如化脓性肉芽肿、皮赘或表皮痣,剪断切除术非常有效。由此产生的瘢痕比病变本身要小得多。通常在局麻药物中加入肾上腺素,局麻完成后应等待至少10min,以使血管充分收缩,这样比麻醉注射后立即操作止血要快得多。然后作者(JB)用细钳夹住丘疹,使用超弯剪剪断丘疹基部。其他剪刀如虹膜剪刀也可以使用。在包扎之前通常需要用电灼或氯化铝止血。作者(JAM)在剪断前用浸过氯化铝的棉签处理皮赘,这样可以完全防止出血。

梭形切除

梭形切除是目前最常用的皮损切除方法。在进行这项操作之前需要实施局部麻醉(即使患者在全身麻醉状态下,局部麻醉也可使血管收缩,并确保患者醒来时不会感到任何不适)。术前根据诊断结果,测量病变大小并确定需要扩切的正常皮肤的范围。例如,普通色素痣边缘通常需要扩切2mm,而基底细胞癌或可能有其他诊断的痣边缘则通常需要扩切4mm。然后用记号笔在皮肤上画出一个沿着皮纹的梭形。一般椭圆切口的设计长宽比是3:1;然而,由于儿童皮肤弹性较大,这一比例通常只需达到2:1~2.5:1,这样术后瘢痕更小。此外,梭形尖端的角度传统上是30°,但更锐角通常会得到更好的结果[19-20]。一些医生喜欢在标记之前消毒,而另一些医生喜欢在标记之后消毒。商业上可获得许可的消毒产品包括氯己定、聚维酮碘和异戊醇的一些组合,它们可以减少皮肤上的细菌。对于梭形切除是否需要在无菌的条件下进行,目前还存在一些争议[21-22]。

我们通常使用15或15c的刀片,切开皮肤至皮下脂肪层,在此过程中要注意解剖学特点,并考虑到表皮和真皮的厚度。婴幼儿表真皮两层皮肤非常薄。而头皮切口应该一直深达帽状腱膜层,在这个层面操作可以减少出血。然后用组织剪或手术刀将设计的梭形切除,确保操作保持在相同的深度。标本应放在一个贴好标签的甲醛容器中,送病理检查。

操作时应注意,用细钳或皮肤钩外翻真皮,避免在表皮上留下夹痕或造成永久性瘢痕。接下来对组织进行离断。这个过程中我们仅使用组织剪,首先将它放入皮下脂肪中,然后用剪刀分离组织,再将它们平行放置,钝性分离组织。以上分离操作可减少出血。当组织完整切除后,应进行细致的电凝止血。通常由助手拿着两个皮肤挂钩,提起组织的边缘,观察是否有活动性出血,然后电凝止血。本文作者(JB)更喜欢使用针式电刀止血,针式电刀止血非常精准并且能减少邻近组织的损伤。

止血满意后,深部使用可吸收缝线缝合皮下。在大多数情况下,深部只需要缝合一层,但在张力高的地方有时需要缝合两层,包括头皮,在头皮缝合帽状腱膜层可以帮助拉拢缺损。梭形切口的关闭有多种方法:中间定位,再从中间缝向两端;或设置尖端,然后从一端缝合到另一端。通过先设置尖端,通常不需要切除猫耳,即使有猫耳,这种方法可以通过调整将猫耳缝向伤口中心。

对于躯干和四肢伤口,皮内缝合能避免"蜈蚣脚"瘢痕的产生。对于面部来说,使用简单的间断缝合能实现更精确的表皮对合。通常,缝合采用尼龙或聚丙烯等不可吸收缝线,缝线的型号取决于伤口的位置。也有一些医生使用可吸收缝线,如聚卡普隆25,这样就不需要拆线,也不需要使用第二个缝合包。头皮则经常使用连续缝合。对于面部和耳朵,通常首选间断缝合,因为这样可以更精确地对合切口边缘。对于完全圆形的病变,如血管瘤的残余纤维瘢痕组织,切除病变,荷包缝合,关闭创面,可以形成比梭形切除圆形病变小得多的瘢痕,最初的瘢痕可能会出现皱褶,但随着时间的推移,都会恢复平整。如果需要的话,可以在以后做一个小的改型来消除瘢痕。对松弛皮肤张力线方向不清楚的情况下,首先切除病灶,然后评估组织的张力方向,再确定闭合的方向。

甲活检

为明确诊断可对甲母质或甲床进行环钻活检，进行组织病理学检查。在儿童皮肤科，这一技术经常用于纵行黑甲的诊断。无论有没有去除甲板都可以进行这一操作。对于大多数黑素细胞性指甲病变，甲母质活检是明确诊断的首选手段，它只需要切除部分甲板。有时最好同时送检甲板组织进行组织病理学评估，在这种情况下可直接通过甲板进行环钻活检以获得甲床或甲母质。如果甲板完整或部分切除，就必须对相关区域进行充分的观察。

为了充分暴露甲母质，通常需要做双侧甲皱襞和近端甲皱襞交界处的放射状切口。这些切口沿对角线从近侧甲皱襞外侧延伸(图 171.4)。然后用 15 号刀片的手术刀或虹膜剪分离近端甲皱襞，然后使用皮肤钩拉开近端甲襞并显示甲母质。如果需要对基质或甲床进行活检建议使用 3mm 穿孔环钻。这个小的缺损通常不需要关闭，特别是当位置为远端的时候。如果做了放射状切口，术后应将皮瓣恢复到原来的解剖位置，使用 5-0 聚丙烯或 5-0 快速吸收 910 聚乳酸线将切口缝合。通常采用可吸收缝线，这样患者就不需要拆线。较大的环钻有可能有引起永久性甲缺损的风险，特别是在从近端甲床取材而没有仔细辨别甲床边缘的时候。如果病变>3mm，就应该使用其他的活检技术。

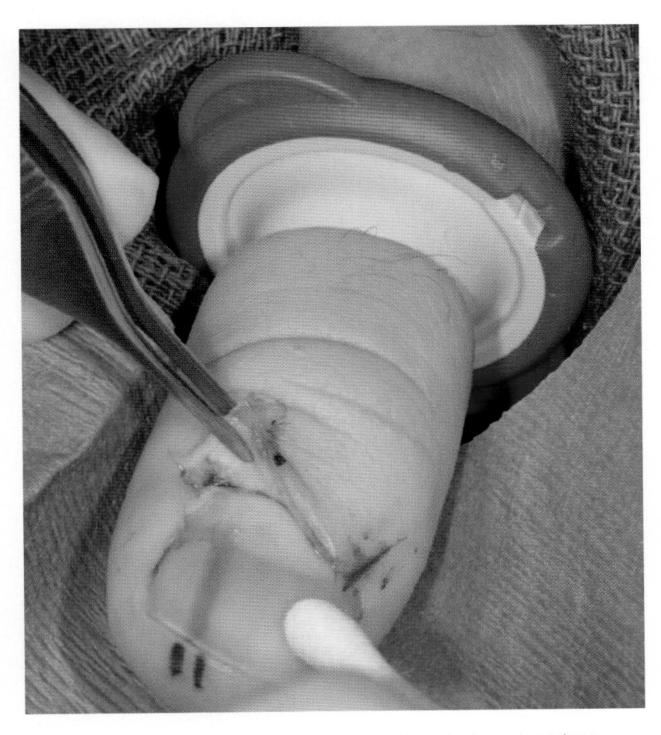

图 171.4 甲母质活检时，用 T 形环止血。在近侧和外侧甲皱襞的交界处做切口暴露甲母质

甲母质削除术

对于>3mm 的损伤，甲母质削除术通常是一个好的选择，使用 Haneke 报道的甲母质削除术可以非常表浅地切除甲母质[23]。首先使用前文提到的技术暴露甲母质。使用有涂层的 15 号手术刀在甲母质上刻划，然后使用手术刀在拟切取的标本基底以平行的方式切割，同时配合使用棉签尖端轻柔地施加压力。然后，将标本放置在指甲图上或墨水标记上，然后放置在病理盒中，以保证后期能辨别皮损的方向。甲母质削除术部位不需要缝合。削除的皮损非常表浅，通常不会导致指甲的破坏，特别是当其位于远端甲母质时。

手术并发症

术中并发症

出血

术中出血使手术视野不清，手术时间延长。利多卡因联合肾上腺素可减少术中出血。另外详细的解剖学知识也是至关重要的。在某些解剖部位，如嘴唇、手背、脚背和胫部，应注意识别(如果可能应避免)大血管，避免无意中切断这些动脉。在关闭创面前应仔细止血，以减少血肿形成。小血管可使用电刀止血，而大血管(特别是头皮上的大血管)可能需要结扎；或者可在出血血管周围使用 8 字缝合止血。

神经损伤

应该告知父母在手术过程中可能会损伤深部的结构。虽然在手术中感觉神经不可避免地会被切断，但很少有儿童在手术后会有明显的感觉异常。而运动神经的损伤更值得关注。为了将这种风险降到最低，外科医生必须对关键解剖结构的位置有详细的了解，特别是在高风险区域。运动神经损伤最可能发生在某些明确定义的“危险区域”，包括[24]：

- 颧弓和太阳穴(面神经的颞支)。
- 下颌骨中段，面动脉附近(面神经的下颌分支)。
- 颈后三角的 Erb 点(脊髓副神经)。

术后并发症

可以通过使用无菌敷料覆盖创面直至拆线来降低术后伤口感染的风险。这样就避免了在愈合的前一两周内孩子触摸手术切口。例外的是头皮手术切口，应在术后 48~72h 拆除压力敷料，每天清洗切口，涂抹凡士林或抗生素软膏。术后出血最常发生在头皮上，在术后 48h 内使用无菌敷料加压包扎可减少头皮的术后出血。

手术切除过程中细致止血可以减少术后血肿形成的风险。小的血肿可被吸收，而那些大如高尔夫球的血肿不太可能自行吸收，应该通过手术清除。

对于幼儿来说，伤口裂开特别值得关注，因为对他们来说，术后 4 周的活动限制往往是困难的（框图 171.2）。在冬季进行择期手术可以使大多数家庭更容易遵循术后的护理原则。

我们建议所有患者回医院拆线，以便评估伤口是否有感染。

框图 171.2 术后制动

- 手术完成后，应指导患者回家安静休息
- 手术后 1~2 天内不上学
- 2~4 周内不进行体育活动
- 2~4 周内不在朋友家过夜
- 在拆线或减张胶带取下之前不要洗澡

令人不满意的瘢痕

躯干和四肢的切口采用皮内缝合，可以尽量减少瘢痕。在面部，间断缝合应在术后 5~7 天拆线，超过这个时间会增加瘢痕遗留的可能性。

如果发生瘢痕增生，可用硅酮凝胶贴片、局部外用类固醇或皮损内注射类固醇治疗。如果保守治疗失败，可以考虑进行手术修复。

接触性皮炎

引起术后接触性皮炎的最常见原因是敷料引起的刺激性皮炎。少数情况下，真正的过敏性接触性皮炎可能发生在使用氯己定、Mastisol®、安息香酊剂、聚维酮碘后。过敏性接触性皮炎要注意与术后感染鉴别。

总结

经过系统的外科训练和知识掌握，通过耐心的良好沟通，皮肤手术治疗可以安全地在婴儿、儿童和青少年中实施。在手术前和手术过程中，细致的、富有同理心的沟通不仅会极大地改善患者的体验，而且对手术结果也至关重要。掌握手术指征、分散注意力和麻醉也是手术成功的关键。当所有这些环节都到位时，就可以获得满意的结果。

（张雪 译，尉莉 韩晓锋 邓丹 校）

参考文献

见章末二维码

第 172 章 激光治疗

Samira Batul Syed, Maria Gnarra, Sean Lanigan

摘要

脉冲染料激光给脉管性疾病的治疗带来了革新。最近，一种结合了脉冲染料激光和 Nd:YAG 激光的复合激光，已被证明对顽固的葡萄酒色斑和其他疾病有效。激光除可治疗葡萄酒色斑之外，在治疗一些儿童色素性疾病中也有重要作用。比如一些先天性的色素性疾病：咖啡牛奶斑、伊藤痣和一些蓝色损害。

激光治疗是基于选择性光热作用原理破坏或损害皮肤内的靶基：血红蛋白、黑色素或组织中的水。激光在治疗血管性病变、色素性病变和脱毛方面是有效的。激光也可通过汽化去除疣状病变，比如血管纤维瘤和表皮痣。

要点

- 脉冲染料激光是葡萄酒色斑的首选治疗。
- β 受体阻滞剂是治疗复杂性婴儿血管瘤的一线药物；但在某些情况下，激光可用于治疗婴儿血管瘤，特别是针对其退行性毛细血管扩张。
- 许多关于高能短脉冲（纳秒）调 Q 激光的研究显示，激光治疗对多种皮肤色素性病变的疗效良好。
- 黑素细胞痣对激光有不可预测的反应，风险为遗留瘢痕和复发。
- 即使在色素沉着的皮肤上，也可用激光长期脱毛。

激光治疗脉管性疾病

引言

大奥德蒙街医院（Great Ormond Street Hospital, GOSH）在 1994 年建立了一个儿童激光治疗中心。在这个激光治疗中心，每年约被转诊 600 名新患者，迄今为止已进行了 25 000 例激光治疗。5 岁以下的儿童在全身麻醉下进行治疗，年龄较大的儿童则根据血管病变的部位和类型在局部麻醉下接受治疗。所有患者在接受进一步治疗前，都要进行激光治疗前和治疗后的检查，无论是门诊随诊还是电话/电子邮件咨询，应让家属有机会将照片发给医生进行评估，并与治疗前的照片进行比较。

所有血管性胎记的激光治疗最好在早期进行，即使不是全部，大部分治疗也可在学龄前完成。也许不能总做到这一点，但可以尽可能减少孩子潜在的心理问题。而且还有一个比较明显的优势，即年幼的儿童往往对治疗过程依从性更好[1-2]。

激光通过选择性光热作用原理来治疗血管性病变[3-4]。不同波长的激光穿透皮肤，被靶基优先吸收，例如，扩张的浅表血管内红细胞的氧合血红蛋白或褐色病变内的黑色素。不同的血管脉冲染料激光（pulsed-dye lasers, PDL）具有不同的参数：包括波长、能量密度和脉宽（表 172.1）。激光光斑的大小（直径）与治疗也有重要的关系——较新的激光仪器有更大的光斑（10~15mm），能够覆盖更大的皮肤区域[5-6]。为了防止由于增加的热辐射和热传导对周围皮肤造成的任何

表 172.1 治疗血管病变的激光参数

	SPTL 1b	Scleroplus 1d	V-beam	Perfecta V beam	Cynergy		
					PDL	Nd:YAG	MultiPlex
WL(nm)	585	585~600	595	595	595	1064	595/1064
PW(msec)	0.45	1.5	0.45~40	0.45~40	0.5~40	0.5~300	0.5~40/0.5~300
能量密度(J/cm²)	3~10	3~15(HP)	3~15(30)	3~20(40)	4~20	15~450	44~20/15~450
4Probes(mm²)	2,3,5,7	5,7,10,7×2	5,7,10,10×3	5,7,10,12,10×3	5,7,10,12	3,5,7,10,12,15	7,10
DCD	+/-	+	+	+	CRYO6 空气冷凝系统		

注：DCD，动态冷却装置；HP，高功率；PDL，脉冲染料激光；PW，脉冲宽度；WL，波长。

第三十八篇

损伤，激光还有一个附加的冷却装置，其中一些提供靶向冷凝剂喷雾，在激光脉冲发射之前的顷刻之间冷却皮肤的最外层部分；其他也有在激光脉冲发射期间或发射后使用对流空气冷却治疗部位。在某些情况下，在激光治疗前，使用冷却凝胶在治疗部位薄涂一层以冷却皮肤。

麻醉注意事项

根据需治疗的部位、面积、患者的年龄、患者理解和承受治疗的能力来决定选择全身麻醉或局部麻醉。一般来说，较年幼患儿的面部皮损治疗需全身麻醉。年龄较大的儿童、肢体部位的较小病灶可能适合局部麻醉治疗。局部麻醉药 EMLA®（局部麻醉的共晶混合物：2.5%利多卡因和 2.5%奥美卡因的混合水包油乳剂）可引起血管收缩，Ametop®（3%奥美卡因凝胶）可引起血管扩张，因此是血管性病变（尤其是葡萄酒色斑）治疗的首选[7-8]。

初始皮肤激光测试

皮肤分为 6 型，不同皮肤类型对激光的反应不同，因此进行初始皮肤激光测试很重要。一般选择胎记旁边或者前臂屈侧的正常皮肤。治疗前 45min，在正常皮肤或血管病变上的一小块区域进行局部麻醉。在正常皮肤区域发射 2~3 个低能量脉冲，要关注出现的任何皮肤反应，特别是紫癜（图 172.1）。记录最先产生紫癜反应的能量，并乘以 2，即得出血管病变试验性治疗所需的指导能量。然后对血管病变上选定的小区域进行治疗（图 172.2）。

各个治疗中心的方案不同，因此皮肤激光测试的时间也有所不同，有些中心在 1 岁之后（特别是 GOSH），有些或在 2 岁或 3 岁之后。治疗后 2~3 个月对孩子进行复查。在就诊过程中，医生将评估测试区域，并与家长充分讨论激光治疗的可能获益、风险和局限性，并计划首次和后续治疗的时间。

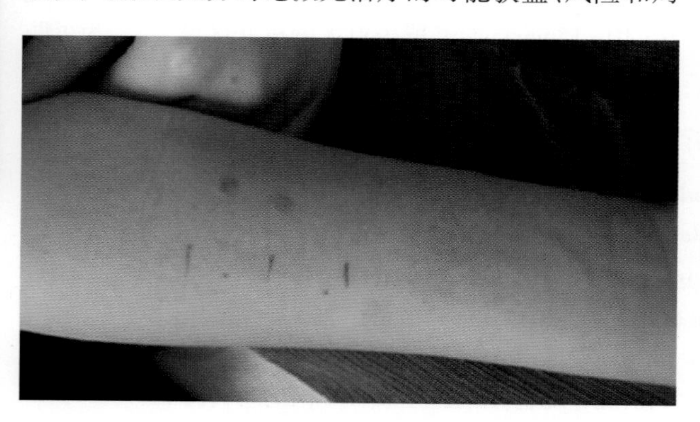

图 172.1 3 种激光脉冲照射正常皮肤，强度分别为 3J/cm²、3.25J/cm² 和 3.5J/cm²，在 3.25J/cm² 和 3.5J/cm² 剂量照射部位，几秒内发现有紫癜反应

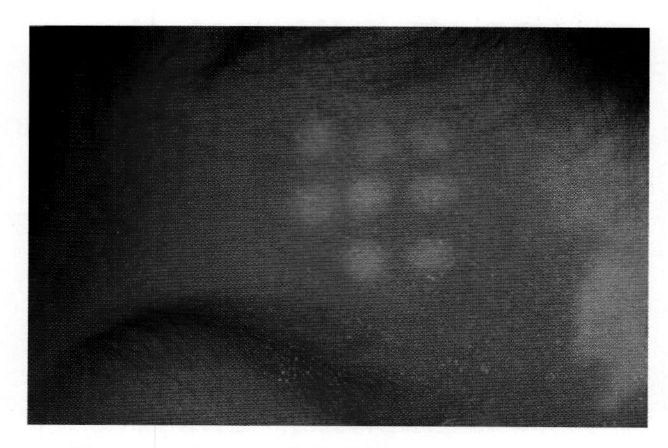

图 172.2 激光试验治疗：外用局部麻醉药后对一小片测试区域进行治疗。这个男孩对能量范围的较低的 8 个激光脉冲点反应良好。此照片拍摄于试验治疗 8 周后

虽然在治疗前事先对一小块正常皮肤进行治疗以确定初始治疗能量是一种很好的做法，但年龄较大儿童的微小的病变（总共需要 10 个光斑）不需要初始激光测试，可以在局部麻醉下直接进行治疗。

激光治疗

在对激光测试区域进行评估之后，如果家长决定继续治疗，应向家长常规宣教，尤其治疗前后的护理（见第 177 章），若孩子需要反复接受激光治疗，家长须作出相应承诺。对于接受全身麻醉治疗的患儿，必须进行术前评估。治疗间隔为 4~6 个月，每次治疗前应在门诊对患儿进行复查，以便有机会和家长讨论效果和可能出现的任何问题。

眶周病变的治疗

任何涉及眶周皮肤的病变都需要在激光治疗前让患者戴上保护眼罩，通常在全身麻醉的情况下进行。在青少年和成人中，可以先使用麻醉滴眼液进行局部麻醉，然后佩戴保护眼罩。

不良反应

脉冲染料激光是一种治疗皮肤血管病变安全有效的方法。不良反应通常极少，包括治疗后局部肿胀、炎症后色素沉着或色素脱失、激光后即刻紫癜（5~10 天内消退）、偶发水疱和结痂、很少出现瘢痕。有些激光在较低的能量密度下不会产生太多损伤，需要术后护理。

婴幼儿全身麻醉的风险

全身麻醉对于婴幼儿神经认知发育有潜在风险已经引起了人们的关注，但研究表明：单次、相对短时间的全身麻醉是安全的。然而，在获得更多的长期证据之前，在全身麻醉下治疗应谨慎[9-10]。

毛细血管畸形(葡萄酒色斑)

葡萄酒色斑是一种进展性原发毛细血管畸形,病理表现为真皮浅层毛细血管扩张,临床表现为永久性皮肤红斑[11]。葡萄酒色斑(port wine stains,PWS)在新生儿中发病率为3/1 000[12-13],通常是先天性综合征的表现之一,如Sturge-Weber综合征、Klippel-Trenaunay综合征和肢体过度生长综合征。

PDL彻底改变了PWS的治疗方法。疗效良好的有利因素包括低龄、粉红色/红色葡萄酒色斑(与深紫色相比)和某些特定解剖部位[14]。面部外侧区、前额和颈部的PWS疗效优于面部正中PWS。根据作者的经验,面部PWS中疗效最差的部位是面颊中央。已发表的文献表明,下肢PWS对PDL治疗的反应最小[15]。由于PWS的性质,治疗后可能会复发。

激光治疗的选择时间取决于患者就诊于专业医生时的年龄。

最近的一项调查显示,英国各地关于儿童PWS的PDL治疗时机的共识和临床实践存在差异[16]。激光治疗在任何年龄均有效,但早期治疗有很多好处,包括清除率更高、减少青春期出现丘疹的风险以及减轻PWS引起的组织肥厚。因此,GOSH的胎记中心建议早期转诊进行评估。这一点也非常重要,因为如果出现以下问题必须尽早识别:如Sturge-Weber综合征、青光眼、过度生长或任何其他相关问题。早期转诊的另一个优点是能够识别相关的并发症,并建立多学科团队的管理。

GOSH每年接受超过600例转诊的激光治疗病例。其中绝大多数是PWS患儿。激光治疗的效果通过结合使用标准摄影、色彩图表和皮肤分光光度法来评估,目前作者使用了皮肤镜(主观上)和siascopy(客观上)。与相邻的未受累部位皮肤相比,70%接受SPTL1b PDL(585nm;0.45ms)治疗的患儿,皮肤颜色总体平均改善70%,其中43%患儿改善超过90%,有些甚至接近完全清除(图172.3)。患者在2年的时间里接受了1~6次治疗。大多数患者停止治疗2~4年,然后重新评估,判断是否有PWS复发。根据作者的经验,在2年的随访中,仅10%的儿童有复发的迹象[17]。

目前,作者通常的做法是使用Perfecta V beam激光器(595nm;1.5~40ms)。事实证明,这远远优于其前代机器,给复发性PWS和反应较差的PWS带来20%~40%的进一步改善。作者的结果表明,染料激光脉宽在1.5~6ms可产生最佳效果[18]。在增加表皮冷却后,患儿能承受更高的激光能量。

PDL与药物治疗的结合

最近人们感兴趣的是PDL联合外用0.5%西罗莫司软膏成功应用于PWS的治疗,无论是单独的PWS还是Sturge-Weber综合征一部分的PWS[19-20]。另一项最近的研究报告显示,PDL联合使用浓度为0.1%西罗莫司的软膏与单独使用PDL治疗的疗效没有区别[21]。

婴儿血管瘤

婴儿血管瘤(infantile haemangiomas,IH)是一种常见的良性血管性肿瘤,每10名儿童中就有1名患有此病,其特征是在生后10年内自发临床退化。绝大多数IH不需要治疗。大多数血管瘤在出生时并不明显,但在出生后的最初几周内出现,然后在3~6个月内增大。复杂IH的一线治疗为非选择性β受体阻滞剂,如盐酸普萘洛尔(口服)[22]或噻吗洛尔(外用),以及偶尔加用糖皮质激素。作为一线治疗,β受体阻滞剂比激光治疗更有效[23]。然而,在某些情况下,仍需要进行激光治疗,尤其是消退后的毛细血管扩张。PDL的疗效通常

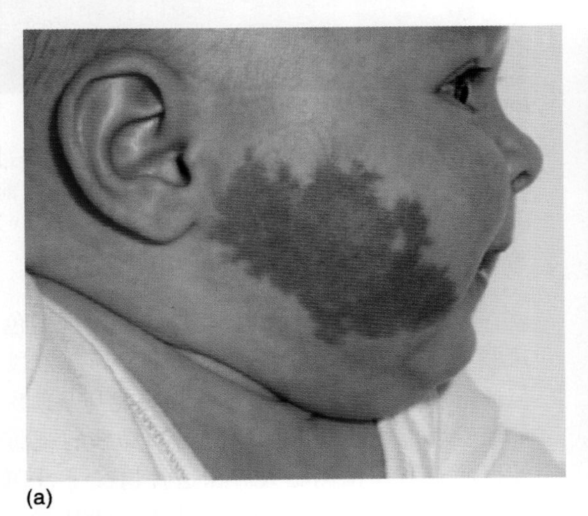
(a)

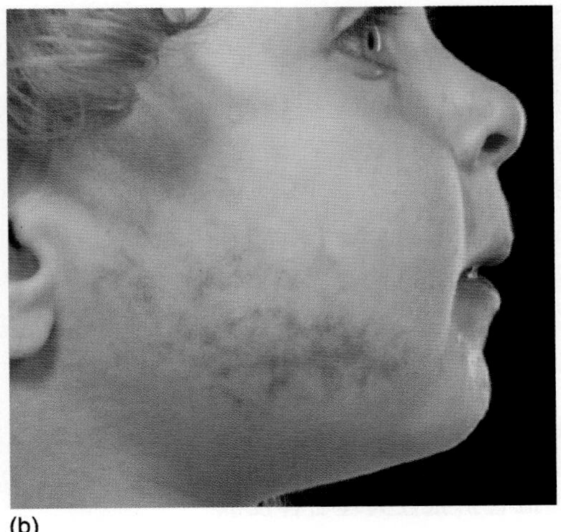
(b)

图172.3 葡萄酒色斑在激光治疗前(a)和治疗后(b)

非常好,任何年龄患儿都可以治疗,但最理想的年龄应在5~10岁。

溃疡性血管瘤

溃疡是血管瘤最常见的并发症之一。对于药物治疗无效的溃疡,可以采用PDL治疗。导致溃疡的危险因素包括皮损的快速生长(引起局部梗死)、创伤(特别是抓伤)以及体液接触刺激,尤其是发生在口周和生殖器的皮损。

最初的保守治疗是日常护理,通常可以由父母完成,包括用抗菌剂或收敛剂溶液及覆盖有干敷料的非黏附敷料对该部位进行清洁。在GOSH,作者目前使用Dermol 600®润肤剂来清洁溃疡区域,根据病变部位选择使用Mepitel®、Sorbisan®以及Mepitactape®固定的纱布垫或管状绷带。除了换药外,还必须确保孩子有足够的镇痛。这种保守治疗通常会持续4周,直到下一次复诊。

溃疡性血管瘤也常继发感染。GOSH(2000—2006年)进行的一项回顾性研究显示,从溃疡性血管瘤中培养出来的最常见微生物为铜绿假单胞菌(30%)和金黄色葡萄球菌(19%)(图172.4)。使用适当的抗生素来治疗这些微生物有助于加快溃疡愈合。

经过保守治疗,大多数血管瘤溃疡可以愈合,必要时也可以联合β受体阻滞剂治疗。但有些病例可能无法愈合,可以考虑进行PDL治疗。根据作者的经验,PDL在促进溃疡愈合和减轻疼痛方面有效[24]。为了最大程度地发挥这一作用,治疗后的护理是至关重要的。

毛细血管扩张

毛细血管扩张是浅表的、扩张的血管,最常见的类型是蜘蛛痣(spider naevus)。它可以发生在人体的任何部位,但常见于儿童的脸颊和手背。毛细血管扩张也是遗传性疾病的一个特征,包括原发性毛细血管扩张、伴有黏膜病变和胃肠道出血风险的Osler-Weber-Rendu综合征,以及Rothmund-Thomson综合征的皮肤异色症。另一种类型是无光泽的毛细血管扩张,见于遗传性疾病,如毛细血管畸形-动静脉畸形(capillary malformation-arteriovenous malformation,CM-AVM)(但由于存在激活AVM的风险,CM-AVM是激光治疗的禁忌)。大多数小的浅表毛细血管扩张对PDL治疗反应良好,大部分在1~2次治疗后完全消失。

其他皮肤疾病

先天性毛细血管扩张性大理石样皮肤

先天性毛细血管扩张性大理石样皮肤(cutis marmorata telangiectatica congenita,CMTC)是一种从出生起

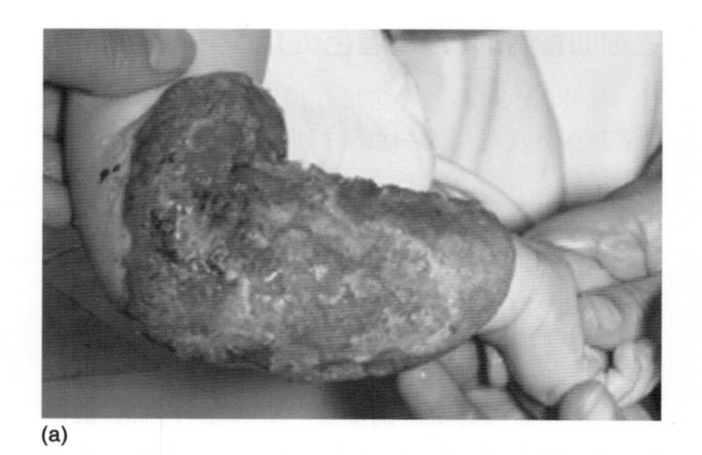

(a)

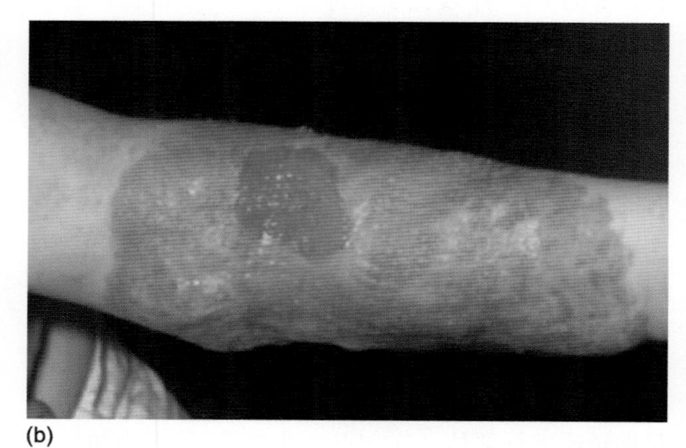

(b)

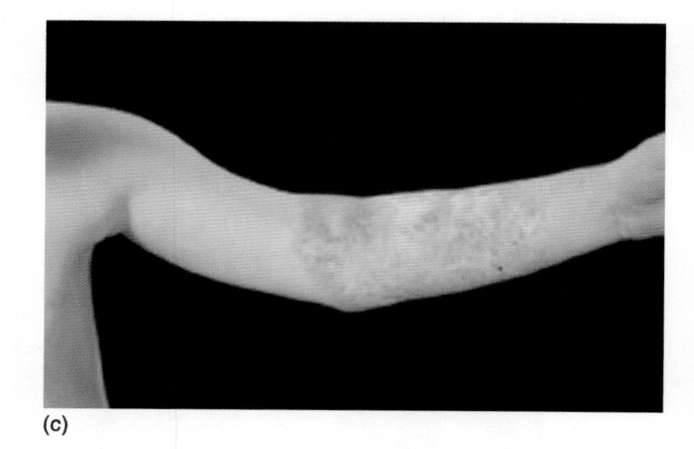

(c)

图172.4 (a)前臂的巨大溃疡性血管瘤,经过数周的保守治疗,包括适当的抗生素和敷料(治疗前),仍不能愈合。(b)同一患者激光治疗后4周。(c)同一患者激光治疗18个月后

就存在的进展性血管疾病,其特征是出现紫色的网状、斑驳状皮肤色素改变。它可以累及局部节段性皮肤,但通常病变广泛。CMTC的皮损可能与其他疾病有关,如血管性色素改变部位的溃疡和局部的脂肪萎缩,以及巨颅畸形和偏侧肥大。在这种情况下,PDL的疗效不一,常常令人失望。25名患儿在GOSH接受治疗,但总体结果不佳。因此,PDL治疗不作为网状血管病变

的常规治疗方法，尤其是随着年龄的增长，皮损会趋于消退，变得不那么明显。唯一的例外是上唇毛细血管畸形，通常是 CMTC 的一个特征，对于激光治疗反应良好。

匐行性血管瘤

匐行性血管瘤(angioma serpigiosum)是一种罕见的疾病，累及真皮上部的小血管，临床特征为红色或紫色的点状皮损，呈匐行性排列。本病通常于儿童时期发病，主要见于女性。皮损通常位于下肢和臀部，单侧分布，无其他自觉症状[25]。本病对 PDL 治疗反应良好[26]，但 PDL 对病情的进展没有任何影响，新的病灶可以继续出现(图 172.5)。

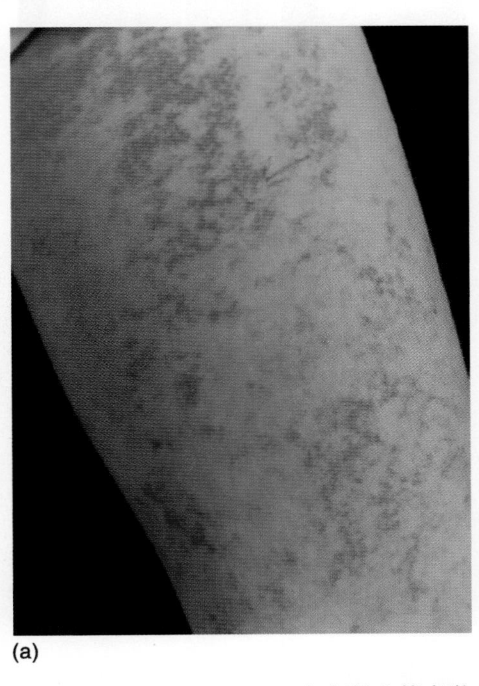
(a)

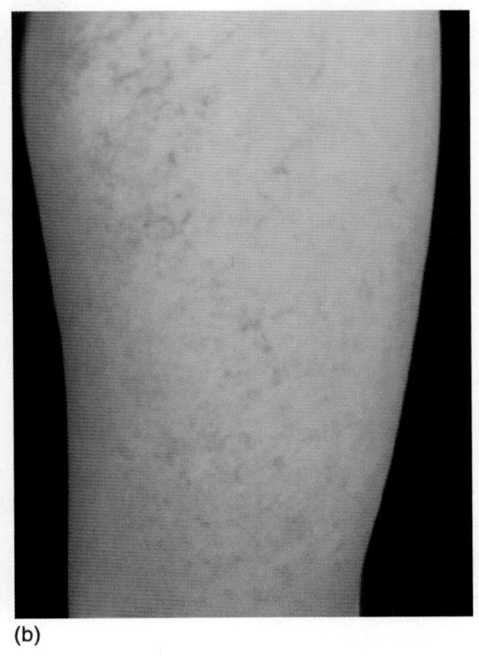
(b)

图 172.5 匐行性血管瘤激光治疗前(a)和激光治疗后(b)

Goltz 综合征

本病也称局灶性皮肤发育不全[27]，是一种 X 连锁显性遗传病。皮肤特征表现为从出生即有的条纹状、萎缩性和脂肪瘤样病变，毛细血管扩张、色素沉着和色素减退可能与这些病变有关。PDL 治疗可以去除毛细血管扩张，改善美容外观，尤其是面部。

炎性线状疣状表皮痣

炎性线状疣状表皮痣(inflammatory linear verrucous epidermal naevus，ILVEN)可发生于儿童，通常在 1 岁以下并持续存在，很少能自行消退。皮损往往瘙痒，且常在美观上造成一定影响。PDL 治疗可以通过减少甚至去除红斑成分来改善皮损(图 172.6)[28-29]。

结节性硬化症的血管纤维瘤

在 GOSH 治疗 20 名结节性硬化症患者的血管性纤维瘤获得了令人鼓舞的治疗结果。平坦或仅轻微隆起的皮损红斑减淡，治疗效果良好。丘疹结节较多的患者，红斑变淡、皮损变平，出血倾向减少。对于这些病变，CO_2 激光和 PDL 联合应用是首选的治疗方法。但如今大多数患儿使用西罗莫司凝胶治疗，总体效果良好。

增生性瘢痕疙瘩和痤疮瘢痕

通过 PDL 治疗可以改善以上情况，但效果不一，PDL 治疗可以减轻红斑，使瘢痕变平，在许多情况下还可以减轻瘙痒，而瘙痒在瘢痕中往往是主要问题，尤其是位于胸骨表面心胸部位的纵向瘢痕[30-32]。

疣状血管瘤(疣状血管畸形)/血管角皮瘤

激光治疗毫无疑问是有帮助的，但不能去除病变。在激光治疗前，应使用合适的角质松解剂(如水杨酸软膏或尿素乳膏)去除表面覆盖的角化过度的表皮。作者的经验表明，在角化过度恶化之前对这些疾病早期治疗能够明显改善预后。激光治疗后，角化过度的发生率降低，出血减少，不适感减轻。

皮肤浅表淋巴管瘤

激光治疗可能是有益的，尤其是对那些含有血液的皮损，激光治疗可以通过封闭单个的囊泡和减少淋巴液渗出及出血来改善皮损。

慢性皮肤炎症性疾病:银屑病和湿疹

有证据表明，PDL 治疗可改善银屑病皮损[33]。一项免疫组化研究评估了浅表毛细血管床在银屑病发病机制中的作用[34]，证明 PDL 治疗通过选择性光热作用

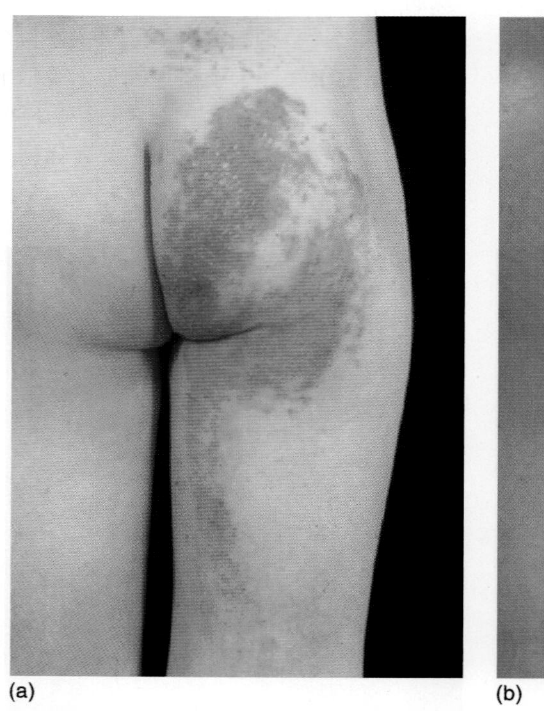
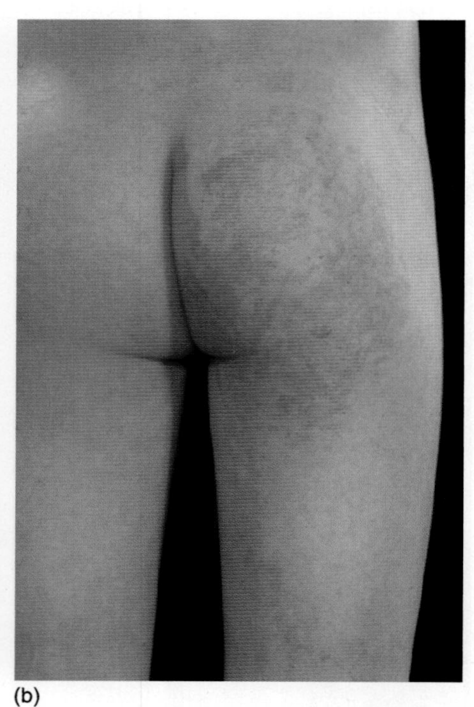

图 172.6 炎性线状疣状表皮痣在激光治疗前(a)和治疗后(b)

减少银屑病皮损内皮细胞增殖，并减少 $CD4^+$ 和 $CD8^+$T 细胞在真皮乳头层浸润。该研究还发现表皮厚度也相应减少，从而显示表皮增生与真皮血管生成之间的关联。PDL 对湿疹盘状区域的作用也有类似的阳性结果[35-37]。因此，PDL 可能为银屑病和湿疹的难治性局部区域提供了另一种选择。还需要进一步的研究来确定最佳参数以及分析长期随访数据。

多路激光

Cynergy 多路激光系统(Cynosure，Inc.，Westford，MA，USA)特别设计了一个时间间隔，提供两种不同的波长：595nm(PDL)和 1 064nm(Nd：YAG)。适用于治疗顽固性 PWS、血管瘤、静脉畸形、难治性粗大静脉、皮肤小淋巴管病变和其他病变等。优点包括更好的皮损清除率、更少的治疗次数、仅 2~3 天的瘀伤以及轻微疼痛和不适。几项研究证实了作用机制，发现 PDL 亚治疗剂量改变了血液的吸收特性，使其成为 1 064nm Nd：YAG 激光的更好靶点[38-41]。PDL 将血液转化为高铁血红蛋白和血栓的混合物，可暂时将 1 064nm 处的吸光度提高至正常血液的约 3~5 倍，这种协同方法可增强激光治疗血管病变的效果。但是这些高功率激光会增加瘢痕形成的风险，使用时需谨慎。其他副作用包括色素沉着或色素减退、出现水疱、唇部静脉湖、金黄色葡萄球菌感染和充血。

激光治疗色素沉着性疾病

咖啡牛奶斑

咖啡牛奶斑(café-au-lait macules，CALM)是良性色素沉着性疾病，在新生儿中发生率为 2%。它们可能是潜在疾病(如神经纤维瘤病)的标志，但单纯性 CALM 在许多婴儿中并不罕见。通过使用短脉冲 Q 开关激光选择性靶向治疗黑色素，可以使棕褐色的咖啡牛奶斑变淡。激光治疗 CALM 通常是安全的，可根据患儿需要进行治疗。对于调 Q 开关 Nd：YAG 激光(532nm 或 1 064nm)(图 172.7)、调 Q 开关翠绿宝石激光(755nm)和调 Q 开关红宝石激光(694nm)的研究表明，每一种激光均可能有效[42]。约 50% 的患者在重复进行 Q 开关激光治疗后将获得完全清除，但在另外 50% 的患者中可能出现复发和斑片状色素沉着[43]。一般认为，最后一次治疗后 12 个月的观察结果通常是永久性的[44-45]。

太田痣

太田痣(Naevus of Ota)是一种良性真皮黑素细胞痣，常见于亚洲人群，日本的患病率为 0.2%~0.8%。太田痣表现为蓝色/灰色/黑色的色素沉着斑点或斑片，颜色深浅不一，在皮肤表面沿三叉神经第一支和第二支单侧分布。患侧可见结膜或虹膜的色素沉着。

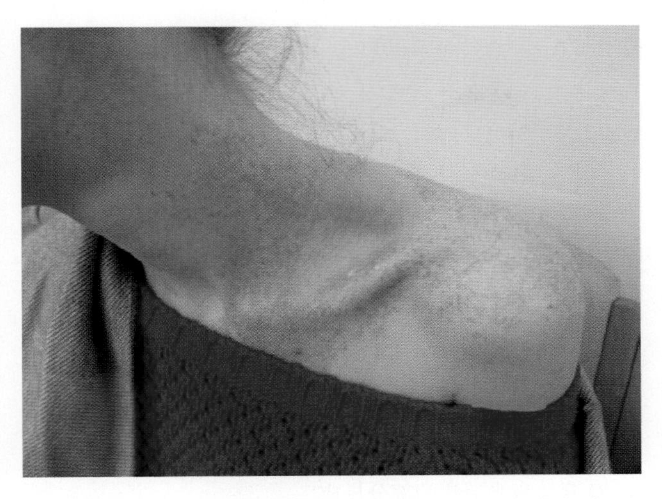

图 172.7 一次调 Q 开关 Nd:YAG(532nm)激光治疗去除了部分咖啡牛奶斑

这种缺陷会持续一生,并给患者造成巨大的心理压力。

激光治疗已经成为太田痣的首选治疗方法[46],在过去的 15 年中进行了多项临床研究。调 Q 开关激光(Q-switched,QS)得到了深入的研究,可以显著减轻或清除皮肤色素沉着。调 Q 开关红宝石[47]、翠绿宝石[48]和 Nd:YAG 激光[49]都可以使用。在这三者中,红宝石激光被黑色素吸收最强,穿透力最弱;Nd:YAG 激光被黑色素吸收最弱,穿透力最强,而翠绿宝石激光介于两者之间。红宝石激光更可能造成不必要的表皮色素损伤[50],因此建议仅限Ⅰ~Ⅲ型皮肤使用。对于位置较深的病灶(往往呈灰色/黑色,而不是蓝色),穿透较深的 Nd:YAG 激光可能更合适。在 2003 年,Kono 等人报道了不同年龄组使用调 Q 开关红宝石激光治疗太田痣[51]。与成人相比,儿童病灶清除所需治疗次数明显少,并发症发生率明显低。对于太田痣患儿来说,多种治疗是必要的,可能需要全身麻醉。

针对现有的三种调 Q 开关激光器,包括 Nd:YAG 激光器(532nm)[52],有学者进行了一项有效的对比研究。这种绿光激光器的穿透深度相对较浅。有趣的是,作者没有发现使用的激光类型和皮损改善水平之间有任何显著关系。经过 8 次治疗后,调 Q 开关 Nd:YAG(1 064nm)治疗组、调 Q 开关 Nd:YAG(532nm)和调 Q 开关紫翠宝石治疗组的平均改善率分别为 97%、90% 和 80%。作者建议使用多种可用的激光测试贴片,以确定个体化的最有效治疗方法。

先天性黑素细胞痣

先天性黑素细胞痣(congenital melanocytic naevi,CMN)从出生就存在,在新生儿中发生率约 1%。它们可能影响美观,并可能发生恶变。各种不同的治疗方法已被用于治疗本病,但疗效不一,目前在可能的情况下,首选的治疗方法是手术切除。但一些 CMN 发生在手术瘢痕较难被接受的美容敏感区域,或发生在不可手术的部位。

因此,激光已被研究作为潜在的替代治疗方式[53]。迄今为止,研究用于治疗 CMN 的激光可分为色素特异性激光(靶基是黑素小体),包括红宝石(694nm)、翠绿宝石(755nm)(图 172.8)、Nd:YAG(1 064nm)(图 172.9)和剥脱性激光如 CO_2 激光(10 600nm)及 Er:YAG 激光(2 940nm)。迄今为止,红宝石激光在 CMN 的治疗中得到了最广泛研究,并被证明可以改善某些 CMN 的外观,并可以考虑用于手术切除困难的病变。不幸的是,红宝石激光治疗后的复发率很高。联合调 Q 开关红宝石激光和普通模式红宝石激光治疗可能会有更好的效果,但真正的比较性研究还很缺乏。另一种替代的方法是用剥脱性激光非选择性地去除病灶。这可以带来良好的效果,但有更高的产生瘢痕的风险[54-55]。

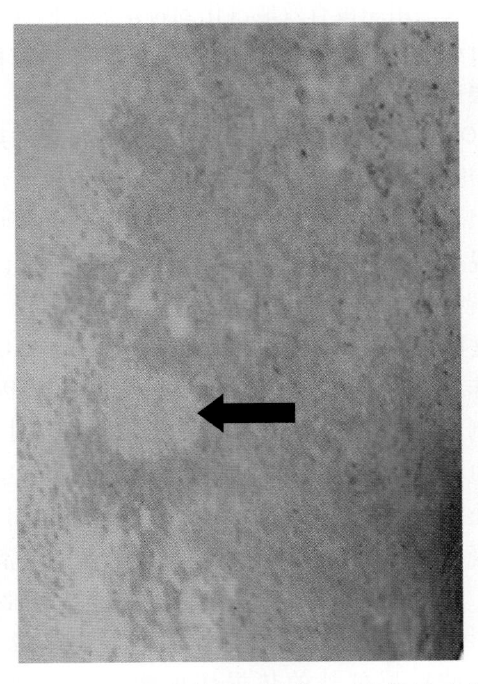

图 172.8 用长脉冲翠绿宝石激光试验性治疗先天性黑素细胞痣反应良好

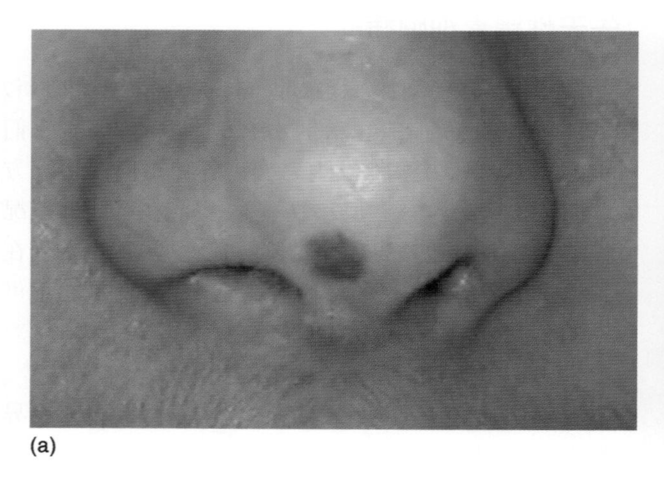
(a)

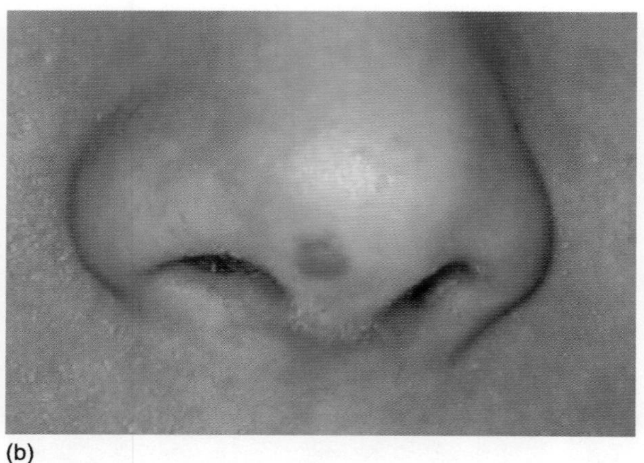
(b)

图 172.9 小的先天性黑素细胞痣在调 Q 开关激光治疗的部分反应

剥脱性激光

去除皮肤表面以改善瑕疵和面部不平整已经有很多年的治疗历史。在激光出现之前，这是通过深层化学剥脱术来实现的。深层化学剥脱术损伤的深度往往难以预测，副作用包括毒副作用和瘢痕。

CO_2 激光和 Er:YAG 激光传统上用于剥脱性换肤，通常被认为比化学剥脱术更适合深层再生。这些红外激光器能迅速加热组织中的水分，并将其转化为蒸汽，皮肤的表层组织被有效地汽化到特定的不同深度。在这个过程中，能够完全去除皮肤的浅表层，通常包含表皮全层和真皮浅层。

CO_2 激光和 Er:YAG 激光以短脉冲快速加热组织水分，几乎所有激光束的能量都被用于形成蒸汽和去除组织。Er:YAG 激光在这方面非常有效，几乎可以完全剥脱皮肤浅表部位。CO_2 激光也有小的加热(热)效应，使剥脱的皮肤表面有小面积的热损伤。

这两种激光都有优点和支持者。Er:YAG 激光产生非常浅表的伤口，没有潜在的热效应，因此可以控制剥脱深度。然而，当剥脱到真皮层时，会发生出血，这阻止了更深的剥脱，许多人认为这是可以防止瘢痕形成的优势。在 CO_2 激光的作用下，少量热凝固组织将会封闭血管，给操作者一个清晰的视野。认为小面积的热损伤将促进组织新胶原蛋白的形成。然而，对于没有经验的医生来说，剥脱区以下的这层额外的热损伤可能会增加副作用。CO_2 激光的止血效果也使操作者在切割组织时将其作为"无血"手术刀来使用。

这些激光可用于治疗各种疣状皮肤病变(表 172.2)。用这种方法治疗表皮痣已有多个病例系列报道[56-57]。表皮痣皮损通常为疣状增生伴继发色素沉着，因其体积大且位置明显，治疗困难是众所周知的。精确的激光剥脱可以在没有完全清除皮损的情况下改善病变的疣状形态，达到良好的美容效果，但往往要以轻度的色素减退作为代价。

表 172.2 激光消融术治疗儿科疾病

表皮病变	表皮痣
真皮病变	神经纤维瘤
	皮脂腺痣
	萎缩性瘢痕
	增生性瘢痕
	先天性黑素细胞痣
脉管病变	葡萄酒色斑
	化脓性肉芽肿
	血管纤维瘤
	血管角皮瘤
	局限性淋巴管瘤
烧伤清创术	
病毒性疣	

面部血管纤维瘤是结节性硬化症的表现。结节性硬化症是一种常染色体显性遗传皮肤综合征，表现出许多皮肤症状以及癫痫和低智商。患者常因血管纤维瘤而寻求治疗，这增加了对疾病的耻辱感。如果病变有明显的血管组成部分，可使用 PDL 治疗，但对于面部疣状病变，可选择 CO_2 激光剥脱治疗[58]。

大量的神经纤维瘤可能是周围神经纤维瘤病患者外观毁损的主要原因。病变可以是有蒂的、无蒂的或皮下的。由于数量众多,手术切除是不可行的,并可能伴有不良的瘢痕形成。在全麻下可使用 CO_2 激光去除病损。快速清除数百个病灶,可减少复发率,并改善外观,提高患者满意度[59]。

上述激光可以去除顽固的病毒疣,但过程痛苦,并且可能会有很高的复发率,不作为常规推荐[60]。一项回顾性研究分析了 277 例用 PDL 治疗顽固性病毒疣病例,发现 PDL 治疗的有效率为 86%。作者建议使用更高能量,但是这可能会使治疗过程非常痛苦[61]。

近年来,新的激光技术即点阵光热分解技术已被引入,以克服传统换肤术的缺点[62]。与传统的剥脱重建激光不同,点阵激光不是发射一个大光束,对路径上所有组织造成均匀的损伤,而是由数千个微孔组成的,每个微孔只对一小块组织产生热损伤。它们既可以应用于固定手柄的超快扫描,也可以用手柄在皮肤表面移动时对其进行扫描。点阵激光有两种主要的方式:剥脱和非剥脱。剥脱性点阵激光使用 CO_2 和 Er:YAG 激光技术产生微孔以去除组织。非剥脱性点阵激光利用光波长加热组织中的水分,使组织凝固,但并不足以导致剥脱。

在儿童,瘢痕挛缩会使人非常虚弱。由于其潜在的有效性和安全性,剥脱性点阵激光修复术正逐渐成为瘢痕挛缩手术的一种辅助治疗选择。已发表的研究很少,但剥脱性点阵激光修复术可能是用于治疗儿童挛缩性瘢痕引起功能受限的一个有前途的手段[63-64]。

激光脱毛

激光已被公认为最有效的长期脱毛的方法。激光脱毛主要是通过长脉冲红宝石(694nm)和翠绿宝石(755nm)等对毛发中的色素进行选择性光热作用来实现的[65]。这些光波被黑色素很好地吸收,并且已经被证明可以对浅肤色人的深色毛发产生永久性的脱毛。脱毛需要进行多次治疗,通常可以使毛发生长减少 60%~70%。这些激光的替代品有波长 810nm 左右的二极管激光、1 064nm 长脉冲 Nd:YAG 激光和闪光灯,均为宽波谱来源光。波长越长,黑色素吸收光能越少,光波则穿透越深。

虽然长脉冲红宝石激光(694nm)和翠绿宝石激光(755nm)对浅肤色人能非常有效地减少其深色毛发。但当这些波长的激光用于深肤色脱毛时,有着明显的副作用。这是因为表皮黑色素也会吸收光能从而造成表皮损伤。

Nd:YAG 激光是一种波长为 1 064nm 的红外激光,当使用较长的脉冲时间(3~60ms)时,即使在Ⅴ~Ⅵ型皮肤中也可有效脱毛(图 172.10)。与红宝石和翠绿宝石激光治疗相比,在深色皮肤类型中使用此激光脱毛的副作用明显减少。激光脱毛的瘢痕罕见,远没有电解脱毛常见。最常见的副作用是皮肤热损伤,在波长较短的激光治疗和颜色较深的皮肤类型或晒黑的皮肤中更常见。

激光脱毛可在儿童中安全进行。在 Rajpar 等人的

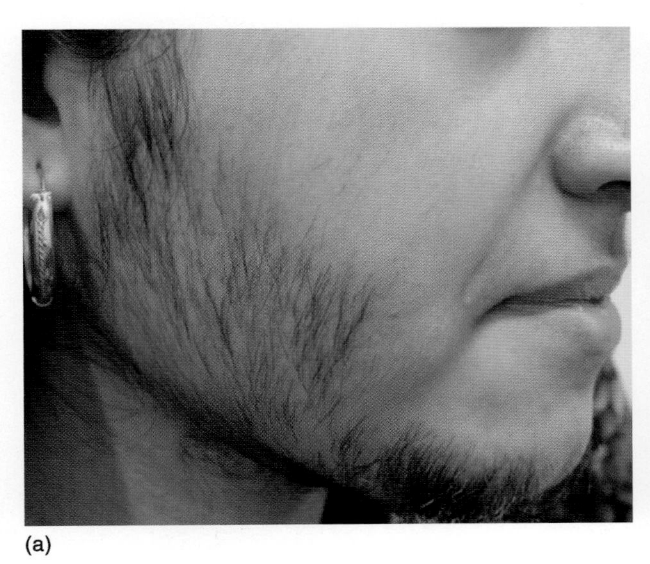
(a)

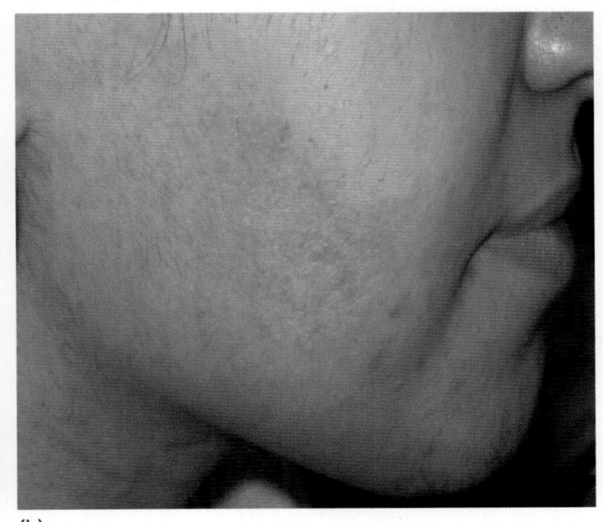
(b)

图 172.10 (a,b)Ⅳ型皮肤的女性使用长脉冲 Nd:YAG 激光治疗(4 次治疗前后)脱毛效果显著

第三十八篇

研究中[66]，16 岁以下儿童的原发多毛症、多囊卵巢综合征、先天性黑素细胞痣、泛发性多毛症、痣样多毛症均获得了成功治疗。

Becker 痣是一种错构瘤性疾病，在青春期表现为单侧胸部、肩部和上背部广泛的褐色病变，伴有粗的深色毛发生长。虽然在其色素沉着方面的治疗往往不成功，但激光脱毛可以为患者带来良好的美容效果[67]。

（庄寅　译，张斌　尉莉　邓丹　韩晓锋　校）

参考文献

见章末二维码

第 173 章 镇静和麻醉

Brenda M. Simpson, Yuin-Chew Chan, Lawrence F. Eichenfield

摘要

儿童诊疗过程中疼痛控制是很有必要的，因为所有年龄段的儿童，包括婴儿，都能够感受到疼痛，儿童身体上痛苦的经历可能会产生持续的生理和心理影响。我们将对接受皮肤科治疗和激光手术的患儿采取何种麻醉方式进行讨论。

减轻麻醉剂局部注射的疼痛和缓解焦虑的技巧是必不可少的。表面麻醉剂使用方便，成本低，副作用小。镇静应该被认为是一个连续过程，在这个过程中，患者可能从有意识状态过渡到深度镇静状态，再进入全身麻醉。我们讨论了麻醉药对神经发育的潜在影响。

要点

- 在进行皮肤科相关手术时，了解和使用儿科患者的麻醉选择技术可以帮助患儿及他们的看护者减轻焦虑和疼痛。
- 对于儿童，单次利多卡因的注射量不应超过 1.5～2.0mg/kg，利多卡因和肾上腺素联合使用时注射量不应超过 3.0～4.5mg/kg。
- 可待因的安全性和有效性最近受到质疑，鼓励使用其他替代药物。
- 虽然麻醉对幼儿的长期影响正在研究，但结果尚不确定，应考虑全身麻醉下早期治疗皮肤病的风险和益处，并对其进行个体化评估。

引言

充分掌握儿科患者的麻醉选择技巧可减少儿童及其护理人员在皮肤科手术时带来的焦虑和疼痛[1-2]。

所有年龄段的儿童，包括婴儿，都能感知和记忆疼痛。多种因素影响孩子在手术过程中对疼痛的反应。这些因素包括疼痛刺激的类型、社会心理因素、以前的医疗经验和过去的疼痛事件[3]。

由于以前误认为幼儿神经元的疼痛通路未发育，对幼儿的诊疗性疼痛控制没有受到足够的重视。然而，现在已经认识到即使是新生儿也能体验到疼痛。此外儿童剧烈疼痛的身体体验会对儿童产生长期的生理和心理影响。因此急性疼痛的管理至关重要[4-6]。

孩子的年龄是一个重要的因素，它决定了体验疼痛的强度以及对疼痛的预期。与年龄较大的儿童和成人相比，婴幼儿对疼痛的恐惧往往不成比例。这是由于解剖学（例如刺激感觉神经元的表面积更大）和神经生理学（例如脊髓水平无功能的下行去甲肾上腺素能纤维）的差异，以及婴幼儿可能无法完全理解手术的适应证或必要性。他们也更容易出现针头恐惧症和陌生人焦虑。孩子的焦虑也可能会受到父母恐惧的影响，因此减轻孩子和父母的恐惧都是很重要的，例如通过参与有趣的活动或在等候区有一个水族馆等。

参考文献 173.1

见章末二维码

局麻药

历史 第一种局部麻醉剂可能是可卡因，几个世纪前在秘鲁就发现了可卡因的麻醉特性。1884 年，卡尔·科勒（Carl Koller）首次将其用于医学用途，称之为眼科局部麻醉剂[1]。第一种合成麻醉剂是普鲁卡因，是一种酯类麻醉剂，于 1905 年发明。利多卡因是第一个合成的酰胺类麻醉剂，于 1943 年问世[2]。

作用机制 感觉神经传导是由电压门控钠通道开放介导的。当细胞内出现足够的钠离子内流时，动作电位就会被传播。局部麻醉剂抑制神经细胞膜上的电压门控钠通道，从而提高兴奋性电位的阈值，阻止伤害性刺激的传递。局部麻醉剂的具体作用部位是钠通道的细胞内部分。局部麻醉剂可以与血管收缩剂（如肾上腺素）联合使用，以改善止血效果，减少全身毒性，并延长麻醉持续时间。

局麻药的分类 局部麻醉剂呈弱碱性，通常由 3 个重要成分组成:芳香环、酯或酰胺键和叔胺。芳香环决定了效力,因为脂类的溶解性使其能够渗透到神经细胞膜上。后两部分负责蛋白质结合,延长麻醉持续时间。局部麻醉剂分为酰胺类或酯类(表 173.1)。酯类麻醉剂包括普鲁卡因、可卡因、氯普鲁卡因和苯佐卡因。它们由血浆胆碱酯酶和其他非特异性酯酶代谢。酰胺类麻醉剂包括利多卡因、布比卡因、普利可卡因、甲哌卡因、左旋布比卡因和罗哌卡因。这些物质主要通过微粒体酶在肝脏中代谢。局麻药的脂溶性状态、pK_a 和蛋白质结合的特性存在差异,这些特性影响效力、起效速度和作用持续时间以及潜在的毒性[3]。

利多卡因 利多卡因通常配置成 0.5% ~ 2% (5 ~ 20mg/mL)溶液给药。对于儿童,单次给药时利多卡因不应超过 1.5~2.0mg/kg[4],利多卡因加肾上腺素不应超过 3.0~4.5mg/kg。使用 2.0mg/kg(儿童使用不含肾上腺素的利多卡因最大剂量)相当于每千克体重注射 1%利多卡因的最大容量为 0.2mL[4]。

添加肾上腺素会抵消利多卡因的天然血管舒张作用,从而降低利多卡因的吸收率,增加其作用持续时间并降低全身毒性风险。此外还有一个优点,肾上腺素引起的局部血管收缩也减少了手术切除过程中的出血量。我们推荐的最大肾上腺素剂量当量为 0.01mg/mL(浓度为 1∶100 000)。利多卡因联合肾上腺素的最大推荐剂量为 4.5mg/kg,相当于每千克体重最大注射容量为 0.45mL。对于平均体重 4kg 的新生儿,利多卡因联合肾上腺素的最大容量仅为 1.8mL。传统上,由于血管收缩和坏死风险,在涉及末端动脉结构(例如远端手指、阴茎或耳廓)的手术中使用肾上腺素被认为是不可取的,尽管最近的指南不支持这一观点[4]。

利多卡因作为局部麻醉剂的一个缺点是注射时的疼痛。将 8.4%的碳酸氢钠(1mmol/mL)与 1%的利多卡因(含或不含肾上腺素)按 1∶10 的比例加入,可以减轻疼痛,但不会明显改变麻醉的起效、程度或持续时间[5]。增加混合物的 pH 值,以及由于酰胺分子不带电和更亲脂形式的比例增加而导致的神经穿透更快,可能是疼痛减轻的原因。在酸性条件下,利多卡因的溶解性更强,保质期更长。在加入碳酸氢盐作为缓冲液后,混合物应冷藏并在一周内使用,因为在室温下,随着存贮时间的延长,利多卡因和肾上腺素的浓度会降低[6]。利多卡因的平均麻醉时间为 40~60min,而加入碳酸氢钠则缩短至 30min[7]。对于长时间手术,建议在利多卡因中加入肾上腺素。

表 173.1 部分局麻药的性质

局麻药	起效/min	持续时间/h		最大剂量	
		使用肾上腺素	不使用肾上腺素	使用肾上腺素	不使用肾上腺素
酰胺					
利多卡因	2	1.0~6.5	0.5~2.0	4.5mg/kg	2.0mg/kg
布比卡因	5	4.0~8.0	2.0~4.0	3m/kg	2.0mg/kg
其他:丙胺卡因、甲哌卡因、左旋布比卡因、罗哌卡因					
酯类					
普鲁卡因	6~10	0.5~1.5	0.25~0.5	成人 1g	
丁卡因	慢	4.0~8.0	2.0~4.0	未知	
其他:可卡因、苯佐卡因、氯普鲁卡因					

副作用 与注射相关的局部不良反应包括疼痛、血肿或瘀斑、神经损伤和血管迷走神经性晕厥。

酯类麻醉剂比酰胺类麻醉剂更容易引起过敏反应。对酯类麻醉剂的过敏反应与对氨基苯甲酸的代谢有关,对氨基苯甲酸是一种潜在的过敏原。对利多卡因和其他酰胺类麻醉剂的真正过敏反应很少见,仅占不良反应的不到 1%[2]。酰胺类和酯类麻醉剂之间的交叉过敏反应很少见。

注射到血管高度密集的区域时,意外的血管内注射或过量注射可导致全身药物浓度较高,进而产生毒性,有可能发生不良的中枢神经系统和心血管系统作用。最初神经系统受到刺激,会引起口周刺痛和麻木、焦虑、恐惧、不安、紧张、迷失方向、混乱、头晕、视力模糊、抽搐、发抖或癫痫发作。大剂量时会出现神经抑制,导致意识丧失、呼吸抑制或昏迷。心血管毒性通常在中枢神经系统症状出现后才被注意到[8]。其影响包括心电图 PR 间期延长、心动过缓、低血压、心肌收缩力下降和心搏骤停。特别是布比卡因与心脏毒性有关，PR 间期延长和 QRS 明显增宽通常是心律失常的前兆（室性心动过速，很少出现尖端扭转）。

参考文献 173.2

见章末二维码

减少注射疼痛的技术

有多种技术可以用来减轻利多卡因浸润引起的疼痛[1]。使用局部麻醉剂（EMLA）乳膏或脂质体利多卡因（LMX 乳膏）等表面麻醉剂预先处理注射部位；使用小号针头（例如 30 号针头）；缓冲麻醉溶液的 pH 值；将麻醉剂加热至体温，用冰块或乙基氯喷雾冷却注射部位；以及放缓注射速度可最大限度地减少注射的疼痛。反刺激技术，如在浸润前捏、揉或振动注射部位的皮肤，可能通过激活皮肤中的 P 物质纤维来减轻注射疼痛[2]。

局部麻醉剂

为了到达感觉神经末梢，皮肤镇痛药必须扩散到角质层，角质层是阻止局部麻醉穿透深层组织的主要屏障[3]。迄今为止，即使在封包状态下使用，也没有一种外用药物能对手掌和脚掌产生可靠的麻醉作用。

表面麻醉剂使用方便，成本低，副作用小。新的麻醉剂配方和经皮给药系统前景看好，未来可能会产生更有效和更安全的局部止痛药[4]。

局部麻醉剂的共晶混合物（EMLA）

EMLA 霜是 2.5% 利多卡因和 2.5% 丙胺卡因的混合物。EMLA 的熔化温度比单独的利多卡因或丙胺卡因低，在室温下可以得到稳定的乳膏。大量的临床试验表明，它对针刺、静脉穿刺、静脉置管、腰椎穿刺、溃疡清创、传染性软疣的消融治疗、皮肤和生殖器黏膜的激光治疗以及其他浅表皮肤手术是安全有效的[5]。EMLA 乳膏本身似乎不能为皮肤的深度活检或手术切除提供足够的止痛。标准用法要求将产品涂在皮肤表面，用贴膜（如泰格德姆™ 或玻璃纸贴膜）封包 60~120min。贴片制剂可以更容易地使用，具有同等的疗效[6]。表 173.2 显示了儿童完整健康皮肤上使用 EMLA 的最大推荐量。镇痛的深度和程度与用药时间有关。最大镇痛深度为 5mm。黏膜、生殖器皮肤和皮肤屏障功能受损的病变皮肤吸收更快，使用时间更短（5~40min）。在特定的诊疗中，EMLA 乳膏的推荐使用时间如表 173.3 所示。

表 173.2 推荐的局部麻醉剂共晶混合物，用于儿童完整和健康的皮肤

年龄/体重	最大剂量/g	最大应用面积/cm^2	最长作用时间/h
0~3 个月大或<5kg	1	10	1
2~12 个月大且>5kg	2	20	4
1~6 岁，体重>10kg	10	100	4
7~12 岁，体重>20kg	20	200	4

表 173.3 特定诊疗中 EMLA 乳膏的推荐使用时间

适应证	应用时间/min
传染性软疣	30~60（特应性皮炎儿童 15min）
皮肤活检（预处理）	60
尖锐湿疣	5~15
葡萄酒色斑（脉冲染料激光）	60
腿部溃疡（清创）	30
接种疫苗	60

资料来源：Adapted from Kearns et al. 2003[36].

EMLA 通常会导致涂抹部位变白或出现红斑。偶尔会引起短暂的局部刺激、肿胀、紫癜或瘙痒。眼眶周围应避免应用，以免引起角膜溃疡和刺激性等副作用[7]。

据报道，由丙胺卡因成分引起的高铁血红蛋白血症是一种潜在的危及生命的并发症，主要发生在新生儿和 3 个月以下的婴儿，因为他们的高铁血红蛋白还原酶途径还不成熟[8]。然而，自 1985 年以来的 14 个病例报告中，只有 5 例新生儿，4 例患有广泛性软疣的幼儿，4 例患者在接受激光治疗前在皮肤表面大面积应用 EMLA，以及 1 例 7 个月大的婴儿在接受吸入性一氧化氮的同时长期使用 EMLA[9-11]。使用与高铁血红蛋白血症相关的药物（包括磺胺类、氨苯砜、苯佐卡因和氯喹）可能会增加婴儿患 EMLA 相关高铁血红蛋白血症的风险。在广泛应用 EMLA 后，已有中枢神经系统毒性的报道[12]。

脂质体利多卡因

脂质体利多卡因（LMX）是一种外用麻醉剂，包裹在以磷脂为基础的载体中。脂质体载体促进和改善局部麻醉剂通过真皮的扩散。在一项系统评价中，发现局部脂质体麻醉剂在进行皮肤器械治疗之前是有效的[13]。脂质体包裹的利多卡因市售有 4% 和 5% 两种制剂。在比较临床试验中，LMX（应用 30min）和 EMLA（应用 60min）在减轻儿童静脉穿刺和静脉置管相关疼痛方面同样有效[14-15]。LMX 麻醉起效更快是儿科临床实践中的一个优势。在成人进行的研究中，LMX 已被证明可以产生更长的镇痛持续时间，因为磷脂载体可以维持更长的麻醉定位[16-18]。

虽然不使用丙胺卡因可防止发生高铁血红蛋白血症的风险，但使用LMX仍有全身毒性的风险。据报道，一名婴儿将2.5安瓿2%利多卡因2mL应用于包皮上后出现癫痫、心动过速、弥漫性红斑疹和下颌紧闭，换算为100mg，相当于快速吸收区域的剂量为11mg/kg。患者在使用咪达唑仑和硫喷妥钠治疗后痊愈，需要重新插管[19]。LMX的使用时间不应超过2h，以避免全身利多卡因水平过高。对于体重<20kg的儿童，LMX应用面积不应>100cm^{2}的体表面积[20]。

对利多卡因的敏感度正在增加，并与接触性皮炎有关。不列颠哥伦比亚大学四年期斑贴试验结果的回顾显示，外用利多卡因引起的过敏性接触性皮炎的患病率正在增加，这可能是由于在各种非处方药中添加了利多卡因和其他酰胺类药物[21]。对16例利多卡因接触性变态反应的报告表明，两例阳性皮内延迟反应有明确的相关性（过去、可能和未知各有一例），11例可能有相关性[22]。对于斑贴试验利多卡因呈阳性的患者，应进行皮内利多卡因再激发试验以帮助确认临床相关性[21]。

利多卡因软膏和喷雾剂

这些利多卡因制剂在应用于口咽、鼻子、阴道和宫颈等黏膜表面时，可作为局部麻醉剂使用。然而应用于完整的皮肤时，效果不佳，因为利多卡因分子太大，无法穿透角质层。因此，EMLA乳膏明显比40%利多卡因软膏更有效，尽管后者的利多卡因浓度要高出许多倍[23]。

丁卡因制剂

丁卡因在复合制剂中用于修复皮肤的撕裂伤。第一种此类药物丁卡因/肾上腺素/可卡因（TAC）于1980年问世。近年来，其他含有丁卡因的局部麻醉剂，如利多卡因/肾上腺素/丁卡因（LET），由于可卡因可能产生不良反应，已经取代了TAC[24]。在完整皮肤使用器械治疗前，外用丁卡因和脂质体丁卡因被发现能取得与EMLA相同的效果，甚至更高的功效[25-26]。Pliaglis是23%利多卡因和7%丁卡因混合而成的软膏，已成为成人激光治疗的常用药物，尽管它没有儿科适应证[27]。有2例应用后立即出现水疱性皮疹的报道，在一周后消退，单独使用LMX后无反应[27]。

利多卡因/丁卡因贴片

利多卡因/丁卡因贴片是一种外用药剂，由70mg利多卡因和70mg丁卡因共晶体配方组成，并使用氧激活加热元件来增强局部麻醉的传递。一旦从包装中取出，贴片的温度就会升高，随后在使用后会使下方皮肤变暖。在一项研究中，使用它20min后，在儿童静脉穿刺时可以得到适度镇痛，只观察到短暂和轻微的副作用，如红斑和水肿[28]。

皮下注射麻醉

在用于皮下注射麻醉的肿胀技术中，大量高度稀释的局部麻醉剂，如罗哌卡因或丙胺卡因，通过输液泵注入皮下层[29-30]。由于相对无血管的皮下脂肪层吸收缓慢，从而提供了围手术期的深度麻醉。注射后，它还可以将皮肤和其下方的神经血管进行水分离，便于手术。然而，需要进一步研究以评估该技术在小儿皮肤科手术中的可行性[31]。

离子导入装置

离子导入装置已被提倡用于局部麻醉剂的无针输送。低压直流电用于浸泡在局部麻醉液中的皮肤或放置在浸透麻醉剂的贴片下，促进角质层之间的转移。

利多卡因离子导入起效快（10min内），在为儿童静脉穿刺提供疼痛缓解方面，似乎与EMLA乳膏和局部利多卡因注射一样有效[32-35]。一项在5~15岁儿童中进行的研究发现，受试者对离子导入的耐受性良好，全身利多卡因水平较低[36]。

一项前瞻性试验评估了60名接受切除活检、刮除、注射和环钻活检的儿童的利多卡因离子导入，结果显示，大多数受试者不需要任何辅助麻醉。没有重大不良事件的报道[37]。

无针注射装置

无针注射装置利用高气压将细小的药物颗粒加速到超声速，并将它们送入皮肤。几项针对儿科患者的临床试验证实了无针注射的临床效果[38-40]。然而，另一项研究表明，无针注射设备并非完全无痛或成本较高[41]。

黏膜表面局部麻醉

外用Cetacaine®（苯佐卡因14%，丁卡因2%）、苯佐卡因、黏性利多卡因、脂质体利多卡因和EMLA是诱导黏膜麻醉的有效局部药物。麻醉效果在应用后几乎立即生效。这些药物可用于减轻病灶内注射利多卡因的疼痛，但单独使用时不足以用于开刀手术。在婴儿中，应避免使用西他卡因和苯佐卡因，因为存在高铁血红蛋白血症的风险[42]。虽然苯佐卡因是一种已知的致敏剂，但在术前使用时很少发生过敏性接触性皮炎，这可能是因为事先没有暴露和致敏。

参考文献 173.3

见章末二维码

围手术期镇痛药

辅助药物可用于儿科患者围手术期镇痛。单独使用对乙酰氨基酚(口服 15~20mg/kg 或每个直肠 20mg/kg)可能对围手术期疼痛有效。

可待因已被用作围手术期药物,尽管其安全性和有效性受到质疑。可待因被细胞色素 P450 同工酶 2D6(CYP2D6)转化为其活性代谢物吗啡。CYP2D6 的编码基因有很大的变异性,这导致了从低效代谢者(转化为吗啡的缓慢速率)到超快速代谢者的广泛表型[1]。超快速代谢儿童行腺样体扁桃体切除术后立刻使用可待因治疗,出现的一系列呼吸骤停现象,在 FDA 有据可查,该机构现在强烈建议儿童在扁桃体切除术和/或腺样体切除术后不使用可待因,并要求医疗专业人员使用替代止痛药[2]。

这些都是罕见但灾难性的快速代谢物病例,具有特定的危险因素,如最近的扁桃体切除术和病毒症状,但一般来说,可待因的好处可能不值得冒这些罕见的不良事件的风险[3]。一项随机对照试验发现,在城市儿童人群中,代谢不良者的比例为 46%,而且无论 CYP2D6 的表型如何,所有患者在服用可待因后一小时内的血浆吗啡水平都低于治疗水平[4]。

可待因的替代品,如吗啡,可能比可待因更容易滴定到有效剂量。对乙酰氨基酚和非甾体抗炎药缺乏可待因的镇静特性,但仍然是有效的止痛药,可以避免呼吸风险。氢可酮可以使用,与可待因相似,可能有适度的镇静作用,这对幼儿特别有用。也可以使用非甾体抗炎药,如布洛芬和酮咯酸,尽管它们对血小板功能和止血的影响应该被考虑。

口服蔗糖

使用 24% 口服蔗糖溶液通过无针头的注射器或安抚奶嘴蘸取舌尖给药是减轻婴儿疼痛的有效选择,如可应用于婴儿血管瘤的病灶内皮质类固醇治疗等短暂的轻微疼痛手术[5]。

参考文献 173.4

见章末二维码

镇静

镇静应该被认为是一个连续的过程,在这个过程中,患者可能从有意识状态到深度镇静,然后再到全身麻醉。这一过程变化很大,取决于个体反应、年龄、健康状况和使用的药物组合(表 173.4)。

表 173.4　连续镇静深度

	最低限度的镇静(缓解焦虑)	中度镇静(清醒镇静)	深度镇静/镇痛	全身麻醉
反应	对言语刺激的正常反应	对语言或触觉刺激的有目的的反应*	重复或痛苦刺激后的有目的的反应*	无法唤醒,即使有痛苦的刺激
气道	不受影响	无需干预	可能需要干预	经常需要干预
自主通气	不受影响	充足	可能不足	经常不足
心血管功能	不受影响	通常保持	通常保持	可能受损

注:* 从痛苦刺激中的反射性退缩不是一种有目的的性的反应。

下面列出了美国麻醉学家协会提出的有关镇静的定义。

- 最低限度的镇静(缓解焦虑):一种药物诱导的状态,在此期间,患者对口头命令做出正常反应。虽然认知功能和协调性可能受损,但通气和心血管功能不受影响。
- 中度镇静(清醒镇静):一种药物引起的意识抑制,在此期间患者有目的地对口头指令做出反应,无论是单独的还是伴随着轻微的触觉刺激。对痛苦刺激的反射性退缩不被认为是有目的性的反应。无需干预即可维持呼吸道通畅,且自主通气充足。心血管功能通常得以维持。
- 深度镇静/镇痛:一种药物诱导的意识抑制,在此期间,患者不容易被唤醒,但在反复或疼痛刺激后有目的性地做出反应。独立维持呼吸功能的能力可能受损。患者可能需要辅助维持气道通畅,自主通气可能不够。心血管功能通常得到维持。对疼痛刺激的反射性退缩不被认为是有目的的反应。
- 麻醉:一种药物引起的意识丧失,在此期间,即使受到痛苦的刺激,患者也无法唤醒。独立维持通气功能的能力经常受损。患者经常需要辅助来维持气道通畅,可能需要正压通气,因为自发性通气受抑或药物导致的神经肌肉功能受抑。心血管功能可能受损。

在诊室和医院环境中,确保儿童在皮肤科和诊断程序中使用镇静药时患者的安全性应达到最高水平,提供者应遵守美国儿科学会和美国儿科牙科学会合作制定的最新镇静剂使用指南[1]。这些指南规定了适当的监测水平、所需的设备、镇静方案的实施和员工培训[1]。一般来说,儿童皮肤科手术的深度镇静和全身麻醉在麻醉师的协助下是最安全的。如果人员设施有适当的准备和培训，在门诊环境中可以安全地进行中度和深度镇静。

选择合适的镇静技术需要术前评估儿童的医疗状况，手术过程中预期的疼痛程度，手术持续时间，是否需要儿童静止不动，执行镇静的医生的专业知识，监测患者和应对不良事件的设施资源，以及所用镇静水平所需的最低水平的监测和人员的知识[1]。术前评估必须包括儿童的一般健康状况，并意识到潜在的系统性疾病和药物相互作用可能会极大地增加不良事件的风险。由于保护性气道反射可能会受到不同程度的损害，这取决于使用的镇静剂的类型和剂量，以及患者的基线医疗状况，因此对于选择性镇静程序，应该确保足够的"禁食水"状态。

2011 年更新了监测要求，因为有证据表明，与脉搏血氧饱和度相比，使用二氧化碳检测法可以更好地检测呼吸抑制，并降低低通气的发生率[2]。除了使用分光光度技术连续测量心率和动脉血氧饱和度的血压和脉搏血氧饱和度测量外，现在中度镇静时强烈推荐使用二氧化碳描记术，深度镇静时静脉注射也是必需的[1]。

参考文献 173.5

见章末二维码

药理制剂

有多种药物可用作镇静剂、催眠药、止痛剂和麻醉剂。止痛是指减轻疼痛，健忘是指记忆不足，催眠是指意识不清和镇静到意识下降。抗焦虑药可减轻焦虑，但没有镇痛作用。局部、外用或区域麻醉，加上可诱发健忘症的镇静剂，可能会产生患者不记得的无痛或微痛体验的预期效果。

苯二氮䓬类

苯二氮䓬类药物是镇静剂，具有很强的抗焦虑作用，但没有止痛作用。它们主要根据作用的持续时间和起效时间而有所不同。与咪达唑仑相比，地西泮正变得越来越不受欢迎，因为它的作用时间更长，更不可预测[1]。

咪达唑仑是一种短效苯二氮䓬类药物，可用于儿童围手术期镇静。然而，已知它会在儿童中引起异常反应，不推荐在早产儿或新生儿中使用[1]。静脉给药后，药物起效迅速（1~5min），作用时间短（不到 2h）。给药途径包括静脉给药、口服给药、肌内注射给药和直肠给药。静脉剂量 0.02~0.1mg/kg，不超过 5mg。由于吸收不同，鼻腔和口服给药需要更高的剂量：口服和鼻腔给药的剂量为 0.2~0.5mg/kg，最高可达 15mg。咪达唑仑有很强的抗焦虑作用，顺行性遗忘作用深远，使该制剂适用于重复程序（如脉冲染料激光治疗）。术前口服咪达唑仑可显著减轻静脉导管插入的疼痛[2]。添加止痛剂，如对乙酰氨基酚/可待因或芬太尼可能是合理的，尽管联合使用会增加呼吸抑制的风险[3]。建议进行脉搏血氧饱和度监测，因为较高剂量的咪达唑仑与经皮血氧饱和度的一过性下降相关。

雷咪唑仑是一种新的苯二氮䓬类药物，已经完成了第三期临床试验，并被证明比咪达唑仑的代谢速度要快得多。它由组织酯酶代谢，因此具有快速、可预测的抵消作用。因此，它有可能在未来作为一种程序性镇静剂使用，但目前还不能使用[4]。

氟马西尼是苯二氮䓬类药物的特异性拮抗剂，可剂量依赖性逆转其抑制作用。可以在 15s 内静脉注射 0.01mg/kg 递增剂量。使用这种药物有癫痫、心律失常和再镇静的风险。根据需要，可以每 60s 重复一次剂量，最多可增加四次剂量（0.05mg/kg，最大剂量 1mg）。

巴比妥类药物

巴比妥类药物是具有健忘作用的强效镇静剂。这些药物是非特异性中枢神经系统抑制剂，比苯二氮䓬类药物具有更深远的呼吸和心血管抑制作用。硫喷妥钠是唯一一种仍在其他国家广泛使用但在美国没有的巴比妥类药物[1]。巴比妥类药物没有镇痛作用。由于苯二氮䓬类药物的安全性更高，它们在儿科手术中的使用已大大减少。

右旋美托咪啶

一种最新的镇静药物，右美托咪定，一种类似于可乐定的 α_2 激动剂，具有良好的镇静和抗焦虑特性，起效快，对心血管或呼吸系统的影响最小。它可以通过多种途径给药：黏膜（鼻内和口腔）、口服和静脉内（推注和输注）。它会导致最初的高血压和心动过缓，然后在没有治疗的情况下稳定在基线以下[5]。它已获 FDA 批准用于成人机械通气，但目前尚未批准用于儿童。然而，越来越多的关于其在儿童中超说明书使用的报道，未来可能有用于儿科人群的潜力。

氯胺酮

氯胺酮是一种麻醉剂，可以通过肌内注射或静脉注射给药。它产生深度镇静、健忘和镇痛，并诱发"恍惚"状态（"分离性麻醉"）。起效迅速：静脉给药 1min［0.5mg，以 0.01~0.2mg/（kg·min）的速度输注］，肌内给药 5min（0.5~1mg/kg）。镇静持续时间变化很大，通常少于 90min,但在某些个体中可能更长[6]。它应与抗唾液分泌剂(例如阿托品)一起使用,剂量为 0.01~0.02mg/kg,以减轻唾液分泌的增加。术后恶心和长时间无法唤醒是与其使用相关的问题。氯胺酮可能会导致不愉快的梦境和苏醒反应。患有活动性上呼吸道或下呼吸道疾病、颅脑损伤、癫痫或急性眼球损伤的儿科患者禁用。

阿片类药物

阿片类药物主要用于止痛,通常作为镇静剂的辅助药物。吗啡和芬太尼是强效镇痛剂。吗啡导致组胺的释放,起效较慢,作用持续时间较长。芬太尼是一种合成阿片受体激动剂,静脉给药(1~3μg/kg)起效快(5min 内),作用持续时间相对较短(30~60min),允许滴定药物以缓解疼痛,而长期呼吸抑制和低血压的风险较小。芬太尼含片已被用于儿科手术,但迄今为止的研究报告了关于其作为一种术前用药疗效的相互矛盾的结果[7-9]。可待因是耐受性最低的阿片类药物,不再推荐使用,因为快速代谢的患者有发生严重不良事件的风险,相反,10% 的患者缺乏将其代谢成活性形式的酶,这使他们没有镇痛作用[10]。

纳洛酮是阿片类药物过量的解毒剂。可以静脉注射 0.01mg/kg 的递增剂量,根据需要可以每 2~3min 重复一次。接受纳洛酮治疗的患者应观察至少 1h,以检测镇静复发情况。

水合氯醛

水合氯醛是一种镇静剂,几十年来一直用于儿童。口服剂量为 50~75mg/kg(最高 100mg/kg)。水合氯醛具有缓慢起效(30~60min)的作用,并诱导持续 4~8h 的睡眠,具有健忘作用。它需要在手术过程中和结束时进行长时间的监测。它缺乏镇痛作用。常见的不良反应包括恶心、呕吐和腹泻。据报道,使用水合氯醛可导致死亡,最常见的原因是过量服用或用于患有潜在心脏或全身疾病的儿童。据报道它可导致肝脏肿瘤,但没有证据表明接受镇静剂量的儿童有此风险[11]。

异丙酚

异丙酚是一种静脉麻醉剂,镇静起效迅速,它是一种水溶液,呈乳白色。该药几乎可以立即镇静,产生相对有限的血流动力学不稳定性,作用持续时间短,可以让人“清醒头脑”,而不会出现传统气体麻醉剂常见的恶心或宿醉效应。还观察到了止吐特性。该药不应长时间高剂量给药,因为有发生异丙酚相关输液综合征(propofol-related infusion syndrome, PRIS)的风险[1,12]。PRIS 通常是致命的,其特征是难治性心动过缓导致代谢性酸中毒、横纹肌溶解、高脂血症和/或肝脏增大而导致心搏停止。

关于异丙酚对疼痛的作用还存在一些争议,但它没有深度镇痛特性,在有疼痛的手术中,同时联合其他镇痛药物是合适的。在一项对 48 名接受门诊脉冲染料激光治疗的儿童进行异丙酚麻醉的研究中,62% 的儿童在醒来时平静且没有疼痛。平均恢复时间为 25min,无一例患者出现呕吐[13]。与七氟醚麻醉相比,异丙酚诱导和氟烷维持与诱导期间不良事件、术后恶心呕吐和术后精神错乱的发生率较低[14]。呼吸抑制是剂量依赖性的,缺氧和呼吸暂停并不少见,因此仅限于设备齐全、工作人员精通临界气道和通气管理。

在大脑发育早期且没有有害刺激的情况下,年轻的非人类灵长类动物和啮齿动物中发现异丙酚引起的神经毒性。1999 年的第一份报告是关于新生大鼠在出生后第一周内接触麻醉剂的情况,麻醉剂会引起广泛的神经细胞凋亡变性[15]。这些早期发现被扩展到包括其他 NMDA 受体拮抗剂,例如一氧化二氮,以及 γ-氨基丁酸(GABA)受体激动剂,包括异氟醚、丙泊酚、苯二氮䓬类和巴比妥类[16]。然而,在人类中没有发现神经毒性作用,事实上,在致病情况下给予这种药物对神经保护有益处。

一氧化二氮

一氧化二氮(N_2O)是一种气体麻醉剂,具有镇痛作用,能迅速诱导镇静、解离状态,具有愉悦感和严重的遗忘作用。单独使用时,35%~50% 的 N_2O 具有镇痛特性,对呼吸和心血管的影响最小[17-18]。它通常与其他药物一起使用,以达到全身麻醉。它在儿科手术中的使用有悠久的历史。使用 N_2O 需要对人员进行大量的培训和/或认证、防止缺氧的氧气/气体输送故障安全系统、消除气体痕迹的清除装置以及持续的血氧监测。

人们担心 N_2O 气体可能导致致畸和自然流产[19]。一氧化二氮对长时间接触高浓度一氧化二氮大鼠来说是一种弱致畸剂[20-21]。评估在怀孕期间接受麻醉(包括一氧化二氮)手术的妇女的结局的大型调查研究表明,先天性畸形没有增加,但流产和低出生体重新生儿的风险增加[22-23]。这种增加的风险归因于手术的要求而不是麻醉。尽管缺乏临床证据,但将一氧化二氮在怀孕青少年中的使用推迟到妊娠中期可能会降低致畸和自然流产的风险。

全身气体麻醉

全身气体麻醉适用于疼痛但重要的儿童外科手术,这些手术使用局部麻醉剂和镇静剂无法安全或有效地进行。使用全身麻醉的决定必须因人而异，取决于患者的年龄和基本健康状况、计划手术的范围和位置以及对静止患者的需求，以及适当诱导和施用麻醉剂的可用医疗和人力资源，包括监测和确保术后安全恢复。婴儿配方奶粉的推荐术前禁食间隔从4~8h不等。在健康婴儿中，与手术前8h未食用配方奶的婴儿相比，在手术前4h内可以食用配方奶而不会增加胃容量[24]。常用的麻醉气体有多种，包括氟烷、异氟烷、七氟烷和N_2O。儿科麻醉师可能会更好地服务于儿童，尤其是婴儿，他们在处理该患者群体方面具有丰富的经验[25]。

全身麻醉的风险取决于多种因素，包括患者的年龄和潜在的全身状况[26]。并发症风险的增加与出生后第一年使用全身麻醉有关，出生后第一个月的风险更大[27-29]。关于全身麻醉和对动物大脑发育影响的新数据引起了对幼儿潜在神经毒性作用的担忧。在动物研究中，在大脑快速生长的脆弱时期使用高剂量的全身麻醉药物可能会损害大脑发育[30]。

这些动物研究的发现不能直接用于人类，但已经启发了很多人调查早期儿童接受麻醉与晚年神经发育迟缓之间关系的研究[31-33]。虽然一项总结流行病学数据的系统综述表明，麻醉/手术对4岁前麻醉暴露次数与以后神经发育缺陷有潜在影响，但作者评论说，这项研究的局限性很多，发现的可能联系“应在其所依据的数据背景下谨慎对待”[34]。其他研究还没有显示出单一全身麻醉事件对3岁以下儿童的神经认知影响[31]。

2016年12月，FDA发布了关于重复或长时间（>3h）使用全身麻醉和镇静药物的指南。现在，在使用这些药物时必须包含强制性警告标签，并且建议推迟对婴儿和3岁以下儿童或妊娠晚期的孕妇使用这些药物进行选择性手术[35]。

麻醉安全数据对小儿皮肤科手术的影响

在接受小儿皮肤科手术的健康儿童中，全身麻醉的短期安全性使得该领域在过去10年中取得了显著增长，特别是在全身麻醉下进行的用于治疗鲜红斑痣（PWS）、血管瘤和毁容瘢痕的激光手术数量方面[36]。

虽然正在研究麻醉对幼儿的长期影响，但结果尚无定论，应考虑全身麻醉下早期治疗的风险和益处并个体化。尽管需要多次麻醉，但减轻长期功能障碍或畸形程度的早期皮肤科手术可能是合适的。例如，在儿童面部PWS的治疗中，一个目标是在生命早期达到最大程度的激光治疗，以减轻青春期的心理影响[37]。随着时间的推移，PWS会变厚、变暗并形成结节，所有这些都会使病变对治疗的反应降低。最近在一项回顾性试验中回顾了对肥厚性PWS的早期激光治疗效果，发现在2岁或6岁之前开始治疗可以显著提高患者的治疗效果，至少达到50%[38]。有效的治疗可能需要多次治疗才能达到所需的缓解程度，并且建议最好在发展自我意识之前启动诊疗[39]。

较小病变的激光手术通常使用局部麻醉剂。然而，众所周知，对诊疗疼痛的管理不当会使儿童对疼痛的反应产生负面影响，并可能产生长期的心理影响[40]，因此减少疼痛和焦虑的多模式方法可能是合理的，包括围手术期止痛药或抗焦虑药。

在权衡儿童全身麻醉和延迟治疗的风险时，还必须考虑胎记、瘢痕和其他皮肤状况对心理社会和功能的影响。

喉罩

吸入气体（氟烷、异氟醚、地氟烷、七氟醚）诱导麻醉是通过面罩吸入，然后气管内可视化和插管完成的。喉罩是一种设备，可以放置下咽气道，而不需可视化或气管插管。在最初的面罩麻醉诱导后，这个装置——一个放气的“棍子上的面罩”——被放入口腔，推向声带上方的会厌和会厌下方。然后用注射器（类似于Foley导管）充气，呼吸回路连接到暴露的一端。与气管内插管相比，无论是患者的用力呼吸还是与喉罩插入相关的麻醉师所需的手术工作量都要好于气管内插管[41-42]。这种装置在没有“关键气道”的儿外科患者中得到了广泛的接受，并已成功地用于儿童皮肤科和激光手术。

参考文献 173.6

见章末二维码

其他技术

催眠

催眠可能有效减轻年龄较大儿童手术过程中的疼痛和焦虑。各种技术，例如视觉图像，用于分散注意力并减少对疼痛的认识和感知。催眠已用于治疗慢性疼痛以及疼痛性损伤和手术的急性管理。

其他方法

这些措施包括使用带插图的手术书籍和玩偶来展示计划的手术、隐藏针头、覆盖手术托盘和构建一个窗帘，从患者的视野中遮挡手术。对于婴儿来说，拥抱、包裹或使用安抚奶嘴可能会起到舒缓作用。在新生儿中，已发现喂食蔗糖水与EMLA乳膏一样有效，可缓解静脉穿刺期间的疼痛[1-2]。涉及视觉图像或深呼吸的分散注意力技术可能有用。对于年龄较大的孩子，唱歌、讲故事和活泼的背景音乐可能会有所帮助[3-4]。对于诊室手术，让孩子在手术过程中选择一部电影并在便携式 DVD 播放器上观看是一种极好的分散注意力的技术。应该强烈劝阻父母不要威胁或惩罚不合作的孩子。在手术过程中，父母应该是孩子的关键情感支持者，应该解放双手，并全神贯注于安抚孩子。医生应在限制孩子方面提供足够的帮助，不应要求父母履行这一职责。使用正强化和奖励是另一个关键工具。贴纸、玩具和糖果的礼物确保孩子离开时感觉他们做得很好，无论诊疗有多困难。

（尉莉 译，韩晓锋　张雪 校）

参考文献 173.7

见章末二维码

第三十九篇 皮肤病的诊断流程

第174章 儿童患者的诊疗特点

Diana Purvis

摘要

儿童皮肤病诊疗包含了从刚出生的新生儿到成年前儿童的医疗保健。正确认识儿童的生长发育过程有助于以适当和有效的方式与儿童、青少年及其家人沟通交流。本章介绍了新生儿、婴儿、儿童和青少年不同阶段的特点，还将讨论儿科患者的操作治疗、依从性、临终关怀以及从儿科向成人医疗服务转诊的方法。

要点

- 良好的医学技能可提高儿童皮肤病的医疗管理水平，其基础是对儿童和青少年生长发育的了解。
- 父母、家人和护理人员的共同参与和协作是所有儿科医疗管理不可或缺的部分。
- 新生儿，尤其是早产儿，即使进行常规的诊疗活动（例如体格检查和小型操作）也会产生一定的生理压力而影响神经发育。因此将压力最小化和尽可能镇痛非常重要。
- 对于儿童的病史和体格检查需考虑到其生长发育阶段，最好能用非正式、轻松巧妙的方式问诊。
- 青少年患者在社会心理和身体发育方面有特殊的健康需求。临床治疗护理需要适应此需求，以体现出他们日益增长的自主权和法律权利。
- 转诊是指患有慢性健康问题的青少年有目的地从以儿童为中心转向以成人为中心的医疗保健活动。转诊过程应该是有计划的，可能需要几年的时间。
- 在儿童期疼痛治疗管理不当可能会导致远期不良反应，包括患儿逃避医学诊疗。应使用药物和非药物的方法来帮助患儿减轻疼痛。
- 依从性是指患者遵循医嘱进行治疗的相符程度，它会受到社会、经济、医疗和患者自身等因素的影响。与医学治疗进步相比，提高依从性可能对健康的影响更大。
- 幸运的是，儿童因皮肤病出现终末期疾病的情况极少。如果一旦发生，需要皮肤科医生与患者、家人以及其他医学专业人士进行有效和有意义的沟通。

引言

“孩子并非成人的缩小版（Children are not just small adults）”（未知）

“成人是不发育的儿童（Adults are just obsolete children）”（Dr Seuss）

儿童皮肤病学不同于成人皮肤病学。首先，儿童皮肤病的疾病谱、临床表现和治疗与成人不同。这一点在儿童皮肤病学作为一个独立专业的发展过程中，以及在本书的许多相关章节中都得到认可。其次，也同样重要的是，在儿童皮肤病中，患儿在生理、认知和社会方面都各不相同。因此，应提高儿科医生关于儿童皮肤病学的医学技能实践。

儿科学是临床医学的一个分支，它研究的是关于婴儿、儿童和青少年的医疗管理。古代历史上有记载关于儿童疾病的描述，但18~19世纪才开始将儿科学作为一门独立于成人医学的学科[1-2]。在当时，儿童的生存状况往往岌岌可危，围产期意外和传染病造成的死亡导致婴儿和儿童死亡率很高。大多数儿科疾病缺乏有效的治疗措施，因此最初的干预措施侧重于公共健康措施、卫生和营养。20世纪，医学科学和技术取得了巨大进步，儿童疾病的发病率和死亡率也随之改善。进入21世纪后，医学实践方法也在不断改变和适应时代需要。

公共健康和卫生的改善，以及得益于免疫接种的推广，感染性疾病在儿科疾病中的所占比例大大下降。但一些慢性病的发病率却在上升，包括行为障碍（例如孤独症和注意力缺陷/多动障碍）、过敏性疾病（例如食物过敏和哮喘）以及先前患有致命儿科疾病的幸存者的慢性疾病（例如先天性心脏病、免疫缺陷、儿童癌症和内分泌/代谢性疾病）。

20世纪，社会对儿童健康的期望也发生了变化，不再仅仅满足于存活至成年，而是追求最佳的认知能力和身体发育，以便在成年后的工作和社会生活中更具有竞争力。美容疗效也越来越被重视，医疗美容手段有了更多的选择，从针对成年人的抗衰老手术，扩展到针对青少年和年轻人的旨在“优化”外表的美容手术。

对儿童生长发育过程的理解是良好的儿科医疗护理的基础，因为这使临床医生可以按照适当的方式去接近患儿，识别可能在各个阶段影响健康和疾病的因素，并确定何时与正常发育存在差异。

父母和家庭的参与是儿科治疗的一个组成部分，临床医生需以合作的方式提供医疗护理，同时需考虑到患儿及其家庭的意愿和健康信仰。在大多数情况下，儿童无法自行决定治疗方案，需要成年人的指导和协助，以得到医疗护理、药物管理和局部药物的应用。有时某些治疗和手术的实施可能会给患儿带来痛苦，但总体上符合其最佳利益。所有儿科医生还必须考虑到与患儿有关的监护权、法律责任、知情同意等问题。

本章旨在对新生儿、儿童和青少年患者的评估进行一个广泛概述，包括生长发育及其对医疗服务造成的影响。儿童皮肤科医生需要具备处理所有儿童的能力，包括从新生儿重症监护病房（neonatal intensive care unit，NICU）中的极低体重早产儿，到即将作为一个独立成年人的青少年等。文中提出的方法是一种建议，每个临床医生都需要运用自己的判断和经验来以最恰当的方式与患儿及其家人合作。

新生儿患者的诊疗特点

引言

皮肤科医生可能会被邀请会诊新生儿各种各样的皮肤问题，从轻微的自限性发疹（例如中毒性红斑）到具有永久美观影响的胎记，乃至威胁生命的遗传性疾病。对于新手父母来说，出现上述任何问题都可能会引起他们对孩子健康的同等关注，所以对于皮肤科医生而言，耐心倾听家长的担忧，并且专业地、自信地与家长交流孩子需要的医疗管理是非常重要的。

新生儿期定义为生后的 28 天内（表 174.1）。然而，生命在妊娠满 9 个月之前即已开始。随着新生儿医学的进步，尤其是配备保育暖箱以及训练有素的新生儿专科医生和专业护理护士的新生儿病房的发展，如今早到孕 23 周出生的婴儿也可以存活。

出生后即刻是人体的一个巨大的生理变化时期，这对于适应子宫外的生活环境是必要的。心血管循环系统和呼吸系统产生巨大变化以实现有效的氧合，消化系统必须适应外来的营养，免疫系统保护婴儿免受感染，神经系统和特殊感官必须应对外来刺激的冲击。皮肤也必须适应外部环境（见第 4 章）。

表 174.1　儿科年龄的分段术语[3]

年龄类型	定义
超早产儿	<孕 28 周出生
极早产儿	孕 28~32 周出生
早产儿	孕 32~37 周出生
足月儿	>孕 37 周出生
新生儿	生后 28 天内
婴儿	生后 1~12 个月*
幼儿	1~3 岁
学龄前儿童	3~5 岁
学龄期儿童	5~12 岁
青少年	10~19 岁
年轻人	10~24 岁

注：* 某些分组将婴儿定义为生后 1~24 个月。

新生儿患病率和死亡率都很高，这不仅是因为新生儿可能无法适应外界环境，而且新生儿期也是发育异常以及遗传代谢疾病可能发生的时期。新生儿也有发生危及生命的感染的风险，可通过子宫内和环境传播。

新生儿生长发育

根据出生时的胎龄，将新生儿分为足月儿、早产儿、极早产儿或超早产儿（见表 174.1）。胎龄（gestational age）是指自末次月经开始计算的周数，总共 40 周，通常以“（周数+天数）/40”表示，例如（33+2）/40。实际年龄（chronological age）是指自出生以后的时间（天、周、月或岁）。早产儿也有纠正胎龄（corrected chronological age），即实际年龄减去妊娠 40 周前出生的周数，纠正胎龄需直到 3 岁。纠正胎龄根据早产对发育里程碑时间的影响进行调整。例如，孕 34 周出生的婴儿出生后第 12 周时，按时间顺序实际年龄为 12 周，但是纠正胎龄为 6 周。

早产儿仍然需要经历通常在子宫内发生的神经发育期。发育管理是指在 NICU 中采取的一系列措施，旨在通过增加舒适度、睡眠质量和减轻压力来促进婴儿神经发育[4]。公认的是，经历不适和痛苦过程的婴儿会遭受生理应激，可能对婴儿神经发育产生不利影响[5]。当新生儿接受检查或治疗时，医生应考虑到这一点。

行为和运动发育[6]

极早产儿（妊娠<28 周）的行为能力非常有限[6]。这些婴儿的肌张力很弱，无法控制自己的姿势。所有

的运动仅限于抽动和抽搐,在疼痛的操作过程中可能会变得更加频繁。这些婴儿在操作和手术过程中容易产生生理应激,从而导致生命体征不稳定。在接下来的 8 周内,婴儿的肌张力逐渐改善,肌力逐渐增强,这样到 36 周时,他们就能够表现出与足月儿一样典型的屈曲姿势和自主运动。但即使在足月时,婴儿的头部控制能力仍然很差,在抱起或协助翻身时仍需要支撑。

到 28~32 周时,婴儿能够表现出包括深度睡眠和因疼痛刺激而苦恼的行为。但是对于这些婴儿来说,进行身体检查和日常护理(如沐浴和更衣)仍然很耗体力,所以应该合理安排时间来保证睡眠。随着睡眠和觉醒之间的过渡越来越明显且逐渐固定,婴儿能够适应有规律的睡眠-觉醒模式,并表现出饥饿和疲倦的信号。婴儿可以逐渐地、更容易地耐受护理和手术,但工作人员和父母仍需要注意观察其疲倦和生理应激的信号。

视觉、听觉、味觉和嗅觉[6]

在胎龄 25 周之前胎儿眼睑可能仍是闭合的,在胎龄 27 周之前角膜可能仍浑浊。尽管如此,婴儿会对视觉刺激出现生理应激的迹象。胎龄 33 周之前,婴儿在可能无法紧闭眼睑以减少视觉刺激,因此需要避免强光。到胎龄 36 周时,婴儿可以开始注意附近的物体,并可能开始表现出对人脸的偏好。

内耳在胎龄 24 周时基本发育完全。婴儿对吵闹的噪声会表现出生理应激反应,但即使在孕早期,胎儿也能表现出对柔和人声的偏爱,尤其是妈妈的声音。

在胎龄 24 周时,婴儿的味觉和嗅觉受体似乎有功能,可以表现出对有害气味的反应。吮吸和吞咽的协调发育通常要到胎龄 33 周后才开始,因此早产儿需要肠外或肠内营养的支持,直到胎龄 36 周或更大。

新生儿会诊

地点

早产儿或不健康的新生儿通常会在 NICU 接受治疗。NICU 会根据婴儿的不同需要提供不同程度的支持治疗。极早产儿和超早产儿,或所有患严重疾病的新生儿,通常都在保育暖箱中护理。保育暖箱为他们提供了合适的温暖和湿度,以维持稳定的体温,并防止经不成熟的皮肤丢失水分而引发的脱水。婴儿可能会使用脐内或中心静脉通路用于肠外喂养、药物治疗和监护,还可能通过持续正压通气(continuous positive airways pressure,CPAP)或气管内插管通气来提供呼吸支持。发生新生儿黄疸时还可以使用光疗。当婴儿长大到可以自己维持稳定的温度并不需要密切观察和监护时,就可以穿好衣服并转回到普通婴儿床上。

新生儿重症监护室旨在提供适应当前发育的恰当护理以优化神经发育,并且帮助家庭成员积极参与婴儿护理[4,6-7](框图 174.1)。NICU 的光线通常会调到最暗,以便既能进行临床操作,又不会对婴儿造成过多刺激。如果进行手术或者光疗时需要调亮光线,则应遮盖婴儿的眼睛以防止光照刺激。NICU 通常应尽量保持安静。由于监视器和警报器的声音会惊吓婴儿并增加生理应激,因此应保持在低音量。医护人员内部或与家属交谈时的声音应该轻柔、平静,如果需要长时间的讨论,医护人员和家属最好离开病房。

框图 174.1　新生儿病房准则

进入 NICU 前请先洗手
向员工和家人介绍自己及团队
轻声说话
在接近婴儿之前,请务必与工作人员和父母确认
保持灯光昏暗,或保护婴儿的眼睛免受强光照射
不要把物品放在暖箱上,因为对婴儿来说,噪声会放大
请新生儿护士协助检查、翻身和治疗
检查婴儿时要做好保暖
确保对有疼痛感的操作给予足够的镇痛
一旦婴儿出现虚弱、痛苦,应随时停止操作
与新生儿团队和家属沟通诊断和计划

鼓励以家庭为中心的护理,同时鼓励父母参与日常护理,如更衣、喂养和沐浴。父母也可以开始学习如何进行局部治疗,以便在婴儿出院回家时作好准备。袋鼠式护理(kangaroo care)是指练习将婴儿直立式地贴在父母的胸前,周围再用一个支撑性物品包裹起来。这可以加强亲子间联系,提高婴儿的生理稳定性,促进母乳喂养。在没有保育暖箱的环境中,袋鼠式护理已被证明可以提高新生儿的存活率[8]。家庭成员拥抱和哺育婴儿的机会在情感上是非常重要的,如果动作能仔细轻柔,即使对患有严重的大疱性表皮松解症或鱼鳞病的婴儿也可以进行。

日常护理如翻身、称体重和换尿布都会增加生理应激。NICU 的工作人员应该尽量减少对婴儿的操作,并定期进行日常护理,以保证婴儿的自然睡眠。

病史

主要的相关病史由父母提供,其他家庭成员、助产士、新生儿工作人员及其他与婴儿护理相关的人员提供补充信息。如果婴儿在新生儿病房,可能需要找一个远离病床的场所进行会话。

应注意追问围产期和妊娠期事件,比如某些疾病

可能与产前感染相关。还应追问家族史以及可能与此相关的血缘关系。

对于一个家庭来说，新生儿期通常是家庭情感和社会属性剧变的时期，尤其当婴儿不健康或有重大先天畸形时。疲劳和生理疾病也会影响父母的参与和沟通，特别是当母亲经历一个复杂的分娩过程之后。对这一点保持敏感是很重要的，有时让家人多休息也是明智的选择。

体格检查

对新生儿的体格检查应尽可能得到父母的许可。如果婴儿在 NICU，检查前一定要和护理人员核实，因为护理人员知道是否为一个合适的检查时间，而且他们可以提供帮助以便减少婴儿对体检的应激。

理想情况下，不应该把婴儿从睡梦中叫醒来进行检查。检查时应确保声音轻柔，且只使用必要的照明。最好能对早产儿或生病的婴儿进行最小限度的处理，护士可以帮助婴儿翻身和脱衣以减少应激。新生儿的体温调节能力差，因此应尽可能保持暖箱紧闭或用衣物遮盖婴儿以保温。如果婴儿正在睡觉或在检查中出现紧张，可能需要待晚些时候再继续检查。

操作

显然，新生儿可以和年龄较大的人一样经历疼痛。疼痛可表现为明显的面部表情变化、哭泣以及生理变化，如心率加快、呼吸频率增加、呼吸暂停等。有证据表明，新生儿期暴露在疼痛事件中可能对神经发育、躯体感觉和应激反应产生不良影响，并持续到儿童时期[5,9-10]。因此，需要进行疼痛性操作的所有新生儿都应使用止痛药。

换药、激光治疗和皮肤活检等操作可能会给新生儿带来巨大的生理应激，特别是重复进行这些操作时。因此，操作前应该慎重考虑其必要性和时机。理想情况下，应仅限于进行那些为新生儿当前护理提供直接健康益处或临床相关信息的操作。非常小的早产儿其血容量也很少，因此如果进行多次血液检查可能会导致严重贫血，甚至需要输血治疗。非紧急的检查和操作(比如为改善美观而执行的手术)应推迟到更合适的时间。

对于局部注射麻醉剂或采血等小操作，使用非药物镇痛或口服蔗糖溶液可能有助于降低疼痛评分。非药物镇痛包括给予母乳喂养、非营养性吮吸(使用安抚奶嘴)或包裹襁褓、提供皮肤接触。感觉刺激(抚摸婴儿的面部或背部、在口服蔗糖或葡萄糖的同时对婴儿说话)也可降低疼痛评分[9]。口服蔗糖会释放内源性内啡肽从而起到镇静作用，但目前尚不清楚它是否更像是一种镇静剂，而不是麻醉剂[11]。虽然局部麻醉药膏常在腰椎穿刺时使用可以减轻疼痛，但目前证明，其在足跟采血试验中不能减轻针刺的疼痛。对于 3 个月以下的婴儿，尤其是皮肤屏障功能降低和有经皮吸收增加风险的早产儿，局部麻醉剂的使用通常令人担忧。这些担忧的问题包括高血红蛋白血症的发展、局部皮肤刺激和药物毒性[9,12]。

对于易产生疼痛的操作，或给生命体征不稳定的新生儿进行操作时，恰当的做法是与新生儿科医生和儿科医生联系。必须认识到这个年龄段的婴儿在处理药物方面存在差异；口服止疼药(如对乙酰氨基酚和可待因)、静脉注射阿片类药物以及局部/区域麻醉都可能用于新生儿，但需要有经验的处方医生[9,12]。

尽管仍未明确全身麻醉是否会影响神经发育，人们对婴儿期全身麻醉存在担忧。除非全身麻醉是新生儿接受手术最安全、最合适的方式，否则应慎重使用。对儿童来说，最大的风险可能是 3 岁以下或使用多种全身麻醉剂[13-15]。

婴幼儿患者的诊疗特点

“孩子愿意分享的只有两件事：传染病和母亲的年龄。”(There are only two things a child will share willingly：communicable diseases and his mother's age. Dr Benjamin Spock)

看着自己的孩子成长的父母都知道，孩子在人生的前 10 年内的发育变化是惊人的。变化的速度在婴儿期特别快，而整个童年和青春期则稳步进行。

皮肤科医生通常不需要对儿童发育有详细的了解，但对任何与儿童打交道的人来说，对儿童期的身体、社会和认知变化有广泛了解是很重要的。这不仅能使皮肤科医生以一种适合孩子年龄的方式调整问诊方式，而且还能帮助识别出发育异常的儿童，并将其适当地转诊。

婴儿和儿童的生长发育

儿童生长发育大致分为 4 个部分：大运动、精细运动、语言和社会发展。发育评估包括通过询问病史和检查来评估孩子的能力。由于身体、认知或行为方面的问题，发育异常的儿童可能发育缓慢或表现出不同的模式。根据病因不同，孩子的发育可能在上述 1 个或 2 个，甚至全部 4 个领域都受到影响[16-19]。

对皮肤科医生而言，通常需要专业技能、设备和更多的时间来详细评估儿童的发育。但简单的生长发育筛查通常可以发现儿童可能存在的发育问题(表 174.2)。

表 174.2　儿童生长发育筛查指南[16-18]

年龄	社交发育	语言发育	精细运动发育	大运动发育
3 月龄	微笑 注视自己的手	尖叫和大笑 能跟随声音	注视,追视并转动面部越过身体中线 双手在身体中线处交叉	抬头 竖头稳
6 月龄	自己用手拿玩具 自己进食	能跟随人声 模仿发音	注视较小物品 抓握 双手能传递物品	能翻身 能扶坐
9 月龄	挥手表示再见 害怕陌生人	能发出组合音节	拇指和示指能对捏 能捡起细小物品	能独坐 能扶站
12 月龄	表达想要的意愿 害怕陌生人	清晰发音爸爸或妈妈 能发出 1 个或 2 个单词 能遵循简单的指示	能用双手拿起物体敲打	能独站 蹒跚学步
2 岁	脱衣服 能在协助下刷牙 发脾气	能听懂一般的交流 能说出身体的部位	能搭 4~6 块的积木	踢球、扔球 能跑跳
5 岁	能自己穿衣服和刷牙 能玩棋类游戏	能听懂所有的交流	能画出人形(包含 6 个身体部位) 抄写字母	能单脚跳 能单脚站超过 4s 能骑三轮车

儿科医疗服务

环境

在各种各样的环境下都可以见到患皮肤疾病的儿童,这取决于疾病的轻重缓急、患儿的年龄以及是否存在并发症。将环境布置得充满童趣能让孩子及其家人在就诊过程中感到更舒适和放松[20]。

工作室/诊所环境

大多数儿童皮肤病患者就诊于诊所或工作室,通常与成人患者一起就诊。这些儿童通常由 1~2 个成年亲属陪同,而且往往有许多兄弟姐妹陪同。

诊室应该干净明亮,有足够的空间来容纳就诊的患儿和家人,以及他们的随身物品。年纪较小的儿童通常会在地板上爬,所以保持地板干净非常重要,使用垫子或者地毯可能更合适。如果家长无法集中注意力照看孩子,应把检查台上的孩子放在别的地方,以免发生坠床意外。孩子们经常会积极地探索他们的环境。精心挑选的玩具可能有助于吸引孩子的注意力,但必须确保整个房间对孩子来说都是安全的。需要将危险用品,诸如药物、化学药品和利器等放在孩子无法接触的位置(放在高处或者锁起来)。活泼的幼儿经常会打开水龙头和附近的空纸巾盒或手套盒。

观察孩子玩耍各种各样的玩具和装饰物,如图片和手机,或要求他们说出颜色或物体的名称,对于评估孩子的生长发育十分重要。这些玩具和装饰物也可以在体格检查和小操作中帮助分散孩子的注意力。

医院病房

医院工作的皮肤科医生经常会在医院病房看到住院治疗的患儿。住院治疗对患儿及其家庭来说是很有压力的,而且在陌生环境中患儿会有一定程度的焦虑,从而增加了疾病的不适感以及对治疗结果的恐惧。许多患儿和家属也可能出现睡眠障碍和有其他方面的压力,包括需要照顾患儿的兄弟姐妹以及工作和经济方面的压力。

采用一种温和且不具威胁性的方式接近孩子是很重要的。如果可能的话,可以与护理患儿的护士或医疗团队交流,请他们协助介绍。患儿的护士通常可以提供患儿临床状况信息和相关社会信息。家属可能会向护理人员透露出他们不愿向医生表达的担忧和焦虑。

儿童病房对于患儿来说应该具有安全性。因此,如果需要进行抽血等痛苦的操作,最好是在其他场所进行。许多儿童病房都配备专门的操作室。

病史

病史是诊疗的基础,详尽、良好的病史采集有很多好处。病史不仅是鉴别诊断的最重要依据,而且能让皮肤科医生更好地了解患儿的情况。患儿及其家庭的心理、情感、社会、经济和文化背景可能会潜在地影响到疾病和治疗策略。询问病史也是医生与孩子和家人建立医疗关系的重要时机。通过倾听孩子和父母的担忧,可以帮助皮肤科医生与其建立信任关系,这将使孩子更容易接受体检,也使得家属能配合整个治疗计划[20]。

表 174.3 为皮肤科医生提供了儿科病史采集指南和流程，需认识到在每次问诊中获得全面的病史也许是不可能的或不适宜的。采集病史需要根据主诉的性质、患儿的年龄和可利用的时间来进行调整。

表 174.3 儿科采集病史的指南[20]

病史	备注
围绕主诉的现病史	疾病出现的时间 表现——部位、颜色、大小等 症状——瘙痒、疼痛、发热等 病程随时间的变化——加重或缓解的因素 既往和目前的治疗——疗效 疾病对孩子及家人的影响
既往史	其他已知的疾病和既往手术史 其他参与儿童护理的专业人员
孕前和围产期	孕妇保健 孕妇用药史和违禁药物应用史 孕期母亲健康情况——是否有感染史、用药史和吸毒史 产前检查及超声检查结果
分娩及产后	出生孕周 分娩方式 Apgar 评分 出生体重 分娩并发症 需要密切关注和特殊护理的问题
生长发育和营养状况	婴儿期和儿童期的生长发育（通常记录为健康儿童监测的一部分） 婴儿期喂养方式——母乳、奶瓶 目前的营养——食物回避、食物过敏
生长发育	见表 174.2
用药史	既往处方药——依从性和用量 非处方药 补充和替代的药物 药物过敏史
免疫接种史	常规和额外的疫苗接种时间
家族史	直系亲属中已知的疾病 有无遗传病史 血缘关系史
社会史	家庭成员 照看者 住址 学校——学习进程、社交、欺凌 参与活动和运动 心理问题
最后	“你还有什么想告诉我的吗？”

问诊时应首先向患儿及其家属介绍医疗团队，并确定陪护孩子的亲属及其关系。

应该让孩子在就诊中有参与感。可以和孩子讨论一些比较熟悉的事物，例如他们有趣的穿戴物品或者玩具。对于年龄较大的孩子来说，与他们讨论关于学校或最近的假期可能比较合适。与孩子交流的时候应称呼他们的名字，并尝试使用他们能理解的语言。年龄小的孩子一开始通常很害羞，但在问诊过程中可能会逐渐放松。因此，在进行体格检查之前，最好先从问病史开始。

婴儿和学龄前儿童的病史通常由父母或看护者来提供。父母在描述孩子无法表达的主观症状（诸如疼痛和瘙痒等）时起着重要作用。父母通常能很好地观察他们的孩子，往往能详细描述疾病或皮肤状况对孩子的影响。但父母提供准确病史的能力可能会因焦虑、错误判读或与他人（例如其他家人、保姆或托儿机构）一起日常护理孩子而受到影响。

学龄期儿童一般能够自行描述他们的一些症状和治疗方法，但通常需要父母的补充。可以向孩子提一些简单的医学问题，并允许他们在适当的时候参与讨论。随着年龄的增长，孩子将能够提供更多的病史，积极的青少年甚至能够像成年患者一样提供病史，但父母或照料者仍可能需要补充其病史，例如提供早年的既往史或家族史。

在问诊期间，可以让年幼的孩子玩玩具，这样父母在谈话时能少受打扰。孩子们玩耍时，也为医生提供了观察孩子行为和发育的机会。

体格检查

与成人相比，婴儿和儿童的体格检查通常需要一种非正式的、更随机主义的方法。在病史采集和体格检查过程中，通过远观和注视孩子可以获取更多的信息，包括孩子的生长发育情况、与父母关系的好坏、是否有瘙痒或疼痛，以及是否有明显的疾病[20]。

正常来说，从大约 9 月龄开始，孩子就对陌生人感到焦虑。对陌生人的恐惧和与父母分离的焦虑在 12~18 月龄尤为强烈，随后逐渐减弱[18]。但在不熟悉的环境中，比如医生的办公室或医院，这些焦虑感往往会一直持续到学龄期及以后。这尤其影响到医生在体格检查中接近孩子的方式。

婴儿和年幼儿童依偎在父母的身边时，往往能更放松。这意味着对于婴儿和学龄前儿童，可能大多数的查体需要让孩子坐在父母腿上进行。如果需要孩子在病床或者检查床上完成时，可以请家长站在他们旁边。

检查的时候，请父母帮忙脱下衣服，或者如果孩子年龄足够大,可让他们自己脱下衣服。一般情况下,最好保留尿布和内衣,这样既卫生又文明,除非需要检查该部位。

婴儿和学龄前儿童天生害羞,检查时可能会感到害怕。在父母的帮助下分散孩子的注意力是非常有效的。可以采用很多方法,比如:首先让孩子握着自己的手、数手指,问他们是否能指出身体的不同部位,在检查的过程中让孩子拿着玩具玩耍或看书。需要孩子保持静止不动和安静的一些检查,如心脏听诊,最好在检查一开始时进行。除此之外,在孩子最有可能配合的时候,先从最重点关注的部分开始检查。如果孩子感到舒服和放松,检查就可以快速有效地进行。如果孩子烦躁、不愿配合,那么检查就非常具有挑战性,可能需要只关注最重要的方面,而不能进行全面的体检。任何不舒服的检查都应该放到最后。

生长发育和营养状况

儿科检查的一个重要部分是评估儿童的生长发育和营养状况。正常的生长发育通常是整体健康状况良好的指标,而不稳定的生长发育可能是疾病的标志。在许多国家,儿童的生长发育被作为儿童健康检查的一部分来监测,父母可能有孩子以前的生长发育记录[21]。

应将体重和身高或身长的测量作为儿童体格检查的一部分,并按顺序绘制在生长发育曲线上[22-23]。正常生长发育通常通过体重和身高百分位数之间的相对对称性以及沿百分率曲线的连续测量来证明。单次测量结果可能会产生误导,例如,在第3百分位数上的体重测量值可能代表:先前在第25百分位数上的孩子出现令人担心的体重减轻,或者是先前小于第3百分位数的孩子有了令人愉悦的改善,再或者是先前体重和身高测量值都在第3百分位数的孩子正常生长。

在婴儿期后,孩子身高的增长速度逐渐减慢,直到青春期再开始突增。因此,青春期是儿童生长发育评估的一个重要方面[21]。

青少年患者的诊疗特点

青春期是从童年跨度到成年的时期。青春期的特征是身体快速发育、性发育和社会心理变化。这个发展阶段发生在10~20岁早期,最终使个体能在成年生活中获得功能独立性[24]。

青少年在接受医疗的方式上有特殊的健康需求,这有别于儿童和成年人。青春期特有的疾病很少,但青少年既可能有儿科疾病的晚期表现,也可以有成人疾病的早期表现。此外,医疗保健的改善意味着越来越多遗传性疾病、先天性畸形(如先天性心脏病)或儿童恶性肿瘤导致的慢性疾病患儿能存活到青春期。皮肤疾病,尤其是那些导致明显外观异常的皮肤疾病,在青春期会产生特别大的影响,这是由于青少年的自我意识增强、极度渴望与同龄人保持一致性以及身体形象的问题[25]。

虽然青春期通常是身体健康状况相对良好的时期,但由社会和心理因素导致的疾病发病率和死亡率却在递增。世界卫生组织(World Health Organization, WHO)最近对全球青少年疾病负担的调查发现,意外伤害是青少年死亡的主要原因,反映出与驾驶、打架、酗酒和吸毒有关的危险行为以及情绪问题和自残行为增加。然而,值得注意的是,皮肤和软组织疾病是青少年主要疾病之一[26]。

心理健康问题(情感障碍、精神障碍、自杀)、性健康问题(意外怀孕和性病)和一些成人疾病的危险因素(吸烟、糖尿病、肥胖、缺乏体育活动)往往始于青春期并持续到成年,这些问题和危险因素的发展让青春期成为促进健康的一个重要时期。皮肤科医生可能很适合在健康环境下与年轻人互动,并且有可能识别出可能需要干预的非皮肤科健康问题。

在青春期,心理和社会的变化意味着临床治疗需要动态变化,以反映即将进入成年期的青少年不断增长的自主性、理解力、自我意愿和合法权利。

在与青少年及其家人进行沟通的时候,青少年健康方面的专业临床技能可以让临床医生提高病史采集的准确性,也能更富有同情心地进行临床检查和制订治疗计划,同时尊重青少年的隐私和保密,以及与家人的关系。

青春期生长发育

青春期生长发育反映了青春期性激素激增引起的生理变化,以及大脑发育成熟和脑髓鞘形成的心理影响(表174.4)[27-30]。

青春期的生理变化可能早在8岁时就开始,一直持续到20岁出头,最终表现为身体发育和第二性征的发育。

婴儿期过后,儿童期的生长发育通常以相对稳定的速度进行,直到青春期。青春期发育高峰的开始时间因人而异,并受到遗传、营养、慢性疾病和社会心理因素等影响。女性的青春期通常始于8~13岁,而男性为9~15岁。女性青春期的开始标志是乳房和阴毛的发育(肾上腺功能初现),随后是生长发育的激增,然后是月经初潮。

表 174.4 青春期的变化[27-28]

	青春期早期(8~14 岁)	青春期中期(12~17 岁)	青春期晚期(>17 岁)
生理	女性:乳房发育、阴毛生长 生长发育激增 男性:睾丸容积增加、生殖器发育	女性:生长发育和乳房发育完成 女性体形 月经初潮 男性:声线变粗 遗精 生长发育激增	男性:青春期生长发育完成 雄激素对毛发和肌肉发育的持续影响
心理学/认知	具体思维 难以理解即时行为对长期结果的影响 性认同与性取向发展	抽象性和理性思维能力提高 道德和意识形态的发展(宗教和政治观点) 认为自己无懈可击/"防弹" 敢于冒险,不怕后果	复杂的抽象思想 对冲动的控制能力提高 个人身份、道德和意识形态的进一步发展
社交	适应青春期和身体的变化 与父母分离的开始 开始与同龄人形成强烈的认同感 开始冒险行为	建立起自我与父母的分离 强烈的同龄人影响,害怕被排斥 伤害健康的高风险行为经常在此时开始(饮酒、吸烟、吸毒、性行为) 行为被眼前回报所驱动 重视隐私和保密	教育和职业发展 开始经济独立 发展亲密和相互关怀的关系 与家庭成熟的依赖关系 未来观,延迟享乐

资料来源:Adapted from Viner 2008[27] with permission of Elsevier, and Bennet and Robards 2013[28].

而对于男性,睾丸体积增加是青春期的第一个信号。男性青春期的生长发育激增通常比女性较晚,持续时间更长,在青春期末期出现胡须生长和声线变粗,肌肉骨骼的生长持续到 20 岁出头。

大脑的成熟,尤其是前额叶皮层、边缘系统和白质的成熟,会贯穿整个青春期,直到 20 多岁的时候才完成。这个过程对人类的行为有重大影响,比如对风险和回报的评估以及冲动的影响。思维从具体到抽象,从以自我为中心到去中心化。社会发展受到青春期生理和认知变化的影响,也受到家庭和更广泛社会文化期望的影响[31]。

重要的是,要认识到青春期生理和心理变化之间可能存在不协调。青春期提前的青少年,生理已经发育成熟,但可能仍然有儿童的认知过程,相反,青春期发育较晚的青少年可能会有孩子的外貌却有着成熟的认知和社交能力。

青少年就诊

青少年应该以他们能够理解和参与的方式,从经过适当培训的医疗服务提供者那里来获得满足其需求的医疗服务。越来越多的针对青少年健康的培训纳入到了儿科培训方案中[32]。

病史

作为病史的一部分而采集的信息应该随着孩子进入青春期而改变,并需要反映这个年龄段的活动和问题。除了获取一般病史(见表 174.3)外,获得与社会心理问题有关的信息也有助于了解年轻人和疾病对其生活的影响。HEADSS 评估体系提供了一种用以采集青少年的社会心理史的结构化评估方法(表 174.5)[27,30,33]。

表 174.5 HEADSS 评估:一种研究青少年社会心理发展史的方法[27,30,33]

分类			示例问题
H	家庭 Home	家庭成员 同住的家庭成员 家庭关系的质量 住房的质量	你住在哪里? 你和谁住在一起? 你觉得在家中安全吗? 如果你有问题,你可以向谁求助?
E	教育和工作 Education and Employment	学校 学术成就 职业目标 逃学/出勤 校园暴力	你喜欢/不喜欢学校的什么? 你的成绩和出勤率如何? 你和其他同学相处得怎么样?

续表

分类			示例问题
A	活动 Activities	运动 文化活动 音乐 爱好	你喜欢做什么？与谁？在哪里？ 你参加聚会吗？ 你做什么运动？
D	药物 Drugs	接触和使用合法和非法药物	一些年轻人尝试抽烟、喝酒或吸毒，你知道有人这样做吗？ 你尝试过吗？多频繁？ 它们给你带来麻烦了吗？
S	性 Sex	性行为 避孕 性传播疾病 性取向 非自愿性行为	你对恋爱/约会有什么看法？ 有些和你同龄的人开始有身体上的接触，你有吗？ 有没有人碰过你，让你觉得不舒服，或者强迫你发生性行为？
S	自杀 Suicide	情绪症状——焦虑、抑郁 自残的想法和行为	你现在感觉怎么样？ 你曾经感到真正的悲伤或担心吗？有多频繁？ 当你感觉不好的时候你会做什么？ 有些人在感觉不好的时候会想要伤害自己或自杀，你呢？ 你有试过伤害自己或自杀吗？

医生需要获得青少年的信任，向他们保证保密性，最重要的是花时间倾听，从而获取其全面的社会心理史[32]。如果有机会发展良好的医患关系，问诊最好在多次就诊过程中进行。一般来说，最好先问一些不太可能令人不快或难以讨论的中性话题，以此开始采集社会心理史。学校和活动的话题往往是良好的出发点，随后问诊可能会被引申到其他方面，但也并非总是如此。这也是明确弹性因素的出发点，弹性因素是指有助于青少年应对逆境的积极因素，包括在家庭内部和同龄人之间有良好的关系、参与学校和文化活动、宗教信仰等[34]。

虽然家庭通常是一个安全舒适的环境，但并非对于所有的年轻人都是这样。家庭中可能存在家庭暴力、性虐待和心理虐待、吸毒和酗酒等问题，这些问题使青少年的生活变得艰难。在没有父母或家庭成员在场的情况下，能够私下与青少年谈论这些问题可能尤为重要。由于害怕受到惩罚，青少年也可能不愿向父母透露自己的一些行为。

患有痤疮、湿疹和银屑病等皮肤病的青少年，患抑郁症、焦虑症和自杀行为等情绪障碍的风险更高，与他们谈论这些问题可以找到帮助解决其中的一些问题的机会[25,35-38]。了解当地精神心理健康保健服务以及如何处理这些问题是很有意义的。如果不主动关心询问青少年，他们自己不太可能会主动透露关于情绪问题的信息。直接询问关于自杀和自残的问题是很重要的，因为自杀风险并不总是与情绪障碍的存在相关[37-38]。

性行为通常在青春期开始。首次性行为的平均年龄在不同国家和性别之间存在差异，但通常发生在16~18 岁，可能有 1/3 在 16 岁之前发生过性行为，多达10%~18% 的人在 15 岁以前发生性行为[30,39-41]。有研究表明，患有慢性疾病的青少年首次性行为的平均发生年龄是 15 岁，比健康同龄人发生得早[42]。高危性行为，比如无保护的性行为，在患有慢性疾病的青少年中也更常见，因此性传播感染和怀孕的风险更高。大约有 1/4 的女孩在第一次性行为发生时不使用避孕套，只有不到 70% 的青少年会经常使用避孕套[30]。这在开具处方药物时有重要的意义，尤其是对年轻女性。因此，让青少年有机会以一种非批判性和私密的方式讨论性和避孕问题是很重要的，这样他们才能得到恰当的建议。

与健康同龄人相比，患有慢性疾病的青少年吸烟、饮酒或使用非法药物的可能性同样大，甚至更大，而且这些行为可能在他们的疾病或药物治疗中造成更大的危害[42]。同样，与青少年就这些行为进行不带偏见的交流，有助于其识别危险行为，并讨论如何继续维持其社会生活和同伴关系，同时尽可能减少对健康的潜在影响。

体格检查

青少年的体格检查在许多方面与对成人患者相同。不过，青春期是一个对外表高度敏感、强烈渴望隐私的时期。

花点时间向青少年解释一下体检的内容。通过限制房间里的人数、使用外罩和屏风,来确保青少年有足够的隐私来保持轻松。为了临床医生和患者的舒适度和保护,陪伴人员可能是必要的。

青少年的保密和知情同意

保密是医患关系的核心原则[43-44]。这也是影响青少年参与医疗保健服务的一个主要因素,尤其是涉及性、心理健康或药物滥用时[45]。如果青少年觉得医疗服务是保密的,他们更有可能披露敏感的健康信息,并能及时复诊[46]。目前发现缺乏保密性会影响青少年寻求医疗服务的决定[47-48]。

应向那些被认为有能力就自身健康问题作决定的青少年提供保密性的医疗保健服务。在英国,Gillick v West Norfolk 和 Wisbech Area Health Authority 地区卫生局的标志性案例塑造了“能力”的概念。该案例的决议指出,18 岁以下的青少年如果具备“充分的理解能力和智力,能够完全理解所提议的内容”,就能够给予其知情同意权[49]。

14 岁的青少年在医疗决策方面的能力水平可以与成年人相当[50]。但能力并不完全是基于实际年龄,还与认知能力和社会经验密切相关。

青少年自己作出医疗决定的能力与其行为和独立性的文化期望也可能是有关的,这有时会导致父母和青少年之间产生冲突。医疗问题的复杂性也是相关的。卫生专业人员应了解有关其国家或州知情同意的法律指导。

卫生专业人员需要平衡青少年的隐私权和保密权以及他们对独立性的渴望,而不是让家庭有足够的信息和参与,来提供青少年所需的支持[44-45]。如果可以的话,应该问诊过程中给青少年提供父母不在场的机会,至少在问诊过程中的部分时间做到这一点[32,34]。家长们可能需要确保单独问诊的目的是提高医疗保健的参与度以及增强青少年成长的能力。在鼓励青少年独立发展的同时,也鼓励父母持续地参与支持他们的健康,鼓励青少年与父母之间进行相互尊重的交流。与家人建立一种安全的亲密关系对青少年健康十分重要,而父母持续不断的真实的和情感的支持尤为重要。

在问诊开始时向年轻人保证保密性可能有助于沟通[44,47]。这可以使他们谈论一些不希望与别人分享的事情[46]。但是在以下特殊情况下,不应该保密[51]。

- 当青少年有受到伤害的危险时。包括遭受他人身体、性或精神虐待,或自残的严重风险。
- 青少年有伤害他人的风险。
- 有法律要求公开的地方。这方面的例子包括法定传染疾病和法庭诉讼所需要的资料。
- 当需要为青少年的健康服务时,如治疗团队成员之间的沟通或在急救的情况下。

在可能的情况下,应通过说明将向谁提供信息、将共享什么信息以及共享信息的目的等方式来获得青少年的同意。

青春期慢性疾病或损容性疾病

青春期可能是人生中最难适应慢性疾病或损容性疾病的时期之一[31]。青春期的正常目标,如获得认同感、发展人际关系、事业和独立,都可能受到疾病的不利影响。

任何类型的慢性疾病都可能对青少年的生长发育产生不利影响。患有慢性生理疾病的青少年,其身体发育和青春期可能会推迟到十几岁或 20 岁出头。生长迟缓可能是由于慢性炎症、营养不良或糖皮质激素等药物的影响。身体发育不良可能会影响自我形象和性行为的发展,并使得在社会的独立性延后。

此外,一个患有慢性疾病的青少年,尤其是慢性皮肤疾病,可能需要努力应对外表明显不同所带来的影响,因为在这个时期,同龄人对一致性和接纳性的需求很高。

离开学校去就诊或因病请假可能在短期内会对学习成绩产生负面影响,而后期会对职业选择和经济状况产生长期影响。此外,还会影响校园友谊的建立和维持。身体问题或自我意识可能会限制青少年参加社交和体育活动的能力,这进一步加剧了社交孤立。相反,许多青少年常见的社会行为,如尝试饮酒、吸毒和性行为,可能会因为疾病而产生更大的不良影响[42,52]。

青春期通常是一个越来越独立的时期,但患有慢性疾病的青少年可能被迫继续依赖父母来协助他们满足医疗需求,如药物治疗和就诊。在这样的叛逆期,他们也可能难以接受来自临床医生的建议[53]。

积极支持患有慢性疾病的青少年保持正常的生长发育对他们的整体健康非常重要。这包括监测生长发育和青春期发育,并在必要时进行干预。皮肤科医生可以帮助优化疾病控制和营养,同时尽量减少药物对生长发育的影响。通过使用外源性激素诱发青春期开始或管理由于生长激素缺乏而导致的生长障碍时,可能需要儿童内分泌医生的参与。

倾听青少年关于疾病对其参与活动的能力和社会功能的影响,是解决这些对他们而言很重要的问题的必要条件[32]。将青少年的个人目标与正确运用医疗关联起来,有助于帮助他们坚持下去。外貌也可能是一些青少年的主要关注点,解决这个问题可能也是护理的一个重要组成部分。首先接受教育以及实现就业和自立的目标,对促进成年生活的最终独立非常有价值,尽管青少年在当下可能没有意识到这一点[52]。

从儿科到成人医疗服务的转诊

美国青少年医学协会(Society for Adolescent Medicine)将该转诊过渡的过程定义为"将患有慢性病的青少年和年轻人有计划地从面向儿童的医疗保健系统转移到面向成人的医疗保健系统"[54]。

对有慢性病的青少年来说,从儿科过渡到面向成人的护理模式可能是一个挑战,但这个过渡对提供高质量的护理是必不可少的[55]。这些青少年中的一些人可能一生中的大部分或全部时间都在接受儿科健康服务,因此需要经历从熟悉且信任的服务过渡到不熟悉的新服务的过程[56-57]。青少年通常在16~20岁过渡到成人医疗服务系统,这个时期可能发生许多其他重大变化:离开学校、离开家庭、逐渐达到社会自立和经济独立等。对接受各种治疗(肿瘤学、血液病学、心脏病学、胃肠病学、内分泌病学等)的青少年的研究表明,从儿科到成人护理的转诊过渡时期,这些年轻人容易出现较差的健康状态,并"失访"[55,58-60]。

为成人患者提供的医疗服务在许多方面与儿科不同。年轻人希望能独立,并管理自己的医疗保健项目。然而,对于一些年轻人来说,诸如往返诊所的交通、血液检查费用和医药费的支付等日常事务可能是一个挑战。成人医疗服务机构在发现问题时也可能不太积极主动,需要年轻人主动说出困扰他们的问题。因此,要给年轻人及其家庭时间来适应这些差异,学习适应新的系统和环境,并与新的医疗服务提供者建立关系[56-57]。

关于皮肤病学转诊过渡的医学文献很少。英国有关于大疱性表皮松解症(epidermolysis bullosa,EB)患者医疗转诊过渡的报道[61]。转诊始于儿童期或青少年早期,患者和家属与可提供医疗服务的成人机构联系,并就转诊的过程达成协议。鼓励年轻的患者在协商中发挥越来越积极的作用,从而提高其独立自主的能力。在正式的转诊之前(通常是在16~18岁)会给患者提供多次机会去参观大疱性表皮松解症成人医疗中心,并与工作人员会面。转诊后也会进行跟踪随访。

对于许多患有复杂慢性皮肤病的青少年来说,正式的转诊过程可能是不适用的。这可能是由于疾病罕见,并且缺乏适当的专业的或多学科的成人医疗服务。在这些情况下,年轻人及其家庭可能需要额外的支持,以转诊到一系列的成人医疗服务专业机构。然而,许多皮肤科医生可以同时为儿科和成人患者提供诊疗,因此儿科患者不需要特意转诊到另一个机构,但需要转变为成人的护理模式[62]。目前儿童皮肤病学逐渐发展成为一门亚专科,儿童皮肤科医生需要考虑更多,为患者提供不断变化的医疗服务。

关于转诊服务的建议包括以下内容[55-57,62-63]:

- 为年轻人提供最适合其实际年龄和心理社会发展状态的环境。
- 在14岁之前,与青少年及其家人一起制订书面的转诊计划,目标是在几年内完成转诊过程。
- 指定一名专业人员负责协调转诊过程。
- 关注所有与青少年健康相关的问题——生长发育、性行为、心理健康、药物使用、教育和职业技能。
- 增强自主性和自我效能。这包括为年轻人提供自我管理技能培训,如了解他们的疾病和药物、与医疗保健提供者建立伙伴关系、管理实际情况(如填写处方、预约),以及围绕饮食、锻炼和压力管理的一般医疗保健[64]。
- 根据年轻人的需要提供个性化的支持。
- 支持对儿童期疾病的成年幸存者的医疗服务发展。

儿科患者的操作

对儿童实施不舒服的操作可能会给儿童及其家人和医务人员都带来巨大的痛苦和焦虑。在过去,人们认为非常年幼的孩子不会有痛觉,或者至少不记得它,然而这种疼痛的经历在某种程度上可影响到性格的塑造[65]。并且越来越多的证据表明,在童年时期,如果疼痛的操作过程处理不当,可能产生长期的不利影响。

- 对神经发育有不良影响,尤其是在新生儿前期的疼痛经历[5]。
- 疼痛敏感(pain sensitization)/痛觉过敏(hyperalgesia),意味着患儿以后的经历更痛苦且更难以管理[10]。
- 出现治疗性焦虑或针头恐惧症。许多成年人会经历治疗性焦虑或针头恐惧症,这影响了他们合作或参与医疗护理的能力,原因通常可以追溯到童年时期的创伤经历[65]。
- 非常痛苦的创伤后应激障碍。

在儿童中执行操作性治疗的方法见表174.6。

有多种非药物镇痛方式可以帮助操作管理[65]。用音乐、玩具、视频或游戏把孩子的注意力从不舒服或令人害怕的操作中转移开,这样不仅有助于缓解疼痛,还有助于缓解伴随操作过程而来的痛苦和焦虑。分散注意力可以和大多数药理学方法一起使用。也可以使用深呼吸、肌肉放松、引导想象和催眠等方法。许多儿科都有游戏或儿童生活专家,他们接受过使用这些技巧的培训。

表 174.6 儿科患者的操作性管理[65]

措施	备注
以儿童为中心的方法	倾听孩子和家庭的需求 不要着急 让孩子和家人积极参与 让父母给予积极的帮助，而不是消极的约束
优化操作过程	只执行临床需要的治疗操作 使用微创技术 尽可能让有经验的人员操作，或确保对实习生的密切监督 确保所有必要的设备都准备好了再开始操作 在远离儿童病床的友好环境中进行操作
最大限度减少预期焦虑	让孩子有时间为操作作好准备 不要等待时间过长，否则会加剧焦虑 在首次操作中处理好疼痛和焦虑，目的是使后续的操作更容易进行
鼓励有益的支持行为	聊一聊与治疗操作无关的内容（如聚会、朋友、宠物） 分散注意力（比如吹泡泡、玩游戏、听音乐、看电视、玩平板电脑/智能手机游戏） 使用呼吸技巧 如有可能，请有经验的游戏治疗师或儿科护士协助
防止无益的支持行为	避免使用一些可引起儿童对操作过程注意的言论（例如："对不起，你必须经历这些""你会没事的"，解释正在发生的事情） 避免对儿童撒谎（例如："这一点都不疼"） 避免与儿童讨价还价（例如："如果你这样做，你就会得到一个游戏机"） 不要让儿童来控制整个过程（例如："当你准备好了的时候告诉我们"）
优化疼痛干预	结合使用非药理学和药理学方式 根据具体操作和儿童的不同来选择合适方式 可以单独使用分散注意力的方法，也可以与其他技巧一起使用 在没有适当经验、监护和复苏设备的情况下不要使用镇静药物 镇静不能帮助镇痛 在整个过程中随时重新评估疼痛管理的干预措施的适当性，并根据需要进行调整

资料来源：Data from Paediatrics & Child Health Division 2005[65].

药物镇痛，如局部麻醉、浸润麻醉和镇静处理的相关内容将在本书第 173 章详述。

对引起明显疼痛或需要较长时间的手术应考虑全身麻醉，特别是对 12 岁以下的儿童。疼痛管理技术的选择将取决于手术操作的性质以及儿童的性情、理解能力和以往的经历。

依从性

依从性被定义为"一个人的行为完成程度，服药、饮食调整和/或改变生活方式，按医护人员提供的建议、与医嘱一致的程度"[53]。不依从通常是指依从的时间少于 80%。

遵从治疗建议对于优化治疗的效果、安全性和保健疗效非常重要。有研究显示慢性疾病儿童依从性下降与医疗保健使用和治疗费用的增加有关[66]。因此，消除降低依从性的因素应该是医护人员的一个重要目标。有研究者提出，提高依从性对普通人群健康的影响可能大于特定医疗手段的进步[67]。

依从率

全球对高血压、哮喘和糖尿病等慢性疾病的研究表明，患者的依从率低至 50%[53]。研究者认为，坚持局部外用药治疗的依从性可能更低[68]。

在银屑病治疗的临床试验中，外用药治疗的依从率约为 50%～60%[69-71]。有趣的是，在同一时期，患者的自我报告依从性可能高达 90%～100%，远高于客观统计的依从性[71]。即使在短期干预期间，依从性也可能非常差[72]。

在临床试验之外，依从性通常较低。一项针对湿疹患者的依从性研究发现，每天 2 次局部外用糖皮质激素治疗 8 周的平均依从率仅为 32%[73]。而在临床评估之前或之后的几天中，依从性通常更好。

虽然通常认为青少年的依从性较差，但在一项对痤疮治疗的依从性的研究显示，口服和外用药治疗的依从率约为 76%，尽管其中一些研究采用了主观依从性的评判方法，这可能会高估患者依从性[68]。令人失望的是，在美国进行的一项研究发现，高达 27% 的痤疮患者甚至没有按处方用药[74]。

影响依从性的因素

考虑影响依从性的因素是非常有必要的。通常很容易会关注甚至批评患者和家属，但影响依从性的因素还有许多。这些因素不仅包括与患者、其疾病和治疗相关的因素，还包括医疗保健的可及性和与医疗提供者培训相关的更广泛的社会因素（表 174.7）。

表 174.7 影响依从性的因素[53]

因素	可能的干预
社会和经济相关	
低收入	改善卫生和教育机会的公共政策
教育程度低、文盲	
贫困	
因上班或上学而缺席	
生活环境、交通	
医疗护理费用高	
药品费用高	
医疗系统和医疗服务提供者相关	
缺乏完善的慢性病管理系统	缩小慢性病护理方面的差距
缺乏对依从性干预措施的补偿和认可	优先资助提高依从性的活动，如教育计划、社区支持
	发展临床医生教育用临床手段来解决依从性
在依从性干预方面缺乏知识/技能	使用护士主导的教育项目 充分的咨询时间
咨询时间过短	经常跟踪随访
缺乏连续性	持续的护理，以发展有效的治疗关系
专业人士之间沟通不够	社区支持项目
缺乏社区的支持	
疾病相关	
症状的严重程度	患者疾病教育
残疾程度	使用讲义和网站
患者对风险的认知	患者支持机构
治疗相关	
治疗的复杂性	简化治疗方案
直接受益	提供关于治疗的书面和口头建议
疗程	关于预期结果的教育
以前的治疗经验	关于不良影响的教育和支持
副作用	采用能更好耐受的治疗方法
	让患者参与治疗选择
患者相关	
对疾病的知识	进行疾病相关的患者教育
个人和文化健康信仰	调整治疗方案以适应个人和文化信仰
信心、自我效能	支持患者自我管理
治疗的动力	同伴支持——使用患者组织
社会和家庭对治疗的支持	鼓励对青少年的持续家庭支持
健忘	使用提醒策略和奖励系统(例如贴画)

资料来源：Data from Sabaté 2003[53].

外用药治疗依从性差的相关因素包括治疗未能达到预期效果的挫败感以及对副作用的恐惧，比如对糖皮质激素的恐惧[70,75]。耐心向患者和家长解释和教育可能有助于提前解决这些问题。

对于那些更复杂和耗时的治疗来说，不便利可能是一个重要影响因素。特别是对于像儿童泛发性湿疹这样需要频繁和广泛使用多种外用制剂的情况，治疗花费的时间可能相当长。许多患者和家属也可能会对其使用的各种药物的用途感到困惑，而医生提供一份书面提示可能有助于患者和家长进行记忆。不出所料，简化治疗方案似乎有助于提高依从性[76]。外用药的黏稠度、感觉和气味等许多方面也可能会影响患者使用。考虑到患者的个人喜好并制订个性化的治疗方案可能有助于提高其参与度和依从性。

依从性似乎可以通过更好的医患关系、患者教育和相关疾病的咨询以及预期治疗效果得到改善。治疗性患者教育和护士主导的诊所可能会改善一些皮肤病的治疗效果和药物使用[68,77-79]。卫生专业人员更频繁地跟踪随访也有一个有益的影响[71,80]。

设定目标和使用奖励，如代币或贴画，可以用来提高学龄期儿童的依从性。青少年可能是一个更难激励的群体，因为其所处的认知发展阶段导致他们可能并不关注长期结果，因此专注于从健康和外表方面的短期利益进行激励可能更有效。健忘是依从性不佳的一个常见原因[68]。越来越多的智能手机应用程序旨在帮助提高依从性。但可惜的是，迄今为止，使用电子或文本提醒以提高痤疮治疗的依从性的结果似乎令人失望[80-81]。

最近一篇来自 Cochrane 的综述表明，迄今为止，研究中用于改善依从性的方法通常复杂、昂贵且难以比较[82]。可惜的是，所使用的方法在改善健康结果方面似乎也不是很有效。如果要从现有的治疗中获得更多的益处，就需要对依从性进行进一步的研究，尤其是对健康改善的关注。

儿科的临终关怀

不幸的是，有许多皮肤病可能会导致儿童在生命早期死亡，最常发生在新生儿期。这些疾病包括交界性大疱性表皮松解症、丑胎鱼鳞病、严重的血管畸形以及一些肿瘤和感染。皮肤科医生作为多学科团队的一部分，可能在照顾这些患者和家人的最后的日子中发挥着不可或缺的作用。

皮肤科医生通常在确诊婴儿致命性皮肤病方面起着重要的作用。诊断可能有助于了解预后，并有助于识别一些延长生命的干预措施到何时可能是徒劳的。

这可能需要与新生儿科/儿科以及当地和国际的遗传学和其他专业的同行密切合作。也可以提供让孩子舒适的有关皮肤的护理和药物指南。

在某些阶段,医生可能需要作出决定,不再对患者采取延长生命的干预措施,而采取姑息疗法,这个决定最好是由一个多学科的团队与家庭共同完成。临床医生发现难以作出这种决定的情况并不少见,同事的支持可能会有所帮助[83-84]。

在这个时候,医患间良好的沟通是非常重要的,因为患儿的家人会记住医护人员的关心和同情,也会记住任何冷漠、麻木不仁的行为。应该将孩子的舒适和尊严放在首位,并允许与家人一起度过珍贵的陪伴时间[85]。重要的是,要让家属确信医疗团队将继续积极参与孩子的护理,只是目标是安慰而不是治愈[83]。

在告知不好的消息时,确保在一个安静的隐私场所进行,避免被打扰。当有坏消息传来时,患儿父母可能需要有家人、认识的医学专家、社工或律师等在场以给予支持。谈论的时候尽量使用简明的语言,避免使用委婉语。不要急于告知消息,要确保家属有时间去消化信息和提出问题。有时候,家属们回到以前讨论过的问题上是很正常的,因为他们需要时间来消化此时给出的信息。

当父母和家庭成员得知他们的孩子得了绝症时,他们的反应会有所不同。被告知疾病无法治愈的那一刻,家人往往开始悲伤,并一直持续到孩子的生命结束以及他们去世后的许多年。家庭可能会经历震惊、愤怒、拒绝、麻木、内疚和巨大的悲伤。医务人员应该有同情心,并理解这些感受。同样重要的是,医护人员可能也会经历许多这样与家属相同的情绪,特别是对他们已经认识了一段时间的孩子。

年龄较大的儿童和青少年对死亡有他们自己的恐惧和疑问,需要以一种敏感的方式加以解决。焦虑可能基于对与亲人分离的恐惧,以及一旦他们去世,他们的家庭将会发生什么。孩子们可能会觉得其在某种程度上应该为自己的疾病和疾病造成的痛苦负责。专业的心理支持可能有助于处理这些想法和感觉[83]。

应尊重孩子、父母及家人的意愿,在孩子死亡前或死亡后的数天/数周内给予他们应有的照顾。许多人希望有机会让家人和朋友来看望并道别。宗教人士的参与可以帮助提供洗礼、祝福和祈祷,以及照顾家庭的情感和精神需要。

一些家庭可能希望在重症监护结束后把孩子转移到一个不太医疗化的环境中,或者把他们带回家照顾。以上做法可能需要结合镇痛和护理的实际支持。许多中心有专门从事儿科姑息治疗的多学科专家团队,他们可以帮助提供有效护理支持和症状控制。

在孩子死亡后,家庭护理人员得到专业人员的承认是很有帮助的。在孩子死后,卫生专业人员发现很难与家人沟通,他们可能觉得谈论孩子会重新揭开家属的伤口,他们可能会发现自己的情绪难以控制。不过,大多数家庭都会感谢与其有过医疗关系的健康专家的联系,这非常简单,可能是一张卡片、一个电话或参加一个葬礼或追悼会[86]。

患儿死亡后1~2个月内应向家属提供一次随访,随访的人员应包括与儿童有关的高级医疗和护理人员以及其他相关专业人员,如社会工作者。这可能是一个再次讨论诊断和解决家庭可能有的任何问题的机会。可以讨论与遗传性和遗传学调查相关的问题,如果家属愿意,可以向他们提供遗传咨询。专业的遗传服务和咨询人员的参与可能有助于讨论例如家庭成员检测、复发风险和产前检测等相关问题。

重要的是,必须将孩子的结果告知家庭的全科医生和其他参与孩子护理的专业人员。全科医生将在对家庭的随访工作中发挥重要作用,尤其是监控父母和兄弟姐妹的情绪和健康状况,并确保将来为再次妊娠进行孕前检查或产前检查的转诊。

(卢文敏 译,王榴慧 余红 校)

参考文献

见章末二维码

第 175 章　儿童黑素细胞性损害的皮肤镜表现

Maria L. Marino, Jennifer L. DeFazio, Ralph P. Braun, Ashfaq A. Marghoob

摘要

本章介绍儿童良恶性黑素细胞性病变的皮肤镜特征。尽管大多数儿童的黑素细胞性病变是良性的，但在极少数情况下会发生黑色素瘤，临床医生能够在早期阶段识别出这些恶性肿瘤是十分关键的。为了避免漏诊黑色素瘤，许多临床医生对很多痣进行活检，每活检至少 600 个儿童色素痣才发现一个黑色素瘤。为了提高鉴别普通痣和黑色素瘤的能力，临床医生可以使用皮肤镜检查等技术。研究表明，皮肤镜检查可以提高临床医生的诊断准确性，有助于早期发现黑色素瘤，并正确识别普通黑痣，从而避免了许多非黑色素瘤的活检。为了合理地利用和解释皮肤镜检查结果，了解何时需对病变进行活检或随访，临床医生需要接受一定的培训。在本章中，我们重点介绍了通过皮肤镜检查所见的显著特征，这对于区分某些痣和黑色素瘤非常重要。我们将回顾两步法皮肤镜检查和先天性黑素细胞痣、获得性痣、晕痣、Spitz 痣和黑色素瘤的皮肤镜特征。在评估儿童的黑素细胞性病变时，须谨记与成人相比，儿童的痣体从新痣形成、演变、发展到逐渐消退，其发生及变化过程更加动态。在本章中，我们还将描述黑素细胞痣正常演化的皮肤镜特征。儿童黑色素瘤可具有浅表播散性黑色素瘤的形态特征，但很多也表现为结节性和无色素性的外形特征。总而言之，本章提供了皮肤镜评估儿童黑素细胞性病变的框架。

要点

- 儿童黑素细胞性病变绝大多数是良性的。
- 辨别某些黑色素瘤亚型可能具有挑战性，将它们与如 Spitz 痣在内的某些痣区分可能非常困难。但是，皮肤镜检查可以提高临床医生的诊断准确性。
- 皮肤镜检查可为评估黑素细胞性病变提供额外信息，但临床需要接受培训。
- 有助于鉴别痣与黑色素瘤的皮肤镜特征。
- 生长的痣在儿童中常见，本章讨论了其皮肤镜特征。
- 重点指出了 Spitz 痣和黑色素瘤的共同皮肤镜特征。

引言

黑素细胞性肿瘤是儿童皮肤上最常见的肿瘤之一。某些肿瘤在出生时即有，但其他许多肿瘤是后天出现的，在生命中最具生物学动态的生长时期（即婴儿期至儿童期和儿童期至青春期）逐渐发展、变得明显可见和/或变化。尽管绝大多数儿童的色素性皮肤损害是良性的，不影响健康，但有些表型可预示转化为黑色素瘤的风险增加，有些可能是黑色素瘤的潜在征兆，仅少量为黑色素瘤。临床医生面临的挑战是区分这些黑素细胞性病变，以便将预防教育和针对性筛查恰当地引导到这些人群中以获得最大利益，同时正确区分良性痣和黑色素瘤。许多儿童期和青春期的黑素细胞痣是新出现，并且正在不断发展过程中，皮损尚未退化，这使得情况更加复杂。

尽管在老年人中，新近出现的黑素细胞性损害或原有黑素细胞性损害发生改变，可能是黑色素瘤的一种敏感且特异性的指征，但在儿童中并不如此。因此临床医生在评价儿童黑素细胞性皮损时，不仅需要考虑到良性痣主要的静态模式，还应该了解其正常动态变化。这些知识可以帮助他们识别出与良性痣形态或正常生长特征不符的病变，从而间接地帮助他们识别出潜在的恶性皮损。

患者的症状、病史、对病变的分析、鉴别识别和比较识别都可能在提高诊断准确性方面发挥作用[1]。虽然患者的病史非常重要，但从年幼的儿童中难以获得可靠的病史。因此，全面的皮肤检查并时刻关注皮损的原发形态往往是唯一可用的信息，这对诊断至关重要。遗憾的是，单纯依赖于原发临床形态来诊断非常具有挑战性，这是由于已报道许多儿童的黑色素瘤缺乏传统的 ABCD 诊断特征（不对称、边界不规则、颜色不均匀、直径超过 6mm 或深黑色的损害）[2]。实际上，已有人提出儿童黑色素瘤更常表现为另一组“ABCD 特征”，即无色素性、肿块/出血、颜色均匀以及新发（修订的 ABCD 或 rABCD）[2]。

我们团队近期收集了来自世界各地的儿童黑色素瘤的临床和皮肤镜图像。对这些图像的分析表明儿童黑色素瘤既可表现为和成人类似的传统 ABCD 特征，也可表现为修订的儿童黑色素瘤 rABCD 特征。因此，这两种缩略词可以互补，并应同时应用于儿童皮损的评估。令人失望的是，许多儿童良性的痣也可以出现一种或多种 ABCD 或 rABCD 特征。皮肤镜的使用可协助医生同时评估皮损的表面宏观形态和表面下微观形态，以鉴别色素痣和黑色素瘤。通过皮肤镜分析皮损的颜色、结构和模式，可帮助临床医生提高其诊断准确性。继而，可以及时对可能致命的皮肤恶性肿瘤进行活检，同时减少许多临床上不典型的良性痣的不必要切除。

皮肤镜是一种无创的在体检查技术，可使医生观察到常规肉眼检查无法看到的表皮、表真皮连接处和真皮上部的颜色和结构。这项技术为皮肤科医生提供了一种可以更准确地评估和诊断皮损的辅助工具。多个研究已报道了皮肤镜可以增加医生诊断的灵敏度、特异度和准确度[3-7]。

皮肤镜分两种类型，一种利用标准发光二极管（LED）照明（非偏振光皮肤镜），另一种利用交叉偏振LED 灯照明（偏振光皮肤镜）。非偏振光皮肤镜使用标准的 LED 照明，需要液体界面，皮肤镜的玻璃板和病变部位直接接触。皮肤上最常用的液基是异丙醇、超声凝胶和矿物油。相比之下，偏振光皮肤镜不需要液体界面，也不需要直接与皮肤接触，因为交叉偏振光可将皮肤表面的光反射率降至最低，从而使得从深层组织反射的光可视化[8-9]。在儿科检查中，非接触式皮肤镜检查通常耐受性更好，并且由于仪器不会接触患者，因此创伤较小。

特异性皮肤镜结构的出现或缺失以及它们的分布可以帮助正确分类大部分皮损（表 175.1）。许多皮肤镜下的颜色和结构与组织病理学结果有关，皮肤镜检查在大体临床观察和组织病理学分析之间起着桥梁的作用[10-12]（见表 175.1）。由于使用皮肤镜观察皮损不会造成身体不适或情绪紧张，因此它是检查儿童皮损的理想工具。继而，皮肤镜的使用可以帮助临床医生识别细微的临床线索，确认裸眼临床诊断并协助监测皮损[13-14]。毋庸置疑，诊断精确度不仅对患者的正确处理至关重要，而且有助于减轻父母的焦虑，尤其是在考虑孩子是否需要外科手术时。

表 175.1 皮肤镜结构和与组织病理学的相关性

皮肤镜结构	定义	组织病理学关联
色素网络（网状）	由色素“线条”和色素减少“孔”组成的网格样网络	网络的线由沿着表皮突分布的角质形成细胞和/或黑素细胞内的黑色素形成。网络的孔对应于乳头上板
假性网络	在面部病变中，弥漫色素沉着中可见无色素的附属器开口，看起来类似网状结构	表皮或真皮的色素被面部毛囊和附属器开口分隔
负性网络	“负性”色素网络，由色素减退线条组成网格，深色区域填充“孔洞”。有时负性网络类似于多发、成簇、延长的、不规则的球状体，每个球状体周围绕以色素减退	它被认为是代表了细长的表皮突及增宽的真皮乳头内大的管状黑素细胞巢。然而，它也可能代表了表皮突的桥接现象
无结构（均质）区	无皮肤镜结构区域，但没有退行性改变的征象。这些区域可以色素减退，但不会色素脱失。如果该区域均匀深色，则称为“污斑”（见下文）。如果该区域色素脱失，则称为瘢痕样区域或退行性结构（见下文）	色素减退的无结构区域是由于黑色素浓度降低或仅因为该区域没有可辨别的结构。色素沉着过度的无结构区即所谓的污斑，是由于皮肤各层内均有色素
污斑	深棕色或黑色，通常色素的均质区域可影响其下方结构的观察	角质层内、表皮内和真皮上部黑色素聚集
点	直径<0.1mm 的小的圆形结构。可以是黑色、棕色、灰色或浅蓝色	黑素细胞或黑素颗粒的聚集。黑色的点代表表皮上部或角质层内的色素。棕色的点代表真表皮交界处的色素。灰蓝色的点代表真皮乳头内的色素
球	圆形或卵圆形结构，可为棕色、黑色、白色或浅蓝色。与“点”的不同之处在于“球”的直径>0.1mm	真皮中或沿真表皮交界处的黑素细胞巢。棕色球代表真皮上部的痣性黑素细胞巢。浅蓝色球代表真皮深部的痣性黑素细胞巢。淡蓝色是由于 Tyndall 效应引起的。黑色球是由于真皮上部强色素的痣性黑素细胞巢所致。白色球见于气球样细胞痣
胡椒粉样或颗粒样	细小、蓝灰色颗粒	黑色素以细胞内（主要在噬色素细胞内）或细胞外颗粒的形式沉积于真皮上层

续表

皮肤镜结构	定义	组织病理学关联
条纹(伪足、放射流)	在病变周围放射状排列的深色色素突起(棕色至黑色),自肿瘤发出并向正常皮肤延伸	病变周围真表皮交界处融合性的黑素细胞巢。它们通常代表病变的放射状生长
退行性结构。亦称为平坦区域上的蓝白幕或平坦区域上蓝白结构或瘢痕样色素脱失	白色、瘢痕样色素脱失,较周围皮肤色浅,偏振光镜下显示为亮白色。常与邻近蓝灰色区域的蓝白幕或胡椒粉样模式有关	瘢痕样改变包括真皮乳头纤维化,淋巴细胞浸润和/或不等数量的噬色素细胞
隆起区域上的蓝白幕。亦称为隆起区域上的蓝白色结构	不规则、融合的蓝色色素沉着上伴有白色"磨玻璃"浑浊	真皮内强色素细胞的聚集伴角质层致密正角化
血管模式	黑素细胞性损害中的血管形态包括逗号样血管,点状血管,线状血管,匐行性血管,螺旋状或扭曲的血管以及多形性血管。此外,乳红色区域(亦称粉红幕或红色球)也被认为是一种血管结构	这些血管可能代表肿瘤血管新生形成,也可能仅代表真皮乳头内正常扩张的血管。乳红色区域代表血管容量增加
粟丘疹样囊肿	圆形白色或黄色结构,在非偏振光镜下发出亮光(类似"星空"状)	表皮内角质囊肿
粉刺样开口	皮损表面"黑头"样角栓	表皮表面凹陷裂隙,常充满角蛋白
指纹样结构	细小、浅褐色平行排列条纹	可能代表细长的色素性表皮嵴
皮嵴和皮沟,亦称为回和沟	表皮表面起伏变厚产生回(嵴)和沟(裂隙)。常使皮损具有脑回样外观	表皮表面楔形裂隙常填有角蛋白(沟隙)
虫蚀状边缘	病变边缘向内凹陷	无
树叶状区域	棕色至蓝灰色不连续的球根状结构形成类似树叶状模式	位于或靠近表-真皮交界处的不规则形色素性基底细胞癌瘤岛
轮辐样结构或同心球	境界清楚的棕色至灰蓝棕色放射状突起,交汇于深褐色中心	位于或靠近表-真皮交界处的基底细胞癌的瘤巢
大的蓝灰色卵圆形巢	大的、境界清楚的浅蓝色区域,面积比"球"大	真皮内大的圆形至卵圆形基底细胞癌瘤巢
多发性蓝灰色球	非聚集性圆形境界清楚的结构,缺少色素网络,提示基底细胞癌	真皮内小的基底细胞癌瘤巢
腔隙	红色、褐红色或黑色湖	扩张的血管腔
平行模式	掌跖面上,沿着皮纹平行于皮沟(痣)或皮嵴(黑色素瘤)的色素沉着	肢端皮肤皮沟内(皮沟下表皮突)或皮嵴(皮嵴下表皮突)内的色素性黑素细胞
亮白色结构(线状、污斑、股线和花结)	明亮的白色线性正交线,仅在偏振光镜下可见	真皮内胶原

举几个例子来说,皮肤镜检查有助于评估肿瘤(良性和恶性),炎症性疾病如银屑病,感染性疾病如传染性软疣和病毒疣,寄生虫如疥疮和虱。本章节将聚焦于儿童常见的黑素细胞性损害的关键皮肤镜特征,包括小的先天性黑素细胞痣、后天性痣、晕痣和 Spitz 痣。此外,也将讨论黑色素瘤的皮肤镜特征。此外,本章将重点介绍位于躯干和四肢的病变。位于如掌、跖、甲、面部和黏膜表面等特殊部位的皮损的皮肤镜特征,在此不作讨论。

在进行皮肤镜检查鉴别色素痣和黑色素瘤之前,首先需要判断此皮损是否为黑素细胞性肿瘤,这很重要。两步法皮肤镜法则被用于区分黑素细胞性或非黑素细胞性肿瘤(图 175.1)。法则的第一步需要观察者判断皮损是否为黑素细胞性起源。如果考虑是黑素细胞起源的则进入第二步。第二步中,观察者需判断此黑素细胞性损害是否为良性,是否可以继续随访监测的,或者足够可疑需要活检。除少数情况例外,出现以下任何一种皮肤镜结构的损害均被认为是黑素细胞起源的:色素网络、负性网络、条纹、聚集小球、小球组成的外周环、均质蓝色色调(蓝痣)、平行模式(掌、跖)或假性网络(面部)(图 175.1,第 1 行)。此外,没有上述任何一种结构且没有非黑素细胞肿瘤中常见结构的皮损(图 175.1,第 2~6 行)也默认为是黑素细胞起源的

(图 175.1,第 7~8 行)。虽然许多皮肤镜下无明显特征的皮损可根据血管结构作出正确诊断(图 175.1,第 6~7 行),但是有些皮损在皮肤镜下却是完全非特异性的(这些病变也即所谓的无特征或无结构),所有这些病变(图 175.1,第 8 行)也被认为是黑素细胞起源的,这样有助于减少漏诊无特征性黑色素瘤的概率。

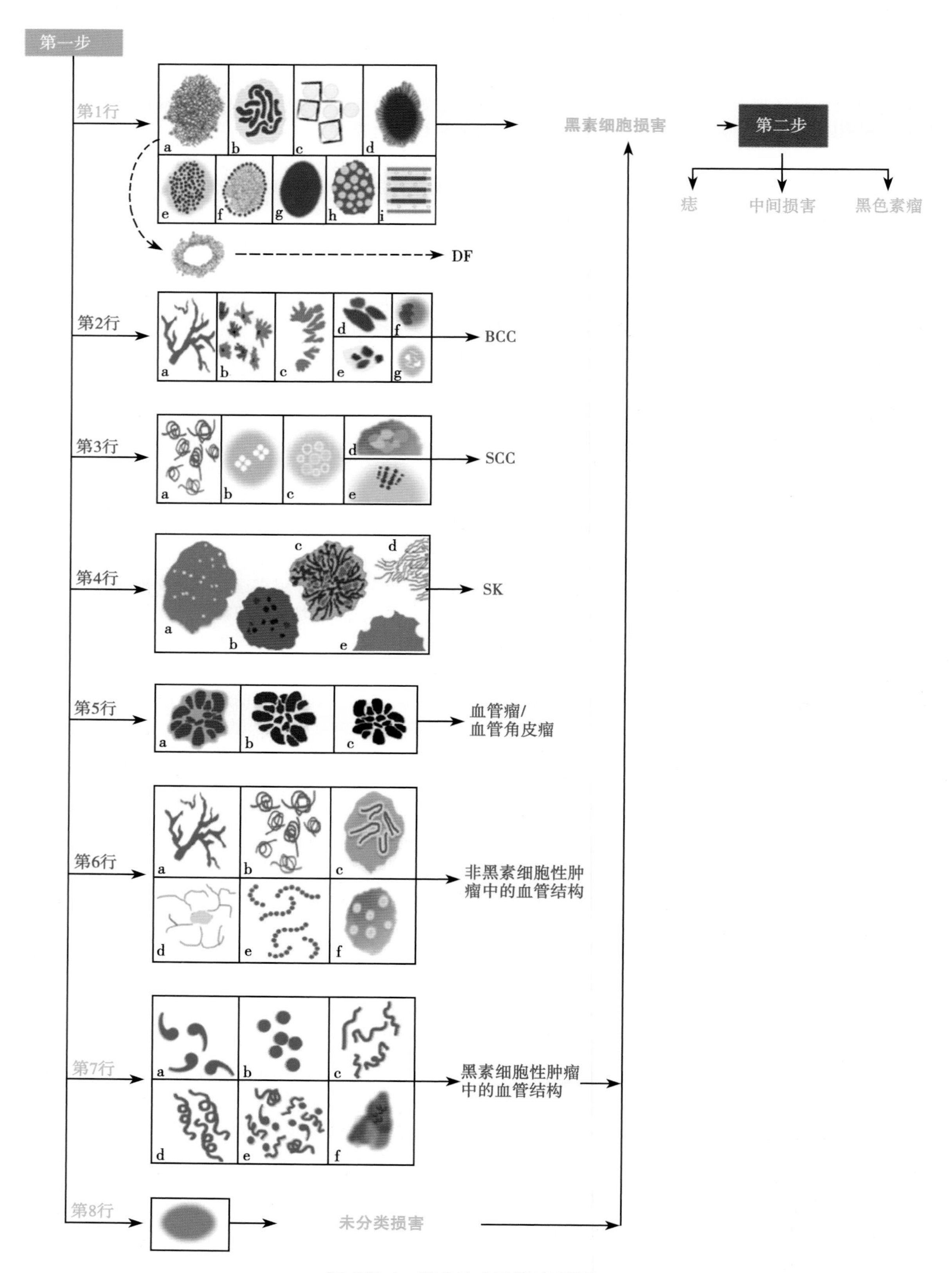

图 175.1　两步法皮肤镜法则图解

先天性黑素细胞痣

先天性黑素细胞痣(congenital melanocytic naevi，CMN)是在母亲子宫内即已经发生的痣[15]。这些痣可能出生即有，也可能生后数月至数年才出现，这取决于多种因素，包括增殖的时机、衰老、黑色素的合成和转运。上述因素同样也影响到 CMN 的临床表现形态。尽管绝大多数衰老的 CMN 不会随着时间的推移而发生显著变化，但有些可能会发生局灶性改变，最令人担忧的是发展为黑色素瘤。

CMN 的分类主要基于皮损大小：小(<1.5cm)，中(M1 1.5~10cm，M2>10~20cm)，大(L1>20~30cm，L2>30~40cm)和巨大(G1>40~60cm，G2>60cm)。其他 CMN 分类因素包括痣周围卫星灶的数量、解剖部位、颜色改变、表面粗糙、结节性和多毛程度[16]。这些特征都可能影响黑色素瘤的危险分层。然而，不论其大小和形态如何，任何 CMN 上都可能发生黑色素瘤，但对于体积大，乃至巨大 CMN 的个体而言风险似乎最大[17-18]。对于小和大的 CMN 而言，黑色素瘤发生的位置和年龄不同。小的 CMN 上发生的黑色素瘤倾向于在青春期后出现，更容易出现在表-真皮交界处，且位于 CMN 的边缘[19-20]。不同的是，发生在大的 CMN 上的黑色素瘤会在年幼时出现，常位于表-真皮交界处下方[19]。

除了黑色素瘤外，其他恶性肿瘤如横纹肌肉瘤和良性肿瘤如增殖性结节也可以发生在 CMN 上，且这些肿瘤的发生风险与 CMN 大小相关。此外，多发性 CMN 的患者有发生皮肤神经黑素细胞增生症的风险[21]。

通过上述的临床观察可以明显看出，CMN 亚型之间明显存在生物学差异。事实上，小和大的 CMN 可能是不同生物学亚型的痣，目前这一假说在分子水平上被确认。对大、小 CMN 突变谱的研究显示，大至巨大 CMN 常有 NRAS 突变，而小 CMN 常有 BRAF 突变[22]。由于分子图谱与表型有关，因此可以合理推测 CMN 的分子图谱可能将来被用于细化风险分层。

目前 CMN 的处理措施包括：无论有无基线照片，均要密切临床观察随访；部分或完全预防性手术切除；皮肤磨削和激光治疗[19,23]。最终的管理和治疗选择必须是个体化的，需同时考虑 CMN 的表型、部位、文化因素、医生和患者的信仰体系、焦虑程度和生活质量等因素。按此说法，许多医生和家长选择对 CMN 进行周期性随访，特别是对那些临床表现均匀的、小-中等大小的 CMN 做随访观察。

皮肤镜提高了我们临床监测 CMN 的能力[24]。了解 CMN 常见的皮肤镜结构和模式可以帮助医生随访这些皮损，识别可能提示黑色素瘤的异常情况。换言之，如果皮肤镜模式不符合常规所见的 CMN 模式，或观察到有局灶性非典型皮肤镜结构改变，则可能需要进行活检或切除。重点是需要认识到，大多数小、中的 CMN 在临床和皮肤镜下均相当均匀，但大的 CMN 常常表现不均一，显示出多种色“岛”和不规则外观。然而大的 CMN 内的各个色“岛”倾向于均一化。

CMN 的皮肤镜评估首先分析病变的皮肤镜特征，包括网络状、球状和弥漫均质性色素结构(表 175.2)[25]。网络模式描述了一种蜂巢样的棕色色素网，其中色素线对应于黑色素增多的表皮突，而开孔对应于乳头上方的表皮或真皮乳头(图 175.2)[26-28]。网络结构是黑素细胞性损害的标志性结构，同样也可见于薄的浅表播散性黑色素瘤和良性获得性黑素细胞痣[29-30]。

表 175.2　CMN 的皮肤镜模式

模式	定义	特征
色素网络	蜂窝样棕黑色网络	质量 • 细 • 粗 分布 弥漫均匀分布 • 弥漫片状 • 周边型 特殊类型 • 线状片段(菌丝样)
球	境界清楚、圆形至卵圆形棕黑色色素聚集	质量 • 小 • 大 分布 • 弥漫(稀疏或致密) • 中央 特殊类型 • 鹅卵石样 • 靶样
弥漫性色素沉着背景	弥漫性棕色色素背景	残留结构 • 网络片段 • 少量球

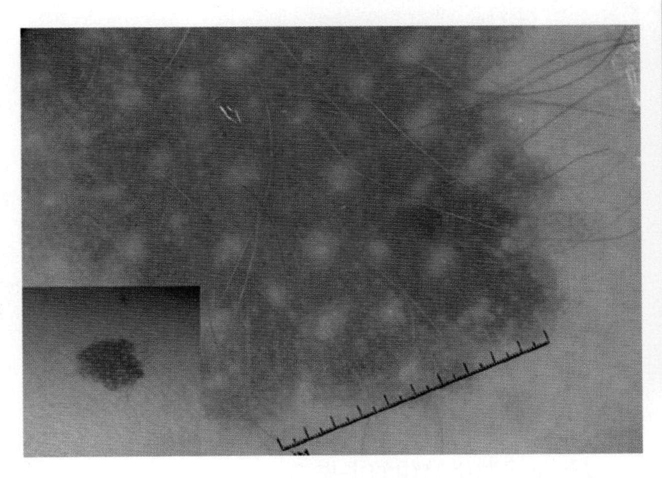

图 175.2　该 CMN 为网络模式。同时具有多毛和毛囊周围色素减退的特征，这些特征在 CMN 中常见。中央也可见到一些散在的球

第三十九篇

CMN 中所见的网络模式特征如下：

- 质量：可纤细和/或粗。
- 分布：均一性网络结构，可以贯穿整个皮损，或在局部（片状），或仅在周边。
- 特殊类型：线网片段或类似于菌丝的分枝状条纹（如真菌菌丝的管状分枝）（图 175.3）[25]。

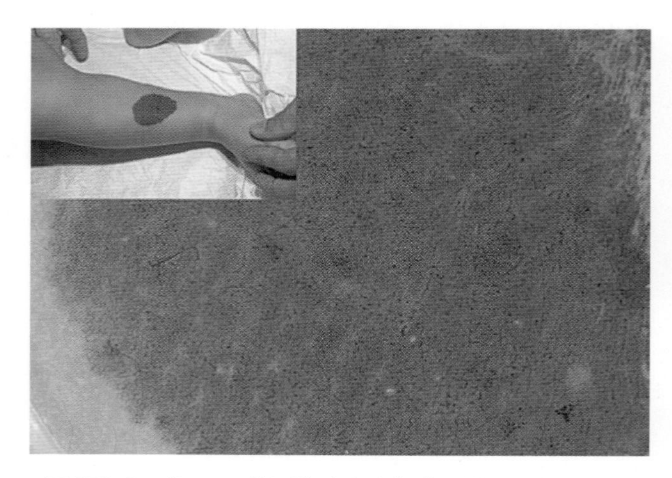

图 175.3 此 CMN 的网络片段类似菌丝样。此损害中同时有少量 CMN 中常见的粟丘疹样囊肿

球状体由圆形至卵圆形的色素聚集组成，境界清楚，代表了真皮内含黑色素的痣细胞巢（图 175.4）[28,31]。由于丁达尔效应，基于它们位于真皮内深度的不同，可以导致它们颜色上的多变性，从浅棕色至深棕色至黑色至蓝色。CMN 中的球状体模式特征如下：

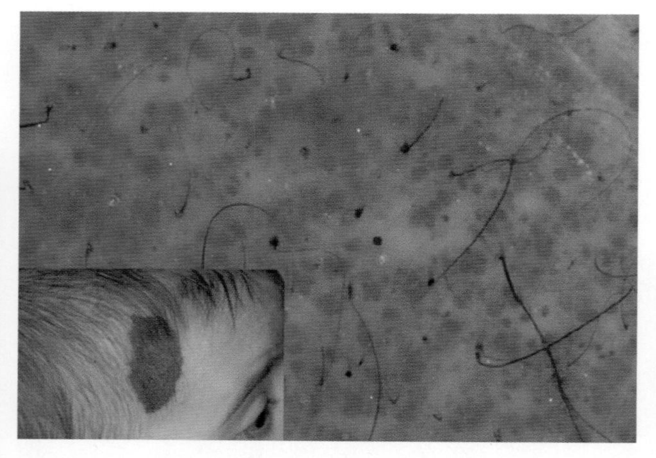

图 175.4 CMN 伴遍布整个损害的棕色和少量淡蓝色球。此损害同时有多毛

- 质量：可小和/或大。
- 分布：可弥漫分布贯穿于整个皮损，稀疏或致密，或成簇位于网络结构的中央。
- 特殊类型：球有时可以是多角形的，形成鹅卵石样排列（图 175.5），或球周绕以晕，形成靶样外观（图 175.6）。

靶样外观即球位于网络结构的“孔”中，与真皮乳头的痣细胞巢相对应（见图 175.6）。

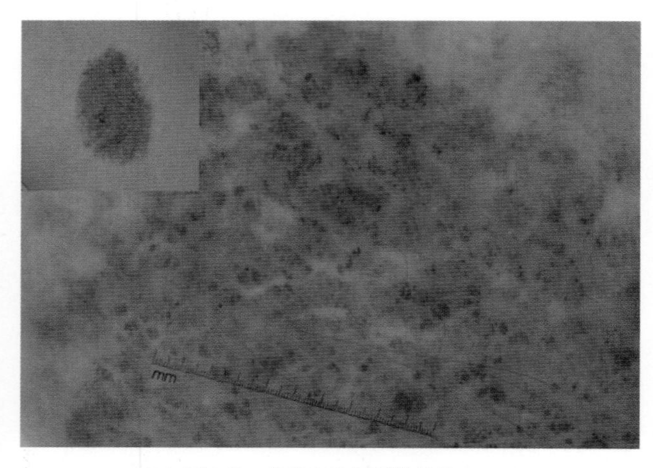

图 175.5 鹅卵石球状模式的 CMN

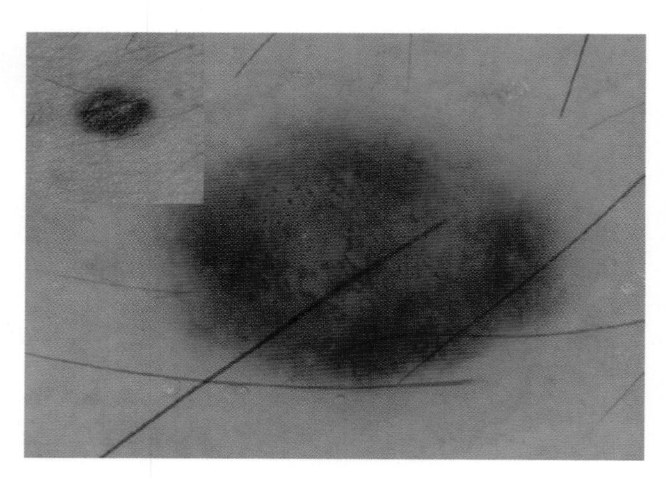

图 175.6 CMN 伴有局灶的靶样的球

弥漫性背景色素沉着是由于棕色色素在整个皮损内弥漫性分布，对应于表皮和真皮中的黑色素（图 175.7）[28]。通常这些 CMN 在皮肤镜下见不到任何可辨认

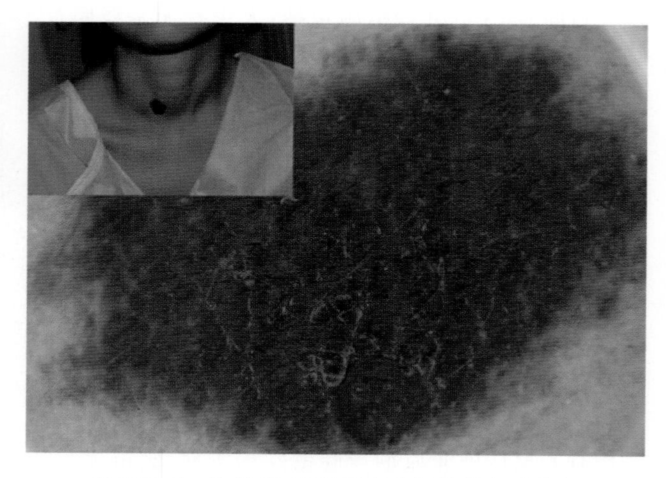

图 175.7 均质型 CMN 伴有弥漫性棕色背景色

的皮肤镜结构,但有时局部可见散在的网络片段和/或小球。

其他常在 CMN 中可观察到的皮肤镜结构包括粟丘疹样囊肿、多毛、毛囊周围色素改变和多形性血管结构(表 175.3)。粟丘疹样囊肿为白色至黄色、圆形、较模糊的结构,对应于组织病理学检查中的表皮内角质囊肿和假性角囊肿(见图 175.3)[32]。它们因类似于谷物细小的种子或小米而得名。尽管粟丘疹样囊肿是脂溢性角化病重要的皮肤镜特征之一,但也可见于乳头状瘤样真皮痣、CMN,很少见于黑色素瘤。有些具乳头状凸起的 CMN 甚至可以出现充满角质的内陷,类似于粉刺样开口或隐窝,这更常见于脂溢性角化。多毛(见图 175.2 和图 175.4)是 CMN 的特征,且常伴有毛囊周围色素沉着或色素减退(见图 175.2)。约 70% 的 CMN 皮肤镜检查中可见到血管结构[32]包括逗号样血管、点状血管、匐行性血管和血管靶样网络结构(见表 175.3)。血管靶样网络结构指网络结构的“孔”中有血管,对应于真皮乳头的血管。

认识了 CMN 常见的皮肤镜特征后,很明显这些 CMN 往往表现出特定的皮肤镜模式(表 175.4)。这些结构模式通常对称且有序。五种主要的整体模式是网状、球状、网状-球状(对称)、弥漫性棕色色素沉着、多组分模式(图 175.8)。有些 CMN 主要是网状模式(见图 175.2),或者主要是球状模式(见图 175.4 和图 175.5)。也有一些 CMN 周围为网状中央为球状,被称为网状-球状模式(图 175.9)。如前所述,主要为弥漫性棕色色素沉着模式的 CMN 常是无结构的,有些可以有局灶网络片段和/或稀疏散在小球。多组分模式的 CMN 与黑色素瘤难以鉴别,因为它们常有不对称分布的污斑、无结构区、小球和网状(图 175.10)。

表 175.3 CMN 的其他皮肤镜特征

特征	定义
粟丘疹样囊肿	白色至黄色,圆形,常模糊的结构,类似于各种谷物细小的种子或小米
多毛	终毛数量增多
毛囊周围色素改变	毛囊周围色素减退或色素沉着
血管结构	CMN 中可见不同形状的血管,包括逗号样血管、点状血管和匐行性血管。此外,伴有血管的靶样网络模式也可见于 CMN 中,血管位于网络结构的孔中

表 175.4 CMN 皮肤镜特征

普遍模式	定义
网状	以网状模式为主
球状	以球状模式为主
网状-球状	中央为小球,周围为网络(对称)
弥漫性棕色色素	主要为弥漫性无结构模式,伴或不伴网络片段或和/或少量局灶性小球
多组分模式	球状、网状、污斑、点、蓝白幕、退行性结构和/或无结构区域对称或不对称的分布(需出现至少 3 种)

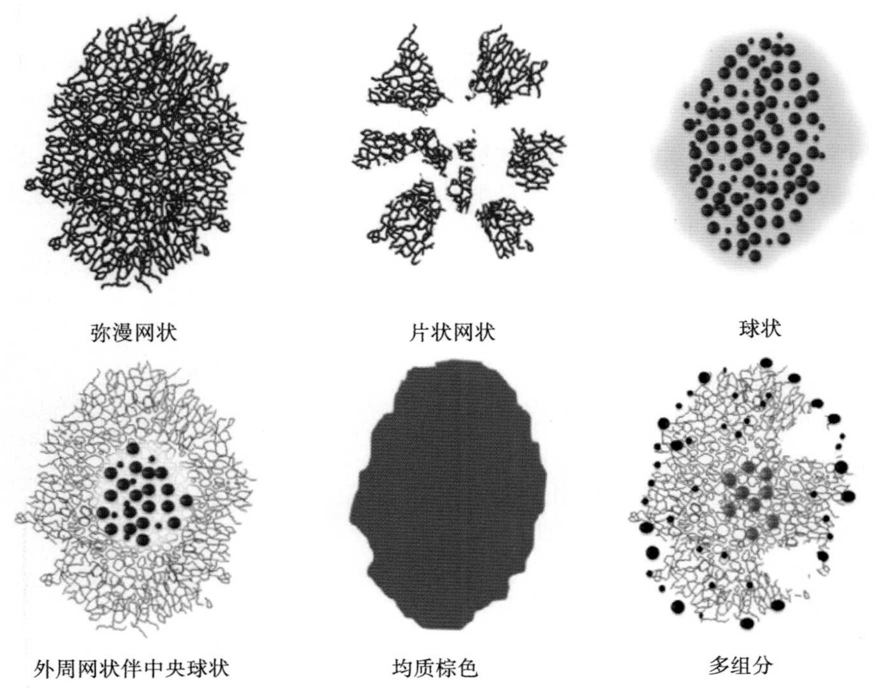

图 175.8 CMN 中最常见的模式示意图

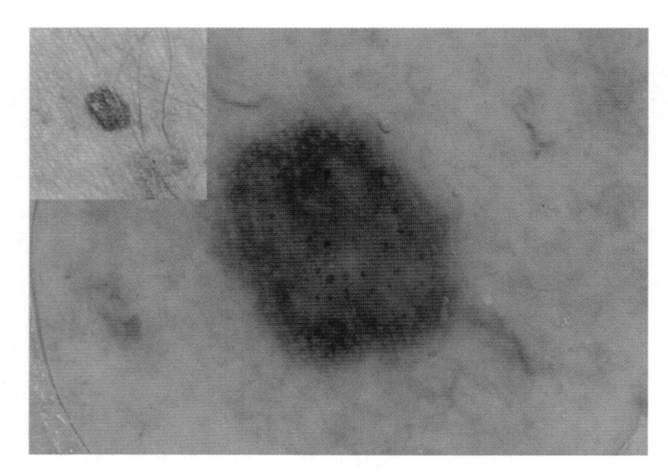

图 175.9 小 CMN 的外周网状伴中央球状模式

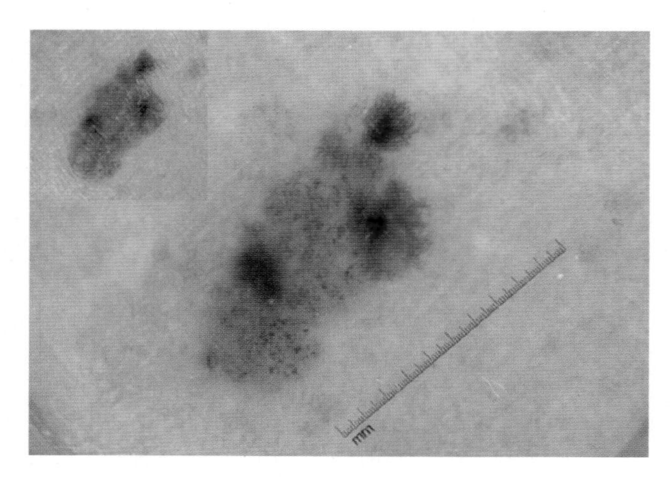

图 175.10 CMN 的非对称性多组分模式伴有不规则污斑、球状和网状。这种损害与黑色素瘤难以鉴别。此损害中也有粟丘疹样囊肿

据观察,解剖学位置在很大程度上决定了先天性痣的皮肤镜模式[32]。四肢的 CMN 通常呈网状模式,躯干、头颈部的 CMN 通常呈球状模式[32-33]。关于皮肤镜模式的变化与解剖位置相关的理论,推断是黑素母细胞在胚胎发生过程中迁移路径造成的[34]。推测四肢皮肤的黑素母细胞优先沿背外侧路径迁移,而这恰好是"浅表的",因此可以解释位于四肢的 CMN 中主要是网状结构。相反,推测躯干、头颈部皮肤的黑素母细胞优先沿腹侧路径迁移,恰好与神经干的路径相对应。腹侧路径"更深",这有助于解释为什么这些位置的 CMN 常具有一个成分。

尽管 Unna 的痣形成理论长期以来一直用于解释交界痣、复合痣和皮内痣的起源,但皮肤镜观察使 Unna 的痣形成"下移(Abtropfung)"理论受到质疑[35]。现今的观点是,至少有两种痣形成途径。一种所谓的先天性或内源性途径,被认为与 *c-kit*、*c-met* 和 *NRAS* 等基因突变有关。这些突变在子宫内发生,导致黑素母细胞在真皮或表皮中迁移停滞。根据迁移停止的位置、增殖速率和衰老时间,这些黑素细胞痣可表现出球状、网状或网状-球状外观(见图 175.8)。那些无法被观察到皮肤镜结构的痣,被归类为弥漫性棕色色素(均质的)(见图 175.8)。与获得性痣不同的是,获得性痣可随着年龄增长而逐渐退化的,但 CMN 一旦经历衰老,它们很少退化,因此通常会在个体的一生中,均可见于其皮肤上[36]。痣形成的第二种途径称为获得性途径或外源性途径,将在下一节讨论。

获得性黑素细胞痣

目前的观点认为,获得性痣是由紫外线辐射诱发真表皮交界处痣细胞基因突变,如 *BRAF*,导致其增殖引起。根据患者的表型,这些获得性痣通常表现为网状(弥漫性或斑片状)(图 175.11,也参见图 175.8)、中央色素沉着周围网状(图 175.12,图 175.13)、中央色素减退周围网状(图 175.14,也参见图 175.12)或均质模式(见图 175.8)[37]。目前研究开始揭示,这些彼此在形态上和分子水平上不同的痣存在生物学上不同的子集。例如,小球模式的痣与 IRF4 和 TERT 中的单核苷酸多态性(single nucleotide polymorphism,SNP)相关,而网状模式的痣与 PARP1、MTAP 和 CDKN1B 中的 SNP 相关[38]。

获得性痣的组织学评估表明,小的交界性色素痣细胞巢通常发生在皮突顶端。通过皮肤镜检查可以看到这些巢为网络线内的棕色点或小球(见图 175.11),这是提示良性痣的一个皮肤镜特征。在痣周边观察到的交界处的巢,对应于皮肤镜上的外周小球模式,代表了获得性痣的一个子集,所谓的发育不良性痣/Clark 痣/大的获得性痣的放射生长期(见图 175.12)[39]。这些病变倾向于以对称模式生长约 4~5 年,在此期间外周小球逐渐稀疏并最终消失。一旦衰老,痣通常表现为网状或均质型模式(图 175.15)[39]。

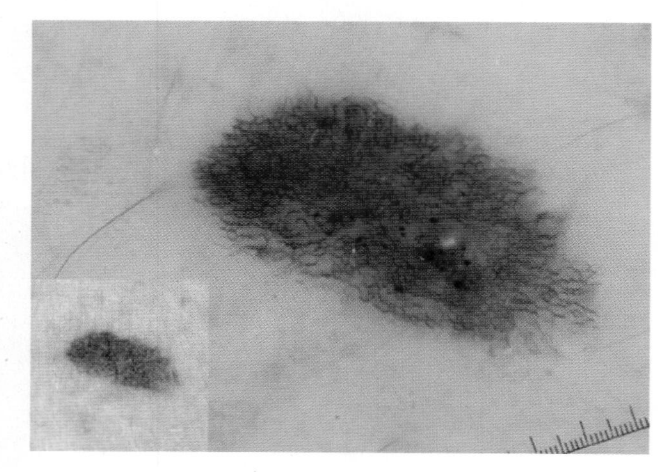

图 175.11 获得性痣的网状模式。网络线上分布有棕色的点和小球。这些点代表位于表皮突上的小的交界性痣细胞巢

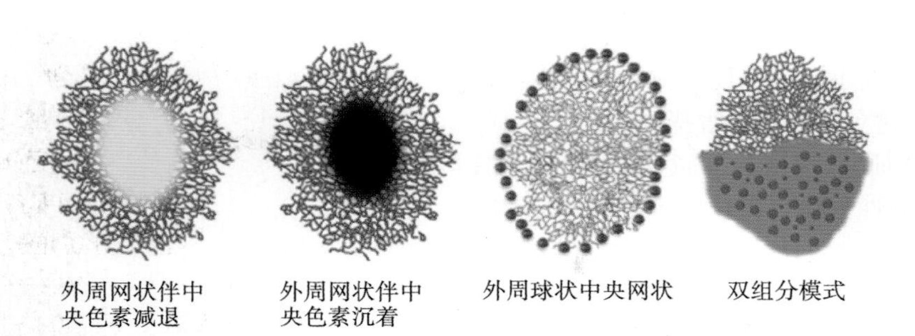

图 175. 12　良性获得性痣的模式在此图和图 175. 8 中描述

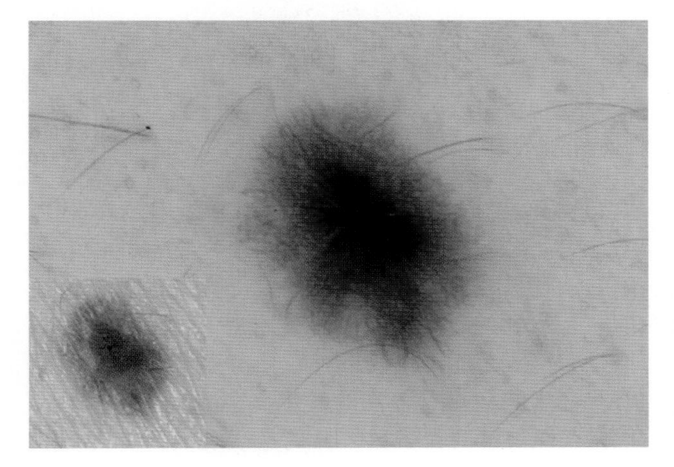

图 175. 13　痣具有外周网状和中央色素沉着模式

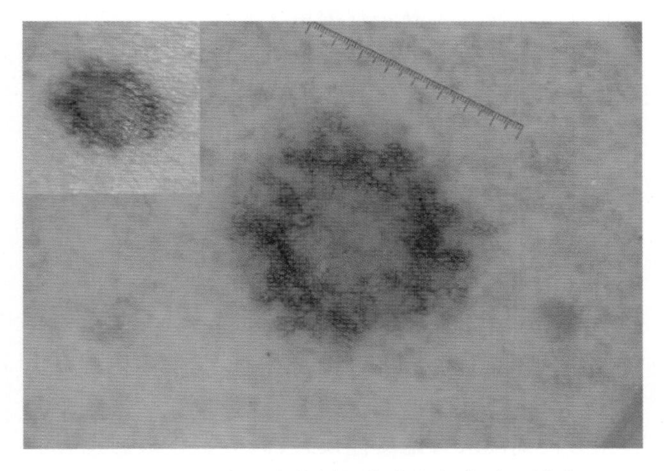

图 175. 14　痣具有外周网状中央色素减退模式

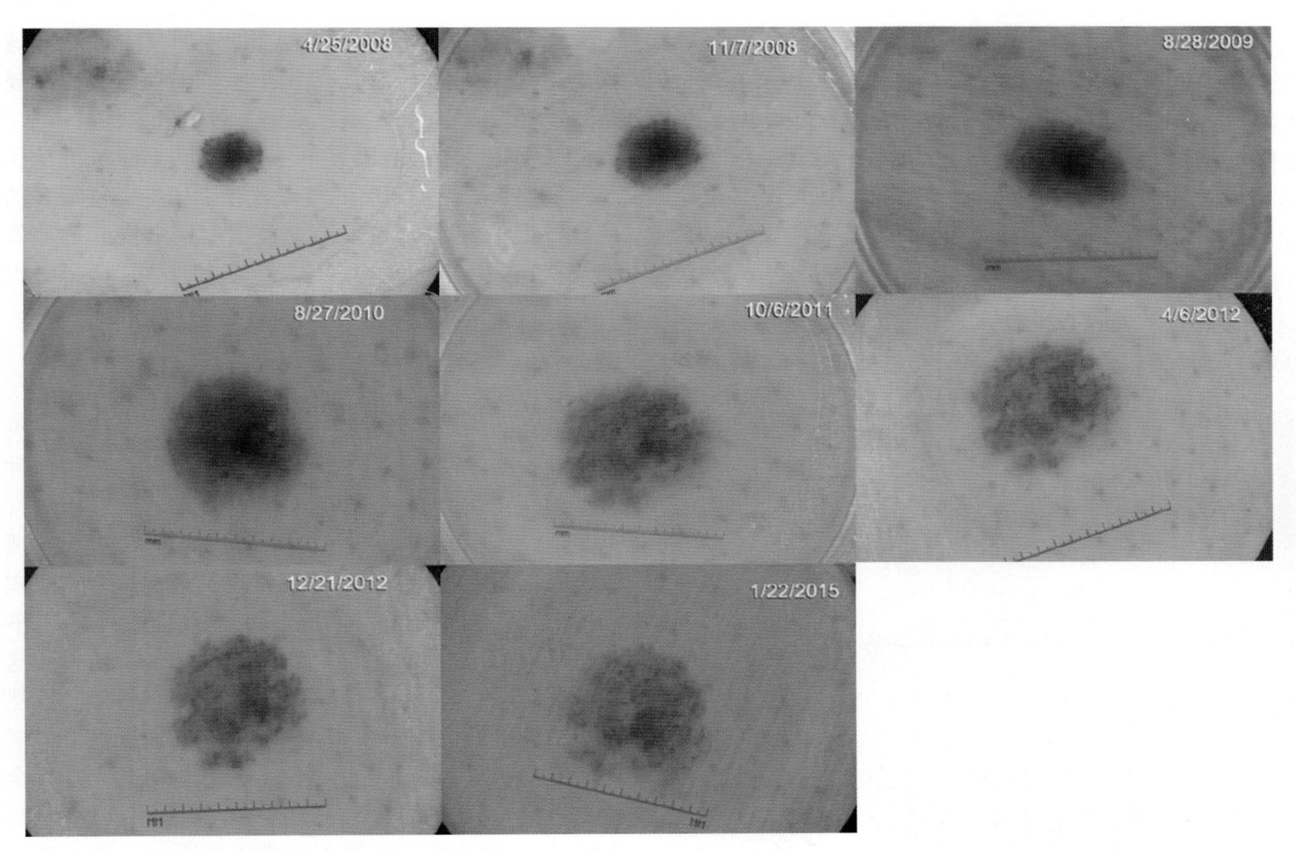

图 175. 15　这个损害起初是外周球状模式。对病变进行跟踪随访，观察到病变对称性的增大，且随时间进展外周小球变得更稀疏

皮肤镜检查识别良性模式会影响治疗方法。例如,儿童时期对称的外周小球模式代表良性的痣生长,这一认识可能有利于避免活检。尽管痣的变化是识别潜在黑色素瘤的敏感征象,但因为儿童期的痣经常发生变化,因此征象特异性很低[39-40]。实际上,一项研究表明,约75%的儿童新发生的痣,大约28%在随后的3年随访中逐渐变小并消失[41]。另外有意思的是,约80%的基线黑痣发生明显变化(即变大或变小)。尽管观察到了这些变化,其中大多数痣在皮肤镜下的整体模式并未改变[42]。从治疗的角度来看,令人欣慰的是,不断变化的皮损,如表现出对称性外周球状模式的病变,则可明确为良性,不需要进行活检(见图175.15)。

其他良性的黑痣模式包括双组分模式(见图175.12)和有序的对称性多组分模式(见图175.8)。双组分黑痣有三种表现方式:网状-球状、网状-均质或球状-均质。在这些黑痣中,皮损的一半表现为一种模式而另一半表现为不同的模式(图175.16)。良性多组分模式由有序对称分布的小球、网状结构、污斑、点、幕、消退结构和/或无结构区域组成(需要存在3个或多个)(图175.17)。要在这里强调的是,尽管有序的多组分模式被认为是良性模式,但应始终根据患者的其他皮损及其病史进行评估。当大量相似的黑痣表现为稳定有序的多组分模式时是令人放心的,但一个孤立和变化的多组分模式皮损应引起关注。

众所周知,出现大量黑痣、非典型临床形态黑痣和浅色表型黑痣是黑色素瘤的危险因素。另外,有趣的是,已注意到痣的数目似乎与多态性相关,包括MTAP rs10757257、PLA2G6 rs132985和IRF4 rs12203592[38,43]。在儿童,头皮上后天性痣的出现可能预示着非典型性痣综合征的表型[44-47],这是黑色素瘤的另一个危险因素。

使用皮肤镜检查可以进一步改进黑色素瘤的风险分层。研究表明,大多数人的痣在皮肤镜下模式有限,

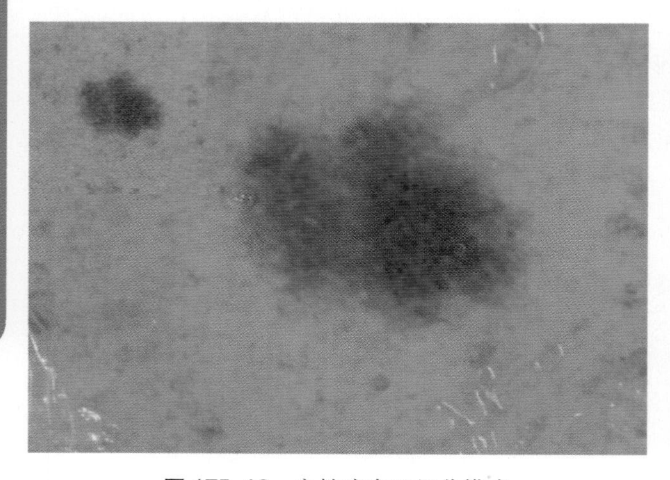

图175.16 良性痣有双组分模式

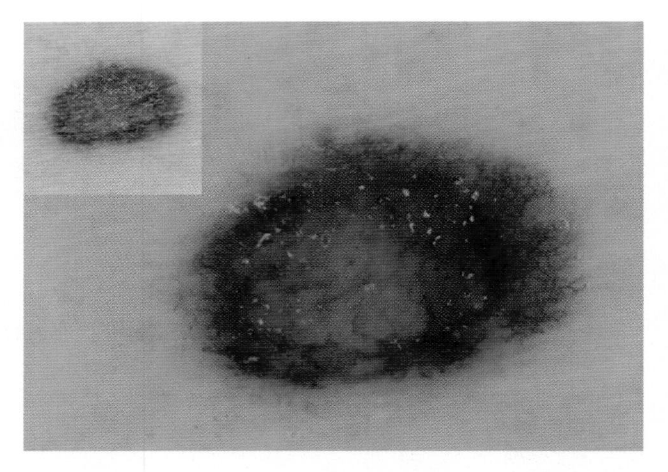

图175.17 良性痣有多组分模式。其有对称分布的网络结构(网状),均质区域和棕色的圆点

这就是"痣特征纯品种真性"或"特征性痣模式"[48]。换言之,如果某人的某个痣表现为中央色素减退的网状模式,则很大的可能他的其他大部分痣也是类似模式。初步观察表明,具有整体复杂痣模式的个体(例如,没有特征性痣模式的患者)、伴有多变的皮肤镜模式的痣,可能会具有较高的发生黑色素瘤的风险[48]。此外,已经观察到大多数个体的痣表现出简单的皮肤镜模式(即弥漫性网状、斑片状网状、中央色素减退周边网状、中央色素沉着周边网状、球状或均质),但有些个体痣具有复杂的皮肤镜模式(即同时具有网状和球状模式)。一项初步研究得出结论,与对照组相比,"复杂"的皮肤镜痣模式在黑色素瘤患者中更为普遍[49]。

对所有上述危险因素的了解,有助于确认可从预防和早期发现黑色素瘤的重点教育工作中受益最多的个体。此外,这些人可能会受益于定期的皮肤癌监测检查。

晕痣

孤立性或多发性晕痣在儿童中常见。晕痣由中央的黑素细胞痣及晕环样的外周色素减退区构成。此种类型的痣由Sutton在1916年首次报道[50]。晕痣最常见于20岁以下人群,平均发病年龄是15岁[51]。一项关于晕痣的皮肤镜特征的研究发现其最常见为球模式和均质模式[52]。随着时间的推移,这些痣逐渐变小,平均每月痣范围减少2.2%(图175.18)。有趣的是,这些痣在消退过程中,皮肤镜模式保持相对不变。虽然晕痣的晕可能持续一段时间,但痣的成分最终消退至临床或皮肤镜上都不可见[52]。从晕反应开始至痣完全消退,再至晕复色约需8年。典型的晕痣不需要活检。然而,当有晕的色素性损害中央表现不是球模式或均质模式时,应被视作可疑损害。

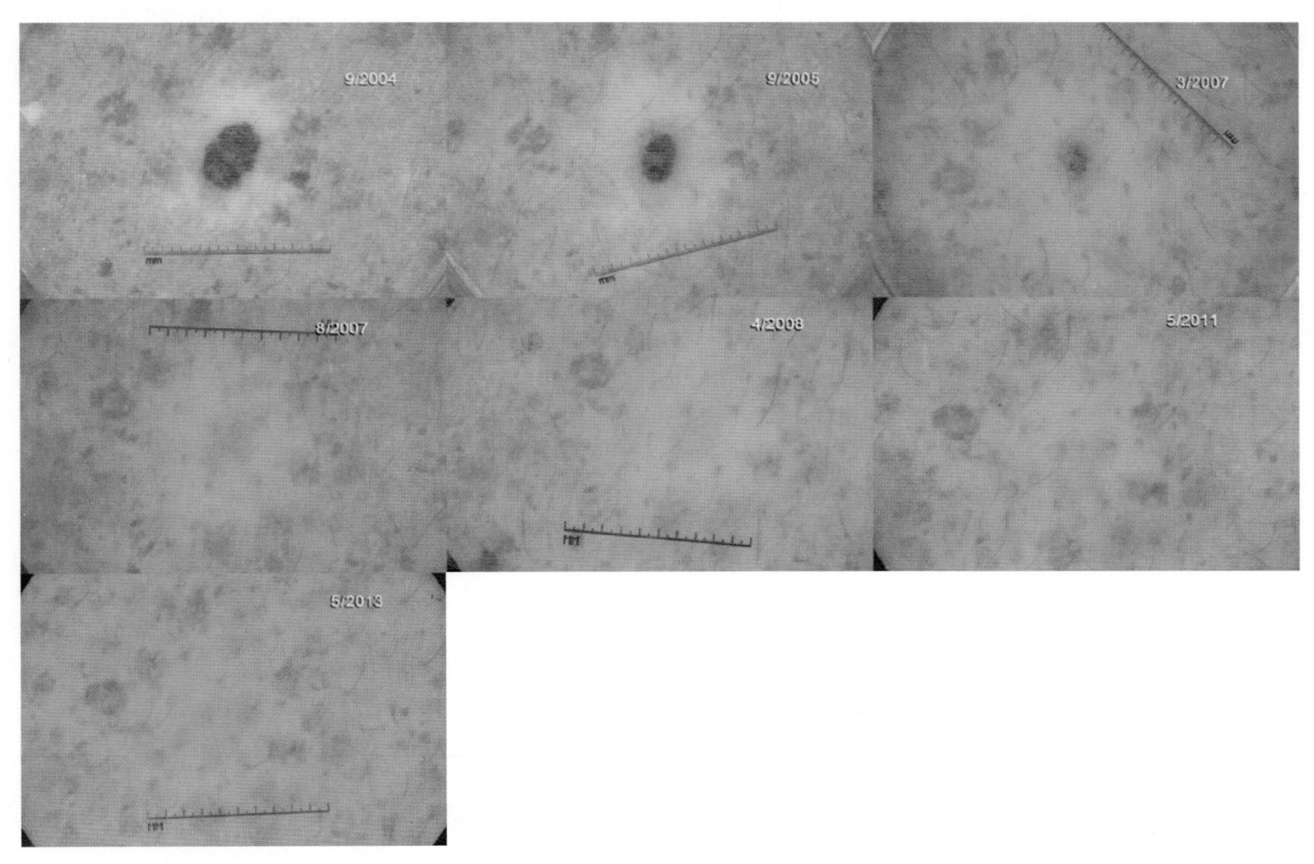

图 175.18　球状晕痣的连续随访。注意到在随访中，痣的模式一直未改变。痣逐渐变小直至完全消失

良性痣和黑色素瘤的鉴别诊断

尽管儿童恶性黑色素瘤非常少见，但其发病率在1973—2001 年间有所增加。然而，近 10 年报道其发病率正在下降[53-54]。根据美国国家癌症研究所（National Cancer Institute）SEER 数据库的统计数据显示，2004—2010 年儿童黑色素瘤的发病率有所下降（每年 11.58%）[54]。在 2000—2010 年，20 岁以下人群中有 1 185 例黑色素瘤，而在 10 岁以下的儿童中只有 124 例[54]。浅表播散性黑色素瘤是 10 岁以上儿童中最常见的组织学亚型，但在更年轻患者中，结节型和浅表型黑色素瘤的比例相似[54]。儿童黑色素瘤在女孩[54-56]和 10 岁以上的人群[54-55]中稍多一些。在青少年中（15～19 岁），黑色素瘤最常见于躯干部[54]，而位于头颈部区域的黑色素瘤在相对年轻的患者中更为常见[54-56]。虽然有许多黑色素瘤表现出经典的 ABCD 特征（不对称、边界不规则、颜色不均匀、直径>6mm），但许多儿童黑色素瘤缺乏经典 ABCD 特征[2,57]。超过 40% 的病变是无色素性的，且超过 50% 是对称性的损害，伴有境界清楚的边缘[58]。儿童人群中大部分黑色素瘤是新发的，且结节型黑色素瘤的比例增加[58-59]。由于儿童黑色素瘤罕见且常是不典型的表现，导致误诊和治疗延迟并不少见[60-61]。

表 175.5 列出了可以安全地进行监测随访的黑素细胞性皮损的皮肤镜表现，其中皮肤镜模式以有序和对称的方式分布（见图 175.8 和图 175.12）。应当谨慎观察与表 175.5 中所列良性模式不同的皮损模式，尤其是看到表 175.6 中所列的任何黑色素瘤特异性结构（图 175.19）时更应警惕。罕见情况下，黑色素瘤会表现出对称且有序的模式；然而这种看似良性的模式不符合表 175.5 中列出的任何一种良性模式（图 175.20 和图 175.21）。

需要重点记忆的是：儿童黑色素瘤常是结节性、Spitz 样型和/或无色素性的。这些黑色素瘤常常难以诊断，但皮肤镜下出现不规则血管、偏振光镜下看见白色光亮结构和/或负性网络特征可有助于其识别（图 175.22 和图 175.23）[62]。

最后，在儿科人群中遇到的最大的黑色素瘤模拟者是 Spitz 痣（包括 Reed 痣）。需要注意的是，除了周围的棕褐色无结构区域和消退结构外，在黑色素瘤中可以见到的任何一种皮肤镜结构（见表 175.6）均可以见于 Spitz 痣。

表 175.5 良性皮肤镜模式(见图 175.8 和图 175.12)

普遍模式	定义
弥漫性网状	弥漫均质网格,其线条粗细和色调相对一致,网孔大小相对统一,网格周边色浅。此模式可见于先天性痣,特别是位于下肢者,和获得性痣
斑片状网状	均质网络,线条的粗细和色调相对一致。网络结构被色调较浅线条的均质无结构区域分隔。此模式可见于先天性痣(特别是位于下肢)和后天性痣
外周网状伴中央色素减退	外周相对一致的网络,中央为均质区和色素减退性无结构区。此型获得性痣在浅肤色人群中常见
外周网状伴中央色素沉着	外周相对一致的网络,中央均质和色素沉着性污斑。此型获得性痣在深肤色人群中常见
球状	形状、大小和颜色相似的球对称分布于整个皮损。这种模式最常见于先天性痣
外周网状伴中央球状	外周相对一致的网络,中央为球状。此模式最常见于组织病理上先天性模式的痣
外周球状伴中央网状或均质区域	此型痣中央是网络模式或均质模式。相对均一的球环绕在整个皮损周围。代表放射状生长(扩大)的痣尚未老化
均质黄褐色、棕色或蓝色色素沉着	主要为弥漫无结构模式,伴或不伴局灶网络模式片段和/或少量散在的球。黄褐色代表浅肤色人群的获得性痣,棕色常代表先天性痣,蓝色代表蓝痣
双组分	这类皮损表现为两种不同的模式(网状-球状、网状-均质或球状-均质)。皮损一半表现为一种模式,另一半表现为不同的模式
多组分	对称性分布的球、网络、污斑、点、蓝白幕、退行性结构和/或无结构区(需出现 3 种或以上)
星爆	辐射线条(放射流或伪足)出现在皮损的周边形成星爆外观

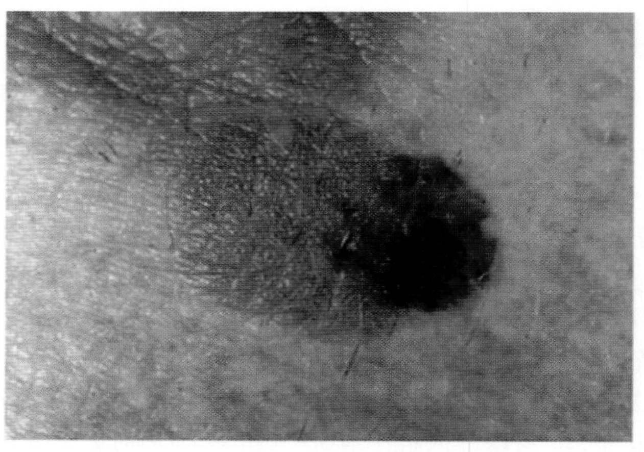

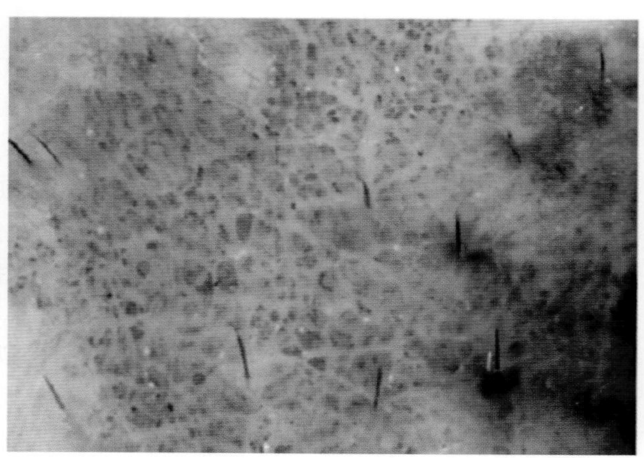

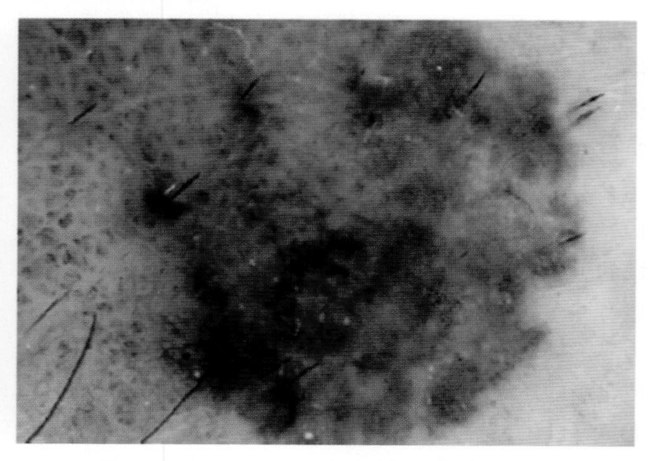

图 175.19 该病变的模式与已知的良性痣不同。可见鹅卵石样模式。然而,在外周有不规则的点和网络结构的区域。这代表了与 CMN 相关的黑色素瘤

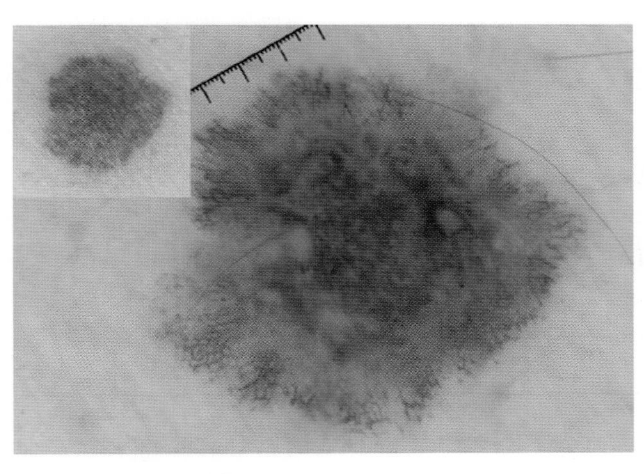

图 175.20　这个黑色素瘤具有对称、有序的模式，但其不属于任何一种已知的良性模式。此外，其在中间有负性网络结构及局灶性蓝白幕

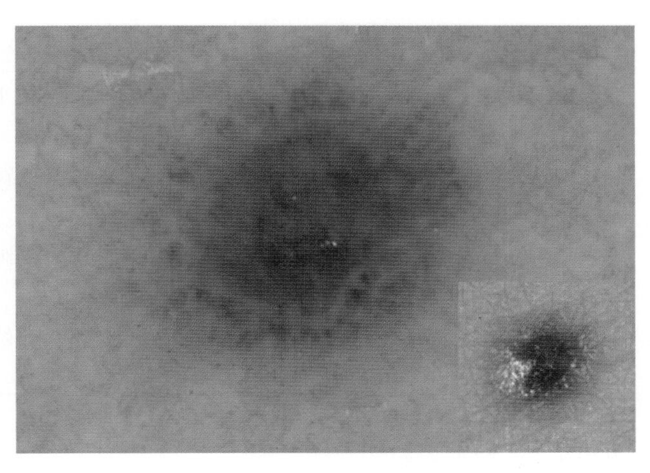

图 175.21　这个对称、有序外观的黑色素瘤不符合已知的良性痣模式。它也有中央隆起的蓝白幕和周边不规则的球

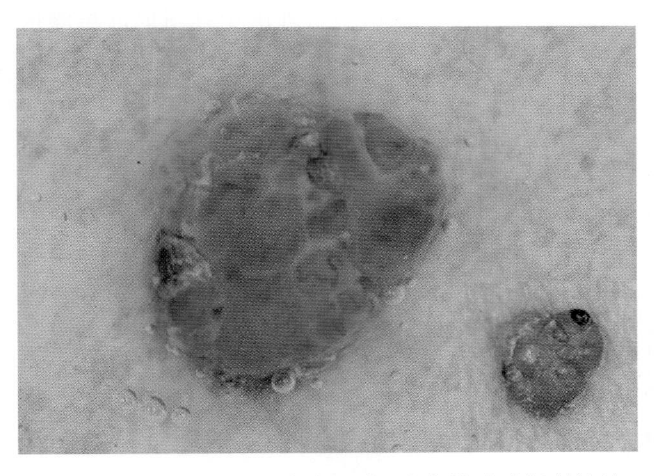

图 175.22　此病灶没有任何网络、聚集性球或辐射纹结构。其缺乏非黑素细胞性损害的诊断特征。然而，它具有不规则的蛇形血管，这些特征有助于确诊为恶性黑色素瘤

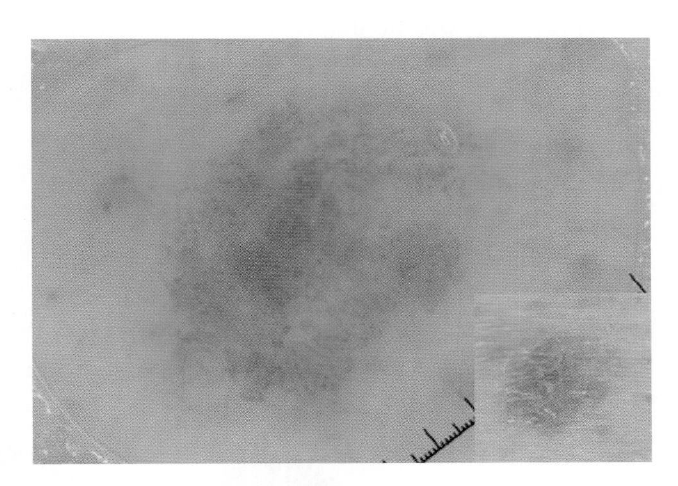

图 175.23　这个看似无特征的皮损具有点状和蛇形血管。这些血管的存在有助于正确地识别黑色素瘤

表 175.6　浅表播散性黑色素瘤中的皮肤镜模式和组织病理学相关性

皮肤镜模式	描述	组织病理学相关性
非典型色素网络	网状棕色线条伴有增宽、增厚或深色区域，可在周边突然终止	沿着表-真皮交界处的非典型雀斑样痣样或成巢黑素细胞增生
放射流	皮损周边线状、放射状色素性突起	周边区域融合的交界性色素性黑色素瘤细胞巢（放射状生长阶段）
负性网络	色素性网络的“负性”是由色素减退的线条构成网格，深色区域填充“孔洞”	代表细长的表皮突和增宽的真皮乳头内大的管状黑素细胞巢。然而，它可能也代表了表皮突的桥接现象
亮白色线	皮损内纤细、白色、有光泽的条纹，仅在偏振光镜下可见	真皮间质的重塑或新的真皮胶原纤维
非典型点和球	皮损内深色、点状或圆形至卵圆形的结构，形状、大小、颜色、分布不等	交界处或真皮内的黑素细胞巢，点也可代表 Paget 样的巢
不规则的污斑	弥漫性色素沉着的深色区域，形状不规则，边界锐利或偏心分布	黑色素遍布于表皮和/或真皮内

续表

皮肤镜模式	描述	组织病理学相关性
隆起区域蓝白幕结构	白色区域、蓝色区域或两者都有，位于皮损隆起或增厚的区域上面	位于真皮乳头内的噬黑素细胞、黑素细胞或游离黑素颗粒上的致密正角化
退行性结构	皮损扁平区域上的白色区域、灰色颗粒性和/或胡椒粉样结构	真皮乳头内的纤维化及黑色素增生（真皮内的噬黑素细胞和游离黑素颗粒“尘”）
非典型血管模式	乳红色区域、点状、匐行性、线状或纠结缠绕的红色结构，大小不等	肿瘤引起的新生血管生成
外周棕色无结构区	外周淡棕色或棕色区域，形状不定，缺乏可辨认的模式	变平的表皮突伴有非典型黑素细胞的 Paget 样播散

Spitz 痣

Spitz 痣是一种生物学上良性的黑素细胞性痣，从临床上和组织病理学上均可与黑色素瘤混淆。这种痣的一种强色素亚型即 Reed 痣或 Reed 色素性梭形细胞痣。Spitz 痣由上皮样和/或梭形黑素细胞构成，通常很少或没有色素沉着。经典的皮损是粉红色的。而 Reed 痣由含强色素的梭形黑素细胞构成，临床外观是棕黑色的。大部分 Spitz 痣是单发损害，但它们也可成群（簇集性）或播散性出现[63-64]。

应用皮肤镜后，Spitz 痣的诊断准确性从 56% 增加至 93% 的[65]。有数种 Spitz-Reed 痣的皮肤镜模式（图 175.24）。模式包括厚（不典型）网状、不典型球状、星爆样、均质样（粉红或黑色薄片），负性网络和不典型/多组分模式[26,65-69]。Spitz 痣的原型是星爆模式，类似于爆炸的恒星。实际上，超过 50% 活检的 Reed 痣有星爆模式[70]。在星爆模式中，病变的周围有均匀分布的条纹、伪足和/或分层小球（图 175.25～图 175.27）。痣周围的分层小球形成由多行外围小球组成的星爆模式[25,70]。这种模式与生长期痣中观察到的外围球状模式相似，不同之处在于在 Spitz 痣中存在多行小球，而在非 Spitz 痣中只有一行（图 175.28）[70]。

这些痣的中央部分通常表现出从蓝灰到蓝白到棕色或棕黑色的均质模式。组织病理学显示分散的交界处色素性梭形细胞束及巢，以及真皮乳头的噬黑素细胞[26-27,66,71-72]。超过 50% 的 Spitz-Reed 痣表现为星爆模式。据报道，当这种模式出现时其诊断灵敏度可达 96%[10]。

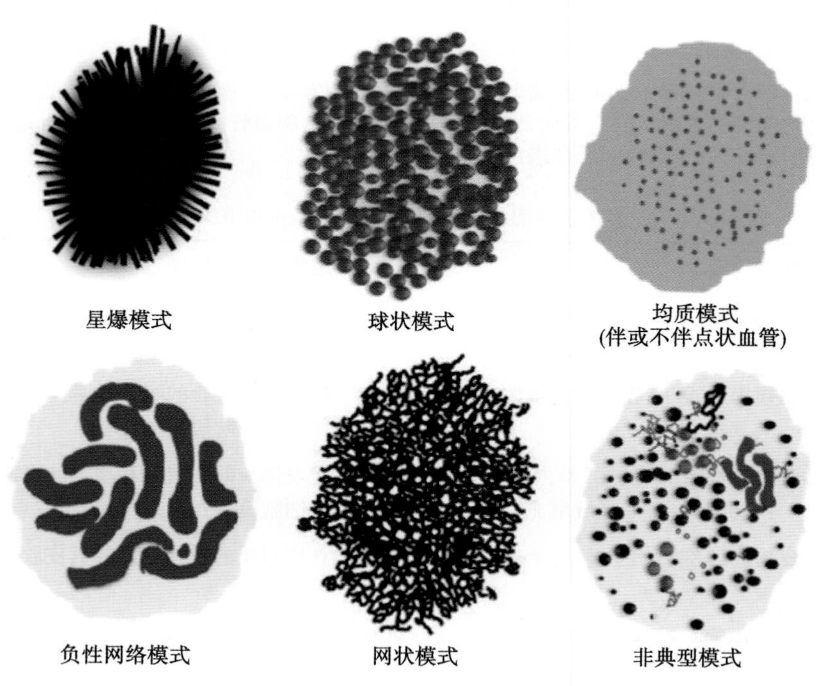

图 175.24 图示为 Spitz 痣最常见的模式

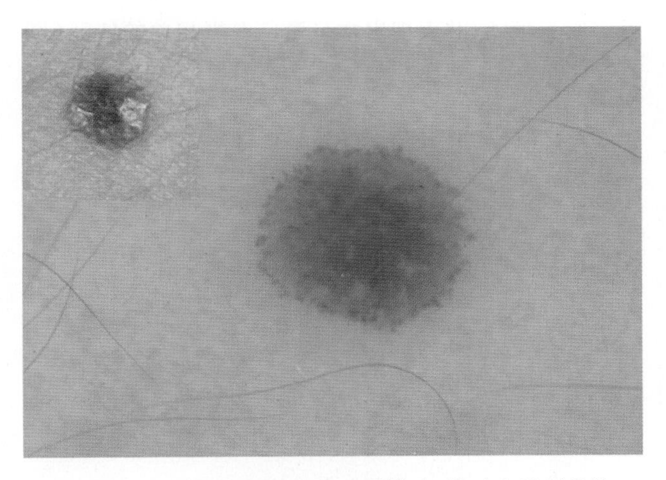

图 175. 25 经典 Spitz 痣的星爆模式，伴球和放射条纹

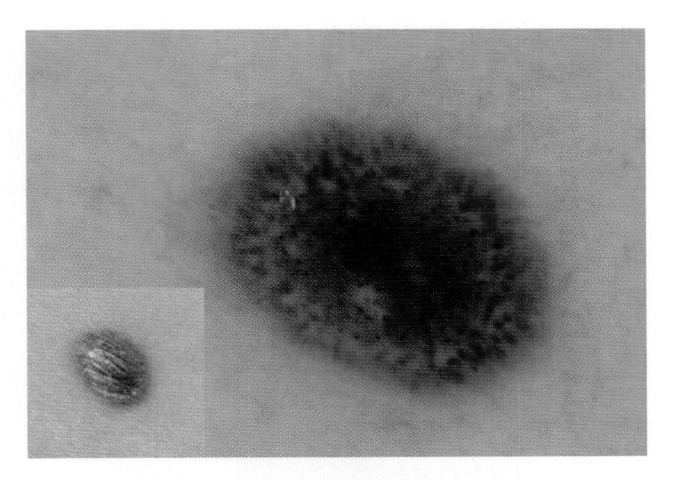

图 175. 26 经典 Spitz 痣的星爆模式，伴放射条纹

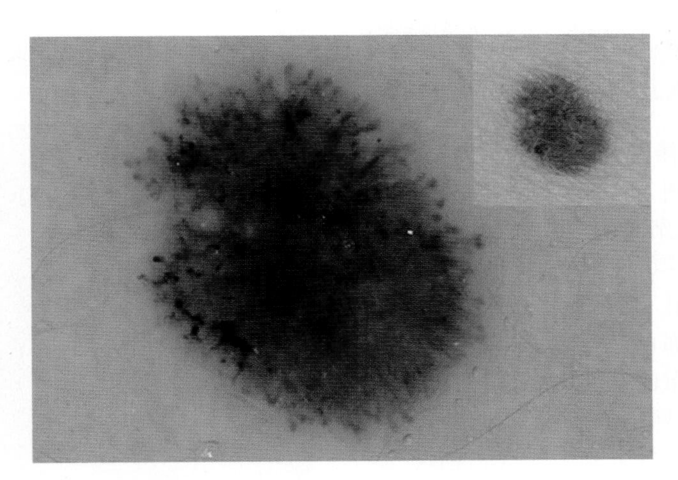

图 175. 27 此损害具有星爆模式伴放射条纹。鉴别诊断是 Spitz 痣与恶性黑色素瘤。此损害是 Spitz 痣

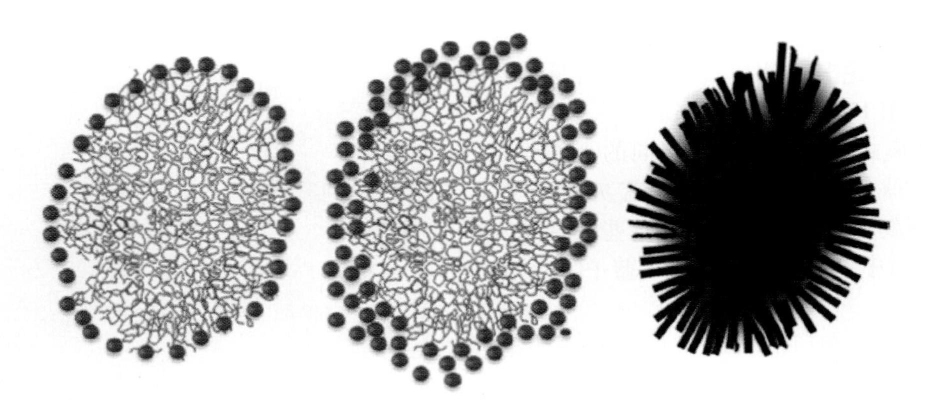

图 175. 28 左侧图示为一个生长期的非 spitz 痣，右侧图示为生长期的 Reed 痣。中央的图示描绘了分层球状模式。此模式的痣在组织病理学上倾向于出现 Spitz 样的形态特征

Spitz 痣可表现为增厚的深色网络模式(图 175.29)。网状模式主要由黑色,有时是深棕色的网络构成。此网络可表现得较厚。中央可能有蓝灰色调。在组织病理学上,上皮样和梭形的细胞巢沿着表皮突分布,并有不同程度的色素沉着[26-27,66,71-72]。

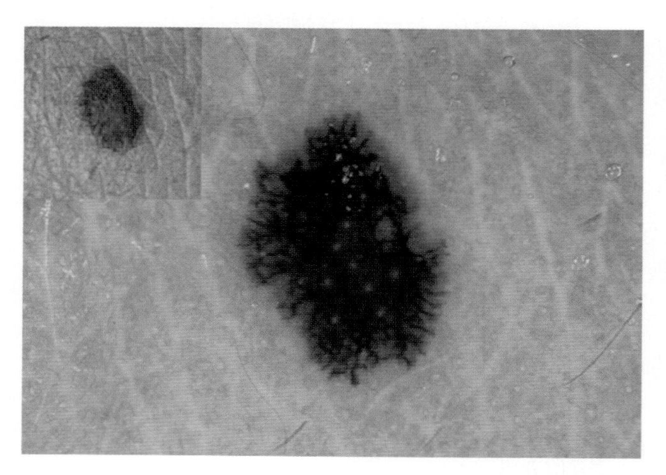

图 175.29 该 Spitz 痣中出现了灰色背景上的黑色素网络

负性网络模式,伴或不伴白色光亮线状结构,是另一种常见的 Spitz 痣模式(图 175.30~图 175.32)。负性网络是由相对色素减退、细长的表皮突和增宽的真皮乳头内黑素细胞巢构成。负性网络由构成网络“网格”的浅色区域和表现为“孔”的深色区域组成。虽然 Spitz 痣倾向于具有对称分布的负性网络,黑色素瘤倾向于具有不对称或偏心分布的负性网络,但两者之间的重叠非常明显,导致负性网络的质量及其分布无法可靠地将 Spitz 痣与黑色素瘤区分开[70]。亮白色线(亦称为晶体结构)由明亮的白色正交取向的线组成,与真皮乳头胶原改变相关。由于胶原具有双折光性,因此在偏振光皮肤镜检查时很容易看到发亮的白线,而在标准非偏振光皮肤镜检查时则看不见(图 175.33)。在任何 Spitz 痣中,无论其整体模式如何,都可见局灶性亮白色线条(见图 175.33)。

球形 Spitz 痣模式由大小和颜色不同的小球组成(见图 175.33)。球的颜色从棕黑色至蓝灰色不等。约 22% 的 Spitz 痣表现为球状模式[73]。这些小球倾向于分布在整个皮损中,中央有明显的灰-蓝-白色色素沉着。

均质模式常由粉红色(图 175.34)或黑色(黑色薄片)(图 175.35)皮损组成。尽管在大多数均质的 Spitz 肿瘤中,无法辨别出任何皮肤镜结构,但在某些粉红色的 Spitz 痣中,却可以看到点状或不规则的血管(图 175.36)。具有点状或不规则血管的粉红色 Spitz 痣在临床上无法与黑色素瘤轻易鉴别[26-27,66,71-72]。此外,尚有另一组 Spitz 痣表现出非典型的皮肤镜模式。这些皮损通常在皮肤镜下表现为不对称和/或似乎无序的结构(图 175.37)。这些病变中的许多皮损有非对称性多组分模式,并表现出常与黑色素瘤相关的特征(图 175.38)。

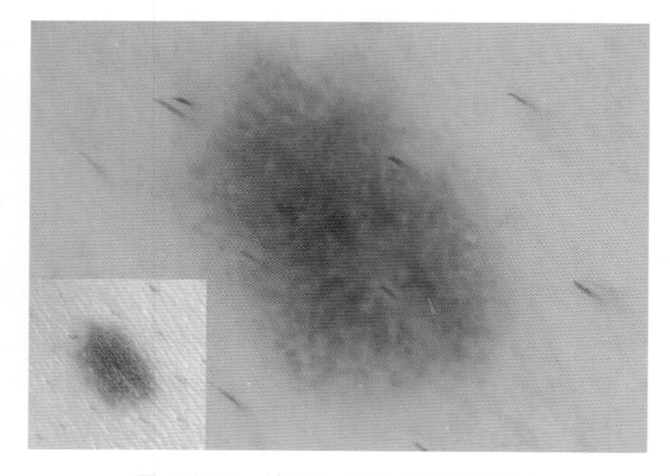

图 175.30 该 Spitz 痣有负性网络模式

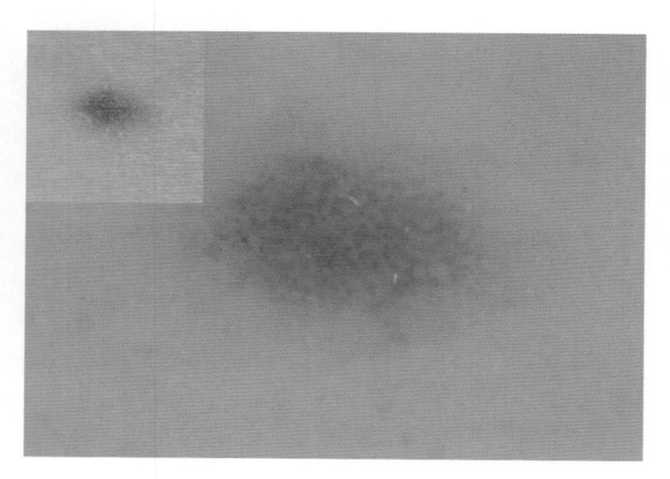

图 175.31 该 Spitz 痣有负性网络模式

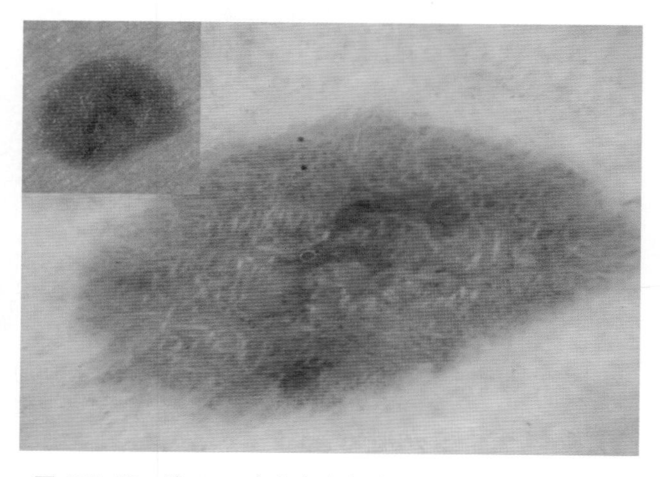

图 175.32 该 Spitz 痣有亮白色线,由线状、白色、正交的线组成。仅在偏振光下可见

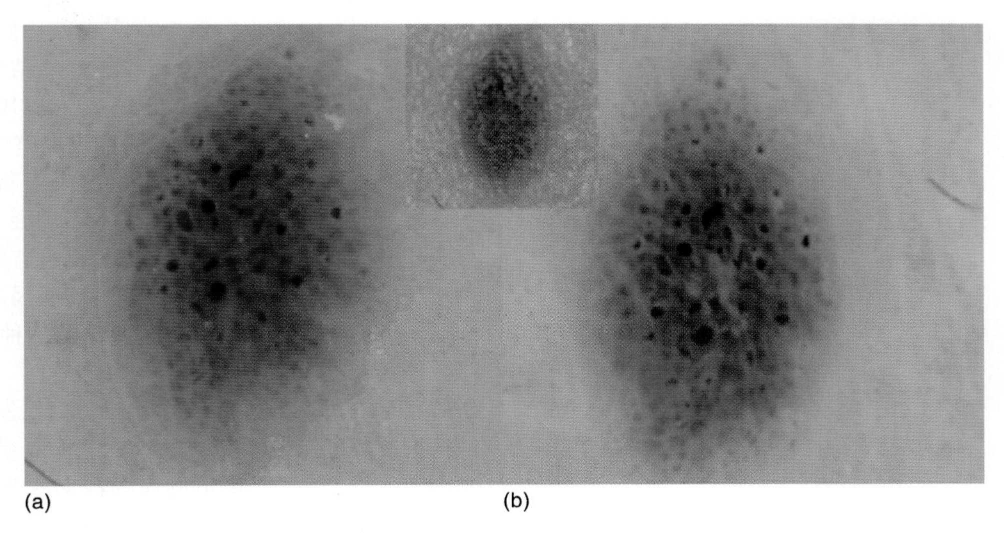

图 175. 33　该 Spitz 痣表现为球状模式。图(a)采用非偏振光。图(b)采用偏振光。请注意，亮白色线仅在偏振光下可见

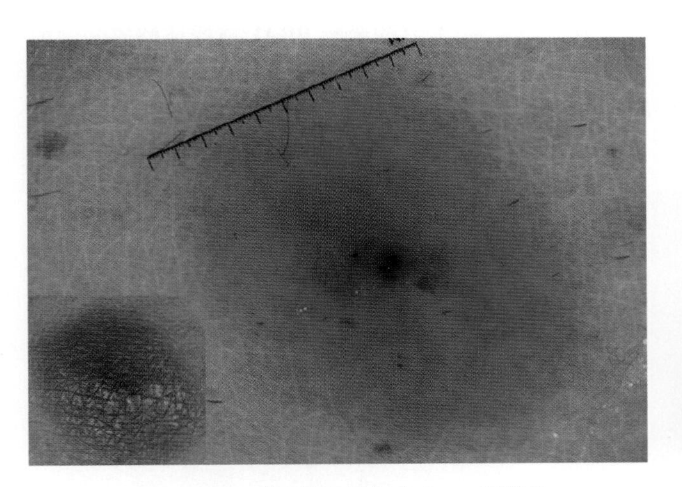

图 175. 34　均质性、粉红色 Spitz 痣模式

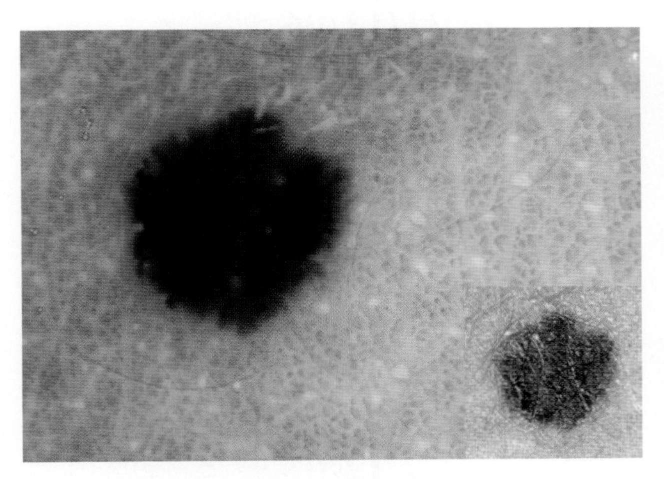

图 175. 35　均质性、黑色薄层状 Spitz 痣模式

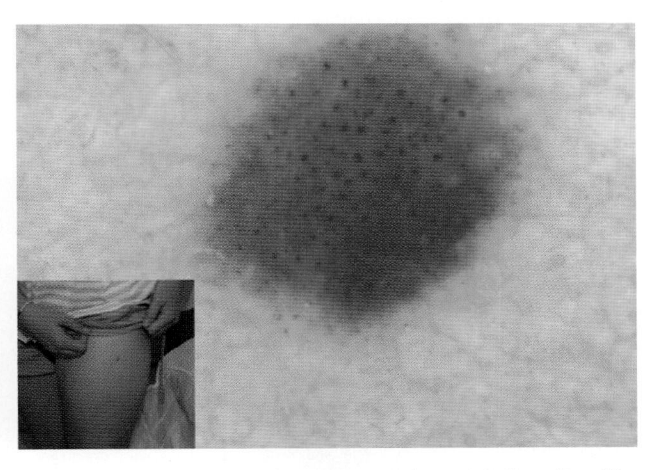

图 175. 36　这个均质、粉红色 Spitz 痣显示点状血管。类似的模式也可见于无黑色素性黑色素瘤中

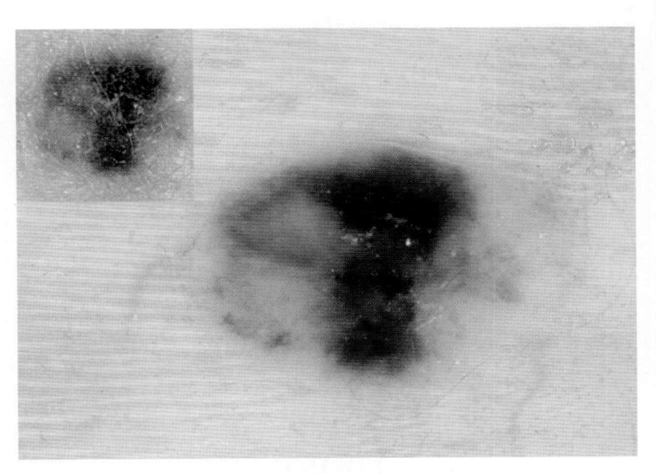

图 175. 37　这个 Spitz 痣显示非对称性、无序的、多组分模式。无法仅凭皮肤镜将这个 Spitz 痣和恶性黑色素瘤鉴别

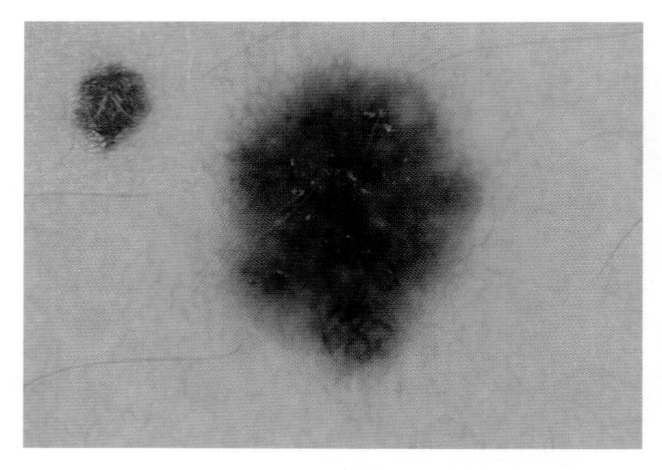

图 175.38　这个 Spitz 痣有局灶性非典型网络和周边局灶性不规则球。实际上很难通过皮肤镜将其与黑色素瘤鉴别

由于临床、皮肤镜和组织病理学特征上的重叠，现今无法在临床上来鉴别非典型 Spitz 痣和黑色素瘤[74]。有趣的是发现 53% 具有非典型皮肤镜模式的 Spitz 皮损在组织病理学上也不典型[73]。由 Ferrara 等人创建的 Spitz 样皮损处理指南指出：青春期前儿童的 Spitz 样损害是圆顶状或斑块样的皮损，表现出有序的/对称性的皮肤镜模式，可以通过连续数字化皮肤镜图像来监测[75-76]。只要这些损害保持稳定或以一种对称性的方式生长，不发生任何黑色素瘤特异性的结构，就可以对其进行长期随访。然而，对于结节性、>10mm、溃疡形成或有非典型生长模式的损害，建议完整切除[76]。

因非典型 Spitz 痣可能与黑色素瘤有很多相同的组织学特征，因此区分它们的挑战并不局限于临床检查。分子领域的研究（CGH，测序，基因表达谱分析）可能有助于区分黑色素瘤和 Spitz 痣。比较基因组杂交（comparative genomic hybridization，CGH）是一种检测细胞中染色体拷贝数目变化或畸变的技术[77-79]。此外，直接 DNA 测序有助于分离特定突变。例如，已发现由于突变或拷贝数目的增加，高达 25.8% 的 Spitz 痣携带 NRAS 基因改变[77,80-82]。已报道的原发性皮肤黑色素瘤的染色体变化包括染色体 9p 和 10q 的频繁缺失，以及染色体 7q、8q 和 6p 的增加[83]。Spitz 痣缺乏染色体异常，除了一部分 Spitz 痣的亚型有染色体 11p 拷贝数增加[77]。

涉及丝氨酸-苏氨酸激酶 BRAF 或受体酪氨酸激酶 ALK、NTRK1、RET 和 ROS1 的激酶融合蛋白与良恶性 Spitz 痣相关[84-85]。此外，Wititsuwannakul 等描述了 Neuropilin-2（NRP2）在 Spitz 样恶性黑色素瘤中的表达

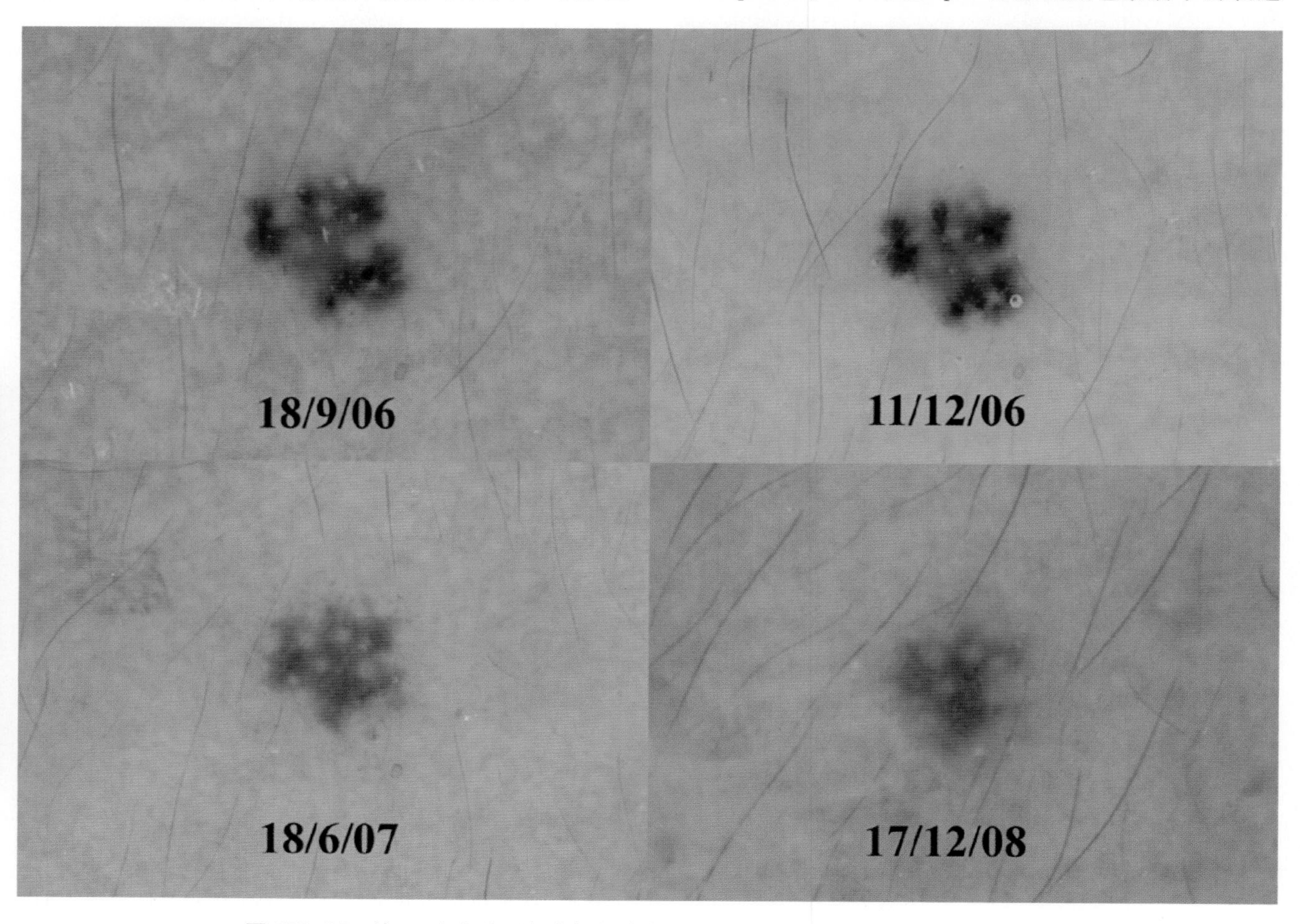

图 175.39　该 14 岁女孩面部皮损拟诊为 Spitz 痣，在 27 个月的随访中逐渐加重

占 100%（n=19），而在 Spitz 痣中仅占 26%（n=5）[86]。未来的分子研究可能会为提高 Spitz 样肿瘤的诊断准确性提供技术基础[77]。

一些观点认为，某些 Spitz 痣的模式可以随时间改变。模式的变化代表了痣形成的各个阶段。在 Spitz-Reed 痣的早期阶段，可出现球状模式。随着皮损的不断成熟，可以观察到经典的星爆模式。这被认为是 Spitz-Reed 痣放射状生长阶段的中间阶段[67]。随着痣的进一步成熟，将出现均质模式，表现为弥漫性棕色色素沉着，伴有中央的蓝色色调[69,87-88]。有研究表明，某些 Spitz 痣演化的最后阶段可能是病变完全消退（图 175.39）[69,87]。

总结

尽管儿童的大多数色素性损害是良性的，挑战在于正确识别高风险的色素性损害和恶性黑色素瘤。皮肤镜检查是一种非侵入性的活体检查技术，为临床医生提供了额外的工具，以助于更准确地评估和诊断色素性损害。本章为临床医生提供了色素性皮损的皮肤镜模式评估系统。临床形态和皮肤镜形态的结合使用均可极大地帮助临床医生评估儿童的色素性病变。

（陈琢　李梅云 译，陈戟　邓丹　韩晓锋 校）

参考文献

见章末二维码

第176章　组织病理学和分子技术在儿童皮肤病中的作用

Lori Prok, Adnan Mir

摘要

皮肤活检的组织病理学评估，是帮助诊断和治疗儿童皮肤病的重要工具。尽管通常根据组织学就可以作出明确的诊断，但区分具有重叠特征的病例时，与临床病理的联系就比较重要，也需要临床医生和病理学家之间的沟通与合作。当常规的组织病理学不足以进行判断时，则需要进行免疫组织化学、基因检测、细胞遗传学等辅助检查来进一步辨别。

要点

- 皮肤活检是一项辅助检查，有助于皮肤病的诊断和管理，但往往需要临床病理相结合。
- 了解不同的炎症反应模式有助于诊断儿童炎症性皮肤病。
- 仅凭组织病理学并非都能区分良恶性肿瘤，通常需要辅助的实验室检查。

引言

皮肤活检标本的组织病理学检查，是研究儿童皮肤病的重要工具。尽管活检结果单独来看，可能无法得出明确的诊断；但在临床病理多学科会议上，将显微镜检查结果和病史、临床影像结合来看，通常可以得到明确的诊断。在不同的临床情况下，相似的组织学表现可能有不同的解释，在儿童中尤为常见。

行皮肤活检可能有很多原因：确认临床怀疑的诊断；区分2种或2种以上临床表现类似的疾病；作为一种筛选试验指导进一步的检查；作为诊断性检查；评估治疗反应；跟踪疾病的自然进展，如果可能的话，判断预后。考虑到这些目标，一些指导原则可以帮助临床医生确定何时以及如何对皮肤进行活检，为病理学家、患者及家属提供最有用的诊断信息。

- 良好的病史、活检指征以及诊断建议，对病理学家非常有帮助。如果需要进行特殊检查，特别是在样本需要特殊处理的情况下，最好提前进行讨论。标本的显微镜检查和对细节的关注，将为病理学家进行疾病进展的分型以及准确的命名提供依据。
- 活检部位的选择，决定了能否正确诊断皮肤病。对于皮肤炎症性疾病，活检取继发性损害（即溃疡、结痂、出血）最轻的病损为佳。对于大疱性疾病，首选水疱边缘活检，可同时涵盖起疱的皮肤和正常皮肤。怀疑血管炎时，应取"最新鲜"的瘀斑、瘀点或紫癜部位进行活检；较陈旧的结痂性病变或伴继发性损害的部位，诊断意义不大。当怀疑为自身免疫性大疱性疾病时，需要选择活检位置做直接免疫荧光检查时，最好选择皮损周围正常皮肤（大约活动性皮损周围1cm）。病变皮肤的炎症反应可能较强，免疫反应物易被局部降解，难以识别。
- 刮取式活检、钻取式活检和切除式活检在皮肤病诊断中都有一定的作用。一般而言，对于浅表炎性病变和丘疹性病变，首选刮取式活检，以充分评估表皮、表-真皮交界处和真皮浅层的情况，对患者造成的创伤也最小。对于大多数色素沉着的病变，可以选择宽而深的刮式活检；较小的色素沉着可以选择钻取式活检，但许多钻取式活检标本范围太窄，只能评估黑素细胞皮损中心的一部分，不能涵盖整个范围[1]。临床上若强烈怀疑是黑色素瘤或高度异型性的黑素细胞性皮损，最好进行全切活检，以保证病变全部都被检查到。钻取式活检和切除式活检最适合疑似真皮胶原、脂膜炎、血管炎和真皮/皮下结节的疾病。
- 一些皮疹并没有特异性表现。在这些情况下，活检结果无法明确诊断。例如，在没有临床病理学联系时，区分药疹、病毒疹和荨麻疹往往是不可能的。同样，在大多数情况下，很难区分各种类型的湿疹性皮炎（即刺激性接触性皮炎、过敏性接触性皮炎和特应性皮炎）。
- 某些门诊小手术，可以提供非常有用、具有诊断价值的信息，并可减少不必要的、侵袭性更大的皮肤活检。氢氧化钾擦拭法是一种快速诊断皮肤真菌感染的方法。在显微镜观察标本前，用氢氧化钾处理标本并放置 5～10min，可以更容易地识别真菌。添加一滴氯唑黑(chlorazol black)(一种突出真菌菌丝的染料)，更有助于鉴别真菌类别[2]。同样，用矿物油制剂刮皮肤，通常可以区分疥螨和虫卵，无需侵入性活检。对于疑似甲真菌病的患者，可以将病变指甲剪下，装至无菌容器送至实验室，并用 HE 和 PAS 染色，该技术被认为是诊断甲真菌病的金标准(图 176.1)。检验的周转时间比真菌指甲培养要快得多，检出甲板的真菌菌丝的灵敏度>90%[3]。

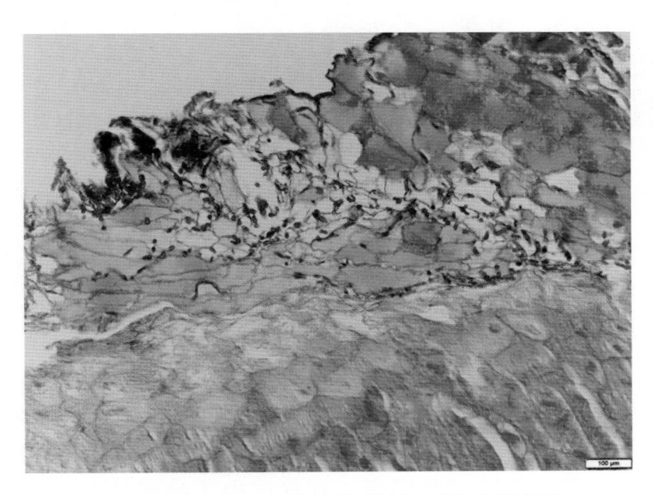

图 176.1　用 PAS 染色的甲板，可见真菌菌丝

本章的其余部分将讨论儿童皮肤科医生和皮肤病理科医生遇到的一些更常见的临床情况，并进行举例说明。

参考文献 176.1

见章末二维码

皮疹

在某些病例中，皮损或炎症性皮肤病的组织学表现是非特异性的，这时有几种常见的反应模式可以帮助给患儿提供一个特异性的诊断，并有助于区分临床类似的病例。

苔藓样皮炎

扁平苔藓是一种细胞介导的免疫反应，可损伤上皮基底细胞。典型反应为角化过度，表皮颗粒层楔形增厚、不规则棘层增厚伴皮突下延、基底空泡改变、角质形成细胞角化不良，以及下方淋巴细胞带状浸润，常使真表皮界面模糊(图 176.2)。这些表现也可见于固定性药疹和苔藓样药疹，在后者中嗜酸性粒细胞和色素失禁通常更为突出。

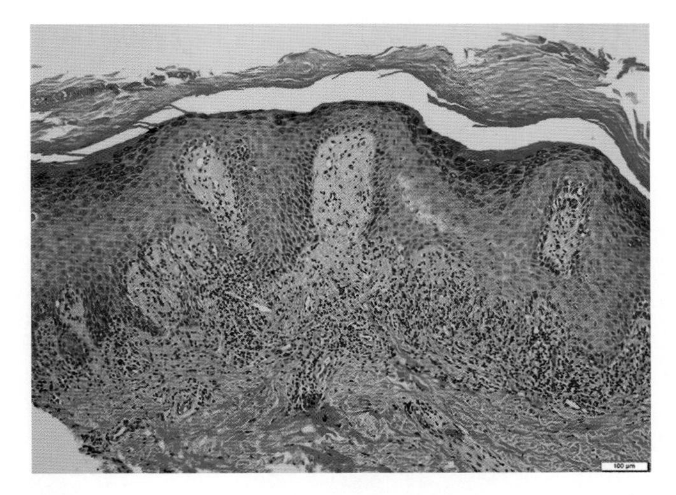

图 176.2　扁平苔藓的典型组织学特征，表现为表皮增生、角化过度、颗粒层楔形增厚、空泡样改变、角化不良和条带状淋巴细胞炎症

在多形红斑中，病损皮肤也表现为基底空泡改变、角朊细胞角化不良和表-真皮交界处淋巴细胞浸润。以 T 淋巴细胞浸润为主，并伴卫星状细胞坏死(单个坏死角朊细胞周围绕以炎症性淋巴细胞)。在真皮乳头层可见血管周围淋巴细胞炎症。海绵水肿、水疱形成和坏死可能是急性期的特征(图 176.3)。表皮和真皮的“带性”改变可能是有价值的，反映了临床病变的靶向性外观。

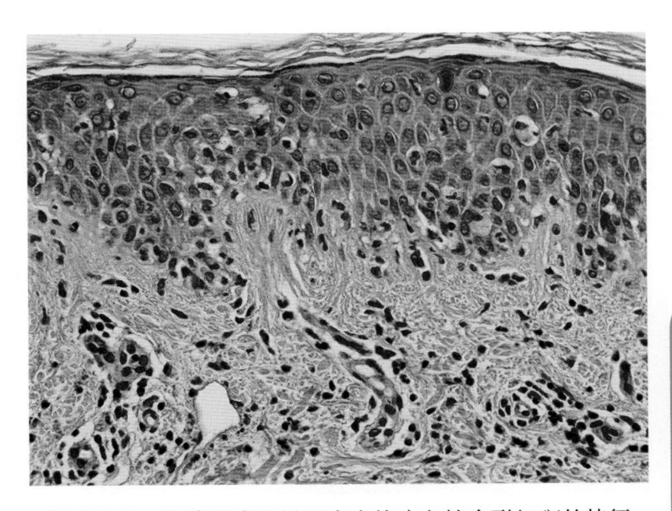

图 176.3　海绵形成和界面皮炎均为急性多形红斑的特征

而在 Stevens-Johnson 综合征和中毒性表皮坏死松解症中，活检可显示空泡样改变，浸润较稀疏，坏死更为突出。细胞坏死、空泡样改变、角质形成细胞凋亡和表皮下水疱形成是 Stevens-Johnson 综合征(Stevens-Johnson syndrome，SJS)和中毒性表皮坏死松解症(toxic epidermal necrolysis，TEN)的特征表现。

苔藓样糠疹实质上是一种淋巴细胞性血管炎，T 淋巴细胞相关的炎性浸润至表皮，导致真表皮界面模糊，组织学上呈现出“苔藓样”改变。真皮乳头层出血是常见的特征(图 176.4)。在慢性炎症过程中,浸润相对疏松和表浅,表皮变化不明显。苔藓样糠疹和蕈样肉芽肿早期的表现有重叠,仅通过形态学表现进行鉴别较困难,需要进一步做T细胞克隆的分子遗传学检查[1]。

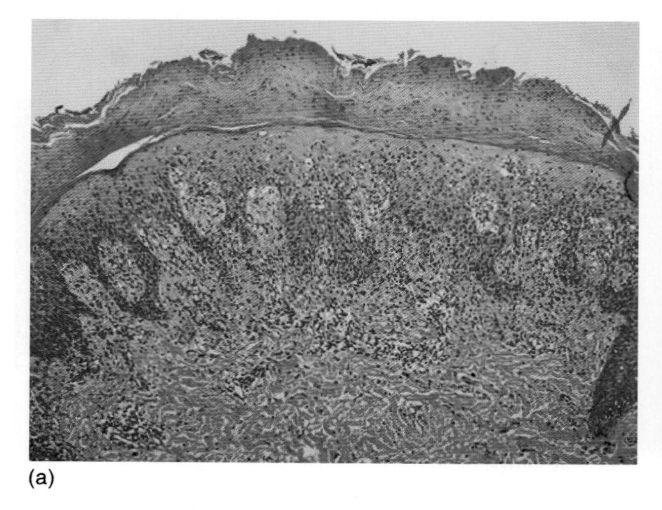
(a)

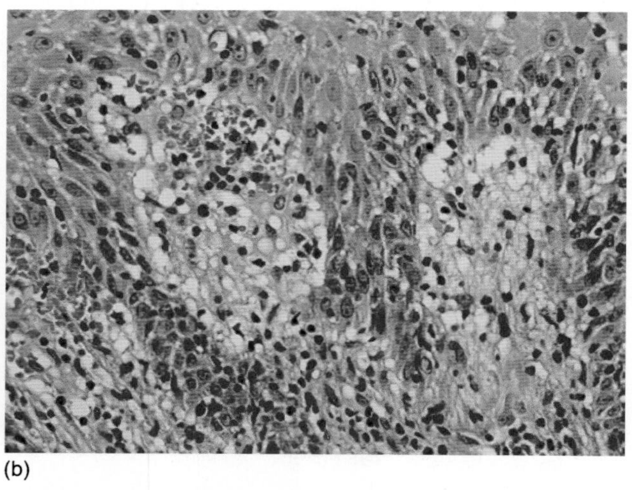
(b)

图 176.4 低倍镜(a)和高倍镜(b)下的苔藓样糠疹,可见空泡样改变、淋巴细胞浸润和红细胞外渗

海绵水肿性皮肤病

特应性皮炎、接触性皮炎、钱币状湿疹、湿疹样药疹和其他类似的海绵水肿性皮肤病的组织学特征是非特异性的。然而,一些特征可能有助于区分急性接触过敏性皮炎(图 176.5),包括:

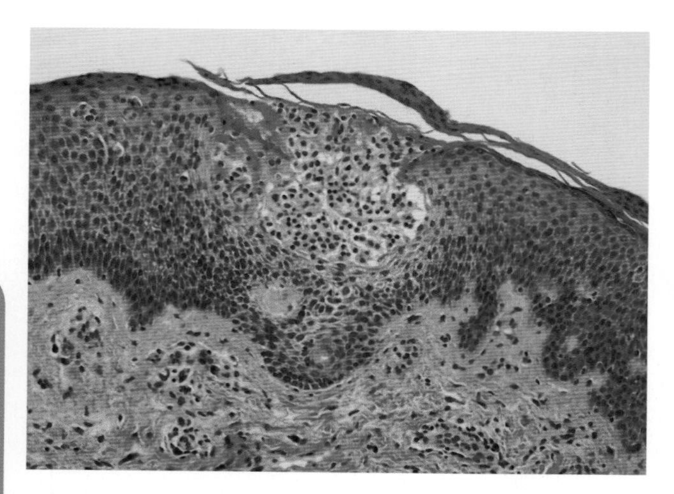

图 176.5 急性接触过敏性皮炎的海绵状水肿,淋巴细胞和朗格汉斯细胞相关的“烧瓶样”海绵状微水疱

- 严重的表皮海绵状改变。
- 海绵状小疱形成,表现为表皮上部“烧瓶样”结构伴朗格汉斯细胞。
- 表面角化过度,提示疾病急性发作。
- 淋巴细胞外渗。
- 真皮乳头层水肿。
- 较多嗜酸性粒细胞。

在慢性疾病及刺激性接触性皮炎和特应性皮炎的病例中,上述特征通常不那么明显,较少出现明显海绵状改变,并有角化不全、颗粒层增厚和银屑病样增生(提示慢性过程)。

点滴状银屑病是儿童银屑病的常见类型,也可见表皮海绵水肿、轻度棘层增厚、伴或不伴中性粒细胞浸润的角化不全、真皮乳头层毛细血管扩张、少量出血和血管周围淋巴细胞浸润。真皮层中无嗜酸性粒细胞浸润。

大疱性皮肤病

大疱性脓疱疮以角质层下或颗粒层内水疱为特征,与细菌毒素和桥粒黏蛋白1结合有关。常伴皮肤棘层松解。疱液内含有许多中性粒细胞和球菌,周围表皮棘细胞层水肿(图 176.6 和图 176.7)。

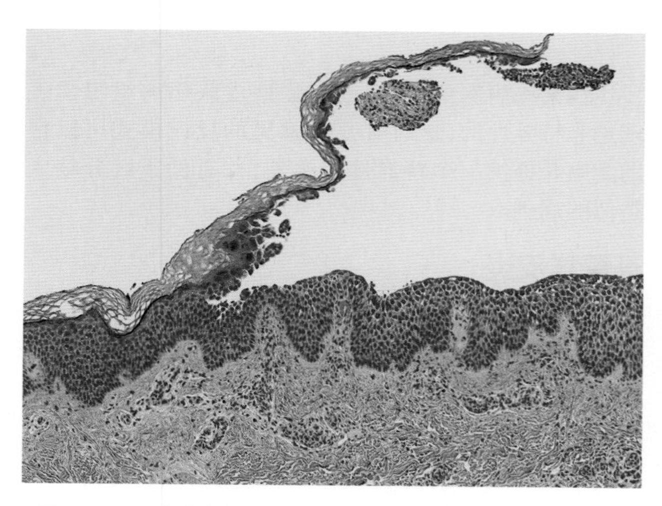

图 176.6 大疱性脓疱疮,可见伴棘层松解的角质层下水疱

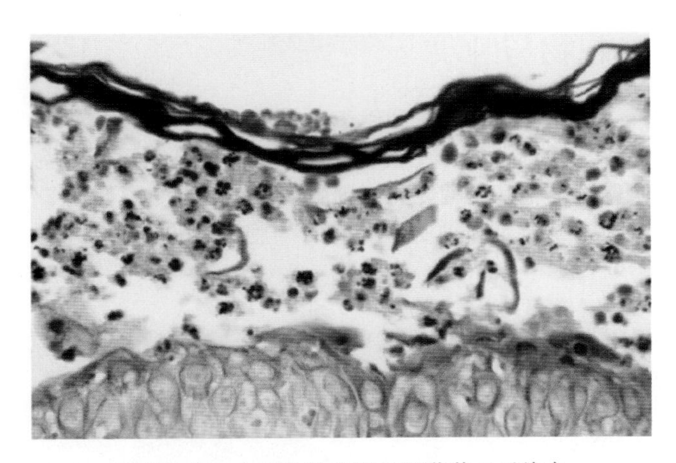

图 176.7　大疱性脓疱疮的细菌革兰氏染色

落叶型天疱疮(pemphigus foliaceous,PF)由自身免疫功能失调所造成,靶点同为桥粒黏蛋白 1,其组织学特征与大疱性脓疱疮相同。在 PF 中,皮肤棘层松解更突出,中性粒细胞浸润较轻微。除非皮损为双重感染,一般观察不到有细菌存在。然而,在一些较难鉴别的病例中,可借助免疫荧光来鉴别这两种疾病。

与大多数大疱性脓疱疮一样,葡萄球菌性烫伤样皮肤综合征(staphylococcal scalded skin syndrome,SSSS)与金黄色葡萄球菌感染、表皮溶解毒素作用于皮肤有关。在大疱性脓疱疮中,外毒素是由皮肤表面感染的细菌直接释放并在局部发挥作用的,而在 SSSS 中,感染病灶离皮肤较远。外毒素经血源性扩散导致表皮分离,皮肤本身则并未被感染。皮损部位活检提示存在角层下或颗粒层内寡炎症性水疱,也不存在细菌。SSSS 和 SJS/TEN 可通过组织学中大疱平面的位置(SSSS 在角质层下,SJS/TEN 在表皮层下)进行鉴别。空泡样改变不是 SSSS 的特征性改变。

儿童慢性大疱性皮肤病(chronic bullous dermatosis of childhood,CBDC)是一种儿童获得性自身免疫性表皮下大疱性疾病。在大多数线状 IgA 病(linear IgA disease,LAD)和 CBDC 的病例中,靶抗原是 BP180 的 97kDa 分泌蛋白,但也涉及其他抗原,包括 BP180 的 120kDa 蛋白片段[2]。此区域的半桥粒复合体的分离导致表皮下的大疱形成。光镜下可见表皮下疱伴中性粒细胞浸润。中性粒细胞可在真皮乳头层聚集,形似疱疹样皮炎。中性粒细胞在表-真皮交界处线性排列是 CBDC 的特征性表现。皮损周围组织的直接免疫荧光显示基底膜有明显的线性带状 IgA(图 176.8)。在间接免疫荧光研究中,一些患者可检测到低滴度循环抗-IgA 抗体[3]。

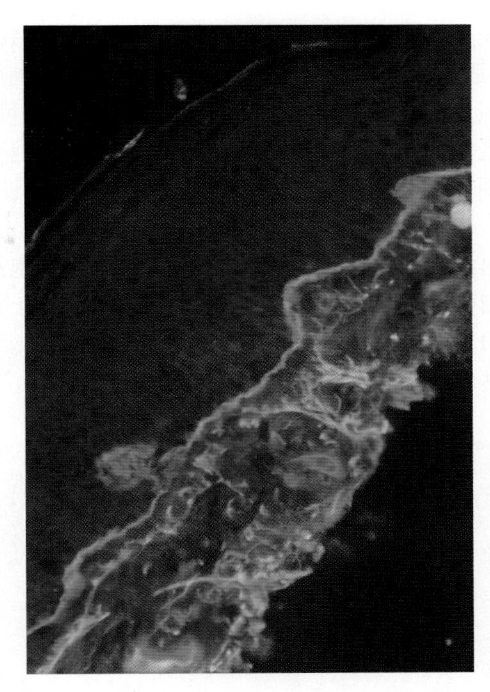

图 176.8　儿童慢性大疱性疾病的直接免疫荧光,在表-真皮交界处可见线性带状 IgA 沉积

疱疹样皮炎的特征是真皮乳头层中性粒细胞微脓疡(图 176.9)。在真皮乳头层中,中性粒细胞聚集形成的团块通常被一个小而清晰的裂隙从真表皮界面分隔开。可见真性水疱形成。浸润中常可见嗜酸性粒细胞,核尘也是典型表现之一。但没有血管炎的改变。直接免疫荧光显示沿基底膜区和真皮乳头层有颗粒状 IgA 沉积。间接免疫荧光法无法检测到循环中针对皮肤的 IgA 抗体,但在一些患者的血清中可见肌内膜 IgA 抗体和/或血清 IgA 免疫复合物。

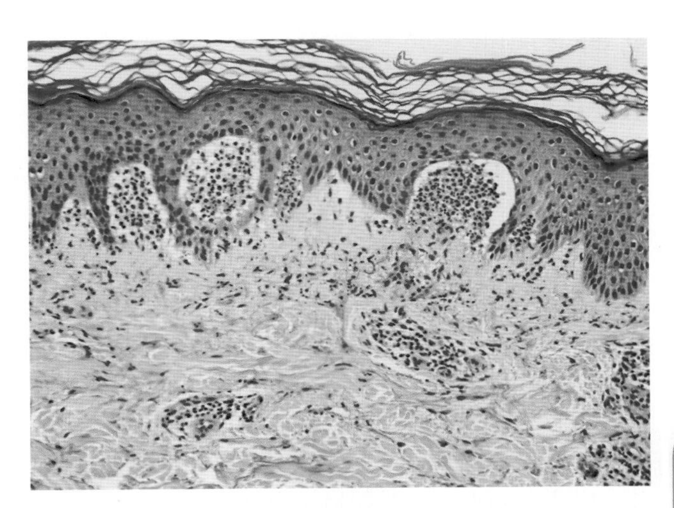

图 176.9　疱疹样皮炎的典型表现,包括真皮乳头内中性粒细胞聚集,被细裂隙从基底膜区分离

血管炎

在实际的儿童皮肤病理学中,有一个常见的疑问:这是不是血管炎?在疾病进展过程中,真皮乳头层的毛细血管后微静脉是皮肤病发生的重要部位。

血管炎有较高的发病率甚至死亡率。在大多数血管炎中，活检时皮损取材的时机可能影响炎症反应的类型和强度。在荨麻疹性血管炎中，唯一的线索可能是真皮乳头间质轻度水肿、小血管扩张、内皮细胞肿胀、血管周围淋巴细胞轻度浸润，偶尔可见嗜酸性粒细胞。

白细胞碎裂性血管炎与血管壁中性粒细胞浸润、内皮细胞肿胀甚至退化、血管纤维蛋白沉积有关（图176.10）。中性粒细胞随着核尘的形成而退化。血管周围淋巴细胞和巨噬细胞在后期是特征性表现。

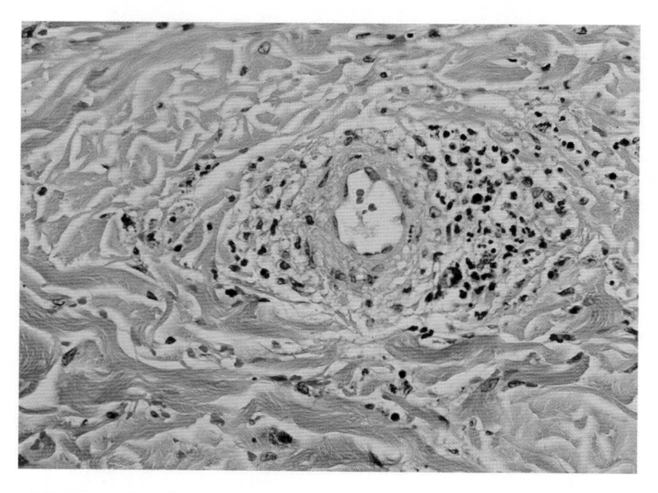

图 176.10 白细胞碎裂性血管炎中的中性粒细胞浸润血管上皮

炎症性皮肤病的免疫组织化学

近年来，免疫组织化学用于皮肤病诊断越来越常见，可以帮助皮肤病理学家鉴别相似的疾病，明确相应的诊断。例如，CD117（c-kit）是肥大细胞的标志物，与以前的特殊染色技术（如吉姆萨染色）相比，更易于表达。CD203（Langerin）是朗格汉斯细胞的标志物，对朗格汉斯细胞病的特异度高于S100或CD1a。在鉴别朗格汉斯细胞组织细胞增生症和募集大量抗原呈递CD1a细胞的炎症性疾病（如疥疮感染）时非常有用[4]。仅用光镜鉴别疱疹和水痘感染不可靠，但如果需要诊断相应的疾病，可进行特异性免疫组化检查以区分单纯疱疹病毒（herpes simplex virus，HSV）和水痘-带状疱疹病毒（varicella zoster virus，VZV）。根据实验室和临床的情况的不同，这些检查可能比PCR或生物培养诊断得更快。在蕈样肉芽肿和淋巴瘤样丘疹病中，如果T细胞浸润明显，免疫组织化学检查通常是至关重要的。

参考文献 176.2

见章末二维码

隆起物与肿块

真皮结节在临床和组织学上需要和很多疾病进行鉴别。儿童中最常见的是毛母质瘤，其组织学特征为嗜碱性细胞和嗜酸性血影细胞。钙化的发生率超过2/3，通常见于血影细胞。异物巨细胞反应也很常见（图176.11）。

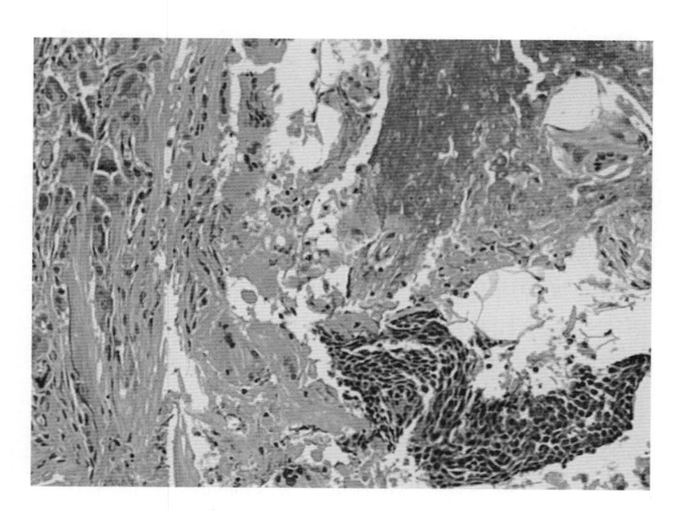

图 176.11 毛母质瘤在高倍镜下可见嗜碱性细胞岛、轻度钙化的血影细胞和异物巨细胞

梭形细胞病变在组织学上需要和许多疾病进行鉴别诊断，需要行免疫组化染色来明确。神经肿瘤表达S100蛋白（图176.12），通常在诊断上毫无困难。皮肤纤维瘤（也称为纤维组织细胞瘤）根据其主要成分的不同，可表现出多种外观：成纤维细胞样细胞、组织细胞，其中一些可能是黄瘤样、多核细胞或血管。幼年黄色肉芽肿病变病程不同，可表现出不同的外观，早期病变以单核细胞为主，随后为典型的Touton细胞丰富期，最后期可见细胞成梭形，单核和多核细胞同时出现（图

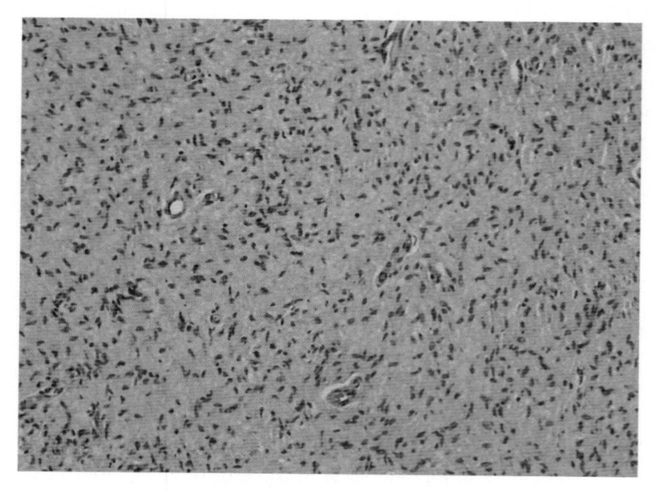

图 176.12 神经纤维瘤表现为纤细的梭形细胞在松散的胶原基质中随意排列

176.13)。免疫组化可见 CD68、XIIIa 因子和 CD163 阳性，后者有助于鉴别纤维组织细胞瘤[1]。

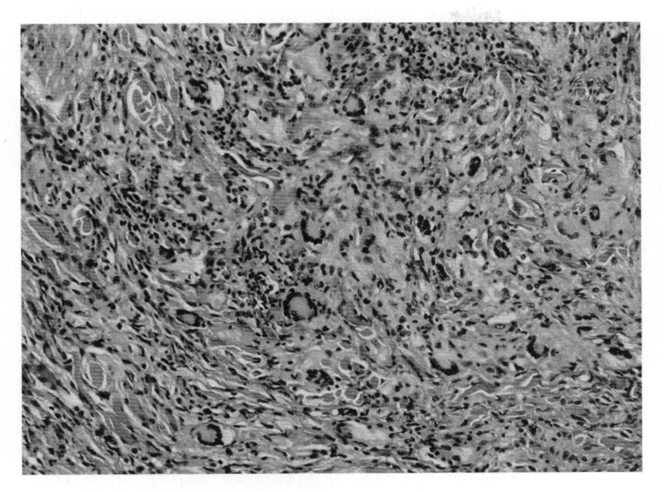

图 176.13　幼年黄色肉芽肿中典型的 Touton 巨细胞

肌纤维瘤由特征性梭形细胞短纤维束组成，这些短纤维束被细胶原纤维束隔开。中心常可见与血管周皮瘤相类似的血管间隙，导致大多数病变呈双相模式。这种血管组成可导致临床诊断为血管瘤或其他血管肿瘤[2]。中心也可能出现坏死、玻璃样变、钙化、黏蛋白沉积和局灶性出血。免疫组化染色可见波形蛋白和平滑肌肌动蛋白阳性。隆突性皮肤纤维肉瘤及其在儿童中更为常见的亚型——巨细胞纤维瘤，由细胞核饱满的小梭形细胞形成束状，呈典型的席纹状或车轮状结构，波及皮下组织。可见散在核分裂，但非典型核分裂较少见。巨细胞成纤维细胞瘤常表现为具有假血管间隙的花环状巨细胞，透明区域和密集的“洋葱皮”样血管周围淋巴细胞浸润。免疫组化染色显示 50%～100%的细胞 CD34 阳性，XIIIa 因子阴性[3]。

在环状肉芽肿中，可见一个或多个坏死区，周围有组织细胞和淋巴细胞，分布于真皮浅层和中层(图 176.14)。可见或多或少的多核巨细胞。在某些情况

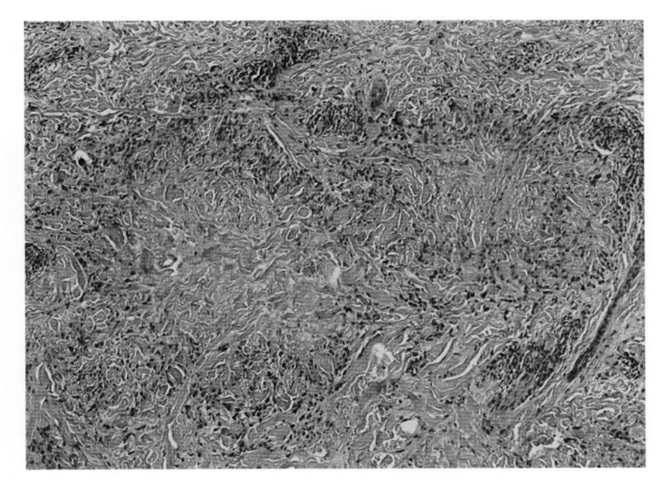

图 176.14　环状肉芽肿，可见中央胶原坏死、黏蛋白沉积，周围有栅栏状组织细胞和淋巴细胞

下，组织学改变很轻微，没有坏死区形成(间质性环状肉芽肿)。

参考文献 176.3

见章末二维码

血管性病变

皮肤血管病变的诊断是儿童皮肤病理学的一个重要组成部分，在没有明显临床诊断的情况下，皮肤科医生、外科医生和放射科医生通常会对患者进行取样。ISSVA 此前已经明确了婴儿和儿童浅表血管畸形的分类：血管畸形和血管肿瘤(表 176.1)。许多患者的组织病理学表现有重叠，必须结合临床表现进行解释。然而，理解血管病变的病理生理学，能帮助我们确定特定的免疫组化标记，并应用于不同的细胞和疾病的鉴别(表 176.2)。

表 176.1　血管性病变的分类和主要的组织病理学发现[1]

分类	特征		
血管畸形	慢流速	毛细血管畸形	真皮毛细血管和毛细血管后微静脉扩张
		静脉畸形	血管管腔壁薄、扩张，内衬扁平的内皮细胞
		球形细胞静脉畸形	血管间隙扩张，内衬立方细胞，平滑肌肌动蛋白阳性
		淋巴管畸形	血管管腔壁薄、扩张，淋巴中常见嗜酸性粒细胞，D2-40 阳性
		混合畸形	以上情况的混合出现
	快流速	动静脉畸形	厚壁和薄壁血管混合，替代正常的动静脉

续表

分类	特征		
血管肿瘤	良性	婴儿血管瘤	增殖期:内皮细胞饱满而增生,管腔小而散在分布 退化期:内皮细胞被脂肪和纤维取代 内皮细胞呈 GLUT-1、Lewis Y 抗原和层粘连蛋白阳性
		先天性血管瘤	小叶毛细血管增生,呈 GLUT-1 阴性
		丛状血管瘤	真皮层毛细血管多结节性增生,每个结节周围有半月形、D2-40 阳性的淋巴管
		小叶毛细血管瘤(化脓性肉芽肿)	毛细血管细胞增生,形成小叶,表皮向内收缩成领圈状
		血管球瘤	单一形态的血管球细胞增殖,细胞核圆、均匀一致,伴有扩张的血管散在分布 免疫组化呈平滑肌肌动蛋白阳性
	局部侵袭性/交界性	卡波西型血管内皮瘤	血管瘤区形成小叶样结构的浸润性肿瘤,可见 CD31 和其他内皮细胞标志物呈阳性,可见 D2-40 阳性的梭形细胞束
		乳头状淋巴管内血管内皮瘤(Dabska 瘤)	血管管腔壁薄、扩张,腔内内皮细胞排列成钉突样,血管内乳头状突起,淋巴细胞大量聚集
		卡波西肉瘤	多种形态,可见斑块期时真皮层血管少量增多伴轻微异型性,也可见梭形细胞显著增殖,狭缝状血管间隙,红细胞外渗 所有阶段均为 HHV-8 阳性
	恶性	血管肉瘤	为浸润性肿瘤,内有相互吻合的血管网,被胶原所分隔 恶性程度更高的病变中可见核高度异型性等低分化表现,与癌症或其他恶性肿瘤类似

资料来源:Adapted from Wassef et al. 2015[1].
GLUT,葡萄糖载体;HHV,人类疱疹病毒。

表 176.2 在血管性病变中重要的免疫组织化学标志物[3-5]

标志物	临床应用
CD31	上皮细胞的标志物,标记血管和淋巴管
D2-40	淋巴管上皮细胞的标志物
GLUT-1	婴儿血管瘤中呈阳性,在先天性血管瘤和其他血管肿瘤中呈阴性
Prox1	淋巴管上皮细胞标志物,在卡波西肉瘤、卡波西型血管内皮瘤、丛状血管瘤和一些血管肉瘤中呈阳性
WT-1	在血管肿瘤中呈阳性,在血管畸形中呈阴性(动静脉畸形除外)

血管畸形 根据临床表现和影像学表现,可将血管畸形分为快流速和慢流速两大类,并根据主要涉及的血管类型进行组织学分类:淋巴管、静脉、毛细血管及混合性血管瘤。快流速血管畸形中大多数为动静脉畸形。显微镜检查显示动脉和静脉扭曲,间质纤维化,毛细血管混杂。先前的栓塞导致血管阻塞、血栓形成、血管再通、含铁血黄素沉积、纤维生成。静脉畸形的组织学表现为病变界限不清,血管腔扩张、壁薄,内衬扁平内皮细胞,与正常组织形成复杂的网络结构(图 176.15)。通常伴微钙化形成,可能存在毛细血管混合和血栓再通。血管球静脉畸形(以前称为血管球瘤),占静脉畸形的 5%,其中 65% 是常染色体显性遗传的。显微镜下可见不规则的、扩张的血管管腔,周围环绕着平滑肌肌动蛋白阳性的立方形血管球细胞,在某些情况中较不明显。蓝色橡皮疱样痣综合征的特征性表现为皮肤和胃肠道静脉畸形。组织病理显示真皮深层和皮下有不规则的、管腔广泛扩张的薄壁静脉,血管壁显示平滑肌肌动蛋白免疫组化染色阳性。淋巴管畸形包括薄壁血管管腔扩张,内皮细胞呈 D2-40 免疫组化染色阳性(图 176.16)。免疫组化染色的灵敏度不定,在较小的淋巴管中表现更一致。毛细血管畸形(包括葡萄酒色斑、单纯痣、先天性毛细血管扩张性大理石样皮

肤等)中,可见真皮浅层的毛细血管和毛细血管后微静脉有不同程度的扩张。复杂的血管畸形伴肢体生长过度,可见静脉变形,瓣膜不全或缺失,静脉壁纤维肌肉异常。也可有淋巴管扩张伴淋巴水肿。

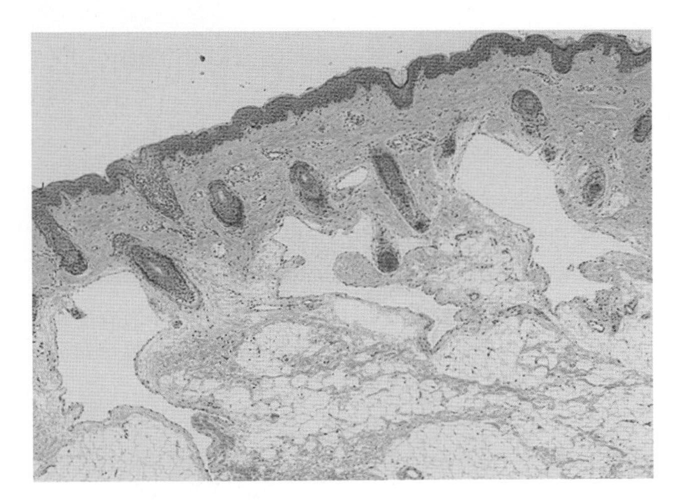

图 176.15　静脉畸形,真皮层可见扩张的薄壁血管,D2-40 免疫组化染色阴性

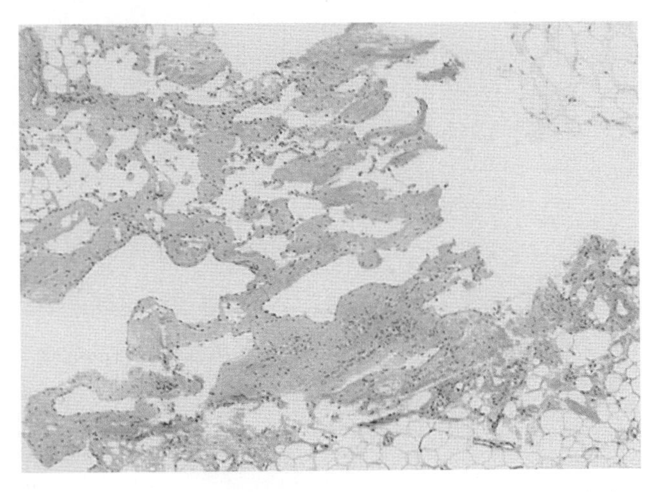

图 176.16　淋巴管畸形的穿刺活检可见真皮胶原内有吻合的薄壁脉管通道,D2-40 免疫组化染色阳性

血管瘤　血管瘤按其生物学特性分为良性、局部侵袭性或交界性和恶性。儿童中最常见的血管瘤是婴儿血管瘤,其表现取决于其分期。增殖期早期病变在镜下可见有大片条索状的肿胀的内皮细胞。在退化期,内皮细胞扁平化,血管管腔扩张得更大。病变由异常的薄壁血管组成,被脂肪岛和纤维组织隔开。完全退化的病变在脂肪、纤维组织的基质中和胶原纤维中可见散在的毛细血管样血管、较大的供血血管和引流静脉。免疫组化显示内皮细胞呈葡萄糖转运体蛋白 GLUT-1 染色阳性,具有诊断意义。GLUT-1 染色可用于鉴别婴儿血管瘤与其他血管瘤,如先天性血管瘤、丛状血管瘤、化脓性肉芽肿及血管畸形(图 176.17)。

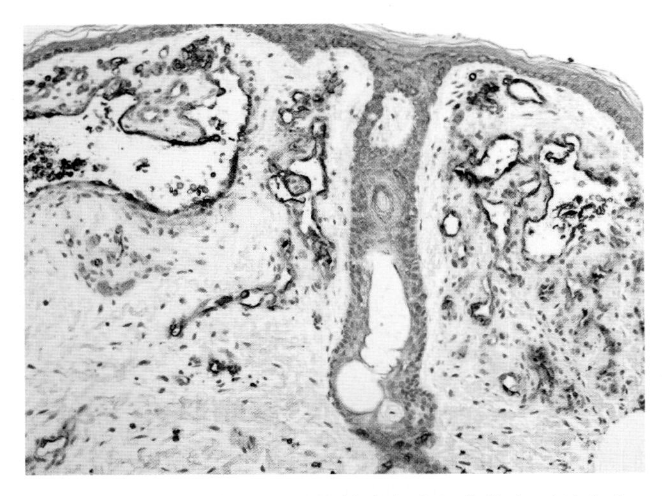

图 176.17　显微镜下婴儿血管瘤免疫组化染色可见内皮细胞表达 GLUT-1

先天性血管瘤分为两种亚型:快速消退型(rapidly involuting,RICH)和非消退型(noninvoluting,NICH),在纤维组织基质中均可见小叶状毛细血管,畸形动静脉在中心汇合。免疫组化染色呈 GLUT-1 和 D2-40 阴性。丛状血管瘤,常伴卡梅现象,在镜下可见真皮中层小的簇状或小叶状局限性血管瘤,紧密排列的内皮细胞和周围扩张的血管形成中央漩涡样结节(图 176.18)。行 D2-40 免疫组化染色,在周围扩张的血管中部分可见阳性,在球状增生的毛细血管中呈阴性[2]。小叶毛细血管瘤,或叫化脓性肉芽肿,在边缘处可见表皮领圈状,分化较好,真皮层见先天性血管瘤样血管组织,被纤维隔膜分隔。GLUT-1 免疫组化染色呈阴性。

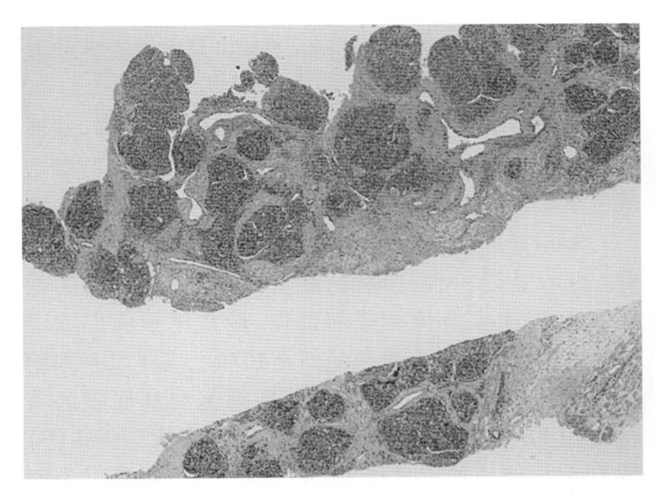

图 176.18　显微镜下丛状血管瘤的穿刺活检显示边界清楚的血管瘤结节,由堆积紧密的内皮细胞和周围扩张的血管组成

血管球瘤是真皮内一种界限清晰的实体瘤。小叶结构明显,由单形态细胞组成,细胞核椭圆、饱满,细胞质少。免疫组化染色显示细胞呈平滑肌肌动蛋白阳

性，内皮标志物阴性。卡波西型血管内皮瘤常伴卡梅现象。活检见小叶状血管瘤区及梭形细胞束。D2-40免疫组化染色显示梭形细胞区呈强阳性，周围扩张血管呈阴性。

参考文献 176.4

见章末二维码

色素性皮损

儿童色素性病变恶性发生率很低。尽管如此，我们常因各种原因将皮损切除，包括：出现令人担忧的临床特征、因位置和形态反复出现创伤、避免恶化的风险和美容考虑。对于儿童色素性病变的组织病理学，我们应牢记，有些在老年患者上应引起警觉的表现，在幼儿中不具同等意义。此外，儿童黑色素瘤的临床进程与成人有很大不同，影响预后的因素如浸润深度、局部淋巴结转移和核分裂指数等在儿童中的应用尚不明确。

先天性痣包括交界的、复合的或皮内的，取决于切除时患者的年龄。先天性痣的特征包括真皮下 2/3 可见黑素细胞，痣细胞位于胶原束间或呈单行排列，痣细胞围绕在神经、血管和附属器周围。一些大的黑素细胞痣可见周围神经鞘分化，神经束样结构与真正的神经束非常相似[1]。有时可见类似于触觉小体和 Verocay 小体的结构。较大的痣如果有上述表现，可能与神经皮肤黑变病相关，应行脑和脊髓的 MRI 检查。在先天性痣内可见增生性结节，应将其切除以排除黑色素瘤，<1% 的中小型先天性痣和<5% 的大型先天性痣发展为黑色素瘤[2]。

如果在组织病理中看到核分裂指数非常高、非典型的有丝分裂表现、表面溃疡、局灶性坏死和某些细胞遗传学异常的表现，常提示为黑色素瘤[3-4]。

Spitz 样肿瘤是一组具有生物学潜能的黑素细胞病变。Spitz 痣是一种良性的、粉红色、肤色或棕色的丘疹，可以发生在身体的任何部位，最常见于面部或下肢。组织学特征性表现包括纺锤状和上皮样黑素细胞混合及 Kamino 小体（球状嗜酸性细胞与基底膜区重叠）（图 176.19）。色素性梭形细胞色素痣（Reed 痣）是 Spitz 痣的一种变异类型，结构清晰对称，特点为梭形细胞和大量色素沉着（图 176.20）。非典型 Spitz 肿瘤具有中度或不确定的恶性潜能，通常扩散至局部淋巴结，而无远处转移，在和恶性 Spitz 样黑色素瘤的鉴别上有一定的难度（图 176.21）。提示 Spitz 样肿瘤为恶性的表现包括患者年龄超过 10 岁、病损直径>1cm、溃疡形成和深部见不典型有丝分裂[5]（图 176.22）。

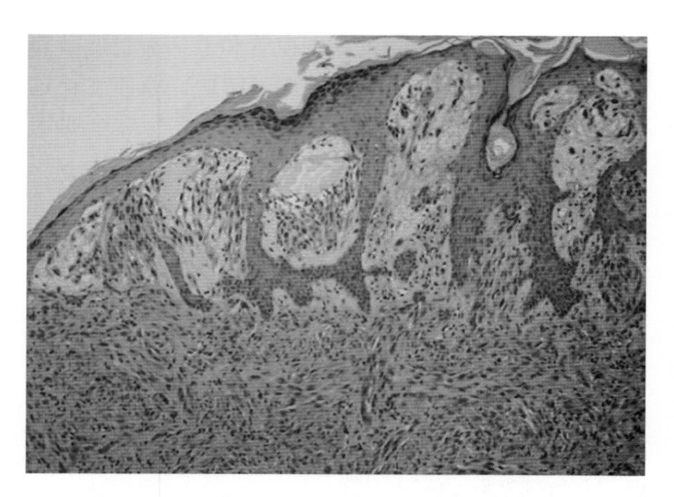

图 176.19 复合型 Spitz 痣显示为表皮增生，伴饱满的梭形和上皮样黑素细胞，交界处的细胞与表皮基底膜带间见裂隙，有大量的 Kamino 小体

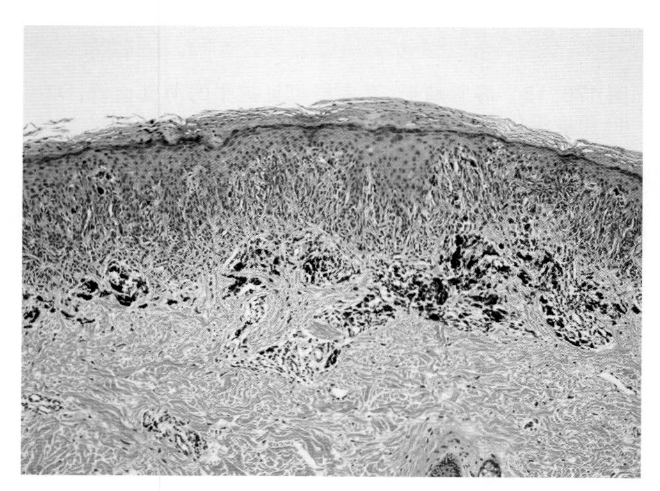

图 176.20 伴大量色素颗粒的纺锤状黑素细胞排列成垂直于表皮的大巢，是色素性梭形细胞痣的特征

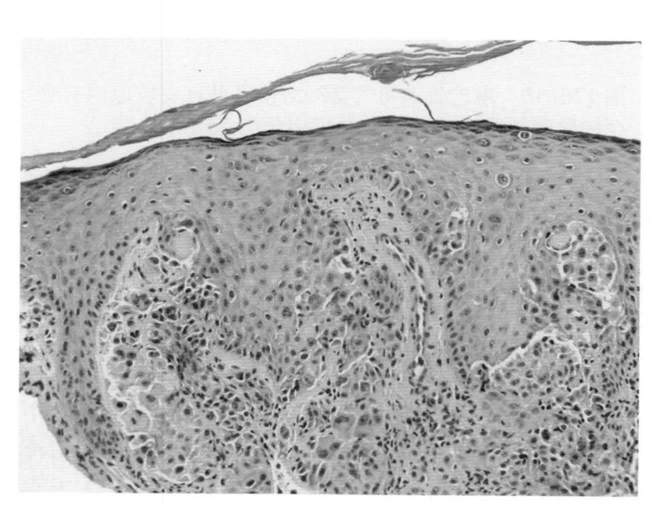

图 176.21 这例 Spitz 痣表现出非典型的特征，包括细胞核多形性以及 Paget 样扩散。在皮损上部可见少量核分裂象

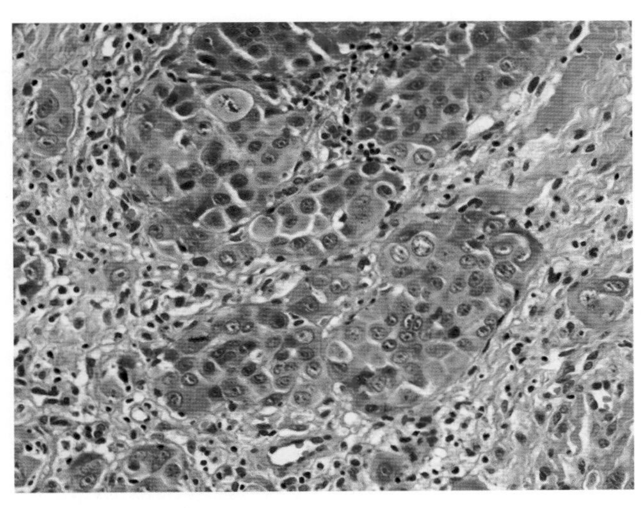

图 176.22　高倍镜显示 Spitz 样黑色素瘤皮损深部的非典型核分裂象。这是一位 14 岁患者的 1.1cm 大的丘疹的组织学图像

虽然传统的组织病理学仍是诊断黑素细胞病变的重要基石，免疫组织化学等辅助检查的应用越来越广泛。p16、神经纤毛蛋白-2、BAP1 等标记物的表达在疾病良恶性鉴别上，有一定的前景[6-8]。细胞遗传学的最新进展为皮肤病理学家提供了额外的工具，以帮助区分非典型 Spitz 样肿瘤和 Spitz 样黑色素瘤，下文将对此进行更详细的讨论。

获得性黑素细胞痣随着年龄的增长而进行性成熟。最开始，获得性黑素细胞痣是一种斑疹样皮损，黑素细胞增生呈巢样并局限于表-真皮交界处(交界痣)。黑素细胞巢增生，进入真皮层，形成复合痣。随着进一步成熟，表-真皮交界处的活性停止，病变仅由真皮内的痣细胞组成(皮内痣)(图 176.23 和图 176.24)。复合痣真皮上层的细胞通常为立方形，胞质中含黑色素。深层细胞通常较小，黑色素也较少。不典型的复合痣可见于青少年，表现为表-真皮交界处的病变横向延伸

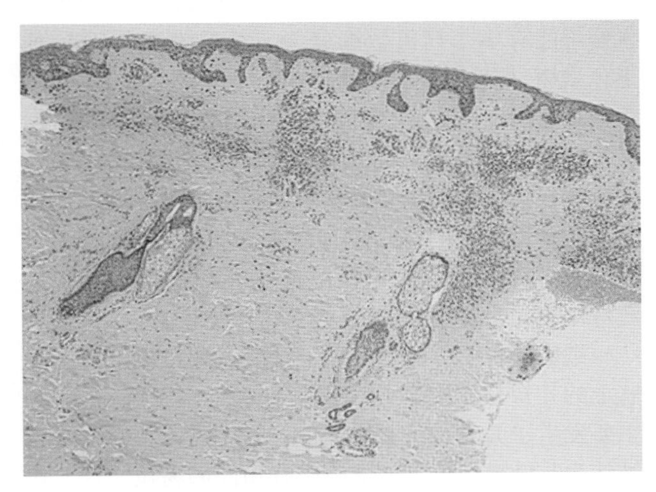

图 176.23　显微组织显示：先天性黑素细胞痣皮内型中可见真皮黑素细胞聚集及围绕在毛囊皮脂腺周围

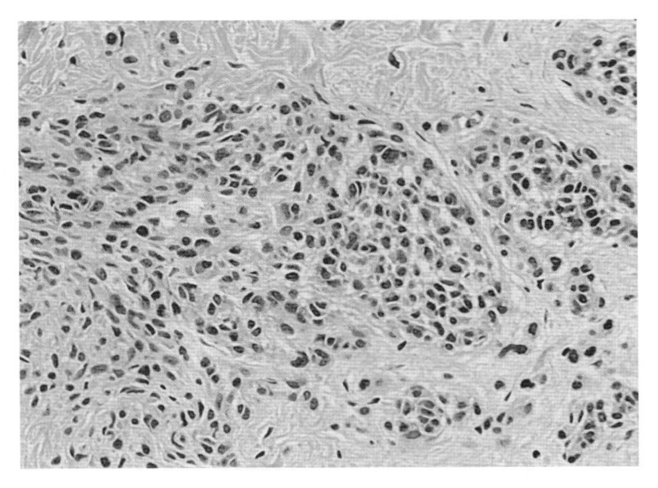

图 176.24　高倍视野显示真皮中规则的黑素细胞，细胞核深染形态单一，胞质丰富淡嗜酸性

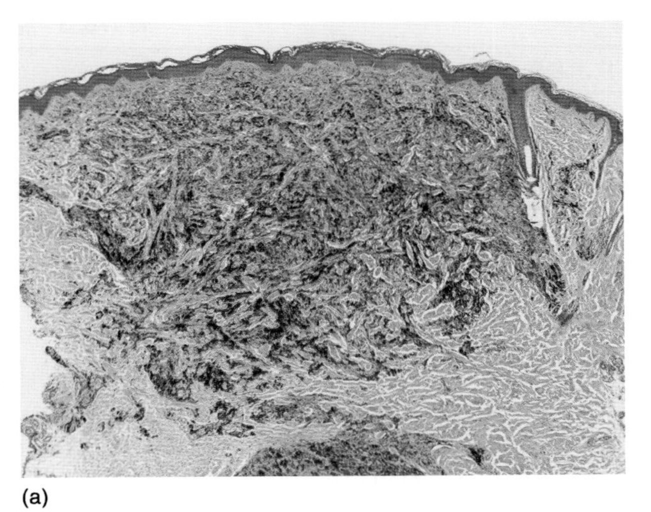

(a)

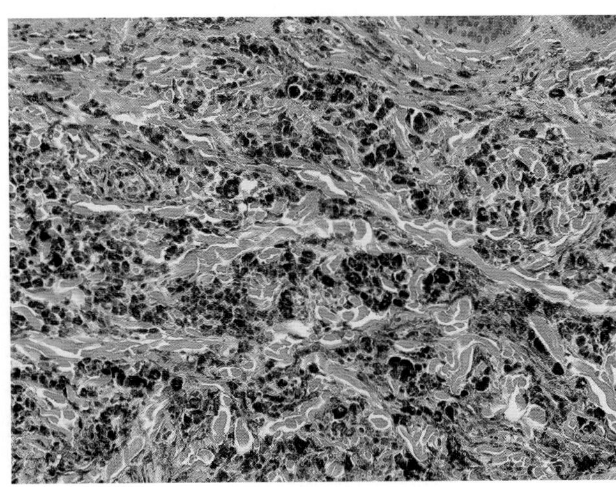

(b)

图 176.25　蓝痣的低倍镜(a)和高倍镜(b)下见一个界限清楚、伴大量色素颗粒的肿瘤，由色素丰富的黑素细胞和含较多色素颗粒的噬色素细胞组成

较显著，超过真皮内的病变；皮突延长，其间有痣细胞巢桥接；Paget 样播散以及细胞异形性。大的、形状怪

异的细胞巢沿着交界面散在而杂乱分布。核分裂罕见。许多病例中可见淋巴细胞轻度浸润。深部穿通性痣是复合痣的一种变异型,多见于年轻人,细胞巢排列疏松,梭形和上皮样的痣细胞呈束状,伴噬黑素细胞,穿插入真皮深部[9]。

蓝痣由真皮内细分枝状黑素细胞聚集而致,胞质内含黑素颗粒,分布于真皮上、中层的胶原束中,并伴含大量色素颗粒的噬色素细胞(图 176.25)。细胞性蓝痣是一种非常大的结节性病变,多见于臀部,可见淡染的黑素细胞形成巢状和束状结构,伴胞质丰富的梭形和上皮样细胞形成的细胞团块,后者几乎没有色素颗粒。

参考文献 176.5

见章末二维码

分子诊断技术

分子技术近期开始应用于诊断医学中。这些检查的结果,必须结合临床表现和组织病理进行解读,收益快、性价比高。如聚合酶链反应(polymerase chain reaction,PCR),灵敏度较高,可检测 HSV 等特定的微生物[1]。当标准组织病理学和免疫组织化学不能满足要求时,细胞遗传学和基因表达谱分析有助于提供诊断和预后的信息。细胞遗传学指的是在显微镜下观察染色体数目和结构,而基因表达谱分析检测的是基因转录依据的细胞表型(表 176.3)。

表 176.3 常见的分子诊断技术

技术名称	使用方法	常见临床应用
免疫组织化学	标准组织病理标本中蛋白质表达的可视化	通过识别细胞的类型以区分类似的组织学表现;为帮助诊断、预后和治疗对个体进行特征描述和分类
聚合酶链反应	对特定 DNA 片段进行集群扩增以检测其是否存在	检测微生物
基因测序	DNA 片段核苷酸序列的测定	诊断遗传病;识别肿瘤内的突变
基因表达谱分析	检测组织中的主动转录基因以评估细胞特性和功能	获取靶肿瘤的诊断和预后信息
全外显子测序	测定个体基因组编码所有蛋白质的核苷酸序列	在罕见遗传的情况下或在没有预期突变的条件下鉴定致病基因
荧光原位杂交(fluorescence in situ hybridization,FISH)	特定染色体畸变的检测,分辨率非常高,但需要特定靶点	已知细胞遗传学异常[如 DFSP 中 t(17;22)]的诊断确认;预测细胞遗传学异常的预后(Spitz 样肿瘤中是否有 9p21 拷贝的丢失)
比较基因组杂交技术	染色体畸变检测,比 FISH 分辨率低,但能够检测全基因组的改变	预测细胞遗传学异常的预后(Spitz 样肿瘤中是否有 9p21 拷贝的丢失)

分子诊断技术在黑素细胞病变的诊断和治疗中十分有用。通过发现丝裂原活化蛋白激酶(mitogen-activated protein kinase,MAPK)途径的成员 BRAF 的突变频率较高后,人们在黑色素瘤的病理生理学的了解上取得了重大进展,在治疗方面取得了重大突破。

这些技术在 Spitz 样肿瘤的诊断和治疗中也至关重要。如上所述,Spitz 样肿瘤病程经过较特殊,前哨淋巴结的活检结果不如传统的黑色素瘤有意义。非典型 Spitz 样黑色素瘤可表现为局部淋巴结转移,但不伴进展,但 Spitz 样黑色素瘤有淋巴结外扩散的可能。荧光原位杂交(fluorescence in situ hybridization,FISH)技术使用探针检测特定的基因组 DNA 序列,可检出一些提示病情侵袭性强的细胞遗传学异常,包括最有名的 9p21 的纯合子丢失[2-3]。比较基因组杂交技术可检测整个基因组中染色体片段的畸变,并用于鉴别良恶性 Spitz 样肿瘤——良性肿瘤很少有拷贝数畸变,而黑色素瘤可能有多个拷贝数畸变[4]。对于传统和 Spitz 样黑色素瘤,最近发现影响预后的一个因素是 TERT 启动子是否有突变,这种突变被认为可以增强端粒酶活性,通过肿瘤远处扩散,增加疾病的侵袭性[5-6]。基因表达谱分析在黑素细胞病变的诊断和预后检测中有一定的前景。商用的检测,如 myPath® 黑色素瘤和 DecisionDx 黑色素瘤,在成人病变中应用越来越普遍,但在它们广泛应用于儿童肿瘤之前,还需要进一步校验。

细胞遗传学分析常规用于诊断多种可能出现在皮肤上的儿童软组织肿瘤。巨细胞成纤维细胞瘤,一种主要发生于儿童的间质肿瘤,存在 t(17;22)易位。它被认为与隆突性皮肤纤维肉瘤有相同的易位。这对诊断和治疗十分重要。因为染色体易位,COL1A1 和 PDGFB 融合成一个蛋白,在不能完全切除病灶的情况下，药物伊马替尼可将其作为靶点。尤因肉瘤、肺泡软组织肉瘤、先天性婴儿纤维肉瘤和肾外恶性横纹肌样肿瘤都是皮肤中较罕见的恶性肿瘤，与特定的移位密切相关（表 176.4）。

表 176.4 儿童黑色素瘤和软组织肿瘤中重要的分子突变

肿瘤	变异（方法）
Spitz 样黑色素瘤（与非典型 Spitz 样肿瘤相鉴别）	9p21 的纯合子丢失（FISH） TERT 启动子突变（基因测序） 多份拷贝数畸变（CGH）
巨细胞成纤维细胞瘤	t(17;22)
隆起性皮肤纤维肉瘤	t(17;22)
尤因肉瘤	t(17;22)
肺泡软组织肉瘤	t(X;17)
先天性婴儿纤维肉瘤	t(12;15)
肾外恶性横纹肌样瘤	22q11.2 失活（缺失或其他突变）

分子诊断是皮肤 T 细胞淋巴瘤（cutaneous T-cell lymphomas，CTCL）诊断的重要组成部分。虽然蕈样肉芽肿（mycosis fungoides，MF）通常仅凭组织病理学表现就能作出相对可靠的诊断，但是 CTCL 变异性较高，诊断有一定的挑战。虽然免疫组化分析可用于评估淋巴细胞的亚型和细胞表面标志物，但我们分析结果时需要有批判性的眼光，因为其表现可能和一些良性病变的表现重叠。同样，通过 T 细胞基因重排技术评估 T 细胞克隆性是一项有效的辅助检查，但阳性结果并不一定等同于恶性肿瘤，因为许多良性皮肤病，如扁平苔藓、淋巴瘤样丘疹病和糠疹样苔藓样也可能表现出克隆性。相反，在 CTCL 的早期，宿主对非典型细胞的免疫反应可能导致 T 细胞基因重排试验的假阴性。其他分子研究如细胞遗传学和基因表达谱分析的应用仍在实验中，尚未广泛应用于诊断中。

也许在遗传性疾病的诊断中，最常用的分子诊断技术是基因测序。人类基因组的完整测序，加上分子遗传学技术的进步，使得我们能够检测出数千种疾病中致病基因。这在儿童皮肤病学中尤为重要，因为角质形成障碍、大疱性疾病和发育异常等疾病的表型变异十分广泛。全外显子序列分析着重于 DNA 中编码蛋白质的部分，已成为识别许多罕见疾病致病基因中必不可少的检查，当预想的突变无法被常规方法识别时，可使用这种技术来明确新的突变。

参考文献 176.6

见章末二维码

“正常”活检

皮肤活检的组织病理学改变可能非常轻微，即便临床表现十分明显。在多个层面进行检查通常能发现那些在最初的组织中并不明显的改变。真菌染色可显示角质层有无真菌菌丝或孢子。线状表皮痣和结缔组织痣的病理表现非常微妙，前者由局部角化过度伴乳头状瘤样增生构成（图 176.26），后者表现为局部真皮胶原增厚，弹性纤维染色后更容易识别。浅表硬斑病和局限性硬皮病患儿的活检也可见真皮胶原有细微的改变，前者早期可能与炎症浸润更相关。在血管炎早期或血管瘤控制期，活检最多可见真皮毛细血管扩张（图 176.27）。最后，需谨记存在活检未取到病变部位

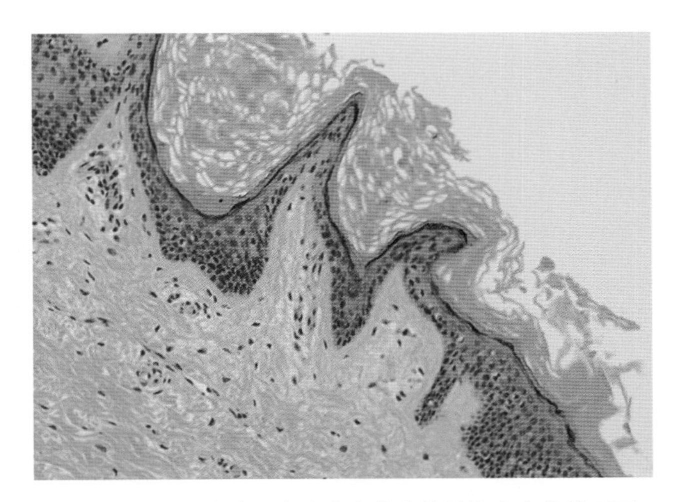

图 176.26 一位线性表皮痣患者皮肤活检在高倍镜下可见角化过度和乳头状瘤样增生

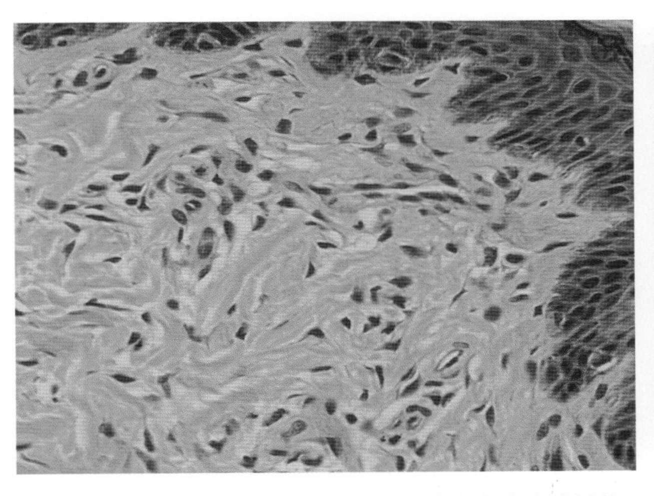

图 176.27 一名有危及生命的严重血管炎患者皮肤活检的高倍镜显示组织学变化细微，可见血管壁内皮肿胀和轻度淋巴细胞浸润。活检是在病程早期进行的，几周后的活检显示完整的白细胞碎裂性血管炎

的可能性，如果临床上有适应证，应行进一步活检。

总之，皮肤活检作为一种诊断工具，必须由临床医生在给定的临床环境下进行诠释。与皮肤病理学家沟通患者的临床表现和注意事项是十分必要的。为了获得精确和具体的诊断，最好的方式就是加强临床医生和病理学家之间的合作。

（赵漂萍 译，王榴慧 余红 校）

第四十篇　儿童皮肤病的护理

第 177 章　儿童皮肤病的护理

Bisola Laguda, Hilary Kennedy, Jackie Denyer, Heulwen Wyatt, Jean Robinson, Karen Pett

摘要

本章详细介绍了几种特定的儿童皮肤病的护理。这些护理涵盖各个方面，从在诊所向父母提供建议和指导，到对系统用药患儿的监测，再到在医院中治疗皮肤状况更严重的儿童。本章不可能涵盖儿童皮肤病护理的所有方面，旨在对护士、儿科医生和皮肤科医生提供具有实用价值的参考指南。

要点

- 护理是儿童皮肤病管理的重要组成部分。
- 红皮病可以是许多疾病的表现，但无论其基础疾病是什么，皮肤屏障功能受损的急性表现都应该被认识。
- 丑胎鱼鳞病/火棉胶婴儿的护理应在加湿保温箱中进行，以减少经皮水分丢失。
- 安全问题是所有医护人员的责任所在。
- 患有严重的危及生命的皮肤病的儿童，如 Stevens-Johnson 综合征和中毒性表皮坏死松解症，应送入专门的儿科重症监护病房或烧伤病房进行治疗。
- 系统用药的监测应按照发表的指南进行。

引言

对众多皮肤状况的护理管理，是治疗皮肤病患儿的重要组成部分。这些护理包罗万象，从在诊所向家长提供建议和指导，到监测患儿的系统用药，再到对皮肤状况更严重的儿童实施住院治疗。事实上一个章节无法涵盖护理的所有方面，因此在本章中，我们已将多个儿童皮肤科在特定条件下的护理指南均包含在内，我们希望这些指南对护士、儿科医生和皮肤科医生具有实用价值。

列出的皮肤护理方案应视为个人实践，我们认识到有许多不同的治疗方法。我们愿意改进并更新治疗方法。然而，本章的目的是提供一个基本的管理方案，可供其他护士/医生使用。

火棉胶婴儿和丑胎鱼鳞病

火棉胶婴儿

火棉胶婴儿的皮肤管理详见第 10 章和第 129 章。皮肤护理方面详见表 177.1，皮肤屏障功能的严重受损是新生儿期最大的挑战，以前的高死亡率主要由于体温不稳定、高钠脱水、败血症[1-2]，新生儿护理方面的进展大大改善了预后。患儿应在新生儿重症监护病房的高湿度保温箱中进行护理。一个包含儿科医生、皮肤科医生、眼科医生的多专业医疗团队应该共同参与患儿的护理[1-2]。

丑胎鱼鳞病

丑胎鱼鳞病（harlequin ichthyosis，HI）是先天性鱼鳞病中最罕见、最严重的一种，其既往的高死亡率主要是由脓毒症和呼吸衰竭引起的[3]。新生儿护理的改善和口服维生素 A 衍生物阿维 A 的早期应用提高了存活率，目前认为 HI 是一种严重的慢性疾病，并不一定是致命的[3]。第 129 章对此作了详细的说明。护理管理与火棉胶婴儿有一些共同之处。这些婴儿应在新生儿重症监护病房接受护理，由儿科医生、皮肤科医生、眼科医生和耳鼻咽喉科医生组成的多学科小组提供护理[2-4]（见表 177.1）。

表 177.1 火棉胶婴儿和丑胎鱼鳞病的护理

措施	基本原因
一般处理措施	
记录重要的体征表现和体温	HI 患儿的胸部运动受限[2,4]和火棉胶膜堵塞鼻道[1]可能会导致患儿呼吸困难
监测呼吸频率、呼吸效率和氧饱和度	由于严重的皮肤屏障受损,患儿经皮水分丢失(transepidermal water loss,TEWL)高于正常皮肤的 7 倍[6]。TEWL 基本上在 80%或以上的相对湿度下稳定,因此将培养箱湿度控制在 50%~70%范围内是合理的,可以降低 TEWL 和相关的能量消耗[4]。培养箱的使用有助于防止 TEWL 增加导致的高钠血症性脱水和低体温。开始时需要每天监测电解质[1]。环境湿度太高可促进念珠菌和假单胞菌的生长[2]
在湿度至少为 50%、温度 32~34℃[5]的加湿培养箱中进行皮肤屏障护理,并根据需要进行调整,以将婴儿的体温保持在 36.5~37℃	由于患儿汗腺功能抑制[7]和过热可能导致多汗症,因此应保持培养箱温度低于正常温度(32~34℃),并根据患儿的体温进行调整[2,4]。使用油性制剂进行皮肤护理或治疗也可能影响患儿的体温调节
记录初始体重和身长,并且每天测量体重	帮助评估患儿的体液平衡和生长;也用于计算药物剂量
如果可能的话,尽量减少有创性操作[1-2],并密切观察静脉插管和皮肤有无感染迹象,尤其是当火棉胶膜脱落或小丑"盔甲"裂开时	发生败血症的风险高,早期发现和治疗很重要
应使用适当的评估工具测量疼痛。必要时给予镇痛,这可能包括阿片类药物[2,4]	HI 患儿的躯干皮肤开裂产生疼痛,会降低呼吸效率,并增加发生肺部并发症的风险。较深的裂缝很痛,尤其是给患 HI 婴儿洗澡时[2,4]
皮肤管理	
对皮肤状态进行评估,并记录在护理记录单上	为了评估皮肤的严重程度,提供基线情况和后续疾病进展的监测
仔细观察肢端	为了减少液体流失、软化皮肤、促进脱屑、增加灵活性和舒适度,防止皲裂,同时也可增加胸廓运动和深呼吸[2,4]
大量使用白色软石蜡:液状石蜡 50:50 护理皮肤[2,4]	减少皮肤感染
每次使用时,使用新的无菌压舌板或清洁器具从容器中取出润肤剂[2]	清洁皮肤,增加皮肤水合作用,促进火棉胶膜和斑块的软化和脱落
在患儿身体情况允许的情况下,每天沐浴并使用油性保湿霜[2,4-5]	普通肥皂有收敛作用
使用肥皂替代品,如水性乳膏或乳化软膏	人为剪除或剥除火棉胶膜或斑块可能增加感染风险
火棉胶膜应自行脱落,不要试图人为剪除或剥除	由于表皮屏障被破坏,存在经皮吸收增加和全身中毒的风险[1-2,4,7]
避免使用药物性润肤剂,如含尿素或水杨酸的产品	缓解对皮肤的压力,减轻裂缝区域的疼痛
受压部位:应在减压床上进行护理,规律地定期翻转,并密切监测这些受压部位	防止外翻时出现干燥和感染
眼睛:对眼睑外翻进行眼科评估。每 4h 用生理盐水进行眼部护理;按规定使用眼膏/滴眼液[1,4]	防止睑黏膜受损
对于严重的睑外翻,尤其是患有 HI 且通常闭着眼睛的婴儿,需使用眼药水,并在眼睑上涂抹眼膏	外耳道可能被皮肤碎屑堵塞,影响听力[1,4]
耳:耳鼻咽喉科评估	防止嘴唇和口腔干燥、皲裂和酸痛
口腔:如果患儿经口进食受限或有严重的嘴唇外翻,则需每 2h 进行一次口腔护理	
口服视黄酸类药物治疗	
HI 患儿可口服阿维 A(维生素 A 衍生物)治疗	加速过度角化脱落,持续使用可减少鳞屑,改善外翻和色斑。油基液体配方可用,但其半衰期短,在日光下不稳定。女护士和孩子的母亲在护理婴儿时应戴手套[7]

续表

措施	基本原因
营养管理	
营养评估和指导[1-2]	由于严重的TEWL和慢性炎症,代谢需求增加。可能需要高达25%的热量[4]。这可能是HI患儿的一个持续性问题
补充维生素D[3]	HI患儿存在维生素D合成缺陷
尽早开始经口进食,如果可能的话提倡母乳喂养[8]	确保足够的能量摄入,以保证皮肤充足的水合和体重增长,促进母婴交流[3]
考虑使用一种特殊设计的Haberman喂哺器,它通过舌和牙龈的压力而不是吮吸来激活,从而模仿哺乳的机制	由于丑胎鱼鳞病唇瓣和下颌可能不能动,因此允许HI患儿减少吸吮[3]
如果需要鼻胃管,用管状绷带固定,比如在管和婴儿头部周围缠上一圈管状绷带,例如Tubifast管状绷带	胶粘带可能会对皮肤造成损伤,而且由于使用了油性润肤剂,胶粘带很难固定
家庭支持	
鼓励家长交流;把婴儿放在婴儿床垫上可能会更容易些。鼓励父母和照顾者尽早参与宝宝的护理[1,4,7],教育他们如何护理宝宝的皮肤	促进黏合;婴儿可能因为油腻的润肤剂而难以护理
给予家庭实际的和情感上的支持。向家属提供有关家庭支持小组的情况和细节的书面信息(英国鱼鳞病支持小组:www. isg. org. uk)	丑胎鱼鳞病婴儿的出现对工作人员来说是惊人和震惊的,但对父母来说是最重要的[4],他们需要支持和信息。家长们通常会觉得受损的皮肤状态很难理解[1]。准确的信息需要由有照顾该类婴儿经验的专业人员提供[1,4]。在火棉胶婴儿中,由于最初无法评估,因此交流有关实际诊断的信息尤其具有挑战性[1]
出院计划	
建立快速就医机制	患儿的病情可能因为脱水和败血症而迅速恶化
教会父母和照顾者在家里继续进行润肤剂治疗,以及婴儿可能需要的任何其他护理	保持治疗的持续性
必要时需要儿科医生、皮肤科医生、眼科医生、耳鼻咽喉科医生和相关治疗师的随访[5]	持续监测病情进展,并讨论后续的治疗和预后。患儿将与这一慢性皮肤病共处很长时间,需要每天输入能量。很多HI患儿会出现毛发、指甲、眼睛、耳朵、胃肠道等方面的问题,生长缓慢,或存在一定程度的运动障碍。在一些儿童中也有发育迟缓的报道[3]
组织进行遗传咨询	这些情况作为常染色体隐性遗传。目前一些专业中心可进行产前诊断相关检查[3]
确保卫生访视者对常规免疫接种和发育检查的支持到位。根据需要建立当地社区护士支持和社会关怀。对患儿的教育需求进行前瞻性规划至关重要,随着儿童的成长,医疗服务提供者应与教育提供者保持联系	确保出院后的家庭得到足够的支持。许多家庭将需要专业人员来帮助组织他们的孩子在幼儿园和学校得到额外支持。持续且费力的治疗,会对儿童及家庭有社会和经济方面的影响[5,7-9]
必要时进行心理咨询服务	
Changing Faces是一个英国的慈善支持小组,它特别有助于那些有心理问题的患儿应对自己的容貌问题(www. changingfaces. org. uk)	

参考文献177.1

见章末二维码

新生儿大疱性表皮松解症

这些婴儿的皮肤很脆弱,容易起疱和受伤。在许多受到严重影响的婴儿中,在分娩时可出现由于宫内活动和分娩创伤而造成的大面积伤口。认识到这一情况是至关重要的,以便小心处理这些婴儿,并采取适当措施管理他们的皮肤。患儿的皮肤管理应由一个专业的多学科团队来提供评估和指导。在英国,临床护理专家提供拓展服务,避免转运这些易受伤的新生儿。

大疱性表皮松解症是一组遗传性疾病,有许多严重程度不同的亚型。最严重的形式是营养不良型大疱性表皮松解症和交界型大疱性表皮松解症(见第76章)。对疑诊大疱性表皮松解症的新生儿的护理措施见表177.2。

表 177.2　新生儿大疱性表皮松解症的及时护理

措施	基本原因
拆卸绳索夹,用绑带代替	避免对周围皮肤造成伤害
在婴儿床/摇篮中护理,除非由于早产等原因需要保温箱	避免在保温箱内受热和潮湿而产生额外的水疱
皮肤治疗	
避免戴手套,除非当地政策规定,用油性润肤剂润滑指尖	避免摩擦和创伤
用无菌针刺破所有水疱	防止水疱扩大
保留水疱的疱壁	保护疱下皮肤
在患处撒玉米粉	使水疱变干并限制其扩散
伤口管理[a]	
确保换药前给予足够的镇痛	避免对伤口和周围皮肤造成伤害,促进愈合
使用非黏附性的初级敷料,如聚合膜、软硅胶或脂质胶体	提供填充物以避免创伤,吸收渗出物并避免严重的粘连
用软硅胶泡沫和抗菌剂覆盖初级敷料(聚合膜不需要二次敷料)	避免远端指/趾融合
指/趾单个分开包扎	避免使用会撕裂皮肤的胶带
用管状绷带固定	
固定套管	
如果需要静脉插管,用软硅胶树脂而不是胶粘带固定	确保去除时皮肤的完整性
清除黏合剂	避免皮肤撕剥
使用有机硅医用脱胶松解黏合剂	
尿布区域	
用 50% 液状石蜡/50% 白色软石蜡清洁皮肤,不要用水	避免摩擦,减少疼痛
用水凝胶浸润的纱布敷料覆盖开放或起疱的区域	协助愈合和避免污染
用软衬垫垫住一次性尿布的边缘	防止尿布的边缘摩擦皮肤
喂养	
如果不母乳喂养,使用 Haberman 特殊装置喂养	避免传统奶嘴引起黏膜进一步起疱
把出牙胶涂在奶嘴上	减少口腔损伤引起的疼痛,让婴儿吮吸
用凡士林保护嘴唇	避免奶嘴粘在嘴唇上撕破皮肤
尽量避免鼻胃管	避免损伤黏膜
如有必要,请使用适合长期喂食的软管,并用软硅胶带固定	使黏膜和皮肤损伤最小化
触摸	
在软垫上托举;使用滚举手法	传统托举产生的剪切力导致皮肤脱落
直到宫内和分娩损伤都愈合再洗澡	赤裸时,婴儿会交替踢腿,并蹭掉愈合部位的皮肤
服装	
使用前襟系带的婴儿服;把衣服翻过来穿	保护皮肤;防止接缝摩擦

注:[a] 当没有推荐的产品时,使用不附着的敷料,在敷料上涂 50% 液状石蜡/50% 白色软石蜡,减少粘连和皮肤损伤。

湿疹:湿包裹敷料、粘贴绷带和治疗服

湿包裹敷料、粘贴绷带和治疗服有助于打破患有特应性湿疹儿童的“瘙痒-搔抓”循环。它们保护皮肤免受潜意识夜间抓挠的伤害,在晚上特别有用。它们不是单独的治疗方法,而是作为英国国家健康和护理优化研究所(Natioinal Institute for Health and Care Excellence,NICE)推荐的治疗特应性湿疹的阶梯式护理计划的一部分。

干敷料和湿包裹敷料

干敷料是棉或粘胶材质的管状绷带,可以被剪切成适合四肢或躯干大小的尺寸,或做成适合儿童和成人大小的治疗服装。它们给皮肤提供了保护层,有助于温度控制,防止抓伤,增加局部药物和润肤剂的吸收。它们还可以减少衣服和床单上由于搔抓导致的出血和渗出物等污垢的刺激。白天可以穿在校服里面,晚上穿在睡衣里面。

湿包裹敷料(图 177.1)是相同的绷带或治疗服装,但是双层的。内层通常在稀释的糖皮质激素中浸泡过(湿层),外层仍是干的。一些治疗中心用水来浸湿内层。这湿包裹敷料不应该被用于有感染的湿疹,因为会形成有利于细菌滋生和感染扩散的温暖、潮湿的环境[1-3]。

第四十篇

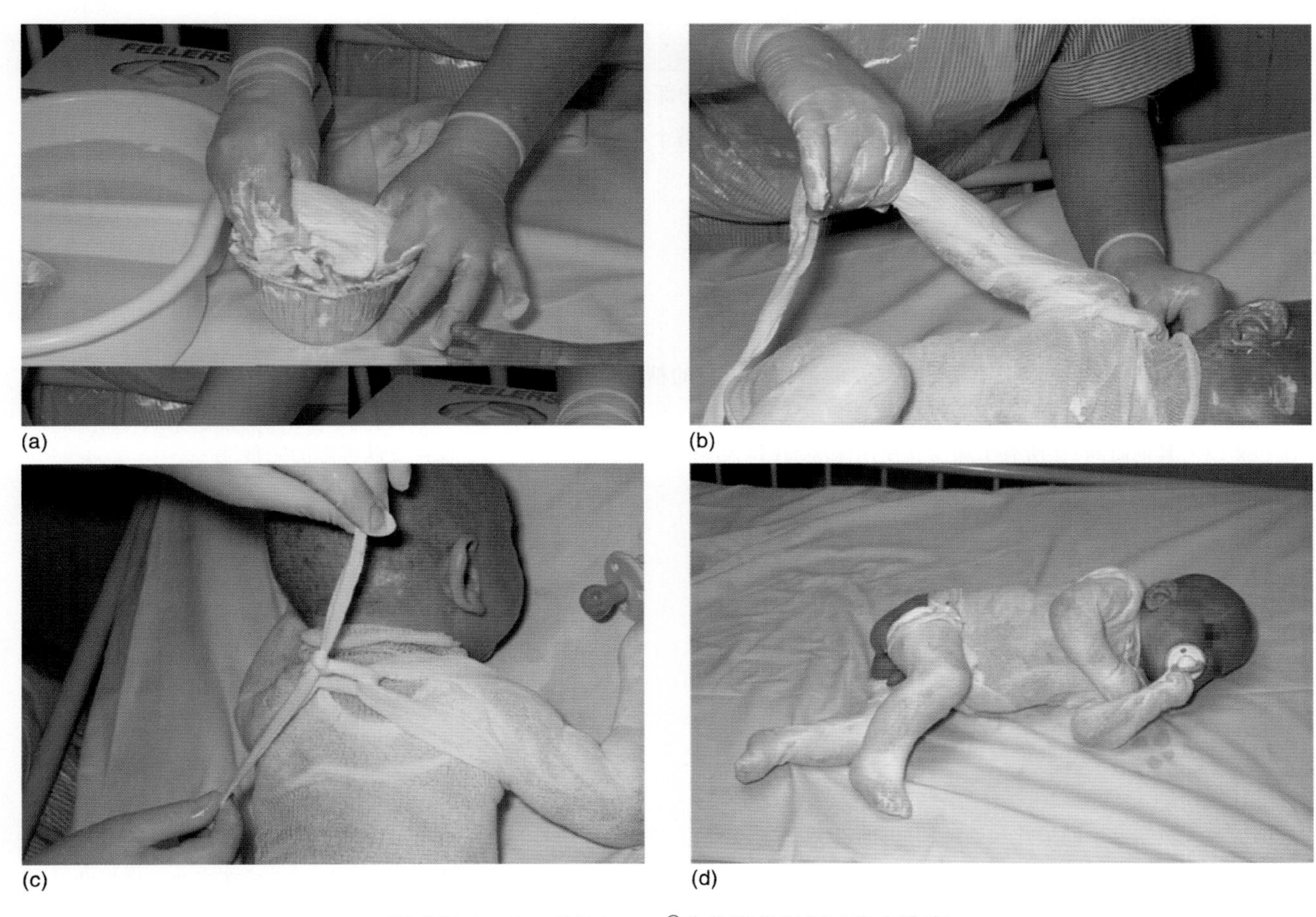

图 177.1　(a～d) Tubegauz® 作为湿敷料用于院内治疗

湿层的逐渐干燥对皮肤有冷却治疗作用，这有助于减少瘙痒和不适。敷料对皮肤的遮挡可以给皮肤愈合提供时间，并能减少持续的瘙痒和搔抓。

上文描述的两种方法，一种是专门用于医院内湿疹急性发作的治疗（表 177.3），另一种主要在家中使用（表 177.4）。如果在家里使用湿包裹敷料，应该限于湿疹加重期间使用 1～2 周，一旦湿疹得到控制，则停用。

表 177.3　Tubegauz® 作为湿敷料用于院内治疗（图 177.1）

措施	基本原因
入院初始评估	
鼻、咽和皮肤拭子的 MC&S	检测继发感染
如果以前住过院和/或反复使用抗生素治疗，应行 MRSA 筛查	确保早期发现，增加敏感度
基线体温、脉搏、呼吸频率和血压，按指示增加监测频率	获取基线值
身高和体重	监测生长发育情况、计算药物剂量
评估皮肤状态并记录结果	评估湿疹的严重程度并监测治疗进展
治疗步骤	
按臂、腿和躯干将棉管状绷带（Tubegauz）剪成合适的大小	这项技术涉及两层绷带
将 Tubegauz（套装 1）的各个部分浸泡在糖皮质激素乳膏[a] 中（不是水）	来制作里面的湿层
穿上第一层“湿”的 Tubegauz；把手臂和腿的部分固定在躯干上	这使得四肢和躯干上的所有皮损都被用弱效糖皮质激素乳膏浸渍的敷料覆盖

续表

措施	基本原因
然后将第二层“干”的 Tubegauz 穿在湿层外面，把手臂和腿的部分固定在躯干上	这就完成了敷料的包裹
手部也需被覆盖住；如果孩子习惯吮吸拇指，可以在绷带上剪个小洞	尽量减少搔抓造成的损害
治疗方案	
敷料每天由护理人员更换 2 次，通常可维持 3 天 面部和颈部尽可能遵医嘱单独使用外用制剂	通常有一个快速的改善，大多数病例中，这个时期内>90% 的皮损可消退 湿包裹敷料未覆盖的部位
紧接着湿包裹后的治疗	
患儿再住院 1~2 天，根据需要，残留或复发的部位用适当的糖皮质激素软膏[b]（不使用敷料）每日 1 次或 2 次外涂	出院后继续在家治疗，使皮肤状况稳定
湿包裹以外其他时间，在所有干燥皮肤使用保湿剂（每天 2~3 次）	保持皮肤屏障的完整性
一般措施	
每日 2 次使用油性洗浴润肤剂进行冷水浴	清洁皮肤、水化皮肤
使用肥皂替代品清洗，如水性霜剂或乳化软膏	普通肥皂太干燥，会刺激皮肤
如果怀疑有继发性细菌感染，应口服抗生素[c]	皮肤感染可能是导致湿疹发作的原因之一
镇静类抗组胺药在这种情况下也有帮助，可按规定给予	帮助安抚孩子
宽松的棉睡衣应该穿在湿包裹敷料外	防止孩子受凉
出院计划	
培训护理人员在家中的治疗和处理；有书面说明支持	维持湿疹处于缓解状态所必需的
与全科医生和社区儿科护理团队保持联系	确保儿童和护理人员在当地得到帮助
2~3 周内门诊随访	密切监测进展情况并制订长期治疗计划

注：MC&S，镜检、培养和抗生素药物敏感性检测；MRSA，耐甲氧西林金黄色葡萄球菌。

[a]目前，1 岁以下婴儿用 0.5% 氢化可的松乳膏；1 岁以上的儿童，用 0.01% 戊酸倍他米松乳膏（Betnovate® 1∶10 稀释）。氢化可的松和戊酸倍他米松均可用水性或西托醇乳膏稀释。

[b]目前，1 岁以下的婴儿用 1% 氢化可的松软膏；1 岁以上的儿童，用 0.025% 戊酸倍他米松软膏（Betnovate-RD®）。

[c]如果有明显的脓疱，湿包裹敷料应推迟至抗生素开始治疗后 48~72h，并在皮肤拭子结果证实合适的治疗后。疱疹性湿疹是使用湿包裹敷料的绝对禁忌证。

表 177.4 Tubifast 弹性绷带作为湿敷料，更适合居家用

措施	基本原因
治疗步骤	
患处外用弱效激素药膏 0.002 5% 丙酸倍氯米松（1∶10 稀释的 Propaderm®）	减轻炎症反应
正常皮肤处大量外用以 50∶50 混合的白凡士林和液体凡士林	起保湿作用，维护皮肤屏障完整性
穿上一套 Tubifast 弹性绷带（一层湿敷料和一层干敷料）。Tubifast 比 Tubegauz 更紧身，更适合。湿敷料需要用海绵或喷雾保持湿润	减轻瘙痒，避免搔抓加重湿疹，同时保持皮肤适当的温度
再穿上第 2 层干敷料，套在湿敷料外，从四肢到躯干都保护起来	这样一套湿包裹敷料就穿好了
治疗方案	
住院期间，每天更换敷料 2 次，维持 3~5 天	出院前使患儿症状得到充分改善
在家期间，晚上继续穿湿敷料，不超过 2 周，再更换新的。部分皮肤科医生建议治疗时间更久，逐渐减少穿着频率	突然中断不穿湿敷料可导致湿疹反跳

注：入院时初步评估、总的治疗措施和出院后的计划与上述方法类似（见表 177.3）一套 Tubifast（Mölnlycke Health Care）包括不同尺寸的长袖背心、紧身裤/打底裤、手套和袜子，可以清洗后重复利用，这对家长来说颇为方便。

粘贴绷带

这类绷带用含有氧化锌(Zipzoc®)或鱼石脂(Ichthopaste®)的膏状物质浸透,这些物质具有抗炎和舒缓刺激的作用。它们特别有助于治疗顽固性苔藓化湿疹的皮损。

粘贴绷带难以打理,需要第二层干燥绷带。有几种固定糊剂绷带的方法,如 Coban®或类似的弹性绷带(有已知的乳胶过敏者不建议)或管状绷带,如 Comfifast®或 Tubifast®,通常更容易被儿童接受(图 177.2)。应用方法详见表 177.5。

粘贴绷带既可以用于整个或部分肢体,又可用于腕关节或踝关节。它们应该保留至少 48h,这取决于使用的方法和药物种类,可以留在原位 5~7 天,并有规律地更换,直到湿疹清除。粘贴绷带的缺点是,它们难以打理和使用耗时长。孩子们常常因外观感到尴尬,包着粘贴绷带时,在学校不能参加运动或游泳。因此,孩子的配合很重要。家长可以仅在周末或学校假期使用这个绷带,来解决这些问题。

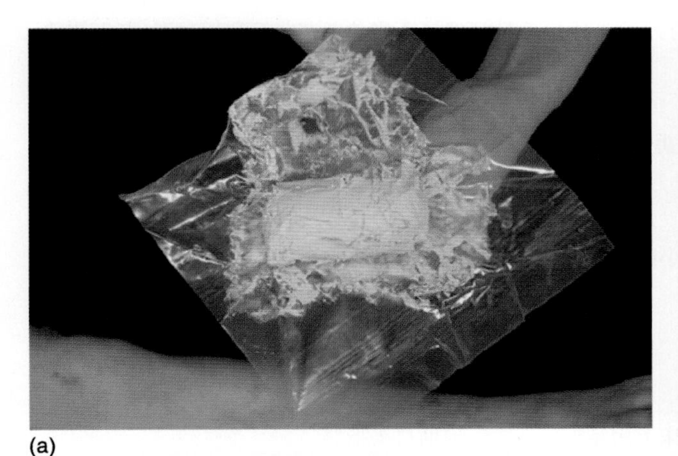

(a)

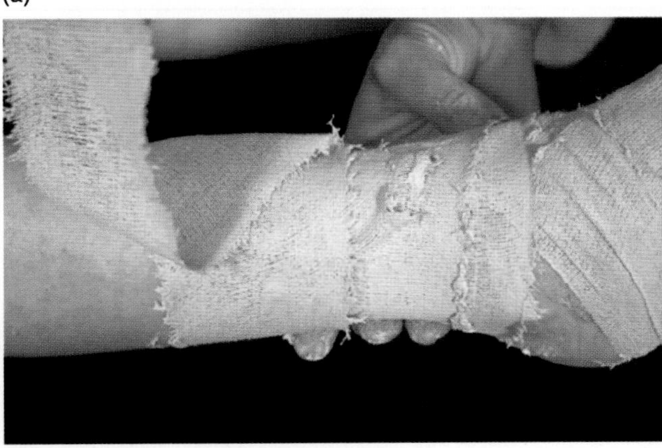

(b)

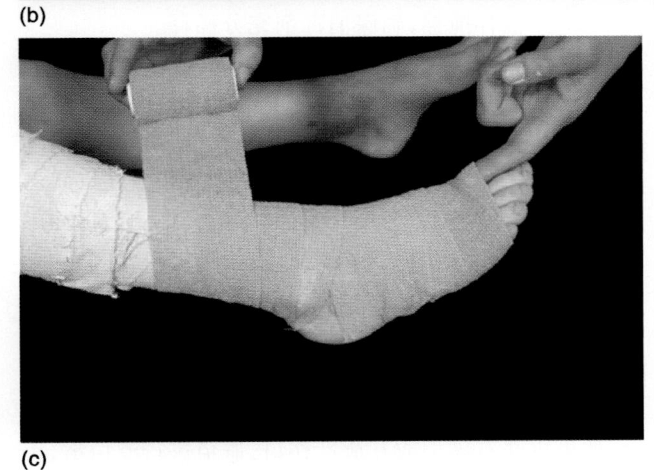

(c)

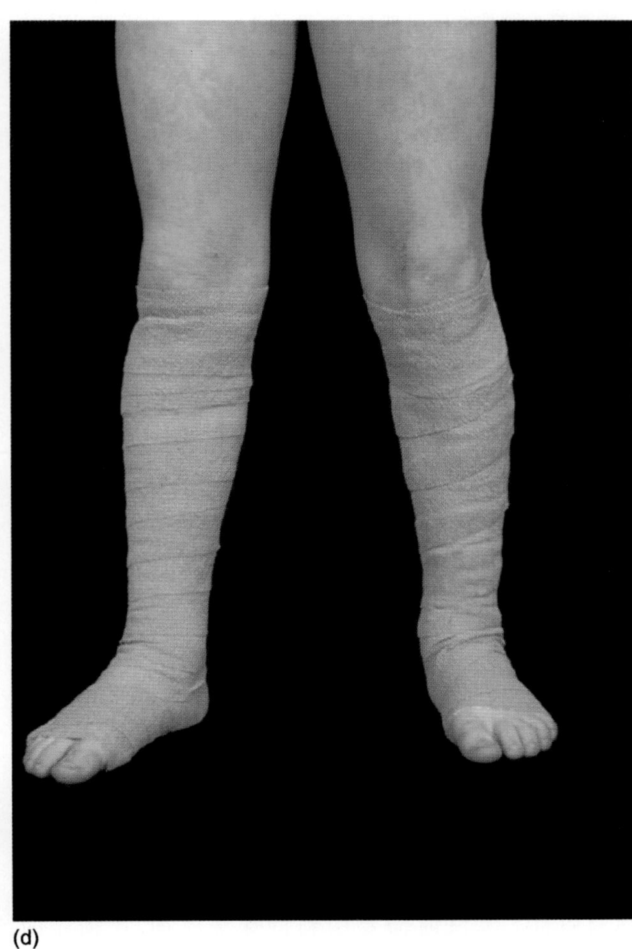

(d)

图 177.2 鱼石脂绷带和 Coban 绷带的用法

表 177.5 鱼石脂绷带和 Coban 绷带的用法(图 177.2)

措施	目的
准备工作	
向患者和护理者解释操作步骤,包括这么做的原因,如果可能的话,用照片和娃娃说明操作方法	为了缓解家长焦虑,确定依从程度,需告知治疗方法,确保得到家长的知情同意
确保在患儿的处方表上处方了合适的外用药物	注意符合外用药使用原则
准备好以下物品:鱼石脂绷带卷、Coban 绷带、润肤露/皮肤外用药、圆头剪刀	避免治疗过程中患儿紧张、无聊
挑选适合的玩具分散患儿注意力,以保证在治疗过程中患儿能始终坐着	减轻炎症反应,使患儿最舒服
患处外涂药膏以及润肤露	
腿部和足部	
用鱼石脂绷带缠绕足部,每次重叠 1/2 宽度的绷带;用同样的方式单独包裹足踝;继续包裹腿部,偶尔需要打折反方向缠绕	为了不影响关节收缩和活动度;打折和重叠可避免出现止血带压迫效应
手臂和手部	
用约 15cm 长度的绷带包裹手掌和手背;手指根据需要单独包裹;继续用鱼石脂绷带包裹手臂,偶尔需要打折反方向缠绕	同上
Coban 绷带	
在鱼石脂绷带外裹上 Coban 绷带,缠绕四肢,在结尾处留出一小段鱼石脂绷带	为了保护鱼石脂绷带和衣物
在包裹过程中,需要缓解绷带使用中的紧绷张力	
一般措施	
包裹绷带 12~48h,有时需要更长时间	为了避免紧缩感
在家中使用时,确保护理者有能力根据说明操作	确保正确的操作
提供书面说明;告知患儿家长,绑带及外用药可能污染衣物及床上用品	辅助口头指导

治疗服

有很多公司提供棉质和丝质的服装作为湿包裹敷料。各种样式,如背心、护腿、袜子和手套都可以凭处方在网上和柜台购买。这些衣服比绷带容易使用,并可常规用于外用治疗后。由于棉和蚕丝都是天然纤维,湿疹患儿对它们有较好的耐受性。治疗服可以白天穿在衣服里面,晚上穿在睡衣里面。与粘贴绷带或湿包裹敷料不同,治疗服可以长时间使用,舒适度高,能帮助减少刺激和搔抓。

治疗服的缺点是比较昂贵,且缺少依据证明其临床有效性。清洗时需要用到特殊洗涤剂,还需定时更换。

针对湿疹的漂白浴

常发现金黄色葡萄球菌定植在湿疹患儿的皮肤表面,表现有渗出、结痂和毛囊炎,而其产生的超级抗原和蛋白水解酶可能会加重湿疹。有细菌感染的湿疹患者用次氯酸钠洗澡,配合鼻部用莫匹罗星,能减轻湿疹的严重程度。

在英国,理想的消毒洗浴液配方为含 2% 次氯酸钠的 Milton 灭菌液(Milton sterilizing fluid,MSF)。其他家用消毒剂含有添加剂(如表面活化剂、香料)可能会加重湿疹。指导患者一周 2 次用含氯水洗浴,每次 5~10min,再用干净的水彻底冲洗。润肤露和糖皮质激素药膏继续使用。还建议双侧鼻孔涂上莫匹罗星,每天 3 次,持续 1 个月。

漂白浴指导

1. 浴缸中加满温水(约 120L 水)。
2. 用厨房用量杯量取 250mL MSF 加入浴缸。MSF 含浓度 2% 的次氯酸钠,可以从超市购买。根据浴缸尺寸及加入水的量,调整 MSF 的用量。
3. 用量杯搅拌,确保消毒剂充分稀释。
4. 患者需浸没在含氯水中 5~10min。
5. 最后用新的温水彻底冲洗净,以免引起皮肤干燥和刺激。
6. 洗浴完,轻轻拍干皮肤,避免摩擦刺激到皮肤。
7. 擦干后马上涂上药物或润肤露。
8. 每周 2 次,重复上述漂白浴。

注意事项

- 避免用未稀释的消毒剂直接清洗皮肤,即使是稀释过的消毒剂也可能引起皮肤刺激和干燥。
- 如果皮肤有破损或开放性伤口,避免进行漂白浴,否则可能引起刺痛和烧灼感。
- 如果已知对氯接触性过敏,应避免进行漂白浴。

参考文献 177.2

见章末二维码

银屑病

蒽林制剂

蒽林用于治疗斑块状银屑病历史悠久(见第 31 章)。传统上,使用蒽林治疗住院患者,将其以不同浓度(常用 0.05%~2%)包含在 Lassar 糊剂里(锌和水杨酸糊剂 BP)。皮疹的厚度、个体皮肤敏感性、患儿的年龄决定了药物停留在皮肤上的时间,通常 30min~2h 不等。需要和家长解释,蒽林可引起一过性皮肤呈褐紫色,如果没有保护患处周围的皮肤,还会有烧灼感。

"短时间接触"治疗可以在医院内作为日间操作治疗进行。对患儿来说,需要在有经验的护士指导下进行。特殊情况,家长学会了治疗方法,可以在家小心地进行治疗。其他的选择有 0.1%~2% 的蒽林药膏。具体护理方法详见表 177.6。

表 177.6　蒽林制剂的用法

措施	基本原因
准备工作	
向患者一家介绍操作步骤,包括这么做的原因,如果条件允许的话,用照片说明操作方法	为了缓解家长焦虑,确定依从程度,需告知治疗方法,确保得到家长的知情同意
确保处方单上有该治疗方案,并核对每种制剂	为了使家长遵从医嘱,确保用药方法正确
准备好以下物品:一次性手套(护士用)、蒽林、白凡士林、爽身粉、花生油[a]、沐浴油、润肤霜、橙色棍和铲、方形纱布、旧睡衣睡裤或 Tubegauz 套装	治疗时间较长,避免过程中患儿感到紧张、无聊
挑选适合的玩具分散患儿注意力,以确保其在治疗过程中保持坐着	
具体操作	
在银屑病斑块周围的正常皮肤涂上白凡士林	为了避免蒽林灼烧患处周围的皮肤
用橙色棍或铲(根据斑块面积大小)把制备好的蒽林涂到患处	小心涂抹蒽林,用量准确
监测用药时间	确保用药时间准确
患处洒上爽身粉	保持蒽林固定在原处,避免污染
给患儿套上旧睡衣睡裤或 Tubegauz 套装	蒽林会污染衣服和其他接触物
清洗	
规定时间到了,用方形纱布和花生油去除蒽林[a]	
接着用油性沐浴油洗浴	
再用肥皂替代物清洁皮肤,比如乳化软膏	

注:[a] 如果患儿对花生过敏,可选用橄榄油。

头皮银屑病的治疗

头皮银屑病的传统治疗方法是使用 Sebco®(12% 煤焦油溶液,2% 水杨酸,4% 沉淀硫酸,以椰子油润肤剂为基础)。将药物按摩进入头皮,停留一段时间,然后用规定的洗发水清洗,通常是含有煤焦油的洗发水(表 177.7)。

随着头皮的改善,治疗的时间和频率可以减少。在家里的时候,可以趁小朋友刚放学回家后,将药物涂抹在头皮上,停留 2~4h 后,在睡觉前清洗干净。

表 177.7　头皮制剂在银屑病治疗中的应用

处理	基本原理
准备工作	
评估并记录患儿头皮银屑病的范围和严重程度	监测治疗效果
向家长解释治疗的过程,包括为什么要这么做,必要时可使用照片	缓解焦虑,评估依从性,并确保患者同意接受治疗
确保患者的病历处方上有规定的治疗方法,并与药物制剂对照是否与处方一致	遵守药物相关法规,并确保正确的治疗方案
准备以下设备:一次性手套、塑料梳子、头皮药膏、洗发水	

续表

处理	基本原理
为孩子选择合适的分散注意力的工具,因为他们在治疗过程中需要一直坐着	防止无聊和焦虑
使用方法	
头皮药膏的使用方法应该有条理,将头发分成几部分:用梳子将头发分开,在头发分开的地方涂抹一点药膏;用梳子轻轻将头皮上的鳞屑缓慢剥除;将软膏重新涂在增厚的结痂处;在与前一个治疗区域间隔 1cm 处再次分开头发,重复上述操作,直到整个头皮都得到治疗	这项技术保证药物能充分覆盖整个头皮
药膏需要留在头皮上一定时间,可以使用浴帽或围巾包住头皮	药物留在头皮上时间越长,效果越好。理想情况下,过夜最好
如果头皮涂药膏后过夜,则需要盖上枕套	这项治疗可能会弄脏枕套
治疗规定的时间后,用规定的洗发水洗头	轻柔地除去松动的鳞屑或结痂
梳理头发,防治头发自然脱落	轻柔地除去残留的鳞屑,小心不要拔掉头发
每次治疗都要检查头皮	监测治疗效果

感染

感染耐甲氧西林金黄色葡萄球菌的皮肤科住院患者的护理

在医院和社区流行的耐甲氧西林金黄色葡萄球菌(meticillin-resistant *Staphylococcus aureus*,MRSA)是一个需要持续关注的问题。这是广泛的抗生素耐药性问题的一部分。携带 MRSA 与儿童慢性皮肤病尤为相关。在社区,MRSA 皮肤定植不像在医院环境中那样是个大问题,因为在医院环境中,MRSA 菌株可以传播给其他患者,其中一些患者因为免疫抑制而有生命危险。这些菌株通常对大部分常见的抗生素耐药,这些抗生素包括夫西地酸(Fucidin®)和莫匹罗星(百多邦®)。在门诊环境中,可能需要抗生素治疗 MRSA 感染。根据培养结果,克林霉素、甲氧苄氨嘧啶/磺胺甲嘧唑和利奈唑胺可能有效。在住院情况下,治疗 MRSA 可以使用静脉注射抗生素,如替考拉宁和万古霉素。其他还可以使用的药物包括达托霉素(daptomycin)和替加环素(tigecycline)。严格预防院内交叉感染的控制措施见表 177.8。

表 177.8 MRSA 感染的皮肤科住院患者的护理

措施	基本原因
环境	
在有明显感染预防标志的隔离间内进行护理	防止 MRSA 传染给其他人,并提醒那些进入隔间的人员
随时保持房门紧闭	MRSA 可以通过空气传播
当患者需要隔离时,应在患者进入隔离间之前将隔离间内多余的设备移出	防止不必要的设备被感染
如果可能的话,应让 MRSA 患者单独使用一间固定的卫生间,或彻底清洁消毒	防止交叉感染
确保沐浴后将浴缸彻底冲洗干净	防止对下一位患者的皮肤刺激
隔离间在使用过程中应定时清洁,表面应保持清洁和干燥	降低污染风险
员工/探访者	
确保 MRSA 感染状态秘密记录在患者所有相关的医疗和护理文件中	重要的信息
限制在同一时间段内进入隔离间的人数	减少交叉感染的风险

续表

措施	基本原因
进入隔离间前：穿上隔离衣、洗手、戴一次性手套、收集所需的所有设备	保护衣物，防止交叉感染
出隔离间前：脱下隔离衣和手套；洗手	
可以联合专业的游戏专员一起参与护理	孩子在隔离间内会感到无聊，不能进入游戏室
皮肤护理	
如果只是菌群皮肤定植，只需要普通的皮肤护理	
如果护理有伤口的皮肤，必须戴手套，并在操作前后洗手	
设备	
在可能的情况下，为每位患者单独分配设备	减少交叉感染的风险
设备应保持清洁和干燥	尽量减少污染风险
不要携带不必要的设备进入隔离间，包括笔、笔记本和个人听诊器	避免不必要的污染风险
清洁/消毒所有设备，然后离开隔离间	防止交叉感染
一般措施	
出院后给予家庭实际、可靠的支持	告知家长 MRSA 感染的严重性并要求其配合
根据严格的医院规章制度彻底清洁隔离间	

葡萄球菌性烫伤样皮肤综合征

某些特殊菌株的金黄色葡萄球菌会产生毒素，这些毒素会导致皮肤大面积剥脱（见第 37 章）。感染原通常是鼻咽、脐部、皮肤伤口、血液或由于母乳喂养引起的。症状会在几小时到几天内出现。表皮会像湿纸巾一样脱落。患病儿童会非常不适，需要高度依赖护理（表 177.9）。治疗包括静脉输液、抗生素和足够的镇静。

表 177.9　葡萄球菌性烫伤样皮肤综合征的护理

措施	基本原因
入院时	
要求进行鼻、喉、皮肤分泌物及咽拭子的 MRSA（耐甲氧西林金黄色葡萄球菌）培养和抗生素敏感性测试	及早发现感染
监测基础体温、脉搏、呼吸频率和血压；按指示增加监测频率	获取正常范围，检测病情恶化情况
身高体重	评估体液流失，发现体重下降并计算药物剂量
评估皮肤及记录	评估病情及监测疾病的进展性
皮肤护理	
清洗，取决于皮肤的流动性和脆性	为了清洁皮肤
在水中使用油性润肤剂来清洁皮肤	预防干燥
使用温和的肥皂替代品	普通肥皂使用后皮肤太干
用凡士林纱布®在白色石蜡/液状石蜡以 50∶50 的混合溶液充分浸泡覆盖在裸露部位，每隔 12~24h 更换一次	为了舒适，促进愈合，保护裸露的区域免受感染，避免创面进一步扩大
穿着宽松的 Tubegauz 套装固定敷料	使敷料保持原位
将 50∶50 的石蜡混合物涂抹于所有暴露部位，特别是面部和下颌区域	保护这些部位并防止进一步的创伤
当敷料干燥时，再将 50∶50 石蜡混合物涂抹在凡士林纱布上	最大限度地提高敷料的有效性

续表

措施	基本原因
眼睛:急性期至少每 4h 眼部护理,按规定使用眼药膏/眼药水	预防损伤、感染和长期并发症
口腔:2h 的口腔护理,如果口腔摄入量有限,且有患者在场,每小时进行一次口腔护理	预防或改善黏膜和唇受累
压力区:护士在压力释放垫上护理,监测压力区域适当给患者定位	减轻皮肤压力缓解疼痛
液体和电解质平衡	
按规定给予 IV 置换液	纠正液体、电解质和蛋白质流失
用非胶带/敷料和绷带的固定套管	胶带/创可贴会损伤脆弱的皮肤
仔细监测体液平衡 如果出现排尿疼痛和/或尿潴留,使用导尿管	使排尿正常,减少排尿疼痛
营养	
鼓励/启动肠内喂养	防止体重下降,蛋白质流失,促进伤口愈合
如果需要鼻胃管,用管状绷带或非胶带固定	胶带会损伤脆弱的皮肤
参与营养师的评估和指导	确保最佳膳食摄入量
缓解疼痛	
皮肤广泛受累时,确保给予足够的镇痛;考虑静脉注射止痛药	确保儿童无痛苦;广泛的皮肤损失导致严重的疼痛,单独使用口服止痛药可能难以控制
一般措施	
最低限度的处理	预防皮肤疼痛和损伤
尽可能提供恒定的环境温度(30~32℃最佳)	由于广泛的皮肤损伤,温度调节功能受损
密切监控核心温度	皮肤温度是不稳定的,热量损失过多有体温降低的危险
病房内进行严格的感染防护措施	防止进一步的败血症
给予孩子和家庭提供物质和情感上的支持	儿童和家庭可能经历严重的痛苦
出院准备	
教导家长/护理员在家中持续的皮肤护理	维持病情康复

注:IV,静脉注射;MRSA,耐甲氧西林金黄色葡萄球菌。

疥疮

疥疮是一种高度传染性的疥螨感染,通过密切的身体接触传播。应同时治疗家庭所有成员和密切接触者。可以通过给患者书面意见来增加患者依从性(表 177.10)。有许多不同的局部治疗可以使用,包括 5% 氯氰菊酯乳膏(Lyclear®)和 0.5% 依马拉硫磷(Derbac-M®),具体详见第 59 章。

表 177.10 疥疮治疗情况

措施	基本原因
预处理	
即使无症状,追踪皮肤与皮肤的接触者时间应包括过去近 6 周或更长时间	临床表现可能在初次感染后至少一个月内不出现
确保治疗协调一致,以便在同一天治疗所有接触者,或避免相互作用,直到进行治疗	避免再次感染
应用	
使用这种疗法前,阅读说明书	正确使用治疗方法;准备工作可能会有所不同
确保皮肤保持凉爽和干燥	当皮肤潮湿时,吸收会增加

续表

措施	基本原因
涂乳霜之前不要洗澡	热水浴可以增加血液对乳霜的吸收
这种乳霜或乳液应该涂在整个身体的表面	不完全覆盖时将导致不能彻底根除
特别使用于耳朵后面、腋窝、外生殖器、大腿内侧、膝盖后部和指甲下面	
婴儿、幼儿和免疫缺陷患者的治疗常常需要涵盖面部和头皮	这些群体的头皮和面部通常受到影响
避免涂抹在眼睛和黏膜周围	会引起刺激
治疗应留在原位 8~12h 或过夜	为了让乳霜/乳液有足够的时间渗入皮肤
连指手套应该用于吮吸拇指的婴幼儿	避免误食
未受感染的人应戴手套	避免进一步感染
如果在治疗期间洗手，应使用更多乳霜	否则，手部相当于未进行治疗
按上述方案治疗后，用凉爽的白开水清洗干净	
治疗后	
正常的沐浴应该在治疗后进行	疥螨与皮肤分离后可继续存活 72h
所有穿在皮肤上的衣服和其他物品都要翻过来，然后用热水洗涤；任何不能洗涤的物品应密封存放至少 3 天	
补充点	
应告知患者瘙痒持续至少 2 周，而结节可能几个月后消退	随着疥螨的死亡，它们会释放出引起瘙痒的过敏原；避免不必要的再治疗，这可能会导致接触性刺激性皮炎
可以考虑使用抗组胺剂、润肤剂和/或局部类固醇制剂	缓解症状
观察继发性细菌感染	皮肤破损和抓伤的存在
患者必须得到关于治疗指南的完整的书面和口头指示	达到最佳的治疗效果和依从性
总是需要提供安慰及物质和情感上的支持	减轻焦虑，减少痛苦
如果感染发生在医院内，请感染控制小组介入	避免进一步传播

血管胎记

葡萄酒色斑激光治疗后的皮肤护理

在第 172 章中详细介绍了激光对葡萄酒色斑的治疗。激光治疗后对皮肤护理要求细致关注，以将瘢痕和术后色素沉着的风险降到最低（表 177.11）。

血管瘤的皮肤护理

血管瘤是常见的胎记，多数不需要任何干预。然而，如果需要药物治疗，普萘洛尔是目前首选的一线治疗药物[1-6]。局部使用噻吗洛尔（timolol）治疗也越

表 177.11　激光治疗后的皮肤护理

措施	基本原因
激光治疗后立即需要做	
任何不适都可以用冰袋来缓解	激光治疗在治疗点产生局部热；冰可以使皮肤凉爽，让皮肤感觉更舒服
必要时给孩子止痛。这通常是在手术期间，全身麻醉下进行的	确保术后无疼痛
出院后	
保湿霜每天至少涂抹 4 次；激光治疗后，皮肤往往是干燥的，可能会感到发痒	防止激光治疗区域的摩擦或划伤，以免造成瘢痕
激光治疗后 3 周内避免使用肥皂、洗发水或泡泡浴	这将使该区域干燥，并可能导致进一步的刮擦
3 周内禁止在含氯的水中游泳	氯会使皮肤干燥并引起瘙痒

来越多地用于较小的血管瘤。血管瘤的主要并发症是外伤性出血。在某些情况下,它们会造成表面坏死并形成溃疡,愈合缓慢并引起局部问题,这些局部问题主要取决于部位。血管瘤在第 119 章有详细讨论,我们在本章叙述了普萘洛尔和噻吗洛尔的应用。

普萘洛尔治疗婴幼儿血管瘤

婴幼儿血管瘤(haemangiomas of infancy,HI)是一种血管性肿瘤,经历增殖期,随后稳定期并最终自发退化。早期发现和治疗有助于减少并发症。普萘洛尔是一种非选择性 β 受体阻滞剂,已被用于治疗某些血管瘤,这些血管瘤正在或可能导致临床上显著的功能损害,如果不治疗,可能导致永久性毁容。普萘洛尔通过血管收缩、凋亡和减少促血管生成因子的表达来改善临床症状。

使用普萘洛尔之前

- 仔细检查病史,包括心血管系统和呼吸系统的评估。
- 检查应包括心率、血压和外周毛细血管、血氧饱和度。
- 记录所有低血糖史、支气管痉挛发作、心律失常、心律失常家族史或母系结缔组织病。
- 临床摄影拍照。
- 超声心动图(ECHO)和心电图(ECG)检查。特别在以下情况下:患者有一个或者多个大的血管瘤(直径超过 10cm);超过 5 个以上的皮肤血管瘤或已知的肝脏血管瘤;心血管疾病的病史或症状和斑块型/节段型血管瘤或 PHACES 综合征。如果 1 岁以下婴儿的心率低于正常水平,即低于 80 次/min,必须进行心电图检查。

给药方案

- 第 1 周:1mg/(kg · d),分 3 次服用。在医护监督下,每 30min 监测一次心率和血压,持续 2h。如果有必要,早产婴儿、合并疾病的婴儿和所有体重低于 3.5kg 的患者都必须住院并接受更长时间的监测。对有 PHACES 综合征的婴儿也需要特别的照顾。
- 第 2 周:1.5mg/(kg · d),分 3 次服用。
- 第 3 周:2mg/(kg · d),分 3 次服用,通常是最佳剂量。
- 此后,随着体重增加,剂量按月增加。每次增加剂量后 24h 检查心率和血压。
- 普萘洛尔治疗通常持续到 1 岁左右,但有时可能需要更长时间。
- 当决定停用普萘洛尔时,我们的做法是在 2 周内将剂量减少 1/2,但并不是绝对必要的。

潜在的不良影响

在开始普萘洛尔治疗前,必须向家长/监护人说明可能出现以下不良反应:

- 心动过缓
- 低血压
- 低血糖
- 支气管痉挛
- 外周血管收缩/四肢发冷/肢端发绀
- 睡眠障碍
- 胃肠道紊乱

出现以下情况可能需要暂时停用普萘洛尔:在病毒感染引起的喘息或胸部感染,或者当前疾病期间需要限制经口进食或者预备手术需要禁食。

应谨慎使用含有利多卡因的产品,包括保治灵(Bonjela)、丹丁诺(Dentinox®)和 Calgel®长牙用舒缓凝胶,因为同时使用普萘洛尔会增加利多卡因的中毒风险。普萘洛尔不应与沙丁胺醇或任何其他 $β_2$ 受体激动剂配伍。如果需要扩张支气管,应该同时使用异丙托溴铵。

外用噻吗洛尔治疗早期浅表性婴幼儿血管瘤

一些报告提出了外用 β 受体阻滞剂在治疗小的微隆起性婴幼儿血管瘤方面是有效的[6-10]。局部外用 β 受体阻滞剂治疗儿童高眼压患者群体是安全的。局部外用的 β 受体阻滞剂多半会被吸收[4],所以必须控制用量,尤其在婴幼儿中。

外用治疗一般使用 Timoptol® LA w/v 0.5% 的噻吗洛尔(马来酸盐)眼用凝胶。这种药物的超适应证使用必须向患儿父母解释,并给他们提供指导。患儿父母一般被告知用指尖涂抹凝胶于血管瘤表面,一天 2 次,一次 1 滴。

一般不会出现系统性副作用,但如果用于早产儿,需要当心出现系统性副作用。事先需要向家长解释,有可能会出现同口服普萘洛尔时出现的潜在副作用。

外用噻吗洛尔滴眼液对小的浅表性婴幼儿血管瘤是有效的,迄今为止没有明显的副作用。然而,仍需要更大规模的随机对照研究。

溃疡性血管瘤

溃疡性血管瘤最常见于尿布区和嘴巴周围。它们很容易继发感染，而且很难治愈。孩子可能会感到痛苦，吃不好，不能茁壮成长。一线治疗是保守的日常护理，如果合适的话可与 β 受体阻滞剂联合治疗。如果在 1~2 周后失败，那么应该考虑激光治疗。

无溃疡和溃疡性血管瘤的护理分别详细列于表 177.12 和表 177.13。

表 177.12　非溃疡性血管瘤的护理

措施	基本原因
剪指甲（指甲需要每周剪 2 次，边缘磨光）	防止搔抓引起的外伤
在血管瘤表面涂一层薄薄的保湿霜（如凡士林），至少一天 1 次	血管瘤表面的皮肤经常是干燥的
口腔周围或嘴唇上的血管瘤，在仿造物（奶嘴）和橡胶乳头上涂凡士林。如果婴儿是母乳喂养的，在乳头周围涂上凡士林	润滑并防止对血管瘤的任何损伤
在胸部或手臂大血管瘤治疗中可应用管状绷带，以背心或袖子的形式	保护和防止抓伤或抱起孩子时的创伤
如果血管瘤出血，用力按压 5min 不放松	止血
如果在按压 5min 后仍出血，重新按压并寻求医生建议	可能需要手术治疗

表 177.13　溃疡性血管瘤的护理

措施	基本原因
准备工作	
组装并准备以下物品：无菌敷料包；额外的纱布拭子；适当尺寸的非黏附性硅胶敷料，如 Mepitel®敷料；海藻酸钠敷料或类似产品，如 Sorbsan®敷料；油基清洁液，如 Dermol 600®或类似产品；棉布绷带和硅胶胶带，如 Mepitac®硅胶胶带	
措施	
取伤口拭子作微生物病原学检查	确认是否存在感染
镇痛：使用敷料前 30~45min	缓解疼痛以便在尽可能少的压力下贴敷料
移除任何已在原位的敷料；如果敷料黏附，用清洗液冲洗	清洗溃疡
让血管瘤自然干燥，或用吹风机在凉爽环境下吹干；不要擦拭或拍打	干燥的伤口不太可能被感染
在溃疡处敷上 Mepitel®敷料；如果开了抗生素或抗菌软膏，则在敷料放置到位之前，应将其涂抹在敷料上（而不是直接涂抹在溃疡上）	Mepitel®敷料是一种非黏附性穿孔敷料，允许渗出液流出
在 Mepitel®敷料上，放置 Sorbsan®敷料，然后放纱布拭纸，用绷带和 Mepitac®硅胶胶带固定到位	提供衬垫和安全的敷料
敷料应每天更换 1~2 次	频率取决于各种因素，包括感染、溃疡的部位、溃疡的面积和深度
支持	
指导家长或社区儿科护士在家使用敷料	最好是父母可以在家里使用敷料，但最初他们可能需要一些监督
一开始每周复查一次患儿	需要密切监测
向父母或护理人员提供有关血管瘤的书面告知信息、联系电话和任何关于家庭支持小组（如英国的胎记支持小组）的网站	信息和支持是管理的重要组成部分

参考文献 177.3

见章末二维码

系统治疗

系统药物治疗监测

因为损害面积广泛和失去正常生活能力的皮肤病,系统药物的应用有所增加。皮肤科护士在监测系统治疗患者的病情方面起着重要作用。护士主导的监测诊所是很有价值的,也是成本效益高的资源。成功的监测依赖于承诺,监测不良反应,患者教育和支持。表177.14列出了需要监测的药物实例。

应根据公布的指南或制药公司的建议来进行系统药物治疗监测。我们需要做的是根据不同的药物和情况来进行变化,但管理的基本原则列在表177.15。

表177.14 需要监测的药物实例

药物	用药指征	基本监测要求
泼尼松龙	重度特应性皮炎、大疱性皮肤病、结缔组织病、血管炎	血压、体重、身高、血糖试纸、基线电解质、水痘抗体
环孢素	重度特应性皮炎、银屑病	血压、体重、身高、全血细胞计数、尿素和电解质、肝功能、水痘抗体、6个月内的肾小球滤过率
硫唑嘌呤	重度特应性皮炎/无类固醇的药物治疗	体重、治疗前硫嘌呤甲基转移酶、全血细胞计数、血尿素和电解质、肝功能测试(包括ALT)、水痘抗体
阿维A	严重鱼鳞病/其他角化性疾病,银屑病	体重、身高、全血细胞计数、血尿素和电解质、肝功能测试、空腹胆固醇和甘油三酯,根据需要进行靶向X线检查,每年一次骨质疏松测试
甲氨蝶呤	银屑病,硬斑病	体重、身高、体表面积、全血细胞计数、尿素和电解质、肝功能测试(包括ALT)、水痘抗体
普萘洛尔	血管瘤	根据推荐指南进行监控
罗可坦®(泰尔丝)	痤疮	体重、身高、全血细胞计数、血尿素和电解质、肝功能测试、空腹胆固醇和甘油三酯,治疗前育龄妇女妊娠试验,每月和停止治疗后5周监测hCG
沙利度胺	白塞病,血管炎	基线和6个月神经传导研究,有效避孕,登记
生物制品(根据制造商的指南进行管理)	银屑病	PASI/DLQ1,潜在肺结核的监测,包括胸片,全血细胞计数,尿素和电解质,肝功能测试,乙型、丙型肝炎病毒,HIV(高危人群),水痘抗体,心脏和神经评估
磺胺吡啶/氨苯砜	大疱性皮肤病	体重、全血细胞计数、尿素和电解质、肝功能测试
羟氯喹	系统性红斑狼疮	基线肾肝功能,询问视力受损情况

注:DLQI,皮肤病生活质量指数;hCG,人绒毛膜促性腺激素;PASI,银屑病皮损面积和严重程度指数。

表177.15 系统药物治疗监测的基本原则

措施	基本原因
治疗前	
按需进行基线血液、尿液检测及生命体征检测,按需测量体重、身高并计算体表面积	确保儿童适合治疗并提供治疗前的基线数据
如果适用的话检查是否存在水痘感染	与免疫抑制治疗有关
确保将治疗信息充分告知患者和/或照料者,包括适应证、副作用、并发症和随后的监测项目	确保对治疗知情同意
提供治疗的相关书面信息,预留阅读及提问的时间	确保患者/照料者充分知情并获得足够的时间

续表

措施	基本原因
取得书面或口头知情同意	记录同意治疗
为父母/照料者提供一本手持记录册，内含联系电话、药物详细信息，即药物名称、剂量、给药频率、给药方式、开始日期；是否需要监控；基线生命体征和血液检查；类固醇卡（如果有）	确保进行适当的监控并进行记录
确保护理人员有能力正确处理和管理药物；必要时与孕妇或可能怀孕的人讨论适当的管理方法	确保药物被安全管理
治疗开始后	
确保以书面形式将治疗告知全科医生、转诊医生和任何其他相关医疗保健专业人员	保持良好沟通
确保执行相关监控程序	安全监控
在患者手持记录册上记录血液分析、尿液分析和血压的结果	采集基线数据用以观察比较是否有变化
确保在治疗过程中安排适当的医疗人员检查血液结果	安全监控
问题解决	
如果发生以下情况：服药不久后药物即被吐出；儿童有呕吐和/或腹泻，或可能没有吸收药物；忘记服药	需要指导照料者应对此类情况
如果发现任何不良反应，父母或护理人员应向相关医疗保健专业人员紧急咨询	必要时可能需要减少或停止治疗，但突然停止治疗可能不适于某些药物
随访	
确保家长/儿童有随访预约	必须定期随访儿童
提供足够的药物，并告知如何获得重复处方	保证持续供应
建议家长/监护人确保药物不会用尽	避免对患者造成不利影响
建议家长每次复诊时携带手持记录册	有助于监测和沟通
为儿童和家长提供物质和情感支持	儿童和家庭成员可能会感到高度焦虑
出院计划	
教给家长/监护人日常生活中持续的皮肤护理方案	促进皮肤恢复
评估是否需要心理支持	严重疾病和住院治疗对儿童和家庭可能会产生长期的心理影响

甲泼尼龙给药方法

静脉推注甲泼尼龙用于多种严重的炎症状态，如系统性红斑狼疮、皮肌炎以及混合性结缔组织病（第149章）；移植物抗宿主病（第157章）；血管炎（第148章）；硬皮病（第99章）。它通常用于疾病急性发作期以及儿童维持期治疗，可根据不同诊断选择不同方案，甚至起始阶段口服泼尼松龙。

甲泼尼龙通常用法是每天注射1次，连续3天，一周后重复1次（表177.16）。用药方案可根据临床情况而调整。

体重超过15kg的儿童剂量通常是30mg/kg或0.5g，配30mL生理盐水，持续时间超过2h。

异维A酸治疗痤疮的监测

痤疮通常出现在青春期，幼儿和成人也会出现。对于严重的痤疮患者，在对常规治疗效果不佳时，异维A酸可能是合适的。但由于潜在的副作用，用药过程中需要仔细监控，可以交由护士承担（表177.17）。

表 177.16　甲泼尼龙静脉给药

措施	基本原因
准备	
确保儿童及家人充分了解治疗原因、给药及可能的副作用	确保治疗得到知情同意，儿童和家人已做好充分准备
采集基线体温、脉搏、呼吸频率和血压。与医护人员讨论生命体征是否超出正常范围	确保孩子适合治疗并获取基线参数以监测副作用
在生命体征表上记录血压袖带的大小	预防将来记录出现差异
获得基线尿液检测数据。若有任何异常，尤其是糖尿，应与医护人员讨论	甲泼尼龙治疗可引起糖尿
与孩子和家人协商何时开始输液	适应孩子的常规生活
给药	
根据静脉注射指南检查剂量和给药途径	保证治疗安全
给药时间至少 2h	减少副作用
确保孩子卧床休息，并在整个输液过程中保持安静活动	减少副作用，避免产生厌倦或焦虑
输液后第一个小时，每 15min 监测体温、脉搏、呼吸频率及血压。随后每 30min 监测一次	确保早期发现生命体征的异常变化
观察副作用，例如低血压、高血压、心动过速、视觉模糊、潮红、出汗、头痛、口中金属味和情绪变化。与医务人员讨论发生的任何情况	早期发现并减轻症状，讨论处理方式
给药完成后，分别在 2h、4h 监测体温、脉搏、呼吸频率和血压，以后每 4h 监测一次，直到下一次输液	即使输液结束，甲泼尼龙仍可能持续影响生命体征
立即与医务人员讨论生命体征的任何重大变化	讨论处理方式
输液后	
每日及出院前检查尿液分析结果	监测血糖
确保使用 10U/mL 的肝素冲洗套管	保持插管通畅
出院时	
确保生命体征和尿常规在正常范围内	确保孩子适合出院
如果有处方，确定开始/重新开始口服甲泼尼龙	避免遗漏/混乱
留下联系方式或流程，以便孩子在家感到不适时，父母可以咨询	紧急情况下
确保患儿有下个治疗周期或入院日期	确保足够的随访/持续治疗

表 177.17　监测视黄酸

潜在副作用	护理的含义和原理
致畸性	所有性生活活跃的女性必须使用两种避孕方式，例如口服避孕药法和屏障避孕法。每月需由两名工作人员对患者进行妊娠试验。护士必须确保获取新鲜的尿液标本，而妊娠试验不能由本人进行。检测试剂的生产代码和失效日期必须记录在患者病历中。护士必须详细告知患者每次约会时需避孕。患者在接受治疗时应避免献血，以防出现孕妇输血意外的风险
嘴唇和黏膜干燥	应经常有规律地使用润唇膏。如有皮肤干燥则需要使用保湿霜。如果发生鼻出血，可在鼻孔内及周围涂抹温和的油膏，如凡士林

续表

潜在副作用	护理的含义和原理
肌肉疼痛	建议减少体育活动和剧烈运动。治疗的开始时间可推迟到体育赛季结束后。可适当使用轻度镇痛
光敏性	避免使用太阳灯浴床和日光浴,如果假期即将来临,可考虑推迟治疗
肝毒性	在治疗前或治疗期间的血液监测取决于患者的病史和当地的指南。护士须详细告知患者在治疗期间戒酒的重要性
情绪波动和抑郁	确定是否有抑郁史、自残史、自杀倾向或精神疾病史。观察是否有既往自残的迹象和大致行为。确保家长/监护人注意观察孩子的情绪波动 提供联络资料,以便寻求紧急劝告和帮助。强烈警告不要服用任何非处方药或迷幻药,如大麻、摇头丸等
皮肤脆性	解释说明停止用药后的一年内,皮肤愈合会出现延迟。避免非必要的手术。解释说明在一年内最好不要进行新的穿孔、文身和蜡纸脱毛
毛发改变	在药物治疗期间,头发可能会暂时变稀,护士应建议患者不要烫发和过紧地编发

重症监护

Stevens-Johnson 综合征和中毒性表皮坏死松解症

Stevens-Johnson 综合征(Stevens-Johnson syndrome,SJS)和中毒性表皮坏死松解症(toxic epidermal necrolysis,TEN)是罕见的严重不良反应,主要累及皮肤和黏膜(第66章)[1-2]。儿童中SJS的常见病因是肺炎支原体,但大多数情况是药物诱导的,主要是磺胺类、头孢菌素类、青霉素类和非甾体抗炎药。护理最重要的方面是立即停用任何可疑药物并给予合适的支持治疗。患儿应被送往儿科重症监护治疗病房,并由多学科共同管理。理想情况下应包括儿科医生,皮肤科医生和眼科医生。详细护理细节总结参见表177.18。

表177.18 中毒性表皮坏死松解症/Stevens-Johnson 综合征的护理

措施	基本原因
观察呼吸、心率、皮肤黏膜颜色及生命体征,包括血氧饱和度	许多患儿需要吸氧和机械通气
监测体温	大面积皮肤剥脱可导致皮肤温度控制不佳;热量流失过多有造成低体温的风险
在可控制湿度的隔间中护理,周围环境温度调控在25~28℃	在室温下,能量消耗增加;环境温度升高导致能量消耗减少,相关的代谢压力降低
皮肤屏障护理	因表皮脱落易导致感染
循环系统	
在临床上有指征的情况下可进行液体复苏,并每日审查与整体状况有关的需求	广泛的表皮剥脱导致大量的不显性经皮液体流失,通常伴随因口腔受累引起的摄入减少
每日称体重	
仔细监测液体平衡	
按规定使用静脉置换液	纠正液体、电解质和蛋白质损失,防止脱水、休克和终末器官低灌注
仔细监测泌尿道和肠道液体输出	帮助监测液体平衡
考虑使用尿导管治疗/缓解排尿困难和/或尿潴留合并泌尿生殖系统受累	减少排尿疼痛,保持尿道通畅,恢复并准确测量输出

续表

措施	基本原因
皮肤护理	
评估皮肤并记录	评估现况，监测进展情况
至少每日一次用温暖的无菌水、生理盐水或抗菌剂清洁所有皮肤	清洁皮肤
外涂滋润的润肤剂，例如 50∶50 的白色软石蜡和液状石蜡，覆盖整个皮肤，包括剥脱的区域	保护这些区域，减少液体流失
根据微生物学建议，将局部抗菌药物外涂于可能感染的区域	起到生物敷料的作用
通过穿刺和释放组织液分解水疱。使剥脱的表皮留在原位	
在剥脱的皮肤上涂上不粘连的敷料；合适的敷料包括 Mepitel（Mölnlycke Health Care）或 Telfa®（Covidien）	为了舒适度，促进愈合和保护剥脱的皮肤区域免受感染和进一步的创伤
二次泡沫或烧伤敷料用于收集渗出物，合适的敷料包括 Exu-Dry®（Smith and Nephew）	
必要时用 Tubegauz 套装固定	使敷料保持原位
随着表皮剥脱范围扩大可导致临床恶化，表皮下脓液，局部脓毒症，愈合延迟，可能需要加用保守治疗或手术治疗	保守治疗有不足之处
如情况许可，通过非病变部位的皮肤开通静脉通路	避免进一步的创伤
用无粘胶带/敷料的方法固定套管，包扎良好	胶带/胶带粘贴剂会造成进一步的创伤
减压床垫上护理，监测受压区域	
进行被动锻炼	防止发展成挛缩
在移动患儿时尽量减少剪切力	脆弱的皮肤容易剥脱，留下已剥脱的皮肤
眼科早期干预，日常眼科检查。眼科医生需要每天进行眼部清洁，清除炎症碎片，清除结膜粘连	眼部后遗症是最常见的长期并发症之一，包括角膜瘢痕、结膜瘢痕和眼干燥症
每 2h 进行 1 次眼表润滑，例如无防腐剂的羧甲纤维素眼药水，和做好急性期结膜卫生	减少溃疡和感染的风险
局部抗生素治疗，防治角膜感染	减少眼部损害，但可能掩盖角膜感染的迹象
局部外用糖皮质激素滴剂，例如无防腐剂的 0.1% 地塞米松	
避免使用棉签或玻璃棒	避免造成潜在损伤
清洁前使用局部麻醉剂	减轻护理造成的疼痛
口腔：初步评估后需要每日检查，特别是在经口摄入受限和口腔唇部受累的情况下，并在黏膜和嘴唇受累的情况下：每 2h 于唇部外涂一次白色软石蜡膏，用口腔海绵清理口腔，用温热的生理盐水漱口。可用抗炎和抗菌剂冲洗	口腔受累是常见问题之一；舌头和味觉常受到影响，疼痛的黏膜红斑，随后出现水疱和溃疡并可能有长期的瘢痕问题，张口受限，说话和吞咽困难[3]
感染	
监测体温	及时发现感染
每 48h 更换一次外周静脉套管	减少脓毒症的风险
营养计划	
增加能量摄入保证营养支持	疾病特点为能量消耗增加、代谢反应增强。广泛的表皮剥脱伴随大量的白蛋白及蛋白质从水疱液中丢失
早期营养师指导干预	
通过硅胶管进行鼻饲	患者口腔状态通常会妨碍正常口腔摄入并且塑料管会导致进一步损伤[3]
使用管状绷带或无粘胶带固定鼻胃管	防止疼痛及皮肤损伤
镇痛	
使用合适的儿科工具进行每日疼痛评估	确保患儿在静息状态下无痛且舒适；大面积的表皮剥脱所引起的高度痛感无法通过单纯口服镇痛药缓解
通常需要补充阿片类制剂。在更换绷带操作或者变换体位时可能需要增加剂量	

续表

措施	基本原因
家长/护理人员	
给予患儿和家庭行动及情感方面的支持	患儿与家人可能经受高度的精神折磨
鼓励家人,尽可能提供帮助	
出院建议	
指导患儿家长/护理人员皮肤护理方案以确保在家继续执行	患儿需要持续性皮肤及眼部护理
确保眼科、皮肤科及儿科定期随访	由于许多患儿伴有长期后遗症,需要长期监测眼部及其他系统并发症
评估后期心理支持的必要性	严重的病情及住院过程会对患儿及家属造成长期的心理影响
书面告知家属需要回避的致敏药物	避免患儿再次接触致敏药物
鼓励年长患儿佩戴药物警示腕带	
将患儿药物过敏信息记录在书面及电子病历中,并告知全部接诊医生	
向国家药品监督管理局报告不良事件	
诊断性试验:不推荐常规使用,但在不清楚致敏药物或药物回避对患儿有害时可考虑使用	

红皮病

红斑累及至少全身 90% 的皮肤被定义为红皮病,并不是特指某一种疾病。不伴有发热的红皮病可在多种皮肤病中出现,包括银屑病、湿疹以及鱼鳞病[4-5]。在新生儿中,它可能是某些免疫缺陷和某些代谢性疾病的主要表现[5]。伴有发热的红皮病可能是包括感染、毒素介导的疾病以及药物相关反应等多种疾病的表现。无论由何种潜在疾病诱发,都必须充分认识并治疗皮肤屏障功能受损的急性症状(低温、脱水、脓毒症)[6-7](表 177.19),可能包括静脉补液和抗生素治疗,并同时积极诊断及治疗原发病。

表 177.19　红皮病的护理

处理	依据
婴儿应该置于保温箱中	皮肤血管扩张和皮肤屏障功能受损导致皮肤温度不可控;过度热量丢失可诱发低体温风险
年长患儿应在可控制湿度的隔离间内进行护理,室温升至 25~28℃	
监测生命体征	皮肤屏障受损及经皮水分丢失增加可致高渗性脱水
详细记录出入量,监测体液平衡	
遵医嘱静脉补液及口服摄入以满足生理需求	保湿和软化皮肤,使其更柔软,既可以减轻疼痛,又可减少水分和热量流失
监测电解质平衡	
全身足量、重复使用软膏基质类润肤剂	

参考文献 177.4

见章末二维码

儿童皮肤病的安全问题

保护儿童是所有专业人员的责任,尤其在儿科领域。保障和促进儿童福利是一项共同责任,医护人员必须努力确保儿童的安全[1]。

据估计,每 14 名儿童中就有 1 名在他们的童年期遭受过躯体虐待[2]。而仅在英国就有近 50 000 名儿童受到儿童保护计划的保护,但据估计,未确认的或未记录的被虐待儿童数量可能有此 8 倍之多[3]。2 岁以下的儿童更有可能出现骨折,而年长的儿童更有可能出现躯体虐待的皮肤表现。这些可能会在皮肤科就诊、检查时被偶然发现,所以从业者需知晓虐待可能类似于其他皮肤病的表现。

瘀斑

无意识遭遇引发的瘀斑在幼儿中很常见,通常出现在骨性突起的前部表面。额部的瘀斑常由幼儿自行站起造成。而在不能独立活动的婴儿中很少出现瘀斑,需引起关注。人们认识到,在不会爬行的婴儿中,瘀斑是罕见的,很可能是躯体虐待的标志。Maguire(2010)指出在头部和颈部经常发现虐待性瘀斑,而躯干和上肢的瘀斑可能表明孩子试图保护自己免受打击[4]。

蒙古斑经常与瘀斑混淆，重要的是，这些无害病变会被记录在孩子的护理记录中。当这种瘀斑样表现的诊断不确定时，应拍摄临床照片。可在一周后对孩子进行复查。届时蒙古斑会仍然存在，而瘀斑很可能已经消失，或出现明显变化（表 177.20）。如果出现瘀斑，应遵守当地的儿童保护准则，将其转至社会服务机构。

表 177.20　蒙古斑与皮肤瘀斑的鉴别

蒙古斑	瘀斑
鼠灰色斑疹	蓝紫色渐变为黄绿色
典型皮损位于腰骶部，也可延伸至腕踝关节	可在身体各部位，正常发生在学步儿童的前面及骨性突起部位
无压痛或不适感	皮损部位可有疼痛或触觉敏感
持续存在，数月缓解	皮损每日变化较明显，通常在几周内缓解

香烟烫伤

香烟烫伤造成的伤害表现为环状疤痕。因为香烟的中心是最热的区域，而且会导致更深的烧伤，所以它们经常产生类似火山口样的疤痕。

随着香烟烫伤的愈合，它们可能会产生二次结痂，并与脓疱疮相混淆（表 177.21）。脓疱疮会形成金黄色结痂，但在大小和外观上有所不同。

表 177.21　香烟烫伤与脓疱疮的鉴别

香烟烫伤	脓疱疮
火山口样环形皮损，直径接近 7mm	数日发展为金黄色结痂样皮损
有明确香烟烫伤病史	确诊需要进行拭子取样
临床图片	局部外用抗生素前应使用软化剂软化清洗痂皮
使用润肤剂有助于缩小痂皮	

如果怀疑脓疱疮，一定要拭子取样以明确金黄色葡萄球菌的存在，但是值得注意的是香烟烫伤的皮损处也会有金黄色葡萄球菌的定植。

人咬伤

人咬伤导致成对新月形伤痕。务必要保留临床照片并获取详细病史。牙印的大小可以提示“行凶者”的年龄。幼儿通常会因挫败或愤怒而咬伤对方，但是初生牙的咬伤可以简单地通过尖牙间距识别。

会阴疣

大多数幼儿的会阴疣是非性传播的，尤其当家长手上有疣时。然而儿童生殖器疣可能提示儿童遭受猥亵犯罪。如果怀疑此诊断，家长应带儿童到社会服务机构进行进一步检查。

护士在保护性调查中的作用

当患者被转至社会服务机构时，会有指定的医生对其进行系统检查。这种咨询可以在门诊进行，若患儿受伤严重时也可在单间病房进行。要对患儿进行准确的身高、体重及头围测量，尤其在怀疑有忽视的情况下。

护士是团队中的重要成员（见表 177.22）并且应该始终坚持儿童优先权。护士的职责之一是在检查操作时陪伴患者。护士同时应该作为本次咨询中公正、不妄自评论的目击者。对孩子及其他家庭成员与父母间互动的观察资料可能是非常珍贵的。

表 177.22　护士在保护性调查中的作用

操作	依据
提供正确的操作程序	在保护调查过程中，必须执行正确的程序，以防止对滥用或技术受到质疑的指控
提供咨询	就家庭动态和患儿与父母/护理人之间的关系提供客观的意见
必要时获取血样及痂皮	病理样本有助于确认或排除诊断，并排除任何潜在的疾病
联系医学解释人员	照片证据是至关重要的，因为虐待的躯体损伤表现可能是暂时的
为患儿及家长/护理人员提供程序说明	许多转到社会服务机构的人会自动接受医生的检查。常规进行阴道镜检查、拭子检查、体格检查、骨扫描和血液检查，但这些检查可能会引起不可忽视的焦虑

儿童可能对成人有所警惕，因此应适当地基于儿童的年龄及发育情况向其解释所有程序的必要性。如果怀疑性虐待，通常使用拭子及阴道镜检查，护士需要帮助安抚患儿以确保检查过程尽可能迅速、规范、无痛。需要采取血样以排除潜在的内科疾病或血液病，避免对诊断造成混淆。

参考文献 177.5

见章末二维码

总结

护士在儿童皮肤病的治疗过程中发挥重要作用，对于那些病情严重需要住院的或需要定期门诊随访的患者尤其重要。临床护理专家在患者护理方面涉及的范围持续扩大；在英国，临床护理专家角色目前包括护理诊所和护理处方，并被公认为专业护理资源。英国皮肤护理组织（British Dermatological Nursing Group）是英国皮肤科医师协会（British Association of Dermatologists）的附属组织，处于皮肤科护理发展的前沿，包括科研和循证实践。

（杨芸　林晓　陈茜岚　黄迎　宋萌萌　郑冰洁
崔祥祥　王臻　王艺蓉　华圣元 译，
钱秋芳　杨伟琴 校）

第四十篇

索引

A

B

C

D

E

F

K

P

Q

R

S

T

W

X

Y

Z